U0384703

最新临床药物手册

——配合2020版药典

（第6版）

主　编　师海波　王克林

副主编　王　威　师雨萌　孙英莲　姜　楠

　　　　苗艳波　赵宏峰　韩大庆　程宪春

编　者　（以姓氏笔画为序）

　　　　于映霞　王立婷　王克林　王英军

　　　　王　威　王慧英　孔德煜　师雨萌

　　　　师海波　刘厚涞　孙　刚　孙英莲

　　　　孙冠鹏　杨　铭　李长华　吴　迪

　　　　吴宛玲　张殿文　陈　龙　苗艳波

　　　　赵宏峰　姜　楠　徐　宏　徐雅萍

　　　　董　娓　韩大庆　程宪春　谢海泉

　　　　解生旭　赫　慧

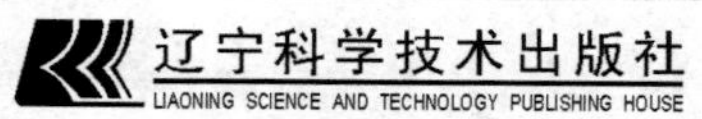

图书在版编目（CIP）数据

最新临床药物手册：配合2020版药典/师海波，王克林主编．—6版．—沈阳：辽宁科学技术出版社，2021．3

ISBN 978－7－5591－1984－1

Ⅰ．①最…　Ⅱ．①师…　②王…　Ⅲ．①药物－手册　Ⅳ．①R97－62

中国版本图书馆CIP数据核字（2021）第043284号

出版发行：辽宁科学技术出版社
北京拂石医典图书有限公司
地　　址：北京海淀区车公庄西路华通大厦B座15层
联系电话：010-57262361/024-23284376
E - mail：fushimedbook@163. com
印 刷 者：中煤（北京）印务有限公司
经 销 者：各地新华书店

幅面尺寸：140mm×203mm
字　　数：1597千字　　印　　张：43
出版时间：2021年3月第6版　　印刷时间：2021年3月第1次印刷

责任编辑：李俊卿　　责任校对：陈　颖
封面设计：马　凌　　封面制作：潇　潇
版式设计：天地鹏博　　责任印制：丁　艾

如有质量问题，请速与印务部联系　联系电话：010-57262361

定　　价：98.00元

内容提要

本书为临床药物类工具书，书中所收录药物以西药为主，共收载临床常用药物 2228 种，药物收载原则以国内外临床最新及常用药物为主。全书针对每种药物均列出其中英文通用名、药物别名，并对其药理作用与用途、体内过程、用法用量、不良反应、制剂规格等内容进行详细收录记载。本书药物分类主要根据其药理作用进行划分，药物处方中常用拉丁文缩写、药物剂量单位、不同年龄药物用量计算法、液体疗法中常用溶液所含离子的摩尔数等内容则收录在附录中。书末附有药品中文索引，方便使用者检索。

本书可供临床医护人员、药剂师、患者等在用药时参考查阅。

第6版说明

本书自2008年1月首次出版以来,为数万读者提供了有效的临床用药参考指导,受到广大读者的好评。随着全球范围内药物研究技术的进步与发展,更多新药品种逐年投入临床使用,而作为专业临床药物类工具书,本书在每次改版中也秉承了与时俱进的精神,不断补充更多临床新药,并删减部分不符合当前临床医药应用发展需求的陈旧药品,以保证本书具有更强的实用性及临床用药参考价值。本次修订再版,主要参照2020版药典,并结合当前临床新药变化情况,增加了部分抗病毒、抗肿瘤类新药,同时删减了部分临床淘汰用药。新版修订后共收载临床常用药物2228种。希望本书能为广大临床医师、药师及读者提供更丰富、更有价值的临床用药参考。

由于水平所限,本书难免有疏漏不当之处,敬请广大读者批评指正,以供本书再版修订时参考。

目 录

抗生素

合成抗菌药

抗结核药

抗麻风药

抗真菌药

抗病毒药

抗寄生虫药

抗肿瘤药

麻醉药及麻醉辅助药

镇痛药

镇静催眠药及抗精神失常药

抗震颤麻痹药

抗癫痫药

中枢兴奋药和改善记忆药

平滑肌及骨骼肌兴奋药

解热镇痛抗炎药

抗变态反应药物及免疫调节剂

镇咳药及祛痰药

平喘药

强心药

抗心律失常药

抗心绞痛、心肌梗死、周围血管扩张药及脑激活剂

降血压药

调血脂药

减肥药

利尿药、脱水药及其他泌尿、生殖系统用药

升压药及抗休克药

抗消化性溃疡及制酸、解痉药

助消化、消胀及胃肠运动功能调节药

泻药及止泻药

止吐药及催吐药

利胆药及胰酶抑制药

肝病辅助用药

抗凝血及促凝血药

抗贫血药及促白细胞增生药

下丘脑及垂体激素

甲状腺制剂及抗甲状腺制剂

肾上腺皮质激素

雄性激素及同化激素

雌激素、孕激素及避孕药

促性腺激素释放激素类药

促排卵药

作用于子宫的药物

抗糖尿病药

抗痛风药

酶制剂及生物制品

维生素、营养滋补剂及钙代谢调节药

输液剂(包括电解质、酸碱平衡药及血浆代用品)

消毒防腐药

创面用药

局部涂擦药及局部保护药

灌肠液

透析用药

特殊解毒药

诊断用药

皮肤科用药

眼科用药

耳鼻咽喉科用药

口腔科用药

儿科常用药物

附录

抗生素

(一)β 内酰胺类抗生素

1. 青霉素类

(1)青霉素和青霉素 V

青霉素(苄青霉素,青霉素 G,青霉素钠,青霉素钾)

Benzylpenicillin(Benzyl penicillin, Penicillin G, Penicillin Sodium, Penicillin Potassium)

【作用与用途】 青霉素通过抑制细菌细胞壁合成而发挥杀菌作用,对溶血性链球菌等链球菌属,肺炎链球菌和不产青霉素酶的葡萄球菌具有良好的抗菌作用。对肠球菌有中度抗菌作用。淋病奈瑟菌、脑膜炎奈瑟菌、白喉棒状杆菌、炭疽芽孢杆菌、牛型放线菌、念珠状链杆菌、李斯特菌、钩端螺旋体和梅毒螺旋体对本品敏感。本品对流感嗜血杆菌和百日咳鲍特菌亦具一定抗菌活性,其他革兰阴性需氧或兼性厌氧菌对本品敏感性差。本品对梭状芽孢杆菌属、消化链球菌厌氧菌以及产黑色素拟杆菌等具良好抗菌作用,对脆弱拟杆菌的抗菌作用差。适用于溶血性链球菌、肺炎球菌、脑膜炎球菌、敏感金葡菌等感染,亦应用于草绿色链球菌和肠球菌所致的心内膜炎,气性坏疽,厌氧球菌感染,炭疽,梅毒,钩端螺旋体病,淋病等。可与特异性抗毒素联合应用于破伤风及白喉,并可用于风湿病的预防。

【体内过程】 肌内注射后,0.5 小时达到血药峰浓度(C_{max}),肌内注射 1×10^6 U(600 mg)的峰浓度为 2×10^4 U/L(12 mg/L)。新生儿按体重肌内注射青霉素 2.5×10^4 U/kg(15 mg/kg),经 0.5 ~ 1 小时后,平均血药浓度约为 22 mg/L,12 小时后即降至 9.6 ~ 19.2 mg/L。成人每 2 小时静脉注射本品 2×10^6 U 或每 3 小时注射 3×10^6 U,平均血药浓度约为 19.2 mg/L。于 5 分钟内静脉注射 5×10^6 U(3 g)青霉素,给药后 5 分钟和 10 分钟的平均血药浓度为 400 mg/L 和 273 mg/L,1 小时即降至 45 mg/L,4 小时仅有 3.0 mg/L。本品广泛分布于组织、体液中,胸、腹腔和关节腔液中浓度约为血清浓度的 50%。本品不易透入眼、骨组织、无血供区域和脓腔中,易透入有炎症的组织。青霉素可通过胎盘,除在妊娠头 3 个月羊水中青霉素浓度较低外,一般在胎儿和羊水中皆可获得有效治疗浓度。本品难以透过血-脑脊液屏障,在无炎症脑脊液中的浓度仅为血药浓度的 1% ~ 3%。在有炎症的脑脊液中浓度达同期血药浓度的 5% ~ 30%。乳汁中可含有少量青霉素,其浓度为血药浓度的 5% ~ 20%。本品血浆蛋白结合率为 45% ~ 65%。血消除半衰期($t_{1/2\beta}$)约为 30 分钟,肾功能减退者可延长至 2.5 ~ 10 小时,老年人和新生儿也可延长。新生儿的 $t_{1/2\beta}$ 与体重、日龄有关,体重低于2 kg者,7日和8~14日龄新生儿的$t_{1/2\beta}$分别为4.9和2.6小时;体重高于2 kg者,7日和8~14日龄的$t_{1/2\beta}$则分别为2.6小时和2.1小时。本品约19%在肝内代谢。肾功能正常情况下,约75%的给药量于6小时内自肾脏排出。青霉素主要通过肾小管分泌排泄,在健康成年人经肾小球滤过排泄者仅占10%左右;但在新生儿,青霉素则主要经肾小球滤过排泄。亦有少量青霉素经胆管排泄,肌内注射600 mg青霉素后2~4小时胆汁中浓度达到峰值,为10~20 mg/L。由于青霉素被肠道细菌所产青霉素酶破坏,粪便中不含或仅含少量青霉素。血液透析可清除本品,而腹膜透析则不能。

【用法与用量】 青霉素由肌内注射或静脉滴注给药。成人:肌内注射,$(8\sim20)\times10^5$ U/d,分3~4次给药;静脉滴注,$(2\sim20)\times10^6$ U/d,分2~4次给药。小儿:肌内注射,按体重2.5×10^4 U/kg,每12小时给药1次;静脉滴注,每日按体重$(5\sim20)\times10^4$ U/kg,分2~4次给药。新生儿(足月产):每次按体重5×10^4 U/kg,肌内注射或静脉滴注给药;出生第一周每12小时1次,一周以上者每8小时1次,严重感染每6小时1次。早产儿:每次按体重3×10^4 U/kg,出生第一周每12小时1次,2~4周者每8小时1次;以后每6小时1次。肾功能减退者:轻、中度肾功能损害者使用常规剂量不需减量,严重肾功能损害者应延长给药间隔或调整剂量。当内生肌酐清除率为10~50 ml/min时,给药间期自8小时延长至8~12小时或给药间期不变、剂量减少25%;内生肌酐清除率小于10 ml/min时,给药间期延长至12~18小时或每次剂量减至正常剂量的25%~50%而给药间期不变。肌内注射时,每5×10^5 U青霉素钠溶解于1 ml灭菌注射用水,超过5×10^5 U则需加灭菌注射用水2 ml,不应以氯化钠注射液为溶剂;静脉滴注时给药速度不能超过5×10^5 U/min,以免发生中枢神经系统毒性反应。

【不良反应与注意事项】 过敏反应:青霉素过敏反应较常见,包括荨麻疹等各类皮疹、白细胞减少、间质性肾炎、哮喘发作等和血清病型反应;过敏性休克偶见。毒性反应:少见,但静脉滴注大剂量本品或鞘内给药时,可因脑脊液药物浓度过高导致抽搐、肌肉阵挛、昏迷及严重精神症状等(青霉素脑病)。赫氏反应和治疗矛盾:用青霉素治疗梅毒、钩端螺旋体病等疾病时可由于病原体死亡致症状加剧,称为赫氏反应;治疗矛盾也见于梅毒患者,系治疗后梅毒病灶消失过快,而组织修补相对较慢或病灶部位纤维组织收缩,妨碍器官功能所致。二重感染:可出现耐青霉素金葡菌、革兰阴性杆菌或念珠菌等二重感染。应用大剂量青霉素钠可因摄入大量钠盐而导致心力衰竭。应用本品前需详细询问药物过敏史并进行青霉素皮肤试验。氯霉素、红霉素、四环素类、磺胺类可干扰本品的活性,故本品不宜与这些药物合用。丙磺舒、阿司匹林、吲哚美辛、保泰松和磺胺药减少青霉素的肾小管分泌而延长本品的血清半衰期。青霉素可增强华法林的抗凝作用。本品与重金属,特别是铜、锌、汞呈配伍禁忌。青霉素静脉输液中加入头孢噻吩、林可霉素、四环素、万古霉素、琥乙红霉素、两性霉素 B、去甲肾上腺素、间羟胺、苯妥英钠、盐酸羟嗪、丙氯拉嗪、异丙嗪、维生素 B 族、维生素 C 族等后将出现混浊。本品与氨基糖苷类抗生素同瓶滴注可导致两者抗菌活性降低,因此不能置同一容器内给药。

【制剂与规格】 注射用青霉素钠:0.12 g (2×10^5 U)、0.24 g (4×10^5 U)、0.48 g (8×10^5 U)、0.6 g (1×10^6 U)、0.96 g (1.6×10^6 U)、2.4 g (4×10^6 U)。每 1 mg 青霉素钠相当于 1 670 个青霉素单位。注射用青霉素钾:0.125 g (2×10^5 U)、0.25 g (4×10^5 U)、0.5 g (8×10^5 U)、0.625 g (1×10^6 U)。每 1 mg 青霉素钾相当于 1 598 个青霉素单位。

青霉素 V 钾
(苯氧甲基青霉素钾,美格西)
Phenoxymethylpenicillin Postassium

【作用与用途】 本品的作用机制是抑制细菌细胞壁黏肽的合成,使细菌迅速破裂溶解,抗菌谱与青霉素相同,对大多数敏感菌株的活性较青霉素弱 2 ~ 5 倍。对产青霉素酶的菌株无抗菌作用。适用于青霉素敏感菌株所致的轻、中度感染,包括链球菌所致的扁桃体炎、咽喉炎、猩红热、丹毒等;肺炎球菌所致的支气管炎、肺炎、中耳炎、鼻窦炎及敏感葡萄球菌所致的皮肤软组织感染等。本品也可用于螺旋体感染和作为风湿热复发和感染性心内膜炎的预防用药。

【体内过程】 本品耐酸,口服后不被破坏,约 60% 在十二指肠被吸收。口服 0.5 g 后约 1 小时达血药峰浓度 (C_{max}),为 3 ~ 5 mg/L。蛋白结合率约 80%。给药量的 56% 经肝代谢失活, 20% ~35% 以原形经尿排出。本品的血消除半衰期($t_{1/2\beta}$)约为 1 小时。

【用法与用量】 口服。成人链球菌感染:每次 125 ~ 250 mg,每 6 ~ 8 小时 1 次,疗程 10 日。肺炎球菌感染:每次 250 ~ 500 mg,每 6 小时 1 次,疗程至退热后至少 2 日。葡萄球菌感染、螺旋体感染(奋森咽峡炎):每次 250 ~ 500 mg,每 6 ~ 8 小时 1 次。预防风湿热复发:每次 250 mg,2 次/d。预防心内膜炎:在拔牙或上呼吸道手术前 1 小时口服本品 2 g,6 小时后再加服 1 g(27 kg 以下小儿剂量减半)。小儿按体重,每次 2.5 ~ 9.3 mg/kg,每 4 小时 1 次;或每次 3.75 ~ 14 mg/kg,每 6 小时 1 次;或每次 5 ~ 18.7 mg/kg。

【不良反应与注意事项】 参见青霉素钠。常见恶心、呕吐、上腹部不适、腹泻等胃肠道反应及黑毛舌。过敏反应有皮疹、荨麻疹及其他血清病样反应、喉水肿、药物热和嗜酸粒细胞增多等。少见溶血性贫血、血清氨基转移酶一过性升高、白细胞减少、血小板减少、神经毒性和肾毒性等。

【制剂与规格】 片剂,胶囊剂,颗粒剂:0.25 g (4×10^5 U)、0.5 g ($8\times$

10^5 U)。

普鲁卡因青霉素
Procaine Penicillin

【作用与用途】 本品为青霉素的普鲁卡因盐,其抗菌活性成分为青霉素。由于本品血药浓度较低,故其应用仅限于青霉素高度敏感病原体所致的轻、中度感染。

【体内过程】 肌内注射后,青霉素徐缓释放并被吸收。成人肌内注射 3×10^5 U,血药峰浓度(C_{max})2 小时到达,约为 1.6 mg/L,24 小时后仍可测得微量。出生 1 周内新生儿按体重肌内注射 5×10^4 U/kg 后,2 ~12 小时平均血药浓度为 7.4 ~8.8 mg/L,24 小时为 1.5 mg/L。给予出生 1 周以上新生儿相同剂量时,血药浓度则较低,4 小时为 5 ~ 6 mg/L,24 小时为 0.4 mg/L。60% ~90% 的给药量经肾排出。

【用法与用量】 肌内注射。临用前加适量灭菌注射用水使成混悬液,每次(4 ~8) $\times10^5$ U,1 ~2 次/d。

【不良反应与注意事项】 不良反应有过敏反应,赫氏反应和治疗矛盾,二重感染。应用本品前需详细询问药物过敏史并进行青霉素、普鲁卡因皮肤试验;应用本品须新鲜配制。

【制剂与规格】 注射用普鲁卡因青霉素:4×10^5 U[普鲁卡因青霉素 3×10^5 U,青霉素钠(钾)1×10^5 U]、8×10^5 U[普鲁卡因青霉素 6×10^5 U,青霉素钠(钾)2×10^5 U]。

苄星青霉素
(长效青霉素,长效西林,比西林)
Benzathine Benzylpenicillin

【作用与用途】 本品为青霉素的二苄基乙二胺盐,其抗菌活性成分为青霉素。主要用于预防风湿热复发,也可用于控制链球菌感染的流行。

【体内过程】 肌内注射苄星青霉素后,青霉素徐缓释放并被吸收。成人肌内注射 2.4×10^7 U 后,14 天的血药浓度为 0.12 mg/L;青霉素血清蛋白结合率为 60%,在组织和体液中分布良好。青霉素主要通过肾小管分泌排泄,新生儿和肾功能不全患者本品经肾小管排泄减少。

【用法与用量】 临用前加适量灭菌注射用水使成混悬液。肌内注射,成人每次(6 ~12) $\times10^5$ U,2 ~4 周 1 次;小儿每次(3 ~6) $\times10^5$ U,2 ~4 周 1 次。

【不良反应与注意事项】 参见青霉素。

【制剂与规格】 注射用苄星青霉素:3×10^5 U、6×10^5 U、12×10^5 U。

(2)半合成耐青霉素酶的新霉素类

苯唑西林钠(苯唑青霉素钠,新青霉素Ⅱ)
Oxacillin Sodium

【作用与用途】 本品是耐酸和耐青霉素酶青霉素。苯唑西林对产青霉素酶葡萄球菌具有良好抗菌活性,对各种链球菌及不产青霉素酶的葡萄球菌抗菌活性则逊于青霉素 G。苯唑西林通过抑制细菌细胞壁合成而发挥杀菌作用。本品仅适用于治疗产青霉素酶葡萄球菌感染，包括败血症，心内膜炎，肺炎和皮肤、软组织感染等。也可用于化脓性链球菌或肺炎球菌与耐青霉素葡萄球菌所致的混合感染。

【体内过程】 苯唑西林耐酸，口服可吸收给药量的 30% ~33%。肌内注射苯唑西林 0.5 g，0.5 小时达到血药峰浓度（C_{max}），为 16.7 mg/L；剂量加倍，血药浓度亦倍增。静脉滴注苯唑西林 0.25 g，滴注结束时血药浓度为 9.7 mg/L，2 小时后为 0.16 mg/L。出生 8 ~15 日和 20 ~21 日的新生儿肌内注射 20 mg/kg 后，血药峰浓度分别为 51.5 mg/L 和 47.0 mg/L。苯唑西林蛋白结合率为 93%。在肝、肾、肠、脾、胸腔积液和关节腔液中均可达到有效治疗浓度，在腹水和痰液中浓度较低。苯唑西林难以透过正常血脑屏障，可透过胎盘进入胎儿体内，亦有少量分泌至乳汁。本品健康成人消除半衰期为 0.4 ~0.7 小时；出生 8 ~15 日和 20 ~21 日的新生儿的消除半衰期分别达 1.6 天和 1.2 天。苯唑西林约 49% 在肝脏代谢，肌内注射后约 40% 以原形药在尿中排泄，约 10% 药物经胆道排泄。血液透析和腹膜透析均不能清除本品。

【用法与用量】 肌内注射：每 0.5 g加灭菌注射用水 2.8 ml，成人每日 4 ~6 g，分 4 次给药。静脉滴注：成人每日 4 ~8 g，分 2 ~4 次给药，严重感染每日剂量可增加至 12 g。小儿体重 40 kg 以下者，每 6 小时按体重给予 12.5 ~25 mg/kg，体重超过 40 kg 者予以成人剂量。新生儿体重低于 2 kg 者，日龄 1 ~14 天者每 12 小时按体重 25 mg/kg，日龄 15 ~ 30 天者每 8 小时按体重 25 mg/kg；体重超过 2 kg 者，日龄 1 ~14 天者每 8 小时按体重 25 mg/kg，日龄 15 ~30 天者每 6 小时按体重 25 mg/kg。轻、中度肾功能减退患者不需调整剂量，严重肾功能减退患者应避免应用大剂量，以防中枢神经系统毒性反应发生。

【不良反应与注意事项】 参见青霉素钠，主要为胃肠道反应和过敏反应。本类药物之间有交叉耐药性。

【制剂与规格】 注射剂：0.5 g、1.0 g（按苯唑西林计）。

氯唑西林钠（邻氯青霉素钠，氯苯唑青霉素钠）
Cloxacillin Sodium

【作用与用途】 本品为半合成青霉素，具有耐酸、耐青霉素酶的特点，抗菌活性较苯唑西林强，但对青霉素敏感葡萄球菌和各种链球菌的抗菌作用较青霉素为弱，对甲氧西林耐药葡萄球菌无效。本品主要用于治疗产青霉素酶并对甲氧西林敏感的葡萄球菌所致的轻、中度感染，如骨骼、呼吸道和皮肤、软组织感染等。

【体内过程】 空腹口服 500 mg，于 1 小时达血药峰浓度（C_{max}），为 9.1 mg/ml。口服吸收约 35%。食物影响本品在胃肠道的吸收，进食后服药者血药浓度仅为空腹服用者一半。肌内注射0.5 g,血药峰浓度(C_{max})0.5小时达到,为15 mg/L。3小时静脉滴注0.75 g,滴注结束即刻和3小时后血药浓度分别为15 mg/L和0.6 mg/L。本品血清蛋白结合率为94%,能渗入急性骨髓炎病人的骨组织、脓液和关节腔积液中,在胸腔积液中也有较高浓度。亦能透过胎盘进入胎儿,但难以透过正常的血脑屏障。口服本品后9%~22%在体内代谢,血消除半衰期($t_{1/2β}$)为0.5~1.1小时。主要通过肾小球滤过和肾小管分泌,自尿中排出,少部分自胆汁排出。

【用法与用量】 口服:成人每次0.5 g,一日4次。小儿:14天以内新生儿,体重低于2 kg者,每12小时按体重12.5~25 mg/kg,体重超过2 kg者,每8小时给药1次,3~4周新生儿给药周期为6小时。空腹服用。肌内注射:成人每日2 g,分4次,小儿每日按体重25~50 mg/kg,分4次。肌内注射时可加0.5%利多卡因减少局部疼痛。静脉滴注:成人每日4~6 g,分2~4次;小儿每日按体重50~10 mg/kg,分2~4次。新生儿体重低于2 kg者,日龄1~14天时每12小时按体重予25 mg/kg,日龄15~30天时每8小时按体重予25 mg/kg;体重超过2 kg者,日龄1~14天时每8小时按体重予25 mg/kg,日龄15~30天时每6小时按体重予25 mg/kg。

【不良反应与注意事项】 同苯唑西林。

【制剂与规格】 氯唑西林钠颗粒:50 mg(按氯唑西林计);氯唑西林钠胶囊:0.125 g、0.25 g、0.5 g(按氯唑西林计);注射用氯唑西林钠:0.5 g(按氯唑西林计)。

双氯西林钠(双氯青霉素钠)

Dicloxacillin Sodium

【作用与用途】 本品为半合成青霉素,抗菌谱与氯苯唑青霉素相似,主要用于对青霉素耐药的葡萄球菌感染,包括败血症、心内膜炎、骨髓炎、呼吸道感染及创面感染等。

【体内过程】 其血浓度和血清蛋白结合率较高。

【用法与用量】 口服。成人,每次0.25~0.5 g,每日4~6次;儿童,每日30~60 mg/kg,分4次。

【不良反应与注意事项】 有胃肠道反应,偶有转氨酶升高。与青霉素有交叉过敏反应,用前应做青霉素皮试。新生儿、肝功能严重损害者慎用。

【制剂与规格】 胶囊剂:0.25 g。

氟氯西林(氟氯青霉素,奥佛林)

Flucloxacillin

【作用与用途】 本品作用与氯唑西林钠相似,可对抗葡萄球菌产生的青霉素酶。对胃酸稳定而可供口服,亦可注射给药。其抗菌谱与双氯西林等类似,但其抗菌活性较之强1倍。主要应用于葡萄球菌所致的各种感染。

【体内过程】 空腹口服吸收好,t_{max}为1小时。肌内注射t_{max}为0.5小时,血浆蛋白结合率为95%。

【用法与用量】 口服(用游离酸):常用量为每次 250 mg,每日 3 次;重症用量为每次 500 mg,每日 4 次,于餐前 0.5 ~ 1 小时空腹服用。肌内注射:常用量每次 250 mg,每日 3 次;重症每次 500 mg,每日 4 次。静脉注射:每次 500 mg,每日 4 次,将药物溶于 10 ~ 20 ml 注射用水或葡萄糖输液中推注,每 4 ~ 6 小时 1 次。每日量不超过 8 g。儿童:2 岁以下按成人量的 1/4,2 ~ 10 岁按成人量的 1/2,根据体重适当调整。也可按照每日 25 ~ 50 mg/kg,分次给予。

【不良反应与注意事项】 对青霉素过敏者禁用。注射时勿与血液、血浆、水解蛋白、氨基酸以及脂肪乳配伍。本品可使氨基糖苷类降效,不可配伍。可出现胃肠道反应,如恶心、呕吐、腹胀、腹泻、食欲不振等,口服给药时较常见。其他尚有静脉炎。大剂量应用可出现神经系统反应,如抽搐、痉挛、神志不清、头痛等。偶见中性粒细胞减少,对特异体质者可致出血倾向。个别人氨基转移酶升高。尚可见药疹、药物热等过敏反应。少数人可发生白色念珠菌继发感染。

【制剂与规格】 片剂(游离酸):125 mg;注射剂:500 mg、1 000 mg。

萘夫西林(乙氧萘青霉素,新青霉素Ⅲ)

Nafcillin

【作用与用途】 系耐酸耐酶的半合成青霉素,对酸稳定,可口服,亦可肠胃外给药。本品对青霉素酶稳定,对产生青霉素酶或因其他原因对青霉素 G 耐药的葡萄球菌有特效,对溶血性链球菌、草绿色链球菌有特效,对溶血性球菌、草绿色链球菌及肺炎双球菌等革兰阳性菌具有显著的抑菌和杀菌作用。对青霉素敏感及耐药的金黄色葡萄球菌的最低抑菌浓度分别为 0.4 和 0.48 μg/ml,对肺炎双球菌、草绿色链球菌、脑膜炎球菌、淋球菌的最低抑菌浓度分别为 0.02、0.4、0.8 和 3.1 μg/ml。适用于青霉素耐药的葡萄球菌感染及其他青霉素敏感的细菌感染,如:败血症、心内膜炎、脓胸、肝脓肿、肺炎、骨髓炎等。

【体内过程】 肌内注射 0.5 g,0.5 小时后血清浓度达高峰,为 7.93 μg/ml;正常人口服 1 g 后,1 小时内血药浓度可达高峰,约为 14.34 μg/ml。口服丙磺舒可使血药浓度提高 1 倍。血清半衰期 1.5 小时以上。组织分布广泛,有效药物浓度集中在胆、肾、肺、心、肠和肝中,以小肠、肝、肾中浓度最高。肌注本品 1.5 g 后,在发炎的膝关节的滑液中可达到治疗浓度;胆汁中维持高浓度,静脉注射后 4 小时内,剂量的 93% 出现在胆汁中;在肠中有很好的重吸收度。主要通过胆汁和尿排泄。肌注和口服本品 6 小时后,尿中排出给药量的 14% 和 7%,第 3 天有 18% ~19% 由尿中排出,第 8 天尿中排出的总量分别为给药量的 21% 和 19.4%;不论口服和肌注,在 12 小时内,给药量的 10% 由粪便中排出,到第 8 天,粪便中排出的总量约达 50%。缓慢的尿排泄和长时间的胆汁排泄可能是维持持久有效的杀菌浓度的主要原因。本品血清蛋白结合率较高，但对其抗菌作用影响不大。

【用法与用量】 肌注或静注：成人：一般感染，一次 2～4 g/d；重度感染，4～6 g/d。儿童：每日按体重 50～100 mg/kg，分 3～4 次。新生儿：一般不主张用于新生儿。空腹口服：成人：一般感染，一次 0.25～1.0 g，一日 3～4 次；儿童：每日按体重 50～100 mg/kg，分 3～4 次。新生儿：一般不主张用于新生儿。

【不良反应与注意事项】 本品毒性很低，少数可见皮疹、药物热等过敏反应；偶有呕吐、腹泻等胃肠道反应，但不影响继续治疗；极个别出现转氨酶升高，停药后可消失。有青霉素类药物过敏史者或青霉素皮肤试验阳性患者禁用。应用本品前需详细询问药物过敏史进行青霉素皮肤试验。对一种青霉素过敏者可能对其他青霉素类药物、青霉胺过敏，有青霉素过敏性休克史者有 5%～7% 可能存在对头孢菌素类药物交叉过敏。有哮喘、湿疹、花粉症、荨麻疹等过敏性疾病及肝病患者应慎用本品。目前缺乏本品对孕妇影响的充分研究，所以孕妇仅在确有必要时使用。少量本品从乳汁中分泌，哺乳期妇女用药时暂停哺乳。新生儿尤其早产儿应慎用。与氨基糖苷类、去甲肾上腺素、间羟胺、苯巴比妥、维生素 B 族、维生素 C 等药物存在配伍禁忌，不宜同瓶滴注；丙磺舒可减少萘夫西林肾小管分泌，延长本品的血清半衰期；阿司匹林、磺胺药减少本品在胃肠道中的吸收，并可抑制本品对血清蛋白的结合，提高本品的游离血药浓度。药物过量主要表现是中枢神经系统不良反应，应及时停药并予以对症、支持治疗。血液透析不能清除乙氧萘西林。

【制剂与规格】 注射剂：1 g；胶囊剂：0.25 g。

（3）广谱青霉素类

氨苄西林
（氨苄青霉素钠，安必仙）
Ampicillin

【作用与用途】 氨苄西林钠为广谱半合成青霉素。本品对溶血性链球菌、肺炎链球菌和不产青霉素酶的葡萄球菌具较强抗菌作用，与青霉素相仿或稍逊于青霉素。氨苄西林对草绿色链球菌亦有良好抗菌作用，对肠球菌属和李斯特菌属的作用优于青霉素。本品对白喉棒状杆菌、炭疽芽孢杆菌、放线菌属、流感嗜血杆菌、百日咳鲍特杆菌、奈瑟菌属以及除脆弱拟杆菌外的厌氧菌均具抗菌活性，部分奇异变形杆菌、大肠埃希菌、沙门菌属和志贺菌属细菌对本品敏感。适用于敏感菌所致的呼吸道感染、胃肠道感染、尿路感染、软组织感染、心内膜炎、脑膜炎、败血症等。

【体内过程】 本品对胃酸相当稳定，口服吸收良好。空腹口服 2 小时达血药峰浓度（T_{max}），平均值为 7.0 μg/ml，6 小时后血药浓度尚有 1.1 μg/ml，$t_{1/2}$ 为 1.5 小时。肌内注射本品 0.5 g，0.5～1 小时达到血药峰浓度（C_{max}），为

12 mg/L,6 小时血药浓度为 0.5 mg/L。静脉注射 0.5 g 后 15 分钟和 4 小时的血药浓度分别为 17 mg/L 和 0.6 mg/L。新生儿和早产儿按体重肌内注射 10 mg/kg和 25 mg/kg 后 1 小时,血药浓度达峰值,分别为 20 mg/L 和 60 mg/L。孕妇血药浓度明显较非妊娠期为低。本品体内分布良好,细菌性脑膜炎病人每日按体重静脉注射150 mg/kg,前 3 天脑脊液中浓度可达2.9 mg/L,以后随炎症减轻而降低。正常脑脊液中仅含少量氨苄西林。本品可透过胎盘屏障,在羊水中达到一定浓度。肺部感染病人的支气管分泌液中浓度为同期血药浓度的 1/50。胸腹水、眼房水、关节腔积液、乳汁中皆有相当量的本品。伤寒带菌者胆汁中浓度平均为血药浓度的 3 倍多,最高可达 17.8 倍。本品血清蛋白结合率为 20%,血消除半衰期($t_{1/2\beta}$)为 1~1.5 小时,新生儿 $t_{1/2\beta}$ 为 1.7~4 小时,肾功能不全患者可延长至 7~20 小时。肌内注射和静脉注射后 24 小时尿中排出的氨苄西林分别为给药量的 50% 和 70%,少量在肝脏代谢灭活或经胆汁排泄。血液透析可清除本品,而腹膜透析不能。

【用法与用量】 空腹口服。成人每次 0.25~0.75 g,每日 4 次。小儿每日剂量按体重 25 mg/kg,每日 2~4 次。成人:肌内注射每日 2~4 g,分 4 次给药;静脉滴注或注射剂量为每日 4~8 g,分 2~4 次给药。重症感染患者每日剂量可以增加至 12 g,每日最高剂量为 14 g。儿童:肌内注射每日按体重 50~100 mg/kg,分 4 次给药;静脉滴注或注射每日按体重 100~200 mg/kg,分 2~4 次给药。每日最高剂量为按体重 300 mg/kg。

【不良反应与注意事项】 参见青霉素钠。传染性单核细胞增多症、巨细胞病毒感染、淋巴细胞白血病、淋巴瘤患者应用本品时易发生皮疹,宜避免使用。氨苄西林与卡那霉素对大肠埃希菌、变形杆菌具有协同抗菌作用。氨苄西林能刺激雌激素代谢或减少其肝肠循环,因而可降低口服避孕药的效果。

【制剂与规格】 胶囊:0.25 g、0.5 g;注射剂:0.5 g、1.0 g、2.0 g(按氨苄西林计)。

巴氨西林(美洛平)
Bacampicillin

【作用与用途】 巴氨西林系氨苄西林甲戊酯,在体外无抗菌活性,在体内吸收过程中被肠壁的非特异性酯酶水解为氨苄西林而发挥其抗菌作用。适用于敏感菌引起的呼吸道感染、泌尿系统感染及皮肤软组织感染。

【体内过程】 本品口服吸收迅速且完全。吸收后前期药物迅速水解,释放出氨苄西林。口服本品 0.4 g后血药浓度的达峰时间(t_{max})为 0.5~1 小时。血药峰浓度(C_{max})为 7 mg/L,与口服 1 g 氨苄西林相似。

【用法与用量】 口服:成人常用量每次 0.4 g,每日 2 次。重症者,每次 0.8 g,每日 2 次。治疗单纯性淋病,本品 1.6 g 加丙磺舒 1 g 单剂量口服。小儿常用量每次 12.5 mg/kg,每日 2 次。

重症者剂量加倍。

【不良反应与注意事项】 参见青霉素、氨苄西林。

【制剂与规格】 片剂:0.4 g(按盐酸巴氨西林计)。

阿莫西林(羟氨苄青霉素,阿莫仙,氟莱莫星,再林,益萨林) Amoxicillin

【作用与用途】 广谱半合成青霉素,对于溶血性链球菌、草绿色链球菌、肺炎球菌、青霉素G敏感的金黄色葡萄球菌、淋球菌、流感嗜血杆菌、肠球菌、沙门菌、伤寒杆菌及变形杆菌等均有抗菌作用。对产青霉素酶的金黄色葡萄球菌无作用。细菌对本品和氨苄青霉素有完全交叉耐药性。适用于对本品敏感细菌所致的呼吸道感染、泌尿道感染、胃肠道感染、皮肤和软组织感染。

【体内过程】 口服后,75%~90%由胃肠道迅速吸收,胃内食物的存在不会明显地影响药物的吸收。口服本品0.5 g血药浓度的达峰时间(t_{max})为(1.28 ± 0.17)小时,血药浓度峰值(t_{max})为(7.07 ± 1.26)μg/ml。肌内注射阿莫西林钠0.5 g后达峰时间为1小时,血药峰浓度(C_{max})为14 mg/L,静脉注射本品0.5 g后5分钟血药浓度为42.6 mg/L,5小时后为1 mg/L。本品吸收后能很好地渗入脑脊液、中耳液、唾液、支气管分泌液、扁桃体、生殖腺、胆汁、骨髓及羊水等,并能迅速分布到肾、肺、肝等重要器官。可通过胎盘,在脐带血中浓度为母体血药浓度的1/4~1/3,在乳汁、汗液和泪液中也含微量。蛋白结合率为17%~20%。血消除半衰期($t_{1/2\beta}$)为1.08小时,60%以上以原型药自尿中排出,约24%药物在肝内代谢,尚有少量经胆道排泄。严重肾功能不全患者血清半衰期可延长至7小时。血液透析可清除本品,腹膜透析则无清除本品的作用。丙磺舒可延缓本品经肾排泄。

【用法与用量】 口服:成人每次0.5~1 g,每日3~4次;小儿每日按体重50~100 mg/kg,分3~4次服用。治疗无并发症的急性尿路感染可予以单次口服3 g即可,也可于10~12小时后再增加每次3 g剂量。单次3 g剂量也可用以预防感染性心内膜炎或治疗淋病,前者于口腔内手术(如拔牙)前1小时给予,后者常加用丙磺舒1 g。肌内注射或稀释后静脉滴注给药。成人每次0.5~1 g,每6~8小时1次。小儿每日剂量按体重50~100 mg/kg,分3~4次给药。肾功能严重损害患者需调整给药剂量,其中内生肌酐清除率为10~30 ml/min的患者每12小时0.25~0.5 g;内生肌酐清除率小于10 ml/min的患者每24小时0.25~0.5 g。血液透析可清除本品,每次血液透析后应给予阿莫西林1 g。

【不良反应与注意事项】 少数患者可出现恶心、呕吐、食欲减退、腹泻等消化道反应,一般不影响治疗。偶可出现皮疹、斑疹、紫癜等,应立即停药。青霉素钠皮内敏感试验阳性反应者禁用。与青霉素类和头孢菌素类之间存在交叉过敏性和交叉耐药性。由

于其对 β 内酰胺酶不稳定,可因耐药的出现而失效,宜与棒酸(β 内酰胺酶抑制剂)合用保证其疗效。

【制剂与规格】 片剂、胶囊、干混悬剂:0.125 g、0.25 g、0.5 g(按阿莫西林计);注射剂:0.5 g(按阿莫西林计)。

阿莫西林/氟氯西林(新灭菌)

Amoxicillin/Flucloxacillin

【作用与用途】 适用于治疗急性咽炎、化脓性扁桃体炎、感冒的继发感染(急慢性气管炎、支气管炎、肺炎)、肺脓肿、骨髓炎、化脓性关节炎、急慢性中耳炎、副鼻窦炎、牙周炎、疖、痈、丹毒、蜂窝织炎、破伤风、甲沟炎、创面及伤口感染、肝胆感染(急性胆囊炎、肝脓肿)、急性胃肠炎、伤寒及副伤寒、淋病、软性下疳、尿道炎、肾盂肾炎或膀胱炎、心内膜炎、败血症、白喉、百日咳、钩端螺旋体病等。

【体内过程】 见阿莫西林、氟氯西林。

【用法与用量】 口服:每次0.5 g,每日 3~4 次。儿童:每次 0.25 g,每日 3~4 次。肌内注射或静脉注射:每次 1 g,每日 4 次,或每次 2 g,每日 2 次,静脉滴注。重症剂量增加 1 倍。儿童:每日 200 mg/kg,分 2 次。肾衰患者当肌酐清除率达 10 ml/min 时剂量适当减少。

【不良反应与注意事项】 可有恶心、呕吐、腹泻、腹胀、皮疹、荨麻疹、药热、休克等。

【制剂与规格】 胶囊:0.25 g、0.5 g;针剂:0.5 g、1.0 g(均由阿莫西林和氟氯西林以 1:1 组成)。

阿莫西林/双氯西林(凯力达)

Amoxicillin and Dicloxacillin

【作用与用途】 口服广谱耐酶复合抗菌新药。双氯西林可与细菌产生β-内酰胺酶的活性部位结合,有效地保护阿莫西林的 β-内酰胺环不被水解,使药物抗菌谱更广,抗菌作用更强。主要用于上、下呼吸道感染,泌尿生殖系统感染,胃肠道及软组织感染。

【体内过程】 参见阿莫西林、双氯西林。

【用法与用量】 口服:每次 375 mg,每日 3 次,严重感染可加量。儿童:剂量减半。

【不良反应与注意事项】 毒副反应轻微,少数患者可有恶心、呕吐、腹泻、腹胀;偶有皮肤瘙痒、皮疹等,停药后可自行消失。

【制剂与规格】 胶囊剂:375 mg(含阿莫西林 250 mg、双氯青霉素125 mg)。

羧苄西林钠

Carbenicillin Sodium

【作用与用途】 本品为广谱青霉素类抗生素,通过抑制细菌细胞壁合成发挥杀菌作用。主要适用于系统性铜绿假单胞菌感染,如败血症,尿路感染,呼吸道感染,腹腔、盆腔感染以及皮肤、软组织感染等,也可用于其他敏感肠杆菌科细菌引起的系统性感染。

【体内过程】 肌内注射本品 1 g 后 1 小时达血药峰浓度(C_{max}),为 34.8 mg/L, 4 小时后血药浓度为

10 mg/L。静脉推注本品 5 g 后 15 分钟和 2 小时的血药浓度分别为 300 mg/L 和 125 mg/L。新生儿肌内注射 100 mg/kg后，血药峰浓度(C_{max})可达 147 mg/L。本品的分布容积(Vd)为 0.18 L/kg，血清蛋白结合率约为 50%。本品难以透过正常血脑屏障，但肺炎链球菌脑膜炎患儿每 6 小时静脉滴注 69～103 mg/kg 本品后，第 2 天至第 17 天脑脊液内药物浓度为 2.3～24.5 mg/L。约 2% 在肝内代谢，血消除半衰期($t_{1/2\beta}$)为 1～1.5 小时。大部分以原形通过肾小球滤过和肾小管分泌清除，小部分经胆管排泄。血液透析可清除本品，腹膜透析仅可部分清除本品。

【用法与用量】 中度感染：成人每日 8 g，分 2～3 次肌内注射或静脉注射，儿童每 6 小时按体重 12.5～50 mg/kg注射；严重感染：成人每日 10～30 g，分 2～4 次静脉滴注或注射，儿童每日按体重 100～300 mg/kg，分 4～6 次注射。新生儿体重低于 2 kg 者，首剂按体重 100 mg/kg，出生第 1 周每 12 小时 75 mg/kg，静脉滴注；出生第 2 周起 100 mg/kg，每 6 小时 1 次。新生儿体重 2 kg 以上者，出生后第 1 周每 8 小时 75 mg/kg，静脉滴注，以后每 6 小时 75 mg/kg。严重肾功能不全者，每 8～12 小时静脉给药 2 g 即可维持血药浓度在 100 mg/L 水平；如同时伴肝功能损害，每日 2 g 即可。

【不良反应与注意事项】 见青霉素，大剂量静脉注射本品时可出现抽搐等神经系统反应、高钠和低钾血症。本品为弱酸，故血药浓度过高时可发生急性代谢性酸中毒，此反应尤多见于肾病病人且已有酸中毒者。本品含钠量较高，故限制钠盐摄入的患者应慎用本品。肾功能不全患者应用本品可导致出血，应注意随访凝血时间、凝血酶原时间，发生出血时应及时停药并给予适当治疗。由于浓度较高的羧苄西林钠溶液可形成多聚体(为致敏区)，因此注射液皆须新鲜配制。

【制剂与规格】 注射剂：1 g、2 g、5 g(按羧苄西林计)。

替卡西林(羧噻吩青霉素)
Ticarcillin

【作用与用途】 对革兰阳性菌的抑菌作用低于青霉素 G。对革兰阴性菌的抑制作用较羧苄西林强数倍。绿脓杆菌、变形杆菌、肠杆菌属、大肠杆菌对本品较敏感，沙雷杆菌对本品耐药。主要用于细菌性败血症以及皮肤和软组织、呼吸道、生殖泌尿道和腹内感染等。

【体内过程】 本品口服不吸收。肌内注射 1 g，血清药物浓度于 0.5 小时达峰值，可达 31 μg/ml。静脉注射 3 g，1 小时血药浓度接近 100 μg/ml。体内分布较广，可渗透入脑脊液和胎盘，胆汁中浓度也较高。本品主要由尿呈原形排泄，肌内注射 1 g，尿药峰浓度可达 2 mg/ml。$t_{1/2}$约为 70 分钟。

【用法与用量】 成人每日量 200～300 mg/kg，分次给予或 1 次 3 g，根据病情每 3、4 或 6 小时 1 次。按每克药物用 4 ml 溶剂溶解后缓缓静脉注射,或加入适量溶剂中静脉滴注0.5~1小时。泌尿系感染可肌内注射给药,每次1 g,每日4次,用0.25%~0.5%利多卡因注射液2~3 ml溶解后深部肌内注射。儿童为200~300 mg/(kg·d)。婴儿为225 mg/(kg·d),7日龄以下婴儿则为150 mg/(kg·d),均分次给予。

【不良反应与注意事项】 本品的不良反应与羧苄西林相似,当用药时间长及药量大时,可使出血时间延长和电解质紊乱、血钾降低。对肾功能不全的病人,使用本品的双钠盐,可使钠负荷增加。肌内注射后偶有局部疼痛和静脉注射后发生静脉炎等。亦可出现血清转氨酶增高,但停药后会恢复。本品与庆大霉素合用可提高疗效,但两者不宜放于同一滴注瓶内应用,以防相互影响疗效。

【制剂与规格】 注射剂:1 g、3 g、6 g。

哌拉西林钠(氧哌嗪青霉素)
Piperacillin Sodium

【作用与用途】 哌拉西林钠是半合成青霉素类抗生素,具广谱抗菌作用。哌拉西林钠对大肠埃希菌、变形杆菌属、沙雷菌属、克雷伯菌属、肠杆菌属、枸橼酸菌属、沙门菌属和志贺菌属等肠杆菌科细菌,以及铜绿假单胞菌、不动杆菌属、流感嗜血杆菌、奈瑟菌属等革兰阴性菌均具有良好抗菌作用。适用于敏感肠杆菌科细菌、铜绿假单胞菌、不动杆菌属所致的败血症、上尿路及复杂性尿路感染、呼吸道感染、胆管感染、腹腔感染、盆腔感染以及皮肤、软组织感染等。哌拉西林与氨基糖苷类联合应用亦可用于有粒细胞减少症免疫缺陷病人的感染。

【体内过程】 口服不吸收。正常人肌内注射本品1 g后0.71小时达血药峰浓度(C_{max}),为52.2 mg/L,6小时血药浓度为1.3 mg/L。静脉滴注和静脉推注本品1 g后即刻血药浓度达58.0 mg/L和142.1 mg/L,6小时分别为0.5 mg/L和0.6 mg/L。给严重肾功能损害病人(内生肌酐清除率≤5 ml/L)于30分钟内按体重静脉滴注70 mg/kg,1小时后的血药浓度约为350 mg/L。本品的血清蛋白结合率为17%~22%,表观分布容积(Vd)为0.18~0.3 L/kg,分布半衰期($t_{1/2}$)为11~20分钟,在骨、心脏等组织和体液中分布良好,脑膜有炎症时在脑脊液中也可达到相当浓度。正常肾功能者哌拉西林血消除半衰期($t_{1/2}$)为0.6~1.2小时,中度以上肾功能不全者可延长至3.3~5.1小时,在肝内不代谢。本品系通过肾(肾小球滤过和肾小管分泌)和非肾(主要经胆汁)途径清除。静脉注射1 g后,12小时尿中排出给药量的49%~68%。肝功能正常者10%~20%的药物经胆汁排泄。很少量药物经乳汁排出。血液透析4小时可清除给药量的30%~50%。肌内注射前1小时口服丙磺舒1 g,可使血药峰浓度(C_{max})增高30%,血消除半衰期($t_{1/2\beta}$)延长30%。

【用法与用量】 成人中度感染每日8 g,分2次静脉滴注;严重感染每次3~4 g,每4~6小时静脉滴注或注射。

每日总剂量不超过 24 g。婴幼儿和 12 岁以下儿童的剂量为每日按体重 100 ~ 200 mg/kg。新生儿体重低于 2 kg 者，出生后第 1 周每 12 小时50 mg/kg，静脉滴注；第 2 周起 50 mg/kg，每 8 小时 1 次。新生儿体重 2 kg 以上者，出生后第 1 周每 8 小时 50 mg/kg，静脉滴注；1 周以上者每 6 小时50 mg/kg。

【不良反应与注意事项】 参见青霉素。局部注射部位疼痛、血栓性静脉炎等。肾功能减退者应用大剂量时，因脑脊液浓度增高，可出现青霉素脑病，故此时应按肾功能进行剂量调整。本品在少数患者尤其是肾功能不全患者可导致出血，发生后应及时停药并给予适当治疗；肾功能减退者应适当减量。本品不可加入碳酸氢钠溶液中静脉滴注。

【制剂与规格】 注射剂：0.5 g、1.0 g、2.0 g（按哌拉西林计）。

阿洛西林（苯咪唑青霉素，阿乐欣）

Azlocillin

【作用与用途】 本品为半合成青霉素，对革兰阳性菌和阴性菌均有良好的抗菌作用。与阿米卡星、庆大霉素、奈替米星合用时可产生协同作用。主要用于敏感的革兰阳性菌及阴性菌所致的各种感染，包括败血症、脑膜炎、心内膜炎、化脓性胸膜炎、腹膜炎，以及下呼吸道、胃肠道、胆管、泌尿道、骨及软组织和生殖器官等感染，妇科、产科感染，恶性外耳炎，烧伤、皮肤及手术感染等。

【体内过程】 本品注射后广泛分布于组织和体液中。在正常脑脊液中仅含少量，但脑膜有炎症时，脑脊液中浓度可增加。可透过胎盘进入胎儿血循环，少量随乳汁分泌。本品的剂量与药代动力学参数之间呈非线性关系。血消除半衰期（$t_{1/2\beta}$）约为 1 小时，肾功能不全患者血消除半衰期（$t_{1/2\beta}$）为 2 ~ 6 小时。血清蛋白结合率为 40%左右，尿排泄为 60% ~65%，胆汁排泄为 5.3%。本品可被血液透析所清除。

【用法与用量】 加入适量 5% 葡萄糖氯化钠注射液或 5% ~10% 葡萄糖注射液中，静脉滴注。成人每日 6 ~ 10 g，严重病例可增至 10 ~ 16 g，一般分 2 ~4 次滴注。儿童按体重每日 75 mg/kg，婴儿及新生儿按体重每日 100 mg/kg，分 2 ~4 次滴注。

【不良反应与注意事项】 类似青霉素的不良反应，大剂量注射给药可出现高钠血症；静脉滴注时注意速度不宜太快。本品可透过胎盘进入胎儿血循环，并有少量随乳汁分泌，应用后可使婴儿致敏和引起腹泻、皮疹、念珠菌属感染等。由锌化合物制造的橡皮管或瓶塞也可影响其活力。呈酸性的葡萄糖注射液或四环素注射液皆可破坏其活性。也可被氧化剂、还原剂或羟基化合物灭活。本品可减慢头孢噻肟及环丙沙星自体内清除，故合用时应降低后两者的剂量。

【制剂与规格】 注射剂：0.5 g（按阿洛西林计）。

美洛西林(硫苯咪唑青霉素)
Mezlocillin

【作用与用途】 本品为半合成青霉素类抗生素,对大肠埃希菌、肠杆菌属、肺炎杆菌、枸橼酸杆菌、沙雷菌属以及不动杆菌属等的抗菌活性强于羧苄西林、氨苄西林;对吲哚阳性变形杆菌、铜绿假单胞菌的抗菌活性强于羧苄西林和磺苄西林;对革兰阳性菌如金黄色葡萄球菌的抗菌活性与羧苄西林相似,而对粪链球菌的抗菌活性比羧苄西林、磺苄西林优越;对脆弱拟杆菌等大多数厌氧菌具有较好抗菌作用。用于大肠埃希菌、肠杆菌属、变形杆菌等革兰阴性杆菌中敏感菌株所致的呼吸系统、泌尿系统、消化系统、妇科和生殖器官等感染,如败血症、化脓性脑膜炎、腹膜炎、骨髓炎、皮肤及软组织感染及眼、耳、鼻、喉科感染。

【体内过程】 成人静脉注射本品1 g、2 g后15分钟平均血药浓度分别为53.4 μg/ml、152 μg/ml,1小时后分别为12.8 μg/ml、47.8 μg/ml,6小时后已无法测得血药浓度。血消除半衰期($t_{1/2\beta}$)分别为39分钟、45分钟,6小时后给药量的42.5%、57.9%由尿中排泄。1小时内静脉滴注2 g,滴注结束时血药浓度为86.5 μg/ml,1小时后为28.3 μg/ml,血消除半衰期($t_{1/2\beta}$)为40分钟。本品在胆汁中浓度极高,1小时内滴注2 g,最高可达248 ~ 1 070 μg/ml,6小时后仍保持63.5 ~ 300 μg/ml,胆汁排泄率为1.65% ~ 7.0%。本品到达脑脊液的渗透率为17% ~25%,蛋白结合率为42%,尿排泄率为50% ~55%,胆汁消除率变化较大(0.05% ~25%,与患者肝功能有关)。其生物半衰期约为1小时,肌内注射约为1.5小时,小于7天的新生儿约为4.3小时。在新生儿静脉滴注100 mg/kg后,血药浓度的降低较缓慢,5小时后尚可检出。在小儿脑膜炎病例中,脑脊液内药物浓度最高可达23 μg/ml。小儿脓胸,在静脉滴注100 mg/kg后,胸水中最高浓度达到6.3 μg/ml,而且持续时间很长。妊娠妇女静脉滴注1 ~ 2 g,1 ~ 2小时后27% ~34%转移至脐带血中,羊水中药物浓度约为10 μg/ml。

【用法与用量】 肌内注射、静脉注射或静脉滴注。肌内注射临用前加灭菌注射用水溶解,静脉注射通常加入5%葡萄糖氯化钠注射液或5% ~ 10%葡萄糖注射液溶解后使用。成人每日2 ~ 6 g,严重感染者可增至8 ~ 12 g,最大可增至15 g。儿童,按体重0.1 ~ 0.2 g/(kg · d),严重感染者可增至0.3 g/kg;肌内注射每日2 ~ 4次,静脉滴注按需要每6 ~ 8小时1次,其剂量根据病情而定,严重者可每4 ~ 6小时静脉注射1次。

【不良反应与注意事项】 见阿洛西林。

【制剂与规格】 注射剂:1 g、1.5 g、3 g(按$C_{21}H_{25}N_5O_8S_2$计)。

磺苄西林钠(磺苄青霉素)
Sulbenicillin Sodium

【作用与用途】 磺苄西林钠属广

谱半合成青霉素类抗生素，作用同羧苄西林钠相似，主要适用于对本品敏感的铜绿假单胞菌、某些变形杆菌属以及其他敏感革兰阴性菌所致的肺炎、尿路感染、复杂性皮肤软组织感染和败血症等。对本品敏感菌所致腹腔感染、盆腔感染宜与抗厌氧菌药物联合应用。

【体内过程】 肌内注射本品1 g后半小时达血药峰浓度（C_{max}），为30 mg/L。静脉推注本品2 g后15分钟血药浓度为240 mg/L。于1小时内和2小时内静脉滴注本品5 g，滴注结束即刻血药浓度均大于200 mg/L。24小时尿中药物排出量为给药量的80%。本品血清蛋白结合率约为50%。本品在胆汁中浓度可为血浓度的3倍。

【用法与用量】 静脉滴注，也可静脉注射；中度感染成人每日剂量8 g，重症感染或铜绿假单胞菌感染时剂量需增至每日20 g，分4次静脉给药；儿童根据病情每日剂量按体重80～300 mg/kg，分4次给药。

【不良反应与注意事项】 类似青霉素，肌内注射疼痛剧烈，必须加利多卡因。

【制剂与规格】 注射剂：1.0 g（1×10^6 U）、2.0 g（2×10^6 U）、4.0 g（4×10^6 U）。

呋苄西林钠（呋苄青霉素）
Furbencillin Sodium

【作用与用途】 本品主要用于铜绿假单胞菌、大肠埃希菌、奇异变形杆菌及其他敏感菌所致的各种感染。

【体内过程】 静脉滴注本品2 g后，血药峰浓度（C_{max}）为174 mg/L，尿药浓度可达2 600 mg/L，12小时尿排出量为给药量的39%。呋苄西林的血清蛋白结合率为90%。

【用法与用量】 成人每日4～8 g，儿童50～150 mg/(kg·d)，分4次静脉滴注给药。本品不宜静脉推注或肌内注射。

【不良反应与注意事项】 类似青霉素。

【制剂与规格】 注射剂：0.25 g、0.5 g。

（4）主要作用于革兰阴性菌的青霉素

替莫西林（羧噻吩甲氧青霉素）
Temocillin

【作用与用途】 本品为耐β-内酰胺酶的半合成青霉素。对革兰阴性菌有高度抗菌活性，对β-内酰胺酶高度稳定，某些第三代头孢菌素耐药的革兰阴性菌应用本品有效。对肠杆菌属细菌、溶血性链球菌等抗菌活性好；但对绿脓杆菌活性差。临床应用于敏感菌所致的败血症、呼吸道感染、腹膜炎、胆管感染、尿路感染及软组织感染等。

【体内过程】 静脉推注本品1 g的血药峰浓度为243 mg/L，血清消除半衰期为4.5～5.4小时，24小时尿中排出量为给药量的81%。肌内注射1 g后2小时和12小时的血药浓度分别为70 mg/L和18 mg/L，24小时尿中排出量为给药量的78%。本品的人血清蛋白结合率为85%。在肾功能减退时本品有蓄积现象,血清半衰期可延长至15~20小时。腹膜透析不能清除本品,部分药品可为血液透析所清除。

【用法与用量】 常用剂量,每次1~2 g,每12小时1次,肌内注射或静脉注射;对单纯性尿路感染每次0.5 g,每日2次。对有肾功能损害的病人,用药间隔可延长。

【不良反应与注意事项】 对有肾功能损害的病人,用药间隔可延长。

【制剂与规格】 粉针剂:每瓶0.5 g、1 g。

美西林(氮䓬脒青霉素) Mecillinam (Amdinocillin)

【作用与用途】 本品对革兰阳性菌作用弱,对革兰阴性菌有较好抗菌作用。临床主要用于大肠杆菌和敏感肠杆菌属细菌所致的肾盂肾炎、尿路感染,以及由此而引起的败血症。与其他青霉素或头孢菌素类药物联合应用,可产生协同抗菌作用。

【体内过程】 本品口服不吸收,必须注射给药。按10 mg/kg剂量静脉注射(历时15分钟),间隔4小时给第2次药后,平均稳态血药浓度最高为47~55 μg/ml,最低为1.2~2.0 μg/ml,$t_{1/2\beta}$为51~55分钟。注射后,70%的药物可经尿排泄,尿中活性药物浓度在30分钟内可达1000 μg/ml,静脉滴注4~6小时后,尿药浓度为97~135 μg/ml。在许多器官及胆汁中都有活性药物存在。本品穿透血脑屏障的能力弱。

【用法与用量】 成人,每日0.5 g,每6小时1次,肌内注射或静脉注射;本品0.5 g以注射用水2.2 ml溶解供深部肌内注射;以本品0.5 g稀释至50 ml,缓慢静脉滴注。儿童30~60 mg/(kg·d),分3~4次,用法同成人。

【不良反应与注意事项】 偶可出现皮疹、恶心及腹泻等。肾功能不全者慎用。用前应做青霉素皮试。凡对青霉素过敏者禁用;孕妇在前3个月忌用。

【制剂与规格】 注射剂:每瓶0.5 g、1 g。

2. 头孢菌素类

(1)第一代头孢菌素

头孢氨苄(先锋霉素Ⅳ,头孢力新) Cefalexin

【作用与用途】 本品为半合成头孢菌素类广谱抗生素。抗菌谱与头孢噻吩相似,但抗菌活性较头孢噻吩差。本品对葡萄球菌所产生的青霉素酶稳定,因此对耐青霉素的金黄色葡萄球菌有良好的抗菌作用。适用于敏感菌所致的急性扁桃体炎、咽峡炎、中耳炎、鼻窦炎、支气管炎、肺炎等呼吸道感染、尿路感染及皮肤软组织感染等。本品为口服制剂,不宜用于重症感染。

【体内过程】 本品吸收良好,空腹口服本品500 mg后1小时达血药峰浓度(C_{max}),平均为18 mg/L。餐后服药延长吸收并降低血药峰浓度,但吸收量不减。本品的吸收在幼儿乳糜泻和小肠憩室患者可增加,在克罗恩病和肺囊性纤维化患者可延缓和减少。老年人胃肠道吸收虽无减少，但血药浓度维持较年轻人为久。新生儿喂奶后2小时口服本品15 mg/kg，平均血药峰浓度于6小时后达到，约为4.5 mg/L。本品血消除半衰期($t_{1/2\beta}$)为0.6～1.0小时，加服丙磺舒可提高血药浓度，$t_{1/2\beta}$可延长至1.8小时；肾衰竭时$t_{1/2\beta}$可延长至5～30小时；新生儿$t_{1/2\beta}$为6.3小时。本品吸收后广泛分布于各组织体液中，每6小时口服500 mg后痰液中平均浓度为0.32 mg/L，脓性痰液中浓度较高。脓液药物浓度与血药浓度基本相等，关节腔渗出液中药物浓度为血药浓度的50%。本品可透过胎盘进入胎儿血循环、产妇羊水；乳妇口服500 mg后乳汁浓度为5 mg/L。约5%的口服给药量自胆汁排出，胆汁中药物浓度为血药浓度的1～4倍。血清蛋白结合率为10%～15%。本品体内不代谢，24小时尿中累积排出给药量的80%～90%，口服500 mg后尿药峰浓度可达2 200 mg/L。头孢氨苄可为血液透析和腹膜透析所清除。本品缓释胶囊：健康成年人餐后半小时口服本品0.5 g后，血药峰浓度约为5 μg/ml，半衰期为1.5小时。血浆中药物浓度维持≥3.14 μg/ml的时间可达4小时以上。除脑和脑脊液外，本品的组织分布良好。本品主要经肾排泄。口服后12小时内，尿中回收率在65%以上。

【用法与用量】 口服。干混悬剂、泡腾片：放入温开水中，待其溶解后饮用。一般每次250～500 mg，每日4次，最高剂量每日4 g。肾功能减退的患者，应根据肾功能减退的程度，减量用药。单纯性膀胱炎、皮肤软组织感染及链球菌咽峡炎患者每12小时500 mg。儿童剂量：口服，每日按体重25～50 mg/kg，每日4次。皮肤软组织感染及链球菌咽峡炎患者，每次12.5～50 mg/kg，每日2次。缓释胶囊：成年人及体重20 kg以上儿童，常用量每日1～2 g，分2次于早、晚餐后口服。体重20 kg以下儿童，每日40～60 mg/kg，分2次于早、晚餐后口服。

【不良反应与注意事项】 参见头孢噻吩。恶心、呕吐、腹泻和腹部不适较为多见。与考来烯胺(消胆胺)合用，可使头孢氨苄的平均血药浓度降低。丙磺舒可延迟本品的肾排泄，也有报道认为丙磺舒可增加本品在胆汁中的排泄。

【制剂与规格】 干混悬剂：0.5 g、1.5 g(以无水头孢氨苄计)；头孢氨苄缓释胶囊：每粒胶囊内含头孢氨苄0.25 g，其中胃溶颗粒75 mg，肠溶颗粒175 mg；胶囊、片剂：0.125 g、0.25 g(以头孢氨苄计)；颗粒：50 mg、125 mg(按头孢氨苄计)；泡腾片：0.125 g(以无水头孢氨苄计)。

头孢羟氨苄(赛锋，欧意)
Cefadroxil

【作用与用途】 本品为头孢菌素类抗生素，对革兰阳性菌有较好的抗菌作用，对革兰阴性菌和部分厌氧菌亦有一定的抗菌活性。本品对除肠球菌外的革兰阳性菌和部分革兰阴性菌具有较好的抗菌作用。主要用于敏感细菌所致的尿路感染,如尿道炎、膀胱炎、前列腺炎、肾盂肾炎、淋病;呼吸道感染,如肺炎、鼻窦炎、支气管炎、咽喉炎、扁桃体炎;皮肤软组织感染,如蜂窝织炎、疖;中耳炎等。

【体内过程】 空腹口服本品0.5 g后1.5小时达血药峰浓度(C_{max}),为16 mg/L,12小时尚有微量,血消除半衰期($t_{1/2\beta}$)为1.5小时。食物对血药峰浓度(C_{max})和血消除半衰期($t_{1/2\beta}$)无明显影响。头孢羟氨苄自胃肠道的吸收较头孢氨苄和头孢拉定缓慢,但血药浓度较后两者持久。空腹口服头孢羟氨苄、头孢氨苄和头孢拉定0.5 g后的平均血药峰浓度(C_{max})分别为16 mg/L、21 mg/L和18 mg/L,4小时后血药浓度为5 mg/L、1 mg/L和1 mg/L,血消除半衰期($t_{1/2\beta}$)分别为1.27小时、0.57小时和0.61小时。头孢羟氨苄和头孢氨苄的蛋白结合率分别为20%和17%。口服本品1 g后2~5小时的痰、胸腔积液和肺组织中的浓度分别为1.3 mg/L、11.4 mg/L和7.4 mg/L,骨骼、肌肉和滑囊液中的浓度分别为同期血清浓度的23%、31%和43%。胆汁中浓度一般较血清浓度为低。口服本品1 g后1~5小时,前列腺中的浓度为12.2 mg/kg。24小时尿中排出给药量的86%。本品可通过胎盘屏障,也可进入乳汁。本品能被血液透析清除。

【用法与用量】 口服。成人常用量:每次0.5~1 g,每日2次。小儿常用量:按体重每12小时15~20 mg/kg。A组溶血性链球菌咽炎及扁桃体炎每12小时15 mg/kg,共10日。成人肾功能减退者首次剂量1 g为饱和量,然后根据肾功能减退程度确定给药间期。肌酐清除率为25~50 ml/min者,每12小时服0.5 g;10~25 ml/min者,每24小时服0.5 g;0~10 ml/min者,每36小时服0.5 g。

【不良反应与注意事项】 本品的不良反应少而轻,反应总发生率约为4%,以胃肠道反应为主。少见恶心、食欲下降、皮疹等。

【制剂与规格】 胶囊:0.125 g、0.25 g、0.5 g;颗粒剂:0.125 g(以头孢羟氨苄计)。

头孢氨苄+甲氧苄啶(新达宝) Cefalexin and Trimethopim

【作用与用途】 本品通过抑制菌体转肽酶,阻止细菌细胞壁的合成,抑制或杀灭细菌。本品对青霉素酶、酸、碱稳定,对革兰阳性菌,如链球菌、肺炎球菌、炭疽杆菌、破伤风杆菌、耐青霉素的金黄色葡萄球菌等及革兰阴性菌,如脑膜炎球菌、沙门菌、大肠杆菌、百日咳杆菌等都有良好的抗菌或杀菌作用。头孢氨苄与甲氧苄啶两种药物配伍,提高了抗菌能力,延缓了耐药性产生,降低了口服剂量。适应证:呼吸道:感冒继发感染、急慢性支气管炎、肺炎、扁桃体炎、咽炎等;泌尿道:肾盂肾炎、尿道炎、膀胱炎、淋病等;口、耳、鼻、喉:急慢性中耳炎、鼻窦炎、急性齿槽炎等;其他:妇科感染、皮肤软组织感染、脑膜炎、心内膜炎等。

【用法与用量】 宜空腹口服,成

人每次1～2粒，每日4次，儿童用量酌减或遵医嘱。

【不良反应与注意事项】 偶有食欲减退、皮疹、瘙痒、药物热等反应，大多停药后即可消失。对头孢类抗生素过敏者及严重肾功能障碍者慎用。

【制剂与规格】 胶囊剂：每粒中含头孢氨苄125 mg，甲氧苄啶25 mg。

头孢唑林钠（先锋霉素V）Cefazolin Sodium

【作用与用途】 头孢唑啉钠为第一代头孢菌素，抗菌谱广。除肠球菌属、耐甲氧西林葡萄球菌属外，本品对其他革兰阳性球菌均有良好的抗菌活性，肺炎链球菌和溶血性链球菌对本品高度敏感。白喉杆菌、炭疽杆菌、李斯特菌和梭状芽孢杆菌对本品也甚敏感。本品对部分大肠埃希菌、奇异变形杆菌和肺炎克雷伯菌具有良好的抗菌活性，但对金黄色葡萄球菌的抗菌作用较差。伤寒杆菌、志贺菌属和奈瑟菌属对本品敏感，其他肠杆菌科细菌、不动杆菌和铜绿假单胞菌耐药。产酶淋球菌对本品耐药；流感嗜血杆菌仅中度敏感。革兰阳性厌氧菌和某些革兰阴性厌氧菌对本品多敏感。脆弱拟杆菌耐药。适用于治疗敏感细菌所致的中耳炎、支气管炎、肺炎等呼吸道感染、尿路感染、皮肤软组织感染、骨和关节感染、败血症、感染性心内膜炎、肝胆系统感染及眼、耳、鼻、喉科等感染。本品也可作为外科手术前的预防用药。本品不宜用于中枢神经系统感染。对慢性尿路感染，尤其伴有尿路解剖异常者的疗效较差。本品不宜用于治疗淋病和梅毒。

【体内过程】 肌内注射本品500 mg后，血药峰浓度（C_{max}）经1～2小时达38 mg/L（32～42 mg/L），6小时血药浓度尚可达7 mg/L。20分钟内静脉滴注本品0.5 g，血药峰浓度为118 mg/L，有效浓度维持8小时。本品难以透过血-脑脊液屏障，脑脊液中不能测出药物浓度。头孢唑林在胸腔积液、腹水、心包液和滑囊液中可达较高浓度。炎症渗出液中的药物浓度基本与血清浓度相等；胆汁中浓度等于或略超过同期血药浓度。胎儿血药浓度为母体血药浓度的70%～90%，乳汁中含量低。本品蛋白结合率为74%～86%。正常成人的血消除半衰期（$t_{1/2\beta}$）为1.5～2小时，老年人中可延长至2.5小时。肾衰竭患者的$t_{1/2\beta}$可延长，内生肌酐清除率为12～17 ml/min和低于5 ml/min时分别为12小时和57小时。出生1周内新生儿的$t_{1/2\beta}$为4.5～5小时。本品在体内不代谢；原形药通过肾小球滤过，部分通过肾小管分泌自尿中排出。24小时内可排出给药量的80%～90%。丙磺舒可使血药浓度提高约30%，有效血药浓度时间延长。血液透析6小时后血药浓度减少40%～50%；腹膜透析一般不能清除本品。

【用法与用量】 成人常用剂量：静脉缓慢推注、静脉滴注或肌内注射，每次0.5～1 g，每日2～4次，严重感染可增加至每日6 g，分2～4次静脉给予。儿童常用剂量：每日50～

100 mg/kg,分2～3次静脉缓慢推注、静脉滴注或肌内注射。肾功能减退者的肌酐清除率大于50 ml/min时,仍可按正常剂量给药;肌酐清除率为20～50 ml/min时,每8小时0.5 g;肌酐清除率为11～34 ml/min时,每12小时0.25 g;肌酐清除率小于10 ml/min时,每18～24小时0.25 g。所有不同程度肾功能减退者的首次剂量为0.5 g。小儿肾功能减退者应用头孢唑林时,先给予12.5 mg/kg,继以维持量,肌酐清除率在70 ml/min以上时,仍可按正常剂量给予;肌酐清除率为40～70 ml/min时,每12小时按体重12.5～30 mg/kg;肌酐清除率为20～40 ml/min时,每12小时按体重3.1～12.5 mg/kg;肌酐清除率为5～20 ml/min时,每24小时按体重2.5～10 mg/kg。本品用于预防外科手术后感染时,一般为术前0.5～1小时肌内注射或静脉给药1 g,手术时间超过6小时者术中加用0.5～1 g,术后每6～8小时0.5～1 g,至手术后24小时止。

【不良反应与注意事项】 参阅头孢噻吩钠。本品的不良反应发生率低。静脉注射发生的血栓性静脉炎和肌内注射区疼痛均较头孢噻吩少而轻。药疹发生率为1.1%,嗜酸粒细胞增高的发生率为1.7%,偶有药物热。个别病人可出现暂时性血清氨基转移酶、碱性磷酸酶升高。肾功能减退病人应用高剂量(每日12 g)的本品时可出现脑病反应。白色念珠菌二重感染偶见。对青霉素过敏或过敏体质者慎用。约1%的用药患者可出现直接和间接Coombs试验阳性及尿糖假阳性反应(硫酸铜法)。对头孢菌素过敏者及有青霉素过敏性休克或即刻反应史者禁用本品。

【制剂与规格】 注射剂:0.5 g、1.0 g(按$C_{14}H_{14}N_8O_4S_3$计)。

头孢拉定(先锋霉素Ⅵ,头孢雷定,泛捷复,赛福定)
Cefradine

【作用与用途】 本品为第一代头孢菌素,对不产青霉素酶和产青霉素酶的金黄色葡萄球菌、凝固酶阴性葡萄球菌、A组溶血性链球菌、肺炎链球菌和草绿色链球菌等革兰阳性球菌的部分菌株具有良好抗菌作用。厌氧革兰阳性菌对本品多敏感,脆弱拟杆菌对本品呈现耐药。耐甲氧西林葡萄球菌属、肠球菌属对本品耐药。本品对革兰阳性菌与革兰阴性菌的作用与头孢氨苄相似。本品对淋球菌有一定作用,对产酶淋球菌也具活性;对流感嗜血杆菌的活性较差。适用于敏感菌所致的急性咽炎、扁桃体炎、中耳炎、支气管炎和肺炎等呼吸道感染、泌尿生殖道感染及皮肤软组织感染等。口服制剂不宜用于严重感染。

【体内过程】 本品口服后吸收迅速,空腹口服0.5 g,11～18 mg/L的血药峰浓度(C_{max})于给药后1小时达到,血消除半衰期($t_{1/2\beta}$)为1小时。分散片口服0.5 g血药峰浓度(C_{max})为17.89 μg/ml左右,达峰时间(t_{max})为0.65小时左右。本品在组织体液中分布良好。肝组织中的浓度与血清浓度相等。在心肌、子宫、肺、前列腺和骨组织中皆可获有效浓度。脑组织中药物浓度仅为同期血药浓度的5%～10%,脑脊液中浓度更低。本品可透过血-胎盘屏障进入胎儿血循环,少量经乳汁排出。血清蛋白结合率为6%～10%。口服0.5 g后6小时累积排出给药量的90%以上。少量本品可自胆汁排泄,后者的浓度可为血清浓度的4倍。本品在体内很少代谢,能为血液透析和腹膜透析清除。丙磺舒可减少本品经肾排泄。静脉滴注本品0.5 g,5分钟后血药浓度为46 mg/L,肌内注射0.5 g后平均6 mg/L的血药峰浓度(C_{max})于给药后1～2小时到达。肌内注射吸收较口服为差,静脉给药后6小时尿中累积排出量为给药量的90%以上;肌内注射后6小时尿中累积排出给药量的66%。尿中浓度甚高,多可超过1000 mg/L。

【用法与用量】 口服:成人常用量:每次0.25～0.5 g,每6小时1次,感染较严重者每次可增至1 g,但每日总量不超过4 g。小儿常用量:按体重每次6.25～12.5 mg/kg,每6小时1次。头孢拉定干混悬剂加饮用水至瓶上刻度线后摇匀成混悬液。混悬液室温贮放,7天内服完;冰箱内贮放,14天内服用完。静脉滴注、静脉注射或肌内注射:成人,每次0.5～1.0 g,每6小时1次,1日最高剂量为8 g。儿童(1周岁以上)按体重每次12.5～25 mg/kg,每6小时1次。肌酐清除率大于20 ml/min、5～20 ml/min或小于5 ml/min时,剂量宜调整为每6小时0.5 g、0.25 g和每12小时0.25 g。配制肌内注射用药时,将2 ml注射用水加入0.5 g装瓶内,须深部肌内注射。配制静脉注射液时,将至少10 ml注射用水或5%葡萄糖注射液分别注入0.5 g装瓶内。于5分钟内注射完毕。配制静脉滴注液时,将适宜的稀释液10 ml分别注入0.5 g装瓶内,然后再用氯化钠注射液或5%葡萄糖液进一步稀释。

【不良反应与注意事项】 参见青霉素。不良反应较轻,发生率也较低,约6%。

【制剂与规格】 干混悬剂、分散片:1.5 g、3.0 g(按头孢拉定计);胶囊、片剂:0.25 g、0.5 g(按头孢拉定计);颗粒:0.125 g、0.25 g(按头孢拉定计);注射剂:0.5 g、1.0 g(按头孢拉定计)。

头孢硫脒(仙力素)
Cefathiamidine

【作用与用途】 为我国创制的一种第一代头孢菌素,对金黄色葡萄球菌的抗菌作用与头孢噻吩近似,对草绿色链球菌、溶血性链球菌、肺炎链球菌、白喉杆菌、产气荚膜杆菌、破伤风杆菌等革兰阳性菌有良好的抗菌作用。对脑膜炎球菌、卡他球菌、大肠杆菌、肺炎克雷伯杆菌、奇异变形杆菌等革兰阴性菌也有一定的抗菌作用。本品的特点是对肠球菌、流感嗜血杆菌有较好的抗菌作用。适用于敏感菌所致的肺炎、心内膜炎、肺脓肿、肝及胆管感染、腹膜炎、尿路感染、妇科感染以及咽峡炎、扁桃体炎和皮肤软组织感染等。

【体内过程】 肌内注射0.5 g，0.5～1小时血药浓度达峰值，约26 μg/ml。静脉滴注0.5 g的即刻浓度约为38.8 μg/ml。本品口服不吸收。本品的血清蛋白结合率为23%。体内不代谢。体内分布以胆汁中最高，其次为肝、肾、脾、肺、胃及肠等，脑组织中浓度较低。本品静脉注射给药的半衰期约为0.5小时，肌内注射半衰期约为1.2小时。

【用法与用量】 肌内注射或快速静脉滴注：成人每日2～8 g，儿童每日50～150 mg/kg，分2～4次给药。

【不良反应与注意事项】 与头孢唑啉相似。供肌内注射的粉针剂中含利多卡因，不可静脉注射。

【制剂与规格】 粉针剂：0.5 g、1 g。

头孢替唑钠（特子社复，益替新）

Ceftezole Sodium

【作用与用途】 头孢替唑钠为半合成的头孢菌素衍生物。适用于呼吸系统感染、泌尿系统感染、败血症、腹膜炎。

【体内过程】 本品在体内分布广泛，其中以肾脏最高，其余依次为血清、肝脏、肺、心、脾。脑脊液中也有少量分布，但脑膜炎症时分布明显增加。在炎性渗出液中的分布，与头孢唑林、头孢噻啶和头孢噻吩相比，头孢替唑为最高，用药后5小时，在渗出液中仍还有相当量的头孢替唑，明显比血中浓度维持时间长。本品健康成年人肌内注射0.5 g，15～30分钟时血清浓度达峰值，血药峰浓度为24.9 μg/ml，维持至4小时约2.6 μg/ml，半衰期为56分钟，24小时尿中回收率为86.6%。健康成人每次静脉滴注1 g（加500 ml生理盐水），1小时滴完。在开始静脉滴注后15分钟血药浓度达峰值（38.75 μg/ml），点滴过程中维持此浓度，点滴结束后15分钟血药浓度降至25 μg/ml，30分钟为6.25 μg/ml，半衰期为0.33小时。

【用法与用量】 成人每次0.5～2 g（2～8支），每日2次静脉给药或肌内注射。重症感染，剂量可按医嘱适当增加。小儿按每次10～40 mg/kg体重，每日2次静脉给药或肌内注射。

【不良反应与注意事项】 参见青霉素、头孢噻吩钠。

【制剂与规格】 注射剂：0.25 g、0.5 g、1.0 g、1.5 g、2.0 g、4.0 g（以头孢替唑计）。

（2）第二代头孢菌素

头孢呋辛钠（头孢呋肟酯，西力欣，安可欣）

Cefuroxime Sodium

本品为第二代头孢菌素类抗生素。对革兰阳性球菌的活性与第一代头孢菌素相似或略差，但对葡萄球菌和革兰阴性杆菌产生的β内酰胺酶相当稳定。除耐甲氧西林葡萄球菌、肠球菌属和李斯特菌属外，其他阳性球菌（包括厌氧球菌）对本品均敏感。本品对金黄色葡萄球菌的抗菌活性较头孢唑啉差。本品适用于溶血性链球菌、金黄色葡萄球菌(耐甲氧西林株除外)及流感嗜血杆菌、大肠埃希菌、肺炎克雷伯菌、奇异变形杆菌等肠杆菌科细菌敏感菌株所致成人急性咽炎或扁桃体炎、急性中耳炎、上颌窦炎、慢性支气管炎急性发作、急性支气管炎、单纯性尿路感染、皮肤软组织感染及无并发症淋病奈瑟菌性尿道炎和宫颈炎。儿童咽炎或扁桃体炎、急性中耳炎及脓疱病等。

【体内过程】 肌内注射 750 mg,血药浓度达峰时间 45 分钟,平均浓度为 27 mg/L;静脉注射 750 mg、1500 mg,15 分钟血药浓度分别为 50 mg/L、100 mg/L,分别在 5.3 小时、8 小时内维持 2 mg/L 的有效浓度。$t_{1/2}$为 80 分钟,约 90% 的药物在 8 小时内由肾脏排泄。

【用法与用量】 肌注或静脉注射,成人:每次 750 ~ 1500 mg,每日 3 次,病情严重者可增加至每日 3 g ~ 6 g,新生儿和肾功能减退者酌减。

【制剂与规格】 注射剂:每支 0.75 g、1.5 g。

头孢呋辛酯(新菌灵)
Cefuroxime Axetil

【作用与用途】 本品为第二代头孢菌素类抗生素。口服经胃肠道吸收后,在酯酶作用下迅速水解为头孢呋辛而发挥抗菌作用。对革兰阳性球菌的活性与第一代头孢菌素相似或略差,但对葡萄球菌和革兰阴性杆菌产生的β-内酰胺酶相当稳定。除耐甲氧西林葡萄球菌、肠球菌属和李斯特菌属外,其他阳性球菌(包括厌氧球菌)对本品均敏感。本品对金黄色葡萄球菌的抗菌活性较头孢唑啉差。本品适用于溶血性链球菌、金黄色葡萄球菌(耐甲氧西林株除外)及流感嗜血杆菌、大肠埃希菌、肺炎克雷伯菌、奇异变形杆菌等肠杆菌科细菌敏感菌株所致的成人急性咽炎或扁桃体炎、急性中耳炎、上颌窦炎、慢性支气管炎急性发作、急性支气管炎、单纯性尿路感染、皮肤软组织感染及无并发症淋病奈瑟菌性尿道炎和宫颈炎,儿童咽炎或扁桃体炎、急性中耳炎及脓疱病等。

【体内过程】 本品脂溶性强,口服吸收良好,吸收后迅速在肠黏膜和门脉循环中被非特异性酯酶水解为头孢呋辛,分布至全身细胞外液;血清蛋白结合率约为 50%。餐后口服本品 250 mg 和 500 mg 后,血药峰浓度(C_{max})于 2.5 ~ 3 小时到达,分别为 4.1 mg/L 和 7.0 mg/L。食物可促进本品吸收,空腹和餐后口服本品的绝对生物利用度分别为 37% 和 52%。饮用牛奶可使本品的药-时曲线下面积值(AUC 值)增高,增高幅度在儿童组较成人组更为显著。本品的血消除半衰期($t_{1/2\beta}$)为 1.2 ~ 1.6 小时,较头孢克洛、头孢氨苄和头孢拉定略长;新生儿和肾功能减退患者的 $t_{1/2\beta}$ 延长;老年(平均年龄 84 岁)患者的血清 $t_{1/2\beta}$可延长至约 3.5 小时。空腹和餐后口服本品 500 mg 后,24 小时尿中排泄量分别为给药量的 32% 和 48%。血液透析可降低本品的血药浓度。

【用法与用量】 口服。成人:一般每日 0.5 g;下呼吸道感染患者,每日 1 g;单纯性下尿路感染患者,每日 0.25 g。均分 2 次服用。单纯性淋球菌尿道炎单剂疗法剂量为 1 g 。小儿:急性咽炎或急性扁桃体炎,按体重每日 20 mg/kg,分 2 次服用,每日不超过 0.5 g;急性中耳炎、脓疱病,按体重每日 30 mg/kg,分 2 次服用,每日不超过 1 g。

【不良反应与注意事项】 同青霉素类药物。

【制剂与规格】 胶囊:0.125 g(按头孢呋辛酯计);片剂:0.125 g、0.25 g(按头孢呋辛酯计)。

头孢克洛(头孢氯氨苄,头孢克罗,希刻劳)
Cefaclor

【作用与用途】 本品为广谱半合成第二代头孢菌素,假单胞菌属细菌、肠球菌属细菌等对本品耐药。本品适用于治疗敏感菌所致的呼吸系统、泌尿系统、耳鼻喉科及皮肤软组织感染等。

【体内过程】 本品口服后迅速从肠道吸收,分布于全身组织中。不管本品是否与食物同时服用,总吸收率相同。然而,当本品与食物同服时,达到的峰浓度为空腹者服用后观察到的峰浓度的 50% ~75%,而且通常要延缓 45 ~60 分钟才出现。给空腹者服用 250 mg,500 mg 和 1 g 后 30 ~60 分钟内,分别获得的平均血清峰浓度约为 12.4 mg/L 和 23 mg/L。在 8 小时内,约 60% ~85% 的药物以原形经肾从尿中排泄,大部分药物在前 2 小时内排出。口服 250 mg,500 mg 和 1 g 的剂量后 8 小时内,尿中药物峰浓度分别约为 600 mg/L,900 mg/L 和 1 900 mg/L。本品在正常人体血清中的半衰期为 0.6 ~0.9 小时。对于肾功能受损患者,头孢克洛的血清半衰期稍微延长,对于肾功能完全受损的患者,本品原药的血浆半衰期为 2.3 ~2.8 小时。对于肾功能严重受损患者,本品的排泄途径尚未测出。血液透析使其半衰期缩短 25% ~30% 。

【用法与用量】 口服:250 mg,每 8 小时 1 次,严重的感染(如肺炎)或敏感性稍差的细菌引起的感染剂量可加倍。正常人服用 4 g/d,连服 28 天是安全的,但是日用量不得超过此值。

【不良反应与注意事项】 见青霉素、头孢类。

【制剂与规格】 混悬液:30 ml:0.75 g、60 ml:1.5 g。

头孢孟多酯钠(猛多力)
Cefamandole Nafate

【作用与用途】 本品为第二代头孢菌素类抗生素。适用于敏感细菌所致的肺部感染、尿路感染、胆管感染、皮肤软组织感染、骨和关节感染以及败血症、腹腔感染等。

【体内过程】 本品经肌内或静脉给药在体内迅速水解为头孢孟多。肌内注射头孢孟多 1 g 血药峰浓度(C_{max})于 1 小时后达到,为 21.2 mg/L,6 小时的血药浓度为1.3 mg/L。静脉注射和静脉滴注(滴注时间1小时)1 g后即刻血药浓度分别为104.7 mg/L和53.9 mg/L,15分钟后皆约下降一半,4小时后仅有微量,分别为0.19 mg/L和0.06 mg/L。头孢孟多的分布容积(Vd)为0.16 L/kg。正常成人肌内注射和静脉给药的血消除半衰期($t_{1/2\beta}$)为0.5~1.2小时。本品在体内不代谢,经肾小球滤过和肾小管分泌,自尿中以原形排出。

【用法与用量】 肌内注射、徐缓静脉注射(3~5分钟)或静脉滴注。成人每日剂量为2.0~8.0 g,分3~4次给药,每日最高剂量不超过12 g。皮肤感染、无并发症的肺炎和尿路感染,每6小时0.5~1 g即可。肾功能减退者可按肌酐清除率计算剂量。先予以首剂饱和量(1~2 g),以后肌酐清除率大于50 ml/min者每6小时给予2 g;清除率为25~50 ml/min和10~25 ml/min者,剂量分别为每6小时和每12小时0.5 g;肌酐清除率低于10 ml/min者,每24小时0.5 g。

【不良反应与注意事项】 不良反应发生率约为7.8%,可有肌内注射区疼痛和血栓性静脉炎,后者较头孢噻吩为重。应用本品期间饮酒可出现双硫仑样反应,故在应用本品期间和以后数天内,应避免饮酒和含酒精饮料。

【制剂与规格】 注射剂:0.5 g、1.0 g(按头孢孟多酯计)。

头孢替安(泛司博林,头孢塞四唑)
Cefotiam

【作用与用途】 对革兰阳性菌的作用与头孢唑啉相接近,而对革兰阴性菌,如嗜血杆菌、大肠杆菌、克雷伯杆菌、奇异变形杆菌等作用比较优良,用于治疗敏感菌所致的感染如肺炎、支气管炎、胆管感染、腹膜炎、尿路感染,以及手术后或外伤引起的感染和败血症等。

【体内过程】 本品口服不吸收,静脉注射本品0.5 g后,当时的血药浓度为65 μg/ml,半小时后为20 μg/ml。肌内注射0.5 g后半小时血药浓度达高峰为20 μg/ml。本药以原形自肾排泄,$t_{1/2\beta}$约为0.5小时。

【用法与用量】 静脉滴注或静脉注射:成人常用量为每日2~4 g,分2~4次给予。严重感染时可增至8 g。儿童按体重每日40~80 mg/kg,严重感染时,可增至每日160 mg/kg,分3~4次给予。

【不良反应与注意事项】 偶有发生休克症状,因而给药后应注意观察,若发生感觉不适,口内感觉异常、喘鸣、眩晕、排便感、耳鸣、出汗等症状,应停止给药。呼吸系统:偶尔发生伴随发热、咳嗽、呼吸困难、胸部X线异常、嗜酸粒细胞增高等症状的间质性肺炎,若出现上述症状,应停药并采取注射肾上腺皮质激素等适当处置。中枢神经系统:对肾功能衰竭患者大剂量给药时有时可出现痉挛等神经症状。菌群交替现象：偶有口腔炎、念珠菌症。维生素缺乏症：偶有维生素 K 缺乏症（低凝血酶原血症、出血倾向等），维生素 B 族缺乏症（舌炎、口腔炎、食欲不振、神经炎等）。

【制剂与规格】 注射剂：每瓶 0.5 g、1 g。

头孢丙烯（施复捷）
Cefprozil

【作用与用途】 本品为第二代头孢菌素类抗生素，具有广谱抗菌作用。可用于敏感菌所致的下列轻、中度感染：上呼吸道感染，下呼吸道感染，皮肤和皮肤软组织感染，金黄色葡萄球菌（包括产青霉素酶菌株）和化脓性链球菌引起的非复杂性皮肤和皮肤软组织感染，但脓肿通常需行外科引流排脓。

【体内过程】 口服本品 250 mg、500 mg、1 g 后约 1.5 小时达血药峰浓度（C_{max}），平均血药峰浓度分别为 6.1 mg/L、10.5 mg/L 和 18.3 mg/L。血消除半衰期（$t_{1/2\beta}$）约 1.3 小时，稳态分布容积（V_d）约 0.23 L/kg。总清除率和肾清除率分别为 3 ml/（min · kg）和 2.3 ml/（min · kg）左右。尿回收率约为服药量的 60%。与食物同服不影响本品的药-时曲线下面积（AUC）和血药峰浓度，但达峰时间可延长 0.25 ~ 0.75 小时。血浆蛋白结合率约为 36%，当血药浓度在 2 ~ 20 mg/L 范围内时，血浆蛋白结合率与血药浓度的变化无关。

【用法与用量】 口服：成人上呼吸道感染，每次 0.5 g，每日 1 次；下呼吸道感染，每次 0.5 g，每日 2 次；皮肤或皮肤软组织感染，每日 0.5 g，分 1 次或 2 次服用；严重病例，每次 0.5 g（10 ml），一日 2 次。疗程一般 7 ~ 14 日，但 β-溶血性链球菌所致急性扁桃体炎、咽炎的疗程至少 10 日。小儿（2 ~ 12 岁）上呼吸道感染，按体重每次 7.5 mg/kg，每日 2 次；皮肤或皮肤软组织感染，按体重每次 20 mg/kg，每日 1 次。小儿（6 个月 ~ 12 岁）中耳炎，按体重每次 15 mg/kg，每日 2 次；急性鼻窦炎，按体重每次 7.5 mg/kg，每日 2 次，严重病例，每次 15 mg/kg，每日 2 次。疗程一般 7 ~ 14 日，但 β-溶血性链球菌所致急性扁桃体炎、咽炎的疗程至少 10 日。肝、肾功能不全患者服用本品应调整剂量。

【不良反应与注意事项】 参见青霉素、头孢菌素药物。血清病样反应：典型症状包括皮肤反应和关节痛。有胃肠道疾病史者，特别是溃疡性结肠炎、局限性肠炎或抗生素相关性结肠炎者慎用。长期服用本品可致菌群失调，引发继发性感染。如发生轻度假膜性肠炎，停药即可，但对于中、重度假膜性肠炎患者，须对症处理并给予对耐药菌有效的抗菌药物。

【制剂与规格】 干混悬剂：31.5 g：1.5 g；片剂：0.25 g。

头孢尼西钠（羟苄磺唑头孢菌素钠）
Cefonicid Sodium

【作用与用途】 为第二代广谱、长效的头孢类抗生素，通过抑制细菌细胞壁合成产生抗菌活性。对革兰阳性和阴性菌以及一些厌氧菌均有抗菌作用。对大多数β-内酰胺酶稳定。体外和临床试验证实头孢尼西对下列微生物有效,革兰阳性需氧菌:金黄色葡萄球菌(包括产和不产β-内酰胺酶菌株)、表皮葡萄球菌(对耐甲氧西林的葡萄球菌也耐药)、肺炎链球菌、化脓性链球菌(A组β溶血性链球菌)、无乳链球菌(B组链球菌);革兰阴性需氧菌:大肠杆菌、肺炎克雷伯菌、雷普罗维登斯菌属、摩氏摩根菌、普通变形杆菌、奇异变形杆菌、流感嗜血杆菌(包括对氨苄西林敏感菌和耐药菌株)。体外抗菌资料显示头孢尼西对下列微生物有效,但临床有效性尚未确定,革兰阴性需氧菌:卡他莫拉菌、催产克雷伯杆菌、产气肠杆菌、淋病奈瑟菌(包括青霉素敏感菌和耐药菌)、费氏枸橼酸杆菌、异型枸橼酸杆菌;革兰阳性厌氧菌:产气荚膜梭状芽孢杆菌、厌氧消化链球菌、大消化链球菌、普氏消化链球菌、痤疮短棒菌苗;革兰阴性厌氧菌:巨核梭杆菌。头孢尼西体外对假单胞菌属、沙雷菌属、肠球菌、不动杆菌属、脆弱类杆菌属无效。适用于敏感菌引起的感染:下呼吸道感染、尿路感染、败血症、皮肤软组织感染、骨和关节感染。也可用于手术预防感染。在外科手术前单剂量注射1 g头孢尼西,可以减少由于手术过程中污染或潜在的污染而导致的术后感染发生率。在剖宫产手术中使用头孢尼西(剪断脐带后)可以减少某些术后感染发生率。

【体内过程】 静注头孢尼西1.0 g后,平均血浆峰值为129～148 mg/L。静注0.5 g及2.0 g血浆浓度峰值分别为91～95 mg/L及270～341 mg/L。肌注0.5 g及1.0 g,亦有较高的血浆浓度峰值,分别为49～62 mg/L及67～126 mg/L。头孢尼西的表观分布容积为5.7～10.8 L,与血浆蛋白结合率较高,约为98%。可在大量组织和液体中,包括外科伤口液体、子宫组织、骨、胆囊、胆汁、前列腺组织、心耳以及脂肪组织达到治疗浓度。头孢尼西不被代谢,以原形经尿道排泄,24小时后尿液回收率为84%～98%。肾脏消除率为1.08～1.32 L/h,总血浆消除率为1.26～1.38 L/h。在肾功能正常的患者中,静注及肌注本品后,其血浆半衰期分别为2.6～4.6小时及4.5～7.2小时。本品与丙磺舒联用后,可导致血浆浓度峰值升高,且半衰期延长到7.5小时。在严重肾衰竭患者中,头孢尼西的半衰期延长至65～70小时。

【用法与用量】 给药剂量及疗程根据感染严重程度、患者机体状况以及病菌的敏感性确定。头孢尼西具有较长半衰期,给予1 g头孢尼西能维持24小时对敏感菌的治疗效果。成人通常剂量为每24小时1 g,可供肌内注射、静脉注射和静脉滴注用。在某些情况下也可达到2 g。肾功能正常患者:一般轻度至中度感染成人每日剂量为1 g,每24小时一次;在严重感染或危及生命的感染中,可每日2 g,每24小时给药一次;无并发症的尿路感染:每日0.5 g,每24小时一次;手术预防感染:

手术前1小时单剂量给药1 g，术中和术后没有必要再用。必要时如关节成形手术或开胸手术可重复给药2天；剖宫产手术中，应在脐带结扎后才给予本品。疗程依不同病情而定。肾功能不全患者：对于肾功能损害患者使用本品必须严格依据患者的肾功能损害程度调整剂量。初始剂量为7.5 mg/kg，维持剂量应根据肌酐清除率进行调整：肌酐清除率79～60 ml/(min·1.73 m^2)，轻到中度感染10 mg/kg(每24小时)，严重感染25 mg/kg(每24小时)；肌酐清除率59～40 ml/(min·1.73 m^2)，轻到中度感染8 mg/kg(每24小时)，严重感染20 mg/kg(每24小时)；肌酐清除率39～20 ml/(min·1.73 m^2)，轻到中度感染4 mg/kg(每24小时)，严重感染15 mg/kg(每24小时)；肌酐清除率19～10 ml/(min·1.73 m^2)，轻到中度感染4 mg/kg(每48小时)，严重感染15 mg/kg(每48小时)；肌酐清除率9～5 ml/(min·1.73 m^2)，轻到中度感染4 mg/kg(每3～5天)，严重感染15 mg/kg(每3～5天)；肌酐清除率<5 ml/(min·1.73 m^2)，轻到中度感染3 mg/kg(每3～5天)，严重感染4 mg/kg(每3～5天)。患者在进行透析之后，无须再追加剂量。

【不良反应与注意事项】 头孢尼西通常耐受较好，最常见的不良反应为肌内注射时的疼痛感。发生率大于1%的不良反应有：注射部位反应(疼痛不适，静脉注射部位烧灼感、静脉炎)；血液系统改变(血小板增加，嗜酸性粒细胞增多)；肝功能实验室检查异常(碱性磷酸酶增加、血清转氨酶增加、乳酸脱氢酶增加、谷氨酰胺转肽酶增加)。发生率小于1%的不良反应有：过敏反应(发热、皮疹、荨麻疹、瘙痒、红斑、肌痛、变态反应、Stevens-Johnson综合征等)；胃肠道反应(恶心、呕吐、腹泻、伪膜性结肠炎)；血液系统改变(白细胞减少、中性粒细胞减少、血小板减少、溶血性贫血、Coombs试验阳性)；肾毒性(偶见血尿素氮、肌酐值升高，间质性肾炎，少有急性肾衰的报道)；中枢神经反应(大剂量或肾功能障碍时抽搐、头痛、精神紧张)；肌肉骨骼系统异常(关节疼痛)；其他改变(念珠菌病)。对头孢菌素类药物过敏者禁用。孕妇只有在确实需要时才能使用。在剖宫产手术时，本品应在剪断脐带后使用。头孢尼西可在乳汁中分泌，故哺乳妇女应慎用。有青霉素过敏史或其他药物过敏史者应慎用。本品治疗开始和治疗中可引起肠道紊乱，严重的导致伪膜性肠炎，出现腹泻时应引起警惕。一旦出现，轻度停药即可，中、重度患者应给予补充电解质、蛋白质以及适当的抗生素(如万古霉素)治疗。重症患者在大剂量给药或合用氨基糖苷类抗生素治疗时，必须经常注意肾功能情况。肾脏或肝脏损害患者在使用该药物时，应加倍小心。长期使用任何广谱抗生素都可能导致其他非敏感菌过度生长，应注意观察二重感染的发生。老年患者可能对该药物的作用更为敏感，应酌情降低剂量。与年龄相关的肾损害患者使用头孢尼西时，应加倍小心。药物相互作用：与其他头孢菌素及氨基糖苷类抗生素联用时曾报道有中毒性肾脏损害出现。不能与氨基糖苷类药物放于同一注射容器中给药。与丙磺舒联用时，可减慢肾排泄，提高血药浓度水平，并导致毒性。与强效利尿药联用时，可能导致肾毒性增加。四环素、红霉素及氯霉素可降低该药物的作用。与酒精同时使用时，该药物可能引发代谢紊乱反应。头孢尼西可降低口服避孕药的作用，应采用其他有效避孕方法。过量用药或频繁用药可导致恶心、呕吐、腹泻、癫痫发作，需对症治疗。当发生因药物过量引起的毒性反应时，尤其是有严重肾功能不全的患者，可通过腹膜或血液透析帮助药物清除。如发生药物过敏反应，应立即停药并根据过敏情况进行恰当的治疗（如抗组胺药、糖皮质激素、肾上腺素治疗）。

【制剂与规格】 注射剂：0.5 g、1.0 g、2.0 g。

(3)第三代头孢菌素（静脉用）

头孢噻肟（头孢氨噻肟，凯福龙，凯帝龙）
Cefotaxime

【作用与用途】 头孢噻肟为第三代头孢菌素，抗菌谱广。对大肠埃希菌、奇异变形杆菌、克雷伯菌属和沙门菌属等革兰阴性菌、流感杆菌、淋病奈瑟菌（包括产 β-内酰胺酶株）、脑膜炎奈瑟菌和卡他莫拉菌等有强大活性。适用于敏感细菌所致的肺炎及其他下呼吸道感染、尿路感染、脑膜炎、败血症、腹腔感染、盆腔感染、皮肤软组织感染、生殖道感染、骨和关节感染等。头孢噻肟可以作为小儿脑膜炎的选用药物。

【体内过程】 肌内注射本品0.5 g或1.0 g后，0.5 小时达血药峰浓度（C_{max}），分别为 12 mg/L 和 25 mg/L，8 小时后血中仍可测出有效浓度。于 5 分钟内静脉注射本品 1 g 或 2 g，即刻血药峰浓度分别为 102 mg/L 和 215 mg/L，4 小时后 2 g 组尚可测得 3.3 mg/L。30 分钟内静脉滴注 1 g 后的即刻血药浓度为 41 mg/L，4 小时的血药浓度为 1.5 mg/L。头孢噻肟广泛分布于全身各种组织和体液中。正常脑脊液中的药物浓度很低；脑膜炎患者应用本品后，脑脊液中可达有效浓度。支气管分泌物、中耳溢液、胸腔积液、脓胸脓液、腹水、胆囊壁、胆汁、骨组织中亦均可达有效浓度。本品可透过血-胎盘屏障进入胎儿血循环，少量亦可进入乳汁。白内障病人静脉注射 2 g 后，前房液中药物浓度为 0.3 ~ 2.3 mg/L。蛋白结合率 30% ~ 50%。1/3 ~ 1/2 的药物在体内代谢成为去乙酰头孢噻肟（抗菌活性为头孢噻肟的 1/10）和其他无活性的代谢物。本品血消除半衰期（$t_{1/2\beta}$）为 1.5 小时，老年人的 $t_{1/2\beta}$（2 ~ 2.5 小时）较年轻人为长，肾功能不全者 $t_{1/2\beta}$ 可延长为 14.6 小时。约 80%（74% ~ 88%）的给药量经肾排泄，其中 50% ~ 60% 为原形药，10% ~ 20% 为去乙酰头孢噻肟；头孢噻肟经胆汁排泄的量甚少，为给药量的 0.01% ~ 0.1%。丙磺舒可使头孢噻肟的肾清除减少 5%，$t_{1/2\beta}$ 延长 45%。血液透析能将 62.3% 的药物自体内清除。腹膜透析对药物的清除量很少。

【用法与用量】 成人每日 2～6 g，分 2～3 次静脉注射或静脉滴注；严重感染者每 6～8 小时 2～3 g，每日最高剂量不超过 12 g。治疗无并发症的肺炎链球菌肺炎或急性尿路感染，每 12 小时 1 g。新生儿日龄小于等于 7 日者每 12 小时 50 mg/kg，出生大于 7 日者，每 8 小时 50 mg/kg。治疗脑膜炎患者剂量可增至每 6 小时 75 mg/kg，均以静脉给药。严重肾功能减退病人应用本品时须适当减量。血清肌酐值超过 424 μmol/L（4.8 mg）或肌酐清除率低于 20 ml/min 时，本品的维持量应减半；血清肌酐超过 751 μmol/L（8.5 mg）时，维持量为正常量的 1/4。需血液透析者每日 0.5～2 g。但在透析后应加用1 次剂量。

【不良反应与注意事项】 参见青霉素、头孢菌素类。不良反应发生率低（3%～5%）。

【制剂与规格】 注射剂：0.5 g、1.0 g、2.0 g（按头孢噻肟计）。

头孢哌酮（头孢氧哌唑，先锋必素，先锋必）
Cefoperazone

【作用与用途】 头孢哌酮为第三代头孢菌素，对大肠埃希菌、克雷伯菌属、变形杆菌属、伤寒沙门菌、志贺菌属、枸橼酸杆菌属等肠杆菌科细菌和铜绿假单胞菌有良好的抗菌作用，流感杆菌、淋病奈瑟菌和脑膜炎奈瑟菌对本品高度敏感，对各组链球菌、肺炎球菌亦有良好作用。适用于敏感菌所致的各种感染，如肺炎及其他下呼吸道感染、尿路感染、胆管感染、皮肤软组织感染、败血症、腹膜炎、盆腔感染等，后两者宜与抗厌氧菌药联合应用。

【体内过程】 正常成人肌内注射本品 1 g 后，1～2 小时达血药峰浓度（C_{max}），血药峰浓度为 52.9 mg/L，12 小时血中浓度尚有 3.3 mg/L；静脉注射和静脉滴注本品 1 g 后，即刻血药峰浓度分别为 178.2 mg/L 和 106.0 mg/L，12 小时后尚有 1.2 mg/L 和 1.5 mg/L。头孢哌酮仅能进入炎性脑脊液，化脓性脑膜炎病人静脉注射 2 g 后的脑脊液内药物浓度为 0.95～7.2 mg/L，为血药浓度的 1%～4%。脑脊液中头孢哌酮浓度随脑脊液中蛋白含量的增高而增高。本品能透过血-胎盘屏障，足月产妇静脉注射本品 1 g，2 小时后母体血、胎儿脐带血和羊水中的药物浓度分别为 52.1 mg/L、10.4 mg/L 和 0.9 mg/L，胎盘及脐带组织中的药物浓度分别为 5.5 mg/kg 和 1.2 mg/kg。本品约 40% 以上从胆汁中排出，胆汁中浓度为血药浓度的 12 倍。本品在前列腺、骨组织、腹腔渗出液、子宫内膜、输卵管等组织和体液中浓度较高，痰液、耳溢液、扁桃体和上颌窦黏膜亦有良好分布。本品的蛋白结合率高，为 70%～93.5%。不同途径给药后的血消除半衰期（$t_{1/2\beta}$）约 2 小时，肾功能严重减退时内生肌酐清除率 <7 ml/min 或严重肝病伴肝功能减退时，$t_{1/2\beta}$ 将延长。血液透析可清除本品。出生时体重低的新生儿 $t_{1/2\beta}$ 为 2.2 小时。本品在体内不代谢，主要

经胆汁排泄,严重肝功能损害或有胆道梗阻者,尿中排泄量可达90%。

【用法与用量】 可供肌内注射、静脉注射或静脉滴注。成人常用量:一般感染,每次1~2 g,每12小时1次;严重感染,每次2~3 g,每8小时1次。接受血液透析者,透析后应补给1次剂量。成人每日剂量不超过9 g,但在免疫缺陷病人有严重感染时,剂量可加大至每日12 g。小儿常用量:每日50~200 mg/kg,分2~3次静脉滴注。制备肌内注射液,每1 g药物加灭菌注射用水2.8 ml及12%利多卡因注射液1 ml,其浓度为250 mg/ml。静脉徐缓注射者,每1 g药物加葡萄糖氯化钠注射液40 ml溶解;供静脉滴注者,取1~2 g头孢哌酮溶解于100~200 ml葡萄糖氯化钠注射液或其他稀释液中,最后药物浓度为5~25 mg/ml。每1 g头孢哌酮的钠含量为1.5 mmol(34 mg)。

【不良反应与注意事项】 参见青霉素、头孢菌素类。皮疹较为多见,达2.3%或以上。

【制剂与规格】 注射剂:0.5 g、1.0 g、2.0 g(按头孢哌酮计)。

头孢哌酮钠舒巴坦钠
Cefoperazone Sodium and Sulbactam Sodium

【作用与用途】 头孢哌酮主要抑制细菌细胞壁的合成。舒巴坦本身抑菌作用较弱,是一种竞争性、不可逆的β-内酰胺酶抑制药,与头孢哌酮联合应用后,可增加头孢哌酮抵抗多种β-内酰胺酶降解的能力,对头孢哌酮产生明显的增效作用。用于敏感菌所致的呼吸道感染、泌尿道感染、腹膜炎、胆囊炎、胆管炎和其他腹腔内感染、败血症、脑膜炎、皮肤软组织感染、骨骼及关节感染、盆腔炎、子宫内膜炎、淋病及其他生殖系统感染。

【体内过程】 静脉注射本品(1 g头孢哌酮,1 g舒巴坦)5分钟后,头孢哌酮和舒巴坦的平均血药峰浓度(C_{max})分别为236.8 mg/L和130.2 mg/L,蛋白结合率分别为70%~93%和38%,血消除半衰期($t_{1/2\beta}$)分别为1.7小时和1小时。广泛分布于体内各组织体液中,包括胆汁、皮肤、阑尾、输卵管、卵巢、子宫等。该药主要经肾排泄,所给剂量的约25%头孢哌酮和84%舒巴坦随尿排泄,余下的大部分头孢哌酮经胆汁排泄。多次给药后两种成分的药动学参数无明显变化,每8~12小时给药1次未发现药物蓄积作用。

【用法与用量】 静脉滴注。成人:常用量每日2~4 g,严重或难治性感染可增至每日8 g。分等量每12小时静脉滴注1次。舒巴坦每日最高剂量不超过4 g。儿童:常用量每日40~80 mg/kg,等分2~4次滴注。严重或难治性感染可增至每日160 mg/kg,等分2~4次滴注。新生儿出生第1周内,应每隔12小时给药1次。舒巴坦每日最高剂量不超过80 mg/kg。

【不良反应与注意事项】 参见青霉素、头孢菌素类。本品与复方乳酸钠注射液或盐酸利多卡因注射液混合后出现配伍禁忌。因此应避免在初步溶解时使用该溶液,但可采用两步稀释法。即先用灭菌注射用水进行初步溶解,然后再用复方乳酸钠注射液或盐酸利多卡因注射液进一步稀释,从而得到能够相互配伍的混合药液。与下列药物注射剂也有配伍禁忌:多西环素、甲氯芬酯、阿马林、盐酸羟嗪、普鲁卡因胺、氨茶碱、丙氯拉嗪、细胞色素C、喷他佐辛、抑肽酶等。

【制剂与规格】 注射剂:1.5 g(头孢哌酮0.75 g,舒巴坦0.75 g)。

头孢他定(头孢羧甲噻肟,复达欣,凯复定)
Ceftazidime

【作用与用途】 本品为第三代头孢菌素类抗生素。对大肠埃希菌、肺炎杆菌等肠杆菌科细菌和流感嗜血杆菌、铜绿假单胞菌等有高度抗菌活性。对硝酸盐阴性杆菌、产碱杆菌等亦有良好的抗菌作用。对于细菌产生的大多数β-内酰胺酶高度稳定。用于敏感革兰阴性杆菌所致的败血症、下呼吸道感染、腹腔和胆管感染、复杂性尿路感染和严重皮肤软组织感染等。对于由多种耐药革兰阴性杆菌引起的免疫缺陷者感染、医院内感染以及革兰阴性杆菌或铜绿假单胞菌所致的中枢神经系统感染尤为适用。

【体内过程】 成人单次静脉滴注和静脉注射头孢他定1 g后,血药峰浓度(C_{max})分别可达70~72 mg/L和120~146 mg/L。血消除半衰期($t_{1/2\beta}$)为1.5~2.3小时。给药后在多种组织和体液中分布良好,也可透过血-脑脊液屏障,脑膜有炎症时,脑脊液内药物浓度可达同期血浓度的17%~30%。血浆蛋白结合率为5%~23%。本品主要自肾小球滤过排出,静脉给药后24小时内以原形自尿中排出给药量的84%~87%,胆汁中排出量少于给药量的1%。中、重度肾功能损害者本品的消除半衰期延长,当内生肌酐清除率≤2 ml/min时,消除半衰期可延长至14~30小时。在新生儿中的半衰期稍延长(平均4~5小时)。本品可通过血液透析清除。

【用法与用量】 静脉注射或静脉滴注。败血症、下呼吸道感染、胆管感染等:每日4~6 g,分2~3次静脉滴注或静脉注射,疗程10~14日;泌尿系统感染和重度皮肤软组织感染等:每日2~4 g,分2次静脉滴注或静脉注射,疗程7~14日。对于某些危及生命的感染、严重铜绿假单胞菌感染和中枢神经系统感染,可酌情增量至每日0.15~0.2 g/kg,分3次静脉滴注或静脉注射。婴幼儿常用剂量为每日30~100 mg/kg,分2~3次静脉滴注。

【不良反应与注意事项】 本品的不良反应少见且轻微。少数患者可发生皮疹、皮肤瘙痒、药物热,恶心、腹泻、腹痛,注射部位轻度静脉炎,偶可发生一过性血清氨基转移酶、血尿素氮、血肌酐值的轻度升高,白细胞、血小板减少及嗜酸粒细胞增多等。对头孢菌素类抗生素过敏者禁用。

【制剂与规格】 注射剂:0.5 g、1.0 g(按头孢他定计)。

头孢曲松(头孢三嗪,罗氏芬,丽珠芬)
Ceftriaxone

【作用与用途】 本品为第三代头孢菌素类抗生素。对肠杆菌科细菌有强大活性。用于敏感致病菌所致的下呼吸道感染、尿路感染、胆管感染,以及腹腔感染、盆腔感染、皮肤软组织感染、骨和关节感染、败血症、脑膜炎等及手术期感染预防。本品单剂可治疗单纯性淋病。

【体内过程】 肌内注射本品0.5 g和1 g,血药峰浓度(C_{max})约于2小时后达到,分别为43 mg/L和80 mg/L。肌内注射0.5 g后24小时的血药浓度为6.0 mg/L,血消除半衰期($t_{1/2\beta}$)为7.1小时。1分钟内静脉注射0.5 g,即刻血药峰浓度(C_{max})为150.9 mg/L,24小时后的血药浓度为9.9 mg/L,$t_{1/2\beta}$为7.87小时。30分钟内静脉滴注本品1 g,滴注结束时的即刻血药峰浓度(C_{max})为150.7 mg/L,24小时的血药浓度为9.3 mg/L。给化脓性脑膜炎病人每日肌内注射15~20 mg/kg后,6小时的脑脊液浓度平均为5.16 mg/L,12小时的浓度为2.3 mg/L。静脉滴注本品1 g后5小时和14小时胆汁中浓度分别为1 600 mg/L和13.5 mg/L。蛋白结合率为95%。头孢曲松在人体内不被代谢,约40%的药物以原形自胆道和肠道排出,60%自尿中排出。

【用法与用量】 肌内注射或静脉给药。肌内注射溶液的配制:以3.6 ml灭菌注射用水、氯化钠注射液、5%葡萄糖注射液或1%盐酸利多卡因加入1 g装瓶中,制成每1 ml含250 mg头孢曲松的溶液。静脉给药溶液的配制:将9.6 ml前述稀释液(除利多卡因外)加入1 g装瓶中,制成每1 ml含100 mg头孢曲松的溶液,再用5%葡萄糖注射液或氯化钠注射液100~250 ml稀释后静脉滴注。成人常用量:肌内或静脉给药,每24小时1~2 g或每12小时0.5~1 g。最高剂量每日4 g。疗程7~14日。小儿常用量:静脉给药,按体重每日20~80 mg。

【不良反应与注意事项】 不良反应与治疗的剂量、疗程有关。局部反应有静脉炎(1.86%),此外可有皮疹、瘙痒、发热、支气管痉挛和血清病等过敏反应(2.77%),头痛或头晕(0.27%),腹泻、恶心、呕吐、腹痛、结肠炎、黄疸、胀气、味觉障碍和消化不良等消化道反应(3.45%)。

【制剂与规格】 注射剂:0.25 g、0.5 g、1.0 g、2.0 g(按头孢曲松计)。

头孢甲肟(头孢氨噻肟唑,倍司特克)
Cofmenoxime

【作用与用途】 头孢甲肟为第三代半合成的头孢菌素类广谱抗生素,主要用于各种敏感菌所致的呼吸系统、肝胆系统、泌尿生殖系统、腹膜等的感染,并可用于败血症和烧伤、手术后感染。

【体内过程】 肾功能正常成人:单次静脉滴注本药0.5 g和1 g后,血药峰浓度分别可达50.9 mg/L和

135.7 mg/L,单次静脉注射头孢甲肟 0.5 g 和 1 g 后,血药峰浓度分别可为 75 mg/L 和 125 mg/L。本品的血消除半衰期约为 1 小时。给药后在多种组织和体液中分布良好。也可透过血脑屏障。本药主要经肾脏排泄,成年人(肾功能正常者)每次静脉注射或静脉滴注 0.5 g、1 g、2 g 后,6 小时内尿中排泄率为 60% ~82%。此外,静脉滴注 1 g 后 0 ~2 小时的尿药浓度约为 4 400 μg/L,2 ~4 小时约 750 μg/L, 4 ~6 小时约 120 μg/L。小儿(肾功能正常者)每次静脉注射或静脉滴注 10、20、40 mg/kg 后,6 小时的尿排泄率与成年人相同。

【用法与用量】 静脉注射。成人一般感染:每日 1 ~2 g,分 2 次给予;严重感染:可增至每日 4 g,分 2 ~4 次用。儿童:一般每日 40 ~80 mg/kg,重症可增为 160 mg/kg,脑膜炎可用到 200 mg/kg,分 3 ~4 次给予。

【不良反应与注意事项】 见头孢类药物。在用药期间及用药后至少 1 周内应避免饮酒。

【制剂与规格】 注射剂:0.25 g、0.5 g、1 g。

头孢唑肟
(头孢去甲噻肟,益保世灵)
Ceftizoxime

【作用与用途】 本品属第三代头孢菌素,具广谱抗菌作用,用于敏感菌所致的下呼吸道感染、尿路感染、腹腔感染、盆腔感染、败血症、皮肤软组织感染、骨和关节感染、肺炎链球菌或流感嗜血杆菌所致的脑膜炎和单纯性淋病。

【体内过程】 肌内注射本品 0.5 g或 1.0 g 后血药峰浓度(C_{max})分别为 13.7 mg/L 和 39 mg/L,于给药后 1 小时到达。静脉注射本品 2 g 或3 g, 5 分钟后血药峰浓度(C_{max})分别为 131.8 mg/L 和 221.1 mg/L。头孢唑肟广泛分布于全身各种组织和体液中,包括胸腔积液、腹水、胆汁、胆囊壁、脑脊液(脑膜有炎症时)、前列腺液和骨组织中均可达治疗浓度。蛋白结合率 30%。本品血消除半衰期($t_{1/2\beta}$)为 1.7 小时。在体内不代谢,24 小时内给药量的 80% 以上以原形经肾排泄,因此尿液中药物浓度高。丙磺舒可使头孢唑肟的肾清除减少,血药浓度增高。

【用法与用量】 通常静脉滴注给药,肌内注射少用。成人常用量:每次 1 ~2 g,每 8 ~12 小时1 次;严重感染者的剂量可增至每次 3 ~4 g,每 8 小时 1 次。治疗非复杂性尿路感染时,每次 0.5 g,每 12 小时 1 次。6 个月及 6 个月以上的婴儿和儿童常用量:按体重每次 50 mg/kg,每 6 ~8 小时 1 次。肾功能损害者:肾功能损害的患者需根据其损害程度调整剂量。在给予 0.5 ~1 g 的首次负荷剂量后,肾功能轻度损害的患者(内生肌酐清除率为 50 ~79 ml/min)常用剂量为每次0.5 g,每 8 小时 1 次,严重感染时每次 0.75 ~1.5 g,每 8 小时 1 次;肾功能中度损害的患者(内生肌酐清除率为 5 ~49 ml/min)常用剂量为每次 0.25 ~0.5 g,每

12 小时 1 次，严重感染时每次 0.5～1 g，每 12 小时 1 次；透析患者（内生肌酐清除率为 0～4 ml/min）常用剂量为每次 0.5 g，每 48 小时 1 次，严重感染者每次 0.5～1 g，每 24 小时 1 次。

【不良反应与注意事项】 见头孢类药物。

【制剂与规格】 注射剂：0.5 g（5×10^5 U）、1 g（1×10^6 U）。

头孢地秦钠（莫敌，高德）

Cefodizime Sodium

【作用与用途】 本品为第三代头孢菌素，抗菌性质与头孢噻肟相近。用于治疗敏感菌引起的泌尿道感染、下呼吸道感染、淋病等。

【体内过程】 本品口服不吸收。注射后血浆中药物浓度显示剂量相关性。成人 $t_{1/2\beta}$ 约 2.5 小时，连续用药时不变，且不显示蓄积倾向。儿童 $t_{1/2\beta}$ 约 2 小时。主要以原形由尿排泄。粪中仅有用药量的 2%。

【用法与用量】 肌内注射、静脉注射、静脉滴注。泌尿道感染：每日 1～2 g，每日 1 次，重症感染每次 2 g，每日 2 次。下呼吸道感染：每次 1 g，每日 2 次，重症者每日 2 次。淋病单一剂量 0.25～0.5 g 即可。静脉注射可将 1 g 溶于 40 ml 水中或等渗盐水、5% 葡萄糖液、林格液或乳酸林格液中。

【不良反应与注意事项】 参见头孢噻肟。可有荨麻疹、药物热、恶心、呕吐、腹泻、假膜性肠炎、转氨酶升高、碱性磷酸酶升高、血清肌酐及尿素氮升高等；偶有血小板减少、白细胞减少、溶血性贫血、嗜酸粒细胞增多等。有明显过敏史者、孕妇、乳妇慎用；对本品及青霉素过敏者忌用。

【制剂与规格】 注射剂：0.5 g、1 g。

头孢匹胺（先福吡兰）

Cefpiramide

【作用与用途】 本品系半合成的第三代头孢菌素类抗生素。特点为具有广泛的抗菌谱和杀菌力，对革兰阳性菌、阴性菌及厌氧菌均有强大的抗菌活力，对 β-内酰胺酶相当稳定。用于敏感菌感染引起的咽喉炎、扁桃体炎、急慢性支气管炎、肺炎、肺化脓性疾病、肾盂肾炎、膀胱炎、前列腺炎、脑膜炎及妇科感染等。

【体内过程】 头孢匹胺口服不吸收，静脉或肌内用药后在体内分布广泛。本品在肝、胆、心肌、生殖器官、腹腔渗出液、扁桃体等器官和体液均可达有效抑菌浓度。在脑膜发炎时，药物可透过血脑屏障进入脑脊液。其在体内几乎不发生代谢生物转换，药物主要以活性原形随尿液及胆汁排泄。24 小时内随尿液排泄率为 21%～23%。正常人反复给药，未见蓄积现象。肾功能不全者、胆管阻塞者、新生儿均可能在血清中蓄积，使药物排泄时间延长。健康成人静脉注射本品 0.5 g 后数分钟达血药浓度峰值，约为 162 μg/ml。肌内注射 0.5 g 后 1 小时血药浓度达峰值，约为 50 μg/ml。静脉及肌内注射的血浆半衰期约为 4 小时。肝肾功能不全者血药浓度上升，血浆半衰期延长(为正常人的1.2～2倍)。

【用法与用量】 成人剂量每日1～2 g,分2次给药,肌内注射、静脉注射或静脉滴注。小儿每日30～80 mg/kg,分2～3次。视病情成人可增至每日4 g,小儿每日150 mg/kg。静脉注射时用注射用水、生理盐水或等渗葡萄糖注射液溶解后缓慢推注;静脉滴注一般在30～60分钟内完成。肌内注射时,以0.5%利多卡因注射液3 ml溶解本品0.5 g。

【不良反应与注意事项】 不良反应有皮疹、荨麻疹、瘙痒及发热等过敏症状。过敏性休克、伪膜性肠炎罕见。对本品有过敏史者禁用,肝、肾功能障碍者,剂量应适当调节。

【制剂与规格】 注射剂:0.25 g、0.5 g、1 g。

头孢磺啶钠
(达克舒林,磺吡苄头孢菌素,头孢磺吡苄,头孢磺吡酮)
Cefsulodine Sodium

【作用与用途】 本品的抗菌谱窄,主要对绿脓杆菌有很强的特异性杀菌作用(最低抑菌浓度为1.56 μg/ml)。其抗菌作用与庆大霉素、双去氧卡那霉素等氨基糖苷类抗生素几乎相同,且和它们无交叉耐药性,较羧苄青霉素强16～32倍,较磺苄青霉素约强10倍。本品对绿脓杆菌产生的内酰胺酶稳定性很高。耳、肾毒性和副作用均小。用于对本品敏感的绿脓杆菌引起的败血症、肺炎、支气管炎、支气管扩张并发症、肾盂肾炎、膀胱炎、腹膜炎、前列腺周围组织炎、创伤或烧伤感染及中耳炎、角膜溃疡等。尤其对用青霉素和氨基糖苷抗生素治疗无效的绿脓杆菌感染症,可选用本品。

【体内过程】 静脉注射本品30分钟血药浓度达峰值,肌内注射1小时达峰值,而且血药浓度随给药剂量增加而增加。体内分布肾>血浆>肺>心>消化道>肝>脾,并可转运到痰液、创口渗出液、前列腺、肾、耳、前房水等,也向脐带血、羊水及乳汁中移行。蛋白结合率70%,$t_{1/2}$ 1.5小时左右。主要随尿排泄。

【用法与用量】 肌内注射、静脉注射和静脉滴注。通常成人每日0.5～1.0 g,严重感染每日2.0 g,败血症可增至每日4.0 g,根据年龄或病情适当调整剂量。静脉注射用生理盐水或葡萄糖液溶解,分2～4次给药。肌内注射时用所附溶媒溶解。

【不良反应与注意事项】 有支气管哮喘及过敏体质者、严重肾功能不良者及孕妇慎用。对本品过敏者禁用。与利尿剂合用可增加肾毒性,应慎用。用药期间应定期做肝、肾功能及血象检查。偶见皮疹、瘙痒、恶心、呕吐、腹痛,谷草转氨酶、谷丙转氨酶、尿素氮、肌酐升高,血小板减少或白细胞增多等。

【制剂与规格】 注射剂:1 g/支。

头孢米诺(美士灵)
Cefminox

【作用与用途】 对革兰阳性菌和革兰阴性菌有广谱抗菌活性,特别对大肠杆菌、克雷伯杆菌属、流感嗜血杆菌、变形杆菌属及脆弱拟杆菌有很强的抗菌作用。其作用机制是对β-内酰胺类抗生素通常作用点的青霉素结合蛋白显示很强的亲和性,可抑制细胞壁合成,并与肽聚糖结合,抑制肽聚糖与脂蛋白结合以促进溶菌,在短时间内显示很强的杀菌力。本品对细菌增殖期及稳定期初期均显示抗菌作用,低于MIC浓度也有杀菌作用,短时间内溶菌。体内抗菌力比MIC的预测更强。用于治疗敏感细菌引起的感染症:呼吸系统感染:扁桃体炎、扁桃体周围脓肿、支气管炎、细支气管炎、支气管扩张症(感染时),慢性呼吸道疾病继发感染、肺炎、肺化脓症;泌尿系统感染:肾盂肾炎、膀胱炎;腹腔感染:胆囊炎、胆管炎、腹膜炎;盆腔感染:盆腔腹膜炎、子宫附件炎、子宫内感染、盆腔死腔炎、子宫旁组织炎;败血症。

【体内过程】 本品对肾功能正常成人显示剂量依赖性,其平均血浆消除半衰期为2.5小时。本品在慢性支气管炎患者的咳痰中,腹膜炎患者的腹水中以及其他患者的胆汁、子宫内膜、卵巢、输卵管中均能达到治疗浓度。头孢米诺钠在人体内未见有抗菌活性代谢物。主要从肾排泄,12小时内尿排泄率约为90%。不同程度的肾功能不全的患者其消除率半衰期延长,肾功能重度损害者12小时内尿中排泄率约为60%。

【用法与用量】 仅用于静脉注射或静脉滴注给药。静脉注射:在静脉注射时,每1 g(效价)药物可用20 ml注射用水,5%~10%葡萄糖注射液或0.9%氯化钠注射液溶解。静脉滴注:在静脉滴注时,每1 g(效价)药物可用100~500 ml 5%~10%葡萄糖注射液或0.9%氯化钠注射液溶解。滴注1~2小时。常用推荐剂量为:成人每次1 g(效价),1日2次,可随年龄及症状适宜增减。对于败血症、难治性或重症感染症,1日可增至6 g(效价),分3~4次给药、儿童按体重每次20 mg(效价)/kg,1日3~4次。本品应临用时配制,溶解后尽快使用。

【不良反应与注意事项】 严重副作用:休克、全血细胞减少症、伪膜性大肠炎,应迅速停药并适当处置。同类药观察到的严重副作用:皮肤黏膜眼综合征(Stevens-Johnson综合征)和中毒性表皮坏死症(Lyell综合征)、急性肾衰竭、溶血性贫血、间质性肺炎和PIE综合征,应停药并适当处置。其他副作用:过敏症,BUN上升、血中肌酐上升、少尿、蛋白尿等肾损害,粒细胞减少、嗜酸粒细胞增多、红细胞减少、红细胞比容降低、血红蛋白减少、血小板减少、凝血酶原时间延长等,黄疸及肝脏有时出现GOT、GPT、AL-P、γ-GTP、LAP、LDN、胆红素等上升,腹泻、恶心、呕吐、食欲缺乏等消化道症状,偶出现口腔炎、念珠菌病,偶出现维生素K、维生素B群缺乏症状,偶出现全身乏力感。禁用于对头孢米诺或头孢烯类抗生素有过敏反应的患者。本品可能引起休克,使用前应仔细问诊,如欲使用,应进行皮试,做好休克急救准备,给药后注意观察。对β-内酰胺类抗生素有过敏史的患者慎用;本人或双亲、兄弟有支气管哮喘、皮疹、荨麻疹等过敏体质者慎用;严重肾功能损害患者慎用;肾功能不全者可调整剂量使用;经口摄食不足或非经口维持营养及全身状态不良的患者(有可能出现维生素K缺乏症状)慎用;饮酒可能引起颜面潮红、心悸、眩晕、头痛、恶心等,故用药期间及用药后至少1周避免饮酒;仅在非常必要时孕妇才可使用此药,哺乳期妇女应慎用此药;新生儿、早产儿用药安全性尚未确立,满月后的小儿用药参照用法与用量;老年患者多见生理功能降低,易出现副作用,有可能出现维生素K缺乏引起的出血倾向,故慎重给药。本品与氨茶碱、磷酸吡哆醛配伍会降低效价或着色,故不得配伍;与呋喃硫胺辛酸、氢化可的松琥珀酸钠及腺苷钴胺配伍后时间稍长会变色,故配伍后应尽快使用;与利尿剂(呋塞米)等合用有可能增加肾毒性,应谨慎使用。

【制剂与规格】 注射剂(按$C_{16}H_{21}N_2O_2S_2$计算):0.25 g、0.5 g、1.0 g、1.5 g、2.0 g。

(4)第三代头孢菌素(口服)

头孢克肟(世福素)

Cefixime

【作用与用途】 头孢克肟为第三代口服头孢菌素,对多数β-内酰胺酶稳定,许多产青霉素酶和头孢菌素酶菌株仍对本品敏感。本品适用于敏感菌所致的咽炎、扁桃体炎、急性支气管炎和慢性支气管炎、急性发作、中耳炎、尿路感染、单纯性淋病(宫颈炎或尿道炎)等。

【体内过程】 口服本品后40%~50%吸收。口服后血药浓度达峰时间为2~4小时。血清蛋白结合率为70%。表观分布容积为0.11 L/kg。半衰期为3~4小时。口服后体内分布良好,可通过胎盘进入胎儿循环。24小时内约20%给药量经尿排出。血液透析或腹膜透析不能清除本品。

【用法与用量】 成人每日400 mg,儿童每日8 mg/kg,可单次或分2次口服。儿童体重≥50 kg或年龄≥12岁时用成人剂量。治疗单纯性淋病时宜400 mg单剂疗法。肾功能不全的患者其肌酐清除率(Ccr)为21~60 ml/min并进行血液透析者给标准剂量的75%,即每日300 mg;Ccr≤20 ml/min并进行腹膜透析者给标准剂量的50%,即每日200 mg。

【不良反应与注意事项】 头孢克肟不良反应大多短暂而轻微。最常见的为胃肠道反应,其中腹泻16%、大便次数增多6%、腹痛3%、恶心7%、消化不良3%、腹胀4%;发生率低于2%的不良反应有皮疹、荨麻疹、药物热、瘙痒、头痛、头昏。

【制剂与规格】 胶囊:50 mg、100 mg。

头孢他美酯(头孢美特酯)
Cefetamet Pivoxil

【作用与用途】 本品为口服的第三代广谱头孢菌素类抗生素。对链球菌属(粪链球菌除外)、肺炎链球菌等革兰阳性菌,大肠埃希菌、流感嗜血杆菌、克雷伯菌属、沙门菌属、志贺菌属、淋病奈瑟球菌等革兰阴性菌都有很强的抗菌活性,尤其对第一、二代头孢菌素敏感性低的沙雷菌属、吲哚阳性变形杆菌、肠杆菌属及枸橼酸菌属的抗菌活性明显。对细菌产生的β-内酰胺酶稳定。但本品对假单胞菌、支原体、衣原体、肠球菌等耐药性微生物无效。本品适用于敏感菌引起的下列感染:耳、鼻、喉部感染,如中耳炎、鼻窦炎、咽炎、扁桃体炎等;下呼吸道感染,如慢性支气管炎急性发作、急性气管炎、急性支气管炎等;泌尿系统感染,如非复杂性尿路感染、复杂性尿路感染(包括肾盂肾炎)、男性急性淋菌性尿道炎等。

【体内过程】 本品单一剂量和多剂量的药代动力学参数基本一致。本品口服后,经过肠黏膜或首次经过肝脏时盐酸头孢他美酯被迅速代谢,在体内转变为头孢他美而发挥作用。随食物口服后,平均约55%的剂量转变为头孢他美。口服500 mg后3~4小时,血药浓度达峰值(4.1±0.7)mg/L,表观分布容积为0.29 L/kg,与细胞外水平一致。约22%头孢他美与清蛋白结合。年龄、肾脏及肝脏疾病对盐酸头孢他美酯的生物利用度无影响。抗酸剂(镁、铝、氢氧化物等)或雷尼替丁不改变本品生物利用度。本品90%以头孢他美形式随尿液排出,清除半衰期为2~3小时。肾衰竭患者,头孢他美的清除率同肾功能成正比。

【用法与用量】 口服:饭前或饭后1小时内口服,成人和12岁以上的儿童,每次500 mg,每日2次;12岁以下的儿童,每次按体重10 mg/kg给药,一日2次。复杂性尿路感染的成年人,每日全部剂量在晚饭前后1小时内1次服用;男性淋球菌性尿道炎和女性非复杂性膀胱炎的患者,在就餐前后1小时内1次服用单一剂量1500~2000 mg(膀胱炎患者在傍晚)可充分根除病原体。

【不良反应与注意事项】 参见头孢菌素类。

【制剂与规格】 片剂:250 mg(以盐酸头孢他美酯计,相当于头孢他美181.3 mg);胶囊剂、干混悬剂:125 mg(以盐酸头孢他美酯计,相当于头孢他美90.65 mg)。

头孢布烯(头孢布坦,先力腾)
Ceftibuten

【作用与用途】 本品为半合成第三代头孢菌素。耐酸,可以口服,具广谱抗菌活性,对肠杆菌属细菌有较强的抗菌活性,特点是对β-内酰胺酶稳定。用于敏感菌引起的呼吸道感染,如咽炎、扁桃体炎、支气管炎、成人急性鼻窦炎,儿童中耳炎,尿路感染以及无并发症淋病等。

【体内过程】 健康成人空腹分次

口服本品 100 mg 和 200 mg,血药峰浓度于 2～2.5 小时到达,分别为 4.13 mg/L 和 8.48 mg/L。血清半衰期分别为 110 分钟和 77 分钟。血清蛋白结合率为 65.2%。24 小时尿中排泄量分别为给药量的 74.1% 和 67.6%。连续给药无蓄积现象。服药后痰液、前列腺液、子宫、子宫附件中皆可测出一定量的本品,母乳中未能检出本品。粪便中基本不含药物,但在急性肠炎患者的粪便中可含较高浓度。本品大部分(约 70%)以原形药物自尿中排出,尿中含有活性代谢物 7.2%～9.2%。

【用法与用量】 口服:成人每日 0.4 g,分 1～2 次服用。儿童(45 kg 以下)每日 9 mg/kg,每日不可超过 0.4 g,分 1～2 次服用。

【不良反应与注意事项】 不宜用于产内酰胺酶的菌株。过敏者禁用。妊娠或哺乳期妇女、肾功能严重障碍者慎用。偶有皮疹等变态反应,恶心、呕吐、腹泻等胃肠道反应,亦有头痛,血尿素氮、肌酐、嗜酸粒细胞计数升高等。

【制剂与规格】 胶囊:0.2 g、0.4 g。

头孢地尼(全泽复)
Cefdinir

【作用与用途】 本品是第三代广谱头孢菌素,为高效口服头孢菌素。对需氧和厌氧革兰阳性菌和阴性菌均有强广谱抗菌活性,对多种 β-内酰胺酶稳定,对葡萄球菌、链球菌及丙酸杆菌的抗菌活性特别强。用于葡萄球菌、链球菌、丙酸杆菌、淋球菌、大肠杆菌、克雷伯菌、奇异变形杆菌、流感杆菌、普鲁威登斯菌等引起的感染,如咽喉炎、扁桃体炎、支气管炎、肺炎、肾盂肾炎、膀胱炎、淋菌性尿道炎及妇科、外科、皮肤、软组织感染等。

【体内过程】 健康成人 1 次口服本药 50 mg、100 mg 或 200 mg 后,约 4 小时达峰值,C_{max} 分别为 0.64 mg/L、1.11 mg/L、1.74 mg/L,峰值时间(t_{max})分别为 4.3 小时、3.8 小时及 3.7 小时,$t_{1/2\beta}$ 为 1.5～2 小时,24 小时尿排泄率为 26%～33%。

【用法与用量】 口服,成人每次 100 mg,每日 3 次。

【不良反应与注意事项】 有胃肠道反应、腹泻及软便。与铁剂合用可降低吸收,有减效的可能。

【制剂与规格】 胶囊:50 mg、100 mg。

头孢特仑酯(福山龙)
Cefteram Pivoxil

【作用与用途】 为第三代口服头孢菌素,抗菌谱广,对 β-内酰胺酶高度稳定,对革兰阴性菌如大肠埃希菌、克雷伯菌属、沙门菌属、异型枸橼酸杆菌、奇异变形杆菌、嗜水气单胞菌及结肠炎耶尔森菌,以及对卡他莫拉菌的抗菌活性明显优于头孢氨苄、头孢克洛,对产酶菌株的流感嗜血杆菌、淋球菌有高度抗菌活性。对革兰阳性菌如甲氧西林敏感的葡萄球菌、化脓性链球菌、溶血性链球菌、肺炎链球菌及草绿色链球菌具有高度抗菌活性。用于敏感菌所致的呼吸道、泌尿道以及妇产科、口腔、眼、耳、鼻、皮肤及软组织感染。

【体内过程】 口服吸收良好,在体内水解为头孢特仑,分布较广,向痰液、扁桃体、鼻息肉、尿道分泌物、子宫各组织等移行良好,但几乎不向乳汁移行,少部分在肝脏代谢,大部分以原形药物由尿排泄,$t_{1/2\beta}$为2~3小时。

【用法与用量】 口服。成人每日0.3~0.6 g,分3次服用,一个疗程7~14天;小儿每日9~18 mg/kg,分3次服用。

【不良反应与注意事项】 腹泻、胃不适、食欲减退、皮疹及过敏症状,ALT一过性升高、嗜酸粒细胞增多。头孢菌素类过敏者忌用,对青霉素类过敏者、孕妇及儿童慎用,肾功能减退者减量慎用。

【制剂与规格】 片剂:0.05 g、0.1 g、0.25 g。

头孢泊肟酯(头孢丙肟酯,搏拿)

Cefpodoxime Proxetil

【作用与用途】 头孢泊肟酯为口服广谱第三代头孢菌素,进入体内后经非特异性酯酶水解为头孢泊肟发挥抗菌作用。对革兰阳性菌和阴性菌均有效,对某些超广谱β-内酰胺酶无效。本品适用于敏感菌引起的下列感染:上呼吸道感染;下呼吸道感染;单纯性皮肤和皮肤软组织感染;急性单纯性淋球菌性尿道炎和子宫颈炎,由奈瑟淋球菌引起的肛周炎。

【体内过程】 口服100 mg、200 mg、400 mg后经2~3小时血药浓度可达峰值,平均达峰血药浓度分别为1.4 mg/L、2.3 mg/L、3.9 mg/L。半衰期为2.09~2.84小时,与食物同服会增加AUC和峰值浓度;抗酸剂或H_2受体拮抗剂可减少其吸收并降低其血药浓度峰值。该品空腹时的生物利用度约为50%,饭后服用可使其生物利用度增加,达到70%的利用率,因而该品宜饭后服用。体内广泛分布于体液和组织中,如肺、胸膜液、扁桃体、精液、下呼吸道系统、间隙液、皮肤破损的炎症组织等。人体血浆蛋白结合率为21%~29%。头孢泊肟在体内几乎不代谢,不吸收的药物(约为剂量的0.5%)经胃肠道由粪便排泄;约80%的药物以原形从尿中排泄,极小部分经胆管排泄。

【用法与用量】 口服:本品宜饭后服用。成人上呼吸道感染:包括急性中耳炎、鼻窦炎、扁桃体炎和咽喉炎等每次100 mg,每日2次,疗程5~10天。下呼吸道感染:慢性支气管炎急性发作,每次200 mg,每日2次,疗程10天。急性社区获得性肺炎:200 mg,每日2次,疗程14天。单纯性泌尿道感染:每次100 mg(1片),每日2次,疗程7天。急性单纯性淋病:单剂200 mg。皮肤和皮肤软组织感染:每次400 mg,每日2次,疗程14天。儿童急性中耳炎:10 mg/kg,每日1次,或5 mg/kg,每日2次,疗程10天。扁桃体炎、鼻窦炎:每日10 mg/kg,疗程5~10天。

【不良反应与注意事项】 参见头孢菌素类。抗酸剂或H_2受体拮抗剂可减少其吸收并降低其血药浓度峰值;丙磺舒可升高其血浆浓度水平。

【制剂与规格】 片剂:100 mg、200 mg(以头孢泊肟计)。

头孢妥仑匹酯(美爱克)
Cefditoren Pivoxil

【作用与用途】 头孢妥仑匹酯吸收时,在肠管壁代谢成头孢妥仑而发挥抗菌作用。用于敏感菌引起的下述感染症:毛囊炎、疖、疖肿症、痈、传染性脓疱疮、丹毒、蜂窝织炎、淋巴管(结)炎、化脓性甲沟炎、瘭疽、皮下脓肿、汗腺炎、感染性粉瘤、慢性脓皮病、乳腺炎、肛门周围脓肿、外伤及手术创面等的浅在性继发性感染、咽喉炎(咽喉脓肿)、急性支气管炎、扁桃体炎(扁桃体周围炎、扁桃体周围脓肿)、慢性支气管炎、支气管扩张症(感染时)、慢性呼吸道疾患继发感染、肺炎、肺化脓症、肾盂肾炎、膀胱炎、胆囊炎、胆管炎、子宫附件炎、子宫内感染、前庭大腺炎、中耳炎、副鼻窦炎、眼睑炎、麦粒肿、眼睑脓肿、泪囊炎、睑板腺炎、牙周炎、牙冠周炎、颌炎。

【体内过程】 口服100 mg、200 mg、300 mg时,有用量依存性。另外,饭后给药的吸收性较空腹时良好。分布于患者咳痰、扁桃体组织、上颌窦黏膜、皮肤组织、乳腺组织、胆囊组织、子宫阴道、子宫颈部、睑板腺组织、拔牙后创面等,但不分布于乳汁中。头孢妥仑几乎不经代谢而主要从尿及胆汁中排泄。健康成人饭后分别1次口服100 mg、200 mg、300 mg时,头孢妥仑的尿中排泄率(0 ~24 小时)约为20%。连续给本剂(每12小时200 mg,共7日),未见蓄积性。

【用法与用量】 口服。常用量:每次200 mg(2片),每日2次,饭后服用。随年龄及症状适量增减。

【不良反应与注意事项】 对本剂成分有休克既往史患者禁用。与抗酸剂合用会使其吸收率降低,与丙磺舒合用会使其尿中排泄率降低。

【制剂与规格】 片剂:100 mg。

(5)第四代头孢菌素

头孢吡肟(头孢匹美,马斯平)
Cefepime

【作用与用途】 本品为第四代半合成头孢菌素,抗菌谱与抗菌活性与第三代头孢菌素相似,但抗菌谱有了进一步扩大。对革兰阳性菌、阴性菌包括肠杆菌属、绿脓杆菌、嗜血杆菌属、奈瑟淋球菌属、葡萄球菌及链球菌(肠球菌除外)都有较强的抗菌活性,对β-内酰胺酶稳定。临床主要用于各种严重感染如呼吸道感染、泌尿系统感染、胆管感染、败血症等。

【体内过程】 肌内注射本品0.5 g、1 g、2 g后1小时达血药峰浓度,分别为12.5 mg/L、25.9 mg/L和49.9 mg/L;8小时后分别降低至1.9 mg/L、4.5 mg/L和8.7 mg/L。本品0.5 g、1 g、2 g静脉给药后30分钟的血药浓度分别为38.2 mg/L、78.7 mg/L和163.1 mg/L;8小时后分别降低至1.4 mg/L、2.4 mg/L和3.9 mg/L。本品在组织中分布广,在尿液、胆汁、腹膜液、水疱液、气管黏膜、痰液、前列腺液、阑尾和胆囊中均可达有效治疗浓度。一次静脉注射 2 g,组织中有效浓度可维持 8 ~ 12 小时。本品的血消除半衰期约为 2.6 小时。每次给药 2 g,每 8 小时 1 次,连续应用 9 天未见药物蓄积现象。本品总清除率为 120 ml/min,几乎全部经肾脏排泄,主要经肾小球滤过。80% ~90% 的给药量以原形自尿中排出。本品的血清蛋白结合率为 15% ~19%。65 岁以上老年健康志愿者,本品 1 g 单剂静脉给药,与年轻受试者相比,曲线下面积(AUC)增大,肾清除率降低。老年人的半衰期可延长至 3 小时。肾功能不全患者的消除半衰期明显延长,应调整给药剂量。血液透析患者的平均消除半衰期为 13 小时,持续性腹膜透析患者为 19 小时。肝功能不全或囊性纤维化患者的药代动力学无改变,无需调整给药剂量。

【用法与用量】 肌内注射或静脉注射,亦可静脉滴注。可用本品 0.5 ~ 2.0 g 溶于生理盐水或等渗葡萄糖液 100 ml中静脉滴注。成人每次 1 ~2 g,每日 1 ~2 次。小儿:50 ~100 mg/(kg · d),分 2 次。

【不良反应与注意事项】 与氨基糖苷类有协同作用。乳母慎用,头孢菌素类过敏者禁用。

【制剂与规格】 针剂:0.5 g、1.0 g。

头孢匹罗
Cefpirome

【作用与用途】 本药为第四代头孢菌素。作用机制与其他头孢菌素类药相似,主要是迅速穿透细菌的细胞壁并且与细菌细胞 1 个或多个青霉素结合蛋白(PBPs)结合,阻断细胞壁多聚体——肽聚糖的合成,从而起抗菌作用。本药抗菌作用特点是:抗菌作用受 β-内酰胺酶(尤其是 Ⅰ 类 β-内酰胺酶)影响小,对产该酶的革兰阴性杆菌抗菌作用比第三代头孢菌素强;对金黄色葡萄球菌(耐甲氧西林菌株除外)等革兰阳性菌活性比第三代头孢菌素强。本药适用于治疗敏感菌引起的下列感染:严重的下呼吸道感染(如支气管肺炎、大叶性肺炎、肺脓肿、支气管扩张合并感染等);严重的泌尿道感染(如复杂性尿路感染);严重的皮肤及软组织感染(如蜂窝织炎、皮肤脓肿及伤口感染);中性粒细胞减少患者所患的严重感染;败血症、化脓性脑膜炎、腹腔内感染、肝胆系统感染、盆腔内感染。

【体内过程】 本药口服几乎不吸收,肌内注射生物利用度大于 90%。单次静脉注射 1 g,血药浓度峰值可达 80 ~90 mg/ml。药物吸收后在体内分布广泛,表观分布容积为 14 ~19 L/kg。药物能进入痰液、腹水、胆汁、脑脊液、心、肺、肾、前列腺、子宫等组织和体液中,也可分泌至乳汁中。本药血浆蛋白结合率为 5% ~10%,呈剂量依赖性。少量药物在体内代谢,大部分(80% ~90%)药物以原形经肾随尿液排泄。多次给药无蓄积作用。药物清除半衰期为 1.8 ~2.2 小时。肾功能不全者,半衰期明显延长。血液透析可清除约 30% 的药物,腹膜透析可清除约 12% 的药物。

【用法与用量】 静脉给药。上、下泌尿道合并感染：每次1 g，每12小时1次；严重皮肤及软组织感染：每次1 g，每12小时1次；严重下呼吸道感染：每次1～2 g，每12小时1次；败血症：每次2 g，每12小时1次；中性粒细胞减少患者所患的严重感染：每次2 g，每12小时1次；肾功能不全时先给予1～2 g负荷剂量，然后再根据肌酐清除率进行剂量调整。

【不良反应与注意事项】 参见头孢菌素类。

【制剂与规格】 注射剂：0.5 g、1.0 g（以头孢匹罗计）。

头孢克定（头孢立定）
Cefcidin

【作用与用途】 头孢克定为第四代头孢菌素。革兰阴性杆菌对本品高度敏感，对绿脓杆菌的作用较头孢他定强4～16倍，对其他假单胞菌也具有良好的抗菌作用。对大多数肠杆菌科细菌的抗菌活性较第三代头孢菌素强，某些耐第三代头孢菌素的枸橼酸杆菌属、肠球菌属以及葡萄糖非发酵菌对本品也敏感；对多种β-内酰胺酶稳定；对细菌细胞壁的穿透性增强。适用于敏感细菌所致的各种感染。

【体内过程】 本品静脉滴注给药后的体内过程与头孢他定相仿。单剂量0.5～2 g静脉滴注，血浆药物峰浓度为29.2～116.0 μg/ml，血浆半衰期为1.92小时，给药后24小时内由尿液中排出剂量的82%～86%，血浆蛋白结合率为4.0%。能广泛分布至体液和组织中。

【用法与用量】 静脉滴注：成人每日2 g，严重感染可用至每日4 g，分2次给予，溶于0.9%氯化钠或5%葡萄糖注射液100～250 ml中静脉滴注。

【不良反应与注意事项】 本品所致不良反应发生率为3.8%，以皮疹、药物热、瘙痒等过敏反应多见。血清AST或ALT轻度升高及嗜酸粒细胞增多等实验室异常发生率为15.4%。

【制剂与规格】 注射剂（粉针）：0.5 g、1 g。

头孢噻利（头孢司利，丰迪）
Cefoselis

【作用与用途】 其作用机制为阻碍细菌细胞壁的合成，对各种细菌产生的β-内酰胺酶稳定且亲和性低，对β-内酰胺酶产生菌有抗菌力。抗菌谱广，包括革兰阳性菌和革兰阴性菌。尤其是革兰阳性菌中包括葡萄球菌属、肺炎球菌、链球菌，革兰阴性菌中包括假单孢菌属、大肠菌、克雷伯杆菌、肠杆菌属、沙雷菌属、变形杆菌属、摩根氏菌属、普罗威登斯菌属，除对流感菌有强抗菌作用外，对厌氧革兰阳性菌消化链球菌属、厌氧革兰阴性类杆菌属也具抗菌力。适用于敏感菌引起的中度感染症：败血症；丹毒、蜂巢炎、淋巴管（节）炎；肛门周围脓肿、外伤、烫伤、手术创伤等外在性二次感染；骨髓炎、关节炎；扁桃体周围脓肿、慢性支气管炎、支气管扩张（感染时）、慢性呼吸器疾病的二次感染、肺炎、肺化脓症；肾盂肾炎、复杂性膀胱炎、前列腺炎;胆囊炎、胆管炎;腹膜炎;骨盆腹膜炎;子宫附件炎、子宫内感染、子宫旁结合织炎、前庭大腺炎;角膜溃疡;中耳炎、副鼻腔炎;腭炎、腭骨周围的蜂巢炎。

【体内过程】 恒速静脉给药0.5,1.0,2.0 g,给药完毕血浆浓度达到峰值,分别为 31.9,60.0,121.0 mg/ml,$t_{1/2\beta}$约为2.8 小时。可分布于痰液、胸水、前列腺液、胆汁、腹腔液、创伤浸出液、水疱液、骨盆死腔液、关节液、前房水、泪液等体液中,同时可良好地分布于前列腺、胆囊、女性生殖器、骨骼、耳鼻喉及口腔等组织器官。主要由肾脏排泄,静脉给药 0.5,1.0,2.0 g,尿中排泄率均为 99% 以上(0~24 小时);尿中最高浓度分别为 1350.0,3280.0,3370.0 mg/ml(0~2 小时)。

【用法与用量】 成人用量为硫酸头孢噻利每天 1~2 g,分两次使用,0.5~1 小时内静脉注射。根据年龄、症状适量增减,对重症、难治愈的感染可增量至 1 日 4 g。1 小时以上静脉注射。本品用生理盐水、葡萄糖注射液以及补液溶解使用。

【不良反应与注意事项】 休克:如有不快感、口内异常感、喘鸣、眩晕、便意、耳鸣、发汗、恶心、呕吐、呼吸困难、末梢发冷、荨麻疹、血压降低等现象应终止用药。过敏性症状:呼吸困难、全身潮红、血管水肿、荨麻疹等(频度不明),如有异常时应终止用药。肾脏障碍:因曾发现急性肾功能不全等重症肾障碍(频度不明),临床上须定期进行检查,并注意观察,如发现异常,应终止用药,并采取合适的处置。血液障碍:曾发现血小板减少(频度不明),临床上须定期进行检查,并注意观察,如发现异常,应终止用药,并采取合适的处置。大肠炎:因其他的头孢类抗生素曾报道发生伪膜性大肠炎等伴随血便的重症大肠炎,当发现腹痛、反复下痢时应终止用药,并采取合适的处置。对华法林有增强作用,本制剂对肠内的细菌有抑制,从而可能对维生素 K 的合成产生抑制。与利尿药(呋塞米等)合用,可能加剧肾功能障碍。氨茶碱制剂可导致效价降低;与坎利酸钾制剂、甲磺酸加贝酯制剂、琥珀酸羟化可的松制剂、阿昔洛韦制剂联用,可生成沉淀。

【制剂与规格】 注射剂:0.5 g(按 $C_{19}H_{22}N_8O_6S_2$ 计算)。

3. 其他 β-内酰胺类抗生素

(1)头霉素类

头孢西丁
(头孢甲氧噻吩,美福仙)
Cefoxitin

【作用与用途】 头孢西丁为半合成头霉素类,一般归为第二代头孢菌素,对多数革兰阳性球菌和革兰阴性杆菌均具有抗菌作用。本品对革兰阴性杆菌产生的 β-内酰胺酶高度稳定。适用于敏感菌所致的下呼吸道、泌尿生殖道感染、败血症、骨和关节感染、皮肤软组织感染。对需氧菌和厌氧菌混合感染,如吸入性肺炎、糖尿病患者下肢感染、腹腔感染及盆腔感染尤为适用。亦可用于预防腹腔或盆腔手术后感染。

【体内过程】 健康成人肌内注射1 g,20 ~ 30 分钟血药浓度达峰值24 μg/ml;静脉注射1 g后,5 分钟血药浓度达峰值110 μg/ml。肌内注射半衰期为41 ~59 分钟;静脉注射半衰期为64.8 分钟。本品在体内分布广泛,给药后可迅速进入各种体液,包括胸腔积液、腹水、胆汁。本品主要以原形从肾脏排泄,给药后6 小时相当于所给剂量的85%经肾从尿液中排出。

【用法与用量】 成人轻度感染,1 g,每8 小时1 次;中度感染,1 g,每4 小时1 次,或2 g,每6 ~8 小时1 次;危及生命的严重感染时,2 g 每4 小时1 次或3 g 每6 小时1 次。围术期预防感染,剖腹产:脐带夹住时2 g 静脉注射,4 小时和8 小时后各追加1 次剂量;其他外科手术:术前1 ~1.5 小时2 g静脉注射,以后24 小时以内,每6 小时用药1 次,每次1 g。儿童:3 个月以内婴儿不宜使用;3 个月以上儿童每次13.3 ~26.7 mg/kg,每6 小时1 次,或每次20 ~40 mg/kg,每8 小时1 次。

【不良反应与注意事项】 头孢西丁耐受性良好。最常见的不良反应为静脉注射或肌内注射后局部反应,静脉注射后可发生血栓性静脉炎,肌内注射局部疼痛、硬结。

【制剂与规格】 注射剂:1 g。

头孢美唑(先锋美他醇)
Cefmetazole

【作用与用途】 本品对各种β-内酰胺酶有很强的耐受性,抗菌谱较广,抗菌活性亦较强。对常见的革兰阴性菌如大肠杆菌、肺炎杆菌、肠杆菌属、变形杆菌属,以及产酶不产酶的流感杆菌、淋球菌、卡他莫拉菌等的活性均较第一代强。对耐青霉素金黄色葡萄球菌的作用较头孢唑啉、头孢替安及头孢西丁等为强。本品有足量可进入炎症脑脊液中,可用于治疗化脓性脑膜炎。用于敏感细菌所致的肺炎等呼吸系统感染、尿路感染、菌血症、胆管感染、腹腔感染及宫腔等妇科感染。

【体内过程】 静脉注射本品1 g,10 分钟后血浓度为188 μg/ml,6 小时后血药浓度为1.9 μg/ml;1 小时内静脉滴注本品1 g,血药峰浓度为76.2 μg/ml,6 小时后血药浓度为2.7 μg/ml。本品广泛分布于各种组织、体液,如痰液、腹水、腹膜渗出液、胆囊壁、胆管、子宫、卵巢、盆腔死腔液、颌骨、上颌窦黏膜和牙龈等,也可分布到羊血和脐带血中,尚有微量分布到乳汁。本品蛋白结合率约为84%。头孢美唑半衰期为1 ~1.2 小时,主要以原形经肾脏排泄,6 小时内经尿排除给药量的85% ~92%。肾功能减退者药物排泄减少,血浓度增高,血半衰期延长。

【用法与用量】 肌内注射、静脉注射或静脉滴注。成人每日1 ~2 g,分2 次用;儿童每日25 ~100 mg/kg,分2 ~4 次用。严重感染时成人可增至每日4 g;儿童可增至每日150 mg/kg,可用生理盐水或5%葡萄糖液溶解稀释。

【不良反应与注意事项】 过敏患者禁用。肾功能障碍者慎用。年迈体弱、营养不良及接受全面胃肠外营养的患者易发生出血，必要时给予维生素K。可见胃肠道反应如恶心、呕吐、腹泻等，偶可出现变态反应，如皮疹、荨麻疹、药物热等。

【制剂与规格】 粉针剂：0.5 g、1 g、2 g。

头孢替坦（头霉双硫唑）
Cefotetan

【作用与用途】 本品为半合成广谱头孢霉素。对革兰阴性菌的作用较第一、二代头孢菌素强。适用于呼吸道、肺部感染、腹部感染、尿路感染、妇科感染及中耳炎等。

【体内过程】 静脉推注本品1 g的平均血药峰浓度介于140～250 mg/L之间，静脉滴注（60分钟）2 g的血药峰浓度为270 mg/L，肌内注射2 g的血药峰浓度为90 mg/L。其血药浓度约为拉氧头孢的2倍。头孢替坦在多种组织、体液中可获得对敏感细菌的有效浓度，包括女性生殖器官、脐带血、羊水、胆汁和胆囊组织、前列腺组织、扁桃体和上颌窦黏膜等，乳汁中含量少。正常人血蛋白结合率为78%～91%。约3/4的给药量于24小时内经尿排出。在血或尿中未检出头孢替坦的代谢产物；总血浆清除率为1.8～2.9 L/h，肾清除率64%～84%。血清消除半衰期在静脉给药和肌内注射后分别为2.8～4.2小时和3.4～4.4小时。半衰期在儿童略短。

【用法与用量】 静脉注射或静脉滴注。成人为每日2 g，分1～2次给予。儿童每日40～60 mg/kg，分2次给予。本品亦可肌内注射。

【不良反应与注意事项】 个别有皮疹、瘙痒、药物热等皮肤过敏反应。偶有血象改变、肝肾功能异常、腹泻等不良反应；禁用于对本品过敏者、乳儿、小儿及对利多卡因过敏者。慎用于对青霉素、头孢菌素类有过敏史者及严重肾功能障碍患者。罕有恶心、呕吐、休克等不良反应。

【制剂与规格】 注射剂：1 g。

（2）氧头孢烯类

拉氧头孢（头孢拉他，羟羧氧酰胺菌素）
Latamoxef

【作用与用途】 抗菌谱与头孢噻肟近似，对多种革兰阴性菌有良好的抗菌作用。大肠杆菌、流感杆菌、克雷伯杆菌、各型变形杆菌、肠杆菌属、枸橼酸杆菌、沙雷杆菌等常对本品高度敏感。对厌氧菌有良好的抗菌作用。此外，由于本品的耐β-内酰胺酶的性能强，微生物对本品很少发生耐药性。用于敏感菌所致的肺炎、气管炎、胸膜炎、腹膜炎，以及皮肤和软组织、骨和关节、耳鼻咽喉、创面等部位的感染，还可用于败血症和脑膜炎。

【体内过程】 本品肌内注射1 g，经1小时血药浓度达峰值，为49 μg/ml，到第8小时仍可维持4.5 μg/ml。静脉注射1 g，即时的血浓度为170 μg/ml。本品的体内分布较广，可进入痰液、腹水、羊水、妇女生殖器官及其附件和脑脊液中。通过肾和肝排泄，在尿液和胆汁中浓度高。半衰期1.8～2小时。

【用法与用量】 肌内注射:每次0.5～1 g,每日2次,用0.5%利多卡因注射液溶解,深部肌内注射。静脉注射:每次1 g,每日2次,溶解于等渗盐水或5%～10%葡萄糖液10～20 ml中,缓缓注入。静脉滴注:一次1 g,每日2次,溶于等渗盐水或5%～10%葡萄糖液100 ml中滴入,重症可加倍量给予。儿童用量:40～80 mg/(kg·d),分2～4次,静脉注射和静脉滴注可用等渗盐水、5%～10%葡萄糖注射液、灭菌注射用水、低分子右旋糖酐注射液等作溶剂,但不得与甘露醇注射液配伍。

【不良反应与注意事项】 偶可致过敏性休克或其他过敏症状。其他不良反应有肾脏损害、血象改变、肝功能受损、胃肠道反应、菌群失调等。本品还可致出血倾向,剂量增大时尤甚。溶解后应立即使用,未用完的药液必须在冰箱中保存,24小时内用完。

【制剂与规格】 注射剂:每瓶0.25 g、0.5 g、1 g。

氟氧头孢钠
Flomoxef Sodlum

【作用与用途】 本品为半合成的氧头孢烯类抗生素。抗菌谱广,对革兰阳性球菌(除肠球菌外)与多数肠杆菌科细菌,包括大肠埃希菌、肺炎克雷伯菌属、变形菌属、流感杆菌等均有高度抗菌活性。对厌氧菌(包括脆弱拟杆菌)亦有良好抗菌作用。淋球菌对本品高度敏感。本品对多数β-内酰胺酶高度稳定。适用于敏感菌所致呼吸道、泌尿道、肝胆系统感染以及败血症、感染性心内膜炎等。亦可用于治疗厌氧菌与需氧菌混合感染。

【用法与用量】 成人剂量:轻度感染每日1～2 g,中、重度感染每日2～4 g,分2～3次静脉注射或滴注给药;小儿剂量:每日60～150 mg/kg,分2～3次静脉注射或滴注给药。

【不良反应与注意事项】 偶见皮疹、发热、恶心、腹泻等反应。亦可有一过性血清肌酐、尿素氮或血清转氨酶升高。

【制剂与规格】 注射剂:每瓶0.5 g,1.0 g。

(3)单环类

氨曲南(氨噻羧单胺菌素,君刻单)
Aztreonam

【作用与用途】 氨曲南对大多数需氧革兰阴性菌具有高度的抗菌活性,通过与敏感需氧革兰阴性菌细胞膜上的青霉素结合蛋白3(PBP3)高度亲合而抑制细胞壁的合成。与大多数β-内酰胺类抗生素不同的是,它不诱导细菌产生β-内酰胺酶,同时对细菌产生的大多数β-内酰胺酶高度稳定。适用于治疗敏感需氧革兰阴性菌所致的各种感染,亦用于治疗医院内感染(如免疫缺陷病人的医院内感染)。

【体内过程】 肌内注射吸收迅速、完全,正常受试者单次肌内注射1 g,血药峰浓度可达45 mg/L,达峰时间1小时左右。单次静脉滴注(30分钟)0.5 g、1 g及2 g后,血清峰浓度分别为54 mg/L、90 mg/L和204 mg/L,8小时后各为1 mg/L、3 mg/L和6 mg/L,以相同剂量改用3分钟静脉推注,血清峰浓度分别为58 mg/L、125 mg/L和242 mg/L。在体内广泛分布于各种组织和体液中,其分布容积成人为20 L/kg。在肾、肝、肺、心、胆囊、骨、输卵管、卵巢、子宫内膜和前列腺等组织,以及胆汁、胸腹膜液、心包液、支气管液、羊水、唾液和脑脊液等体液中均可达有效治疗浓度。给药后60% ~70%以原形随尿液排泄,12%随粪便排出。以单次0.5 g、1 g和2 g(30分钟)静脉滴注给药后2小时,尿中浓度可达1 100 mg/L、3 500 mg/L和6 600 mg/L,8 ~12小时仍可维持在25 ~120 mg/L;以单次0.5 g和1 g肌内注射给药后2小时,尿中浓度分别为500 mg/L和1 200 mg/L,6 ~8小时后降至180 ~470 mg/L。本品蛋白结合率为40% ~65%,血消除半衰期为1.5 ~2小时,肾功能不全者血消除半衰期明显延长,肝功能不全者则略有延长。

【用法与用量】 静脉滴注:每1 g氨曲南至少用注射用水3 ml溶解,再用适当输注液(0.9%氯化钠注射液、5%或10%葡萄糖注射液或林格注射液)稀释,氨曲南浓度不得超过2%,滴注时间20 ~60分钟。静脉推注:每瓶用注射用水6 ~10 ml溶解,于3 ~5分钟内缓慢注入静脉。肌内注射:成人,每1 g氨曲南至少用注射用水或0.9%氯化钠注射液3 ml溶解,深部肌内注射。用量:尿路感染每次0.5 ~1 g,中重度感染每次1 ~2 g,单次剂量>1 g应静脉给药,最高剂量每日8 g。

【不良反应与注意事项】 不良反应较少见,全身性不良反应发生率1% ~1.3%或略低,包括消化道反应,常见为恶心、呕吐、腹泻及皮肤过敏反应。和萘呋西林、头孢拉定、甲硝唑有配伍禁忌。

【制剂与规格】 注射剂:0.5 g(按氨曲南计)。

卡芦培南(噻肟单酰胺菌素)
Carumonam

【作用与用途】 本品抗菌谱和抗菌作用与氨曲南相似,对绿脓杆菌、粘质沙雷菌及需氧性革兰阴性杆菌有强的抗菌活性。用于严重革兰阴性需氧杆菌引起的下呼吸道感染、有合并症的尿路感染、胆管炎、胆囊炎、腹膜炎等腹内感染和菌血症等。

【用法与用量】 肌内注射(深部)、静脉注射或静滴:成人1 ~2 g/d,2次/d。重症可增至4 ~6 g/d。

【不良反应与注意事项】 过敏者禁用。孕妇、哺乳期妇女及少儿、老年患者、全身状态差者慎用。肾功能衰竭时需调整剂量。

【制剂与规格】 粉针剂:0.5 g,1 g。

(4)碳青霉烯类

亚胺培南(亚胺硫霉素,伊米配能)
Imipenem

【作用与用途】 本品属广谱抗生素,对革兰阳性及阴性包括厌氧菌有广谱抗菌作用，特别对金黄色葡萄球菌、类链球菌、绿脓杆菌及脆弱拟杆菌显示的抗菌活力比头孢唑肟、头孢哌酮等第三代头孢烯类药物强得多。对β-内酰胺酶稳定，对绿脓杆菌、大肠杆菌等革兰阴性菌产生的β-内酰胺酶显示抑制作用。临床上用于敏感菌所致的腹膜炎、肝胆感染、尿道系统、下呼吸道、消化系统、皮肤和软组织感染、骨髓炎、脓毒性关节炎、全眼球炎、前列腺炎、败血症、妇科感染。

【用法与用量】 静滴：一次2～4支（普利马里），每日2～3次，用盐水100 ml溶解，静滴30分钟以上，一日用8支；儿童每日30～80 mg/kg，分3～4次，静滴30分钟以上，一日用100 mg/kg。

【不良反应与注意事项】 肾功能障碍患者应减量；与乳酸盐为配伍禁忌；一般使用本品复方制剂普利马星粉针。

【制剂与规格】 粉针剂：25 mg。

亚胺培南西司他丁钠
（伊米配能/西司他丁钠，泰能）
Imipenem and Cilastatin Sodium

【作用与用途】 亚胺培南为新型β-内酰胺类抗生素，既有极强的广谱抗菌活性，又有β-内酰胺酶抑制作用。西司他丁无抗菌作用，但在体内可抑制肾细胞分泌的脱氢肽酶，使亚胺培南免受水解破坏。本品的抗菌谱几乎包括了临床上所有的有意义的致病菌，部分耐甲氧西林金黄色葡萄球菌，D族链球菌对亚胺培南敏感。用于各类敏感菌所致的感染。

【体内过程】 20分钟内静脉滴注亚胺培南-西司他丁0.25 g、0.5 g和1 g，亚胺培南的C_{max}分别为14～24 mg/L、21～58 mg/L和41～83 mg/L，4～6小时内亚胺培南的血浓度下降为1 mg/L以下；西司他丁C_{max}分别为15～25 mg/L、31～49 mg/L和56～88 mg/L。与西向他丁合用亚胺培南的AUC可增加5%～36%。亚胺培南在人体内分布广泛。在肺组织、痰液、渗出液、女性生殖系统、胆汁、皮肤等组织和体液中可达到对多数敏感菌的有效治疗浓度。亚胺培南血浆蛋内结合率约为20%。西司他丁约为40%。亚胺培南和西司他丁的$t_{1/2}$均为1小时。亚胺培南与西司他丁合用时，两者在给药后10小时内尿液中原形药物均为给药量的70%。10小时后尿液中不能测出亚胺培南；亚胺培南给药量的其余25%～29%以代谢产物形式经尿液排出，少于1%的给药量经胆管排泄。肌内注射亚胺培南-西司他丁0.5 g和0.75 g，亚胺培南的t_{max}为2小时，C_{max}分别为10 mg/L和12 mg/L；西司他丁的t_{max}为1小时，C_{max}分别为24 mg/L和33 mg/L。肌内注射亚胺培南-西司他丁与静脉滴注相比，亚胺培南相对生物利用度为75%，西司他丁为95%。肌内注射亚胺培南-西司他丁血药浓度分别持续6～8小时和4小时，给药0.5 g和0.75 g后血药浓度超过2 mg/L的时间达6～8小时。因此肌内注射本品时给药间隔时间可为12小时。

【用法与用量】 静脉滴注。轻度感染：每次250 mg，每日2次。中度感染：每次500～1 000 mg，每日1次。严重感染：每次1 000 mg，每日3～4次。

【不良反应与注意事项】 不良反应少见，但可出现胃肠道反应，皮肤过敏反应。对本品中的任何成分过敏者禁用，内酰胺类抗生素过敏者慎用。

【制剂与规格】 注射剂：1 g中含亚胺培南 500 mg + 西司他丁 500 mg/瓶。

美罗培南（美平）

Meropenem

【作用与用途】 美罗培南对革兰阳性菌、革兰阴性菌均敏感，尤其对革兰阴性菌有很强的抗菌活性。对约90%肠杆菌属的最小抑菌浓度（MIC）为0.08～0.15 mg/L；90%以上的铜绿假单胞菌菌株对其高度敏感，最小抑菌浓度（MIC）<4 mg/L；全部嗜血菌（包括耐氨苄西林菌株）对其高度敏感，最小抑菌浓度（MIC）为0.06～1 mg/L；淋球菌对美罗培南也高度敏感，其活性强于亚胺培南15倍；表皮葡萄球菌、腐生葡萄球菌和其他凝固酶阴性葡萄球菌对美罗培南敏感；粪肠球菌的大多数菌株对美罗培南高度或中度敏感；美罗培南可抑制几乎全部的脆弱拟杆菌；厌氧菌如消化链球菌属、丙酸杆菌属、放线菌属等也对美罗培南敏感。主要适用于敏感菌引起的下列感染：呼吸系统感染；腹内感染，如胆囊炎、胆管炎、肝脓疡、腹膜炎等；泌尿、生殖系统感染；骨、关节及皮肤、软组织感染；眼及耳鼻喉感染；其他严重感染，如脑膜炎、败血症等。

【体内过程】 健康成人静脉滴注本品后，其在血浆中的浓度随剂量不同而变动，30分钟内静脉注射0.5 g，血药峰浓度为21～30 mg/L。药物吸收后在痰液、肺组织、胆汁、胆囊、腹腔内渗出液中分布良好，且可以透过患者血-脑脊液屏障至脑脊液。美罗培南主要从肾脏排泄，健康成人无论给药剂量大小，经30分钟静脉滴注后，8小时以内的尿中排泄率均为60%～65%。其半衰期（$t_{1/2\beta}$）约为1小时，连续给药与单次给药时几乎相同，药物无蓄积作用。肾功能降低时，尿中排泄速度下降，血中半衰期（$t_{1/2\beta}$）延长。

【用法与用量】 静脉给药。成人，常规剂量：每8小时给药500～1 000 mg。脑膜炎：每8小时给药2 000 mg。有发热特征的中性粒细胞减少症的癌症患者：每8小时给药1 000 mg。合并腹膜内感染和敏感菌引起的腹膜炎：每8小时给药1 000 mg。皮肤和软组织感染：每8小时给药500 mg。尿路感染：每次500 mg，一日2次。肾功能不全时剂量：肌酐清除率为26～50 ml/min者，每12小时给药1 000 mg；肌酐清除率为10～25 ml/min者，每12小时给药500 mg；肌酐清除率小于10 ml/min，每次500 mg，每24小时1次。

【不良反应与注意事项】 过敏反应：主要有皮疹、瘙痒、药物热等；偶见过敏性休克。消化系统：主要有腹泻、恶心、呕吐、便秘等胃肠道症状。肝脏：偶见肝功异常、胆汁瘀积型黄疸等。肾脏:偶见排尿困难和急性肾衰。中枢神经系统:偶见失眠、焦虑、意识模糊、眩晕、神经过敏、感觉异常、幻觉、抑郁、痉挛、意识障碍等中枢神经系统症状。血液系统:偶见胃肠道出血、鼻出血和腹腔积血等出血症状。注射给药时可致局部疼痛、红肿、硬结,严重者可致血栓性静脉炎。本品与齐多夫定、昂丹司琼、多种维生素、多西环素、地西泮、葡萄糖酸钙和阿昔洛韦等药有配伍禁忌。

【制剂与规格】 注射剂:0.5 g、0.25 g。

帕尼培南(克倍宁,康彼宁)
Panipenem

【作用与用途】 为碳青霉烯类抗生素,对葡萄球菌作用优于亚胺培南,对肠球菌、消化链球菌、枸橼酸菌属、克雷伯菌属、大肠埃希菌、沙雷菌属、变形杆菌属、流感嗜血杆菌、脆弱拟杆菌作用与亚胺培南-西司他丁钠相似,对绿脓假单胞菌逊于亚胺培南。用于上述敏感菌引起的败血症,呼吸道感染、泌尿生殖系统感染、胆囊炎、肝脓肿、腹膜炎、眼球炎及中耳炎等。

【用法与用量】 静脉滴注。成人每日1 g,分2次,滴注时间30分钟,最大剂量每日2 g,滴注时间60分钟;小儿每日30~60 mg/kg,分3次,滴注时间30分钟,重症及难治性感染每日0.1 g/kg,最大剂量每日不超过2 g。

【不良反应与注意事项】 偶有腹泻,嗳气,呕吐,皮疹,红细胞、血红蛋白和白细胞减少,嗜酸粒细胞增多,GOT、GPT上升。

【制剂与规格】 注射剂:0.25 g、0.5 g。

比阿培南(天册,安信)
Biapenem

【作用与用途】 比阿培南为碳青霉烯类抗生素,通过抑制细菌细胞壁的合成而发挥抗菌作用,对革兰阳性、革兰阴性的需氧和厌氧菌有广谱抗菌活性。比阿培南对人肾脱氢肽酶-Ⅰ(DHP-Ⅰ)稳定,可单独给药而不需与DHP-Ⅰ抑制剂合用。对本品敏感的菌株有:葡萄球菌属、链球菌属、肺炎球菌、肠球菌属(屎肠球菌除外)、莫拉菌属、大肠菌、柠檬酸菌属、克雷伯菌属、肠杆菌属、沙雷菌属、变形杆菌属、流感嗜血杆菌、绿脓杆菌、放线菌属、消化链球菌属、拟杆菌属、普氏菌属、梭形杆菌属等。适用于治疗由敏感细菌所引起的败血症、肺炎、肺部脓肿、慢性呼吸道疾病引起的二次感染、难治性膀胱炎、肾盂肾炎、腹膜炎、妇科附件炎等。

【体内过程】 健康受试者(5例)进行3次静脉滴注比阿培南,每次60分钟,剂量分别为150 mg、300 mg及600 mg,血药浓度与给药剂量呈线性关系,C_{max}(μg/ml)分别为8.8±0.9、17.3±2.2、32.4±2.3,$t_{1/2}$(h)为0.97±0.06、1.03±0.10、1.04±0.07。AUC(μg·h/ml)为14.7±0.8、29.2±4.8、55.4±6.0。体内分布过程:30分钟或60分钟单次静脉滴注比阿培南300 mg时,骨盆死腔液中最高

浓度为9.6 μg/ml;用药6小时后痰液中药物浓度为0.1~2.5 μg/g。代谢物:健康成人(5例)单次静脉滴注比阿培南150 mg、300 mg、及600 mg,以及多次静脉滴注300 mg和600 mg后,血液均未检出代谢物,代谢物中有9.7%~23.4%经尿液排泄;并且代谢物均无抑菌活性。排泄过程:健康成人(5例)60分钟单次静脉滴注比阿培南150 mg、300 mg及600 mg时,给药后0~2小时尿中平均药物浓度分别为325.5、584.8和1105.1 μg/ml,在给药后8~12小时分别为2.4、4.7和21.4 μg/ml;而且0~12小时累计排泄率分别为62.1%、63.4%和64.0%。肾功能不全患者给药后的血药浓度:肾功能不全患者(3例),静脉滴注本品300 mg,每次60分钟,结果表明,肾功能减退时,本品半衰期延长;对于肌酐清除率为50 ml/min的中度肾功能障碍患者(3例),静脉滴注本品300 mg,一日2次,共7天,14次,每次30分钟,在血中、尿液中均未见药物蓄积;对于必须进行血液透析的严重肾功能不全患者(5例),用本品300 mg,在不进行血液透析期间使用,每次60分钟,结果表明本品半衰期延长。

【用法与用量】 每0.3 g比阿培南溶解于100 ml生理盐水注射液中静脉滴注。成人每日0.6 g,分2次滴注,每次30~60分钟。可根据患者年龄、症状适当增减给药剂量。但1天的最大给药量不能超过1.2 g。

【不良反应与注意事项】 最为常见的不良反应为皮疹/皮肤瘙痒、恶心、呕吐以及腹泻等。临床检测指标异常,主要表现为ALT升高(144例,6.3%)、AST升高(93例,4.1%)、嗜酸性粒细胞增多(77例,3.4%)等。本品严重不良反应包括:休克(<0.1%)、过敏;间质性肺炎(0.1%~5%),PIE综合征;伪膜性大肠炎等严重肠炎;肌痉挛、意识障碍;肝功能损害、黄疸;急性肾功能不全。对本品过敏者禁用;正在服用丙戊酸钠类药物的患者禁用。以下情况慎用:对碳青霉烯类、青霉素类及头孢类抗生素药物过敏者;本人或直系亲属有易诱发支气管哮喘、皮疹、荨麻疹等症状的过敏性体质者;严重的肾功能不全者;有癫痫史者或中枢神经系统疾病患者;进食困难及全身状况恶化者,可能会出现维生素K缺乏症状,应注意观察;老年人由于生理功能下降,需注意调整用药剂量及用药间隔时间;除尿潜血反应外,采用班氏试剂、斐林试剂以及试纸法检测尿糖可能出现假阳性结果;直接库姆斯试验可能呈现阳性结果。

【制剂与规格】 注射剂:0.3 g。

法罗培南(菩芙,君迪)

Faropenem

【作用与用途】 为具青霉烯基本骨架的青霉烯类口服抗生素。它经由阻止细菌细胞壁合成而显现抗菌、杀菌作用。对各种青霉素结合蛋白(PBP)具有高亲和性,特别是对细菌增殖所必需的高分子PBP呈现高亲和性。体外试验表明,法罗培南钠对需氧性革兰阳性菌、需氧性革兰阴性菌及厌氧菌具广泛抗菌谱，尤其是对需氧性革兰阳性菌中的葡萄球菌、链球菌、肺炎球菌、肠球菌，需氧性革兰阴性菌中的枸橼酸杆菌、肠杆菌、百日咳嗜血杆菌及厌氧菌中的消化链球菌、拟杆菌等显示较强的杀菌效力；并显示对各种细菌产生β-内酰胺酶稳定，对β-内酰胺酶产生菌具有较强的抗菌活性。适用于敏感菌所致的感染性疾病，泌尿系统感染：肾盂肾炎、膀胱炎、前列腺炎、睾丸炎；呼吸系统感染：咽喉炎、扁桃体炎、急慢性支气管炎、肺炎、肺脓肿（肺脓疡病）；子宫附件炎、子宫内感染、前庭大腺炎；浅表性皮肤感染症、深层皮肤感染症，痤疮（伴有化脓性炎症）；淋巴管炎、淋巴结炎、乳腺炎、肛周脓肿、外伤、烫伤和手术创伤等继发性感染；泪囊炎、睑腺炎、睑板腺炎、角膜炎（含角膜溃疡）；外耳炎、中耳炎、鼻窦炎；牙周组织炎、牙周炎、腭炎。

【体内过程】 健康成人空腹时单次口服本药 150、300 或 600 mg，1～1.5 小时后分别达到最高血浆浓度 2.4、6.2 或 7.4 μg/ml。本药半减期约为 1 小时，且与用药剂量无关。正常健康成人餐后单次口服本药 300 mg，发现达到最大血浆浓度时间较空腹用药时延迟约 1 小时，最大血浆浓度、半减期及血浆浓度-时间曲线下面积（AUC）几乎均未出现差异。本品能进入患者咳痰、拔牙创伤浸出液、皮肤组织、扁桃体组织、上颌窦黏膜组织、女性生殖组织、眼睑皮下组织和前列腺组织等中。本药亦可轻度分布进入乳母乳汁。本品以原形吸收，部分以原形自尿排泄，其余经肾中的脱氢肽酶-1（DHP-1）代谢后从尿消除。人血浆及尿中没有发现具有抗菌活性的法罗培南钠代谢物。本品主要经肾排泄。正常健康成人空腹口服本品 150、300 或 600 mg 后尿中排泄率（0～24 小时）在 3.1%～6.8%；最高尿中浓度达到时间为 0～2 小时，最高尿中浓度值分别是 21.7、57.6 或 151.5 μg/ml，但 12 小时后几乎已经不能再被检出。老年患者服用本品半减期会延长。肝功能不全者的半减期与正常患者无明显区别。肾功能不全者，血浆浓度有所上升且半减期有所延长。

【用法与用量】 对浅表性皮肤感染症、深层皮肤感染症、淋巴结炎、慢性脓皮病，乳腺炎，肛周脓肿，外伤、烫伤和手术创伤等（浅表性）二次感染，咽喉炎、急慢性支气管炎、扁桃体炎，子宫附件炎、子宫内感染、前庭大腺炎，眼睑炎、睑腺炎、泪囊炎、睑板腺炎、角膜炎、角膜溃疡，外耳炎、牙周组织炎、牙周炎、腭炎等，口服法罗培南钠片，成人通常一次 150～200 mg，一日 3 次。对肺炎、肺脓肿、肾盂肾炎、膀胱炎（除单纯性膀胱炎外）、前列腺炎、睾丸炎、中耳炎、鼻窦炎等，口服法罗培南钠片，成人通常一次 200～300 mg，一日 3 次。

【不良反应与注意事项】 主要不良反应为：腹泻、腹痛、稀便、皮疹、恶心等。血生化指标检查方面，受试者发生 ALT 上升、AST 上升、嗜酸细胞增多。对本品过敏者禁用。对曾有青霉素类、头孢菌素类或碳青霉烯类药物过敏史的患者慎用;本人或亲属为易于发生支气管哮喘、皮疹、荨麻疹等变态反应症状体质的患者慎用。对经口摄取不良的患者或正接受非口服营养疗法患者、全身状态不良患者(有时会出现维生素 K 缺乏症)慎用。另外,服用法罗培南还可能发生休克($<0.1\%$)、过敏样症状(发生率不明)、急性肾功能不全(发生率不明)、伴有假性伪膜性肠炎等便血之严重结肠炎(发生率不明)、皮肤黏膜眼综合征(Stevens-Johnson 综合征)、中毒性表皮坏死症(Lyell 综合征)(发生率不明)、间质性肺炎(发生率不明)、肝功能不全、黄疸($<0.1\%$)、粒细胞缺乏症(发生率不明)、横纹肌溶解症(发生率不明),一旦出现上述病症即应中止用药并采取适当处置措施。对孕妇或可疑妊娠妇女,除非能够判断治疗益处超过潜在风险,否则不宜用药(有关孕妇用药的安全性尚未确立);本药可进入乳汁,使用本药期间避免哺乳。老年患者应从每次 150 mg 剂量开始用药,并且在充分观察患者状态下慎重用药,老年患者可能发生维生素 K 缺乏所致出血倾向。药物相互作用:亚胺培南-西司他丁钠可导致本药血药浓度提高;呋塞米可使本药肾毒性增强;本药可使丙戊酸血浓度降低,由此导致癫痫复发。

【制剂与规格】 片剂:0.2 g;胶囊剂:0.1 g(以 $C_{12}H_{15}NO_5S$ 计)。

厄他培南(怡万之)
Ertapenem

【作用与用途】 厄他培南对需氧革兰阳性细菌和革兰阴性细菌以及厌氧菌都有效。通过抑制细菌细胞壁的合成起到杀菌活性。厄他培南对一系列 β-内酰胺酶引起的水解均有较好的稳定性,包括青霉素酶、头孢菌素酶以及超广谱 β-内酰胺酶,但可被金葡属 β-内酰胺酶水解。适用于敏感菌株引起的下列中度至重度感染,继发性腹腔感染:由大肠埃希菌、梭状芽孢杆菌、迟缓真杆菌、消化链球菌属、脆弱拟杆菌、吉氏拟杆菌、卵形拟杆菌、多形拟杆菌或单形拟杆菌引起者。复杂性皮肤及附属器感染:由金黄色葡萄球菌(仅指对甲氧西林敏感菌株)、化脓性链球菌、大肠埃希菌、消化链球菌属引起者。社区获得性肺炎:由肺炎链球菌(仅指对青霉素敏感的菌株,包括合并菌血症的病例)、流感嗜血杆菌(仅指 β-内酰胺酶阴性菌株)或卡他莫拉菌引起者。复杂性尿道感染,包括肾盂肾炎:由大肠埃希菌或肺炎克雷伯杆菌引起者。急性盆腔感染,包括产后子宫内膜炎、流产感染和妇产科术后感染:由无乳链球菌、大肠埃希菌、脆弱拟杆菌、不解糖卟啉单胞菌、消化链球菌属或双路普雷沃菌属引起者。

【体内过程】 将厄他培南用 1% 盐酸利多卡因注射液(溶于生理盐水,不含肾上腺素)溶解,肌内注射推荐剂量 1 g 后,厄他培南几乎完全被吸收。

平均生物利用度约为90%。按每日肌内注射1 g的剂量计算时，T_{max}约2.3小时。分布：厄他培南能与人的血浆蛋白高度结合，结合率从血浆浓度近似值小于100 μg/ml时的95%左右下降至血浆浓度近似值为300 μg/ml时的85%左右。达到稳态时厄他培南的表观分布容积（Vdss）成人约为8 L（0.11 L/kg），在3个月到12岁的儿科患者中大约为0.2 L/kg，在13～17岁的儿科患者中大约为0.16 L/kg。完成最后一次静脉输注厄他培南1 g后的24小时内，妇女乳汁中厄他培南的浓度均小于0.13（检测下限）～0.38 μg/ml，未检测峰浓度；停止治疗后的第5天，乳汁中检出痕量（小于0.13 μg/ml）。代谢：在健康的年轻成人中，静脉输注1 g放射性同位素标记的厄他培南后，血浆中的放射活性主要来自厄他培南（94%）。厄他培南的主要代谢产物是无活性的β-内酰胺环被水解而形成的开环衍生物。清除：厄他培南主要通过肾脏清除。在健康年轻成人和13～17岁的患者中，$t_{1/2}$约为4小时，在3个月至12岁的儿科患者中$t_{1/2}$约为2.5小时。给健康的年轻成人静脉输注放射性同位素标记的厄他培南1 g后，大约80%从尿中排出，其中约38%以原型排泄，37%以开环的代谢产物排泄。另有10%从粪中排出。给健康年轻成人静脉输注厄他培南1 g，在给药后0～2小时期间，经尿液排出的厄他培南数量占用药剂量的百分比平均为17.4%，在给药后4～6小时期间为5.4%，而在给药后12～24小时期间为2.4%。

【用法与用量】 13岁及以上患者的常用剂量为1 g，每日1次。3个月至12岁患者中的剂量是15 mg/kg，每日2次（每天不超过1 g）。本品可以通过静脉输注给药，最长可使用14天；或通过肌内注射给药，最长可使用7天。当采用静脉输注给药时，输注时间应超过30分钟。对于那些适合使用肌内注射给药进行治疗的感染，肌内注射本品可作为静脉输注给药的一种替代疗法。不得将本品与其他药物混合或与其他药物一同输注。不得使用含有葡萄糖（α-D-葡萄糖）的稀释液。

剂量调整：肾功能不全的患者：对于肌酐清除率>30 ml/min/1.73 m^2的患者无需调整剂量。对于患有重度肾功能不全（肌酐清除率≤30 ml/min/1.73 m^2）以及终末期肾功能不全（肌酐清除率≤10 ml/min/1.73 m^2）的成年患者，需将剂量调整为500 mg/d。接受血液透析的患者：对接受血液透析的患者，若在血液透析前6小时内按推荐剂量500 mg/d给予本品时，建议血液透析结束后补充输注本品150 mg。如果给予本品至少6小时后才开始接受血液透析，则无需调整剂量。

【不良反应与注意事项】 不良事件的严重程度大多数为轻度至中度。大约20%接受过厄他培南治疗的患者出现与药物有关的不良事件。1.3%的患者因发生了被认为与药物有关的不良事件而停用厄他培南。厄他培南经肠外给药对患者进行治疗期间，最常见的与药物有关的不良事件为腹泻、输药静脉的并发症、恶心和头痛。常见为神经系统（头痛）、血管（输药静脉的并发症、静脉炎/血栓性静脉炎）、胃肠道（腹泻、恶心、呕吐）。不常见为神经系统（头晕、嗜睡、失眠、癫痫发作、精神错乱）、心脏及血管（药物外渗、低血压、呼吸、胸和纵隔（呼吸困难）、胃肠道（口腔念珠菌病、便秘、反酸、与难辨梭状芽孢杆菌相关的腹泻、口干、消化不良、食欲减退）；皮肤和皮下组织（红斑、瘙痒）；全身不适及给药部位的异常（腹痛、味觉倒错、无力/疲劳、念珠菌病、水肿/肿胀、发热、疼痛、胸痛）；生殖系统和乳房（阴道瘙痒）。厄他培南经肠外给药治疗的患者中有0.2%出现了癫痫发作。儿科患者：总体的安全性概况与成年患者相似。最常见药物相关的临床不良事件是腹泻、输注部位疼痛和输注部位红斑。常见胃肠道（腹泻，呕吐）、全身不适和给药部位异常（输注部位红斑，输注部位疼痛，输注部位静脉炎，输注部位肿胀）、皮肤和皮下组织（皮疹）。发生率>0.5%但<1.0%的包括：输注部位硬结、输注部位瘙痒、输注部位发热和静脉炎。

上市后报告的不良事件如下：免疫系统（过敏反应，包括过敏性样的反应）；精神紊乱（包括激动，攻击性，谵妄，定向障碍，精神状态变化）；神经系统紊乱（运动障碍，幻觉，肌阵挛，震颤）；皮肤和皮下组织紊乱（荨麻疹，伴随嗜红细胞增多和全身症状的药物皮疹）。实验室检查结果异常（≥1.0%）：成年患者最常观察到的实验室检查结果异常为ALT、AST、碱性磷酸酶及血小板计数增高。其他包括：血清直接胆红素、血清总胆红素、嗜酸性细胞、血清间接胆红素、PTT、尿中的细菌、BUN、血清肌酐、血清葡萄糖、单核细胞、尿中的上皮细胞和尿中的红细胞升高；多形核中性粒细胞、白细胞、红细胞比积、血红蛋白以及血小板数下降。儿科患者最常见的实验室异常是嗜中性粒细胞计数下降。其他包括：谷丙转氨酶升高、谷草转氨酶升高、白细胞降低和嗜酸粒细胞升高。

禁止将厄他培南用于对本药品中任何成分或对同类的其他药物过敏者；厄他培南能分泌到人的乳汁中，哺乳期妇女应慎重。不推荐在3个月以下的婴儿中使用。

一般不推荐厄他培南与丙戊酸/双丙戊酸钠同时给药。如在治疗期间发生了二重感染，应采取适当的措施。

【制剂与规格】 注射剂：1 g（以厄他培南计）。

帕尼培南倍他米隆（克倍宁）

Panipenem and Betamipron

【作用与用途】 是帕尼培南与倍他米隆的复方制剂。其中帕尼培南是碳青霉烯类抗生素，通过与青霉素结合蛋白（PBPs）结合而抑制细菌细胞壁的合成，从而起抗菌作用。倍他米隆无抗菌活性，可降低帕尼培南的肾毒性。适用于治疗敏感菌所致的感染：呼吸系统感染：如急慢性支气管炎、肺炎、肺脓肿等。腹内感染:如胆囊炎、腹膜炎、肝脓肿等。泌尿、生殖系统感染:如肾盂肾炎、前列腺炎、子宫内感染等。眼科感染:如角膜溃疡、眼球炎等。皮肤、软组织感染:如丹毒、蜂窝织炎、淋巴管炎、肛周炎等。骨、关节感染:如骨髓炎、关节炎等。其他严重感染:如败血症、感染性心内膜炎等。

【体内过程】 健康成人的半衰期与用量无关系,帕尼培南约 70 分钟,倍他米隆约 40 分钟;小儿为帕尼培南约 60 分钟,倍他米隆约 30 分钟。分布:分布于前列腺、胆汁、子宫、卵巢、输卵管、盆腔死腔液、前房水、皮肤、中耳、上颌窦黏膜、扁桃体组织、口腔组织、唾液、脑脊液等。代谢、排泄:帕尼培南主要从肾脏排泄,健康成人 5 例用 60 分钟静脉滴注本剂 500 mg(效价)/500 mg 时,随肾功能损害呈重度,帕尼培南长时间滞留于血中,延长半衰期,延迟尿中排泄。

【用法与用量】 成年人通常每日 1 g(效价)帕尼培南,分 2 次给药,每次静脉滴注 30 分钟以上。根据患者的年龄和病症可适当增减给药量,对重症或难治愈的感染症患者,可增至每日 2 g(效价),分 2 次用药。但是,对成年人 1 次给药 1 g(效价)时,滴注时间应在 60 分钟以上。儿童通常每日 30 ~ 60 mg(效价)/kg 体重帕尼培南,分 3 次给药,每次静脉滴注 30 分钟以上。根据患者的年龄和病症可适当增减给药量,对重症或难治愈的感染症患者,可增至每日 100 mg(效价)/kg 体重,分 3 ~ 4 次给药,但是,本品的给药量上限不得超过每日 2 g(效价)。

【不良反应与注意事项】 需停药并做相应处理的不良反应:中枢神经(偶出现痉挛、意识障碍,肾功能损害或中枢神经障碍患者尤易引起);休克(出现不适感、口内异常感、喘鸣、眩晕、便意、耳鸣、发汗等症状);过敏症(有时出现皮疹、瘙痒、发热过敏等症状);血液(有时出现嗜酸粒细胞增多、嗜碱粒细胞增多、血小板增多或减少、红细胞减少、血红蛋白减少、红细胞压积减少、白细胞减少);肝脏(偶出现黄疸,有时出现 GOT、GPT、LDH、ALP、γ-GPT、尿胆原上升等);呼吸道(偶出现伴有发热、咳嗽、呼吸困难、胸部 X 线异常、嗜酸粒细胞增多等的间质性肺炎、PIE 综合征等)。其他不良反应:肾脏(有时出现 BUN、肌酐上升、肌酐清除率减少);消化道(有时出现腹泻、恶心、呕吐、食欲减退);菌群交替症(偶出现口内炎、念珠菌病);维生素缺乏症(偶出现低凝血酶原血症、出血倾向等维生素 K 缺乏症状,舌炎、口内炎、食欲减退、神经炎等维生素 B 群缺乏症状)。对本品所含成分有休克史的患者禁用。严重肾功能损害、经口摄食不足患者或非经口维持营养患者、全身状态不良患者、高龄者、孕妇或可能妊娠的妇女慎用。哺乳期妇女应尽量避免使用。与丙戊酸钠合用时,血液中丙戊酸的血药浓度下降,有时会引起癫痫病再发作。

【制剂与规格】 注射剂:帕尼培南 0. 25 g 和倍他米隆 0. 25 g、帕尼培南 0.5 g 和倍他米隆 0.5 g。

(5)β-内酰胺酶抑制剂及其与β-内酰胺类抗生素的复合制剂

克拉维酸钾(棒酸钾)
Clavulanate Potassium

【作用与用途】 克拉维酸是从链霉菌的培养液中分离获得的氧青霉烷化合物,含有一个β内酰胺环,其抗菌谱虽广,但抗菌活性较差,绿脓杆菌和肠球菌对本品耐药。但克拉维酸具有广谱的酶抑制作用,对革兰阳性菌产生的β-内酰胺酶和革兰阴性菌产生的Ⅱ、Ⅲ、Ⅳ和Ⅴ型β-内酰胺酶有很强的抑制作用,可使不耐酶的青霉素类或头孢菌素类抗生素免受破坏,扩展其抗菌谱,增强抗菌作用,对多种产β-内酰胺酶的细菌发生协同作用。与阿莫西林联合使用可治疗各种敏感菌感染,如呼吸道感染、尿路感染、皮肤及软组织感染、耳鼻喉科感染及其他感染。单用无效。

【体内过程】 正常人口服本品 125 mg,t_{max} 为 1 小时,C_{max} 为 3.4 mg/L,其吸收不受进食、牛奶或氢氧化铝抗酸剂的影响。静脉滴注后迅速吸收分布至全身组织体液中,静脉给药 200 mg 的 C_{max} 为 11 mg/L。蛋白结合率为 22%~30%,$t_{1/2\beta}$ 为 0.76~1.4 小时,8 小时尿排出率为 46%。

【用法与用量】 本品与阿莫西林组成复方制剂在临床上应用,参阅阿莫西林克拉维酸钾片。

【不良反应与注意事项】 有时可出现过敏反应和胃肠道反应。

【制剂与规格】 注射剂:600 mg,1 200 mg(阿莫西林与克拉维钾量之比为 5:1)。片剂:375 mg(阿莫西林与克拉维酸钾药量之比为 2:1),625 mg(阿莫西林与克拉维酸钾药量之比为 4:1)。

阿莫西林克拉维酸钾
(奥格门丁,安美汀,安灭菌,安奇)
Amoxicillin and Clavulanate Potassium

【作用与用途】 本品为阿莫西林和克拉维酸钾的复方制剂。阿莫西林为广谱青霉素类抗生素,克拉维酸钾本身只有微弱的抗菌活性,但具有强大广谱β-内酰胺酶抑制作用,两者合用,可保护阿莫西林免遭β-内酰胺酶水解。本品的抗菌谱与阿莫西林相同。且有所扩大。适用于敏感菌引起的呼吸系统、泌尿生殖系统、外科及妇产科感染。

【体内过程】 本品对胃酸稳定,口服吸收良好,食物对本品的吸收无明显影响。空腹口服本品 375 mg(阿莫西林 250 mg,克拉维酸 125 mg),阿莫西林于 1.5 小时达血药峰浓度,C_{max} 约为 5.6 mg/L。血消除半衰期($t_{1/2\beta}$)约为 1 小时。8 小时尿排出率为 50%~78%。克拉维酸的药代动力学参数与单用时相同,正常人口服克拉维酸 125 g 后 1 小时达血药峰浓度,C_{max} 约为 3.4 mg/L。静脉给予本品 1.2 g(含阿莫西林 1 g 与克拉维酸 0.2 g),阿莫西林和克拉维酸立即达血药峰浓度(C_{max})。药代动力学均符合二室开放模型,阿莫西林的血消除半衰期($t_{1/2\beta}$)为(1.03±0.11)小时,克拉维酸的血消除半衰期($t_{1/2\beta}$)为(0.838±0.04)小时。二者药均有较低的血清蛋白结合率,约70%游离状态的本品存在于血清中,阿莫西林和克拉维酸均以很高的浓度从尿中排出,8小时尿中排泄率阿莫西林约为60%,克拉维酸约为50%。

【用法与用量】 口服。成人,肺炎及其他中、重度感染,每次625~750 mg,每8小时1次,症状基本控制后适当减量,疗程7~10日。其他感染:每次375 mg,每8小时1次,疗程7~10日。小儿(体重≤40 kg):按阿莫西林计算,一般感染:按体重每次25 mg/kg,每12小时1次;或按体重每次20 mg/kg,每8小时1次。较重感染:按体重每次45 mg/kg,每12小时1次;或按体重每次40 mg/kg,每8小时1次。疗程7~10日。其他感染剂量减半。40 kg以上的儿童可按成人剂量给药。静脉滴注。成人每次1.2 g,每日3~4次,疗程10~14日。取本品每次用量溶于50~100 ml氯化钠注射液中,静脉滴注30分钟。

【不良反应与注意事项】 常见胃肠道反应如腹泻、恶心和呕吐等。偶见荨麻疹和皮疹,尤其易发生于传染性单核细胞增多症者。

【制剂与规格】 咀嚼片:375 mg(阿莫西林250 mg,克拉维酸125 mg);625 mg(阿莫西林500 mg,克拉维酸125 mg);187.5 mg(阿莫西林125 mg、克拉维酸62.5 mg)。干混悬剂:每袋1 g:156.25 mg(阿莫西林125 mg,克拉维酸31.25 mg)。片剂:0.375 g(阿莫西林0.25 g,克拉维酸0.125 g)。注射剂:1.2 g(含阿莫西林1 g,克拉维酸0.2 g)。

替卡西林-克拉维酸钾(特美汀)

Ticarcillin-Clavulanate Potassium

【作用与用途】 替卡西林对革兰阳性和阴性菌、需氧菌、厌氧菌均有良好的抗菌作用,配以β-内酰胺酶抑制剂克拉维酸钾,不仅扩大了抗菌谱,且增强了抗菌活性,尤对一些耐药菌显示了与敏感菌同等的抗菌力。用于敏感菌引起的感染,如败血症、下呼吸道感染、泌尿道感染、骨和关节感染、皮肤及软组织感染等。

【体内过程】 静脉注射本品后,两药即刻达峰值,分别为330 μg/ml和16 μg/ml,平均半衰期分别为68分钟和64分钟,6小时后60%~70%的替卡西林和35%~45%的克拉维酸以原形从尿中排出。替卡西林的蛋白结合率为50%,克拉维酸为9%。

【用法与用量】 静脉注射或静脉滴注。常用剂量为每次3.2 g,儿童80 mg/kg体重,8小时1次。肾功能不全者应酌情减量。

【不良反应与注意事项】 偶见皮疹或瘙痒、荨麻疹、恶心、呕吐、腹泻及过敏性休克等。

【制剂与规格】 注射剂:每支含替卡西林钠与克拉维酸钾的比例为1:0.5。

舒巴坦(青霉烷砜)
Sulbactam

【作用与用途】 本品为半合成β-内酰胺酶抑制药,对淋病奈瑟菌、脑膜炎奈瑟菌和乙酸钙不动杆菌有较强的抗菌活性,对其他细菌的作用均甚差,但对金黄色葡萄球菌和多数革兰阴性菌所产生的β-内酰胺酶有很强的不可逆的竞争性抑制作用。本品与青霉素类或头孢菌素类联合,用于治疗敏感菌所致的尿路感染、肺部感染、支气管感染、耳鼻喉科感染、腹腔和盆腔感染、胆管感染、败血症、皮肤软组织感染等。

【体内过程】 本品肌内注射0.5 g和1.0 g半小时后血药峰浓度(C_{max})分别为13 mg/L和28 mg/L,静脉滴注0.5 g和1.0 g,C_{max}分别为30 mg/L和68 mg/L。血消除半衰期($t_{1/2\beta}$)为1小时。蛋白结合率为38%。给药后24小时经尿排出给药量的85%。组织间液和腹腔液的药物浓度与血药浓度相当。本品可透入有炎症的脑膜。可透过胎盘进入胎儿体内,乳汁中亦含有本品。

【用法与用量】 本品与氨苄西林以1:2剂量比应用。一般感染,成人剂量为每日舒巴坦1~2 g,氨苄西林2~4 g,分2~3次静脉滴注或肌内注射;轻度感染,亦可每日舒巴坦0.5 g,氨苄西林1 g,分2次静脉滴注或肌内注射;重度感染,可增大剂量至每日舒巴坦3~4 g,氨苄西林6~8 g,分3~4次静脉滴注。

【不良反应与注意事项】 本品与氨苄西林联合应用,不良反应发生率约10%以下,中止治疗者仅0.7%。注射部位疼痛3.6%,静脉炎、腹泻、恶心等反应偶有发生,皮疹发生率1%~6%。

【制剂与规格】 注射剂:0.25 g(按舒巴坦计)。

氨苄西林舒巴坦(优立新,舒他西林,舒安新)
Ampicillin and Sulbactam

【作用与用途】 本品适用于产内酰胺酶的流感嗜血杆菌、卡他莫拉菌、淋病奈瑟菌、葡萄球菌属、大肠埃希菌、克雷伯菌属、奇异变形杆菌、脆弱拟杆菌、不动杆菌属、肠球菌属等所致的呼吸道、肝胆系统、泌尿系统、皮肤软组织感染,对需氧菌与厌氧菌混合感染,特别是腹腔感染和盆腔感染尤为适用。对于氨苄西林敏感菌所致的上述感染也同样有效。本品不宜用于铜绿假单胞菌、枸橼酸杆菌、普罗威登菌、肠杆菌属、莫根菌属和沙雷菌属所致的感染。

【体内过程】 静脉注射氨苄西林2 g和舒巴坦1 g后血药峰浓度(C_{max})分别为109~150 mg/L和44~88 mg/L。肌内注射氨苄西林1 g和舒巴坦0.5 g后血药峰浓度(C_{max})分别为8~37 mg/L和6~24 mg/L。两药的血消除半衰期($t_{1/2\beta}$)均为1小时左右。给药后8小时两者75%~85%以原形经尿排出。氨苄西林蛋白结合率为28%,舒巴坦为38%。两者在组织体液中分布良好,均可通过有炎症的脑脊髓膜。

【用法与用量】 深部肌内注射、静脉注射或静脉滴注。将每次药量溶于50～100 ml的适当稀释液中于15～30分钟内静脉滴注。成人每次1.5～3 g(包括氨苄西林和舒巴坦),每6小时1次。肌内注射每日剂量不超过6 g,静脉用药每日剂量不超过12 g(舒巴坦每日剂量最高不超过4 g)。儿童按体重每日100～200 mg/kg,分次给药。

【不良反应与注意事项】 参见氨苄西林钠、舒巴坦钠。

【制剂与规格】 注射剂:0.75 g(氨苄西林0.5 g与舒巴坦0.25 g)、1.50 g(氨苄西林1.0 g与舒巴坦0.50 g)。

阿莫西林舒巴坦
(泰巴猛)
Amoxicillin and Sulbactam

【作用与用途】 在舒巴坦与阿莫西林的组合中,舒巴坦能不可逆地抑制由大部分革兰阳性和革兰阴性菌产生的β-内酰胺酶Ⅱ～Ⅳ型。舒巴坦比其他β-内酰胺酶抑制剂在药代动力学和稳定性上更为优胜,它能迅速贯穿细菌细胞壁并不可逆地破坏β-内酰胺酶(自杀性抑制),因而使细菌对阿莫西林恢复敏感性,阿莫西林因此能有效杀死细菌。本品通常对以下情况的治疗有效:上呼吸道感染:如鼻窦炎,中耳炎,咽炎,喉炎;下呼吸道感染:如急性和慢性支气管炎,肺叶和支气管肺炎,脓胸,肺脓肿,肺炎,支气管扩张;皮肤和软组织感染:如蜂窝织炎,伤口感染。性病:如淋病;盆腔感染:如妇科感染,产后脓毒症,脓毒性流产;泌尿系统感染:如膀胱炎,菌尿症;口腔感染:手术用药;严重系统性感染:如腹膜炎,腹腔内脓毒症,骨髓炎。

【体内过程】 肠道外给药后迅速达到组织治疗浓度。阿莫西林和舒巴坦均通过泌尿系统清除。肌内注射阿莫西林1 000 mg+舒巴坦500 mg后90分钟达到血浆峰浓度(分别为10.87 μg/ml和8.22 μg/ml)。

【用法与用量】 成人和12岁以上儿童:本品注射剂每8小时1次,每次750～1 500 mg,深部肌内注射、直接静脉注射或滴注。儿童:深部肌内注射、直接静脉注射或静脉滴注,本品每日60～70 mg/kg(阿莫西林每日40～50 mg/kg+每日舒巴坦20～25 mg/kg),分2～3次给予。对于严重感染,特别是革兰阴性菌感染,剂量可增加至本品每日150 mg/kg(阿莫西林每日100 mg/kg+舒巴坦每日50 mg/kg)。在深部肌内注射和静脉直接推注时,推荐用至少3.5 ml灭菌注射用水稀释。溶液需在配制后60分钟内使用。一旦超过该期限,需将安瓿内配制的药液丢弃。肾功能损害患者剂量:根据肾功能损害情况,调整剂量和用药间隔。建议肌酐清除率超过50 ml/min者,用药间隔为8小时;中度肾功能不全:肌酐清除率为10～50 ml/min者,用药间隔为12小时;重度肾功能不全:肌酐清除率小于10 ml/min者,用药间隔为24小时。

【不良反应与注意事项】 参见阿莫西林、舒巴坦钠。在推荐剂量下，药物有很好的耐受性。

【制剂与规格】 注射剂：750 mg（阿莫西林 500 mg，舒巴坦 250 mg）。

美洛西林钠舒巴坦钠
（凯韦可）
Mezlocillin Sodium and Sulbactam Sodium

【作用与用途】 本品为美洛西林钠和舒巴坦钠按 4∶1 的比例组成的复方制剂。适用于产酶耐药菌引起的中重度感染性疾病，见美洛西林。

【体内过程】 成人静脉给药 1 g、2 g，1 分钟后平均血药浓度分别为 53.4 μg/ml、152.0 μg/ml，1 小时后的血药浓度为 12.8、47.8 μg/ml，4 小时后为 0.5 μg/ml、2.7 μg/ml，$t_{1/2\beta}$ 约为 40 分钟。静脉给药 3 g，6 小时后胆汁内浓度高达 240～1 070 μg/ml，胆汁排泄率 65%～75%。舒巴坦钠静脉给药 1 g，5 分钟后的血清浓度为 130.2 μg/ml，$t_{1/2\beta}$ 约为 1 小时。美洛西林钠舒巴坦钠给药后迅速分布到各种组织中，在血液、心、肺、肾、脾、肝中的浓度均很高，正常人脑组织中的浓度低，大部分药物（87%）由肾排泄。

【用法与用量】 静脉滴注，用前用适量灭菌注射用水或氯化钠注射液溶解后，再加入 0.9% 氯化钠注射液或 5% 葡萄糖氯化钠注射液或 5～10% 葡萄糖注射液 100 ml 中静脉滴注，每次滴注时间为 30～50 分钟。成人剂量：每次 3.75 g（美洛西林 3.0 g，舒巴坦 0.75 g），每 8 小时或 12 小时 1 次，疗程 7～14 天。

【不良反应与注意事项】 参见美洛西林钠舒巴坦钠，本品通常耐受性良好。

【制剂与规格】 注射剂：1.25 g（美洛西林钠 1.0 g 与舒巴坦钠 0.25 g）。

哌拉西林他唑巴坦
（特灭）
Piperacillin and Tazobactam

【作用与用途】 哌拉西林为半合成青霉素类抗生素，他唑巴坦为 β-内酰胺酶抑制药，适用于对哌拉西林耐药，但对哌拉西林他唑巴坦敏感的产 β-内酰胺酶的细菌引起的中、重度感染：包括由耐哌拉西林、产 β-内酰胺酶的大肠埃希菌和拟杆菌属（脆弱拟杆菌、卵形拟杆菌、多形拟杆菌或普通拟杆菌）所致的阑尾炎（伴发穿孔或脓肿）和腹膜炎，非复杂性和复杂性皮肤及软组织感染，产后子宫内膜炎或盆腔炎性疾病，社区获得性肺炎（仅限中度），中、重度医院获得性肺炎（医院内肺炎）。

【体内过程】 本品静脉滴注后，血浆中哌拉西林和他唑巴坦浓度很快达到峰值。滴注 30 分钟后，血浆哌拉西林浓度与给予同剂量哌拉西林的血浆浓度相等，静脉滴注 2.25 g、3.375 g 及 4.5 g 哌拉西林钠他唑巴坦钠 30 分钟时，血浆哌拉西林峰浓度（C_{max}）分别为 134、242 和 298 mg/L，他唑巴坦峰浓度（C_{max}）分别为 15、24、34 mg/L。健康受试者接受单剂量或多剂量哌拉西林钠他唑巴坦钠后，哌拉西林和他唑巴坦的血消除半衰期（$t_{1/2\beta}$）范围为0.7～1.2小时，不受剂量和给药时间的影响。哌拉西林在体内被代谢成微小的具有生物活性的去乙基代谢物，他唑巴坦则被代谢成无药理及抗菌活性的产物，哌拉西林与他唑巴坦均由肾脏排泄。68%的哌拉西林迅速以原形自尿中排出；他唑巴坦及其代谢物主要经由肾脏排泄，其中80%为原形。哌拉西林、他唑巴坦、去乙基哌拉西林也可通过胆汁分泌。约30%哌拉西林和他唑巴坦与血浆蛋白结合，其结合率不受其他化合物的影响；血浆蛋白与他唑巴坦代谢物的结合可忽略不计。哌拉西林与他唑巴坦广泛分布于组织及体液中，包括胃肠道黏膜、胆囊、肺、女性生殖器官（子宫、卵巢、输卵管）、体液、胆汁。组织中药物浓度为血浆浓度的50%～100%。与其他青霉素类药物一样，脑膜非炎性病变时，脑脊液中哌拉西林、他唑巴坦浓度很低。肾功能损害患者的哌拉西林和他唑巴坦血消除半衰期随着肌酐清除率的下降而延长。当肌酐清除率低于20 ml/min时，哌拉西林的血消除半衰期为正常人的2倍，而他唑巴坦的血消除半衰期为正常人的4倍。血液透析可去除30%～40%的哌拉西林他唑巴坦，另外5%的他唑巴坦以代谢物被透析去除。腹膜透析可去除6%哌拉西林和21%的他唑巴坦，高达16%的他唑巴坦以代谢物形式去除。与正常人相比，肝硬化患者的哌拉西林和他唑巴坦的血消除半衰期分别延长25%和18%，但无需调整剂量。

【用法与用量】 将适量本品用20 ml稀释液（氯化钠注射液或灭菌注射用水）充分溶解后，立即加入250 ml液体（5%葡萄糖注射液或氯化钠注射液）中，静脉滴注，每次至少30分钟，疗程为7～10日。医院获得性肺炎疗程为7～14日。并可根据病情及细菌学检查结果进行调整。对于正常肾功能（肌酐清除率90 ml/min）成人及12岁以上儿童，每次3.375 g（含哌拉西林3 g和他唑巴坦0.375 g）静脉滴注，每6小时1次。

【不良反应与注意事项】 参见哌拉西林钠、他唑巴坦。

【制剂与规格】 注射剂：2.25 g（含哌拉西林2 g与他唑巴坦0.25 g）、3.375 g（含哌拉西林3 g与他唑巴坦0.375 g）、4.5 g（含哌拉西林4 g与他唑巴坦0.5 g）。

头孢哌酮舒巴坦
（锋派星）
Cefoperazone and Sulbactam

【作用与用途】 头孢哌酮主要抑制细菌细胞壁的合成。舒巴坦本身抑菌作用较弱，是一种竞争性、不可逆的β-内酰胺酶抑制药，与头孢哌酮联合应用后，可增加头孢哌酮抵抗多种β-内酰胺酶降解的能力，对头孢哌酮产生明显的增效作用。用于敏感菌所致的呼吸道感染、泌尿道感染、腹膜炎、胆囊炎、胆管炎和其他腹腔内感染、败血症、脑膜炎、皮肤软组织感染、骨骼及关节感染、盆腔炎、子宫内膜炎、淋病及其他生殖系统感染。

【体内过程】 静脉注射本品(1 g头孢哌酮,1 g舒巴坦)5分钟后,头孢哌酮和舒巴坦的平均血药峰浓度(C_{max})分别为236.8 mg/L和130.2 mg/L,蛋白结合率分别为70%~93%和38%,血消除半衰期($t_{1/2\beta}$)分别为1.7小时和1小时。广泛分布于体内各组织体液中,包括胆汁、皮肤、阑尾、输卵管、卵巢、子宫等。该药主要经肾排泄,所给剂量的约25%头孢哌酮和84%舒巴坦随尿排泄,余下的大部分头孢哌酮经胆汁排泄。多次给药后两种成分的药动学参数无明显变化,每8~12小时给药1次未发现药物蓄积作用。

【用法与用量】 静脉滴注:时间为30~60分钟。成人常用量每日2~4 g,严重或难治性感染可增至每日8 g,分等量每12小时静脉滴注1次。舒巴坦每日最高剂量不超过4 g。儿童常用量每日40~80 mg/kg,等分2~4次滴注。严重或难治性感染可增至一日160 mg/kg,等分2~4次滴注。新生儿出生第1周内,应每隔12小时给药1次。舒巴坦每日最高剂量不超过80 mg/kg。

【不良反应与注意事项】 参见青霉素。与多西环素、甲氯芬酯、阿马林(缓脉灵)、盐酸羟嗪(安太乐)、普鲁卡因胺、氨茶碱、丙氯拉嗪、细胞色素C、喷他佐辛(镇痛新)、抑肽酶等药物注射剂有配伍禁忌。

【制剂与规格】 注射剂:1 g(头孢哌酮0.5 g与舒巴坦0.5 g)、2 g(头孢哌酮1.0 g与舒巴坦1.0 g)。

他唑巴坦(三唑巴坦)

Tazobactam

【作用与用途】 本品是继克拉维酸、舒巴坦、溴巴克坦之后的又一个β-内酰胺酶抑制剂,系舒巴坦的衍生物。本品本身无抗菌活性,而是通过抑制β-内酰胺酶的作用,可以与一批不耐β-内酰胺酶的抗生素合用,组成复合制剂,从而增强合用抗生素的抗菌活性,拓宽抗菌谱。如与哌拉西林合用,耐哌拉西林的菌株大幅度减少,MIC大大降低,活性成数倍乃至数10倍提高。

【体内过程】 本品的C_{max}、Vss、$t_{1/2\beta}$与剂量呈正相关。哌拉西林的$t_{1/2\beta}$为50~60分钟,Vss为12~20 L,其C_{max}也与剂量成正比,且受给药时间长短的影响;两药合用的$t_{1/2\beta}$延长至0.9小时,每6小时多剂量给药后对本品和哌拉西林的$t_{1/2\beta}$、C_{max}、Vss、CL等药动学参数均无明显影响。本品和哌拉西林的血浆蛋白结合率分别为20%~30%和20%~23%。肌内注射哌拉西林/他唑巴坦(2 g、0.25 g)后的生物利用度分别为71%、84%,T_{max}分别为45分钟和30分钟,C_{max}分别为37.7 μg/ml和7.3 μg/ml。哌拉西林/他唑巴坦在胃肠道、胆道、肺和皮肤中均能达到较高的浓度,在体内部分被代谢,有50%~60%的原药由尿排泄,肾功损害时两者的C_{max}和$t_{1/2\beta}$均显著上升。

【用法与用量】 本品单独使用无

抗菌活性,需与某些 β-内酰胺类抗生素合用。如与哌拉西林合用,组成复方制剂。静脉滴注:每次 2 g/0.25 g ~ 4 g/0.25 g,每 8 小时 1 次。

【不良反应与注意事项】 本品毒性很小,副作用轻微,与哌拉西林合用不良反应也很少,仅个别有腹泻、恶心等胃肠道反应,皮肤瘙痒、皮疹等轻微过敏反应,偶有 SGPT、SGOT、BUN、肌酐、碱性磷酸酶、凝血酶原时间等肝功能值轻微异常。

【制剂与规格】 哌拉西林/他唑巴坦复合粉针剂:2 g/0.25 g/瓶;4 g/0.25 g/瓶。

(二)氨基糖苷类抗生素

硫酸链霉素
Streptomycin Sulfate

【作用与用途】 硫酸链霉素为一种氨基糖苷类抗生素。链霉素对结核分枝杆菌有强大的抗菌作用,其最低抑菌浓度一般为 0.5 μg/ml。非结核分枝杆菌对本品大多耐药。链霉素对许多革兰阴性杆菌如大肠埃希菌、克雷伯菌属、变形杆菌属、肠杆菌属、沙门菌属、志贺菌属、布鲁菌属、巴斯德杆菌属等也具有抗菌作用;脑膜炎奈瑟菌和淋病奈瑟菌亦对本品敏感。链霉素对葡萄球菌属及其他革兰阳性球菌的作用差。各组链球菌、铜绿假单胞菌和厌氧菌对本品耐药。链霉素主要与细菌核糖体 30S 亚单位结合,抑制细菌蛋白质的合成。细菌与链霉素接触后极易产生耐药性。链霉素和其他抗菌药物或抗结核药物联合应用可减少或延缓耐药性的产生。本品主要与其他抗结核药联合用于结核分枝杆菌所致各种结核病的初治病例,或其他敏感分枝杆菌感染。本品可单用于治疗土拉菌病,或与其他抗菌药物联合用于鼠疫、腹股沟肉芽肿、布鲁菌病、鼠咬热等的治疗。亦可与青霉素或氨苄西林联合治疗草绿色链球菌或肠球菌所致的心内膜炎。

【体内过程】 肌内注射后吸收良好。主要分布于细胞外液,并可分布至除脑以外的全身器官组织,本品到达脑脊液、脑组织和支气管分泌液中的量很少;但可到达胆汁、胸腔积液、腹水、结核性脓肿和干酪样组织,并可通过胎盘进入胎儿组织。蛋白结合率 20% ~ 30%。血消除半衰期($t_{1/2\beta}$)2.4 ~ 2.7 小时,肾功能减退时可显著延长。本品在体内不代谢,主要经肾小球滤过排出,给药后 24 小时尿中排出 80% ~ 98%,约 1% 从胆汁排出,少量从乳汁、唾液和汗液中排出。本品可经血液透析清除相当量。

【用法与用量】 成人常用量:肌内注射,每次 0.5 g(以链霉素计,下同),每 12 小时 1 次;与其他抗菌药物合用;细菌性(草绿链球菌)心内膜炎,肌内注射,每 12 小时 1 g;与青霉素合用。①连续 1 周,继以每 12 小时 0.5 g,连续 1 周;60 岁以上的患者应减为每 12 小时 0.5 g,连续 2 周。②肠球菌性心内膜炎,肌内注射,与青霉素合用,每 12 小时 1 g,连续 2 周,继以每 12 小时 0.5 g,连续 4 周。③鼠疫,肌内注射,每次 0.5 ~ 1 g,每 12 小时 1 次,与四环素合用，疗程10日。④土拉菌病，肌内注射，每12小时0.5～1 g，连续7～14日。⑤结核病，肌内注射，每12小时0.5 g，或1次0.75 g，每日1次，与其他抗结核药合用；如采用间歇疗法，即每周给药2～3次，每次1 g；老年患者肌内注射，每次0.5～0.75 g，每日1次。⑥布鲁菌病，每日1～2 g，分2次肌内注射，与四环素合用，疗程3周或3周以上。小儿常用量：肌内注射，按体重每日15～25 mg/kg，分2次给药；治疗结核病，按体重20 mg/kg，每日1次，每日最大剂量不超过1 g，与其他抗结核药合用。

【不良反应与注意事项】 发生率较高者为听力减退、耳鸣或耳部饱满感（耳毒性）、血尿、排尿次数减少或尿量减少、食欲减退、极度口渴（肾毒性）、步履不稳、眩晕（耳毒性、前庭）、恶心或呕吐（耳毒性、前庭、肾毒性）、麻木、针刺感或面部烧灼感（周围神经炎）。

【制剂与规格】 注射剂：0.75 g（7.5×10^5 U）、1 g（1×10^6 U）、2 g（2×10^6 U）、5 g（5×10^6 U）。

硫酸卡那霉素
Kanamycin Sulfate

【作用与用途】 硫酸卡那霉素是一种氨基糖苷类抗生素。本品适用于治疗敏感肠杆菌科细菌如大肠埃希菌、克雷伯菌属、变形杆菌属、产气肠杆菌、志贺菌属等引起的严重感染，如肺炎、败血症、腹腔感染等，后两者常需与其他抗菌药物联合应用。

【体内过程】 肌内注射本品后迅速吸收，于1～2小时达血药峰浓度。每次肌内注射0.5 g后平均血药峰浓度为20 mg/L。血半衰期2～4小时，血清蛋白结合率低。肾功能减退者半衰期可显著延长。在体内可分布到各种组织、在肾脏皮质细胞中蓄积，胸腔积液、腹水中浓度较高，可穿过胎盘进入胎儿体内，胆汁与粪便中的浓度较低，很少进入脑脊液中。在体内不代谢，主要经肾小球滤过后由尿排出，给药后24小时内尿中排出80%～90%。血液透析和腹膜透析可清除相当药量。

【用法与用量】 成人常用量：肌内注射或静脉滴注，每次0.5 g，每12小时1次；或按体重每次7.5 mg/kg，每12小时1次。成人每日用量不超过1.5 g，疗程不宜超过14天。50岁以上患者剂量应适当减少。小儿常用量：肌内注射或静脉滴注，按体重每日15～25 mg/kg，分2次给药。肾功能减退时用量：肌酐清除率50～90 ml/min时用正常剂量的60%～90%，每12小时1次（正常剂量为每次7.5 mg/kg，每12小时1次）；肌酐清除率10～50 ml/min时用正常剂量的30%～70%，每12～18小时1次；肌酐清除率<10 ml/min时用正常剂量的20%～30%，每24～48小时1次。

【不良反应与注意事项】 参阅硫酸链霉素。其他不良反应有：头痛、皮疹、药物热、口周麻木、白细胞减低、嗜酸粒细胞增多、肌内注射局部疼痛等。本品有引起耳毒性和肾毒性的可能，故不宜用于长程治疗（如结核病），通常疗程不超过 14 天。对一种氨基糖苷类抗生素,如链霉素、庆大霉素或阿米卡星等过敏的患者,可能对本品也过敏。与内酰胺类(头孢菌素类与青霉素类)混合时可导致相互失活。本品与上述抗生素联合应用时必须分瓶滴注。亦不宜与其他药物同瓶滴注。

【制剂与规格】 注射剂:2 ml:0.5 g(5×10^5 U)、1 g(1×10^6 U)。

硫酸庆大霉素
Gentamicin Sulfate

【作用与用途】 本品为氨基糖苷类抗生素。口服用于治疗慢性胃炎,与抗溃疡药物合用于治疗消化性溃疡之幽门螺杆菌感染,另可用于轻型急性肠炎、敏感菌引起的痢疾等肠道感染性疾病,也可用于结肠术前准备等。注射适用于治疗敏感革兰阴性杆菌,如大肠埃希菌、克雷伯菌属、肠杆菌属、变形杆菌属、沙雷菌属、铜绿假单胞菌以及葡萄球菌甲氧西林敏感株所致的严重感染,如败血症、下呼吸道感染、肠道感染、盆腔感染、腹腔感染、皮肤软组织感染、复杂性尿路感染等。治疗腹腔感染及盆腔感染时应与抗厌氧菌药物合用,临床上多采用庆大霉素与其他抗菌药联合应用。与青霉素(或氨苄西林)合用可治疗肠球菌属感染。用于敏感细菌所致中枢神经系统感染,如脑膜炎、脑室炎时,可同时用本品鞘内注射作为辅助治疗。

【体内过程】 本品口服后吸收很少,在胃肠道中的浓度较稳定而持久,主要以原形随粪便排出。在痢疾急性期或肠道广泛炎性病变或溃疡性病变时,口服吸收量可有增加。本品肌内注射后吸收迅速而完全,在 0.5~1 小时达到血药峰浓度(C_{max})。血药消除半衰期($t_{1/2\beta}$)2~3 小时,肾功能减退者可显著延长。其蛋白结合率低。在体内可分布于各种组织和体液中,在肾皮质细胞中积聚,也可通过胎盘屏障进入胎儿体内,不易透过血-脑脊液屏障进入脑组织和脑脊液中。在体内不代谢,以原形经肾小球滤过随尿排出,给药后 24 小时内排出给药量的 50%~93%。

【用法与用量】 口服:成人每次 80~160 mg,每日 3~4 次;小儿按体重每日 10~15 mg/kg,分 3~4 次服用。咀嚼片嚼碎后服用。成人肌内注射或稀释后静脉滴注,每次 80 mg(8×10^4 U),或按体重每次 1~1.7 mg/kg,每 8 小时 1 次;或每次5 mg/kg,每 24 小时 1 次。疗程为 7~14 日。静脉滴注时将每次剂量加入 50~200 ml 的 0.9% 氯化钠注射液或 5% 葡萄糖注射液中,每日 1 次静脉滴注时加入的液体量应不少于 300 ml,使药液浓度不超过 0.1%,该溶液应在 30~60 分钟内缓慢滴入,以免发生神经肌肉阻滞作用。小儿肌内注射或稀释后静脉滴注,每次 2.5 mg/kg,每 12 小时 1 次;或每次 1.7 mg/kg,每 8 小时 1 次。疗程为 7~14 日,期间应尽可能监测血药浓度,尤其是新生儿或婴儿。鞘内及脑室内给药剂量为成人每次 4~8 mg,小儿(3 个月以上)每次 1~2 mg,每 2~3 日 1 次。注射时将药液稀释至不超过0.2%的浓度，抽入5 ml或10 ml的无菌针筒内，进行腰椎穿刺后先使相当量的脑脊液流入针筒内，边抽边推，将全部药液于3～5分钟内缓缓注入。肾功能减退患者的用量：按肾功能正常者每8小时1次，每次的正常剂量为1～1.7 mg/kg，肌酐清除率为10～50 ml/min时，每12小时1次，每次为正常剂量的30%～70%；肌酐清除率<10 ml/min时，每24～48小时给予正常剂量的20%～30%。血液透析后可按感染严重程度，成人按体重每次补给剂量1～1.7 mg/kg，小儿（3个月以上）每次补给2～2.5 mg/kg。

【不良反应与注意事项】 参阅硫酸链霉素。敏感菌所致的全身性感染应采用注射治疗。对其他氨基糖苷类抗生素如妥布霉素、西索米星等耐药的细菌，也很可能对本品耐药。长期服用本品可能导致肠道菌群紊乱。接受鞘内注射者应同时监测脑脊液内药物浓度。本品有抑制呼吸作用，不得静脉推注。不宜用于皮下注射。

【制剂与规格】 缓释片：40 mg（4×10^4 U）；咀嚼片：20 mg（2×10^4 U）、40 mg（4×10^4 U）；颗粒：10 mg（1×10^4 U）、40 mg（4×10^4 U）；片剂：20 mg（2×10^4 U）、40 mg（4×10^4 U）；注射剂：1 ml：2×10^4 U、1 ml：4×10^4 U、2 ml：8×10^4 U。

硫酸妥布霉素（妥布拉霉素）
Tobramycin Sulfate

【作用与用途】 本品属氨基糖苷类抗生素。抗菌谱与庆大霉素近似，对铜绿假单胞菌的抗菌作用较庆大霉素强3～5倍，对庆大霉素中度敏感的铜绿假单胞菌对本品高度敏感。革兰阳性菌中，金黄色葡萄球菌（包括产β-内酰胺酶株）对本品敏感；链球菌（包括化脓性链球菌、肺炎球菌、粪链球菌等）均对本品耐药。厌氧菌（拟杆菌属）、结核杆菌、立克次体、病毒和真菌亦对本品耐药。本品适用于新生儿脓毒症、败血症、中枢神经系统感染（包括脑膜炎）、泌尿生殖系统感染、肺部感染、胆管感染、腹腔感染及腹膜炎、骨骼感染、烧伤、皮肤软组织感染、急性与慢性中耳炎、鼻窦炎等，或与其他抗菌药物联合用于葡萄球菌感染（耐甲氧西林菌株无效）。本品用于铜绿假单胞菌脑膜炎或脑室炎时可鞘内注射给药；用于支气管及肺部感染时可同时气溶吸入本品作为辅助治疗。本品对多数D组链球菌感染无效。

【体内过程】 本品肌内注射后吸收迅速而完全。主要分布在细胞外液，其中5%～15%再分布到组织中，在肾皮质细胞中蓄积。本品可穿过胎盘。分布容积（V_d）为0.26 L/kg。尿液中药物浓度高，肌内注射本品1 mg/kg后尿中浓度可达75～100 mg/L。滑膜液内可达有效浓度，在支气管分泌液、脑脊液、胆汁、粪便、乳汁、房水中浓度低。肌内注射本品1 mg/kg后血药浓度约为4 mg/L；1小时内静脉滴注本品1 mg/kg，所得血药浓度与肌内注射相似。血消除半衰期（$t_{1/2\beta}$）为1.9～2.2小时，蛋白结合率很低。本品在体内不代谢，经肾小球滤过排出。24小时排出给药量的 85% ~93%。本品可经血液透析或腹膜透析清除。

【用法与用量】 肌内注射或静脉滴注。成人:按体重每次 1 ~1.7 mg/kg,每 8 小时 1 次,疗程 7 ~14 日。小儿:按体重,早产儿或出生 0 ~7 日小儿每次 2 mg/kg,每 12 ~24 小时 1 次;其他小儿:每次 2 mg/kg,每 8 小时 1 次。

【不良反应与注意事项】 参见硫酸链霉素。全身给药合并鞘内注射可能引起腿部抽搐、皮疹、发热和全身痉挛等。对本品或其他氨基糖苷类过敏者、本人或家族中有人因使用链霉素引起耳聋或其他耳聋者禁用。本品 1 个疗程不超过 7 ~14 日。本品不能静脉注射,以免产生神经肌肉阻滞和呼吸抑制作用。不宜皮下注射,因可引起疼痛。长期应用本品可能导致耐药菌过度生长。应给患者补充足够的水分,以减少肾小管损害。

【制剂与规格】 注射剂:2 ml:80 mg(8×10^4 U)、4 ml:80 mg(8×10^4 U)。

硫酸阿米卡星(丁胺卡那霉素)

Amikacin Sulfate

【作用与用途】 硫酸阿米卡星是一种氨基糖苷类抗生素。抗菌谱与庆大霉素相似,常用于治疗对庆大霉素和妥布霉素耐药的革兰阴性杆菌引起的感染。

【体内过程】 阿米卡星口服很少吸收。肌内注射后迅速被吸收。主要分布于细胞外液,部分药物可分布到各种组织,并可在肾脏皮质细胞和内耳液中蓄积;但在心脏组织、心包液、肌肉、脂肪和间质液内的浓度很低。支气管分泌物、胆汁及房水中浓度低。蛋白结合率低。在体内不代谢。成人血消除半衰期($t_{1/2\beta}$)为 2 ~2.5 小时。可透过胎盘进入胎儿组织。脑脊液中浓度低。主要经肾小球滤过排出,给药后 24 小时内排出 90% 以上。血液透析与腹膜透析可自血中清除相当量的药物,从而使半衰期显著缩短。

【用法与用量】 肌内注射或静脉滴注。成人:单纯性尿路感染对常用抗菌药耐药者每 12 小时 0.2 g;用于其他全身感染每 12 小时 7.5 mg/kg,或每 24 小时 15 mg/kg。成人一日不超过1.5 g,疗程不超过 10 天。小儿:首剂按体重 10 mg/kg,继以每 12 小时 7.5 mg/kg,或每 24 小时 15 mg/kg。肾功能减退患者:肌酐清除率 >50 ~90 ml/min 者每 12 小时给予正常剂量(7.5 mg/kg)的 60% ~90%;肌酐清除率 10 ~50 ml/min 者每 24 ~48 小时用 7.5 mg/kg 的 20% ~30%。

【不良反应与注意事项】 参见硫酸链霉素。对肾脏及听支的毒性反应与卡那霉素相似。大剂量可引起神经肌肉连接点的阻滞作用。有耳毒性,会影响听力和平衡功能;少数发生肾毒性。偶见过敏反应、胃肠道反应、血象改变和神经肌肉阻滞作用。与肌松药同用,可能发生呼吸肌麻痹。

【制剂与规格】 注射剂:1 ml:0.1 g(1×10^5 U)、2 ml:0.2 g(2×10^5 U)。

硫酸核糖霉素
(威斯塔霉素,威他霉素)
Ribostamycin Sulfate

【作用与用途】 抗菌谱与卡那霉素近似,对葡萄球菌、链球菌、肺炎球菌、大肠杆菌和部分变形杆菌菌株有效,抗菌作用较卡那霉素略弱。本品对绿脓杆菌、结核杆菌无效。细菌对本品与卡那霉素有一定的交叉耐药性。临床上用于敏感的革兰阴性杆菌所致的呼吸道、腹腔、胸腔、泌尿道、皮肤和软组织、骨组织以及眼耳鼻部感染。

【体内过程】 正常人肌内注射0.5 g后血药峰浓度(C_{max})于0.5小时达到,平均为25 mg/L,8小时后血中仅有微量。给药后12小时内尿中排出85%～90%。本品在体内不代谢,蛋白结合率低,血消除半衰期($t_{1/2\beta}$)2～3小时。本品可进入各种组织、羊水、眼房水及乳汁中,肌内注射后脐静脉中药物浓度约为母血药物浓度的一半。本品不易进入脑脊液中。

【用法与用量】 使用前每瓶含量为0.2 g、0.5 g、1 g的本品分别加入灭菌注射用水或生理盐水2 ml、3 ml、4 ml,完全溶解后肌内注射。成人每日1～2 g,分2次肌内注射;儿童按体重每日20～40 mg/kg,分2次肌内注射。

【不良反应与注意事项】 参见硫酸链霉素。不良反应类似卡那霉素,但较轻。有皮疹、头痛、麻木、耳鸣、胸部不适感,以及血尿素氮、转氨酶升高等。与右旋糖酐类药物联用,可加强对肾的损害,应予以避免。

【制剂与规格】 注射剂:1 g(1×10^6 U)。

小诺霉素
Micronomicin

【作用与用途】 本品为氨基糖苷类抗生素。抗菌谱与庆大霉素相似。本品主要用于大肠埃希菌、克雷伯杆菌、变形杆菌、肠杆菌属、沙雷杆菌、铜绿假单胞菌等革兰阴性杆菌引起的呼吸道、泌尿道、腹腔及外伤感染,也可用于败血症、肠道手术前准备。

【体内过程】 本品口服后吸收很少,在肠道中能达高浓度。但在痢疾急性期或肠道广泛炎性病变或溃疡性病变时,口服吸收量可有增加。本品肌内注射吸收良好。肌内注射本品60 mg和120 mg,血药峰浓度(C_{max})分别为(4.67 ± 1.00)mg/L和(9.60 ± 3.86)mg/L,达峰时间(t_{max})分别为0.67小时和0.75小时,血消除半衰期($t_{1/2\beta}$)分别为2.34小时和2.63小时。以60 mg/h恒速滴注本品,半小时血药浓度平均值约为2.54 mg/L,血药峰浓度(C_{max})(滴注完毕时)为(4.75 ± 0.65)mg/L,血消除半衰期($t_{1/2\beta}$)约为2.5小时。本品吸收后广泛分布于各种体液和组织中,但在胆汁中浓度低。本品主要随尿排泄,给药后6～8小时,给药量的60%～70%被排泄,肾功能减退时,尿中排泄量减低。本品可进入胎儿脐带和羊水中,但浓度仅为母体浓度的1/2;乳汁中的浓度约为母体浓度的15%。尿中未发现有活性的代谢物。

【用法与用量】 口服:成人每次80 mg(8×10^4 U),每日3次。成人肌内注射:每次60～80 mg,必要时可用至120 mg,每日2～3次;静脉滴注:每次60 mg,加入氯化钠注射液100 ml中恒速滴注,于1小时滴完。小儿按体重3～4 mg/kg,分2～3次给药。

【不良反应与注意事项】 参见硫酸链霉素。

【制剂与规格】 颗粒剂:4 g:40 mg(4×10^4 U);口服液:80 mg;片剂:40 mg(4×10^4 U);注射剂:1 ml:30 mg(3×10^4 U)、2 ml:60 mg(6×10^4)、2 ml:80 mg(8×10^4 U)。

盐酸大观霉素
(壮观霉素,淋必治)
Spectinomycin Hydrochloride

【作用与用途】 本品为链霉菌产生的氨基糖苷类抗生素。主要对淋病奈瑟菌有高度抗菌活性,对产生β-内酰胺酶的淋病奈瑟菌也有良好的抗菌活性;对许多肠杆菌科细菌具中度抗菌活性。普罗菲登菌和铜绿假单胞菌通常对本品耐药;对本品耐药的菌株往往对链霉素、庆大霉素、妥布霉素等仍敏感。本品对溶脲支原体有良好作用,对沙眼衣原体和梅毒螺旋体无活性。本品为淋病奈瑟菌所致尿道、宫颈和直肠感染的二线用药,主要用于对青霉素、四环素等耐药菌株引起的感染。由于多数淋病患者同时合并沙眼衣原体感染,因此应用本品治疗后应继以7日疗程的四环素或多西环素或红霉素治疗。

【体内过程】 本品肌内注射吸收良好。每次肌内注射本品2 g后,1小时达血药峰浓度(C_{max}),约为100 mg/L,8小时血药浓度为15 mg/L,剂量加倍则血药浓度亦约增加1倍。与血清蛋白不结合。血消除半衰期($t_{1/2\beta}$)为1～3小时,肾功能减退者(肌酐清除率<20 ml/min)可延长至10～30小时。本品主要以原形经肾排出,每次给药后48小时内尿中以原形排出约100%。血液透析可使本品的血药浓度降低约50%。

【用法与用量】 仅供肌内注射。成人用于宫颈、直肠或尿道淋病奈瑟菌感染,单剂每次肌内注射2 g;用于播散性淋病,每次肌内注射2 g,每12小时1次,共3日。每次最大剂量4 g,于左右两侧臀部肌内注射。小儿、新生儿禁用。小儿体重45 kg以下者,按体重单剂每次肌内注射40 mg/kg;45 kg以上者,单剂每次肌内注射2 g。临用前,每2 g本品加入0.9%苯甲醇注射液3.2 ml,振摇,使呈混悬液。

【不良反应与注意事项】 注射部位有轻至中度疼痛。偶有恶心、呕吐、头痛、头晕、寒战、发热、失眠、轻微瘙痒及荨麻疹。用药偶见肝肾功能病变、血红蛋白减少、红细胞减少。对本品过敏者及肾衰病人禁用。

【制剂与规格】 注射剂:2 g(2×10^6 U)。

硫酸奈替米星(乙基西梭霉素,立克菌星,奈特,力确兴)
Netilmicin Sulfate

【作用与用途】 抗菌谱与庆大霉素近似。本品的特点是对氨基糖苷乙酰转移酶AAC(3)稳定,对产生该酶而对卡那霉素、庆大霉素、妥布霉素、西索米星等耐药的菌株,本品可敏感。抗绿脓杆菌不如西梭霉素、妥布霉素、阿米卡星、庆大霉素。主要用于大肠杆菌、克雷伯杆菌、变形杆菌、肠杆菌属、枸橼酸杆菌、沙雷杆菌、流感嗜血杆菌、沙门菌、志贺菌、奈瑟菌等革兰阴性菌所致呼吸道、消化道、泌尿生殖系、皮肤和软组织、骨和关节、腹腔、创伤等部位感染,也适用于败血症。

【体内过程】 本品肌内注射吸收迅速而完全。每次肌内注射本品2 mg/kg,30~60分钟达血药峰浓度(C_{max}),约为7 mg/L,此后缓慢下降,12小时尚可测到。每次静脉滴注本品2 mg/kg,若于60分钟滴完,则滴完时即达血药峰浓度(C_{max}),与肌内注射相同剂量所达峰浓度相仿;若静脉滴注时间短于60分钟,则血药峰浓度可为肌内注射的2~3倍。本品在体内不代谢,广泛分布于各主要脏器和体液中,但在胆汁、痰液、前列腺中浓度低。不易透过血-脑脊液屏障,脑膜有炎症时,使用较大剂量亦仅有微量到达脑脊液中。可有一定量透过血-胎盘屏障进入胎儿体内。由于本品可进入腹水或水肿液中,故此类患者的血药浓度常低于其他患者。发热者的血药浓度亦常低于不发热者。本品的血清蛋白结合率低,仅为0%~30%。血消除半衰期($t_{1/2\beta}$)为2~2.5小时。主要自肾小球滤过排出,给药后24小时内以药物原形排出给药量的约80%,尿药浓度可达100 mg/L以上,自胆汁中排出少。本品用于肾功能减退者时,因肾排出量明显减少而在体内积聚,$t_{1/2\beta}$明显延长。

【用法与用量】 肾功能正常者:成人肌内注射或稀释后静脉滴注。按体重每8小时1.3~2.2 mg/kg;或每12小时2~3.25 mg/kg;治疗复杂性尿路感染,按体重每12小时1.5~2 mg/kg。疗程均为7~14日。一日最高剂量不超过7.5 mg/kg。血液透析后应补给1 mg/kg。小儿肌内注射或稀释后静脉滴注,6周以内小儿,按体重每12小时2~3 mg/kg;6周~12岁小儿,按体重每8小时1.7~2.3 mg/kg;或按体重每12小时2.5~3.5 mg/kg。疗程均为7~14日。应用本品宜定期监测血药浓度,使血药峰浓度维持在6~10 mg/L,谷浓度为0.5~2 mg/L。

【不良反应与注意事项】 参见庆大霉素和链霉素。耳毒性较轻,偶有轻度肾毒性及神经毒性反应。肾功能不全、神经肌肉疾患如重症肌无力或帕金森病、低血钙患者及孕妇慎用。避免与强力利尿剂、神经肌肉阻断剂及具有肾毒性和神经毒性的药物同时使用。

【制剂与规格】 注射剂:1 ml:5×10^4 U、2 ml:1×10^5 U。

硫酸依替米星（悉能）

Etimicin Sulfate

【作用与用途】 本品系半合成水溶性抗生素，属氨基糖苷类。动物耳毒性实验结果可见本品肌内注射的耳毒性比其他氨基糖苷类抗生素偏低。与奈替米星相似。适用于呼吸道感染，如急性支气管炎、慢性支气管炎急性发作、社区肺部感染等；肾脏和泌尿生殖系统感染，如急性肾盂肾炎、膀胱炎、慢性肾盂肾炎或慢性膀胱炎急性发作等；皮肤软组织和其他感染，如皮肤及软组织感染、外伤、创伤和手术产后的感染及其他敏感菌感染。

【体内过程】 健康成人每次静脉滴注 0.1 g、0.15 g 和 0.2 g 硫酸依替米星后血清药物浓度分别为 11.30 mg/L、14.6 mg/L、19.79 mg/L。血消除半衰期（$t_{1/2\beta}$）约为 1.5 小时，24 小时内原形在尿中的排泄量约为 80%。健康成人每日给药 2 次，间隔 12 小时，连续给药 7 日，血中也无明显的蓄积作用。本品与血清蛋白的结合率为 25% 左右。

【用法与用量】 静脉滴注，成人推荐剂量：对于肾功能正常泌尿系感染或全身性感染的患者，每日 2 次，每次 0.1～0.15 g（每 12 小时 1 次），稀释于 100 ml 的氯化钠注射液或 5% 葡萄糖注射液中，静脉滴注，滴注 1 小时。疗程为 5～10 日。

【不良反应与注意事项】 本品系半合成氨基糖苷类抗生素，其不良反应为耳、肾的不良反应，发生率和严重程度与奈替米星相似。

【制剂与规格】 注射剂：1 ml：50 mg（5×10^4 U）；2 ml：100 mg（1×10^5 U）。

硫酸西索米星

Sisomicin Sulfate

【作用与用途】 本品属氨基糖苷类抗生素。抗菌谱与庆大霉素相似。对金黄色葡萄球菌和大肠杆菌、克雷伯杆菌、变形杆菌、肠杆菌属、绿脓杆菌、痢疾杆菌等革兰阴性菌有效。主要用于大肠杆菌、痢疾杆菌、克雷伯杆菌、变形杆菌等革兰阴性菌引起的局部或系统感染，对尿路感染作用尤佳。本品用于上述严重感染时宜与青霉素或头孢菌素等联合应用。

【体内过程】 本品的体内过程与庆大霉素相近。正常人单次静脉给药 1 mg/kg 后，血药峰浓度（C_{max}）约为 7.4 mg/L，血消除半衰期（$t_{1/2\beta}$）约为 2 小时，肾功能减退者半衰期相应延长。24 小时内自尿排出给药量的 75% 左右。与其他氨基糖苷类抗生素相仿，本品可在肾中积聚，肾皮质中浓度较髓质高，尿毒症患者经 8 小时血液透析后血药浓度可降低约 50%。

【用法与用量】 肌内注射或静脉滴注。肾功能正常者：成人轻度感染每日 0.1 g；重度感染每日 0.15 g。均分 2～3 次给药。小儿按体重每日 2～3 mg/kg，分 2～3 次给药。疗程均不超过 7～10 日。有条件时应进行血药浓度监测。肾功能减退患者应用本品时，应根据肾功能调整剂量。有条件者应同时监测血药浓度，以调整剂量。

【不良反应与注意事项】 参见庆大霉素和链霉素。

【制剂与规格】 注射剂：1 ml：50 mg(5×10^4 U)、2 ml：100 mg(1×10^5 U)。

阿贝卡星 Arbekacin

【作用与用途】 本品为新氨基糖苷类抗生素，对庆大霉素、卡那霉素及丁胺卡那霉素耐药菌有强抗菌活性。与其他氨基糖苷类比较，对源于葡萄球菌的各种非活化酶均极稳定，而且对临床上缺少有效治疗药物的 MRSA 及耐头孢菌素金黄色葡萄球菌(CRSA)抗菌活力强。其抗菌作用在当前氨基糖苷类品种中是最好的，并明显强于头孢唑林、头孢美唑、泰能、甲氧西林、红霉素及氧氟沙星等药品，略逊于利福平，但不易产生耐药菌株。适用于呼吸道、泌尿道等的感染，MRSA 所致的败血症。

【体内过程】 肌内注射后约 30 分钟达血药峰浓度，分布良好，肾脏浓度最高，呼吸器官、生殖器官亦有分布，本品难以进入中枢神经系统，可透过胎盘，进入乳汁。本品主要由肾脏排泄，半衰期约 2 小时。

【用法与用量】 成人每日 150 ~ 200 mg，分 2 次肌内注射或静脉滴注。

【不良反应与注意事项】 同硫酸卡那霉素。发生率为 1.96%，主要有皮疹、腹泻、注射部位疼痛。实验室检查异常占 9.25%，主要是 ALT、AST、BUN、Cr 升高，嗜酸粒细胞增多。对肾脏及听神经的损害较其他氨基糖苷类抗生素轻。

【制剂与规格】 粉针剂：50 mg、100 mg。注射剂：75 mg：1.5 ml、100 mg：2 ml。

硫酸异帕米星 Isepamicin Sulfate

【作用与用途】 本品属氨基糖苷类抗生素。抗菌谱类似庆大霉素。对大肠埃希菌、枸橼酸杆菌、克雷伯杆菌、肠杆菌、沙雷杆菌、变形杆菌、铜绿假单胞菌等有很强的抗菌作用。本品对氨基糖苷类抗生素修饰酶较其他同类药物稳定，因此，耐药菌少，与其他氨基糖苷类抗生素的交叉耐药性也少。本品主要适用于敏感菌所致的外伤或烧伤创口感染、肺炎、支气管炎、肾盂肾炎、膀胱炎、腹膜炎及败血症等。

【体内过程】 给健康成年人肌内注射本品 200 mg 后 45 分钟血药浓度约为 11.13 mg/L，约 1 小时达血药峰浓度(C_{max})。静脉滴注同剂量的本品，结束时血药浓度约为 10.91 mg/L，至 12 小时降为 <0.3 mg/L。体内分布较广，可渗入痰液、腹水、创口渗出液、脐带血和羊水中。乳汁中本品浓度 <0.156 mg/L。体内不代谢，以原形经肾排泄，注射后 2 小时尿中回收 40%，12 小时回收 80%。肾功能不全者本品的排泄减慢。

【用法与用量】 肌内注射或静脉滴注，成人每日 400 mg，分 1 ~ 2 次给药。静脉滴注按下述要求进行:每日1次给药时,滴注时间不得少于1小时;每日2次给药时,滴注时间宜控制为30~60分钟。可根据患者年龄、体质和症状适当调整。肾功能不全患者应根据肾功能受损程度调整给药剂量和给药间隔。

【不良反应与注意事项】 参见硫酸妥布霉素。本品不能静脉注射,以免产生神经肌肉阻滞和呼吸抑制作用。

【制剂与规格】 注射剂:2 ml:200 mg(2×10^5 U)。

硫酸巴龙霉素
Paromomycin Sulfate

【作用与用途】 本品为氨基糖苷类抗生素。巴龙霉素的抗菌谱与新霉素和卡那霉素基本相同。对革兰阳性和阴性细菌均有抑制作用,以对志贺菌属和金黄色葡萄球菌的作用较显著,对铜绿假单胞菌和厌氧菌无作用。对阿米巴原虫有较强的抑制作用,对利什曼原虫、隐孢子虫、丝虫等亦有较好抑制作用。主要用于肠阿米巴病的治疗,对肠外阿米巴病无效。可用于肠道隐孢子虫病的治疗。亦可用于结肠手术前准备及肝昏迷等。

【体内过程】 本品口服后很少吸收。大部分药物以原形随粪便排出。

【用法与用量】 口服。肠阿米巴病:成人每次0.5 g,每日3次,共7日;儿童每日30 mg/kg,分3次服用。隐孢子虫病:成人每次0.5~0.75 g,每日3次。结肠手术前准备及肝昏迷患者:成人每次1 g,每日3次。

【不良反应与注意事项】 参见硫酸链霉素。口服可引起食欲减退、恶心、呕吐、腹泻等,偶可引起吸收不良综合征。长期口服可引起二重感染。

【制剂与规格】 片剂:0.1 g(1×10^5 U)、0.25 g(2.5×10^5 U)。

硫酸新霉素
Neomycin Sulfate

【作用与用途】 抗菌作用与卡那霉素近似,口服治疗婴儿腹泻、中毒性消化不良等,也可用于肠道手术前准备治疗,外用治疗局部感染。

【体内过程】 新霉素口服很少吸收(约3%),但长期口服较大剂量,肠黏膜有溃疡或炎症时仍可吸收相当量,特别在肾功能减退时血药浓度可显著增高。口服后大部分不经变化随粪便排出。

【用法与用量】 口服,成人每次0.25~0.5 g(以新霉素计),每日4次。肝性脑病的辅助治疗,每次0.5~1 g,每6小时1次,疗程5~6天。结肠手术前准备,每小时0.5 g,连用4次,继以每4小时0.5 g,共24小时。小儿按体重每日25~50 mg/kg,分4次服用。

【不良反应与注意事项】 参见硫酸链霉素。大量体腔内留置给药,可抑制呼吸及造成耳、肾中毒。肠梗阻病人忌用,禁用于注射。

【制剂与规格】 片剂:0.1 g(1×10^5 U)、0.25 g(2.5×10^5)。

（三）大环内酯类抗生素

红霉素

Erythromycin

【作用与用途】 红霉素属大环内酯类抗生素，对葡萄球菌属、各组链球菌和革兰阳性杆菌均具有抗菌活性。奈瑟菌属、流感嗜血杆菌、百日咳鲍特菌等也可对本品敏感。本品对除脆弱拟杆菌和梭杆菌属以外的各种厌氧菌亦具有抗菌活性；对军团菌属、胎儿弯曲菌、某些螺旋体、肺炎支原体、立克次体属和衣原体属也有抑制作用。本品系抑菌剂，但在高浓度时对某些细菌也具有杀菌作用。本品可透过细菌细胞膜，在接近供位（“P”位）处与细菌核糖体的50S亚基呈可逆性结合，阻断了转移核糖核酸（t-RNA）结合至“P”位上，同时也阻断了多肽链自受位（“A”位）至“P”位的位移，因而细菌蛋白质合成受抑制。红霉素仅对分裂活跃的细菌有效。适用于上呼吸道感染、咽喉炎、扁桃体炎、支气管扩张、支气管肺炎、白喉、百日咳、副鼻窦炎、中外耳炎、严重睑腺炎、疖、痈、外伤创口感染、皮肤疾患、牙科疾患、腹泻等。

【体内过程】 空腹口服红霉素肠溶片250 mg后，3～4小时内血药浓度达峰值，平均约为0.3 mg/L。吸收后除脑脊液和脑组织外，广泛分布于各组织和体液中，尤以肝、胆汁和脾中的浓度为最高，在肾、肺等组织中的浓度可高出血药浓度数倍，在胆汁中的浓度可达血药浓度的10～40倍以上。在皮下组织、痰及支气管分泌物中的浓度也较高，痰中浓度与血药浓度相仿；在胸腔积液、腹水、脓液等中的浓度可达有效水平。本品有一定量（约为血药浓度的33%）进入前列腺及精囊中，但不易透过血脑屏障，脑膜有炎症时脑脊液中浓度仅为血药浓度的10%左右。可进入胎血和排入母乳中，胎儿血药浓度为母体血药浓度的5%～20%，母乳中药物浓度可达血药浓度的50%以上。表观分布容积（Vd）为0.9 L/kg。蛋白结合率为70%～90%。游离红霉素在肝内代谢，血消除半衰期（$t_{1/2\beta}$）为1.4～2小时，无尿患者的$t_{1/2\beta}$可延长至4.8～6小时。红霉素主要在肝中浓缩和从胆汁排出，并进行肠肝循环，2%～5%的口服量和10%～15%的注入量自肾小球滤过排除，尿中浓度可达10～100 mg/L，粪便中也含有一定量。血液透析或腹膜透析后极少被清除，故透析后无需加用。

【用法与用量】 口服。成人每日0.75～2 g，分3～4次，儿童每日按体重20～40 mg/kg，分3～4次。治疗军团菌病，成人每次0.5～1.0 g，每日4次。用作风湿热复发的预防用药时，每次0.25 g，每日2次。用作感染性心内膜炎的预防用药时，术前1小时口服1 g，术后6小时再服用0.5 g。

【不良反应与注意事项】 胃肠道反应多见，有腹泻、恶心、呕吐、中上腹痛、口舌疼痛、胃纳减退等，其发生率与剂量大小有关。肝毒性少见，患者可有乏力、恶心、呕吐、腹痛、发热及肝功能异常，偶见黄疸等。过敏反应表现为药物热、皮疹、嗜酸粒细胞增多等,发生率0.5% ~1%。其他:偶有心律失常、口腔或阴道念珠菌感染。对红霉素类药物过敏者禁用。本品可抑制卡马西平和丙戊酸等抗癫痫药的代谢,导致后者的血药浓度增高而发生毒性反应。本品与阿芬太尼合用可抑制后者的代谢,延长其作用时间。本品与阿司咪唑或特非那定等抗组胺药合用可增加心脏毒性,与环孢素合用可使后者血药浓度增加而产生肾毒性。与氯霉素和林可酰胺类有拮抗作用,不推荐同用。

【制剂与规格】 片剂:0.125 g,(1.25×10^5 U)、0.25 g(2.5×10^5 U)。

环酯红霉素(达发新,澳抒欣,冠沙)

Erythromycin Cydocarbonate

【作用与用途】 环酯红霉素属大环内酯类抗生素。作用于细菌细胞核糖体50S亚单位,抑制细菌蛋白质的合成。环酯红霉素是红霉素的半合成衍生物,环碳酸酯基的引入极大地改善了红霉素的亲脂性,从而增加了吸收。实验证明,这一结构改变降低了血清蛋白结合率,提高了抗菌活性和降低了毒性。环酯红霉素的抗菌谱广,对下列细菌有效:革兰阳性菌:金黄色葡萄球菌、酿脓链球菌、肺炎球菌、白喉棒状杆菌等;革兰阴性菌:淋球菌、流感嗜血杆菌、百日咳杆菌、志贺菌属等。除脆弱类杆菌和梭杆菌外,对各种厌氧菌亦具有相当的抗菌活性。对其他微生物:如支原体、衣原体、螺旋体、军团菌属、弯曲菌属、阿米巴等也有一定疗效。适用于由肺炎支原体、嗜肺军团菌和肺炎衣原体引起的肺炎;在无有效的局部治疗方案或其他抗生素无法使用的情况下(如非青霉素敏感的葡萄球菌引起的感染和青霉素过敏患者)的皮肤软组织感染,如疖、痤疮、脓疱疮、蜂窝织炎、湿疹以及其他皮肤软组织感染;由支原体、衣原体、奈瑟淋球菌引起的感染,如非淋病性尿道炎、淋病;弯曲杆菌引起的肠炎;由幽门螺杆菌引起的胃炎;儿童百日咳。

【体内过程】 本品在人体内广泛分布于组织和体液中,在中耳与咽扁桃体的浓度与血清浓度接近,在胸膜和腹膜液中也达到较高浓度。可通过乳汁分泌,乳汁浓度为血清浓度的50%。可渗透入细胞内(如巨噬细胞),从而增强吞噬作用。不易通过血脑屏障,在脑脊液中的浓度低。本品主要以原形药物自胆汁和粪便排出,血液或腹膜透析不能将本品有效消除。

【用法与用量】 口服:空腹、饭前或饭后3小时服用,每12小时服药1次。成人:每次250 ~500 mg,每天2次,疗程5 ~10天;儿童:15 mg/kg体重,每12小时给药1次。

【不良反应与注意事项】 不良反应发生率较低,少数患者可能发生腹部不适、恶心、呕吐、腹泻、皮肤潮红、嗜酸粒细胞增多、发热,极少数患者可能发生可逆性听力损伤、伪膜性结肠炎、肝功能损伤。长期和反复使用本品可导致非敏感细菌(艰难梭菌)和霉菌(白色念珠菌)的过度生长。对本品及其他大环内酯类药物过敏者禁用。肝功能不全者慎用,用药期间应监测肝功能,如发现肝功能异常及时停药。怀孕及哺乳者慎用。药物相互作用:本品可使茶碱的血清药物浓度增加,两药并用时茶碱应减量使用,并监测茶碱的毒性反应;可使地高辛的吸收和血清药物浓度增加;可使环孢素 A 的血清药物浓度和肾毒性增加;使香豆素抗凝药作用增强;与林可霉素和氯林可霉素有拮抗作用。一旦发生药物过量,应立即停止用药,给予催吐、灌胃等常规处理,并给予对症治疗。

【制剂与规格】 片剂:0.25 g;胶囊剂:0.25 g。

硬脂酸红霉素
Erythromycin Stearate

【作用与用途】 见红霉素。

【体内过程】 本品对酸较稳定,故在胃中破坏较少,在十二指肠分离成具有抗菌活性的红霉素,并以盐基形式从小肠吸收。口服 0.25 g 本品后,达峰时间为 2 小时,血药浓度可达 1 ~ 1.3 mg/L。其余见红霉素。

【用法与用量】 口服,成人每日 0.75 ~ 2 g,分 3 ~ 4 次,儿童每日按体重 20 ~ 40 mg/kg,分 3 ~ 4 次。治疗军团菌病,成人每次 0.5 ~ 1.0 g,每日 4 次。用作风湿热复发的预防用药时,每次 0.25 g,每日 2 次。用作感染性心内膜炎的预防用药时,术前 1 小时口服 1 g,术后 6 小时再服用 0.5 g。

【不良反应与注意事项】 参见红霉素。

【制剂与规格】 颗粒剂:50 mg (5×10^4 U);胶囊剂:0.1 g(1×10^5 U)、0.125 g (1.25×10^5 U);片剂:0.05 g (5×10^4 U)、0.125 g(1.25×10^5 U)、0.25 g (2.5×10^5 U)。均以红霉素计。

乳糖酸红霉素
Erythromycin Lactobionate

【作用与用途】 见红霉素。

【体内过程】 静脉滴注后立即达血药浓度峰值,24 小时内静脉滴注 2 g,平均血药浓度为 2.3 ~ 6.8 mg/L,但个体差异较大。每 12 小时连续静脉滴注本品 1 g,则 8 小时后的血药浓度可维持于 4 ~ 6 mg/L。余见红霉素。

【用法与用量】 静脉滴注。成人每次 0.5 ~ 1.0 g,每日 2 ~ 3 次。治疗军团菌病剂量需增加至每日 3 ~ 4 g,分 4 次滴注。小儿每日按体重 20 ~ 30 mg/kg,分 2 ~ 3 次滴注。乳糖酸红霉素滴注液的配制:先加灭菌注射用水 10 ml 至 0.5 g 乳糖酸红霉素粉针瓶中或加 20 ml 至 1 g 乳糖酸红霉素粉针瓶中,用力振摇至溶解;然后加入生理盐水或其他电解质溶液中稀释,缓慢静脉滴注。注意红霉素浓度在 1% ~ 5% 以内。溶解后也可加入含葡萄糖的溶液稀释,但因葡萄糖溶液偏酸性,必须每 100 ml 溶液中加入 4% 碳酸氢钠 1 ml。

【不良反应与注意事项】 同红霉素。

【制剂与规格】 注射剂：0.25 g（2.5×10^5 U）、0.3 g（3×10^5 U）（按红霉素计）。

琥乙红霉素
Erythromycin Ethylsuccinate

【作用与用途】 见红霉素。

【体内过程】 本品在肠道中以基质和酯化物的形式被吸收，在体内酯化物部分水解为碱。空腹口服 500 mg 后，0.5～2.5 小时达血药峰浓度，酯化物及碱两者的总浓度为 15 mg/L，游离碱为 0.6 mg/L。分布代谢见红霉素。

【用法与用量】 口服。成人每日 1.6 g，分 2～4 次服用。军团菌病患者，每次 0.4～1.0 g，每日 4 次。成人每日量一般不宜超过 4 g。预防链球菌感染，每次 400 mg，每日 2 次。衣原体或溶脲脲原体感染，每次 800 mg，每 8 小时 1 次，共 7 日；或每次 400 mg，每 6 小时 1 次，共 14 日。小儿按体重每次 7.5～12.5 mg/kg，每日 4 次；或每次15～25 mg/kg，每日 2 次；严重感染每日量可加倍，分 4 次服用。百日咳患儿，按体重每次 10～12.5 mg/kg，每日 4 次，疗程 14 日。

【不良反应与注意事项】 见红霉素。

【制剂与规格】 颗粒：0.05 g（5×10^4 U）、0.1 g（1×10^5 U）、0.125 g（1.25×10^5 U）、0.25 g（2.5×10^5 U）。片剂：0.1 g（1×10^5）、0.125 g（1.25×10^5）、0.25 g（2.5×10^5）。均按红霉素计。

麦迪霉素（麦地霉素，米地加霉素）
Midecamycin

【作用与用途】 本品为链霉菌（*Streptomyces mycarofaciens*）产生的一种大环内酯类抗生素。通过作用于细菌核糖体的 50S 亚基，阻碍细菌蛋白质的合成而发挥作用，为生长期抑菌药。抗菌性能与红霉素相似，对革兰阳性菌和支原体显示很强的抗菌作用，对部分革兰阴性菌如脑膜炎奈瑟菌、淋病奈瑟菌等亦有抗菌作用。主要适用于金黄色葡萄球菌、溶血性链球菌、肺炎球菌等所致的呼吸道感染及皮肤、软组织和胆管感染，也可用于支原体肺炎。

【体内过程】 成人口服本品 400 mg，约 2 小时达血药峰浓度，其值约为 1.0 μg/ml。广泛分布于各器官中，肝、肺、脾、皮肤及口腔内浓度较高，胆汁中有很高浓度，尿中浓度很低。不能透过正常的血-脑脊液屏障。本品大部分由胆汁经粪排出，12 小时尿中排泄量为 2%～3%。

【用法与用量】 口服。成人每日 0.8～1.2 g，小儿按体重每日 30～40 mg/kg。分 3～4 次服用。

【不良反应与注意事项】 肝毒性：在正常剂量下本品的肝毒性较小，主要表现为胆汁淤积和暂时性血清谷丙转氨酶、谷草转氨酶升高等，一般停药后可恢复。过敏反应：主要表现为药物热、药疹和荨麻疹等。偶见恶心、呕吐、上腹不适、食欲不振等胃肠道反应。对本品及大环内酯类药物过敏者禁用。肝、肾功能不全者慎用。本品与其他大环内酯类药物之间有交叉耐药性。如发生过敏反应,应立即停药,并对症处理。本品在 pH≥6.5 时吸收差。本品可抑制茶碱的正常代谢,与茶碱合用时可致茶碱的血药浓度异常升高而致中毒,甚至死亡,故两药合用时应监测茶碱的血药浓度。

【制剂与规格】 胶囊:0.1 g、0.2 g。片剂:0.1 g。

醋酸麦迪霉素
(美欧卡霉素,乙酰麦迪霉素)
Midecamycin Acetate

【作用与用途】 见麦迪霉素。

【体内过程】 本品口服吸收迅速。广泛分布于各器官中,肝、肺、脾、皮肤及口腔内浓度较高,胆汁中有很高浓度,尿中浓度很低。不能透过正常的血-脑脊液屏障。主要在肝脏代谢。大部分由胆汁经粪排出。

【用法与用量】 口服。成人每日 0.8~1.2 g,小儿按体重每日 30~40 mg/kg。分 3~4 次服用。

【不良反应与注意事项】 见麦迪霉素。

【制剂与规格】 颗粒剂:1.0 g。

吉他霉素(白霉素)
Kitasamycin

【作用与用途】 本品为大环内酯类抗生素。作用机制和抗菌谱与红霉素相似,但对大多数革兰阳性菌的抗菌活性则较差,部分耐红霉素的金黄色葡萄球菌仍对吉他霉素敏感,本品对白喉杆菌、破伤风杆菌、淋病奈瑟菌、百日咳杆菌、立克次体属和沙眼衣原体也有相当活性。主要用于敏感的革兰阳性菌所致的皮肤软组织感染、呼吸道感染、链球菌咽峡炎、猩红热、白喉、军团菌病、百日咳等,以及淋病、非淋病性尿道炎、痤疮等。

【体内过程】 本品口服后吸收良好。单剂量口服 400 mg 后 0.5 小时血药浓度达峰值(C_{max})为 0.69 mg/L。在脏器内分布广泛,肝和胆汁中浓度尤高,在肺、肾、肌肉等组织中浓度也较血药浓度为高。本品主要经肝胆系统排泄。$t_{1/2\beta}$ 约为 2 小时。

【用法与用量】 口服,成人每日 1~1.6 g,分 3~4 次服用。

【不良反应与注意事项】 本品的胃肠道反应发生率较红霉素低,偶见皮疹和瘙痒。肝功能不全者慎用。

【制剂与规格】 片剂:0.1 g、0.2 g。

罗红霉素(罗力得,朗素,仁苏)
Roxithromycin

【作用与用途】 本品为半合成的 14 元环大环内酯类抗生素。抗菌谱与抗菌作用基本上与红霉素相仿,对革兰阳性菌的作用较红霉素略差,对嗜肺军团菌的作用较红霉素强,对肺炎衣原体、肺炎支原体、溶脲脲原体的抗微生物作用与红霉素相仿或略强。本品适用于化脓性链球菌引起的咽炎及扁桃体炎,敏感菌所致的鼻窦炎、中耳炎、急性支气管炎、慢性支气管炎急性发作,肺炎支原体或肺炎衣原体所致的肺炎，沙眼衣原体引起的尿道炎和宫颈炎，敏感细菌引起的皮肤软组织感染。

【体内过程】 口服吸收好，血药峰浓度（C_{max}）高，单剂量口服罗红霉素 150 mg 后约 2 小时达血药峰浓度（C_{max}），为 6.6 ~ 7.9 mg/L，进食可使生物利用度下降约一半。分布广，扁桃体、鼻窦、中耳、肺、痰、前列腺及其他泌尿生殖道组织中的药物浓度均可达有效治疗水平。其蛋白结合率在血浓度 2.5 mg/L 时为 96%。以原形及 5 个代谢物从体内排出，7.4% 自尿液排出。血消除半衰期（$t_{1/2\beta}$）为 8.4 ~ 15.5 小时。

【用法与用量】 空腹口服，一般疗程为 5 ~ 12 日。成人每次 150 mg，每日 2 次；也可每次 300 mg，每日 1 次。儿童每次按体重 2.5 ~ 5 mg/kg，每日 2 次。

【不良反应与注意事项】 主要不良反应为腹痛、腹泻、恶心、呕吐等胃肠道反应，但发生率明显低于红霉素。偶见皮疹、皮肤瘙痒、头昏、头痛、肝功能异常（ALT 及 AST 升高）、外周血细胞下降等。肝功能不全者慎用。

【制剂与规格】 分散片、胶囊、颗粒剂、片剂：50 mg、75 mg、150 mg；干混悬剂：25 mg、50 mg。均按罗红霉素计。

克拉霉素（甲基红霉素，克拉仙，诺邦，圣诺得）
Clarithromycin

【作用与用途】 本品为红霉素的第二代制剂，抗菌谱与红霉素近似，对流感嗜血杆菌有优异的作用，对肝肾无毒性。用于治疗由对克拉霉素敏感的病原体所引起的感染：鼻咽感染（扁桃体炎、咽炎）；鼻旁窦（副鼻窦）炎；下呼吸道感染，包括支气管炎、细菌性肺炎、非典型肺炎；皮肤感染；脓疱病、丹毒、毛囊炎、疖和伤口感染。

【体内过程】 口服后经胃肠道迅速吸收，生物利用度为 55%。食物可稍延缓吸收之起始，但不影响生物利用度。单剂口服 400 mg 后 2.7 小时达血药峰浓度（C_{max}）2.2 mg/L；每 12 小时口服 250 mg，在 2 ~ 3 天内达到稳态血浓度约为 1 mg/L，其代谢物（14-羟基克拉霉素）为 0.6 mg/L，每 12 小时口服 500 mg，药物在稳定峰值状态的血浆浓度平均为 2.7 ~ 2.9 mg/L，其代谢物为 0.83 ~ 0.88 mg/L。体内分布广泛，鼻黏膜、扁桃体及肺组织中的药物浓度比血浓度高。在血浆中，蛋白结合率为 65% ~ 75%。其主要代谢产物是具有大环内酯类活性作用的 14-羟基克拉霉素。单剂给药后血消除半衰期（$t_{1/2\beta}$）为 4.4 小时；每 12 小时口服 250 mg 后的原形药物血消除半衰期（$t_{1/2\beta}$）为 3 ~ 4 小时，其代谢物为 5 ~ 6 小时；每 12 小时口服 500 mg 后的原形药物的血消除半衰期（$t_{1/2\beta}$）为 5 ~ 7 小时，其代谢物为 6.9 ~ 8.7 小时。经口服或静脉注入 ^{14}C 标记的克拉霉素，5 日内自尿排出给药剂量的 36%，自大便排出占 52%。低剂量给药经粪、尿两个途径排出的药量相仿，但剂量增大时尿中排出量较多。

【用法与用量】 成人口服：常用量每次 250 mg，每 12 小时 1 次；重症感染者每次 500 mg，每 12 小时 1 次。根据感染的严重程度应连续服用 6～14 日。儿童口服：6 个月以上的儿童，按体重每次 7.5 mg/kg，每 12 小时 1 次。或按以下方法给药：体重 8～11 kg，每次 62.5 mg，每 12 小时 1 次；体重 12～19 kg，每次 125 mg，每 12 小时 1 次；体重 20～29 kg，每次 187.5 mg，每 12 小时 1 次；体重 30～40 kg，每次 250 mg，每 12 小时 1 次。根据感染的严重程度应连续服用 5～10 日。

【不良反应与注意事项】 对大环内酯类药物过敏者、妊娠、哺乳或严重肝功能低下者禁忌；某些心脏病（指心律失常、心动过缓、Q-T 间期延长、缺血性心脏病、充血性心力衰竭等）患者及水电解质紊乱患者，也应列为禁忌。某些患者有胃肠不适（如恶心、胃灼热、腹痛或腹泻）、头痛和皮疹。肝、肾功能严重损害者应慎用。

【制剂与规格】 分散片：50 mg、125 mg、250 mg。干混悬剂：1 g：0.125 g；2 g：0.125 g；2 g：0.25 g。片剂、胶囊：0.125 g（1.25×10^5 U）、0.25 g（2.5×10^5 U）；颗粒：2 g：0.125 g。

地红霉素

Dirithromycin

【作用与用途】 本品为口服有效的具有 14 元内酯环的大环内酯类抗生素。本品对临床分离出的革兰阳性菌，体外抑菌活性类似于红霉素、罗红霉素、阿奇霉素，但弱于克拉霉素。适用于敏感菌引起的扁桃体炎、咽炎、下呼吸道及皮肤和软组织感染。

【体内过程】 口服吸收迅速，健康成人单次口服本品 500 mg、750 mg 或 1 000 mg 后 C_{max} 分别为 0.29 mg/L、0.64 mg/L 和 0.41 mg/L。在健康或病理的支气管黏膜及支气管分泌物中的药物浓度常是血药浓度的 20～40 倍。血浆蛋白结合率为 19%，代谢产物主要随粪便排，清除半衰期为 30～44 小时。

【用法与用量】 口服：500 mg，每日 1 次，连续使用 5～10 天。轻至中度肝、胆或肾损伤病人不必调整剂量。

【不良反应与注意事项】 发生率与性质类似于其他大环内酯类抗生素，胃肠道反应常见。

【制剂与规格】 片剂、胶囊：250 mg。

阿奇霉素（阿奇红霉素，希舒美，因培康，瑞奇，奥立平，舒美特，赛乐欣，欣匹特，维宏，泰力特）

Azithromycin

【作用与用途】 阿奇霉素为 15 元环大环内酯类抗生素。适用于敏感细菌所引起的下列感染：中耳炎、鼻窦炎、咽炎、扁桃体炎等上呼吸道感染；支气管炎、肺炎等下呼吸道感染；皮肤和软组织感染；沙眼衣原体所致的单纯性生殖器感染；非多重耐药淋球菌所致的单纯性生殖器感染（需排除梅毒螺旋体的合并感染）。

【体内过程】 口服后迅速吸收，

生物利用度为37%。单剂口服0.5 g后，达峰时间为2.5～2.6小时，血药峰浓度(C_{max})为0.4～0.45 mg/L。每日静脉滴注阿奇霉素0.5 g，连续2～5日，平均血浆峰浓度(C_{max})为(3.63±1.60)μg/ml，平均血浆谷浓度(C_{min})为(0.20±0.15)μg/ml。单次静脉滴注阿奇霉素1～4 g，滴注时间大于2小时，其清除率和表观分布容积分别为10.18 ml/(min·kg)和33.3 L/kg。本品在体内分布广泛，在各组织内浓度可达同期血浓度的10～100倍，在巨噬细胞及纤维母细胞内浓度高，前者能将阿奇霉素转运至炎症部位。本品单剂给药后的血消除半衰期($t_{1/2β}$)为35～48小时，给药量的50%以上以原形经胆管排出，给药后72小时内约4.5%以原形经尿排出。本品的血清蛋白结合率随血药浓度的增加而减低，当血药浓度为0.02 μg/ml时，血清蛋白结合率为15%；当血药浓度为2 μg/ml时，血清蛋白结合率为7%。

【用法与用量】 口服：成人用量：眼衣原体或敏感淋病奈瑟菌所致的性传播疾病，仅需单次口服本品1.0 g；对其他感染的治疗：第1天，0.5 g顿服，第2～5天，每日0.25 g顿服；或每日0.5 g顿服，连服3日。小儿用量：治疗中耳炎、肺炎，第1天，按体重10 mg/kg顿服(每日最大量不超过0.5 g)，第2～5天，每日按体重5 mg/kg顿服(每日最大量不超过0.25 g)。治疗小儿咽炎、扁桃体炎，每日按体重12 mg/kg顿服(每日最大量不超过0.5 g)，连用5日。将本品用适量注射用水充分溶解，配制成0.1 g/ml，再加入至250 ml或500 ml的氯化钠注射液或5%葡萄糖注射液中，最终阿奇霉素浓度为1.0～2.0 mg/ml，然后静脉滴注。浓度为1.0 mg/ml，滴注时间为3小时；浓度为2.0 mg/ml，滴注时间为1小时。治疗社区获得性肺炎：成人每次0.5 g，每日1次，至少连续用药2日，继之换用阿奇霉素口服制剂每日0.5 g，7～10日为一个疗程。转为口服治疗时间应由医师根据临床治疗反应确定。

【不良反应与注意事项】 服药后可出现腹痛、腹泻(稀便)、上腹部不适(疼痛或痉挛)、恶心、呕吐等胃肠道反应，其发生率明显较红霉素低。偶可出现轻至中度腹胀、头昏、头痛及发热、皮疹、关节痛等过敏反应，过敏性休克和血管神经性水肿、胆汁淤积性黄疸极为少见。少数患者可出现一过性中性粒细胞减少、血清氨基转移酶升高。

【制剂与规格】 干混悬剂：2 g：0.1 g($1×10^5$ U)；混悬剂：0.125 g($1.25×10^5$ U)，0.25 g($2.5×10^5$ U)；胶囊、颗粒：0.125 g($1.25×10^5$ U)，0.25 g($2.5×10^5$ U)；片剂：0.125 g($1.25×10^5$ U)，0.25 g($2.5×10^5$ U)，0.5 g($5×10^5$ U)；糖浆：25 ml：0.5 g($5×10^5$ U)(按$C_{38}H_{72}N_2O_{12}$计)；注射剂：0.25 g($2.5×10^5$ U)。

乙酰螺旋霉素

Acetylspiramycin

【作用与用途】 抗菌谱似红霉素而较弱，对青霉素、链霉素、氯霉素、四环素有耐药性的革兰阳性⁺球菌(如金黄色葡萄球菌、链球菌、肺炎球菌)和革兰阴性⁻球菌(如脑膜炎球菌、淋球菌)等抗菌作用强。对立克次体、螺旋体、军团菌、百日咳杆菌亦有较好作用。与其他抗生素无交叉耐药性。口服吸收良好,于2小时内达血药浓度峰值,在胸腔积液、腹水、胆汁、脓液和尿液中均有较高浓度,乳汁中也有一定浓度。大部分从胆汁排出,其余从尿中排泄。用于革兰阳性⁺菌所致的呼吸道和皮肤软组织感染,对脓皮病、丹毒、猩红热的疗效最好,对咽炎、扁桃体炎、肺炎也有较好疗效。适用于对葡萄球菌、化脓性链球菌、肺炎链球菌、脑膜炎球菌、淋球菌、白喉杆菌、支原体、梅毒螺旋体等敏感菌所致的扁桃体炎、支气管炎、肺炎、咽炎、中耳炎、皮肤和软组织感染、乳腺炎、胆囊炎、猩红热、牙科和眼科感染等。

【体内过程】 本品耐酸,口服吸收好,经胃肠道吸收后脱乙酰基转变为螺旋霉素而起抗菌作用。单剂口服0.2 g后2小时达血药峰浓度(C_{max})1 mg/L。本品在体内分布广泛,在胆汁、尿液、脓液、支气管分泌物、肺组织及前列腺中的浓度一般较血浓度高,本品不能透过血-脑脊液屏障。平均血消除半衰期($t_{1/2\beta}$)为4~8小时。多次给药后体内有蓄积作用。本品主要经粪便排泄,12小时经尿排泄量为给药量的5%~15%,其中大部分为代谢产物,胆汁中浓度可达血浓度的15~40倍。

【用法与用量】 口服。成人剂量:每次0.2~0.3 g,每日4次,首次加倍。小儿剂量:每日按体重20~30 mg/kg,分4次服用。

【不良反应与注意事项】 见红霉素。不良反应有轻度胃肠道反应,少数病人有皮疹、头痛、嗜睡、乏力等。本品与其他大环内酯类有较密切的交叉耐药性。本品受胃酸影响较轻,可饭后应用。

【制剂与规格】 片剂、胶囊:0.1 g(1×10^5 U),0.2 g(2×10^5 U)。

交沙霉素
Josamycin

【作用与用途】 抗菌谱似红霉素,抗菌活力略低,但不易产生耐药性。对厌氧菌大多敏感,对肺炎支原体也有很强的作用。适应证和抗菌范围与红霉素相近,对红霉素耐药的葡萄球菌对本品敏感。对流感杆菌、百日咳杆菌、脑膜炎球菌、淋球菌不敏感。用于肺炎、支气管炎、猩红热、毛囊炎、尿道炎、齿槽脓肿等。用于敏感菌所致的口咽部、呼吸道、肺、鼻窦、中耳、皮肤及软组织、胆管等部位感染。

【体内过程】 本品口服吸收迅速,体内分布快而广,脏器组织浓度高。口服本品1 g后0.75~1小时达血药峰浓度(C_{max})2.7~3.2 mg/L,在房水及前列腺中的浓度分别为0.4 mg/L及4.3 mg/kg;口服500 mg后,在尿、骨、齿龈、扁桃体等中的浓度可达0.43~13.7 mg/L(kg);在胆汁及肺中的浓度高;在吞噬细胞中的浓度是血清浓度的20倍。患者口服本品后,2~6小时痰液中药物浓度为血药浓度的8～9倍，在乳汁中的药物浓度为血药浓度的1/4～1/3，在脐带血和羊水的药物浓度为血药浓度的1/2，但在新生儿和胎儿血中未能检出。不能透过血-脑脊液屏障。主要以代谢物从胆汁排出，尿排泄量少于20%，血消除半衰期($t_{1/2\beta}$)为1.5～1.7小时。

【用法与用量】 成人，每日0.8～1.2 g，较重感染可增至每日1.6 g；小儿，按体重每日30 mg/kg。均分3～4次于空腹时服用(餐前1小时或餐后3～4小时)。

【不良反应与注意事项】 见红霉素。不良反应有胃肠道反应、皮疹、瘙痒等。交沙霉素碱片剂应整片吞服，以免接触胃酸损失效价。

【制剂与规格】 胶囊：0.2 g；颗粒剂：0.1 g(1×10^5 U)；片剂：50 mg、0.1 g、0.2 g。

罗他霉素

Rokitamycin

【作用与用途】 对需氧的革兰阳性菌(葡萄球菌、链球菌属)、厌氧菌及支原体的抗菌作用较麦迪霉素、交沙霉素为强。对红霉素、竹桃霉素诱导体的诱导型大环内酯耐药性葡萄球菌及一部分构成型大环内酯耐药菌也有抗菌作用。口服后，痰液、扁桃体、唾液、皮肤组织、牙龈及乳汁中分布较好，几乎不向脐带血浆及羊水分布。用于敏感菌及支原体引起的毛囊炎(除脓疱性痤疮)、疖、痈、丹毒、蜂窝织炎、淋巴管炎、化脓性甲周炎、皮下脓肿、汗腺炎、感染性粉瘤、咽喉炎、急性支气管炎、扁桃体炎、细菌性肺炎、支原体肺炎、外耳炎、中耳炎、副鼻窦炎、牙周炎、颌窦炎等。

【用法与用量】 口服：成人600 mg/d，分3次服用。

【不良反应与注意事项】 偶见皮疹、荨麻疹、食欲不振、恶心、呕吐、腹泻；罕见便秘、视物模糊感。肝功能不全者慎用。对本品有过敏史者、孕妇、早产儿、新生儿、婴儿及小儿禁用。

【制剂与规格】 片剂：100 mg。

(四)四环素类抗生素

四环素

Tetracycline

【作用与用途】 本品为广谱抑菌剂，高浓度时具杀菌作用。除了常见的革兰阳性菌、革兰阴性菌以及厌氧菌外，多数立克次体属、支原体属、衣原体属、非典型分枝杆菌属、螺旋体也对本品敏感。本品对革兰阳性菌的作用优于革兰阴性菌，但肠球菌属对其耐药。其他如放线菌属、炭疽杆菌、单核细胞增多性李斯特菌、梭状芽孢杆菌、奴卡菌属等对本品敏感。本品对淋病奈瑟菌具一定抗菌活性，但耐青霉素的淋球菌对四环素也耐药。本品对弧菌、鼠疫杆菌、布鲁菌属、弯曲杆菌、耶尔森菌等革兰阴性菌抗菌作用良好，对铜绿假单胞菌无抗菌活性，对部分厌氧菌属细菌具一定抗菌作用，但远不如甲硝唑、克林霉素和氯霉素，因此临床上并不选用。多年来由于四环素类的广泛应用，临床常见病原菌包括葡萄球菌等革兰阳性菌及肠杆菌属等革兰阴性杆菌对四环素多数耐药，并且，同类品种之间存在交叉耐药。本品作用机制在于药物能特异性地与细菌核糖体30S亚基的A位置结合，阻止氨基酰-tRNA在该位上的联结，从而抑制肽链的增长和影响细菌蛋白质的合成。本品作为首选或选用药物应用于下列疾病的重症感染患者或不能口服给药者：立克次体病，包括流行性斑疹伤寒、地方性斑疹伤寒、洛杉矶热、恙虫病和Q热、支原体属感染、回归热、布鲁菌病、霍乱、兔热病、鼠疫。治疗布鲁菌病和鼠疫时需与氨基糖苷类联合应用。

【体内过程】　本品为四环素碱，口服可吸收但不完全，30%～40%的给药量可从胃肠道吸收。口服吸收受食物和金属离子的影响，后者与药物形成络合物使吸收减少。单剂口服本品250 mg后，血药峰浓度（C_{max}）为2～4 mg/L。多剂口服该药250 mg或500 mg（每6小时服药1次后），稳态血药浓度分别可达1～3 mg/L和1.5～5 mg/L。单次静脉给药500 mg后，血药峰浓度（C_{max}）为15～20 mg/L，1～2小时后降至4～10 mg/L，12小时后尚有1～3 mg/L。分布容积（Vd）为1.3～1.6 L/kg，蛋白结合率为55%～70%，血消除半衰期（$t_{1/2\beta}$）为6～11小时，无尿患者可达57～108小时。本品主要自肾小球滤过排出体外，给药后24小时内可排出给药量的60%，未吸收部分自粪便以原形排泄。少量药物自胆汁分泌至肠道排出。本品可分泌至乳汁，乳汁中浓度可达血药浓度的60%～80%。可自血液透析缓慢清除，约可清除给药量的10%～15%。

【用法与用量】　口服。成人常用量：每次0.25～0.5 g，每6小时1次。8岁以上小儿常用量：每次6.25～12.5 mg/kg，每6小时1次。静脉滴注，成人每日1～1.5 g，分2～3次给药。滴注药液浓度约为0.1%。8岁以上小儿每日10～20 mg/kg，分2次给药，每日剂量不超过1 g。

【不良反应与注意事项】　可致牙齿产生不同程度的变色黄染，并可致骨发育不良。口服可引起胃肠道症状，如恶心、呕吐、上腹不适、腹胀、腹泻等。还可使人体内正常菌群减少，导致维生素缺乏、真菌繁殖，出现口干、咽痛、口角炎、舌炎、致舌色暗或变色等。长期应用四环素类可诱发耐药金黄色葡萄球菌、革兰阴性杆菌和真菌等的消化道、呼吸道和尿路感染，严重者可致败血症。较大剂量四环素静脉给药或长期口服后可引起肝脏损害。过敏反应较青霉素类少见。孕妇、哺乳期妇女及8岁以下儿童禁用。

【制剂与规格】　片剂：0.05 g、0.125 g、0.25 g（按$C_{22}H_{24}N_2O_8$计算）。注射剂：0.125 g、0.25 g、0.5 g。均按盐酸四环素计。

盐酸米诺环素
（美满霉素，二甲胺四环素）
Minocycline Hydrochloride

【作用与用途】　为高效、速效、长效的半合成四环素新制剂，抗菌作用为该属中最强，抗菌谱与多西环素相似。作用比四环素强2～4倍，也胜过多西环素、美他环素、土霉素。能克服耐四环素的金黄色葡萄球菌、链球菌、大肠杆菌，金黄色葡萄球菌对本品不易产生耐药性。用于尿路、胃肠道、妇科、皮肤、骨髓、眼、耳、鼻、喉部感染及男性淋病。本品尚可用于阿米巴病的辅助治疗。

【体内过程】 本品口服后迅速被吸收，食物对本品的吸收无明显影响。口服本品0.2 g，1～4小时内(平均2.1小时)达血药峰浓度(C_{max})2.1～5.1 mg/L。本品脂溶性较高，易渗透入许多组织和体液中，如甲状腺、肺、脑和前列腺等，本品在胆汁和尿中的浓度比血药浓度高10～30倍，在唾液和泪液中的浓度比其他四环素类抗生素高。血清蛋白结合率为76%～83%。在体内代谢较多，在尿中排泄的原形药物远低于其他四环素类。本品排泄缓慢，大部分由肾和胆汁排出。血消除半衰期($t_{1/2\beta}$)为11.1～22.1小时(平均15.5小时)。

【用法与用量】 口服。成人首次剂量为0.2 g，以后每12小时服用本品0.1 g，或每6小时服用50 mg。

【不良反应与注意事项】 不良反应与四环素相似，儿童可出现牙齿黄染，婴儿可致前囟隆起。慎用于肝、肾功能不全者。禁用于8岁以下儿童、孕妇、驾驶员。可引起前庭功能失调(眩晕、共济失调)，但停药可恢复。钙、铝及其他金属离子能影响本品吸收，应避免合用。

【制剂与规格】 胶囊：50 mg(5×10^4 U)、100 mg(1×10^5 U)(按米诺环素计)。

盐酸多西环素(强力霉素)
Doxycycline Hydrochloride

【作用与用途】 抗菌谱与四环素、土霉素基本相同，体内外抗菌力均较四环素为强。微生物对本品与四环素、土霉素等有密切的交叉耐药性。口服吸收良好。主要用于敏感的革兰阳性菌和革兰阴性杆菌所致的上呼吸道感染、扁桃体炎、胆管感染、淋巴结炎、蜂窝织炎、老年慢性支气管炎等，也用于治疗斑疹伤寒、恙虫病、支原体肺炎等。尚可用于治疗霍乱，也可用于预防恶性疟疾和钩端螺旋体感染。

【体内过程】 本品口服吸收完全，约可吸收给药量的90%以上，进食对本品吸收的影响小。单剂口服本品100 mg后，血药峰浓度为1.8～2.9 mg/L。吸收后广泛分布于体内组织和体液，多西环素有较高的脂溶性，对组织穿透力较强，在胸导管淋巴液、腹水、肠组织、眼和前列腺组织中均有较高浓度，为血药浓度的60%～75%，在胆汁中浓度可达同期血药浓度的10～20倍，表观分布容积(V_d)为0.7 L/kg。蛋白结合率为80%～93%，血消除半衰期($t_{1/2\beta}$)为12～22小时，肾功能减退者$t_{1/2\beta}$延长不明显。本品部分在肝内代谢灭活，主要自肾小球滤过排泄，给药后24小时内可排出35%～40%。肾功能损害患者应用本品时，药物自胃肠道的排泄量增加，成为主要排泄途径，因此本品是四环素类中可安全用于肾功能损害患者的药物。血液或腹膜透析不能清除本品。

【用法与用量】 抗菌及抗寄生虫感染：成人，第1天100 mg，每12小时1次，继以100～200 mg，每日1次，或50～100 mg，每12小时1次。淋病奈瑟菌性尿道炎和宫颈炎：每次100 mg，每12小时1次。共7日。非淋病奈瑟菌性尿道炎，由沙眼衣原体或解脲脲原体引起者，以及沙眼衣原体所致的单纯性尿道炎、宫颈炎或直肠感染：均为每次100 mg，每日2次，疗程至少7日。梅毒：每次150 mg，每12小时1次，疗程至少10日。8岁以上小儿第1日按体重2.2 mg/kg，每12小时1次，继以按体重2.2～4.4 mg/kg，每日1次，或按体重2.2 mg/kg，每12小时1次。体重超过45 kg的小儿用量同成人。

【不良反应与注意事项】 参见盐酸四环素。本品可抑制血浆凝血酶原的活性，所以接受抗凝治疗的患者需要调整抗凝药的剂量。巴比妥类、苯妥英或卡马西平与本品同用时，上述药物可由于诱导微粒体酶的活性致多西环素血药浓度降低，因此须调整多西环素的剂量。8岁以下儿童禁用。

【制剂与规格】 片剂：0.05 g、0.1 g；胶囊：0.1 g。均按多西环素计。

盐酸美他环素（甲烯土霉素）

Metacycline Hydrochloride

【作用与用途】 系半合成土霉素，对革兰阳性$^{+}$和革兰阴性$^{-}$菌、立克次体、放线菌、沙眼衣原体、原虫等有抑制作用。抗菌性能较四环素强，吸收好，应用同四环素。

【体内过程】 口服可吸收，单剂口服500 mg后血药峰浓度（C_{max}）约为2 mg/L，血消除半衰期（$t_{1/2\beta}$）16小时，蛋白结合率为80%，在体内分布较广。以原形自尿排泄约占给药量的50%，72小时内经粪便排泄者仅占5%。

【用法与用量】 成人口服每12小时300 mg，8岁以上小儿口服每12小时按体重5 mg/kg。

【不良反应与注意事项】 有与四环素相同的不良反应。此外，尚多见光敏性皮炎。

【制剂与规格】 胶囊： 0.1 g、0.2 g；片剂：0.1 g。均按美他环素计。

注射用替加环素（丁甘米诺环素）

Tigecycline for Injection

【作用与用途】 替加环素的作用机制与四环素类抗生素相似，都是通过与细菌核糖体30s亚基的A位置结合，阻止转移RNA的进入，使得氨基酸无法结合成肽链，最终起到阻断细菌蛋白质合成，限制细菌生长的作用。不过，替加环素与核糖体的结合能力要比四环素或米诺环素强5倍。替加环素与米诺环素在分子结构上很相似，其主要区别在于前者在9位上增加了1个甘氨酰氨基。到目前为止，这种9位上的甘氨酰氨基取代为替加环素所独有，在其他所有天然或半合成四环素类抗生素中均未出现过，它使得替加环素能够克服由外排及核糖体保护介导的耐药（与四环素类抗生素有关的两种主要耐药机制),从而可以用于治疗四环素耐药菌株所致的感染。用于18岁及18岁以上复杂皮肤和皮肤结构感染或者复杂腹内感染患者的治疗。

【体内过程】 替加环素给药后有22%以原形物经尿液排泄,其平均消除半衰期范围为27(单剂量100 mg)~42小时(多剂量)。

【用法与用量】 替加环素的推荐初始剂量为100 mg,维持剂量为50 mg,每12小时经静脉滴注1次;每次滴注时间为30~60分钟。替加环素治疗复杂皮肤和皮肤结构感染或者复杂腹内感染的推荐疗程均为5~14天,具体时间应根据患者病情严重程度、感染部位和患者临床表现而定。重度肝功能损害患者的推荐初始剂量仍为100 mg,维持剂量降低至25 mg,每12小时1次。

【注意事项】 妊娠期女性若应用替加环素可能会对胎儿造成损害。在牙齿发育过程中(包括妊娠后期、婴儿期和8岁以前幼儿期)应用替加环素可使婴幼儿牙齿变色(黄色或灰棕色)。几乎所有抗生素品种都有可能引起伪膜性结肠炎,其程度可以是轻度,也可以危及生命。替加环素引起的最常见不良事件为恶心和呕吐,其发生时间通常在治疗头1~2天之内,程度多为轻中度。在阳性药对照临床试验中,复杂皮肤和皮肤结构感染患者应用替加环素治疗时,其恶心和呕吐的发生率分别为35%和20%;应用万古霉素/氨曲南治疗时,恶心和呕吐的发生率分别为8.9%和4.2%。复杂腹内感染患者应用替加环素治疗时,其恶心和呕吐的发生率分别为25.3%和19.5%;应用万古霉素/氨曲南治疗时,恶心和呕吐的发生率分别为20.5%和15.3%。应告知患者替加环素只可经静脉滴注。替加环素只能应用于严重感染,且最好能在医院或诊所内给药。患者若患有肠病、肝病,或者已经怀孕或正在哺乳,则应预先告知医生。在替加环素给药期间,若患者出现呼吸困难、心跳异常、头晕、皮疹、手足部肿胀、皮肤黄染等现象,应及时联络医生进行相应处理。

【制剂与规格】 冻干粉针:50 mg。

土霉素

Oxytetracycline

【作用与用途】 抗菌谱和应用与四环素相同。本品对肠道感染,包括阿米巴痢疾,疗效略强于四环素。与四环素有密切的交叉耐药性。

【体内过程】 本品口服后的生物利用度仅30%左右。单剂口服本品2小时达血药峰浓度(C_{max}),为2.5 mg/L。本品吸收后广泛分布于肝、肾、肺等组织和体液,易渗入胸腔积液、腹水,不易透过血-脑脊液屏障。本品蛋白结合率约为20%。肾功能正常者血消除半衰期($t_{1/2\beta}$)为9.6小时。本品主要自肾小球滤过排出,给药后96小时内排出给药量的70%,其不吸收部分以原形药随粪便排泄。

【用法与用量】 口服,成人每日1.5~2 g,分3~4次;8岁以上小儿每日 30～40 mg/kg，分 3～4 次。8 岁以下小儿禁用本品。

【不良反应与注意事项】 参见四环素。与四环素有密切的交叉耐药性。

【制剂与规格】 胶囊：0.25 g；片剂：0.125 g、0.25 g。

（五）酰胺醇类抗生素

氯霉素
Chloramphenicol

【作用与用途】 主要抗菌谱包括肺炎链球菌、化脓性链球菌、绿色链球菌、淋球菌、脑膜炎球菌、流感嗜血杆菌、布氏杆菌、败血出血巴斯德杆菌、白喉杆菌、支原体、衣原体、立克次体、螺旋体和一些厌氧菌。其中肺炎链球菌、脑膜炎球菌、流感嗜血杆菌较易发生耐药。金黄色葡萄球菌部分敏感。肠杆菌科的一些细菌，如沙门菌、大肠杆菌、肺炎克雷伯杆菌、奇异变形杆菌等大部分菌株对本品敏感。但耐药菌日见增多。沙雷杆菌、普鲁威登菌、吲哚阳性变形杆菌、绿脓杆菌的多数菌株对本品耐药。适用于伤寒和其他沙门菌属感染，为伤寒、副伤寒的首选药物。还用于耐氨苄西林的 B 型流感杆菌脑膜炎或对青霉素过敏患者的肺炎球菌、脑膜炎球菌脑膜炎、敏感的革兰阴性杆菌脑膜炎，脑脓肿（尤其耳源性），严重厌氧菌感染，敏感细菌及其他微生物所致的各种严重感染，如由流感杆菌、沙门菌属及其他革兰阴性杆菌所致的败血症（常与氨基糖苷类联合）、肺部感染等，也可用于立克次体感染。氯霉素局部用于治疗由大肠杆菌、流感杆菌、克雷伯菌、金黄色葡萄球菌、溶血性链球菌和其他敏感菌所致的眼、耳部表浅感染（对绿脓杆菌和沙雷菌感染无效）。

【体内过程】 口服后吸收迅速而完全，可吸收给药量的 80%～90%，给药后 1～3 小时血药浓度达峰值。成人每次口服 12.5 mg/kg 后，血药峰浓度（C_{max}）为 11.2～18.4 mg/L，儿童每次口服 25 mg/kg 后，血药峰浓度（C_{max}）为 19～28 mg/L。应用氯霉素的常用剂量（每日 1～2 g），可使血药浓度维持在 5～10 mg/L。给药后广泛分布于全身组织和体液，在肝、肾组织中浓度较高，其余依次为肺、脾、心肌、肠和脑组织。可透过血-脑脊液屏障进入脑脊液中，脑膜无炎症时，脑脊液药物浓度为血药浓度的 21%～50%，脑膜有炎症时，可达血药浓度的 45%～89%，新生儿及婴儿患者可达 50%～99%。也可透过胎盘屏障进入胎儿循环，胎儿血药浓度可达母体血药浓度的 30%～80%。还可透过血眼屏障进入房水、玻璃体液，并可达治疗浓度。尚可分泌至乳汁、唾液、腹水、胸腔积液以及滑膜液中。表观分布容积（V_d）为 0.6～1 L/kg。蛋白结合率为 50%～60%。血消除半衰期（$t_{1/2\beta}$）成人为 1.5～3.5 小时，肾功能损害者为 3～4 小时，严重肝功能损害者血消除半衰期（$t_{1/2\beta}$）延长（4.6～11.6 小时），出生 2 周内新生儿血消除半衰期（$t_{1/2\beta}$）为 24 小时，2～4 周者为 12 小时，大于 1 个月的婴幼儿为 4 小时。

在肝内游离药物的90%与葡萄糖醛酸结合为无活性的氯霉素单葡萄糖醛酸酯。在24小时内5%～10%以原形由肾小球滤过排泄，80%以无活性的代谢产物由肾小管分泌排泄。透析对本品的清除无明显影响。

【用法与用量】 口服：成人每日1.5～3 g，分3～4次服用；小儿按体重每日25～50 mg/kg，分3～4次服用；新生儿每日不超过25 mg/kg，分4次服用。稀释后静脉滴注：成人每日2～3 g，分2次给予；小儿按体重每日25～50 mg/kg，分3～4次给予；新生儿每日不超过25 mg/kg，分4次给予。

【不良反应与注意事项】 对造血系统的毒性反应是氯霉素最严重的不良反应，临床表现为贫血，并可伴白细胞和血小板减少，偶可发生严重的、不可逆性再障。还可发生溶血性贫血、灰婴综合征、周围神经炎和视神经炎。过敏反应较少见。可致各种皮疹、日光性皮炎、血管神经性水肿。一般较轻，停药后可迅速好转。局部应用尚可致接触性皮炎。妊娠期，尤其是妊娠末期或分娩期及哺乳期不宜应用本品。应用本品患者应经常和定期检查周围全血象，长疗程治疗者尚需查网织细胞计数，必要时做骨髓检查，以便及时发现与剂量有关的可逆性骨髓抑制，但全血象检查无助于通常在治疗完成后发生的再障的预测。长期应用可能引起视神经炎、共济失调，以及由于菌群失调而致的维生素缺乏和二重感染等。消化道反应有恶心、呕吐、食欲不振、舌炎、口腔炎等。

【制剂与规格】 片剂、胶囊：0.25 g；注射剂：1 ml：0.125 g、2 ml：0.25 g。

甲砜霉素(赛美欣)

Thiamphenicol

【作用与用途】 本品是氯霉素的同类物，抗菌谱和抗菌作用与氯霉素相仿，用于敏感菌如流感嗜血杆菌、大肠埃希菌、沙门菌属等所致的呼吸道、尿路、肠道等感染。

【体内过程】 本品口服后吸收迅速而完全，正常人口服400 mg后2小时血药浓度达峰值，为4 mg/L。剂量增加时，血药浓度也相应增高。连续用药在体内无蓄积现象。甲砜霉素吸收后在体内广泛分布，以肾、脾、肝、肺等中的含量较多，比同剂量的氯霉素高3～4倍。血消除半衰期($t_{1/2\beta}$)约1.5小时。肾功能正常者24小时内自尿中排出给药量的70%～90%，部分自胆汁中排泄，胆汁中浓度可为血药浓度的几十倍。甲砜霉素在体内不代谢，故肝功能异常时血药浓度不受影响。

【用法与用量】 口服，成人每日1.5～3 g，分3～4次服，儿童按体重每日25～50 mg/kg，分4次服。

【不良反应与注意事项】 可发生腹痛、腹泻、恶心、呕吐等消化道反应，其发生率在10%以下。偶见皮疹等过敏反应。可抑制红细胞、白细胞和血小板生成，但程度比氯霉素轻。还可引起周围神经炎。

【制剂与规格】 胶囊：0.25 g；颗

粒:5 g:0.125 g、5 g:0.25 g;片剂:0.125 g、0.25 g。

(六)林可霉素类抗生素

盐酸林可霉素(洁霉素)
Lincomycin Hydrochloride

【作用与用途】 本品抗菌谱与红霉素相似但较窄。对革兰阳性菌如葡萄球菌属(包括耐青霉素株)、链球菌属、白喉杆菌、炭疽杆菌等有较高抗菌活性。对革兰阴性厌氧菌也有良好抗菌活性,拟杆菌属包括脆弱拟杆菌、梭杆菌属、消化球菌、消化链球菌、产气荚膜杆菌等大多对本品高度敏感。革兰阴性需氧菌包括流感嗜血杆菌、奈瑟菌属及支原体属均对本品耐药。本品与青霉素、氯霉素、头孢菌素类和四环素类之间无交叉耐药,与大环内酯类有部分交叉耐药,与克林霉素有完全交叉耐药性。本品适用于敏感葡萄球菌属、链球菌属、肺炎链球菌及厌氧菌所致的呼吸道感染、皮肤软组织感染、女性生殖道感染和盆腔感染及腹腔感染等。此外有应用青霉素指征的患者,如患者对青霉素过敏或不宜用青霉素者本品可用作替代药物。

【体内过程】 口服不为胃酸灭活,可自胃肠道吸收,空腹口服仅20%~30%被吸收,进食后服用则吸收更少。成人空腹或进食后服0.5 g,分别在2小时和4小时达血药峰浓度(C_{max})2.6 mg/L和1.0 mg/L,12小时后在血清中仍有微量。成人肌内注射600 mg,30分钟达血药峰浓度(C_{max})。吸收后除脑脊液外,广泛及迅速分布于各体液和组织中,包括骨组织。可迅速经胎盘进入胎儿循环,在胎血中的浓度可达母血药浓度的25%。蛋白结合率为77%~82%。本品在肝脏代谢,部分代谢物具抗菌活性。血消除半衰期($t_{1/2\beta}$)为4~6小时,肝、肾功能减退时,$t_{1/2\beta}$延长至10~20小时。本品可经胆管、肾和肠道排泄,肌内注射后1.8%~24.8%药物经尿排出,静脉滴注后4.9%~30.3%经尿排出。本品也可分泌入乳汁中。血液透析及腹膜透析不能清除林可霉素。

【用法与用量】 口服:成人每日1.5~2 g,分3~4次用;小儿每日30~60 mg/kg,分3~4次口服,婴儿小于4周者不宜服用。本品宜空腹服用。肌内注射:成人每日0.6~1.2 g,小儿每日按体重10~20 mg/kg,分次注射。静脉滴注:一般成人每次0.6 g,每8小时或12小时1次,每0.6 g溶于100~200 ml输液中,滴注1~2小时;儿每日按体重10~20 mg/kg。需注意静脉滴注时每0.6 g溶于不少于100 ml的溶液中,滴注时间不少于1小时。婴儿小于4周者不用。

【不良反应与注意事项】 可引起消化道反应,如恶心、呕吐、舌炎、肛门瘙痒等。长期使用可致伪膜性肠炎,此由于难辨梭状芽孢杆菌滋生引起,其先驱症状为腹泻。尚可导致过敏反应,如皮疹、荨麻疹、多形性红斑以及白细胞减少、血小板减少等。可致转氨酶升高、黄疸等。肝功能不全者慎用。

【制剂与规格】 片剂、胶囊:0.25 g、0.5 g;口服溶液:10 ml:0.5 g、

100 ml:5 g;注射剂:2 ml:0.6 g、1 ml:0.2 g。按林可霉素计。

盐酸克林霉素(氯林可霉素,氯洁霉素,万可宁,特丽仙)
Clindamycin Hydrochloride

【作用与用途】 本品的抗菌谱与林可霉素相同,抗菌活性较林可霉素强4~8倍。适用于链球菌属、葡萄球菌属及厌氧菌(包括脆弱拟杆菌、产气荚膜杆菌、放线菌等)所致的下述感染:中耳炎、鼻窦炎、化脓性扁桃体炎、肺炎;皮肤软组织感染如痤疮、疖;骨和关节感染;腹腔感染及子宫内膜炎、盆腔炎等妇产科感染。也可在治疗某些严重感染如脓胸、肺脓肿、骨髓炎、败血症等疾病时,先予克林霉素静脉给药,病情稳定后继以本品口服治疗。有应用青霉素指征的患者,如患者对青霉素过敏或不宜用青霉素者,本品可用作替代药物。

【体内过程】 本品口服后在胃肠道内迅速吸收,不被胃酸破坏,空腹口服本品的生物利用度为90%,进食不影响其吸收。口服本品150 mg、300 mg及600 mg后的血药峰浓度分别约为2.5 mg/L、4 mg/L及8 mg/L,达峰时间(t_{max})为0.75~2小时。本品肌内注射后血药浓度达峰时间,成人约为3小时,儿童约为1小时。静脉注射本品300 mg,10分钟血药浓度为7 mg/L。表观分布容积(V_d)约为94 L/kg。本品的蛋白结合率高,为92%~94%。本品体内分布广泛,可进入唾液、痰、呼吸系统、胸腔积液、胆汁、前列腺、肝脏、膀胱、阑尾、精液、软组织、骨和关节等,也可透过胎盘,但不易进入脑脊液中。在骨组织、胆汁及尿液中可达高浓度。本品在肝脏代谢,部分代谢物可保留抗菌活性。代谢物由胆汁和尿液排泄。约10%给药量以活性成分由尿排出,其余以不具活性的代谢产物排出。血消除半衰期($t_{1/2\beta}$)约为3小时,肝、肾功能不全者$t_{1/2\beta}$可略有延长。血液透析及腹膜透析不能清除本品。

【用法与用量】 口服。成人,每次0.15~0.3 g,每日4次,重症感染可增至每次0.45 g,每日4次。4周或4周以上小儿,按体重每日8~16 mg/kg,分3~4次服用;重度感染可增至每日16~20 mg/kg,分3~4次服用。肌内注射或静脉滴注。成人:每日0.6~1.2 g,分2~4次应用;严重感染:每日1.2~2.4 g,分2~4次静脉滴注。4周及4周以上小儿:每日15~25 mg/kg,分3~4次应用;严重感染:每日25~40 mg/kg,分3~4次应用。本品肌内注射1次不能超过600 mg,超过此量应改为静脉给药。静脉给药速度不宜过快,600 mg的本品应加入不少于100 ml的输液中,至少滴注20分钟。1小时内输入的药量不能超过1200 mg。

【不良反应与注意事项】 偶见恶心、呕吐、腹痛及腹泻。少数病人可出现药物性皮疹。偶可引起一过性中性粒细胞减少、嗜酸粒细胞增多、血小板减少。少数病人可发生一过性碱性磷酸酶、血清转氨酶轻度升高及黄疸。极少数病人可发生伪膜性结膜炎。

【制剂与规格】 胶囊:0.075 g、0.15 g;溶液:本品每毫升含盐酸克林霉素相当于克林霉素 10 mg;注射剂:1 ml:150 mg。

克林霉素磷酸酯 Clindamycin Phosphate

【作用与用途】 本品为化学半合成的克林霉素衍生物,它在体外无抗菌活性,进入机体后迅速水解为克林霉素而显示其药理活性。故抗菌谱、抗菌活性及治疗效果与克林霉素相同,但它的脂溶性及渗透性比克林霉素好,可肌内注射和静脉滴注给药。与林可霉素相比本品抗菌作用强 4~8 倍,吸收好、骨浓度高、且对厌氧菌感染具有良好的疗效。本品主要对革兰阳性球菌及厌氧菌有很强的抗菌活性,革兰阳性球菌包括:金黄色葡萄球菌、表皮葡萄球菌、链球菌(磷链球菌除外)、肺炎链球菌、微球菌属等;厌氧菌包括:梭状芽孢杆菌属、拟杆菌属、梭状杆菌属、丙酸杆菌属、真杆菌、厌氧球菌等。用于革兰阳性菌引起的下列各种感染性疾病:扁桃体炎、化脓性中耳炎、鼻窦炎等;急性支气管炎、慢性支气管炎急性发作、肺炎、肺脓肿和支气管扩张合并感染等;皮肤和软组织感染:疖、痈、脓肿、蜂窝织炎、创伤、烧伤和手术后感染等;泌尿系统感染:急性尿道炎、急性肾盂肾炎、前列腺炎等;其他:骨髓炎、败血症、腹膜炎和口腔感染等。用于厌氧菌引起的各种感染性疾病:脓胸、肺脓肿、厌氧菌性肺炎;肤和软组织感染、败血症;腹内感染:腹膜炎、腹腔内脓肿;女性盆腔及生殖器感染:子宫内膜炎、非淋球菌性输卵管及卵巢脓肿、盆腔蜂窝织炎及妇科手术后感染等。

【体内过程】 注射给药可立即获得高血浓度,然后广泛分布到组织和体液中,在肺、扁桃体、肝胆、腹腔液、阑尾、前列腺及子宫输卵管等,均可达高浓度,尤其在骨关节组织中浓度较高为其特点。但透过血-脑脊液屏障的能力差,脑组织中浓度低。本品进入机体后在血液中碱性磷酸酯酶作用下很快水解为克林霉素。正常人的药代动力学表明:单次静脉滴注 0.6 g 本品,血液中克林霉素立即达峰值(C_{max}),浓度为(11.09±2.02)mg/L,8 小时血药浓度为(1.69±0.35)mg/L。单次肌内注射 0.6 g,血液中克林霉素 1~2 小时达峰值,浓度为(5.92±1.45)mg/L,8 小时血药浓度为(2.51±0.91)mg/L,有效血浓度可维持 8 小时以上。本品给药后,主要在肝内代谢,并经胆汁和粪便排泄,粪便中的抗菌活性可在停药后延续 5 天。部分经尿排泄。静脉滴注和肌内注射本品 0.6 g,8 小时排泄率分别为(11.72±1.33)%和(10.51±2.68)%。

【用法与用量】 本品可经深部肌内注射或静脉滴注给药。静脉滴注时,每 0.3 g 需用 50~100 ml 生理盐水或 5% 葡萄糖溶液稀释成小于 6 mg/ml 浓度的药液,缓慢滴注,通常不超过 20 mg/min。轻中度感染:成人每日 0.6~1.2 g,分 2~4 次给药(q12h~

q6h）；儿童每日按体重 15～25 mg/kg，分 2～4 次给药（q12h～q6h）。重度感染：成人每日 1.2～2.7 g，分 2～4 次给药（q12h～q6h）；儿童每日按体重25～40 mg/kg，分 2～4 次给药（q12h～q6h）。

【不良反应与注意事项】 肌内注射后，在注射部位偶可出现轻微疼痛。长期静脉滴注可出现静脉炎。胃肠道反应：偶见恶心、呕吐、腹痛及腹泻。过敏反应：少数病人可出现药物性皮疹。偶可引起中性粒细胞减少或嗜酸粒细胞增多。少数病人可发生一过性碱性磷酸酶、血清氨基转移酶轻度升高及黄疸。极少数病人可产生伪膜性结肠炎。

【制剂与规格】 注射剂：2 ml：0.3 g（按克林霉素计）。

（七）其他抗生素

盐酸万古霉素（稳可信）

Vancomycin Hydrochloride

【作用与用途】 为窄谱抗生素，仅对革兰阳性菌有效，如溶血性链球菌、肺炎球菌、淋球菌及肠球菌等均属敏感，耐药金黄色葡萄球菌对本品尤为敏感。其作用机制是抑制细菌细胞壁的合成，它主要和细菌细胞壁结合，而使某些氨基酸不能进入细胞壁的糖肽中。可用于敏感革兰阳性菌所致菌血症、心内膜炎、骨髓炎、肺炎、肺脓肿、软组织感染、脑膜炎等。口服用于难辨梭菌所致的伪膜性肠炎。

【用法与用量】 缓慢静脉滴注：成人，每日 1～2 g，分 2～4 用；儿童，每日 20～40 mg/kg，分 2～4 次用。口服：成人，每日 0.5～2 g，分 4 次服用；儿童，每日 20～50 mg/kg（每日最大 2 g），分 4 次用。

【不良反应与注意事项】 对糖肽类抗生素过敏的病人禁用。妊娠及哺乳期妇女、严重肾功能不全患者慎用。本品药代动力学特征个体差异大，宜进行血药浓度监测。一般腹膜透析和血液透析对本品的排出影响不大，但以炭和树脂进行血透，可迅速清除本品。参阅盐酸去甲万古霉素。

【制剂与规格】 粉针剂：0.5 g、1 g；胶囊：0.125 g、0.25 g。

盐酸去甲万古霉素

Norvancomycin Hydrochloride

【作用与用途】 本品对葡萄球菌属包括金黄色葡萄球菌和凝固酶阴性葡萄球菌中甲氧西林敏感及耐药株、各种链球菌、肺炎链球菌及肠球菌属等多数革兰阳性菌均有良好抗菌作用。本品静脉滴注适用于葡萄球菌属（包括甲氧西林耐药菌株对本品敏感者）所致的心内膜炎、骨髓炎、肺炎、败血症或软组织感染等。青霉素过敏者不能采用青霉素类或头孢菌素类，或经上述抗生素治疗无效的严重葡萄球菌感染患者，可选用万古霉素。本品也用于对青霉素过敏者的肠球菌心内膜炎、棒状杆菌属（类白喉杆菌属）心内膜炎的治疗。对青霉素过敏与青霉素不过敏的血液透析患者发生葡萄球菌属所致动、静脉分流感染的治疗。

【体内过程】 本品口服不吸收，单

剂静脉滴注 400 mg，滴注完毕即达到血药峰浓度（C_{max}）25.18 mg/L，8 小时血浓度平均为 1.90 mg/L，有效血浓度可维持 6～8 小时。单剂静脉滴注 800 mg，高峰血浓度平均为 50.07 mg/L。本品可广泛分布于身体各种组织体液，但不易进入脑组织中，在胆汁中的量亦甚微。静脉滴注后主要经肾脏排泄，单次静脉滴注 400 mg，24 小时尿中平均总排泄率为 81.1%；单次静脉滴注 800 mg，24 小时尿中平均总排泄率为 85.9%。

【用法与用量】 临用前加注射用水适量使之溶解。静脉缓慢滴注：成人每日（8～16）×10^5 U，分 2～3 次静脉滴注。小儿每日按体重 16～24 mg/kg〔（1.6～2.4）×10^5 U/kg〕，分 2 次静脉滴注。

【不良反应与注意事项】 少数患者可出现皮疹、恶心、静脉炎等。本品也可引致耳鸣、听力减退、肾功能损害。个别患者尚可发生一过性周围血象白细胞降低、血清氨基转移酶升高等。本品不可肌内注射，也不宜静脉推注。静脉滴注速度不宜过快，每次剂量（0.4～0.8 g）应至少用 200 ml 5%葡萄糖注射液或氯化钠注射液溶解后缓慢滴注，滴注时间宜在 1 小时以上。肾功能不全患者慎用本品。

【制剂与规格】 注射剂：0.4 g（4×10^5 U）。

替考拉宁（壁霉素）

Teicoplanin

【作用与用途】 本品的活性成分是替考拉宁，一种新型糖肽类抗生素。作用机制与万古霉素相似，通过抑制细菌细胞壁的合成而杀灭细菌。本品对厌氧及需氧的革兰阳性菌均有抗菌活性。敏感菌有金黄色葡萄球菌和凝固酶阴性葡萄球菌（包括对甲氧西林敏感及耐药菌），链球菌，肠球菌，单核细胞增多性李斯特菌，细球菌，JK 组棒状杆菌和革兰阳性厌氧菌，后者包括难辨梭状芽孢杆菌和消化球菌。其活性谱范围同万古霉素相似。由于替考拉宁独特的作用机制，很少出现耐替考拉宁的菌株。所以对青霉素类及头孢菌素类、大环内酯类、四环素和氯霉素、氨基糖苷类和利福平耐药的革兰阳性菌，仍对替考拉宁敏感。已证明替考拉宁对下列感染有效：皮肤和软组织感染，泌尿道感染，呼吸道感染，骨和关节感染，败血症，心内膜炎及持续不卧床腹膜透析相关性腹膜炎。在矫形手术具有革兰阳性菌感染的高危因素时，本品也可作预防用。

【体内过程】 替考拉宁口服不吸收，肌内注射后的生物利用度为 94%。人静脉注射后其血清浓度显示出两相的分布（一相快速的分布紧接着是一相较慢的分布），其半衰期分别为 0.3 和 3 小时左右。该相分布跟随一个缓慢的排泄，其半衰期为 70～100 小时。肌内注射 t_{max} 约 2 小时。蛋白结合率约 90%。几乎全由肾脏排泄，肾功能正常成年人 $t_{1/2\beta}$ 45～60 小时，肾功能障碍时延长，无尿患者可长达 163 小时。

【用法与用量】 本品既可以静脉注射也可以肌内注射。可以快速静脉注射，注射时间为 3～5 分种，或缓慢

静脉滴注，滴注时间不少于30分钟。一般感染：首剂400 mg，继以一天200 mg，重症感染者首剂400 mg，每12小时1次，共3次，继以一天400 mg。疗程长短则依据感染的类型、严重程度和病人的临床反应而定。心内膜炎和骨髓炎的疗程则推荐为3周或更长时间。

【不良反应与注意事项】 可引起注射处持久的疼痛。亦具有耳毒性。人对本药耐受性良好，不良反应一般轻微且短暂，很少需要中断治疗。严重不良反应罕见，已报道主要有以下不良反应：局部反应：红斑、局部疼痛、血栓性静脉炎；变态反应：皮疹、瘙痒、发热、支气管痉挛、过敏反应；胃肠道症状：恶心、呕吐、腹泻；血液学：嗜酸粒细胞增多、白细胞减少、中粒性细胞减少、血小板减少、血小板增多；肝功能：血清转氨酶和（或）血清碱性磷酸酶增高；肾功能：血清肌酐短暂升高；中枢神经系统：头昏、头痛。

【制剂与规格】 注射剂：0.2 g、0.4 g。

灰黄霉素
Griseofulvin

【作用与用途】 本品主要对毛发癣菌、小孢子菌、表皮癣菌等浅部真菌有良好的抗菌作用。对念珠菌属、隐球菌属、组织胞浆菌属、孢子丝菌属、芽生菌属、球孢子菌属等无抗菌作用。该药系通过干扰真菌核酸的合成而抑制其生长。本品适用于各种癣病的治疗，包括头癣、须癣、体癣、股癣、足癣和甲癣。上述癣病由深红色发癣菌、断发癣菌、须发癣菌、指间发癣菌等以及奥杜安小孢子菌、犬小孢子菌、石膏样小孢子菌和絮状表皮癣菌等所致。本品不宜用于轻症、局限的浅部真菌感染及局部用抗真菌药已可奏效者。灰黄霉素对念珠菌属、组织胞浆菌属、放线菌属、孢子丝菌属、芽生菌属、球孢子菌属、奴卡菌属及隐球菌属等感染及花斑癣均无效。

【体内过程】 本品口服吸收因制剂不同而异，该药的微粒型可被吸收25%～70%，其超微粒型口服后几乎全部吸收。进食脂肪可明显增加吸收程度。本品血清蛋白结合率约为80%。本品吸收后可沉积在皮肤、毛发、甲的角质层，并与其角蛋白相结合，防止敏感皮肤癣菌等的继续侵入，存在于浅表角质层的致病真菌则随皮肤或毛发的脱落而离开人体，仅很少量分布至其他体液和组织。本品亦可进入胎儿循环及自乳汁中分泌。本品在肝内代谢灭活，主要的代谢物为6-甲基灰黄霉素及其葡萄糖醛酰化物，血消除半衰期（$t_{1/2\beta}$）为14～24小时。本品自尿中以药物原形排出者不足1%，16%～36%以原形自粪便排出。

【用法与用量】 口服。成人甲癣和足癣，每次500 mg，每12小时1次；头癣、体癣或股癣，每次250 mg，每12小时1次，或每次500 mg，每日1次。小儿：2岁以上体重14～23 kg者，每次62.5～125 mg，每12小时1次，或125～250 mg，每日1次。小儿体重大于23 kg者，每次125～250 mg，每12

小时1次,或250~500 mg,每日1次。

【不良反应与注意事项】 不良反应较多,常见有食欲不振、恶心、呕吐、腹泻、头痛、嗜睡、疲倦、皮肤瘙痒、皮疹、荨麻疹,尚有色素沉着、药物热、关节痛等。部分患者可出现白细胞减少(偶见增加)、粒细胞减少、蛋白尿、氨基转移酶活性升高、BSP时间延长、光敏性皮炎、心动过速等,还可出现神经精神系统症状,如抑郁、失眠、精神错乱、周围神经炎,以及味觉失常、耳鸣、视力障碍、男子乳房女性化等。宜在饭后服用,油类食品有助于吸收。应用本品期间忌饮酒,因本品可使乙醇作用加强。有酶促作用,可使华法林的抗血凝作用减弱。与巴比妥类联用,本品的作用减弱。应用期间定期检查肝、肾功能和血象。肝功能不全者慎用,孕妇禁用。

【制剂与规格】 片剂:0.1 g、0.25 g(灰黄霉素计)。

磷霉素
Fosfomycin

【作用与用途】 本品为广谱抗生素。是通过抑制细菌细胞壁的早期合成,使细菌的细胞壁合成受到阻抑而导致其死亡。本品的抗菌谱较广,对大多数革兰阳性菌和革兰阴性菌均有一定的抗菌作用,口服适用于对磷霉素敏感的致病菌所致的下列感染:肠道感染:细菌性肠炎、菌痢;泌尿系统感染:膀胱炎、肾盂肾炎、尿道炎;皮肤科及软组织感染:疖病、炭疽、汗腺炎、淋巴结炎、毛囊炎;呼吸道感染:鼻咽炎、扁桃体炎、气管炎、早期慢性支气管炎;眼科:麦粒肿、泪囊炎;妇科:阴道炎、子宫颈炎。

【体内过程】 单次静脉滴注磷霉素钠0.5 g、1.0 g、2.0 g后的血药峰浓度(C_{max})分别为28 mg/L、46 mg/L、90 mg/L,1小时后即下降至50%左右。每6小时静脉注射磷霉素钠0.5 g,稳态血药浓度为36 mg/L。血浆蛋白结合率小于5%。血消除半衰期($t_{1/2\beta}$)为3~5小时。口服磷霉素钙后约30%~40%自胃肠道吸收。正常人口服本品0.5、1.0和2.0 g后2~4小时血药浓度达到峰值,血药峰值分别为3.5、5.3和7.0 μg/ml,其吸收不受食物的影响。每6小时口服磷霉素钙0.5 g,稳态血药浓度可达6~8 μg/ml。在体内各组织体液中分布广泛。组织中浓度以肾为最高,其次为心、肺、肝等。可通过胎盘和血-脑脊液屏障。磷霉素也可分布至胸、腹腔、支气管分泌物和眼房水中。主要经肾排泄,静脉给药后24小时内约90%自尿排出。也可随粪便和乳汁排泄。口服磷霉素钙后约1/3于24小时经尿中排出。

【用法与用量】 静脉滴注。先将灭菌注射液用水适量溶解,再加至250~500 ml的5%葡萄糖注射液或氯化钠注射液中稀释后静脉滴注。成人:每日4~12 g,严重感染可增至每日16 g。分2~3次滴注。儿童:每日0.1~0.3 g/kg,分2~3次滴注。口服,小儿每日按体重每次50~100 mg/kg,每日3~4次。

【不良反应和注意事项】 主要为轻度胃肠道反应,如恶心、胃纳减退、中上腹不适、稀便或轻度腹泻等。一般不影响继续用药,偶可发生皮疹、嗜酸粒细胞增多、丙氨酸氨基转移酶升高等,家庭有过敏史的患者或对其他药物过敏者,肝病患者及孕妇慎用。与β内酰胺类、氨基糖苷类等抗生素联用时常呈协同作用,并可减少或延迟细菌耐药性的产生。

【制剂与规格】 注射剂:1 g(1×10^6U)、2 g(2×10^6U)、4 g(4×10^6U);片剂:0.1 g、0.2 g、0.5 g(以磷霉素酸计)

磷霉素氨丁三醇
Fosfomycin Trometamol

【作用与用途】 本品为抗生素类药,系磷霉素的氨丁三醇盐,在体内的抗菌活性由磷霉素产生。本品可直接阻止细菌细胞壁合成所必需的丙酮酸转移酶的作用。对革兰阳性菌和革兰阴性菌均有抑制作用,其抗菌谱包括大肠杆菌、痢疾杆菌、变形杆菌、沙雷菌、金黄色葡萄球菌以及铜绿假单胞菌等。用于对本品敏感的致病菌所引起的呼吸道感染,下尿路感染,如膀胱炎、尿道炎和肠道感染以及皮肤软组织感染。

【体内过程】 本品口服吸收良好,在肝肾中浓度较高,并可大量分布于其他脏器及组织液中。健康人按50 mg/kg剂量服用本品后2小时血药浓度达峰值(C_{max}),为35.6 mg/L,是口服磷霉素钙的4.4倍,半衰期($t_{1/2\beta}$)为3小时。本品主要经肾排泄。

【用法与用量】 口服:每日单剂量空腹服药1次。成人每次6 g(相当于磷霉素3 g),以适量水溶解后服用,或遵医嘱。

【不良反应与注意事项】 主要为腹泻及软便,偶有皮疹、恶心,停药后消失。偶见过敏反应。肝病患者慎用。甲硝唑可影响本品吸收,应避免同时使用。β-内酰胺类、氨基糖苷类与本品有协同增效作用。

【制剂与规格】 散剂:6 g(相当于磷霉素酸3 g)。

硫酸多黏菌素B
Polymyxin B Sulfate

【作用与用途】 对革兰阴性杆菌,如大肠杆菌、绿脓杆菌、副大肠杆菌、肺炎克雷伯杆菌、嗜酸杆菌、百日咳杆菌及痢疾杆菌等有抑制或杀菌作用。用于耐氨基糖苷类、耐第三代头孢菌素菌或其他敏感菌所致的严重感染,如菌血症、心内膜炎、肺炎、烧伤后感染等。

【体内过程】 本品口服不吸收,肌内注射后1~2小时达血药峰浓度,血清$t_{1/2\beta}$约6小时,不易进入胸腔积液、腹水和关节腔内,也不易进入脑脊液;主要经肾由尿排泄,清除速度缓慢,可达1~3天。

【用法与用量】 静脉注射或滴注:成人和儿童,每日1.5 g~2.5 mg/kg,分2~3次用。肌内注射:成人和儿童,每日2~3 mg/kg,分4~6次用。

【不良反应与注意事项】 妊娠及哺乳期妇女、小儿、严重肾功能不全患者慎用。本品毒性较大,对深部组织感染疗效差,对任何感染均非首选药物。日剂量中至少有一半需静脉滴注,不可每次迅速推注,以免发生广泛性神经肌肉阻滞。

【制剂与规格】 粉针剂:50 mg (5×10^5 U)。

夫西地酸(立思丁)
Fusidic Acid

【作用与用途】 夫西地酸钠通过抑制细菌的蛋白质合成而产生杀菌作用,对一系列革兰阳性细菌有强大的抗菌作用。葡萄球菌,包括对青霉素、甲氧西林和其他抗菌素耐药的菌株,均对本品高度敏感。夫西地酸钠与临床使用的其他抗菌药物之间无交叉耐药性。用于各种敏感细菌尤其是葡萄球菌引起的感染:皮肤软组织感染;骨、关节感染;尿路感染;外科及创伤性感染;心内膜炎;败血症;肺炎、反复感染的囊性纤维化;生殖器疾病如淋球菌引起的感染。

【体内过程】 夫西地酸钠有极好的组织渗透能力,在机体内分布广泛。不但在血液供应丰富的组织中有高浓度,即使在血管分布较少的组织中也同样具有高浓度。已知在脓液、痰液、软组织、心脏、骨组织、滑液、死骨片、烧伤痂、脑脓肿和眼内,夫西地酸钠的浓度均超过其对葡萄球菌的最小抑菌浓度(0.03~0.16 μg/ml)。夫西地酸钠在肝脏代谢,主要由胆汁排出,几乎不经肾脏排泄。

【用法与用量】 静脉滴注。成人:每次500 mg,每日3次。儿童及婴儿:20 mg/(kg·d),分3次给药。成人每日总量不得超过2 g。取本品注射用粉针1瓶溶于所附的无菌缓冲溶液中,然后用氯化钠注射液或5%葡萄糖注射液稀释至250~500 ml静脉输注。若葡萄糖注射液过酸,溶液会呈乳状,如出现此情况即不能使用。每瓶的输注时间不应少于2~4小时。本品应输入血流良好、直径较大的静脉,或中心静脉插管输入,以减少发生静脉痉挛及血栓性静脉炎的危险。静脉输注液配好后应在24小时内用完。未经稀释的本品溶液不得直接静脉注射。为避免局部组织损伤,本品亦不得肌内注射或皮下注射。

【不良反应和注意事项】 静脉注射本品可能会导致血栓性静脉炎和静脉痉挛。每日用药1.5~3 g时有可逆性转氨酶增高的报道。对夫西地酸过敏者不能使用本品。由于本品的代谢和排泄特性,当长期大剂量用药或本品联合其他排出途径相似的药物(如林可霉素或利福平)时,对肝功能不全和胆道异常的病人应定期检查肝功能。本品静脉注射剂不能与卡那霉素、庆大霉素、万古霉素、头孢噻啶或羟苄青霉素混合。妊娠后3个月应避免使用本品。本品不能与他汀类药物联合使用。

【制剂与规格】 注射剂:0.125 g;0.5 g。

利福昔明
Rifaximin

【作用与用途】 本品系利福霉素衍生物,是第一个非氨基糖苷类肠道抗生素。本品作用强,抗菌谱广。本品对革兰阳性需氧菌中的金黄色葡萄球菌、表皮葡萄球菌及粪链球菌,对革兰阴性需氧菌中的沙门菌属、大肠杆菌、志贺菌属、小肠结肠炎耶尔森菌有良好抗菌活性。对变形杆菌属、革兰阳性厌氧菌中的艰难梭菌、革兰阴性厌氧菌中的拟杆菌属,本品都有高度抗菌活性。使用本品不需使用肠道解痉药(如咯哌丁胺等),也不需肠道吸附药(如白陶土、果胶等)。用于革兰阳性及阴性、需氧及厌氧细菌所致急、慢性肠道感染,腹泻综合征,肠道菌群改变所致腹泻(小肠结肠炎,抗生素所致小肠结肠炎,旅行者腹泻),术前及术后肠道预防用药,血氨过高,门静脉系统脑炎,肝昏迷。

【体内过程】 口服利福昔明只有少于1%口服剂量经胃肠道吸收。

【用法与用量】 成人口服。每次0.2 g,每日3~4次。6~12岁儿童口服。每次0.1~0.2 g,每日4次。12岁以上儿童,剂量同成人。可根据医嘱调节剂量和服用次数。除非是遵照医嘱的情况下,每一疗程不应超过7天。

【不良反应和注意事项】 部分患者用药后可出现恶心(通常出现在第一次服药后),但症状可迅速消退。大剂量长期服用,极少数患者可出现荨麻疹样皮肤反应。有出现头痛的报道。肝脏脑病患者服用本药后可出现体重下降、血清钾和血清钠浓度轻微升高。胃肠道系统常见的症状为腹胀、腹痛、恶心、呕吐。以上症状发生率低于1%。有用药后可能引起水肿的报道。口服利福昔明只有少于1%口服剂量经胃肠道吸收,所以利福昔明不会引起因药物的相互作用而导致的全身问题。动物试验本药无致畸作用。但妊娠期妇女用药的安全性和有效性尚不明确。因此,妊娠期妇女需权衡利弊后用药。本药口服后只有极少量被吸收,在乳汁中的浓度也极低。哺乳期妇女可在有适当医疗检测的情况下服用本药。

【制剂与规格】 片剂:0.1 g、0.2 g;干混悬剂:0.1 g;胶囊剂:0.1 g。

粘菌素(黏菌素)
Colistin

【作用与用途】 黏菌素即多黏菌素E。黏菌素主要作用于细菌细胞膜,使细胞内的重要物质外漏,其次影响核质和核糖体的功能,为慢效杀菌剂。大肠埃希菌、克雷伯菌属、肠杆菌属对本品敏感,本品对铜绿假单胞菌的抗菌活性差异较大。不动杆菌属、沙门菌属、志贺菌属、流感嗜血杆菌、百日咳鲍特菌、嗜肺军团菌通常敏感。霍乱弧菌可呈现敏感,但埃尔托型弧菌耐药。沙雷菌属、脑膜炎奈瑟菌、淋病奈瑟菌、变形杆菌属、布鲁菌属均耐药。脆弱拟杆菌耐药,而其他拟杆菌属和真杆菌属则很敏感。所有革兰阳性菌对黏菌素均耐药，本品属窄谱抗生素。用于肠道手术前准备或用于大肠杆菌性肠炎和对其他药物耐药的菌痢。

【用法与用量】 口服。成人每日$(1\sim3)\times10^6$ U，分3次服。儿童一次$(2.5\sim5)\times10^4$ U，每日3～4次。宜空腹给药。

【不良反应和注意事项】 可见纳减、恶心和呕吐等胃肠道反应及皮疹、瘙痒等过敏反应。对黏菌素过敏者禁用。严重肾功能损害者慎用；孕妇慎用。不宜与其他肾毒性药物合用。药物相互作用：磺胺药、TMP、利福平和半合成青霉素会增强多黏菌素对大肠杆菌、肠杆菌属、肺炎杆菌、铜绿假单胞菌等的抗菌作用。药物过量时应催吐及给予对症治疗、大量饮水和补液；因本品的分子大，很难经血液透析消除。

【制剂与规格】 硫酸黏菌素片：5×10^5 U、1×10^6 U、1×10^6 U。

杆菌肽

Bacitracin

【作用与用途】 可抑制细菌细胞壁合成，对革兰阳性菌包括金黄色葡萄球菌、链球菌、肺炎球菌、白喉杆菌、产气荚膜杆菌等有较强抗菌活性。除淋球菌和脑膜炎球菌外，革兰阴性菌均耐药。不受脓液影响。局部应用可治疗皮肤伤口感染、软组织感染、耳鼻部感染等；口含用于治疗咽炎、扁桃体炎；水溶液也可作气雾吸入或膀胱灌洗。

【用法与用量】 含服：每次1片，每日数次。撒布、灌洗：用灭菌生理盐水溶解成500～1000 U/ml溶液。

【不良反应和注意事项】 肾脏毒性较大。每日用量不宜超过2×10^4 U。

【制剂与规格】 口含片剂：500 U。外用灭菌粉。

合成抗菌药

(一)磺胺药

磺胺甲噁唑(磺胺甲基异噁唑,新诺明,新明磺)

Sulfamethoxazole

【作用与用途】 磺胺甲噁唑属中效磺胺类药物,具广谱抗菌作用,对非产酶金黄色葡萄球菌、化脓性链球菌、肺炎链球菌、大肠埃希菌、克雷伯菌属、沙门菌属、志贺菌属等肠杆菌科的部分菌株、淋球菌、脑膜炎球菌、流感嗜血杆菌具有抗菌作用,此外在体外对沙眼衣原体、星形奴卡菌、恶性疟原虫和鼠弓形虫也有抗微生物活性。但近年来细菌对本品的耐药性增高显著,尤其是链球菌属、奈瑟菌属以及肠杆菌科细菌。磺胺类药物为广谱抑菌剂,在结构上类似对氨基苯甲酸(PABA),可与PABA竞争性作用于细菌体内的二氢叶酸合成酶,从而阻止PABA作为原料合成细菌所需的叶酸,减少了具有代谢活性的四氢叶酸的量,而后者则是细菌合成嘌呤、胸腺嘧啶核苷和脱氧核糖核酸(DNA)的必需物质,因此抑制了细菌的生长繁殖。磺胺类药属广谱抗菌药,但由于目前许多临床常见病原菌对该类药物耐药,故仅用于敏感细菌及其他敏感病原微生物所致的感染。磺胺甲噁唑(不包括该类药与甲氧苄啶的复方制剂)的适应证为:敏感细菌所致的急性单纯性尿路感染;与甲氧苄啶合用可治疗对其敏感的流感嗜血杆菌、肺炎链球菌和其他链球菌所致的中耳炎;星形奴卡菌病;对氯喹耐药的恶性疟疾治疗的辅助用药;与乙胺嘧啶联合用药治疗鼠弓形虫引起的弓形虫病;为治疗沙眼衣原体所致的宫颈炎和尿道炎的次选药物;治疗杜克雷嗜血杆菌所致的软下疳的次选药物;治疗由沙眼衣原体所致的新生儿包涵体结膜炎的次选药物;敏感脑膜炎奈瑟菌所致的流行性脑脊髓膜炎流行时可作为预防用药。

【体内过程】 本品口服后易被胃肠道吸收,吸收完全,可吸收给药量的90%以上。但其吸收较缓慢,给药后2~4小时血药浓度达高峰,单次口服2 g后血中游离药物浓度可达80~100 mg/L。本品吸收后广泛分布于肝、肾、消化道、脑等组织,在胸膜液、腹膜液和房水等体液中可达较高药物浓度,也可穿透血-脑脊液屏障,在脑脊液中达治疗浓度,脑膜无炎症时,可达同时期血药浓度的50%;本品也易进入胎儿血循环。本品分布容积为0.15 L/kg。蛋白结合率为60%~70%。由于磺胺类药物与胆红素竞争血红蛋白的结合,可使血中游离胆红素增高,有引起早产儿、新生儿发生胆红素脑病的可能。严重肾功能损害者本品的蛋白结合率可降低。本品的消除半衰期在正常肾功能者约为10小时,肾功能衰竭者增至20~50小时。

肝功能不全者药物代谢作用减退。本品主要自肾小球滤过排泄，部分游离药物可经肾小管重吸收，药物排泄与尿 pH 值有关，在碱性尿中排泄增多，少量自粪便、乳汁、胆汁等中排出。本品给药后 24 小时内自尿中以原形排出给药量的20% ~40%。腹膜透析不能排出本品，血液透析亦仅中等度清除该药。

【用法与用量】 口服。成人常用量：用于治疗一般感染首剂 2 g，以后每日 2 g，分 2 次服用。小儿常用量：用于治疗 2 个月以上婴儿及小儿的一般感染。首剂按体重每日 50 ~60 mg/kg（总剂量不超过 2 g/d），以后每日按 50 ~60 mg/kg，分 2 次服用。

【不良反应与注意事项】 过敏反应较为常见，可表现为药疹，严重者可发生渗出性多形红斑、剥脱性皮炎和大疱表皮松解萎缩性皮炎等；也有表现为光敏反应、药物热、关节及肌肉疼痛、发热等血清病样反应。中性粒细胞减少或缺乏症、血小板减少症及再生障碍性贫血：患者可表现为咽痛、发热、苍白和出血倾向，溶血性贫血及血红蛋白尿：缺乏葡萄糖-6-磷酸脱氢酶患者应用磺胺药后易发生，在新生儿和小儿中较成人为多见。高胆红素血症和新生儿核黄疸：由于磺胺药与胆红素竞争蛋白结合部位，可致游离胆红素增高；新生儿肝功能不完善，故较易发生高胆红素血症和新生儿黄疸，偶可发生新生儿胆红素脑病。肝脏损害：可发生黄疸、肝功能减退，严重者可发生急性肝坏死。肾脏损害：可发生结晶尿、血尿和管型尿。偶有患者发生间质性肾炎或肾小管坏死等严重不良反应。恶心、呕吐、胃纳减退、腹泻、头痛、乏力等，一般症状轻微，不影响继续用药。偶有患者发生艰难梭菌肠炎，此时需停药。甲状腺肿大及功能减退偶有发生。中枢神经系统毒性反应偶可发生，表现为精神错乱、定向力障碍、幻觉、欣快感或抑郁感。一旦出现均需立即停药。本品所致的严重不良反应虽少见，但可致命，如渗出性多形红斑、剥脱性皮炎、大疱表皮松解萎缩性皮炎、暴发性肝坏死、粒细胞缺乏症、再生障碍性贫血等血液系统异常。治疗时应严密观察，当皮疹或其他反应早期征兆出现时应立即停药。对磺胺类药物过敏者禁用。下列情况应慎用：缺乏葡萄糖-6-磷酸脱氢酶、血卟啉症、失水、休克和老年患者。对一种磺胺药呈现过敏的患者对其他磺胺药也可能过敏。对呋塞米、砜类、噻嗪类利尿药、磺脲类、碳酸酐酶抑制药呈现过敏的患者，对磺胺药亦可过敏。每次服用本品时应饮用足量水。服用期间也应保持充足进水量，使成人每日尿量至少维持在 1 200 ml 以上。如应用本品疗程长，剂量大时除多饮水外宜同服碳酸氢钠。

【制剂与规格】 片剂：0.5 g。

磺胺嘧啶（磺胺哒嗪）

Sulfadiazine

【作用与用途】 有抑制细菌生长繁殖的作用，对脑膜炎双球菌、肺炎链球菌、淋球菌、溶血性链球菌的抑制作用较强,对葡萄球菌感染疗效差。细菌对本品可产生耐药性。本药排泄较慢,蛋白结合率较低(45%),脑脊液浓度可达血清的70%。因此为治疗流脑的首选药物。其半衰期为7小时,为中效磺胺药。

【体内过程】 本品口服后易自胃肠道吸收,可吸收给药量的70%以上,但吸收较缓慢,给药后3~6小时血药浓度达峰值,单次口服2 g后游离血药峰浓度为30~60 mg/L。可透过血-脑脊液屏障,脑膜无炎症时,脑脊液中药物浓度约为血药浓度的50%,脑膜有炎症时,脑脊液中药物浓度可达血药浓度的50%~80%。该药的消除半衰期在肾功能正常者为8~13小时,肾功能衰竭者消除半衰期延长,给药后48~72小时内以原形自尿中排出给药量的60%~85%。药物在尿中溶解度低,易发生结晶尿。腹膜透析不能排出本品,血液透析仅中等度清除该药。本品的蛋白结合率为38%~48%。

【用法与用量】 口服治疗一般感染:成人常用量,每次1 g,每日2次,首次剂量加倍;2个月以上婴儿及小儿常用量按体重每次25~30 mg/kg,每日2次,首次剂量加倍(总量不超过2 g)。预防流行性脑脊髓膜炎,成人常用量,每次1 g,每日2次,疗程2日。2个月以上婴儿及小儿常用量口服,每日0.5 g,疗程2~3日。

【不良反应与注意事项】 同磺胺甲噁唑。

【制剂与规格】 片剂:0.5 g;速释片:0.5 g;混悬液:10%(g/ml)。

磺胺异噁唑

Sulfafurazole

【作用与用途】 本品为短效磺胺药。主要用于敏感菌所致的尿路感染及肠道感染。

【体内过程】 口服吸收完全,2小时血峰浓度为82.5 mg/L,半衰期约为6小时,血清蛋白结合率为35%,乙酰化率较低(平均28%)。由于本品及乙酰化物在水中溶解度较高,尿中乙酰化率约为18%,不易在尿中析出结晶或形成血尿,故对肾脏毒性亦小。本品自尿中排出快,12小时内排出口服量的70%,因而磺胺异噁唑在尿中浓度可达1 000~3 000 mg/L,故有利于尿路感染的治疗。本品排泄较快,约95%的本品在24小时内自尿中排出,其中40%~60%为原形。

【用法与用量】 成人常用剂量为:首剂2 g,以后每次1 g,每日4次;2个月以上小儿剂量为每日50~100 mg/kg,分4次口服,首剂加倍。

【不良反应与注意事项】 同磺胺甲噁唑。

【制剂与规格】 片剂:0.5 g。

磺胺嘧啶银

Sulfadiazine Silver

【作用与用途】 磺胺类抗菌药,具有磺胺嘧啶和银盐两者的作用。有广谱的抗微生物活性,对多数革兰阳性菌、革兰阴性菌、酵母菌和其他真菌均有良好抗菌作用,且不为对氨基苯甲酸所拮抗;所含银盐具收敛作用,使创面干燥、结痂和早期愈合。本品用于预防或治疗Ⅱ、Ⅲ度烧伤继发创面感染，包括对该药敏感的肠杆菌科细菌、铜绿假单胞菌、金黄色葡萄球菌、肠球菌属、念珠菌等所致者。

【体内过程】 当本品与创面渗出液接触时缓慢代谢，部分药物可自局部吸收入血，一般吸收量低于给药量的1/10，磺胺嘧啶血药浓度可达10～20 mg/L，当创面广泛，用药量大时，吸收增加，血药浓度可更高。一般情况下本品中银的吸收量不超过其含量的1%。本品对坏死组织的穿透性较差。

【用法与用量】 本品可直接以乳膏涂敷创面，约1.5 mm厚度，也可以混悬剂制成油纱布敷用，1～2天换药1次。

【不良反应与注意事项】 局部有轻微刺激性，偶可发生短暂性疼痛。本品自局部吸收后可发生各种不良反应，与磺胺药全身应用时相同。本品可自局部部分吸收，其注意事项同磺胺嘧啶全身应用。

【制剂与规格】 乳膏500 g:5 g。

复方磺胺甲嗯唑（复方新诺明）
Compound Sulfamethoxazole

【作用与用途】 本品为磺胺类抗菌药，是磺胺甲嗯唑（SMZ）与甲氧苄啶（TMP）的复方制剂，对非产酶金黄色葡萄球菌、化脓性链球菌、肺炎链球菌、大肠埃希菌、克雷伯菌属、沙门菌属、变形杆菌属、摩根菌属、志贺菌属等肠杆菌科细菌、淋球菌、脑膜炎奈瑟菌、流感嗜血杆菌均具有良好的抗菌作用，尤其对大肠埃希菌、流感嗜血杆菌、金黄色葡萄球菌的抗菌作用较SMZ单药明显增强。本品的协同抗菌作用较单药增强，对其呈现耐药菌株减少。然而近年来细菌对本品的耐药性亦呈增高趋势。近年来由于许多临床常见病原菌对本品常呈现耐药，故治疗细菌感染需参考药敏结果。本品的主要适应证为敏感菌株所致的下列感染：大肠埃希菌、克雷伯菌属、肠杆菌属、奇异变形杆菌、普通变形杆菌和莫根菌属敏感菌株所致的尿路感染；肺炎链球菌或流感嗜血杆菌所致2岁以上小儿急性中耳炎；肺炎链球菌或流感嗜血杆菌所致的成人慢性支气管炎急性发作；由福氏或宋内志贺菌敏感菌株所致的肠道感染。治疗卡氏肺孢子虫肺炎，本品系首选。卡氏肺孢子虫肺炎的预防，可用于已有卡氏肺孢子虫病至少一次发作史的患者，或HIV成人感染者，其CD_4淋巴细胞计数≤200/mm^3或少于总淋巴细胞数的20%。由产肠毒素大肠埃希菌（ETEC）所致的旅游者腹泻。

【体内过程】 本品中的SMZ和TMP口服后自胃肠道吸收完全，均可吸收给药量的90%以上，血药峰浓度（C_{max}）在服药后1～4小时达到。给予TMP 160 mg，SMZ 800 mg，每日服用2次，3日后达稳态血药浓度，TMP为1.72 mg/L，SMZ的血浆游离浓度及总浓度分别为57.4 mg/L和68.0 mg/L。SMZ及TMP均主要自肾小球滤过和肾小管分泌，尿药浓度明显高于血药浓度。单剂口服给药后0～72小时内自尿中排出 SMZ 总量的 84.5%,其中 30%为包括代谢物在内的游离磺胺;TMP 以游离药物形式排出 66.8%。SMZ 和 TMP 两药的排泄过程互不影响。SMZ 和 TMP 的血消除半衰期($t_{1/2\beta}$)分别为 10 小时和 8 ~ 10 小时,肾功能减退者半衰期延长,需调整剂量。吸收后两者均可广泛分布至痰液、中耳液、阴道分泌物等全身组织和体液中,并可穿透血-脑脊液屏障,达治疗浓度,也可穿过血胎盘屏障,进入胎儿血循环并可分泌至乳汁中。

【用法与用量】 口服。成人常用量:治疗细菌性感染,每次甲氧苄啶 160 mg 和磺胺甲噁唑 800 mg,每 12 小时服用 1 次。治疗卡氏肺孢子虫肺炎每次甲氧苄啶 3.75 ~ 5 mg/kg,磺胺甲噁唑 18.75 ~ 25 mg/kg,每 6 小时服用 1 次。成人预防用药:初予甲氧苄啶 160 mg和磺胺甲噁唑 800 mg,每日2 次,继以相同剂量每日服 1 次,或 1 周服 3 次。小儿常用量:2 个月以下婴儿禁用。治疗细菌感染,2 个月以上体重 40 kg以下的婴幼儿按体重每次口服 SMZ 20 ~ 30 mg/kg 及 TMP 4 ~ 6 mg/kg,每 12 小时 1 次;体重≥40 kg 的小儿剂量同成人常用量。治疗寄生虫感染如卡氏肺孢子虫肺炎,按体重每次口服 SMZ 18.75 ~ 25 mg/kg 及 TMP 3.75 ~ 5 mg/kg,每 6 小时 1 次。慢性支气管炎急性发作的疗程至少 10 ~ 14 日;尿路感染的疗程 7 ~ 10 日;细菌性痢疾的疗程为 5 ~ 7 日;儿童急性中耳炎的疗程为 10 日;卡氏肺孢子虫肺炎的疗程为 14 ~ 21 日。肌内注射:成人一次 2 ml,一日 1 ~ 2 次;小儿:2 个月以下婴儿禁用,2 个月以上体重 40 kg 以下小儿按体重一次 SMZ 8 ~ 12 mg/kg 及 TMP 1.6 ~ 2.4 mg/kg,每 12 小时 1 次;体重 40 kg 以上小儿的剂量同成人,或遵医嘱。

【不良反应与注意事项】 参阅磺胺嘧啶、甲氧苄啶。

【制剂与规格】 片剂、胶囊:含活性成分磺胺甲噁唑 0.4 g 和甲氧苄啶 0.08 g;颗粒剂:5 g(磺胺甲噁唑0.8 g 与甲氧苄啶 160 mg);注射剂:2 ml(磺胺甲噁唑 0.4 g 与甲氧苄啶80 mg)。

磺胺对甲氧嘧啶(消炎磺)
Sulfamethoxydiazine

【作用与用途】 本品属长效磺胺药,用于敏感菌所致的尿路感染、慢性支气管炎、肠道感染和皮肤软组织感染。

【体内过程】 口服本品后迅速自胃肠道吸收,4 ~ 6 小时达高峰血浓度,有效浓度维持较长,血消除半衰期($t_{1/2\beta}$)为 37 小时。血浆蛋白结合率为 80%。本品可广泛分布于组织体液中,渗入脑脊液的药物浓度为血浓度的 30%。本品主要从尿中排泄,排泄较缓慢,48 小时由尿中排出给药量的 57%。本品部分自皮肤、胆汁和乳汁排泄。由于本品在尿中溶解度较高(游离型和乙酰化物),故结晶尿与血尿少见。

【用法与用量】 成人口服:首次 1 g,以后每次 0.5 g,每日 1 次。

【不良反应与注意事项】 参阅磺

胺甲噁唑。

【制剂与规格】 片剂:0.5 g。

磺胺多辛(磺胺邻二甲嘧啶,周效磺胺)
Sulfadoxine

【作用与用途】 磺胺多辛属长效磺胺类药物,本品的抗菌作用较弱。因其具有抗疟原虫作用,与乙胺嘧啶联合,对氯喹耐药的疟原虫有效。

【体内过程】 口服吸收后可广泛分布于红细胞、白细胞、肾、肺、肝和脾,并可透过胎盘。单剂口服本品0.5 g后,血药浓度峰值50~75 mg/L,在给药后2.5~6小时达到,血消除半衰期($t_{1/2\beta}$)为100~230小时,平均约170小时。本品主要经肾脏排泄,亦可自乳汁中分泌。

【用法与用量】 口服。首次1~1.5 g(2~3片),以后0.5~1 g(1~2片),每4~7日服1次。

【不良反应与注意事项】 参阅磺胺甲噁唑。

【制剂与规格】 片(剂):0.5 g。

磺胺间甲氧嘧啶(磺胺莫托辛,制菌磺)
Sulfamonomethoxine

【作用与用途】 本品为长效磺胺类药物。适用于敏感菌所致的尿路感染、肠道感染和皮肤软组织感染。

【体内过程】 本品口服后经胃肠道吸收良好,4小时后达血药峰浓度,持续时间长,血消除半衰期($t_{1/2\beta}$)为30小时左右。血浆蛋白结合率为85%~90%。本品口服后可广泛分布至组织体液中,也可透过血-脑脊液屏障。在血(8.7%~16.34%)和尿中(37.8%~48.4%)的乙酰化率均较低,且在尿中的溶解度较大,因而不易引起结晶尿和血尿。

【用法与用量】 口服。成人首剂1 g,以后每次0.5 g,每日1次;2个月以上儿童每日15 mg/kg,首剂加倍。

【不良反应与注意事项】 参阅磺胺甲噁唑。

【制剂与规格】 片剂:0.5 g。

联磺甲氧苄啶
Sulfamethoxazole, Sulfadiazine and Trimethoprim

【作用与用途】 本品系磺胺甲噁唑、磺胺嘧啶和甲氧苄啶(TMP)的复方制剂。其抗菌谱广,抗菌作用强,并具有协同抑菌或杀菌作用,主要用于对本品敏感的细菌所致的尿路感染、肠道感染、成人慢性支气管炎急性发作、急性中耳炎等。

【体内过程】 本品口服后自胃肠道吸收,广泛分布于全身组织和体液。易透过血-脑脊液屏障和胎盘屏障。本品主要经肾代谢。

【用法与用量】 口服。成人常用量为:每次2片,每日2次,首次剂量加倍。慢性支气管炎急性发作疗程至少10~14日;尿路感染疗程7~10日;细菌性痢疾5~7日;急性中耳炎10日。

【不良反应与注意事项】 参阅磺胺甲噁唑、磺胺嘧啶、甲氧苄啶。

【制剂与规格】 片剂：每片含磺胺甲噁唑200 mg、磺胺嘧啶200 mg及甲氧苄啶80 mg。

磺胺林（磺胺甲氧吡嗪）
Sulfalene

【作用与用途】 本品具有广谱抗菌活性，主要用于敏感菌所致的急、慢性尿路感染。

【体内过程】 本品口服后易自胃肠道吸收，吸收完全。血浆蛋白结合率为60%～80%。大约给药剂量的5%代谢为乙酰化物。本品自尿中缓慢排泄，尿乙酰化物约占70%。$t_{1/2\beta}$为60～65小时。

【用法与用量】 口服，常用量为首剂1 g，以后每隔2～3日1次，每次0.25～0.5 g。

【不良反应与注意事项】 参阅磺胺嘧啶。

【制剂与规格】 片剂：0.25 g。

柳氮磺吡啶（柳氮磺胺吡啶，水杨酸偶氮磺吡啶）
Sulfasalazine

【作用与用途】 本品为磺胺类抗菌药。属口服不易吸收的磺胺药，吸收部分在肠微生物作用下分解成5-氨基水杨酸和磺胺吡啶。5-氨基水杨酸与肠壁结缔组织络合后较长时间停留在肠壁组织中起到抗菌消炎和免疫抑制作用，如减少大肠埃希菌和梭状芽孢杆菌，同时抑制前列腺素的合成以及其他炎症介质白三烯的合成。因此，目前认为本品对炎症性肠病产生疗效的主要成分是5-氨基水杨酸。由本品分解产生的磺胺吡啶对肠道菌群显示微弱的抗菌作用。主要用于炎症性肠病，即Crohn病和溃疡性结肠炎。

【体内过程】 口服后少部分在胃肠道吸收，通过胆汁可重新进入肠道（肠-肝循环）；未被吸收的部分被回肠末段和结肠的细菌分解为5-氨基水杨酸与磺胺吡啶，残留部分自粪便排出。5-氨基水杨酸几乎不被吸收，大部分以原形自粪便排出，但5-氨基水杨酸的N-乙酰衍生物可见于尿内。磺胺吡啶可被吸收并排泄，尿中可测知其乙酰化代谢产物。磺胺吡啶及其代谢产物也可出现于母乳中。

【用法与用量】 口服。成人常用量：初剂量为每日2～3 g，分3～4次口服，若无明显不适，可渐增至每日4～6 g，待肠病症状缓解后逐渐减量至维持量，每日1.5～2 g。小儿初剂量为每日40～60 mg/kg，分3～6次口服，病情缓解后改为维持量每日30 mg/kg，分3～4次口服。

【不良反应与注意事项】 参阅磺胺嘧啶。血清磺胺吡啶及其代谢产物的浓度（20～40 g/ml）与毒性有关。浓度超过50 g/ml时具毒性，故应减少剂量，避免毒性反应。

【制剂与规格】 片剂：0.25 g。

磺胺嘧啶钠
Sulfadiazine Sodium

【作用与用途】 用于对其敏感的流感嗜血杆菌、肺炎链球菌和其他链球菌所致的急性支气管炎、轻症肺炎、星形奴卡菌病。对氯喹耐药的恶性疟疾治疗的辅助用药。与乙胺嘧啶联合用药治疗鼠弓形虫引起的弓形虫病。

【体内过程】 本品注射后广泛分布于全身组织和体液,后者包括胸膜液、腹膜液、滑膜液和房水等,易透过血脑屏障,脑膜无炎症时,脑脊液中药物浓度约为血药浓度的50%,脑膜有炎症时,脑脊液中药物浓度可达血药浓度的50% ~80%,也易进入胎儿血循环。本品的消除半衰期在正常肾功能者约为10小时,肾功能衰竭者可达34小时。给药后48~72小时内以原形药物自尿中排出给药量的60% ~85%。本品的蛋白结合率为38% ~48%。

【用法与用量】 本品需用无菌注射用水或生理盐水稀释成5%的溶液,缓慢静脉注射;静脉滴注浓度≤1%。治疗严重感染如流行性脑脊髓膜炎,成人静脉注射剂量为首剂50 mg/kg,继以每日100 mg/kg,分3~4次静脉滴注或缓慢静脉注射。2个月以上小儿一般感染,本品剂量为每日50~75 mg/kg,分2次应用;流行性脑脊髓膜炎者剂量为每日100~150 mg/kg,分3~4次静脉滴注或缓慢静脉注射。

【不良反应与注意事项】 参阅磺胺嘧啶。

【制剂与规格】 注射剂:2 ml:0.4 g,5 ml:1 g。粉针:0.4 g、1 g。

磺胺嘧啶锌

Sulfadiazine Zinc

【作用与用途】 本品属局部应用磺胺药,具有磺胺嘧啶和锌两者的作用,对多数革兰阳性菌、革兰阴性菌、酵母菌和其他真菌均有良好的抗菌作用。且不为对氨基苯甲酸所拮抗。其中锌因能破坏细菌的DNA结构,亦具有抑菌作用。烧伤患者体内锌大量丧失,使用本品可补偿损失,并增强机体抵抗感染和创面愈合能力。本品适用于预防及治疗Ⅱ、Ⅲ度烧伤继发创面感染,包括对该药呈现敏感的肠杆菌科细菌、铜绿假单胞菌、金黄色葡萄球菌、肠球菌属,念珠菌等真菌所致者。

【体内过程】 当本品与创面渗出液接触时缓慢代谢,部分药物可自局部吸收入血,磺胺嘧啶血药浓度可达10~20 mg/L,当创面广泛,用药量大时,吸收增加,血药浓度可更高。血清锌浓度4~8小时达高峰,尔后逐渐下降,并自尿中排泄,18~24小时内尿中锌排出浓度高,48小时后呈下降趋势。

【用法与用量】 用消毒溶液清洁创面后,本品可直接涂于创面,然后用无菌纱布覆盖包扎;或将软膏涂于无菌纱布上,贴于创面,再覆盖无菌纱布包扎;或将涂有软膏的无菌纱布直接放入脓腔引流脓液,软膏用量随创面的大小及感染情况而定,每日用量不超过500 g。

【不良反应与注意事项】 应用本品后部分病人可引起接触性皮炎,表现为短暂性疼痛和皮疹。本品自局部吸收后偶可发生与磺胺药全身应用时相同的各种不良反应。

【制剂与规格】 软膏:5%。

酞磺噻唑(酰磺胺噻唑)

Phthalylsulfathiazole

【作用与用途】 本品为磺胺类抗菌药,口服后吸收量极少,在肠道内缓慢分解出磺胺噻唑而发挥其较强的抑菌作用,本品对革兰阳性和阴性菌均具抗菌作用,但目前细菌对该类药物的耐药现象普遍,肠杆菌科等细菌对其耐药菌株增多。本品为广谱抑菌剂,其作用机制为在结构上类似对氨基苯甲酸(PABA),可与 PABA 竞争性作用于细菌体内的二氢叶酸合成酶,从而阻止 PABA 作为原料合成细菌所需的叶酸,减少了具有代谢活性的四氢叶酸的量,而后者则是细菌合成嘌呤、胸腺嘧啶核苷酸和脱氧核糖核酸(DNA)的必需物质,因此抑制了细菌的生长繁殖。主要用于敏感菌所致肠道感染的治疗,也可用于肠道手术前后预防感染。

【体内过程】 本品口服后仅少量吸收,约 95% 残留在肠道内缓慢分解出磺胺噻唑而发挥其抑菌作用,仅 5% 缓慢水解为磺胺甲嘧唑而被吸收。血内磺胺浓度一般低于 15 μg/ml,但也有高达 60 μg/ml。

【用法与用量】 成人口服首剂 1.5~2 g,以后一次 1 g,一日 4 次;小儿一日 0.2 g/kg,分 4 次服。

【不良反应与注意事项】 饭前空腹口服。交叉过敏反应。对一种磺胺药呈现过敏的患者对其他磺胺药也可能过敏。对呋塞米、砜类、噻嗪类利尿药、磺脲类、碳酸酐酶抑制药呈现过敏的患者,对磺胺药亦可过敏。由于本品对肝肾具有毒性作用,故肝肾功能损害患者宜避免使用。下列情况应慎用:缺乏葡萄糖-6-磷酸脱氢酶、血卟啉症患者。治疗中需注意血象检查、尿液检查、肝肾功能检查等。本品吸收少,故不良反应小。偶见皮疹、药物热及其他变态反应。

【制剂与规格】 片剂:0.5 g。

酞磺醋胺(息拉米)

Phthalylsulfacetamide

【作用与用途】 本品为酞磺类抗菌药,口服后吸收量极少,在肠道内缓慢分解出磺胺噻唑而发挥其较强的抑菌作用,本品对革兰阳性和阴性菌均具抗菌作用,但目前细菌对该类药物的耐药现象普遍,肠杆菌科等细菌对其耐药菌株增多。本品为广谱抑菌剂,其作用机制为在结构上类似对氨基苯甲酸(PABA),可与 PABA 竞争性作用于细菌体内的二氢叶酸合成酶,从而阻止 PABA 作为原料合成细菌所需的叶酸,减少了具有代谢活性的四氢叶酸的量,而后者则是细菌合成嘌呤、胸腺嘧啶核苷酸和脱氧核糖核酸(DNA)的必需物质,因此抑制了细菌的生长繁殖。本品为白色片。肠道用磺胺:适用于痢疾、肠炎、以及手术后肠道感染的预防。

【用法与用量】 成人口服首剂 1.5~2 g,以后一次 1 g,一日 4 次;小儿一日 0.2 g/kg,分 4 次服。

【不良反应与注意事项】 本品吸收少,故不良反应小。偶见皮疹、药物热及其他变态反应。饭前空腹口服。有交叉过敏反应,对一种磺胺药呈现过敏的患者对其他磺胺药也可能过敏。对呋塞米、砜类、噻嗪类利尿药、磺脲类、碳酸酐酶抑制药呈现过敏的患者,对磺胺药亦可过敏。由于本品对肝肾具有毒性作用,故肝肾功能损害患者宜避免使用。下列情况应慎用:缺乏葡萄糖-6-磷酸脱氢酶、血卟啉症患者。治疗中需注意血象检查、尿液检查、肝肾功能检查等。由于本品可与胆红素竞争在血浆蛋白上的结合部位,而新生儿的乙酰转移酶系统未发育完善,磺胺游离血浓度增高,以致增加了核黄疸发生的危险性,因此本品在新生儿及2个月以下婴儿的应用属禁忌;由于儿童处于生长发育期,肝肾功能还不完善,用药量应酌减。本品可穿过血胎盘屏障至胎儿体内,动物实验发现有致畸作用。人类研究缺乏充足资料,孕妇宜避免应用。本品可自乳汁中分泌,乳汁中浓度约可达母体血药浓度的50% ~100%,药物可能对乳儿产生影响;本品在葡萄糖-6-磷酸脱氢酶缺乏的新生儿中的应用有导致溶血性贫血发生的可能。鉴于上述原因,哺乳期妇女不宜应用本品。老年患者应用本品时发生严重不良反应的机会增加。因此老年患者宜避免应用,确有指征时需权衡利弊后决定。

【制剂与规格】 片剂:0.5 g。

(二)喹诺酮类药

吡哌酸

Pipemidic Acid

【作用与用途】 本品为喹诺酮类抗菌药,对革兰阴性杆菌,如大肠埃希菌、肺炎克雷伯菌、产气肠杆菌、奇异变形杆菌、沙雷菌属、伤寒沙门菌、志贺菌属、铜绿假单胞菌等具抗菌作用。本品通过作用于细菌DNA旋转酶,干扰细菌DNA的合成,从而导致细菌死亡。用于敏感革兰阴性杆菌所致的尿路感染、细菌性肠道感染。外用(吡哌酸滴丸),用于敏感菌所致的急慢性中耳炎。

【体内过程】 本品口服后可部分吸收,单次口服0.5 g和1 g,服药后1~2小时血药浓度达峰值,分别为3.8 mg/L和5.4 mg/L。血浆蛋白结合率为30%,血消除半衰期($t_{1/2\beta}$)为3~3.5小时。吸收后在除脑脊液以外的组织体液中分布广泛。本品主要以原形经肾脏排泄,给药后24小时自尿液排出给药量的58% ~68%,约20%自粪便排泄,少量药物在体内代谢。外用可自创面部分吸收。

【用法与用量】 口服:成人每次0.5 g,每日1~2 g。外用:每次1~2粒,每日1次。外用前先清除脓性分泌物,放入滴丸后,用棉球堵塞外耳道10分钟左右。

【不良反应与注意事项】 本品毒性较低,不良反应主要为恶心、嗳气、上腹不适、食欲减退、稀便或便秘等胃肠道反应,皮疹或全身瘙痒少见;偶见眩晕、头痛、血清氨基转移酶一过性升高等。上述不良反应均属轻微，停药后可自行恢复。患中枢神经系统疾病者，如癫痫或癫痫病史者避免应用。孕妇、哺乳期妇女不宜应用。不宜用于18岁以下小儿及青少年。不宜与丙磺舒、咖啡因、茶碱合用。与庆大霉素、羧苄西林、青霉素等常具协同作用。

【制剂与规格】 胶囊:0.25 g;片剂:0.25 g、0.5 g;滴丸:4 mg。

诺氟沙星(氟哌酸)
Norfloxacin

【作用与用途】 本品为氟喹诺酮类抗菌药，具广谱抗菌作用，适用于敏感菌所致的呼吸道感染、尿路感染、淋病、前列腺炎、肠道感染和伤寒及其他沙门菌感染。

【体内过程】 空腹口服吸收迅速但不完全，为给药量的30%～40%;广泛分布于各组织、体液中，如肝、肾、肺、前列腺、睾丸、子宫及胆汁、痰液、水疱液、血、尿液等，但未见于中枢神经系统。血清蛋白结合率为10%～15%，血消除半衰期($t_{1/2\beta}$)为3～4小时，肾功能减退时可延长至6～9小时。单次口服本品400 mg和800 mg，经1～2小时血药浓度达峰值，血药峰浓度(C_{max})分别为1.4～1.6 mg/L和2.5 mg/L。肾脏(肾小球滤过和肾小管分泌)和肝胆系统为主要排泄途径，26%～32%以原形和小于10%以代谢物形式自尿中排出，自胆汁和(或)粪便排出占28%～30%。静脉滴注本品0.4 g，经0.5小时后达血药峰浓度(C_{max})，约为5 mg/L，随后逐渐降低，1小时后血药浓度约为2 mg/L，4小时后血药浓度约为1.0 mg/L，9小时后血药浓度约为0.05 mg/L。本品迅速分布，分布半衰期($t_{1/2\alpha}$)为(0.245±0.93)小时。血清蛋白结合率为10%～15%。从体内消除较慢，血消除半衰期($t_{1/2\beta}$)为(4.45±1.42)小时，肾功能减退时可延长。尿液pH可影响本品的溶解度，尿液pH7.5时溶解最少。

【用法与用量】 口服:大肠埃希菌、肺炎克雷伯菌及奇异变形菌所致的急性单纯性下尿路感染:每次400 mg，每日2次，疗程3日。其他病原菌所致的单纯性尿路感染:剂量同上，疗程7～10日。复杂性尿路感染:剂量同上，疗程10～21日。单纯性淋球菌性尿道炎:单次800～1 200 mg。急性及慢性前列腺炎:每次400 mg，每日2次，疗程28日。肠道感染:每次300～400 mg，每日2次，疗程5～7日。伤寒沙门菌感染:每日800～1 200 mg，分2～3次服用，疗程14～21日。静脉滴注:成人每次0.2～0.4 g，每日2次，以30～40滴/min的速度静脉滴注，7～14日为1个疗程。

【不良反应与注意事项】 参见吡哌酸。胃肠道反应较为常见，可表现为腹部不适或疼痛、腹泻、恶心或呕吐。中枢神经系统反应可有头昏、头痛、嗜睡或失眠。过敏反应有皮疹、皮肤瘙痒，偶可发生渗出性多形红斑及血管神经性水肿。少数患者有光敏反应。静脉给药可致静脉炎。偶可发生以下严重不良反应:癫痫发作、精神异常、烦躁不安、意识障碍、幻觉、震颤。血尿、发热、皮疹等间质性肾炎表现。结晶尿,多见于高剂量应用时。关节疼痛、僵硬、关节肿胀以及肌腱炎等。少数患者可发生血清氨基转移酶升高、血尿素氮增高及周围血象白细胞降低,多属轻度,并呈一过性。

【制剂与规格】 片剂:0.1 g;胶囊:0.1 g;注射剂:2 ml:0.1 g、2 ml:0.2 g、10 ml:0.2 g、20 ml:0.4 g;葡萄糖注射液:100 ml,诺氟沙星 0.2 g 与葡萄糖 2 g。

环丙沙星(环丙氟哌酸,丙氟哌酸,悉复欢,特美力,旭普星,西普乐)
Ciprofloxacin

【作用与用途】 本品具广谱抗菌作用,主要用于敏感菌所致的泌尿、生殖、消化系统和皮肤、软组织等急慢性细菌感染,包括内科、外科、泌尿科、妇产科、眼科、耳鼻喉科、皮肤科等患者。

【体内过程】 健康人口服盐酸环丙沙星 0.2 g 或 0.5 g 后,其血药峰浓度(C_{max})分别为 1.21 mg/L 和 2.5 mg/L,达峰时间(t_{max})为 1~2 小时。广泛分布至各组织、体液(包括脑脊液),组织中的浓度常超过血药浓度,蛋白结合率为 20%~40%。血消除半衰期($t_{1/2\beta}$)为 4 小时。可在肝脏部分代谢,代谢物仍具较弱的活性。口服给药后 24 小时以原形经肾排出给药量的 40%~50%,以代谢物形式排出约 15%,同时亦有一部分药物经胆汁和粪便排泄。

【用法与用量】 口服。成人常用量:每日 0.5~1.5 g,分 2~3 次服。骨和关节感染:每日 1~1.5 g,分 2~3 次服,疗程 4~6 周或更长。肺炎和皮肤软组织感染:每日 1~1.5 g,分 2~3 次服,疗程 7~14 日。肠道感染:每日 1 g,分 2 次服,疗程 5~7 日。伤寒:每日 1.5 g,分 2~3 次,疗程 10~14 日。尿路感染:急性单纯性下尿路感染,每日 0.5 g,分 2 次服,疗程 5~7 日;复杂性尿路感染,每日 1 g,分 2 次服,疗程 7~14 日。单纯性淋病:单次口服 0.5 g。

【不良反应与注意事项】 参阅诺氟沙星。

【制剂与规格】 胶囊、片剂:0.25 g(按环丙沙星计)。

氧氟沙星(奥氟沙星,氟嗪酸,泰利必妥,康泰必妥,盖络仙,奥复星,泰利德,赞诺欣)
Ofloxacin

【作用与用途】 本品具广谱抗菌作用,适用于敏感菌引起的:泌尿生殖系统感染,包括单纯性、复杂性尿路感染,细菌性前列腺炎,淋病奈瑟菌尿道炎或宫颈炎(包括产酶株所致者);呼吸道感染,包括敏感革兰阴性杆菌所致的支气管感染急性发作及肺部感染;胃肠道感染,由志贺菌属、沙门菌属、产肠毒素大肠杆菌、亲水气单胞菌、副溶血弧菌等所致;伤寒;骨和关节感染;皮肤软组织感染;败血症等全身感染。

【体内过程】 口服后吸收完全，相对生物利用度达95% ~100%。血药达峰时间(t_{max})约为1小时。食物对本品的吸收影响很少。多次给药后稳态血药浓度(Css)约给药后第3天达到。血消除半衰期($t_{1/2\beta}$)为4.7 ~7.0小时，蛋白结合率为20% ~25%。本品吸收后广泛分布至各组织、体液，组织中的浓度常超过血药浓度而达有效水平。本品尚可通过胎盘屏障。本品主要以原形自肾排泄，少量(3%)在肝内代谢。口服24小时内尿中排出给药量的75% ~90%，尿中代谢物很少。本品以原形自粪便中排出少量，给药后24小时和48小时内累积排出量分别为给药量的1.6%和3.9%。本品也可通过乳汁分泌。

【用法与用量】 口服。成人常用量：支气管感染、肺部感染：每次0.3 g，每日2次，疗程7 ~14日；急性单纯性下尿路感染：每次0.2 g，每日2次，疗程5 ~7日；复杂性尿路感染：每次0.2 g，每日2次，疗程10 ~14日；前列腺炎：每次0.3 g，每日2次，疗程6周；衣原体宫颈炎或尿道炎，每次0.3 g，每日2次，疗程7 ~14日；单纯性淋病：每次0.4 g，单剂量；伤寒：每次0.3 g，每日2次，疗程10 ~14日。铜绿假单胞菌感染或较重感染剂量可增至每次0.4 g，每日2次，静脉缓慢滴注。

【不良反应与注意事项】 参阅诺氟沙星。

【制剂与规格】 片剂、胶囊、颗粒剂：0.1 g(按氧氟沙星计)；氧氟沙星注射液：100 ml：氧氟沙星0.2 g与氯化钠0.9 g；氧氟沙星葡萄糖注射液：200 ml：氧氟沙星0.2 g与葡萄糖10 g、100 ml：氧氟沙星0.2 g与葡萄糖5 g、250 ml：氧氟沙星0.2 g与葡萄糖5 g。

左氧氟沙星(可乐必妥，来立信，利复星)

Levofloxacin

【作用与用途】 本品具有广谱抗菌作用，为氧氟沙星的左旋体，其体外抗菌活性约为氧氟沙星的2倍。其作用机制是通过抑制细菌DNA旋转酶的活性，阻止细菌DNA的合成和复制而导致细菌死亡。用途同氧氟沙星。

【体内过程】 口服后吸收完全，单剂量口服0.2 g后，血药峰浓度(C_{max})约为2.9 mg/L，达峰时间(t_{max})约为1小时。血浆消除半衰期($t_{1/2\beta}$)约为6小时。蛋白结合率为30% ~40%。本品吸收后广泛分布至各组织、体液，在扁桃体、前列腺组织、痰液、泪液、妇女生殖道组织、皮肤和唾液等组织和体液中的浓度与血药浓度之比在1.1 ~2.1。本品主要以原形自肾排泄，在体内代谢甚少。口服48小时内尿中排出量为给药量的80% ~90%。本品以原形自粪便中排出少量，给药后72小时内累积排出量少于给药量的4%。

【用法与用量】 口服。成人常用量：每日300 ~400 mg，分2 ~3次服用，重症可增加至每日600 mg，分3次服用，静脉滴注：常用量每次100 ~200 mg，每日2次，重症可增加至每日

600 mg。

【不良反应与注意事项】 同氧氟沙星。

【制剂与规格】 片剂:100 mg;注射剂:100 mg/100 ml(乳酸盐)

洛美沙星(罗氟沙星,罗氟哌酸,洛威,乐芬)
Lomefloxacin

【作用与用途】 本品为第三代喹诺酮类广谱抗菌药,其作用机制为抑制细菌 DNA 螺旋酶。本品对革兰阴性菌、阳性菌和部分厌氧菌均有抗菌活性。本品与其他类抗菌药之间未见交叉耐药性。本品适用于敏感细菌引起的下列感染。呼吸道感染:慢性支气管炎急性发作、支气管扩张伴感染、急性支气管炎及肺炎等;泌尿生殖系统感染:急性膀胱炎、急性肾盂肾炎、复杂性尿路感染、慢性尿路感染急性发作、急慢性前列腺炎及淋病奈瑟菌尿道炎或宫颈炎(包括产酶株所致者)等;胃肠道细菌感染:由志贺菌属、沙门菌属、产肠毒素大肠杆菌、亲水气单胞菌、副溶血弧菌等所致;腹腔、胆道、伤寒等感染;骨和关节感染;皮肤软组织感染;败血症等全身感染;其他感染,如副鼻窦炎、中耳炎、眼睑炎等。

【体内过程】 本品口服后吸收完全,生物利用度为 90% ~98%。单次空腹口服 400 mg,1.5 小时后达血药峰浓度(C_{max})3.0 ~5.2 mg/L。本品在体内分布广,组织穿透性好,在皮肤、痰液、扁桃体、前列腺、胆囊、泪液、唾液和齿龈等组织中的药物浓度均达到或高于血药浓度,血消除半衰期($t_{1/2\beta}$)为 7 ~8 小时。本品主要通过肾脏排泄,给药后 48 小时可自尿中以药物原形排出给药量的 60% ~80%,仅少量(5%)在体内代谢,胆汁排泄约 10%。

【用法与用量】 口服:支气管感染:每次 0.4 g,每日 1 次,或每次 0.3 g,每日 2 次,疗程 7 ~14 日;急性单纯性尿路感染:每次 0.4 g,每日 1 次,疗程 7 ~10 日;复杂性尿路感染:每次 0.4 g,每日 1 次,疗程 14 日;单纯性淋病:每次 0.3 g,每日 2 次;手术感染的预防:每次 0.4 g,手术前 2 ~6 小时服用。静脉滴注:成人每次0.4 g,每日 1 次,或每次 0.2 g,每日2 次。

【不良反应与注意事项】 同氧氟沙星。

【制剂与规格】 片剂、胶囊:0.1 g、0.2 g(以 $C_{17}H_{19}F_2N_3O_3$ 计);葡萄糖注射液:250 ml(洛美沙星 0.2 g,葡萄糖 12.5 g)、250 ml(洛美沙星 0.4 g,葡萄糖 12.5 g);注射液:100 ml:0.2 g、10 ml:0.1 g、2 ml:0.1 g、250 ml:0.2 g(以洛美沙星计)。

培氟沙星(甲氟哌酸,培氟新,培洛克,万辅,甲磺酸培氟沙星)
Pefloxacin

【作用与用途】 本品具广谱抗菌作用,可用于由培氟沙星敏感菌所致的各种感染:尿路感染,呼吸道感染,耳、鼻、喉感染,妇科、生殖系统感染,腹部和肝、胆系统感染,骨和关节感染,皮肤感染,败血症和心内膜炎,脑膜炎。

【体内过程】 口服吸收迅速而完全,单剂量口服0.4 g后,血药峰浓度(C_{max})约为5~6 mg/L。有效血浓度可维持8小时;0.4 g静脉滴注后,原药血浓度为5.8 mg/L,与人体血浆蛋白结合率为20%~30%,血浆消除半衰期($t_{1/2\beta}$)较长,约为10~13小时。本品吸收后广泛分布至各组织、体液,组织中的浓度都能达到有效浓度。此外尚可通过炎症脑膜进入脑脊液中,脑脊液中浓度约为血药浓度的60%左右。主要在肝内进行代谢,主要代谢产物为N-去甲基物和N-氧化代谢物,其中N-去甲基物同培氟沙星具有同样的体外抗菌作用。本品主要在肝内代谢,约20%~40%自肾排泄,尿液中的有效浓度可维持24小时以上。

【用法与用量】 口服:成人每日0.4~0.8 g,分2次服用。静脉滴注:成人常用量,每次0.4 g,加入5%葡萄糖溶液250 ml中缓慢静脉滴入,每12小时1次。患有黄疸的患者,每日用药1次;患有腹水的病人每36小时用药1次;患有黄疸和腹水的病人,每48小时用药1次。或遵医嘱。

【不良反应与注意事项】 可有胃肠道反应、皮肤变态反应、光敏反应及肌肉或关节疼痛。剂量过大,还会引起头痛、失眠及血小板减少。对本品及本类抗生素过敏者、儿童、孕妇、哺乳妇女禁用。肝功能严重不全者慎用。用药期间,应避免日光或紫外线照射。每次静脉滴注本品400 mg时,需以5%葡萄糖液250 ml稀释后缓慢避光静脉滴注,滴注时间至少1小时,不可用生理盐水或其他含氯溶液稀释,以防沉淀。

【制剂与规格】 片剂:0.2 g(按培氟沙星计);注射剂:2 ml:0.2 g,5 ml:0.4 g,55 ml:0.4 g(按培氟沙星计)。

托氟沙星(妥舒沙星,妥磺沙星,三氟沙星,托磺沙星,多氟啶酸,妥氟啶酸,赐尔泰)

Tosufloxacin

【作用与用途】 本品为喹诺酮类广谱抗菌药。适用于敏感菌所致的下列感染:上、下呼吸道感染:咽、扁桃体炎,急慢性支气管炎,肺炎;泌尿生殖系统感染:肾盂肾炎、膀胱炎、前列腺炎、副睾炎、尿道炎、子宫内膜炎;胆道感染;肠管感染:细菌性痢疾、肠炎;皮肤软组织感染:毛囊炎(包括脓疱性痤疮)、疖、痈、丹毒;眼、耳、鼻、口腔感染:眼睑炎、睑板腺炎、泪囊炎、外耳道炎、中耳炎、副鼻窦炎、牙周炎;其他:乳腺炎、外伤及手术伤口感染。

【体内过程】 本品口服吸收迅速而完全,口服37.5 mg、75 mg、150 mg和300 mg的血药峰浓度(C_{max})分别为0.16 mg/L、0.29 mg/L、0.37 mg/L、0.81 mg/L,达峰时间(t_{max})为1~1.5小时,血消除半衰期($t_{1/2\beta}$)为3~4小时,24小时内尿中排出的药物为服药量的25%~48%。本品无药物蓄积作用,在大部分组织中的浓度均高于血清浓度。

【用法与用量】 口服。成人每日

0.3～0.45 g,分2～3次服用。严重感染者每日0.6 g,分2～3次服用。

【不良反应与注意事项】 不宜与苯醋酸类、联苯丁酮酸等非甾体消炎镇痛药同时服用,若两者同时服用可能会引起痉挛。不宜与含钙、镁的制酸药或铁制剂同时服用,若两者同时服用会减少本品的吸收。去羟肌苷(DDI)制剂中含有的铝及镁可与氟喹诺酮类螯合,不宜合用。

【制剂与规格】 片剂:0.15 g。

司帕沙星(司氟沙星,司巴乐,海正立特)

Sparfloxacin

【作用与用途】 本品为喹诺酮类抗菌药。本品可用于由敏感菌引起的轻、中度感染,包括以下方面:呼吸系统感染:如急性咽炎、急性扁桃体炎、中耳炎、副鼻窦炎、支气管炎、支气管扩张合并感染、肺炎等;肠道感染:如细菌性痢疾、伤寒、感染性肠炎、沙门菌肠炎等;胆管感染:如胆囊炎、胆管炎等;泌尿生殖系统感染:如膀胱炎、肾盂肾炎、前列腺炎、淋病奈瑟菌性尿道炎、非淋病奈瑟菌性尿道炎、子宫附件炎、子宫内感染、子宫颈炎、前庭大腺炎等及由溶脲脲原体、沙眼衣原体所致的泌尿生殖道感染;皮肤、软组织感染:如脓疱疮、集簇性痤疮、毛囊炎、疖、疖肿、痈、丹毒、蜂窝织炎、淋巴结炎、淋巴管炎、皮下脓肿、汗腺炎、乳腺炎、外伤及手术伤口感染等;口腔科感染:如牙周组织炎、牙冠周炎、腭炎等。

【体内过程】 健康成人空腹单次口服本品0.4 g,服药后4小时左右达血药峰浓度(C_{max}),血消除半衰期($t_{1/2\beta}$)约为16小时。口服后主要在小肠吸收,在胃内几乎不吸收。本品血浆蛋白结合率为42%～44%。高龄者单次口服150 mg,血药峰浓度(C_{max})为1.72 μg/ml,平均血消除半衰期($t_{1/2\beta}$)约为26小时。本品口服吸收后体内分布广泛,主要分布于胆囊(约为血药浓度的7倍);其次为皮肤、前列腺、子宫、卵巢、耳、鼻、喉组织、痰液、前列腺液、尿液及乳汁中(约为血药浓度的1.5倍);再次为唾液、泪液(为血药浓度的70%～80%);最低为眼房水及脊髓液。健康成人单次口服本品200 mg后72小时,用药量的12%以原形药物及29%以葡萄醛酸共轭物从尿中排泄,51%以原形药物从粪便中排泄。

【用法与用量】 口服。成人每次0.1～0.3 g,最多不超过0.4 g,每日1次。疗程一般5～10日,可据病种及病情适当增减疗程。

【不良反应与注意事项】 同诺氟沙星。

【制剂与规格】 片剂、胶囊:0.1 g。

氟罗沙星(多氟沙星)

Fleroxacin

【作用与用途】 可用于对本品敏感细菌引起的急性支气管炎,慢性支气管炎急性发作及肺炎等呼吸系统感染;膀胱炎、肾盂肾炎、前列腺炎、附睾炎、淋病奈瑟菌性尿道炎等泌尿生殖系统感染;伤寒沙门菌感染、细菌性痢疾等消化系统感染;皮肤软组织感染、骨感染、腹腔感染及盆腔感染等。

【体内过程】 本品口服后吸收迅速而完全,健康志愿者单次口服0.1 g、0.2 g、0.4 g后,血药峰浓度(C_{max})分别可达1.6 mg/L、2.9 mg/L和5.1 mg/L,血消除半衰期($t_{1/2\beta}$)为9.9~11.6小时。健康人静脉滴注氟罗沙星注射液0.1 g后,血药峰浓度(C_{max})为2.85 g/L,血消除半衰期($t_{1/2\beta}$)为(8.6±1.3)小时,达峰时间为0.33小时,表观分布容积(V_d)为110 L。本品在多数组织中的浓度接近或高于同时期血浓度,但中枢神经系统中浓度很低。给药量的60%~70%以原形及代谢物经肾脏排泄,少部分由胆汁排泄,随粪便排出量仅占3%。

【用法与用量】 口服:每日0.2~0.4 g,分1~2次服,一般疗程7~14日。稀释于5%葡萄糖250~500 ml注射液中,避光缓慢静脉滴注,每次0.2~0.4 g,每日1次。

【不良反应与注意事项】 同诺氟沙星。

【制剂与规格】 片剂、胶囊:0.1 g;葡萄糖注射液:200 ml:氟罗沙星0.4 g与葡萄糖10 g;注射液:氟罗沙星0.1 g、0.2 g、0.4 g:10 ml。

安妥沙星

Antofloxacin

【作用与用途】 为左氧氟沙星结构改造的氟喹诺酮类抗菌药物。适用于治疗由敏感菌引起的感染:慢性支气管炎急性发作:由肺炎克雷伯菌引起的慢性支气管炎急性发作;急性肾盂肾炎:由大肠埃希菌引起的急性肾盂肾炎;急性膀胱炎:由大肠埃希菌引起的急性膀胱炎;伤口感染:由金黄色葡萄球菌及凝固酶阴性葡萄球菌引起的伤口感染;多发性毛囊炎:由金黄色葡萄球菌及凝固酶阴性葡萄球菌引起的多发性毛囊炎。

【体内过程】 健康志愿者单次口服300,400和500 mg盐酸安妥沙星片后,T_{max}分别为(1.09±0.58),(1.40±0.48),(1.62±0.58)小时,药物吸收较快,C_{max}分别为(2.91±0.43),(3.53±0.52),(4.32±0.10) μg/ml。$t_{1/2\alpha}$分别为(7.46±3.44),(7.49±1.91),(9.77±4.60)小时,$t_{1/2\beta}$分别为(20.3±4.35),(20.22±3.33),(20.61±4.58)小时,连续7天每日1次口服,每次300 mg连续给药的药代动力学研究结果显示,血药浓度在给药4天时达稳态,稳态后的平均谷浓度为(4.49±0.81) mg/L,平均峰浓度为(20.75±2.93) mg/L。每天给药1次口服,每次200 mg,首次剂量加倍(400 mg)的连续给药药代动力学研究结果表明,首次剂量加倍可使血药浓度更快地达到稳态水平。T_{max}为(1.5±0.7)小时,稳态峰浓度为(2.10±0.39) μg/ml,谷浓度(0.53±0.25) μg/ml,波动度为(1.6±0.4),稳态血药浓度曲线下面积(24.32±6.03) μg/(ml·h)。

【用法与用量】 口服:成人首剂0.4 g,1次,以后0.2 g,每日1次,疗程7~14天。使用本品时,不得增加单次剂量和改变用法。

【不良反应与注意事项】 常见不良反应有恶心、胃部不适、谷丙转氨酶升高、头晕。少见不良反应有乏力、双下肢水肿、心慌、室性早搏、口干、纳差、呕吐、腹痛、大便干、谷草转氨酶升高、谷氨酰转肽酶升高、总胆红素升高、尿频、头痛、失眠、嗜睡、眩晕、皮疹、白细胞减少、中性粒细胞降低、血糖升高、乳酸脱氢酶(LDH)升高。上述不良反应发生率低,患者一般均能耐受,治疗结束后症状逐渐缓解并恢复正常。临床应用发觉异常时应注意观察,必要时可停止用药并进行适当处置。禁用于对盐酸安妥沙星或喹诺酮类药物过敏者;癫痫患者;孕妇及哺乳期妇女、18 岁以下患者;有潜在的心律失常或 QT 间期延长患者,如严重的心动过缓或急性心肌缺血患者。老年患者大多肾功能低下,可能会出现血药浓度增加,应注意用药剂量,慎重给药。肾功能不全者应慎用。严重肝功能不全者慎用。有中枢神经系统疾病者慎用。

【制剂与规格】 片剂:0.1 g(以安妥沙星计)。

芦氟沙星(芦卡沙星,卡力)

Rufloxacin

【作用与用途】 本品具广谱抗菌作用,对革兰阴性菌具良好抗菌作用,用于敏感菌引起的下呼吸道和泌尿生殖系统感染。

【体内过程】 口服吸收迅速而完全,健康志愿者单剂量口服 0.2 g 后,血药峰浓度(C_{max})约为 2.3 mg/L,达峰时间约为 3 小时。血消除半衰期($t_{1/2\beta}$)长,约为 35 小时。本品吸收后广泛分布至各组织、体液中。体内代谢产物为 N-去甲基芦氟沙星及硫-氧芦氟沙星,前者含量约为 2%,后者含量极少,两种代谢产物均有一定的抗菌活性。本品主要以原形自肾排泄,约为 50%,胆汁排泄占 1%,以代谢物排出量约占 2%,另有部分经肠管壁的跨上皮分泌液进肠道,再经粪便排泄。

【用法与用量】 口服。每次 0.2 g,每日 1 次。首剂量加倍为 0.4 g。疗程 5~10 日。对前列腺炎的疗程可达 4 周。

【不良反应与注意事项】 同诺氟沙星。

【制剂与规格】 胶囊:0.2 g;片剂:0.1 g(均按芦氟沙星计)。

格帕沙星

Grepafloxacin

【作用与用途】 本品的抗菌谱大致与司帕沙星相同。对革兰阳性菌的抗菌力比环丙沙星强,对革兰阴性菌的抗菌力则较差。若与氧氟沙星比较,则从革兰阳性菌至革兰阴性菌均较优越。

【体内过程】 给健康男子口服本品 100 mg、200 mg、300 mg 及 400 mg,其 C_{max} 分别为 0.14 μg/ml、0.66 μg/ml、0.99 μg/ml 及 1.62 μg/ml,半衰期长达 11~12.5 小时,故可每日给药 1 次。本品在尿中的排泄率为 10%~12%,主要经胆汁从粪便中排泄。因此,本品的体内吸收不受食物的影响,反复服药,无蓄积作用。

【用法与用量】 口服:成人一般用量为每日 1 次 200 ~ 400 mg,儿童用量酌减。

【不良反应与注意事项】 格帕沙星的主要不良反应为恶心、腹泻、头痛、头晕及皮疹等,发生率在 2% ~ 10%,多只是轻中度反应,2% ~ 5% 可发生实验室参数异常,主要为肝脏酶的短暂升高。

【制剂与规格】 片剂、胶囊:100 mg。

曲伐沙星
Trovafloxacin

【作用与用途】 本品对革兰阳性菌的抗菌活性强于环丙沙星,对大多数革兰阴性菌的 MIC_{90} 为 0.015 ~ 0.5 μg/ml,对肺炎球菌的活性是环丙沙星的 10 倍,是司帕沙星的 4 ~ 8 倍;对革兰阴性菌的活性与环丙沙星相当;对厌氧菌的活性是环丙沙星的32 ~ 64 倍,是甲硝唑的4 ~ 64 倍,几乎对所有致病厌氧菌均有强大的杀菌作用,对军团菌属、支原体和衣原体的活性亦强于环丙沙星。作用机制一是阻止 RNA 和蛋白质的合成,使细胞分裂受阻;二是可作用于无相应 RNA 或蛋白合成的未分裂细菌;同时,本品不仅作用于细菌的 DNA 旋转酶,对部分细菌还作用于拓扑异构酶Ⅳ,因而对由拓扑异构酶Ⅳ介导的耐药金黄色葡萄球菌、肺炎链球菌等,本品仍有强活性。用于敏感菌引起的呼吸道、消化道、泌尿生殖道、皮肤及软组织、骨及骨关节感染,对腹膜炎、败血症、脑膜炎等有很好的疗效。本品对呼吸道和泌尿道感染的治愈率高达 97%。

【体内过程】 本品具有线性的、稳定的药动学特性。口服本品后吸收迅速而良好,不受食物影响,t_{max} 约为 1 小时,$t_{1/2\beta}$ 为 10 小时,平均分布容积为 1.3 L/kg。口服生物利用度为静脉注射的 87.6%,口服 100 mg 和 300 mg 的 C_{max} 分别为 1 μg/ml 和 3 μg/ml,支气管细胞中的药物浓度是血药浓度的 3 倍,胆汁和尿中的药物浓度亦高于血药浓度。血清蛋白结合率为 70%,显著高于其他较老的同类药物。在体内部分被代谢,其产物有葡萄糖苷酸酯、乙酰产物等。本品 50% 以原形药物主要经胆汁分泌排泄,部分经尿排泄,给药 100 mg 后的 12 ~ 24 小时,尿药浓度仍可高达 2 μg/ml。

【不良反应与注意事项】 本品毒副作用少而轻微,耐受性良好。不良反应呈剂量相关性,剂量在 200 mg 及其以下,很少有副反应发生,剂量在 300 mg 时个别患者有头昏、头痛、恶心、皮疹等反应,但一般较轻微,可以耐受,静脉给药时偶可发生局部发红等反应。

【用法与用量】 口服:每次200 ~ 300 mg,每日 1 次;静脉滴注:每次200 ~ 300 mg,每日 1 次。儿童用量酌减。疗程 7 ~ 14 天。重症感染一般采用先静脉滴注后改为口服。

【制剂与规格】 为了提高水溶性以便于临床应用,本品以 L-丙氨酰-L-

丙酸衍生物(alatrofloxacin)和甲磺酸盐(Trovafloxacin mesylate)制剂使用:片剂每片100 mg、200 mg;注射剂(Trovan Ⅳ):每瓶100 mg、200 mg、300 mg。

甲磺酸吉米沙星
Gemifloxacin Mesylate

【作用与用途】 是一种合成的广谱氟喹诺酮类抗菌药物,可口服用药。该药可用于治疗肺炎链球菌(包括多药耐药菌株)、流感嗜血菌、黏膜炎莫拉菌、肺炎支原体、肺炎衣原体或肺炎克雷伯菌等敏感菌所致的社区获得性肺炎,以及肺炎链球菌、流感嗜血菌、副流感嗜血菌或黏膜炎莫拉菌所致的慢性支气管炎急性发作。

【体内过程】 该药口服后经胃肠道迅速吸收,随后在肝脏内进行少量代谢。健康受试者口服320 mg该药后,其平均稳态消除半衰期为(7±2)小时。细胞色素P450酶系对该药代谢过程影响有限,该药也不会明显抑制代谢酶的活性。高脂饮食不会显著改变该药(320 mg)的药代动力学参数。

【用法与用量】 慢性细菌性支气管炎急性发作:每日320 mg,连用7天。

【不良反应与注意事项】 动物实验发现,氟喹诺酮类药物可能导致幼年动物关节病变。因此,氟喹诺酮类药物通常不建议用于儿童或青少年患者。该药可能导致某些患者出现QT间期延长,所以,具有QT间期延长既往史的患者、低血钾或低血镁患者,以及正在服用ⅠA类(如奎尼丁、普鲁卡因胺)或Ⅲ类(如胺碘酮、索他洛尔)抗心律失常药的患者均应避免应用该药。

【制剂与规格】 片剂:每片含甲磺酸吉米沙星320 mg。

加替沙星(天坤,海超)
Gatifloxacin

【作用与用途】 本品为第四代喹诺酮类广谱抗菌药。本品的抗菌作用是通过抑制细菌的DNA旋转酶和拓扑异构酶Ⅳ,从而抑制细菌DNA的复制、转录、修复过程。本品主要用于治疗敏感病原体所致的各种感染性疾病,包括慢性支气管炎急性发作、急性鼻窦炎、社区获得性肺炎、单纯性尿路感染(膀胱炎)和复杂性尿路感染、急性肾盂肾炎、男性淋球菌性尿路炎症或直肠感染和女性淋球菌性宫颈感染。

【体内过程】 本品口服吸收良好,且不受饮食因素影响,绝对生物利用度为96%,加替沙星血药峰浓度(C_{max})和血药时曲线下面积(AUC)随剂量成比例增加。口服本品200~800 mg,连续14天,加替沙星的药代动力学呈线性和非时间依赖性。每天每次连续用药,第3天时可达血药稳态浓度。400 mg每天每次口服,其稳态血药浓度峰值和谷值分别约为4 mg/L和0.4 mg/L。加替沙星蛋白结合率约为20%,与浓度无关。加替沙星广泛分布于组织和体液中。唾液中药物浓度与血浆浓度相近,而在胆汁、肺泡巨噬细胞、肺实质、肺表皮细胞层、支气管黏膜、窦黏膜、阴道、宫颈、前列腺液、精液等靶组织的药物浓度高于血浆浓度。加替沙星无酶诱导作用,不改变自身和其他合用药物的清除代谢。加替沙星在体内代谢极低,主要以原形经肾脏排出。口服本品后48小时,药物原形在尿中的回收率达70%以上,而其乙二胺和甲基乙二胺代谢物在尿中的浓度不足摄入量的1%,加替沙星平均血浆消除半衰期7~14小时。本品口服或静脉注射后,粪便中加替沙星的原药回收率约5%,提示加替沙星也可经胆道和肠道排除。

【用法与用量】 口服,每次400 mg(2片),每日1次。

【不良反应与注意事项】 常见的不良反应为恶心、阴道炎、腹泻、头痛、眩晕。发生率较低的药物相关不良事件包括:全身反应:变态反应,寒战,发热,背痛和胸痛。心血管系统:心悸。消化系统:腹痛,便秘,消化不良,舌炎,念珠菌性口腔炎,口腔炎,口腔溃疡,呕吐。代谢与营养系统:周围性水肿。神经系统:多梦,失眠,感觉异常,震颤,血管扩张,眩晕。呼吸系统:呼吸困难,咽炎。皮肤及皮肤软组织:皮疹,出汗。特殊感官:视觉异常,味觉异常,耳鸣。泌尿生殖系统:排尿困难,血尿。其他罕见的相关不良事件有:思维异常,烦躁不安,不能耐受酒精,食欲减退,焦虑,关节痛,关节炎,虚弱,哮喘(支气管痉挛),共济失调,骨痛,心动过缓,乳腺疼痛,唇炎,结肠炎,意识模糊,惊厥,发绀,人格解体,抑郁,糖尿病,皮肤干燥,吞咽困难,耳病,淤斑,水肿,鼻衄,欣快感,眼痛,面部水肿,胃肠胀气,胃炎,胃肠出血,牙龈炎,口臭,幻觉,呕血,敌意,感觉过敏,高血糖,高血压,肌张力增加,过度通气,低血糖,下肢痛性痉挛,淋巴结病,斑丘疹,子宫出血,偏头痛,嘴部水肿,肌痛,肌无力,颈痛,神经过敏,惊慌,妄想狂,嗅觉倒错,瘙痒,伪膜性肠炎,精神病,上睑下垂,直肠出血,嗜睡,紧张,胸骨下胸痛,心动过速,味觉丧失,口干,舌肿,疱疹等。实验室检查异常改变发生率低,包括:白细胞减少,ALT或AST增加以及碱性磷酸酶,总胆红素,血清淀粉酶,电解质异常等。

【制剂与规格】 片剂:0.2 g。

依诺沙星(诺必星)

Enoxacinum

【作用与用途】 本品具广谱抗菌作用,尤其对需氧革兰阴性杆菌抗菌活性高,对下列细菌在体外具良好抗菌作用:肠杆菌科的大部分细菌,包括枸橼酸杆菌属、肠杆菌属、大肠埃希菌、克雷伯菌属、变形杆菌属、沙门菌属、志贺菌属、弧菌属、耶尔森菌等。常对多重耐药菌也具有抗菌活性。对青霉素耐药的淋病奈瑟菌、产酶流感嗜血杆菌和莫拉菌属均具有高度抗菌活性。对铜绿假单胞菌等假单胞菌属的大多数菌株具抗菌作用。本品对甲氧西林敏感葡萄球菌具抗菌活性,对肺炎链球菌、溶血性链球菌和粪肠球菌仅具中等抗菌活性。对沙眼衣原体、支原体、军团菌具良好抗微生物作用,对结核杆菌和非典型分枝杆菌也有抗菌活性。对厌氧菌的抗菌活性差。依诺沙星为杀菌剂,通过作用于细菌 DNA 螺旋酶的 A 亚单位,抑制 DNA 的合成和复制而导致细菌死亡。适用于由敏感菌引起的:①泌尿生殖系统感染,包括单纯性、复杂性尿路感染,细菌性前列腺炎,淋病奈瑟菌尿道炎或宫颈炎(包括产酶株所致者)。②呼吸道感染,包括敏感革兰阴性杆菌所致支气管感染急性发作及肺部感染。③胃肠道感染,由志贺菌属、沙门菌属、产肠毒素大肠杆菌、亲水气单胞菌、副溶血弧菌等所致。④伤寒。⑤骨和关节感染。⑥皮肤软组织感染。⑦败血症等全身感染。

【用法与用量】 片剂:一次0.2~0.4 g,一日 2 次,或遵医嘱。疗程4~14 日。根据病情,用量和疗程可酌情增减。胶囊剂成人常用量:支气管感染:一次 0.3~0.4 g,一日 2 次,疗程 7~14 日。急性单纯性下尿路感染:一次 0.2 g,一日 2 次,疗程 5~7 日;复杂性尿路感染:一次 0.4 g,一日 2 次,疗程 10~14 日。单纯性淋病奈瑟菌性尿道炎:一次 0.4 g,单剂量。肠道感染:一次 0.2 g,一日 2 次,疗程 5~7 日。伤寒:一次 0.4 g,一日 2 次,疗程 10~14 日。

【不良反应与注意事项】 胃肠道反应较为常见,可表现为腹部不适或疼痛、腹泻、恶心或呕吐。中枢神经系统反应可有头昏、头痛、嗜睡或失眠。过敏反应:皮疹、皮肤瘙痒,偶可发生渗出性多形性红斑及血管神经性水肿。少数患者有光敏反应。偶可发生:①癫痫发作、精神异常、烦躁不安、意识混乱、幻觉、震颤。②血尿、发热、皮疹等间质性肾炎表现。③静脉炎。④结晶尿,多见于高剂量应用时。⑤关节疼痛。⑥面部潮红、心悸、胸闷。少数患者可发生血清氨基转移酶升高、血尿素氮增高及周围血象白细胞降低,多属轻度,并呈一过性。使用中若出现过敏症状应立即停药。严重肾功能不全者慎用。孕妇不宜使用。如确有应用指征,且利大于弊时方可慎用。哺乳期妇女使用时应暂停授乳。一般不用于婴幼儿。老年患者常有肾功能减退,因本品自皮肤吸收后部分经肾排出,需减量应用。

【制剂与规格】 片剂:0.1 g;胶囊剂:0.1 g、0.2 g。

莫西沙星(莫昔沙星,拜复乐)
Moxifloxacin

【作用与用途】 本品为第四代新的含氟喹诺酮类广谱高效药物,作用机制与其他含氟喹诺酮相同,但由于对 DNA 螺旋酶作用强,不易产生耐药性。莫西沙星在体外显示出对革兰阳性细菌,革兰阴性菌,厌氧菌,抗酸菌和非典型微生物如支原体、衣原体和军团菌有广谱抗菌活性。临床上用于呼吸道、消化道、泌尿生殖道以及皮肤和软组织感染,不但可用于内科、外科、泌尿科、妇科等感染,亦可用于五官科感染,尤其适用于混合感染,疗效和细菌清除率均在90%以上。

【体内过程】 本品口服吸收良好,食物对本品吸收影响小。口服本品200 mg后,迅速吸收并分布于各种组织,血药浓度为0.63～0.87 μg/ml,t_{max}约为1小时,$t_{1/2\beta}$为19～23小时,生物利用度为70%～80%。本品从粪便和尿液排泄。

【用法与用量】 剂量范围:每次400 mg(1片),每日1次。成年人服用方法:片剂用一杯水送下,服用时间不受饮食影响。治疗时间:治疗时间应根据症状的严重程度或临床反应决定。治疗上呼吸道和下呼吸道的感染时可按照下列方法:慢性气管炎急性发作:5天,社区获得性肺炎:10天,急性鼻窦炎:7天,治疗皮肤和软组织感染的推荐治疗时间为7天,莫西沙星400 mg片剂在临床试验中最多用过14天疗程。老年人:老年人不必调整用药剂量。儿童:儿童和发育阶段的青少年不建议使用莫西沙星。肝损伤:轻度肝功能异常(Child-Pugh A,B)的患者不必调整莫西沙星的剂量。目前尚缺乏严重肝功能受损者(Child-Pugh C)的药代动力学数据。肾功能异常:任何程度的肾功能受损的病人均不必调整莫西沙星的剂量(包括肌酐清除率≤30 ml/min)。目前缺乏透析病人的药代动力学数据。

【不良反应与注意事项】 本品的毒副作用小于已上市的环丙沙星、氧氟沙星等同类药物,光毒性低,安全性和耐受性均良好,恶心、胃不适、头痛等不良反应少而轻微。

【制剂与规格】 薄膜衣片:400 mg。

帕珠沙星(奥尔曼,巴红,博信)

Pazufloxacin

【作用与用途】 本品为新型氟喹诺酮类抗菌药,主要作用机理是通过抑制细菌DNA螺旋酶拓扑异构酶Ⅳ的活性,阻碍细菌DNA的复制而达到抗菌作用。帕珠沙星对需氧菌、一般性厌氧菌及厌氧性的革兰阳性菌、革兰阴性菌有效。与伊米配能、环丙沙星的抗菌效果相同,其抗菌谱与头孢他啶、庆大霉素相同。对临床分离的葡萄球菌属、肠杆菌属、铜绿假单孢菌、各种革兰阴性菌、拟杆菌及普雷沃属细菌有强大的抗菌活性。适用于敏感细菌引起的下列感染:慢性呼吸道疾病继发性感染,如慢性支气管炎、弥漫性支气管炎、支气管扩张、肺气肿、肺间质纤维化、支气管哮喘、陈旧性肺结核等;肺炎、肺脓肿;肾盂肾炎、复杂性膀胱炎、前列腺炎;烧伤创面感染,外科伤口感染;胆囊炎、胆管炎、肝脓肿;腹腔内脓肿、腹膜炎;生殖器官感染,如子宫附件炎、子宫内膜炎,盆腔炎。

【体内过程】 健康志愿者单剂量静脉滴注甲磺酸帕珠沙星300 mg、500 mg,静脉滴注持续时间为30分钟,C_{max}分别为8.99 mg/L与11.0 mg/L;$AUC_{0-\infty}$分别为13.3 mg·h/L及21.7 mg·h/L;$t_{1/2\beta}$分别为1.65小时及1.88小时;T_{max}均为0.5小时。

给药后本药可迅速分布至组织和体液中，静脉滴注本药 500 mg 后，在痰液、肺组织、胆囊组织、烧伤皮肤组织及女性生殖器官组织的浓度分别为 2.49 ~ 6.24、7.95、9.85 ~ 35.5、4.54、5.00 ~ 13.9 μg/g，在胆汁、胸水、腹水、脓液、盆腔液及脑脊液中的浓度分别为 5.47 ~ 29.9、1.43、1.87、4.73、3.18 及 0.33 mg/L。350 ~ 500 mg 单次静脉滴注 30 分钟，24 小时内尿排泄率为 90%，1 次 300 mg，1 日 2 次给药，或一次 500 mg，1 日 2 次给药的尿排泄率与单次给药基本一致。药物经代谢后，胆汁和尿中的代谢物以葡萄糖醛酸化合物为主，其他代谢物浓度较低，肾功能障碍时，$t_{1/2\beta}$ 显著延长，AUC 显著升高，尿中排泄率显著下降。

【用法与用量】 用法：静脉滴注，使用前用 0.9% 氯化钠注射液或 5% 葡萄糖注射液 100 ml 稀释。用量：1 次 0.3 g，每日 2 次，静脉滴注时间为 30 ~ 60 分钟，疗程为 7 ~ 14 天。可根据患者的年龄和病情酌情调整剂量。

【不良反应和注意事项】 本品主要临床不良反应为腹泻、皮疹、恶心、呕吐，实验室检查可见 ALT、AST、ALP、γ-GTP 升高，嗜酸性粒细胞增加。临床不良反应：急性肾功能衰竭；肝功能异常、黄疸；伪膜性肠炎：可发生伴有血便的严重的肠炎，如果出现腹痛或频繁的腹泻，应立即停药并采取相应的防治措施处理；粒细胞减少，血小板减少症；横纹肌溶解：如果出现肌痛、虚弱、磷酸肌酸激酶（CPK）升高、血或尿中的肌红蛋白升高，应立即停药；横纹肌溶解也导致急性肾功能衰竭；痉挛；休克、过敏反应，若出现呼吸困难、水肿、红斑等任何异常，应停止给药，并采取适当处理措施；表皮脱落坏死（Lyell 综合征）；眼、黏膜、皮肤综合征（Stevens - Johnson 综合征）；间质性肺炎：伴有发热、咳嗽、呼吸困难、胸部 X 线片异常的肺炎发生；低血糖：严重低血糖易发生于老年病人、肾功能衰竭病人，应仔细观察；跟腱炎、肌腱断裂。给药期间应密切观察，如出现上述不良反应，应立即停药，并采取相应的处理措施。有支气管哮喘、皮疹、荨麻疹等过敏性疾病家族史的患者慎用。严重肾功能不全患者血药浓度持续较高；有抽搐或癫痫等中枢神经系统疾病的患者慎用。5,6-磷酸葡萄糖脱氢酶缺乏患者慎用。本品可导致休克，所以应用本品前要详察有无过敏休克病史，以便在治疗期前准备必要的抢救药品和急救监护措施，以防止休克的发生。使用时如果出现过敏性休克，除急救外，尚需密切观察患者的神志、血压，保证患者的安全。

【制剂与规格】 注射剂：10 ml：0.3 g（以 $C_{16}H_{15}FN_{204}$ 计）。

（三）硝咪唑类

甲硝唑（甲硝哒唑，灭滴灵）
Metronidazole

【作用与用途】 本品为硝基咪唑衍生物，可抑制阿米巴原虫的氧化还原反应，使原虫氮链发生断裂，对厌氧微生物有杀灭作用。它在人体中还原时生成的代谢物也具有抗厌氧菌作用，抑制细菌的脱氧核糖核酸的合成，从而干扰细菌的生长、繁殖，最终致细菌死亡。对某些动物有致癌作用。用于治疗肠道和肠外阿米巴病（如阿米巴肝脓肿、胸膜阿米巴病等）。还可用于治疗阴道滴虫病、小袋虫病和皮肤利什曼病、麦地那龙线虫感染等。目前还广泛用于厌氧菌感染的治疗。

【体内过程】 口服或直肠给药后能迅速而完全吸收，静脉给药后20分钟达峰值。蛋白结合率<5%，吸收后广泛分布于各组织和体液中，且能通过血脑屏障，药物有效浓度能够出现在唾液、胎盘、胆汁、乳汁、羊水、精液、尿液、脓液和脑脊液中。有报道，药物在胎盘、乳汁、胆汁的浓度与血药浓度相似。健康人脑脊液中血药浓度为同期血药浓度的43%。少数脑脓肿患者，每日服用1.2～1.8 g后，脓液的药浓度（34～45 mg/L）高于同期的血药浓度（11～35 mg/L）。耳内感染后其脓液内的药物浓度在8.5 mg/L以上。口服后1～2小时血药浓度达高峰，有效浓度能维持12小时。口服0.25 g、0.4 g、0.5 g、2 g后的血药浓度分别为6 mg/L、9 mg/L、12 mg/L、40 mg/L。本品经肾排出60%～80%，约20%的原形药从尿中排出，其余以代谢产物（25%为葡萄糖醛酸结合物，14%为其他代谢结合物）形式由尿排出，10%随粪便排出，14%从皮肤排泄。

【用法与用量】 口服：成人常用量：①肠道阿米巴病，每次0.4～0.6 g，每日3次，疗程7日；肠道外阿米巴病，每次0.6～0.8 g，每日3次，疗程20日。②贾第虫病，每次0.4 g，每日3次，疗程5～10日。③麦地那龙线虫病，每次0.2 g，疗程7日。④小袋虫病，每次0.2 g，每日2次，疗程5日。⑤皮肤利什曼病，每次0.2 g，每日4次，疗程10日。间隔10日后重复1个疗程。⑥滴虫病，每次0.2 g，每日4次，疗程7日；可同时用栓剂，每晚0.5 g置入阴道内，连用7～10日。⑦厌氧菌感染，每日0.6～1.2 g，分3次服，7～10日为1个疗程。小儿常用量：①阿米巴病，每日按体重35～50 mg/kg，分3次口服，10日为1个疗程。②贾第虫病，每日按体重15～25 mg/kg，分3次口服，连服10日；治疗麦地那龙线虫病、小袋虫病、滴虫病的剂量同贾第虫病。③厌氧菌感染，每日按体重20～50 mg/kg。静脉滴注：成人厌氧菌感染，静脉给药首次按体重15 mg/kg（70 kg成人为1 g），维持量按体重7.5 mg/kg，每6～8小时静脉滴注1次。小儿厌氧菌感染的注射剂量同成人。

【不良反应与注意事项】 15%～30%病例出现不良反应，以消化道反应最为常见，包括恶心、呕吐、食欲不振、腹部绞痛，一般不影响治疗；神经系统症状有头痛、眩晕，偶有感觉异常、肢体麻木、共济失调、多发性神经炎等，大剂量可致抽搐。少数病例发生荨麻疹、潮红、瘙痒、膀胱炎、排尿困难、口中金属味及白细胞减少等，均属可逆性，停药后自行恢复。有活动性中枢神经系统疾患和血液病者禁用。孕妇及哺乳期妇女禁用。

【制剂与规格】 片剂、胶囊：0.2 g。注射剂：10 ml：50 mg、20 ml：100 mg、100 ml：500 mg、250 ml：500 mg、250 ml：1.25 g。

左奥硝唑（优诺安）
Levornidazole

【作用与用途】 为奥硝唑的左旋体，属硝基咪唑类衍生物。适用于治疗由脆弱拟杆菌、狄氏拟杆菌、卵圆拟杆菌、多形拟杆菌、普通拟杆菌、梭状芽孢杆菌、真杆菌、消化球菌和消化链球菌、幽门螺杆菌、黑色素拟杆菌、梭杆菌、CO_2噬织维菌、牙龈类杆菌等敏感厌氧菌所引起的多种感染性疾病，包括：腹部感染（腹膜炎、腹内脓肿、肝脓肿等）；盆腔感染（子宫内膜炎、子宫肌炎、输卵管或卵巢脓肿、盆腔软组织感染、嗜血杆菌阴道炎等）；口腔感染（牙周炎、尖周炎、冠周炎、急性溃疡性龈炎等）；外科感染（伤口感染、表皮脓肿、压疮溃疡感染、蜂窝织炎、气性坏疽等）；脑部感染（脑膜炎、脑脓肿）；败血症、菌血症等严重厌氧菌感染等。也用于手术前预防感染和手术后厌氧菌感染的治疗。

【体内过程】 单次给药药代动力学：健康志愿者静脉滴注 0.5，1.0，1.5 g左奥硝唑氯化钠注射液，滴注时间均为60分钟，T_{max}（h）分别为（1.09 ±0.42），（1.30 ±0.35），（1.56 ±0.68）；$t_{1/2}$（h）分别为（11.72 ±1.28），（12.11 ±1.48），（12.28 ±2.04）；C_{max}（μg · ml^{-1}）为（8.63 ±2.57），（18.62 ±4.08），（27.50 ±10.62）；$AUC_{0-\infty}$（μg · ml^{-1} · h）为（113.16 ±25.15），（303.64 ±72.67），（440.86 ±84.95）；Cl（L/h）为（4.66 ±1.25），（3.45 ±0.73），（3.51 ±0.61）；MRT（h）为（17.08 ±1.69），（17.82 ±1.65），（19.34 ±1.77），C_{max}和 AUC 与给药剂量呈良好线性相关性。

【用法与用量】 静脉滴注：滴注时间为每瓶（100 ml，浓度为 5 mg/ml）0.5～1 小时内滴完，用量如下：术前术后预防用药：成人手术前 1～2 小时静滴 1 g 左奥硝唑，术后 12 小时静滴 0.5 g，术后 24 小时静滴 0.5 g。治疗厌氧菌引起的感染：成人起始剂量为 0.5～1 g，然后每 12 小时静滴 0.5 g，连用5～10 天。如患者的症状改善，可以改为口服给药，每次 0.5 g，每 12 小时 1 次。儿童剂量为每日 20～30 mg/kg 体重，每 12 小时静滴 1 次。如果患者的肝脏功能严重受损，建议给药间期延长 1 倍。

【不良反应与注意事项】 左奥硝唑氯化钠注射液不良反应表现为轻度食欲减退（0.74%）、中度 WBC 下降（1.47%）。本品为奥硝唑的拆分药物，奥硝唑通常具有良好的耐受性，奥硝唑用药期间会出现下列反应：消化系统（包括轻度胃部不适、胃痛、口腔异味等）；神经系统（包括头痛及困倦、眩晕、颤抖、四肢麻木、痉挛和精神错乱等）；过敏反应（如皮疹、瘙痒等）；局部反应（包括刺感、疼痛等）；其他（白细胞减少等）。禁用于对本品及硝基咪唑类药物过敏的患者；禁用于中枢神经系统有器质性病变的患者，如癫痫患者、各种器官硬化症患者等；禁用于造血功能低下患者、慢性酒精中毒患者。肝损伤患者用药每次剂量与正常用量相同，但用药间隔时间要加倍，以免药物蓄积。妊娠（特别是妊娠前3个月）及哺乳期妇女不宜使用左奥硝唑，对已过了前3个月妊娠期的孕妇使用本品，医生必须慎重考虑使用本品对孕妇的治疗作用以及对胎儿可能造成的不良影响。3岁以下儿童慎用左奥硝唑。当与华法林同用时，应注意观察凝血酶原时间并调整给药剂量。奥硝唑与呋布西林钠、萘夫西林钠、奥美拉唑、沃必唑、注射用炎琥宁、阿洛西林钠存在配伍禁忌。

【制剂与规格】 100 ml：左奥硝唑0.5 g与氯化钠0.83 g。

替硝唑（甲硝乙磺酰咪唑，丽珠快服净，普洛施，济得）Tinidazole

【作用与用途】 本品对原虫及厌氧菌有较高活性。本品抗阿米巴原虫的机制为抑制其氧化还原反应，使原虫的氮链发生断裂，从而杀死原虫。用于各种厌氧菌感染，如败血症、骨髓炎、腹腔感染、盆腔感染、肺支气管感染、鼻窦炎、皮肤蜂窝织炎、牙周感染及术后伤口感染。用于结肠直肠手术、妇产科手术及口腔手术等的术前预防用药。用于肠道及肠道外阿米巴病、阴道滴虫病、贾第虫病、加得纳菌阴道炎等的治疗。也可作为甲硝唑的替代药用于幽门螺杆菌所致的胃窦炎及消化性溃疡的治疗。

【体内过程】 本品口服后吸收完全，健康女性单剂量口服2 g后达峰时间（t_{max}）为2小时，血药峰浓度（C_{max}）为51 mg/L。替硝唑排泄缓慢，口服2 g后24小时、48小时及72小时血药浓度分别为19.0 mg/L、4.2 mg/L及1.3 mg/L。口服每日给药1 g，血药浓度可维持在8 mg/L以上。本品静脉滴注0.8 g及1.6 g后血药峰浓度（C_{max}）分别为14～21 mg/L及32 mg/L。静脉每日给药1 g，血药浓度可维持在8 mg/L以上。替硝唑在体内的分布广泛，在生殖器官、肠道、腹部肌肉、乳汁中可达较高浓度，在肝脏、脂肪中的浓度低，在胆汁、唾液中的浓度与同期血药浓度相仿，对血-脑脊液屏障的穿透性较甲硝唑高，脑膜无炎症时脑脊液中的浓度为同期血药浓度的80%，这与替硝唑的脂溶性较高有关。替硝唑可通过血胎盘屏障，在胎儿及胎盘中可达高浓度。蛋白结合率为12%。在肝脏代谢，单剂量口服0.25 g后约16%以原形从尿中排出。血消除半衰期（$t_{1/2\beta}$）为11.6～13.3小时，平均为12.6小时。

【用法与用量】 口服。厌氧菌感染：每次1 g，每日1次，首剂量加倍，一般疗程5～6日，或根据病情决定。预防手术后厌氧菌感染：手术前12小时1次顿服2 g。原虫感染：①阴道滴虫病、贾第虫病：单剂量2 g顿服，小儿按体重50 mg/kg顿服，间隔3～5日可重复1次。②肠阿米巴病：每次0.5 g，每日2次，疗程5～10日；或每次2 g，每日1次，疗程2～3日；小儿按体重每日50 mg/kg，顿服，疗程3日。③肠外阿米巴病：每次2 g，每日1次，疗程3～5日。静脉滴注。厌氧菌感染：每次0.8 g，每日1次，缓慢静脉滴注，一般疗程5～6日，或根据病情决定。预防手术后厌氧菌感染：总量1.6 g，分1次或2次静脉滴注，第1次于手术前2～4小时，第2次于手术期间或术后12～24小时内滴注。

【不良反应与注意事项】 不良反应少见而轻微，主要为恶心、呕吐、上腹痛、食欲下降及口腔金属味，可有头痛、眩晕、皮肤瘙痒、皮疹、便秘及全身不适。此外还可有中性粒细胞减少、双硫仑样反应及黑尿。高剂量时也可引起癫痫发作和周围神经病变。

【制剂与规格】 胶囊：0.2 g、0.25 g、0.5 g；片剂：0.5 g；葡萄糖注射液：100 ml：替硝唑0.2 g与葡萄糖5 g、100 ml：替硝唑0.4 g与葡萄糖5 g、200 ml：替硝唑0.4 g与葡萄糖10 g；注射液：100 ml：0.4 g、200 ml：0.8 g。

（四）硝基呋喃类

呋喃唑酮（痢特灵）

Furazolidone

【作用与用途】 本品为硝基呋喃类抗菌药。对革兰阳性及阴性菌均有一定抗菌作用，在一定浓度下对毛滴虫、贾第鞭毛虫也有活性。其作用机制为干扰细菌氧化还原酶从而阻断细菌的正常代谢。主要用于敏感菌所致的细菌性痢疾、肠炎、霍乱，也可以用于伤寒、副伤寒、贾第鞭毛虫病、滴虫病等。与制酸剂等药物合用可治疗幽门螺杆菌所致的胃窦炎。

【体内过程】 本品口服仅吸收5%，成人顿服1 g，血药浓度为1.7～3.3 mg/L，但在肠道内保持较高的药物浓度。部分吸收药物随尿排出。

【用法与用量】 口服。成人常用剂量为每次0.1 g，每日3～4次；儿童按体重每日5～10 mg/kg，分4次服用。肠道感染疗程为5～7日，贾第鞭毛虫病疗程为7～10日。

【不良反应与注意事项】 主要有恶心、呕吐、腹泻、头痛、头晕、药物热、皮疹、肛门瘙痒、哮喘、直立性低血压、低血糖、肺浸润等，偶可出现溶血性贫血、黄疸及多发性神经炎。一般不宜用于溃疡病或支气管哮喘患者。

【制剂与规格】 片剂：10 mg、30 mg、100 mg。

呋喃妥因（呋喃坦啶）

Nitrofurantoin

【作用与用途】 本品为抗菌药。用于对其敏感的大肠埃希菌、肠球菌属、葡萄球菌属以及克雷伯菌属、肠杆菌属等细菌所致的急性单纯性下尿路感染，也可用于尿路感染的预防。

【体内过程】 本品微晶型在小肠内迅速而完全吸收，大结晶型的吸收较缓。与食物同服可增加两种结晶型的生物利用度。血清中药物浓度甚低，尿中的浓度较高。本品可透过胎盘和血-脑脊液屏障。血清蛋白结合率为60%。血消除半衰期（$t_{1/2\beta}$）为0.3～1小时。肾小球滤过为主要排泄途径，少量自肾小管分泌和重吸收。30%～40%迅速以原形经尿排出，大结晶型的排泄较慢。本品亦可经胆汁排泄，并经透析清除。

【用法与用量】 口服。成人每次 50～100 mg，每日 3～4 次。单纯性下尿路感染用低剂量；1 个月以上小儿每日按体重 5～7 mg/kg，分 4 次服。疗程至少 1 周，或用至尿培养转阴后至少 3 日。对尿路感染反复发作予本品预防者，成人每日 50～100 mg，睡前服，儿童每日 1 mg/kg。

【不良反应与注意事项】 恶心、呕吐、纳差和腹泻等胃肠道反应较常见。皮疹、药物热、粒细胞减少、肝炎等变态反应亦可发生，有葡萄糖-6-磷酸脱氢酶缺乏者尚可发生溶血性贫血。头痛、头昏、嗜睡、肌痛、眼球震颤等神经系统不良反应偶可发生，多属可逆，严重者可发生周围神经炎，原有肾功能减退或长期服用本品的病人易发生。

【制剂与规格】 片剂:50 mg。

（五）其他抗菌药

甲氧苄啶（甲氧苄氨嘧啶，三甲氧苄氨嘧啶，抗菌增效剂）

Trimethoprim

【作用与用途】 甲氧苄啶（TMP）属抑菌剂，为亲脂性弱碱，化学结构属乙胺嘧啶类。其对大肠埃希菌、克雷伯菌属、奇异变形杆菌、沙门菌属、志贺菌属均具有抗菌活性，对肺炎链球菌、淋病奈瑟菌、脑膜炎奈瑟菌的抗菌作用不明显，对铜绿假单胞菌无作用。本品与磺胺药合用可使细菌的叶酸合成代谢遭到双重阻断，有协同作用，使磺胺药抗菌活性增强，并可使抑菌作用转为杀菌作用，减少耐药菌株产生。本品可用于对其呈现敏感的大肠埃希菌、奇异变形杆菌、肺炎克雷伯菌和某些肠杆菌属和腐生葡萄球菌等细菌所致的急性单纯性下尿路感染初发病例。本品对铜绿假单胞菌感染无效。目前本品很少单用，一般均与磺胺药，如磺胺甲噁唑或磺胺嘧啶联合用药。

【体内过程】 本品口服后吸收完全，约可吸收给药量的 90% 以上，给药后 1～4 小时达血药峰浓度（C_{max}），口服 0.1 g 后高峰血药浓度约为 1mg/L。本品吸收后广泛分布至组织和体液，在肾、肝、脾、肺、肌肉、支气管分泌物、唾液、阴道分泌物、前列腺组织及前列腺液中的浓度均超过血药浓度。本品可穿过血-脑脊液屏障，脑膜无炎症时脑脊液药物浓度为血药浓度的 30%～50%，炎症时可达 50%～100%。TMP 亦可穿过血－胎盘屏障，胎儿循环中药物浓度接近母体血药浓度。乳汁中本品浓度接近或高于血药浓度。房水中药物浓度约为血药浓度的 1/3。本品表观分布容积为 1.3～1.8 L/kg，蛋白结合率为 30%～46%，血消除半衰期（$t_{1/2\beta}$）为 8～10 小时，无尿时可达 20～50 小时。TMP 主要自肾小球滤过，肾小管分泌排出，24 小时约可排出给药量的 50%～60%，其中 80%～90% 以药物原形排出，而其余部分以代谢物形式排出。平均尿药浓度为 90～100 mg/L，尿中高峰浓度约为 200 mg/L。在酸性尿中本品自尿排泄增加，碱性尿中排出减少。本品少量自胆汁及粪便中(约为给药量的4%)排出。肌内给药10~30分钟吸收,吸收速率的快慢与注射部位的血流速度有关,吸收后在体内分布广泛,组织中的浓度比血中浓度高,与血浆蛋白结合率为30%~46%,甲氧苄啶主要从尿中排出,24小时由尿排出给药量的40%~50%,少量经胆汁排泄,半衰期($t_{1/2}$)为8~10小时。

【用法与用量】 治疗急性单纯性尿路感染。成人常用量:口服,每次0.1g,每12小时1次或每次0.2 g,每日1次,疗程7~10日。肾功能损害患者需减量应用。肌酐清除率>30 ml/min(0.5 ml/s)时仍用成人常用量;肌酐清除率为15~30 ml/min(0.25~0.5 ml/s)时,每12小时服50 mg;肌酐清除率<15 ml/min(0.25 ml/s)时不宜用本品。静脉滴注:每次30~100 mg,每日80~200 mg。静脉滴注:一次30~100 mg,一日80~200 mg。

【不良反应和注意事项】 服后可能出现恶心、呕吐、食欲不振、血尿、药物过敏、白细胞和血小板减少等,停药后即可恢复正常。较长期服用(超过15~20日)或按较大剂量连续用药时,应注意血像变化。孕妇禁用。早产儿、新生儿避免使用。严重肝肾疾病、血液病(如白细胞减少、血小板减少、紫癜症等)禁用。注射剂遇结晶析出时,可温热使溶解,变澄清后使用。

【制剂与规格】 片剂:0.1 g;注射剂:2 ml:0.1 g。

溴莫普林

Brodimoprim Clafalix

【作用与用途】 本品为二氢叶酸还原酶抑制剂类抗菌新药,对G^-和G^+菌具有广谱、高效抗菌活性,优于磺胺甲氧异噁唑、红霉素等。用于呼吸道、消化道、泌尿道等部位的感染,与氨苄青霉素、羟氨苄青霉素、口服头孢菌素、强力霉素、复方新诺明、红霉素、罗红霉素、交沙霉素等多种抗菌药物比较,在治疗支气管炎、咽炎、扁桃体炎、尿道炎、鼻窦炎、中耳炎等感染性疾患方面,疗效更为显著。

【体内过程】 本品药动学性质较甲氧苄胺嘧啶有很大的改善,表现在口服吸收迅速而完全,生物利用度高达90%,亲脂性强,分布容积大,组织穿透力强,组织浓度高,$t_{1/2\beta}$达34小时,每日服用1次即可使24小时内血药浓度和组织浓度大于最低抑菌浓度(MIC)10倍以上。

【用法与用量】 口服:前3天,400 mg/d,1次/天(儿童剂量为10 mg/kg·d,1次/d);后7天剂量200 mg/d(儿童5 mg/kg·d);一般10天为1疗程。

【不良反应和注意事项】 本品副作用少而轻微,腹泻发生率较低,偶尔发生轻微的过敏反应。

【制剂与规格】 片剂:200 mg/片;糖浆剂:150 mg:100 ml/瓶。

小檗碱(黄连素)

Berberine Hydrochloride

【作用与用途】 本品为抗菌药。抗菌谱广,体外对多种革兰阳性及阴性菌均具有抑制作用,其中对溶血性链球菌、金黄色葡萄球菌、霍乱弧菌、脑膜炎奈瑟菌、志贺菌属、伤寒杆菌、白喉杆菌等具有较强抑制作用。对阿米巴原虫也有一定作用。用于敏感病原菌所致的胃肠道感染。

【体内过程】 口服吸收差。

【用法与用量】 口服:每次0.1~0.3 g,每日3次。

【不良反应与注意事项】 不良反应较少,偶有恶心、呕吐、皮疹和药物热,停药后即消失。葡萄糖-6-磷酸脱氢酶缺乏的儿童及对本品过敏者禁用。本品可引起溶血性贫血导致黄疸。

【制剂与规格】 胶囊:0.1 g。

利奈唑胺(斯沃)

Linezolid

【作用与用途】 属于新一类的恶唑烷酮类抗生素,可用于治疗由需氧的革兰阳性菌引起的感染。利奈唑胺通过与其他抗菌药物不同的作用机制抑制细菌的蛋白质合成,因此利奈唑胺与其他类别的抗菌药物间不太可能具有交叉耐药性。用于治疗耐甲氧西林葡萄球菌和万古霉素肠球菌所致感染。

【体内过程】 口服给药后,利奈唑胺吸收快速而完全。T_{max} 1~2小时,绝对生物利用度约为100%。分布:利奈唑胺能快速地分布于灌注良好的组织。利奈唑胺的血浆蛋白结合率约为31%,且为非浓度依赖性。稳态时利奈唑胺的分布容积平均为40~50 L。代谢:利奈唑胺的主要代谢为吗啉环的氧化,它可产生两个无活性的开环羧酸代谢产物,氨基乙氧基乙酸代谢物(A)和羟乙基氨基乙酸代谢物(B)。排泄:非肾脏清除率约占利奈唑胺总清除率的65%。稳态时,约有30%的药物以利奈唑胺的形式、40%以代谢产物B的形式、10%以代谢产物A的形式随尿排泄。利奈唑胺的肾脏清除率低(平均为40 ml/min),提示有肾小管网的重吸收。

【用法与用量】

表 利奈唑胺推荐剂量

感染	剂量和给药途径		建议疗程(d)
	儿童患者(出生至11岁)	成人和青少年(12岁及以上)	
复杂性皮肤和皮肤软组织感染、社区获得性肺炎、院内获得性肺炎	10 mg/kg/8h 静注或口服	600 mg/12h 静注或口服	10~14
利万古霉素耐药的屎肠球菌感染,包括伴发的菌血症	10 mg/kg/8h 静注或口服	600 mg/12h 静注或口服	14~28

续表

感染	剂量和给药途径		建议疗程(d)
	儿童患者(出生至11岁)	成人和青少年(12岁及以上)	
非复杂性皮肤和皮肤软组织感染	<5岁儿童:10 mg/kg/8h 5～11岁,10 mg/kg/12h 口服	成人:400 mg/12h 青少年:600 mg/12h 口服	10～14

【不良反应与注意事项】 成年患者:利奈唑胺不良事件为轻至中度。最常见的不良事件为腹泻、头痛、恶心、呕吐、失眠、便秘、皮疹、头晕、发热。其他的不良事件包括:口腔念珠菌病、阴道念珠菌病、高血压、消化不良、局部腹痛、瘙痒、舌褪色、味觉改变、真菌感染、肝功能检查异常。儿童患者:发热、腹泻、呕吐、脓毒血症、皮疹、头痛、贫血、血小板减少、上呼吸道感染、恶心、呼吸困难、注射或导管留置部位反应、创伤、咽炎、惊厥、低血钾、肺炎、血小板增多、咳嗽、弥漫性腹痛、局限性腹痛、呼吸暂停、胃肠道出血、全身性水肿、稀便、局部疼痛、皮肤病变。其他的不良事件包括:嗜酸细胞增多、皮疹、眩晕、口腔念珠菌病、非注射部位的瘙痒症、过敏反应。实验室检查异常包括:血红蛋白、血小板、白细胞、中性粒细胞、AST、ALT、LDH、碱性磷酸酶、脂肪酶、淀粉酶、总胆红素、BUN、肌酐。儿童患者实验室检查异常包括:血红蛋白、血小板、白细胞、中性粒细胞、ALT、脂肪酶、淀粉酶、总胆红素、肌酐。禁用于已知对利奈唑胺或本品其他成分过敏的患者、正在使用任何能抑制单胺氧化酶A或B的药物(如苯乙肼、异卡波肼)的患者。利奈唑胺静脉注射剂与下列药物通过Y型接口联合给药时,可导致物理性质不配伍。这些药物包括:二性霉素B、盐酸氯丙嗪、地西泮、喷他脒异硫代硫酸盐、红霉素乳糖酸脂、苯妥英钠和甲氯苄啶-磺胺甲基异噁唑。此外,利奈唑胺静脉注射液与头孢曲松钠合用可致两者的化学性质不配伍。如果同一静脉通路用于几个药物依次给药,在应用利奈唑胺静脉注射液前及使用后,应使用与利奈唑胺静脉注射剂和其他药物可配伍的溶液进行冲洗。可配伍的静脉注射液:5%葡萄糖注射液(USP),0.9%氯化钠注射液(USP),乳酸林格液(USP)。在使用时方可拆除输液袋的外包装袋。在室温下贮藏,避免冷冻。利奈唑胺静脉注射液可呈黄色,且随着时间延长可加深,但对药物含量没有不良影响。利奈唑胺应该仅用于治疗或预防已经证实或者高度怀疑由细菌引起的感染性疾病。

【制剂与规格】 片剂:600 mg;注射剂:100 ml:200 mg,300 ml:600 mg。

抗结核药

异烟肼(异烟酰肼,雷米封)
Isoniazid

【作用与用途】 本品为抗结核药。异烟肼对各型结核分枝杆菌都有高度选择性抗菌作用,是目前抗结核药物中具有最强杀菌作用的合成抗菌药,对其他细菌几乎无作用。对生长繁殖期结核分枝杆菌作用强,对静止期作用较弱且慢。其作用机制可能是抑制敏感细菌分枝菌酸的合成而使细胞壁破裂。主要用于各型肺结核的进展期、溶解播散期、吸收好转期,尚可用于结核性脑膜炎和其他肺外结核等。本品常需和其他抗结核病药联合应用,以增强疗效和克服耐药菌。此外,对痢疾、百日咳、麦粒肿等也有一定疗效。

【体内过程】 本品口服后迅速自胃肠道吸收,并分布于全身组织和体液中,包括脑脊液、胸腔积液、腹水、皮肤、肌肉、乳汁和干酪样组织,并可穿过胎盘屏障。蛋白结合率仅0~10%。口服1~2小时血药浓度可达峰值,但4~6小时后血药浓度根据患者的乙酰化快慢而不一,快乙酰化者,$t_{1/2\beta}$为0.5~1.6小时,慢乙酰化者为2~5小时,肝、肾功能损害者可能延长。代谢主要在肝脏中乙酰化而成无活性代谢产物,其中有的具有肝毒性。乙酰化的速率由遗传所决定。慢乙酰化者常有肝脏N-乙酰转移酶缺乏,未乙酰化的异烟肼可被部分结合。本品主要经肾排泄(约70%),在24小时内排出,大部分为无活性代谢物。快乙酰化者中93%以乙酰化型在尿液中排出,慢乙酰化者为63%。快乙酰化者尿液中7%的异烟肼呈游离或结合型,而慢乙酰化者则为37%。本品易通过血脑屏障,亦可从乳汁排出,少量可自唾液、痰液和粪便中排出。相当量的异烟肼可经血液透析与腹膜透析清除。

【用法与用量】 口服:成人每日量4~5 mg/kg或每日300 mg,分为3次或1次顿服,也可每次每千克体重15 mg(即0.6~0.8 g),每周2次。对急性粟粒性肺结核或结核性脑膜炎,每次0.2~0.3 g,每日3次。静脉注射或静脉滴注:对较重度浸润结核,肺外活动结核等,每次0.3~0.6 g,加5%葡萄糖注射液或等渗盐水20~40 ml,缓慢推注,或加入输液250~500 ml中静脉滴注。细菌性痢疾:每次200 mg,每日3次,连服3~7日。百日咳:10~15 mg/(kg·d),分为3次。麦粒肿:4~10 mg/(kg·d),分为3次。局部(胸腔内注射治疗局灶性结核等):每次50~200 mg。

【不良反应与注意事项】 不良反应有胃肠道症状(如食欲不振、恶心、呕吐、腹痛、便秘等);血液系统症状(贫血、白细胞减少、嗜酸细胞增多,引起血痰、咯血、鼻出血、眼底出血等);肝损害;过敏(皮疹或其他);内分泌失调(男子女性化乳房、泌乳、月经不调、阳痿等);中枢症状(头痛、失眠、疲倦、记忆力减退、精神兴奋、易怒、欣快感、反射亢进、幻觉、抽搐、排尿困难、昏迷等);周围神经炎(表现为肌肉痉挛、四肢感觉异常、视神经炎、视神经萎缩等)。上述反应大多在大剂量或长期应用时发生。慢乙酰化者较易引起血液系统、内分泌系统和神经精神系统的反应;而快乙酰化者则较易引起肝脏损害。

【制剂与规格】 片剂:50 mg、100 mg、300 mg。注射剂:2 ml:50 mg、2 ml:100 mg。

帕司烟肼(帕星肼,百生肼,对氨水杨酸异烟肼,力排肺疾,力克肺疾,结核清)
Pasiniazid

【作用与用途】 主要成分为异烟肼和对氨基水杨酸的化学结合物。口服进入体内吸收入血,释放出异烟肼和对氨基水杨酸,但不会引起血中和组织中有效成分高浓度现象。很易透过血脑屏障。口服本品的耐受性比单纯用异烟肼或异烟肼与对氨基水杨酸合用为佳。本品适合于非躺卧病人和各种结核病,以及一级、二级抗结核药并用作为任何形式的综合治疗。可治疗各型结核病及肺外结核,易于耐受,也用于治疗麻风,有一定疗效。

【用法与用量】 口服。抗结核:成人每次0.2~0.4 g,每日3~4次;小儿20~30 mg/(kg·d),分3~4次给药。抗麻风:每日1次0.6 g,连服6日,停1日,1个疗程为6个月。

【不良反应与注意事项】 可引起胃肠道反应:恶心,呕吐,食欲不振,腹胀,腹泻。贫血,嗜酸粒细胞增多,白细胞减少。可引起肝损害,血管神经性水肿,鼻炎,药物热。个别病例有哮喘,周围神经炎,视神经炎,视力障碍,胰腺炎,性功能障碍(或性欲下降),月经失调。神经系统反应,头痛,失眠,乏力,口周面部和四肢皮肤发麻,皮疹,周身性红斑狼疮样反应,剥脱性皮炎甚至死亡。可引起高尿酸血症,急性横纹肌溶解。

【制剂与规格】 片剂:0.1 g。

异福片
Rifampicin and Isoniazid

【作用与用途】 本品为抗结核药,是利福平和异烟肼的复方制剂。适合于结核病的初治和非多重性耐药的结核病患者的4个月维持期治疗。

【体内过程】 本品口服吸收良好,服药后1~2小时异烟肼达血药峰浓度(C_{max}),1.5~4小时利福平达血药峰浓度(C_{max})。成人每次口服利福平0.6 g后血药峰浓度(C_{max})为7~9 mg/L,6个月至5岁小儿每次口服利福平10 mg/kg,血药峰浓度(C_{max})为11 mg/L。吸收后分布于全身大部分组织和体液中,可穿过胎盘。利福平的蛋白结合率为80%~91%,异烟肼的蛋白结合率仅0%~10%。利福平的血消除半衰期($t_{1/2\beta}$)为3~5小时,多次给药后有所缩短,为2~3小时;快乙酰化者异烟肼的血消除半衰期

($t_{1/2\beta}$)为0.5～1.6小时,慢乙酰化者异烟肼的血消除半衰期($t_{1/2\beta}$)为2～5小时。在肝脏中经自身诱导微粒体氧化酶的作用而迅速去乙酰化,利福平的代谢物去乙酰利福平具有抗菌活性,而异烟肼的代谢物无抗菌活性。利福平主要经胆和肠道排泄,可进入肠肝循环,但其去乙酰活性代谢物则无肠肝循环,60%～65%的给药量经粪便排出,6%～15%的药物以原形、15%为活性代谢物经尿排出,7%则以无活性的3-甲酰衍生物排出,亦可经乳汁排出;异烟肼70%的给药量在24小时内经肾脏排泄,大部分为无活性代谢物,快乙酰化者93%以乙酰化型从尿中排出,慢乙酰化者为63%,也可从乳汁、唾液、痰液和粪便中排出。利福平不能经血液透析或腹膜透析清除。相当量的异烟肼可经血液透析和腹膜透析清除。正常志愿者的药代动力学研究显示,本品的两种组分无论是以各自剂量同时服用还是以复合剂型服用,其生物利用度相仿。

【用法与用量】 成人常用量:口服,体重<50 kg者,每次口服利福平0.45 g、异烟肼0.3 g,每日1次。体重≥50 kg者,每次口服利福平0.6 g、异烟肼0.3 g,每日1次。于饭前30分钟或饭后2小时服用,一般疗程为4个月。

【不良反应与注意事项】 胃肠道反应最为多见,口服本品后可出现畏食、恶心、呕吐、上腹部不适、腹泻等;肝毒性为本品的主要不良反应;变态反应包括发热、多形性皮疹、淋巴结病、脉管炎、紫癜、哮喘、过敏性休克等;神经系统毒性:周围神经炎多见于慢乙酰化者,并与剂量有明显关系,较多患者表现为步态不稳、麻木针刺感、烧灼感或手脚疼痛。

【制剂与规格】 片剂:每片含利福平0.15 g和异烟肼0.1 g、每片含利福平0.3 g和异烟肼0.15 g。

异福酰胺(卫非特,肺宁)

Rifampicin, Isoniazid and Pyrazinamide

【作用与用途】 抗结核药,是利福平、异烟肼和吡嗪酰胺的复方制剂。适用于结核病的初治和非多重性耐药的结核病患者的2个月强化期治疗。

【体内过程】 空腹口服本品吸收完全,吸收后广泛分布于全身各组织和体液中,能通过血-脑脊液屏障和胎盘屏障。异烟肼的蛋白结合率为0%～10%,利福平的蛋白结合率为80%～91%,吡嗪酰胺的蛋白结合率为10%～20%。主要在肝脏中代谢。异烟肼和吡嗪酰胺主要经肾脏排泄,利福平主要经胆和肠道排泄,异烟肼和利福平亦可经乳汁排出。正常志愿者的药代动力学研究显示,本品的3种组分无论是以各自剂量同时服用还是以复方制剂服用,其生物利用度相仿。

【用法与用量】 口服,于饭前1～2小时服用,每日1次。体重30～39 kg者,每次3片;体重40～49 kg者,每次4片;体重50 kg及以上者,每次5片。疗程2个月。

【不良反应与注意事项】 见利福平、吡嗪酰胺和异烟肼。不良反应主要有过敏反应;胃肠道反应;肝肾功能损害;血小板及白细胞减少,贫血,嗜酸粒细胞增多;流感样综合征;月经不调;尿液、痰和眼泪变红色;多发性神经炎,大剂量可致惊厥,可增加癫痫发作的次数;活动性痛风。肝肾功能损害、痛风、孕妇及哺乳妇女慎用。

【制剂与规格】 片剂:每片含利福平 0.12 g、吡嗪酰胺 0.25 g、异烟肼 0.08 g。

异烟腙
Ftivazide

【作用与用途】 本品为异烟肼衍生物,其作用机制与异烟肼相似,但抗菌作用稍差(最低抑菌浓度为 0.13 mg/L)。为二线抗结核药,当用异烟肼产生不良反应时可改用本品。

【体内过程】 口服后吸收慢,血药浓度低。结核杆菌对本品和异烟肼有交叉耐药性。

【用法与用量】 口服,成人每次 0.3~0.5 g,每日 3 次。小儿每日按体重 30~40 mg/kg(不超过 1.5 g),分次服用。

【不良反应与注意事项】 本品毒性比异烟肼小,不良反应与异烟肼相似,但较少见。为了预防和减少不良反应,可同时应用维生素 B_6。心绞痛、其他心脏病、有精神病或癫痫病史者、严重肾功能不全者应慎用。

【制剂与规格】 片剂:50 mg、100 mg。

硫酸链霉素
Streptomycin Sulfate

【作用与用途】 参见氨基糖苷类"硫酸链霉素"。本品主要与其他抗结核药联合用于结核分枝杆菌所致各种结核病的初治病例,或其他敏感分枝杆菌感染。

【体内过程】 参见氨基糖苷类"硫酸链霉素"。

【用法与用量】 结核病,肌内注射,每 12 小时 0.5 g,或每次 0.75 g,每日 1 次,与其他抗结核药合用;如采用间歇疗法,即每周给药 2~3 次,每次 1 g;老年患者肌内注射,每次 0.5~0.75 g,每日 1 次。小儿常用量:肌内注射,按体重每日 15~25 mg/kg,分 2 次给药;治疗结核病,按体重 20 mg/kg,每日 1 次,每日最大剂量不超过 1 g,与其他抗结核药合用。

【不良反应与注意事项】 参见氨基糖苷类"硫酸链霉素"。

【制剂与规格】 注射剂:0.75 g(7.5×10^5 U)、1 g(1×10^6 U)、2 g(2×10^6 U)、5 g(5×10^6 U)。

卷曲霉素(卷须霉素)
Capreomycin

【作用与用途】 本品为多肽复合物,对结核分枝杆菌有抑制作用,其机制尚不明确,可能与抑制细菌蛋白合成有关。单独应用时细菌易产生耐药性。本品与卡那霉素、紫霉素存在不完全交叉耐药。为二线抗结核病药,主要用于经链霉素、异烟肼等治疗无效的病例。本品常需与其他抗结核药联合应用。单用时,细菌易产生耐药性。

【体内过程】 口服几乎不吸收。肌内注射后迅速分布到主要脏器和体液中。肌内注射 20 mg/kg,1～2 小时血药峰浓度可达 30 μg/ml。少部分代谢,70%～80% 自尿以原形排泄。

【用法与用量】 临用时,加氯化钠注射液使之溶解。深部肌内注射:每日 0.75 g～1 g,分 2 次用。一般先用 2～3 个月,后改为每次 1 g,每周 2～3 次,疗程 1～2 年。

【不良反应与注意事项】 不良反应类似氨基糖苷类,可有显著的肾毒性,表现为尿素氮升高、肌酐清除率降低、蛋白尿、管型尿等,必须认真观察。对第Ⅷ对脑神经有损害,一般在用药至 2～4 个月时可出现前庭功能障碍,而听觉损害则较少见。有一定的神经肌肉阻滞作用。不供儿童应用,对孕妇应禁用,哺乳期应慎用。

【制剂与规格】 注射剂:每瓶 0.5 g(5×10^5 U)。

对氨基水杨酸钠
Sodium Aminosalicylate

【作用与用途】 只对结核杆菌有抑菌作用。本品为对氨基苯甲酸(PABA)的同类物,通过对叶酸合成的竞争性抑制作用而抑制结核分枝杆菌的生长繁殖。适用于结核分枝杆菌所致的肺及肺外结核病。本品仅对分枝杆菌有效,单独应用时结核杆菌对本品能迅速产生耐药性,因此必须与其他抗结核药合用。链霉素和异烟肼与本品合用时能延缓结核杆菌对前两者耐药性的产生。本品对不典型分枝杆菌无效。主要用作二线抗结核药物。

【体内过程】 自胃肠道吸收良好。较其他水杨酸类吸收更为迅速。吸收后迅速分布至各种体液中,在胸腔积液中达到很高浓度,但脑脊液中的浓度很低。本品迅速弥散至肾、肺和肝组织,在干酪样组织中可达较高浓度。蛋白结合率低(15%)。口服后 1～2 小时血药浓度达峰值,持续时间约 4 小时,$t_{1/2\beta}$ 为 45～60 分钟,肾功能损害者可达 23 小时。本品在肝中代谢,50% 以上经乙酰化成为无活性代谢物。给药后 85% 在 7～10 小时内经肾小球滤过和肾小管分泌迅速排出;14%～33% 以原形经肾排出,50% 为代谢物。本品亦可经乳汁排泄。血液透析能否清除本品不明。

【用法与用量】 口服:成人每次 4～6 片,每日 16～24 片,每日 4 次;小儿按体重每日 0.2～0.3 g/kg,分 3～4 次,儿童每日剂量不超过 12 g。静脉滴注每日 4～12 g,临用前加灭菌注射用水适量使之溶解后再用 5% 葡萄糖注射液 500 ml 稀释,2～3 小时滴完。小儿每日 0.2～0.3 g/kg。

【不良反应与注意事项】 恶心、呕吐、食欲不振、腹泻、腹痛较多见。饭后服或与碳酸氢钠同服,可减轻症状。偶见皮疹、剥脱性皮炎、药物热、结晶尿、蛋白尿、白细胞减少、肝损害、黄疸,应即停药。肝肾功能减退者慎用。静脉滴注一般用于结核性脑膜炎等严重病人,应在避光下(在滴瓶外面用黑纸包上)在5小时内滴完,变色后不可再用。忌与水杨酸类同服,以免胃肠道反应加重及导致胃溃疡。能干扰利福平的吸收,故与之同用时,二者给药时间最好间隔6~8小时。肠溶片可减轻胃肠道反应。

【制剂与规格】 片剂、肠溶片:0.5 g。注射剂:1.2 g、2.4 g、3.6 g。

氨硫脲(结核安,硫胺脲,氨苯硫脲)
Thioacetazone

【作用与用途】 本品为抗结核病药。对结核分枝杆菌具有抑菌作用,可能与本药阻碍分枝杆菌核酸合成以及与铜生成一种活性复合物有关。本品对结核分枝杆菌的最低抑菌浓度为1 mg/L,抗菌作用逊于对氨基水杨酸钠。单用本药4~6个月约有30%的结核分枝杆菌菌株可对本品产生耐药。与其他抗结核药合用于淋巴结结核、黏膜结核(如喉结核、肠结核)及浸润性肺结核。

【体内过程】 本品口服后吸收良好。成人口服单剂量150 mg后,于4~5小时达到血药峰浓度,为1~2 mg/L;剂量加倍,血药峰浓度大致成倍增高。当每日150 mg多剂量给药达稳态后,服药后4小时的血药浓度为1.76 mg/L,而24小时的谷浓度为0.6 mg/L。本品的消除半衰期约为12小时,约20%以原形随尿排出,肾功能衰竭者本品可在体内蓄积。

【用法与用量】 口服。成人每日最初25~50 mg,以后渐增至每日100~150 mg;小儿体重小于10 kg者每日剂量为25 mg,体重10~20 kg者每日剂量为50 mg,20~40 kg者每日剂量为100 mg,可分2~3次服用或顿服。

【不良反应与注意事项】 不良反应较多,恶心、呕吐、头痛、皮疹、关节痛、肝损害、水肿、溶血性贫血、粒细胞缺乏、耳毒性等,故只适用于住院病人。肝肾疾患、糖尿病贫血病人忌用。

【制剂与规格】 片剂:25 mg。

乙硫异烟胺(乙硫烟胺)
Ethionamide

【作用与用途】 对结核杆菌有抑菌作用,抗菌活性仅为异烟肼的1/10。对渗出性及浸润性干酪病变疗效较好。单独应用少,常与其他抗结核病药联合应用以增强疗效和避免产生耐药性。

【体内过程】 本品口服易吸收,体内分布广,可渗入全身体液(包括脑脊液),在体内全部代谢为无效物。

【用法与用量】 每日量0.5~0.8 g,1次服用或分次服(以1次服效果为好),必要时也可从小剂量(0.3 g/d)开始。

【不良反应与注意事项】 服药后有恶心、呕吐、腹痛、腹泻、厌食、胃部不适等症状,多于服药2~3周后发生。如不能耐受,可酌减剂量或暂停服药,俟症状消失后继续服用。如合用碳酸氢钠,或服肠溶片,可减轻反应。在发生呕吐时,可同时使用止吐药物。少数病人有糙皮病症状、精神抑郁、视力紊乱和头痛、末梢神经炎、经期紊乱、男性乳房女性化、脱发、关节痛、皮疹、痤疮等。对20% ~30%病人肝功能有影响,引起转氨酶升高,并可发生黄疸,故每月应测肝功能1次。孕妇和12岁以下儿童禁用。大剂量可引起体位性低血压。

【制剂与规格】 肠溶片:每片0.1 g。

丙硫异烟胺(丙硫烟胺)
Protionamide

【作用与用途】 本品为异烟酸的衍生物,其作用机制不明,可能对肽类合成具有抑制作用。本品对结核分枝杆菌的作用取决于感染部位的药物浓度,低浓度时仅具有抑菌作用,高浓度具有杀菌作用。抑制结核杆菌分枝菌酸的合成。与乙硫异烟胺有部分交叉耐药现象。本品仅对分枝杆菌有效,与其他抗结核药联合用于结核病经一线药物(如链霉素、异烟肼、利福平和乙胺丁醇)治疗无效者。

【体内过程】 口服迅速吸收(80%以上),广泛分布于全身组织体液中,在各种组织中和脑脊液内浓度与同期血药浓度接近。本品可穿过胎盘屏障。蛋白结合率约10%。服药后1 ~3小时血药浓度可达峰值,有效血药浓度可持续6小时,$t_{1/2\beta}$约3小时。主要在肝内代谢。经肾排泄,1%为原形,5%为有活性代谢物,其余均为无活性代谢产物。

【用法与用量】 成人常用量口服,与其他抗结核药合用,每次250 mg,每日2 ~3次。小儿常用量与其他抗结核药合用,每次按体重口服4 ~5 mg/kg,每日3次。

【不良反应与注意事项】 同乙硫异烟胺。

【制剂与规格】 片剂:0.1 g。

盐酸乙胺丁醇
Ethambutol Hydrochloride

【作用与用途】 本品为人工合成抑菌性抗结核药。对生长繁殖期细菌具较强活性,对静止期细菌几乎无作用。对各型分枝杆菌具高度抗菌活性。结核杆菌对本品与其他药物之间无交叉耐药现象。本品的作用机制尚未完全阐明,可能通过抑制敏感细菌的代谢,抑制RNA的合成,干扰结核杆菌蛋白代谢,从而导致细菌死亡。本品适用于与其他抗结核药联合治疗结核分枝杆菌所致的肺结核和肺外结核,亦可用于非典型结核分枝杆菌感染的治疗。

【体内过程】 本品口服后经胃肠道吸收75% ~80%,达峰时间2 ~4小时。在体内各组织中分布广泛,可浓集在红细胞(红细胞内浓度可达血药浓度的2 ~3倍)、肾、肺、唾液和尿液中,在胸腔积液、腹水中浓度极低。脑脊液中药物浓度为血药浓度20% ~80%,表观分布容积(V_d)为1.6 ~3.9 L/kg,蛋白结合率10% ~30%。血消除半衰期($t_{1/2\beta}$)为2.5 ~4小时,肾功能减退者可延长至7 ~15小时,故应进行剂量调整。10% ~20%的本品在肝脏代谢，经肾小球滤过和肾小管分泌排出，给药后50%～90%的药物以原形在24小时内经肾排出，约15%为无活性代谢物，肾清除率为5.93～8.45 ml/(min·kg)。在粪便中以原形排出约20%。乳汁中的药物浓度约相当于母体血药浓度。血液透析和腹膜透析可清除本品。

【用法与用量】 需与其他抗结核药物联合使用。初治：口服，按体重15 mg/kg，每日1次；或每次25～30 mg/kg，最高2.5 g，每周3次；或按体重50 mg/kg，最高2.5 g，每周2次。复治：口服，按体重25 mg/kg，每日1次，连续60天后，继以按体重15 mg/kg，每日1次。非典型结核分枝杆菌感染：按体重15～25 mg/kg，每日1次。

【不良反应与注意事项】 主要不良反应是球后视神经炎，其发生与剂量大小有关（按正常用法，发生率为0.8%），长期服药易于引起。表现为视敏度降低、辨色力受损、视野缩窄、出现暗点等，停药后可缓慢恢复，也有不能恢复者。胃肠道反应有恶心、呕吐、腹泻等。偶有过敏反应、肝功能损害、下肢麻木、关节炎、粒细胞减少、高尿酸血症、精神症状（幻觉、不安、失眠）等。乙醇中毒者、乳幼儿慎用。

【制剂与规格】 片剂、胶囊：0.25 g。

吡嗪酰胺（异烟酰胺）
Pyrazinamide

【作用与用途】 本品对人型结核杆菌有较好的抗菌作用，在pH 5～5.5时，杀菌作用最强，尤其对处于酸性环境中缓慢生长的吞噬细胞内的结核菌是目前最佳杀菌药物。本品在体内抑菌浓度12.5 μg/ml，达50 μg/ml可杀灭结核杆菌。本品仅对分枝杆菌有效，与其他抗结核药（如链霉素、异烟肼、利福平及乙胺丁醇）联合用于治疗结核病。

【体内过程】 口服后在胃肠道内吸收迅速而完全。广泛分布于全身组织和体液中，包括肝、肺、脑脊液、肾及胆汁。脑脊液内药浓度可达血浓度的87%～105%。蛋白结合率10%～20%。口服2小时后血药浓度可达峰值，$t_{1/2\beta}$为9～10小时，肝、肾功能减退时可能延长。主要在肝中代谢，水解成吡嗪酸，为具有抗菌活性的代谢物，继而羟化成无活性的代谢物，经肾小球滤过排泄。24小时内以代谢物排出70%（其中吡嗪酸约33%），3%以原形排出。血液透析4小时可减低吡嗪酰胺血浓度的55%，血中吡嗪酸减低50%～60%。

【用法与用量】 口服。成人常用量，与其他抗结核药联合，每日15～30 mg/kg顿服，或50～70 mg/kg，每周2～3次；每日服用者最高每日2 g，每周3次者最高每次3 g，每周服2次者最高每次4 g。

【不良反应与注意事项】 发生率较高者为关节痛（由于高尿酸血症引起，常轻度，有自限性）；发生率较少者为食欲减退、发热、乏力或软弱、眼或皮肤黄染（肝毒性）、畏寒；交叉过敏：对乙硫异烟胺、异烟肼、烟酸或其他化学结构相似的药物过敏患者可能对本品也过敏。对肝功能可造成损害，应检查肝功能。孕妇慎用。

【制剂与规格】 胶囊：0.25 g。片剂：0.25 g、0.5 g。

环丝氨酸（氧霉素，噁唑霉素）
Cycloserine

【作用与用途】 本品具有广谱抗菌作用，对多数革兰阳性及阴性菌均有抑制作用，但抑菌作用较弱，而对结核分枝杆菌具有较好的抑制作用，但仍较异烟肼、链霉素弱。优点是不易产生耐药性，对耐药结核菌也有效。最低抑菌浓度为 25 mg/L。其作用机制为抑制细菌细胞壁的合成。

【体内过程】 本品口服吸收迅速，服药 4～8 小时达血药浓度峰值，口服每日 2 次，每次 250 mg，血药浓度可维持 20～30 mg/L。本品吸收后，广泛分布于全身体液和组织，易透过血脑屏障，脑脊液、胸腔积液、胎盘血及母乳中药物浓度与血药浓度相近。服药 72 小时后，65% 以原形经肾排泄，其余在体内分解代谢。

【用法与用量】 口服：成人，每日 0.5～1 g，分 2 次。最初 2 周，每日 2 次，每次 250 mg 为宜。最大剂量每日不超过 1.0 g。儿童口服每日 10 mg/kg，分 2～4 次服，首剂用半量。

【不良反应与注意事项】 毒副作用大，主要为神经系统毒性反应，亦可有胃肠道反应等。

【制剂与规格】 片剂、胶囊剂：250 mg。

利福平（甲哌利福霉素 SV，甲哌力复霉素 SV）
Rifampicin

【作用与用途】 利福平为利福霉素类半合成广谱抗菌药，对多种病原微生物均有抗菌活性。该药对结核分枝杆菌和部分非结核分枝杆菌（包括麻风分枝杆菌等）在宿主细胞内外均有明显的杀菌作用。主要应用于肺结核和其他结核病，也可用于麻风和对红霉素耐药的军团菌肺炎，还可与耐酶青霉素或万古霉素联合，治疗表皮链球菌或金黄色葡萄球菌引起的骨髓炎和心内膜炎，用于消除脑膜炎球菌或肺炎嗜血杆菌引起的咽部带菌症。也可用于厌氧菌感染。外用治疗沙眼及敏感菌引起的眼部感染。

【体内过程】 利福平口服吸收良好，服药后 1.5～4 小时血药浓度达峰值。成人 1 次口服 600 mg 后血药峰浓度（C_{max}）为 7～9 mg/L，6 个月至 5 岁小儿每次口服 10 mg/kg，血药峰浓度（C_{max}）为 11 mg/L。本品在大部分组织和体液中分布良好，包括脑脊液，当脑膜有炎症时脑脊液内药物浓度增加；在唾液中亦可达有效治疗浓度；本品可穿过胎盘。表观分布容积（Vd）为 1.6 L/kg。蛋白结合率为 80%～91%。进食后服药可使药物的吸收减少 30%，该药的血消除半衰期（$t_{1/2\beta}$）为 3～5 小时，多次给药后有所缩短，为2～3 小时。本品在肝脏中可被自身诱导微粒体氧化酶的作用而迅速去乙酰化，成为具有抗菌活性的代谢物去乙酰利福平,水解后形成无活性的代谢物由尿排出。本品主要经胆和肠道排泄,可进入肠肝循环,但其去乙酰活性代谢物则无肠肝循环。60% ~65%的给药量经粪便排出,6% ~15%的药物以原形、15%以活性代谢物经尿排出,7%则以无活性的3-甲酰衍生物排出。亦可经乳汁排出。肾功能减退的患者中本品无蓄积;由于自身诱导肝微粒体氧化酶的作用,在服用利福平的6~10天后其排泄率增加;用高剂量后由于胆管排泄达到饱和,本品的排泄可能延缓。利福平不能经血液透析或腹膜透析清除。

【用法与用量】 口服。抗结核治疗:成人每日0.45~0.60 g,空腹顿服,每日不超过1.2 g;1个月以上小儿每日按体重10~20 mg/kg,空腹顿服,每日量不超过0.6 g。脑膜炎奈瑟菌带菌者:成人5 mg/kg,每12小时1次,连续2日;1个月以上小儿每日10 mg/kg,每12小时1次,连服4次。老年患者,按每日10 mg/kg,空腹顿服。

【不良反应与注意事项】 可致恶心、呕吐、食欲不振、腹泻、胃痛、腹胀等胃肠道不良反应;还可致白细胞减少、血小板减少、嗜酸细胞增多、肝功能受损、脱发、头痛、疲倦、蛋白尿、血尿、肌病、心律失常、低血钙等不良反应;还可引起多种过敏反应,如药物热、皮疹、急性肾功能衰竭、胰腺炎、剥脱性皮炎和休克等,在某些情况下尚可发生溶血性贫血。与异烟肼联合使用,对结核杆菌有协同抗菌作用,但可使异烟肼加速代谢为乙酰胺而增强肝的毒性。与对氨基水杨酸钠合用也可加强肝的毒性。与乙胺丁醇合用,有增强视力损害的可能。有酶促作用,可使双香豆素类抗血凝药、口服降糖药、洋地黄类、皮质激素、氨苯砜等药物加速代谢而降效。

【制剂与规格】 胶囊:0.15 g、0.3 g。片剂:0.15 g。

利福定(异丁哌利福霉素)
Rifandin

【作用与用途】 抗菌谱与利福平相似,对结核杆菌、麻风杆菌有良好的抗菌活性,其用量为利福平的1/3时,可获得近似或较高的疗效。对金黄色葡萄球菌有良好作用,对部分大肠杆菌也有一定抗菌活性。此外,对沙眼衣原体也有抑制作用。主要用于肺结核和其他结核病、麻风病、化脓性皮肤病、结膜炎、沙眼等。

【体内过程】 口服吸收良好,2~4小时血药浓度达峰值。体内分布广,以肝脏和胆汁中为最高,其余依次为肾、肺、心、脾,在脑组织中含量甚微。

【用法与用量】 成人每日150~200 mg,早晨空腹1次服用。儿童按3~4 mg/kg,1次服用。治疗肺结核病的疗程为1/2~1年。眼部感染采取局部用药(滴眼剂浓度0.05%)。

【不良反应与注意事项】 与利福平显示交叉耐药性,故本品不适于利福平治疗无效的病例。对消化道有刺激,可引起恶心、呕吐、腹泻等副作用。用药期间,应定期做血、尿常规和肝、肾功能检查,肝、肾功能不良者应慎用。孕妇慎用。曾有报道称可引起男子乳房女性化。

【制剂与规格】 胶囊：150 mg、75 mg。

利福喷汀（环戊基哌嗪利福霉素，迪克菲）
Rifapentine

【作用与用途】 利福喷汀为半合成广谱杀菌剂，体外对结核杆菌有很强的抗菌活性，最低抑菌浓度（MIC）为0.12～0.25 mg/L，比利福平强2～10倍；在小鼠体内的抗结核感染作用也优于利福平。麻风杆菌和其他分枝杆菌如堪萨斯分枝杆菌、蟾分枝杆菌也对本品敏感，但鸟分枝杆菌耐药。本品对多数革兰阳性球菌有高度抗菌活性，其MIC＜0.025 mg/L；对革兰阴性菌的作用差。对衣原体属的作用与红霉素、多西环素相仿，较利福平差；对耐甲氧西林葡萄球菌作用较差。体外试验结果，衣原体、金黄色葡萄球菌和淋病奈瑟菌都会对本品产生耐药性。与多西环素联合，对淋病奈瑟菌有协同作用；与异烟肼联合，对结核杆菌的作用远远超过利福平与异烟肼联合。本品与其他抗结核药联合用于各种结核病的初治与复治，但不宜用于结核性脑膜炎的治疗。适合医务人员直接观察下的短程化疗。亦可用于非结核性分枝杆菌感染的治疗。与其他抗麻风药联合用于麻风治疗可能有效。

【体内过程】 本品在胃肠道的吸收缓慢且不完全，健康成人单次口服4 mg/kg，血药峰浓度（C_{max}）平均5.13 mg/L，血消除半衰期（$t_{1/2\beta}$）为14.1小时；单次口服8 mg/kg，则血药峰浓度（C_{max}）平均8.5 mg/L，血消除半衰期（$t_{1/2\beta}$）为19.9小时。本品蛋白结合率＞98%，口服本品5～15小时后血浓度可达高峰。本品在体内分布广，尤其肝组织中分布最多，其次为肾，其他组织中亦有较高浓度，但不易透过血-脑脊液屏障。主要在肝内酯酶作用下去乙酰化，成为25-去乙酰利福平；后者在肝脏内去乙酰化比利福平慢，其蛋白结合率显著降低，它水解后形成无活性的3-甲酰利福霉素。本品存在肝、肠循环，故由胆汁排入肠道的原药部分可被再吸收。本品及其代谢产物主要经胆汁入肠道随粪排出，仅部分由尿中排出。

【用法与用量】 口服，抗结核。成人每次0.6 g（体重＜55 kg者应酌减），每日1次，空腹时（餐前1小时）用水送服；1周服药1～2次。需与其他抗结核药联合应用。肺结核初始患者其疗程一般为6～9个月。

【不良反应与注意事项】 本品不良反应比利福平轻微，少数病例可出现白细胞、血小板减少，丙氨酸氨基转移酶升高，皮疹、头昏、失眠等。胃肠道反应较少。应用本品未发现流感症候群和免疫性血小板减少，也未发现过敏性休克样反应。如果出现这类不良反应及时停药。黄疸患者及孕妇禁用。服药期间尿、泪、痰、大便可出现橙红色，应告知患者。

【制剂与规格】 胶囊：0.1 g、0.15 g、0.2 g、0.3 g。

利福布汀(安沙霉素)
Rifabutin

【作用与用途】 本品是一种半合成利福霉素类药物,与利福平有相似的结构和活性,除具有抗革兰阴性和阳性菌的作用外,还有抗结核杆菌和鸟分枝杆菌的活性。最近的研究表明,在 HIV 感染的淋巴细胞中,使用本品 0.1 μg/ml,对 92% 的反转录酶有抑制作用。用于 AIDS 病人鸟分枝杆菌感染综合征,肺炎,慢性抗药性肺结核。

【体内过程】 本品吸收较快,口服 2~3 小时后可达峰浓度。1 200 mg 剂量的峰浓度、谷浓度分别为 907 ng/ml 和 194 ng/ml,机体总清除率为 10~18 L/h,口服生物效价为 12%~20%。游离药物与血浆蛋白适度结合,结合率为 29% ± 2%。每次静脉注射给药约有 10% 的药物以原形由尿排出,肾清除率为(1.5 ± 0.2) L/h,分布容积为 18~19 L/kg。

【用法与用量】 每次服 150~300 mg,每日 1~2 次。

【不良反应与注意事项】 约 10% 的病人可出现白细胞减少、血小板减少、皮疹等。

【制剂与规格】 胶囊:150 mg。

利福霉素 SV(力复霉素 SV,立复欣,立福欣)
Rifamycin SV

【作用与用途】 抗生素类药。本品为半合成利福霉素类中的广谱抗菌药。对金黄色葡萄球菌(包括耐青霉素和耐新霉素株)、结核杆菌有较强的抗菌作用,对常见革兰阴性菌作用弱。其作用机制是抑制菌体内核糖核酸聚合酶的活性,从而影响核糖核酸的合成和蛋白质代谢,导致细菌生长繁殖停止而达到杀菌作用。适用于结核杆菌感染和耐甲氧西林的金黄色葡萄球菌(MRSA)及耐甲氧西林凝固酶阴性的葡萄球菌(MRNCSA)联合治疗。用于不能口服用药的结核病人和耐药金黄色葡萄球菌引起的胆管、呼吸道、泌尿道等部位感染。

【体内过程】 本品口服吸收不良,故临床采用肌内注射或静脉注射。注射后分布以肝脏和胆汁为最高,在肾、肺、心、脾也可达治疗浓度。与其他类抗生素或抗结核药尚未发现交叉耐药。

【用法与用量】 肌内注射:成人 1 次 250 mg,每 8~12 小时 1 次。静脉注射(缓慢推注):每次 500 mg,每日 2~3 次。小儿每日量每千克体重 10~30 mg。此外,亦可稀释至一定浓度局部应用或雾化吸入。重症病人宜先静脉滴注,待病情好转后改为肌内注射。用于治疗肾盂肾炎时,每日剂量在 750 mg以上。对于严重感染,开始剂量可酌增到每日 1 000 mg。

【不良反应与注意事项】 本品的不良反应参见利福平。肌内注射可引起局部疼痛,有时可引起硬结、肿块。静脉注射后可出现巩膜或皮肤黄染。本品偶引起耳鸣、听力下降。少数病人可出现一过性肝脏损害、黄疸及肾损害。

【制剂与规格】 注射剂:250 mg、500 mg。

抗麻风药

(一)砜类药

氨苯砜(二氨二苯砜)

Dapsone

【作用与用途】 本品为砜类抑菌剂,对麻风杆菌有较强的抑菌作用,大剂量时显示杀菌作用。其作用机制与磺胺类药物相似,作用于细菌的二氢叶酸合成酶,干扰叶酸的合成。两者的抗菌谱相似,均可为氨基苯甲酸所拮抗。本品亦可作为二氢叶酸还原酶抑制剂。此外,本品尚具免疫抑制作用,可能与抑制疱疹样皮炎的作用有关。如长期单用,麻风杆菌易对本品产生耐药。主要用于治疗各型麻风。近年试用于治疗系统性红斑狼疮、痤疮、银屑病、带状疱疹等。

【体内过程】 本品口服后吸收迅速而完全。蛋白结合率为 50% ~ 90%。吸收后广泛分布于全身组织和体液中,以肝、肾的浓度为高,病损皮肤的浓度比正常皮肤高 10 倍。本品在肝内经 N-乙酰转移酶代谢。患者可分为氨苯砜慢乙酰化型和快乙酰化型,前者服药后其血药峰浓度亦较高,易产生不良反应,尤其血液系统的不良反应,但临床疗效未见增加。快乙酰化型患者用药时可能需要调整剂量。口服后数分钟即可在血液中测得本品,达峰时间为 2 ~6 小时,有时为 4 ~8 小时。本品存在肝胆循环,所以排泄缓慢,消除半衰期为 10 ~50 小时(平均为 28 小时)。停药后本品在血液中仍可持续存在达数周之久。70% ~85% 的给药量以原形和代谢产物自尿中排出,少量经粪便、汗液、唾液、痰液和乳汁排泄。

【用法与用量】 治疗麻风病:口服:开始每日 12.5 ~25 mg,以后逐渐加量到每日 100 mg。由于本品有蓄积作用,故每服药 6 日后停药 1 日,每服 10 周停药 2 周。必要时,可与利福平每日 600 mg 联合应用。儿童剂量 1.4 mg/(kg · d)。治疗红斑狼疮:每日 100 mg,连用 3 ~6 个月。痤疮:每日 50 mg。银屑病或变应性血管炎:每日 100 ~150 mg。带状疱疹:每次 25 mg,每日 3 次,连服 3 ~14 日。糜烂性扁平苔癣:每日 50 mg,连用 3 个月。以上治疗中,均应遵循服药 6 日、停药 1 日的原则。

【不良反应与注意事项】 常见的不良反应有恶心、呕吐等,偶有头痛、头晕、心动过速等。血液系统反应有白细胞减少、粒细胞缺乏、贫血等。葡萄糖-6-磷酸脱氢酶缺乏者,用本品可致正铁血红蛋白血症,严重者可致溶血性贫血。砜类化合物治疗麻风,偶可引起“麻风样反应”,常于用药后1 ~4 周发生,特征是发热、不适、剥脱性皮炎、肝坏死并发黄疸、淋巴结肿大、贫血、正铁血红蛋白血症等,停药并给予皮质激素治疗可望好转。中毒性精神病、周围神经炎等也偶有发生。严重肝、肾和造血系统疾病、胃和十二指肠溃疡者禁用。本品与磺胺类药物可有部分交叉过敏反应发生。

【制剂与规格】 片剂:50 mg、100 mg。

苯丙砜(扫风壮)
Solasulfone

【作用与用途】 在体内部分分解成氨苯砜而起治疗作用。苯丙砜 25 mg相当于氨苯砜 165 mg 疗效。口服吸收不完全,主要采用注射。适应证同氨苯砜。

【用法与用量】 肌内注射:每周 2 次,第 1 ~ 2 周每次 100 ~ 200 mg,以后每周每次递增 100 mg,至第 14 ~ 16 周每次量为 800 mg,继续维持,每用药 10 周后停药 2 周。口服:每日 300 mg,逐渐增量至 3 g。每服药 10 周停药 2 周。

【不良反应与注意事项】 口服期间应保持大便通畅,以免蓄积中毒。其他参见氨苯砜。

【制剂与规格】 针剂:2 g:5 ml、4 g:10 ml。片剂:0.5 g。

麻风宁
Mercaptopheny limidazole

【作用与用途】 疗效可能比氨苯砜好,疗程短,毒性低,无蓄积性。适用于对砜类药物过敏者。

【用法与用量】 开始 12.5 ~ 25 mg/次,日服 1 ~ 2 次,以后逐渐增至 100 mg/d,服 1 日停 1 日,连服 3 月停 1 周。1 日至多不超过 150 mg。

【不良反应与注意事项】 可有皮肤瘙痒,并能诱发麻风反应。

【制剂与规格】 片剂:每片重 25 mg。

(二)硫脲类药

氨硫脲(结核安,硫胺脲,氨苯硫脲)
Thioacetazone

【作用与用途】 本药能抑制麻风杆菌。对早期结核样型麻风疗效较好,对瘤型麻风的效果则不如砜类药。适用于不耐受砜类药的患者,或与砜类药合并使用。

【体内过程】 见抗结核药氨硫脲。

【用法与用量】 开始剂量每日 25 mg,分 3 次服,连服 6 日停 1 日,2 周后增至每日 50 mg,直至增至每日 100 mg 为维持量。连服 3 个月,停药 2 周。

【不良反应与注意事项】 见抗结核药“氨硫脲”。

【制剂与规格】 见抗结核药“氨硫脲”。

丁氨苯脲(二苯硫脲)
Diphenylthiaurea

【作用与用途】 为氨硫脲类衍生物,疗效与氨苯砜相似,但副作用较小,其通过体内代谢产物发挥抗麻风杆菌作用。适用于不能耐受砜类药物的麻风病患者,长期应用可产生耐药性。

【用法与用量】 口服,每日量由

0.5 g 开始，每隔 4 周增加 0.5 g，至每日量为 2 g 为止。服药 6 日停 1 日，连服 3 个月停 1 ~ 2 周，用药不宜超过 2 年。小儿剂量：开始每日 10 mg/kg，以后每 4 周每日剂量增加 10 mg/kg，直至每日 40 mg/kg，均分 2 ~ 3 次，再以后每周用 6 天，停 1 天，每 3 个月停药 1 ~ 2 周。肌内注射：成人开始每次 0.2 g，每周 1 次，以后渐增至每次 1 g，每周 1 次；小儿开始每次 4 mg/kg，每周 1 次，以后渐增至每次 20 mg/kg，每周 1 次。

【不良反应与注意事项】 可有消化道反应以及头痛、皮肤瘙痒。大剂量有抗甲状腺作用。口服吸收不良，肌内注射吸收较好，排泄较快。长期应用可产生耐药性。与氨硫脲有交叉耐药性。

【制剂与规格】 片剂：0.25 g、0.5 g；注射剂：2 ml：0.4 g、5 ml：1 g。

（三）吩嗪类药及其他

氯法齐明（氯苯吩嗪，克风敏）

Clofazimine

【作用与用途】 本品不仅对麻风杆菌有缓慢杀菌作用，与其他抗分枝杆菌药合用对结核分枝杆菌、溃疡分枝杆菌亦有效。此外还具有抗炎作用。可用于因用其他药物而引起急性麻风反应的病人。此外，对慢性盘状红斑狼疮、掌蹠脓疱角化病、皮肤溃疡、坏疽性脓皮病也有一定疗效。

【体内过程】 本品口服吸收率个体差异大，为 45% ~62%，与食物同服可增加其吸收。由于药物的高亲脂性，主要沉着于脂肪组织和网状内皮系统的细胞内，被全身的巨噬细胞摄取，分布至肠系膜淋巴结、肾上腺、皮下脂肪、肝、胆、胆汁、脾、小肠、肌肉、骨、乳汁和皮肤中，组织浓度高于血浓度，脑脊液内浓度低。本品从组织中释放及排泄缓慢，每日口服 100 mg 和 300 mg，平均血药浓度分别为 0.7 mg/L 和 1 mg/L。每日口服 300 mg，连续 2 个月或更长时间，血药峰浓度为 1 mg/L。单次给药后消除半衰期约为 10 日，反复给药后消除半衰期至少为 70 日。口服单剂 300 mg后，50% 以原形从粪便中排出，24 小时内以原形及代谢产物经尿排泄仅为微量，占0.01% ~0.41%。3 天内，11% ~66% 的药物经粪、胆汁排泄。少量由痰液、皮脂、汗液排泄，乳汁中也含有药物。

【用法与用量】 对麻风病，每日服 100 mg；对麻风反应，开始可按每日 3 次，每次 100 mg 给药。根据反应控制程度和胃肠道反应逐渐减量至每日 100 mg。

【不良反应与注意事项】 本品蓄积于皮肤及角膜，可显红色或棕色，并使尿、痰、汗液显红色，少数病人并可发生光敏反应。可发生恶心、呕吐和腹泻症状，与剂量大小密切有关。本品可通过胎盘并进入乳汁，使新生儿和哺乳儿皮肤染色。

【制剂与规格】 胶丸：50 mg。

沙利度胺（反应停，酞咪哌啶酮）

Thalidomide

【作用与用途】 为一种镇静剂，

对于各型麻风反应如发热、结节红斑、神经痛、关节痛、淋巴结肿大等，有一定疗效，对结核样型的麻风反应疗效稍差。对麻风本病无治疗作用，可与抗麻风药同用以减少反应。

【体内过程】 该药口服吸收效果好，血药浓度峰值时间为 2 小时，但可能受剂量影响。较合理的应用剂量约为 11 mg/kg，血浆蛋白结合量较低，但两种消旋结构体有所不同。其在体内的清除主要靠 pH 依赖的自身水解作用即非酶的水解作用，平均半衰期为 5 小时，在分解过程中酶代谢与肾排泄参与很少，因此药物相互作用的危险性并不大。其药物分布及代谢的个体差异性甚微。

【用法与用量】 口服：每日100 ~ 200 mg，分 4 次服。对严重反应者，可增至 300 ~ 400 mg（反应得到控制即逐渐减量）。对长期反应者，需要较长期服药，每日或隔日服 25 ~ 50 mg。

【不良反应与注意事项】 本品有强烈致畸作用，妊娠妇女禁忌。非麻风病病人不应使用此药。不良反应有口干、头昏、倦怠、恶心、腹痛、面部浮肿等。近年发现本品有免疫抑制作用，可用于骨髓移植。

【制剂与规格】 片剂：25 mg。

抗真菌药

苯甲酸
Benzoic Acid

【作用与用途】 本品为抑菌剂,对霉菌的抑制作用较强。在酸性环境中0.1%的浓度即有抑菌作用,但在碱性环境中则变成盐而效力大减。用作防腐剂和治疗各种皮肤癣症。

【用法与用量】 药剂及食品防腐用0.1%~0.25%,先用适量乙醇溶解再加入制剂中。软膏或醇溶液局部涂搽。

【制剂与规格】 复方苯甲酸醇溶液或软膏:含本品12%,水杨酸6%。

十一烯酸
Undecylenic Acid

【作用与用途】 本品及其锌盐有抗真菌作用,常用于皮肤真菌感染。

【用法与用量】 外用:用于黏膜时浓度不宜超过1%。

【制剂与规格】 脚气灵膏(含本品20%,十一烯酸锌5%)。

制霉菌素
Nystatin

【作用与用途】 多烯类抗真菌药,具广谱抗真菌作用,对念珠菌属的抗菌活性高,新型隐球菌、曲菌、毛霉菌、小孢子菌、荚膜组织胞浆菌、皮炎芽生菌及皮肤癣菌通常对本品亦敏感。本品可与真菌细胞膜上的甾醇相结合,致细胞膜通透性的改变,以致重要细胞内容物漏失而发挥抗真菌作用。口服用于治疗消化道念珠菌病。

【体内过程】 本品口服后胃肠道不吸收,给常用口服量后血药浓度极低,对全身真菌感染无治疗作用。几乎全部服药量自粪便内排出。局部外用亦不被皮肤和黏膜吸收。

【用法与用量】 消化道念珠菌病:口服,成人每次$(5\sim10)\times10^5$ U,每日3次;小儿每日按体重$(5\sim10)\times10^4$ U/kg,分3~4次服。

【不良反应与注意事项】 口服较大剂量时可发生腹泻、恶心、呕吐和上腹疼痛等消化道反应,减量或停药后迅速消失。本品对全身真菌感染无治疗作用。

【制剂与规格】 片剂:1×10^5 U、2.5×10^5 U、5×10^5 U。

克霉唑(三苯甲咪唑)
Clotrimazole

【作用与用途】 本品属吡咯类抗真菌药,对白念珠菌则可抑制其自芽孢转变为侵袭性菌丝的过程。本品具广谱抗真菌活性。用于预防和治疗免疫抑制病人口腔和食管念珠菌感染,但由于本品口服吸收差,治疗深部真菌感染疗效差,不良反应又多见,现已很少应用,仅作局部用药。

【体内过程】 本品口服后很少吸收,成人口服3 g后,2小时的血药峰浓度仅1.29 mg/L,6小时为0.78 mg/L。

连续给药时,由于肝酶的诱导作用血药浓度反而下降。消除半衰期为4.5~6小时。本品大部分在肝内代谢灭活,由胆汁排出,仅少量(不足1%的给药量)以原形自尿中排泄,尿中排出者大部分为无活性的代谢产物。本品在粪便中浓度高,包括口服未吸收部分及经胆汁排泄部分。该药在体内分布广泛,在肝、脂肪组织中浓度高,不能穿透正常脑膜进入脑脊液中。本品的血清蛋白结合率为50%。

【用法与用量】 口服,每次0.25~1 g,每日0.75~3 g。小儿:按体重每日20~60 mg/kg,分3次服用。

【不良反应与注意事项】 口服后常见胃肠道反应,一般在开始服药后即可出现纳差、恶心、呕吐、腹痛、腹泻等,严重者常需中止服药。肝毒性:由于本品大部分在肝内代谢,故可出现肝损害,引起血清胆红素、碱性磷酸酶和氨基转移酶升高,停药后可恢复。偶可发生暂时性神经精神异常,表现为抑郁、幻觉和定向力障碍等。此类反应一旦出现,必须中止治疗。肝功能不全、粒细胞减少、肾上腺皮质功能减退及对本品过敏者禁用。因吸收差且毒性大而少用于内服。出现不良反应时,应立即停药。

【制剂与规格】 片剂:0.25 g。

氟胞嘧啶(5-氟胞嘧啶)

Flucytosine

【作用与用途】 本品为抗真菌药。对隐球菌属、念珠菌属和球拟酵母菌等具有较高抗菌活性。对着色真菌、少数曲霉属有一定抗菌活性,对其他真菌的抗菌作用均差。本品为抑菌剂,高浓度时具杀菌作用。其作用机制在于药物通过真菌细胞的渗透酶系统进入细胞内,转化为氟尿嘧啶。替代尿嘧啶进入真菌的脱氧核糖核酸中,从而阻断核酸的合成。真菌对本品易产生耐药性,在较长疗程中即可发现真菌耐药现象。用于念珠菌属心内膜炎、隐球菌属脑膜炎、念珠菌属或隐球菌属真菌败血症、肺部感染和尿路感染。

【体内过程】 静脉注射本品2 g的血药峰浓度(C_{max})约为50 mg/L,血清蛋白结合率为2.9%~4%,表观分布容积(Vd)为(0.78±0.13)L/kg。药物广泛分布于肝、肾、心、脾、肺组织中,其浓度大于或等于同期血药浓度,炎性脑脊液中药物浓度可达同期血药浓度的50%~100%。本品亦可进入感染的腹腔、关节腔及房水中。血消除半衰期($t_{1/2\beta}$)为3~6小时,肾功能不全患者可明显延长,无尿患者半衰期($t_{1/2\beta}$)可达85小时。本品经肾小球滤过排泄,约90%以上的药物以原形自尿中排出。本品可经血液透析排出体外。

【用法与用量】 静脉滴注。每日0.1~0.15 g/kg,分2~3次给药,静脉滴注速度4~10 ml/min。

【不良反应与注意事项】 不良反应有转氨酶、碱性磷酸酶升高,胃肠道症状,白细胞减少,贫血,血小板减少,肾损害,头痛,视力减退,幻觉,听力下降,运动障碍,血清钾、钙、磷值下降,以及过敏反应(如皮疹)等。

【制剂与规格】 注射剂:250 ml:2.5 g。

两性霉素B(庐山霉素) Amphotericin B

【作用与用途】 本品为多烯类抗真菌药物。对本品敏感的真菌有新型隐球菌、皮炎芽生菌、组织胞浆菌、球孢子菌属、孢子丝菌属、念珠菌属等。用于隐球菌、球孢子菌、荚膜组织胞浆菌、芽生菌、孢子丝菌、念珠菌、毛霉、曲菌等引起的内脏或全身感染。

【体内过程】 开始治疗时,每日静脉滴注两性霉素B 1~5 mg,后逐步增加至每日0.65 mg/kg时的血药峰浓度(C_{max})为2~4 mg/L。血消除半衰期($t_{1/2\beta}$)约为24小时。蛋白结合率为91%~95%。本品在胸腔积液、腹水和滑膜腔液中药物浓度通常低于同期血药浓度的一半,支气管分泌物中药物浓度亦低。本品在肾组织中浓度最高,其余依次为肝、脾、肾上腺、肺、甲状腺、心、骨骼肌、胰腺等。本品在体内经肾脏缓慢排泄,每日有给药量的2%~5%以原形排出,7日内自尿排出给药量的40%。停药后自尿中排泄至少持续7周,在碱性尿液中药物排泄增多。本品不易为透析清除。

【用法与用量】 静脉用药:开始静脉滴注时先试以1~5 mg或按体重每次0.02~0.1 mg/kg给药,以后根据患者耐受情况每日或隔日增加5 mg,当增至每次0.6~0.7 mg/kg时即可暂停增加剂量,此为一般治疗量。成人最高每日剂量不超过1 mg/kg。每日或隔1~2日给药1次,累积总量1.5~3.0 g。疗程1~3个月,也可长至6个月,视病情及疾病种类而定。对敏感真菌感染宜采用较小剂量,即成人每次20~30 mg,疗程仍宜长。鞘内给药:首次0.05~0.1 mg,以后渐增至每次0.5 mg,最大量每次不超过1 mg,每周给药2~3次,总量15 mg左右。鞘内给药时宜与小剂量地塞米松或琥珀酸氢化可的松同时给予,并需用脑脊液反复稀释药液,边稀释边缓慢注入以减少不良反应。局部用药:气溶吸入时成人每次5~10 mg,用灭菌注射用水溶解成0.2%~0.3%溶液应用;超声雾化吸入时本品浓度为0.01%~0.02%,每日吸入2~3次,每次吸入5~10 ml;持续膀胱冲洗时每日以两性霉素B 5 mg加入1 000 ml灭菌注射用水中,按每小时注入40 ml速度进行冲洗,共用5~10日。

【不良反应与注意事项】 毒性较大,可有发热、寒战、头痛、食欲不振、恶心、呕吐等不良反应,静脉用药可引起血栓性静脉炎,鞘内注射可引起背部及下肢疼痛。对肾脏有损害作用,可致蛋白尿、管型尿。尚有白细胞下降、贫血、血压下降或升高、肝损害、复视、周围神经炎、皮疹等不良反应。使用期间可出现心率加快,甚至心室颤动,多与注入药液浓度过高、速度过快、用量过大,以及病人低血钾有关。

【制剂与规格】 注射剂:5 mg(5×10^3 U)、25 mg(2.5×10^4 U)、50 mg(5×10^4 U)。

球红霉素(抗真菌抗生素414)
Globorubrumycin

【作用与用途】 为七烯族抗生素,作用近似两性霉素 B,有抗深部真菌作用。静脉滴注用于治疗系统感染;口服对肠道感染有效;尚可外用于黏膜、腔道等部位真菌感染。

【体内过程】 本品口服不吸收,肌内注射刺激性较大,采用静脉滴注或局部给药,静脉滴注后体内分布较广,主要由胆汁和肾脏排泄。

【用法与用量】 口服:每千克体重每次2 000 U,分为3 次。静脉滴注:首次每千克体重100 U,逐步增量至每日每千克体重 600 ~800 U。外用:每毫升400 U。

【不良反应与注意事项】 不良反应与两性霉素 B 近似。可有寒战、发热、静脉炎、口唇疱疹、四肢暂时苍白、腰腿酸痛、低血钾、胸闷、皮疹、肝肾损害等。

【制剂与规格】 注射剂:每支10 000 U。

硝酸咪康唑
(霉可唑,双氯苯咪唑)
Miconazole Nitrate

【作用与用途】 广谱抗真菌药。本品主要用于治疗肠道念珠菌感染。

【体内过程】 本品口服吸收差,口服1 g 后血药峰浓度仅为1 mg/L。血分布半衰期($t_{1/2\alpha}$)约为0. 4 小时,血消除半衰期($t_{1/2\beta}$)约为2. 1 小时,终末半衰期($t_{1/2}$)为20 ~24 小时,血清蛋白结合率为90%。本品在体内分布广泛,可渗入炎症的关节、眼球的玻璃体及腹腔中,但在脑脊液、痰液、房水中浓度均甚低,对血脑屏障的穿透性亦差。本品主要经肝脏代谢灭活为无活性的代谢物。口服量的14% ~22% 自尿排出,主要为无活性的代谢物,其中不到1% 为原形物。口服量的50% 以原形自粪便排出。

【用法与用量】 饭后口服。成人每次0. 25 ~0. 5 g,每日0. 5 ~1 g。小儿口服初始剂量为每日30 ~60 mg/kg,而后减为每日10 ~20 mg/kg;婴儿每日30 mg/kg,分2 次给药。疗程视病情而定。

【不良反应与注意事项】 偶可引起过敏反应,必须在住院严密观察下用药。恶心和呕吐者可服抗组胺药或止吐药,并避开餐前、后给药,还可适当减少用量。可引起红细胞压积下降、血小板减少、血钠下降等。用药期间应检查血红蛋白、红细胞压积、电解质和血脂等,遇有异常应及时处理。1 岁以下儿童不用本品,妊娠妇女禁用。

【制剂与规格】 胶囊:0. 25 g。

伏立康唑(威凡、匹纳普、莱立康)
Voriconazole

【作用与用途】 伏立康唑的作用机制是抑制真菌中由细胞色素 P_{450} 介导的14α-甾醇去甲基化,从而抑制麦角甾醇的生物合成。体外试验表明伏立康唑具有广谱抗真菌作用。本品对念珠菌属(包括耐氟康唑的克柔念珠菌、光滑念珠菌和白念珠菌耐药株)具有抗菌作用,对所有检测的曲菌属真菌有杀菌作用。此外,伏立康唑在体外对其他致病性真菌也有杀菌作用,包括对现有抗真菌药敏感性较低的菌属,例如足放线病菌属和镰刀菌属。用于治疗免疫缺陷患者中进行性的、可能威胁生命的感染。

【体内过程】 口服本品吸收迅速而完全,T_{max}为1~2小时。口服后绝对生物利用度约为96%。当多剂量给药,且与高脂肪餐同时服用时,伏立康唑的血药峰浓度和给药间期的药时曲线下面积分别减少34%和24%。胃液pH值改变对本品吸收无影响。稳态浓度下伏立康唑的分布容积为4.6 L/kg,提示本品在组织中广泛分布。血浆蛋白结合率约为58%。脑脊液中可检测到伏立康唑。伏立康唑主要通过肝脏代谢,仅有少于2%的药物以原形经尿排出。口服0.2 g后终末半减期约为6小时。

【用法与用量】 本品在静脉滴注前先使用5 ml专用溶媒溶解,再稀释至2~5 mg/ml。每瓶滴注时间须1~2小时以上。负荷剂量(第1个24小时)每12小时给药1次,每次400 mg。维持剂量(开始用药24小时后)每日给药2次,每次200 mg,每日给药2次,每次100 mg。如果患者治疗反应欠佳,口服给药的维持剂量可以增加到每日2次,每次300 mg;体重小于40 kg的患者剂量调整为每日2次,每次150 mg。如果患者不能耐受上述较高的剂量,口服给药的维持剂量可以每次减50 mg,逐渐减到每日2次,每次200 mg(体重小于40 kg的患者减到每日2次,每次100 mg)。

【不良反应与注意事项】 视觉障碍、发热、皮疹、恶心、呕吐、腹泻、头痛、败血症、周围性水肿、腹痛以及呼吸功能紊乱。与治疗有关的,导致停药的最常见不良事件包括肝功能试验值增高、皮疹和视觉障碍。伏立康唑应用于孕妇时可导致胎儿损害,先天性的半乳糖不能耐受者、Lapp乳糖酶缺乏或葡萄糖-半乳糖吸收障碍者不宜应用本品。有潜在心律失常危险的患者中需慎用伏立康唑。

【制剂与规格】 片剂:50 mg、200 mg;胶囊剂:50 mg;注射剂:0.1 g。

硝酸益康唑
Econazole Nitrate

【作用与用途】 本品为吡咯类抗真菌药,为咪康唑的去氯衍生物。本品适用于皮肤、阴道念珠菌病的治疗;亦可用于治疗体癣、股癣、足癣、花斑癣等。

【体内过程】 局部应用时仅微量吸收。

【用法与用量】 局部喷雾:皮肤念珠菌病及各种癣病,每日2次,疗程2~4周;花斑癣,每日2次,疗程2周。栓剂:置阴道内每晚1次,每次50 mg,疗程15日;或每次150 mg,疗程3日。

【不良反应与注意事项】 个别患者出现局部刺激,偶见过敏反应,表现为皮肤灼热感、瘙痒、针刺感、充血等。对本品过敏者禁用。本品仅作外用,避免喷入眼睛。为避免复发，皮肤念珠菌病及各种癣病的疗程至少2周，足癣则至少4周。

【制剂与规格】 喷雾剂：1%；栓剂：50 mg、150 mg；软膏：10 g：0.1 g。

美帕曲星（甲帕霉素，克霉灵）
Mepartricin

【作用与用途】 为抗深部真菌药，对白色念珠菌有较强的抑制作用，其作用类似两性霉素B。本品在肠道内与甾醇类物质结合成不吸收的物质，临床主要用于生殖道及生殖道以外器官的真菌病，如白色念珠菌性外阴和阴道炎、小肠念珠菌病等，对滴虫感染也有效。也可用于治疗良性前列腺肿大。

【体内过程】 本品中的十二烷基硫酸钠为助吸收剂，使美帕曲星口服后迅速被小肠吸收，服药期间美帕曲星的血浓度远高于其MIC。本品在肾脏中分布浓度最高，且由尿液排泄，在肝脏及肺中较低。未吸收的药物主要从粪便排泄，停药后30小时即从体内清除，无蓄积现象。

【用法与用量】 口服：阴道或肠道念珠菌感染或滴虫病每次 1×10^5 U（2片），每12小时1次，连用3日为1个疗程，对于复杂性病例，疗程可酌延长。宜餐后服用。治疗前列腺肿大或肠道念珠菌病、滴虫病：每日1次，每次 1×10^5 U。对复发性、顽固性病例可酌情延长疗程或重复疗程。

【不良反应与注意事项】 主要有胃肠道反应，如恶心、肠胀气等不良反应。餐后服用反应较轻。

【制剂与规格】 肠衣片：每片相当于 5×10^4 U美帕曲星。

酮康唑（里苏劳）
Ketoconazole

【作用与用途】 本品属吡咯类抗真菌药，对深部感染真菌如念珠菌属、着色真菌属、球孢子菌属、组织胞浆菌属、孢子丝菌属等均具抗菌作用，对毛发癣菌等亦具抗菌活性。本品对曲霉、申克孢子丝菌、某些暗色孢科、毛霉属等作用差。临床用于治疗表皮和深部真菌病，包括皮肤和指甲癣（局部治疗无效者）、胃肠道酵母菌感染、局部用药无效的阴道白色念珠菌病，以及白色念珠菌、类球孢子菌、组织胞浆菌等引起的全身感染。尚可用于预防白色念珠菌病的再发，以及由于免疫功能低下而引起的真菌感染。可降低血清睾酮水平，用于前列腺癌的缓解疗法。

【体内过程】 本品在胃酸内溶解吸收，胃酸酸度减低时可使吸收减少，餐后服用可使其吸收增加。本品餐后服用的生物利用度为75%。单剂口服本品200 mg和400 mg后，血药峰浓度分别为（3.6±1.65）mg/L和（6.5±1.44）mg/L。达峰时间为1～4小时。本品吸收后在体内分布广泛，可至炎症的关节液、唾液、胆汁、尿液、肌腱、皮肤软组织、粪便等。对血-脑脊液屏障穿透性差，大多数情况下，脑脊液药物浓度低于1 mg/L。本品亦可透过血胎盘屏障。血清蛋白结合率约为90%

以上。消除半减期为6.5～9小时。部分药物在肝内代谢,降解为无活性的咪唑环和哌嗪环。代谢物及原形药主要由胆汁排泄,经肾脏排出仅占给药量的13%,其中2%～4%为药物原形,本品亦可分泌至乳汁中。

【用法与用量】 口服。成人每日0.2～0.4 g,顿服或分2次服。2岁以上儿童每日3.3～6.6 mg/kg,顿服或分2次服。

【不良反应与注意事项】 吸收和胃液的分泌密切相关,因此不宜与抗酸药、抗胆碱药或H_2受体阻滞药合用。如必须服上述药物,则在服本品至少2小时后再用。很少渗入脑脊液,不适用于霉菌性脑膜炎。有恶心、瘙痒、呕吐、腹痛、头痛、嗜睡等反应。偶见血清肝酶升高,应警惕必要时停药。妊娠禁用。

【制剂与规格】 片剂、胶囊:0.2 g。

氟康唑(大扶康)

Fluconazole

【作用与用途】 本品属咪唑类抗真菌药。抗真菌谱较广。抗菌谱与酮康唑近似,对阴道念球菌和一些表皮真菌的抗菌作用比酮康唑强10～20倍。主要用于念珠菌病、隐球菌病。

【体内过程】 口服吸收良好,且不受食物、抗酸药、H_2受体阻滞药的影响。空腹口服本品约可吸收给药量的90%。单次口服本品100 mg,平均血药峰浓度(C_{max})为4.5～8 mg/L。表观分布容积接近于体内水分总量。静脉给予本品100 mg,平均血药峰浓度(C_{max})为4.5～8 mg/L。表观分布容积(V_d)接近于体内水分总量。本品血浆蛋白结合率低(11%～12%),在体内广泛分布于皮肤、水疱液、腹腔液、痰液等组织体液中,尿液及皮肤中药物浓度约为血药浓度的10倍;唾液、痰、水疱液、指甲中与血药浓度接近。脑膜炎症时,脑脊液中本品的浓度可达血药浓度的54%～85%。本品少量在肝脏代谢,主要自肾排泄,以原形自尿中排出给药量的80%以上。血浆消除半衰期($t_{1/2\beta}$)为27～37小时,肾功能减退时明显延长。血液透析或腹膜透析可部分清除本品。

【用法与用量】 口服:吸收良好,用于念珠菌病、皮真菌病,每日1次,每次50 mg。必要时增至100 mg,顿服。系统霉菌病试用剂量:每日150 mg,必要时可增至300 mg,顿服。静脉滴注:治疗深部真菌病:一般首次剂量200～400 mg,继以100～200 mg/d,疗程视病程而定,从7日～7个月。

【不良反应与注意事项】 以原形由尿排出,肾功能受损者应注意调节剂量。较少影响肝酶功能,一般不影响体液内睾酮水平。其他参见酮康唑。

【制剂与规格】 片剂、胶囊:50 mg、100 mg、150 mg;注射剂:50 ml:100 mg、100 ml:200 mg 。

伊曲康唑(斯皮仁诺,伊康唑)

Itraconazole

【作用与用途】 临床主要应用于

深部真菌所引起的系统感染，如真菌性角膜炎，口腔念珠菌病，指、趾真菌病。

【体内过程】 本品亲脂性好，口服几乎完全吸收，广泛分布于各种组织中，在皮脂、皮肤、头发、女性生殖道可达较高水平。口服 75 mg，t_{max} 为 2.5 ~ 3 小时，C_{max} 为 0.5 ~ 1.03 μg/ml，Css 为 0.1 ~ 0.5 μg/ml，Vd 为 150 L/kg，$t_{1/2\beta}$ 较长，为 20 ~ 30 小时，通过胆汁和尿排泄。其生物利用度高达 90% 以上，与剂量呈线性关系。

【用法与用量】 口服：一般为每日 100 ~ 200 mg，顿服，一般疗程为 3 个月，个别情况下疗程延长到 6 个月。为达到最佳吸收，伊曲康唑用餐后立即给药，胶囊必须整个吞服。

【不良反应与注意事项】 不良反应较酮康唑为轻，对肝酶有较轻的影响，有恶心及其他胃肠道反应，还可出现低钾血症和水肿。对本品偶有过敏反应，孕妇、哺乳期、妇女和儿童忌用。肝功能不全者，在严密观察下慎用。其他参见酮康唑。

【制剂与规格】 胶囊：0.1 g。

盐酸特比萘芬
Terbinafine Hydrochloride

【作用与用途】 本品为第一个口服有效的烯丙胺类抗真菌药，能抑制真菌鲨烯环氧酶，特异地干扰真菌细胞壁固醇的早期生物合成，导致麦角固醇合成减少，使真菌细胞膜的角鲨烯环氧化反应受阻，角鲨烯在细胞中堆积，细胞膜破坏和死亡，从而达到杀灭或抑制真菌的作用。适用于治疗敏感真菌所致的手癣、足癣、体癣、股癣及花斑癣及皮肤念珠菌病等。

【体内过程】 口服本品 250 mg 和 500 mg，T_{max} 为 2 小时，C_{max} 分别为 0.8 μg/ml和 1.2 ~ 2.0 μg/ml。连续给药时，第 10 ~ 14 天时达稳态血药浓度（Css）。能广泛分布到各组织，中央室和外周室的平均分布容积分别为 220.6 L/kg和 726.9 L/kg。能迅速在皮脂、角质层和头发中积累，保持较高浓度。亲脂性强，并与血浆蛋白结合，脂肪组织消除慢。本品经肝脏代谢，约 80% 由尿排泄，余下部分随粪便排出。血浆消除率约为 75 L/h，$t_{1/2}$ 为 11 ~ 16 小时。本品在肝肾功能损害者排出较慢，AUC 值也明显增大。局部涂抹后，被吸收的药量不超过用药量的 5%，故全身血药浓度极低。本品生物转化后的代谢物无抗真菌作用，主要随尿液和粪便排出体外，清除半衰期为 17 小时，无体内蓄积现象。

【用法与用量】 口服：甲癣：每次 125 mg，每日 2 次，共 12 个月或夜间服 250 mg，6 个月；脚、手癣：每次 25 mg，每日 2 次，共 18 周。体癣：局部外用：1% 霜剂，每日 4 次，共 3 周。白色念珠菌治疗：正常口服 3 周后外用 1% 霜剂，每日 4 次，共 1 周。外用：每日 2 次，涂患处，疗程 1 ~ 2 周，或遵医嘱。凝胶、搽剂、散剂：局部外用，取本品适量涂敷于患处及其周围，每日 2 次，体股癣连续使用 2 ~ 4 周；手足癣、花斑癣连续用药 4 ~ 6 周。乳膏：局部用药：常用剂量为每天 1 ~ 2 次，用药前应清洁和干燥患处，然后将乳膏薄薄涂于患处及其周围，并加以轻揉，如果患处已擦烂（如乳腺下、指间、臀间、腹股沟），涂擦后尤其在晚上可用纱布敷盖；疗程：体癣、股癣1～2周，足癣2～4周，花斑癣2周。

【不良反应与注意事项】 偶有一过性胃肠反应、皮肤瘙痒、荨麻疹、接触性皮炎、灼烧感、刺感。肝、肾功能不全者慎用。外用有皮肤局部轻度烧灼感、瘙痒感等刺激症状或局部皮肤干燥。使用过程中如出现不良反应症状，应停止用药；疗程不超过4周。对特比萘芬过敏者禁用。

【制剂与规格】 片剂：250 mg、125 mg、25 mg；霜剂：1%；凝胶剂：10 g:0.1 g；搽剂：10 g:0.1 g、20 g:0.2 g；15 ml:0.15 g；散剂：10 g:0.1 g；乳膏剂：10 g:0.1 g、5 g:0.05 g。

盐酸布替萘芬

Butenafine Hydrochloride

【作用与用途】 本品为苯甲胺衍生物，其作用机制为选择性地抑制真菌角鲨烯环氧化酶，干扰真菌细胞壁的麦角固醇的生物合成，影响真菌的脂质代谢，使真菌细胞损伤或死亡而起到杀菌和抑菌作用。主要用于由絮状癣菌、红色癣菌、须发癣菌及斑秃癣菌等引起的足趾癣、体癣、股癣的局部治疗。

【体内过程】 本品尚未在国内进行人体药代学研究。据国外资料介绍，在对健康志愿者一项为期4天研究中，7名志愿者的背部皮肤（3 000 cm^2），每日涂抹6 mg 1%盐酸布替萘芬乳膏一次，其他12个志愿者的手臂、躯干和腹股沟部位（10 000 cm^2）每日涂抹20 mg 1%盐酸布替萘芬乳膏一次。局部使用14天后，6 mg剂量组血浆盐酸布替萘芬峰值血药浓度 C_{max} 为（1.4 ± 0.8）ng/ml，达峰时间 T_{max} 为（15 ± 8）h，血浆浓度-时间曲线下面积 $AUC_{0\sim24\ h}$ 为（23.9 ± 11.3）ng · hr/ml。20 mg剂量组，C_{max} 值为（5.0 ± 2.0）ng/ml，T_{max} 为（6 ± 6）h，$AUC_{0\sim24\ h}$ 为（87.8 ± 45.3）ng · hr/ml。盐酸布替萘芬半衰期 $t_{1/2\alpha}$、$t_{1/2\beta}$ 估计分别为35 h和 > 150 h。末次给药72 h后，6 mg剂量组平均血浆浓度降至（0.3 ± 0.2）ng/ml，20 mg剂量组为（1.1 ± 0.9）ng/ml。末次给药7天后，血浆中仍有低水平的盐酸布替萘芬存在。通过皮肤吸收进入循环系统的全部盐酸布替萘芬量尚未进行过统计。研究表明尿中的主要代谢物为t-丁基侧链末端的羟基化产物。11名足癣患者在患处和周边区域每日涂抹1%盐酸布替萘芬乳膏一次，连用4周，在1、2、4周每次用药后10 h和20 h之间采集血液样本。血浆盐酸布替萘芬浓度介于无法检测和0.3 ng/ml之间。24名足癣患者在患处和周边区域每日涂抹1%盐酸布替萘芬乳膏一次，连用2周（平均日用量1.3 ± 0.2 g），末次给药后0.5 h和65 h之间采集血液样本。血浆盐酸布替萘芬浓度介于无法检测和2.52 ng/ml之间。停药4周后，血浆盐酸布替萘芬浓度介于无法检测和0.28 ng/ml之间。

【用法与用量】 外用。乳膏：每次适量搽于患处，用于足趾癣时，一天2次，连用7天，或一天1次，连用4周；用于体癣、股癣时，一天1次，连用2周。喷剂：均匀喷涂于患处，治疗趾间足癣时，每日给药1次，连续4周；治疗体癣或股癣时，应每日给药1次，连续2周。在治疗趾间足癣、体癣和股癣时，患处及周边区域皮肤应涂抹足够剂量的本品。若治疗一个疗程后病程未见临床改善，应重新对疾病进行诊断。

【不良反应与注意事项】 少于2%的患者有接触性皮炎、红斑、刺激、干燥、瘙痒、烧灼感及症状加重等不良反应。仅供外用，切忌口服。不宜用于眼部、黏膜部位、急性炎症部位及破损部位。用药部位如有烧灼感、红肿等情况应停药，并将局部药物洗净，必要时向医师咨询。本品涂敷后不必包扎。孕妇及哺乳期妇女慎用。儿童应在医师指导及成人监护下使用。对本品过敏者禁用，过敏体质者慎用。本品性状发生改变时禁止使用。如正在使用其他药品，使用本品前请咨询医师或药师。

【制剂与规格】 乳膏：1%；喷剂：10 ml：0.1 g。

盐酸萘替芬

Naftifine Hydrochloride

【作用与用途】 本品为一新型丙烯胺类局部抗真菌药。对皮肤真菌（毛癣菌属、小孢子菌属、表皮癣菌属）有杀菌作用，对马拉色菌属、念珠菌属及其他酵母菌具有抑菌作用。对革兰阳性及阴性细菌也具有局部杀菌作用。其作用机制为抑制真菌角鲨烯、环氧化酶，干扰真菌细胞麦角固醇的生物合成，影响真菌的脂质代谢，使真菌细胞损伤和死亡而起到杀菌和抑菌作用。适用于敏感真菌所引起的皮肤真菌病如体股癣、手足癣、头癣、甲癣、花斑癣、浅表念珠菌病以及皮肤皱褶部的擦烂性真菌病。

【体内过程】 健康人皮肤外用1%盐酸萘替芬软膏，有3%～6%的剂量被吸收。单剂量给药24小时内在皮肤表层的萘替芬浓度足以抑制皮肤癣菌的生长。萘替芬在体内通过苯环和萘环氧化以及N-去烷基化，至少可转化成3种代谢物。体内药物有40%～60%以原形和代谢物形式排泄到尿中，其余部分经胆汁排泄到粪便中。皮肤外用萘替芬的半衰期为2～3天。

【用法与用量】 外用：涂抹患处，病损表面及四周约2.5 cm宽的正常皮肤均应涂敷，用量为每日1次。疗程随病种及病变部位有所不同，一般2～4周，严重者可用到8周，甲癣需用6个月。为预防复发，体征消失后可继续用药2周。

【不良反应与注意事项】 不良反应罕见，少数患者有局部刺激，如红斑、烧灼及干燥、瘙痒等感觉，个别患者可发生接触性皮炎，无全身不良反应。本品仅供外用；不宜用于眼部及黏膜部位、急性炎症部位及开放性损伤部位；连续用药4周后如症状无改善请再到医院就诊。动物实验资料表明，外用皮肤可分布于乳汁中，故哺乳期妇女慎用。

【制剂与规格】 软膏剂：0.1 g：10 g；溶液剂：1%（25 ml、50 ml）。

醋酸卡泊芬净

Caspofungin Acetate

【作用与用途】 醋酸卡泊芬净是一种由 Glarea Lozoyensis 发酵产物合成而来的半合成脂肽（棘白菌素，echinocandin）化合物。醋酸卡泊芬净能抑制许多丝状真菌和酵母菌细胞壁的一种基本成分-β（1，3）-D-葡聚糖的合成。哺乳类动物的细胞中不存在 β（1，3）-D-葡聚糖。适用于治疗对其他治疗无效或不能耐受的侵袭性曲霉菌病。

【体内过程】 单剂量卡泊芬净经1小时静脉输注后，其血浆浓度下降呈多相性。输注后立即出现一个短时间的 α 相，接着出现一个半衰期为 9～11 小时的 β 相。另外还会出现一个半衰期为 27 小时的 γ 相。影响卡泊芬净血浆清除的主要机制是药物分布而不是排出或生物转化。大约 75% 放射性标记剂量的药物得到回收：其中有 41% 在尿中、34% 在粪便中。卡泊芬净在给药后的最初 30 小时内，很少有排出或生物转化。卡泊芬净与白蛋白的结合率很高（大约 97%）。通过水解和 N-乙酰化作用卡泊芬净被缓慢地代谢。有少量卡泊芬净以原型药形式从尿中排出（大约为给药剂量的 1.4%）。原型药的肾脏清除率低。

【用法与用量】 一般建议，第1天给予单次 70 mg 负荷剂量的注射用醋酸卡泊芬净，随后每天给予 50 mg 的剂量。本品约需要 1 小时的时间经静脉缓慢地输注给药。疗程取决于患者疾病的严重程度、被抑制的免疫功能恢复情况以及对治疗的临床反应。虽然尚无证据证明使用更大的剂量能提高疗效，但是现有的安全性资料提示，对于治疗无临床反应而对本品耐受性良好的患者可以考虑将每日剂量加大到 70 mg。

【不良反应与注意事项】 已报告的不良反应中包括可能由组胺介导的症状，其中包括皮疹、颜面肿胀、瘙痒、温暖感或支气管痉挛。使用本品治疗的患者中出现了过敏反应报告。

【制剂与规格】 注射剂：50 mg、70 mg。

灰黄霉素

Griseofulvin

【作用与用途】 所有皮肤真菌包括小孢子菌、毛发癣菌、表皮癣菌等对本品敏感。主要用于头癣、严重体股癣、叠瓦癣、手足甲癣等，对头癣的疗效较明显。

【体内过程】 口服后吸收少、约吸收给药量的 10%，如制成微粒型或脂肪餐后可促进药物的吸收，血药浓度增高。成人口服 1 g 后血药峰浓度为 1～2 mg/L，在服药后 4 小时到达，12 小时血药浓度下降一半。灰黄霉素的血清半衰期为 13～14 小时，血清蛋白结合率约为 80%。本品吸收后分布于全身各组织中，以皮肤、肝脏、脂肪和骨骼肌含量较高，可沉积在皮肤的角质层和毛发新生成的角质部分，与皮肤毛囊及指（趾）甲等的角蛋白相结合，防止敏感皮肤癣菌的继续侵入，存在于浅表角质层的致病真菌则随皮肤或毛发的脱落而离开人体。本品也可进入胎儿循环及自乳汁中分泌。灰黄霉素在肝内灭活，巴比妥类药物对肝酶的影响可使本品灭活增快，血药浓度降低。本品以原形自尿中排泄者不足1%，16% ~36%自粪便排出体外。

【用法与用量】 口服：常用量为每日每千克体重10 ~15 mg，顿服或分2 ~3次服。通常，开始可用大量，每日量为1 g，显效后减为250 ~500 mg。饭后服，疗程20 ~30日，同时合并外用杀霉菌药。小儿每日每千克体重15 ~20 mg，分2 ~4次服。

【不良反应与注意事项】 不良反应较多，常见有食欲不振、恶心、呕吐、腹泻、头痛、嗜睡、疲倦、皮肤瘙痒、皮疹、荨麻疹，尚有色素沉着、药物热、关节痛等。部分病人可出现白细胞减少（偶见增加）、粒细胞减少、蛋白尿、氨基转移酶活性升高、BSP排泄时间延长、光敏性皮炎、心动过速等，还可出现神经精神系统症状，如抑郁、失眠、精神错乱、周围神经炎，以及味觉失常、耳鸣、视力障碍、男子乳房女性化等。

【制剂与规格】 片剂：每片0.1 g、0.125 g（微粒型）。

西卡宁
Siccanin

【作用与用途】 本品对毛发癣菌、表皮癣菌和小孢子霉菌有较强抑制作用，能抑制皮肤癣菌类，外用于浅表真菌感染，疗效大致和灰黄霉素相等。治脚癣、圆癣有效。

【用法与用量】 1%软膏或酊剂局部应用治疗皮肤癣病。

【不良反应与注意事项】 偶有局部刺激。

【制剂与规格】 油剂1%；酊剂10%。

抗病毒药

盐酸金刚烷胺
Amantadine Hydrochloride

【作用与用途】 为一种对称的三环状胺,可以抑制病毒穿入宿主细胞,并影响病毒的脱壳,抑制其繁殖,有治疗和预防病毒性感染作用。在临床上能有效地预防和治疗各种甲型流感病毒的感染。在流感流行期采用本品作预防药,保护率可达50% ~79%,对已发病者,如在48小时内给药,能有效地治疗由于甲型流感病毒引起的呼吸道症状。金刚烷胺的抗病毒谱较窄,主要用于亚洲甲型流感的预防,对乙型流感病毒、风疹病毒、麻疹病毒、流行性腮腺炎病毒及单纯疱疹病毒感染均无效。由于口服吸收后能通过血脑屏障,会引起中枢神经系统的毒副反应。

【体内过程】 口服吸收快而完全,2~4小时血药浓度达峰值,每日服药者在2~3日内可达稳态浓度。本品可通过胎盘及血脑屏障。半衰期($t_{1/2}$)为11~15小时。口服后主要由肾脏排泄,90%以上以原形经肾随尿排出,部分可被动重吸收,在酸性尿中排泄率增加,少量由乳汁排泄。总清除率(CL)16.5 L/h。老年人肾清除率下降。

【用法与用量】 成人常用量:一次2片,每日1次;或每次1片,每12小时1次,最大量为每日2片。肾功能障碍者,应减少剂量。小儿常用量:新生儿与1岁内婴儿不用;1~9岁小儿,每8小时按体重1.5~3 mg/kg或每12小时按体重2.2~4.4 mg/kg,也有推荐每12小时按体重用1.5 mg/kg的;每日最大量勿超过1片半;9~12岁小儿,每12小时口服1片;12岁或12岁以上小儿,一般同成人量。

【不良反应与注意事项】 较常见的不良反应有:幻觉,精神混乱,特别是老年患者,可能由于抗胆碱作用所致;情绪或其他精神改变,一般由于中枢神经系统受刺激或中毒。比较少见的不良反应有:排尿困难,由于抗胆碱作用所致,以老年人为多;昏厥,常继发于直立性低血压。极少见的不良反应有:语言含糊不清,或不能控制的眼球滚动,一般是中枢神经系统兴奋过度或中毒的表现;咽喉炎及发热,可能因细胞减少和(或)中性白细胞减少所致。持续存在或比较顽固难以消失的不良反应有:注意力不能集中,头晕目眩,易激动;食欲消失,恶心,神经质,皮肤出现紫红色网状斑点或网状青斑,睡眠障碍或恶梦(中枢神经系统受刺激或中毒)等为常见;视力模糊,便秘,口、鼻及喉干,头痛,皮疹,经常疲劳或无力,呕吐等为少见或极少见。长期治疗中,常见的不良反应有:足部或下肢肿胀,不能解释的呼吸短促,体重迅速增加,后者有可能因充血性心力衰竭所致。逾量中毒的表现:惊厥,见于用4倍于常用量时,严重的情绪或其他精神改变,严重的睡眠障碍或恶梦。下列情况应慎用:有脑血管病或病史者;有反复发作的湿疹样皮疹病史;末梢性水肿;充血性心力衰竭;精神病或严重神经官能症;肾功能障碍;有癫痫史者,本品可增加发作。本品可通过胎盘,在动物实验已发现大鼠每日用50 mg/kg(为人类常用量的12倍)时,对胚胎有毒性且能致畸胎,孕妇应慎用。本品可由乳汁排泄,哺乳期妇女禁用。本品不宜与乙醇同用,后者会加强中枢神经系统的不良作用,如头昏、头重脚轻、昏厥、精神混乱及循环障碍。其他抗震颤麻痹药、抗胆碱药、抗组胺药、吩噻嗪类或三环类抗抑郁药与本品合用,可加强阿托品样副作用,特别在有精神混乱、幻觉及恶梦的患者,需调整这些药物或本品的用量;中枢神经兴奋药与本品同用时,可加强中枢神经的兴奋,严重者可引起惊厥或心律失常等不良反应。

【制剂与规格】 片剂:100 mg。

盐酸金刚乙胺(立安)
Rimantadine Hydrochloride

【作用与用途】 盐酸金刚乙胺为合成的抗病毒药,主要对A型流感病毒具有活性。本品的作用机制尚不完全清楚,可能是通过抑制病毒脱壳,从而在病毒复制的早期环节起作用。本品适用于预防和治疗A型(包括H_1N_1、H_2N_2、H_3N_2)流感病毒感染。

【体内过程】 100 mg盐酸金刚乙胺口服吸收后血药浓度峰值为45~138 ng/ml。对于20~40岁的健康成年人,在5~7小时后可达到高峰。这种剂量在上述群体的体内半衰期是13~65小时。金刚乙胺在肝脏中被广泛代谢,尿中排泄的原形仅占剂量的25%。在血浆中发现3种羟基代谢物。在服用单一剂量的金刚乙胺200 mg后,经72小时尿中排出的羟基代谢物及一种相关的结合代谢物和原形物占剂量的74%±10%。

【用法与用量】 本品为口服制剂。成年人:每次0.1 g(1片),每日2次。儿童:10岁以下儿童,每日1次,每次5 mg/kg,但总量不超过0.15 g(1片半);10岁或以上的儿童,用量与成年人一样。

【不良反应与注意事项】 消化系统:如腹泻、消化不良等;神经系统:如注意力下降、运动失调、嗜睡、急躁不安、抑郁等;皮肤系统:皮疹等;听觉和前庭系统:如耳鸣等;呼吸系统:呼吸困难等。

【制剂与规格】 片剂:0.1 g。

单磷酸阿糖腺苷
Vidarabine Monophosphate

【作用与用途】 本品为抗脱氧核糖核酸(DNA)病毒药,其药理作用是与病毒的脱氧核糖核酸聚合酶结合,使其活性降低而抑制DNA合成。用于治疗疱疹病毒感染所致的口炎、皮炎、脑炎及巨细胞病毒感染。

【体内过程】 本品静脉滴注或肌内注射后可被血液和组织中腺苷脱氨酶代谢为阿糖次黄嘌呤(Ara-HX),使血药浓度很快下降。本品达到最高血药浓度的时间,肌内注射为3小时,静脉滴注为0.5小时;半衰期为3.5小时。本品在各组织中的分布不同,在肝、肾、脾脏中浓度最高,骨骼肌、脑内浓度低,脑脊液内的浓度为血浆浓度的35%~50%。60%~80%的单磷酸阿糖腺苷以阿糖次黄嘌呤(Ara-HX)的形式从尿中排泄。

【用法与用量】 临用前,每瓶加2 ml灭菌生理盐水溶解后肌内注射或缓慢静脉注射,或遵医嘱。成人按体重每次5~10 mg/kg,每日1次。用药过程中密切注意不良反应的发生并及时处理。

【不良反应与注意事项】 可见注射部位疼痛。极少情况下,可出现神经肌肉疼痛及关节疼痛,偶见血小板减少、白细胞减少或骨髓巨细胞增多现象,停药后可自行恢复,为可逆性,必要时可对症治疗。

【制剂与规格】 注射剂:100 mg。

阿昔洛韦
Aciclovir

【作用与用途】 抗病毒药。体外对单纯性疱疹病毒、水痘带状疱疹病毒、巨细胞病毒等具抑制作用。用于治疗单纯疱疹病毒感染:用于生殖器疱疹病毒感染初发和复发病例,对反复发作病例口服本品用作预防。带状疱疹:用于免疫功能正常者带状疱疹和免疫缺陷者轻症病例的治疗。免疫缺陷者水痘的治疗。

【体内过程】 口服吸收差,15%~30%由胃肠道吸收。进食对血药浓度影响不明显。能广泛分布至各组织与体液中,包括脑、肾、肺、肝、小肠、肌肉、脾、乳汁、子宫、阴道黏膜与分泌物、脑脊液及疱疹液。在肾、肝和小肠中浓度高,脑脊液中浓度约为血中浓度的一半。药物可通过胎盘。每4小时口服200 mg和400 mg,5天后的血药峰浓度(C_{max})分别为0.6 mg/L和1.2 mg/L。按体重每8小时静脉给药5 mg/kg(滴注时间大于1小时),血药峰浓度为10 mg/L。本品蛋白结合率低(9%~33%)。在肝内代谢,主要代谢物占给药量的9%~14%,经尿排泄。$t_{1/2\beta}$约为2.5小时。肌酐清除率50~80 ml/min和15~50 ml/min时,$t_{1/2\beta}$分别为3.0小时和3.5小时。无尿者的$t_{1/2\beta}$长达19.5小时,血液透析时降为5.7小时。本品主要经肾由肾小球滤过和肾小管分泌而排泄,约14%的药物以原形由尿排泄,经粪便排泄率低于2%,呼出气中含微量药物。血液透析6小时约清除血中60%的药物。腹膜透析清除量很少。

【用法与用量】 口服:生殖器疱疹初治和免疫缺陷者皮肤黏膜单纯疱疹:成人常用量每次0.2 g,每日5次,共10天;或每次0.4 g,每日3次,共5天;复发性感染每次0.2 g,每日5次,共5天;复发性感染的慢性抑制疗法,每次0.2 g,每日3次,共6个月,必要时剂量可加至每日5次,每次0.2 g,共6~12个月。带状疱疹:成人常用量每次0.8 g,每日5次,共7~10天。静脉滴注:成人:重症生殖器疱疹的初治:按体重每8小时5 mg/kg,共5天;免疫缺陷者皮肤黏膜单纯疱疹或严重带状疱疹:按体重每8小时5~10 mg/kg,静滴1小时以上,共7~10天;单纯疱疹性脑炎:按体重每8小时10 mg/kg,共10天。

【不良反应与注意事项】 偶有头晕、头痛、关节痛、恶心、呕吐、腹泻、胃部不适、食欲减退、口渴、白细胞下降、蛋白尿及尿素氮轻度升高、皮肤瘙痒等,长程给药偶见痤疮、失眠、月经紊乱。脱水或已有肝、肾功能不全者需慎用。严重免疫功能缺陷者长期或多次应用本品治疗后可能引起单纯疱疹病毒和带状疱疹病毒对本品耐药。

【制剂与规格】 分散片:0.1 g;片剂:0.2 g;注射剂0.25 g、0.5 g。

更昔洛韦(丙氧鸟苷,赛美维,丽科伟)

Ganciclovir

【作用与用途】 核苷类抗病毒药。本品进入细胞后迅速被磷酸化为单磷酸化合物,然后经细胞激酶的作用成为三磷酸化合物,在已感染巨细胞病毒的细胞内其磷酸化较正常细胞更快。适用于免疫缺陷患者(包括艾滋病患者)并发巨细胞病毒视网膜炎的诱导期和维持期治疗。亦可用于接受器官移植的患者预防巨细胞病毒感染及用于巨细胞病毒血清试验阳性的艾滋病患者预防发生巨细胞病毒疾病。

【体内过程】 本品在体内广泛分布于各种组织中,并可透过胎盘。脑脊液内浓度为同期血药浓度的7%~67%;本品亦可进入眼内组织。分布容积(V_d)为0.74 L/kg。蛋白结合率低,为1%~2%,在体内不代谢。成人静脉滴注5 mg/kg(1小时内)后的血药峰浓度(C_{max})可达8.3~9 mg/L,血消除半衰期($t_{1/2\beta}$)为2.5~3.6小时,肾功能减退者可延长至9~30小时。本品主要以原形经肾排出。

【用法与用量】 诱导期:静脉滴注按体重每次5 mg/kg,每12小时1次,每次静脉滴注1小时以上,疗程14~21日,肾功能减退者剂量应酌减。肌酐清除率为50~69 ml/min时,每12小时静脉滴注2.5 mg/kg;肌酐清除率为25~49 ml/min时,每24小时静脉滴注2.5 mg/kg;肌酐清除率为10~24 ml/min时,每24小时静脉滴注1.25 mg/kg;肌酐清除率<10 ml/min时,每周给药3次,每次1.25 mg/kg于血液透析后给予。维持期:静脉滴注按体重每次5 mg/kg,每日1次,静脉滴注1小时以上。

【不良反应与注意事项】 常见的不良反应为骨髓抑制;中枢神经系统症状如精神异常、紧张、震颤等,发生率约5%,偶有昏迷、抽搐等;可出现皮疹、瘙痒、药物热、头痛、头昏、呼吸困难、恶心、呕吐、腹痛、食欲减退、肝功能异常、消化道出血、心律失常、血压升高或降低、血尿、血尿素氮增加、脱发、血糖降低、水肿、周身不适、肌酐增加、嗜酸性细胞增多症、注射局部疼痛、静脉炎等;有巨细胞病毒感染性视网膜炎的艾滋病患者可出现视网膜剥离。

【制剂与规格】 注射剂:0.25 g。

泛昔洛韦(丽珠风)
Famciclovir

【作用与用途】 本品在体内迅速转化为有抗病毒活性的化合物喷昔洛韦,后者对Ⅰ型单纯疱疹病毒(HSV-1),Ⅱ型单纯疱疹病毒(HSV-2)以及水痘带状疱疹病毒(VZV)有抑制作用。用于治疗带状疱疹和原发性生殖器疱疹。

【体内过程】 本品口服在肠壁吸收后迅速去乙酰化和氧化为有活性的喷昔洛韦。12名健康男性志愿者分别口服本品0.5 g和静脉注射喷昔洛韦0.4 g的研究结果表明,本品的绝对生物利用度为77% ±8%。124名健康男性志愿者口服本品0.5 g后,得到的喷昔洛韦的峰浓度(C_{max})为(3.3 ±0.8)mg/L,达峰时间为(0.9 ±0.5)小时,血药浓度-时间曲线下面积(AUC)为(8.6 ±1.9)mg · h/L,血消除半衰期($t_{1/2\beta}$)为(2.3 ±0.4)小时。当血药浓度在0.1~20 mg/L范围内时,喷昔洛韦的血浆蛋白结合率小于20%。全血/血浆分配比率接近于1。本品口服后在体内经由醛类氧化酶催化为喷昔洛韦而发生作用,失去活性的代谢物有6-去氧喷昔洛韦、单乙酰喷昔洛韦和6-去氧乙酰喷昔洛韦等,每种都少于服用量的0.5%。血或尿中几乎检测不到泛昔洛韦,主要以喷昔洛韦和6-去氧喷昔洛韦形式经肾脏排出。

【用法与用量】 口服。成人每次0.25 g,每8小时1次。治疗带状疱疹的疗程为7日,治疗原发性生殖器疱疹的疗程为5日。肾功能不全患者应根据肾功能状况调整剂量,推荐剂量如下:肌酐清除率剂量≥60 ml/min成人每次0.25 g,每8小时1次;40~59 ml/min成人每次0.25 g,每12小时1次;20~39 ml/min成人每次0.25 g,每24小时1次;<20 ml/min成人每次0.125 g,每48小时1次。

【不良反应与注意事项】 头痛和恶心。偶见头晕、失眠、嗜睡、感觉异常,腹泻、腹痛、消化不良、厌食、呕吐、便秘、胀气,疲劳、疼痛、发热、寒战,皮疹、皮肤瘙痒。18岁以下患者、孕妇、哺乳期妇女一般不推荐使用本品。与丙磺舒或其他肾小管主动排泌的药物合用时,可能导致血浆中喷昔洛韦浓度升高。与其他由醛类氧化酶催化代谢的药物可能发生相互作用。

【制剂与规格】 片剂、胶囊:0.125 g。

盐酸伐昔洛韦
Valaciclovir Hydrochloride

【作用与用途】 盐酸伐昔洛韦是阿昔洛韦的前体药物,口服后吸收迅速并在体内很快转化为阿昔洛韦,其抗病毒作用为母体阿昔洛韦的作用所致,用于治疗水痘带状疱疹及Ⅰ型、Ⅱ型单纯疱疹的感染,包括初发和复发的生殖器疱疹。本品在医生的指导下,可用于阿昔洛韦的所有适应证。

【体内过程】 盐酸伐昔洛韦胶囊600 mg口服后被迅速吸收并转化为阿

昔洛韦,血中母体阿昔洛韦达峰时间为(2.35 ±0.24)小时。阿昔洛韦血药峰浓度为(2.59 ±0.82)μg/ml。本胶囊剂相对于盐酸伐昔洛韦片的人体生物利用度为(103.6 ±11.2)%。盐酸伐昔洛韦口服吸收后在体内分布广泛,可分布到所有组织中,其中胃、小肠、肾、肝、淋巴结和皮肤组织中浓度最高,脑组织的浓度最低。盐酸伐昔洛韦口服吸收后在体内被迅速彻底地转化为阿昔洛韦,代谢产物主要从尿中排除,其中阿昔洛韦占46% ~59%,8-羟基-9-鸟嘌呤占25% ~30%,9-羟基甲氧基甲基鸟嘌呤占11% ~12%。口服给药后母体阿昔洛韦的消除为单相,半衰期为(2.86 ±0.39)小时。

【用法与用量】 口服:每日2次,每次0.3 g,饭前空腹服用。带状疱疹连续服药10天。单纯疱疹连续服药7天。

【不良反应与注意事项】 偶有轻度胃部不适、头晕等。对本品及阿昔洛韦过敏者禁用。肾功能不全者慎用。服药期间宜多饮水。孕妇禁用。哺乳期妇女慎用。

【制剂与规格】 胶囊:0.15 g。

利巴韦林(病毒唑,三氮唑核苷)

Ribavirin

【作用与用途】 广谱抗病毒药。体外具有抑制呼吸道合胞病毒、流感病毒、甲肝病毒、腺病毒等多种病毒生长的作用。适用于呼吸道合胞病毒引起的病毒性肺炎与支气管炎,皮肤疱疹病毒感染,流行性出血热和拉沙热的预防和治疗,发热早期应用本品能缩短发热期,减轻肾脏与血管损害及中毒症状。局部应用可治疗单纯疱疹病毒性角膜炎。

【体内过程】 口服吸收迅速,生物利用度(F)约45%。口服后 T_{max} 为1.5小时,C_{max} 1~2 mg/L。与血浆蛋白几乎不结合。药物在呼吸道分泌物中的浓度大多高于血药浓度。药物能进入红细胞内,且蓄积量大。长期用药后脑脊液内药物浓度可达同时期血药浓度的67%。本品可透过胎盘,也能进入乳汁。在肝内代谢。$t_{1/2}$ 为0.5~2小时。本品主要经肾排泄。72~80小时尿排泄率为30%~55%。72小时粪便排泄率约15%。药物在红细胞内可蓄积数周。30分钟内静脉滴注利巴韦林800 mg,5分钟后血药浓度为(17.8 ±5.5) μg/ml,30分钟为(42.3 ±10.4) μg/ml。利巴韦林进入体内,迅速分布到身体各部分,且达到了有效浓度,并可通过血-脑脊液屏障。静脉给药后,在0~48小时间隔内,从尿液中可检出(16.7 ±10.3)%的药物以原形排出,有(6.2 ±1.7)%以代谢物排泄。

【用法与用量】 口服:病毒性呼吸道感染:成人每次0.15 g,每日3次,疗程7天。皮肤疱疹病毒感染:成人每次0.3 g,每日3次,疗程7天。小儿每日按体重10 mg/kg,分4次服用,疗程7天。6岁以下小儿口服剂量未定。静脉滴注:成人每日500~1000 mg,分2次给药,每次静滴20分钟以上。疗程3~7天。治疗拉沙热、流行性出血热等严重病例时，成人首剂静滴 2 g，继以每 8 小时 0.5～1 g，共 10 天。小儿每日 10～15 mg/kg，分 2 次给药，每次静滴 20 分钟以上，疗程 3～7 天。

【不良反应与注意事项】 常见的不良反应有贫血、乏力等，停药后即消失。较少见的不良反应有疲倦、头痛、失眠、食欲减退、恶心、呕吐、轻度腹泻、便秘等，并可致红细胞、白细胞及血红蛋白下降。对本品过敏者、孕妇禁用。有严重贫血、肝功能异常者慎用。长期或大剂量服用对肝功能、血象有不良反应。禁用于孕妇和有可能怀孕的妇女。哺乳期妇女在用药期间需暂停哺乳。本品与齐多夫定同用时有拮抗作用。大剂量应用可致心脏损害，对有呼吸道疾患者（慢性阻塞性肺病或哮喘者）可致呼吸困难、胸痛等。

【制剂与规格】 含片：2.0 mg；片剂：100 mg；口服液：0.15 g；注射剂：1 ml：100 mg、2 ml：250 mg；氯化钠注射液：1.95 g/250 ml；葡萄糖注射液：100 ml：利巴韦林 0.2 g，葡萄糖 0.5 g、250 ml：利巴韦林0.5 g，葡萄糖12.5 g。

膦甲酸钠（可耐）
Foscarnet Sodium

【作用与用途】 本品为病毒抑制剂，主要用于免疫缺陷者（如艾滋病患者）发生的巨细胞病毒性视网膜炎的治疗，也可用于对阿昔洛韦耐药的免疫缺陷者（如 HIV 感染患者）的皮肤黏膜单纯疱疹病毒感染或带状疱疹病毒感染。

【体内过程】 本品给药后药物可浓集于骨和软骨组织中。脑脊液内药物浓度约为同时期血药浓度的 43%。血清蛋白结合率为 14%～17%。本品在体内不代谢，成人静脉滴注 47～57 mg/kg，每 8 小时 1 次后，血药峰浓度（C_{max}）可达 575 mmol/L。其血消除半衰期（$t_{1/2\beta}$）为 3.3～6.8 小时，主要经肾小球过滤和肾小管分泌排泄，80%～87% 自肾排出。

【用法与用量】 静脉滴注。巨细胞病毒性视网膜炎：诱导期用药，每 8 小时1 次，按体重每次滴注 60 mg/kg，用输液泵滴注 1 小时以上，连续 14～21 日，视治疗后的效果而定，也可按体重每次 90 mg/kg，每 12 小时 1 次。肾功能减退者剂量应按肌酐清除率调整。维持期用药，按体重每次 90 mg/kg，每日 1 次，用输液泵滴注 2 小时以上。如患者在维持期视网膜炎症状加重时，应仍恢复诱导期剂量。单纯疱疹和带状疱疹按体重每次 40 mg/kg，每 8 小时 1 次，经输液泵滴注 1 小时，共 14～21 日。外用。适量涂于患处，一日 3～4 次，连用 5 日为一疗程。滴眼，每日 6 次，每次 2 滴，3 日后每日 4 次，疗程：树枝状、地图状角膜炎 2 周；盘状角膜炎 4 周。

【不良反应与注意事项】 个别患者可有局部红肿等刺激反应。长期大量使用经局部吸收后，也可产生与全身用药相同的不良反应，如肾功能损害，头痛、震颤等中枢神经系统症状，贫血、粒细胞减少等血液系统疾病及恶心、呕吐、食欲减退、腹痛、发热、肝功能异常等其他反应。本品严格限用于免疫功能损害患者耐阿昔洛韦的单纯疱疹病毒性皮肤、黏膜感染；破损皮肤涂敷本品或涂敷面积较大时，应适当减少剂量；用药后如局部刺激症状严重，应立即停药。肝肾功能不全者及老年患者应慎用。儿童、孕妇及哺乳期妇女禁用。对本品过敏患者禁用。长期大量使用经皮肤吸收后，可产生与全身用药相同的药物相互作用，如与肾毒性药合用时可增加肾毒性等。

【制剂与规格】 注射剂：100 ml：2. 4 g、250 ml：6 g；乳膏：5 g：0. 15 g；滴剂：5 ml：0. 15 g。

拉米夫定
Lamivudine

【作用与用途】 拉米夫定是核苷类抗病毒药。对体外及实验性感染动物体内的乙型肝炎病毒（HBV）有较强的抑制作用。适用于乙型肝炎病毒复制的慢性乙型肝炎。

【体内过程】 拉米夫定口服后吸收良好，成人口服拉米夫定0. 1 g，1 小时左右达血药峰浓度（C_{max}）1. 1 ~ 1. 5 μg/ml，生物利用度为 80% ~85%。拉米夫定与食物同时服用可使达峰时间（t_{max}）延迟 0. 25 ~2. 5 小时，血药峰浓度（C_{max}）下降 10% ~40%，但生物利用度不变。静脉给药研究结果表明，拉米夫定平均分布容积（V_d）为 1. 3 L/kg，平均系统清除率为 0. 3 L/（h · kg），拉米夫定主要（ >70% ）经有机阳离子转运系统经肾清除，血消除半衰期（$t_{1/2\beta}$）为 5 ~7 小时。在治疗剂量范围内，拉米夫定的药物代谢动力学呈线性关系，血浆蛋白结合率低。体外研究显示与血清白蛋白结合率 < 16%。拉米夫定可通过血-脑脊液屏障进入脑脊液。拉米夫定主要以药物原形经肾脏排泄，肾脏排泄约占总清除量的 70%，仅 5% ~10% 被代谢成反式硫氧化物的衍生物。

【用法与用量】 口服，成人每次 0. 1 g，每日 1 次。

【不良反应与注意事项】 常见的不良反应有上呼吸道感染样症状、头痛、恶心、身体不适、腹痛和腹泻，症状一般较轻并可自行缓解。对本品过敏者禁用。

【制剂与规格】 片剂：0. 1 g。

阿德福韦
Adefovir Dipivoxil

【作用与用途】 阿德福韦是一种单磷酸腺苷的无环核苷类似物，在细胞激酶的作用下被磷酸化为有活性的代谢产物即阿德福韦二磷酸盐。本品适用于治疗有乙型肝炎病毒活动复制证据，并伴有血清氨基酸转移酶（ALT 或 AST）持续升高或肝脏组织学活动性病变的肝功能代偿的成年慢性乙型肝炎患者。

【体内过程】 健康志愿者与慢性乙肝病人服用阿德福韦酯的药代动力学相似。单剂口服阿德福韦酯的生物利用度约为 59%，服用 0. 58 ~4. 00 小时（中值 =1. 75 小时）阿德福韦最大血药浓度（C_{max}）为（18. 4 ± 6. 26）ng/ml。血浆阿德福韦以二房室方式消除，末端消除半衰期为(7.48±1.65)h。静脉注射1.0 mg/(kg·d)或3.0 mg/(kg·d)稳态分布容积分别为(392±75)ml/kg和(352±9)ml/kg。口服阿德福韦酯10 mg稳态24小时从尿中回收阿德福韦45%。

【用法与用量】 患者必须在有慢性乙型肝炎治疗经验的医生指导下使用本品。成人(18~65岁)本品的推荐剂量为每日1次,每次10 mg,饭前或饭后口服均可。治疗的最佳疗程尚未确定。勿超过推荐剂量使用。患者应当定期监测乙型肝炎生化指标、病毒学指标和血清标志物,至少每6个月1次。

【不良反应与注意事项】 国外临床研究中常见不良反应为虚弱、头痛、腹痛、恶心、(胃肠)气胀、腹泻和消化不良。国内临床研究中不良反应为白细胞减少(轻度)、腹泻(轻度)和脱发(中度)。病人停止乙肝治疗会发生肝炎急性加重,包括停止使用阿德福韦酯。对于肾功能障碍或潜在肾功能障碍风险的病人,使用阿德福韦酯慢性治疗会导致肾毒性。

【制剂与规格】 片剂:10 mg。

富马酸替诺福韦二吡呋酯(韦瑞德)

Tenofovir Disoproxil Fumarate

【作用与用途】 是一种核苷酸类逆转录酶抑制剂,以与核苷类逆转录酶抑制剂类似的方法抑制逆转录酶,从而具有潜在的抗HIV-1活性。本品的活性成分替诺福韦双磷酸盐可通过直接竞争性地与天然脱氧核糖底物相结合而抑制病毒聚合酶,及通过插入DNA中终止DNA链。在体外,本品可有效对抗多种病毒,包括那些对核苷类逆转录酶抑制剂耐药的毒株。用于治疗HIV、HBV感染。本品和其他逆转录酶抑制剂合用于HIV-1感染、乙肝的治疗。

【体内过程】 给药后1~2小时达血药峰值,与食物同服生物利用度可增大约40%。胞内半衰期约为10小时。主要经过肾小球过滤和肾小管系统排泄,70%~80%以原型经尿液排出体外。

【用法与用量】 口服,每天1次,每次1片,可空腹或与食物同服。

【不良反应和注意事项】 全身无力,轻至中度的胃肠道不适,常见的有腹泻、腹痛、食欲减退、恶心、呕吐和胃肠胀气、胰腺炎。低磷酸盐血症(1%发生率);脂肪蓄积和重新分布,包括向心性肥胖、水牛背、末梢消瘦、乳房增大、库兴综合征;可能引起乳酸中毒、与脂肪变性相关的肝肿大等;头晕、头痛。呼吸困难;药疹。可干扰去羟肌苷的血药浓度,应在使用去羟肌苷前2小时或用后1小时再服用替诺福韦。地达诺辛和本品联用可使地达诺辛的血药浓度增加,增加了发生胰腺炎的危险。本品经肾小球滤过和肾小管分泌从肾脏排出,与经肾小管分泌排泄的其他药物合用,可增加彼此的血浆药物浓度,降低肾功能的药物也能升高本品的血药浓度。本品和拉米夫定、茚地那韦、洛匹那韦、利托那韦合用,可使这些药物的血药浓度降低。肝功能不全患者、孕妇应慎用。建议所有 HIV 妇女用药时应避免哺乳。肥胖者可增加药物使用危险。出现药物过量以后,应监测毒性反应,采用支持治疗,尚不知本品是否能经透析消除。

【制剂与规格】 片剂:300 mg。

齐多夫定(叠氮胸苷)
Zidovudine

【作用与用途】 本品为抗病毒药,对病毒具有高度活性,是被美国 FDA 批准的治疗艾滋病(AIDS)的药物。临床上用于艾滋病或与艾滋病有关的综合征患者。

【体内过程】 口服吸收迅速。服用胶囊,经过首过代谢,生物利用度为 52% ~75%。应用 2.5 mg/kg 静脉滴注 1 小时或口服 5 mg/kg 后,血药浓度可达 4 ~6 μmol/L(1.1 ~1.6 mg/L);给药后 4 小时,脑脊液浓度可达血浆浓度的 50% ~60%;V_d 为 1.6 L/kg;蛋白结合率 34 ~38%;本品主要在肝脏内葡萄糖醛酸化为非活性物 GAZT;口服 $t_{1/2\beta}$ 为 1 小时;静脉滴注 $t_{1/2\beta}$ 为 1.1 小时。约有 14% 药物通过肾小球滤过和肾小管主动渗透排泄入尿;代谢物有 74% 也由尿排出。

【用法与用量】 口服,成人每次 200 mg,每 4 小时 1 次。有贫血的患者可按每次 100 mg 给药。

【不良反应与注意事项】 胃肠道反应,如恶心、呕吐、腹泻、头痛、头昏、无力等反应。可发生贫血、白细胞减少、血小板减少。本品过敏者禁用,孕妇慎用。有骨髓抑制作用,可引起意外感染、疾病痊愈延缓和牙龈出血等。可改变味觉,引起唇、舌肿胀和口腔溃疡。叶酸和维生素 B_{12} 缺乏者更易引起血象变化。肝功能不足者易引起毒性反应。

【制剂与规格】 胶囊:100 mg;注射剂:200 mg。

阿巴卡韦
Abacavir

【作用与用途】 阿巴卡韦是一核苷类逆转录酶抑制剂。它是一种选择性 HIV-1 和 HIV-2 抗病毒制剂,包括对齐多夫定、拉米夫定、扎西他滨、去羟肌苷或奈韦拉平敏感度降低了的 HIV-1 分离株。用于治疗人类免疫缺陷病毒(HIV)感染的成人,进行抗反转录病毒的联合治疗。本品疗效的确证主要是基于与拉米夫定和齐多夫定联合用药。

【体内过程】 成年人口服阿巴卡韦的绝对生物利用度约为 83%。口服给药后,阿巴卡韦血浆浓度的平均达峰时间(t_{max}),片剂约为 1.5 小时,口服溶液约为 1 小时。片剂和溶液的 AUC 之间没有差异。治疗剂量(300 mg,每日 2 次)下,阿巴卡韦片剂的稳态 C_{max} 约为 3 mg/ml,在给药间隔为 12 小时的情况下,AUC 约为 6 mg/(h·ml)。口服溶液的 C_{max} 值比片剂稍高。进食延迟了吸收并降低了 C_{max},但并没有影响总体血浆浓度(AUC)。因此,本品在进食时或不进食时均可服用。静脉给药后,表观分布容积约为 0.8 L/kg,以每日 600 mg,分 2 次给予阿巴卡韦时,观察到的浓度峰值比阿巴卡韦的 IC_{50} 即 0.08 mg/ml 或 0.26 mmol/L 大9 倍。体外血浆蛋白结合的研究表明,治疗浓度时,阿巴卡韦与人血浆蛋白仅呈低、中度结合(约 49%)。这表明通过血浆蛋白转换作用引起这些药物与其他药物发生相互作用的可能性很低。阿巴卡韦主要由肝脏代谢,服用剂量中约 2% 以原形经肾脏清除。本药在人类的主要代谢途径是经乙醇脱氢酶和葡萄糖醛酸化作用将剂量中约 66% 的药物生成 5′-羧酸和 5′-葡萄糖苷酸经尿排出。阿巴卡韦的平均半衰期约为 1.5 小时。以 300 mg,每日 2 次的剂量多次口服后,阿巴卡韦无明显的蓄积。阿巴卡韦的清除首先是经肝脏代谢,随后代谢产物主要经尿排出。尿中的代谢产物和原形物占阿巴卡韦剂量的 83%,其余通过粪便清除。

【用法与用量】 成人的推荐剂量为 300 mg(1 片),每日 2 次。可在进食或不进食时服用。对于不宜服用片剂的病人,尚有口服溶液可供选择。肾功能不良的病人服用本品不必调整剂量,但晚期肾病患者应避免服用。

【不良反应与注意事项】 主要有恶心、呕吐、不适及疲劳,口服液有轻微的胃肠道反应,没有引起胰腺炎、骨髓抑制、肾异常的病例。禁用于严重肝功能受损的病人。

【制剂与规格】 片剂:300 mg;口服液:每支 20 mg。

扎西他滨(双去氧胞嘧啶核苷)

Zalcitabine

【作用与用途】 为核苷类反转录酶抑制剂。化学成分为二硫卡钠,可以增强 HIV 感染时的免疫功能,但最新研究表明使用该药无免疫调节作用。

【体内过程】 口服给药的生物利用度大于 80%,与食物同服时,可降低生物利用度 14%。经肾脏清除。

【用法与用量】 口服:每次 0.75 mg,每日 3 次。肾功能不全时调整剂量。

【不良反应与注意事项】 不良反应有口腔食管溃疡、胰腺炎、肝炎、恶心、呕吐、腹部不适、末梢神经炎、皮疹。用药期间禁止饮酒。

【制剂与规格】 片剂:0.375 mg、0.75 mg。

去羟肌苷

Didanosine

【作用与用途】 本品为艾滋病病毒(HIV)复制抑制剂,为美国第二个被批准用来治疗 HIV 感染的药物,为齐多夫定的替代药。本品通过细胞酶转化成有抗病毒活性的代谢物双去氧三磷酸腺苷(ddATP),干扰反转录酶而防止病毒的复制,其作用机制与齐多夫定相似。本品临床使用能使病人改善的 CD_4 细胞数目增多,能延长其生存时间和减少机会致病菌感染的发生率。所以被用作 HIV 感染的首选治疗药物,除非有禁忌证。本品对齐多夫定已产生抗药性的 HIV 变异种可能有效，与齐多夫定等药物可以合用。用于成年人或 6 个月以上儿童较严重 HIV 感染，或对齐多夫定不能耐受者及治疗期间有明显的临床或免疫学上恶化的艾滋病病人。

【体内过程】 本品口服后吸收不完全，对酸不稳定。生物利用度 30% ~40%。进食后服用可减少吸收至少 50%。血浆半衰期 1.6 小时，细胞内半衰期达 25 ~40 小时。脑脊液药物浓度为血药的 20%。用药量的 40%经肾排出。

【用法与用量】 口服：体重在 50 ~70 kg 者推荐剂量为：片剂每12 小时服 200 mg；缓冲粉末剂每 12 小时 250 mg。两者剂量差异是因为片剂的生物利用度比用缓冲粉末剂配出的溶液高 20% ~25%。对体重在 50 kg 以下、77 kg 以上的成年人和儿童，推荐剂量为每日每千克体重每平方米体表面积 200 mg，酌情增减。

【不良反应与注意事项】 约 9%的治疗病人在推荐剂量或低于推荐剂量时发生胰腺炎。约 34%用药者在用正常或低于推荐剂量情况下出现外周神经痛，其中有神经痛或神经毒性药物治疗史的病人发生率较高，表现为麻刺感、灼烧感、疼痛或手脚麻木等。约 1/3 病人有头痛和腹泻；20% ~25%病人出现恶心、呕吐、腹痛、失眠、药疹及瘙痒等；10% ~20%病人可呈现忧郁、腹痛、便秘、口炎、味觉障碍、肌痛、关节炎及肝酶升高。苯丙酮酸尿病人慎用。

【制剂与规格】 咀嚼及分散缓冲片剂：25 mg、50 mg、100 mg、150 mg，含有氢氧化镁和枸橼酸钠等缓冲剂，每片含钠 264.5 mg；缓冲粉末剂：100 mg、167 mg、250 mg、375 mg，均含有磷酸氢二钠、枸橼酸钠和枸橼酸缓冲剂，每包含钠 380 mg。

司他夫定（司坦夫定）
Stavudine

【作用与用途】 司他夫定是人工合成的胸苷类似物，对体外人类细胞中人类免疫缺陷病毒（HIV）的复制有抑制作用。司他夫定与其他抗病毒药物联合使用，用于治疗 I 型 HIV 感染。

【体内过程】 已在 HIV 感染的成人和儿童患者中研究了司他夫定的药物代谢动力学。无论是单剂量还是多剂量给予，在 0.03 ~4 mg/kg的剂量范围内，司他夫定的血浆峰浓度和药时曲线下面积均与剂量成正比。每隔 6 小时、8 小时或 12 小时重复给药，均无显著的司他夫定蓄积。本药口服后吸收迅速，给药后 1 小时内达血药峰浓度。胶囊和口服液的血药浓度相同。在 0.01 ~11.4 μg/ml 的浓度范围，司他夫定与血清蛋白的结合微弱，可不予考虑。司他夫定在红细胞和血浆的分布相同。司他夫定在人体内的代谢情况尚不明了。无论是何种给药途径，司他夫定有 40%的清除是通过肾脏排泄，其平均肾清除率为内生肌酐清除率的 2 倍，说明除了通过肾小球过滤外，司他夫定还存在肾小管的主动分泌排泄。肾功能不全：有两项研究表明，随着肌酐清除率降低，口服后,司他夫定的表观清除率下降,而终末清除半衰期相应延长。肾功能不全对 C_{max} 和 t_{max} 无明显影响。司他夫定的血透清除率平均为(120 ± 18)ml/min(n = 12);给药后 2 ~ 6 小时,血透液中司他夫定的回收率为(31 ±5)%。

【用法与用量】 口服:服用司他夫定的间隔时间应为 12 小时,服药时间与进餐无关。成人推荐剂量为:体重 > 60 kg 的患者服用 40 mg,bid;体重 < 60 kg的患者服用 30 mg,bid。儿童推荐剂量为:体重 ≥ 30 kg 的患者,按成人推荐剂量服用;体重 < 30 kg 的患者每次服用 1 mg/kg,bid。剂量调整:如在疗程中发生了手足麻木刺痛,应立即停止司他夫定的治疗。停止使用本药后,中毒症状可以消退。有些患者停止治疗后,中毒症状可暂时性加重。如症状已完全消退,可给予上述推荐剂量的半量继续治疗。继续给予本药后,若再发生神经病变,需考虑完全停止本药的治疗。肾功能损害的病人推荐剂量如下:肌酐清除率 > 50 ml/min,体重≥60 kg 者,给予40 mg,bid,体重 < 60 kg 的患者,给予 30 mg,bid。肌酐清除率为 26 ~ 50 ml/min,体重≥60 kg 的患者,给予 20 mg,bid,体重 < 60 kg 的患者,给予 15 mg,bid。肌酐清除率为 10 ~ 25 ml/min,体重 ≥ 60 kg的患者,给予 20 mg,qd,体重 < 60 kg的患者,给予 15 mg,qd。对儿童肾功能损害者,尚无实验数据表明需调整剂量,但可考虑减少剂量或延长用药间隔。血液透析的病人推荐剂量为:体重 ≥ 60 kg 的患者,每 24 小时给予 20 mg;体重 < 60 kg 的患者,每 24 小时给予 15 mg,于血透完毕后给药。在非透析日,也应在相同时间给药。成年人曾服用 12 ~ 24 倍的推荐剂量,但未发现急性毒性。长期过量服用本药的并发症包括外周神经病变和肝脏毒性。司他夫定可通过血液透析排出,其清除率为(120 ± 18)ml/min。尚未研究司他夫定能否通过腹膜透析排出。根据司他夫定口服粉剂药瓶上的说明,在瓶中加入 202 ml 的纯水,用力摇匀,让药粉完全溶解,配制成 200 ml 浓度为 1 mg/ml的溶液。此溶液稍不透明。每次使用前应将药瓶中的溶液用力摇匀后,再倒入量杯中。然后盖紧瓶盖,放入冰箱内,2 ~ 8℃下最多可保存 30 天。

【不良反应与注意事项】 本药的主要毒性为外周神经病变,其主要表现为手足麻木刺痛。

【制剂与规格】 胶囊剂:15 mg、20 mg、30 mg、40 mg。

齐多夫定/拉米夫定(双肽芝)
Zidovudine/Lamivudine

【作用与用途】 本药属核苷类反转录酶抑制剂,能降低 HIV-1 的病毒载量,增加 CD_4^+ 细胞数。临床结果表明能显著降低疾病进展的危险性和死亡率。用于 HIV 感染的成人及 12 岁以上儿童。

【体内过程】 本药在肝细胞代谢,由肾排出。

【用法与用量】 成人及 12 岁以上儿童:推荐剂量为每日 2 次,每次 1 片,可与或不与食物同服。如果临床需要减少本药的剂量,或需减少或停用本药中的某一成分(拉米夫定或齐多夫定)时,则用拉米夫定(Epivir)及齐多夫定(Retrovir)的单独片剂/胶囊和口服液。肾脏损害:肾损害的患者由于肾脏对药物的清除率降低而使拉米夫定和齐多夫定的血药浓度升高。因此,对于肾功能不全者(肌酐清除率≤50 ml/min),可能需要调整个别药的剂量,建议分别服用拉米夫定和齐多夫定的单制剂,同时对这两个药分别开处方。肝脏损害:拉米夫定的血浆水平对肝损伤的影响尚在研究中。拉米夫定大部分是通过肾清除的。根据药物安全性资料的初步结果表明,对于肝损伤的病人不必调整个别药的剂量,然而,肝硬化病人的有限数据提示,肝损伤病人由于葡萄糖醛酸化作用的降低会导致齐多夫定的蓄积,因此,对于严重肝损伤的病人可能需要调整齐多夫定的剂量,建议分别使用拉米夫定和齐多夫定的单制剂,对这两个药应掌握完全分开处方的要点。对血象出现不良反应的患者应调整剂量:如果病人的血红蛋白水平 <90 g/L 或中性粒细胞计数 $<1.0\times10^{9}$/L,可能就要调整齐多夫定的剂量。这种情况对于治疗前骨髓增生差的病人更可能发生,特别是进展的 HIV 感染者。由于本药是一合剂,单一药的剂量是无法调整的,因而应分开服拉米夫定和齐多夫定的单制剂。

【不良反应与注意事项】 参见齐多夫定,拉米夫定。

【制剂与规格】 双肽芝片含:齐多夫定 300 mg、拉米夫定 150 mg。

三协维(齐多夫定/拉米夫定/阿巴卡韦)

Trizivir

【作用与用途】 用于人类免疫缺陷病毒(HIV)感染的成人。本品固定的 3 种组分(阿巴卡韦、拉米夫定和齐多夫定)用来替代相似剂量的 3 种单方制剂。建议在治疗初期采用单独阿巴卡韦、拉米夫定和齐多夫定治疗 6 ~8 周。选择本固定的复方制剂应主要依据其预计的益处和与 3 种核苷类似物有关的危险,而不仅仅取决于简单的适用标准。本品的疗效可以用首次接受治疗的病人和经过中度抗反转录病毒治疗的非进展期病人的研究结果来证实。高病毒载量(>100 000 copies/ml)患者选择治疗需特别考虑。

【用法与用量】 成人(18 岁及 18 岁以上)的参考剂量为每日 2 次,每次 1 片。本品不应用于体重不足 40 kg 的成人和青少年,因为本品是剂量固定的片剂,不能减少剂量。本品可与或不与食物同服。

【不良反应与注意事项】 本品禁用于已知对阿巴卡韦、拉米夫定、齐多夫定或其任何赋形剂过敏者。禁用于晚期肾病、肝损害患者。由于其活性成分阿巴卡韦,本品忌用于严重肝功能受损患者;由于其活性成分齐多夫定,本品忌用于中性粒细胞数异常($<0.75\times10^{9}$/L)或血红蛋白水平异常(<75 g/L 或 4.65 mmol/L)的患者。

【制剂与规格】 每片薄膜包衣片含:阿巴卡韦 300 mg、拉米夫定

150 mg、齐多夫定 300 mg。

奈韦拉平
Nevirapine

【作用与用途】 奈韦拉平与HIV-1的反转录酶直接连接并且通过使此酶的催化端破裂来阻断RNA依赖和DNA依赖的DNA聚合酶活性。在细胞培养中,奈韦拉平可加强联合用药方案ZDV、ddl、d4T、3TC、Saquinavir和Indivanir对抗HIV-1的协同作用。

【体内过程】 口服后迅速吸收(>90%)。奈韦拉平血浓度峰值与剂量呈线性关系。口服400 mg后C_{max}为4.5 μg/ml。奈韦拉平可以单独服用,其吸收不受食物、抗酸剂或去羟肌苷的影响。本品在人体内分布广泛,可透过胎盘,并能在乳汁中检测到。奈韦拉平通过肝内细胞色素P_{450}酶代谢成多种羟基代谢物。尿中排出81%,其中原形药<3%,粪便排出约10%。消除半衰期25~30小时。

【用法与用量】 成人患者在最初14天,奈韦拉平的推荐剂量为每日1片,每片200 mg(这一导入期的应用可以降低皮疹发生率),导入期后用法为每日2次,每次1片,并同时使用至少2种以上的其他抗反转录病毒药物。对于那些合用药,应遵循其厂家的推荐剂量并且应对这些药物进行监控。

对于2个月到8岁的儿童患者,奈韦拉平的口服推荐剂量是用药初始2周按4 mg/kg,每日1次给药,之后为7 mg/kg,每日2次给药。对于8岁和8岁以上的儿童患者,推荐剂量为初始2周按4 mg/kg,每日1次,之后为4 mg/kg,每日2次。任何患者每日用药总剂量不得超过400 mg。对于马上要分娩的孕妇和新生儿,奈韦拉平的推荐剂量如下:母亲用法:在分娩开始后尽可能地口服单剂量200 mg;新生儿用法:在出生后72小时内,按2 mg/kg单剂量口服用药。如果产妇在产出婴儿前2小时内服用奈韦拉平,新生儿出生后应立即按2 mg/kg单剂量口服奈韦拉平,每次服药后24~72小时内按2 mg/kg再服用奈韦拉平。

【不良反应与注意事项】 本品最严重的不良反应为肝毒性、史蒂文斯-约翰逊综合征等过敏反应。对奈韦拉平过敏者禁用。

【制剂与规格】 片剂:每片200 mg。

依非韦伦
Efavirenz

【作用与用途】 依非韦伦是人免疫缺陷病毒-1型(HIV-1)的选择性非核苷反转录酶非竞争性抑制剂,作用于模板、引物或三磷酸核苷,兼有小部分竞争性的抑制作用。用于HIV-1感染的成人、青少年和儿童的抗病毒的联合治疗。

【体内过程】 未感染HIV志愿者单剂量(100~1 600 mg)口服5小时后依非韦伦血浆浓度达1.6~9.1 μmol/L,剂量至1 600 mg,观察到C_{max}及AUC呈剂量相关的增加:C_{max}及AUC的增加不与剂量成比例,这一点支持本品在高剂量时，随剂量的增加，吸收减少。多次给药并不改变达到峰药浓度所需的时间(3～5 小时)，6～7 天时达到血浆稳态浓度。HIV 感染者在血药稳态浓度时，平均 C_{max}、平均 C_{min} 和平均 AUC 与每日口服剂量 200 mg、400 mg、600 mg呈线性关系。35 位接受本品 600 mg 每日 1 次治疗的患者，稳态 C_{max} 是 12.9 μmol/L，稳态 C_{min} 是 5.6 μmol/L，AUC 是 184 μmol/(L·h)。未感染 HIV 志愿者中，高脂或正常进餐后单剂服用本品 600 mg 的生物利用度较空腹服用时分别增加 22% 和 17%。依非韦伦与人血浆白蛋白结合率为 99.5% ～99.75%。HIV-1 感染者每日服用 200～600 mg 本品至少 1 个月，脑脊液的药物浓度是对应血浆浓度的 0.26% ～1.19%(平均 0.69%)，这一比例比血浆中与非蛋白结合(游离)的依非韦伦大约高 3 倍以上。人体研究及用人肝微粒体进行的体外研究表明，依非韦伦主要经细胞色素 P_{450} 系统代谢为含羟基的代谢物及其进一步的葡萄苷酸化代谢产物。这些代谢产物本质上无抗 HIV-1 的活性。体外研究证实 CYP3A4 及 CYP2B6 是依非韦伦代谢过程中主要的同工酶。同时体外研究显示了依非韦伦抑制 P_{450} 的同工酶 2C9、2C19 及 3A4，在所观察的依非韦伦的血浆浓度范围内，Ki 值是 8.5～17 μmol/L。体外研究中，依非韦伦不抑制 $CYP2E_1$，仅在大大超出临床治疗剂量时才抑制 CYP2D6 和 CYP1A2(Ki 值是 82～160 μmol/L)。已证实依非韦伦诱导 P_{450} 酶，导致自身代谢。每日 200～400 mg 的剂量治疗 10 天，药物累积浓度低于预期值(低 22% ～42%)，终点半衰期为 40～55 小时，亦低于单剂量用药的半衰期(52～76 小时)。药代动力学相互作用研究发现，400 mg 或 600 mg 依非韦伦与茚地那韦联用，与 200 mg 剂量的依非韦伦组比较，不会造成茚地那韦 AUC 的进一步下降，此发现说明，400 mg或 600 mg 依非韦伦对 CYP3A4 的诱导程度是相似的。依非韦伦单剂量给药的终点半衰期相对较长，为 52～76 小时，而多次给药后的半衰期为 40～55 小时。放射性标记依非韦伦，尿中发现的占 14% ～34%，以原形排泄至尿中的依非韦伦小于 1%。

【用法与用量】 成人和体重超过 40 kg 的儿童：本品与蛋白酶抑制剂和(或)核苷类反转录酶抑制剂(NRTIs)合用的推荐剂量为每日 1 次，每次 1 片(600 mg)。本品与食物同服或另服。依非韦伦片不适用于体重低于 40 kg的儿童，这些患者可以服用依非韦伦胶囊。为改善神经系统副作用的耐受性，在治疗的头 2～4 周以及持续出现这些症状的患者中，建议临睡前服药。抗反转录病毒药联合治疗：本品必须与其他抗反转录病毒药联合使用。

【不良反应与注意事项】 临床研究中依非韦伦通常有良好的耐受性。中重度不良事件的是皮疹、头昏、恶心、头痛和乏力。临床研究中其他一些较少发生的与治疗相关的不良事件包括：过敏反应、协调异常、共济失调、神经混乱、昏迷、眩晕、呕吐、腹泻、肝炎、注意力不集中、失眠、焦虑、异梦、困倦、抑郁、思维异常、兴奋、健忘、精神错乱、情绪不稳定、欣快、幻觉和精神症状。另外，一些上市后监测报道的不良事件包括：神经衰弱、妄想症、惊厥、瘙痒症、腹痛、视力模糊、男子乳房发育和肝功能衰竭。精神症状：严重抑郁、自杀倾向、非致命性自杀企图、攻击性行为、偏执和躁狂。

【制剂与规格】 片剂：每片600 mg。

沙奎那韦
Saquinavir

【作用与用途】 人免疫缺陷病毒(human immunodeficiency virus，HIV)是获得性免疫缺陷综合征(艾滋病)的病原体，系 RNA 反转录病毒，它的复制涉及多个重要酶系，其中包括蛋白酶，该酶系门冬氨酸蛋白酶(aspartic proteinase)，其特点之一是能水解断裂苯丙氨酸-脯氨酸和酪氨酸-脯氨酸的肽键。哺乳类动物的蛋白酶难以水解它们。本品为一高效高选择性的 HIV 蛋白酶抑制剂。本品作用于 HIV 繁殖的后期，与 HIV 蛋白酶的激活点结合，使之失去结合和水解断裂多肽的功能。本品抑制 HIV 蛋白酶与其他抗 HIV 病毒药如叠氮胸苷，抑制 HIV 反转录酶的作用靶酶系不同，无交叉耐药病毒产生。体外试验表明，本品的作用是竞争性和可逆性的，选择性较高，在高于对 HIV-1 和 HIV-2 产生抑制作用浓度近万倍的浓度下，对人体胃蛋白酶，组织蛋白酶 D、E 及人白细胞弹性硬蛋白酶等几乎无抑制作用，对二肽酶和脯肽酶无作用。与其他药物合用治疗严重的 HIV 感染(如 CD_4 计数低于 300 个/cm^3)，能增加 CD_4 计数，降低血中 HIV 总量。

【体内过程】 本品口服吸收不完全，生物利用度较低，食物能显著增加本品 AUC，空腹服用本品血中药物浓度极低，须餐后 2 小时内服用。本品主要由肝脏中细胞色素酶 P_{450} 的同工酶 CYP_3A_4 代谢。大鼠口服本品10 mg/kg，血浆峰浓度为 70～90 ng/ml，大于抗病毒 IC_{50} 以上，并维持 6 小时。

【用法与用量】 口服，每日 3 次，每次 600 mg，饭后服用。合用药物剂量：叠氮胸苷 200 mg，每日 3 次；扎西胞苷 0.75 mg，每日 3 次。

【不良反应与注意事项】 与本品有关的不良反应通常较轻，主要有腹泻(4%)、恶心(2%)和腹部不适(1%)，但本品不增强其他药物如叠氮胸苷和扎西胞苷(Zalcitabine)的不良反应。

【制剂与规格】 胶囊剂：200 mg。

利托那韦
Ritonavir

【作用与用途】 本品为人免疫缺陷病毒-1(HIV-1)和人免疫缺陷病毒-2(HIV-2)天冬氨酸蛋白酶的口服有效抑制剂，阻断该酶促使产生形态学上成熟 HIV 颗粒所需的聚蛋白，使 HIV 颗粒因而保持在未成熟的状态，从而减慢 HIV 在细胞中的蔓延，以防止新一轮感染的发生和延迟疾病的发展。本品对齐多夫定敏感的和齐多夫定与沙喹那韦耐药的 HIV 株一般均有效。单独或与抗反转录病毒的核苷类药物合用治疗晚期或非进行性的艾滋病病人。

【体内过程】 口服单剂 400 mg,其吸收迅速,在禁食状况下,血浆 C_{max} > 5 mg/L,超过 EC_{50} 平均值的时间持续 24 小时以上,t_{max} 值≥1 小时。主要经肝胆代谢,由细胞色素 P_{450} 介导,原形化合物以低于 2 ml/min 的速度经肾脏清除,原形化合物排泄量少于 4%,$t_{1/2\beta}$ 约 3 小时。

【用法与用量】 口服 600 mg,每日 2 次,最好与食物同服。

【不良反应与注意事项】 本品耐受性一般良好。常见的不良反应有恶心、呕吐、腹泻、虚弱、腹痛、厌食、味觉异常、感觉异常。此外还有头痛、血管扩张和实验室化验异常。

【制剂与规格】 胶囊:每粒含本品 100 mg;口服液(醇溶液):600 mg/7.5 ml(80 mg/ml)。

奈非那韦
Nelfinavir

【作用与用途】 是一种蛋白酶抑制剂。通过抑制多聚蛋白 gag-pol 的裂解,从而产生无感染性的病毒。用于抗艾滋病的治疗。

【体内过程】 半衰期:3.5~5 小时。

【用法与用量】 口服:推荐剂量,750 mg 每日 3 次或 1 250 mg 每日 2 次,与食物同服。

【不良反应与注意事项】 腹泻、疲乏、集中力减退、高脂血症。

【制剂与规格】 片剂:250 mg。

硫酸茚地那韦
Indinavir Sulfate

【作用与用途】 用于成人 HIV-1 感染。可与抗逆转录病毒制剂(如:核苷和非核苷类反转录酶抑制剂)合用治疗成人的 HIV-1 感染。单独应用治疗临床上不适宜用核苷或非核苷类反转录酶抑制剂治疗的成年患者。

【体内过程】 空腹服用本品可迅速吸收,生物利用度 80%。t_{max} (0.8 ± 0.3)小时。在剂量为 200~1 000 mg 范围内血浓度的增高较剂量的增加更为显著。成人每 8 小时口服 800 mg 后稳态 AUC 为(30 691 ± 407)nmol/(L·h),C_{max} (12 617 ± 4 037) nmol/L, C_{min} (251 ± 78) nmol/L,进食高热量食物后可使 C_{max} 和 AUC 减低。本品在肝脏经细胞色素 P_{450}3A4 代谢,形成 7 种代谢物。在尿中排出原形药不足 10%。$t_{1/2\beta}$ 为(1.8 ± 0.4)小时。轻、中度肝功能损害患者使本品在肝内代谢减少,每次口服 400 mg 后的 AUC 可增高 60%,$t_{1/2\beta}$ 可延长至(2.8 ± 0.5)小时。

【用法与用量】 推荐的开始剂量为 800 mg,每 8 小时口服 1 次。与利福布汀联合治疗,建议将利福布汀的剂量减半,而本药剂量增加至每 8 小时 1 g。与酮康唑合用,本药的剂量应减少至每 8 小时 600 mg。肝功能不全患者,剂量应减至每 8 小时 600 mg。

【不良反应与注意事项】 可见虚弱、疲劳、眩晕、头痛、感觉迟钝、失眠、味觉异常；胃肠道反应；皮肤干燥、瘙痒、药疹等皮肤过敏反应；肾结石；肝、肾功能异常；血友病患者的自发出血增加；急性溶血性贫血；血糖升高或者糖尿病加重，血清甘油三酯增高。

【制剂与规格】 胶囊：200 mg、400 mg。

磷酸奥司他韦(达菲)
Oseltamivir Phosphate

【作用与用途】 磷酸奥司他韦是其活性代谢产物的药物前体，其活性代谢产物(奥司他韦羧酸盐)是选择性的流感病毒神经氨酸酶抑制剂。磷酸奥司他韦的活性代谢产物能够抑制甲型和乙型流感病毒的神经氨酸酶活性。通过抑制病毒从被感染的细胞中释放，从而减少了甲型或乙型流感病毒的播散。用于成人和1岁及1岁以上儿童的甲型和乙型流感治疗；成人和13岁及13岁以上青少年的甲型和乙型流感的预防。

【体内过程】 吸收：口服易吸收，大部分被肝、肠酯酶转化为活性代谢产物。至少75%的口服剂量以活性代谢产物的形式进入体循环。同活性代谢物相比，药物前体的暴露小于5%。药物前体和其代谢产物的血浆浓度与服用剂量成比例，并且不受进食影响。分布：活性代谢产物的平均分布容积在人体中大约是23 L。口服给予磷酸奥司他韦后，其活性代谢产物在肺、气管、支气管肺泡灌洗液、鼻黏膜、中耳这些部分都有积聚。活性代谢产物与人血浆蛋白的结合可以忽略不计(大约3%)。代谢：磷酸奥司他韦大部分被位于肝脏和肠道的酯酶转化为活性代谢产物。磷酸奥司他韦或其活性代谢产物都不是主要细胞色素同工酶的底物或抑制剂。所以不大可能因为这些酶的竞争抑制而引发药物间相互作用。消除：吸收的奥司他韦主要(>90%)通过转化为活性代谢产物而清除。活性代谢产物不再被进一步代谢，而是由尿排泄。在大多数受试者，活性代谢产物的达峰血浆浓度以半衰期6～10小时降低。超过99%的活性代谢产物由肾脏排泄。

【用法与用量】 磷酸奥司他韦可以与食物同服或分开服用。但对一些患者，进食同时服药可提高药物的耐受性。流感的治疗：在流感症状开始的第1天或第2天(理想状态为36小时内)就应开始治疗。

剂量指导：成人和青少年：磷酸奥司他韦在成人和13岁以上青少年的推荐口服剂量是每次75 mg，每日2次，共5天。儿童：对1岁以上的儿童推荐按照下列体重-剂量表服用。

磷酸奥司他韦体重-剂量表

体重(kg)	推荐剂量(服用5天)
≤15	30 mg，每日2次
>15～23	45 mg，每日2次
>23～40	60 mg，每日2次
>40	75 mg，每日2次

流感的预防：磷酸奥司他韦用于与流感患者密切接触后的流感预防时的推荐口服剂量为75 mg，每日1次，至少7天。同样应在密切接触后2天内开始用药。磷酸奥司他韦用于流感季节时预防流感的推荐剂量为75 mg，每日1次。有数据表明连用药物6周安全有效。服药期间一直具有预防作用。

特殊人群用药指导：

肾功能不全患者：①流感治疗：对肌酐清除率大于30 ml/min的患者不必调整剂量。对肌酐清除率在10～30 ml/min的患者，推荐使用剂量减少为每次75 mg，每日1次，共5天。不推荐将磷酸奥司他韦用于肌酐清除率小于10 ml/min的患者和严重肾衰竭、需定期进行血液透析或持续腹膜透析的患者。无肾衰竭儿童的用药剂量资料。②流感预防：对肌酐清除率大于30 ml/min的患者不必调整剂量。对肌酐清除率在10～30 ml/min的患者推荐剂量降低为磷酸奥司他韦75 mg隔日1次或每日30 mg。不推荐用于终末期肾衰竭的患者，包括慢性定期血液透析、持续腹膜透析或肌酐清除率小于10 ml/min的患者。

肝功能不全患者：用于肝功能不全患者治疗和预防流感时剂量不需要调整。

【不良反应与注意事项】 皮肤和皮下组织改变：有极少病例报告出现发红（皮疹）、皮炎和大疱疹。肝脏和胆道：有极少病例报告有流感样疾病的患者出现了肝炎和肝酶升高。有个案报道出现了胰腺炎、血管性水肿、喉部水肿、支气管痉挛、面部水肿、嗜酸粒细胞升高、白细胞下降和血尿。对本品的任何成分过敏者禁用。除非临床需要，在使用减毒活流感疫苗2周内不应服用磷酸奥司他韦，在服用磷酸奥司他韦后48小时内不应使用减毒活流感疫苗。与同样由肾脏分泌且安全范围窄的药物（如氯磺丙尿、甲氨蝶呤、保泰松）合用要慎重。

【制剂与规格】 胶囊剂，每粒装75 mg。

恩替卡韦（博路定，润众）
Entecavir

【作用与用途】 为鸟嘌呤核苷类似物，对乙肝病毒（HBV）多聚酶具有抑制作用。它能够通过磷酸化成为具有活性的三磷酸盐，三磷酸盐在细胞内的半衰期为15小时。通过与HBV多聚酶的天然底物三磷酸脱氧鸟嘌呤核苷竞争，恩替卡韦三磷酸盐能抑制病毒多聚酶（反转录酶）的所有三种活性：①HBV多聚酶的启动；②前基因组mRNA反转录负链的形成；③HBV DNA正链的合成。恩替卡韦三磷酸盐对细胞的α、β、δDNA多聚酶和线粒体γDNA多聚酶抑制作用较弱，K_i值为18至大于160 μM。适用于病毒复制活跃、血清转氨酶ALT持续升高或肝脏组织学显示有活动性病变的慢性成人乙型肝炎的治疗。

【体内过程】 健康受试者口服用药后被迅速吸收，0.5～1.5小时达到峰浓度（C_{max}）。每天给药一次，6～10

天后可达稳态,累积量约为 2 倍。食物对口服吸收的影响:进食标准高脂餐或低脂餐的同时口服 0.5 mg 本品会导致药物吸收的轻微延迟(从原来的 0.75 小时变为 1.0 ~ 1.5 小时),C_{max}降低 44% ~46%,药时曲线下面积(AUC)降低 18% ~20%。因此,本品应空腹服用(餐前或餐后至少 2 小时)。其表观分布容积超过全身液体量,这说明本品广泛分布于各组织。体外实验表明本品与人血浆蛋白结合率为 13%。在给人和大鼠服用^{14}C标记的恩替卡韦后,未观察到本品的氧化或乙酰化代谢物,但观察到少量Ⅱ期代谢产物葡萄糖醛酸苷结合物和硫酸结合物。恩替卡韦不是细胞色素 P450(CYP450)酶系统的底物、抑制剂或诱导剂。在达到血浆峰浓度后,血药浓度以双指数方式下降,达到终末清除半衰期需 128 ~149 小时。药物累积指数约为每天一次给药剂量的 2 倍,这表明其有效累积半衰期约为 24 小时。本品主要以原形通过肾脏清除,清除率为给药量的 62% ~73%。肾清除率为 360 ~471 ml/min,且不依赖于给药剂量,这表明恩替卡韦同时通过肾小球滤过和网状小管分泌。

【用法与用量】 患者应在有经验的医生指导下服用本品。推荐剂量:成人和 16 岁及以上的青少年口服本品,每天一次,每次 0.5 mg。拉米夫定治疗时发生病毒血症或出现拉米夫定耐药突变的患者为每天一次,每次 1 mg(0.5 mg 2 片)。本品应空腹服用(餐前或餐后至少 2 小时)。肾功能不全:在肾功能不全的患者中,恩替卡韦的表观口服清除率随肌酐清除率的降低而降低。肌酐清除率 < 50 ml/min 的患者(包括接受血液透析或 CAPD 治疗的患者)应调整用药剂量。肾功能不全患者恩替卡韦推荐用药间隔调整如下,肌酐清除率≥50 ml/min:通常剂量为每日 1 次,每次 0.5 mg;拉米夫定治疗失效者每日 1 次,每次 1 mg。肌酐清除率 30 ~ 50 ml/min:通常剂量为每 48 小时 1 次,每次 0.5 mg;拉米夫定治疗失效者每 48 小时 1 次,每次 1 mg。肌酐清除率为 10 ~ 30 ml/min:通常剂量为每 72 小时 1 次,每次 0.5 mg;拉米夫定治疗失效者每 72 小时 1 次,每次 1 mg。肌酐清除率 < 10 ml/min或血液透析(请在血液透析后用药)或 CAPD:通常剂量为每 5 ~ 7 日1 次,每次 0.5 mg;拉米夫定治疗失效者每 5 ~ 7 日 1 次,每次 1 mg。肝功能不全患者无须调整用药剂量。治疗期:关于本品的最佳治疗时间,以及与长期的治疗结果的关系,如肝硬化、肝癌等,目前尚未明了。

【不良反应与注意事项】 最常见的不良事件有:ALT 升高、疲劳、眩晕、恶心、腹痛、腹部不适、上腹痛、肝区不适、肌痛、失眠和风疹。这些不良事件多为轻到中度。在与拉米夫定对照的试验中,本品不良事件的发生率与拉米夫定相当。

对恩替卡韦或制剂中任何成分过敏者禁用。

当慢性乙肝患者停止抗乙肝治疗后,包括恩替卡韦在内,有报道出现乙肝严重急性加剧,如必要,可重新恢复抗乙肝病毒的治疗。核苷类药物在单独或与其他抗反转录病毒药物联合使用时,已经有乳酸性酸中毒和重度的脂肪性肝大,包括死亡病例的报道。合并感染 HIV:尚未在 HBV 合并 HIV 感染并且未接受有效的 HIV 治疗的患者中评价恩替卡韦。有限的临床经验提示,如果恩替卡韦用于慢性乙肝合并 HIV 感染且未经抗 HIV 治疗的患者,有可能出现对 HIV 核苷反转录酶抑制剂的耐药。因此,不建议 HBV 合并感染 HIV 并未接受高效抗反转录病毒治疗(HAART)的患者使用恩替卡韦。开始恩替卡韦治疗前,应该检测所有患者的 HIV 抗体。尚未进行恩替卡韦治疗 HIV 感染的研究,因此不推荐该用途。

孕妇及哺乳期妇女只有当对胎儿潜在的风险利益作出充分的权衡后,方可使用本品,不推荐服用本品的母亲哺乳。

由于恩替卡韦主要通过肾脏清除,服用降低肾功能或竞争性通过主动肾小球分泌的药物的同时,服用恩替卡韦可能增加这两个药物的血药浓度。

【制剂与规格】 片剂:0.5 mg,1 mg;胶囊剂:0.5 mg。

阿比朵尔(阿比多尔)

Arbidol

【作用与用途】 为预防和治疗流行性感冒药,通过抑制流感病毒脂膜与宿主细胞的融合而阻断病毒的复制。本品体外细胞培养可直接抑制甲、乙型流感病毒的复制,体内动物实验可降低流感病毒感染小鼠的死亡率。本品尚有干扰素诱导作用。用于治疗由 A、B 型流感病毒引起的上呼吸道感染。

【体内过程】 健康受试者单剂量口服盐酸阿比朵尔 200 mg,约 1.63 小时血浆中阿比朵尔浓度达峰值[(417.8 ± 240.7)ng/ml],阿比朵尔半衰期为(10.55 ± 4.01)小时,AUC_{0-t}为(2725.8 ± 1181.0)ng · h/ml,$AUC_{0-\infty}$为(2857.4 ± 1311.3)ng · h/ml。

【用法与用量】 口服:成人一次 2 粒(0.2 g),一日 3 次,服用 5 日。

【不良反应与注意事项】 不良事件发生率约为 6.2%,主要表现为恶心、腹泻、头昏和血清转氨酶增高。对本品过敏者禁用。本品用于妊娠期和哺乳期妇女的疗效与安全性尚不明确。18 岁以下用药的安全有效性尚不明确。65 岁以上老年人用药的安全有效性尚不明确。

【制剂与规格】 片剂:0.1 g;胶囊剂:0.1 g;颗粒剂:0.1 g。

替比夫定(素比伏)

Telbivudine

【作用与用途】 是一种合成的胸腺嘧啶核苷类似物,可抑制乙型肝炎病毒脱氧核糖核酸(HBV DNA)聚合酶的活性。替比夫定可被细胞激酶磷酸化,转化为具有活性的三磷酸盐形式,三磷酸盐在细胞内的半衰期为 14 小时。替比夫定-5′-三磷酸盐通过与

HBV DNA 聚合酶（反转录酶）的天然底物-胸腺嘧啶-5′-三磷酸盐竞争，抑制该酶活性。替比夫定-5′-三磷酸盐掺入病毒 DNA 可导致 DNA 链合成终止，从而抑制 HBV 复制。替比夫定同时是 HBV 第一条链（EC50 = 0.4 ~ 1.3 M）与第二条链（EC50 = 0.12 ~ 0.24 M）合成的抑制剂，而且对第二条链的抑制作用更明显。替比夫定-5′-三磷酸盐即使在浓度达到 100 M 时对人细胞 DNA 聚合酶或也没有抑制作用。替比夫定在浓度达 10 M 时，在 HepG2 细胞中没有发现明显的线粒体毒性。用于有病毒复制证据以及有血清转氨酶（ALT 或 AST）持续升高或肝组织活动性病变证据的慢性乙型肝炎成人患者。

【体内过程】 健康志愿者与慢性乙肝患者服用替比夫定的药代动力学相似。吸收和生物利用度：健康受试者（$n = 12$）每日口服一次替比夫定 600 mg，稳态血浆浓度在给药后 1 ~ 4 小时（中位数 2 小时）达到峰值［C_{max} 的均数 ± 标准差为（3.69 ± 1.25）μg/ml］，药时曲线下面积（AUC）是（26.1 ± 7.2）μg · h/ml（均数 ± 标准差），血浆谷浓度（Ct）是 0.2 ~ 0.3 μg/ml。每日给药一次，5 ~ 7 天后达到稳态，蓄积量约为 1.5 倍，这说明其有效蓄积半衰期大约为 15 小时。食物对口服吸收的影响：当替比夫定 600 mg 单一剂量与高脂（约 55 g）、高热量（约 950 千卡）饮食同时给予患者服用时，替比夫定的吸收和暴露均不受影响。替比夫定在进食或空腹的条件下均可服用。分布：替比夫定在体外与人血浆蛋白的结合率较低（3.3%）。口服后，估算的表观分布容积超出全身体液量，提示替比夫定广泛分布于全身各组织内。替比夫定在血浆和血细胞间分布均匀。代谢：健康受试者服用^{14}C 标记的替比夫定后，检测不出代谢产物。替比夫定不是细胞色素 P450（CYP450）酶系统的底物或抑制剂。消除：达到峰值后，替比夫定血药浓度以双指数方式下降，终末消除半衰期（$t_{1/2}$）为 40 ~ 49 小时。替比夫定主要以原形通过尿液排泄。其肾清除率接近正常肾小球滤过率，提示主要排泄机制为被动扩散。单剂量口服 600 mg 后，约 42% 剂量在给药后的 7 天中通过尿排泄。由于肾排泄是替比夫定的主要消除途径，对于中到重度肾功能不全的患者及那些正在接受血液透析的患者，需要进行给药间隔调整。

【用法与用量】 成人和青少年（≥16 岁）慢性乙型肝炎患者的推荐剂量为 600 mg，每天一次，口服，餐前或餐后均可，不受进食影响。最佳治疗疗程尚未确定。本品可用于有肾功能受损的慢性乙型肝炎患者。对于肌酐清除率 ≥50 ml/min 的患者，无须调整推荐剂量。对于肌酐清除率 < 50 ml/min的患者及正接受血透治疗的终末期肾病（ESRD）患者需要调整给药间隔：肌酐清除率 30 ~ 49 ml/min 患者，替比夫定剂量 600 mg，每 48 小时一次；肌酐清除率 < 30 ml/min（无须透析）患者，替比夫定剂量 600 mg，每 72 小时一次；ESRD 患者，替比夫定剂

量600 mg,每96小时一次,应在血透后服用本品。对于有肝功能受损的患者无须调整替比夫定推荐剂量。

【不良反应与注意事项】 停止治疗后的病情加重:在停止抗乙型肝炎治疗的患者中,已经发现有重度急性肝炎发作的报道。对于停止抗乙肝治疗的患者的肝功能情况应从临床和实验室检查等方面严密监察,并且至少随访数月。如有必要,可重新恢复抗乙肝病毒的治疗。

骨骼肌:在开始治疗之后的几周到数月报告了使用替比夫定出现肌病的病例。使用这类药物的其他药物也有出现肌病的病例报告。建议患者出现原因未明的肌肉酸痛、疼痛、触痛或肌无力时及时就诊。如果怀疑发生肌病则应该中断替比夫定治疗,而如果诊断为肌病,则应停止替比夫定治疗。

不良反应:不良反应发生频率定义为:常见(≥1/100;<1/10)、不常见(≥1/1000;<1/100)和罕见(≥1/10 000;<1/1000)。在每个频率组中,不良反应按照严重程度降序列出。临床不良反应包括:神经系统,常见头晕、头痛,不常见周围神经病变;胃肠道,常见血淀粉酶升高、腹泻、脂肪酶升高、恶心;肝胆系统,常见丙氨酸氨基转移酶(ALT)升高,不常见天冬氨酸氨基转移酶(AST)升高;皮肤及皮下组织,常见皮疹;肌肉骨骼、结缔组织和骨组织,常见血肌酸激酶(CK)升高,不常见肌病、肌炎、关节痛、肌痛;全身性疾患和给药部位不适,常见疲劳,不常见身体不适。最常见的导致停药的不良事件包括CK升高、恶心、腹泻、疲劳、肌痛和肌病。上市后报告的不良反应有,肌肉骨骼、结缔组织:横纹肌溶解;神经系统:周围神经病变、感觉减退;代谢和营养失调:乳酸性酸中毒。

对替比夫定或其任何辅料过敏者禁用。

替比夫定在接受肝移植者中的安全性及疗效尚不清楚。替比夫定多次给药与环孢素合用后,其稳态下的药代动力学未发生改变。对于接受肝移植的患者已经接受或正在接受可能影响肾功能的免疫抑制剂治疗(如环孢素或他克莫司),如果确定替比夫定治疗是必需的,则应该在治疗前及治疗中监测肾功能。

老年患者用药:替比夫定的临床研究中未包括足够数量的年龄≥65岁的患者,无法确定老年患者的治疗应答是否不同于年轻受试者。老年患者应该监测肾功能,并且按照肾功能进行剂量调整。

在接受本品治疗的过程中出现头晕或疲劳的患者不应该驾驶或使用机器。

孕妇及哺乳期妇女用药:替比夫定属于美国FDA药物妊娠安全性分类的B类药物。只有在利益大于风险时方可在妊娠期间使用替比夫定。

不推荐在16岁以下儿童中使用替比夫定。

替比夫定的最大耐受剂量尚未确定。如果服药过量,患者应该停止服用替比夫定,并针对中毒表现对患者进行监控,必要时给予适当的一般支持治疗。可以考虑进行血液透析。在单次服用替比夫定200 mg后的2小时内,进行血液透析4小时可以清除约23%的替比夫定。

【制剂与规格】 片剂:600 mg。

恩曲他滨(新罗舒,惠尔丁) Emtricitabine

【作用与用途】 为化学合成类核苷胞嘧啶。其抗HIV-1的机制是通过体内多步磷酸化,形成活性三磷酸酯竞争性地抑制HIV-1反转录酶,同时通过与天然的5-磷酸胞嘧啶竞争性地渗入到病毒DNA合成的过程中,最终导致其DNA链合成中断。其抗HBV的机制是由于HBV复制过程含有恩曲他滨的作用靶点,即反转录过程。对哺乳动物DNA聚合酶α、β、ε和线粒体DNA聚合酶γ抑制活性弱。适用于与其他抗病毒药物合用于成人HIV-1感染的治疗,患者为未经过反转录酶抑制剂治疗和经过反转录酶抑制剂治疗病毒已被抑制者;也用于慢性乙型肝炎治疗。

【体内过程】 药动学评估在健康志愿者和HIV感染个体中进行。两组人群中药物代谢动力学相似。吸收:口服给药吸收迅速,分布广泛,给药1~2小时后血浆药物浓度达峰值。20例HIV感染患者倍数剂量口服给药,(平均值±SD)恩曲他滨血浆峰浓度(C_{max})为(1.8±0.7)μg/ml,24小时血浆药物浓度-时间曲线下面积(AUC)为(10.0±3.1)h·μg/ml。给药后24小时平均稳态血浆浓度为0.09 μg/ml。平均生物利用度为93%。倍数剂量给药药动学与剂量(25~200 mg)成比例。分布:体外恩曲西他滨与人血浆蛋白的结合率<4%,当浓度超过0.02~200 μg/ml范围时以游离状态存在。在峰浓度时,血浆与血液药物浓度比率为1.0,精液与血浆药物浓度比为4.0。代谢:体外研究显示恩曲他滨不是人类CYP450酶抑制剂。服用^{14}C标记的恩曲他滨,以原形到达尿(86%)和便(14%)中。剂量的13%在尿液中转化成三种代谢物。其生物转化包括巯基部分的氧化形成3'-亚砜非对映异构体(9%),与葡萄糖醛酸结合形成2'-氧-葡萄糖苷酸(4%)。其他代谢物尚未确定。排泄:恩曲他滨血浆半衰期约10小时。肾脏恩曲他滨清除率比血肌酐清除率大,推测通过肾小球滤过和肾小管分泌途径排出,可能有与其竞争的经肾排泄的物质。

【用法与用量】 成人口服一日一次,一次0.2 g,可与食物同服。

【不良反应与注意事项】 最常见的不良反应有头痛、腹泻、恶心和皮疹,程度从轻到中等严重。皮肤色素沉着在恩曲他滨组略高。皮肤色素沉着以出现于手掌和(或)足底明显,一般较轻,且不伴其他症状。其临床意义及机制尚不明确。应用本品治疗患者中不良反应出现≥3%统计:全身症状(腹痛、乏力、头痛);消化系统(腹泻、纳差、恶心、呕吐);运动系统(关节痛、肌痛);神经系统(幻梦、抑郁症、眩晕、失眠症、神经病/周围神经炎、感觉异常);呼吸系统(咳嗽加重、鼻炎);皮肤(皮疹,包括皮疹、瘙痒症、斑疹、风疹、水疱疹、脓疱疹和过敏性皮疹)。接受恩曲他滨治疗出现实验室检查异常(3/4级)包括:ALT(>5.0×ULN)、AST(>5.0×ULN)、胆红素(>2.5×ULN)、肌酸激酶(>4.0×ULN)、中性粒细胞(<750 mm^3)、胰淀粉酶(>2.0×ULN)、血清淀粉酶(>2.0×ULN)、血糖(<40或>250 mg/dl)、血清脂肪酶(>2.0×ULN)、甘油三酯(>750 mg/dl)。

对产品中药物成分过敏者禁用。恩曲他滨经肾脏排泄,肾功能损害患者酌情减量。由于恩曲他滨并不能阻止HIV感染可能,避免任何导致HIV感染的行为。接受恩曲他滨治疗的哺乳期妇女应避免授乳。孕妇慎用。

【制剂与规格】 片剂:0.2 g;胶囊剂:0.2 g。

索磷布韦维帕他韦(丙通沙)

Sofosbuvir and Velpatasvir

【作用与用途】 本品为索磷布韦与维帕他韦组成的复方制剂。索磷布韦是丙肝非结构蛋白5B依赖性RNA聚合酶抑制剂,是一种核苷酸药物前体,代谢产物GS-461203(尿苷类似物三磷酸盐)可被NS5B聚合酶嵌入HCV RNA而终止复制。用于治疗成人慢性丙型肝炎病毒(HCV)感染。

【体内过程】 吸收:在健康成年受试者和慢性丙肝患者中评估了索磷布韦、GS-331007和维帕他韦的药代动力学特性。经口给予丙通沙后,索磷布韦吸收迅速,在给药后1小时观测到中位血浆浓度峰值,在给药后3小时观测到GS-331007的中位血浆浓度峰值,在给药后3小时观测到维帕他韦的中位浓度峰值。基于对HCV感染患者进行的人群药代动力学分析,索磷布韦(n=982)、GS-331007(n=1428)和维帕他韦(n=1425)的稳态$AUC_{0\sim24}$分别为1260、13970和2970ng·h/ml。索磷布韦、GS-331007和维帕他韦的稳态C_{max}分别为566、868和259 ng/ml。索磷布韦和GS-331007的$AUC_{0\sim14}$和C_{max}在健康成年受试者中与在HCV感染患者中相似。HCV感染患者的维帕他韦$AUC_{0\sim24}$和C_{max}分别比健康受试者(n=331)低37%和41%。分布:索磷布韦与人血浆蛋白的结合率约为61%~65%,在1~20 μg/ml范围内,结合率与药物浓度无关。在人血浆中,GS-331007的蛋白结合率极低。

【用法与用量】 口服:每日1次,每次1片,随食物或不随食物服用。

【不良反应和注意事项】 常见副作用为乏力、头痛、皮疹、咽喉不适、恶心呕吐。与胺碘酮联用会有心动过缓。利福平、卡马西平等药物会降低丙沙通血药浓度,不建议同时使用。

【制剂与规格】 片剂:每片含400 mg索磷布韦和100 mg维帕他韦。

穿琥宁

Potassium Dehydroandrographolide Succinate

【作用与用途】 用于病毒性肺

炎、病毒性上呼吸道感染等。

【体内过程】 肌内或静脉给药后，在体内迅速吸收、分布，其吸收相半衰期（$t_{1/2\alpha}$）为（18.90 ± 12.12）分钟，分布相半衰期（$t_{1/2\alpha}$）仅为（1.3 ± 0.3）分钟。用药6小时后血药浓度明显下降，其消除相半衰期（$t_{1/2\beta}$）为（3.86 ± 1.06）小时，用药2天后可排出给药量的85%以上。肌内注射的生物利用度达（94.2 ± 32.9）%，表明肌内注射后吸收利用较完全。

【用法与用量】 临用前加氯化钠注射液适量溶解。肌内注射每次100 mg，每日1～2次，小儿酌减或遵医嘱。静脉滴注每日400～800 mg，用氯化钠注射液分2次稀释后滴注，每次不得超过400 mg，小儿酌减，或遵医嘱。

【不良反应与注意事项】 静脉滴注后出现皮肤过敏反应和小儿腹泻，偶见过敏性休克及肝功能损害等报道。对本品过敏者禁用。本品忌与酸、碱性药物或含有亚硫酸氢钠、焦亚硫酸钠为抗氧化剂的药物配伍。在使用过程中偶有发热、气紧现象，停止用药即恢复正常。

【制剂与规格】 注射剂：20 mg、40 mg、0.1 g、0.2 g。

莪术油
Zedoray Turmeric Oil

【作用与用途】 为抗病毒药：对呼吸道合胞病毒（RSV）有直接抑制作用，对流感病毒 A_1 和 A_3 型有直接灭活作用。以病毒颗粒溶解方式抗病毒。用于病毒引起的感冒、上呼吸道感染、小儿病毒性肺炎，消化道溃疡，甲型病毒性肝炎，小儿病毒性肠炎及病毒性心肌炎、脑炎等。

【用法与用量】 静脉滴注，用5%葡萄糖注射液或0.9%氯化钠注射液稀释后滴注。成人或12岁以上儿童每日1次，每次0.2～0.4 g，6个月以上婴幼儿每次0.1 g，6个月以下减半或遵医嘱，7～10日为1个疗程。

【不良反应与注意事项】 静脉滴注过快可有胸闷、面部潮红、呼吸困难等症状。对本品过敏者禁用。忌与丁香配伍。静脉滴注不宜过快，30～40滴/min。孕妇忌用，哺乳期妇女尚不明确。

【制剂与规格】 注射液：20 ml：0.2 g。葡萄糖注射液：250 ml（莪术油0.1 g与葡萄糖12.5 g）。

抗寄生虫药

(一)抗血吸虫药

吡喹酮
Praziquantel

【作用与用途】 本品对血吸虫、绦虫、囊虫、华支睾吸虫、肺吸虫、姜片虫均有效。对虫体可起两种主要药理作用:虫体肌肉发生强直性收缩而产生痉挛性麻痹;虫体皮层损害与宿主免疫功能参与。此外,吡喹酮还能引起继发性变化,使虫体表膜除极,皮层碱性磷酸酶活性明显降低,致使葡萄糖的摄取受抑制,内源性糖原耗竭。吡喹酮还可抑制虫体核酸与蛋白质的合成。为广谱抗吸虫和绦虫药物。适用于各种血吸虫病、华支睾吸虫病、肺吸虫病、姜片虫病以及绦虫病和囊虫病。

【体内过程】 口服后吸收迅速,80%以上的药物可从肠道吸收。血药峰值于1小时左右到达,药物进入肝脏后很快代谢,主要形成羟基代谢物,仅极少量未代谢的原药进入体循环。门静脉血中浓度可较周围静脉血药浓度高10倍以上。脑脊液浓度为血药浓度的15%~20%,哺乳期患者服药后,其乳汁中药物浓度相当于血清中的25%。口服10~15 mg/kg后的血药峰值约为1 mg/L。药物主要分布于肝脏,其次为肾脏、肺、胰腺、肾上腺、脑垂体、唾液腺等,很少通过胎盘,无器官特异性蓄积现象。$t_{1/2\beta}$为0.8~1.5小时,其代谢物的$t_{1/2\beta}$为4~5小时。主要由肾脏以代谢物形式排出,72%于24小时内排出,80%于4日内排出。

【用法与用量】 口服。治疗吸虫病:血吸虫病:各种慢性血吸虫病采用总剂量60 mg/kg的1~2日疗法,每日量分2~3次餐间服。急性血吸虫病总剂量为120 mg/kg,每日量分2~3次服,连服4日。体重超过60 kg者按60 kg计算。华支睾吸虫病:总剂量为210 mg/kg,每日3次,连服3日。肺吸虫病:25 mg/kg,每日3次,连服3日。姜片虫病:15 mg/kg,顿服。治疗绦虫病:牛肉和猪肉绦虫病:10 mg/kg,清晨顿服,1小时后服用硫酸镁。短小膜壳绦虫和阔节裂头绦虫病:25 mg/kg,顿服。治疗囊虫病:总剂量120~180 mg/kg,疗程3~6日,每日分2~3次服用。必要时可重复2~3个疗程(重复治疗时可用每日20 mg/kg)。治疗包虫病:每日25~30 mg/kg,疗程6~10日,必要时可间歇应用1~3个疗程。

【不良反应与注意事项】 在服首剂1小时后可出现头昏、头痛、乏力、腹痛、关节酸痛、腰酸、腹胀、恶心、腹泻、失眠、多汗、肌束震颤、早搏等,一般无需处理,于停药数小时至一二天内即消失。成年病人服药后大多心率减慢,儿童则多数心率增快。偶见心电图改变(房性或室性期前收缩、T波压低等）、血清转氨酶升高、中毒性肝炎等。并可诱发精神失常及消化道出血；脑疝、变态反应（皮疹、哮喘）等亦有所见。严重心、肝、肾病者及有精神病史者慎用。

【制剂与规格】 片剂：0.2 g。

硝硫氰胺
Nithiocyanamine

【作用与用途】 本品为近年合成的一种抗血吸虫病新药，临床上可用于各型血吸虫病。此外，对钩虫病、姜片虫病也有效。

【用法与用量】 口服：微粉胶囊，每千克体重 6 ~ 7 mg，总量不超过 350 mg，分 3 次服，每日 1 次。固体分散片剂：总剂量 125 ~ 175 mg，分 3 次服，3 日内服完。治钩虫病：125 mg，每次服时间隔 2 ~ 4 小时。

【不良反应与注意事项】 不良反应主要有腹胀、腹痛、食欲减退、恶心、呕吐、肝区压痛、头痛、头晕、失眠、多梦、神经衰弱综合征、肌无力、共济失调、自主神经功能紊乱等（停药后可恢复）。偶出现黄疸（可用一般利胆药及护肝药，多能较快恢复）。精神病人绝对禁用，有功能眩晕史者（如癔病、神经衰弱）为相对禁忌。肝炎病人转氨酶升高，大便多次孵化阴性者不宜用。孕妇、哺乳妇女禁用。

【制剂与规格】 胶囊剂：25 mg、50 mg；片剂：25 mg。

硝硫氰酯（硝硫苯酯）
Nitroscanate

【作用与用途】 本品为硝硫氰胺的衍生物，经各种动物实验治疗与毒性试验，证明有明显抗血吸虫作用，毒性较低。临床用于治疗血吸虫病。

【用法与用量】 口服：每次 500 mg，每日 1 次，疗程 3 日，晚饭后半小时服用。

【不良反应与注意事项】 不良反应与硝硫氰胺大致相似但较轻。主要有头昏、头痛、眩晕、步态不稳、腹胀、腹泻、恶心、呕吐等，一般于服药第 2 天出现，1 周左右消失。少数病例有轻度黄疸，个别有心悸和早搏、皮疹与肌肉酸痛。精神病人、孕妇、哺乳妇女禁用。

【制剂与规格】 胶囊剂：每粒 500 mg。

呋喃丙胺
Furapromide

【作用与用途】 本品为硝基呋喃类非锑剂口服抗血吸虫病药，具有干扰血吸虫糖代谢的作用，使其体肌及吸盘机能丧失，随血流进入肝脏而被包围消失。对急性血吸虫病患者有特异的退热作用，但单用疗效较差。主要用于日本血吸虫病，也可用于姜片虫病和华支睾吸虫病。

【体内过程】 口服吸收迅速，主要在肠道吸收，进入肝脏后大部分迅速被代谢，代谢物和原形药物由尿排泄，15 分钟即可于尿中检测到黄色呋喃丙胺等代谢物,4～6 小时排泄量最多,12 小时尿中排泄殆尽。

【用法与用量】 口服。治疗血吸虫病:每日 60 mg/kg,最大剂量不超过每日 3 g,分 3 次服用,10 天为 1 个疗程。治疗姜片虫病:每日 1～2 g,分 2 次服用,连用 2～3 天。治疗华支睾吸虫病:第 1 天 1 g,第 2 天 2 g,第 3 天以后每天 3 g,分次服用,连服 14～20 天。

【不良反应与注意事项】 在治疗量内对心、肝无明显损害,不良反应主要有食欲不振、恶心、呕吐等胃肠道症状。偶有便血及腓肠肌痉挛等反应,少数患者可出现精神障碍,表现为记忆力减退、情绪失常、行为异常等,停药后即恢复正常。有上消化道出血史、精神病史、癫痫病史、慢性肾炎、黄疸及肝功能减退者禁用。饭后给药,分次服用,多饮水可减轻胃肠道反应。

【制剂与规格】 片剂:0. 125 g。

酒石酸锑钾

Antimony Potassium Tartrate

【作用与用途】 主要适用于患者体质较好的慢性血吸虫病,晚期血吸虫病腹水消退、全身症状已好转,急性血吸虫病退热后的患者治疗。本品毒性、刺激性均较小。

【用法与用量】 20 日疗法:总剂量为 25 mg/kg,分 20 次,每日静脉注射 1 次,注射 6 日后休药 1 日。注射液用葡萄糖液稀释。总剂量男性不超过 1. 5 g,女性不超过 1. 3 g。3 日疗法:总剂量为 12 mg/kg,分成 6 次静脉注射,每日 2 次(2 次间隔不得少于 5 小时),注射液用葡萄糖液 20 ml 稀释,缓慢注入(每次注射约需 10 分钟)。注射后卧床休息 2 小时,治疗完毕后需休息 3～5 日。

【不良反应与注意事项】 毒性反应大,临床反应率达 90% 以上。一般反应有局部刺激、皮疹、咳嗽、关节肌肉酸痛和胃肠道反应。严重反应有三:①心脏中毒引起心律失常,进一步发展为急性心源性脑缺氧综合征(阿斯综合征);②肝脏中毒引起黄疸与肝功能衰竭;③急性中毒引起高热与昏迷。严防药液漏出血管外,以免引起剧痛和组织坏死。伴有各种急性传染病和发热性疾病(包括高热的急性血吸虫病在内)、器质性心脏病、肾脏病、急慢性肝病、活动性肺结核、营养不良、高度贫血、黄疸、孕妇及 6 个月内的乳妇等患者忌用。

【制剂与规格】 针剂:0.1 g:10 ml。

次没食子酸锑钠(锑 273)

Stibii Natrii Subgallas

【作用与用途】 本品为我国创制的锑剂,系锑和没食子酸钠络合物。本品作用与酒石酸锑钾类似,能口服。主要用于治疗慢性早期血吸虫病。治疗后大便虫卵转阴率在 70% 以上。

【用法与用量】 治疗方法有 10 日疗法和 15 日疗法。10 日疗法中速片的总量锑-273 按每千克体重计算为 0. 35 g,15 日疗法为每千克体重0. 4 g(体重超过 50 kg 者仍按 50 kg 计)。小儿剂量可酌情增加,年老体弱者可酶情减少。剂量的增减一般在5%~10%。本品对胃肠道刺激性较大,故开始时要先服适应片。适应片含少量锑-273,可轻微刺激胃肠道使其适应。在正式疗程开始前1日睡前及治疗当日早饭后,分别服适应片20 mg(2片)及40 mg(4片)(其药量不算在中速片的总量内)。适应片宜在饭后3小时基本空腹时服,并只用少量温开水送下,以使药物保持一定浓度刺激胃肠道。每日所服中速片一般于早饭及晚饭后2小时服用,原则上晚饭后一顿可略多1~2片,此时饮水量不限。缓释片现少用,其10日疗法总量按锑-273每千克体重计算为0.5 g,15日疗法为每千克体重0.6 g,其余同前。

【不良反应与注意事项】 毒性及副反应基本上与酒石酸锑钾同,唯消化道反应较重。如先服少量,再逐渐增量,可减少呕吐发生率。15日疗法比10日疗法的副反应少,男性比女性反应轻,儿童比成人反应缓和,因而体质较好的男病人与儿童可用10日疗法,体质较差的男病人与女病人宜用15日疗法。

【制剂与规格】 中速片:0.3 g,含锑-273为0.2 g。缓释片:0.4 g,含锑-273为0.2 g。适应片:0.12 g,含锑-273为10 mg。

六氯对二甲苯
(血防846,血防乳干粉)
Hexachloroparaxylene

【作用与用途】 本品为一广谱抗寄生虫药,能使血吸虫虫体细胞发生生理机能和组织形态改变,引起性腺萎缩,肌肉活动能力减弱,雌雄合抱分离,被血流带至肝脏,最后被机体防卫机能消灭。对华支睾吸虫、肺吸虫、姜片虫、阿米巴原虫、疟原虫、绦虫、钩虫、蛔虫、蛲虫等都有杀灭作用。临床上主要用于治疗血吸虫病、华支睾吸虫病、肺吸虫病。

【体内过程】 本品口服后主要在小肠吸收,脂肪和酒都能促进其吸收。服药后5~7小时血清浓度达高峰。体内分布以脂肪、肾上腺、卵巢及神经系统等组织中的含量较高,乳汁中的浓度为血浓度的2~4倍。主要在肝内代谢,由尿排出。本品有蓄积作用,消除甚慢,停药2个月后体内仍有残余药量。动物实验表明,本品与油共服可提高治疗效果。

【用法与用量】 治疗血吸虫病适用于健康情况较好的慢性血吸虫病病人以及有肝脾肿大而无明显压痛、肝功能较好的晚期血吸虫病病人。采用滴丸,每日服1次,100 mg/kg,疗程7日。或服乳干粉(由本品加少量菜油、食糖和食用明胶制成),每日1次,50 mg/kg,疗程7日。或用片剂口服,每日量80 mg/kg,每晚临睡前顿,连服10日为1个疗程,总剂量50 g。体重超过50 kg者总剂量仍以50 kg计。15岁以下儿童剂量可适当加大。治华支睾吸虫病及肺吸虫病服片剂,每日50 mg/kg(体重在50 kg以上者仍按50 kg计算),1疗程6~12日。治姜片虫病服片剂,50 mg/kg,每晚1次顿服,服1~2日。便秘病人给予轻泻剂。

【不良反应与注意事项】 由于本品有蓄积作用,毒性反应多于治疗结束后3~6个月才能消失。在治疗过程中或治疗结束后1个月左右,可能出现以下反应:头昏、乏力、头痛,轻者可自行消失,重者可给予维生素B_1、烟酰胺或氨酪酸、谷氨酸等。眼花、色视、夜盲,一般均能自行消失,必要时给予维生素B_1、A、D。恶心、食欲不振、腹泻、便秘,可用酵母片、维生素B_6等治疗。皮疹,一般比较轻,不必停药,必要时给予抗过敏药。极少数病人可出现兴奋、严重失眠、多语,甚至精神障碍,应及时给予镇静药。在治疗期间及治疗后1周,禁止饮酒及高脂肪饮食。有家族精神病史、癫痫史、癔病或严重神经症、内耳眩晕症、周围神经病变、肝炎、严重血液病病人以及孕妇、哺乳妇女均忌用。

【制剂与规格】 滴丸(血防846滴丸):为含油的40%滴丸。片剂(血防片):0.25 g。乳干粉(血防乳干粉):每100 g中含本品21 g。

奥沙尼喹(羟氨喹,羟胺喹)
Oxamniquine

【作用与用途】 为四氢喹啉衍生物,由硫蒽酮和海蒽酮(hycanthone,Hyc)的有效基本结构Mirasam衍化而来,是目前用于治疗曼氏血吸虫病的主要药物,对曼氏血吸虫成虫及各期童虫均有效。经奥沙尼喹作用后,雄虫最早出现变化,表现为虫的实质组织稀疏,并移行和滞留在肝内,雌虫则示有卵巢和卵黄腺退行性变,且残存的雌虫返回肠系膜静脉后不再排卵。在体外,曼氏血吸虫经奥沙尼喹0.4 μg/ml作用6~8小时后,虫的鸟氨酸转氨酶活力下降27%~30%,24小时后约有50%的雄虫和10%的雌虫死亡。感染小鼠1次口服奥沙尼喹200 mg/kg后11小时,其体内血吸虫的鸟氨酸转氨酶活力下降约87%。奥沙尼喹对埃及血吸虫和日本血吸虫无效。

【用法与用量】 口服:每日250 mg,每日3次。

【不良反应与注意事项】 用奥沙尼喹治疗曼氏血吸虫病,因可引起注射局部疼痛,故已停用此种给药途径。口服奥沙尼喹的耐受好,约1/3的患者于服药后3小时出现眩晕和倦睡,持续约6小时;10%~20%的患者示有头痛、恶心、呕吐和腹泻。此外,少数患者可见有荨麻疹、瘙痒性皮疹和发热,并有血清谷草转氨酶活力升高,甚或有幻觉、兴奋和癫痫样发作,故有癫痫史者忌用。

【制剂与规格】 片剂:80 mg;糖浆:0.5 g/ml。

美曲磷酯(敌百虫)
Metrifonate(Dipterex)

【作用与用途】 本品为有机磷,是胆碱酯酶抑制剂。它能抑制虫体内胆碱酯酶的活力,使释放的乙酰胆碱不能及时分解破坏而大量蓄积,以致引起虫体中毒。可作为昆虫杀虫剂及抗寄生虫药物。临床上配合呋喃丙胺治疗日本血吸虫病,可提高疗效,减轻不良反应,效果较好。

【用法与用量】 治疗血吸虫病用0.2 g或0.15 g的肛门栓剂,连续肛塞3日同时服呋喃丙胺。注射:成人每次肌内注射150 mg(3 mg/kg),以注射用水稀释,于服呋喃丙胺疗程第2、4、6日各注射1次,共3次。

【不良反应与注意事项】 有头晕、头痛、失眠、流涎及乏力等神经系统反应,恶心、呕吐、腹泻及腹痛等消化系统反应,心血管方面有心动过缓、窦性停搏、胸闷及血压下降等反应。必要时可用阿托品、解磷定等治疗,以减轻这些反应。

【制剂与规格】 栓剂:150 mg、200 mg。粉针剂:每支100 mg。

(二)抗肺吸虫、肝片吸虫药

硫氯酚(硫双二氯酚,别丁)
Bithionol

【作用与用途】 本品对肺吸虫囊蚴有明显杀灭作用。临床用于肺吸虫病、牛肉绦虫病、姜片虫病。

【用法与用量】 口服:每日每千克体重50~60 mg(成人与小儿同)。对肺吸虫病及华支睾吸虫病,可将全日量分3次服,隔日服药,疗程总量30~45 g。对姜片虫病,可于睡前空腹将2~3 g药物1次服完。对牛肉绦虫病,可将总量(每千克体重50 mg)分2次服,间隔半小时,服完第2次药后,2~4小时服泻药。

【不良反应与注意事项】 对华支睾吸虫病疗效较差。有轻度头昏、头痛、呕吐、腹痛、腹泻和荨麻疹等不良反应,可有光敏反应,也可能引起中毒性肝炎。服本品前应先驱蛔虫和钩虫。

【制剂与规格】 片剂:0.25 g。胶囊:0.5 g。

(三)抗利什曼原虫、锥虫、卡氏肺孢子虫药

葡萄糖酸锑钠(斯锑黑克)
Sodium Stibogluconate

【作用与用途】 本品为五价锑化合物。对组织中培养生长的前鞭毛体(promastigote)无作用,但对体内寄生的前鞭毛体则有良效,提示五价锑必须还原成三价锑才能发挥作用。其作用机制为通过抑制虫体的磷酸果糖激酶,干扰能量供应,使其失去吸附力,在肝内被白细胞、网状内皮细胞吞噬杀灭,此外还能抑制雌虫生殖系统,使卵巢、黄体退变而停止产卵。药物通过选择性细胞内胞饮摄入,进入巨噬细胞的吞噬体,其中存在的利什曼原虫即被消灭。用于治疗黑热病。

【体内过程】 本品口服吸收差。肌内注射吸收良好,不与红细胞结合,其血浆浓度则远较三价锑化合物为高,但维持时间较短,较快由肾脏排出,80%的药物于6小时内由尿中排出,静脉注射相同量药物后95%以上由尿中排出,表明该药物在体内无明显代谢及蓄积现象。但如肾功能受损,则可妨碍锑的排泄,可致中毒。小量在肝内还原成三价锑。约12%蓄积

于血管外腔隙，给药5日后在该处即呈饱和状态，并由此锑剂缓慢释放。

【用法与用量】 肌内或静脉注射。一般成人每次6 ml（含五价锑0.6 g），每日1次，连用6～10日；或总剂量按体重90～130 mg/kg（以50 kg为限），等分6～10次，每日1次。小儿总剂量按体重150～200 mg/kg，分为6次，每日1次。对敏感性较差的虫株感染，可重复1～2个疗程，间隔10～14日。对全身情况较差者，可每周注射2次，疗程3周或更长。对新近曾接受锑剂治疗者，可减少剂量。

【不良反应与注意事项】 复发病例可再用本品治疗。使用本品有时发生恶心、呕吐、咳嗽、腹泻等现象，偶有白细胞减少，可停药1～2日，等这类症状消失后，再继续注射。凡患肺炎、肺结核及严重心、肝、肾疾患后，都应禁用。有大出血倾向、体温突然上升或粒细胞减少时，应暂停注射。病情较重，有严重贫血或并发其他感染的，应先治疗并发症，积极给予支持疗法，待一般情况改善后，再用锑剂。

【制剂与规格】 注射剂：6 ml（内含五价锑0.6 g，约相当于葡萄糖酸锑钠1.9 g）。

依西酸喷他脒
Pentamidine Isethionate

【作用与用途】 本品在体外能直接杀死利什曼原虫。治黑热病的效果不及葡萄糖酸锑钠。用于对锑剂过敏或在锑剂治疗中有粒细胞减少的黑热病。

【用法与用量】 肌内注射：每日4 mg/kg，每日或隔日1次，1个疗程7～15次（水溶液不稳定，应临用前取5%葡萄糖液配成10%溶液供深部肌内注射）。

【不良反应与注意事项】 本品可使结核病灶恶化，结核病患者应注意。眩晕、头痛、心悸、腹痛、恶心、呕吐、心动过速、偶见皮肤瘙痒、黄疸与出汗等。大剂量时，可引起肾脏与脾脏的损害。注射局部可出现硬结与血肿。

【制剂与规格】 粉针剂：0.2 g、0.3 g。

舒拉明钠（苏拉明钠）
Suramin Sodium

【作用与用途】 本品为尿素的衍生物，具有杀非州锥虫和盘尾丝虫成虫的作用，但对微丝蚴无效。杀虫机制可能是它的多个阴离子负电荷与虫体蛋白的阳极结合形成牢固的复合物。此外，它还能抑制虫体的糖代谢。主要用于治疗早期非洲冈比亚和罗得西亚锥虫病，也可用于治疗盘尾丝虫病，最好与乙胺嗪合用以达到杀微丝蚴的作用。本品对班氏、马来丝虫病无效。

【体内过程】 由于为多阴离子化合物，口服后肠道吸收差，故须静脉注射。本品不能透过血脑屏障。主要随尿排泄，末次用药3个月后还可从尿液中测得未经代谢的原药。

【用法与用量】 治疗锥虫病：分别在第1、3、5、11、17、23、30天静脉注射5 mg/kg、10 mg/kg、20 mg/kg、

20 mg/kg、20 mg/kg、20 mg/kg 和 20 mg/kg。治疗盘尾丝虫病，最好先用乙胺嗪一个疗程以减少微丝蚴，在第1、2、3、4、5、6周分别缓慢静脉注射3.3 mg/kg、6.3 mg/kg、10 mg/kg、13.3 mg/kg、16.7 mg/kg、16.7 mg/kg。

【不良反应与注意事项】 较为常见的不良反应为：用药早期的疲劳、乏力、恶心、呕吐、多尿、口渴、瘙痒、荨麻疹、手掌和足底触痛等，较轻微。严重的不良反应为：首次注射时出现的虚脱、胃溃疡、剥脱性皮炎、重症腹泻、长期高热和衰竭以及用药后期出现的蛋白尿、粒细胞缺乏症、溶血性贫血等。杀死寄生虫后的过敏反应为：成虫寄生部位肿痛、皮疹和脓肿形成。对本品过敏者、肝或肾功能不全者、孕妇、10岁以下儿童和年老衰弱者不宜用。

【制剂与规格】 粉针剂：1 g。

锑酸葡胺（锑酸葡钾胺）
Meglumine Antimonate

【作用与用途】 为抗黑热病药，锑化物可抑制利什曼原虫的各种酸类，对其核糖体可能也有作用。本品为内脏利什曼病的首选药物，对皮肤和黏膜利什曼感染也有一定作用。用于黑热病（利什曼病）的治疗。

【体内过程】 五价锑剂口服，吸收过慢，较难收效；在肝内还原为三价锑的数量，尚未确定。排出情况亦欠完整，但注射后由尿排出可达90%。

【用法与用量】 肌内注射或静脉注射：皮肤利什曼病为50～66 mg/kg，最大剂量850 mg/d，疗程以20天为限，但可重复疗程；内脏利什曼病为20 mg/(kg·d)，最大剂量850 mg/d，疗程为20～30天。

【不良反应与注意事项】 常可发生心脏和肝脏的毒性反应，如心电图改变、严重心动过缓、肝功能障碍等；也可引起血管舒张、休克、肾功能障碍等；还可引起轻度恶心、呕吐、皮疹、头痛、晕厥、呼吸困难、面部水肿、腹痛等反应；疗程将结束时还可发生关节和肌肉疼痛。患有心脏病、肝脏或肾脏病、肺炎、结核病的患者及妊娠妇女、18个月以下婴儿等应禁用。

【制剂与规格】 注射剂：每支30 mg。

硝呋莫司
（硝呋噻氧，硝呋硫吡）
Nifurtimox

【作用与用途】 本品为抗锥虫病及黑热病药，具有抗锥虫及杜氏利什曼原虫等寄生虫作用。用于治疗锥虫病、黑热病等。

【用法与用量】 口服：每次8～10 mg/kg，疗程120天；儿童10岁以上15～20 mg/(kg·d)，16岁以上12.5～15 mg/(kg·d)，疗程90天，用药前需试验。

【不良反应与注意事项】 常见厌食、体重轻、腹痛、恶心、呕吐。有时出现烦躁、神经兴奋、失眠、瞌睡、头痛、目眩、关节痛、平衡性低、抑郁症、迷惑、感觉异常、皮肤反应和痉挛等症状。

【制剂与规格】 片剂：每片0.4 g。

苄硝唑
Benznidazole

【作用与用途】 为抗锥虫病药，也具有抗原虫和抗厌氧菌作用。主要用于治疗南美锥虫病和利什曼病。

【体内过程】 口服单剂量100 mg后，3～4小时后血药浓度达峰值，为2.22 ～ 2.81 μg/ml，平均值为2.54 μg/ml，血浆蛋白结合率为44%，主要由尿排泄，$t_{1/2\beta}$为12小时。

【用法与用量】 口服：治疗南美锥虫病，3.01～7.37 mg/(kg·d)，疗程30天，平均初剂量3.01 mg/(kg·d)，以后逐渐增加至平均剂量7.37 mg/(kg·d)；用于治疗利什曼病，3～5 mg/(kg·d)，疗程45天。

【不良反应与注意事项】 副作用少而轻微，耐受性较好，主要不良反应有恶心、呕吐、腹痛、周围神经炎和皮疹。停药后即可消失。

【制剂与规格】 片剂：每片100 mg。

(四)抗疟药

氯喹
Chloroquine

【作用与用途】 本品可杀灭红细胞内各发育阶段的疟原虫，抑制裂殖体DNA的复制与转录过程而呈现强烈抗疟作用，从而控制各型疟疾症状的发作，对红细胞外期疟原虫无效，不能阻止复发与根治间日疟，但由于作用持久，故能延迟复发，与其他抑制红细胞内期的药物相比，复发较少，恶性疟因无红细胞外期，所以能被根治。氯喹对红细胞前期无效，不能作病因预防用，对配子体也无直接作用，不能中断疟疾的传播。用于治疗对氯喹敏感的恶性疟、间日疟及三日疟。并可用于疟疾症状的抑制性预防。也可用于治疗肠外阿米巴病、结缔组织病、光敏感性疾病(如日晒红斑)等。注射给药用以治疗不能口服的对氯喹敏感的恶性疟及间日疟、三日疟和卵形疟患者，也可用以治疗肠外阿米巴病如阿米巴肝脓肿等患者，在病情好转后改用口服药。

【体内过程】 氯喹口服后，肠道吸收快而充分，服药后1～2小时血中浓度最高。约55%的药物在血中与血浆成分结合。血药浓度维持较久，$t_{1/2\beta}$为2.5～10日。注射后药物在血浆中浓度较高，氯喹在红细胞中的浓度为血浆内浓度的10～20倍，而被疟原虫侵入的红细胞内的氯喹浓度，又比正常的高约25倍。氯喹与组织蛋白结合更多，在肝、脾、肾、肺中的浓度高于血浆浓度达200～700倍。在脑组织及脊髓组织中的浓度为血浆浓度的10～30倍。氯喹在体内的代谢转化是在肝脏进行的，其主要代谢产物是去乙基氯喹，此物仍有抗疟作用。小部分(10% ～15%)氯喹以原形经肾排泄，其排泄速度可因尿液酸化而加快，碱化而降低。约8%随粪便排泄，氯喹也可由乳汁中排出。

【用法与用量】 成人常用量：间日疟：口服首剂1 g，第2、3天各0.75 g。抑制性预防疟疾：口服每周1

次,每次 0.5 g。肠外阿米巴病:口服每日 1 g,连服 2 日后改为每日 0.5 g,总疗程为 3 周。小儿常用量:间日疟,口服首次剂量按体重 10 mg/kg(以氯喹计算,以下同),最大量不超过 600 mg,6 小时后按体重 5 mg/kg 再服 1 次,第 2、3 天每日按体重 5 mg/kg。肠外阿米巴病,每日按体重口服 10 mg/kg(最大量不超过 600 mg),分 2~3 次服,连服 2 周,休息 1 周后,可重复 1 个疗程。脑型疟患者第 1 天静脉滴注 18~24 mg/kg(体重超过 60 kg 者按 60 kg 计算),第 2 天 12 mg/kg,第 3 天 10 mg/kg。浓度为每 0.5 g 磷酸氯喹加入 10% 葡萄糖溶液或 5% 葡萄糖氯化钠注射液 500 ml 中,静脉滴注速度为 12~20 滴/min。

【不良反应与注意事项】 不良反应较少,口服一般可能出现的反应有:头昏、头痛、眼花、食欲减退、恶心、呕吐、腹痛、腹泻、皮肤瘙痒、皮疹甚至剥脱性皮炎、耳鸣、烦躁等。反应大多较轻,停药后可自行消失。在治疗肺吸虫病、华支睾吸虫病及结缔组织疾病时,用药量大,疗程长,可能会有较重的反应,常见者为对眼的毒性,因氯喹可由泪腺分泌,并由角膜吸收,在角膜上出现弥漫性白色颗粒,停药后可消失。本品相当部分在组织内蓄积,久服可致视网膜轻度水肿和色素聚集,出现暗点,影响视力,常为不可逆。氯喹还可损害听力,妊娠妇女大量服用可造成小儿先天性耳聋,智力迟钝、脑积水、四肢缺陷等。氯喹偶可引起窦房结的抑制,导致心律失常、休克,严重时可发生阿-斯综合征,而导致死亡。本品尚可导致药物性精神病、白细胞减少、紫癜、皮疹、皮炎、光敏性皮炎乃至剥脱性皮炎、牛皮癣、毛发变白、脱毛、神经肌肉痛、轻度短暂头痛等。溶血、再生障碍性贫血、可逆性粒细胞缺乏症、血小板减少等较为罕见。氯喹注射剂不宜作肌内注射,尤其在儿童易引起心肌抑制。禁止作静脉推注。

【制剂与规格】 片剂:0.075 g、0.25 g。注射剂:5 ml:322 mg。

羟氯喹(羟氯喹啉)

Hydroxychloroquine

【作用与用途】 本品的抗疟作用与氯喹相似,是目前控制症状较好的药物之一,用于控制疟疾症状。如与氯喹合用,既可控制疟疾症状,又能防止复发,可收到根治效果。

【用法与用量】 口服:开始时 400~800 mg/d,分次服,出现不良反应时减少到 200~400 mg/d。预防疟疾,400 mg/d,1 次服;控制疟疾症状,800 mg/d,2 次/d,间隔 6~8 小时,小儿酌减。

【不良反应与注意事项】 本品毒副作用与氯喹基本相同,但本品对视网膜毒性较小。

【制剂与规格】 片剂:200 mg。

磷酸哌喹

Piperaquine Phosphate

【作用与用途】 哌喹影响伯氏疟原虫红细胞内期裂殖体的超微结构,主要能使滋养体食物泡膜和线粒体肿胀；疟色素形态变异，多呈长梭形；线粒体及食泡腔内出现螺纹膜。这些变化呈进行性加重。其作用方式可能通过影响膜上有关酶系而改变膜的功能，线粒体肿胀等变化导致其生理功能的破坏。线粒体数量增多及其腔出现较多层膜小体，则可能是结构遭到损伤后的一种代偿反应。用于疟疾的治疗，也可作症状抑制性预防用。尤其是用于耐氯喹虫株所致的恶性疟的治疗与预防。亦可用于治疗硅沉着病。

【体内过程】 经胃肠道吸收，24 小时内的吸收率为 80% ~90%，吸收后分布于肝、肾、肺、脾等组织内，给药后 8 小时内，在肝内的药量可达给药总剂量的 1/4 左右。该药在体内缓慢消失，$t_{1/2\beta}$ 为 9.4 天。药物随胆汁排出，存在肝肠循环的代谢途径，这可能是药物在体内蓄积时间较长的重要原因。

【用法与用量】 口服(剂量按哌喹计)。抑制性预防疟疾：每月服 0.6 g，1 个月 1 次，临睡前服，可连服 4 ~6 个月，但不宜超过 6 个月。治疗疟疾：本品对耐氯喹虫株所致的恶性疟有根治作用，但作用缓慢，宜在奎宁、青蒿素、咯萘啶控制症状后继用本品。首次0.6 g，第 2、3 天分别服 0.6 g 及0.3 g，总量 1.2 ~2.5 g。硅沉着病的防治：预防，每次服 0.5 g，10 ~15 天 1 次，1 个月量 1 ~ 1.5 g；治疗每次 0.3 ~0.75 g，每周 1 次，1 个月量 2 g，半年为 1 个疗程。间歇 1 个月后，进行第 2 个疗程，总疗程3 ~5 年。

【不良反应与注意事项】 可引起头昏、嗜睡、乏力、胃部不适、面部和唇周麻木，对心血管系统的毒性明显小于氯喹。严重急性肝、肾及心脏疾患禁用。肝功能不全者慎用。本品多蓄积于肝脏，若给药量多、间隔时间短则易引起肝脏不可逆病变。

【制剂与规格】 片剂：0.2 g、0.25 g、0.5 g。

磷酸羟基哌喹

Hydroxypiperaquine Phosphate

【作用与用途】 本品对恶性疟和间日疟原虫红细胞内期均有较强的杀灭作用，但复发率略高于氯喹，对恶性疟的退热和血中原虫转阴的时间优于氯喹。在对氯喹耐药性较普遍的地区，使用本品治疗可获满意的效果。在疟疾流行季节，用作抑制性预防药，效果良好。此外，对已确诊的Ⅰ、Ⅱ、Ⅲ期单纯硅沉着病的治疗及煤矽肺的治疗，有一定疗效。

【用法与用量】 口服。治疗间日疟，首次 4 片，间隔 8 ~12 小时 1 次，第 2、3 次各服 2 片，总量 8 片为 1 个疗程。治疗恶性疟，第 1、2 次各服 4 片，间隔 8 ~12 小时 1 次，第 3 次服 2 片，总量 10 片为 1 个疗程。

治疗硅沉着病，首日每次 2 片、每日 2 次；第 2 日开始每次 2 片，每周 2 次，早饭后服，3 个月为 1 个疗程。停药 1 个月后继续进行第 2 个疗程。预防量，每次 4 片。间隔 15 日服药 1 次，睡前服，可连服 3 个月。

【不良反应与注意事项】 不良反

应轻微，仅个别病人有口周围麻胀感。用于预防时，少数病人有头痛、头昏、乏力、恶心、呕吐等，可自行消失。对有严重心脏病、结核病、肝病、肾损害以及过缓性心律失常者均忌用。孕妇慎用。有心动过缓等不良反应，停药后可恢复。

【制剂与规格】 片剂：0.3 g。

阿莫地喹（氨酚喹啉）
Amodiaquine

【作用与用途】 抗疟作用与氯喹相同，作用于红细胞内期，主要特点是控制症状快。

【用法与用量】 预防用每周顿服2片（含盐酸阿莫地喹0.522 g）。治疗用首日顿服3片，第2、3天各顿服2片。

【不良反应与注意事项】 不良反应较少，有头昏、呕吐及腹泻等。可用于孕妇、儿童及肝功不良者。

【制剂与规格】 片剂：0.2 g（基质）。

甲氟喹
Mefloquine

【作用与用途】 本品对红细胞内期裂殖体有明显而持久的杀灭作用，为目前治疗耐氯喹恶性疟患者的有效药物。用于治疗耐药性疟原虫感染，常与伯氨喹啉合用。

【体内过程】 本品口服后易于吸收（80%），1次口服后4～6小时，血浆浓度达峰值，其中98.2%与血浆蛋白结合，血液中的相对药物浓度比血浆约高2倍，这是由于药物浓集于红细胞内，药物在其中的浓度可比血浆高5倍。分布容积平均为20 L/kg。本品主要经肝消除，但消除率较低，消除半衰期平均约20日，变化范围较大，一小部分以原形随尿排出。大鼠的实验提示本品主要经胆汁与粪排出。

【用法与用量】 口服：每日2.5～5 mg/kg，分次服用，连服7日。也可顿服1～1.5 g。

【不良反应与注意事项】 副反应少见，仅有恶心、头晕。

【制剂与规格】 片剂：0.25 g，0.5 g。

硝喹
Nitroquine

【作用与用途】 本品对鼠疟、鸡疟、猴疟的红细胞内期都有较好的抗疟作用，对鸡疟、猴疟在蚊体孢子增殖期有切断作用。与氨苯砜合用有协同作用，两者合用能阻断孢子增殖，可防止疟疾的传播。现多制成复方硝喹片，用于恶性疟和间日疟的治疗与预防。

【体内过程】 本品口服后70%～90%从肠道吸收，10%～30%从粪便排出，1%～2%以原形自尿中排出。药物主要存在于血浆中，血细胞仅含微量；分布以肺含量最高，肝、肾上腺次之，心脏及子宫含量极微。达C_{max}为4小时，$t_{1/2\beta}$为27小时。氨苯砜对本品有明显增效作用，并可延长本品在血液中的有效浓度（$t_{1/2\beta}$可延长至

75小时)。

【用法与用量】 用于间日疟根治:成人每次4片,每日1次,连服8日。用于恶性疟治疗:同上,连服3日。预防:每次4片,每10~15日1次,连服半年。

【不良反应与注意事项】 副作用偶见轻度恶心、腹胀、腹痛、肠鸣等,可自行消失。肝肾功能不全患者慎用。肾上腺皮质功能不全者禁用,临床试用证明,本片剂对恶性疟的疗效与氯喹相当,并可治愈对氯喹有抗药性的病例。对间日疟,原虫转阴及症状消失均较氯喹慢,其根治效果与氯喹8日疗法相当,但副反应较轻。预防效果大致与乙胺嘧啶相似。

【制剂与规格】 片剂:每片含硝喹和氨苯砜各12.5 mg。

磷酸咯萘啶
Malaridine Phosphate

【作用与用途】 本品对疟原虫红细胞内期裂殖体有杀灭作用。与氯喹无交叉抗药性,临床上用于治疗脑型、凶险型及耐氯喹虫株所致的恶性疟,也用于治疗间日疟。本品为苯并萘啶的衍生物,对人间日疟原虫和恶性疟原虫的裂殖体均有杀灭作用。咯萘啶对伯氏疟原虫红内期超微结构的影响首先见于复合膜肿胀,呈多层螺纹膜变。食物泡融合,色素凝集,这些变化呈进行性加重;随后线粒体、内质网、核膜肿胀、核糖体致密,染色质聚集。药物作用后4小时,滋养体结构瓦解。裂殖体受影响稍迟,亦出现线粒体肿胀及色素凝集。咯萘啶可能通过破坏复合膜的结构与功能及食物泡的代谢活力而起迅速杀虫作用。

【体内过程】 口服后 T_{max} 为1.4小时。口服生物利用度约为40%,$t_{1/2}$ 为2~3天,吸收后以肝内含量最高,从尿中排泄1%~2%。肌注咯萘啶3.8 mg/kg,T_{max} 为40分钟,肌注生物利用度90%,$t_{1/2}$ 为2~3天。吸收后以肝内含量最高。从尿中排泄1%~2%。

【用法与用量】 口服,总剂量1.2 g,第1天服2次(间隔6小时),第2天服1次;每次各服0.4 g(以基质计算)。深部肌注,每次2~3 mg/kg,每2次(间隔6小时)。静滴:每次3~6 mg/kg,以5%葡萄糖盐水500 ml稀释,于2~3小时内滴完。间隔6小时后再静滴1次。严禁作静脉推注。

【不良反应与注意事项】 有轻度胃部不适;偶见便稀,部分患者有头晕、头痛、恶心、呕吐,反应较轻,停药后即消失,严重心、肝、肾病患者慎用。

【制剂与规格】 片剂:0.1 g;注射液:2 ml:80 mg(按咯萘啶计)。

咯啶
Pyracrine

【作用与用途】 本品为吖啶类抗疟药,对良性疟、恶性疟的红细胞内期疟原虫均有较强的杀灭作用,能控制临床发作。本品对红细胞外期及配子体无杀灭作用,故不宜用于预防和阻断传播。

【用法与用量】 口服:首剂

0.45 g,以后每次0.3 g,每日2次,连服2日。

【不良反应与注意事项】 副反应少,可有皮疹、胃肠反应等,用量过大时,对肝脏有损害。肝、肾疾病,过敏性皮炎患者及孕妇慎用。

【制剂与规格】 片剂:0.1 g、0.15 g。

抗疟片1号
Kangnue Tablets No_1

【作用与用途】 用于疟疾的预防,对恶性疟疾有预防作用。

【用法与用量】 口服:每次1片,每周1次,连服3个月,首次连服2日,每日1片。

【不良反应与注意事项】 有头昏、头痛、失眠等。活动性肝炎和急慢性肾炎和严重贫血患者慎用。

【制剂与规格】 片剂:氨苯砜100 mg,乙胺嘧啶20 mg。

抗疟片2号
Kangnue Tablets No_2

【作用与用途】 用于疟疾的预防,主要用于防治抗药性的疟疾。

【用法与用量】 口服:每次2片,每10~15日服1次,连服不超过3个月,首次连服2日,每日2片。

【不良反应与注意事项】 偶有白细胞减少和药疹。对急、慢性肝炎,肾脏病,血液病,孕妇或有磺胺药过敏史者忌用。

【制剂与规格】 片剂:磺胺多辛250 mg,乙胺嘧啶17.5 mg。

抗疟片3号
Kangnue Tablets No_3

【作用与用途】 用于预防或治疗恶性疟和间日疟。

【用法与用量】 预防:口服每次4片,每月1次,连用3~4个月;治疗:首次服4片,8~12小时后再服2片。

【不良反应与注意事项】 见喹哌、磺胺多辛。

【制剂与规格】 片剂:每片含四磷酸喹哌250 mg、磺胺多辛50 mg。

治疟宁
Fansidar

【作用与用途】 本品为抗疟药,是周效磺胺与乙胺嘧啶的复方制剂;对疟原虫的叶酸合成酶和还原酶具有双重阻断作用;对某些抗药性疟原虫株仍有效;对肺型虫病引起的肺炎也有效。用于抗氯喹的疟疾发病区的预防,及恶性疟、间日疟、三日疟的治疗。也用于弓形虫病和卡氏肺囊虫病引起的肺炎的治疗。

【不良反应与注意事项】 本品服用后,可引起磺胺类药物的不良反应,偶见胃肠道不适及皮肤等副作用。对磺胺类药物过敏者、孕妇等禁用。

【用法与用量】 口服:预防半免疫力病人,每次2~3片,4周1次;预防无免疫力病人,每次2片,每周1次。治疗,每次2~3片,每周1次。肌内注射:每次5~7.5 ml,每周1次。对间日疟和三日疟最好加服伯氨喹2周;重症病人应联用奎宁。

【制剂与规格】 片剂:每片含周效磺胺 0.5 g、乙胺嘧啶 0.025 g;注射剂:每支 2.5 ml,含量同片剂。

奎宁(金鸡纳霜)
Quinine

【作用与用途】 奎宁是喹啉类衍生物,能与疟原虫的 DNA 结合,形成复合物,抑制 DNA 的复制和 RNA 的转录,从而抑制原虫的蛋白合成,作用较氯喹为弱。另外,奎宁能降低疟原虫氧耗量,抑制疟原虫内的磷酸化酶而干扰其糖代谢。奎宁也引起疟色素凝集,但发展缓慢,很少形成大团块,并常伴随着细胞死亡。电子显微镜观察,可见原虫的核和外膜肿胀,并有小空泡,血细胞颗粒在小空泡内聚合,此与氯喹的色素凝集有所不同。在血液中,一定浓度的奎宁可导致被寄生红细胞早熟破裂,从而阻止裂殖体成熟。本品对红细胞外期无效,长疗程可根治恶性疟,但对恶性疟的配子体亦无直接作用,故不能中断传播。用于治疗脑型疟疾和其他严重的恶性疟。

【体内过程】 口服后吸收迅速而完全。蛋白结合率约 70%。吸收后分布于全身组织,以肝脏浓度最高,肺、肾、脾次之,骨骼肌和神经组织中最少。每次服药后 1 ~3 小时血液浓度达到峰值,$t_{1/2\beta}$ 为 8.5 小时。奎宁在肝中被氧化分解,迅速失效,其代谢物及少量原形药(约 10%)均经肾排出,服药后 15 分钟即出现于尿中,24 小时后几乎全部排出,故奎宁无蓄积性。

【用法与用量】 口服成人用量:用于治疗耐氯喹虫株引起的恶性疟时,每日 1.8 g,分次服用,疗程 14 日。小儿常用量:用于治疗耐氯喹虫株所致的恶性疟时,小于 1 岁者每日 0.1 ~0.2 g,分 2 ~3 次服,1 ~3 岁 0.2 ~0.3 g,4 ~6 岁,0.3 ~0.5 g,7 ~11 岁为 0.5 ~1 g,疗程 10 日。注射:成人用量按体重 5 ~10 mg/kg(最高量 500 mg),加入氯化钠注射液 500 ml 中静脉滴注,4 小时滴完,12 小时后重复 1 次,病情好转后改口服。小儿用量同成人,按体重 5 ~10 mg/kg(最高量 500 mg)。

【不良反应与注意事项】 奎宁每日用量超过 1 g 或连用较久,常致金鸡纳反应,此与水杨酸反应大致相似,有耳鸣、头痛、恶心、呕吐、视力听力减退等症状,严重者产生暂时性耳聋,停药后常可恢复。24 小时内剂量大于 4 g 时,可直接损害神经组织并收缩视网膜血管,出现视野缩小、复视、弱视等。大剂量中毒时,除上述反应加重外,还可抑制心肌、延长不应期、减慢传导、减弱心肌收缩力、扩张外周血管,有时可致血压骤降、呼吸变慢变浅、发热、烦躁、谵妄等,多死于呼吸麻痹。奎宁致死量约 8 g。少数病人对奎宁高度敏感,小量即可引起严重金鸡纳反应。少数恶性疟患者使用小量奎宁可发生急性溶血(黑尿热)致死。

【制剂与规格】 注射剂:1 ml:0.25 g、2 ml:0.5 g、10 ml:0.25 g;片剂:0.3 g。

优奎宁(无味奎宁,碳酸乙酯奎宁)

Euquinine

【作用与用途】 同硫酸奎宁,用于控制疟疾症状。因几乎无苦味,适用于儿童。

【用法与用量】 口服。治疗:每次0.3~0.6 g,每日3次,连服7天,小儿每日30 mg/kg,分3次,连服7天;预防输血疟:每次0.3~0.6 g,每日1次,连服7天;小儿每日10 mg/kg,每日1次,连服7天。

【不良反应与注意事项】 见奎宁。

【制剂与规格】 片剂:0.1 g。

氯胍(百乐君)

Proguanil

【作用与用途】 用于预防恶性疟、良性疟和治疗恶性疟。

【体内过程】 本品口服后吸收迅速,在体内部分代谢为环氯胍,主要由尿排泄,尿中原形药物为60%,环氯胍为30%,抗疟作用主要由后者产生。

【用法与用量】 预防恶性疟:口服每次0.1~0.2 g,每周3~6次。治疗抗氯喹的恶性疟:口服每次0.2~0.3 g,每日2~3次。

【不良反应与注意事项】 毒性很小,但疟原虫对本品易产生耐药性,且奏效缓慢,故已少用。

【制剂与规格】 片剂:0.1 g、0.3 g。

伯氨喹

Primaquine

【作用与用途】 本品可杀灭间日疟、三日疟、恶性疟和卵形疟组织期的虫株,尤以间日疟为著,也可杀灭各种疟原虫的配子体,对恶性疟的作用尤强,使之不能在蚊体内发育,以阻断传播。本品对红细胞内期虫体的作用很弱。主要用于根治间日疟和控制疟疾传播。

【体内过程】 口服后在肠内吸收快而完全,生物利用度(F)约96%,口服45 mg(基质),在1小时内血浆中浓度达峰值(C_{max}),约250 mg/L。主要分布在肝组织内,其次为肺、脑和心等组织。$t_{1/2\beta}$为5.8小时(3.7~7.4小时),大部分在体内代谢,仅1%由尿中排出,一般于24小时内完成。因血中浓度维持不久,故需反复多次服药才能收效。

【用法与用量】 口服。成人常用量:按伯氨喹计,根治间日疟每日3片,连服7日。用于杀灭恶性疟配子体时,每日2片,连服3日。小儿常用量:按伯氨喹计,根治间日疟每日按体重0.39 mg/kg,连服14日。用于杀灭恶性疟配子体时,剂量相同,连服3日。

【不良反应与注意事项】 本品不良反应较其他抗疟药为高。当每日用量超过30 mg时,易发生疲倦、头昏、恶心、呕吐、腹痛等不良反应;少数人可出现药物热,粒细胞缺乏等。葡萄糖-6-磷酸脱氢酶缺乏者服用本品可发生急性溶血型贫血,这种溶血反应仅限于衰老的红细胞，并能自行停止发展，一般不严重。

【制剂与规格】 片剂：13.2 mg（相当于伯氯喹7.5 mg）。

乙胺嘧啶
Pyrimethamine

【作用与用途】 乙胺嘧啶对某些恶性疟及间日疟原虫的红细胞外期有抑制作用，对红细胞内期的抑制作用仅限于未成熟的裂殖体阶段，能抑制滋养体的分裂。乙胺嘧啶主要作用于进行裂殖体增殖的疟原虫，对已发育完成的裂殖体则无效。本品主要用于疟疾的预防，也可用于治疗弓形虫病。

【体内过程】 口服后在肠道吸收较慢但完全，6小时内血浆浓度达高峰，它的抗叶酸作用可持续48小时以上。主要分布于红、白细胞及肺、肝、肾、脾等器官中。本品能通过胎盘，经肾脏缓慢排出。服药后5～7日内有10%～20%的原形物自尿中排出，可持续30日以上。本品也可由乳汁排出，从粪便仅排出少量。$t_{1/2\beta}$为80～100小时。血浆浓度为10～100 mg/L时，能抑制恶性疟原虫敏感株的血内裂殖体。

【用法与用量】 口服。成人常用量：预防用药，应于进入疫区前1～2周开始服用，一般宜服至离开疫区后6～8周，每周服4片；耐氯喹虫株所致的恶性疟，每日2片，分2次服，疗程3日；治疗弓形虫病：每日50～100 mg顿服，共1～3日（视耐受力而定），然后每日服25 mg，疗程4～6周。小儿常用量：预防用药，每次按体重0.9 mg/kg，每周服1次，最高剂量以成人量为限；耐氯喹虫株所致的恶性疟，每次按体重0.3 mg/kg，每日3次，疗程3日；弓形虫病，每日按体重1 mg/kg，分2次服，服用1～3日后改为每日0.5 mg/kg，分2次服，疗程4～6周。

【不良反应与注意事项】 口服一般抗疟治疗量时，毒性很低，较为安全。大剂量应用时，如每日用25 mg，连服1个月以上，就会出现叶酸缺乏现象。主要影响生长繁殖特别迅速的组织，如骨髓、消化道黏膜，引起造血功能及消化道症状，如味觉的改变或丧失，舌疼痛、红肿、烧灼感及针刺感，口腔溃疡、白斑等，食管炎所致的吞咽困难、恶心、呕吐、腹痛、腹泻等。较严重的是巨细胞性贫血、白细胞减少症等，如及早停药，能自行恢复。妊娠妇女、哺乳期妇女禁用。

【制剂与规格】 片剂：6.25 mg。

青蒿素
Artemisinin

【作用与用途】 本品为我国首次从黄花蒿中提出的一种新的抗疟有效成分。是一种高效、速效的抗疟药，对间日疟、恶性疟特别是抢救脑型疟有良效。本品对血吸虫亦有杀灭作用。

【体内过程】 青蒿素及其衍生物口服后很快吸收，血药峰值0.5～1小时到达。广泛分布于各组织，还可通过血脑屏障，血浆半衰期为4小时，72小时血中仅含微量。血红细胞浓度低于血浆浓度。主要从肾及肠道排泄,24 小时可排除 84%。感染疟原虫的红细胞青蒿素浓度为未感染红细胞的 170 倍,故具有选择性毒性作用。

【用法与用量】 深部肌内注射:第 1 次 200 mg,6 ~ 8 小时后再给 100 mg,第 2、3 天各肌内注射100 mg,总剂量 500 mg(个别重症第 4 日再给 100 mg),或连用 3 日,每日肌内注射 300 mg,总量 900 mg;小儿每千克体重 15 mg,按上述方法 3 日内注完。口服:先服 1 g,6 ~ 8 小时再服0.5 g,第 2、3 日各服 0.5 g,疗程 3 日,总量为 2.5 g;小儿每千克体重15 mg,按上述方法 3 日内服完。

【不良反应与注意事项】 注射部位较浅时,易引起局部疼痛和硬块。个别病人可出现一过性转氨酶升高及轻度皮疹。少数病人有轻度恶心、呕吐、腹泻等不良反应,不加治疗亦可很快恢复正常。

【制剂与规格】 片剂:50 mg、100 mg。针剂:50 mg(1 ml)、100 mg(2 ml)、200 mg(2 ml)。

蒿甲醚(甲基还原青蒿素)
Artemether

【作用与用途】 蒿甲醚为青蒿素的衍生物,对疟原虫红细胞内期有强大且快速的杀灭作用,能迅速控制临床发作及症状。蒿甲醚的抗疟活性较青蒿素高 6 倍。适用于各型疟疾,但主要用于抗氯喹恶性疟的治疗和凶险型恶性疟的抢救。

【体内过程】 蒿甲醚胶囊口服后易吸收,30 分钟后血药浓度达峰值。体内的蒿甲醚通过脱甲基,缓慢和不完全地代谢为双氢青蒿素。其半衰期为 9.8 小时。主要通过粪便排泄,其次为尿液排泄。肌内注射后吸收快且完全。肌内注射 10 mg/kg 后,血药达峰时间为 7 小时,峰值可达到 0.8 mg/L 左右,$t_{1/2\beta}$约为 13 小时。在体内分布甚广,以脑组织最多,肝、肾次之。主要通过肠道排泄,其次为尿排泄。

【用法与用量】 口服:每日 1 次,连服 5 天或 7 天,成人每次口服 80 mg 或按体重 1.6 mg/kg,首次加倍,儿童按年龄递减。成人肌内注射,首剂 160 mg,第 2 天起每日 1 次,每次 80 mg,连用 5 日。小儿肌内注射,首剂按体重 3.2 mg/kg;第 2 ~ 5 天,每次按体重 1.6 mg/kg,每日 1 次。

【不良反应与注意事项】 本药的不良反应轻微,个别患者有血清门冬氨酸氨基转移酶、丙氨酸氨基转移酶活性轻度升高,网织红细胞数可有一过性减少。极个别患者可能有心律失常(如室性期前收缩等)。严重呕吐者慎用。妊娠妇女慎用。

【制剂与规格】 胶囊:40 mg、100 mg;片剂:40 mg;胶丸:40 mg;注射剂:100 mg:1 ml、200 mg:2 ml、80 mg:1 ml。

复方蒿甲醚片
Compound Artemether Tablets

【作用与用途】 适用于各型疟疾的治疗。

【体内过程】 蒿甲醚口服后易吸

收,30分钟后血药浓度达峰值。在体内分布甚广,以脑组织最多,肝、肾次之。主要通过肠道排泄,其次为尿排泄。苯芴醇口服吸收慢,给药后4～5小时血药浓度达峰值。在体内停留时间长,$t_{1/2\beta}$为24～72小时。

【用法与用量】 口服:第1天服2次,每次4片;第2、3天均服1次,每次4片。

【不良反应与注意事项】 参见蒿甲醚。

【制剂与规格】 复方蒿甲醚片:每片含苯芴醇0.12 g,蒿甲醚0.02 g。

青蒿琥酯

Artesunate

【作用与用途】 本品对鼠疟原虫红细胞内期超微结构的影响,主要是疟原虫膜系结构的改变,该药首先作用于食物泡膜、表膜、线粒体,其次是核膜、内质网,此外对核内染色质也有一定的影响。适用于脑型疟疾及各种危重疟疾的抢救。

【体内过程】 口服后体内分布甚广,以肠、肝、肾较高。主要在体内代谢转化,仅有少量由尿、粪便排泄。静脉注射后血药浓度很快下降,$t_{1/2\beta}$为30分钟左右。

【用法与用量】 口服:首剂100 mg,第2日起每次50 mg,每日2次,连服5日。静脉注射:临用前,加入所附的5%碳酸氢钠注射液0.6 ml,振摇2分钟,待完全溶解后,加5%葡萄糖注射液或葡萄糖氯化钠注射液5.4 ml稀释,使每1 ml溶液含青蒿琥酯10 mg,缓慢静脉注射。首次1支(或按体重1.2 mg/kg),7岁以下按体重1.5 mg/kg。首次剂量后4、24、48小时各重复注射1次。危重者,首次剂量可加至120 mg,3日为1疗程,总剂量为240～300 mg。

【不良反应与注意事项】 用量大于2.75 mg/kg,可能出现外周网织细胞一过性降低。

【制剂与规格】 片剂:50 mg;注射剂:60 mg。

双氢青蒿素

Dihydroartemisinin

【作用与用途】 本品为青蒿素的衍生物,对疟原虫红细胞内期有强大且快速的杀灭作用,能迅速控制临床发作及症状。适用于各种类型疟疾的症状控制,尤其是对抗氯喹恶性及凶险型疟疾有较好疗效。

【体内过程】 口服吸收良好,起效迅速。口服双氢青蒿素2 mg/kg后,1.33小时血药浓度达峰值,最大血浓度为0.71 mg/L。血浆$t_{1/2\beta}$为1.57小时。体内分布广,排泄和代谢迅速。

【用法与用量】 口服每日1次,成人每日3片,首剂量加倍;儿童量按年龄递减,连用5～7日。

【不良反应与注意事项】 推荐剂量未见不良反应,少数病例有轻度网织红细胞一过性减少。孕妇慎用。

【制剂与规格】 片剂:20 mg。

复方三哌喹

Compound Tripiperaquine

【作用与用途】 用于预防和治疗恶性疟和间日疟,疗效良好。

【用法与用量】 口服:首剂用6片,6～8小时后再服4片,共服10片为1个疗程。

【不良反应与注意事项】 副反应有胃肠道反应。对磺胺药过敏者忌用。

【制剂与规格】 片剂:每片含磷酸三哌喹0.1 g,磺胺邻二甲氧嘧啶25 mg,乙胺嘧啶2.5 mg。

盐酸卤泛群(卤泛群)

Halofantrine Hydrochlorcide

【作用与用途】 本品是美国从菲甲醇类筛选出的抗疟新药,是具有裂殖体杀灭活性的菲甲醇衍生物。用于治疗恶性疟和间日疟,包括抗氯喹感染株,不用于疟疾预防。

【用法与用量】 口服:0.5 g/6 h或8 mg/kg,6小时1次,连服3次。

【不良反应与注意事项】 偶见血清转氨酶暂时升高,咳嗽,胃肠道反应如腹痛、恶心、呕吐、腹泻,皮炎、皮疹。也有报道血管内溶血。对心脏有副作用,主要表现在QT间期延长。禁用于心脏病、先天性QT延长家族史者、电解质紊乱和服用易产生心律失常的药物者包括抗疟药如甲氟喹和奎宁。孕妇禁用。

【制剂与规格】 片剂:0.25 g(相当于基质0.233 g);混悬液:0.1 g/5 ml(相当于基质0.093 g)。

本芴醇

Benflumetol

【作用与用途】 本品能杀灭疟原虫红细胞内期无性体,杀虫比较彻底,治愈率为95%左右,但对红细胞前期和配子体无效。小鼠、大鼠LD_{50}均大于10 g/kg,属微毒类药;致突变和致畸试验均为阴性。主要用于恶性疟疾,尤其适用于抗氯喹恶性疟疾的治疗。

【体内过程】 本品口服吸收慢,消除亦慢,在体内停留时间较长。给药后t_{max}为4～5小时,$t_{1/2\beta}$为24～72小时。

【用法与用量】 4日疗法:成人,第1天顿服800 mg,第2,3,4天各400 mg,顿服;儿童每日顿服8 mg/kg,连服4日,首剂加倍,儿童首剂最大用量不超过0.6 g。

【不良反应与注意事项】 心脏病和肾脏病患者慎用。恶性疟患者,在症状控制及红细胞内期原虫消灭后可使用伯喹杀灭配子体。临床观察217例未见明显不良反应,少数病人可出现心电图Q-T间期一过性轻度延长。

【制剂与规格】 胶丸:每粒0.1 g。

阿托伐醌(阿托喹酮)

Atovaquone

【作用与用途】 本品为羟基1,4-萘喹啉,是辅酶Q的同系物,具有抗几种原虫的活性。对疟原虫属,其作用部位为细胞色素 bcl 结合点(结合点Ⅲ)。本品能可逆性地与多肽上的11 500 Da分子集团结合。二氢乳清脱氢酶是吡啶生物合成中重要的酶,通过辅酶 Q 连接线粒体作电子传递,因此本品通过抑制电子传递阻止吡啶的合成。一些代谢酶通过辅酶 Q 参与线粒体的电子传递,因此,本品抑制电子传递作用实际上是抑制了这些酶的活性。适用于不能耐受 SMZ-TMP 的患轻度至中度卡氏肺炎的 AIDS 病人的口服治疗。

【体内过程】 本品为高亲脂性,低溶于水的物质,在剂量 750 mg 以上时其生物利用度减少很多且变化也大。给饮食正常的健康志愿者服用本品,其血浆浓度时间曲线表现为双峰,第一峰出现在服药后 1 ~8 小时,第二峰出现在服药后 24 ~96 小时。双峰说明了该药存在着肠肝循环。与肉类特别是脂肪同服,可增加吸收约 30%。本品有较长的半衰期,正常人半衰期为(2.9 ±0.8)天,AIDS 病人半衰期为(2.2 ±0.6)天。其原因主要为不经肾排泄,肠肝循环也延迟了其从粪便排泄的速度。在一多剂量试验中,给 4 名HIV 血清阳性的志愿者服用本品,同时给予食物,生物利用度降低。每日最大剂量为 300 mg,其平均稳态血浓度为(40.0 ± 19.0)μg/ml。而每日服用 750 mg,稳态血浓度为(26.9 ± 10) μg/ml。给 10 名免疫受损的儿童用本品,其平均半衰期为(2.7 ± 1.6)天。这些儿童的平均年龄为 5 个月 ~13 岁,体重在 3.5 ~85.5 kg。10 mg/kg 每日 1 次的给药方案可达到平均稳态血浓度值(7.5 ±4.6)μg/ml,其中 3 名儿童每日给药达 40 mg/kg,其稳态血浓度平均值为(14.0 ±2.2)μg/ml。本品血浆蛋白结合率达到 99.9%。

【用法与用量】 每日 3 次750 mg,与食物同服,共 21 天。儿童剂量(14 个月以上)为 40 mg/(kg · d)。体重超过 40 kg 的儿童剂量按成人剂量。

【不良反应与注意事项】 由于本品与血浆蛋白结合率高,所以在与其他高血浆蛋白结合率的药物同用时应注意其替代作用。红斑 23%,呕吐 14%,恶心 21%,头昏 19%,头痛 16%,发热 14%,失眠 10%,肝药酶活性增加。

【制剂与规格】 片剂:250 mg。

(五)抗阿米巴、滴虫药

甲硝唑(灭滴灵)

见其他抗菌药"甲硝唑"。

帕硝唑(硝基吡啶咪唑)

Panidazole

【作用与用途】 对溶组织阿米巴滋养体、阴道滴虫有作用。用于治疗肠道阿米巴感染或阿米巴肝脓肿,也可用于治疗阴道滴虫病。

【用法与用量】 口服:治疗肠道阿米巴感染或阿米巴肝脓肿,每日 1.5 ~2.5 g,分 3 次服用,共 6 日。治疗阴道滴虫病:0.5 g,每日 2 次,共 7 ~10 日。

【不良反应与注意事项】 可有眩晕、头痛、恶心、呕吐、上腹痛、皮疹、口麻、软弱等。

【制剂与规格】 片剂:0.25 g。

哌硝噻唑
Pineranitrazole

【作用与用途】 本品为硝基噻唑类抗原虫药,对阴道滴虫和阿米巴原虫均有抑制和杀灭作用。用于阴道滴虫病、肠道滴虫病、急慢性阿米巴痢疾及肠外阿米巴病。

【用法与用量】 口服:每次0.1 g,每日3次,疗程7~10天,必要时可重复。治疗阴道滴虫病时应男女同时治疗。

【不良反应与注意事项】 副作用少而轻微,个别有出血性紫癜及白细胞、血小板减少。肝功能异常及血液病患者慎用。

【制剂与规格】 片剂:每片0.1 g;栓剂:每枚0.2 g。

替硝唑阴道泡腾片
Tinidazole Vaginal Effervescent Tablets

【作用与用途】 本品具有抗原生动物和专性厌氧细菌的作用。对原生动物如阴道毛滴虫,溶组织内阿米巴和兰伯氏贾弟虫均有抑制作用。本品对大多数厌氧菌如脆弱拟杆菌、黑色素拟杆菌、其他拟杆菌、梭状芽孢杆菌、真细菌、梭形杆菌、阴道嗜血菌、消化球菌、消化链球菌和韦荣氏球菌有抗菌作用。本品适用于治疗滴虫性阴道炎。

【用法与用量】 阴道给药,每日一次,于每晚睡前清洗外阴后,将本品0.2 g放入阴道后穹隆处,连用7天。或遵医嘱。

【不良反应】 个别患者可有下列反应:消化道反应,如恶心、呕吐、胃部不适等;过敏反应:如皮疹、荨麻疹、潮红、瘙痒等;局部反应:如疼痛、刺激、阴道瘙痒等;其他:偶见头痛、眩晕等。肝、肾功能不全者慎用;出现过敏反应、局部疼痛、头痛、眩晕等时应及时停药。对替硝唑或硝基咪唑类药物过敏者禁用。孕妇及哺乳期妇女禁用。

【制剂与规格】 片剂:0.2 g。

奥硝唑(滴必露)
Ornidazole

【作用与用途】 用于阴道滴虫病、阿米巴病、肠贾第虫病及厌氧菌引起的感染。

【用法与用量】 口服:每晚1.5 g或早晚0.5~1.0 g。静脉滴注:每次0.5~1.0 g,每12小时1次。

【不良反应与注意事项】 可引起头昏、头痛及胃肠道功能紊乱等。妊娠早期慎用。对本品过敏者禁用。

【制剂与规格】 片剂:0.5 g;针剂:0.5 g。

替克洛占(替克洛生,特克洛胺,二苯胺醚)
Teclozan

【作用与用途】 为抗阿米巴药,具有杀灭阿米巴原虫作用。用于治疗溶组织阿米巴原虫病。

【用法与用量】 口服:每次

100 mg,每日 3 次,5 天为 1 疗程。

【不良反应与注意事项】 可有头痛、恶心、呕吐、腹泻、便秘等不良反应,但一般可耐受。

【制剂与规格】 片剂:每片 100 mg。

塞克硝唑(甲硝乙醇咪唑) Secnidazole

【作用与用途】 本品为 5-硝基咪唑类抗原虫和厌氧菌药物,作用于原虫或厌氧菌的生长期,破坏 DNA 链或抑制 DNA 的合成,导致原虫和厌氧菌死亡。本品对泌尿生殖器内滴虫、肠道及组织内阿米巴原虫和贾第鞭毛虫等有较强的杀灭作用。用于治疗各种急慢性肝肠阿米巴病及尿道、女性阴道、男性前列腺等滴虫病。亦用于贾第虫病及人体各部位厌氧菌感染的治疗。

【体内过程】 本品口服吸收迅速完全,一般口服 2 小时内血药浓度达到峰值,在给药剂量 0.5 ~ 2.0 g 范围内血药浓度与给药剂量呈线性关系,最大血浆药物浓度为 35.7 ~ 46.3 mg/L,血浆蛋白结合率为血浆药物浓度的 15%,生物利用度为 100%(±26%),表观分布容积为 49.2 L/kg,有效药物浓度可持续 48 小时,消除半衰期为 17 ~ 29 小时,男性约 20 小时,女性约 14 小时,给药 72 小时后仍可从尿液中检测到药物,从尿液中排泄的量为药物的 10% ~ 25%。

【用法与用量】 肠阿米巴病、贾第虫病、滴虫病、细菌性阴道炎及厌氧菌感染,成年患者口服本品 2.0 g(4 片),儿童口服本品 30 mg/kg,每日 1 次;肝阿米巴病患者口服本品 1.5 g(3 片),儿童口服本品 30 mg/kg,每日 1 次,连续 5 天。

【不良反应与注意事项】 可有食欲不振、恶心、呕吐等胃肠道反应,少数有腹泻,口中常有刺鼻金属味。偶见头痛、失眠、皮疹、白细胞减少和血尿氮增加等,停药后迅速恢复。中枢神经系统疾病患者和孕妇及哺乳期妇女禁用。肝肾功能不全患者慎用。

【制剂与规格】 片剂:每片含塞克硝唑 0.5 g。

尼莫唑(尼莫拉唑,硝基吗琳咪唑) Nimorazole

【作用与用途】 本品是 5-硝基咪唑的衍生物,它有抗微生物作用和类似甲硝唑的作用,用于治疗细菌性阴道病、急性坏死性溃疡性牙龈炎,对阴道滴虫病、阿米巴病、梨形鞭毛虫病有效。

【体内过程】 本品易从胃肠道吸收,2 小时内可达血药浓度高峰,有报道在唾液和阴道分泌物中有高浓度。与 2 个活性代谢物一起在尿中排泄,原形药物和代谢物也可由乳汁排出。

【用法与用量】 治疗阴道滴虫病:饭后顿服 2 g 或每次 0.25 g,每日 2 次,连服 6 日,夫妻同时治疗。治疗贾第虫病:每次 0.5 g,每日 2 次,连服 5 日。儿童:每次 0.01 g/kg,每日 2 次,连服 2 日。阿米巴病用类似方案治疗。急性坏死性溃疡性龈炎:每次0.5 g,每日2次,连服2日。肠阿米巴病:每日0.02~0.04 g/kg,分2次服,连服5~10日。

【不良反应与注意事项】 副作用与预防类似甲硝唑。

【制剂与规格】 片剂:500 mg。

依米丁(吐根碱)
Emetine

【作用与用途】 依米丁对阿米巴原虫滋养体有直接杀灭作用,但对其包囊则无效。其作用是通过抑制肽链的延长,而使寄生虫和哺乳动物细胞中的蛋白质合成受阻。依米丁只能杀死肠壁及组织中的滋养体,而不能消灭肠腔中的滋养体。临床上用于治疗阿米巴痢疾和肠外阿米巴病如阿米巴肝脓肿等;主要用于甲硝唑或氯喹无效的患者。

【体内过程】 依米丁注射后药物分布在肝、肺、肾及脾,而以肝内为最高。主要由肾脏排泄,自肠黏膜随粪便排出的量极少。由于此药的排泄很慢,停药后40~60天仍继续排泄药物,所以易发生蓄积作用。

【用法与用量】 本品为注射剂,供深部皮下或肌内注射。剂量为每日1 mg/kg,每日最大剂量不超过60 mg,每日1次,疗程为4~6天,如需第2疗程时必须间隔6周。儿童的剂量也为每日1 mg/kg,可分2次注射,儿童的疗程不要超过5天。

【不良反应与注意事项】 局部反应:注射的部位可有疼痛,有时出现坏死及蜂窝织炎,甚至脓肿。胃肠道反应:恶心、呕吐、腹泻等。神经肌肉反应:常见的有肌肉疼痛和无力,特别是四肢和颈部;有时可因全身无力而出现呼吸困难。心脏反应:低血压、心前区疼痛、心动过速和心律不齐,常是心脏受损的征象。心电图改变尤其是T波低平或倒置、QT间期延长,这些变化提示心肌早期中毒的征象。心脏病、肾脏病患者及孕妇禁用。老年患者的剂量应减少50%。

【制剂与规格】 注射剂:1 ml:30 mg、1 ml:60 mg。

卡巴胂(对脲基苯胂酸)
Carbarsone

【作用与用途】 本品是人工合成的5价胂剂,能抑制阿米巴原虫体内的巯基酶系,杀灭阿米巴滋养体,效力较依米丁差,接近于喹碘仿,对肠外阿米巴无效;本品还有抗滴虫及丝虫的作用。主要用于治疗慢性阿米巴痢疾,也可用于丝虫病等的治疗。

【体内过程】 本品口服或灌肠后仅小部分在胃肠道吸收,组织含量很低,经肾缓慢排泄,易蓄积,故2个疗程间须间隔1~2周。

【用法与用量】 治阿米巴痢疾:每次0.1~0.2 g,每日3次,口服;小儿每日8 mg/kg,连用10天为1个疗程,必要时可重复。或用其1%溶液(内加2%小苏打)200 ml,隔天保留灌肠1次,每疗程5次。治丝虫病:每日0.25~0.5 g,分2次,连用10天,常与枸橼酸乙胺嗪合用。

【不良反应与注意事项】 肝、肾

功能不全者慎用。

【制剂与规格】 片剂:0.1 g、0.2 g。

去氢依米丁(去氢吐根碱)

Dehydroemetine

【作用与用途】 为依米丁衍生物,作用与依米丁类似,但无依米丁那样的蓄积作用。本品在体内消除较快,故可较大剂量地使用较长的时间。用于治疗阿米巴痢疾或肝脓肿。

【用法与用量】 皮下注射每日60~80 mg,共用10日。深部皮下注射:每日60 mg,或每日1 mg/kg,连用6~10天。若重复第2个疗程,应间隔2周。

【不良反应与注意事项】 常见反应为血压降低。较依米丁小。偶可引起血压下降、多发性神经炎等。

【制剂与规格】 注射剂:30 mg。

喹碘仿

Chiniofon

【作用与用途】 对阿米巴滋养体有作用,可用于治疗无症状或慢性阿米巴痢疾。对急性阿米巴痢疾及较顽固病例,宜与依米丁、甲硝唑合用,可收根治效果。对肠道外阿米巴病无效。

【用法与用量】 口服。成人每日3次,每次0.5 g;3日后,每日3次,每次1 g,连用7~10日。小儿每次5~10 mg/kg,每日3次,连用7~10日。灌肠用于慢性病人,2.5%水溶液200 ml作保留灌肠,每晚1次,连用7日,同时口服量减半。

【不良反应与注意事项】 大剂量可引起腹泻及其他胃肠道反应。对碘过敏者及甲状腺肿大、严重肝肾功能不良者慎用。

【制剂与规格】 肠溶片剂:0.25 g。

氯碘羟喹(氯碘仿)

Clioquinol

【作用与用途】 与喹碘仿相似,副作用较多见。

【用法与用量】 口服:成人每日3~4次,每次服0.25~0.5 g,连用10日。小儿每次5~10 mg/kg。

【不良反应与注意事项】 对碘过敏、甲状腺肿大及肝功能不良者慎用。

【制剂与规格】 片剂:0.25 g。

双碘喹(双碘仿)

Diiodohydroxyquinoline

【作用与用途】 对阿米巴滋养体有作用,可用于治疗无症状或慢性阿米巴痢疾。对急性阿米巴痢疾及较顽固病人,宜与依米丁、甲硝唑合用,可收根治效果。

【用法与用量】 口服:成人每次0.4~0.6 g,每日3~4次,连用10日。小儿1次每千克体重为5~10 mg。

【不良反应与注意事项】 对肠道刺激较喹碘仿小。对碘过敏、甲状腺肿大及肝功能不良者慎用。

【制剂与规格】 片剂:0.2 g。

泛喹酮(安痢平)

Phanqulnone

【作用与用途】 对溶组织阿米巴滋养体、肠梨形虫、滴虫及革兰阴性杆菌等都有抑制作用。可用于急、慢性阿米巴痢疾。

【用法与用量】 口服:成人每日3次,每次0.1 g,连服10日。

【不良反应与注意事项】 不良反应轻微。

【制剂与规格】 片剂:50 mg。

乙酰胂胺(滴维净)
Acetarsol

【作用与用途】 对阴道滴虫及阿米巴原虫均有抑制作用,常制成滴维净片用于滴虫病。

【用法与用量】 治疗阴道滴虫病:先以稀消毒液洗净阴道,然后放滴维净片于穹隆部,次晨坐浴。

【不良反应与注意事项】 局部有轻度刺激;月经期间忌用;用药期间禁性交。

【制剂与规格】 片剂:每片含乙酰胂胺0.25 g,硼酸0.03 g。

二氯尼特糠酸酯(呋喃二氯散糠酯酰胺)
Diloxanide Furoate

【作用与用途】 能直接杀死阿米巴原虫,对肠内外阿米巴均有效,可与依米丁或氯喹合用。本品为治疗无症状携带阿米巴包囊者的首选药。

【用法与用量】 口服:每次0.5 g,每日3次,10日为1疗程。

【不良反应与注意事项】 以腹胀最为常见。偶有恶心、呕吐、腹痛、食管炎、持续性腹泻、皮肤瘙痒、荨麻疹、蛋白尿和含糊的麻刺激感觉,治疗完成后而消失。孕妇及2岁以下儿童不宜服用。

【制剂与规格】 片剂:0.25 g、0.5 g。

比拉米可(卡马风)
Bialamicol

【作用与用途】 为抗阿米巴药,用于急、慢性阿米巴痢疾与肠外阿米巴病,可与依米丁合用。

【用法与用量】 口服:每日3次,每次0.25 ~0.5 g,1个疗程5天。

【不良反应与注意事项】 轻微。

【制剂与规格】 片剂:0.25 g。

依托法胺(氯苯草酰胺)
Etofamide

【作用与用途】 本品是二氯乙酰胺的衍生物,作用与应用类似糠酸二氯尼特,是抗肠腔内阿米巴药。

【体内过程】 口服不易被吸收,肠腔内浓度高,主要用于治疗肠内阿米巴病和包囊携带者,对肠外阿米巴病无效。

【用法与用量】 口服:成人:每次0.3 g,每日2次,连服5日。

【不良反应与注意事项】 本品无明显不良反应。

【制剂与规格】 片剂:0.2 g。

美舒仿
Mexaform

【作用与用途】 用于调整胃肠功能紊乱,治疗细菌或阿米巴性肠炎、痢疾及手术后肠胀气等。

【用法与用量】 口服:每次1~2片,每日3次。小儿片:婴儿每次服1~2片,1~6岁每次服3~5片,6~12岁每次服6~8片,均每日4次。

【不良反应与注意事项】 毒性低,但胃肠道反应较喹碘仿多见,主要是腹泻,可引起亚急性脊髓神经病,表现为腹泻、腹部不适、下肢感觉异常、截瘫、视力减退,甚至失明等。碘过敏、甲亢、白内障及肝、肾功能不良患者忌用。

【制剂与规格】 片剂:每片含氯碘喹啉0.2 g、安痢平20 mg、安胃灵2 mg。小儿片:每片含氯碘喹啉20 g、安痢平20 mg。

克立法胺(克痢酰胺,氯硝发胺)
Clefamide

【作用与用途】 本品是一种二氯乙酰胺衍生物,用法和作用与糠酸二氯尼特相似。口服吸收少,肠腔内药物浓度高,主要用于治疗无症状的阿米巴包囊携带者,也可用于治疗肠内阿米巴病。

【用法与用量】 常用剂量为每次0.5 g,每日3次。连服10日,儿童酌减。

【不良反应与注意事项】 不良反应少,偶有腹胀、轻度恶心、腹痛、腹泻等,停药后可消失。

【制剂与规格】 片剂:0.25 g。

呋喃唑酮(痢特灵)
Furazolidone

见磺胺药及其他抗菌药"呋喃唑酮"。

白头翁
Radix Pulsatillae

【作用与用途】 本品煎剂在试管内能抑制溶组织阿米巴滋养体生长,对急、慢性阿米巴痢疾和菌痢都有一定疗效。

【用法与用量】 成人每次10~15 g,制成煎剂,每日3次,连服7~10日;或将30~50 g制成煎剂100 ml,保留灌肠,每日1次,连用10日。

鸦胆子
Fructus Bruceae

【作用与用途】 本品在培养基内有杀灭溶组织阿米巴滋养体作用。对急、慢性阿米巴痢疾有一定疗效。

【用法与用量】 成人10~15粒,每日3次,连服6~10日,去壳取仁放在胶囊内,或用龙眼肉包裹口服。小儿总量每千克3粒,分6~10日服完。每日剂量分为3次,食后服。亦可用20~30粒捣碎后,以1% $NaHCO_3$溶液200 ml做成浸液,每日1次,保留灌肠。

【不良反应与注意事项】 可有腹部不适、恶心、呕吐和腹泻等症状。

蛇床子(野胡萝卜子)
Fructus Cnidii

【作用与用途】 本品为伞形科植物蛇床的果实。含有蛇床子素等多种成分,对滴虫有一定的杀灭作用;用于滴虫性阴道炎。此外尚有抑制真菌和驱蛔虫作用。

【用法与用量】 用10%煎剂熏洗阴道,每日1次,连用7日。

(六)抗丝虫药

枸橼酸乙胺嗪(海群生)

Diethylcarbamazine Citrate

【作用与用途】 本品对丝虫成虫(除盘尾丝虫外)及微丝蚴均有杀灭作用,对易感微丝蚴有两种作用:一为抑制肌肉活动,使虫体固定不动,此可能为本药哌嗪部分的过度极化作用,促进虫体由其寄居处脱开所致;二为改变微丝蚴体表膜,使之更易遭受宿主防御功能的攻击和破坏。对成虫杀灭作用的机制不详。用于治疗班氏丝虫、马来丝虫和罗阿丝虫感染,也用于盘尾丝虫病。对前三者每次或多次治疗后可根治,但对盘尾丝虫病,因本品不能杀死成虫,故不能根治。亦可用于热带嗜酸红细胞增多症患者。对蛔虫感染也有效,但已为其他更安全、有效、新的抗蠕虫药所取代。

【体内过程】 口服后易吸收,服单剂0.2～0.4 g后1～2小时血药浓度达峰值,代谢快。除脂肪组织外,药物在体内分布均匀。多次反复给药后,很少出现蓄积现象。口服0.2 g单剂后,药物的 $t_{1/2\beta}$ 为8小时,服药后48小时内以原药或代谢产物(70%以上)形式由肾脏排泄。

【用法与用量】 口服(餐后)。治疗班氏和马来丝虫病国内目前常用。治疗班氏绦虫病及重度感染马来绦虫病总量4.2 g,7日疗法,即每日0.6 g,分2～3次服,7日为1个疗程。间隔1～2个月,可应用2～3个疗程。治疗马来绦虫病可用大剂量短疗程法,即1～1.5 g,夜间顿服法,也可间歇服用2～3个疗程。治疗罗阿丝虫病宜用小剂量,每次按体重2 mg/kg,每日3次,连服2～3周,必要时间隔3～4周可复治。治疗盘尾丝虫病初期药物剂量宜小,按体重不超过0.5 mg/kg,第1日1次,第2日2次,第3日增至1 mg/kg,口服3次。

【不良反应与注意事项】 乙胺嗪本身的毒性甚低,偶可引起食欲减退、恶心、呕吐、头昏、头痛、乏力、失眠等。治疗期间的反应多由于大量微丝蚴和成虫杀灭后释放异性蛋白所致,可有畏寒、发热、头痛、肌肉关节酸痛、皮疹、瘙痒等。偶见过敏性喉头水肿、支气管痉挛、暂时性蛋白尿、血尿、肝肿大和压痛等。成虫死亡后尚可引起局部反应如淋巴管炎、淋巴结炎、精索炎、附睾炎等,并出现结节。对儿童有蛔虫感染者应先驱蛔虫。

【制剂与规格】 片剂:50 mg、100 mg。

呋喃嘧酮

Furapyrimidone

【作用与用途】 本品为一种抗丝虫的化学合成新药。对班氏丝虫的微丝蚴和成虫均有一定的作用,适用于治疗班氏丝虫病,对马来丝虫病也有肯定的疗效。疗效优于乙胺嗪。

【用法与用量】 口服:总剂量每千克体重140 mg或每日每千克体重

20～50 mg,疗程6～7日。每日剂量分2～3次,饭后30～60分钟服用。

【不良反应与注意事项】 本品不良反应与乙胺嗪相仿,主要由于药物杀死微丝蚴所引起,停药或对症处理后症状可显著减轻或消失。副反应以发热和消化道症状较多。消化道症状有恶心,呕吐,食欲减退等。少数病例有四肢轻麻、皮疹、心悸、胸闷,也有转氨酶轻微上升者,应予以注意。个别病人心电图有T波变化。

【制剂与规格】 肠溶片剂:50 mg、100 mg。

伊维菌素
Ivermectin

【作用与用途】 本品为阿维菌素的衍生物,属口服半合成的广谱抗寄生虫药。本品对各种生命周期的大部分线虫(但非所有线虫)均有作用;对盘尾丝虫的微丝蚴有效,但对成虫无效;对仅处于肠道的粪圆线虫也有效。用于盘尾丝虫病和类圆线虫病及钩虫、蛔虫、鞭虫、蛲虫感染。

【用法与用量】 类圆线虫病:推荐剂量是单剂量口服200 μg/kg。盘尾丝虫病:推荐剂量是单剂量口服150 μg/kg。钩虫感染:14岁以上者单次口服12 mg(相当于0.2 mg/kg);14岁以下者单次口服6 mg。蛔虫感染:14岁以上者单次口服6 mg(相当于0.1 mg/kg),14岁以下者单次口服3 mg。鞭虫感染:14岁以上者单次口服12 mg(相当于0.2 mg/kg);14岁以下者单次口服6 mg。蛲虫感染:14岁以上者单次口服12 mg(相当于0.2 mg/kg);14岁以下者单次口服6 mg。

【不良反应与注意事项】 全身性反应:包括虚弱、无力、腹痛、发热;胃肠道反应:包括厌食、便秘、腹泻、恶心、呕吐;神经系统反应:包括头昏、嗜睡、眩晕、震颤;皮肤:包括瘙痒、皮疹、丘疹、风疹、小脓疱。

【制剂与规格】 片剂:每片6 mg。

(七)驱钩虫、蛔虫、蛲虫、绦虫药

甲苯达唑(甲苯咪唑)
Mebendazole

【作用与用途】 本品为广谱驱虫药,有完全杀死钩虫卵和鞭虫卵以及部分杀死蛔虫卵的作用。体外试验证明5 mg/L甲苯咪唑可抑制钩虫幼虫的发育。本品可抑制肠道寄生虫对葡萄糖的摄取,导致虫体内贮存的糖原耗竭,使虫体三磷酸腺苷形成减少,但并不影响宿主血中葡萄糖水平。超微结构观察,本品可引起虫体被膜细胞及肠细胞胞浆中微管变性,使高尔基体内分泌颗粒积聚,产生运输堵塞、胞浆溶解,吸收细胞完全变性,从而引起虫体死亡。用于蛲虫病、蛔虫病、钩虫病、鞭虫病、粪类圆线虫病、绦虫病的治疗。

【体内过程】 口服后只有5%～10%由胃肠道吸收,进食后(特别是脂肪性食物)可增加吸收。吸收后分布于血浆、肝、肺等部位,在肝内分布较

多。血药浓度达峰时间(t_{max})为2～5小时,血药峰浓度(C_{max})不到服药量的6.3%。每日口服0.2 g,3日后血药浓度不超过0.3 mg/L。血消除半衰期($t_{1/2\beta}$)为2.5～5.5小时。口服后于24小时内以原形或2-氨基代谢物随粪便排出,5%～10%由尿中排出。

【用法与用量】 口服。成人常用量:治疗蛔虫、钩虫、鞭虫病:每次5 ml,每日2次,连服3日。2周和4周各重复用药1次。治疗蛲虫病:每次5 ml,每日1次,连服3日。2周和4周各重复用药1次。治疗绦虫、粪类圆线虫病:每次5 ml,每日2次,连服3日。小儿:4岁以上的儿童应用成人剂量;4岁以下者用量减半。

【不良反应与注意事项】 因本品吸收少,排泄快,故不良反应较少。极少数病人有胃部刺激症状,如恶心、腹部不适、腹痛、腹泻等,尚可出现乏力、皮疹。偶见剥脱性皮炎,全身性脱毛症等,均可自行恢复正常。对本品过敏患者禁用。肝、肾功能不全者慎用。本品在动物实验中有致畸作用,因此孕妇禁用,哺乳期妇女应用本品时应暂停哺乳。2岁以下幼儿禁用。

【制剂与规格】 混悬液:2%;咀嚼片:50 mg、100 mg。

复方甲苯咪唑(速效肠虫净)

Compound Mebendazole

【作用与用途】 本品由甲苯咪唑和左旋咪唑组成复方制剂。甲苯咪唑抑制寄生虫对葡萄糖的吸收,而左旋咪唑抑制虫体肌肉中酶的活性使虫体麻痹。两者配伍其效力大大增强,且可消除单用一种的不良反应。主要用于蛲虫病、蛔虫病、钩虫病、鞭虫病等。

【用法与用量】 口服:蛲虫病,1片顿服,未根除者可在用药2周或4周重复用药1次;蛔虫病,2片顿服;钩虫、蛔虫、蛲虫、鞭虫混合感染者,每日2次,每次1片,连服3日。成人及4岁以上儿童按此剂量服用,4岁以下遵医嘱。

【不良反应与注意事项】 个别病人有轻度腹痛、腹泻;服药期间不服泻药,不忌饮食,孕妇禁用,2岁以下儿童慎用。

【制剂与规格】 片剂:每片含甲苯咪唑100 mg,左旋咪唑25 mg。

噻苯唑(噻苯达唑)

Tiabendazole

【作用与用途】 本品为广谱抗螨虫药,对粪类圆线虫、蛲虫、钩虫、蛔虫、旋毛虫等均有作用,但作用机制不明,可能是抑制虫体的延胡索酸还原酶。通过抑制粪类圆线虫微管的形成,而抑制其胆碱酯酶分泌。低浓度时对幼虫有杀灭作用,对旋毛虫而言,能杀灭小肠内的成虫使之不再排出幼虫,对组织内的幼虫也有一定的杀灭作用。适用于粪类圆线虫病、蛲虫病、钩虫病、鞭虫病、蛔虫病及皮肤幼虫移行症等。也可用于治疗旋毛虫感染。重要用于类圆线虫病和旋毛虫病(肠内期)。

【体内过程】 口服后迅速由胃肠道吸收,也可以从皮肤表面及眼睛吸收。服药1~2小时后血药浓度达峰值。本品在体内代谢成5-羟噻苯咪唑,主要以与葡糖醛酸或硫酸结合形式由尿中排出,在48小时内排出90%左右,其余部分由粪便排出。也可由乳汁中排泄。

【用法与用量】 口服:成人及小儿剂量,粪类圆线虫病,按体重每次25 mg/kg,每日2次,3日为1个疗程,对播散性粪类圆线虫病者,疗程为5日。旋毛虫病,按体重每次25 mg/kg,每日2次,5~7日为1个疗程,必要时间隔数日可重复1个疗程。钩虫、蛔虫、蛲虫病,按体重每次25 mg/kg,每日2次,2日为1个疗程;1次量不可超过1.5 g,每日总量应小于3 g;必要时1周后可重复1个疗程。

【不良反应与注意事项】 常规剂量下,其不良反应发生率为5%~30%,多发生在服药后3~4小时,可持续2~8小时。常见的反应有:厌食、恶心、呕吐、眩晕、上腹不适;较少见的有:腹泻、瘙痒、疲倦、嗜睡、手足麻木、头昏、头痛、耳鸣、高血糖、脉搏徐缓、低血压、虚脱、暂时性肝功能异常;少见的有:发热、脸潮红、结膜充血、血管神经性水肿、淋巴结肿、皮疹。偶见幻视、嗅觉障碍、重症多形性红斑、尿结晶、暂时性白细胞减少及肝内胆汁淤积。

【制剂与规格】 片剂:0.25 g。

双羟萘酸噻嘧啶(噻嘧啶)

Pyrantel Pamoate

【作用与用途】 本品是除极神经肌肉阻滞剂,具有明显的烟碱样活性,也能抑制胆碱酯酶,使乙酰胆碱堆积,导致虫体痉挛性麻痹而排出体外;另外,它可使虫体单个细胞除极,峰电位发放频率增加,肌张力亦增加,使虫体失去自主活动。与哌嗪不同的是其作用快,先显著收缩,其后麻痹不动。用于治疗蛔虫病、蛲虫病、十二指肠钩虫病、鞭虫病等。

【体内过程】 口服很少吸收。口服后1~3小时血药浓度达峰值,每次口服11 mg/kg时,血药峰值为0.05~0.13 mg/L。50%~75%以上以原形药由粪便排出,约7%以原形药从胆管及尿中排出。

【用法与用量】 口服:成人常用量:蛔虫病,每次按体重10 mg/kg(一般为500 mg)顿服,每日1次,疗程1~2日;钩虫感染,剂量同上,连服3日;蛲虫感染,每日按体重5~10 mg/kg,连服7日。小儿常用量:蛔虫病,10 mg/(kg·d),睡前顿服,连服2日;钩虫病,剂量同上,连服3日;蛲虫病,10 mg/(kg·d),睡前顿服,连服1周。鞭虫病,每日2次,每次6 mg/kg,连服2天。

【不良反应与注意事项】 口服本品仅于大剂量时才表现出毒性,治疗剂量时毒性很低,发生率约17%,可有恶心、呕吐、食欲不振、腹痛和腹泻等消化道症状,少数病人发生头痛、眩晕、嗜睡、胸闷、皮疹等,一般为时短暂,可以忍受,不需处理,偶有门冬氨酸氨基转移酶升高者。孕妇及1岁以下小儿禁用。

【制剂与规格】 宝塔糖:0.2 g;颗粒:每1 g含双羟噻嘧啶0.15 g;片剂:0.3 g、0.36 g。

哌嗪(驱蛔灵)

Piperazine

【作用与用途】 本品具有麻痹蛔虫肌肉的作用,使蛔虫不能附着在宿主肠壁,随粪便排出体外。用于肠蛔虫病、蛔虫所致的不全性肠梗阻和胆管蛔虫病绞痛的缓解期。此外,亦可用于驱蛲虫。

【用法与用量】 枸橼酸哌嗪:驱蛔虫,成人每日每千克体重75 mg,或每日3~3.5 g,最多不超过4 g;儿童每日每千克体重100~150 mg,最多不超过3 g。睡前顿服或分1~2次服,连服2日。如未驱尽,可再服1次,一般不必服泻药。驱蛲虫,成人每次1~1.2 g,1日2次,连服7~10日;儿童剂量为1日每千克体重60 mg,每日总量不超过2 g,早晚分服,连服7~10日。磷酸哌嗪:驱蛔虫,成人每日2.5~3 g,睡前1次服,连服2日;小儿每千克体重80~130 mg,每日量不超过2.5 g,连服2日。驱蛲虫,成人1次0.8~1 g,每日1.5~2 g,连服7~10日,小儿每日每千克体重50 mg,分2次服,1日量不超过2 g,连服7~10日。

【不良反应与注意事项】 本品毒性低,但用量大时亦可引起头昏、头痛、恶心、呕吐等,少数病例可出现荨麻疹、乏力、胃肠功能紊乱、共济失调等反应。有肝肾功能不良者、神经系统疾患及癫痫史的病人禁用。便秘者可加服泻药。硫双二氯酚或左旋咪唑与本品合用,有协同作用。与扑蛲灵合用,可治疗混合感染。与吩噻嗪类药物合用时,毒性较各自单用时为高。

【制剂与规格】 片剂:0.2 g、0.5 g。糖浆:每100 ml含本品16 g。磷酸哌嗪片0.5 g,0.5 g。

盐酸左旋咪唑

Levamisole Hydrochloride

【作用与用途】 本品为四咪唑的左旋体,可选择性地抑制虫体肌肉中的琥珀酸脱氢酶,使延胡索酸不能还原为琥珀酸从而影响虫体肌肉的无氧代谢,减少能量产生。当虫体与之接触时,能使神经肌肉除极,肌肉多发生持续收缩而致麻痹;药物的拟胆碱作用有利于虫体的排出。其活性为四咪唑(消旋体)的1~2倍,但毒副作用则较低。另外,药物对虫体的微管结构可能有抑制作用。左旋咪唑还有免疫调节和免疫兴奋功能。对蛔虫、钩虫、蛲虫和粪类圆线虫病有较好的疗效。由于本品单剂量有效率较高,故适于集体治疗。对班氏丝虫、马来丝虫和盘尾丝虫成虫及微丝蚴的活性较乙胺嗪为高,但远期疗效较差。

【体内过程】 口服后迅速吸收,服用150 mg后2小时内,血药浓度达峰值(500 ng/L),$t_{1/2\beta}$为4小时。在肝内代谢,本品及其代谢产物可自尿(大部分)、粪和呼吸道排出,乳汁中亦可测得。

【用法与用量】 口服:驱蛔虫:成

人 1.5～2.5 mg/kg，空腹或睡前顿服，小儿剂量为 2～3 mg/kg。驱钩虫：口服，1.5～2.5 mg/kg，每晚 1 次，连服 3 日。治疗丝虫病：4～6 mg/kg，分 2～3 次服，连服 3 日。直肠给药（栓剂）：治蛲虫、蛔虫病，1 岁内用 50 mg，3 岁内用 75 mg，5 岁内用 100 mg，10 岁内用150 mg；每次 1 粒，每日 1 次，连用 3 天为 1 个疗程。治钩虫病，1～4 岁用 25 mg，5～12 岁用 50 mg，13～15 岁用 100 mg；每次 1 粒，每日 1 次，连用 3 天为 1 个疗程。

【不良反应与注意事项】 一般轻微。有恶心、呕吐、腹痛等，但较轻，少数可出现味觉障碍、疲惫、头昏、头痛、关节酸痛、神志混乱、失眠、发热、流感样症候群、血压降低、脉管炎、皮疹、光敏性皮炎等，偶见蛋白尿，个别可见粒细胞减少、血小板减少，少数甚至发生粒细胞缺乏症（常为可逆性），常发生于风湿病或肿瘤患者。

【制剂与规格】 肠溶片：25 mg、50 mg；颗粒：10 g：50 mg；片剂：15 mg、25 mg、50 mg；栓剂：50 mg、100 mg、150 mg；糖浆：100 ml：0.8 g 、500 ml：4.0 g、2 000 ml：16.0 g；宝塔糖：5 mg。

双硫氰苯（苯硫氰）
Bitoscanate

【作用与用途】 本品口服在钩虫体内含有较高浓度，是通过宿主血液或经过蠕虫表面弥散进入虫体，对成虫或移行的幼虫都有作用，并可影响幼虫的发育。用于钩虫感染。

【体内过程】 本品口服被肠道吸收一部分，16～24 小时血药浓度达峰值，24 小时平均血药浓度为 2.63 μg/ml。主要分布于血液和肝、肺等器官，体内未代谢的和在肠道未被吸收的药物由粪便排出，约为 85%；在体内的部分药物与胺类结合成硫脲化合物经尿缓慢排泄，约为 11%；还有少量的（约 0.01%）由呼吸排出，$t_{1/2\beta}$ 为 26 小时。

【用法与用量】 口服：每次 100 mg，每 12 小时 2 次，共 2 次，或每次 100 mg，每 12 小时 1 次，共 3 次。

【不良反应与注意事项】 有恶心、呕吐、头痛等症状，但较轻，属暂时性。

【制剂与规格】 片剂：每片 100 mg。

奥克太尔（酚嘧啶，间酚嘧啶）
Oxantel

【作用与用途】 为一疗效较好的驱鞭虫新药。动物急性及亚急性毒性实验证明，无明显毒性反应。国内应用本品的不同剂量治疗鞭虫病患者 423 例，虫卵转阴率可达 70%，疗效优于甲苯咪唑。

【用法与用量】 总量 20 mg/kg，分 3 次服，每日 1 次，半空腹服下。

【不良反应与注意事项】 服药后少数病人有轻度头昏、恶心、腹痛及腹部不适感，多在服药后 5～6 小时出现，短时间（2～3 小时后）内可自行消失。个别病人有较轻的心电图变化，亦可自行恢复。孕妇、心脏病患者忌用。

【制剂与规格】 片剂：100 mg、350 mg。

噻乙吡啶
Thievinyl Pyridine

【作用与用途】 本品是一种水溶性季铵型驱肠虫药,其驱钩虫效果与噻嘧啶相似,驱蛲虫效果较佳,驱蛔虫较差。

【用法与用量】 口服:成人1次0.25 g,顿服,小儿按每千克体重5 mg计算。

【不良反应与注意事项】 可引起神经症状与消化道反应,不经处理可自行消失。

【制剂与规格】 片剂:125 mg。

恩波吡维铵(扑蛲灵)
Pyrvinium Pamoate

【作用与用途】 本品具有杀蛲虫作用,为治疗蛲虫病的首选药。

【用法与用量】 口服:儿童每千克体重5 mg(按本品盐基计),总量不超过0.25 mg。成人0.25~0.3 g,睡前1次服。为避免复发,可间隔2~3周再服2~3次。

【不良反应与注意事项】 偶有恶心、呕吐、肌痉挛、腹痛、腹泻和荨麻疹等反应。本品可将粪便染成红色,应事先告诉病人。胃肠道有炎症时不宜用,以免增加吸收而造成严重反应。

【制剂与规格】 片剂:每片50 mg(盐基)。

司替碘胺(驱蛲净)
Stibazine Iodide

【作用与用途】 本品为季铵类化合物,对蛲虫感染疗效较强,其疗效优于哌嗪。用于驱蛲虫。

【用法与用量】 驱蛲虫每日10 mg/kg,顿服疗法或每日5 mg/kg 3日疗法。

【不良反应与注意事项】 有眩晕、恶心、呕吐、腹痛等不良反应。服药后大便成红色。

【制剂与规格】 肠溶片:50 mg。

氯硝柳胺(灭绦灵)
Niclosamide

【作用与用途】 本品能抑制绦虫细胞内线粒体的氧化磷酸化过程,高浓度时可抑制虫体呼吸并阻断对葡萄糖的摄取,从而使之发生变质。药物能破坏头节及体节前段,排出时部分被消化而不易辨认。本品对虫卵无杀灭作用。用于人体和动物绦虫感染,为治疗牛带绦虫、短小膜壳绦虫、阔节裂头绦虫等感染的良好药物。对猪带绦虫亦有效,但服药后有增加感染囊虫病的可能性。

【体内过程】 口服后很少吸收,从粪便排出。

【用法与用量】 驱牛带绦虫和猪带绦虫:空腹口服,应嚼碎后服下。成人常用量:每次1 g,隔1小时再服1 g,2小时后导泻,并可进食。儿童10~35 kg服1 g,<10 kg服0.5 g。驱短小膜壳绦虫:初剂2 g,继以每日1 g,连服6日,必要时间隔1个月后复治。小儿2~6岁每日服1 g,<2岁每日服0.5 g。

【不良反应与注意事项】 偶可引

起乏力、头昏、胸闷、胃肠道功能紊乱、发热、瘙痒等。用以治疗猪肉绦虫时，在服药前加服镇吐药，服药后2小时，服硫酸镁导泻，以防节片破裂后散出的虫卵倒流入胃及十二指肠内造成自体感染囊虫病的危险。

【制剂与规格】 片剂：0.5 g。

胆蛔宁

Danhuining

【作用与用途】 适用于胆道蛔虫病。

【用法与用量】 口服：成人6片，每日2次，连服2日。小儿4~6岁，每次2片；7~11岁，每次3片；12~14岁，每次4片。

【不良反应与注意事项】 适用于胆绞痛缓解期服用，忌与碱性药物合用。溃疡病，严重肝、肾疾病以及对本品组成药物有过敏者慎用。有头昏、嗜睡、多汗、上腹部不适，偶有恶心、呕吐、肌肉颤动。

【制剂与规格】 片剂：每片含精制敌百虫28 mg和阿司匹林200 mg。

双氯酚

Dichlorophen

【作用与用途】 本品为驱绦虫药，对裂头绦虫、无钩绦虫、短膜壳绦虫等均有较强作用，对猪肉绦虫也有作用。主要用于各种绦虫感染的治疗。

【用法与用量】 口服每次2~3 g，每日3次，连续2~3天；儿童每次1~2 g，每日3次，连续2~3天。早晨空腹时服用。

【不良反应与注意事项】 可引起恶心、呕吐、肠胃绞痛、腹泻等，偶可引起皮疹，大剂量服用时可产生黄疸。

【制剂与规格】 片剂：每片0.5 g。

槟榔

Semen Arecae

【作用与用途】 槟榔碱是有效的驱虫成分。对猪肉绦虫有较强的致瘫痪作用，使全虫各部都瘫痪，对牛肉绦虫则仅能使头部和未成熟节片完全瘫痪，而对中段和后段的孕卵节片则影响不大。体外实验对鼠蛲虫也有麻痹作用。槟榔碱对蛔虫也可使之中毒而对钩虫则无影响。治虫积、食滞，脘腹胀痛，泻痢后重，疟疾，水肿，脚气，痰癖，症结。

【用法与用量】 内服：煎汤，7.5~15 g（如单味驱虫，可用至100~150 g）；或入丸、散。外用：煎水洗或研末调敷。

【不良反应与注意事项】 恶心、呕吐等，气虚下陷慎服。

南瓜子

Pumpkin Seeds

【作用与用途】 蚯蚓实验法证明南瓜子乙醇提取物有驱虫作用。猫用南瓜子浓缩制剂100~300 mg/kg 1次灌胃，对绦虫、弓蛔虫等有明显驱虫作用。40%南瓜子粉煮液和30%瓜子提取物在体外对牛肉绦虫或猪肉绦虫的中段及后段都有麻痹作用，使之变薄变宽，节片中部凹陷（中段节片尤其明显),而对其头及未成热节片则无此作用。治绦虫,蛔虫,产后手足浮肿,百日咳,痔疮。

【用法与用量】 内服:煎汤,50~100 g;研末或制成乳剂。外用:煎水熏洗。

川楝素
Toosendanin

【作用与用途】 为自川楝树根皮及树皮提出的有效成分。能驱蛔虫、蛲虫和鞭虫。

【用法与用量】 成人1次服250 mg;儿童:2~4岁服50~100 mg,4~8岁服100~150 mg,8~15岁服150~200 mg,16岁以上服200~250 mg,为安全起见,各年龄组一般宜用最小量。睡前用温开水顿服。

【不良反应与注意事项】 偶有恶心、呕吐、腹泻、嗜睡。严重溃疡病和心脏病者慎用。

【制剂与规格】 片剂:25 mg。

鹤草酚
Agrimophol

【作用与用途】 本品10^{-5}~10^{-4}浓度的溶液对猪肉绦虫、牛肉绦虫、短膜壳绦虫及莫氏绦虫均有直接杀灭作用,对成虫作用比幼虫更为敏感。对蛔虫有明显的兴奋作用,故在蛔虫混合感染时,应先驱蛔虫。适用于绦虫、滴虫感染的治疗。

【体内过程】 本品在胃肠道吸收缓慢,基本不受破坏。在体内存留时间较长,分布以肝脏最高,脑中最低。口服1小时后,药物在肝脏中含量比其他组织中高4倍以上。$t_{1/2\beta}$为75分钟。在体内可被代谢,但排泄缓慢,主要从粪便排出,3日内排出量为服药量的30%左右,极少量从尿排出。

【用法与用量】 口服,成人每日0.7~0.8 g,小儿按25 mg/kg给药。对牛肉绦虫,成人每日口服1.2 g。清晨空服1次顿服,凉开水送下,当日早餐禁食,1.5小时后服酚酞或硫酸镁导泻。

【不良反应与注意事项】 油类、酒、蓖麻油可增加其毒性,服药期间忌食油腻及饮酒。避免用蓖麻油导泻,尤其对年老、体弱、小儿营养不良或心脏病患者,宜选用酚酞导泻。不良反应少见,偶有恶心、呕吐、头昏、冷汗,或于服药半个月后有一过性腹泻症状,偶可导致虚脱反应。

【制剂与规格】 胶囊剂:0.15 g。

(八)其他广谱驱虫药

阿苯达唑(丙硫苯咪唑,肠虫清)
Albendazole

【作用与用途】 本品系苯并咪唑类的衍生物,其在体内迅速代谢为亚砜、砜醇和2-胺砜醇。对肠道线虫选择性及不可逆性地抑制寄生虫肠壁细胞胞浆微管系统的聚合,阻断其对多种营养和葡萄糖的摄取吸收,导致虫体内源性糖原耗竭,并抑制延胡索酸还原酶系统,阻止三磷酸腺苷的产生,致使虫体无法生存和繁殖。本品为广谱驱虫药,除用于治疗钩虫、蛔虫、鞭虫、蛲虫、旋毛虫等线虫病外,还可用于治疗囊虫和包虫病。

【体内过程】 本品不溶于水，故在肠道内吸收缓慢。原药在肝脏内转化为丙硫苯咪唑-亚砜与丙硫苯咪唑-砜，前者为杀虫成分。本品在体内分布依次为肝、肾、肌肉，可透过血脑屏障，脑组织内也有一定浓度。口服后2.5～3小时血药浓度达峰值。原药与砜衍生物在血中的浓度极低，不能测出。而丙硫苯咪唑-亚砜的浓度变化很大，自0.04 μg/ml至0.55 μg/ml不等，平均0.16 μg/ml。血液中半衰期($t_{1/2}$)为8.5～10.5小时。本品及其代谢产物在24小时内87%从尿排出，13%从粪便排出，在体内无积蓄作用。

【用法与用量】 口服。成人常用量：蛔虫及蛲虫病，每次400 mg顿服；钩虫病、鞭虫病，每次400 mg，每日2次，连服3日；旋毛虫病，每次400 mg，每日2次，连服7日；囊虫病，按体重每日20 mg/kg，分3次口服，10日为1个疗程，一般需1～3个疗程。疗程间隔视病情而定，多为3个月；包虫病，按体重每日20 mg/kg，分2次口服，疗程1个月，一般需5个疗程以上，疗程间隔为7～10日。小儿用量：12岁以下小儿用量减半。

【不良反应与注意事项】 少数病例有口干、乏力、嗜睡、头晕、头痛以及恶心、上腹不适等消化道症状。但均较轻微，不需处理可自行缓解。治疗囊虫病特别是脑囊虫病时，主要因囊虫死亡释出异性蛋白有关，多于服药后2～7日发生，出现头痛、发热、皮疹、肌肉酸痛、视力障碍、癫痫发作等，须采取相应措施（应用肾上腺皮质激素，降颅压、抗癫痫等治疗）。治疗囊虫病和包虫病，因用药剂量较大，疗程较长，可出现谷丙转氨酶升高，多于停药后逐渐恢复正常。有蛋白尿、化脓性皮炎以及各种急性疾病患者，不宜应用。严重肝、肾、心脏功能不全及活动性溃疡病患者禁用。眼囊虫病手术摘除虫体前，蛲虫病易自身重复感染，故在治疗2周后应重复治疗1次。脑囊虫病人必须住院治疗，以免发生意外。合并眼囊虫病时，须先行手术摘除虫体，而后进行药物治疗。

【制剂与规格】 胶囊：0.1 g、0.2 g；颗粒：1 g：0.1 g、1 g：0.2 g；片剂：0.1 g、0.2 g、0.4 g。

芬苯达唑（硫苯咪唑）

Fenbendazole

【作用与用途】 本品是一种强效广谱杀蠕虫药，治疗蛔虫、钩虫、蛲虫与鞭虫病有良好疗效，但对粪类圆线虫无效。

【用法与用量】 治疗蛔虫与钩虫，成人1 g顿服，或每次0.5 g，早晚各1次。治疗蛲虫成人每人100 mg，12小时1次，共2次。治疗鞭虫及绦虫，每次500 mg，每日2次，连服3日。治疗内脏蠕蚴移行症，每次500 mg，每日2次，连服10日。治疗棘球蚴病每次750 mg，每日2次，连服42日，饭后服。

【不良反应与注意事项】 人类和动物对本品耐受性良好，但也应注意，虫体杀死后释放出大量异体蛋白，可引起过敏反应。

【制剂与规格】 片剂:0.1 g。

环苯达唑(环苯咪唑)
Ciclobendazole

【作用与用途】 本品为抗肠虫新药,具有广谱抗肠虫作用,作用机制是直接抑制线虫对葡萄糖的吸收利用,使线虫无营养而死亡,但对人体血糖无影响。用于治疗蛔虫、钩虫和鞭虫感染。

【体内过程】 本品口服易吸收,2~3小时血药浓度达峰值,很少部分被代谢,绝大部分以原形药物由尿排泄,$t_{1/2\beta}$为7~8小时。

【用法与用量】 口服:每次100~200 mg,1~2次/d。连服2~4日。

【不良反应与注意事项】 本品副作用少而轻微,耐受性良好,仅少数患者有腹部不适、轻微头昏等。

【制剂与规格】 片剂:每片100 mg。

氟苯达唑(氟苯咪唑)
Flubendazole

【作用与用途】 本品为甲苯达唑的含氟衍生物,其作用及作用机制与甲苯达唑基本相同,优点是无致畸作用,缺点是对鞭虫病的疗效略差于甲苯达唑。本品和甲苯达唑一样,能使虫体细胞内微管变性,以致高尔基器内运输分泌颗粒堵塞和堆积,致使细胞变性和虫体死亡,对虫卵的发育有抑制作用。主要用于抗蛔虫、钩虫、鞭虫、蛲虫、绦虫、棘球蚴、囊尾蚴等,疗效较好,亦可用于粪类圆线虫、盘尾丝虫、华支睾吸虫、后睾吸虫等蠕虫感染。

【体内过程】 本品口服几乎不被胃肠道黏膜吸收、血浆中药物含量不到口服剂量的0.1%,3日内可有原药的80%由粪便排出。

【用法与用量】 驱蛔虫、钩虫、鞭虫、蛲虫:口服每次100 mg,每日2次,连服4日。驱绦虫,口服每次200 mg,每日2次,连服3日。棘球蚴病和脑囊虫病:口服40~50 mg/kg,每日2次,连服10日。华支睾吸虫病:口服,每日6 g,连服7日,未愈者可每日2 g,再服7日。异形吸虫病及后睾吸虫病:口服,每日1 g,连服7日为1个疗程,可用2~3个疗程。

【不良反应与注意事项】 本品口服吸收极少,患者耐受性好,不良反应少,偶见胃肠道反应,一般不需特别治疗,其他见“甲苯达唑”。

【制剂与规格】 片剂:100 mg。

奥苯达唑(丙氧咪唑)
Oxibendazole

【作用与用途】 本品为广谱驱肠虫药。对蛔虫、钩虫和鞭虫均有明显作用。与其他驱钩虫药比较,本品不但对十二指肠钩虫疗效较好,而且对美洲钩虫也有较好疗效,2天和3天疗法的虫卵转阴率可达56%~100%。一般驱虫药物对鞭虫疗效较差,奥克太尔驱鞭虫时虫卵转阴率虽可达70%,但对钩虫和蛔虫无效,而本品不仅对钩虫和蛔虫有效,驱鞭虫的疗效也可达70%左右。

【用法与用量】 驱蛔虫、钩虫、鞭虫,每日 10 mg/kg,半空腹 1 次口服,连用 3 天。

【不良反应与注意事项】 不良反应多为乏力、头昏,程度轻微,持续时间短暂,一般无需处理。不影响肝、肾功能及血常规,对心率亦无明显影响。

【制剂与规格】 胶囊、片剂:100 mg。

碘二噻宁(碘化噻唑青铵)
Dithiazanine Iodiode

【作用与用途】 能抑制肠虫的需氧代谢和糖酵解,对鞭虫、蛔虫、蛲虫、绦虫、钩虫、圆线虫感染皆有效,但对鞭虫作用最强。适用于驱鞭虫。

【用法与用量】 口服:每次 0.2 g,每日 3 次;小儿每日 45 mg/kg,分 3 次服用。每日最大剂量不超过 0.6 g,5~10 天为 1 个疗程。

【不良反应与注意事项】 偶有恶心、呕吐、腹泻、发热、水肿等。注意服药后可使粪便染成蓝绿色。

【制剂与规格】 片剂:0.2 g。

抗肿瘤药

(一)烷化剂

盐酸氮芥

Chlormethine Hydrochloride

【作用与用途】 本品为双功能烷化剂,主要抑制 DNA 合成,同时对 RNA 和蛋白质合成也有抑制作用。对肿瘤细胞的 G_1 期和 M 期杀伤作用最强,大剂量时对各期细胞均有杀伤作用,属细胞周期非特异性药物。动物实验证实,氮芥对大鼠金生肉瘤、瓦克癌肉瘤 256、吉田肉瘤腹水型和小鼠淋巴瘤等有明显抑制作用。主要用于恶性淋巴瘤,尤其是霍奇金病的治疗,腔内用药对控制癌性胸腔、心包腔及腹腔积液有较好疗效。外用治疗皮肤蕈样霉菌病。

【体内过程】 氮芥进入血中后迅速与水或细胞的某些成分结合,在血中停留时间只有 0.5 ~1 分钟,即有 90% 以上从血中消除,迅速分布于肺、小肠、脾脏、肾脏、肝脏及肌肉等组织中,脑中含量最少。氮芥的半衰期很短,从狗的实验中证明,血药浓度在 48 分钟内减低 65% ~90%,在小鼠 10 分钟内减低 95%。由于药物变化较快,原形物从尿中排出不到 0.01%。给药后 6 小时与 24 小时血中及组织中含量很低,20% 的药物以二氧化碳形式经呼吸道排出,有多种代谢产物从尿中排除。

【用法与用量】 静脉注射:每次 4 ~6 mg/m^2(或 0.1 mg/kg),加生理盐水 10 ml 由输液小壶或皮管中冲入,并用生理盐水或5% 葡萄糖液冲洗血管,每周 1 次,连用 2 次,休息 1 ~2 周重复。腔内给药:每次 5 ~10 mg,加生理盐水 20 ~40 ml 稀释,在抽液后即时注入,每周 1 次,可根据需要重复。外用:新配制每次 5 mg,加生理盐水 50 ml,每日 1 ~2 次,涂搽患处。

【不良反应与注意事项】 骨髓抑制:主要表现为白细胞和血小板减少,严重时可导致全血细胞减少,停药 1 ~2 周后多可恢复。胃肠道反应:恶心、呕吐常出现于注射后 3 ~6 小时,可持续 24 小时。生殖功能影响:包括睾丸萎缩、精子减少、精子活动能力降低和不育,妇女可致月经紊乱、闭经。其他反应:脱发、乏力、头昏、注射于血管外时可引起溃疡;局部涂抹可产生迟发性皮肤过敏反应。凡有骨髓抑制、感染、肿瘤细胞侵及骨髓、曾接受过多程化疗或放疗者应慎用;对本品过敏者禁用;孕妇及哺乳期妇女禁用或慎用。

【制剂与规格】 注射剂: 1 ml:5 mg、2 ml:10 mg;搽剂:100 ml:10 g、500 ml:50 g。

环磷酰胺

Cyclophosphamide

【作用与用途】 本品在体外无活性,进入体内被肝脏或肿瘤内存在的过量的磷酰胺酶或磷酸酶水解,变为活化作用型的磷酰胺氮芥而起作用，属细胞周期非特异性药物。本品抗瘤谱广，对多种肿瘤有抑制作用。本品为目前广泛应用的抗癌药物，对恶性淋巴瘤、急性或慢性淋巴细胞白血病、多发性骨髓瘤有较好的疗效，对乳腺癌、睾丸肿瘤、卵巢癌、肺癌、头颈部鳞癌、鼻咽癌、神经母细胞瘤、横纹肌肉瘤及骨肉瘤均有一定的疗效。

【体内过程】 环磷酰胺口服易吸收，迅速分布全身，约1小时后达血浆峰浓度，在肝脏转化释出磷酰胺氮芥，其代谢产物约50%与蛋白结合。静脉注射后血浆半衰期4～6小时，48小时内经肾脏排出50%～70%，其中68%为代谢产物，32%为原形。

【用法与用量】 口服：成人每日2～4 mg/kg，儿童每日2～6 mg/kg，连用10～14天，休息1～2周重复。注射：成人常用量：单药静脉注射按体表面积每次500～1 000 mg/m^2，加生理盐水20～30 ml，静脉冲入，每周1次，连用2次，休息1～2周重复。联合用药500～600 mg/m^2。儿童常用量：每次10～15 mg/kg，加生理盐水20 ml稀释后缓慢注射，每周1次，连用2次，休息1～2周重复。也可肌内注射。

【不良反应与注意事项】 骨髓抑制：多在2～3周后恢复。对肝功能有影响。胃肠道反应：包括食欲减退、恶心及呕吐，一般停药1～3天即可消失。泌尿道反应：表现为膀胱刺激症状、少尿、血尿及蛋白尿，但常规剂量应用时，其发生率较低。其他反应：脱发、口腔炎、中毒性肝炎、皮肤色素沉着、月经紊乱、无精子或精子减少及肺纤维化等。凡有骨髓抑制、感染、肝肾功能损害者禁用或慎用；对本品过敏者、妊娠妇女禁用；哺乳期妇女开始用药时必须中止哺乳。

【制剂与规格】 片剂：50 mg；注射剂：0.1 g、0.2 g。

异环磷酰胺
Ifosfamide

【作用与用途】 本品在体外无抗癌活性，进入体内被肝脏或肿瘤内存在的磷酰胺酶或磷酸酶水解，变为活化作用型的磷酰胺氮芥而起作用，属细胞周期非特异性药物。本品抗瘤谱广，对多种肿瘤有抑制作用。适用于睾丸癌、卵巢癌、乳腺癌、肉瘤、恶性淋巴瘤和肺癌等。

【体内过程】 按体表面积1次静脉注射3.8～5.0 g/m^2，血药浓度呈双相，终末半衰期为15小时；按体表面积1次静脉注射1.6～2.4 g/m^2，血药浓度呈单相，半衰期为7小时。可经肝降解，活性代谢产物仅少量通过血脑屏障。经肾脏排出70%～80%；按体表面积1次静脉注射5.0 g/m^{2}时，61%以原形排出；按体表面积1次静脉注射1.2～2.4 g/m^{2}时，仅12%～18%以原形排出。

【用法与用量】 单药治疗：静脉注射按体表面积每次1.2～2.5 g/m^2，连续5日为1个疗程。联合用药：静脉注射按体表面积每次1.2～2.0 g/m^2，连续5日为1个疗程。每1个疗程间隙3～4周。

【不良反应与注意事项】 中枢神经系统毒性:与剂量有关,通常表现为焦虑不安、神情慌乱、幻觉和乏力等。若高剂量用药可因肾毒性产生代谢性酸中毒;罕见心脏和肺毒性;注射部位可产生静脉炎;长期用药可产生免疫抑制、垂体功能低下、不育症和继发性肿瘤;其他参见环磷酰胺。

【制剂与规格】 注射剂:0.5 g、1.0 g。

甘磷酰芥
Glyfosfin

【作用与用途】 本品为甘氨酸磷酰氮芥化合物,属环磷酰胺衍生物,但不需要活化,可直接起烷化作用。动物实验表明,对吉田肉瘤实体型和腹水型的抑瘤率分别为99.7%和100%,瓦克癌肉瘤256为91%,对肉瘤S_{180}为30%,网状细胞肉瘤L_2为30%,梭形细胞肉瘤B_{22}为45%。在组织培养中对HeLa细胞的增殖和有丝分裂有明显抑制作用。目前主要局部外用治疗乳腺癌和子宫颈癌等的癌性溃疡有效。

【体内过程】 给大鼠口服^{14}C标记的甘磷酰芥,8小时后血中浓度达到高峰,至48小时血中仍维持相当浓度。各组织的分布,以肝、肾含量最高,在肿瘤组织中含量也相当高。本品在动物体内滞留时间较长,排泄较慢。口服24小时后从呼吸、尿和粪中排出总量占给药剂量的39%,96小时内总回收量为给药剂量的55%。

【用法与用量】 间歇口服:每次0.5 g,每日2次,每周连用4天,休息3天,总量20 g为1个疗程。连续口服用药:每次0.5 g,每日2次,连续服用,总量15~20 g为1个疗程。随大量新抗癌药的出现,本药已很少口服应用。外用:用20%甘磷酰芥的二甲亚砜溶液喷敷,或用1%~2%的硅酸软膏局部外涂于溃疡面上,每日2次,连用20~30日为1个疗程。

【不良反应与注意事项】 胃肠道反应:食欲不振、恶心及呕吐,但程度较轻。骨髓抑制:表现为白细胞和血小板减少,且多在用药后期发生,对血红蛋白影响较小。其他反应:轻度的头昏、乏力等。本品骨髓抑制常发生较迟,治疗中和治疗后应密切观察血象,并及时处理。目前已不口服给药。主要为局部外用,外用时,本品在二甲亚砜溶液内容易破坏,故需在使用药物前临时配制。凡有严重骨髓抑制、感染者禁用。对本品过敏者禁用。早孕妇女禁用。

【制剂与规格】 片剂:0.1 g、0.25 g。

苯丁酸氮芥
Chlorambucil

【作用与用途】 本品属氮芥类衍生物,具有双功能烷化剂作用,可形成不稳定的乙撑亚胺而发挥其细胞毒作用,干扰DNA和RNA的功能。在常规剂量下,其毒性较其他任何氮芥类药物小。对增殖状态的细胞敏感,特别对G_1期与M期的作用最强,属细胞周期非特异性药物。对淋巴细胞有一定的选择性控制作用。主要用于慢性淋巴细胞白血病,也可用于恶性淋巴瘤、卵巢癌、多发性骨髓瘤及巨球蛋白血症的治疗。

【体内过程】 口服吸收完全,生物利用度大于70%,在1小时内,肝脏可达最高的组织浓度。其代谢产物苯乙酸氮芥于用药后2~4小时在血浆中达峰值,其血浆浓度与原形相当,半衰期1~2小时,药时曲线下面积大,具有双功能烷化剂作用。24小时内60%的药物随尿排出,其中90%为苯丁酸氮芥和苯乙酸氮芥的水解物。部分的药物分子有亲脂肪特性而储存于脂肪中,从而延长本品的临床作用时间。

【用法与用量】 口服:每日0.1~0.2 mg/kg(6~10 mg)或(4~8 mg/m^2),每日1次或分3~4次,连用3~6周,1个疗程总量可达300~500 mg。

【不良反应与注意事项】 骨髓抑制:属中等程度,但大剂量连续用药时可出现全血象下降。胃肠道反应:较轻,多为食欲减退、恶心,偶见呕吐。生殖系统反应:长期应用本品可致精子缺乏或持久不育,月经紊乱或停经。其他少见的不良反应:中枢神经系统毒性、皮疹、脱发、肝损害及发热等,长期或高剂量应用可导致间质性肺炎。本品给药时间较长,疗效及毒性多在治疗3周以后出现,故应密切观察血象变化,并注意蓄积毒性;有痛风病史、泌尿道结石者慎用;对本品过敏者、严重骨髓抑制、感染者、早孕妇女禁用。

【制剂与规格】 纸型片:每片2 mg。

氮甲
Formylmerphalan

【作用与用途】 1959年由中国医学科学院药物研究所合成,为我国研制的一种抗癌药物。对大鼠吉田肉瘤腹水型、瓦克癌肉瘤256和小鼠网状细胞L-2等有明显抑制作用。在组织培养中能抑制吉田腹水肉瘤细胞的生长。大鼠口服氮甲后迅速入血,在服药后1小时血药浓度最高。在组织的分布,肾脏含量最高,肝、脾、肺次之,心、肌肉、脑和睾丸含量很低。对睾丸精原细胞瘤疗效突出。对多发骨髓瘤疗效较佳。对恶性淋巴瘤有一定的疗效。

【体内过程】 在人体,口服吸收迅速,在口服后30分钟即在尿中出现,1小时后血药浓度达到高峰,8小时后即不能测出,血中的生物半衰期为15分钟。在24小时内由尿排出服用剂量的10%,尿中代谢产物为羟基水解物。吸收后分布于各组织脏器中,以肾含量最高,肝,脾,肺和血液次之。

【用法与用量】 口服:每日剂量为150~200 mg(3~4 mg/kg),分3~4次或于睡前1次服用,一般单药剂量6~8 g为1个疗程。

【不良反应与注意事项】胃肠道反应:食欲不振、恶心,少数患者出现呕吐和腹泻。骨髓抑制:白细胞减少较明显,其次为血小板减少,对血红蛋白影响不大,一般在停药后2~3周血象即可恢复。有少数病人出现乏力和头昏等。氮甲睡前1次口服时,与镇静剂和止吐药同服,可减轻副作用。

【制剂与规格】 片剂:50 mg。

磷雌氮芥
Estramustine Phosphate

【作用与用途】 本品是以雌二醇17磷酸酯为载体的氮芥类化合物,具有烷化剂及雌激素的双重作用,能使甾体激素与烷化剂的结合物选择性进入激素依赖性癌组织中,从而减低烷化剂的全身反应。主要用于晚期前列腺癌,特别适用于雌二醇激素治疗无效的病例。

【体内过程】 本品能迅速而完全地脱磷氧基形成具有细胞毒活性的代谢产物——雌二醇氮芥和雌酮氮芥,其血浆半衰期为10~20小时,两者经进一步代谢后排泄。

【用法与用量】 口服:成人每次2~3粒,每日2次,饭后用开水送服,不可与牛奶制品或含钙剂同服。若连服3~4周后仍无效,则应停药。如病情好转,应按原剂量继续服用3~4个月,药物剂量应根据疗程、疗效和不良反应等进行适当调整。

【不良反应与注意事项】 可见暂时性恶心、呕吐等消化系统反应;可致轻微女性化;少见白细胞减少和血小板减少;少数患者有血清转氨酶和胆红素升高。对本品、雌二醇及氮芥过敏,有严重肝、心疾病者、活动性栓塞性静脉炎或血栓性栓塞病人忌用。

【制剂与规格】 胶囊剂:每粒140 mg。

硝卡芥
Nitrocaphane

【作用与用途】 本品为溶肉瘤素脂肪族的异构体,是我国开发的烷化剂,为细胞周期非特异性药物,抑制DNA和RNA的合成,对DNA合成的抑制更为显著。对癌细胞分裂各期均有影响,对增殖和非增殖细胞都有作用。对多种动物肿瘤有抑制作用。抗瘤谱广,毒性较低。静脉注射后,肾,肝和肺含量较高。能通过血脑屏障。肿瘤中含量高。口服吸收快,主要经尿和粪排泄。用于治疗癌性胸、腹水;恶性淋巴瘤;肺癌;精原细胞瘤;多发骨髓瘤;鼻咽癌及食道癌。

【体内过程】 注射后在血中维持时间较长,24小时后减少54%。分布以胆囊和肾脏最多,肿瘤,肝,肺次之,脑中最少。能通过血脑屏障,肿瘤内含量高。静脉注射1小时后药物分布至全身各个组织,口服24小时后药物分布至全身。主要通过肾脏排泄,24小时后排出53%。

【用法与用量】 每次20~40 mg,加生理盐水或5%葡萄糖液40 ml静注,或加5%葡萄糖液静滴,每周1~2次,连续2周,休息1~2周为1周期。胸腹腔注射,每次40~60 mg,加生理盐水30 ml,每周1次,根据血象,肝肾功能及病情调整治疗周期。

【不良反应与注意事项】 胃肠道反应:食欲下降,恶心,偶有呕吐。骨髓抑制:一般较轻。脱发,乏力。偶有血栓性静脉炎。

肝肾功能异常或恶液质者慎用。注射剂应新鲜配制。腔内注射时应尽可能抽尽积液后注射。

【制剂与规格】 注射剂(冻干):每支装 20 mg、60 mg。

甲氧芳芥
Methoxymerphalan

【作用与用途】 本品可抑制癌细胞的核分裂过程,使前、中、后各期的分裂现象减少,对癌细胞核酸代谢也有一定的抑制作用。对慢性粒细胞白血病的疗效较好,对霍奇金病、淋巴肉瘤、乳腺癌等亦有一定疗效。适用于慢性粒细胞白血病、恶性淋巴瘤、多发性骨髓瘤、骨转移性癌、乳腺癌、肺癌等。

【体内过程】 口服能迅速吸收,半小时后血药浓度较高,以后逐渐下降,3 小时后下降至较低水平。吸收后可分布在多脏器组织及肿瘤中,而以骨髓、肾和肝中最高,主要从尿中排出,24 小时内约排出 40%,亦有少量从粪便中排出。

【用法与用量】 口服每日 25 ~ 50 mg,和碳酸氢钠 1 g 同服,一般剂量达 500 mg 以上时,逐渐减量至每日 25 mg,总量 1 000 mg 为一疗程。维持剂量视白细胞数及耐受情况而定,一般每次 25 mg,每周 1 ~ 2 次。慢性粒细胞性白血病,起始剂量为每日 50 ~ 100 mg,当白细胞迅速下降或低于 20×10^9/L 时,则减低每日剂量,白细胞降至正常范围,即给予维持量。

【不良反应与注意事项】 主要毒性反应是骨髓抑制,白细胞减少约占 1/3,白细胞减少与每日剂量有关,白细胞下降至 1×10^9/L 以下的病人,大多数每日量大于 75 mg。血小板减少占 12%,少数病例有出血倾向,个别病例停药后白细胞仍继续下降,一般在停药后或采取服用碳酸氢钠后可减少反应。个别病例出现皮肤瘙痒等反应。骨髓抑制,白细胞减少,可引起胃肠道反应。排泄慢可蓄积中毒,不宜长期服用。烷化剂有致突变或致畸胎作用,可造成胎儿死亡及先天性畸形,妊娠初期 3 个月用药须慎重。下列情况应慎用:骨髓抑制、严重感染、肿瘤细胞浸润骨髓、以前曾接受过化学治疗或放射治疗。

【制剂与规格】 片剂:每片重 25 mg;胶囊剂:每粒重 25 mg。

美法仑
Melphalan

【作用与用途】 本品是双功能烷化剂,是细胞周期非特异性药物,细胞毒作用,主要由于与 DNA 及 RNA 发生交叉联结及抑制蛋白质的合成。对多发性骨髓瘤有明显疗效,也适用于卵巢癌。

【体内过程】 从胃肠道吸收不完全,蛋白结合率低,约 30% 以下,在血中保留作用约 6 小时,$t_{1/2\beta}$ 为 90 分钟,50% 通过肾脏排泄,20% ~ 50% 从粪便中排泄。

【用法与用量】 口服。成人常用量:多发性骨髓瘤:每日按体重

0.25 mg/kg,连用5日,每5～6周重复疗程;卵巢癌:每日按体重0.2 mg/kg,连用5日,每4～5周重复疗程。

【不良反应与注意事项】 骨髓抑制,4～8周恢复正常;胃肠道反应;长期治疗可产生肺间质或肺纤维化及复发性脉管炎;偶见过敏反应;偶见黏膜炎;长期用药有致癌性;对性腺功能有抑制作用;本品可引起血及尿中尿酸增加,对诊断有干扰。用药期间应定期检查白细胞、血小板及尿素氮、肌酐、尿酸。肾功能损害、有痛风史、泌尿道结石者应慎用。孕妇及哺乳期妇女禁用。近期患过水痘或带状疱疹者应禁用本品。

【制剂与规格】 片剂:2 mg。

塞替派
Thiotepa

【作用与用途】 塞替派为细胞周期非特异性药物,在生理条件下,形成不稳定的亚乙基亚胺基,具有较强的细胞毒作用。体外试验显示可引起染色体畸变,在小鼠的研究中可清楚看到有致癌性,但对人尚不十分清楚。近年来证明本品对垂体促卵泡激素含量有影响。主要用于乳腺癌、卵巢癌、癌性体腔积液的腔内注射以及膀胱癌的局部灌注等,也可用于胃肠道肿瘤等。

【体内过程】 本品不易从消化道吸收。注射后广泛分布在各组织内。1～4小时后血浆浓度下降90%,24～48小时大部分药物通过肾脏排出。注射药物后血浆蛋白结合率为10%,主要和白蛋白、脂蛋白结合,对白蛋白亲和力最大。$t_{1/2\beta}$约3小时。尚无资料说明药物能否通过胎盘屏障。

【用法与用量】 静脉或肌内注射(单一用药):每次10 mg(0.2 mg/kg),每日1次,连续5天后改为每周3次,1个疗程总量300 mg。胸腹腔或心包腔内注射:每次10～30 mg,每周1～2次。膀胱腔内灌注:每次排空尿液后将导尿管插入膀胱内向腔内注入60 mg,溶于生理盐水60 ml,每周1～2次,10次为1个疗程。动脉注射:每次10～20 mg,用法同静脉注射。

【不良反应与注意事项】 骨髓抑制:多在用药后1～6周发生,停药后大多数可恢复。胃肠反应:可有食欲减退、恶心及呕吐等。其他反应:个别报道用此药后再接受手术麻醉时,用琥珀酰胆碱后出现呼吸暂停;少见过敏,个别有发热及皮疹;有少量报道有出血性膀胱炎;注射部位疼痛;头痛、头昏、闭经、影响精子形成。妊娠初期的3个月应避免使用此药。骨髓抑制、肝功能损害、感染、肾功能损害、肿瘤细胞浸润骨髓、有泌尿系结石史和痛风病史者慎用。对本药过敏者、有严重肝肾功能损害、严重骨髓抑制者及孕妇禁用。

【制剂与规格】 注射剂:1 ml:10 mg。

卡莫司汀(卡氮芥)
Carmustine

【作用与用途】 本品及其代谢物可通过烷化作用与核酸交链,亦有可能因改变蛋白而产生抗癌作用。在体内能与DNA聚合酶作用,对增殖期细胞各期都有作用,对兔及小鼠有致畸性。对脑瘤(恶性胶质细胞瘤、脑干胶质瘤、成神经管细胞瘤、星形胶质细胞瘤、室管膜瘤)、脑转移瘤和脑膜白血病有效,对恶性淋巴瘤、多发性骨髓瘤也有作用,与其他药物合用对恶性黑色素瘤有效。

【体内过程】 静脉注射入血后迅速分解。化学半衰期5分钟,生物半衰期15~30分钟。本品可通过血脑屏障。由肝脏代谢,代谢物可在血浆中停留数日,造成延迟骨髓毒性。可能有肝肠循环。96小时有60%~70%由肾排出(其中原形不到1%)。1%由粪排出。10%以二氧化碳形式由呼吸道排出。由于脂溶性好,可通过血脑屏障。脑脊液中的药物浓度为血浆中的50%或以上。

【用法与用量】 静脉注射按体表面积100 mg/m^2,每日1次,连用2~3日;或200 mg/m^2,1次,每6~8周重复。溶入5%葡萄糖或生理盐水150 ml中快速静脉滴注。

【不良反应与注意事项】 骨髓抑制;静脉注射部位可产生血栓性静脉炎;大剂量可产生脑脊髓病;长期治疗可产生肺间质或肺纤维化,有时甚至1~2个疗程后即出现肺并发症,部分患者不能恢复;此外可产生恶心、呕吐等消化道反应;本品有继发白血病的报道,亦有致畸胎的可能性;本品可抑制睾丸或卵子功能,引起闭经或精子缺乏;本品可引起肝肾功能异常。骨髓抑制、感染、肝肾功能异常、接受过放射治疗或抗癌药治疗的患者及老年人应慎用。既往对本药过敏的病人禁用。孕妇及哺乳期妇女禁用。

【制剂与规格】 注射剂:2 g:125 mg。

洛莫司汀(环己亚硝脲)

Lomustine

【作用与用途】 本品为细胞周期非特异性药,对处于G_1-S边界,或S早期的细胞最敏感,对G_2期亦有抑制作用。本品虽具烷化剂作用,但与一般烷化剂无交叉耐药性,与长春新碱、甲基苄肼及抗代谢药物亦无交叉耐药性。对小鼠和兔子的实验表明该药物有致癌性。本品脂溶性强,可通过血脑屏障,进入脑脊液,常用于脑部原发肿瘤(如成胶质细胞瘤)及继发性肿瘤;治疗实体瘤,如联合用药治疗胃癌、直肠癌及支气管肺癌、恶性淋巴瘤等。

【体内过程】 口服易吸收,体内迅速变为代谢产物。器官分布以肝(胆汁)、肾、脾为多,其次为肺、心、肌肉、小肠、大肠等。能透过血脑屏障,数分钟后脑脊液中药物浓度为血浆浓度的15%~30%,可经胆汁排入肠道,形成肝肠循环,故药效持久。血浆蛋白结合率为50%(代谢物)。$t_{1/2\beta}$为16~18小时,其持久存在可能引起迟发性骨髓抑制。在肝内代谢完全,排泄于胆汁。有肠肝循环,故药效持久。在尿、血浆、脑脊液均无原形药存在。口服24小时内,本品的50%以代谢物形式从尿中排泄，但前 4 日排泄量小于 75%；从粪中排泄少于 5%，从呼吸道排出约 10%。因其脂溶性强，可有效透过血脑屏障。脑脊液中药物浓度为血浆中的 50% 或更高。

【用法与用量】 顿服：成人 100～130 mg/m^2，每 6～8 周1 次，3 次为 1 个疗程。儿童 100～130 mg/m^2，每 6～8 周重复。

【不良反应与注意事项】 骨髓抑制：第 6～8 周才恢复，但骨髓抑制有累积性；恶心、呕吐，可持续 2～3 天，预先用镇静药或甲氧氯普胺并空腹服药可减轻；少数患者发生胃肠道出血及肝功能损害；偶见全身性皮疹，有致畸胎的可能，亦可能抑制睾丸或卵巢功能，引起闭经或精子缺乏。本品可引起肝功能一时性异常。骨髓抑制、感染、肾功能不全、经过放射治疗或抗癌药治疗的患者或有白细胞低下史者慎用。有肝功能损害、白细胞低于 4×10^9/L、血小板低于 80×10^9/L 者禁用。妊娠及哺乳期妇女禁用。

【制剂与规格】 胶囊剂：40 mg、100 mg。

司莫司汀（甲环亚硝脲）
Semustine

【作用与用途】 本品为细胞周期非特异性药物，对处于 G_1-S 边界，或 S 早期的细胞最敏感，对 G_2 期也有抑制作用。本品与其他烷化剂并无交叉耐药性，脂溶性强，可通过血-脑脊液屏障，进入脑脊液，常用于脑原发肿瘤及转移瘤。与其他药物合用可治疗恶性淋巴瘤、胃癌、大肠癌、黑色素瘤。

【体内过程】 本品入血后迅速分解，口服 120～290 mg/m^2，用^{14}C 分别标记氯乙基部分及 4-甲基环乙基部分 10 分钟后血浆中即可以测到两部分放射性物质，氯乙烯部分 6 小时达峰浓度，环乙基部分 3 小时达峰浓度。本品与血浆蛋白结合，存在肝肠循环，故口服 34 小时后血中仍可测到放射性，代谢产物在血浆中浓度持续时间长，这可能是该药延迟性毒性的原因。给药 30 分钟即可在脑脊液中测到相当强的放射活性，为血浆中浓度的 15%～30%。24 小时内约有 47% 的标记物从尿中排泄，粪便排泄＜5%，10% 自呼吸道排出。

【用法与用量】 口服：成人儿童均按 100～200 mg/m^2 顿服，成人每 6～8 周 1 次，睡前与止吐剂、安眠药同服，儿童每 6～8 周重复。

【不良反应与注意事项】 骨髓抑制，呈延迟性反应，有累积毒性，一般 6～8 周可恢复；胃肠道反应；可影响肝肾功能；乏力，轻度脱发；偶见全身皮疹，可抑制睾丸与卵巢功能，引起闭经及精子缺乏。骨髓抑制、感染、肝肾功能不全者慎用；对本药过敏的病人、孕妇及哺乳期妇女应禁用。

【制剂与规格】 胶囊剂：10 mg、50 mg。

尼莫司汀（嘧啶亚硝脲，宁得明，宁得朗）
Nimustine

【作用与用途】 用于肺癌、胃癌、

直肠癌、食管癌和恶性淋巴瘤等,可与其他抗肿瘤药物合并使用。

【体内过程】 瘤患者 14 例静脉注射本品 100 ~ 150 mg,5 分钟后保持 1.0 μg/ml,$t_{1/2\beta}$ 为 1.3 分钟,$t_{1/2\beta}$ 为 35 分钟,注射后迅速分布及全身,其组织移行性良好,向脑内移行,静脉注射量的 7% ~ 16% 进入脑中,最高可达 30%,30 分钟后脑脊液浓度达到峰值(平均 0.59 μg/ml),以后以 0.49 小时的半衰期渐减。

【用法与用量】 每千克体重每次剂量为 2 ~ 3 mg,用时以注射用水溶解(每毫升 5 mg),静脉注射或静脉滴注,6 周后可重复使用,总剂量 300 ~ 500 mg;或每千克体重每次 2 mg,每周 1 次,可给 2 ~ 3 次。本品还可用于胸腹腔注射、动脉注射和膀胱内给药。

【不良反应与注意事项】 不良反应有食欲不振、恶心、呕吐、乏力、发热、皮疹、脱发,对肝功能有一定影响(用药后 1 ~ 3 周转氨酶可升高,2 ~ 3 周后自行恢复),并有迟缓性骨髓抑制。治疗中应观察血象变化,以决定用药量。

【制剂与规格】 针剂:每支 25 mg、50 mg。

福莫司汀

Fotemustine

【作用与用途】 福莫司汀为亚硝基脲类中的抑制细胞增殖的抗肿瘤药物,具有烷基化和氨甲酰化活性,及实验性的广谱抗肿瘤活性。其化学结构式含有一个丙氨酸的生物电子等配体(氨基-1-乙基磷酸),使其容易穿透细胞及通过血脑屏障。福莫司汀可以穿过血脑屏障。用于治疗原发性恶性脑肿瘤和播散性恶性黑色素瘤(包括脑内部位)。

【体内过程】 人体静脉输注后,血浆消除动力学呈单指数或双指数消除,终末半衰期短。药物分子几乎完全被代谢。血浆蛋白结合率低(25% ~ 30%)。

【用法与用量】 在使用前立即配制溶液。溶液一经配制应立即使用,必须在避光条件下给予;静脉输注控制在 1 小时内。用 4 ml 安瓿瓶内的无菌乙醇溶液将福莫司汀瓶中的内容物溶解,然后计算好用药剂量,将溶液用 250 ml 5% 等渗葡萄糖稀释后,用于静脉输注。单一药剂化疗包括:诱导治疗(每周一次连续 3 次后,停止用药 4 ~ 5 周);维持治疗(每 3 周治疗一次。通常使用剂量 100 mg/m^2);联合化疗(去掉诱导治疗中的第 3 次给药,剂量维持 100 mg/m^2)。

【不良反应与注意事项】 不良反应主要是对血液学方面的影响,表现为血小板减少和白细胞减少,发生时间较晚,最低水平分别在首剂诱导治疗后的 4 ~ 6 周出现。常见中度恶心及呕吐,多出现在注射后 2 小时内;此外可见氨基转移酶、碱性磷酸酶和血胆红素有中度的暂时性可逆性的增高。少见的不良反应有发热、注射部位静脉炎、腹泻、腹痛、尿素暂时性增加、瘙痒、暂时性可逆性的神经功能障碍(意识障碍、感觉异常、失味症)等。

与达卡巴嗪联合应用时，观察到有极少发生的肺毒性（急性成年人呼吸窘迫综合征）。不推荐将本品用于过去4周内接受过化疗（或6周内用过亚硝基脲类药物治疗）的患者。每次新给药前，均须进行血细胞计数，并根据血液学状态调整用药剂量。建议在诱导及其后治疗期间进行肝功能检查。配制的溶液应避免接触皮肤和黏膜，以及任何药物溶液吸收的可能性，建议配制溶液时戴口罩和保护手套，如果意外溅出，用水彻底冲洗。污染的物品应在保证安全的条件下予以废弃。怀孕期及哺乳期妇女禁用，禁用于合并使用黄热病疫苗和采用苯妥英作为预防治疗；本品通常不推荐与减毒活疫苗联合使用。可短时间与抗惊厥的苯二氮䓬类药合用。黄热病疫苗引致广泛致命的疫苗疾病的危险。与环孢素（阿霉素、依托泊苷）合用，可能有过度的免疫抑制，导致淋巴组织增生的危险性。

【制剂与规格】 注射剂：208 mg。

替莫唑胺
Temozolomide

【作用与用途】 替莫唑胺为咪唑并四嗪类具有抗肿瘤活性的烷化剂。在体循环生理pH状态下，迅速转化为活性产物MTIC［3-甲基-（三嗪-1-）咪唑-4-甲酰胺］。MTIC的细胞毒作用主要表现为DNA分子上鸟嘌呤第6位氧原子上的烷基化以及第7位氮原子的烷基化。通过甲基化加成物的错配修复发挥细胞毒作用。用于治疗新诊断的多形性胶质母细胞瘤，开始先与放疗联合治疗，随后作为辅助治疗；常规治疗后复发或进展的多形性胶质母细胞瘤或间变性星形细胞瘤。

【体内过程】 替莫唑胺能迅速通过血脑屏障进入脑脊液。成年患者口服替莫唑胺后被迅速吸收，最早在服药后20分钟就可达到血药峰浓度（平均时间为0.5～1.5小时）。血浆清除率、分布容积和半衰期都与剂量无关。替莫唑胺的蛋白结合率低（10%～20%），因此估计不会与蛋白结合率高的药物发生相互作用。口服^{14}C-替莫唑胺后7天内粪便内排泄的^{14}C为0.8%，表明药物是完全吸收的。口服后，24小时尿内的原形药占剂量的5%～10%，其余是以AIC（4-氨基-5-咪唑-盐酸羧酰胺）形式或其他极性代谢物排泄到尿中。替莫唑胺药代动力学的群体分析表明替莫唑胺血浆清除率与年龄、肾功能或吸烟无关。儿科患者的AUC比成人患者高，但是儿童和成人每周期的最大耐受剂量（MTD）都是1000 mg/m^2。

【用法与用量】 新诊断的多形性胶质母细胞瘤的成人患者：同步放化疗期口服替莫唑胺，75 mg/（m^2·d），共42天，同时接受放疗。随后接受6个周期的替莫唑胺辅助治疗。根据患者耐受程度可暂停用药，但无须降低剂量。辅助治疗期同步放化疗期结束后4周，进行6个周期的替莫唑胺单药辅助治疗。起始剂量：150 mg/（m^2·d），共5天，然后停药23天。一周期为28天。从第2周期开始，根据前一周期不良反应，剂量可增至 200 mg/(m^2·d)，或减至 100 mg/(m^2·d)。常规治疗后复发或进展的多形性胶质母细胞瘤或间变性星形细胞瘤患者：成人患者以前曾接受过化疗者的起始剂量是 150 mg/(m^2·d)，共5天。成人没有接受过其他化疗者的起始剂量为 200 mg/(m^2·d)，均连用 5 天，28 天为一个周期。治疗可继续到病变出现进展，最多为 2 年。儿童患者在以前接受过化疗 3 岁或以上的患儿，每 28 天周期中替莫唑胺口服起始剂量是 150 mg/(m^2·d)，共 5 天。如果没有出现毒性，下个周期的剂量增至 200 mg/(m^2·d)。治疗可继续到病变出现进展，最多为 2 年。全部患者应空腹（进餐前至少 1 小时）服用替莫唑胺。服用替莫唑胺前后可使用止吐药。如果服药后出现呕吐，当天不能服用第 2 剂。不能打开或咀嚼胶囊，应用一杯水整粒吞服。如果胶囊有破损，应避免皮肤或黏膜与胶囊内粉状内容物接触。

【不良反应与注意事项】 有轻中度胃肠道功能紊乱，具有自限性，或标准止吐药易于控制；骨髓抑制（一般在开始几个周期的第 21 ~28 天），通常在 1 ~2 周内迅速恢复；其他不良反应包括：口腔念珠菌病、感染，血象异常，体重降低，焦虑、抑郁、情绪不稳定、失眠、头痛、惊厥、头晕等神经系统症状，视力障碍，听力损害、耳鸣，下肢浮肿、出血、深静脉血栓形成，咳嗽、呼吸困难，脱发、皮肤干燥，肌无力，尿失禁，疲乏、发热、疼痛、过敏反应，放射损伤，味觉异常，SGPT 升高。对于接受 42 ~49 天合并治疗者需要预防卡氏肺囊虫性肺炎发生。严重肝功能异常或肾功能异常者慎用。本药不应用于哺乳期妇女。尚无 3 岁以下多形性胶质母细胞瘤患儿使用该药的临床经验；对于 3 岁以上胶质瘤儿童患者，使用该药的临床经验有限。与年轻患者相比，老年患者（>70 岁）中性粒细胞减少及血小板减少的可能性较大。替莫唑胺不应常规用于妊娠期妇女，如果妊娠期内必须使用该药，应将可能对胎儿造成的潜在风险告知患者。同时服用丙戊酸，替莫唑胺清除率轻度降低。与其他可导致骨髓抑制的药物联合应用时，骨髓抑制可能加重。对本药或达卡巴嗪过敏、妊娠期、严重骨髓抑制的患者禁用。

【制剂与规格】 胶囊剂：100 mg。

（二）抗代谢类药物

甲氨蝶呤（氨甲基叶酸）
Methotrexate

【作用与用途】 本品作为一种叶酸还原酶抑制剂，主要抑制二氢叶酸还原酶而使二氢叶酸不能还原成有生理活性的四氢叶酸，从而使嘌呤核苷酸和嘧啶核苷酸的生物合成过程中一碳基团的转移作用受阻，导致 DNA 的生物合成受到抑制。此外，本品也有对胸腺核苷酸合成酶的抑制作用，但抑制 RNA 与蛋白质合成的作用则较弱。本品主要作用于细胞周期的 S 期，属细胞周期特异性药物，对 G_1/S 期的细胞也有延缓作用，对 G_1 期细胞的作用较弱。用于各型急性白血病，特别是急性淋巴细胞白血病；恶性淋巴瘤，非霍奇金淋巴瘤和蕈样肉芽肿，多发性骨髓病；恶性葡萄胎、绒毛膜上皮癌、乳腺癌、卵巢癌、宫颈癌、睾丸癌；头颈部癌、支气管肺癌、各种软组织肉瘤；高剂量用于骨肉瘤，鞘内注射可用于预防和治疗脑膜白血病以及恶性淋巴瘤的神经侵犯，本品对银屑病也有一定疗效。

【体内过程】 用量小于 30 mg/m^2 时，口服吸收良好，1～5 小时血药浓度达最高峰，肌内注射后达峰时间为 0.5～1 小时。血浆蛋白结合率约为 50%。本品透过血脑屏障的量甚微，但鞘内注射后则有相当量可达全身循环。部分经肝细胞代谢转化为谷氨酸盐，部分通过胃肠道细菌代谢。主要经肾（40%～90%）排泄，大多以原形药排出体外；约 10% 通过胆汁排泄，$t_{1/2\alpha}$ 为 1 小时；$t_{1/2\beta}$ 为二室型：初期为 2～3 小时；终末期为 8～10 小时。少量甲氨蝶呤及其代谢产物可以结合型形式贮存于肾脏和肝脏等组织中，可长达数月，在有胸腔或腹腔积液情况下，本品的清除速度明显减缓；清除率个体差别极大，老年患者更甚。

【用法与用量】 口服：成人每次 5～10 mg，每日 1 次，每周 1～2 次，每疗程安全量 50～100 mg。用于急性淋巴细胞白血病维持治疗，每次 15～20 mg/m^2，每周 1 次。注射：用于急性白血病：肌内或静脉注射，每次 10～30 mg，每周 1～2 次；儿童每日 20～30 mg/m^2，每周 1 次，或视骨髓情况而定。用于绒毛膜上皮癌或恶性葡萄胎：每日 10～20 mg，亦可溶于 5% 或 10% 的葡萄糖注射液 500 ml 中静脉滴注，每日 1 次，5～10 次为 1 个疗程。总量 80～100 mg。用于脑膜白血病：鞘内注射甲氨蝶呤每次一般 6 mg/m^2，成人常用量 5～12 mg，最大不超过 12 mg，每日 1 次，5 天为 1 个疗程。用于预防脑膜白血病时，每日 10～15 mg，每日 1 次，每隔 6～8 周 1 次。用于实体瘤：静脉一般每次 20 mg/m^2；亦可介入治疗；高剂量并叶酸治疗某些肿瘤，方案根据肿瘤由医师判定，如骨肉瘤等。

【不良反应与注意事项】 胃肠道反应：口腔炎、口唇溃疡、咽喉炎、恶心、呕吐、腹痛、腹泻、消化道出血。食欲减退常见，偶见伪膜性或出血性肠炎等。肝功能损害：黄疸，丙氨酸氨基转移酶、碱性磷酸酶、γ-谷氨酰转肽酶等增高，长期口服可导致肝细胞坏死、脂肪肝、纤维化甚至肝硬化；大剂量应用时，由于本品和其代谢产物沉积在肾小管而致高尿酸血症肾病，此时可出现血尿、蛋白尿、尿少、氮质血症甚至尿毒症；长期用药可引起咳嗽、气短、肺炎或肺纤维化。骨髓抑制：主要为白细胞和血小板减少；脱发、皮肤发红、瘙痒或皮疹；长期服用后，有潜在的导致继发性肿瘤的危险；可导致闭经和精子减少或缺乏，尤其是在长期应用较大剂量后，但一般多不严重，有时呈不可逆性；全身极度衰竭、恶病质或并发感染及心、肺、肝、肾功能不全时，禁用本品。周围血象如白细胞低于 3.5×10^9 或血小板低于 50×10^9/L

时不宜用。已知对本品高度过敏的患者禁用。服药期禁怀孕及哺乳。

【制剂与规格】 片剂:2.5 mg;注射剂:5 mg。

巯嘌呤 Mercaptopurine

【作用与用途】 属于抑制嘌呤合成途径的细胞周期特异性药物,其主要的作用环节有二:①干扰了嘌呤核苷酸合成的起始阶段。②抑制复杂的嘌呤间的相互转变,同时本品还抑制辅酶Ⅰ的合成,肿瘤细胞不能增殖。本品对处于S增殖周期的细胞较敏感,除能抑制细胞DNA的合成外,对细胞RNA的合成亦有轻度的抑制作用。用巯嘌呤治疗白血病常产生耐药现象,其原因可能是体内出现了突变的白血病细胞株,因而失去了将巯嘌呤变为巯嘌呤核糖核苷酸的能力。适用于绒毛膜上皮癌,恶性葡萄胎,急性淋巴细胞白血病及急性非淋巴细胞白血病,慢性粒细胞白血病的急变期。

【体内过程】 口服胃肠道吸收不完全,约50%广泛分布于体液内。血浆蛋白结合率约为20%。本品吸收后的活化分解代谢过程主要在肝脏内进行,在肝内经黄嘌呤氧化酶等氧化及甲基化作用后分解为硫尿酸等而失去活性。静脉注射后的半衰期约为90分钟,约半量经代谢后在24小时即迅速从肾脏排泄,其中7%~39%以原药排出。

【用法与用量】 口服。成人常用量:绒毛膜上皮癌:每日6~6.5 mg/kg,分2次口服,以10日为1个疗程,疗程间歇为3~4周。白血病:开始,每日2.5 mg/kg或80~100 mg/m^2,每日1次或分次服用,一般于用药后2~4周可见显效,如用药4周后仍未见临床改进及白细胞数下降,可考虑在仔细观察下,加量至每日5 mg/kg;维持量每日1.5~2.5 mg/kg或50~100 mg/m^2,每日1次或分次口服。小儿常用量:每日1.5~2.5 mg/kg或50 mg/m^2,每日1次或分次口服。

【不良反应与注意事项】 参见甲氨蝶呤。

【制剂与规格】 片剂:25 mg、50 mg、100 mg。

氟尿嘧啶(5-氟脲嘧啶) Fluorouracil

【作用与用途】 在体内先转变为5-氟-2-脱氧尿嘧啶核苷酸,后者抑制胸腺嘧啶核苷酸合成酶,阻断脱氧尿嘧啶核苷酸转变为脱氧胸腺嘧啶核苷酸,从而抑制DNA的生物合成。此外,还能掺入RNA,通过阻止尿嘧啶和乳清酸掺入RNA而达到抑制RNA合成的作用。本品为细胞周期特异性药,主要抑制S期瘤细胞。为恶性葡萄胎、绒毛膜上皮癌的主要化疗药物。亦用于乳腺癌、消化道肿瘤(包括原发性和转移性肝癌和胰腺癌)、卵巢癌和原发性支气管肺癌的辅助化疗和姑息治疗。栓剂用于直肠癌。

【体内过程】 本品主要经肝脏分解代谢,大部分降解为二氧化碳经呼吸道排出体外,约15%在给药1小时内经肾以原形药排出体外。大剂量用药能透过血脑屏障,静脉注射后于半小时内到达脑脊液中,并可维持 3 小时,$t_{1/2\alpha}$ 为 10 ~ 20 分钟,$t_{1/2\beta}$ 为 20 小时。

【用法与用量】 口服:成人常用量,每日 0.15 ~ 0.3 g,分 3 ~ 4 次服。疗程量 10 ~ 15 g,3 ~ 4 周为 1 个疗程。联合化疗,常用方案有:①丝裂霉素、氟尿嘧啶和长春新碱,用于消化道腺癌;②环磷酰胺、甲氨蝶呤和氟尿嘧啶,用于乳腺癌;③氟尿嘧啶、阿霉素、丝裂霉素或氟尿嘧啶、阿霉素和亚硝脲类,用于胃癌或胆管系统和胰腺癌。注射:单药静脉注射剂量一般为按体重每日 10 ~ 20 mg/kg,连用 5 ~ 10 日,每疗程 5 ~ 7 g(甚至 10 g)。若为静脉滴注,通常按体表面积每日 300 ~ 500 mg/m^2,连用 3 ~ 5 天,每次静脉滴注时间不得少于 6 ~ 8 小时;静脉滴注时可用输液泵连续给药维持 24 小时。用于原发性或转移性肝癌,多采用动脉插管注药。腹腔内注射按体表面积每次 500 ~ 600 mg/m^2。每周 1 次,2 ~ 4 次为 1 个疗程。外用:5% ~ 10% 软膏局部涂抹。凝胶:每日 1 ~ 2 次涂患处。栓剂:病人取侧卧位,将栓剂塞入肛门,深度根据具体癌肿部位而定,于手术前 10 天开始用药,每次 1 粒,每日早晨和睡前各用药 1 次,疗程 10 天。

【不良反应与注意事项】 恶心、食欲减退或呕吐、口腔黏膜炎或溃疡、腹部不适或腹泻;也可引起白细胞、血小板减少,咳嗽,气急或小脑共济失调等;偶见用药后心肌缺血,可出现心绞痛和心电图的变化;如发生经证实的心血管反应(心律失常,心绞痛,ST 段改变)则氟尿嘧啶不能再用。长期应用本品导致第二个原发恶性肿瘤的危险性比氮芥等烷化剂为小。除单用本品较小剂量作放射增敏剂外,一般不宜和放射治疗同用。开始治疗前及疗程中应定期检查周围血象。口服不如静脉给药。肝功能明显异常、周围血白细胞计数低于 3.5 × 10^9/L、血小板低于 50 × 10^9/L 者、感染、出血(包括皮下和胃肠道)或发热超过 38℃者、明显胃肠道梗阻、失水或(和)酸碱电解质平衡失调及老年患者慎用本品。用本品时不宜饮酒或同用阿司匹林类药物。衰弱病人、妇女妊娠初期 3 个月内、哺乳期内及当伴发水痘或带状疱疹时禁用本品。

【制剂与规格】 片剂:50 mg;注射剂:250 mg;软膏剂:4 g:20 mg、4 g:100 mg;凝胶:5%;栓剂:0.2 g。

替加氟(喃氟啶)
Tegafur

【作用与用途】 本品为氟尿嘧啶的衍生物,在体内经肝脏活化逐渐转变为氟尿嘧啶而起抗肿瘤作用。能干扰和阻断 DNA、RNA 及蛋白质合成,主要作用于 S 期,是抗嘧啶类的细胞周期特异性药物,其作用机制、疗效及抗瘤谱与氟尿嘧啶相似,但作用持久,吸收良好,毒性较低。化疗指数为氟尿嘧啶的 2 倍,毒性仅为氟尿嘧啶的 1/7 ~ 1/4。慢性毒性实验中未见到严重的骨髓抑制,对免疫的影响较轻微。主要治疗消化道肿瘤,对胃癌、结肠癌、直肠癌有一定疗效;也可用于治疗乳腺癌、支气管肺癌和肝癌等;还可用于膀胱癌、前列腺癌、肾癌等。

【体内过程】 口服吸收良好,给药后 2 小时作用达最高峰,持续时间较长,为 12 ~ 20 小时。血浆 $t_{1/2\beta}$ 为 5 小时,静脉注射后均匀地分布于肝、肾、小肠、脾和脑,以肝、肾中的浓度为最高。由于本品具有较高的脂溶性,可通过血脑屏障,在脑脊液中浓度比氟尿嘧啶高。本品经肝脏代谢,主要由尿和呼吸道排出,给药后 24 小时内由尿中以原形排出 23%,由呼吸道以 CO_2形式排出 55%。

【用法与用量】 口服:成人每日 800 ~ 1 200 mg,分 3 ~ 4 次服用,总量 30 ~ 50 g 为 1 个疗程。小儿剂量每次按体重 4 ~ 6 mg/kg,每日 4 次服用。注射:单药成人每日剂量 800 ~ 1 000 mg 或按体重每次 15 ~ 20 mg/kg,溶于 5% 葡萄糖注射液或 0.9% 氯化钠注射液 500 ml 中,每日 1 次静脉滴注,总量 20 ~ 40 g 为 1 个疗程。

【不良反应与注意事项】 轻度骨髓抑制:白细胞和血小板减少;轻度胃肠道反应:食欲减退、恶心为主,个别病人可出现呕吐、腹泻和腹痛,停药后可消失;其他反应:乏力、寒战、发热、头痛、眩晕、运动失调、皮肤瘙痒、色素沉着、黏膜炎及注射部位血管疼痛等。用药期间定期检查白细胞、血小板数;轻度胃肠道反应可不必停药,严重者需减量或停药,餐后服用可以减轻胃肠道反应;肝肾功能障碍应慎重;妊娠及哺乳期妇女禁用。

【制剂与规格】 片剂:50 mg;注射剂:5 ml:0.2 g。

卡莫氟(氟己嘧啶,嘧福禄)
Carmofur

【作用与用途】 本品为氟尿嘧啶的衍生物,口服吸收迅速,在体内缓慢释放出氟尿嘧啶,干扰或阻断 DNA、RNA 及蛋白质合成而发挥抗肿瘤作用。主要用于消化道癌(食管癌,胃癌,结、直肠癌),乳腺癌亦有效。

【体内过程】 本品口服后,能在体内经多种途径代谢,逐渐释放出 5-氟尿嘧啶,并能较长时间维持氟尿嘧啶于有效的血药浓度范围内,t_{max} 2 ~ 4 小时,肝、肾及胃壁浓度较高,主要由尿排出。

【用法与用量】 口服:成人每次 200 mg,每日 3 ~ 4 次;或按体表面积每日 140 mg/m^2,分 3 次口服。联合化疗每次 200 mg,每日 3 次。

【不良反应与注意事项】 血液系统偶见白细胞、血小板减少;神经系统偶见言语、步行及意识障碍,锥体外系反应等;消化道反应有恶心、呕吐、腹痛、腹泻,罕见消化道溃疡;肝肾功能异常,有时出现胸痛、ECG 异常;其他有皮疹、发热、水肿等。服药后避免摄入酒精性饮料;高龄、骨髓功能低下、肝肾功能不全、营养不良者以及孕妇慎用;对本品过敏者禁用。

【制剂与规格】 片剂:50 mg。

六甲蜜胺(六甲二聚氰胺)
Altretamine

【作用与用途】 本品为嘧啶类抗代谢药物,主要抑制二氢叶酸还原酶,干扰叶酸代谢,选择性抑制 DNA、RNA 和蛋白质的合成。为周期特异性药,与烷化剂无交叉耐药。用于卵巢癌、SCLC、恶性淋巴瘤、子宫内膜癌的联合化疗,对卵巢癌及 SCLC 疗效尤佳。

【体内过程】 体内需经肝脏微粒体 P-450 单氧化酶活化后,发挥细胞毒效应,口服血浆 t_{max} 约 2 ~ 3 小时,血浆 $t_{1/2\beta}$ 为 13 小时,主要代谢物经尿排出。

【用法与用量】 口服:按体重每日 10 ~ 16 mg/kg,分 4 次服,21 天为 1 个疗程,或每日 6 ~ 8 mg/kg,90 日为 1 个疗程。联合方案中,推荐总量为按体表面积 150 ~ 200 mg/m^2,连用 14 天,耐受好。饭后 1 ~ 1.5 小时或睡前服用能减少胃肠道反应。大于65 岁老年患者酌情减量。

【不良反应与注意事项】 严重恶心、呕吐为剂量限制性毒性,骨髓抑制轻至中度,以白细胞降低为著,多发生于治疗 1 周后,3 ~ 4 周达最低点;中枢或周围神经毒出现于长期服用后,为剂量限制性毒性,停药 4 ~ 5 个月可减轻或消失;偶有脱发、膀胱炎、皮疹、瘙痒、体重减轻等。用药期间应定期查血象及肝功能。孕妇及哺乳妇女慎用本品;对本品过敏及严重骨髓抑制和神经毒性患者禁用。

【制剂与规格】 片剂、胶囊剂:50 mg、100 mg。

去氧氟尿苷(氟铁龙)
Doxifluridine

【作用与用途】 本品为新的氟化嘧啶系列药物之一,作为氟尿嘧啶(5-Fu)的前体药物,服用后在体内被嘧啶核苷磷酸化酶转换成游离的 5-Fu,从而发挥其抗肿瘤作用。本品在肿瘤组织内 5-Fu 的转化率明显高于各正常组织器官,依次为宫颈癌、膀胱癌、乳腺癌、大肠癌及胃癌,尤其大肠、胃及乳腺癌瘤组织内 5-Fu 浓度明显高于正常组织及血浆含量,从而可选择性地杀死肿瘤细胞,而对正常组织的损伤较小。分别影响 DNA 与 RNA 合成,主要作用于 S 期,对其他增殖期时相细胞亦有影响。用于治疗乳腺癌、胃癌、结肠直肠癌、鼻咽癌、宫颈癌。

【体内过程】 口服 800 mg 吸收迅速,未转换体的血清浓度 1 ~ 2 小时达峰值 C_{max}(1 μg/ml),5-Fu 的浓度也在 1 ~ 2 小时达峰值,其浓度为未转换体的 1/10。肿瘤组织中氟尿嘧啶浓度较高,所有代谢物均由尿排出。

【用法与用量】 口服:每日总量 800 ~ 1 200 mg,分 3 ~ 4 次服用,于饭后服用。根据年龄、症状可适当增减。6 ~ 8 周为 1 个疗程。

【不良反应与注意事项】 骨髓抑制:白细胞及血小板减少,偶见全血细胞减少;消化系统:恶心、呕吐、食欲不振,时有腹痛、腹胀、便秘、口腔炎等,偶见胃溃疡、舌炎等;精神神经系统:定向或听觉障碍,偶行路或感觉障碍,锥体外系征候以及麻痹、尿失禁等，偶见嗅觉异常；心电图异常、脱发、色素沉着、荨麻疹等；特别注意感染症状、出血倾向的发生；可能会引起严重的肠炎与脱水；严重的腹部疼痛、腹泻及其他症状时，立即停药并对症治疗；婴幼儿慎用。孕期、哺乳期妇女及对本品有过敏或正接受抗病毒药索立夫定(Sorivudine)治疗的患者禁用。

【制剂与规格】 胶囊剂：0.2 g。

吉西他滨(双氟脱氧胞苷)
Gemcitabine

【作用与用途】 其化学结构与阿糖胞苷相似，为核苷酸还原酶抑制剂。在细胞内通过脱氧胞嘧啶核苷激酶磷酸化，转化成具有活性的二磷酸(dFdCDP)及三磷酸核苷(dFdCTP)，发挥抗肿瘤作用。吉西他滨为细胞周期特异性药，作用于S期，可阻止G_1期向S期转化。主要用于非小细胞肺癌和胰腺癌。也可用于膀胱癌、乳腺癌、卵巢癌、小细胞肺癌。

【体内过程】 在体内与血浆蛋白结合极少，半衰期32～94分钟，药物分布容积与性别有关。总清除率为30～90 L/(h·m^2)，受年龄和性别影响。药物在体内代谢为无活性的dFdu(双氟脱氧尿苷)，99%经尿排泄，原尿的排泄不足10%。

【用法与用量】 注射：1次剂量为1 000 mg溶于氯化钠注射液250 ml，静脉滴注30分钟，1周1次，连用2周休1周(3周方案)，连用3周休1周或用4周方案。胰腺癌还可连用7周休1周，后1周1次。

【不良反应与注意事项】 骨髓抑制：为剂量限制性毒性，主要为血小板减少；肝功受损：一过性谷丙转氨酶升高，可自行恢复；肾功：常见轻度蛋白尿及血尿，偶见类似溶血尿毒症综合征的临床表现；轻度胃肠反应、一过性皮肤毒性、流感样综合征、呼吸困难、极少数出现成人呼吸窘迫综合征、过敏反应、周围性或面部水肿、乏力、嗜睡。用药期间定期检查肝、肾、骨髓功能，禁止驾驶和操纵机器；肝功失代偿或肾功受损者慎用；孕期及哺乳期妇女禁用。

【制剂与规格】 注射剂：200 mg、1 000 mg。

卡培他滨(希罗达)
Capecitabine

【作用与用途】 本品为氟尿嘧啶的前体物，口服后吸收迅速，并能以完整药物经肠黏膜进入肝脏，最后转化为5-氟尿嘧啶。单药化疗时，卡培他滨比5-氟尿嘧啶静脉给药更为有效，对荷乳腺癌(5种细胞系)与结肠癌(2种细胞系)等7种无胸腺小鼠肿瘤模型的肿瘤生长抑制率>50%，相比之下5-氟尿嘧啶仅对两种肿瘤模型的疗效超过卡培他滨。另外，紫杉类药与卡培他滨联合治疗对数种移植物模型有协同作用，可以使肿瘤消退。卡培他滨对5-氟尿嘧啶敏感和耐药的细胞系有抗肿瘤活性。主要用于晚期乳腺癌和结直肠癌。

【体内过程】 口服后，本品迅速

和完全地转化为最初两种代谢物5-DFCR和5-DFUR,其后浓度呈指数下降,半衰期($t_{1/2\beta}$)为0.5~1.0小时。给药后70%经尿排除。

【用法与用量】 口服:每日2 500 mg/m^2,分2次,于饭后半小时用水吞服,连用14天,休息7天,21日后重复应用。根据病情和不良反应调整剂量。联合用药时剂量酌减。

【不良反应与注意事项】 不良反应较轻:腹泻、恶心、呕吐、腹痛、皮炎、脱发、黏膜炎、发热、乏力、嗜睡、头痛、下肢水肿、中性粒细胞减少;半数病人发生手足综合征:麻木、感觉迟钝、感觉异常、麻刺感、无痛感或疼痛感;对卡培他滨及其代谢产物有过敏史者禁用。

【制剂与规格】 片剂:500 mg。

培美曲塞
Pemetrexed

【作用与用途】 培美曲塞钠是吡咯嘧啶核的抗叶酸药,通过干扰细胞复制非常重要的依赖叶酸代谢过程,发挥抗肿瘤作用。体外研究表明:培美曲塞二钠抑制胸苷酸合酶(TS),二氢叶酸还原酶(DHFR)和甘油酰胺核苷酸转甲酰酶(GARFT)活性,甚至抑制细胞胸苷和嘌呤核苷酸生物合成中包括所有叶酸依赖酶的活性。培美曲塞二钠通过还原型叶酸盐载体和膜叶酸结合蛋白转运系统转运进入细胞内,一旦进入细胞内,培美曲塞二钠在聚谷氨酰胺合成酶作用下转变为聚谷氨酰胺,留在细胞内抑制TS和GARF。肿瘤细胞培美曲塞二钠的多聚谷氨酰化是时间和浓度依赖过程,正常组织该过程较少。肿瘤细胞多谷氨酰化的代谢物半衰期延长使药物在肿瘤细胞内作用延长。临床前研究表明培美曲塞二钠抑制体外间皮瘤细胞株(MSTO-211H,NCI-H2052)生长。用MSTO-211H间皮瘤细胞株的研究表明:当培美曲塞二钠与顺铂合用可产生协同作用。未给予叶酸和维生素B_{12}的患者给予单剂量培美曲塞二钠后的绝对中性粒细胞计数(ANC)通过群体药效分析表明:通过测定ANC底点表明血液毒性的严重程度。已表明基础胱氨醚或同型半胱氨酸浓度较高的患者ANC底点较低。补充叶酸和维生素B_{12}可减少这些底物的水平。在整个治疗期培美曲塞二钠对ANC无累积作用。当培美曲塞二钠AUC在38.3~316.8 μg/ml范围内时,到ANC最低点的时间为8~9.6天。在同样范围暴露期间从最低点回到ANC基线需4.2~7.5天。可用于局部恶化或初化疗后非小细胞转移肺瘤,还可与顺铂合用治疗不能手术切除或不准备手术的恶性胸膜间皮瘤患者。

【体内过程】 培美曲塞主要以原药形式从尿路排泄,在给药后的24小时内,70%~90%的培美曲塞还原成原药的形式从尿中排出。培美曲塞总体清除率为91.8 ml/min(肌酐消除率是90 ml/min),对于肾功能正常的患者,体内半衰期为3.5小时;随着肾功能降低,清除率会降低,但体内剂量会增加。随着培美曲塞剂量的增加,曲线下面积AUC和最高血浆浓度(C_{max})

会成比例增加。多周期治疗并未改变培美曲塞的药代动力学参数，培美曲塞呈现一稳态分布容积为16.1 L。体外研究显示，培美曲塞的血浆蛋白结合率约为81%，且不受肾功能影响。对于年龄为26～80岁的人群，培美曲塞药代动力学无明显变化。临床研究中未纳入儿童患者。男性患者与女性患者相比，培美曲塞药代动力学无差别。高加索裔和非洲裔患者，培美曲塞的药代动力学相似。曾有试验对日本患者的药代动力学进行研究，虽然没有日本患者和西方患者之间药代动力学参数规范的统计学对照报告，但仍可说明两者的绝对剂量参数值是基本相似的，而且没有显著的临床差异。谷草转氨酶（AST、SGOT）、谷丙转氨酶（ALT、SGPT）和总胆红素升高，不影响培美曲塞的药代动力学。但是，未进行肝损害患者的药代动力学研究。总计127例肾功能不全患者进行了培美曲塞药代动力学研究，如果同时合并有顺铂治疗，随着肾功能降低，培美曲塞的血浆清除率降低，而全身暴露剂量增加。将培美曲塞全身总暴露量（AUC）与100 ml/min的肌酐清除率比较，当肌酐清除率分别为45、50和80 ml/min时，全身总暴露量（AUC）增加65%、54%和13%。

【用法与用量】 临用前，用0.9%氯化钠注射液20 ml溶解后滴注。

（1）与顺铂联合用药。恶性胸膜皮间肿瘤：本品仅可静脉滴注，推荐剂量为500 mg/m^2，第一天滴注超过10分钟，21天为一个周期。顺铂推荐剂量为75 mg/m^2，本品滴注结束后30分钟开始滴注，滴注时间超过2小时。

（2）事先使用地塞米松（或其等同物）可以缩小皮疹的范围，并减轻皮疹的严重性。在临床实验中，使用本品的前一天、当天和后一天，可以口服地塞米松（4 mg/次，每天两次）。为了减小毒性，在使用本品时必须每天服用一些低剂量的叶酸或多种维生素与叶酸合用。在使用本品的7天之内必须有5天使用叶酸辅助治疗；并且在整个治疗期间以及最后使用本品后的21天之内叶酸都不能停用。病人在使用本品的前一周之内必须肌肉注射维生素B_{12}一次，并且此后每三周注射一次。在后来治疗过程中，维生素B_{12}肌肉注射液可以与本品同日使用。在临床研究中，叶酸的剂量范围是350～1 000 μg，维生素B_{12}的剂量范围是1 000 μg。在临床实验中叶酸的口服剂量通常是400 μg。

【不良反应与注意事项】 病人不良反应的发生率至少是5%，更为严重的不良反应（肾衰竭、感染）发生率较低。使用本品的患者更为常见的不良反应是血液反应、发热、感染、口腔炎/咽炎、皮疹/脱皮。

肾功能降低：培美曲塞主要以原型从肾排泄，肌酐清除率>45 ml/min的患者使用无需进行剂量调整，由于肌酐清除率<45 ml/min的患者人数研究尚不充分，因此这些患者不宜用培美曲塞（剂量减少推荐见【用法与用量】）。骨髓抑制：培美曲塞可抑制骨

髓功能，从而出现中性粒细胞减少，血小板减少和贫血；骨髓抑制是剂量限制毒性，根据上一疗程所见的 ANC 底点，血小板数和最大非血液毒性，减少下一疗程的剂量（剂量减少推荐见【用法与用量】）。对叶酸和维生素 B_{12} 补充的需要：使用培美曲塞的患者应补充叶酸和维生素 B_{12} 以预防因给药药物引起的血液和胃肠毒性。

【制剂与规格】 注射剂，每支装 0.5 g。

复方替加氟胶囊
（优氟啶，优氟泰）
Compound Tegafur Capsules

【作用与用途】 本品为喃氟啶与尿嘧啶的复合制剂，由于尿嘧啶可阻断喃氟啶的降解作用，因而可特异性地提高肿瘤组织中氟尿嘧啶及其活性代谢物质的浓度，从而提高抗癌作用。主要用于消化系癌、乳腺癌及甲状腺癌等。疗效较好的为胃癌、大肠癌、乳腺癌和食管癌。目前将本品与丝裂霉素 C 联合应用治疗晚期胃癌，有效率可达 54.3% ~56.9%，已成为我国广泛应用的重点方案。

【用法与用量】 口服：每日 3 ~ 4 次，每次 2 ~ 3 片，总量 400 ~ 600 片为 1 个疗程。也可服用本品的胶囊每日 3 ~ 4 次，每次 1 ~ 2 个胶囊。

【不良反应与注意事项】 与喃氟啶相同，主要为消化道反应及骨髓抑制；本品的消化道反应较喃氟啶略重，但对血象影响轻微。

【制剂与规格】 片剂：每片含喃氟啶 50 mg、尿嘧啶 112 mg；胶囊剂：每粒胶囊含喃氟啶 100 mg、尿嘧啶 224 mg。

替吉奥胶囊
Tegafur, Gimeracil and Oteracil Potassium Capsules

【作用与用途】 本品是由替加氟、吉美嘧啶、奥替拉西钾组成的复方制剂，口服给药后替加氟在体内缓慢转变为 5-FU 而发挥抗肿瘤作用。吉美嘧啶主要在肝脏分布，对 5-FU 分解代谢酶 DPD 具有选择性拮抗作用，从而使由替加氟转变成 5-FU 的浓度增加，继而使肿瘤内 5-FU 的磷酸化代谢产物 5-FUMP 以高浓度持续存在，增强了抗肿瘤作用。奥替拉西钾口服给药后主要对消化道内分布的乳清酸磷酸核糖基转移酶有选择性拮抗作用，从而选择性地抑制 5-FU 转变为 5-FUMP。上述作用的结果使本品口服后抗肿瘤作用增强，但消化道毒性降低。替吉奥胶囊适用于不能切除的局部晚期或转移性胃癌。

【用法与用量】 替吉奥胶囊联合顺铂用于治愈不能切除的局部晚期或转移性胃患者。体表面积 $<1.25m^2$ 的患者，每次用 40 mg，每日 2 次。早餐和晚餐后服用。28 天为 1 个周期，间隔 14 天再重复。体表面积在 1.25 ~ $1.5m^2$ 的患者，每次用 50 mg，每日 2 次。早餐和晚餐后服用。28 天为 1 个周期，间隔 14 天再重复。体表面积 $>1.5m^2$ 的患者，每次用 60 mg，每日 2 次。早餐和晚餐后服用。28 天为 1 个周期,间隔14天再重复。如果患者在服药期间肝肾功能正常,血液抽检正常,胃肠无不适,间隔时间可以缩短为7天。每次用量可以依次调高到50 mg,60 mg,75 mg。不能与其他氟尿嘧啶类药物和抗真菌类药物联用。

【不良反应与注意事项】 本品有关的不良反应发生率为83.78%,其中主要为血液系统68.47%(白细胞减少发生率为45.05%,血小板减少发生率为20.72%,多为Ⅰ、Ⅱ度下降),消化系统46.85%(恶心、呕吐39.64%,腹泻7.21%),其他14.41%。本品的血液系统不良反应与替加氟相当,但其消化道反应明显低于替加氟。本品相关不良事件的发生率为2.70%,主要表现为轻度的胃肠道出血、红细胞降低,发生率低于替加氟(3.48%)。对替吉奥胶囊的组成成分有严重过敏史的患者、严重骨髓抑制的患者(可能会加重骨髓抑制)、重度肾功能异常的患者、妊娠或可能妊娠的妇女、重度肝功能异常的患者禁用(可能会加重肝功能异常)。正在接受其他氟尿嘧啶类抗肿瘤药治疗(包括联合治疗)的患者、正在接受氟胞嘧啶治疗的患者、正在接受索立夫定及其结构类似物(溴夫定)治疗的患者禁用。下列患者应慎用替吉奥胶囊:有骨髓抑制患者、肾功能障碍患者、肝功能异常的患者、感染性疾病的患者、糖耐量异常的患者、间质性肺炎或既往有间质性肺炎史的患者、有心脏病患者或心脏病史的患者、有消化道溃疡或出血的患者。哺乳期妇女服用替吉奥胶囊时应停止哺乳。由于老年人的生理功能下降,须慎重使用本药。一旦发生药物过量,应密切监控,并进行支持、对症治疗。

【制剂与规格】 胶囊剂:20 mg规格:替加氟20 mg,吉美嘧啶5.8 mg,奥替拉西钾19.6 mg。25 mg规格:替加氟25 mg,吉美嘧啶7.25 mg,奥替拉西钾24.5 mg。

(三)抗生素类

放线菌素D(更生霉素)

Dactinomycin

【作用与用途】 体外研究显示,放线菌素D主要作用于RNA,高浓度时则同时影响RNA与DNA合成。为细胞周期非特异性药物,以G_1期尤为敏感,阻碍G_1期细胞进入S期。对霍奇金病(HD)及神经母细胞瘤疗效突出,尤其是控制发热;对无转移的绒癌初治时单用本药,治愈率达90%~100%,与单用MTX的效果相似;对睾丸癌亦有效,一般均与其他药物联合应用;与放疗联合治疗儿童肾母细胞瘤(Wilms瘤)可提高生存率,对尤文肉瘤和横纹肌肉瘤亦有效。

【体内过程】 静脉注射后迅速分布至组织,10分钟即可在主要脏器如肝、肾、颌下腺中出现,难以透过血脑屏障。体内代谢很少,12%~20%经尿排出,50%~90%经胆管随粪便排出。$t_{1/2\beta}$约36小时。

【用法与用量】 静脉注射:一般成人每日300~400 μg(6~8 μg/kg),溶于0.9%氯化钠注射液20~40 ml

中,每日1次,10日为1个疗程,间歇期2周,1个疗程总量4~6 mg。本品也可作腔内注射。在联合化疗中,剂量及时间尚不统一。儿童每日0.45 mg/m²,连用5日,3~6周为1个疗程。1岁以下幼儿慎用。老年患者酌情减量。

【不良反应与注意事项】 骨髓抑制:为剂量限制性毒性,血小板及粒细胞减少;胃肠道反应:恶心、呕吐、腹泻,少数有口腔溃疡,为急性剂量限制性毒性;少数出现脱发、胃炎、肠炎或皮肤红斑、脱屑、色素沉着、肝肾功能损害等,均可逆;漏出血管对软组织损害显著。骨髓功能低下、有痛风病史、肝功能损害、感染、有尿酸盐性肾结石病史、近期接受过放疗或抗癌药物者慎用本品。有出血倾向、哺乳期妇女慎用或不用本品,有患水痘病史者、孕妇禁用。

【制剂与规格】 注射剂:0.2 mg。

丝裂霉素(自力霉素)

Mitomycin

【作用与用途】 本品为细胞周期非特异性药物。丝裂霉素对肿瘤细胞的G_1期、特别是晚G_1期及早S期最敏感,在组织中经酶活化后,它的作用似双功能或三功能烷化剂,可与DNA发生交叉联结,抑制DNA合成,对RNA及蛋白合成也有一定的抑制作用。主要用于胃癌、肺癌、乳腺癌,也适用于肝癌、胰腺癌、结直肠癌、食管癌、卵巢癌及癌性腔内积液。

【体内过程】 本品主要在肝脏中生物转化,不能通过血脑屏障。静脉注射后$t_{1/2}$的分布相和消除相分别为5~10分钟及50分钟,主要通过肾脏排泄。

【用法与用量】 静脉注射、动脉注射:每次6~8 mg,以氯化钠注射液溶解后注射,每周1次;也可一次10~20 mg,每6~8周重复治疗。腔内注射:每次6~8 mg。联合化疗:FAM(氟尿嘧啶、阿霉素、丝裂霉素)主要用于胃肠道肿瘤。

【不良反应与注意事项】 骨髓抑制:可致白细胞及血小板减少;恶心、呕吐发生于给药后1~2小时;对局部组织有较强的刺激性,若药液漏出血管外,可引起局部疼痛、坏死和溃疡;其他反应:间质性肺炎、不可逆的肾功能衰竭等;本品与阿霉素同时应用可增加心脏毒性,建议阿霉素总量限制在按体表面积450 mg/m²以下。用药期间应密切随访血常规及血小板、血尿素氮、肌酐、肾功能。长期应用抑制卵巢及睾丸功能,造成闭经和精子缺乏。不可作肌内或皮下注射。较大剂量应用时两疗程之间间隔应超过6周。老年患者应慎用;水痘或带状疱疹患者、在妊娠初期的3个月及哺乳期禁用;用药期间禁用活病毒疫苗接种和避免口服脊髓灰质炎疫苗。

【制剂与规格】 注射剂:2 mg、10 mg。

博来霉素(争光霉素)

Bleomycin

【作用与用途】 本品与铁的复合

物嵌入 DNA,引起 DNA 单链和双链断裂。作用的第一步是本品的二噻唑环嵌入 DNA 的 G-C 碱基对之间,同时末端三肽氨基酸的正电荷和 DNA 磷酸基作用,使其解链。作用的第二步是本品与铁的复合物导致超氧或羟自由基的生成,引起 DNA 链断裂。适用于头颈部、食管、皮肤、宫颈、阴道、外阴、阴茎的鳞癌,霍奇金病及恶性淋巴瘤,睾丸癌及癌性胸腔积液等。亦用于治疗银屑病。

【体内过程】 口服无效。需经肌内或静脉注射。给药后在血中消失较快,广泛分布到肝、脾、肾等各组织中,皮肤和肺较多,部分药物可透过血脑屏障。血浆蛋白结合率仅 1%。连续静脉滴注 4 ~ 5 日,每日 30 mg,24 小时内血药浓度稳定在 146 ng/ml,1 次量静脉注射后初期和终末期消除半衰期分别为 24 分钟及 4 小时,静脉注射后 $t_{1/2}$相应参数分别为 1. 3 及 8. 9 小时,3 岁以下儿童则为 54 分钟及 3 小时。肌内或静脉注射 15 mg,血药峰浓度分别为 1 μg/ml 及 3 μg/ml。有可能在组织细胞内由酰胺酶水解而失活。主要经肾排泄,24 小时内排出 50% ~ 80%。不能被透析清除。

【用法与用量】 成人肌内、静脉及动脉注射每次 15 mg,每日 1 次或每周 2 ~ 3 次。总量不超过 400 mg。胸腔内注射,在尽量抽净胸腔积液后注射 20 ~ 40 mg,并让病人变换体位使药液均匀分布。

【不良反应与注意事项】 骨髓抑制轻微;常可出现发热、食欲不振、脱发、皮肤色素沉着,指甲变色等;偶可有肺纤维化改变,故对年老体弱、有肺部疾病者慎用;长期用药应定期做胸部 X 线检查及肺功能测定;个别病人有过敏反应;用药后避免日晒。

【制剂与规格】 注射剂:10 mg、15 mg。

博安霉素
Boanmycin

【作用与用途】 博安霉素对多种小鼠移植性肿瘤包括肉瘤 S180、肝癌、艾氏癌(实体型)、食管癌 SGA-73 和黑色素瘤 HP,均有显著的抑制作用,抑瘤率达 85% ~90%。体外试验对数种人癌细胞株有明显杀伤作用,其中尤其对肝癌 BEL-7402 细胞的杀伤作用最强。博安霉素对在裸鼠移植的人体肝癌、胃癌和结肠癌均有显著的抑制作用,肿瘤抑制率为 74% ~90%。用于头颈部鳞癌、食管癌、鼻咽癌、恶性淋巴瘤、乳腺癌等。

【体内过程】 本品肌注吸收迅速,达血药峰浓度的平均时间为 18. 6 分钟,平均峰浓度为 0. 20 μg/ml,240 分钟后降至 0. 01 μg/ml。

【用法与用量】 单药治疗:博安霉素 5 ~ 6 mg/m^2 + 生理盐水 2 ~ 4 ml,肌注或静脉注射每周 3 次,连用 4 周。联合化疗:博安霉素可与其他化疗药物联合应用,剂量应减少,博安霉素 5 ~ 6 mg/m^2 + 生理盐水 2 ~ 4 ml,肌注或静脉注射,每周 2 次,连用 2 周,休息 12 周,为 1 个周期。

【不良反应与注意事项】 本品可

引起发热、寒战、肌肉疼痛、消化道反应,皮肤色素沉着。个别病人有过敏反应。肺毒性较同类药物轻,不排除长期用药导致肺纤维化的可能。对博莱霉素类抗生素有过敏史的患者禁用。对有肺、肝、肾功能障碍的患者慎用。肺放射治疗患者慎用。给药后如患者出现发热现象,可给予退热药。对出现高热的病人,在以后的治疗中应减少剂量,缩短给药时间,并在给药前后给予解热药或抗过敏剂。病人出现皮疹等过敏症状时应停止给药,停药后症状可自然消失。病人如出现咳嗽、咳痰、呼吸困难等肺炎样症状,同时胸部X线片出现异常,应停止给药,并给予甾体激素和适当的抗生素。如出现休克样症状(血压降低、发冷、发热、喘鸣、意识模糊等)应立即停止给药,对症处理。

【制剂与规格】 注射剂:每支10 mg。

盐酸平阳霉素(争光霉素 A5)
Bleomycin A5 Hydrochloride

【作用与用途】 是由平阳链霉菌(*Stieplomyces Pingyangensisn*)产生的博莱霉素类抗肿瘤抗生素,能抑制癌细胞DNA的合成和切断DNA链,影响癌细胞代谢功能,促进癌细胞变性、坏死。平阳霉素为细胞周期非特异性药物,对机体的免疫功能和造血功能无明显影响。主治唇癌、舌癌、齿龈癌、鼻咽癌等头颈部鳞癌。亦可用于治疗皮肤癌、乳腺癌、宫颈癌、食管癌、阴茎癌、外阴癌、恶性淋巴癌和坏死性肉芽肿等。对肝癌也有一定疗效。对翼状胬肉有显著疗效。

【体内过程】 给接种艾氏腹水癌的荷癌小白鼠注射平阳霉素,测定了肾、胃、肺、肝、肌肉、血、肿瘤、脾、心和骨中的药物浓度,发现除肾脏外,肿瘤中药物浓度最高,瘤血比达到4∶1。

【用法与用量】 静脉内注射:用生理盐水或葡萄糖溶液等适合静脉用的注射液5~20 ml溶解本品4~15 mg(效价)/ml的浓度注射;肌内注射:用生理盐水5 ml以下溶解本品4~15 mg(效价)/ml的浓度注射;动脉内注射:用3~25 ml添加抗凝血剂(如肝素)的生理盐水溶解本品4~8 mg(效价)做每次动脉内注射或持续动脉内注射;成人每次剂量为8 mg(效价),通常每周给药2~3次,根据患者情况可增加或减少至每日1次到每周1次。显示疗效的剂量一般为80~160 mg(效价),1个疗程的总剂量为240 mg(效价)。肿瘤消失后,应适当加给药,如每周1次8 mg(效价)静脉注射10次左右。治疗淋巴管瘤:每次4~8 mg,溶入注射用水2~4 ml,有囊者尽可能抽尽囊内液后注药,间歇期至少1个月,5次为1个疗程;3个月以下新生儿暂不使用或减量使用;治疗血管瘤:每次注射4~8 mg,用生理盐水或利多卡因注射液3~5 ml稀释,注入瘤体内,注射1次未愈者,间歇7~10天重复注射,药物总量一般不超过70 mg(效价);治疗鼻息肉:8 mg用生理盐水4 ml溶解,用细长针头行息肉内注射,每次息肉注射2~4 ml,即每次注射1～2个息肉，观察15～30分钟有无过敏反应，每周1次，5次为1个疗程，一般1～2个疗程。

【不良反应与注意事项】 发热、恶心、呕吐、食欲不振、色素沉着、角化增厚、皮炎、皮疹、脱发、肢端麻病和口腔炎症等，肺部症状（肺炎样病变或肺纤维化）出现率低于博莱霉素。对出现高热的病人，在以后的治疗中应减少剂量，缩短给药时间，并在给药前后给予解热药或抗过敏剂；病人出现皮疹等过敏症状时应停止给药；病人如出现咳嗽、咳痰、呼吸困难等肺炎样症状，同时胸部X线片出现异常，应停止给药，并给予甾体激素和适当的抗生素；偶尔出现休克样症状（血压低、发冷、发热、喘鸣、意识模糊等），应立即停止给药；对有肺、肝、肾功能障碍的患者慎用；对博莱霉素类抗生素有过敏史的患者禁用。

【制剂与规格】 注射剂：4 mg、8 mg、15 mg（以盐酸平阳霉素计）。

硫酸培洛霉素
Peplomycin Sulfate

【作用与用途】 本品属抗肿瘤药。是博来霉素的衍生物，在体外可抑制多种癌细胞增殖，在体内对多种小鼠移植性肿瘤和诱发肿瘤及狗自发性淋巴肉瘤有抗肿瘤作用。主要适用于头颈部恶性肿瘤、皮肤癌、肺癌（鳞状细胞癌）、前列腺癌、恶性淋巴肿瘤等。

【体内过程】 本品静脉注射后，约15分钟达血药峰浓度（C_{max}）。在血中消失较快，广泛分布于肝、脾、肾等组织中，尤以皮肤和肺较多。除皮肤和肺以外，本品在其他正常组织中均很快失活。主要经肾排泄，给药8小时后可排出给药量的70%～85%。肾功能不全患者对本品的排泄减慢，故本品的血消除半衰期（$t_{1/2\beta}$）延长。

【用法与用量】 肌内注射：每周2～3次，首次5 mg，以后每次10 mg。根据患者的情况可增加为每日1次或减少为每周1次，但每周总剂量不应超过150 mg。因本品的大部分活性药物经肾排泄，故肾功能不全患者需调整剂量。

【不良反应与注意事项】 长期使用可致间质性肺炎、肺纤维化，患者可因肺功能不全而死亡；食欲不振、吞咽困难、恶心、呕吐、腹泻，大量使用可引起黏膜损伤、口腔溃疡等；发热反应；轻微骨髓抑制；皮疹、荨麻疹、发热性红皮症等；偶见因过敏性休克（前期症状主要为血压降低、发冷、发热、意识紊乱、喘鸣、呕吐等）而死亡；皮肤、黏膜：给药量达100 mg左右时，可发生皮肤硬化、肥厚、色素沉着，指甲变色脱落，脱发，口内炎，口角炎等；偶可发生肝功能障碍、红细胞与白细胞减少、贫血、尿频、膀胱炎、倦怠感、头痛、头重感等。有肺部疾病或肺部疾病史、肝肾功能不全、心脏病、曾接受过或正在接受胸部放射线治疗及水痘患者慎用；老人、儿童、哺乳期妇女慎用，孕妇禁用。

【制剂与规格】 注射剂：5 mg（按培洛霉素计）。

柔红霉素
Daunorubicin(DNR)

【作用与用途】 本品为第一代蒽环类抗肿瘤抗生素。其作用机制酷似多柔比星。作为一种周期非特异性化疗药,柔红霉素的抗瘤谱远较多柔比星为窄,对实体瘤疗效大不如多柔比星和表柔比星。主要用于对常用抗肿瘤药耐药的急性淋巴细胞或粒细胞白血病,但缓解期短,故需与其他药物合并应用。也可用于神经母细胞瘤、尤文肉瘤和肾母细胞瘤等。

【体内过程】 本品不能透过血脑屏障。给药后40~45分钟内在肝内代谢成具有抗癌活性的柔红霉素醇,并与本品原形一起分布至全身,特别是肾、肝、脾和心脏。柔红霉素排泄缓慢,$t_{1/2}$为45分钟,$t_{1/2\beta}$为18.5小时,而柔红霉素醇为26.7小时,其他代谢物则更长,为50~55小时。因此,本品血药浓度持续时间较长,经尿排泄约25%为具有抗癌活性的代谢物,而经肝排泄者则达40%。

【用法与用量】 静脉滴注:每千克体重0.5~0.8 mg,用等渗盐水250 ml溶解后滴注,1小时内滴完,每周2次。也可1 mg/kg,每日1次,连用5日。

【不良反应与注意事项】 骨髓抑制:较严重,故不应用药过久,如出现口腔溃疡,应即停药;胃肠道反应:恶心、呕吐、腹痛;其他反应:脱发、心电图异常、心律失常,严重者可引起心力衰竭,故总量不应超过每千克体重25 mg,滴注太快时,也可出现心律失常;漏出血管时,可导致局部组织坏死。

【制剂与规格】 注射剂:10 mg、20 mg。

多柔比星(阿霉素)
Doxorubicin

【作用与用途】 本品抗瘤谱广,为细胞周期非特异性药物,对S期及M期作用最明显。用于治疗急性白血病、恶性淋巴瘤、乳腺癌、骨肉瘤及软组织肉瘤、肺癌均有效;对膀胱癌、睾丸肿瘤、甲状腺癌、神经母细胞瘤、肾母细胞瘤、肝癌、胃癌、食管癌、卵巢癌、宫颈癌、前列腺癌及头颈部癌亦有效;对胰腺癌、子宫内膜癌、脑瘤及多发性骨髓瘤也有一定疗效。

【体内过程】 本品静脉给药注射后与血浆蛋白结合率很低,迅速分布于心、肾、肝、脾、肺组织中,但不能透过血脑屏障。主要在肝内代谢,经胆汁排泄,50%以原形排出,23%以具活性的多柔比星代谢物阿霉醇排出,在6小时内仅5%~10%从尿液中排泄。多柔比星的消除曲线是多相的,其三相半衰期分别为0.5小时、3小时和40~50小时。

【用法与用量】 静脉给药,一般主张间断给药:每平方米体表面积40~60 mg,每3周1次;或每日每平方米体表面积20~30 mg,连续3日,间隔3周再给药。也有人给予每平方米体表面积20~35 mg,每周1次。目前认为总量不宜超过每平方米体表面积

450 mg,以免发生严重心脏毒性。

【不良反应与注意事项】 骨髓抑制:表现为白细胞和血小板减少;心脏毒性:一过性心电图改变,表现为室上性心动过速,室性期外收缩及 ST-T 改变,总量超过每平方米体积 400 mg 的病人,可出现心肌病变而引起急性心力衰竭,与原先存在的心脏疾病无关;及早给予维生素 B_6 和辅酶 Q_{10} 或在出现早期应用强心苷,可降低本品的毒性,且不影响其抗肿瘤作用;消化道反应:恶心,少数有呕吐、口腔黏膜红斑、溃疡及食管炎、胃炎;其他反应:少数病人有发热、出血性红斑、脱发、肝功能损害。

【制剂与规格】 注射剂:10 mg、50 mg。

表柔比星(表阿霉素,法玛新)
Epirubicin

【作用与用途】 本品为多柔比星的主体异构体,是多柔比星氨基糖部分中 C'_4 羟基的反式构型,它既可直接嵌入 DNA,与 DNA 的双螺旋结构形成复合物,阻断依赖于 DNA 的 RNA 形成,又有形成 C'_4 表示羟基易与葡萄糖醛酸结合,这可能为表柔比星在体内清除较快而其毒性较同剂量多柔比星为低的主要原因。单一用药对多种肿瘤有广谱抑制作用,可用于乳癌、恶性淋巴瘤、软组织肉瘤和胃癌。对恶性黑色素瘤及结肠癌也有抗肿瘤活性。与其他抗癌药联合使用可用于治疗肺癌和卵巢癌。

【体内过程】 体内代谢和排泄较阿霉素快,平均血浆半衰期约 40 小时,主要在肝脏代谢,经胆汁排泄。48 小时内 9% ~10% 的给药量由尿排出,4 天内,40% 的给药量由胆汁排出,该药不通过血脑屏障。

【用法与用量】 注射:成人单一使用剂量为 60 ~90 mg/m^2,静脉注射。根据病人骨髓象的情况,上述剂量可间隔 21 天后重复使用。早期化疗、放疗、老人或骨髓新生物浸润而造成骨髓造血功能不良者,应使用小剂量:60 ~75 mg/m^2,每疗程的总剂量可分为 2 ~3 个阶段。

【不良反应与注意事项】 骨髓抑制:引起白细胞和血小板减少;黏膜炎:一般表现为胃炎伴糜烂,舌两侧及舌下腺炎;胃肠功能紊乱,恶心、呕吐、腹泻;偶尔发生发热、寒战及荨麻疹;脱发、心脏毒性反应。肝功能不全患者慎用。既往用过抗肿瘤药物治疗或放疗而造成显著骨髓抑制的病人及已用过大剂量蒽环类药物治疗的病人及有心脏病史的病人禁用。

【制剂与规格】 注射剂 :10 mg、20 mg。

吡柔比星(吡喃阿霉素)
Pirarubicin

【作用与用途】 是新一代蒽环类抗肿瘤抗生素。本药显示了很强的抗肿瘤活性和广泛的抗癌谱,迅速进入肿瘤细胞,阻止肿瘤细胞 DNA 的合成。本药对耐阿霉素的肿瘤亦有杀灭作用。用于急性白血病、恶性淋巴瘤、头颈癌、尿路上皮癌、乳腺癌、卵巢癌、子宫癌、胃癌等。

【体内过程】 对癌症患者以 30 mg/m^{2}的剂量 1 次性静脉注射后，血浆中浓度迅速减少，8 小时后浓度保持在 6～11 ng/ml。α、β、γ 相的血浆浓度半衰期分别为 0.89 分钟、0.46 小时和 14.2 小时。

【用法与用量】 静脉注射：乳腺癌、子宫癌、尿路上皮癌、恶性淋巴瘤，用 3～4 周 1 次法：40～60 mg(25～40 mg/m^2)(效价)，每日 1 次，停药3～4 周，以此作为 1 个疗程，反复应用。尿路上皮癌：用 3～4 周 2 次法，30～40 mg(20～25 mg/m^2)(效价)，每日 1 次，连续用药 2 日，停药 3～4 周，以此为 1 个疗程，反复应用。头颈部肿瘤、乳腺癌：用每周 1 次法，20～40 mg(14～15 mg/m^2)(效价)，每日 1 次，1 周用药 2～3 次，停药 3～4 周，以此为 1 个疗程，反复应用。头颈部肿瘤、恶性淋巴瘤，用连日法，10～20 mg(7～14 mg/m^2)(效价)，每日 1 次，连用3～5 日，停药 3～4 周，以此为 1 个疗程，反复应用。急性白血病：用连日法，10～30 mg(7～20 mg/m^2)(效价)，每日 1 次，连用 5 日，停药至骨髓功能恢复后，反复应用。动脉内注射：用于头颈部肿瘤、膀胱癌，10～20 mg(7～14 mg/m^2)(效价)，每日 1 次，连日或隔日应用 5～10 次。膀胱内注入：用于治疗膀胱癌，用导尿管导尿后，将 15～30 mg(效价)溶于 500～1 000 μg/ml的溶液，每日 1 次，每周 3 次，在 1～2 小时内注入膀胱内，以此作为 1 个疗程，反复 2～3 个疗程。

【不良反应与注意事项】 心脏毒性发生率约 3.8%，有时可出现心电图异常、心悸、心动过速、心律不齐，甚至心衰，要注意观察；可引起白细胞和血小板减少、贫血、有出血倾向、转氨酶升高、蛋白尿、尿素氮升高、血尿、尿频、尿痛、恶心、呕吐、腹痛、口腔炎、脱发、发热、皮疹、头晕、麻木、色素沉着等。孕妇忌用。

【制剂与规格】 针剂：5 mg、10 mg(效价)。

阿柔比星(阿克拉霉素)
Aclarubicin

【作用与用途】 阿柔比星是一种新型蒽环类抗肿瘤抗生素，对各种移植性动物肿瘤如 L310、P388、Ehlrich 腹水癌、Lewis 肺癌、S180 肉瘤、B16 黑色素瘤和 CDF8 及 C3H 乳癌等均有较强的抗瘤活性。本品能抑制癌细胞的生物大分子合成，特别对 RNA 合成的抑制作用强。主要用于治疗急性白血病、恶性淋巴瘤，也可试用于其他实体恶性肿瘤。

【体内过程】 本品静脉注射后，能很快分布到全身组织中，以肺浓度为最高，其次为脾、胸腺、小肠、心脏；在肝、肾中以配基类代谢物为主；在瘤组织中也有一定分布。虽然本品在注射后血药浓度迅速降低，但能较持久地维持在一定浓度。原型药和糖苷类代谢物在胆汁中排泄较多，在尿粪中排泄较少；配基类代谢物主要由尿、粪排泄。

【用法与用量】 临用前，加氯化

钠注射液或5%葡萄糖注射液溶解，静脉注射或滴注。白血病与淋巴瘤：每日15～20 mg，连用7～10日，间隔2～3周后可重复。实体瘤：每次30～40 mg，每周2次，连用4～8周。本品也可与其他抗癌药物联合应用。

【不良反应与注意事项】 主要不良反应为消化道反应和骨髓抑制，少数患者出现轻度脱发，个别患者出现发热、静脉炎、心脏毒性及肝肾功能异常。心、肝、肾功能异常或有严重心脏病史者禁用。本品注射若漏于血管外，会引起局部坏死。应注意累积剂量与心脏毒性的关系，本品有生殖毒性，孕妇使用本品前必须充分权衡利弊。哺乳期妇女在用药期间需暂停哺乳。

【制剂与规格】 注射剂：每支6 mg、10 mg、20 mg。

盐酸米托蒽醌

Mitoxantrone Hydrochloride

【作用与用途】 通过和DNA分子结合，抑制核酸合成而导致细胞死亡。本品为细胞周期非特异性药物。本品与蒽环类药物没有完全交叉耐药性。主要用于恶性淋巴瘤、乳腺癌和急性白血病。对肺癌、黑色素瘤、软组织肉瘤、多发性骨髓瘤、肝癌、大肠癌、肾癌、前列腺癌、子宫内膜癌、睾丸肿瘤、卵巢癌和头颈部癌也有一定疗效。

【体内过程】 本品静脉滴注后，血药浓度下降很快，并迅速分布于各组织中，消除缓慢，主要通过胆汁由粪便排泄。用药后5天中，由粪便排出约21%，尿排出约6.5%。排出物主要为原形药，亦有代谢产物。

【用法与用量】 将本品溶于50 ml以上的氯化钠注射液或5%葡萄糖注射液中滴注，时间不少于30分钟。静脉滴注：单用本品，按体表面积每次12～14 mg/m^2，每3～4周1次；或按体表面积每次4～8 mg/m^2，每日1次，连用3～5天，间隔2～3周。联合用药，按体表面积每次5～10 mg/m^2。

【不良反应与注意事项】 骨髓抑制：引起白细胞和血小板减少，为剂量限制性毒性；少数患者可能有心悸、早搏及心电图异常；可有恶心、呕吐、食欲减退、腹泻等消化道反应；偶见乏力、脱发、皮疹、口腔炎等；用药期间应严格检查血象；有心脏疾病，用过蒽环类药物或胸部照射的患者，应密切注意心脏毒性的发生；一般情况差，有并发病及心、肺功能不全的病人应慎用；对本品过敏者禁用；有骨髓抑制或肝功能不全者禁用。

【制剂与规格】 注射剂：2 ml：2 mg。

普卡霉素

Mithramycin

【作用与用途】 可与DNA以非共价键结合，阻碍RNA合成，干扰转录过程。还能阻断甲状旁腺激素对骨钙的代谢作用，主要用于睾丸胚胎瘤，也用于纠正乳癌等所致的血钙过高。

【体内过程】 本品口服很少吸收，需静脉给药。静脉给药后，主要分布于肝枯否细胞、肾小管细胞以及骨吸收活跃部位。静脉注射 1 mg,血浆浓度在最初 3 小时的半衰期为 1 小时,以后则下降缓慢,注射后 2 小时内有 27% 从尿中排出,15 小时后从尿中排出 40%。在肝肾中浓度较高,注射 4 小时后血浆浓度与脑脊液浓度平衡。

【用法与用量】 静脉注射:每千克体重 50～100 μg(一般 2～5 mg),每日或隔日 1 次,缓慢推注,开始 1、2 日,应用小剂量,如无不良反应可渐加量,6～10 次为 1 个疗程,隔 5～7 日后可重复 1 个疗程。治疗高钙血症剂量为每日每千克体重 25 μg,连续 1～4 日。胸腹腔内注射:每次 2～3 mg。

【不良反应与注意事项】 胃肠道反应:食欲减退、恶心、呕吐等;骨髓抑制:主要使血小板及白细胞下降;肝、肾功能损害较突出,故在治疗期间应经常查肝、肾功能;其他:凝血障碍、导致咯血、鼻出血,少数病人有口腔炎、皮肤色素沉着、药疹,少数病人有发热、面部水肿、痤疮样皮疹、嗜睡、无力、头痛和抑郁。肝、肾功能不良的病人,用药应十分谨慎;有凝血机制不正常和血小板减少的病人禁用本品。

【制剂与规格】 注射剂:2 mg、4 mg、6 mg。

链脲菌素(链佐星)
Streptozocin

【作用与用途】 主要用于转移性胰岛细胞肿瘤,对功能性和非功能性细胞癌变均有作用。

【用法用量】 静脉注射:0.5 g/m^2,每日 1 次,连用 5 日,6 周为 1 疗程;或 1 g/m^2,每周 1 次,连用 2 周。如病人无明显疗效和毒性,可逐步加量,但一次量应小于 1.5 g/m^2。

【不良反应与注意事项】 氮血症、低磷酸盐血症、无尿、糖尿、肾小管性酸中毒及胃肠道反应。少数病人有肝毒性,罕见有严重血细胞和血小板数减少。给药前,给药期间,给药后 4 周应连续进行尿分析、血尿氮、血浆肌酐、血清电解质和肌酸酐清除率的测定以监测肝功能。

【制剂与规格】 注射剂:每支 500 mg、1000 mg、2000 mg。

(四)植物碱类药

硫酸长春碱
Vinblastine Sulfate

【作用与用途】 长春碱为荚竹桃科植物长春花中提取的一种有抗癌活性的生物碱。主要抑制微管蛋白的聚合,而妨碍纺锤体微管的形成,使有丝分裂停止于中期。也可作用于细胞膜,干扰细胞膜对氨基酸的转运,使蛋白质合成受抑制,亦可抑制 RNA 合成。长春碱抗瘤谱较广。主要用于实体瘤的治疗。对恶性淋巴瘤、睾丸肿瘤、绒毛膜癌疗效较好,对肺癌、乳腺癌、卵巢癌、皮肤癌、肾母细胞瘤及单核细胞白血病也有一定疗效。

【体内过程】 口服吸收差,需静脉给药。静脉注射长春碱后迅速分布于各组织,很少透过血脑屏障,蛋白结合率 75%。血浆药物的清除呈双向型,$t_{1/2\alpha}$ 为 4.5 分钟,$t_{1/2\beta}$ 为 190 分钟,末梢消除相 $t_{1/2\gamma}$ 为 24 小时左右。在肝内代谢，大部分随胆汁排出，用药后 3 日内 33% 随粪便排出，其中主要为代谢物，21% 以原形随尿排出。

【用法与用量】 注射：成人剂量 10 mg（或 6 mg/m²）；儿童剂量 10 mg/m²，每周 1 次，1 个疗程总量 60～80 mg。

【不良反应与注意事项】 血液学毒性：为剂量限制性毒性，骨髓抑制作用强于长春新碱，停药后迅速恢复。消化道反应：食欲下降、恶心、呕吐、腹泻、腹痛、口腔炎等。周围神经毒性：指（趾）尖麻木、四肢疼痛、肌肉震颤、腱反射消失等。局部刺激：注射血管可出现血栓性静脉炎，漏于血管外可引起局部组织坏死。其他：少数病人可出现体位性低血压、脱发、失眠、头痛等。

【制剂与规格】 注射剂：10 mg。

硫酸长春新碱
Vincristine Sulfate

【作用与用途】 作用同长春碱。长春新碱对移植性肿瘤的抑制作用大于长春碱且抗瘤谱广，除对长春碱敏感的瘤株有效外，对小鼠 Ridgeway 成骨肉瘤、Mecca 淋巴肉瘤、X-5563 骨髓瘤等也有作用。长春新碱、长春花碱和长春地辛三者间无交叉耐药现象，长春新碱神经毒性在三者中最强。用于急性白血病，尤其是儿童急性白血病，对急性淋巴细胞白血病疗效显著；也用于恶性淋巴瘤、生殖细胞肿瘤、小细胞肺癌、尤文肉瘤、肾母细胞瘤、神经母细胞瘤、乳腺癌、慢性淋巴细胞白血病、消化道癌、黑色素瘤及多发性骨髓瘤等。

【体内过程】 静脉注射长春新碱后迅速分布于各组织，神经细胞内浓度较高，很少透过血脑屏障，脑脊液浓度是血浆浓度的 1/30～1/20。蛋白结合率 75%。在成人，$t_{1/2\alpha}$ 小于 5 分钟，$t_{1/2\beta}$ 为 50～155 分钟，末梢消除相 $t_{1/2\gamma}$ 长达 85 小时。在肝内代谢，在胆汁中浓度最高，主要随胆汁排出，粪便排泄 70%，尿中排泄 5%～16%。长春新碱能选择性地集中在癌组织，可使增殖细胞同步化，进而使抗肿瘤药物增效。

【用法与用量】 成人剂量 1～2 mg（或 1.4 mg/m²），最大不超过 2 mg。年龄大于 65 岁者，最大剂量每次 1 mg。儿童 75 μg/kg 或 2.0 mg/m²，每周 1 次静脉注射或冲入。联合化疗是连用 2 周为 1 个周期。

【不良反应与注意事项】 同硫酸长春碱。

【制剂与规格】 注射剂：1 mg。

硫酸长春地辛
Vindesine Sulfate

【作用与用途】 为细胞周期特异性抗肿瘤药物，抑制细胞内微管蛋白的聚合，阻止增殖细胞有丝分裂中的纺锤体的形成，使细胞分裂停于有丝分裂中期。本品对移植性动物肿瘤的抗瘤谱较广，与长春花碱和长春新碱无完全的交叉耐药。对非小细胞肺癌、小细胞肺癌、恶性淋巴瘤、乳腺癌、食管癌及恶性黑色素瘤等恶性肿瘤有效。

【体内过程】 本品在体内代谢符合三室模型，$t_{1/2\alpha}$为0.037小时，$t_{1/2\beta}$为0.912小时，$t_{1/2\gamma}$为24.2小时，本品不与血浆蛋白结合，主要经胆汁分泌到肠道排泄，约有10%经尿液排出。人体单次静脉注射（3 mg/m^2）后，血浆中的药物浓度迅速下降，广泛分布于脾脏、肺、肝脏，周围神经和淋巴结等的浓度为血浆浓度的数倍。

【用法与用量】 注射：单一用药每次3 mg/m^2，每周1次，通常连续用药3次为1个周期。生理盐水溶解后缓慢静脉注射，亦可溶于5%葡萄糖缓慢静脉滴注（6～12小时）。

【不良反应与注意事项】 骨髓抑制：最常见的为白细胞减少，其次为血小板减少，对血红蛋白有一定影响；胃肠道反应：轻度食欲减退，恶心和呕吐；神经毒性：可逆性的末梢神经炎较长春新碱轻，可有腹胀、便秘；有局部组织刺激反应：可引起静脉炎，应避免漏出血管外和溅入眼内。白细胞降到3×10^9/L及血小板降到50×10^9/L应停药。长春碱或鬼臼素类药物可能增加神经毒性。药物溶解后应在6小时内使用。肝肾功能不全的病人应慎用；骨髓功能低下和严重感染者禁用或慎用；孕妇不宜使用。

【制剂与规格】 注射剂：1 mg。

重酒石酸长春瑞滨

Vinorelbine Bitartrate

【作用与用途】 长春瑞滨（NVB）是一半合成的长春花生物碱，其作用机制与长春花碱（VLB）和长春新碱（VCR）基本相同，主要通过阻滞细胞有丝分裂过程中的微管形成，使细胞分裂停止于有丝分裂中期，为细胞周期特异性药物。本品对神经细胞的微管影响较小，故神经毒性较低。临床用于非小细胞肺癌、转移性乳腺癌、晚期卵巢癌、恶性淋巴瘤等。

【体内过程】 单独静脉注射本品30 mg/m^2，其代谢属三室模型。最高血药浓度为1 088 ng/ml，血清半衰期为21小时，分布容积高达43 L/kg。本品的组织吸收迅速，并广泛分布于组织中，组织与血的比率为20∶80。在肝脏的浓度最高，其次为肺、脾、淋巴器官和股骨，几乎不透过脑组织。其在组织中浓度明显高于VCR，在肺内差别最大，而在脂肪和胃肠道组织中仅有微小差异。本品的代谢主要发生在细胞外，大部分的代谢物通过胆管由粪便排出，并且持续3～5周，仅10%～15%随尿排泄，持续3～5天。

【用法与用量】 静脉输注：单药治疗用量为每次25～30 mg/m^2，药物必须溶于生理盐水（125 ml），并在短时间内（15～20分钟）输完，其后沿此静脉输入等量生理盐水以冲洗血管。分别在第1、8天给药1次，21天为1个周期，2～3周期为1个疗程。本品可单用或联合化疗。联合用药剂量和给药时间随化疗方案而有所不同。

【不良反应与注意事项】 剂量限制性毒性为骨髓抑制，表现在粒细胞减少，贫血，偶见血小板降低；其他反应：恶心、呕吐、脱发，偶见有心律失常、呼吸困难、支气管痉挛、肝功能受损、便秘，麻痹性肠梗阻罕见，注射静脉出现不同程度的刺激反应，有时可发生静脉炎；长期治疗可出现下肢无力。肝功能不全时应减少用药剂量；肾功能不全者应慎用；每次用药前均须检查外周血象，当粒细胞 $<3\times10^9$/L时，应停药至血象恢复正常；避免药液污染眼球及其他部位导致溃疡；在进行包括肝脏的放疗时，忌用本品；妊娠期、哺乳期患者及严重肝功能不全者禁用。

【制剂与规格】 注射剂：10 mg（以 $C_{45}H_{54}N_4O_8$ 计）。

依托泊苷
Etopside

【作用与用途】 本品为细胞周期特异性抗肿瘤药物，作用于 DNA 拓扑异构酶Ⅱ，形成药物-酶-DNA 稳定的可逆性复合物，阻碍 DNA 修复。实验发现该复合物可随药物的清除而逆转，使损伤的 DNA 得到修复，降低了细胞毒作用。因此，延长药物的给药时间，可能提高抗肿瘤活性。主要用于治疗小细胞肺癌、恶性淋巴瘤、恶性生殖细胞瘤、白血病，对神经母细胞瘤、横纹肌肉瘤、卵巢癌、非小细胞肺癌、胃癌和食管癌等有一定疗效。

【体内过程】 本品口服吸收后，在0.5～4小时达到血药浓度峰值，生物利用度为50%，主要分布于胆汁、腹水、尿液、胸水和肺组织中，很少进入脑脊液。主要以原形和代谢产物从尿中排泄。

【用法与用量】 口服：单用每日60～100 mg/m²，连用10天，每3～4周重复。联合化疗50 mg/(m²·d)，连用3天或5天。静脉滴注：将本品需用量用氯化钠注射液稀释，浓度每毫升不超过0.25 mg，静脉滴注时间不少于30分钟。实体瘤：每日60～100 mg/m²，连续3～5天，每隔3～4周重复用药。白血病：每日60～100 mg/m²，连续5天，根据血象情况，间隔一定时间重复给药。小儿常用量：静脉滴注每日按体表面积100～150 mg/m²，连用3～4天。

【不良反应与注意事项】 主要为血液学和消化道毒性，与静脉制剂比较，呕吐发生率较低。极少数可发生严重过敏反应，应重视。宜饭前服用，注意可能发生的过敏反应。可逆性的骨髓抑制，包括白细胞及血小板减少，多发生在用药后7～14天，20天左右后恢复正常。食欲减退、恶心、呕吐、口腔炎等消化道反应，脱发亦常见。若静脉滴注过速（<30分钟），可有低血压、喉痉挛等过敏反应。用药期间应定期检查患者的血象。肝功能障碍者慎用。对本品过敏者，孕妇及哺乳妇女禁用。

【制剂与规格】 软胶囊剂：50 mg、100 mg；注射剂：5 ml:0.1 g。

替尼泊苷（鬼臼甲叉苷）
Teniposide

【作用与用途】 本品为周期特异性细胞毒药物，抑制拓扑异构酶Ⅱ，引起 DNA 断裂，阻断有丝分裂于细胞周期 S 期和 G_2 期。对实验性鼠肿瘤，替尼泊苷在其体内具有较广谱的抗肿瘤活性。体外和体内研究显示与依托泊苷具有完全交叉耐药性。本品适用于治疗恶性淋巴瘤,急性淋巴细胞白血病,中枢神经系统恶性肿瘤如神经母细胞瘤,胶质瘤和星形细胞瘤及转移瘤,膀胱癌及神经母细胞瘤等。

【体内过程】 在一定剂量范围内,替尼泊苷药代动力学参数呈线性,药物在体内不发生蓄积。静脉注射后,药物从中央室1相清除,分布相半衰期约1小时。在体内与蛋白的结合率高。替尼泊苷能通过血脑屏障,在脑脊液的浓度低于血药浓度。药物的肾脏清除率仅占总清除率的10%。替尼泊苷清除半衰期为6~20小时。

【用法与用量】 注射:单药治疗每次60 mg/m^2,加生理盐水500 ml,静脉滴注30分钟以上,每日1次,连用5日。3周重复。联合用药常用量为每日60 mg加生理盐水500 ml静脉滴注,一般连用3日。老年及骨髓功能欠佳、多次化疗患者酌情减量。

【不良反应与注意事项】 骨髓毒性为剂量限制毒性,用药7~14日后常见白细胞和血小板降低;胃肠道反应:恶心、呕吐是最常见的消化道不良反应,但通常是轻度和中度的;脱发也较常见;低血压;可发生急性过敏反应:寒战,发热,心动过速,支气管痉挛,呼吸困难,低血压,潮红,出汗,水肿,高血压和荨麻疹;其他:口腔炎,头痛和精神障碍罕见。对替尼泊苷及聚乙基代蓖麻油过敏者、严重白细胞减少或血小板减少者禁用。孕妇及哺乳期妇女禁用。

【制剂与规格】 注射剂:5 ml:50 mg。

紫杉醇(安泰素)
Paclitaxel

【作用与用途】 本品是新型抗微管药物,通过促进微管蛋白聚合抑制解聚,保持微管蛋白稳定,抑制细胞有丝分裂。体外实验证明,紫杉醇具有显著的放射增敏作用,可能是使细胞中止于对放疗敏感的 G_2 和M期。卵巢癌和乳腺癌及NSCLC的一线和二线治疗。用于头颈癌、食管癌、精原细胞瘤、复发非霍奇金淋巴瘤等。

【体内过程】 静脉给予紫杉醇,药物血浆浓度呈双相曲线。本品蛋白结合率89%~98%。紫杉醇主要在肝脏代谢,随胆汁进入肠道,经粪便排出体外(>90%)。经肾清除只占总清除的1%~8%,紫杉醇在肝肾功能不全的病人体内代谢尚不明确。

【用法与用量】 为了预防发生过敏反应,在紫杉醇治疗前12小时口服地塞米松10 mg,治疗前6小时再口服地塞米松10 mg,治疗前30~60分钟给予苯海拉明肌内注射20 mg,静脉注射西咪替丁300 mg或雷尼替丁50 mg。注射:单药剂量为135~200 mg/m^2,在G-CSF支持下,剂量可达250 mg/m^2。将紫杉醇用生理盐水或5%葡萄糖盐水稀释,静脉滴注3小时。联合用药剂量为135~175 mg/m^2,3~4周重复。

【不良反应与注意事项】 过敏反应:发生率为39%,其中严重过敏反应发生率为2%。多数为Ⅰ型变态反应，表现为支气管痉挛性呼吸困难，荨麻疹和低血压。几乎所有的反应发生在用药后最初的10分钟。骨髓抑制：为主要剂量限制性毒性，表现为中性粒细胞减少，血小板降低少见，一般发生在用药后8～10日。严重中性粒细胞减少发生率为47%，严重的血小板降低发生率为5%。贫血较常见。神经毒性：周围神经病变发生率为62%，最常见的表现为轻度麻木和感觉异常，严重的神经毒性发生率为6%。心血管毒性：可有低血压和无症状的短时间心动过缓。肌肉关节疼痛：发生率为55%，发生于四肢关节，发生率和严重程度呈剂量依赖性。胃肠道反应：恶心、呕吐，腹泻和黏膜炎发生率分别为59%，43%和39%，一般为轻和中度。肝脏毒性：为ALT、AST和AKP升高。脱发发生率为80%。局部反应：输注药物的静脉和药物外渗局部的炎症。孕妇禁用。

【制剂与规格】 注射剂：5 ml：30 mg。

多西紫杉醇（多西他赛）
Docetaxel

【作用与用途】 本药通过促进小管聚合成稳定的微管并抑制其解聚从而使游离小管的数量显著减少。本药与微管的结合不改变原丝的数目。体外实验表明，本药可以破坏微管网状结构，该结构对处于有丝分裂及分裂间期的细胞的功能具有重要作用。体外实验证明，本药对多种小鼠及人体肿瘤细胞株有细胞毒作用。另外，在克隆形成试验中，对新切除的肿瘤细胞也有细胞毒作用。本药在细胞内浓度高且潴留时间长，对过度表达P-糖蛋白（由多药耐药基因编码）的许多肿瘤细胞株具有活性。体外实验中，本药抗瘤谱广，对晚期小鼠和人移植性肿瘤均具有抗肿瘤活性，且与用药方案无关。用于乳腺癌和非小细胞癌。

【体内过程】 与剂量无关，符合三室药代动力学模型。以100 mg/m^{2}剂量静脉滴注1～2小时，体内平均分布容积为113 L/kg，$t_{1/2\alpha}$为4分钟，$t_{1/2\beta}$为36分钟，$t_{1/2\gamma}$为11.2小时。体内清除率约为20 L/(h · m^2)，具有高蛋白结合率和低肾排泄率。在肝中代谢，主要经胆管从粪便排出，而经尿排泄仅占所给量的5%～7%；肝功能异常者使本品在体内清除率减少，但年龄差异对本品在体内的药动学无明显改变。

【用法与用量】 推荐剂量为每3周用75 mg/m^2，静脉滴注1小时。

【不良反应与注意事项】 骨髓抑制，过敏反应，体液潴留；可能发生胃肠道反应如恶心、呕吐或腹泻；脱发，乏力，黏膜炎，关节痛和肌肉痛，低血压。神经毒性和心血管副反应极少发生。治疗前需预服糖皮质激素，如地塞米松，以减轻体液潴留的发生。治疗期间应经常监测血细胞数目。白细胞数目小于1.5×10^9/L的病人，孕期、哺乳期妇女及儿童禁用。

【制剂与规格】 注射剂：20 mg、80 mg。

羟喜树碱(羟基喜树碱,喜素)
Hydroxycamptothecin

【作用与用途】 羟喜树碱是细胞毒类抗肿瘤药。该药为细胞周期特异性药物,主要作用于 S 期,对 DNA 拓扑异构酶Ⅰ有选择性抑制作用。拓扑异构酶Ⅰ催化超螺旋 DNA 解旋而进行复制及转录,本品通过抑制拓扑异构酶Ⅰ的活性从而阻滞 DNA 复制及转录,干扰肿瘤细胞增殖周期。近期研究文献提示,羟喜树碱可能还有诱导肿瘤细胞分化和凋亡的作用。用于原发性肝癌、胃癌、膀胱癌、直肠癌、头颈部上皮癌、白血病等恶性肿瘤。

【体内过程】 羟喜树碱在血液中的清除过程呈双相曲线,第一个快速下降的生物半衰期为 4.5 分钟,第二个半衰期为 29 分钟。给药后 1 小时,胆囊、小肠内容物维持浓度最高,其次为癌细胞,其他依次为骨髓、胃、肺等器官。静脉注射的羟喜树碱主要从胆汁排泄,通过粪便排出体外。24 小时排出量为 39%,从粪便中排出 29.6%,尿中不到 9%。癌细胞中 24 小时内保持稳定水平。

【用法与用量】 本品不宜用葡萄糖等酸性药液溶解和稀释。原发性肝癌:静脉注射,每日 4~6 mg,用 0.9% 氯化钠注射液 20 ml 溶解后,缓缓注射,或遵医嘱;肝动脉给药,用 4 mg 加 0.9% 氯化钠注射液 10 ml 灌注,每日 1 次,15~30 天为 1 个疗程。胃癌:静脉注射,每日 4~6 mg,用 0.9% 氯化钠注射液 20 ml 溶解后,缓缓注射,或遵医嘱。膀胱癌:膀胱灌注后加高频透热 100 分钟,首次剂量由 10 mg 逐渐加至 20 mg,每周 2 次,15~20 次为 1 个疗程。直肠癌:经肠系膜下动脉插管,以羟喜树碱 6~8 mg,加入 0.9% 氯化钠注射液 500 ml,动脉注入,每日 1 次,15~20 次为 1 个疗程。头颈部上皮癌:静脉注射,每日 4~8 mg,用 0.9% 氯化钠注射液 20 ml 溶解后,缓缓注射,或遵医嘱。白血病:成人剂量按体表面积每日 6~8 mg/m^2,加入氯化钠注射液中静脉滴注,连续给药 30 天为 1 个疗程,或遵医嘱。

【不良反应与注意事项】 恶心、食欲减退,白细胞有一定程度的下降,但能维持在 $1\times10^9/L$ 以上;有少数病例出现尿急、尿痛及血尿,少数病例出现脱发。用药期间应严格检查血象。本品仅限用 0.9% 氯化钠注射液稀释;静脉给药时,药液切勿外溢,否则会引起局部疼痛及炎症。孕妇慎用,对本品过敏者禁用。

【制剂与规格】 注射剂:5 mg。

拓扑替康(金喜素)
Topotecan

【作用与用途】 拓扑替康作为拓扑异构酶Ⅰ抑制剂是通过稳定 DNA-酶的复合共价物而不是通过抑制酶活性来发挥细胞毒性。对生长缓慢和生长迅速的肿瘤均有作用。细胞在迅速生长的 S 期对拓扑替康敏感度高于 1 000 倍,作用于 DNA 的复制过程。用于小细胞肺癌、晚期转移性卵巢癌经一线化疗失败者。

【体内过程】 对癌症患者以 1.5 mg/ m^2 的剂量 30 分钟静脉滴注，在体内呈二室模型，分布非常快，很容易分布到肝、肾等血流灌注好的组织，其 $t_{1/2\alpha}$ 为 4.1 ~ 8.1 分钟。代谢产物内酯式拓扑替康的 $t_{1/2\beta}$ 为 1.7 ~ 8.4 小时，总拓扑替康 $t_{1/2\beta}$ 为 2.3 ~ 4.3 小时。与血浆蛋白结合率为 6.6% ~ 21.3%。药物可进入脑脊液中，在脑脊液中有蓄积，大部分(26% ~ 80%)经肾脏排泄。其中 90% 在用药后 12 小时排泄，小部分经胆汁排泄。肾功能不全的病人对本药清除率降低，其 MTD 亦降低，肝功能不全的病人对本药的代谢和毒性与正常人无明显差异。

【用法与用量】 剂量：推荐剂量为每日 1.2 mg/m^2，静脉输注 30 分钟。持续 5 天，21 天为一个疗程，治疗中严重的中性粒细胞减少症患者，在其后的疗程中剂量减少 0.2 mg/m^2 或与 G-CSF 同时使用。使用从第 6 日开始，即在持续 5 天使用本品后 24 小时后再用 G-CSF。注射液配制：无菌注射用水 1 ml 溶解本品 1 mg 的比例溶解本品，按每日 1.2 mg/m^2 剂量抽取药液，用 0.9% 氯化钠或 5% 葡萄糖注射液稀释后静脉输注。中度肾功能不全(Ccr 20 ~ 39 ml/min)剂量调整为 0.6 mg/m^2。

【不良反应与注意事项】 血液系统：有白细胞减少、血小板减少、贫血等反应。消化系统：恶心、呕吐、腹泻、便秘、肠梗阻、腹痛、口腔炎、厌食。皮肤及附件：脱发，偶见严重的皮炎及瘙痒。神经肌肉：头痛、关节痛、肌肉痛、全身痛、感觉异常。其他：可致呼吸困难，有时出现肝功能异常、乏力、身体不适、发热，注射局部刺激、红肿。对喜树碱类药物或者其任何成分过敏者、严重骨髓抑制、中性粒细胞 < 1.5×10^9/L者、妊娠哺乳期妇女禁用。

【制剂与规格】 注射剂：2 mg、4 mg(以 $C_{23}H_{23}N_3O_5$ 计)。

盐酸伊立替康
Irinotecan Hydrochloride

【作用与用途】 抑制细胞生长的拓扑异构酶 I 抑制剂(L-抗肿瘤和免疫抑制剂)。是半合成喜树碱的衍生物，是能特异性抑制 DNA 拓扑异构酶 I 的抗肿瘤药。这种细胞毒性是时间依赖性的，并特异性作用于 S 期。主要用于局部进展期或转移结肠癌患者的治疗。

【体内过程】 血浆浓度衰减有 2 ~ 3 个时相。其终半衰期延长至 14.2 小时。主要代谢产物 SN-38 与之有平行的血浆分布，半衰期为 13.8 小时。在使用推荐剂量 350 mg/m^2 静脉滴注结束时伊立替康和 SN -38 达到血浆峰浓度，分别为 7.7 μg/ml、56 ng/ml，其曲线下面积分别为 34 μg · h/ml、451 ng · h/ml，其稳态分布容积很大，并保持相对稳定，为剂量的函数，平均为 157 L/m^2。机体总清除率平均值为 15 L/(h · m^2)。伊立替康和 SN-38 的血浆蛋白结合率分别约为 65% 和 95%，24 小时平均尿排泄率分别为使用剂量的 19.9% 和 0.25%。SN-38 的主要代谢途径是与葡萄糖醛酸结合，产生的葡萄糖醛酸化 SN-38 可在胆汁中发现。

【用法与用量】 仅用于成人。单药治疗(对既往接受过治疗的患者)：推荐剂量为 350 mg/ m^2，静脉滴注 30～90 分钟，每 3 周用 1 次。联合治疗(对既往未接受过治疗的患者)：本品加 5-氟尿嘧啶/亚叶酸的 2 周治疗方案中推荐剂量是 180 mg/m^2，每 2 周给药 1 次，持续静脉滴注 30～90 分钟，随后滴注亚叶酸和 5-氟尿嘧啶。

【不良反应与注意事项】 迟发性腹泻：腹泻(用药 24 小时后发生)是剂量限制性毒性反应，恶心与呕吐，少见发生肠梗阻或胃肠出血，罕见肠穿孔、厌食、腹痛及黏膜炎。血液学：中性粒细胞减少症是剂量限制性毒性，是可逆转和非蓄积的；无论在单药治疗或联合治疗中，到最低点的中位时间为 8 天。急性胆碱能综合征：在单药治疗中发病率为 9%，而在联合治疗中仅为 1.4%。用药后第一个 24 小时内发生腹痛、结膜炎、鼻炎、低血压、血管舒张、出汗、寒战、全身不适、头晕、视力障碍、瞳孔缩小、流泪及流涎增多，以上症状于阿托品治疗后消失。其他作用：早期的反应如呼吸困难、肌肉收缩、痉挛及感觉异常等；在单药治疗中少于 10% 的患者出现严重乏力，而在联合治疗中为 6.2%；常见脱发、发热、轻度皮肤反应、变态反应及注射部位的过敏反应；少数病人出现肾功能不良、低血压或循环衰竭。

【制剂与规格】 注射剂：40 mg：2 ml。

(五)激素类抗癌药

枸橼酸他莫昔芬
(三苯氧胺，诺瓦得士)
Tamoxifen Citrate

【作用与用途】 他莫昔芬为非固醇类抗雌激素药物。其结构与雌激素相似，存在 Z 型和 E 型两个异构体。两者物理化学性质各异，生理活性也不同，E 型具有弱雌激素活性，Z 型则具有抗雌激素作用。如果乳癌细胞内有雌激素受体(ER)，则雌激素进入肿瘤细胞内，与其结合，促使肿瘤细胞的 DNA 和 mRNA 的合成，刺激肿瘤细胞生长。而他莫昔芬 Z 型异构体进入细胞内，与 ER 竞争结合，形成受体复合物，阻止雌激素作用的发挥，从而抑制乳腺癌细胞的增殖。可用于治疗女性复发转移乳腺癌；也可用作乳腺癌手术后转移的辅助治疗，预防复发。

【体内过程】 本品为口服，吸收迅速。口服 20 mg 后 6～7.5 小时在血中达峰浓度，$t_{1/2\alpha}$ 7～14 小时，4 天或 4 天后出现血中第二高峰，可能是肝肠循环引起，$t_{1/2\beta}$ 大于 7 天。其排泄较慢，主要从粪便排泄，约占 4/5，尿中排泄较少，约 1/5。口服后 13 天时仍可从粪便中检测得到。

【用法与用量】 口服：每次 10 mg，每日 2 次；也可每次 20 mg，每日 2 次。

【不良反应与注意事项】 治疗初期骨和肿瘤疼痛可一过性加重，继续治疗可逐渐减轻。少数病人有不良反应。胃肠道反应：食欲不振，恶心，呕吐,腹泻;生殖系统:月经失调,闭经,阴道出血,外阴瘙痒,子宫内膜增生,内膜息肉和内膜癌;皮肤:颜面潮红,皮疹,脱发。骨髓:偶见白细胞和血小板减少;肝功:偶见异常;眼睛:长时间(17个月以上)大量(每日240~320 mg)使用可出现视网膜病变或角膜浑浊。罕见的需引起注意的不良反应:精神错乱,肺栓塞(表现为气短),血栓形成,无力,嗜睡。有肝功能异常者应慎用。如有骨转移,在治疗初期需定期查血钙。有眼底疾病者禁用。对胎儿有影响,妊娠,哺乳期妇女禁用。

【制剂与规格】 片剂:10 mg。

福美坦(兰他隆)

Formestane

【作用与用途】 可选择性抑制芳香化酶,阻断外周组织和癌组织中由雄激素向雌激素转化的生物过程,大大减低体内雌激素水平,从而抑制乳腺癌生长,却无影响肾上腺皮质激素合成及雌激素前体堆积之虞。用于自然或人工绝经的乳腺癌病人,包括他莫昔芬等其他内分泌治疗无效的病人。

【体内过程】 单次注射本药250 mg后1~2日达血药峰浓度,用药3~4次后达稳态血药浓度,血浆蛋白结合率为82%~86%。本药在肿瘤组织中的浓度较血药浓度高5倍。主要通过肝脏排泄,其消除半衰期为5~6日。

【用法与用量】 深部肌内注射:成人每次0.25 g,每2周1次。

【不良反应与注意事项】 皮肤发痒,疼痛,刺激,烧灼感,无痛或痛性肿块;偶见皮肤潮红,热感;恶心、呕吐。驾车或操纵机器应小心,因偶见报道有头昏、嗜睡或昏睡。本药不适用于儿童。绝经前、怀孕及哺乳期妇女禁用。

【制剂与规格】 注射剂:250 mg。

氨鲁米特(氨基导眠能)

Aminoglutethimide

【作用与用途】 本品可在肾上腺皮质和腺体外组织两个不同部位阻断雄激素的生物合成,从而起到药物肾上腺切除的作用。在腺体内主要阻止肾上腺中的胆固醇转变为孕烯醇酮,从而抑制肾上腺皮质中自体激素的生物合成。在周围组织中具有强力的芳香化酶抑制作用,阻止雄激素转变为雌激素。绝经后妇女的雌激素主要来源是雄激素的前体雄烯二酮在脂肪、肌肉和肝脏中经芳香化转变而来。本品抑制芳香化作用比抑制肾上腺皮质激素合成作用大10倍。垂体后叶分泌的ACTH能对抗氨鲁米特抑制肾上腺皮质激素合成的作用,所以使用本品的同时合用氢化可的松,以阻滞ACTH的这种作用。主要适用于绝经后晚期乳腺癌,雌激素受体阳性效果更好。对乳腺癌骨转移有效。也可用于皮质醇增多症的治疗。

【体内过程】 健康成人口服本品500 mg后1.5小时,平均最高血药浓度为5.9 μg/ml,平均血浆半衰期为12.5小时,曲线下面积(AUC)平均值为 96.8 μg/(ml·h),血浆清除平均值为 86.2 ml/min,药物在体内细胞中的分布比血浆中高 1.4 倍,与血浆蛋白的结合率为 21.3% ~25.0%。用药后占总药量的 34% ~50% 以原形从尿中排出,其代谢产物主要为 N-乙酰化物,占 4% ~25%,其余代谢产物为 N-甲酰化物及硝基导眠能。

【用法与用量】 口服:开始每次 250 mg,每日 2 次,1 ~2 周后无明显不良反应可增加剂量,每次 250 mg,每日 3 ~4 次,但每日剂量不超过 1 000 mg。口服 8 周后改为维持量,每次 250 mg,每日 2 次。使用本品期间应同时口服氢化可的松,开始每次 20 mg,每日 4 次,1 ~2 周后减量为每次 20 mg,每日 2 次。

【不良反应与注意事项】 可出现嗜睡、困倦、乏力、头晕等中枢神经抑制作用,一般 4 周左右逐渐消失。皮疹常发生在用药后 10 ~15 天,多可自行消退。少数病人有食欲不振、恶心、呕吐和腹泻。偶可出现白细胞减少、血小板减少和甲状腺功能减退。本品不适用于绝经前患者,不宜与他莫昔芬合用。合并感染、未控制的糖尿病患者、对本品严重过敏者、妊娠及哺乳期妇女禁用。

【制剂与规格】 片剂:0.125 g、0.25 g。

来曲唑

Letrozole

【作用与用途】 是新一代芳香化酶抑制剂,为人工合成的苄三唑类衍生物,通过抑制芳香化酶,使雌激素水平下降,从而消除雌激素对肿瘤生长的刺激作用。特别适用于绝经后的乳腺癌患者。来曲唑的体内活性比第一代芳香化酶抑制剂氨鲁米特强 150 ~250 倍。由于其选择性较高,不影响糖皮质激素、盐皮质激素和甲状腺功能,大剂量使用对肾上腺皮质类固醇类物质分泌无抑制作用,因此具有较高的治疗指数且对全身各系统及靶器官没有潜在的毒性,具有耐受性好、药理作用强的特点。用于绝经后晚期乳腺癌,多用于抗雌激素治疗失败后的二线治疗。

【体内过程】 口服来曲唑后,药物很快在胃肠道完全吸收,1 小时达最高血清浓度,并很快分布到组织间。血清蛋白结合率低,仅 60%,血清终末消除相半衰期约 2 天。其清除主要通过代谢成无药理作用的羟基代谢产物。几乎所有代谢产物和约 5% 原药通过肾脏排泄。

【用法与用量】 口服:每次 2.5 mg,每日 1 次。性别、年龄及肝肾功能与来曲唑无临床相关关系,故老年患者和肝肾功能受损的患者不必调整剂量。

【不良反应与注意事项】 不良反应多为轻度或中度,以恶心(2% ~9%)、头疼(0% ~7%)、骨痛(4% ~10%)、潮热(0% ~9%)和体重增加(2% ~8%)为主要表现,其他少见的还有便秘、腹泻、瘙痒、皮疹、关节痛、胸痛、腹痛、疲倦、失眠、头昏、水肿、高血压、心律不齐、血栓形成、呼吸困难、阴道流血等。

【制剂与规格】 片剂:每片2.5 mg。

依西美坦(阿诺新,可怡,速莱)
Exemestane

【作用与用途】 依西美坦是一种不可逆的甾体芳香化酶抑制剂,结构与天然雄烯二酮底物相似。用于经他莫昔芬治疗后,其病情仍有进展的自然或人工绝经后妇女的晚期乳腺癌。

【体内过程】 餐后单次给予25 mg剂量,血浆平均峰浓度可在给药后2小时之内达到18 ng/ml。食物有利于提高吸收,血浆水平比空腹情况下提高40%。分布情况:达峰以后,依西美坦的血浆水平以多指数方式衰减,终末相半衰期约为24小时。依西美坦广泛分布于各组织,分布容积很大。依西美坦的血浆蛋白结合率约为90%,结合部分与总浓度无关。药物及其代谢物分布进入血细胞可忽略不计。代谢和排泄情况:在健康志愿者,口服剂量达50 mg时,没有观察到与剂量相关的药代动力学的明显差异。在每日25 mg多次服用后,原形药物的血浆浓度与其单次给药后的血浆浓度相同。单次口服放射标记的依西美坦以后,药物相关物质在1周内基本完全消除,尿和粪便中排出量大约相等。尿中排泄的原形药物量不到给药量的1%。依西美坦的清除率很高,主要是代谢清除。

【用法与用量】 口服,推荐剂量为一次25 mg,1日1次,宜饭后服用。采用依西美坦的治疗应坚持直至肿瘤进展。对肝、肾功能不全患者无须剂量调整。

【不良反应与注意事项】 在依西美坦的临床研究中,不良事件通常为轻度至中度。最常见的是面部潮红和恶心。其他常见的不良事件是疲劳、出汗增加和头晕。报道较少见的不良事件中,有头痛、失眠、疼痛、皮疹、腹痛、厌食、呕吐、抑郁、脱发、全身或下肢水肿、便秘和消化不良,淋巴细胞偶尔减少,特别是先前已存在淋巴细胞减少症的患者。偶尔还有肝酶和碱性磷酸酶的升高,这些酶的升高主要发生在有肝转移、骨骼转移或者有其他肝功能受损患者,这些变化可能与依西美坦有关,也可能无关。对药物或任何辅料成分过敏者、绝经前妇女、怀孕或哺乳妇女、处于绝经前内分泌状态的妇女不可使用。所以,临床使用前应通过评估LH、FSH和雌二醇水平来确认妇女处于绝经后状态。运动员慎用。尚未进行明确的药物相互作用的研究。没有针对药物过量的专用解药,治疗应是对症处理,应采用常规支持性治疗,包括对患者密切的生命体征监视和临床观察。

【制剂与规格】 糖衣片:25 mg。

阿那曲唑(瑞婷,瑞宁得)
Anastrozole

【作用与用途】 本品为高效、高选择性非甾体类芳香化酶抑制剂,可以抑制绝经后妇女的外周组织中芳香化酶复合物的作用,减少循环中的雌二醇水平,从而间接地抑制肿瘤生长。用于绝经后受体阳性的晚期乳腺癌。

雌激素受体阴性，但他莫昔芬治疗有效的患者也可考虑使用。可用于绝经后乳腺癌的辅助治疗。

【体内过程】 口服吸收较快，服药以后2小时内(禁食条件下)达到血浆最大浓度。血浆蛋白结合率仅为40%，服药后72小时内大部分经过N-去碱基、羟化和葡萄糖醛酸化代谢成三唑，只有10%以原形从尿中排出。清除较慢，血浆清除半衰期($t_{1/2\beta}$)为40～50小时，服药7天以后血浆浓度可达稳态浓度的90%～95%。

【用法与用量】 成人(包括老年)：口服1 mg，每日1次。

【不良反应与注意事项】 皮肤潮红，阴道干涩和头发油脂过度分泌；胃肠功能紊乱，乏力，忧郁，头痛或皮疹。绝经前、妊娠期或哺乳期妇女禁用。肝、肾功能损害者慎用。不推荐用于儿童。含有雌激素的疗法可降低本药的疗效。

【制剂与规格】 阿那曲唑片：1 mg。

戈舍瑞林(诺雷德)
Goserelin

【作用与用途】 为一种合成的促黄体生成素释放激素的类似物。适用于可用激素治疗的前列腺癌及绝经前和绝经期的乳腺癌、子宫内膜异位症。

【体内过程】 半衰期长，每剂有3.6 mg药物包埋于一种能生物降解的聚合物基质中，可在28天之内均匀释放，每月1次皮下注射即可维持有效的治疗浓度。用药2～3天后血黄体生成素(LH)及促卵泡激素(FSH)水平有一过性上升，但随后由于垂体敏感性下降，LH及FSH水平迅速下降到基础值以下，并在疗程中持续被抑制。戈舍瑞林主要经尿排泄，体内清除率约为8 L/h。

【用法与用量】 3.6 mg，每28天1次，皮下注射。

【不良反应与注意事项】 皮疹；男性病人可见潮红和性欲下降，偶见乳房肿胀，治疗初期前列腺癌病人可有骨骼疼痛暂时加剧、尿道梗阻及脊髓压迫症状；女性病人可见潮红，出汗，性欲下降，头痛，情感变化如抑郁，阴道干燥及乳房大小变化，治疗初期乳腺癌病人可出现症状加剧。有尿道阻塞和脊髓压迫倾向的患者及患有代谢性骨病的患者慎用。妊娠及哺乳妇女禁用。

【制剂与规格】 缓释植入注射剂：3.6 mg。

醋酸亮丙瑞林(抑那通)
Leuprorelin Acetate

【作用与用途】 重复给予大剂量的促黄体生成释放激素(LH-RH)或其高活性衍生物醋酸亮丙瑞林，在首次给药后能立即产生一过性的垂体-性腺系统兴奋作用(急性作用)，然后抑制垂体生成和释放促性腺激素。它还进一步抑制卵巢和睾丸对促性腺激素的反应，从而降低雌二醇和睾丸酮的生成(慢性作用)。用于子宫内膜异位症，伴有月经过多、下腹痛、腰痛及贫血等的子宫肌瘤，绝经前乳腺癌，且雌激素受体阳性患者，前列腺癌，中枢性性早熟症。

【体内过程】 给前列腺癌患者1次皮下注射本品3.75 mg,以放射免疫法测定血中浓度,在给药1~2天后达峰值1~2 mg/ml,在4周内大致维持定值(0.15 mg/ml)。本品在体内水解,生成4种代谢物,1次给本品3.75 mg,4周后尿中排出原形药物2.9%。

【用法与用量】 注射:初次给药应从月经周期的1~5日开始。子宫内膜异位症:成人每4周1次,皮下注射3.75 mg。当患者体重低于50 kg时,可以使用1.88 mg的制剂。子宫肌瘤:成人每4周1次,皮下注射1.88 mg,但对于体重过重或子宫明显肿大的患者,应注射3.75 mg。前列腺癌、闭经前乳腺癌:成人每4周1次,皮下注射3.75 mg。中枢性性早熟症:每4周1次,皮下注射30 μg/kg,根据患者症状可增量至90 μg/kg。

【不良反应与注意事项】 内分泌系统:发热、颜面潮红、发汗、性欲减退、阳痿、男子女性化乳房、睾丸萎缩、会阴部不适等现象。肌肉骨骼系统:可见骨疼痛,肩、腰、四肢疼痛等。泌尿系统:可见排尿障碍,血尿等。循环系统:可见心电图异常、心胸比例增大等。消化系统:可见恶心、呕吐、食欲不振等。过敏反应:可见皮疹、瘙痒等。用药局部:可见注射部位疼痛、硬结、发红。其他:可见水肿,胸部压迫感,发冷、疲倦,体重增加,知觉异常,听力衰退,耳鸣,头部多毛,尿酸、BUN、LDH、GOT、GPT上升等。对本制品的成分或者合成LH-RH及其衍生物有过敏史的患者、孕妇或有可能怀孕的患者、哺乳期妇女、有异常性器官出血而未经确诊的患者禁用。

【制剂与规格】 注射剂:2 ml:3.75 mg。

醋酸甲羟孕酮(安宫黄体酮,倍恩,雌二醇酯)

Medroxyprogesterone Acetate

【作用与用途】 孕激素类药,作用于子宫内膜,能促进子宫内膜的增殖分泌,通过对下丘脑的负反馈,抑制垂体前叶促黄体生成激素的释放,抑制卵巢的排卵过程。抗癌作用可能与抗雌激素作用有关。可用于月经不调、功能性子宫出血及子宫内膜异位症等。还可用于晚期乳腺癌、子宫内膜癌。

【体内过程】 口服在胃肠道吸收,在肝内降解。肌内注射后2~3天血药浓度达到峰值。血药峰值越高,药物清除越快。肌内给药后,醋酸甲羟孕酮缓慢释放,导致循环中较低但持续的浓度。醋酸甲羟孕酮150 mg/ml肌内注射后,即刻血浆浓度为(1.7±0.3) nmol/L,2周后浓度为(6.8±0.8) nmol/L。肌内给药后,平均达峰时间为4~20天,过后血清醋酸甲羟孕酮浓度逐渐下降,并保持约1 ng/ml的相对恒定浓度2~3个月。肌内注射后长达7~9个月内均可检测到循环浓度。醋酸甲羟孕酮90%~95%与蛋白结合。分布容积为(20±3) L,单次肌内注射后的清除半衰期约为6周。醋酸甲羟孕酮通过胆汁分泌,主要经粪便排泄。4 天后,大约 30% 的肌内注射剂量在尿液中排泄。

【用法与用量】 口服:功能性闭经:每日 4 ~8 mg,连服 5 ~10 天;子宫内膜癌:每次 100 mg,每日 3 次,或口服 500 mg,每日 1 ~2 次,作为肌内注射后的维持量。避孕:每 3 个月 150 mg 深部肌内注射 1 次。为保证育龄妇女于首次给药时未怀孕,推荐于正常月经周期的前 5 天注射;产妇如不是母乳喂养,于产后 5 天内注射;如母乳喂养,于产后 6 周或之后注射。

【不良反应与注意事项】 个别妇女有不规则出血;治疗肿瘤时,治疗剂量大可出现类库欣征;长期应用肝功能异常;心脏病、癫痫、抑郁症、糖尿病、偏头痛、哮喘者及儿童慎用;肝、肾功能不全者,脑梗死,心肌梗死,血栓性静脉炎等血栓病史患者,未确诊的性器官出血,尿路出血,对本品过敏者、孕妇及哺乳期妇女禁用。

【制剂与规格】 片剂:2 mg、4 mg、10 mg;分散片:0.25 g;混悬注射液:1 ml:0.15 g。

醋酸甲地孕酮(爱克,妇宁)

Megestrol Acetate

【作用与用途】 半合成孕激素衍生物,对激素依赖性肿瘤有一定抑制作用。其作用机理与甲孕酮相同,可能是通过对垂体促性腺激素分泌的影响,控制卵巢滤泡的发育及生长,从而减少雌激素的产生。作用于雌激素受体,阻止其合成和重新利用,干扰其与雌激素的结合,抑制瘤细胞生长。此外,还可拮抗糖皮质激素受体,干扰类固醇激素受体与细胞生长分化相关的调节蛋白间的相互作用。主要用于治疗晚期乳腺癌和晚期子宫内膜癌,对肾癌、前列腺癌和卵巢癌也有一定疗效,并可改善晚期肿瘤患者的食欲和恶病质。

【体内过程】 口服本品 160 mg 后能迅速吸收,血药浓度升高较快,2 小时后可达到峰值,吸收半衰期为 2.5 小时,大部分药物以葡萄糖醛酸结合物形式经肾脏排泄,消除相半衰期为 32.5 小时。

【用法用量】 口服,一般剂量:每次 160 mg,每日 1 次。高剂量:每次 160 mg,每日 2 ~4 次。

【不良反应与注意事项】 与其他孕酮类药物相似,但一般较轻。体重增加为本品常见不良反应,是由于体内脂肪和体细胞体积增加所致,而不一定伴有体液潴留。其他不良反应包括引起乳房疼痛、溢乳、阴道流血、月经失调、脸潮红;也有肾上腺皮质醇作用,如满月脸、高血压、高血糖。子宫出血发生率为 1% ~2%。偶见恶心及呕吐,罕见呼吸困难、心衰、皮疹等反应。对本品过敏者禁用。禁用于妊娠诊断试验。由于在妊娠起前 4 个月内,应用孕酮类药物对胎儿有潜在性伤害,故不推荐使用本药。

【制剂与规格】 片剂:160 mg;胶囊:80 mg。

氟他胺(氟硝丁酰胺)

Flutamide

【作用与用途】 本品为非类固醇

的雄激素拮抗剂，与雄激素竞争肿瘤部位的雄激素受体，阻滞细胞对雄激素的摄取，抑制雄激素与靶器官的结合。本品与雄激素受体结合后形成受体复合物，进入细胞核内，与核蛋白结合，从而抑制肿瘤细胞生长。适用于前列腺癌，对初治及复治患者都可有效。

【体内过程】 动物实验证明服用3周后，大鼠前列腺和精囊重量降低，狗的前列腺上皮细胞萎缩，并降低其血清酸性磷酸酶的水平。大鼠服药后以胃肠道、肝脏和肾脏浓度最高，代谢物主要经尿排出。

【用法与用量】 口服：每次250 mg，每日3次。

【不良反应与注意事项】 男性乳房女性化，乳房触痛，有时伴有溢乳；少数患者可有腹泻、恶心、呕吐、食欲增加、失眠和疲劳；罕见性欲减低、一过性肝功能异常及精子计数减少；本品对心血管的潜在性影响比己烯雌酚小。长期服用本品时应定期检查肝功能和精子计数；本品可增加睾丸酮和雌二醇的血浆浓度，可能发生体液潴留；对良性前列腺增生也有一定的疗效；对本品过敏者禁用。

【制剂与规格】 片剂：0.25 g；胶囊剂：0.125 g。

枸橼酸托瑞米芬（法乐通）

Toremifene Citrate

【作用与用途】 枸橼酸托瑞米芬是一种非类固醇类三苯乙烯衍生物，与雌激素受体结合，可产生雌激素样或抗雌激素作用，或同时产生两种作用，这主要依赖疗程长短，动物种类、性别和靶器官不同而定。一般来说，非类固醇类三苯乙烯衍生物在人和大鼠中主要表现为抗雌激素作用，在小鼠身上表现为雌激素样作用。适用于治疗绝经后妇女雌激素受体阳性或不详的转移性乳腺癌。

【体内过程】 本品口服给药后吸收迅速，服药后3小时左右（2～5小时）血清浓度达峰时间延迟1.5～2小时。食物对本品的吸收程度无影响，但使血药浓度达峰时间延迟1.5～2小时。本品的分布半衰期平均为4小时（2～12小时）、消除半衰期平均为5天（2～10天）。每日口服本品11～680 mg时的血清动力学呈线性，如服用本品60 mg/d，达稳态时的平均浓度为0.9 μg/ml（0.6～1.3 μg/ml）。主要代谢途径为N-去甲基，主要通过CYP3A形成N-去甲基代谢物，平均半衰期为11天（4～20天），它达稳态时的浓度约为原形药的2倍。在人血清检测到的其他代谢物有脱氨基羟化代谢物、4-羟化代谢物和N，N-去甲基代谢物。主要以代谢物的形式经粪便消除，可观察到肝肠循环，约10%的剂量以代谢物的形式经尿排泄。本品主要与白蛋白结合，血清蛋白结合率>99.5%，N-去甲基代谢物的蛋白结合率>99.9%。

【用法与用量】 口服：推荐剂量为每日1次，每次60 mg。肾功能衰竭者无须调整剂量，肝功能损伤患者慎用本品。

【不良反应与注意事项】 面部潮红、多汗、子宫出血、白带、疲劳、恶心、皮疹、瘙痒、头昏及抑郁；治疗前进行妇科检查，是否已预先患有子宫内膜异常；之后最少每 1 年进行 1 次妇科检查，附加子宫内膜癌风险患者、高血压或糖尿病患者或肥胖高体重指数(大于 30)患者、或有用雌激素替代治疗历史患者，应严密监测；对非代偿性心功能不全及严重心绞痛、骨转移患者要密切观察；既往有血栓性疾病史的患者禁用。

【制剂与规格】 片剂:60 mg。

比卡鲁胺(康士得)

Bicalutamide

【作用与用途】 本品属于非甾体类抗雄激素药物，没有其他内分泌作用，它与雄激素受体结合而不激活基因表达，从而抑制了雄激素的刺激，导致前列腺肿瘤的萎缩。临床上停用本品可在部分患者中引起抗雄激素撤药综合征。本品是消旋物，其抗雄激素作用仅仅出现在(R)-结构对映体上。与促黄体生成素释放激素(LHRH)类似物或外科睾丸切除术联合应用于晚期前列腺癌的治疗。

【用法与用量】 成人男性包括老年人:50 mg，一天一次。用本品治疗应与 LHRH 类似物或外科睾丸切除术治疗同时开始。

【不良反应与注意事项】 本品禁用于妇女和儿童，对本品过敏的患者，不可与特非那定、阿司咪唑或西沙比利联合使用。本品广泛在肝脏代谢。数据表明严重肝损害的患者药物清除可能会减慢，由此可能导致蓄积。所以本品对有中重度肝损害的患者应慎用。由于可能出现肝脏改变，应考虑定期进行肝功能检测。主要的改变一般在本品治疗的最初 6 个月出现。本品显示抑制细胞色素 P450(CYP3A4)活性，因此当与主要由 CYP3A4 代谢的药物联合应用时应谨慎。本品不会影响患者驾驶及操作机器的能力。但应注意，因偶而可能会出现嗜睡，有过此类反应的患者应予以注意。当本品与抑制药物氧化的其他药物，如西咪替丁和酮康唑同时使用时应谨慎。体外研究表明，本品可以与香豆素类抗凝剂，如:华法林，竞争其蛋白结合点。因此建议在已经接受香豆素类抗凝剂治疗的患者，如果开始服用本品，应密切监测凝血酶原时间。没有人类用药过量的经验。没有特效的解毒药，应对症治疗。透析可能没有帮助，因为本品与蛋白高度结合且在尿液中以非原形药排泄，但一般的支持疗法是需要的，包括生命体征的密切监测。

【制剂与规格】 片剂:50 mg；胶囊:50 mg。

(六)其他抗肿瘤药及辅助治疗药

盐酸丙卡巴肼(甲基苄肼)

Procarbazine Hydrochloride

【作用与用途】 为肼的衍生物，本身无抗癌作用，体内代谢物具烷化作用，属非典型烷化剂。本品经肝微粒体酶的氧化作用放出甲基正离子(CN^{3+}),与DNA结合使之解聚,并使DNA前体物胸腺苷酸及鸟嘌呤甲基化,进而抑制RNA及蛋白质合成,干扰肿瘤细胞增殖,在细胞周期中阻碍S期细胞进入G_2期。本品为恶性淋巴瘤标准方案MOPP及COPP的主要药物之一,对SCLC、恶性黑色素瘤、多发骨髓瘤、脑瘤(原发或继发)等亦有一定疗效。

【体内过程】 口服吸收快而完全,易透过血脑屏障,以肝肾组织中浓度最高,血浆$t_{1/2\beta}$为7~10分钟,主要从尿中排泄。

【用法与用量】 口服:成人每次50 mg,每日3次,亦可临睡前顿服,以减轻胃肠道反应,连用2周,4周重复。若白细胞低于3.0×10^9/L,血小板低于$(80\sim100)\times10^9$/L应停药。血象恢复后剂量减为每日50~100 mg。小儿每日按体重3~5 mg/kg或按体表面积100 mg/m^2,分次口服,服药1~2周,停药2周。对儿童及青少年长期大剂量用药可有潜在的致癌、致畸形,故临床上可使用其他药物如VP-16替代。老年患者可酌情减量。

【不良反应与注意事项】 骨髓抑制为剂量限制性毒性,可致白细胞及血小板减少,出现较迟,一般发生于用药后4~6周,2~3周后可恢复;恶心、呕吐、食欲不振常见,偶有口腔炎、口干、腹泻、便秘、眩晕、嗜睡、精神错乱、脑电图异常等;肝损害、皮炎、皮肤色素沉着、脱发、外周神经炎等偶见。定期监测肝肾功能;肝肾功能不全、糖尿病(本品能加强降血糖药的作用)、严重感染、近期经过放疗或抗癌药治疗者应减量;孕妇尤其妊娠初期3个月内禁用。

【制剂与规格】 片剂:25 mg、50 mg。

达卡巴嗪
Dacarbazine

【作用与用途】 本品为嘌呤生物合成的中间体,进入体内后由肝微粒体去甲基形成单甲基化合物,主要作用于G_2期。抑制嘌呤、RNA和蛋白质的合成,也影响DNA的合成。主要用于霍奇金病、黑色素瘤和软组织肉瘤。

【体内过程】 每次静脉注射后30分钟血药浓度达高峰,在6小时中降到零,在0~6小时内尿中排出30%,不能通过血脑屏障。

【用法与用量】 静脉注射:每日2.5~6 mg/kg或200~400 mg,连用5~10日。为减少对血管的刺激,亦可用5%葡萄糖液100~250 ml稀释后滴注,在30分钟内滴完。间隔4~6周后可进行第2疗程。联合用药时,每次每平方米体表面积200 mg,静脉滴注,连用5日,3周重复1次。对于四肢的黑色素瘤,可用同样剂量静脉内滴注。

【不良反应与注意事项】 胃肠道反应较明显,注射后1~1.5小时可出现恶心、呕吐或腹泻,2~3小时后可减轻或消失。骨髓抑制:主要为白细胞及血小板下降,部分病人可出现贫血。大剂量应用时,骨髓抑制更为明显。

一般在用药后 3～4 周出现血象下降，每 5～6 周可恢复至正常水平。注射部位可有血管炎。部分病人可有类似“流感”症状，如全身不适、肌肉酸痛、高热等。有的病人可有肝肾功能异常。

【制剂与规格】 注射用达卡巴嗪（枸橼酸盐）：每支 200 mg。

顺铂
Cisplatin

【作用与用途】 本品为铂的金属络合物，作用似烷化剂，主要作用靶点为 DNA，作用于 DNA 链间及链内交链，形成 DDP-DNA 复合物，干扰 DNA 复制，或与核蛋白及胞浆蛋白结合。属周期非特异性药。用于卵巢癌、前列腺癌、睾丸癌、肺癌、鼻咽癌、食管癌、恶性淋巴瘤、乳管癌、头颈部鳞癌、甲状腺癌及成骨肉瘤等多种实体肿瘤均能显示疗效。

【体内过程】 静脉注射、动脉给药或腔内注射吸收均极迅速。注射后广泛分布于肝、肾、前列腺、膀胱、卵巢，亦可达胸、腹腔，极少通过血脑屏障。$t_{1/2\beta}$ 2 日以上，若并用利尿剂 $t_{1/2\beta}$ 可明显缩短。本品主要由肾排泄，通过肾小球过滤或部分由肾小管分泌，用药后 96 小时内 25%～45% 由尿排出。腹腔内注射后腔内器官浓度为静脉注药的 2.5～8.0 倍。

【用法与用量】 注射：一般剂量：按体表面积每次 20 mg/m^2，每日 1 次，连用 5 天，或每次 30 mg/m^2，连用 3 天，并需水化利尿。大剂量：每次 80～120 mg/m^2，静脉滴注，每 3～4 周 1 次，最大剂量不应超过 120 mg/m^2，以 100 mg/m^2 为宜。为预防本品的肾脏毒性，需充分水化：顺铂（PDD）用前 12 小时静脉滴注等渗葡萄糖液 2 000 ml，DDP 使用当日输等渗盐水或葡萄糖液 3000～3 500 ml，并用氯化钾、甘露醇及呋塞米（速尿），每日尿量 2 000～3 000 ml。治疗过程中注意血钾、血镁变化，必要时需纠正低钾、低镁。

【不良反应与注意事项】 主要不良反应为消化道反应，有厌食、恶心、呕吐、腹泻等。停药 2～3 日后消失。另可有骨髓抑制及肾和听神经毒性反应以及心电图改变等，少数有肝功能损伤。用药期间需经常检查血、尿常规，肝、肾功能及听力。

【制剂与规格】 注射剂：10 mg、20 mg。

卡铂
Carboplatin

【作用与用途】 本品为周期非特异性抗癌药，直接作用于 DNA，主要与细胞 DNA 的链间及链内交联，破坏 DNA 而抑制肿瘤的生长。主要用于卵巢癌、小细胞肺癌、非小细胞肺癌、头颈部鳞癌、食管癌、精原细胞瘤、膀胱癌、间皮瘤等。

【体内过程】 卡铂在体内与血浆蛋白结合较少，呈二室开放模型，主要经肾脏排泄。卡铂在人血浆中半衰期较长，$t_{1/2\beta}$ 为 29 小时。给予病人静脉滴注 20～520 mg/（m^2·h），24 小时尿中排出铂 67%（63%～73%）。如为每次推注 11 ~ 99 mg/m^2,24 小时排出铂平均值为54%。

【用法与用量】 注射:用5%葡萄糖注射液溶解本品,浓度为10 mg/ml,再加入5%葡萄糖注射液250 ~ 500 ml中静脉滴注。一般成人用量按体表面积每次200 ~ 400 mg/m^2,每3 ~ 4周给药1次;2 ~ 4次为1个疗程。也可采用按体表面积每次50 mg/m^2,每日1次,连用5日,间隔4周重复。

【不良反应与注意事项】 骨髓抑制为剂量限制毒性,白细胞与血小板减少与剂量相关,有蓄积作用;注射部位疼痛;过敏反应(皮疹或瘙痒,偶见喘咳);指(趾)麻木或麻刺感;高频率的听觉丧失首先发生,耳鸣偶见;视力模糊、黏膜炎或口腔炎;恶心及呕吐、便秘或腹泻、食欲减退、脱发及头昏,偶见变态反应和肝功能异常。带状疱疹、感染、肾功能减退者、老年患者慎用;有明显骨髓抑制和肝肾功能不全者、对顺铂或其他含铂化合物及甘露醇过敏者禁用。

【制剂与规格】 注射剂:50 mg、100 mg。

奥沙利铂
Oxaliplatin

【作用与用途】 本品出现铂类化合物的一般毒性反应,出现种属特异的心脏毒性,未出现顺铂的肾脏毒性,亦无卡铂的骨髓毒性,属于新的铂类衍生物。本品通过产生烷化结合物作用于DNA,形成链内和链间交联,从而抑制DNA的合成及复制。与DNA结合迅速,最多需15分钟,而顺铂与DNA的结合分为两个时相,其中包括一个48小时后的延迟相。在人体内给药1小时之后,通过测定白细胞的加合物,可显示其存在。复制过程中的DNA合成,其后DNA的分离、RNA及细胞蛋白质的合成均被抑制,某些对顺铂耐药的细胞系,本品治疗有效。用于经氟尿嘧啶治疗失败后的结直肠癌转移的患者,可单独或联合氟尿嘧啶使用。

【体内过程】 以130 mg/m^{2}的剂量连续静脉滴注2小时,其血浆总铂达峰值(5.1 ± 0.8) mg/(ml · h),模拟的曲线下面积为(189 ± 45) mg/(ml · h)。当输液结束时,50%的铂与红细胞结合,而另外50%存在于血浆中。25%的血浆铂呈游离态,另外75%血浆铂与蛋白质结合。蛋白质结合铂逐步升高,于给药第5日后稳定于95%的水平。药物的清除分为两个时相,其清除相半衰期约为40小时。多达50%的药物在给药48小时之内由尿排出(55%的药物在6天之后清除)。由粪便排出的药量有限(给药11天后仅有5%经粪便排出)。在肾功能衰竭的病人中,仅有可过滤性铂的清除减少,而并不伴有毒性的增加,因此并不需要调整用药剂量。与红细胞结合的铂清除很慢。在给药后的第22天,红细胞结合铂的水平为血浆峰值的56%,而此时大多数的总血浆铂已被清除。在以后的用药周期中,总的或不被离心的血浆铂水平并无显著升高;而红细胞结合铂出现明显的早期累积现象。

【用法与用量】 注射：按体表面积每次 130 mg/m²，加入 250～500 ml 5% 葡萄糖溶液中输注 2～6 小时。没有主要毒性出现时，每 3 周（21 天）给药 1 次。

【不良反应与注意事项】 造血系统：贫血、白细胞减少、粒细胞减少、血小板减少，有时可达 3 级或 4 级。消化系统：恶心、呕吐、腹泻。神经系统：有时可伴有口腔周围、上呼吸道和上消化道的痉挛及感觉障碍，甚至类似于喉痉挛的临床表现而无解剖学依据。感觉异常可在治疗休息期减轻，但在累积剂量大于 800 mg/m²（6 个周期）时，有可能导致永久性感觉异常和功能障碍。应根据医师的判断做剂量调整或停止治疗。本品应在具有抗癌化疗经验的医师的监督下使用，特别是与具有潜在性神经毒性的药物联合应用时，应严密监测其神经学安全性；当出现血液毒性时（白细胞 $< 2 \times 10^9/L$ 或血小板 $< 50 \times 10^9/L$），应推迟下一周期用药，直到恢复；在每次治疗之前应进行血液学计数和分类，亦应进行神经学检查，之后应定期进行。妊娠及哺乳期间、对铂类衍生物有过敏者禁用。

【制剂与规格】 注射剂：2 mg、4 mg。

依铂

Eptaplatin

【作用与用途】 体外实验显示，本品不但能抗小鼠 L1210 白血病，而且对耐顺铂的 L1210 亚株（L1210/DPP）也有效。顺铂、卡铂和本品对该瘤株的相对耐受性（relative resistances）分别为 20.0、14.5 和 2.7。对植入 L1210/DPP 的小鼠的实验表明，本品和卡铂的治疗指数均较高，治愈动物数较多，而顺铂则完全无效。依铂、顺铂和卡铂对于 P388 肿瘤均有效，但根据抗肿瘤活性高低依次排列为：依铂 > 顺铂 > 卡铂。本品对 LL/2 肿瘤的抑制作用与顺铂、卡铂相似。用于治疗小细胞肺癌、胃癌、宫颈癌和结肠直肠癌。

【用法与用量】 静脉注射，常用剂量为 360 mg/m²，根据血液学和肝脏毒性酌情调整剂量，在第一疗程时剂量可增至 400 mg/m² 或降至 320 mg/m²。

【不良反应与注意事项】 主要为贫血、蛋白尿、恶心、呕吐和肝、肾功能损害等，本品对骨髓有抑制作用，大剂量可导致肾功能损伤。用药期间应定期检查血常规和肝肾功能。本品仅供静脉滴注，避免漏于血管外，滴注与存放时应避免直接日晒，忌与含铝器皿接触。出现严重血液学毒性和中枢神经系统症状时应停药。骨髓抑制、肾功能不全、对其他铂类制剂过敏及有严重并发症患者禁用。中枢神经系统疾病患者、孕妇及哺乳期妇女禁用。

【制剂与规格】 本品为白色冻干粉针剂：50 mg。

洛铂

Lobaplatin

【作用与用途】 本品对多种动物和人肿瘤细胞株有明确的细胞毒作用，与顺铂的抑瘤作用相似并较强，对耐顺铂的细胞株仍有一定的细胞毒作用。主要用于治疗乳腺癌、小细胞肺癌及慢性粒细胞白血病。

【体内过程】 静脉注射后，血清中游离铂的血药浓度-时间曲线与完整的洛铂基本上相同，在血液循环中没有或很少有代谢产物存在。洛铂的两种立体异构体曲线也完全相同。用药患者的血清总铂和游离铂的浓度时间曲线在 1 小时内相似，在 11 小时后，血循环中约 25% 的总铂浓度和血清蛋白结合。游离铂的终末半衰期($t_{1/2}$)为(131 ± 15)min，总铂为(6.8 ± 4.3)d。游离铂标准化曲线下面积(AUC)(50 mg/m^2)为(13.9 ± 1.8)min·m^2/L，总铂为(57 ± 19)min·m^2/L。游离铂标准化平均血浆清除率(1.73 m^2)为(125 ± 14)ml/min，总铂为(34 ± 11)ml/min。游离铂平均分布容积为(0.28 ± 0.51)L/kg，总铂为(4.8 ± 2.61)L/kg。

【用法与用量】 使用前用 5 ml 注射用水溶解，此溶液应 4 小时内应用(存放温度 2～8℃)。静脉注射按体表面积一次 50 mg/m^2，再次使用时应待血液毒性或其他临床副作用完全恢复，推荐的应用间歇为 3 周。如副作用恢复较慢，可延长使用间歇。用药的持续时间：治疗持续时间应根据肿瘤的反应，最少应使用 2 个疗程；如肿瘤开始缩小，可继续进行治疗，总数可达 6 个疗程。

【不良反应与注意事项】 不良反应表现为，血液毒性：在洛铂的剂量限制性毒性中，血小板减少最为强烈。血象改变呈可逆性，但可引起继发的副作用，如血小板减少引起出血，白细胞减少引起感染。胃肠道毒性：34.3% 的患者发生呕吐，但仅有 6.7% 的患者较严重；14.8% 的患者发生恶心，建议预防使用止吐剂；3.5% 的患者发生腹泻。

【制剂与规格】 注射剂：50 mg。

奈达铂(泉铂)

Nedaplatin

【作用与用途】 奈达铂为顺铂类似物。本品进入细胞后，甘醇酸脂基上的醇性氧与铂之间的键断裂，水与铂结合，导致离子型物质(活性物质或水合物)的形成。然后，断裂的甘醇酸脂基配基变得不稳定并被释放，产生多种离子型物质，与 DNA 结合。本品以与顺铂相同的方式与 DNA 结合，并抑制 DNA 复制，从而产生抗肿瘤活性。另外已经证实，本品在与 DNA 反应时所结合的碱基位点与顺铂相同。主要用于头颈部癌、小细胞肺癌、非小细胞肺癌、食管癌等实体瘤。

【体内过程】 肿瘤患者静脉滴注奈达铂 80 mg/m^2 或 100 mg/m^2 后，用原子吸收光谱分析法直接测定总铂的方法研究本品的体内动态。结果显示，奈达铂单次静脉滴注后，血浆中铂浓度呈双相性减少，$t_{1/2\alpha}$ 为 0.1～1 小时，$t_{1/2\beta}$ 为 2～13 小时，AUC 随给药量增大而增大。本品在血浆内主要以游离形式存在，动物实验可见本品在肾脏及膀胱分布较多，组织浓度高于血浆浓度。本品的排泄以尿排泄为主，

24小时尿中铂的回收率在40%～69%之间。

【用法与用量】 临用前，用生理盐水溶解后，再稀释至500 ml，静脉滴注。滴注时间不应少于1小时，滴完后需继续点滴输液1000 ml以上。推荐剂量为每次给药80～100 mg/m^2，每疗程给药一次，间隔3～4周后方可进行下一个疗程。

【不良反应与注意事项】 有明显骨髓抑制及严重肝、肾功能不全者，对其他铂制剂及右旋糖酐过敏者，孕妇、可能妊娠及有严重并发症的患者等禁用。本品应尽可能在具有肿瘤化疗经验的医师指导下使用，慎重选择患者，应具有应对紧急情况的处理条件。听力损害，骨髓、肝、肾功能不良，合并感染和水痘患者及老年人慎用。本品有较强的骨髓抑制作用，并可能引起肝、肾功能异常，应用本品过程中应定期经常检查血液，肝、肾功能并密切注意患者的全身情况，若发现异常应停药并适当处置。对骨髓功能低下及肾功能不全及应用过顺铂者，应适当降低初次给药剂量；长期给药时，毒副反应有增加的趋势，并有可能引起延迟性不良反应，应密切观察。注意出血倾向及感染性疾病的发生或加重。本品主要由肾脏排泄，应用过程中须确保充分的尿量以减少尿中药物对肾小管的毒性损伤；必要时适当输液及使用甘露醇、呋塞米等利尿剂。由于有报道应用呋塞米等利尿剂时，会加重肾功能障碍、听觉障碍，所以应进行输液等以补充水分。另外，饮水困难或伴有恶心、呕吐、食欲缺乏、腹泻等的患者应特别注意。对恶心、呕吐、食欲缺乏等消化道不良反应应注意观察，并进行适当的处理。合用其他抗恶性肿瘤药物（氮芥类、代谢拮抗类、生物碱、抗生素等）及放疗可能使骨髓抑制加重。育龄患者应考虑本品对性腺的影响。本品只作静脉滴注，应避免漏于血管外。配制本品时，不可与其他抗肿瘤药混合滴注，也不宜使用氨基酸输液、pH值5以下的酸性输液（如电解质补液、5%葡萄糖输液或葡萄糖氯化钠输液等）。忌与含铝器皿接触。本品在存放及滴注时应避免直接日光照射。孕妇及可能妊娠的患者禁用本品。有报道类似药物顺铂可通过乳汁分泌，因此哺乳期妇女用药时应终止授乳。本品主要经肾脏排泄，由于一般老年人肾功能减退，排泄延迟，因此应注意观察出现骨髓抑制的可能性。本品与其他抗肿瘤药（如烷化剂、抗代谢药、抗肿瘤抗生素等）及放疗并用时，骨髓抑制作用可能增强。与氨基糖苷类抗生素及盐酸万古霉素合用时，对肾功能和听觉器官的损害可能增加。

【制剂与规格】 注射用奈达铂：100 mg。

吉非替尼片（易瑞沙）
Gefitinib Tablets

【作用与用途】 吉非替尼是一种选择性表皮生长因子受体（EGFR）酪氨酸激酶抑制剂，该酶通常表达于上皮来源的实体瘤。对于EGFR酪氨酸激酶活性的抑制可妨碍肿瘤的生长、转移和血管生成,并增加肿瘤细胞的凋亡。在体内,吉非替尼广泛抑制异种移植于裸鼠的人肿瘤细胞衍生系的肿瘤生长,并提高化疗、放疗及激素治疗的抗肿瘤活性。在临床实验中已证实吉非替尼对局部晚期或转移性非小细胞肺癌具客观的抗肿瘤反应并可改善疾病相关的症状。适用于治疗既往接受过化学治疗或不适于化疗的局部晚期或转移性非小细胞肺癌。

【体内过程】 静脉给药后,吉非替尼迅速廓清,分布广泛,$t_{1/2\beta}$为48小时。癌症患者口服给药后,吸收较慢,$t_{1/2\beta}$为41小时。吉非替尼每天给药1次出现2~8倍蓄积,经7~10天的给药后达到稳态。24小时间隔用药,循环血浆药物浓度一般维持在2~3倍之间。口服给药吸收后,吉非替尼的血浆峰浓度出现在给药后的3~7小时。癌症患者的平均吸收生物利用度为59%。分布在吉非替尼稳态时的平均分布容积为1400 L,表明组织分布广泛。血浆蛋白结合率近90%。

【用法与用量】 推荐剂量为250 mg,每日1次,空腹或与食物同服。

【不良反应与注意事项】 最常见的药物不良反应为腹泻、皮疹、瘙痒、皮肤干燥和痤疮,发生率20%以上,一般见于服药后1个月内,通常是可逆性的。大约8%的患者出现严重的ADRs(CTC标准3或4级)。因ADRs停止治疗的患者仅有1%。可出现的ADRs总结如下:非常常见,消化系统:腹泻、恶心、皮肤反应、多泡状突起的皮疹,在红斑的基础上有时伴皮肤干燥发痒。已知对该活性物质或该产品任一赋形剂有严重超敏反应者。接受吉非替尼治疗的患者,偶尔可发生急性间质性肺病,部分患者可因此死亡。伴发先天性肺纤维化/间质性肺炎/肺尘病/放射性肺炎/药物诱发性肺炎的患者出现这种情况时病死率增加。如果患者气短,咳嗽和发热等呼吸道症状加重,应中断治疗,及时查明原因。当证实有间质性肺病时,应停止使用吉非替尼并对患者进行相应的治疗。建议定期检查肝功能。可谨慎用于肝转氨酶轻中度升高的患者。如果肝功能损害严重,应考虑停药。目前尚无用于妊娠或哺乳期女性的资料。在动物实验中已观察到生殖毒性。动物实验也在兔的乳汁中检测到吉非替尼及其部分代谢物,在接受治疗期间,要劝告育龄女性避免妊娠,并建议哺乳母亲停止母乳喂养。

【规格】 片剂:250 mg。

厄洛替尼(特罗凯)
Erlotinib

【作用与用途】 厄洛替尼的临床抗肿瘤作用机理尚未完全明确。厄洛替尼能抑制与表皮生长因子受体(EGFR)相关的细胞内酪氨酸激酶的磷酸化。对其他酪氨酸激酶受体是否有特异性抑制作用尚未完全明确。可试用于两个或两个以上化疗方案失败的局部晚期或转移的非小细胞肺癌的三线治疗。

【体内过程】 厄洛替尼口服后约60%吸收,与食物同服生物利用度明显提高到几乎100%。半衰期大约为36小时,主要通过CYP3A4代谢清除,另有小部分通过CYP1A2代谢。口服150 mg剂量时厄洛替尼的生物利用度大约为60%,用药后4小时达到血浆峰浓度。吸收后大约93%厄洛替尼与白蛋白和α1酸性糖蛋白(AAG)结合。厄洛替尼的表观分布容积为232L。代谢和清除体外细胞色素酶P450分析表明,厄洛替尼主要通过CYP3A4代谢,少量通过CYP1A2和肝外同工酶CYP1A1代谢。口服100 mg剂量后,可以回收到91%的药物,其中在粪便中为83%(1%剂量为原形),尿液中为8%(0.3%剂量为原形)。中位半衰期为36.2小时。达到稳态血浆浓度需要7~8天。清除率与年龄之间无明显相关性。吸烟者厄洛替尼的清除率增高24%。

【用法与用量】 口服,单药用于非小细胞肺癌的推荐剂量为150 mg/d,至少在进食前1小时或进食后2小时服用。持续用药直到疾病进展或出现不能耐受的毒性反应。

【不良反应与注意事项】 必须在有此类药物使用经验的医生指导下使用,并仅在国家肿瘤药物临床试验基地或三级甲等医院使用。不良反应可见间质性肺炎、间质性肺病、闭塞性细支气管炎、肺纤维化、急性呼吸窘迫综合征、肺浸润、心肌梗死、心肌缺血脑血管意外、血小板减少引起的微血管溶血性贫血、肝脏毒性和齿槽炎、腹泻、脱水、电解质失衡和肾衰。接受厄洛替尼治疗的患者可能发生腹泻,中度或重度腹泻者应给予洛哌丁胺治疗。对本品成分过敏者禁用。

【制剂与规格】 片剂:25 mg、100 mg、150 mg。

盐酸埃克替尼(凯美纳)

Icotinib Hydrochloride

【作用与用途】 埃克替尼是一种选择性表皮生长因子受体(EGFR)酪氨酸激酶抑制剂,用于晚期非小细胞肺癌二线治疗。

【体内过程】 口服后吸收迅速,分布广泛。平均血浆半衰期约为6小时,健康志愿者和癌症患者没有明显区别。埃克替尼口服7~11天后达到稳态,没有明显的蓄积。

【用法与用量】 口服:推荐剂量为每次125 mg(1片),每天3次。空腹或与食物同服。高热量食物可能明显增加药物的吸收。

【不良反应与注意事项】 最常见不良反应为皮疹(39.5%)、腹泻(18.5%)和转氨酶升高(8.0%),绝大多数为Ⅰ~Ⅱ级,一般见于服药后1~3周内,通常是可逆性的,无需特殊处理,可自行消失。

【制剂与规格】 片剂:125 mg。

群司珠单抗(曲妥珠单抗)

Trastuzumab

【作用与用途】 为作用于细胞表面蛋白P185HER-2的单克隆抗体。由于细胞表面蛋白P185HER-2是由

HER-2 基因生成的，约 30% 的乳腺癌患者有 Her-2/neu 致癌基因的过度表达。用于人类表皮生长因子受体 2（Her-2）过度表达的乳腺癌病人，单药治疗，或与紫杉醇、泰索帝、蒽环类药物联合化疗。本品与抗肿瘤药物联合会治疗转移性乳腺癌，可提高有效率，延长中位生存期。

【体内过程】 研究表明，短时间静脉输入 10，50，100，250 和 500 mg 曲妥珠单克隆抗体每周每次的药代动力学呈剂量依赖性。随剂量水平的提高，平均半衰期延长，清除率下降。在临床实验中，使用曲妥珠单克隆抗体 4 mg/kg的首次负荷量和 2 mg/kg 每周维持量，观察到其平均半衰期为 5.8 天（1～32 天），在 16～32 周之间，曲妥珠单克隆抗体的血浆浓度达到稳定状态，平均谷浓度约 75 μg/ml。

【用法与用量】 静脉滴注，初始剂量为 4 mg/kg，用附带的溶剂溶解为 22 mg/ml，再加生理盐水 250 ml 稀释后，缓慢静脉滴注，滴注时间不超过 90 分钟；以后剂量为 2 mg/kg，静脉滴注 30 分钟，每周 1 次；或每次 100 mg，每周 1 次，4～8 周为 1 个疗程。

【不良反应与注意事项】 发热、寒战、恶心、呕吐、皮疹、感染，可引起心脏毒性。对本品和其他药物过敏者慎用。本品与环磷酰胺和阿霉素合用时心脏功能障碍的发生率约 27%，与紫杉醇合用时为 13%。不可与其他药物混用，也不能用 5% 葡萄糖注射液稀释。

【制剂与规格】 注射用冻干粉针剂：440 mg，附有 1 瓶稀释液 20 ml（灭菌注射用水，含 1.1% 苯乙醇，作为防腐剂）。

利妥昔单抗
Rituximab

【作用与用途】 是一种人鼠嵌合性单克隆抗体，能特异性地与跨膜抗原 CD_{20} 结合。CD_{20} 抗原位于前 B 和成熟 B 淋巴细胞的表面，而造血干细胞、前 B 细胞、正常浆细胞或其他正常组织不表达 CD_{20}。95% 以上的 B 细胞性非霍奇金淋巴瘤瘤细胞表达 CD_{20}。抗原抗体结合后，CD_{20} 不会发生内在化，或从细胞膜上脱落进入周围的环境。CD_{20} 不以游离抗原的形式在血浆中循环，因此不可能与抗体竞争性结合。利妥昔单抗与 B 细胞上的 CD_{20} 抗原结合后，启动介导 B 细胞溶解的免疫反应。用于复发或耐药的滤泡性中央型淋巴瘤（国际工作分类 B、C 和 D 亚型的 B 细胞非霍奇金淋巴瘤）的治疗。

【体内过程】 对滤泡性非霍奇金淋巴瘤的患者，以 125、250 或375 mg/m^2 体表面积的利妥昔单抗治疗，每周静脉滴注 1 次，共 4 次，血清抗体浓度随着剂量的增加而增加。对于接受 375 mg/m^2 剂量的患者，第 1 次滴注后利妥昔单抗的平均血清半衰期是 68.1 小时，C_{max} 是 238.7 μg/ml，而平均血浆清除率是 0.0459 L/h；第 4 次滴注后的血清半衰期、C_{max} 和血浆清除率的平均值分别为 189.9 小时、480.7 μg/ml 和 0.0145 L/h，但血清水平的变异性较大。第 1 次输注利妥昔单抗后,外周 B 淋巴细胞计数明显下降,低于正常水平,6 个月后开始恢复,治疗完成后 9～12 个月恢复正常。

【用法与用量】 单药治疗成人患者剂量为:375 mg/m^2,静脉滴注,每周 1 次,共 4 周。

【不良反应与注意事项】 常可引起发热、寒战、轻度恶心、瘙痒、疲惫、轻度高血压、肿瘤相关性疼痛、支气管痉挛、舌或喉部肿胀等反应,此副作用可用扑热息痛或苯海拉明缓解。由于本品能结合并迅速清除免疫细胞中 B 淋巴细胞,因而可能会增加感染机会,患者可出现感冒、疱疹、鼻窦炎和局部真菌感染。也可引起血小板及中性粒细胞的减少,但对干细胞、前 B 细胞、树突细胞、T 细胞、NK 细胞和脑浆细胞无作用。

【制剂与规格】 注射剂:10 ml:100 mg、50 ml:500 mg。

氨磷汀
Amifostine

【作用与用途】 本品为一种有机硫化磷酸化合物。它在组织中被与细胞膜结合的碱性磷酸酶水解脱磷酸后,成为具有活性的代谢产物 WR-1065,其化学结构式为 H_2N-(CH_2)$_3$-NH-(CH_2)$_2$-SH,因巯基具有清除组织中自由基的作用,故能减低顺铂、环磷酰胺及丝裂霉素等的毒性。本品为正常细胞保护剂,主要用于各种癌症的辅助治疗。在对肺癌、卵巢癌、乳腺癌、鼻咽癌、骨肿瘤、消化道肿瘤、血液系统肿瘤等多种癌症患者进行化疗前应用本品,可明显减轻化疗药物所产生的肾脏、骨髓、心脏、耳及神经系统的毒性,而不降低化疗药物的药效。放疗前应用本品可显著减少口腔干燥和黏膜炎的发生。

【体内过程】 肿瘤病人按体表面积静注本品 740 mg/m^2 或 910 mg/m^2,15 分钟能达到最大的血药浓度。本品在血浆中快速地被清除,其分布半衰期($t_{1/2\alpha}$)小于 1 分钟,排除半衰期约 8 分钟。本品在用药 6 分钟后仅有少于 10% 在血浆中残存,它被快速地代谢为活性的游离巯基化合物。一个二硫化合物的代谢产物随后生成,其活性弱于游离的巯基化合物。10 秒钟内一次推注 150 mg/m^2 本品,原药、巯基化合物及二硫化合物的排出量在给药后的那段时期是很低的,分别是注射量的 0.69%、2.64%、2.22%。静脉输注本品 5～8 分钟后,骨髓细胞中已发现游离的巯基化合物,用地塞米松或甲氧氯普胺预先处理,对本品的药代动力学无影响。

【用法与用量】 对于化疗病人,本品起始剂量为按体表面积一次 500～600 mg/m^2,溶于 0.9% 氯化钠注射液 50 ml 中,在化疗开始前 30 分钟静脉滴注,15 分钟滴完;对于放疗病人,本品起始剂量为按体表面积一次 200～300 mg/m^2,溶于 0.9% 氯化钠注射液 50 ml 中,在放疗开始前 30 分钟静脉滴注,15 分钟滴完;推荐用止吐疗法,即在给予本品前及同时静脉注射地塞米松 5～10 mg 及 5-HT_3 受体拮抗剂;如果收缩压比下列基准值降低明显,应停止本品输注。基线收缩压(mmHg) <100,100 ~ 119,120 ~ 139,140 ~ 179, ≥180。输注本品收缩压(mmHg)降低 20,25,30,40,50。如血压在 5 分钟内恢复正常且患者无症状,可重新开始注射。

【不良反应与注意事项】 头晕、恶心、呕吐、乏力等,但患者可耐受;用药期间,一过性的血压轻度下降,一般 5 ~ 15 分钟内缓解,小于 3% 的患者因血压降低明显而需停药;推荐剂量下,小于 1% 的患者出现血钙浓度轻度降低;个别患者可出现轻度嗜睡、喷嚏、面部温热感等。由于用药时可能引起短暂的低血压反应,故注意采用平卧位;本品只有在放化疗前即刻使用才显示出有效的保护作用,而在放化疗前或后数小时应用则无保护作用,这与其药代动力学相符合。孕妇及哺乳期妇女用药尚不明确。低血压及低血钙患者慎用;对本品有过敏史及对甘露醇过敏患者禁用。过量使用最可能的症状是低血压,可给予静脉滴注 0.9% 氯化钠注射液等措施。

【制剂与规格】 注射剂:0.4 g。

亚叶酸钙
CalciumFolinate

【作用与用途】 本品为四氢叶酸的甲酰衍生物,主要用于高剂量甲氨蝶呤等叶酸拮抗剂的解救。本品进入体内后,通过四氢叶酸还原酶转变为四氢叶酸,能有效地对抗甲氨蝶呤引起的毒性反应,但对已存在的甲氨蝶呤神经毒性则无明显作用。用于结直肠癌与胃癌的治疗;用作叶酸拮抗剂(如甲氨蝶呤、乙胺嘧啶或甲氧苄啶等)的解毒剂;用于预防甲氨蝶呤过量等大剂量治疗后所引起的严重毒性作用;当口服叶酸疗效不佳时,用于口炎性腹泻、营养不良、妊娠期或婴儿期引起的巨幼细胞性贫血。

【体内过程】 本品口服后易于吸收,(1.72 ± 0.8)小时后,血清还原叶酸达峰值,药物作用持续 3 ~ 6 小时,口服后代谢较肌内注射快而充分。本品肌内注射后,血清峰值需(0.71 ± 0.09)小时,血清还原叶酸为 3.5 小时,药物作用持续 3 ~ 6 小时。经肝和肠黏膜作用后本品代谢为 5-甲基四氢叶酸,80% ~90% 经肾排出,少量经粪便排泄。

【用法与用量】 口服:作为甲氨蝶呤的“解救”疗法,一般采用的剂量为 5 ~ 15 mg,每 6 ~ 8 小时 1 次,连续 2 日。根据血药浓度测定结果控制甲氨蝶呤血药浓度在 5×10^{-8} mol/L 以下;作为乙胺嘧啶或甲氧苄啶等的解毒,每日剂量 5 ~ 15 mg,视中毒情况而定;用于巨幼细胞贫血,每日 15 mg;与氟尿嘧啶合用时,20 ~ 30 mg/m^2,在氟尿嘧啶用药半小时后口服。注射:用于 5-Fu 合用增效,每次 20 ~ 500 mg/m^2,静脉滴注,每日 1 次,连用 5 天,可用生理盐水或葡萄糖注射液稀释配成输注液,配制后的输注液 pH 不得少于 6.5。输注液须新鲜配制。作为甲氨蝶呤的“解救”疗法,本品剂量最好根据血药浓度测定,一般采用的剂量为按体表面积 9 ~ 15 mg/m^2,肌内注射或静脉注射,每6小时1次,共用12次;作为乙胺嘧啶或甲氧苄啶等的解毒剂,每次剂量为肌内注射9～15 mg,视中毒情况而定。

【不良反应与注意事项】 偶见皮疹、荨麻疹或哮喘等其他过敏反应;酸性尿、腹水、失水、胃肠道梗阻、胸腔渗液或肾功能障碍者慎用;接受大剂量甲氨蝶呤而用本品"解救"者应进行下列各种实验监测:治疗前观察肌酐廓清试验;甲氨蝶呤大剂量用药后每12～24小时测定血浆或血清甲氨蝶呤浓度,以调整本品剂量;当甲氨蝶呤浓度低于5×10^{-8} mol/L时,可以停止实验室监测;甲氨蝶呤治疗前及以后每24小时测定血清肌酐量,用药后24小时肌酐量大于治疗前50%,提示有严重肾毒性,要慎重处理;甲氨蝶呤用药前和用药后每6小时应监测尿液酸度,要求尿液pH保持在7以上,必要时用碳酸氢钠和水化治疗(每日补液量在3000 ml/m^2);本品不宜与甲氨喋呤同时用,以免影响后者的抗叶酸作用,每次大剂量甲氨蝶呤后24～48小时再启用本品,剂量应要求血药浓度等于或大于甲氨蝶呤浓度;对维生素B_{12}缺乏所致的贫血不宜单用本品;本品应避免光线直接照射及热接触。

【制剂与规格】 片剂、胶囊剂:15 mg(以亚叶酸计);注射剂:10 ml:0.1 g(以亚叶酸计)。

美司那注射液

Mesnaum Injection

【作用与用途】 本品为含有半胱氨酸的化合物,能与重复活化的环磷酰胺或异环磷酰胺的毒性代谢产物相结合,形成非毒性产物自尿中迅速排出体外,可用于预防使用上述抗癌药物时出现的出血性膀胱炎等泌尿系统的损伤。因本品排泄速度较环磷酰胺、异环磷酰胺及其代谢产物快,故应重复用药。

【体内过程】 本品注射后,主要浓集于肾脏,并迅速在组织中转化为无生物活性的二硫化物。该化合物经肾小球滤过后,经肾小管上皮又转变成巯乙磺酸钠。人体血浆半衰期约为1.5小时。本品主要从尿中排出体外,24小时内即有约80%的原形药排出。

【用法与用量】 本品常用量为环磷酰胺、异环磷酰胺、氯磷酰胺剂量的20%,静脉注射或静脉滴注,给药时间为0小时段(用细胞抑制剂的同一时间)、4小时后及8小时后的时段,共3次。对儿童投药次数应较频密(例如6次)及在较短的间隔时段(例如3小时)为宜。使用环磷酰胺作连续性静脉滴注时,在治疗的0小时段,每次大剂量静脉注射本品,然后再将本品加入环磷酰胺输注液中同时给药(本品剂量可高达环磷酰胺剂量的100%)。在输注液用完后约6～12小时内连续使用本品(剂量可高达环磷酰胺剂量的50%)以保护尿道。

【不良反应与注意事项】 少见静脉刺激及过敏反应(如皮肤黏膜反应)。本品单一剂量按体重超过60 mg/kg时,可出现恶心、呕吐、痉挛性腹痛及腹泻等。本品的保护作用只限于泌尿系统，所有其他对使用环磷酰胺治疗时所采取的预防及治疗措施均不受本品影响。孕妇及哺乳期妇女用药尚不明确。

【制剂与规格】 注射剂：2 ml∶0.2 g。

右丙亚胺

Dexrazoxane

【作用与用途】 右丙亚胺在细胞内转变为开环螯合剂，干扰铁离子中介的自由基的形成，而后者为蒽环类抗生素产生心脏毒性的部分原因。本品可减少阿霉素引起的心脏毒性的发生率和严重程度。适用于接受阿霉素治疗累积量达 300 mg/m^2，并且医生认为继续使用阿霉素有利的女性转移性乳腺癌患者。

【用法与用量】 推荐剂量比为 10∶1（右丙亚胺 500 mg/m^2∶阿霉素 50 mg/m^2）。本品需用 0.167 mol/L 乳酸钠 25 ml 配成溶液，缓慢静脉推注或转移入输液袋内，浓度为 10 mg/ml，快速静脉点滴。30 分钟后方可给予阿霉素。用 0.167 mol/L 乳酸钠溶液配成的溶液可用 0.9% 氯化钠或 5% 葡萄糖注射液进一步稀释成右丙亚胺 1.3～5.0 mg/ml 溶液。转移入输液袋，快速静脉滴注。配成这样的溶液，在室温 15～30℃或冷藏 2～8℃，只能保存 6 小时。

【不良反应与注意事项】 右丙亚胺可加重化疗药物引起的骨髓抑制。有证据表明，右丙亚胺一开始就和 FAC 并用，影响抗肿瘤效果，故不推荐此方案。在三个最大的乳腺癌临床试验中，FAC 第一周期即联用右丙亚胺的有效率低于不加右丙亚胺的有效率（48%∶63%，$P = 0.007$），疾病进展时间也缩短。因此右丙亚胺只限用于阿霉素累积量 300 mg/m^2 还要继续使用阿霉素治疗的患者。虽然临床研究表明 FAC 加用右丙亚胺可能接受较高的阿奇霉素累积量（与未加右丙亚胺组比较），但不能消除蒽环类药诱导的心脏毒性。因此必须仔细检查心脏功能。已有报告长期口服 razoxane 的患者可以发生继发性恶性肿瘤（主要为急性髓性白血病）。不得在右丙亚胺使用前给予阿霉素。右丙亚胺用 0.167 mol/L 乳酸钠配成 10 mg/ml 溶液，缓慢静脉推注，或转移入输液袋内，快速静脉滴注，30 分钟内滴完。因为右丙亚胺总是和细胞毒药物合并使用，因此对患者要严密监测。尽管在推荐剂量下右丙亚胺产生的骨髓抑制是轻微的，但可以增加化疗药物的骨髓抑制作用，对患者要经常做全血检查。本品的粉末或溶液接触到皮肤和黏膜，应立即用肥皂和水彻底清洗。不可用于没有联用蒽环类药物的化学治疗。右丙亚胺可以增加化疗药物所引起的骨髓抑制。

【制剂与规格】 注射剂：250 mg。

甘氨双唑钠（注射用甘氨双唑钠）

Sodium Glycididazole for Injection

【作用与用途】 放射增敏药，适用于对头颈部肿瘤、食管癌、肺癌等实体肿瘤进行放射治疗的患者。甘氨双唑钠为肿瘤放疗的增敏剂，属于硝基咪唑类化合物，可将射线对肿瘤乏氧细胞 DNA 的损伤固定，抑制其 DNA 损伤的修复，从而提高肿瘤乏氧细胞对辐射的敏感性。

【体内过程】 人静脉滴注甘氨双唑钠后，原型药在注药后即刻达到高峰，随后迅速下降，4 小时后一般已测不出原药。给药后 1～3 小时其代谢产物甲硝唑达峰值，24～48 小时已测不出代谢产物。给药剂量为 800 mg/m^2的 C_{max} 为（36.54±9.62）μg/ml，$t_{1/2\beta}$ 为（0.995±0.5）小时，AUC 为（25.3780±7.1）μg/(ml·h)。给药后 4 小时内可由尿中排出总药量的 53.1%～77.5%。甘氨双唑钠平均蛋白结合率为(14.2±2.2)%。

【用法与用量】 静脉滴注。按体表面积每次 800 mg/m^2，于放射治疗前加入到 100 ml 生理盐水中充分摇匀后，30 分钟内滴完。给药后 60 分钟内进行放射治疗。建议于放射治疗期间按隔日 1 次，每周 3 次用药。

【不良反应与注意事项】 使用中有时会出现 GPT、GOT 的轻度升高和心悸、窦性心动过速、轻度 ST 段改变。偶尔出现皮肤瘙痒、皮疹和恶心、呕吐等。本品必须伴随放射治疗使用，单独使用本品无抗癌作用。肝功能、肾功能和心脏功能严重异常者禁用。

【制剂与规格】 注射剂：0.25 g（按无水物计）。

盐酸恩丹司琼

Ondansetron Hydrochloride

【作用与用途】 本品是一强效、高选择性的 5-HT_3受体拮抗剂，有强止吐作用。化疗药物和放射治疗可造成小肠释放 5-HT_3，经由 5-HT_3受体激活迷走神经的传入支，触发呕吐反射。本品能阻断这一反射的触发。手术后恶心、呕吐的作用机制未明，但可能具类似细胞毒类致恶心、呕吐的共同途径而诱发。本品尚能抑制因阿片诱导的恶心，其作用机制尚不清楚。由于本品的高选择性作用，因而不具有其他止吐药的副作用，如锥体外系反应、过度镇静等。用于细胞毒性药物化疗和放射治疗引起的恶心、呕吐；预防和治疗手术后的恶心、呕吐。

【体内过程】 口服本品 2 小时左右达血浆峰浓度，其生物利用度大约为 60%（老年人则更高）。口服或静脉给药时，本品的体内情况大致相同，其消除半衰期约 3 小时。老年人可能延长至 5 小时。药物彻底代谢，代谢物经肾脏（75%）与肝脏（25%）排泄。血浆蛋白结合率为 75%。

【用法与用量】 口服：对于高度催吐的化疗药引起的呕吐：化疗前 15 分钟、化疗后 4 小时、8 小时各静脉注射恩丹西酮注射液 8 mg，停止化疗以后每 8～12 小时口服恩丹西酮片 8 mg，连用 5 天。对催吐程度不太强的化疗药引起的呕吐：化疗前 15 分钟静脉注射恩丹西酮注射液 8 mg，以后每 8～12 小时口服恩丹西酮片 8 mg，连用5天。对于放射治疗引起的呕吐:首剂须于放疗前1~2小时口服片剂8 mg,以后每8小时口服8 mg,疗程视放疗的疗程而定。对于预防手术后的恶心、呕吐:在麻醉前1小时口服片剂8 mg,随后每隔8小时口服片剂8 mg两次。

【不良反应与注意事项】 可有头痛、腹部不适、便秘、口干、皮疹,偶见支气管哮喘或过敏反应、短暂性无症状转氨酶升高。孕妇及哺乳期妇女应慎用本品;对本品过敏者、胃肠梗阻者禁用。

【制剂与规格】 片剂:4 mg。胶囊剂:4 mg、8 mg。注射剂:4 mg:2 ml、8 mg:4 ml。

盐酸格拉司琼
Granisetron Hydrochloride

【作用与用途】 本品是一强效、高选择性的外周神经元和中枢神经系统内5-HT_3受体拮抗剂。对因化疗、放疗及手术引起的恶心和呕吐具有良好的预防和治疗作用。化疗、放疗及外科手术等因素可引起肠嗜铬细胞释放5-HT_3,5-HT_3可激活中枢或迷走神经的5-HT_3受体,触发呕吐反射。本品可选择性地阻断这一反射的触发。由于本品的高选择性作用,因而不具有其他止吐药的副作用,如锥体外系反应、过度镇静等。用于细胞毒性药物化疗和放射治疗引起的恶心、呕吐;预防和治疗手术后的恶心、呕吐。

【体内过程】 本品口服吸收迅速且完全。血药浓度达峰时间为3小时。在体内分布广泛,血清蛋白结合率为65%。主要代谢途径为N-去烷基化及芳香环氧化后再被共轭化。消除半衰期在代谢正常者为8小时,代谢不良者为42小时。剂量的8%~9%以原形、70%以代谢物的形式从尿中排出;15%从粪便中排出,几乎全部为代谢物。静脉注射本品20 μg/kg或40 μg/kg后,平均血浆峰浓度分别为13.7 μg/L和42.8 μg/L,血浆清除半衰期为3.1~5.9小时。

【用法与用量】 本品通过口服给药,与静脉、肌内注射给药配合使用。口服:成人:剂量一般为每次1 mg,每日2次。儿童:剂量为每次20 μg/kg,每日2次。一般于化疗前1小时服用,第2次为12小时后服用。静脉注射:成人:通常为3 mg,用20~50 ml的5%葡萄糖注射液或0.9%氯化钠注射液稀释后,于治疗前30分钟静脉注射,给药时间应超过5分钟。大多数病人只需给药1次,对恶心和呕吐的预防作用便可超过24小时,必要时可增加给药1~2次,但每日最高剂量不应超过9 mg。肝、肾功能不全者无需调整剂量。

【不良反应与注意事项】 头痛、倦怠、发热、便秘及胃肠道功能紊乱,偶有短暂性无症状肝转氨酶增高。本药可减缓结肠蠕动,患者若有亚急性肠梗阻时,需严格观察;高血压未控制的患者,日剂量不宜超过10 mg;用量过大有致癌性;孕妇除非必需外,不宜使用;哺乳期妇女需慎用,若使用本品时应停止哺乳;对于儿童不推荐使用,老年人无须调整剂量；对本品或有关化合物过敏者、胃肠道梗阻者禁用。

【制剂与规格】 片剂：1 mg；胶囊剂：1 mg；注射剂：1 ml：1 mg、3 ml：3 mg（以 $C_{18}H_{24}N_4O$ 计算）。

盐酸托烷司琼
Tropisetron Hydrochloride

【作用与用途】 是强效、高选择性的外周神经元和中枢神经系统内 5-HT_3 受体拮抗剂，某些药物特别是抗癌药物可激发胃肠道黏膜释出 5-HT_3 造成呕吐，本品能选择性阻断这种反射而止吐。用于化疗所致的恶心、呕吐。

【体内过程】 健康志愿者静脉注射盐酸托烷司琼，消除半衰期（$t_{1/2\beta}$）为 7.3 ~ 30.3 小时，表观分布容积为 400 ~ 600 L，蛋白结合率为 59% ~ 71%。托烷司琼的代谢主要是吲哚环上 5、6 和 7 位的羟化，再进一步形成葡萄糖醛酸和硫酸的结合产物，然后经尿或胆汁排泄（代谢物经尿和粪排出的比例为 5∶1）。代谢物对 5-HT_3 受体的作用极弱，故不呈现药理作用。口服代谢正常者的消除半衰期（β 相）为 7 ~ 10 小时，在代谢不良者中，该值可能延长至 45 小时。本品的总体清除率约为 1 L/min，其中经肾清除的约为 10%。在代谢不良的患者中，尽管经肾清除的比例不变，但总体清除率降为 0.1 ~ 0.2 L/min。这种降低可导致消除半衰期延长 4 ~ 5 倍，AUC 值提高 5 ~ 7 倍，而 C_{max} 和分布容积与正常代谢者无显著差别。在代谢不良者中，经尿液排出的药物原形比例较代谢正常者大。在剂量超过 10 mg、每日 2 次的多日用药期间，参与本品代谢的肝酶系统的代谢能力可达饱和，并可造成本品血浓度的剂量依赖性增高。

【用法与用量】 口服：成人每次 5 mg，早上起床时服，每日 1 次。静脉注射或静脉滴注：成人每次 5 mg，溶于 100 ml 静脉输液中，化疗前 1 小时使用，每日 1 次。一般 6 天为 1 个疗程，第 1 日静脉给药，第 2 ~ 6 天口服。

【不良反应与注意事项】 常见有头痛、便秘、头昏、疲劳及胃肠功能紊乱。过敏患者及孕妇忌用。

【制剂与规格】 胶囊：5 mg；注射剂：1 ml：5 mg。

榄香烯
Elemene

【作用与用途】 榄香烯乳是从姜科植物温郁金中提取的抗癌有效成分。其主要生物学活性为降低肿瘤细胞有丝分裂能力，诱发肿瘤细胞凋亡，抑制肿瘤细胞的生长。药理实验表明，腹腔注射榄香烯乳对肿瘤细胞的 DNA、RNA 及蛋白质合成有明显的抑制作用。该药还能直接作用于细胞膜，使肿瘤细胞破裂，可以改变和增强肿瘤细胞的免疫原性，诱发和促进机体对肿瘤细胞的免疫反应。本品毒副作用较小，对正常细胞和周围白细胞影响较小。对癌性胸、腹水及某些恶性实体瘤有一定疗效。本品与放化疗同步治疗，可增强疗效，可用于介入、腔内化疗及癌性胸腹水的辅助治疗。

【体内过程】 血浆中药物的动态

变化属二室模型，药物自血浆消除较快，且呈线性动力学，在各组织中药物浓度降低速度较慢。静脉注射本品15分钟后，药物在脑、心、肺、肾、脾、脂肪和肝中含量较多。腹腔注射后，药物在脂肪组织含量最高。口服吸收差，生物利用度仅为18.8%。该药自尿、粪、胆汁中的排出量很小，从呼吸道排出及体内生物转化是其重要消除途径。榄香烯乳的平均血浆蛋白结合率为9%。

【用法与用量】 静脉注射：每次0.4～0.6 g，每日1次，2～3周为1个疗程。

【不良反应与注意事项】 部分病人用药后可有静脉炎、发热、局部疼痛、过敏反应、轻度消化道反应。高热病人、胸腹水合并感染的患者慎用；血小板减少症，或有进行性出血倾向者应慎用；部分病人初次用药后，可有轻微发热，多在38℃以下，于给药之前30分钟口服强的松或解热镇痛药可预防或减轻发热；本品腔内注射时可致少数病人疼痛，使用前应根据患者的具体情况使用局麻药，可减轻或缓解疼痛，使病人能够耐受；孕妇及哺乳期妇女应慎用本品。

【制剂与规格】 注射乳剂：5 ml：25 mg。

帕米膦酸二钠

Pamidronate Disodium

【作用与用途】 本品为双膦酸类药物，体外和动物实验表明可强烈抑制羟磷灰石的溶解和破骨细胞的活性，对骨质的吸收具有十分显著的抑制作用。对癌症的溶骨性骨转移所致的疼痛有止痛作用，亦可用于治疗癌症所致的高钙血症。

【体内过程】 文献报道，癌症病人以该品45 mg溶于500 ml生理盐水后静脉滴注4小时以上，滴注结束时血浓度为0.96 g/ml，平均有51%的药物以原形从尿中排泄；尿的排泄显示双相处置动力学特点，α和β半衰期分别为1.6小时和27.2小时。动物实验表明：给药后迅速从循环系统消除，主要分布在骨骼、肝脏、脾脏和气管软骨中。本品可长期滞留于骨组织中，半衰期最长可达300天。

【用法与用量】 注射：治疗骨转移性疼痛：临用前稀释于不含钙离子的0.9%生理盐水或5%葡萄糖液中。静脉缓慢滴注4小时以上，浓度不得超过0.12 mg/ml，滴速不得大于0.125～0.25 mg/min。1次用药30～60 mg。治疗高血钙血症：应严格按照血钙浓度，在医生指导下酌情用药。

【不良反应与注意事项】 少数病人可出现轻度恶心、胸痛、胸闷、头昏、乏力及轻微肝肾功能改变等，偶见发热反应。本品需以不含钙的液体稀释后立即静脉缓慢滴注，不可将本品直接静脉滴注；本品不得与其他种类双膦酸类药物合并使用；用于治疗高钙血症时，应同时注意补充液体，使每日尿量达2 L以上；使用本品过程中，应注意监测血清钙、磷等电解质水平；过量或速度过快，可能引起低钙血症，出现抽搐、手指麻木症状，可适量补钙。

肾功能损伤者、孕妇、哺乳期妇女慎用。

【制剂与规格】 注射剂:5 ml:15 mg(以无水物计)。

氯屈膦酸二钠
Clodronate Disodium

【作用与用途】 本品是骨代谢调节剂,能进入骨基质羟磷灰石晶体中,当破骨细胞溶解晶体时,药物被释放,能抑制破骨细胞活性,并通过成骨细胞间接起抑制骨吸收的作用。用于恶性肿瘤并发的高钙血症、溶骨性癌转移引起的骨痛、各种类型骨质疏松,可避免或延迟恶性肿瘤溶骨性骨转移。

【体内过程】 本品口服生物利用度为1% ~2%,注射后作用迅速,给药后很快从血中清除,其清除由骨转化率所控制,血清半衰期为2小时,30%被骨吸收,70%以原形在24小时内随尿排出,在动物(大鼠)骨内半衰期至少3个月。

【用法与用量】 口服:恶性肿瘤患者:每日2.4 g,可分2~3次服用,对血清钙水平正常的病人,可减为每日1.6 g,若伴有高钙血症,可增至每日3.2 g,必须空腹服用,最好在进餐前1小时。早期或未发生骨痛的各类型骨质疏松症:每日0.4 g,连用3个月为1个疗程,必要时可重复疗程。严重或已发生骨痛的各类型骨质疏松症,每日1.6 g,分2次服用,或遵医嘱。注射:Paget病:300 mg/d,静脉滴注3小时以上,共5日,以后改口服。高钙血症:300 mg/d,静脉滴注3~5日或1次给予1.5 g静脉滴注,血钙正常后改口服。

【不良反应与注意事项】 开始出现腹痛、腹胀和腹泻,少数情况下也会出现眩晕和疲劳;有时可出现血清乳酸脱氢酶等肝酶水平升高、白细胞减少及肾功能异常等不良反应。用于治疗骨质疏松症时,应遵医嘱决定是否需要补钙;用药期间,对血细胞数、肾脏和肝功能应进行监测;小儿长期用药可能影响骨代谢,应慎用;对本品过敏者、孕妇及哺乳期妇女、严重肾损害者、骨软化症患者禁用。

【制剂与规格】 胶囊剂:0.4 g(按无水物 $CH_2Cl_2Na_2O_6P_2$ 计)。注射剂:5 ml:300 mg。

氯膦酸二钠(骨膦)
Disodium Clodronate

【作用与用途】 氯膦酸盐为二磷酸盐,是天然焦磷酸盐的类似物。二磷酸盐对矿化组织,如骨,具有强烈的亲和性。体外研究表明它可抑制磷酸钙沉积,抑制其转化为羟磷灰石,延缓磷灰石晶体聚集成更大的结晶体,并减慢其分解。但氯膦酸盐最主要的作用机制为抑制破坏骨的吸收。氯膦酸盐抑制几种不同方式的骨吸收,用于恶性肿瘤并发的高钙血症;溶骨性癌转移引起的骨痛;可避免或延迟恶性肿瘤溶骨性骨转移;各种类型的骨质疏松。

【体内过程】 二钠磷盐是许多动物实验中有效的骨吸收抑制剂,使骨更新的静息速率降低。在对健康男性和乳腺癌患者的研究中发现,静脉给予氯膦酸二钠后,开始的半衰期为 2 小时,随后半衰期逐渐缩短,在 48 小时内 80% 药物以原形随尿排出。本药的血浆蛋白结合率很低,并且受一同服下的含钙液体的影响,但其药代动力学研究未发现明显的剂量相关的改变。

【用法用量】 儿童:儿童患者在治疗期间需监测肾功能和血钙。正常功能的成年患者:本品 30 mg(一个 5 ml 安瓿)/d,稀释于 500 ml 生理盐水(氯化钠 9 mg/ml)或 5% 葡萄糖水(50 mg/ml)静脉输注给药。所制备的溶液输注至少 4 小时,连用数天,直至血钙正常,通常不超过 5 天,这样的治疗一般不多于 7 天,在输注本品后所能维持临床上可接受的血钙水平的时间因人而异,若有控制血钙水平的必要可重复输注,或者也可改用本品口服。肾功能衰竭的病人:口服如一日剂量一次服用,本品应于晨间空腹时以一杯水送服。患者在 2 小时内不进饮食。本品不应与牛奶,食物或含钙和其他二价阳离子的药物同服,因可影响本品的吸收。当一日剂量分次口服时,应在餐间服用,最好是在进饮食前和后 1 小时。正常肾功能的成年病人:对于因恶性肿瘤所引起的高钙血症,推荐用本品静脉治疗,口服疗法开始剂量每日 2400 mg 或 3200 mg,根据个体疗效而定,为了维持血钙正常,可逐渐为每日 1600 mg。治疗因恶性肿瘤所引起的溶骨,剂量为 1600 mg/d。如临床上有必要,此剂量可增加,但不推荐超过 3200 mg/d。肾衰病人:本品主要经肾消除,因而肾衰病人应慎用,超过 1600 mg/d 不应继续使用。

【不良反应与注意事项】 轻度恶心、呕吐、腹泻可发生于至多 10% 的病人,但多见于大剂量时。本药可使甲状旁腺素和转氨酶血清水平暂时性升高,但很少超过实验室参考范围的 2 倍。血清碱性磷酸酶的水平也可有改变,低血钙常为无症状性,有时可发生于静脉治疗期间。个别有阿斯匹林敏感性哮喘的患者有呼吸功能受损。有报道使用本药后发生可逆性蛋白尿、血清肌酐升高及肾功能不全,大多数病人处于疾病的晚期,并且本药治疗引起肾功能损害的因果关系尚未确定。然而,似有本药大剂量快速静脉滴注后发生严重的肾功能损害的报告。用药期间应保持适当的液体摄入,尤其是静脉给药以及有高钙血症或肾衰的病人。静脉给药剂量显著高于推荐剂量时可引起严重的肾功能损害,尤其是输注速度过快时。用药期间应对血细胞计数、血钙及肝肾功能进行监测。本药不应用于妊娠和哺乳妇女。

【制剂与规格】 片剂:400 mg、800 mg;胶囊剂:400 mg;粉针剂:300 mg。

重组人血管内皮抑制素注射液(恩度)

Recombinant Human Endostatin Injection

【作用与用途】 重组人血管内皮抑制素为血管生成抑制类新生物制

品,其作用机制是通过抑制形成血管的内皮细胞迁移来达到抑制肿瘤新生血管的生成,阻断了肿瘤细胞的营养供给,从而达到抑制肿瘤增殖或转移目的。本品联合 NP 化疗方案用于治疗初治或复治的Ⅲ/Ⅳ期非小细胞肺癌患者。

【体内过程】 健康志愿者单次 30 分钟内静脉滴注本品 30 mg(4.8×10^5 U)和 60 mg(9.6×10^5 U)/m^2,及 120 分钟内静脉滴注 120 mg(19.2×10^5 U)和 210 mg(33.6×10^5 U)/m^2[滴注速率分别为 1,2 及 1 和 1.75 mg/($m^2\cdot$min)],$t_{1/2}$ 为 10 小时左右,全身清除率(CLs)为 2.8 L/h/m^2左右。本品在 30 ~ 120 mg/m^2(4.8×10^5 ~ 19.2×10^5 U/m^2)剂量范围于正常人体内呈近似线性药代动力学,可以用线性模型预测不同剂量、滴注速率和时间的血药浓度。滴注速率、时间和总剂量均可影响 AUC 和峰浓度水平。肿瘤患者每日 2 小时内静脉滴注本品,连续 28 天,个体间药时曲线差异性很大。谷浓度随给药次数增加有持续增高的趋势,总剂量和滴注次数可影响峰浓度和谷浓度水平。正常小鼠静脉给药后泌尿排泄系统的浓度最高,肾、尿、肺和肝高于血浆,其他组织均低于血浆,肌肉、脂肪和脑浓度最低。荷瘤小鼠静脉注射本品后全身分布与正常小鼠相近,肿瘤组织中分布不高,与肌肉和脂肪组织浓度相近。

【用法与用量】 本品为静脉给药,临用时将本品加入 250 ~ 500 ml 生理盐水中,匀速静脉点滴,滴注时间 3 ~ 4 小时。与 NP 化疗方案联合给药时,本品在治疗周期的第 1 ~ 14 天,每天给药 1 次,每次 7.5 mg /m^2(1.2×10^5 U/m^2),连续给药 14 天,休息 1 周,再继续下一周期治疗。通常可进行2 ~ 4 个周期的治疗。

【不良反应与注意事项】 在Ⅰ~Ⅲ期临床研究中,共有 470 例晚期非小细胞肺癌(NSCLC)患者使用了本品,常见的药物不良反应主要有心脏不良反应,少见的药物不良反应主要有消化系统反应、皮肤及附件的过敏反应。心脏不良反应症状有窦性心动过速、轻度 ST-T 改变、房室传导阻滞、房性早搏、偶发室性早搏等,常见于有冠心病、高血压病史患者。为确保患者安全,建议在临床应用过程中定期检测心电图,对有心脏不良反应的患者使用心电监护,对有严重心脏病史疾病未控者应在医嘱指导下使用。消化系统反应:偶见腹泻,肝功能异常,主要包括无症状性转氨酶升高,黄疸,主要为轻度及中度,罕见重度。此不良反应均为可逆,轻度患者无需对症处理,中、重度经减缓滴注速度或暂停药物使用后适当对症处理可缓解,仅有少数病例需对症治疗,但通常不影响药物的继续使用。皮肤及附件:过敏反应表现为全身斑丘疹,伴瘙痒。此不良反应为可逆,暂停使用药物后可缓解。发热,乏力,多为轻中度。过敏体质或对蛋白类生物制品有过敏史者慎用;有严重心脏病或病史者,包括:有记录的充血性心力衰竭病史、高危性不能控制的心律失常、需药物治疗的心绞痛、临床明确诊断心瓣膜疾病、心电图严重心肌梗死病史以及顽固性高血压者慎用。

【制剂与规格】 注射剂：3 ml：15 mg（2.4×10^5 U）。

（七）抗白血病及造血系统肿瘤药

硫鸟嘌呤
Tioguanine

【作用与用途】 属于抑制嘌呤合成途径的常用嘌呤代谢拮抗药物，是细胞周期特异性药物，对处于S期细胞最敏感，除能抑制细胞DNA的合成外，对RNA的合成亦有轻度抑制作用。本品是鸟嘌呤的类似物，在人体内必须由磷酸核糖转移酶转为6-TG核糖核苷酸方具活性，本品的作用环节与巯嘌呤相似，此外，6-TG核糖核苷酸通过对鸟苷酸激酶的抑制作用，可阻止一磷酸鸟苷（GMP）磷酸化为二磷酸鸟苷（GPD）。本品经代谢为脱氧核糖三磷酸后，能掺入DNA，因而进一步抑制核酸的生物合成，巯嘌呤无此作用。本品与巯嘌呤有交叉耐药，而与阿糖胞苷等药物合用，可提高疗效。用于急性淋巴细胞白血病及急性非淋巴白血病的诱导缓解期及继续治疗期、慢性粒细胞白血病的慢性期及急变期。

【体内过程】 口服后吸收不完全，约30%。本品的活化及分解过程均在肝脏内进行，经甲基化作用转为氨甲基巯嘌呤或经脱氨作用转为巯嘌呤而失去活性，但灭活的代谢过程与黄嘌呤氧化酶无关，因而服用别嘌呤醇，对本品的代谢并无明显的抑制作用。1次口服，40%的药物在24小时内以代谢产物形式经尿液排出，尿中仅能测出微量的硫鸟嘌呤。

【用法与用量】 口服：成人常用量，开始时每日2 mg/kg或100 mg/m^2，每日1次或分次服用，如4周后临床未改进，白细胞未见抑制，可慎将每日剂量增至3 mg/kg。维持量按每日2～3 mg/kg或100 mg/m^2，每次或分次口服。联合化疗中75～200 mg/m^2 1次或分次服，连用5～7日。

【不良反应与注意事项】 骨髓抑制：可有白细胞和血小板减少；消化系统反应：恶心、呕吐、食欲减退等胃肠道反应及肝功能损害，可伴有黄疸；开始治疗的白血病及淋巴瘤患者可出现高尿酸血症，严重者可发生尿酸性肾病；可引起闭经或精子缺乏，与药物的剂量和疗程有关，反应可能是不可逆的；骨髓已有显著的抑制并出现相应严重的感染或明显的出血现象者，有肝、肾功能损害，胆管疾患者，有痛风病史、尿酸盐结石病史者，4～6周内已接受过细胞毒药物或放射治疗者均应慎用；用药期间应注意定期（每周）检查周围血象、肝功能；应避免在妊娠初期的3个月内服用，哺乳期妇女慎用；已知对本品高度过敏的患者禁用。

【制剂与规格】 片剂：25 mg、50 mg、100 mg。

盐酸阿糖胞苷
Cytarabine Hydrochloride

【作用与用途】 本品为主要作用于细胞S增殖期的嘧啶类抗代谢药物,通过抑制细胞DNA的合成,干扰细胞的增殖。阿糖胞苷进入人体后经激酶磷酸化后转为阿糖胞苷三磷酸及阿糖胞苷二磷酸,前者能强有力地抑制DNA聚合酶的合成,后者能抑制二磷酸胞苷转变为二磷酸脱氧胞苷,从而抑制细胞DNA聚合及合成。本品为细胞周期特异性药物,对处于S增殖期细胞的作用最为敏感,对抑制RNA及蛋白质合成的作用较弱。适用于急性白血病的诱导缓解期及维持巩固期。对急性非淋巴细胞性白血病效果较好,对慢性粒细胞白血病的急变期、恶性淋巴瘤亦有作用。

【体内过程】 可静脉、皮下、肌内或鞘内注射而吸收。静脉注射后能广泛分布于体液、组织及细胞内,静脉滴注后约有中等量的药物可透过血脑屏障,其浓度约为血浆中浓度的40%。本品在肝、肾等组织内代谢,在血及组织中很容易被胞嘧啶脱氨酶迅速脱氨而形成无活性的尿嘧啶阿拉伯糖苷。在脑脊液内,由于脱氨酶含量较低,故其脱氨作用较缓慢。静脉给药时,$t_{1/2\alpha}$为10~15分钟,$t_{1/2\beta}$2~2.5小时;鞘内给药时,$t_{1/2\beta}$可延至11小时。在24小时内约10%以阿糖胞苷,70%~90%以尿嘧啶阿糖胞苷为主的无活性物质形式从肾脏排泄。

【用法与用量】 注射:成人常用量,诱导缓解:静脉注射或滴注每次按体重2 mg/kg(1~3 mg/kg),每日1次,连用10~14日,如无明显不良反应,剂量可增大至每次按体重4~6 mg/kg。维持:完全缓解后改用维持治疗量,每次按体重1 mg/kg,每日1~2次,皮下注射,连用7~10日。中剂量阿糖胞苷:每次按体表面积0.5~1.0 g/m^2的方案,一般需静脉滴注1~3小时,每日2次,以2~6日为一个疗程;大剂量阿糖胞苷的剂量为按体表面积为1~3 g/m^2的方案,静脉滴注及疗程同中剂量方案;小剂量阿糖胞苷的剂量为每次按体表面积10 mg/m^2,皮下注射,每日2次,以14~21日为1个疗程,如不缓解而患者情况容许,可于2~3周重复1个疗程。本方案主要用于治疗原始细胞增多或骨髓增生异常综合征患者,亦可治疗低增生性急性白血病、老年性急性淋巴细胞白血病等。鞘内注射:每次25~75 mg,联用地塞米松5 mg,用2 ml 0.9%氯化钠注射液溶解,鞘内注射,每周1~2次,至脑脊液正常。如为预防性则每4~8周1次。

【不良反应与注意事项】 造血系统:主要是骨髓抑制,白细胞及血小板减少,严重者可发生再生障碍性贫血或巨幼细胞性贫血;白血病、淋巴瘤患者治疗初期可发生高尿酸血症,严重者可发生尿酸性肾病;较少见的有口腔炎、食管炎、肝功能异常、发热反应及血栓性静脉炎。孕妇及哺乳期妇女忌用(其他参见硫鸟嘌呤)。

【制剂与规格】 注射剂:50 mg、

100 mg。

安西他滨
Ancitabine

【作用与用途】 本品为阿糖胞苷的脱水衍生物，在细胞内转变成 Ara-C；其本身可磷酸化而阻碍脱氧核糖核酸的合成。它的特点是不直接被胞苷脱氨酶脱氨而失活，而且对其他代谢酶也较稳定，故体内维持时间较长，并可口服。本品为细胞周期特异性药物，主要作用于 S 期，对 G_1/S、S/G_2 转换期亦有作用。在实验抗肿瘤药中，本品治疗指数最高为 50（Ara-C 为 12，MTX 为 12，DRN 为 8.3）。本品对单纯疱疹病毒亦有抑制作用。本品与 6-MP、MTX、VCR、CTX、5-Fu 无交叉抗药性。对各类急性白血病有效；脑膜白血病有良效，与其他类药物合用治疗实体瘤；眼科用于治疗单疱角膜炎。

【体内过程】 本品口服有效，在血液和脏器内停留时间较长，半衰期为 8 小时。单次静脉注射^{14}C 环胞苷 20 mg/m^2，于 24 小时内排泄 95%，其中 85% 为 Cylo-C，10% 为 Ara-C 和阿糖尿苷。鞘内注射 24 小时后仍存在有效浓度。

【用法与用量】 静脉滴注：成人每次 200 ~ 600 mg（每千克体重 4 ~ 12 mg），溶于 5% 葡萄糖液或等渗盐水注射液 500 ml 中滴注，每日 1 次，连用 5 ~ 10 日为 1 个疗程。肌内注射及口服：剂量同静脉注射。鞘内注射：用于脑膜白血病，成人 50 ~ 100 mg 溶于等渗盐水注射液 2 ml 中，每日或隔日 1 次。滴眼：每 1 ~ 2 小时滴眼 1 次，或用眼膏，每日涂药 4 ~ 6 次。

【不良反应与注意事项】 胃肠道：食欲减退、恶心、呕吐、腹泻、口腔炎、口腔溃疡；骨髓抑制：致使白细胞和血小板下降，严重者可有全血象抑制；少数病人有肝功能损害，可出现黄疸；敏感病人可有血尿酸过高、尿酸结晶尿及肾功能障碍；可见体位性低血压；偶有腮腺肿胀、转氨酶增高。肝功能不良者及孕妇慎用。

【制剂与规格】 粉针剂：50 mg、100 mg、200 mg；片剂：100 mg；眼膏：5 mg/10 ml。

喷司他汀（喷妥司汀）
Pentostatin

【作用与用途】 本品为一种极强的腺苷脱氨酶（ADA）抑制剂。ADA 是一种参与嘌呤救援代谢途径的酶，可使腺苷脱氨变成次黄苷，此酶为淋巴细胞正常功能所必需。本品与 ADA 的亲和力很高，可与 ADA 紧密结合，抑制 ADA 的活性，使细胞脱氧腺苷三磷酸（dATP）水平增高，dATP 通过抑制核糖核苷酸还原酶阻断 DAN 合成。本品还能抑制 RNA 合成和增强对 DNA 的损伤。因此，对淋巴细胞和其他细胞有细胞毒作用，可用于多毛细胞白血病。

【体内过程】 静脉注射本品 0.25 ~ 1 mg/kg 后约 1 小时，其平均血药浓度为 2 ~ 6 μmol/L。本品能穿过血脑屏障，静脉注射后 2 ~ 4 小时脑脊液中药物浓度为血药浓度的 10% ~

12%。本品的血浆蛋白结合率为4%，分布半衰期($t_{1/2\alpha}$)为11～85分钟，消除半衰期($t_{1/2\beta}$)为3～9.6小时，静脉注射本品5～30 mg/m^{2}后，在第1天尿中可回收剂量的50%～82%。24小时内回收到的原形药物或能抑制ADA活性的化合物约为给药量的96%。

【用法与用量】 对毛细胞白血病，推荐剂量为每2周静脉注射4 mg/m^2，如无毒性表现，治疗应继续到完全缓解。亦有每日注射5 mg/m^2，连用3～5天，也可以隔日注射4 mg/m^2。

【不良反应与注意事项】 常见的不良反应为骨髓抑制，主要限制剂量毒性是中性粒细胞减少，16%～25%是严重缺乏，其中25%～70%是威胁生命性的。中枢神经系统副作用亦常见，由嗜睡直至昏迷。用本品治疗肿瘤患者，发生机会感染率为8%～58%。毛细胞白血病机会感染发生率为3%～6%，常为致死性的感染。其他不良反应有恶心、呕吐、皮疹，还可引起短暂的轻中度的肝、肾功能不良。偶见关节痛、肌痛、呼吸衰竭。

【制剂与规格】 注射剂:10 mg。

阿扎胞苷

Azacitidine

【作用与用途】 该药为DNA甲基转移酶抑制剂，可引起DNA低甲基化，并具有直接细胞毒作用。主要用于治疗骨髓增生异常综合征；该药治疗镰状细胞性贫血的有效性和安全性正在评价之中。

【体内过程】 当该药皮下给药时，直接生物利用度为89%。该药达峰时间为30分钟，分布容积达76 L。该药经皮下给药后，85%的药量将以水解代谢物的形式随尿液排出，剩余剂量则随粪便、唾液和呕吐物排泄。

【用法与用量】 皮下注射该药按75 mg/m^{2}体表面积来计算给药剂量，每天1次，连用7天，然后停药3周，完成1个治疗周期。患者用药2个治疗周期后，可将给药剂量增大到100 mg/m^{2}体表面积。此外，临床医生还可以根据患者的中性粒细胞和血小板绝对计数、肾功能以及血清电解质水平而酌情降低给药剂量。

【不良反应与注意事项】 肾功能受损和肝病患者应密切观察可能出现的毒性反应；最常见的剂量相关性不良事件包括中性粒细胞减少和血小板减少；肝毒性也曾见报道。对该药及甘露醇过敏者、晚期恶性肝癌患者禁用。

【制剂与规格】 粉针剂:100 mg。

白消安(马利兰)

Busulfan

【作用与用途】 属双甲基磺酸酯类的双功能烷化剂，为细胞周期非特异性药物。进入人体内磺酸酯基团的环状结构打开，通过与细胞的DNA内鸟嘌呤起烷化作用而破坏DNA的结构与功能。本品的细胞毒作用几乎完全表现在对造血功能的抑制，主要表现在对粒细胞生成的明显抑制作用。其次是血小板和红细胞的抑制，对淋巴细胞的抑制很弱。适用于慢性粒细胞白血病的慢性期，对缺乏费城染色体 Ph1 病人效果不佳。也可用于治疗原发性血小板增多症、真性红细胞增多症等慢性骨髓增殖性疾病。

【体内过程】 易经胃肠道吸收，口服吸收良好。吸收后很快自血浆消失，反复给药可逐渐在体内蓄积。在体内水解为 4-甲磺基氧丁醇，经环化作用变为 4-羟呋喃等中间代谢产物。主要代谢在肝内进行。$t_{1/2\beta}$ 为 2～3 小时，主要经肾脏以代谢产物排出。

【用法与用量】 口服：成人常用量：慢性粒细胞白血病，每日总量 4～6 mg/m^2，每日 1 次。如白细胞数下降至 $20 \times 10^9/L$ 则需酌情停药，或给维持量每日或隔日 1～2 mg，以维持白细胞计数在 $10 \times 10^9/L$ 左右。

【不良反应与注意事项】 可产生骨髓抑制，常见为粒细胞减少，血小板减少；长期服用或用药量过大可致肺纤维化、皮肤色素沉着、高尿酸血症及性功能减退、男性乳房女性化、睾丸萎缩、女性月经不调等；白内障、多形红斑皮疹、结节性多动脉炎为罕见不良反应；曾有个别报道使用高剂量后出现癫痫发作，心内膜纤维化，并由此出现相应症状，以及少见的肝静脉闭锁；慢性粒细胞白血病患者治疗时有大量细胞破坏，血及尿中尿酸水平可明显升高，严重时可产生尿酸肾病。对有骨髓抑制、感染、有细胞毒药物或放疗史的患者应慎用；治疗前及治疗中应严密观察血象及肝肾功能的变化，及时调整剂量；孕妇、哺乳妇女、既往对此药过敏的病人禁用。

【制剂与规格】 片剂：0.5 mg、2 mg。

伊马替尼（甲磺酸伊马替尼）
Imatinib

【作用与用途】 甲磺酸伊马替尼在体内外均可在细胞水平上抑制 Bcr-Ab_1 酪氨酸激酶，能选择性抑制 Bcr-Ab_1 阳性细胞系细胞、Ph 染色体阳性的慢性粒细胞白血病和急性淋巴细胞白血病病人的新鲜细胞的增殖和诱导其凋亡。此外，甲磺酸伊马替尼还可抑制血小板衍化生长因子（PDGF）受体、干细胞因子（SCF）、c-Kit 受体的酪氨酸激酶，从而抑制由 PDGF 和干细胞因子介导的细胞行为。临床前和临床数据提示，有些病人可通过不同的机制产生耐药性。用于治疗慢性粒细胞白血病（CML）急变期、加速期或 α-干扰素治疗失败后的慢性期患者；不能手术切除或发生转移的恶性胃肠道间质肿瘤（GIST）患者。

【体内过程】 服用后，在 2～4 小时内得到很好的吸收，平均生物药效率达到 98%。根据健康志愿者的临床情况统计，伊马替尼和它主要代谢物的半衰期大约是 18 个小时，而 N-demethyl（脱甲基氮）的半衰期为 40 小时。伊马替尼的平均 AUC 值将随着药物剂量的增长（25～1 000 mg）而增长。在重复使用后，在药物动力学方面的性质没有明显变化。当药物保持每日服用 1 次的情况下，药物的效果会稳定在 75%～85% 之间。CYP_3A_4 是主要对伊马替尼起反应的酶。在人体内,主要的循环代谢是脱甲基的对二氮己环(主要由 CYP_3A_4 形成)的代谢,它表现出与源反应物伊马替尼相似的性质。代谢物血浆的 AUC 值约为伊马替尼 AUC 值的 15%。最终药物大部分形成代谢物,以排泄物的形式排出体外。在口服药物后,约 81% 的药物将在 7 天内在人体内代谢完毕,其中 68% 以粪便形式、13% 以尿的形式排出体外。没有发生代谢的约占药物剂量的 25%,其中 20% 以粪便形式、5% 以尿的形式排出体外。

【用法与用量】 口服。对慢性粒细胞白血病急变期和加速期患者,推荐剂量为 600 mg/d;对干扰素治疗失败的慢性期患者,以及不能手术切除或发生转移的恶性胃肠道间质肿瘤(GIST)患者,推荐剂量为 400 mg/d,均为每日 1 次,宜在进餐时服药,并饮一大杯水,只要有效,就应持续服用。视病情增减剂量。

【不良反应与注意事项】 轻度恶心、呕吐、腹泻、肌痛及肌痉挛、水肿和水潴留,有 1% ~2% 的患者发生严重水潴留(胸腔积液、水肿、肺水肿和腹水)。18 岁以下患者慎用。对本药活性物质或任何赋形剂成分过敏者、孕妇、哺乳妇女禁用。

【制剂与规格】 硬胶囊剂:100 mg。

伊达比星

Idarubicin

【作用与用途】 是一种 DNA 嵌入剂,作用于拓扑异构酶Ⅱ,从而抑制核酸合成。该化合物具有高亲脂性,与多柔比星和柔红霉素相比,细胞对药物的摄入增加。与柔红霉素相比,伊达比星具有更广的抗肿瘤谱,静脉注射对急性非淋巴细胞性白血病、急性淋巴细胞性白血病有较好疗效。口服对非霍奇金病、晚期乳腺癌、多发性骨髓瘤有一定缓解作用。

【体内过程】 口服吸收快,达峰时间为 2 ~4 小时,并从体循环中清除,其终末血浆半衰期为 10 ~35 小时,静脉给药后几分钟,本药即达到细胞浓度峰值,血浆半衰期在 11 ~25 小时,大部分药物经代谢生成活性代谢产物伊达比星醇,而该代谢产物的清除更慢,口服血浆半衰期在 33 ~60 小时,注射在 41 ~69 小时。绝大部分药物是以伊达比星醇的形式经胆汁排出体外,1% ~2% 的原形药物,最多 4.6% 的伊达比星醇经尿液排出。伊达比星的生物利用度按原形药物计平均值为 18% ~39%,而当按它的活性代谢产物伊达比星醇计算时,则平均值较高(29% ~58%)。伊达比星和伊达比星醇在有核血细胞和骨髓细胞中的浓度比在血浆中浓度高 200 倍以上。伊达比星和伊达比星醇在血浆和细胞中的消除速率几乎相同。

【用法与用量】 急性非淋巴细胞性白血病成人 12 mg/m^2,疗程为 3 日,与阿糖胞苷联合使用;另一用法是单独或联合用药:每日 8 mg/m^2,静脉注射,疗程为 5 日。急性淋巴细胞性白血病成人每日 12 mg/m^2,疗程 3 日。儿童每日 10 mg/m^2,疗程 3 日,静脉注射。在推荐剂量的基础上,用药 2 个疗程后的量可达到 60～80 mg/m²。虽然没有最高限量，但对癌症病人来说，避免发生心脏毒性的平均剂量为 93 mg/m²。

【不良反应与注意事项】 严重骨髓抑制和心脏毒性，致死性的感染；可逆性脱发；胃肠道反应如恶心、呕吐、黏膜炎，尤其是口腔黏膜炎，出现于治疗后 3～10 日，食管炎，腹泻，发热，寒战，皮疹；有酶和胆红素增高。肝肾功能不全、感染未得到控制、曾接受药物或放射治疗引起骨髓抑制、心脏病患者、妊娠及哺乳妇女禁用。老年人、高尿酸血症患者及全身性感染病人慎用。治疗过程中应注意监测心脏功能。在治疗前和治疗中应监测肝和肾功能。静脉注射外渗会引起严重的局部组织坏死，注射部位如果有蜇伤或灼热感，应马上停止，选用另一支静脉注射。

【制剂与规格】 胶囊剂：10 mg；粉针剂：5 mg。

盐酸阿柔比星（阿克拉霉素 A，柔红霉素 A）

Aclarubicin Hydrochloride

【作用与用途】 阿柔比星是一种新蒽环类抗肿瘤抗生素，对各种移植性动物肿瘤如 L310、P388、Ehlrich 腹水癌、Lewis 肺癌、S100 肉瘤、B16 黑色素瘤和 CDF8 及 C3H 乳癌等均有较强的抗瘤活性。本品能抑制癌细胞的生物大分子合成，特别对 RNA 合成的抑制作用强。本品对实验动物有一定的心脏毒性和骨髓抑制作用，但作用是可逆的。本品有生殖毒性。用于急性白血病、恶性淋巴瘤，也可试用于其他实体恶性肿瘤。

【体内过程】 本品静脉注射后，能很快分布到全身组织中，以肺浓度为最高，其次为脾、胸腺、小肠、心脏；在肝、肾中以配基类代谢物为主；瘤组织中也有一定分布。虽然本品在注射后血药浓度迅速降低，但能较久地维持在一定浓度。原形药和糖苷类代谢物在胆汁中排泄较多，在尿、粪中排泄较少；配基类代谢物主要由尿、粪排泄。

【用法与用量】 临用前，加氯化钠注射液或 5% 葡萄糖注射液溶解，静脉注射或滴注。白血病与淋巴瘤：15～20 mg/d，连用 7～10 日，间隔 2～3 周后可重复。实体瘤：每次 30～40 mg，每周 2 次，连时 4～8 周。本品也可与其他抗癌药物联合应用。

【不良反应与注意事项】 消化道反应和骨髓抑制，少数患者出现轻度脱发，个别患者出现发热、静脉炎、心脏毒性及肝肾功能异常。本品注射若漏于血管外，会引起局部坏死。应注意累积剂量与心脏毒性的关系。孕妇及哺乳期妇女，心、肝、肾功能异常或有严重心脏病史者禁用。

【制剂与规格】 粉针剂：20 mg（20 000 U）。

氟达拉滨

Fludarabine

【作用与用途】 本品结构类似于 Ara-C，在脱氧胞核苷激酶及其他激酶的作用下,磷酸化为三磷酸化合物(F-Ara-ATP),抑制 DNA 聚合酶的活性,从而阻止 DNA 合成。本品还可掺入 DNA,干扰 DNA 功能。本品对核苷酸延长的阻断作用较 Ara-C 更明显,掺入 RNA 的能力亦强于 Ara-C。本品不被腺苷脱氨酶灭活。本品对慢性粒细胞白血病有明显疗效,有效率在 80%以上;对非霍奇金淋巴瘤亦有较好疗效。

【体内过程】 本品难溶于一般溶液中,常用其单磷酸盐。进入体内后,很快脱磷酸成为氟阿糖腺苷而发挥作用。静脉注射本品后,血中药物以三房室模型进行衰减,$t_{1/2\gamma}$ 为 9 ~ 10 小时,$t_{1/2\beta}$ 为 1 ~ 2 小时。在肠道菌丛作用下代谢为一毒性代谢产物——氟腺嘌呤,仅 24% 的药物以原形自尿、粪排出。

【用法与用量】 静脉滴注:每日1次,每次 25 mg/m^2,在 30 分钟内静脉滴注完毕,每月连续给药 5 日,28 日为 1 个周期,至少使用 3 个周期。

【不良反应与注意事项】 骨髓抑制:为剂量限制性毒性,表现为中性粒细胞减少、贫血。胃肠道反应:恶心,呕吐,腹泻,厌食。神经毒性:为剂量限制性毒性,即使较低剂量亦有 20%可见神经毒性,常不可逆。偶见肿瘤溶解症状及肺毒性。孕妇禁用。

【制剂与规格】 粉针剂:50 mg。

克拉屈滨(2-氯脱氧腺苷)

Cladribine

【作用与用途】 本品为氧化的嘌呤核苷类似物,在结构上类似于氟达拉滨与喷妥司汀。腺嘌呤 2 位上的 H 被 Cl 所取代形成 2-CdA 后,对脱氨具有强大的抵抗力,且有明显的抗肿瘤作用。因 CdA 可引起 DNA 广泛的破坏,故对增殖期与非增殖期细胞均有明显致死作用。对淋巴细胞及单核细胞有毒性。另外,CdA 所引起核苷酸库容不均衡性可诱导细胞凋亡。本品不被腺苷脱氨酶所灭活。本品主要用于治疗临床上明显贫血、白细胞与血小板减少的活动性毛细胞白血病或与疾病相关的症状。以前接受过治疗的毛细胞白血病患者的总缓解率为 84%,而未接受过治疗的本病患者的总缓解率为 92%,最长者维持缓解 3.8 年;对慢性淋巴细胞白血病有一定疗效,部分缓解率为 22.2%,改善率为 33.3%,维持生存 2 ~15 个月。

【用法与用量】 静脉滴注:每日 0.09 mg/kg,溶于 500 ml 生理盐水中缓慢静脉滴注,连用 7 日。本品疗程短,一般单次给药 7 日即可。

【不良反应与注意事项】 主要有骨髓抑制、血小板和中性粒细胞减少、发热,其次还有胃肠症状、肝肾功能障碍、脱发等,但一般较轻。

【制剂与规格】 注射剂:0.1 mg、1 mg。

高三尖杉酯碱

Homoharringtonine

【作用与用途】 本品是从三尖杉属植物提取的有抗癌作用的生物酯碱,能抑制真核细胞蛋白质的合成,使多聚核糖体解聚，干扰蛋白核糖体功能。本品对细胞内 DNA 的合成亦有抑制作用。有体外实验显示，本品对 G_1、G_2期细胞杀伤作用最强，而对 S 期细胞作用较小。本品与阿糖胞苷、巯嘌呤等无交叉耐药性。适用于各型急性非淋巴细胞白血病，对骨髓增生异常综合征（MDS）、慢性粒细胞性白血病及真性红细胞增多症等亦有一定疗效。

【体内过程】 经肌内注射或口服吸收慢而不完全，主要用于静脉注射。静脉注射后骨髓内的浓度最高，肾、肝、肺、脾、心及胃、肠次之，肌肉及脑组织最低。在静脉注射 2 小时后，本品在各组织的浓度迅速下降，而在骨髓的浓度下降较慢。$t_{1/2}$ 为 3～50 分钟。在体内的代谢较为活跃，主要代谢在肝内进行，但其代谢物尚不明确。经肾脏及胆管排泄，少量经粪便排泄，在排出物中，原形药占 1/3。给药后 24 小时内的排出量约占给药总量的 50%，其中 42.2% 经尿排出，6.3% 经粪便排出。

【用法与用量】 注射。成人常用量：静脉滴注，每日 1～4 mg，加 5% 葡萄糖注射液 250～500 ml，缓慢滴入 3 小时以上，以 4～6 日为 1 个疗程，间歇1～2 周再重复用药。小儿常用量：静脉滴注，每日按体重 0.05～0.1 mg/kg，以 4～6 日为 1 个疗程。

【不良反应与注意事项】 骨髓抑制：本品对骨髓各系的造血细胞均有抑制作用，对粒细胞系列的抑制较重，红细胞系次之，对巨核细胞系的抑制较轻。心脏毒性：较常见的心脏毒性有窦性心动过速、房性或室性期外收缩、心电图出现 S-T 段变化及 T 波平坦等心肌缺血表现，极少数患者可出现奔马律，程度不一的房室传导阻滞及束支传导阻滞、心房颤动等。低血压：文献报道当高三尖杉酯碱每次剂量 >3.0 mg/m^2 时，部分患者于给药后 4 小时左右会出现血压降低的现象（其他参见硫鸟嘌呤）。

【制剂与规格】 注射剂：1 ml：1 mg、2 ml：2 mg。

安吖啶
Amsacrine

【作用与用途】 安吖啶具有广谱的抗肿瘤活性，作用机制类似蒽环类药物。安吖啶和 DNA 结合，对腺嘌呤、胸腺嘧啶碱基对的配对有影响。主要抑制 DNA 合成，对 S 和 G_2期细胞抑制作用较明显，对 RNA 的合成影响较小。对急性白血病和恶性淋巴瘤有效。对蒽环类和阿糖胞苷产生耐药的患者无明显交叉耐药性，部分患者仍有效。

【体内过程】 口服吸收较差，通常经静脉给药。在肝脏内代谢，经胆汁排泄。对血脑脊液屏障的渗透性差，脑脊液含量不到血中浓度的 20%。

【用法与用量】 注射。急性白血病：按体表面积每次 75 mg/m^2，每日 1 次，静脉注射或滴注，连用 7 天，最大耐受剂量是 150 mg/m^2。实体瘤：按体表面积每次 75～120 mg/m^2，3～4 周 1 次。儿童用药无特殊要求，剂量应按体表面积调整。老年患者用药无特殊要求，剂量应适当降低。

【不良反应与注意事项】 主要是骨髓抑制：当给药量达到 90 ~ 120 mg/m^2，即可出现血小板和白细胞减少。胃肠道反应：常出现低至中度恶心、呕吐，当总剂量达到 750 mg/m^2 或更高时，容易发生黏膜炎。心、肝、神经毒性较轻，个别患者可出现室性心律不齐。较少出现过敏反应和癫痫发作，常伴有脱发。对骨髓抑制及心、肝、神经系统疾病的患者应慎用或适当减少剂量。为避免静脉炎，应将每次剂量稀释到 150 ml 以上的溶液中，缓慢静脉滴注。孕妇及哺乳期妇女应慎用本品。

【制剂与规格】 注射剂：1.5 ml：75 mg。

靛玉红
Ndirubinum

【作用与用途】 本品是从中药青黛（Indigofera tintcora L）中分离出来的抗白血病的有效成分，为一双吲哚类抗肿瘤药物。本品对多种移植性动物肿瘤有抑制作用，能破坏白血病细胞；在本品的作用下，变性坏死的细胞多呈肿胀、溶解性坏死。实验研究发现，本品还能增强动物的单核巨噬细胞系统的吞噬能力。本品对蛋白合成无直接影响，其对 DNA 合成的抑制是由于对 DNA 聚合酶的抑制，影响 DNA 的聚合。主要用于慢性粒细胞白血病，总有效率为 87.3%，其降白细胞的作用与马利兰相似，缩小肝脏的疗效较马利兰好，但血象及骨髓象的缓解作用则较马利兰差，与马利兰无交叉耐药性；可用于异常骨髓增生症及嗜酸粒细胞增多症。

【体内过程】 给小鼠服用本品后，血中浓度逐渐增高，12 小时达到高峰，1 个月后缓慢下降，维持时间较长。体内分布以肝、胆、胃肠为最高，生物利用度为 46.48%。本品静脉注射或灌胃给药均在肝胆代谢，给药后 96 小时从粪便排出 76.03%。

【用法与用量】 口服：每日 100 ~ 300 mg，一般 300 mg，分 3 ~ 4 次，3 个月为 1 个疗程。

【不良反应与注意事项】 个别患者有严重骨髓抑制，一般长期服用无明显不良反应；部分患者有轻度腹痛、腹胀、腹泻、恶心呕吐、便血等现象，停药后即消失；其他反应：头痛、水肿及转氨酶升高；肝肾功能不全者慎用。

【制剂与规格】 片剂：25 mg、50 mg、100 mg。

甲异靛
Meisoindigo

【作用与用途】 对小鼠 Lewis 肺癌及大鼠 Walker-256 癌肉瘤有明显抑瘤作用。体外试验证明，白血病瘤株对甲异靛较敏感。适用于慢性粒细胞白血病。

【用法与用量】 口服：每次 50 mg，每日 2 ~ 3 次，饭后服用，日治疗量不宜超过 150 mg。

【不良反应与注意事项】 应用本品可能出现以下不良反应：骨髓抑制，

故治疗过程中应定期监测血白细胞和血小板数量；骨关节疼痛；胃肠道反应：恶心、呕吐、纳差、腹痛、腹胀及腹泻；颜面、双下肢水肿和颜面色素沉着；头痛、头胀；皮肤瘙痒；肝功能损害，如 ALT 轻度升高。本品应在医生指导下服用，并定期监测白细胞及血小板数量；出现不良反应后，应酌情减量或停药，并给予对症处理；个别患者可能出现严重肢体疼痛或骨髓抑制，但停药后可恢复。对本品及其中任何成分过敏者禁用。

【制剂与规格】 片剂：25 mg。

三氧化二砷
Arsenic Trioxide

【作用与用途】 本品对急性早幼粒细胞白血病（APL）有一定疗效，其作用机制尚不明确。目前的研究显示，染色体 t 易位（15：17）是急性早幼粒细胞性白血病的重要细胞遗传特征，该易位导致早幼粒细胞白血病基因 PML-RARa 蛋白，这种融合蛋白的过度表达是 APL 发病的主要机制之一。实验发现，三氧化二砷通过调节 NB4 细胞内 PML-RAR 的水平，使细胞重又纳入程序化死亡的正常轨道。三氧化二砷可显著抑制人肝癌细胞株 SMMC-7721 细胞生长，其机制与诱导肝癌细胞发生凋亡有关，且凋亡呈剂量依赖性和时间依赖性。细胞周期分析显示，1 μg/ml 三氧化二砷作用 24～72 小时，使该细胞生长止在 G_2/M 期。经三氧化二砷处理 4 天的食管癌细胞株 EC8721 和 EC1.71 出现显著的凋亡特征，并表现为剂量和时间依赖关系。适用于急性早幼粒细胞性白血病。

【体内过程】 本品静脉给药，组织分布较广，停药时检测组织中砷含量由高到低依次为皮肤、卵巢、肝脏、肾脏、脾脏、肌肉、睾丸、脂肪、脑组织等。停药 4 周后检测，皮肤中砷含量与停药时基本持平，脑组织中含量有所增加，其他组织中砷含量均有所下降。8 例 APL 患者的药代动力学参数显示，在开始静脉滴注后 4 小时达到峰浓度，随即被血浆快速清除，每日尿砷排泄量为每日药物剂量的 1%～8%。停药后尿砷即开始下降，停药 1～2 个月尿砷排泄可下降 25%～75%。

【用法与用量】 成人每次 5～10 mg，用5%葡萄糖注射液或0.9%氯化钠注射液 500 ml 稀释后静脉滴注，每日 1 次，4～6 周为一个疗程；儿童每次 0.16 mg/kg，用法同上。

【不良反应与注意事项】 主要不良反应为皮肤干燥、丘疹、红斑或色素沉着，恶心，胃肠胀满，指尖麻木，血清转氨酶升高。在专科医生指导下观察使用。有肝、肾功能损害者慎用。使用过程中如出现肝、肾功能损害应立即停药，并进行对症治疗，待恢复后再继续使用。如肝功能异常是因白血病细胞浸润所致者，应同时并用保肝治疗。

【制剂与规格】 注射剂：10 ml：10 mg。

羟基脲
Hydroxycarbamide

【作用与用途】 本品是一种核苷二磷酸还原酶抑制剂,可阻止核苷酸还原为脱氧核苷酸,干扰嘌呤及嘧啶碱基生物合成,选择性地阻碍 DNA 合成,对 RNA 及蛋白质合成无阻断作用。本品为周期特异性药,对 S 期细胞敏感。对慢性粒细胞白血病(CML)有效,并可用于对马利兰耐药的 CML;对黑色素瘤、肾癌、头颈部癌有一定疗效,与放疗联合对头颈部及宫颈鳞癌有效。

【体内过程】 本品口服吸收佳,血浆 t_{max} 为 1～2 小时,6 小时从血中消失,可透过血脑脊液屏障,CFS 中 t_{max} 为 3 小时,20% 在肝内代谢,80% 由尿排出。

【用法与用量】 口服:慢性粒细胞白血病,每日 20～60 mg/kg,每周 2 次,6 周为 1 个疗程;头颈癌、宫颈鳞癌等,每次 80 mg/kg,每 3 天 1 次,需与放疗合用。

【不良反应与注意事项】 骨髓抑制为剂量限制性毒性,可致白细胞和血小板减少;有时出现胃肠道反应,尚有致睾丸萎缩和致畸胎的报道;偶有中枢神经系统症状和脱发,亦有本药引起药物性发热的报道,重复给药时可再出现。用药期间避免接种死或活病毒疫苗,一般停药 3 个月至 1 年才可考虑接种疫苗。老年患者对本品敏感,肾功能可能较差,故服用本品时应适当减少剂量。水痘、带状疱疹及各种严重感染、孕妇及哺乳期妇女禁用。

【制剂与规格】 片剂:0.5 g。

磷[^{32}P]酸钠
Sodium Phosphate[^{32}P]

【作用与用途】 ^{32}P 只发射 β 射线,其平均能量为 0.695 meV,在组织中的平均射程为 4 mm,其能量皆在浓聚局部吸收,对局部组织产生辐射损伤。$Na_2H_{32}PO_4$ 在细胞内的聚集量与细胞分裂速度成正比,血液恶性肿瘤细胞分裂迅速,浓聚量较正常造血细胞高 3～5 倍,加上肿瘤细胞对射线又较敏感,故若给予足够量的 $Na_2H_{32}PO_4$,肿瘤细胞可以接受足够的辐射剂量而受到破坏和抑制,而正常造血细胞尚不受明显影响。当 $Na_2H_{32}PO_4$ 量过大时,则正常造血细胞也将受到明显抑制。因此,利用^{32}P 的局部照射可以破坏和抑制肿瘤组织的生长,缓解症状,甚至消除病灶,以达到治疗的目的。用于治疗真性红细胞增多症、原发性血小板增多症等疾病。并可制成外用敷贴治疗皮肤病等。

【体内过程】 口服本品后,胃肠道平均吸收 73.8%,静脉注射后,在最初 24 小时内,有 5%～10% 随尿排出;4～6 天内,约 25% 从尿排出,粪便内排出极少,其有效半衰期约为 8 天。当^{32}P 进入人体内无机磷代谢库以后,开始数日内均匀分布于体内,以后则主要聚集在骨、骨髓、肝、脾和淋巴结内,其浓度可较其他组织多 10 倍。静脉注射后,最初 24 小时内,5%～10% 随尿排出;4～6 天内,约 25% 随尿排出，只有少量出现在大便中。

【用法与用量】 治疗真性红细胞增多症：口服，每个疗程 148～222 MBq（4～6 mCi）；2 周至 3 个月后根据病程需要可再给 111～148 MBq（3～4 mCi）。第一次静脉注射 ^{32}P 111～148 MBq（3～4 mCi），4～5 个月后，根据病程需要可第二次给药，剂量比第一次减少或相同。外敷贴治疗根据病灶性质及大小，遵医嘱实施。

【不良反应与注意事项】 有抑制骨髓造血的功能，治疗剂量过大时，可引起再生障碍性贫血、白细胞减少症及血小板减少性紫癜等。应用大量 ^{32}P 治疗真性红细胞增多症时，可能造成急性白血病的发病率增加。一般无特殊反应。体质较差者可有头晕、恶心、呕吐和食欲不佳等，可对症处理。脑出血急性期、活动性肺结核禁用，当网织细胞低于 0.2%、白细胞低于 $3.0 \times 10^9/L$ 或血小板少于 $80 \times 10^9/L$ 时，应禁用。

【制剂与规格】 口服溶液：370 MBq、740 MBq、1850 MBq、3700 MBq；注射液：925 MBq。

核糖核酸Ⅱ（BP 素）
Ribonucleic Acid Ⅱ

【作用与用途】 本品具有提高机体细胞免疫功能和抑瘤作用。本品能引起瘤细胞空泡样变性和液体性坏死，在其周围有大量增生纤维芽细胞、巨噬细胞和淋巴细胞，甚至以结缔组织代替瘤组织。适用于胰腺癌、肝癌、胃癌、肺癌、乳腺癌、软组织肉瘤及其他癌症的辅助治疗，对乙型肝炎的辅助治疗有较好的效果。本品亦可用于其他免疫功能低下引起的各种疾病。

【用法与用量】 静脉注射或肌内注射。以 5% 葡萄糖液或 0.9% 氯化钠注射液溶解后静脉注射，100～300 mg（2～6 支），一日 1 次；以 2 ml 无菌生理盐水或无菌注射用水溶解后肌内注射，50～100 mg（1～2 支），一日 1 次。

【不良反应与注意事项】 本品能引起头晕、恶心、胸闷、心悸以及荨麻疹、体温升高等全身反应。注射部位可能产生局部红、肿、疼痛，其范围直径 1～10 cm，可持续 1～3 天。对本品过敏者禁用。给药后 10 分钟内如出现荨麻疹、体温升高者应停止使用。注射部位红肿直径 10 cm 以上者应停止使用。

【制剂与规格】 注射剂：50 mg。

抗肿瘤免疫核糖核酸
Immunoglobulin Ribonucleic Acid of Anti Cancer

【作用与用途】 为肿瘤特异性免疫治疗药物，能将供者的特异性免疫应答能力传递给患者的淋巴细胞，提高人体对特异性体液和细胞免疫反应；同时还具有介导细胞毒作用的能力。用于治疗与所用免疫癌组织相对应的各类癌症。

【用法与用量】 临用前用注射用水 2 ml 溶解，肌内或皮下注射，一次 1～4 mg，一周 2 次或遵医嘱，3 个月为一个疗程。

【不良反应与注意事项】 可引起

过敏反应,多数患者可有轻度发热、乏力及头痛,注射局部可引起疼痛、红、肿甚至硬块,严重者应停用。对本品过敏者禁用。当药品性状发生改变时禁止使用。孕妇及哺乳期妇女慎用,儿童慎用,老年患者慎用。应避免同时与免疫抑制剂并用。

【制剂与规格】 注射剂:2 mg。

维 A 酸
Tretinoin

【作用与用途】 本品为细胞诱导分化药。维 A 酸是维生素 A 的代谢中间体,主要影响骨的生长与上皮代谢。通过调节表皮细胞的有丝分裂和表皮细胞的更新,促进正常角化,影响上皮代谢,对上皮角细胞的生长和角质层的脱落有明显的促进作用,可促使已有的粉刺去除,同时又抑制新的粉刺;可阻止角质栓的堵塞,对角蛋白的合成有抑制作用。适用于痤疮、扁平苔癣、白斑、毛发红糠疹和面部糠疹等。可作为银屑病、鱼鳞病的辅助治疗,也可用于治疗多发性寻常疣以及角化异常类的各种皮肤病。同时用于治疗急性早幼粒细胞白血病(APL),并可作为维持治疗药物。

【体内过程】 口服吸收良好,2 ~ 3 小时血药浓度达峰。吸收后与维生素 A 在体内的主要代谢产物和活性形式相同,主要是在葡萄糖醛酸转移酶的催化下生成葡萄糖醛酯代谢物而排出体外。本品主要在肝脏代谢,由胆汁和尿中排出。

【用法与用量】 口服:胶囊每日 40 ~ 80 mg(最高不超过 0.12 g),分 2 ~4 次,疗程 4 ~ 8 周;片剂每日 2 ~ 3 次,每次 10 mg。外用:对其他角化异常性痤疮皮损局部外用 0.1% 软膏及对痤疮皮损局部外用 0.05% 软膏,每晚用温水清洁皮肤后涂药 1 次,或遵医嘱。

【不良反应与注意事项】 皮肤黏膜干燥、消化道反应、头昏及关节痛;需监测肝功能、血脂,不能与四环素及维生素 A 同时使用;育龄妇女及配偶口服本品期间及服药前 3 个月和服药后 1 年内应严格避孕,服药前和停药后应做妊免试验;儿童慎用。

【制剂与规格】 胶囊剂:20 mg;片剂:5 mg、10 mg、20 mg;软膏 10 g: 5 mg、10 g:10 mg。

重组人干扰素 α1b
Recombinant Human Interferon α1b

【作用与用途】 本品具有广谱的抗病毒、抗肿瘤及免疫调节功能。干扰素与细胞表面受体结合,诱导细胞产生多种抗病毒蛋白,从而抑制病毒在细胞内的复制;可通过调节免疫功能增强巨噬细胞、淋巴细胞对靶细胞的特异细胞毒作用,有效地遏制病毒侵袭和感染的发生;增强自然杀伤细胞活性,抑制肿瘤细胞生长,清除早期恶变细胞等。适用于治疗病毒性疾病和某些恶性肿瘤。已批准用于治疗慢性乙型肝炎、丙型肝炎和毛细胞白血病。已有临床试验结果和文献报道用于治疗病毒性疾病如带状疱疹、尖锐湿疣、流行性出血热和小儿呼吸道合胞病毒肺炎等有效,可用于治疗恶性肿瘤如慢性粒细胞白血病、黑色素瘤、淋巴瘤等。

【体内过程】 健康志愿者单次皮下注射本品 60 μg,注射后 3.99 小时血药浓度达最高峰,吸收半衰期为 1.86 小时,清除相对半衰期 4.53 小时。本品吸收后分布于各脏器,于注射局部含量最高,其次为肾、脾、肺、肝、心脏、脑及脂肪组织,然后在体内降解。尿、粪、胆汁中排泄较少。

【用法与用量】 每支用灭菌注射用水 1 ml 溶解,肌内或皮下注射。剂量和疗程如下:慢性乙型肝炎:本品每次 30 ~60 μg,隔日 1 次,皮下或肌内注射,疗程 4 ~6 个月,可根据病情延长疗程至 1 年。可进行诱导治疗,即在治疗开始时,每日用药 1 次,0.5 ~1 个月后改为隔日 1 次,到疗程结束。慢性丙型肝炎:本品 1 次 30 ~60 μg,隔日 1 次,皮下或肌内注射。治疗 4 ~6 个月,无效者停用。有效者可继续治疗至 12 个月。根据病情需要,可延长至 18 个月。在治疗的第 1 个月,每日 1 次。疗程结束后随访 6 ~12 个月。急性丙型肝炎应早期使用本品治疗,可减少慢性化。慢性粒细胞性白血病:每次 30 ~60 μg,每日 1 次,皮下或肌内注射,连续用药 6 个月以上。可根据病情适当调整,缓解后可改为隔日注射。毛细胞白血病:每次 30 ~60 μg ,每日 1 次,皮下或肌内注射,连续用药 6 个月以上。可根据病情适当调整,缓解后可改为隔日注射。尖锐湿疣:每次 10 ~30 μg,皮下或肌内注射,或每次 10 μg ,疣体下局部注射,隔日 1 次,连续3 周为1 个疗程。可根据病情延长或重复疗程。肿瘤:每次 30 ~60 μg,每日 1 次或隔日 1 次,连续用药 6 个月以上。视病情可延长疗程。如病人未出现病情迅速恶化或严重不良反应,应当在适当剂量下继续用药。

【不良反应与注意事项】 发热、疲劳等反应,常在用药初期出现,其他有头痛、肌痛、关节痛、食欲不振、恶心等;少数病人可能出现白细胞减少、血小板减少等血象异常,使用前应仔细检查瓶子,如瓶或瓶塞有裂缝、破损,不可使用。在加入灭菌注射用水后稍加震摇,制品应溶解良好,如有不能溶解的块状或絮状物,不可使用。本品溶解后应每次用完,不得分次使用。孕妇及哺乳期妇女慎用。已知对干扰素制品过敏者,有心绞痛、心肌梗死病史以及其他严重心血管病史者,有其他严重疾病不能耐受本品的副作用者,癫痫和其他中枢神经系统功能紊乱者禁用。

【制剂与规格】 注射剂:10 μg、20 μg、30 μg、40 μg、50 μg、60 μg。

重组人干扰素 α2b
Recombinant Human Interferon α2b

【作用与用途】 重组人干扰素 α2b 具有广谱抗病毒、抗肿瘤、抑制细胞增殖以及提高免疫功能等作用。干扰素与细胞表面受体结合诱导细胞产生多种抗病毒蛋白，抑制病毒在细胞内繁殖，提高免疫功能，包括增强巨噬细胞的吞噬功能，增强淋巴细胞对靶细胞的细胞毒性和天然杀伤性细胞的功能。用于治疗某些病毒性疾病，如急慢性病毒性肝炎、带状疱疹、尖锐湿疣；用于治疗某些肿瘤，如毛细胞性白血病、慢性髓细胞性白血病、多发性骨髓瘤、非霍奇金淋巴瘤、恶性黑色素瘤、肾细胞癌、喉乳头状瘤、卡波西肉瘤、卵巢癌、基底细胞癌、表面膀胱癌等。

【体内过程】 本品通过肌内或皮下注射，血液浓度达峰时间为 3.5～8 小时，消除半衰期为 4～12 小时。肾脏分解代谢为干扰素主要消除途径，而胆汁分泌与肝脏代谢的消除是重要途径，肌内注射或皮下注射的吸收超过 80%。

【用法与用量】 本品可以肌内注射、皮下注射和病灶注射。慢性乙型肝炎、急慢性丙型肝炎：皮下或肌内注射，$(3\sim6)\times10^6$ U/d，连用 4 周后改为每周 3 次，连用 16 周以上。丁型肝炎：皮下或肌内注射，$(4\sim5)\times10^6$ U/d，连用 4 周后改为每周 3 次，连用 16 周以上。带状疱疹：肌内注射，1×10^6 U/d，连用 6 天，同时口服无环鸟苷。尖锐湿疣：可单独应用，肌内注射，$(1\sim3)\times10^6$ U/d，连用 4 周。也可与激光或电灼等合用，一般采用疣体基底部注射，1×10^6 U/次。毛细胞白血病：$(2\sim8)\times10^6$ U/(m^2·d)，连用至少 3 个月。慢性粒细胞白血病：$(3\sim5)\times10^6$ U/(m^2·d)，肌内注射，可与化疗药物羟基脲、Ara-C 等合用。多发性骨髓瘤：作为诱导或维持治疗，$(3\sim5)\times10^6$ U/m^2，肌内注射，每周 3 次，并与 VMCP 等化疗方案合用。非霍奇金淋巴瘤：作为诱导或维持治疗，$(3\sim5)\times10^6$ U/m^2，肌内注射，每周 3 次，并与 CHVP 等化疗方案合用。恶性黑色素瘤：6×10^6 U，肌内注射，每周 3 次，与化疗药物合用。肾细胞癌：6×10^6 U，肌内注射，每周 3 次，与化疗药物合用。喉乳头状瘤：3×10^6 U/m^2，肌内注射或皮下注射，每周 3 次（隔日 1 次）。卡波西肉瘤：50×10^6 U/(m^2·d)，连续 5 天，每次静脉滴注 30 分钟，至少间隔 9 天再进行下一个 5 天的治疗期。基底细胞癌：5×10^6 U，瘤灶内注射，每周 3 次，3 周。卵巢癌：$(5\sim8)\times10^6$ U，肌内注射，每周 3 次，与化疗药物合用。

【不良反应与注意事项】 使用本品常见有发热、头痛、寒战、乏力、肌痛、关节痛等症状，常出现在用药的第 1 周，不良反应多在注射 48 小时后消失。如遇严重不良反应，须修改治疗方案或停止用药。一旦发生过敏反应，应立即停止用药。少数病人还可出现白细胞减少、血小板减少等血象异常，停药后即可恢复正常。偶见有厌食、恶心、腹泻、呕吐、脱发、高（或低）血压、神经系统紊乱等不良反应。本品冻干制剂为白色疏松体，溶解后为无色透明液体，如遇有混浊、沉淀等异常现象，则不得使用。包装瓶有损坏、过期失效不能使用；以注射用水溶解时应沿瓶壁注入，以免产生气泡，溶解后宜于当日用完，不得放置保存。

【制剂与规格】 注射剂：1×10^6 U、3×10^6 U、5×10^6 U。

注射用重组人干扰素 α2a
Recombinant Human Interferon α2a for Injection

【作用与用途】 重组人干扰素 α2a 具有广谱抗病毒、抗肿瘤及免疫调节功能。干扰素与细胞表面受体结合，诱导细胞产生多种抗病毒蛋白，抑制病毒在细胞内繁殖，提高免疫功能，包括增强巨噬细胞的吞噬功能，增强淋巴细胞对靶细胞的细胞毒性和天然杀伤性细胞的功能。用于成年急慢性丙型肝炎病人、尖锐湿疣、带状疱疹、小儿病毒性肺炎及上呼吸道感染、慢性宫颈炎、丁型肝炎等。肿瘤：毛细胞白血病、多发性骨髓瘤、非霍奇金淋巴瘤、慢性白血病以及卡波西肉瘤、肾癌、喉乳头状瘤、黑色素瘤、蕈样肉芽肿、膀胱癌、基底细胞癌等。

【体内过程】 文献报道肌内注射或皮下注射重组人干扰素 α2a 后的吸收剂量显示分数大于 80%，肌内注射 3.6×10^7 U 重组人干扰素 α2a 后，平均达峰时间 3.8 小时，血药峰浓度为 1 500 ~ 2 580 pg/ml（平均：2 020 pg/ml）。皮下注射 3.6×10^7 U 重组人干扰素 α2a 后，平均达峰时间 7.3 小时，血药峰浓度范围为 1 250 ~ 2 320 pg/ml（平均：1 730 pg/ml）。在 3×10^6 ~ 198×10^{10} U 的剂量范围内，呈线形表现，在健康人中静脉滴注重组人干扰素 α2a 3.6×10^7 U 后，稳态分布量为 0.22 ~ 0.75 L/kg（平均：0.4 L/kg）。健康志愿者和患有转移性癌症病人的血清重组人干扰素 α2a 反映出个体的差异。肾脏分解代谢为重组人干扰素 α2a 的主要清除途径，而胆汁分泌与肝脏代谢的清除是次要途径。在健康人静脉滴注重组人干扰素 α2a 后，重组人干扰素 α2a 呈现 3.7 ~ 8.5 小时（平均 5.1 小时）的消除半衰期。总体清除率为 2.14 ~ 3.62 ml/（min · kg），平均为 2.79 ml/（min · kg）。

【用法与用量】 毛细胞白血病：起始剂量，每日 3×10^6 U，皮下或肌内注射，16 ~ 24 周。如耐受性差，则应将每日剂量减少到 1.5×10^6 U，或将用药次数改为每周 3 次，也可以同时减少剂量和用药次数；维持剂量：每次 3×10^6 U，每周 3 次皮下或肌内注射。如耐受性差，则将每日剂量减少到 1.5×10^6 U，每周 3 次。应用该药大约 6 个月以后，再由医生决定是否对疗效良好的病人继续用药或是对疗效不佳的病人终止用药。对血小板减少症病人（血小板计数少于 50×10^9/L）或有出血危险的病人，建议皮下注射重组人干扰素 α2a。多发性骨髓瘤：3×10^6 U，每周 3 次皮下或肌内注射。根据不同病人的耐受性，可将剂量逐周增加至最大耐受量（9×10^6 U），每周 3 次。除病情迅速发展或耐受性极差外，这一剂量可持续使用。低度恶性非霍奇金淋巴瘤：在常规化疗结束后（伴随或不伴随放疗），每周 3 次，每次 3×10^6 U，皮下注射，至少维持治疗 12 周。也可伴随常规的化疗方案（如结合环磷酰胺、泼尼松、长春新碱和阿霉素)一起进行。以28天为1个周期。在第22～26天,皮下或肌内注射重组人干扰素α2a 6×10^6 U/m^2体表面积。结合化疗进行治疗时,重组人干扰素α2a的使用应该和化疗同时进行。慢性髓性白血病推荐剂量:建议对年满18岁或以上的病人做皮下或肌内注射8～12周,推荐逐渐增加剂量的方案如下:第1～3天,每日3×10^6 U;第4～6天,每日6×10^6 U;第7～84天,每日9×10^6 U。病人必须接受治疗至少8周,要取得更好的疗效至少需要治疗12周,然后,再由医生决定是否对疗效良好的病人继续用药或对血液学参数未见任何改善者终止用药。慢性活动性乙型肝炎推荐剂量:通常以5×10^6 U每周3次,皮下注射,共用6个月。如用药1个月后病毒复制标志或HBeAg无下降,则可逐渐加大剂量并可进一步将剂量调整至病人能够耐受的水平,如治疗3～4个月后没有改善,则应考虑停止治疗。儿童:据报道对患有慢性乙型肝炎的儿童以每平方米体表面积1×10^7 U进行治疗是安全的,但其治疗效果尚未定论。急慢性丙型肝炎:起始剂量:$(3\sim5)\times10^6$ U,每周3次,皮下或肌内注射3个月作为诱导治疗。维持剂量:血清谷丙转氨酶正常的病人需要再以重组人干扰素α2a 3×10^6 U,每周3次,注射3个月作为完全缓解的巩固治疗。病人血清谷丙转氨酶不正常者必须停止以重组人干扰素α2a治疗。尖锐湿疣:$(1\sim3)\times10^6$ U,每周3次,皮下或肌内注射,共1～2个月。或于患处基底部隔日注射1×10^6 U,连续3周。

【不良反应与注意事项】 对重组人干扰素α2a或该制剂的任何成分有过敏史者禁用。伴有晚期失代偿性肝病或肝硬化的肝炎患者、即将接受同种异体骨髓移植的HLA抗体识别相关的慢性髓性白血病病人禁用。其他参见重组人干扰素α2b。

【制剂与规格】 注射剂:1×10^6 U、3×10^6 U、5×10^6 U。

门冬酰胺酶
Asparaginase

【作用与用途】 本品为取自大肠杆菌的酶制剂类抗肿瘤药物,能将血清中的门冬酰胺水解为门冬氨酸和氨,而门冬酰胺是细胞合成蛋白质及增殖生长所必需的氨基酸。正常细胞有自身合成门冬酰胺的功能,而急性白血病等肿瘤细胞则无此功能,因而当用本品使门冬酰胺急剧缺失时,肿瘤细胞因既不能从血中取得足够的门冬酰胺,亦不能自身合成,其蛋白质合成受障碍,增殖受抑制,细胞大量破坏而不能生长、存活。本品亦能干扰细胞DNA、RNA的合成,可能作用于细胞G_1增殖周期中,为抑制该期细胞分裂的细胞周期特异性药。适用于治疗急性淋巴细胞性白血病(简称急淋)、急性粒细胞性白血病、急性单核细胞性白血病、慢性淋巴细胞性白血病、霍奇金病及非霍奇金病淋巴瘤、黑色素瘤等。本品对上述各种瘤细胞的增殖有抑制作用,其中对儿童急淋的诱导缓解期疗效最好，有时对部分常用化疗药物缓解后复发的患者也可能有效，但单独应用时缓解期较短，而且容易产生耐药性，故多与其他化疗药物组成联合方案应用，以提高疗效。

【体内过程】 本品经肌肉或静脉途径吸收，血浆蛋白结合率约30%，吸收后能在淋巴液中测出，但在脑脊液中的浓度很低。注射本品后，血中门冬酰胺浓度几乎立即下降到不能测出的水平，说明本品进入体内后，很快就开始作用。经肌内注射的血浆 $t_{1/2}$ 为39～49小时，静脉注射的血浆 $t_{1/2}$ 为8～30小时。肌内注射后的达峰时间为12～24小时，但停用本品后的23～33日，血浆中还可以测出门冬酰胺，本品排泄似呈双相性，仅有微量呈现于尿中。

【用法与用量】 根据不同病种，不同的治疗方案，本品的用量有较大差异。以急淋的诱导缓解方案为例：剂量可根据体表面积计，日剂量500 U/m²，或1 000 U/m²，最高可达2 000 U/m²；以10～20日为1个疗程。

【不良反应与注意事项】 过敏反应，包括皮疹、荨麻疹、关节痛、呼吸窘迫及休克等，用前应做皮内试验；胃肠道反应：恶心、呕吐、食欲不振、腹泻、腹部痉挛等；中枢神经系统毒性：头痛、头昏、嗜睡、精神错乱。下列情况慎用：糖尿病；痛风或肾尿酸盐结石史；肝功能不全、感染等；以往曾用细胞毒或放射治疗的患者。下列情况禁用：对本品有过敏史或皮试阳性者；有胰腺炎病史或现患胰腺炎者；现患水痘、广泛带状疱疹等严重感染者；肝、肾功能损害、孕妇及肝肾功能不全者。

【制剂与规格】 注射剂：10 000 U。

麻醉药及麻醉辅助药

(一)吸入麻醉药

氧化亚氮
Nitrous Oxide

【作用与用途】 因全麻效果差,目前常与氟烷、甲氧氟烷、乙醚或静脉全麻药合用。现已少用。

【体内过程】 吸入全麻药均经肺泡吸收,进入血液循环,再分布至各器官和组织。吸入后绝大部分以原形迅速由肺排出,微量经肾由尿排出或由肠道气体排出。

【用法与用量】 吸入:用量视手术需要和患者情况而定。

【不良反应与注意事项】 大手术需配合硫喷妥钠及肌肉松弛剂等;吸入气体中氧气浓度不应低于20%;麻醉终止后,应吸入纯氧10分钟,以防止缺氧。当患者有低血容量性休克或明显的心脏病时,可引起严重的低血压。氧化亚氮对有肺血管栓塞症的患者可能也是有害的。

【制剂与规格】 气体:用耐压铁筒装。

氟烷
Halothane

【作用与用途】 麻醉作用比乙醚强,对黏膜无刺激性,用于全身麻醉及麻醉诱导。

【体内过程】 麻醉起效快,苏醒也快。肝内代谢小于20%,60%~80%以原形随呼气排出,药物在体内转化降解后经肾排出。

【用法与用量】 吸入:吸入量视手术需要而定,常用浓度为0.5%~3%。可采用关闭式、半关闭式或滴入法。可单用或与乙醚等合并使用。

【不良反应与注意事项】 麻醉作用较强,极易引起麻醉过深而出现呼吸抑制、心搏缓慢、心律失常等。如呼吸运动趋弱和肺通气量减少,应立即给氧和人工呼吸,并迅速减浅麻醉。对心肌有直接抑制作用,且易使心肌对肾上腺素及去甲肾上腺素的作用敏感,故禁与此二药合用,否则易引起室性心动过速或心室性纤颤。能提高患者对氯丙嗪、利血平、六甲溴胺的敏感性,故当患者正在应用这些药物时,本品需慎用。肝功能不全及胆管疾病者禁用。不宜用于产科。使用时,避免与铜器接触,因可被腐蚀。

【制剂与规格】 液体:每瓶20 ml、250 ml。

恩氟烷
Enflurane

【作用与用途】 本品作用比乙醚弱,一般用于复合全身麻醉,可与多种静脉全身麻醉药和全身麻醉辅助用药联用或合用。

【体内过程】 麻醉起效快,苏醒也快。肝内代谢2.4%,80%以原形随呼气排出,药物在体内转化降解后经肾排出。

【用法与用量】 吸入:一般情况下,维持麻醉用0.5% ~3%浓度。

【不良反应与注意事项】 术后有恶心症状,少数患者全麻后会出现后遗性中枢神经兴奋。在脑电图上偶见癫痫样波。可导致严重的呼吸抑制。呼吸频率基本保持不变或略有加快,但潮气量减少,以致降低了每分钟通气量。

【制剂与规格】 液体:每瓶25 ml、250 ml。

甲氧氟烷
Methoxyflurane

【作用与用途】 对呼吸道的刺激作用较乙醚轻。其全麻效能最强,镇痛效果好,但因沸点较高(104.6℃),血/气分配系数为13,故麻醉诱导期及恢复期均较缓慢,常伴有兴奋期。本品的最小肺泡浓度为0.16%,故麻醉作用很强,可在静脉麻醉后或基础麻醉后,作全麻的维持。它对循环系统的抑制作用与氟烷相似,对呼吸的抑制作用较氟烷弱。

【体内过程】 麻醉起效慢,苏醒迟缓。50%在肝内代谢,大量氟离子游离,35%以原形随呼气排出,药物转化降解后经肾排出。

【用法与用量】 吸入:可采用开放式、关闭式或半关闭式吸入麻醉。吸气内甲氧氟烷的蒸气浓度不得大于2%。

【不良反应与注意事项】 能产生急慢性肝损害,禁用于肝硬化及其他肝病者;对肾功能有显著影响,肾病患者禁用;可强烈抑制呼吸;在深度麻醉下,能出现心律失常,对心脏输出量也有影响,并可使血压下降;用后将垫及盖拧紧;手术后可发生恶心和呕吐,麻醉后的苏醒延长。

【制剂与规格】 液体:每瓶20 ml、150 ml。

异氟烷(异氟醚)
Isoflurane

【作用与用途】 异氟烷为恩氟烷的异构体,属吸入性麻醉药,麻醉诱导和复苏均较快。麻醉时无交感神经系统兴奋现象,可使心脏对肾上腺的作用稍有增敏,有一定肌松作用。本品在肝脏的代谢率低,故对肝脏毒性小。用于全身麻醉诱导及维持。

【体内过程】 本品在人体内代谢相对很少,只有0.17%的吸入量于术后自尿中的代谢物中排出。血浆中的无机氟峰浓度在麻醉后4小时,一般小于5 μmol/L,麻醉后24小时内恢复正常。

【用法与用量】 吸入麻醉异氟烷的雾化器要严格校准以便能准确控制投入的麻醉剂的浓度。麻醉诱导:建议起始吸入浓度为0.5%,7~10分钟内逐渐增至1.5% ~3.0%,即进入麻醉期。麻醉维持:外科手术:可用1.0% ~2.5%的异氟烷和氧/氧化亚氮混合气体混合吸入,若单独与氧气混合吸入时,则本品浓度应增加0.5% ~1.0%。剖腹产:与氧/氧化亚氮混合吸入时,本品浓度为0.5% ~

0.75%为最合适。

【不良反应与注意事项】 偶有心律失常,白细胞数增加。诱导时出现咳嗽、刺激喉痉挛,可发生呼吸抑制及低血压,复苏期的寒战、恶心以及呕吐。使用本品麻醉的深度极易发生变化,应使用准确精密的雾化器以精确设定及控制药物输出。本品对呼吸有抑制作用,故术前用药应视患者具体情况而定,一般多选用抗胆碱类药物。可引起血压下降和呼吸抑制,颅内压增高者慎用;对本品或其他卤化麻醉药过敏者禁用;使用本品后发生恶性高碳血症者禁用;孕妇禁用(剖腹产除外)。

【制剂与规格】 液体:100 ml。

七氟烷(七氟醚)

Sevoflurane

【作用与用途】 诱导和苏醒较现有的强效麻醉药快。对心血管影响比异氟烷小,心律失常少见,与肾上腺素合用无妨;有良好的肌松作用,随麻醉加深呼吸抑制加重,但较氟烷轻;对脑血流量、颅内压的影响与异氟烷相似,未见明显的肝损害。适用于各种手术,尤其在小儿、口腔科、门诊手术麻醉领域有独特价值。

【体内过程】 以2%~4%浓度进行诱导麻醉,持续吸入10~15分钟血药浓度达稳定,约360 μmol/L;停药5分钟后则约为90 μmol/L。

【用法与用量】 麻醉诱导系用50%~70%氧化亚氮,2.5%~4.5%七氟烷,然后静脉注射琥珀胆碱,做气管插管。麻醉维持吸入 O_2 2 L/min,NO_2 4 L/min,本品4%。小儿麻醉选用本品,麻醉诱导和苏醒迅速,对呼吸、循环影响小。

【不良反应与注意事项】 有报道本品可能产生恶性高热,它继发于体温调节中枢受损。目前本品已在临床应用。

【制剂与规格】 本品为不燃烧的挥发性液体:120 ml、250 ml。

地氟烷(地氟醚,优宁)

Desflurane

【作用与用途】 地氟烷的血/气分配系数为0.42,是现有吸入麻醉药中最小的,组织溶解度低,麻醉诱导迅速,苏醒早,苏醒后恢复质量高,头脑清醒,立即恢复定向力;体内代谢率极低(0.02%~0.11%),对机体功能影响小;对循环功能影响小,适用于心血管手术麻醉;遇碱石灰稳定;有显著的肌松作用,神经肌肉阻滞作用较其他的氟化醚类吸入麻醉药强。用于成人全麻的诱导和维持,小儿全麻的维持。

【体内过程】 停药后药物几乎完全从肺迅速排泄,为目前在体内生物转化最少的吸入麻醉药。约0.02%经肝代谢为氟化物随尿排泄。

【用法与用量】 诱导常用起始浓度为3%,每隔2~3次呼吸增加0.5%~1%的浓度,吸入4%~11%的地氟烷,2~4分钟可以产生外科麻醉。维持同氧化亚氮混合,吸入2%~6%的浓度可维持在外科麻醉期水平,而同氧气或空气氧气混合吸入,则需2.8%~8.5%的浓度,在小儿用或不用氧化亚氮,浓度需达 5.2% ~10%,才能维持外科麻醉期水平。慢性肝肾功能损害或肾移植患者用氧化亚氮/氧混合吸入,地氟烷的浓度为 1% ~4%。

【不良反应与注意事项】 可以引起剂量依赖性血压下降和呼吸抑制,麻醉诱导时可出现咳嗽、屏气、分泌物增多、呼吸暂停和喉痉挛。术后可有恶心和呕吐。本药麻醉可以触发骨骼肌代谢亢进,导致氧耗增加,引起恶性高热。本药不被推荐用于 12 岁以下小儿麻醉的吸入诱导。对存在冠心病或不希望有心率加快和血压增高危险者,本药不应作为唯一的麻醉诱导药。不推荐使用于神经外科和产科手术。本药可以升高脑脊液压力和颅内占位性病变患者的颅内压。衰弱的患者应使用较低浓度。如果突然发生恶性高热,应立即停用,并给予坦曲洛林治疗。短期内重复麻醉应谨慎。麻醉后 24 小时内应避免驾驶和机械操作。妊娠及哺乳妇女慎用。已知对氟类吸入麻醉药敏感者、已知或者怀疑恶性高热的遗传易感者、以前用过氟类麻醉药后发生肝功能不良、不明原因的发热和白细胞增多者禁用。

【制剂与规格】 吸入剂:240 ml/瓶。

麻醉乙醚

Anesthetic Ether

【作用与用途】 镇痛作用强,又可促使骨骼肌松弛;全麻作用起效慢,诱导期不仅太长,且可有兴奋阶段,临床上需另用全麻诱导药。可用于各种大、小手术的全麻,可单独使用,也可与其他药物合用。

【体内过程】 麻醉起效慢,苏醒也慢。分布系数:血-气:12.1,油-气:65,脑-血:1.14。肝内代谢大于 30%,60%以原形随呼气排出,药物转化降解后经肾排出。

【用法与用量】 多种形式的吸入全麻装置如开放、半开放、半紧闭或全紧闭等,均适用。与碱石灰接触不变质。成人诱导期间吸气内乙醚蒸气浓度可逐渐按需增至 10% ~15%,维持期间以 2% ~4% 为最常用。小儿诱导用 4% ~6% 不等,年龄愈小浓度应愈低,维持用 3% ~4%。吸入全麻过程中,应依据情况,随时调整浓度,并避免体内有较多的乙醚蓄积。

【不良反应与注意事项】 在施用前 1 小时,皮下注射阿托品 0.3 mg 与吗啡 15 mg,可抑制呼吸道的多量分泌,并可减少醚的用量。为预防呕吐,麻醉前必须空腹 6 小时以上。极易燃烧爆炸,使用场合不可有开放火焰或电火花。糖尿病、肝功能严重损害、呼吸道感染或梗阻、消化道梗阻患者忌用。

【制剂与规格】 瓶装:100 ml、150 ml、250 ml。

(二)静脉麻醉药

硫喷妥钠

Thiopental Sodium

【作用与用途】 本品脂溶性高,静脉注射后迅速通过血脑屏障,对中枢系统产生抑制作用,依所用剂量大小,出现镇静、安眠及意识消失等不同的作用。本品可降低脑耗氧量及脑血流量,在脑缺氧时对脑起到保护作用。有抑制交感神经、兴奋迷走神经的作用,如有严重刺激时可引起喉痉挛及气管痉挛;对循环和呼吸系统的抑制,与给药剂量及注入速度相关,大量快速注射,因直接抑制心肌和左心室功能及呼吸中枢,可使血压明显下降,呼吸微弱或停止;对肝、肾功能无明显影响,大剂量时对肝功能有一过性轻微抑制;术中低血压可使尿量减少,药物排泄时间延长;可降低眼压,但不影响糖代谢;可通过胎盘影响胎儿,使出生后的新生儿四肢无力,反应迟钝。本品为静脉全麻药,用于全麻诱导、复合全麻及小儿基础麻醉。

【体内过程】 本品有较高的脂溶性,pKa 为 7.6。静脉注射后 1 分钟内 55% 的药物进入心、脑、肝、肾等血管丰富的组织,血浆浓度急速下降,随后约 80% 逐渐转移到肌肉组织,注药 30 分钟后达高峰,脑等组织的浓度下降至麻醉水平以下而苏醒。此时脂肪组织药物逐渐增多,肌肉中药物浓度逐渐下降,约经 2.5 小时蓄于脂肪组织的药物浓度达高峰,尔后药物再由脂肪组织中慢慢释放,使患者又出现延迟性睡眠。本品几乎全部在肝内经微粒体酶代谢为氧化物,经肾和肠道需 6~7 天排完。仅 0.3% 以原形随尿排出,血浆蛋白结合率为 72% ~86% 。

【用法与用量】 注射:临用前,用灭菌注射用水溶解成 2.5% 溶液后应用。常用量:静脉注射成人 1 次按体重 4~8 mg/kg。老年人应减量至 2~2.5 mg/kg。肌内注射小儿 1 次按体重 5~10 mg/kg。极量:静脉注射每次全麻总用量 1 g。

【不良反应与注意事项】 本品易致呼吸抑制,静脉注射时速度宜缓慢;可引起咳嗽、喉与支气管痉挛;麻醉后胃贲门括约肌松弛,易致误吸和反流;剂量过大或注射速度过快,易导致严重低血压和呼吸抑制;较大剂量可出现长时间延迟性睡眠;少数病例会出现异常反应,如神志持久不清、兴奋乱动、幻觉、皮肤及面部红晕、口唇或眼睑肿胀、瘙痒或皮疹、腹痛、全身发抖或局部肌肉震颤、呼吸不规则或困难、甚至出现心律失常;苏醒中常出现寒战发抖,一般可自行消失,如长时间昏睡不够清醒、头痛以及恶心呕吐时,应引起重视,须加强监护。

【制剂与规格】 注射剂:0.5 g、1 g。

氯胺酮
Ketamine

【作用与用途】 本品主要是选择性地抑制丘脑的内侧核,阻滞脊髓至网状结构的上行传导,兴奋边缘系统,并对中枢神经和脊髓中的阿片受体有亲和力。产生麻醉作用,主要是抑制兴奋性神经递质(乙酰胆碱、L-谷氨酸)及 N-甲基-D-天门冬酸受体的结果;镇痛作用主要由于阻滞脊髓至网状结构对痛觉传入的信号及与阿片受体的结合,而对脊髓丘脑传导无影响,故对内脏疼痛改善有限。对交感神经和循环有兴奋作用,表现在血压升高、心率加快、眼内压和颅内压均升高、肺动脉压及心排出量皆高。但它对心肌有直接抑制作用,在循环衰竭患者更为突出。大剂量应用时,可出现呼吸抑制和呼吸暂停。对肝肾功能无明显影响。在麻醉恢复期常有恶心、呕吐发生。可使儿茶酚胺增高、血糖上升、内分泌亢进。不影响子宫收缩,但在剖宫产时应用本品,因血压升高而致出血量较多。本品适用于各种表浅、短小手术麻醉,不适合作小儿的诊断性检查麻醉及全身复合麻醉。

【体内过程】 本品进入血循环后大部分进入脑组织,然后再分布于全身组织中,肝、肺和脂肪内的药物浓度也高。本品 $t_{1/2\alpha}$ 为 2~11 分钟,$t_{1/2\beta}$ 为 2~3 小时。主要在肝内进行生物转化成去甲氯胺酮,再逐步代谢成无活性的化合物经肾排出,仅有 2.5% 以原形随尿排出。

【用法与用量】 全麻诱导:成人按体重静脉注射 1~2 mg/kg,维持可采用连续静脉滴注,每分钟不超过 1~2 mg,即按体重 10~30 g/kg,加用苯二氮䓬类药,可减少其用量。镇痛:成人先按体重静脉注射 0.2~0.75 mg/kg,2~3 分钟注完,而后连续静脉滴注每分钟按体重 5~20 g/kg。基础麻醉:临床个体间差异大,小儿肌内注射按体重 4~5 mg/kg,必要时追加 1/3~1/2 量。

【不良反应与注意事项】 麻醉恢复期可出现幻觉、躁动不安、噩梦及谵语等,青壮年多且严重。术中常有泪液、唾液分泌增多,血压、颅压及眼压升高。不能自控的肌肉收缩偶见。偶有呼吸抑制或暂停、喉痉挛及气管痉挛,多半是在用量较大、分泌物增多时发生。可使妊娠子宫的压力及收缩强度与频率增加。本品可迅速通过胎盘,可使胎儿肌张力增加;颅内压增高、脑出血、青光眼患者不宜单独使用;静脉注射切忌过快,否则易致一过性呼吸暂停;完全清醒后心理恢复正常需一定时间,24 小时内不得驾车和操作精密性工作;失代偿的休克患者或心功能不全患者可引起血压剧降,甚至心搏骤停。顽固、难治性高血压、严重的心血管疾病及甲亢患者禁用。

【制剂与规格】 注射剂:2 ml:0.1 g、10 ml:0.1 g、20 ml:0.2 g。

羟丁酸钠
Sodium Hydroxybutyrate

【作用与用途】 本品静脉注射后 3~5 分钟出现嗜睡,10~15 分钟进入深睡,作用持续 90~120 分钟,有时可持续数小时不等。本品对中枢神经活动的抑制,主要是由于兴奋 GABA 受体所致。本品无镇痛作用。对循环系统有兴奋作用,使血压稍高、脉搏慢而有力,对心排血量无影响,不引起颅内压增高。一般剂量可使呼吸频率稍减慢,潮气量略增。但大剂量快速注射后能产生呼吸抑制,能使咽喉反射迟钝、抑制,下颌松弛。表面麻醉后能施行气管内插管。本品为静脉全麻药,常与全麻药或麻醉辅助药合用,用于复合全麻的诱导和维持。

【体内过程】 本品组织分布很广,通过血脑屏障需一定时间,且脑组织中浓度仅及血浆中浓度的50%,静脉注射后10~15分钟才显效,因而起效慢。此后,血中浓度逐渐升高达峰值,45分钟中枢性作用才最明显,静脉注射后30分钟一般在血浆中即可测到代谢物,60分钟后血中浓度开始下降,作用时间约2小时。80%~90%在体内分解代谢,进行氨基转换,参与三羧酸循环,最后氧化成水和二氧碳,后者随呼气排出体外。10%~20%在4~6小时内随尿排出。

【用法与用量】 常用量:全麻诱导:静脉注射每次按体重60~80 mg/kg,注射速度1 g/min。小儿最高按体重100 mg/kg。成人诱导量2~5 g,手术时间长者每隔1~2小时追加1~2 g。全麻维持:静脉注射每次按体重12~80 mg/kg。基础麻醉:成人用量为按体重50~60 mg/kg,小儿为按体重60~80 mg/kg。极量:成人每次总量按体重300 mg/kg。

【不良反应与注意事项】 麻醉诱导与苏醒过程中可引起锥体外系症状;用药后呼吸分泌物增加;本品能抑制呼吸,出现呼吸频率减慢;注射15分钟后可出现血清钾一过性下降,对于低血钾患者应纠正后方能使用,在术中应监测心电图,如有U波出现,应及时处理;快速、大剂量静脉注射可引起心率减慢,有传导阻滞患者及心率低于50次/min患者慎用;严重低钾血症禁用。

【制剂与规格】 注射剂:10 ml:2.5 mg。

依托咪酯
Etomidate

【作用与用途】 本品为快速催眠性静脉全身麻醉药,其催眠效应较硫喷妥钠强12倍,具有类似GABA样作用。与巴比妥类药不同,本品在催眠作用开始时导致新皮层睡眠,降低皮质下抑制。动物研究证明,依托咪酯的作用有部分可通过对脑干网状系统的抑制和激活作用。本品对心血管和呼吸系统影响较小,可用于休克或创伤患者的全麻诱导,单次静脉注射量大可引起短期呼吸暂停,不增加组胺释放,可降低脑内压、脑血流和眼内压。诱导剂量静脉注射按体重0.3 mg/kg,依托咪酯可降低血浆皮质激素浓度,且可持续6~8小时,使肾上腺皮质对促肾上腺皮质激素(ACTH)失去正常反应。本品为静脉全麻诱导药或麻醉辅助药。

【体内过程】 静脉注射后,迅速分布至脑和其他组织,通常在1分钟内起效。保持催眠最低血药浓度一般应在0.2 g/ml以上,单次注药,血药浓度在30分钟内迅速降低。本品呈三室分布,血浆蛋白结合率较高,78%与白蛋白结合,白蛋白减少,则游离部分增多,3%与球蛋白结合。V_d高达(24.2±4.2)L/kg。$t_{1/2\alpha}$(分布半衰期)(2.81±1.4)分钟,$t_{1/2\gamma}$(再分布半衰期)(32.1±16.5)分钟,作用时效30~75分钟,$t_{1/2\beta}$(消除半衰期)(28.7±14)分钟。本品在肝和血浆中主要被酯酶迅速水解,初30分钟内水解最快,但6小时仍未完全,代谢物80%为混旋-1-(α-甲苄基)-咪唑-5羧酸酯,有64.3%与血浆蛋白结合,药理上无效。排泄的第一天为用量的75%经肾由尿排出,13%从胆汁排出。其中85%为代谢物,3%为原药。

【用法与用量】 本品仅供静脉注射,剂量必须个体化。用作静脉全麻诱导,成人按体重静脉注射0.3 mg/kg(范围0.2~0.6 mg/kg),于30~60秒内注完。合用琥珀酰胆碱或非除极肌松药,便于气管内插管。术前给予镇静药,或在全麻诱导1~2分钟注射芬太尼0.1 mg,应酌减本品用量。10岁以上儿童用量可参照成人。

【不良反应与注意事项】 本品可阻碍肾上腺皮质产生可的松和其他皮质激素,引起暂时的肾上腺功能不全而呈现水盐失衡、低血压甚至休克,术后或危重患者由于应用此药需要补充肾皮质激素。本品用后常见恶心,呕吐,呃逆;本品可使肌肉发生阵挛,肌颤发生率约为6%,不自主的肌肉活动发生率可达32%(22.7%~63%);注射部位疼痛可达20%(1.2%~42%),但若在肘部较大静脉内注射或用乳剂则发生率较低。使用本品须备有复苏设备,并供氧;给药后有时可发生恶心、呕吐,麻醉前给予东莨菪碱或阿托品以预防误吸;与任何中枢性抑制剂并用,用量应酌减;麻醉前应用氟哌利多(Droperidol)或芬太尼可减少肌阵挛的发生;如将本品作为氟烷的诱导麻醉剂,宜将氟烷用量减少;有免疫抑制、脓毒血症及进行器官移植的患者禁用或慎用;癫痫患者及肝肾功能严重不全者、孕妇及哺乳期妇女、10岁以下儿童禁用。

【制剂与规格】 注射剂:10 ml:20 mg。

丙泊酚
Propofol

【作用与用途】 本品通过激活GABA受体-氯离子复合物,发挥镇静催眠作用。其麻醉效价是硫喷妥钠的1.8倍。起效快,作用时间短,以2.5 mg/kg静脉注射时,起效时间为30~60秒,维持时间约10分钟,苏醒迅速、醒后无宿醉感。能抑制咽喉反射,有利于插管,很少发生喉痉挛。对循环系统有抑制作用,本品作全麻诱导时,可引起血压下降,心肌血液灌注及氧耗量下降,外周血管阻力降低,心率无明显变化。丙泊酚麻醉诱导时产生不自主的肌肉运动、抽搐,浅麻醉时更为明显。本品为静脉全麻诱导药、"全静脉麻醉"的组成部分或麻醉辅助药。

【体内过程】 丙泊酚是一种起效迅速(约30秒)、短效的全身麻醉药。通常从麻醉中复苏是迅速的。像所有全身麻醉药一样,对丙泊酚的作用机制了解较少。丙泊酚1次冲击剂量后或输注终止后,可用三室开放模型来描述。首相具有迅速分布(半衰期2~4分钟)及迅速消除(半衰期30~60分钟)的特点。丙泊酚分布广泛,并迅速从机体消除(总体消除率1.5~2 L/min)。主要通过肝脏代谢,形成丙泊酚和相应的无活性的醌醇结合物,该结合物从尿中排泄。当用丙泊酚维持麻醉时,血药浓度逐渐接近已知给药速率稳态值。当丙泊酚的输注速率在推荐范围内,其药代动力学是线性的。

【用法与用量】 静脉全麻诱导:1.5～2.5 mg/kg,30～45 秒内注完,维持量每小时 4～12 mg/kg,静脉输注或根据需要间断静脉注射 25～50 mg/kg。辅助椎管内麻醉或重症监护患者镇静:每小时 0.5～2 mg/kg,连续输注。老人酌减。

【不良反应与注意事项】 应该由受过训练的麻醉医师或加强监护病房医师来给药。用药期间应保持呼吸道畅通,备有人工通气和供氧设备。患者全身麻醉后必须保证完全苏醒后方能出院。癫痫患者使用丙泊酚可能有惊厥的危险。对于心脏、呼吸道或循环血流量减少及衰弱的患者,使用丙泊酚注射液与其他麻醉药一样应该谨慎。若与其他可能会引起心动过缓的药物合用时应该考虑静脉给予抗胆碱能药物。脂肪代谢紊乱或必须谨慎使用脂肪乳剂的患者使用应谨慎。使用丙泊酚注射液前应摇匀。输注过程不得使用串联有终端过滤器的输液装置。对丙泊酚或其中的乳化剂成分过敏者、妊娠期间、产妇及哺乳期妇女禁用,3 岁以内儿童慎用。应以静脉滴注给药以观察患者反应。年龄超过 55 岁的患者,麻醉诱导所给的剂量应酌减。

【制剂与规格】 注射剂:20 ml:0.2 g、50 ml:0.5 g、100 ml:1 g。

咪达唑仑
Midazolam

【作用与用途】 本品为苯二氮䓬类的一种,通过和苯二氮䓬受体(BZ 受体)结合发挥作用。BZ 受体位于神经元突触膜上,与 GABA 受体相邻,耦合于共同的氯离子通道,在 BZ 受体水平存在着 GABA 调控蛋白,它能阻止 GABA 与其受体结合,而本品与 BZ 受体结合时就阻止调控蛋白发生作用,从而增强 GABA 与其受体的结合,由此一系列作用,并依据和 BZ 受体结合的多少,依次产生抗焦虑、镇静、催眠甚至意识消失。适用于麻醉前给药;全麻醉诱导和维持;椎管内麻醉及局部麻醉时辅助用药;诊断或治疗性操作(如心血管造影、心律转复、支气管镜检查、消化道内镜检查等)时患者镇静;ICU 患者镇静。

【体内过程】 本品为亲脂性物质,在 $pH<4$ 的酸性溶液中形成稳定的水溶性盐,临床制剂为盐酸盐或马来酸盐,$pH=3.3$。在生理性 pH 值条件下,其亲脂性碱基释出,迅速透过血脑屏障,作用迅速。因脂溶性高,口服后吸收迅速,1/2～1 小时血药浓度达峰值,因通过肝脏的首过效应大,生物利用度为 50%,分布半衰期($t_{1/2\alpha}$)为 5～10 分钟,消除半衰期($t_{1/2\beta}$)短,为 2～3 小时,蛋白结合率高达 96%,清除率为 6～11 ml/(kg · min)。静脉输注咪达唑仑的药代动力学与单次静脉注射基本相似。肌内注射后吸收迅速且基本完全,注药后 30 分钟血药浓度

达峰值，生物利用度为91%，消除情况与静脉注射后相似。咪达唑仑主要在肝脏经肝微粒体酶氧化。

【用法与用量】 本品为强镇静药，注射速度宜缓慢，剂量应根据临床需要、患者生理状态、年龄和伍用药物情况而定。肌内注射：用0.9%氯化钠注射液稀释。静脉给药：用0.9%氯化钠注射液、5%或10%葡萄糖注射液、5%果糖注射液、林格液稀释。麻醉前给药：在麻醉诱导前20~60分钟使用，剂量为0.05~0.075 mg/kg肌内注射，老年患者剂量酌减；全麻诱导常用5~10 mg（0.1~0.15 mg/kg）。局部麻醉或椎管内麻醉辅助用药，分次静脉注射0.03~0.04 mg/kg。ICU患者镇静，先静脉注射2~3 mg，继之以0.05 mg/（kg·h）静脉滴注维持。

【不良反应与注意事项】 麻醉或外科手术时最大的不良反应为降低呼吸容量和呼吸频率，发生率为10.8%~23.3%；静脉注射后，有15%患者可发生呼吸抑制。严重的呼吸抑制易见于老年人和长期用药的老年人，可表现为呼吸暂停，窒息，心跳暂停，甚至死亡。咪达唑仑静脉注射，特别当与鸦片类镇痛剂合用时，可发生呼吸抑制、停止，有些患者可因缺氧性脑病而死亡。长期用作镇静后，患者可发生精神运动障碍。亦可出现肌肉颤动，躯体不能控制的运动或跳动，罕见的兴奋，不能安静等。低血压、急性谵妄、朦胧、失定向、幻觉、焦虑、神经质或不安宁、心跳增快、静脉炎、皮肤红肿、皮疹、过度换气、呼吸急促、肌内注射局部硬块、疼痛；较少见的症状有：视物模糊、轻度头痛、头昏、咳嗽、飘飘然、肌肉和静脉发硬及疼痛、手脚无力、麻、痛或针刺样感等。用作全麻诱导术后常有较长时间再睡眠现象，应注意保持患者气道通畅；对苯二氮䓬过敏的患者、重症肌无力患者、精神分裂症患者、严重抑郁状态患者、孕妇、哺乳期妇女禁用。

【制剂与规格】 注射剂：5 ml：5 mg、3 ml：15 mg。

地西泮（安定，苯甲二氮䓬）

Diazepam

【作用与用途】 本品为长效苯二氮䓬类药。苯二氮䓬类为中枢神经系统抑制药，可引起中枢神经系统不同部位的抑制，随着用量的加大，临床表现可自轻度的镇静到催眠甚至昏迷。具有抗焦虑、镇静催眠作用，遗忘作用，抗惊厥作用，骨骼肌松弛作用。主要用于焦虑、镇静催眠，还可用于抗癫痫和抗惊厥，缓解炎症引起的反射性肌肉痉挛等；用于治疗惊恐症、肌紧张性头痛；可治疗家族性、老年性和特发性震颤；可用于麻醉前给药。

【体内过程】 口服吸收快而完全，生物利用度约76%。0.5~2小时血药浓度达峰值，4~10天血药浓度达稳态，$t_{1/2\beta}$为20~70小时。血浆蛋白结合率高达99%。地西泮及其代谢物脂溶性高，容易穿透血脑屏障；可通过胎盘，可分泌入乳汁，去甲地西泮的$t_{1/2\beta}$可达30~100小时。肌内注射吸收慢而不规则，亦不完全，急需发挥疗效时应静脉注射。肌内注射 20 分钟内、静脉注射 1～3 分钟起效。开始静脉注射后迅速经血流进入中枢神经，作用快，但转移进入其他组织也快，作用消失也快。肌内注射 0.5～1.5 小时、静脉注射 0.25 小时血药浓度达峰值，4～10 天血药浓度达稳态，$t_{1/2\beta}$ 为 20～70 小时，血浆蛋白结合率高达 99%。本品主要在肝脏代谢，代谢产物有去甲地西泮、去甲羟地西泮等，亦有不同程度的药理活性，去甲地西泮的 $t_{1/2\beta}$ 可达 30～100 小时。本品有肠肝循环，长期用药有蓄积作用。代谢产物可滞留在血液中数日甚至数周，停药后消除较慢。地西泮主要以代谢物的游离或结合形式经肾排泄。

【用法与用量】 口服：成人常用量：抗焦虑，每次 2.5～10 mg，每日 2～4 次；镇静，每次 2.5～5 mg，每日 3 次；催眠，5～10 mg 睡前服；急性酒精戒断，第 1 日每次 10 mg，每日 3～4 次，以后按需要减少到每次 5 mg，每日 3～4 次。小儿常用量：6 个月以下不用，6 个月以上，每次 1～2.5 mg 或按体重 40～200 μg/kg 或按体表面积 1.17～6 mg/m^2，每日 3～4 次，用量根据情况酌量增减。最大剂量不超过 10 mg。注射：成人常用量：基础麻醉或静脉全麻，10～30 mg。镇静、催眠或急性酒精戒断，开始 10 mg，以后按需每隔 3～4 小时加 5～10 mg。24 小时总量以40～50 mg 为限。癫痫持续状态和严重频发性癫痫，开始静脉注射 10 mg，每隔 10～15 分钟可按需增加甚至达最大限用量。破伤风可能需要较大剂量。静脉注射宜缓慢，2～5 mg/min。小儿常用量：抗癫痫、癫痫持续状态和严重频发性癫痫，出生 30 天～5 岁，静脉注射为宜，每 2～5 分钟 0.2～0.5 mg，最大限用量为 5 mg。5 岁以上每 2～5 分钟 1 mg，最大限用量 10 mg。如需要，2～4 小时后可重复治疗。重症破伤风解痉时，出生 30 天～5 岁1～2 mg，必要时 3～4 小时后可重复注射，5 岁以上注射 5～10 mg。小儿静脉注射宜缓慢，3 分钟内按体重不超过 0.25 mg/kg，间隔 15～30 分钟可重复。新生儿慎用。

【不良反应与注意事项】 常见的不良反应：嗜睡、头昏、乏力等，大剂量可有共济失调、震颤。罕见的有皮疹，白细胞减少。个别患者发生兴奋，多语，睡眠障碍，甚至幻觉。长期连续用药可产生依赖性和成瘾性。对苯二氮草类药物过敏者，可能对本药过敏；肝肾功能损害者能延长本药清除半衰期；癫痫患者突然停药可引起癫痫持续状态；严重的精神抑郁可使病情加重，甚至产生自杀倾向，应采取预防措施；避免长期大量使用而成瘾，如长期使用应逐渐减量，不宜骤停；严重的急性乙醇中毒、重度重症肌无力、急性或隐性发生闭角型青光眼、低蛋白血症时、多动症者、严重慢性阻塞性肺部病变、外科或长期卧床患者、有药物滥用和成瘾史者慎用；孕妇、妊娠期妇女、新生儿禁用。

【制剂与规格】 片剂：2.5 mg、5 mg；注射剂：2 ml：10 mg。

（三）局部麻醉药

盐酸普鲁卡因（奴佛卡因）
Procaine Hydrochloride

【作用与用途】 本品为酯类局麻药，能暂时阻断神经纤维的传导而具有麻醉作用，本品对皮肤、黏膜穿透力弱，不适于表面麻醉。用棉签取糊剂0.5 cm涂敷于病变表面，一日4次，或遵医嘱。本品弥散性和通透性差，其盐酸盐的结合形式在组织中释放出游离碱而发挥局部麻醉作用。本品对中枢神经系统常量抑制，过量兴奋。首先引起镇静、头昏、痛阈提高，继而引起眩晕、定向障碍、共济失调，中枢抑制继续加深，出现知觉迟钝、意识模糊、进而进入昏迷状态。剂量继续加大，可出现肌肉震颤、烦躁不安和惊厥等中枢兴奋的中毒症状。本品小剂量有兴奋交感神经的作用，使心率加快、血压上升，剂量加大，由于心肌抑制，外周血管扩张、神经节轻度阻断而血压下降，心率增快。本品抑制突触前膜乙酰胆碱释放，产生一定的神经肌肉阻断，可增强非除极肌松药的作用，并直接抑制平滑肌，可解除平滑肌痉挛。本品为局部麻醉药，用于浸润麻醉、阻滞麻醉、腰椎麻醉、硬膜外麻醉及封闭疗法等。

【体内过程】 本品进入体内吸收迅速，很快分布，维持药效30～60分钟，大部分与血浆蛋白结合，并蓄积在骨骼肌、红细胞等组织内，当血浆浓度降低时再分布到全身。在血循环中大部分迅速被血浆中假性胆碱酯酶水解，生成对氨基苯甲酸和二乙氨基乙醇，前者80%以原形和结合型，后者仅有30%经肾脏排出，其余经肝酯酶水解，进一步降解后随尿排出。本品易通过血脑屏障和胎盘。

【用法与用量】 浸润麻醉：0.25%～0.5%水溶液，每小时不得过1.5 g。阻滞麻醉：1%～2%水溶液，每小时不得过1.0 g。硬膜外麻醉：2%水溶液，每小时不得过0.75 g。

【不良反应与注意事项】 本品可有高敏反应和过敏反应，个别患者可出现高铁血红蛋白症；剂量过大，吸收速度过快或误入血管可致中毒反应；给药前必须做皮内敏感试验，遇周围有较大红晕时应谨慎，必须分次给药，有丘肿者应作较长时间观察，每次不超过30～50 mg，证明无不良反应时，方可继续给药；有明显丘肿者主诉不适者，立即停药；除有特殊原因外，一般不必加肾上腺素，如确要加入，应在临用时即加，且高血压患者应谨慎；药液不得注入血管内，给药时应反复抽吸，不得有回血；营养不良、饥饿状态更易出现毒性反应，应予减量；给予最大剂量后应休息1小时以上方准行动；脊椎麻醉时尤其需调节阻滞平面，随时观察血压和脉搏的变化；注射器械不可用碱性物质如肥皂、煤酚皂溶液等洗涤消毒，注射部位应避免接触碘，否则会引起普鲁卡因沉淀；心、肾功能不全，重症肌无力等患者禁用。

【制剂与规格】 注射剂：2 ml：40 mg。

苯佐卡因
Benzocaine

【作用与用途】 本品为局部麻醉药,作用于皮肤、黏膜的神经组织,外用起持久止痛、止痒作用。局部麻醉作用较普鲁卡因弱。用于外伤、烧伤、皮肤擦裂、痔核等以及止痛、止痒。

【用法与用量】 外用:配成5% ~10%的软膏。也可配成栓剂(含0.2 ~0.3 g)用于痔核。用棉签取糊剂0.5 cm涂敷于病变表面,每日4次,或遵医嘱。

【不良反应与注意事项】 对过敏体质者可致局部或全身性过敏反应;本品仅供外用,但不能大面积使用;对本品过敏者禁用。

【制剂与规格】 软膏剂、栓剂:5% ~10%(含0.2 ~0.3 g);糊剂5 g:1 g。

盐酸丁卡因
Tetracaine Hydrochloride

【作用与用途】 参见盐酸普鲁卡因。用于硬膜外阻滞、蛛网膜下腔阻滞、神经传导阻滞、黏膜表面麻醉。

【体内过程】 本品进入血液后,大部分和血浆蛋白结合,蓄积于组织中,骨骼肌内蓄积量最大,当血浆内的浓度下降时又释放出来。本品大部分由血浆胆碱酯酶水解转化,经肝代谢为对氨基苯甲酸与二甲氨基乙醇,然后再降解或结合随尿排出。

【用法与用量】 本品为粉针,需加氯化钠注射液或灭菌注射用水溶解使用。药液浓度及用量按用途分别如下:硬膜外阻滞:常用浓度为0.15% ~0.3%溶液,与盐酸利多卡因合用,最高浓度为0.3%,每次常用量为40 ~50 mg,极量为80 mg。蛛网膜下腔阻滞:常用其混合液(1%盐酸丁卡因1 ml与10%葡萄糖注射液1 ml、3%盐酸麻黄素1 ml混合使用),每次常用量为10 mg,15 mg为限量,20 mg为极量。神经传导阻滞:常用浓度0.1% ~0.2%,每次常用量为40 ~50 mg,极量为100 mg。黏膜表面麻醉:常用浓度1%,眼科用1%等渗溶液,耳鼻喉科用1% ~2%溶液,每次限量为40 mg。

【不良反应与注意事项】 本品药效强度为普鲁卡因的10倍,毒性也比普鲁卡因高10倍,毒性反应发生率也比普鲁卡因高,用药过量的中毒症状表现为:头昏、目眩,继之寒战、震颤、恐慌,最后可致惊厥和昏迷,并出现呼吸衰竭和血压下降,需及时抢救;对过敏患者可引起猝死,即使表面麻醉时也需注意;可产生皮疹或荨麻疹,颜面、口或(和)舌咽区水肿等;与普鲁卡因可能有交叉过敏反应,故对普鲁卡因或对具有氨基苯甲酸结构的药物过敏者慎用;与其他局麻药合用时,本品应减量。

【制剂与规格】 注射剂:50 mg。

盐酸氯普鲁卡因(可谱诺)
Chloroprocaine Hydrochloride

【作用与用途】 盐酸氯普鲁卡因属苯甲酸酯类的局部麻醉药。它可能通过提高神经产生电冲动的阈值和减慢神经冲动的生成速度及降低动作电位的生成率,阻碍神经冲动的产生和传递而起作用。和其他局麻药一样,本品全身吸收后,可产生心血管和中枢神经系统的影响。血药浓度在正常治疗剂量内,对心肌传导性、兴奋性、收缩力和周围血管阻力的影响很小,但是,在中毒血药浓度时,可明显抑制心肌的传导和兴奋,甚至导致房室传导阻滞和心跳停止。在中毒血药浓度时,可抑制心肌收缩,周围血管扩张,导致心脏输出量减少,动脉压降低,还可引起中枢神经系统的兴奋或抑制或两者兼有。临床用于浸润麻醉、神经阻滞麻醉、骶管和硬膜外麻醉。

【体内过程】 局麻药全身吸收的速率取决于所给药的总量和浓度、给药途径、给药部位的血管状态及药液中有无肾上腺素。肾上腺素可减少其吸收速率和血浆浓度,还可延长作用时间。氯普鲁卡因作用开始快(通常6~12 分钟),麻醉持续时间达 60 分钟,由于给药的剂量和途径不同,作用时间可略有不同。肝或肾的疾病、加入肾上腺素、影响尿 pH 的因素、肾血流量、给药途径和患者的年龄,都能显著改变局麻药的药代动力学参数。体外试验氯普鲁卡因的血浆半衰期成人男性为(21 ±2)秒,女性为(25 ±1)秒,新生儿为(43 ±2)秒。局麻药分布于机体各组织的多少,也受给药途径的影响,血液大量灌注的器官如肝、肺、心、脑,具有较高的浓度。氯普鲁卡因在血浆中被假胆碱酯酶迅速代谢,使其酯键水解,水解后产生 β-二乙胺基乙醇和 2-氯-4-氨基苯甲酸。氯普鲁卡因及其代谢产物主要经肾脏排泄,尿量和影响尿 pH 的因素影响其尿排泄。

【用法与用量】 个体化用药。浸润麻醉:0.5% ~1% 溶液。硬膜外麻醉:2% 溶液。臂丛神经阻滞麻醉:2% 溶液。蜘蛛膜下腔神经阻滞麻醉:5% 溶液。

【不良反应与注意事项】 注入蛛网膜下隙可能引起神经并发症,与盐酸氯普鲁卡因本身无关,而与其溶液的保存剂及 pH 值低有关;不适于表面麻醉;对盐酸氯普鲁卡因、氨基苯甲酸酯类药过敏的患者禁用。

【制剂与规格】 溶液剂:2 ml:20 mg、10 ml:100 mg、10 ml:200 mg、10 ml:300 mg、20 ml:400 mg、20 ml:600 mg。

盐酸利多卡因

Lidocaine Hydrochloride

【作用与用途】 本品为酰胺类局麻药。对中枢神经系统有明显的兴奋和抑制双相作用,且可无先驱的兴奋,血药浓度较低时,出现镇痛和嗜睡、痛阈提高;随着剂量加大,作用或毒性增强,亚中毒血药浓度时有抗惊厥作用;当血药浓度超过 5 μg/ml 可发生惊厥。本品在低剂量时,可促进心肌细胞内 K^+ 外流,降低心肌的自律性,而具有抗室性心律失常作用;在治疗剂量时,对心肌细胞的电活动、房室传导和心肌的收缩无明显影响;血药浓度进一步升高,可引起心脏传导速度减慢,房室传导阻滞,抑制心肌收缩力和使心排血量下降。本品为局麻药及抗心律失常药。主要用于浸润麻醉、硬膜外麻醉、表面麻醉(包括在胸腔镜检查或腹腔手术时作黏膜麻醉用)及神经传导阻滞。本品也可用于急性心肌梗死后室性期前收缩和室性心动过速,亦可用于洋地黄类中毒、心脏外科手术及心导管引起的室性心律失常。本品对室上性心律失常通常无效。

【体内过程】 本品口服吸收良好,但首过效应可消除70%以上,生物利用度低,舌下含化则可避免首过效应。肌内注射吸收完全,吸收后迅速分布于心、脑、肾及血液丰富的组织,然后分布至脂肪及肌肉组织。表观分布容积约1 L/kg,心力衰竭时分布容积减低。能透过血脑屏障和胎盘。血浆蛋白结合率约66%,吸烟者结合率比不吸烟者高。$t_{1/2\beta}$(清除半衰期)约100分钟。每次肌内注射后5~10分钟血浆药物浓度达1 mg/L,30分钟达到2.5 mg/L,维持2小时。静脉注射后经45~90秒即起效,持续10~20分钟。治疗血药浓度为1.5~5 μg/ml,中毒血药浓度5 μg/ml以上,持续静脉滴注3~4小时达稳态血药浓度,急性心肌梗死者需8~10小时。本品大部分经肝脏代谢,由微粒体的混合功能氧化酶脱烃基,降解为单乙基甘氨酰二甲苯胺及甘氨酰二甲苯胺,具有药理活性和毒性。由肾脏排泄,10%以原形、58%为代谢物,少量出现在胆汁。

【用法与用量】 缓释滴丸供舌下含化,但资料未得。胶浆:2%胶浆剂成人常用来涂抹于食管、咽喉气管或尿道等导管的外壁;妇女做阴道检查时可用棉签蘸5~7 ml涂于局部;尿道扩张术或膀胱镜检查时用量200~400 mg。注射剂:麻醉用成人常用量:表面麻醉:2%~4%溶液每次不超过100 mg。注射给药时每次量不超过4.5 mg/kg(不用肾上腺素)或每7 mg/kg(用1:200 000浓度的肾上腺素)。骶管阻滞用于分娩镇痛:用1.0%溶液,以200 mg为限。硬脊膜外阻滞:胸腰段用1.5%~2.0%溶液,250~300 mg。浸润麻醉或静脉注射区域阻滞:用0.25%~0.5%溶液,50~300 mg。外周神经阻滞:臂丛(单侧)用1.5%溶液,250~300 mg;牙科用2%溶液,20~100 mg;肋间神经(每支)用1%溶液,30 mg,300 mg为限;宫颈旁浸润用0.5%~1.0%溶液,左右侧各100 mg;椎旁脊神经阻滞(每支)用1.0%溶液,30~50 mg,300 mg为限;阴部神经用0.5%~1.0%溶液,左右侧各100 mg。交感神经节阻滞:颈星状神经用1.0%溶液,50 mg;腰麻用1.0%溶液,50~100 mg。每次限量,不加肾上腺素为200 mg(4 mg/kg),加肾上腺素为300~350 mg(6 mg/kg);静脉注射区域阻滞,极量4 mg/kg;治疗用静脉注射,第1次初量1~2 mg/kg,极量4 mg/kg,成人静脉滴注每分钟以1 mg为限;反复多次给药,间隔时间不得短于45~60分钟。麻醉用小儿常用量:随个体而异,每次给药总量不得超过4.0~4.5 mg/kg,常用0.25%~0.5%溶液,特殊情况才用1.0%溶液。抗心律失常常用量:静脉注射1~1.5 mg/kg(一般用50~100 mg)作首次负荷量静脉注射

2～3分钟，必要时每5分钟后重复静脉注射1～2次，但1小时之内的总量不得超过300 mg。静脉滴注一般以5%葡萄糖注射液配成1～4 mg/ml药液滴注或用输液泵给药。在用负荷量后可继续以每分钟1～4 mg速度静脉滴注维持，或以每分钟0.015～0.03 mg/kg体重速度静脉滴注。老年人、心力衰竭、心源性休克、肝血流量减少、肝或肾功能障碍时应减少用量，以每分钟0.5～1 mg静脉滴注。即可用本品0.1%溶液静脉滴注，每小时不超过100 mg。抗心律失常极量：静脉注射1小时内最大负荷量4.5 mg/kg（或300 mg）。最大维持量为每分钟4 mg。喷射：表面麻醉：2%～4%可作内窥镜检查用，每次2% 10～30 ml，4% 5～15 ml。咽喉、气管用1次最大剂量100～200 mg。

【不良反应与注意事项】 过敏反应，可发生红斑皮疹及血管神经性水肿等；引起嗜睡、感觉异常、肌肉震颤、惊厥、昏迷及呼吸抑制等；眼球震颤是利多卡因毒性的早期信号；可引起低血压及心动过缓，血药浓度过高，可引起心脏停搏、心房传导速度减慢、房室传导阻滞以及抑制心肌收缩力和心输出量下降；本品透过胎盘，且与胎儿蛋白结合高于成人，母亲用药后可导致胎儿心动过缓或过速，亦可导致新生儿高铁血红蛋白血症；其体内代谢较普鲁卡因慢，有蓄积作用，可引起中毒而发生惊厥；用药期间应注意检查血压、血清电解质、血药浓度监测及监测心电图，并备有抢救设备；肝肾功能障碍、肝血流量减低、充血性心力衰竭、严重心肌受损、低血容量及休克等患者慎用。原有室内传导阻滞者禁用或慎用。对有药物过敏史及特异质反应者、严重心脏阻滞、包括Ⅱ或Ⅲ度房室传导阻滞、双束支阻滞、严重窦房节功能障碍禁用。

【制剂与规格】 缓释滴丸：40 mg；胶浆剂：2%；注射剂：5 ml：50 mg、5 ml：100 mg、10 ml：200 mg、20 ml：400 mg；气雾剂：2%、4%。

碳酸利多卡因
Lidocaine Carbonate

【作用与用途】 本品与盐酸利多卡因相比，起效较快，肌肉松弛也较好，表面麻醉作用为盐酸利多卡因的4倍，浸润麻醉和椎管麻醉作用为盐酸利多卡因的2倍，传导麻醉作用为盐酸利多卡因的6倍；毒性与盐酸利多卡因无显著性差异。用于低位硬膜外麻醉、臂丛神经阻滞麻醉、齿槽神经阻滞麻醉。

【体内过程】 本品药动学参数与盐酸利多卡因无显著性差异。本品为CO_2饱和条件下制成的注射液，pH 7.2～7.7，非离子成分较盐酸利多卡因高，其中的CO_2可促进局麻药的弥散与捕获，使组织分布更快且广，致神经组织效应增强，本品注射后通过组织吸收，15分钟内的血药浓度较盐酸利多卡因稍高，药物从局部消除约需2小时，加肾上腺素约可延长至4小时。大部分先经肝微粒酶降解为仍有局麻作用的脱乙基中间代谢物单乙基甘氨酰胺二甲苯，毒性增高，再经酰胺酶水解，经尿排出，少量出现在胆汁中。能透过血脑屏障和胎盘屏障。

【用法与用量】 溶液应澄明，药液宜现用现抽，抽吸时尽量减少空气吸入，药液抽入注射器后直接使用，剩余溶液应弃去。硬膜外阻滞：根据需要阻滞的节段数和患者情况调节用量。成人常用量为10～15 ml。肝、心功能不全者用量酌减；神经干（丛）阻滞：每次15 ml，极量20 ml；齿槽神经阻滞：用量2 ml。

【不良反应与注意事项】 参见盐酸利多卡因。

【制剂与规格】 注射剂：5 ml：86.5 mg、10 ml：173 mg（均按利多卡因计算）。

可卡因

Cocaine

【作用与用途】 可卡因竞争多巴胺能受体，抑制突触多巴受体对5-羟色胺、肾上腺素及去甲肾上腺素的摄取。可卡因还加速神经元间儿茶酚胺的释放，刺激交感神经系统，使心跳加快，生理呈兴奋状态。可卡因可直接作用于血管，产生明显的收缩作用。可卡因影响胎盘前列腺素的生成。它使血栓素（thromboxane）增加，前列环素（prostacyclin）减少，结果使血栓素/前列腺素的比率提高。这可能是可卡因致血管收缩、子宫-胎盘血流减少的主要机制。可卡因在使血管收缩的同时，刺激交感神经系统，从而导致高血压恶化，由此产生一系列心血管及神经系统的毒副作用。用于各种手术的局部麻醉，适用于鼻、咽、耳、尿道、阴道等手术（用5%～10%溶液）。2%～3%溶液点眼用于眼手术。

【体内过程】 可卡因在人体内的半衰期约为30分钟。

【用法与用量】 表面麻醉、喷雾、填塞黏膜表面，配制成1%～10%水溶液。极量1次30 mg。

【不良反应与注意事项】 可卡因是鸦片毒品中仅次于吗啡的主要成分之一，它也被列为国务院规定管制的能够使人形成瘾癖的麻醉药品。从法律角度来讲，可卡因是毒品。因为可卡因具有较好的镇静止咳作用，且成瘾性相对比海洛因、吗啡小，国家允许在严格管制的情况下使用，但仅限于疾病的治疗而不能滥用。可卡因是最强的天然中枢兴奋剂，对中枢神经系统有高度毒性，可刺激大脑皮层，产生兴奋感及视、听、触等幻觉；服用后极短时间即可成瘾，并伴以失眠、食欲不振、恶心及消化系统紊乱症状；精神逐渐衰退，可导致偏执呼吸衰竭而死亡。一剂70 mg的纯可卡因，可以使体重70 kg的人当场丧命。小剂量的可卡因导致的心率是缓慢的，剂量增大后则心率增快，呼吸急促，可出现呕吐、震颤、痉挛、惊厥等现象甚至死亡。青光眼患者禁用。

【制剂与规格】 配制成水溶液。

盐酸丙胺卡因

Prilocainc Hydrochloride

【作用与用途】 参见盐酸利多卡因。用于硬膜外阻滞和浸润等各种手术麻醉。

【体内过程】 参见盐酸利多卡因。

【用法与用量】 局部浸润或相应部位注射。成人剂量:局部浸润0.5%~1.0%;神经阻滞2.0%~3.0%;硬膜外腔阻滞2.0%~3.0%。

【不良反应与注意事项】 1次最大剂量为600 mg。贫血、先天性或自发性变性血红蛋白血症患者禁用,孕妇慎用。

【制剂与规格】 注射剂:400 mg:20 ml。

盐酸甲哌卡因

Mepivacaine Hydrochloride

【作用与用途】 参见盐酸利多卡因。

【体内过程】 参见盐酸利多卡因。

【用法与用量】 局部注射:浸润麻醉,0.25%~0.5%。表面麻醉,1%~2%。硬膜外麻醉,1.5%~2.0%,首次注药量最少5 ml,最多24 ml,一般用量10~15 ml。臂丛神经阻滞,1%,总量为40 ml;1.5%者为30 ml;2%者为20~24 ml。

【不良反应与注意事项】 个别有肌肉抽搐、轻度恶心、呕吐等。逾量有中毒反应。硬膜外腔阻滞时显效5~7分钟,时效90~120分钟。能迅速透过胎盘屏障,不宜用于产科麻醉。可不加肾上腺素,但效能差,时效短。用作局部浸润,1次用量不超过0.4~0.5 g,神经阻滞及硬膜外腔阻滞不超过0.3~0.4 g。避免逾量及误入血液。

【制剂与规格】 注射剂:20 ml:0.2 g、20 ml:0.4 g。

盐酸布比卡因(丁哌卡因)

Bupivacaine Hydrochloride

【作用与用途】 为酰胺类长效局部麻醉药,其麻醉时间比盐酸利多卡因长2~3倍,弥散度与盐酸利多卡因相仿。对循环和呼吸的影响较小,对组织无刺激性,不产生高铁血红蛋白,常用量对心血管功能无影响,用量大时可致血压下降,心率减慢。对β受体有明显的阻断作用。无明显的快速耐受性。母体的血药浓度为胎儿的4倍。用于局部浸润麻醉、外周神经阻滞和椎管内阻滞。

【体内过程】 一般在给药5~10分钟作用开始,15~20分钟达高峰,维持3~6小时或更长时间。本品血浆蛋白结合率约95%。大部分经肝脏代谢后经肾脏排泄,仅约5%以原形随尿排出。

【用法与用量】 注射:臂丛神经阻滞,0.25%溶液,20~30 ml或0.375%,20 ml(50~75 mg)。骶管阻滞,0.25%,15~30 ml(37.5~75.0 mg),或0.5%,15~20 ml(75~100 mg)。硬脊膜外间隙阻滞时,0.25%~0.375%可以镇痛,0.5%可用于一般的腹部手术等。局部浸润,总用量一般以175~200 mg(0.25%,70~80 ml)为限,24小时内分次给药,每日极量400 mg。儿童用0.1%浓度。

交感神经节阻滞的总用量 50～125 mg(0.25%,20～50 ml)。蛛网膜下腔阻滞,常用量 5～15 mg,并加 10% 葡萄糖成高密度液或用脑脊液稀释成近似等密度液。

【不良反应与注意事项】 少数患者可出现头痛、恶心、呕吐、尿潴留及心率减慢等。如果出现严重副反应,可静脉注射麻黄碱或阿托品。过量或误入血管可产生严重的毒性反应,本品毒性较利多卡因大 4 倍,心脏毒性尤应注意,其引起循环衰竭和惊厥比值较小(CC/CNS＝3.7±0.5),心脏毒性症状出现较早,往往循环衰竭与惊厥同时发生,一旦心脏停搏,复苏甚为困难。12 岁以下小儿慎用。本品过敏者禁用。

【制剂与规格】 注射剂:5 ml:12.5 mg、5 ml:25 mg、5 ml:37.5 mg。

罗哌卡因

Ropivacaine

【作用与用途】 本品为长效局部麻醉新药。其结构与丁哌卡因、甲哌卡因相似,但本品完全是左旋型,而丁哌卡因和甲哌卡因为消旋型。许多化合物的各种对映体都具有不同的毒性和不同的持续作用,本品仅为左旋的单一对映体,因此其不良反应比消旋型局麻药小。本品不但有麻醉作用,而且有镇痛作用。本品在高浓度时具有酰胺类局麻药的双向性血管作用。用于外科手术麻醉、助产过程、局部或区域性麻醉,以及急性疼痛或手术后疼痛的治疗。

【体内过程】 本品血浆浓度与剂量、用药途径及注射部位的血管分布状态有关,呈线性药代动力学。静脉输注本品 50 mg,持续 15 分钟以上时平均最大血药浓度(C_{max})为 1.5 mg/L。未结合的药物(6%)的平均分布容量为 742 L,血浆清除率为 0.5 L/h,终末消除半衰期为 1.85 小时。施行矫形外科手术患者分别给予硬膜外注射本品 100、150、200 mg,达 C_{max} 值的时间 t_{max} 为 96 分钟(100 mg)、40 分钟(150 或 200 mg),它们的 C_{max} 分别为 0.53、1.07、1.53 mg/L。本品以双相式吸收,吸收完全。

【用法与用量】 用于外科手术麻醉时,建议本品硬膜外用药的剂量为 113～200 mg,以改变注射液的浓度或容量达到调整剂量。用于术后镇痛时本品用药剂量:硬膜外静脉推注 20～40 mg,间隔时间≥30 分钟后方可增加剂量(至多为 20～30 mg);或者连续硬膜外输注本品 2 mg/ml,输注速率为 6～14 ml/h(腰)或 4～8 ml/h(胸)。

【不良反应与注意事项】 参见盐酸利多卡因。

【制剂与规格】 注射剂:含罗哌卡因盐酸盐 2 mg、7.5 mg、10 mg/ml,安瓿装:2 mg/ml、5 mg/ml、10 mg/ml;袋装:2 mg/ml、5×100 ml 或 5×200 ml。

盐酸左布比卡因

Levobupivacaine Hydrochloride

【作用与用途】 左布比卡因是酰胺类局部麻醉药。局部麻醉药通过增加神经电刺激的阈值、减慢神经刺激的传播和减少动作电位的升高率来阻滞神经刺激的产生和传导。通常,麻醉的进行与神经纤维的直径、髓鞘形成和传导速度有关。临床上,神经功能的丧失顺序为:痛觉,温觉,触觉,本体感受和位置觉,骨骼肌强度。主要用于外科硬膜外阻滞麻醉。

【体内过程】 硬膜外给药后约30分钟血药浓度达峰值,剂量为150 mg时平均 C_{max} 达到1.2 μg/ml,本品在血药浓度为0.1～1 μg/ml时,约有97%与血浆蛋白结合,在0.01～0.1 μg/ml与人的血细胞结合为0%～2%,在血药浓度为10 μg/ml时与血细胞结合增加到32%。静脉给药后,左布比卡因分布容积为67 L。左布比卡因在肝脏代谢降解,在尿、便中难以查到原形药物。在体内的生物半衰期为3.3小时,血浆清除率为39 L/h,血浆消除半衰期为1.3小时。

【用法与用量】 成人用于神经阻滞或浸润麻醉,1次最大剂量是150 mg。药液浓度配制为:外科硬膜外阻滞:0.5%～0.75%,10～20 ml,50～150 mg,中度至全部运动阻滞。

【不良反应与注意事项】 低血压、恶心、术后疼痛、发热、呕吐、贫血、瘙痒、疼痛、头痛、便秘、眩晕、胎儿窘迫等,偶见哮喘、水肿、少动症、不随意肌收缩、痉挛、震颤、晕厥、心律失常、期外收缩、房颤、心搏停止、肠梗阻、胆红素升高、意识模糊、窒息、支气管痉挛、呼吸困难、肺水肿、呼吸功能不全、多汗、皮肤变色等。不用于产科子宫旁组织的阻滞麻醉,本品不用于12岁以下小儿。本品不用于蛛网膜下腔阻滞。肝、肾功能严重不全,低蛋白血症,对本品过敏患者或对酰胺类局麻药过敏者禁用。

【制剂与规格】 注射剂:5 ml:37.5 mg。

(四)骨骼肌松弛药

氯化琥珀胆碱

Suxamethonium Chloride

【作用与用途】 本品与烟碱样受体结合后,产生稳定的除极作用,引起骨骼肌松弛,进入体内能迅速被血中假性胆碱酯酶水解,其中间代谢物琥珀酰单胆碱肌松作用很弱。本品静脉注射后先引起短暂的肌束震颤,从眉际和上眼睑等小肌开始,至肩胛和胸大肌、上下肢,肌松作用60～90秒起效,维持10分钟左右。重复静脉注射或持续滴注可使作用延长。本品为除极型骨骼肌松弛药,可用于全身麻醉时气管插管和术中维持肌松。

【体内过程】 本品静脉注射后,即为血液和肝中的丁酰胆碱酯酶(假性胆碱酯酶)水解,先分解成琥珀酰单胆碱,再缓缓分解为琥珀酸和胆碱,成为无肌松作用的代谢物,只有10%～15%的药量到达作用部位。约2%以原形,其余以代谢物的形式从尿液中排泄。血浓度半衰期为2～4分钟。

【用法与用量】 注射:本品必须在具备辅助或控制呼吸的条件下使用:气管插管时,1～1.5 mg/kg,最高2 mg/kg;小儿1～2 mg/kg,用0.9%氯化钠注射液稀释到每毫升含10 mg,静脉或深部肌内注射，肌内注射每次不可超过150 mg。维持肌松：每次150 ~ 300 mg溶于500 ml 5% ~10%葡萄糖注射液或1%盐酸普鲁卡因注射液混合溶液中静脉滴注。

【不良反应与注意事项】 大剂量时可引起呼吸麻痹，故使用以前必须先备好人工呼吸设备及其他抢救器材。忌与硫喷妥钠配伍。呼吸麻痹时，不能用新斯的明对抗。使用本品后常有术后疼痛和肩部、肋下、颈部和背部肌肉僵硬，特别是在20 ~50岁的患者中。约40%的青春期前儿童可出现肌红蛋白尿。

【制剂与规格】 注射剂：1 ml：50 mg、2 ml：100 mg。

氨酰胆碱
Hexcarbacholine

【作用与用途】 本品用于手术麻醉时松弛肌肉用。作用较持久，可维持40 ~60分钟，适用于长时间的手术麻醉。

【体内过程】 为长效除极肌松药，无针对性拮抗药。肌松效能比琥珀胆碱强10倍多，在体内不代谢，均以原形经肾脏随尿排出，此药有不同程度的琥珀胆碱的缺点。自发呼吸消失，1小时左右肌张虽即开始出现，但需4 ~6小时后才完全恢复，更应注意术后通气不足和呼吸停止。本品唯一优点是肌松程度稳定、持久，手术中一般只需重复给药1次，很少有超过3次者。

【用法与用量】 静脉注射：1次量2 ~4 mg（极量为8 mg。重复应用时，一般每千克体重不宜超过40 μg）。

【不良反应与注意事项】 肾功能不全患者及孕妇分娩前禁用；能使眼压暂时性增高，故不宜用于眼内手术；青光眼患者慎用；与氯丙嗪类或六甲溴铵等合用时，要减量；麻醉结束后，常发生通气不足，故手术结束前1小时不宜再用；中毒时，先用阿托品（静脉注射0.5 ~1 mg），再给新斯的明（静脉注射1 ~2.5 mg）。

【制剂与规格】 注射剂：4 mg：2 ml、8 mg：2 ml。

氯化筒箭毒碱
Tubocurarine Chloride

【作用与用途】 本品为竞争性烟碱样受体阻断剂，能与运动终板上的烟碱样受体结合，阻止乙酰胆碱对运动终板膜所起的除极作用，使骨骼肌松弛，由眼部开始，继之肢体、颈部、躯干，最后肋间肌松弛，出现腹式呼吸，剂量过大则抑制膈肌，使膈肌全部麻痹而死亡。对神经节及肾上腺髓质有一定的阻断作用，引起血压下降和心率减慢。静脉注射过快，可引起组胺释放，产生血压下降、支气管痉挛、支气管腺体及唾液腺分泌增多。本品可使凝血功能减退。本品为除极型肌松药，用于麻醉中维持较长时间（ >30分钟）的肌松。用于电休克的对症处理；小剂量用于确诊重症肌无力。

【体内过程】 静脉注射后2分钟出现肌松作用，4分钟达高峰，作用时间可维持40 ~60分钟，肾功能不全者作用时间延长。单一剂量作用的消失，主要是由于药物在体内再分布，重复用药应减量，以免产生蓄积作用。静脉给药后，30% ~50% 的药物与血浆蛋白结合，大部分以原形、其余以代谢物随尿排出，3 小时内排出 30% ~40%，24 小时约排出 75%；部分由胆汁排泄，本品不透过血脑屏障。

【用法与用量】 成人常用量：手术中维持肌松，先静脉注射 10 ~15 mg（0.2 ~0.3 mg/kg），药效持续 60 ~100 分钟，以后每隔 60 ~90 分钟追加 5 ~10 mg；电休克，按体重 0.15 mg/kg，30 ~90 秒钟内静脉注射，即可控制肌强直，一般先静脉注射 3 mg，观察反应后，再决定进一步用量。小儿用量：静脉注射 0.25 ~0.5 mg/kg，维持量为初量的 1/6 ~1/5。

【不良反应与注意事项】 主要为心率加快，支气管痉挛。大剂量可引起血压下降和循环虚脱。应静脉缓慢注射，禁用于重症肌无力、支气管哮喘患者。有过敏史者慎用。

【制剂与规格】 注射剂：1 ml：10 mg。

泮库溴铵

Pancuronium Bromide

【作用与用途】 本品为类固醇铵类中长时间显效的非除极型肌肉松弛药，能与递质乙酰胆碱竞争神经肌肉接头的 N_2 胆碱受体，从而产生骨骼肌的松弛，强度为氯化筒箭毒碱的 5 ~7 倍，时效较之为短或与之近似。由于抗迷走神经作用及儿茶酚胺释放作用，用药后有轻度心率加快，外周阻力增加与血压升高。临床剂量无神经节阻断作用，组胺释放作用较弱，不引起低血压。能解除肌肉成束收缩、强直、阵挛或惊厥，便于机械通气管理。可用于剖腹产，透过胎盘量少，不影响新生儿的 Apgar 评分、肌肉张力及心肺适应性。用于气管插管、术中肌肉松弛维持。

【体内过程】 静脉注射后 4 ~6 分钟起效，维持临床肌松时间约 120 分钟。血浆蛋白结合率约 10%。约 20% 经肝脏降解，其代谢物为 3-OH、17-OH 和 3，17-OH 衍生物，无明显的神经肌肉阻断作用。主要由肾脏排泄，40% ~50% 以原形由尿中排出，泮库溴铵及代谢物的 40% 由胆汁排泄。$t_{1/2\beta}$（消除半衰期）为 107 分钟，肝、肾功能不全者，其消除时间延长。

【用法与用量】 成人常用量：气管插管时肌松，0.08 ~0.10 mg/kg，3 ~5 分钟内可做气管插管；琥珀酰胆碱插管后（琥珀酰胆碱的临床作用消失后）及手术之初剂量 0.06 ~0.08 mg/kg；肌肉松弛维持剂量 0.02 ~0.03 mg/kg。临床研究显示，儿童所需剂量与成人剂量相当，4 周以内新生儿对非除极阻断剂特别敏感，剂量应降低，建议先试用初剂量 0.01 ~0.02 mg/kg，而后依情况而定。用法：泮库溴铵注射液仅供静脉注射用；可用 0.9% 氯化钠注射液、5% 葡萄糖注射液、乳酸盐林格液稀释或混合；本品用量与个体差异、麻醉方法、手术持续时间及同其他药物的相互作用有关；为控制神经肌肉阻断作用和恢复,建议使用外周神经刺激器;肥胖患者应考虑身体净重而酌减剂量;由于吸入性麻醉剂会增强本品作用,当使用这类麻醉剂时,应减少本品用量;本品不能与其他药物或溶液混合使用。泮库溴铵注射液打开后应及时使用,使用后的剩余药液应该丢弃。

【不良反应与注意事项】 有轻度解迷走神经作用及儿茶酚胺释放作用,可引起剂量相关的心率增快、血压升高。对本品及溴离子过敏史者、严重肝肾功能不全和重症肌无力患者禁用;高血压、心动过速及心肌缺血时应避免使用。

【制剂与规格】 注射剂:2 ml:4 mg、5 ml:10 mg、10 ml:10 mg。

维库溴铵

Vecuronim Bromide

【作用与用途】 本品为单季铵类固醇类中效非除极肌松药,结构与泮库溴铵相似,通过与乙酰胆碱竞争位于横纹肌运动终板的烟碱样受体而阻断神经末梢与横纹肌之间的传导。与除极神经肌肉阻断药,如琥珀酰胆碱不同,本品不引起肌纤维成束颤动。静脉注射 0.08 ~ 0.1 mg/kg 1 分钟内显效,3 ~ 5 分钟达高峰,维持时间30 ~ 90 分钟。肌松效能较氯化筒箭毒碱强 3 倍;无阻断迷走神经作用,由于维库溴铵不引起心率增快,故适用于心肌缺血及心脏病患者,但应用兴奋迷走神经药及 β 受体阻断剂容易产生心动过缓。本品组胺释放作用弱,也有支气管痉挛及变态反应,但很少见。本品不通过胎盘。主要作为全麻辅助用药,用于全麻时的气管插管及手术中的肌肉松弛。

【体内过程】 静脉注射后体内迅速分布,主要分布于细胞外液,$t_{1/2\alpha}$(分布半衰期)大约 2 分钟。主要经肝脏代谢为 3-羟基衍生物约 5%,保留部分活性约为原形药物的 50%,药物原形和代谢物主要由胆汁排泄。40% ~ 80% 以单季铵形式经胆汁排泄,15% ~ 30% 经肾排泄。$t_{1/2\beta}$(消除半衰期)30 ~ 80 分钟。肾功能衰竭时可通过肝脏消除来代偿。心血管疾病、高龄、水肿等导致分布容量增加,均可延长起效时间。

【用法与用量】 本品仅供静脉注射或静脉滴注,不可肌内注射。成人常用量:气管插管时用量 0.08 ~ 0.12 mg/kg,3 分钟内达插管状态;肌肉松弛维持在神经安定镇痛麻醉时为 0.05 mg/kg,吸入麻醉为 0.03 mg/kg。最好在颤搐高度恢复到对照值的 25% 时再追加维持剂量。1 岁以下婴儿对本品较敏感,应试小量,肌张恢复所需时间比成人长1.5 倍。特别是对 4 个月以内婴儿,首次剂量 0.01 ~ 0.02 mg/kg 即可。如颤搐反应未抑制到 90% ~ 95%,可再追加剂量。

【不良反应与注意事项】 不良反应较轻,肝硬化、胆汁淤积或严重肾功不全者可延长肌松持续时间和恢复时间,应慎用;哺乳期妇女慎用;对维库溴铵或溴离子有过敏史者禁用。

【制剂与规格】 注射剂：2 mg、4 mg、10 mg。

苯磺阿曲库铵
Atracurium Besilate

【作用与用途】 系对称的双季铵酯，为中时效非除极型肌松药，起效快。作为麻醉辅助药，适用于需短时肌松的气管内插管及胸腹部手术等。静脉注射后1～2分钟显效，3～5分钟肌松作用达高峰，作用时间可维持15分钟。常用剂量不影响心、肝、肾功能，亦无明显的神经节阻断作用，不产生心动过缓等迷走神经兴奋的症状，组胺释放的作用较小，为氯化筒箭毒碱的1/3，故临床剂量引起低血压机会少。大剂量快速注射(1 mg/kg)可引起心动过速、组胺释放引起低血压，还可引起支气管痉挛。本品可代替琥珀酰胆碱进行气管内插管术，作为肌松维持以便于机械通气。本品最适用于肝肾功能不全、黄疸患者，嗜铬细胞瘤手术和门诊手术。

【体内过程】 其消除途径是通过Hoffman降解(约占45%，Hoffman降解是在生理pH及温度下季铵类自发水解而消除)和被血浆中丁酰胆碱酯酶(假性胆碱酯酶)水解，代谢物无活性。本品与血浆蛋白结合率约为80%。主要代谢物从尿液及胆汁中排泄，半衰期约20分钟。本品消除的两种途径皆不依赖于肝肾功能，故适用于肝肾功能不全者。

【用法与用量】 气管插管剂量：0.4～0.5 mg/kg，术中肌肉松弛维持剂量0.07～0.1 mg/kg；吸入麻醉药对其增强作用较小，肌肉松弛维持剂量基本不变。

【不良反应与注意事项】 大剂量快速静脉注射，可引起低血压和心动过速，以及支气管痉挛。某些过敏体质的患者可能有组胺释放，引起一过性皮肤潮红。本品只可静脉注射，肌内注射可引起肌肉组织坏死。用于危重患者抢救，保持轻度肌松，配合呼吸机治疗，但持续时间不宜超过1周。患神经肌肉疾病、严重电解质紊乱慎用。本品须冷藏，以免发生Hoffman降解。对本品过敏患者禁用。孕妇慎用。

【制剂与规格】 注射剂：2.5 ml∶25 mg、5 ml∶50 mg。

罗库溴铵
Rocurinium Bromide

【作用与用途】 是一个非除极神经肌肉阻滞剂，结构上与Vecuronium和潘侃朗宁(Pancuronium)相似。与其他非除极药物一样，它竞争性地与运动神经末梢突触上的胆碱能受体结合，以拮抗乙酰胆碱的作用。非除极神经肌肉阻断剂比琥珀酰胆碱安全，但起效慢，作用时间长，在某些应用方面存在着缺点。罗库溴铵作用快，并存在剂量依赖性。在非除极神经肌肉阻断剂中，本品起效最快，一般在静脉注射60秒钟后就能为插管提供极好的条件。这种起效时间与琥珀酰胆碱相似或稍长一些，但是比Vecuronium、卡肌宁(Tracrium)和米库氯铵

(Mivacron)快2倍。作为全身麻醉的辅助剂进行常规的气管内插管,并使骨骼肌在手术或机械呼吸时放松,以便于手术操作及提高机体的气体交换。适用于全身麻醉、使骨骼肌松弛和气管内插管。

【体内过程】 稳态分布容积235~320 ml/kg,清除率2.4~3.0 ml/(kg·min),消除半衰期100~170分钟。25%罗库溴铵与白蛋白结合。主要经肝代谢,胆管排除。仅9%经肾脏排除。临床剂量不引起组胺释放,对心率和血压无明显影响。虽起效时间短,但作用时间仍嫌过长,难以替代琥珀胆碱,用于插管困难患者。

【用法与用量】 本品是静脉给药,对于气管插管的起始剂量是0.6 mg/kg。可插管的神经肌阻断时间为0.4~6分钟,平均为1分钟。按0.6~1.2 mg/kg的剂量给药,在2分钟内,就会为插管提供极好或较好的条件。本品的临床维持剂量为0.1 mg/kg、0.15 mg/kg和0.2 mg/kg。从给予插管剂量,患者自发呼吸恢复后,方可开始使用0.01~0.012 mg/(kg·min)的滴注量给药。本品的给药要个体化,在临床试验中,滴注的速度范围是0.004~0.016 mg/(kg·min)。每个患者给药剂量要考虑到手术持续时间和其他药物的相互作用以及患者的状况,并对其进行适当的神经肌监测。成年人不管手术长短都可采用0.6 mg/kg的剂量。如果是持续滴注,先给予0.6 mg/kg,然后按0.3~0.6 mg/(kg·h)的速度给药以维持神经肌阻断作用,但要对阻断进行监测。儿童在氟烷麻醉的情况下与成年人一样敏感,但起效快。老年人对本品的敏感性与成年人相似,但作用的持续时间长。

【不良反应与注意事项】 本品可能会引起肺高压,心脏瓣膜病的患者要谨慎。另外有神经肌疾病和应用其他延长神经肌肉阻断作用药物的患者也要慎用。有肝脏疾病的患者要慎用。如果使用过量,患者须进行人工呼吸直至正常的神经肌功能恢复。本品呈酸性不能和碱性溶液相混(例如,巴比妥液)于同一注射器中,也不能在静脉滴注时通过同一导管同时滴注。只有在必须使用的情况下才对孕妇和哺乳期妇女使用。对本品过敏者禁用。

【制剂与规格】 注射剂:50 mg:5 ml、100 mg:10 ml。

米库氯铵(美维松)
Mivacurium Chloride

【作用与用途】 为人工合成的高度选择性短效非除极肌松药。其具有作用起效较快(约2分钟)、持续时间短(20~30分钟)、恢复迅速、无蓄积作用以及对自主神经与心血管的不良反应少等优点。本品静脉注射后血中浓度迅速上升,主要由血浆假性胆碱酯酶水解灭活,血浆中的其他酯酶和肝脏也可能参与代谢。无活性的代谢产物主要通过肾脏排泄。适用于全麻诱导气管内插管和维持术中肌松;也适用于ICU需用呼吸机时出现呼吸对抗者;还适用于短小手术及内窥镜检查。

【体内过程】 静脉注射,起效时间是 1.6 ~ 1.9 分钟,作用时间 14 分钟,是阿曲库铵的 1/3,维库溴铵的 1/2。消除半衰期 2 ~ 3 分钟,消除不直接依赖肝和肾功能,仅少量经肾和肝消除,主要由血浆胆碱酯酶水解,其水解速度相当于琥珀胆碱的 88%。可作为琥珀胆碱的替代药。

【用法与用量】 全麻诱导辅助气管内插管:静脉注射 0.15 ~ 0.20 mg/kg;全麻或 ICU 需维持肌松:每隔 15 ~ 20 分钟静脉注射初始量的 1/3 ~ 1/2,或静脉滴注每分钟 6.3 ~ 8.3 μg/kg;小手术或内窥镜检查:单次静脉注射 0.15 ~ 0.20 mg/kg。

【不良反应与注意事项】 剂量过大或静脉注射过快可有一过性低血压、颜面和躯干潮红等。肥胖、肝肾功能不全及过敏体质者应注意给药剂量个体化,最好能在神经肌肉传导功能监测下用药;用于短小手术或内窥镜检查时,必须预先给纯氧,并具备控制呼吸的设备;肝肾功能减退、血浆假性胆碱酯酶活性降低的患者肌松作用时间与恢复时间延长;抗胆碱酯酶药可抑制血浆假性胆碱酯酶,从而可能影响肌松恢复;异氟醚和安氟醚可加强本品的肌松作用,单胺氧化酶抑制剂、抗有丝分裂药物、有机磷酸酯和某些激素可通过降低胆碱酯酶活性而延长本品的肌松作用时间。

【制剂与规格】 注射剂:10 mg:2 ml。

哌库溴铵
Pipecuronium Bromide

【作用与用途】 非除极型神经肌肉阻断剂,与除极神经肌肉阻断剂如琥珀胆碱不同,哌库溴铵不会引起肌颤,无激素活性,既无神经节阻断作用,也无抗迷走神经作用和拟交感神经活性,剂量为 0.05 mg/kg 时足以为大量平均时间 40 ~ 50 分钟的外科手术提供充分的肌松作用。从给药到出现最大神经肌肉阻断作用的时间(起效时间)取决于给药剂量范围,从 1.5 ~5 分钟。当剂量达到 0.07 ~ 0.08 mg/kg时,起效时间最短。进一步加大剂量不能缩短起效时间,却能明显延长作用时间。主要用于全身麻醉过程中的肌肉松弛,多用于时间较长的手术(20 ~ 30 分钟以上)的麻醉。

【体内过程】 稳态分布容积为(3 000 ± 78) ml/kg,哌库溴铵的消除半衰期平均为(121 ± 45)分钟,血浆清除率为(2.4 ± 0.5) ml/(min · kg);在采取神经麻醉时这些数值分别为 7.6,353,161 和 1.8。在体内,哌库溴铵主要以哌库溴铵原形通过肾脏排泄。维持剂量在 0.01 ~ 0.02 mg/kg,当按 25% 的恢复控制肌颤程度重复给予维持剂量,其蓄积作用可以忽略不计或无蓄积作用。

【用法与用量】 静脉注射:一般剂量是 0.04 ~ 0.05 mg/kg,给药后 2 ~ 3 分钟后行插管法。重复给药时每次给首剂的 1/4,最高勿超过 1/2。

【不良反应与注意事项】 本品无

心血管方面的不良反应,也不会导致组胺的释放。本品与多数抗生素无相互作用,故可同时给药。肾功能衰竭慎用。

【制剂与规格】 注射剂:4 mg:2 ml。

多库氯铵

Doxacurium Chloride

【作用与用途】 本品为长效非除极型神经肌肉阻滞剂,为非除极肌松药作用最强的一种,较泮库溴铵作用强2~3倍。对人无心血管作用,肌肉松弛作用容易被逆转。适合于长时间手术或人工通气以及心肌缺血性疾病患者。

【体内过程】 多库氯铵于1991年在美国首次上市。在体内不代谢,主要经肾排泄,极小量随胆汁排出,因此肾功能衰竭明显延长其作用。

【用法与用量】 静脉给药,推荐初始剂量为0.05 mg/kg。

【制剂与规格】 注射剂:1 mg/ml(5 ml)。

弛肌碘

Gallamine Triethiodide

【作用与用途】 用于全身麻醉时使肌肉松弛;用于气管内插管和支气管镜检查;用于肌无力的诊断、重度声门痉挛及破伤风痉挛等。

【用法与用量】 静注:1 mg/kg,隔30~50分钟后根据手术时间长短与肌肉松弛程度的需要,可再行补充0.5~1 mg/kg。

【不良反应与注意事项】 重症无肌力、高血压、心肾机能不全病人忌用。抗胆碱药可对抗其肌肉松弛作用。有心率增加、轻度血压上升反应。

【制剂与规格】 针剂,每支装40 mg(2 ml)。

盐酸乙哌立松(妙纳)

Eperisone Hydrochloride

【作用与用途】 本品为中枢性骨骼肌松弛剂,用于改善颈肩臂综合征、肩周炎、腰痛症等疾病的肌紧张状态。治疗脑血管障碍、痉挛性脊髓麻痹、颈部脊椎症、手术后遗症(包括脑、脊髓肿瘤)、外伤后遗症(脊髓损伤、头部外伤)、肌萎缩性侧索硬化症、婴儿大脑性轻瘫、脊髓小脑变性症、脊髓血管障碍、亚急性脊髓神经病(SMON)及其他脑脊髓疾病等引起的痉挛性麻痹。

【体内过程】 成人本品150 mg,连续14天,血浆最高浓度到达时间为1.6~1.9小时,最高浓度为7.5~7.9 ng/ml,半衰期为1.6~1.8小时,血浆中浓度曲线下面积(AUC)为19.7~21.1 ng·h/ml。

【用法与用量】 成人一次50 mg,每日3次,饭后口服。

【不良反应和注意事项】 本品不良反应有:休克、贫血、皮疹、困倦、失眠、头痛、恶心、呕吐、食欲不振、腹痛、腹泻、便秘。肝功能异常者慎用,对本品过敏者禁用。服用本品期间禁止驾驶和操作机器。

【制剂与规格】 片剂:50 mg。

镇痛药

吗啡
Morphine

【作用与用途】 本品为纯粹的阿片受体激动剂,有强大的镇痛作用,同时也有明显的镇静作用,并有镇咳作用(因其可致成瘾而不用于临床)。对呼吸中枢有抑制作用,使其对二氧化碳张力的反应性降低,过量可致呼吸衰竭而死亡。本品兴奋平滑肌,增加肠道平滑肌张力引起便秘,并使胆管、输尿管、支气管平滑肌张力增加。适用于其他镇痛药无效的急性剧痛,如严重创伤、战伤、烧伤、晚期癌症等疼痛。心肌梗死而血压尚正常者,应用本品可使患者镇静,并减轻心脏负担。应用于心源性哮喘可使肺水肿症状暂时有所缓解。麻醉和手术前给药可使患者宁静地进入嗜睡。因本品对平滑肌的兴奋作用较强,故不能单独用于内脏绞痛(如胆、肾绞痛等),而应与阿托品等有效的解痉药合用。

【体内过程】 本品口服易吸收,皮下、肌内注射均快。吸收后可分布至肺、肝、脾、肾等各组织,经过肝脏时可迅速为肝微粒体酶代谢,故血药浓度不高。吸收后成人中仅有少量吗啡透过血、脑脊液屏障,但已能产生高效的镇痛作用。可通过胎盘到达胎儿体内。表观分布容积为3.2~3.4 L/kg,消除 $t_{1/2\beta}$ 1.7~3小时,蛋白结合率26%~36%。1次给药镇痛作用维持4~6小时。缓释片和控释片血药浓度达峰时间较长,一般为服药后2~3小时,峰浓度也稍低,消除半衰期为3.5~5小时。本品在达到稳态时血药浓度的波动较小,主要用于晚期癌症病人镇痛。皮下和肌内注射每次给药镇痛作用维持4~6小时。本品主要在肝脏代谢,60%~70%在肝内与葡萄糖醛酸结合,10%脱甲基成为去甲基吗啡,20%为游离型。主要经肾脏排出,少量经胆汁和乳汁排出。

【用法与用量】 口服:片剂常用量:每次5~15 mg。每日15~60 mg。极量:1次30 mg,每日100 mg。对于重度癌痛患者,应按时口服,个体化给药,逐渐增量,以充分缓解癌痛。首次剂量范围可较大,每日3~6次,临睡前1次剂量可加倍。缓释片和控释片必须整片吞服,不可截开或嚼碎。成人每隔12小时按时服用,每次用量应根据疼痛的严重程度、年龄及服用镇痛药史决定用药剂量,个体间可存在较大差异。最初应用本品者,宜从每12小时服用10 mg或20 mg开始,根据镇痛效果调整剂量,达到缓解疼痛的目的。注射:皮下注射,成人常用量:1次5~15 mg,每日15~40 mg;极量:1次20 mg,每日60 mg。静脉注射,成人镇痛时常用量5~10 mg;用作静脉全麻按体重不得超过1 mg/kg,不够时加用作用时效短的本类镇痛药,以免苏醒迟延,术后发生血压下降和长时间呼吸抑制。手术后镇痛注入硬膜外间隙,成人自腰脊部位注入,1 次极限 5 mg,胸脊部位应减为 2 ~ 3 mg,按一定的间隔可重复给药多次。注入蛛网膜下腔,1 次 0.1 ~ 0.3 mg。原则上不再重复给药。对于重度癌痛患者,首次剂量范围较大,每日 3 ~ 6 次,以预防癌痛发生及充分缓解癌痛。

【不良反应与注意事项】 连续使用可成瘾,需慎用。婴儿及哺乳妇女忌用,临产妇女禁用(因可经乳腺排出及分布至胎盘,抑制新生儿及婴儿呼吸)。可引起眩晕、呕吐及便秘等不良反应。慢性阻塞性肺疾患、支气管哮喘、肺源性心脏病禁用;急性左心衰竭晚期并出现呼吸衰竭时忌用。颅内高压、颅脑损伤等患者禁用。肝功能减退者忌用。胆绞痛、肾绞痛需与阿托品合用,单用本品反而加剧疼痛。在疼痛原因未明确前,忌用本品,以防掩盖症状,贻误诊治。对呼吸抑制的程度与使用吗啡的剂量平行,过大剂量可致急性吗啡中毒,患者出现昏睡、呼吸减慢、瞳孔缩小针尖样,进而可致呼吸麻痹而死亡。

【制剂与规格】 片剂:5 mg、10 mg;缓释片、控释片:10 mg、30 mg、60 mg;注射剂:0.5 ml:5 mg、1 ml:10 mg。

盐酸哌替啶

Pethidine Hydrochloride

【作用与用途】 作用及机制与吗啡相似,亦为阿片受体激动剂。镇痛作用相当于吗啡的 1/10 ~ 1/8,持续时间 2 ~ 4 小时。增加胆管、支气管平滑肌张力的作用较弱,能使胆总管括约肌痉挛。对呼吸有抑制作用。镇静、镇咳作用较弱。能增强巴比妥类的催眠作用。用于各种剧痛的止痛,如创伤、烧伤、烫伤、术后疼痛等,心源性哮喘,麻醉前给药,内脏剧烈绞痛(胆绞痛、肾绞痛需与阿托品合用);与氯丙嗪、异丙嗪等合用进行人工冬眠。

【体内过程】 本品口服或注射给药均可吸收,口服时约有 50% 首先经肝脏代谢,故血药浓度较低。常用的肌内注射发挥作用较快,10 分钟出现镇痛作用,持续 2 ~ 4 小时。血药浓度达峰时间 1 ~ 2 小时,可出现两个峰值。蛋白结合率 40% ~ 60%。主要经肝脏代谢成哌替啶酸、去甲哌替啶和去甲哌替啶酸水解物,然后与葡萄糖醛酸形成结合型或游离型经肾脏排出,尿液 pH 值酸度大时,随尿排出的原形药和去甲基衍生物有明显增加。消除 $t_{1/2}$ 3 ~ 4 小时,肝功能不全时增至 7 小时以上。本品可通过胎盘屏障,少量经乳汁排出。代谢物去甲哌替啶有中枢兴奋作用,因此,根据给药途径的不同及药物代谢的快慢情况,中毒患者可出现抑制或兴奋现象。

【用法与用量】 口服:每次 50 ~ 100 mg。极量:每次 150 mg,每日 600 mg。镇痛:成人肌内注射常用量:每次 25 ~ 100 mg,每日 100 ~ 400 mg;极量:每次 150 mg,每日 600 mg。静脉注射成人每次按体重以 0.3 mg/kg 为限。分娩镇痛:阵痛开始时肌内注射,常用量:25 ~ 50 mg,每4 ~ 6 小时按需重复;极量:每次量以 50 ~ 100 mg 为限。麻醉前用药:30 ~ 60 分钟前按体重肌内注射 1.0 ~ 2.0 mg/kg。麻醉维持中,按体重1.2 mg/kg计算 60 ~ 90 分钟总用量,配成稀释液,成人一般以每分钟静脉滴注 1 mg,小儿滴速相应减慢。手术后镇痛:硬膜外间隙注药,24 小时总用量按体重 2.1 ~ 2.5 mg/kg为限。晚期癌症患者解除中重度疼痛:因个体化给药,剂量可较常规为大,应逐渐增加剂量,直至疼痛满意缓解,但不提倡使用。皮下注射或肌内注射:每次 25 ~ 100 mg,极量:每次 150 mg,每日600 mg。2 次用药间隔不宜少于 4 小时。

【不良反应与注意事项】 成瘾性比吗啡轻,但连续应用亦会成瘾;不良反应有头昏、头痛、出汗、口干、恶心、呕吐等。过量可致瞳孔散大、惊厥、幻觉、心动过速、血压下降、呼吸抑制、昏迷等;不宜皮下注射,儿童慎用,1 岁以内小儿一般不应静脉注射本品或行人工冬眠;不宜与异丙嗪多次合用;其他注意事项及禁忌证同吗啡。

【制剂与规格】 片剂:25 mg、50 mg;注射剂:1 ml:50 mg、2 ml:100 mg。

枸橼酸芬太尼
Fentanyl Citrate

【作用与用途】 芬太尼镇痛作用为吗啡的 80 ~ 100 倍,作用迅速,但维持时间短,1 次肌内注射 0.1 mg,15 分钟起效,维持 1 ~ 2 小时,称为短效镇痛剂。用于各种剧烈疼痛。与全身麻醉药或局部麻醉药合用,可减少麻醉药的用量。适用于各种疼痛及外科、妇科等手术后和手术过程中的镇痛;也用于防止或减轻手术后出现的谵妄;还可与麻醉药合用,作为麻醉辅助用药;与氟哌啶配伍制成"安定镇痛剂",用于大面积换药及进行小手术。还可用于外科麻醉的诱导,而且可在经过选择的患者作为单一麻醉药同氧气、肌肉松弛药合用,以进行心血管、神经外科或骨科的手术。

【体内过程】 本品为高亲脂性药物,极易透过血脑屏障,又很快从大脑分布到脂肪和肌肉中,当血浆药物浓度明显降低时,其又会从脂肪和肌肉中重新释放入血。在肝代谢,最终代谢物无活性,随尿液和胆汁排出,以原形由尿排出很少,低于5%。

【用法与用量】 麻醉前给药:0.05 ~ 0.1 mg,于术前 30 ~ 60 分钟肌内注射。诱导麻醉:静脉注射 0.05 ~ 0.1 mg,间隔 2 ~ 3 分钟重复注射,直至达到要求;危重患者、年幼及年老患者的用量减小至 0.025 ~ 0.05 mg。维持麻醉:当患者出现苏醒时,静脉注射或肌内注射 0.025 ~ 0.05 mg。一般镇痛及术后镇痛:肌内注射 0.05 ~ 0.1 mg,可控制术后疼痛、烦躁和呼吸急迫,必要时可于 1 ~ 2 小时后重复给药。

【不良反应与注意事项】 静脉注射时,可能会引起胸壁肌肉强直,静脉注射太快时,还能出现呼吸抑制;个别病例可能会出现恶心和呕吐;还可引起视觉模糊、发痒和欣快感。孕妇、心律失常患者慎用;支气管哮喘、呼吸抑制、对本品特别敏感的患者以及重症肌无力患者禁用。有弱的成瘾性，应警惕。芬太尼有一种很少见的迟发效应，发生在术后2～6小时：其特点是肌肉僵直，胸壁顺应性下降，通气减弱而导致酸中毒、低血压及呼吸停止等。

【制剂与规格】 注射液：1 ml：0.05 mg、2 ml：0.1 mg（均以芬太尼计）。

枸橼酸舒芬太尼 Sufentanil Citrate

【作用与用途】 用作麻醉辅助用药或全静脉麻醉主药，其心血管作用和芬太尼相似。在平衡麻醉中，本品可使循环保持稳定。

【用法与用量】 静脉给药，普通外科手术，成人1～2 mg/kg，用于维持麻醉时可用10～25 mg；外科大手术，成人2～8 mg/kg，用于维持麻醉时可用25～50 mg。

【不良反应与注意事项】 妊娠C类。不宜与单胺氧化酶抑制剂合用，禁用于支气管哮喘、呼吸抑制和重症肌无力患者。药液有一定的刺激性，不得误入气管、支气管与黏膜接触，也不得涂敷于皮肤和黏膜。

【制剂与规格】 注射剂：1 ml：50 mg。

阿芬太尼 Alfentanil

【作用与用途】 本品为芬太尼的类似物，主要作用于μ阿片受体，为短效强镇痛药。对心血管系统影响小，一般不影响血压，用于心血管外科如冠状动脉搭桥术的静脉全麻药。

【体内过程】 起效快，静脉注射后1.5～2分钟作用达峰，维持约10分钟。分布$t_{1/2\alpha}$为0.4～3.1分钟，再分布$t_{1/2}$为4.6～21.6分钟。消除$t_{1/2\beta}$为64～129分钟。静脉注射后血浆蛋白结合率90%，分布容积小，符合三室模型，经肝脏代谢失活后经尿排出。

【用法与用量】 对有自动呼吸者，起始静脉注射500 μg或8～20 μg/kg，以后追加250 μg或3～5 μg/kg；有辅助呼吸的成人和儿童，给30～50 μg/kg，可追加15 μg/kg。

【制剂与规格】 注射剂：1 mg/1 ml、1 mg/2 ml、5 mg/10 ml、500 μg/5 ml（儿科用）。

瑞芬太尼 Remifentanil

【作用与用途】 为μ受体激动药。由于其独特的药代动力学特点，更适用于静脉输注平衡麻醉或全凭静脉麻醉。

【体内过程】 是一种具有独特药物动力学特性的μ受体激动药，其起效迅速（血脑平衡半衰期为1.3分钟）、时量相关半衰期短（3～5分钟），主要经血液和组织中非特异性酯酶水解代谢，且不依赖于肝肾功能，具有作用时间短、术后苏醒迅速等优点，特别适合于短时间内的手术麻醉。

【用法与用量】 瑞芬太尼10 mg加入200 ml生理盐水（50 μg/ml）。用于静脉全麻时，瑞芬太尼的剂量为

0.25～2.0 μg/(kg·min),或间断静脉注射0.25～1.0 μg/kg。

【不良反应与注意事项】 对呼吸有抑制作用。可使动脉压和心率下降20%以上,下降幅度与剂量不相关。也可引起恶心、呕吐和肌僵直,但发生率较低。

【制剂与规格】 注射用瑞芬太尼:5 mg、2 mg、1 mg。

盐酸美沙酮(美沙酮)
Methadone Hydrochloride

【作用与用途】 本品为阿片受体激动剂。其药理作用与吗啡相似,镇痛效能和持续时间也与吗啡相当。本品也能产生呼吸抑制、镇咳、降温、缩瞳的作用,镇静作用较弱,但重复给药仍可引起明显的镇静作用。其特点为口服有效,抑制吗啡成瘾者的戒断症状的作用期长,重复给药仍有效。耐受性及成瘾发生较慢,戒断症状略轻,但脱瘾较难。本品起效慢、作用时效长,适用于慢性疼痛;采用替代递减法,用于各种阿片类药物的戒毒治疗,尤其是用于海洛因依赖;也用于吗啡、阿片、哌替啶、二氢埃托啡等的依赖。

【体内过程】 本品口服吸收迅速,30分钟后即可在血中找到,约4小时内达高峰。本品皮下注射10分钟后即可出现在血浆中。只有小部分进入脑组织。皮下或肌内注射后约1小时脑中达最高浓度。其生物利用度为90%,血浆$t_{1/2\beta}$约为7.6小时,治疗血浓度为0.48～0.85 mg/L,致死血浓度为74 mg/L。血浆蛋白结合率87%～90%。主要分布在肝、肺、肾和脾脏。主要在肝脏代谢,由尿排泄,少量原形从胆汁排泄。酸性尿液可增加其排泄。

【用法与用量】 口服:成人每次5～10 mg,每日10～15 mg;极量:每次10 mg,每日20 mg。脱瘾治疗期,剂量应根据戒断症状严重程度和患者躯体状况及反应而定。开始剂量15～20 mg,可酌情加量。剂量换算为1 mg美沙酮替代4 mg吗啡、2 mg海洛因、20 mg哌替啶。肌内注射或皮下注射:每次2.5～5 mg,每日10～15 mg。三角肌内注射血浆峰值高,作用出现快,因此可采用三角肌内注射。极量:每次10 mg,每日20 mg。

【不良反应与注意事项】 主要有性功能减退,男性服用后精液少,且可有乳腺增生。女性与避孕药同用,可终日迷倦乏力,逾量可逐渐进入昏迷,并出现右束支传导阻滞、心动过速或低血压。亦有眩晕、恶心、呕吐、出汗、嗜睡等,也可引起便秘及药物依赖。本品为国家特殊管理的麻醉药品,务必严格遵守国家对麻醉药品的管理条例。妊娠分娩期间、婴幼儿、呼吸功能不全者禁用。

【制剂与规格】 片剂:2.5 mg;注射剂:1 ml:5 mg;口服液:1 mg:10 ml、2 mg:10 ml、5 mg:10 ml、10 mg:10 ml。

布托啡诺(酒石酸布托啡诺)
Butorphanol

【作用与用途】 酒石酸布托啡诺为激动-拮抗混合型阿片受体激动剂,

与 μ 型阿片受体有较低的亲和力，也能激动 κ 阿片受体。与中枢神经系统的受体相互作用，可产生包括镇痛的酒石酸布托啡诺的大多药理作用；除镇痛作用外，其中枢作用还包括自发呼吸活动抑制、止咳、催吐、瞳孔放大和镇静等。激动 κ 阿片受体可使某些患者出现不愉快的拟精神病样作用。酒石酸布托啡诺通过非 CNS 作用机制可改变心脏血管（神经）的阻力和容量、支气管运动张力、胃肠道分泌以及膀胱括约肌活动等。用于治疗各种癌性疼痛、手术后疼痛。

【体内过程】 酒石酸布托啡诺鼻喷给药 1 mg 后，30 ~ 60 分钟达血药浓度高峰，其平均峰浓度为 0.9 ~ 1.04 ng/ml。酒石酸布托啡诺鼻喷剂的绝对生物利用度为 60% ~ 70%，在过敏性鼻炎的患者中应用时，其生物利用度不会发生改变。在使用鼻腔血管收缩药的患者使用本品，可使本品吸收速率减慢，但总的吸收量不会改变。酒石酸布托啡诺的分布容量变化范围在 305 ~ 901 L，总清除率为 2 ~ 154 L/h，血清蛋白结合率为 80%，并在不大于 7 ng/ml 的浓度范围内呈浓度依赖关系。该药能穿透血脑屏障、胎盘屏障，并进入乳汁，主要在肝脏被代谢，主要代谢产物是羟化布托啡诺。此药的代谢产物大多数（70% ~ 80%）通过尿排泄，少量从粪便排泄。

【用法与用量】 每次 1 ~ 2 喷，每日 3 ~ 4 次。一般情况下，初始剂量为 1 mg（一喷的喷量）。如果 60 ~ 90 分钟没有较好的镇痛作用，可再喷 1 mg。如果需要，初始剂量 3 ~ 4 小时后可再次给药。患者剧痛时，初始剂量可为 2 mg。患者可止痛休息和保持睡意，这种情况 3 ~ 4 小时不要重复给药。老年患者，肝、肾功能不全者的初始剂量应控制在 1 mg 以内，如有需要，在 90 ~ 120 分钟再给药 1 mg。这些人的重复给药剂量需根据患者的药物反应情况而定，不必固定给药间隔时间，间隔时间一般应不少于 6 小时。

【不良反应与注意事项】 虚弱、头痛、热感；很少见患者低血压性晕厥、血管舒张、心悸；厌食、口干、胃痛、便秘；异常梦境、焦虑、幻觉、敌意、药物戒断症状；意识模糊、欣快感、飘浮感、失眠、神经质、感觉异常、震颤；支气管炎、咳嗽、呼吸困难、鼻出血、鼻充血、鼻刺激、咽炎、鼻炎、鼻窦炎、鼻窦充血、上呼吸道感染；多汗、瘙痒、皮疹/风团；排尿困难；视力模糊、耳痛、耳鸣、味觉异常。本品按第二类精神药品管理。喷剂如果 48 小时以上（包括 48 小时）未使用，使用前应轻摇 1 ~ 2 下。用药后 15 分钟内，不要擤鼻涕。对于重复使用麻醉止痛药，且对阿片耐受的患者、脑损伤和颅内压升高的患者、有心肌梗死、心室功能障碍、冠状动脉功能不全的患者慎用。使用本品时，禁止喝酒。开车和操作有危险性的机器时小心使用。18 岁以下、孕妇、哺乳期妇女禁用。

【制剂与规格】 喷剂：2.5 ml：25 mg。

阿法罗定
Alphaprodine

【作用与用途】 用于短时止痛（镇痛起效比吗啡迅速，皮下注射5分钟即见效），如小手术时以及手术后的止痛，又可与阿托品合用于胃肠道、泌尿道等平滑肌痉挛性疼痛的止痛。

【体内过程】 本品皮下或肌内注射后吸收迅速，5～7分钟可达血药峰浓度，分布广泛，可透过血脑和胎盘屏障，主要在肝代谢，代谢物和少量原药主要从尿排泄。

【用法与用量】 皮下注射：每次10～20 mg，每日20～40 mg。静脉注射：每次20 mg。极量：每次30 mg，每日60 mg。

【不良反应与注意事项】 有成瘾性，不宜久用。有眩晕、无力、多汗等不良反应。分娩时慎用，可能会引起胎儿窒息。

【制剂与规格】 注射剂：10 mg:1 ml、20 mg:1 ml、40 mg:1 ml。

盐酸二氢埃托啡
Dihydroetorphine Hydrochloride

【作用与用途】 本品为高效镇痛药，是阿片受体的纯激动剂，与μ、δ、κ受体的亲和力都远远大于吗啡，特别对μ受体的亲和力大于δ和κ上千倍。其镇痛作用的量效关系与吗啡一样呈直线型，药理活性强度比吗啡强6 000～10 000多倍。故安全系数（即治疗指数）比吗啡大，身体依赖性潜力比吗啡明显为轻。慢性给予二氢埃托啡的猴，不论是突然停药还是皮下注射拮抗剂烯丙吗啡催瘾，产生的戒断症状都较吗啡明显为轻。用大鼠自动注射给药法研究其精神依赖性潜力，结果同样表明比吗啡为轻。二氢埃托啡的镇痛剂量最小，止痛作用最强，却无欣快感反应，故其成瘾潜在性小。本品镇痛作用的总有效率高达99.6%。二氢埃托啡还具有镇静和解痉的中枢作用。本品的主要不足为镇痛有效时间较短。本品适用于各种重度疼痛的止痛，如创伤性疼痛、手术后疼痛、急腹痛、痛经、晚期癌症疼痛，包括使用吗啡、哌替啶无效的剧痛。

【体内过程】 本品口服吸收差，ED_{50}高达123（98～153）μg/kg，舌下吸收快，经10～15分钟疼痛可获明显减轻，剂量仅相当于口服的1/30。由于用量极小，目前尚无用于人体药动学研究的药物检测方法。

【用法与用量】 舌下含化：常用剂量，每次20～40 μg，视需要可于3～4小时后重复给药。极量，每次60 μg，每日180 μg，一般连续用药不得超过1周，晚期癌症患者长期应用对本品产生耐受性时，可视需要适当增加剂量，最大可用至每次100 μg，每日400 μg。超大剂量使用时应遵医嘱。注射：用于止痛：肌内注射10～20 μg，10分钟左右疼痛可获明显减轻。视需要可于3～4小时后重复用药。急性剧痛时可行静脉滴注，每小时每千克体重0.1～0.2 μg。持续滴注时间不超过24小时，以免耐受和依赖。允许使用最大剂量，肌内注射每次30 μg，1日90 μg。

连续用药一般不超过3天。用于麻醉：全身静脉内麻醉：气管插管后，在辅助或控制呼吸下，每小时静脉注射0.4～0.5 μg/kg，手术毕前1小时停用，总量不超过3 μg/kg。由于该药无睡眠作用，必须定时给予地西泮或羟基丁酸钠维持患者入睡。同时滴注1%普鲁卡因，可减少本品用量。静吸复合麻醉：气管插管辅助或控制呼吸下，每小时静脉注射0.2～0.3 μg/kg，持续吸入氧化亚氮（50%∶50%）或低浓度恩氟烷及异氟烷，也可同时静脉滴注恩氟1%普鲁卡因及间断吸入恩氟烷、异氟烷控制过高血压，需肌松者按常规注射肌松剂。辅助阻滞麻醉或局麻不全时用药：由于患者未建立人工气道管理，首次用药应减量，可先静脉注射5～10 μg，严密观察10分钟，若无呼吸抑制，必要时再追注10 μg。术中至少间隔2小时再静脉注射10 μg。

【不良反应与注意事项】　本品用于各种疼痛病例时，在治疗剂量下一般无明显不良反应，少数患者可出现头昏、恶心、呕吐、乏力、出汗，卧床患者比活动患者反应轻。偶见呼吸抑制，偶见呼吸减慢至10次/min左右。本品禁用于脑外伤神志不清或肺功能不全者。肝、肾功能不全者慎用或酌减用量。非剧烈疼痛病例如牙痛、头痛、风湿痛、痔疮痛或局部组织小创伤痛等不宜使用。婴幼儿、未成熟新生儿禁用。老年患者慎用。

【制剂与规格】　舌下片：20 μg、40 μg；注射剂：1 ml：20 μg。

盐酸羟考酮
Oxycontin Hydrochloride

【作用与用途】　羟考酮为阿片受体纯激动剂，对脑和脊髓的阿片受体具有亲和力。羟考酮的作用类似吗啡。主要治疗作用是镇痛，其他治疗作用包括抗焦虑、止咳和镇静。镇痛作用无封顶效应。为强效镇痛药，用于缓解持续的中度到重度疼痛。

【体内过程】　本品的主要活性成分是羟考酮。口服后，会出现两个释放相，即早期快释放相和随后的持续释放相，药物持续作用12小时。羟考酮吸收良好，生物利用度为60%～87%。$t_{1/2\beta}$为4.5小时，约1天内达稳态。羟考酮的主要代谢物是去甲羟考酮和羟氢吗啡酮，代谢物主要经肾脏排泄。口服本品后T_{max}约3小时。

【用法与用量】　必须整片吞服，不得咀嚼或研磨。初始用药剂量一般为5 mg，每12小时服用1次。继后，根据病情仔细滴定剂量，直至理想止痛。大多数患者的最高用药剂量为200 mg/12h，少数患者可能需要更高的剂量。已接受口服吗啡治疗的患者，改用本品的每日用药剂量换算比例：口服本品10 mg相当于口服吗啡20 mg。由于存在个体差异，因此应根据患者的个体情况滴定用药剂量。

【不良反应与注意事项】　可能出现阿片受体激动剂的不良反应。可能产生耐受性和依赖性。常见不良反应：便秘、恶心、呕吐、头晕、瘙痒、头痛、口干、多汗、思睡和乏力。如果出现恶心和呕吐反应,可用止吐药治疗。偶见不良反应:厌食、紧张、失眠、发热、精神错乱、腹泻、腹痛、血管舒张、消化不良、感觉异常、皮疹、焦虑、欣快、抑郁、呼吸困难、体位低血压、寒战、噩梦、思维异常、呃逆。孕妇或哺乳期妇女等禁用。手术前或手术后24小时内不宜使用。颅内高压、低血压、低血容量、胆道疾病、胰腺炎、肠道炎性疾病、前列腺肥大、肾上腺皮质功能不全、急性酒精中毒、慢性肝肾疾病和疲劳过度慎用。可能出现麻痹性肠梗阻的患者,不宜服用。服药期间,一旦发生或怀疑发生麻痹性肠梗阻时,应立即停药。羟考酮可随母乳分泌,并可能引起新生儿呼吸抑制。不推荐用于18岁以下的患者。

【制剂与规格】 片剂:5 mg、10 mg、20 mg、40 mg。

磷酸可待因
Codeine Phosphate

【作用与用途】 对延髓的咳嗽中枢有选择性抑制,镇咳作用强而迅速。也有镇痛作用,其镇痛作用为吗啡的1/12～1/7,但强于一般解热镇痛药。能抑制支气管腺体的分泌,可使痰液黏稠,难以咳出,故不宜用于多痰黏稠的患者。镇咳,用于较剧的频繁干咳,如痰液量较多宜并用祛痰药。镇痛,用于中度以上的疼痛。镇静,用于局麻或全麻时。

【体内过程】 口服后较易被胃肠吸收,$t_{1/2\beta}$为2.5～4小时。镇痛起效时间为30～45分钟,在60～120分钟间作用最强。作用持续时间,镇痛为4小时,镇咳为4～6小时。缓释片血药浓度达峰时间较长,一般为服后2～3小时,峰浓度也稍低,$t_{1/2}$为3～4小时。其生物利用度为40%～70%。肌内注射和皮下注射镇痛起效时间为10～30分钟,镇痛最大作用时间肌内注射为30～60分钟。$t_{1/2}$为2.5～4小时。作用持续时间,镇痛为4小时,镇咳为4～6小时。本品易于透过血脑脊液屏障,又能透过胎盘。血浆蛋白结合率一般在25%左右。主要在肝脏与葡萄糖醛酸结合,约15%经脱甲基变为吗啡,经肾排泄,主要为葡糖醛酸结合物。

【用法与用量】 口服:成人常用量:每次15～30 mg,每日30～90 mg;极量:每次100 mg,每日250 mg。小儿常用量:镇痛,每次按体重0.5～1 mg/kg,每日3次。镇咳用量为上述的1/3～1/2。新生儿、婴儿慎用。缓释片必须整片吞服,不可截开或嚼碎。成人,1次15～30 mg,1日30～90 mg;极量1次100 mg,每日250 mg。儿童,镇痛,每次0.5～1.0 mg/kg,1日3次,镇咳,为镇痛剂量的1/3～1/2。注射:成人常用量:皮下注射每次15～30 mg,每日30～90 mg。

【不良反应与注意事项】 较多见的不良反应有:心理变态或幻想;呼吸微弱、缓慢或不规则;心率或快或慢、异常。少见的不良反应:惊厥、耳鸣、震颤或不能自控的肌肉运动等;荨麻疹、瘙痒、皮疹或脸肿等变态反应;精神抑郁和肌肉强直等。长期应用可引起依赖性。常用量引起依赖性的倾向较其他吗啡类药为弱。典型的症状为:鸡皮疙瘩、食欲减退、腹泻、牙痛、恶心呕吐、流涕、寒战、打喷嚏、打呵欠、睡眠障碍、胃痉挛、多汗、衰弱无力、心率增速、情绪激动或原因不明的发热。注意下列情况应慎用:支气管哮喘、急腹症、胆结石、原因不明的腹泻、颅脑外伤或颅内病变、前列腺肥大。重复给药可产生耐药性,久用有成瘾性。哺乳期妇女、对本品过敏的患者禁用。

【制剂与规格】 片剂、缓释片:15 mg、30 mg;糖浆 10 ml、100 ml;注射剂:1 ml:15 mg、1 ml:30 mg。

盐酸曲马多

Tramadol Hydrochloride

【作用与用途】 本品为非阿片类中枢性镇痛药,虽也可与阿片受体结合,但其亲和力很弱。对 μ 受体的亲和力相当于吗啡的 1/6 000,对 κ 和 δ 受体的亲和力仅为 μ 受体的 1/25。曲马多系消旋体,其(+)对映体作用于阿片受体,而(-)对映体则抑制神经元突触对去甲肾上腺素的再摄取,并增加神经元外 5-羟色胺浓度,从而影响痛觉传递而产生镇痛作用,其作用强度为吗啡的 1/10 ~ 1/8。本品无抑制呼吸作用,长期应用依赖性小。有镇咳作用,强度为可待因的 50%。不影响组胺释放。用于急、慢性疼痛,中、轻度癌症疼痛,骨折或各种术后疼痛、牙痛,亦用于心脏病突发性痛、关节痛、神经痛及分娩止痛。

【体内过程】 本品吸收迅速、完全,生物利用度高,口服给药后吸收可达剂量的 90%,口服 100 mg 后,20 ~ 30 分钟起效,t_{max} 为 2 小时,C_{max} 为(279.8 ± 49.0) ng/ml,在肺、脾、肝和肾分布含量高。注射剂血浆蛋白结合率为 4%。在肝内代谢,24 小时约有 80% 的本品及代谢产物从肾排出,$t_{1/2\beta}$ 为 6 小时。缓释制剂,可以延长体内盐酸曲马多治疗浓度的维持时间,减少血药浓度的波动。

【用法与用量】 口服:片剂每次 50 ~ 100 mg,每日 2 ~ 3 次,每日剂量不超过 400 mg。缓释片:吞服,勿嚼碎。本品用量视疼痛程度而定。一般成人及 14 岁以上中度疼痛的患者,单剂量为 50 ~ 100 mg。体重不低于 25 kg 的 1 岁以上儿童的服用剂量为每公斤体重 1 ~ 2 mg,本品最低剂量为 50 mg(1/2 片)。每日最高剂量通常不超过 400 mg。治疗癌性痛时也可考虑使用相对的大剂量。肝肾功能不全者,应酌情使用。老年患者的剂量要考虑有所减少。两次服药的间隔不得少于 8 小时。上述推荐剂量仅供参考,原则上应选用最低的止痛剂量,遵医嘱服用。肌内注射:每次 50 ~ 100 mg,必要时可重复,日剂量不超过 400 mg。

【不良反应与注意事项】 偶见出汗、恶心、呕吐、纳差、无力、嗜睡等;罕见皮疹、心悸、体位性低血压,在疲劳时更易产生;肝、肾功能不全者,心脏疾患酌情减量使用或慎用;不得与单胺氧化酶抑制剂同用;与中枢安定药(如地西泮)合用时需减量;长期应用不能排除产生耐药性和药物依赖性的可能,禁止作为对阿片类有依赖性患者的代用品;孕妇及哺乳期妇女慎用。有药物滥用或依赖性倾向的患者不宜使用;酒精、安眠药、镇痛剂或其他中枢神经系统作用药物急性中毒患者禁用。

【制剂与规格】 片剂:50 mg;缓释片:0.1 g;注射剂:2 ml:100 mg;滴剂:1 ml(40滴):100 mg。

盐酸布桂嗪

Bucinnazine Hydrochloride

【作用与用途】 本品为速效镇痛药,镇痛作用为吗啡的1/3,但比解热镇痛药强,为氨基比林的4~20倍。对皮肤、黏膜、运动器官(包括关节、肌肉、肌腱等)的疼痛有明显的抑制作用,对内脏器官疼痛的镇痛效果较差。无抑制肠蠕动作用,对平滑肌痉挛的镇痛效果差。与吗啡相比,本品不易成瘾,但有不同程度的耐受性。本品为中等强度的镇痛药。适用于偏头痛,三叉神经痛,牙痛,炎症性疼痛,神经痛,月经痛,关节痛,外伤性疼痛,手术后疼痛,以及癌症痛(属二阶梯镇痛药)等。

【体内过程】 本品口服后,易由胃肠道吸收,口服后10~30分钟起效,皮下注射10分钟起效,注射后20分钟血药浓度达峰值。镇痛效果维持3~6小时。本品主要以代谢形式从尿与粪便中排出。

【用法与用量】 口服:成人每次30~60 mg,每日90~180 mg;小儿每次1 mg/kg;疼痛剧烈时用量可酌增。对于慢性中重度癌痛患者,剂量可逐渐增加,首次及总量可以不受常规剂量的限制。皮下或肌内注射:成人每次50~100 mg,每日1~2次。疼痛剧烈时用量可酌增。对于慢性中重度癌痛患者,剂量可逐渐增加,首次及总量可以不受常规剂量的限制。

【不良反应与注意事项】 少数患者可见有恶心、眩晕或困倦、黄视、全身发麻感等。本品引起依赖性的倾向与吗啡类药相比为低。本品为国家特殊管理的第一类精神药品,必须严格遵守国家对精神药品的管理条例。

【制剂与规格】 片剂:30 mg;注射剂:2 ml:50 mg、2 ml:100 mg。

氢溴酸烯丙吗啡

Nalorphine Hydrobromide

【作用与用途】 属双向类药,有拮抗阿片类药的作用,以拮抗μ受体为主,且对δ受体有强烈的激动作用,也有一定的镇痛和抑制呼吸作用。由于小量时即可有困倦欲睡、微弱激动、急躁、缩瞳等不良反应,临床不作镇痛用,而利用它可拮抗阿片受体激动药的作用(包括镇痛、欣快感、呼吸抑制、缩瞳等作用)。主要用于阿片受体激动药急性中毒的解救。适用于吗啡、哌替啶等镇痛药逾量中毒。用于复合全麻结束时拮抗阿片受体激动药的残余作用,以恢复自主呼吸。可激发戒断症状,用于对吗啡类药是否成瘾的诊断。

【体内过程】 口服吸收很差,皮

下或静脉注射很快进入脑组织，皮下注射后 90 分钟脑内浓度为相同剂量吗啡的 3～4 倍。一般 1 分钟或 2～3 分钟内即起效，$t_{1/2\beta}$为 2～3 小时，随着用量加大而延长。在肝内代谢，经肾排泄，用量的 2%～6% 在尿中呈原形排出。可通过胎盘屏障进入胎儿。

【用法与用量】 注射：皮下或静脉成人常用量：每次 5～10 mg；极量：每日 40 mg。用于对吗啡类药是否成瘾的诊断，成人皮下注射 3 mg 或静脉注射 0.4 mg，阳性症状为已缩小的瞳孔略放大，戒断症状出现提早，并可在尿中检测到吗啡等而得以证实。

【不良反应与注意事项】 大剂量可产生发音困难、缩瞳、倦怠和发汗等；临床上不将其用于镇痛。孕妇禁用。

【制剂与规格】 注射剂：1 ml：10 mg。

喷他佐辛
Pentazocine

【作用与用途】 为阿片受体部分激动剂，又为较弱的拮抗剂，有镇痛作用，但较吗啡弱，另有轻度抗阿片碱类作用。皮下注射 30 mg 约相当于吗啡 10 mg 的镇痛效应。呼吸抑制作用约为吗啡的 1/2。增加剂量其镇痛和呼吸抑制作用并不成比例增加。对胃肠道平滑肌作用与吗啡相似，但对胆道括约肌作用较弱。对心血管作用不同于吗啡，大剂量反可引起血压上升，心率加快。用于各种中度疼痛。

【体内过程】 本品口服、皮下和肌内注射均吸收良好，口服首过消除明显，仅 20% 药物进入体循环，血药浓度与其镇痛作用强度、持续时间相一致。肌内注射后 15 分钟～1 小时，口服后 1～3 小时，镇痛作用最明显。血浆蛋白结合率 60%，血浆 $t_{1/2\beta}$4～5 小时，能透过胎盘屏障，主要经肝脏代谢，代谢速率个体差异较大，是其镇痛效果个体差异大的主要原因。60%～70% 以代谢物形式和少量以原形经肾脏排泄。

【用法与用量】 口服：成人每次 25～50 mg，必要时每 3～4 小时 1 次，最大剂量每日 0.6 g；6～12 岁者每次 25 mg。皮下或肌内注射：成人每次 30 mg，最大剂量每日 0.36 g；小儿每次 0.5 mg/kg。静脉注射：成人每次 10～30 mg；小儿每次 0.5 mg/kg。老人剂量减半，最大剂量每日口服0.4 g，肌内注射 0.25 g。

【不良反应与注意事项】 眩晕、恶心、呕吐、困倦、出汗、口干、便秘、尿闭及精神异常等，超量可抑制呼吸，成瘾性小。脑外伤、支气管哮喘、癫痫、呼吸功能不全者忌用，心肌损害、肝肾功能不全及孕妇慎用。

【制剂与规格】 片剂：25 mg、50 mg；注射剂：15 mg：1 ml、30 mg：1 ml。

丁丙诺啡
Buprenorphine

【作用与用途】 本品为部分 μ 受体激动药，属激动-拮抗药。镇痛作用强于哌替啶、吗啡。与 μ 受体亲合力强,故可置换出结合于 μ 受体的其他麻醉性镇痛药,从而产生拮抗作用。其起效慢,持续时间长。对呼吸有抑制作用,但临床未见严重呼吸抑制发生。也能减慢心率,使血压轻度下降,对心排血量无明显影响,药物依赖性近似吗啡。可通过胎盘和血-脑脊液屏障。对大鼠的慢性毒性研究表明,本品对重要器官未发现明显的毒性作用,无致突变作用和生殖毒性。适用于各种术后疼痛、癌性疼痛、烧伤、肢体痛、心绞痛等。作用持续时间 6 ~ 8 小时。也可作为戒瘾的维持治疗。

【体内过程】 本品静脉注射后很快分布到组织脏器中,血浆中浓度很低,脑脊液浓度为血浆浓度的 15% ~ 25% 。肌内注射吸收迅速。口服生物利用度低,约为 16% 。舌下吸收较好,生物利用度为 56% 。血浆蛋白结合率为 96% 。半衰期为 2.2 ~ 3 小时。主要在肝脏代谢,经葡萄糖醛酸转化。68% 以原形由胆汁排泌后随粪便排泄,27% 以结合形式或以脱烷基化代谢产物随尿排出。

【用法与用量】 注射剂戒毒:首次剂量 0.3 ~ 0.6 mg 肌内注射,观察 30 分钟后如症状不能控制,可再追加 0.3 ~ 0.6 mg 至症状控制为止,最大剂量不超过 0.9 ~ 1.2 mg。舌下含片戒毒:首次剂量 3 mg,如 30 分钟后不能控制症状,可再追加 1 ~ 2 mg,8 小时后再用 1 次,第 1 日最大剂量不超过 10 mg;第 2 日剂量同首日;第 3 日开始逐渐减量,直至第 14 日停药。

【不良反应与注意事项】 呼吸抑制:并不常见。轻微症状表现为呼吸速度减慢,严重时出现呼吸困难、发绀等;过量中毒:很少发生,因其治疗量与致死量相差较大,且口服生物利用度低;其他副反应:部分患者会出现恶心、呕吐、头昏、头痛及困倦等症状,还会出现血压降低和直立性晕厥。有呼吸系统疾患者、严重肝病者、孕妇及哺乳者慎用。

【制剂与规格】 舌下片剂:0.2 mg、0.5 mg、1 mg;注射剂:0.15 mg、0.3 mg、0.5 mg。

纳布啡
Nalbuphine

【作用与用途】 是混合型阿片受体激动/拮抗剂。镇痛强度与吗啡相当,作用持续时间稍长于吗啡,呼吸抑制和镇痛作用有升限效应,对有纯激动剂身体依赖性的患者给药可出现催促戒断症状。其亦有拟精神性效应。一般用于急性疼痛的止痛。口服对各种疼痛都有效,但生物利用度低。

【用法与用量】 成人镇痛:皮下、肌内和静脉注射,每次剂量为 10 mg,最大剂量每次 20 mg,每日 160 mg。

【不良反应与注意事项】 服用本品后可产生成瘾性,与镇痛新相似。

【制剂与规格】 注射剂:10 mg:1 ml、20 mg:1 ml、200 mg:10 ml。

地佐辛(德促兴)
Dezocine

【作用与用途】 是一种新合成的、结构类似于喷他佐辛的阿片 κ 受体部分激动剂，为非肠道用镇痛药。在动物模型中显示烯丙吗啡样的拮抗作用，对吗啡成瘾的动物，本品能引起戒断症状；其阿片受体激动作用可被纳洛酮逆转。本品在术后肌内注射 10 mg 的镇痛效果与 10 mg 吗啡或 50 ~ 100 mg 哌替啶等效。起效时间和作用持续时间与吗啡相仿。术后使用本品无明显呼吸抑制作用。由于它激动 σ 受体而提高血浆的肾上腺素水平，对心血管产生兴奋作用，能增加心脏指数、肺动脉压及左室每搏输出量。用于急性疼痛的治疗，如术后中、重度疼痛，内脏绞痛，晚期癌痛。

【体内过程】 肌内注射后吸收迅速。在肝脏代谢，主要由尿液中排出。健康志愿者单剂量 10 mg 静脉注射，血浆 $t_{1/2}$ 为 2.2 ~ 2.8 小时，表观分布容积为 11.2 L/kg。在肝脏代谢，用药后 8 小时内剂量的 80% 以上由尿液中排出。

【用法与用量】 肌内注射：每次 5 ~ 20 mg，每日 4 ~ 6 次。静脉注射：每隔 2 ~ 4 小时给药 1 次，每次 2.5 ~ 10 mg。

【不良反应与注意事项】 不良反应可见嗜睡、恶心、呕吐等，发生率较低。也有报道本品可出现头晕、厌食、定向障碍、幻觉、出汗、心动过速及注射部位皮肤反应。在一项研究发现，本品对呼吸的抑制与剂量有关，剂量达 30 mg/70 kg 时反应最重。目前尚未报道有致命性呼吸抑制现象。静脉注射后有可能引起急性呼吸抑制，呼吸储备量减少的患者使用本品有危险。纳洛酮可逆转或抑制本品所致的呼吸抑制作用。冠心病患者、肝肾功能不全者慎用。对阿片过敏者禁用。妊娠及哺乳妇女禁用。对麻醉药品有生理依赖性的患者不宜使用。对麻醉药品有依赖性患者禁用。

【制剂与规格】 注射剂：5 mg(1 ml)、10 mg(1 ml)。

美普他酚(消痛定)
Meptazinol

【作用与用途】 美普他酚既是 μ 阿片受体激动剂，也是其拮抗剂，呼吸抑制发生率较低，仅在作为麻醉前用药及进行麻醉的患者观察到呼吸减弱。无明显的成瘾性和欣快感。适用于中重度疼痛，如术后疼痛、产科疼痛及肾绞痛。

【体内过程】 口服后迅速吸收，0.5 ~ 2 小时可达血药峰值。由于广泛的首过代谢，其生物利用度很低(8.69%)。肌内注射后 30 分钟可达血药峰值。血浆蛋白结合率较低(仅 27.1%)。$t_{1/2}$ 平均为 2 小时。体内广泛代谢，主要代谢物为葡萄糖醛酸结合物。排出迅速，在最初 9 小时内用量的 50% 以代谢物随尿排出。

【用法与用量】 口服：成人每次 200 mg；必要时每 4 小时 1 次。肌内注射：成人每次 75 ~ 100 mg；必要时 2 ~ 4 小时重复。静脉注射：每次 50 ~ 100 mg，缓慢注入，必要时 2 ~ 4 小时重复。

【制剂与规格】 片剂：200 mg；注射剂：100 mg。

盐酸奈福泮
Nefopam Hydrochloride

【作用与用途】 本品为一种新型的非麻醉性镇痛药，兼有轻度的解热和肌松作用。化学结构属于环化邻甲基苯海拉明，所以不具有非甾体抗炎药的特性，亦非阿片受体激动剂。对中、重度疼痛有效，肌内注射本品 20 mg 相当 12 mg 吗啡效应。对呼吸抑制作用较轻。对循环系统无抑制作用。无耐受和依赖性。用于术后止痛、癌症痛、急性外伤痛。亦用于急性胃炎、胆管蛔虫症、输尿管结石等内脏平滑肌绞痛。

【体内过程】 本品口服吸收迅速，t_{max} 1～3 小时，首过效应明显。本品肌内注射 5～10 分钟生效，t_{max} 1.5 小时，作用持续 2～8 小时。$t_{1/2\beta}$ 4～8 小时，血浆蛋白结合率 71%～76%。由肝代谢而失去药理活性，大部分经肾脏排泄，原形药不足 5%，少量随粪便排出。

【用法与用量】 口服：每次 20～60 mg，每日 60～180 mg。肌内注射或静脉注射：每次 20 mg，必要时每 3～4 小时 1 次。

【不良反应与注意事项】 产生作用时常有嗜睡、恶心、出汗、头昏、头痛等，但一般持续时间不长。偶见口干、眩晕、皮疹。青光眼，尿潴留和肝、肾功能不全患者慎用。严重心血管疾病、心肌梗死或惊厥者禁用。

【制剂与规格】 片剂：20 mg，注射剂：1 ml：20 mg。

罗通定
Rotundin

【作用与用途】 本品具有镇痛、镇静、催眠及安定作用。其镇痛作用弱于哌替啶，强于一般解热镇痛药。在治疗剂量下无呼吸抑制作用，亦不引起胃肠道平滑肌痉挛。对慢性持续性疼痛及内脏钝痛效果较好，对急性锐痛（如手术后疼痛、创伤性疼痛等）、晚期癌症痛效果较差。在产生镇痛作用的同时，可引起镇静及催眠。适用于消化系统疾病引起的内脏痛（如胃溃疡及十二指肠溃疡的疼痛）、一般性头痛、月经痛、分娩后宫缩痛；紧张性疼痛或因疼痛所致的失眠患者。

【体内过程】 在体内以脂肪组织中分布最多，肺、肝、肾次之。主要经肾排泄。此后内脏含量下降，脂肪中含量却增加，显然与本品脂溶性有关。本品极易透过血脑屏障而进入脑组织，几分钟内即出现较高浓度，但 30 分钟后即降低，2 小时后低于血中含量。

【用法与用量】 口服：镇痛，成人每次 60～120 mg；助眠，成人每次 30～90 mg；每日 3 次。肌内注射：成人常用量：每次 60～90 mg。

【不良反应与注意事项】 用于镇痛时可出现嗜睡，偶见眩晕、乏力、恶心和锥体外系症状。本品为对症治疗药，用于止痛不超过 5 天，症状未缓解，请咨询医师或药师。驾驶机、车、船、从事高空作业、机械作业及操作精密仪器者工作期间慎用。长期服用本品可致耐受性。孕妇和哺乳期妇女慎用。儿童用量请咨询医师或药师。如服用过量或出现严重不良反应,应立即就医。对本品过敏者禁用,过敏体质者慎用。本品性状发生改变时禁止使用。请将本品放在儿童不能接触的地方,儿童必须在成人监护下使用。如正在使用其他药品,使用本品前请咨询医师或药师。与其他中枢抑制剂(如一些镇静安眠药)同服,可引起嗜睡及呼吸抑制现象。如与其他药物同时使用可能会发生药物相互作用,详情请咨询医师或药师。

【制剂与规格】 片剂:30 mg;注射剂:2 ml:60 mg。

四氢帕马丁(延胡索乙素)

Tetrahydropalmatine

【作用与用途】 有镇痛、镇静、催眠及安定作用。镇痛作用不及哌替啶,但比一般解热镇痛药强。用于胃肠、肝胆系统疾病的钝痛止痛,亦用于分娩止痛及痛经。催眠、镇静作用较好。

【用法与用量】 镇痛:口服后10~30分钟即出现镇痛作用,持续2~5小时,每次100~150 mg,每日2~4次;皮下注射,每次60~100 mg。痛经止痛:口服,每次50 mg。催眠与镇静:口服,每次100~200 mg。

【不良反应与注意事项】 偶有眩晕、恶心。大剂量对呼吸中枢有一定抑制作用,有时还可引起锥体外系症状;孕妇慎用。

【制剂与规格】 片剂:50 mg;注射剂:60 mg:2 ml、100 mg:2 ml。

酒石酸麦角胺

Ergotamini Tartratis

【作用与用途】 有收缩血管作用,能使脑动脉血管过度扩张与搏动恢复正常而有止痛作用。主要用于偏头痛,可使头痛减轻,但不能预防和根治;亦可用于其他神经性头痛。

【体内过程】 口服吸收少(约为60%)而不规则,吸入剂则吸收快而好,与咖啡因同用可提高吸收并增强对血管的收缩作用,口服一般在1~2小时起效,0.5~3小时血药浓度达峰值,$t_{1/2\beta}$ 约为2小时。在肝内代谢,90%呈代谢物经胆汁排出,少量原形物随尿及粪便排泄。

【用法与用量】 口服:每次1 mg,效果不及皮下注射。皮下注射:每次0.25~0.5 mg,24小时内不超过1 mg,本品早期给药效果好,头痛发作时用药效果差。

【不良反应与注意事项】 与咖啡因合用有协同作用,可提高疗效,减少不良反应;用量过大或皮下注射常有恶心、呕吐、上腹部不适、腹泻、肌无力,甚至胸痛。孕妇、末梢血管疾患、冠脉供血不足、心绞痛及肝肾疾病者禁用。

【制剂与规格】 片剂:0.5 mg、1 mg;注射剂:0.25 mg:1 ml、0.5 mg:1 ml。

佐米曲普坦
Zolmitriptan

【作用与用途】 佐米曲普坦与人重组 $5\text{-}HT_{1D}$ 和 $5\text{-}HT_{1B}$ 受体显示高度亲和力，与 $5\text{-}HT_{1A}$ 受体显示中度亲和力。本品的 N-去甲基代谢物与 $5\text{-}HT_{1B/1D}$ 受体也显示出高度亲和力，与 $5\text{-}HT_{1A}$ 受体显示出中度亲和力。目前认为偏头痛的发作与局部颅部血管扩张和/或三叉神经系统的神经末梢释放感觉神经肽（血管活性肠肽、P 物质、降钙素基因相关肽）有关。本品对偏头痛的治疗作用可能是通过对颅内血管（包括动静脉吻合支）和三叉神经系统的感觉神经的 $5\text{-}HT_{1B/1D}$ 受体的激动作用，导致颅部血管收缩和抑制致炎症后神经肽的释放。本品适用于有或无先兆的偏头痛急性治疗。

【体内过程】 本品口服给药后吸收完全，药后 2 小时血药浓度达峰值，平均绝对生物利用度约为 40%。本品在 2.5～50 mg 剂量范围内呈线性药代动力学，原形药及 N-去甲基活性代谢物的平均消除半衰期为 3 小时。本品的活性代谢物 N-去甲基代谢物的血药浓度约为本品的 2/3，由于 N-去甲基代谢物对 $5\text{-}HT_{1B/D}$ 受体的激动作用相当于原形药的 2～6 倍，本品的作用可部分归功于此活性代谢物。多次给药无蓄积现象，食物对本品的生物利用度无影响。

【用法与用量】 口服：本品的起始剂量为 2.5 mg，若头痛复发，应在前次服药 2 小时后服用。24 小时内服用本品不应超过 10 mg。

【不良反应与注意事项】 本品的耐受性良好，不良反应轻微、短暂，且不需治疗亦能自行缓解。

【制剂与规格】 片剂：2.5 mg。

酮洛酸
Toratex

【作用与用途】 用于一切痛症，适用于短期消除创伤和术后疼痛、肿痛、剧烈痛及各种原因引起的疼痛。片剂或注射液可用于缓解中度至剧烈的术后疼痛，包括腹部、胸部、妇科、口腔、矫形及泌尿科手术。此外，亦可缓解急性肾绞痛、胆绞痛、牙痛、创伤痛、三叉神经痛、癌症内脏痛，以及以往一切需用吗啡或哌替啶才能生效的各种疼痛症。

【用法与用量】 口服：每次 10 mg，每日 1～4 次，剧痛患者可增至每次 20～30 mg，每日 3～4 次。肌内注射：每次 30～90 mg，术后中度或剧痛者以肌内注射 30 mg 为宜，剧痛者可肌内注射 60 mg，继而每小时肌内注射 15～30 mg。对 65 岁以上或肾功能不全者减量，每日总剂量不应超过 60 mg。

【不良反应与注意事项】 长期应用时，极个别患者可引起胃肠道溃疡或出血症状，发生率与阿司匹林相当。还可出现胃肠道疼痛、消化不良、腹泻、口干、嗜睡、头痛、眩晕、汗多等。心、肝、肾患者和高血压患者慎用；对阿司匹林过敏者、活动性溃疡病、有出血倾向者、孕妇、乳妇、产妇及 16 岁以下儿童忌用。不宜与其他非甾体类抗炎药并用,以免增加副反应。

【制剂与规格】 片剂:10 mg;针剂:30 mg/1 ml。

苯甲酸利扎曲普坦
Rizatriptan Benzoate

【作用与用途】 利扎曲普坦对克隆人 $5\text{-}HT_{1B}$ 和 $5\text{-}HT_{1D}$ 具有高度亲和力,对其他 $5\text{-}HT_1$ 和 $5\text{-}HT_7$ 受体亲和力较低,对 $5\text{-}HT_2$、$5\text{-}HT_3$、肾上腺素、DA、组胺、胆碱或 BZ 受体无明显活性。利扎曲普坦激动偏头痛发作时扩张的脑外、颅内血管以及三叉神经末梢上的 $5\text{-}HT_{1B/1D}$,导致颅内血管收缩,抑制三叉神经疼痛通路中神经肽的释放和传递,而发挥其治疗偏头痛作用。用于成人有或无先兆的偏头痛发作的急性治疗。不适用于预防偏头痛。不适用于半身不遂或基底部偏头痛患者。

【体内过程】 口服后吸收完全。其平均绝对生物利用度大约为 45%,达到平均最高血浆浓度(C_{max})1~1.5 小时(T_{max})。食物对本品的生物利用度(F)没有明显的影响,但使达峰时间延迟了 1 小时。本品的血浆半衰期($t_{1/2}$)在男性和女性的平均值为 2~3 小时,其曲线下面积(AUC)女性比男性大约高 30%,平均达峰浓度比男性约高 11%,而达峰时间一致。多剂量给药没有发生蓄积效应。平均表观分布容积(Vd)在男性大约为 140 L 而女性为 110 L。该药的血浆蛋白结合较低约为 14%。单剂量口服 10 mg ^{14}C-利扎曲普坦后,120 小时后总的放射活性累计在尿和粪便中分别为 82% 和 12%。口服给药后,大约有 17% 进入血液循环。约有 14% 的药物以原形从尿中排出,约 51% 的药物以吲哚乙酸代谢物的形式排出,说明本品存在首过代谢。

【用法与用量】 口服给药,每次 5~10 mg,每次用药的时间间隔至少为 2 小时,每日最高剂量不得超过 30 mg,或遵医嘱。

【不良反应与注意事项】 主要副作用是虚弱、易疲劳、嗜睡、有疼痛或压迫感及眩晕。严重的心脏意外(冠状动脉痉挛、短暂性心肌缺血、心肌梗死、室性心动过速及室颤),包括在使用 $5\text{-}HT_1$ 激动剂后出现死亡。只用于治疗确诊的偏头痛,肾功能损害患者、中度肝功能不全者慎用,长期用药存在对眼睛影响的可能性。

【制剂与规格】 苯甲酸利扎曲普坦片:5 mg。

琥珀酸舒马普坦片
Sumatriptan Succinate Tablets

【作用与用途】 舒马普坦的作用机制是高度选择性激动血管 $5\text{-}HT_{1D}$ 受体,使颅内动脉收缩,血液重新分布,使脑血流供应得以改善。血管 $5\text{-}HT_{1D}$ 受体在颈动脉循环中占优势,且药物的收缩作用集中在此循环内的动静脉吻合处,故能减轻硬脑膜中神经源性炎症,也有助于改善偏头痛。用于成人有先兆或无先兆偏头痛的急性发作。

【体内过程】 本品口服后能迅速

吸收，但吸收不完全，因首过效应绝对生物利用度约为15%。口服本品25 mg、100 mg，C_{max}分别为18 ng/ml（7～47 ng/ml）和51 ng/ml（28～100 ng/ml）。偏头痛发作期和间歇期C_{max}无明显差异，发作期$t_{1/2}$为2.5小时，间歇期$t_{1/2}$为2.0小时。单剂量口服25～100 mg，其吸收程度（AUC）呈剂量依赖性，但是在大于100 mg剂量后，AUC比期望值（以25 mg剂量为基础）约少25%。食物对其生物利用度无明显影响，但可稍延长达峰时间约0.5小时。本品的血浆蛋白结合率较低（14%～21%）。表观分布容积为2.4 L/kg。$t_{1/2\beta}$大约为2.5小时。大部分（约60%）是以代谢物形式通过肾排泄，40%在粪便中发现。尿中排出主要代谢产物-非活性的吲哚乙酸（IAA）或IAA的葡糖醛酸酯，而原形药只有约3%。

【用法与用量】 单次口服的推荐剂量为50 mg（半片），用水送服，若服用1次后无效，不必再加服。如果在首次服药后有效，但症状仍持续发作者可于2小时后再加服一次。若服用后症状消失，但之后又复发者，应待前次给药24小时后方可再次用药。单次口服的最大推荐剂量为100 mg。24小时内的总剂量不得超过200 mg。

【不良反应与注意事项】 主要不良反应：心脏的不良反应：急性心肌梗死，致命性心律失常（如心动过速、室颤、心跳骤停），甚至于有报道患者使用舒马普坦后数小时内死亡，但上述事件的发生率微乎其微。脑血管的不良反应：脑出血、蛛网膜下腔出血、脑梗死和其他事件，有些还出现致命的结果，但舒马普坦与这些事件的关联并不确定，相当一部分病例中，看起来更像是本来就存在脑血管病变，而将相关症状误认为系偏头痛（其实不是）所致，进而采用舒马普坦治疗。在与其他治疗急性偏头痛的药物合用治疗前，对于未确诊为偏头痛的患者或症状不典型的偏头痛患者，应先排除其他潜在的严重神经系统病变。同时应注意，具有偏头痛的患者中某些脑血管事件（如脑血管意外、一过性脑缺血发作）的风险可能增加。血压升高：少数患者可出现血压明显升高甚至出现高血压危象。因此，舒马普坦禁用于未得到有效控制的高血压患者。对于血压已得到有效控制的高血压患者亦应注意：使用本品时还可能会出现一过性血压升高或外周血管阻力增加。过敏反应：个别患者服用本品后可发生过敏反应，这些过敏反应可能会危及生命。

【制剂与规格】 片剂：100 mg（以$C_{14}H_{21}N_3O_2S$计）。

美西麦角
Methysergide

【作用与用途】 用于预防偏头痛发作疗效好（1～2日内起效），停药后1～2日内作用消失。不用于治疗偏头痛发作。

【用法与用量】 口服：每次1 mg，每日3次，饭后服，连续服用，约70%的患者有效。每日最大剂量不宜超过

6 mg。

【不良反应与注意事项】 有恶心、眩晕、周围血管痉挛等,尚可引起幻觉、精神病大发作。长期服用可引起严重的腹膜后纤维和肺、胸膜或心内膜纤维化。因此,每治疗 3 个月宜停药 1 个月。有心血管疾病、高血压、消化性溃疡、肝肾损害患者及孕妇忌用。

【制剂与规格】 片剂:1 mg。

氢溴酸高乌甲素

Lappaconitine Hydrobromide

【作用与用途】 本品为非成瘾性镇痛药,具有较强的镇痛作用。本品还具有局部麻醉、降温、解热和抗炎作用。本品与哌替啶相比镇痛效果相当,起效时间稍慢,而维持时间较长;镇痛作用为解热镇痛药氨基比林的 7 倍。用于中度以上疼痛。

【用法与用量】 口服:成人每次 5 ~ 10 mg,每日 1 ~ 3 次。肌内注射:每次 4 mg,每日 1 ~ 2 次,或遵医嘱。静脉滴注:每日 4 ~ 8 mg,溶于葡萄糖氯化钠注射液 500 ml 中静脉滴注。

【不良反应与注意事项】 个别患者出现荨麻疹、心慌、胸闷、头昏等,停药后很快消失。本品中毒的早期表现是心电图的变化(可逆性)。

【制剂与规格】 片剂:5 mg、10 mg;注射剂:2 ml:4 mg。

酒石酸双氢可待因

Dihydrocodeine Tartrate

【作用与用途】 双氢可待因作用于中枢神经系统,产生镇痛作用。其镇痛强度介于吗啡和可待因之间。用于缓解中度以上疼痛。

【体内过程】 健康成人口服酒石酸双氢可待因 30 mg 后,T_{max} 为 1.6 小时,C_{max} 为 71.8 ng/ml。迅速在体内代谢,血中酸性代谢产物比原型含量高得多。

【用法与用量】 饭后口服,每次 1 ~ 2 片,每日 3 次,或遵医嘱。需依据临床症状调节用量,如全日用量超过 240 mg 镇痛不佳时,请改用更强效的镇痛药。

【不良反应与注意事项】 主要不良反应为便秘、恶心、呕吐、胃部不适、皮肤瘙痒。

【制剂与规格】 片剂:30 mg。

普瑞巴林(莱瑞克)

Pregabalin

【作用与用途】 普瑞巴林是一种新型钙离子通道调节剂,能阻断电压依赖性钙通道,减少神经递质的释放,临床主要用于治疗外周神经痛以及辅助性治疗局限性部分癫痫发作。

【用法与用量】 餐前或餐后口服。推荐起始剂量为每日 150 mg。根据患者对普瑞巴林的应答和耐受性,剂量可最大增至每日 600 mg。

【不良反应和注意事项】 主要不良反应:无力、复视、视力模糊、思维异常、恶心、震颤、眩晕、头痛和思维混乱。对本品所含活性成分或任何辅料过敏者禁用。突然或快速停药可引起失眠、恶心、头痛或腹泻,若要停用普瑞巴林,应该用 1 周以上的时间逐渐减小剂量而至停止。普瑞巴林可引起血管性水肿并伴有面部、嘴(嘴唇、齿龈、舌)、颈(咽、喉)肿胀,还可引起过敏反应,如气喘、呼吸困难、皮疹、麻疹和疱疹。若出现上述症状应立即停药并采取医疗措施。由于普瑞巴林主要由肾排泄消除,因此,对于肾损伤的老年患者应调整剂量。

【制剂与规格】 胶囊剂:75 mg。

镇静催眠药及抗精神失常药

(一)镇静催眠药

苯巴比妥(鲁米那)

Phenobarbital

【作用与用途】 本品为镇静催眠药、抗惊厥药,是长效巴比妥类的典型代表。随用量增加而产生镇静、催眠和抗惊厥效应,大剂量时产生麻醉作用,作用机制现认为主要与阻断脑干网状结构上行激活系统有关。本品还具有抗癫痫效应,其机制在于抑制中枢神经系统单突触和多突触传递,还可能与其增强中枢抑制性递质γ-丁氨酸的功能有关。主要用于治疗焦虑、失眠(用于睡眠时间短早醒患者)、癫痫及运动障碍。是治疗癫痫大发作及局限性发作的重要药物。也可用作抗高胆红素血症药及麻醉前用药。

【体内过程】 口服、注射后0.5~1小时起效,2~18小时血药浓度达到峰值。吸收后分布于体内各组织和体液中,脑组织内浓度高,其次为骨骼肌,进入脑组织的速度较慢,能通过胎盘,血浆蛋白结合率为40%(20%~45%),表观分布容积为0.5~0.9 L/kg,脑组织内浓度最高,骨骼肌内药量最大,并能透过胎盘。有效血药浓度约为10~40 μg/ml,超过40 μg/ml即可出现毒性反应。成人$t_{1/2}$约为50~144小时,小儿约为40~70小时,肝肾功能不全时$t_{1/2}$延长。约48%~65%的苯巴比妥在肝脏代谢,转化为羟基苯巴比妥。本品为肝药酶诱导剂,可提高药酶活性,不但加速自身代谢,还可加速其他药物代谢。大部分与葡萄糖醛酸或硫酸盐结合,由肾脏排出,有27%~50%以原形从肾脏排出。可透过胎盘和分泌入乳汁。

【用法与用量】 成人常用量:催眠,30~100 mg,晚上每次顿服;镇静,每次15~30 mg,每日2~3次;抗惊厥,每日90~180 mg,可在晚上每次顿服,或每次30~60 mg,每日3次;极量每次250 mg,每日500 mg;抗高胆红素血症,每次30~60 mg,每日3次。小儿常用量:用药应个体化,镇静,每次按体重2 mg/kg,或按体表面积60 mg/m^2,每日2~3次;抗惊厥,每次按体重3~5 mg/kg;抗高胆红素血症,每次按体重5~8 mg/kg,分次口服,3~7天见效。肌内注射:抗惊厥与癫痫持续状态,成人每次100~200 mg,必要时可4~6小时重复1次。麻醉前给药:术前0.5~1小时肌内注射100~200 mg。儿童按体重每次3~5 mg/kg。

【不良反应与注意事项】 镇静、认知和记忆的缺损;长期用药,偶见叶酸缺乏和低钙血症;罕见巨幼红细胞性贫血和骨软化;大剂量时可产生眼球震颤、共济失调和严重的呼吸抑制;偶有皮肤反应,多见者为各种皮疹,严重者可出现剥脱性皮炎和多形红斑(或Stevens-Johnson综合征),中毒性表皮坏死极为罕见;有报道用药者出现肝炎和肝功能紊乱;长时间使用可发生药物依赖,停药后易发生停药综合征。对一种巴比妥过敏者,可能对本品过敏;作抗癫痫药应用时,可能需10~30天才能达到最大效果,需按体重计算药量;如有可能应定期测定血药浓度,以达最大疗效;肝功能不全者,用量应从小量开始;与其他中枢抑制药合用,对中枢产生协同抑制作用,应注意。轻微脑功能障碍(MBD)症、低血压、高血压、贫血、甲状腺功能低下、肾上腺功能减退、心肝肾功能损害、高空作业、驾驶员、精细和危险工种作业者慎用。严重肺功能不全、肝硬化、血卟啉病史、贫血、哮喘史、未控制的糖尿病、过敏等禁用,孕妇及哺乳期妇女禁用。

【制剂与规格】 片剂:15 mg、30 mg、100 mg。注射剂:1 ml:0.1 g,2 ml:0.2 g。

异戊巴比妥钠
Amobarbital Sodium

【作用与用途】 本品为巴必妥类催眠药、抗惊厥药。中等作用时间(3~6小时),对中枢的抑制作用随着剂量加大,表现为镇静、催眠、抗惊厥及抗癫痫。大剂量对心血管系统、呼吸系统有明显的抑制。过量可麻痹延髓呼吸中枢致死。体外电生理实验本类药物使神经细胞的氯离子通道开放,细胞过极化,似γ-氨基丁酸(GABA)的作用。治疗浓度的异戊巴比妥可降低谷氨酸的兴奋作用、加强γ-氨基丁酸的抑制作用,抑制中枢神经系统单突触和多突触传递,抑制痫灶的高频放电及其向周围扩散。可减少胃液分泌,降低胃张力。可产生依赖性,包括精神依赖和身体依赖。主要用于催眠、镇静、抗惊厥(小儿高热惊厥、破伤风惊厥、子痫、癫痫持续状态)和麻醉前给药。

【体内过程】 口服后在消化道吸收迅速,15~30分钟生效,维持3~6小时。注射后迅速分布于体内各组织及体液中,因本品脂溶性高,易通过血脑屏障,进入脑组织,起效比较快。本品血浆蛋白结合率约为61%。$t_{1/2\beta}$为14~40小时,血药浓度达峰时间,个体差异大。本品在肝脏代谢,约50%转化为羟基异戊巴比妥,主要与葡萄糖醛酸结合后经肾脏排出,极少量(<1%)以原形从肾脏排出。

【用法与用量】 口服:成人常用量:催眠,100~200 mg,晚上1次顿服;镇静,每次30~50 mg,每日2~3次。极量每次200 mg,每日600 mg。小儿常用量:催眠,个体差异大;镇静,每次按体重2 mg/kg,或按体表面积60 mg/m^2,每日2~3次。深部肌内(不能用于浅表)或静脉注射:成人常用量:催眠,100~200 mg;镇静,每次30~50 mg,每日2~3次;抗惊厥(常用于治疗癫痫持续状态),缓慢静脉注射300~500 mg。成人极量每次250 mg,每日500 mg。小儿常用量:催眠或抗惊厥,肌内注射,每次按体重3~5 mg/kg,或按体表面积125 mg/m^2;镇静每日6 mg/kg,分4次给予。

【不良反应与注意事项】 不宜长

期用药,如连续使用达14天可出现快速耐药性。参见苯巴比妥。

【制剂与规格】 片剂:0.1 g;注射剂:100 mg、250 mg。

戊巴比妥钠
Pentobarbital Sodium

【作用与用途】 本品对中枢神经系统有广泛抑制作用,随用量而产生镇静、催眠和抗惊厥效应,大剂量时则产生麻醉作用,作用机制主要与阻断脑干网状结构上行激活系统有关。用于镇静、催眠、麻醉前给药及抗惊厥。

【体内过程】 口服易吸收,主要在肝脏代谢后经肾脏排泄,半衰期($t_{1/2}$)为21~42小时。生物利用度100%,总清除率1.5 L/h,表观分布容积(V_d)70 L,蛋白结合率55%。

【用法与用量】 口服:催眠:0.1~0.2 g。麻醉前给药:手术当日清晨服0.1 g,必要时术前半小时再服0.1 g。极量:每次0.2 g,每日0.6 g。

【不良反应与注意事项】 常有倦睡、眩晕、头痛、乏力、精神不振等延续效应。偶见皮疹、剥脱性皮炎、运动功能障碍、中毒性肝炎、黄疸等。也可见巨幼红细胞贫血,关节疼痛,骨软化。久用可产生耐受性与依赖性,突然停药可引起戒断症状,应逐渐减量停药。用药期间避免驾驶车辆、操纵机械和高空作业,以免发生意外。孕妇及哺乳期妇女、老人、儿童慎用。肝肾功能不全、呼吸功能障碍、颅脑损伤、卟啉病患者、对本品过敏者禁用。

【制剂与规格】 片剂:50 mg、100 mg。

司可巴比妥钠
Secobarbital Sodium

【作用与用途】 本品为短时巴比妥类催眠药。对中枢的抑制作用随着剂量加大,表现为镇静、催眠、抗惊厥及抗癫痫。大剂量对心血管系统、呼吸系统有明显的抑制。过量可麻痹延髓呼吸中枢致死。体外电生理实验见本类药物使神经细胞的氯离子通道开放,细胞超极化,似γ-氨基丁酸(GABA)的作用。治疗浓度的司可巴比妥可降低谷氨酸的兴奋作用、加强γ-氨基丁酸的抑制作用,抑制中枢神经系统单突触和多突触传递,抑制痫灶的高频放电及其向周围扩散。可减少胃液分泌,降低胃张力。通过诱导葡萄糖醛酸转移酶结合胆红素从而降低胆红素的浓度。可产生依赖性,包括精神依赖和身体依赖。适用于不易入睡的患者。也可用于抗惊厥(如破伤风等)。

【体内过程】 口服易由消化道吸收,脂溶性比较高,易通过血脑屏障,服后15分钟生效,持续2~3小时,本品与血浆蛋白结合率为46%~70%。成人$t_{1/2}$为20~28小时。在肝脏代谢,与葡萄糖醛酸结合由肾排出,仅少量(约5%)以原形由肾排出。

【用法与用量】 成人常用量:催眠,50~200 mg,睡前1次顿服;镇静,每次30~50 mg,每日3~4次;麻醉前用药,200~300 mg,术前1小时服。成人极量1次300 mg。小儿常用量:镇静,每次按体重 2 mg/kg,或按体表面积 60 mg/m^2,每日 3 次;麻醉前用药,50 ~ 100 mg,术前 1 小时给药。

【不良反应与注意事项】 对巴比妥类过敏的患者可出现皮疹以及哮喘,严重者发生剥脱性皮炎和 Stevens-Johnson 综合征,可致死,一旦出现皮疹,应当停药;长时间使用可发生药物依赖,或心因性依赖、戒断综合征;停药后易发生停药综合征;较少发生的不良反应有:过敏而出现意识糊涂,抑郁或逆向反应(兴奋)以老年、儿童患者及糖尿病患者为多;偶有粒细胞减少,皮疹,环形红斑,眼睑、口唇、面部水肿;幻觉、低血压;血小板减少;肝功能损害、黄疸;骨疼痛、肌肉无力。注意事项参见苯巴比妥。严重肺功能不全、肝硬化、血卟啉病史、贫血、哮喘史、未控制的糖尿病、过敏者禁用。

【制剂与规格】 胶囊剂:0.1 g。

三唑仑(海乐神,酣乐欣)
Triazolam

【作用与用途】 本品为苯二氮䓬类安定药。该药具有抗惊厥、抗癫痫、抗焦虑、镇静催眠、中枢性骨骼肌松弛和暂时性记忆缺失(或称遗忘)作用。本类药物作用于中枢神经系统的苯二氮䓬受体(BZR),加强中枢抑制性神经递质 γ-氨基丁酸(GABA)与 $GABA_A$ 受体的结合,增强 GABA 系统的活性。BZR 分为Ⅰ型和Ⅱ型,据认为Ⅰ型受体兴奋可以解释 BZ 类药物的抗焦虑作用,而Ⅱ型受体与该类药物的镇静和骨骼肌松弛等作用有关。随着用量的加大,临床表现可自轻度的镇静到催眠甚至昏迷。三唑仑可引起依赖性,表现为身体依赖和心理依赖,停药后出现撤药症状。用于镇静、催眠。

【体内过程】 口服吸收快而完全。口服 15 ~ 30 分钟生效,2 小时血药浓度达峰值。血浆蛋白结合率约为 90%,$t_{1/2}$ 为 1.5 ~ 5.5 小时。大部分经肝脏代谢,代谢产物经肾排泄,仅少量以原形排出。多次服用很少体内蓄积。可通过胎盘,分泌入乳汁。

【用法与用量】 口服:成人常用量 0.25 ~ 0.5 mg,睡前服。

【不良反应与注意事项】 较多见:头昏、头痛、倦睡;较少见:恶心、呕吐、头昏眼花、语言模糊、动作失调。少数可发生昏倒、幻觉。本药所致的记忆缺失较其他苯二氮䓬类药物更易发生。对苯二氮䓬药物过敏者,可能对本药过敏;癫痫患者突然停药可引起癫痫持续状态;严重的精神抑郁可使病情加重,甚至产生自杀倾向,应采取预防措施;避免长期大量使用而成瘾,如长期使用应逐渐减量,不宜骤停;对本类药耐受量小的患者初用量宜小;有报道,连续用本药 10 天后出现白天焦虑增多,发现此现象应换药;中枢神经系统处于抑制状态的急性酒精中毒、肝肾功能损害、重症肌无力、急性或易于发生的闭角型青光眼发作、严重慢性阻塞性肺部病变慎用。孕妇及哺乳期妇女禁用。

【制剂与规格】 片剂:0.125 mg、0.25 mg。

氯氮䓬
Chlordiazepoxide

【作用与用途】 本品为苯二氮䓬类抗焦虑药,作用机制与其选择性作用于大脑边缘系统,与中枢苯二氮䓬受体结合而促进 γ-氨基丁酸的释放,促进突触传导功能有关。本品还有中枢性肌松弛作用和抗惊厥作用,小剂量时有抗焦虑作用,随着剂量增加,可显示镇静、催眠、记忆障碍,很大剂量时也可致昏迷,但很少有呼吸和心血管严重抑制。用于治疗焦虑性神经症,缓解焦虑、紧张、担心、不安与失眠等症状;治疗肌张力过高或肌肉僵直等疾病。与抗癫痫药合用控制癫痫发作。

【体内过程】 口服易吸收且完全,血药浓度个体差异较大。生物利用度约 86%,总清除率(CL)1 L/h,表观分布容积(V_d)28 L,蛋白结合率 96%。口服 0.5 ~ 2 小时血药浓度达峰值,血药浓度达到稳态需 5 ~ 14 日。经肝脏代谢,先去甲基进而脱氨基氧化,先后转化为具有相似药理活性的去甲氯氮䓬和去甲地西泮。半衰期($t_{1/2}$)5 ~ 30 小时。本品经肾脏排泄,可通过胎盘且可分泌入乳汁。长期用药在体内有一定量的蓄积,代谢产物可滞留在血液中数天甚至数周,清除缓慢。肝、肾功能损害可延长本品的消除半衰期。

【用法与用量】 口服。抗焦虑:每次 5 ~ 10 mg,每日 2 ~ 3 次。治疗失眠:10 ~ 20 mg 睡前服用。抗癫痫:每次 10 ~ 20 mg,每日 3 次。

【不良反应与注意事项】 常见嗜睡,可见无力、头痛、晕眩、恶心、便秘等。偶见皮疹、中毒性肝损害、骨髓抑制。男性偶见阳痿。长期使用可产生耐受性与依赖性。肝、肾功能不全者慎用。应定期检查肝功能与白细胞计数。用药期间不宜驾驶车辆、操作机械或高空作业。长期用药后骤停可能引起惊厥等撤药反应。服药期间勿饮酒。白细胞减少者、对本品过敏者及孕妇禁用。老人慎用,6 岁以下儿童慎用,6 岁以上儿童减量使用。

【制剂与规格】 片剂:5 mg、10 mg。

唑吡坦(酒石酸唑吡坦)
Zolpidem Tartrate

【作用与用途】 本品为催眠剂,通过选择性地与中枢神经系统的 ω1 - 受体的亚型结合,产生药理作用。本品小剂量时,能缩短入睡时间,延长睡眠时间;在较大剂量时,第 2 相睡眠、慢波睡眠(第 3 和第 4 相睡眠)时间延长,REM 睡眠时间缩短。治疗偶发性、暂时性、慢性失眠症。

【体内过程】 据文献报道,酒石酸唑吡坦片吸收快,起效迅速。口服生物利用度为 70%。且在治疗剂量范围内显示线性动力学,口服后 0.3 ~ 3 小时血药浓度达峰值。半衰期平均为 2.4 小时(0.7 ~ 3.5)小时,作用可维持 6 小时。血浆蛋白结合率为(92.5 ± 0.1)%。肝脏的首过效应为 35%。重复服药不改变蛋白结合率,表明本品与其代谢物对结合部位缺乏竞争。成人表观分布容积为(0.54 ± 0.2)L/kg,老年人降至(0.34 ± 0.052)L/kg。所有代谢物均无活性,且由尿中(56%)和粪便中(37%)排出。试验表明唑吡坦是不可透析的。

【用法与用量】 患者必须在临睡前服药。65 岁以下患者为 10 mg,65 岁以上的患者为 5 mg。每日剂量不得超过 10 mg。

【不良反应与注意事项】 有眩晕、嗜睡、恶心、头痛、记忆减退、夜寝不安、腹泻、摔倒等。患有肾脏病、肝脏病、呼吸困难以及肌肉病症(如肌无力)等时,必须告知医生。年老者慎服。服药期间,应节制饮用烈性酒。有可能减低驾驶员和机器操作者的注意力。服用 1 片安眠药后,如是半夜起床,有可能会出现:反应迟缓,有摔倒的危险,眩晕。15 岁以下儿童、孕妇、哺乳期的妇女慎用。

【制剂与规格】 片剂:10 mg,含唑吡坦酒石酸盐 10 mg。

佐匹克隆
Zopiclone

【作用与用途】 本品常规剂量具有镇静催眠和肌肉松弛作用。其作用于苯二氮䓬受体,但结合方式不同于苯二氮䓬类药物。本品为速效催眠药,能延长睡眠时间,提高睡眠质量,减少夜间觉醒和早醒次数。本品的特点为次晨残余作用低。用于各种失眠症。

【体内过程】 据资料报道,健康人口服本品生物利用度为 80%,口服吸收迅速,1.5 ~ 2.0 小时后可达血药浓度峰值,给药 3.75、7.5 和 15 mg 后,分别为 30、60 和 115 ng/ml。药物吸收不受患者性别、给药时间和重复给药影响。药物迅速由血管分布至全身,分布容积为 100 L。血浆蛋白结合率均为 45%,消除半衰期约 5 小时。连续多次给药无蓄积作用。本品在体内广泛代谢(主要是经 P_{450} 酶系统生物转化),主要代谢产物为 N-氧化物(对动物有药理活性)和 N-脱甲基物(无活性)。代谢物主要经肺脏排出(约占剂量 50%),其余由尿液排出。仅剂量的 4% ~5% 以原形随尿排出。老年人半衰期约 7 小时。肝硬化者因脱甲基作用减慢,血浆消除能力明显降低,应调整剂量。本品能通过透析膜。

【用法与用量】 口服:1 片,临睡时服;老年人最初临睡时服半片,必要时 1 片;肝功能不全者,服半片为宜。

【不良反应与注意事项】 与剂量及患者的敏感性有关。偶见嗜睡、口苦、口干、肌无力、遗忘、醉态,有些人出现异常的易恐、好斗、易受刺激或精神错乱、头痛、乏力。长期服药后突然停药会出现戒断症状,可能有较轻的激动、焦虑、肌痛、震颤、反跳性失眠及噩梦、恶心及呕吐,罕见较重的痉挛、肌肉颤抖、神志模糊(往往继发于较轻的症状)。肌无力患者用药时需注意医疗监护,呼吸功能不全者和肝、肾功能不全者应适当调整剂量。使用本品时应绝对禁止摄入酒精饮料。连续用药时间不宜过长,突然停药可引起停药综合征应谨慎,服药后不宜操作机械及驾车。孕期妇女慎用,哺乳期妇女、15 岁以下儿童禁用。对本品过敏者,失代偿的呼吸功能不全患者,重症肌无力、重症睡眠呼吸暂停综合征患者禁用。

【制剂与规格】 片剂:7.5 mg/片。

扎来普隆
Zaleplon

【作用与用途】 扎来普隆作为催眠药,其化学结构不同于苯二氮䓬类、巴比妥类及其他已知的催眠药,可能通过作用于 γ 氨基丁酸-苯二氮䓬(GABA-BZ)受体复合物而发挥其药理作用。适用于入睡困难的失眠症的短期治疗。

【体内过程】 扎来普隆口服后,吸收迅速且完全,1 小时左右达到血浆峰浓度。其绝对生物利用度大约为 30%。有显著的首过效应。分布容积大约是 1.4 L/kg。体外血浆蛋白结合率是 60% ±15%,平均 $t_{1/2}$ 大约 1 小时,口服血浆清除率 3 L/(h · kg),静脉血浆清除率 1 L/(h · kg)。口服给药后,扎来普隆被广泛的代谢,在尿中仅有不超过剂量的 1% 是原药。高脂肪和难消化的食物可延长扎来普隆的吸收,延迟时间大约为 2 小时,并且 C_{max} 减少大约 35%。

【用法与用量】 成人口服一次 5 ~ 10 mg,睡前服用或入睡困难时服用。体重较轻的患者,推荐剂量为一次 5 mg。老年患者、糖尿病患者和轻、中度肝功能不全的患者,推荐剂量为一次 5 mg。每晚只服用一次。持续用药时间限制在 7 ~ 10 天。如果服用 7 ~ 10 天后失眠仍未减轻,医生应对患者失眠的病因重新进行评估。

【不良反应与注意事项】 服用扎来普隆后,可能会出现较轻的头痛、嗜睡、眩晕、口干、出汗及厌食、腹痛、恶心呕吐、乏力、记忆困难、多梦、情绪低落、震颤、站立不稳、复视及其他视力问题、精神错乱等不良反应。其他不良反应包括:短期的记忆缺失、镇静和精神障碍作用、反弹性失眠。偶见一过性白细胞、转氨酶升高。对本品过敏者,严重肝、肾功能不全,睡眠呼吸暂停综合征患者,重症肌无力患者,严重的呼吸困难或胸部疾病者等患者禁用。长期服用可能会产生依赖性。有药物滥用史的患者慎用。扎来普隆的不良反应是与剂量相关的,因此应尽可能用最低剂量,特别是老年人。与作用于脑部的药物联合使用时,可能因协同作用而加重后遗作用,导致清晨仍思睡。这些药物包括:用于治疗精神性疾病的药物(如精神抑制药、催眠药、抗焦虑药、镇静药、抗抑郁药)、麻醉剂和用于治疗变态反应的药物(如镇静抗组胺药)。哺乳期母亲及将要或已经怀孕妇女禁用本品。儿童(小于 18 岁者)禁用本品。本品可增强乙醇对中枢神经系统的损伤作用,但不影响乙醇的药代动力学。与丙咪嗪、硫利达嗪合用后,清醒程度降低,运动、精神、行动能力损伤。与利福平合用,会使本品的 C_{max} 和 AUC 降低 4 倍。与苯海拉明合用无药代动力学相互影响,但由于两者都有镇静作用,合用需特别注意。

【制剂与规格】 片剂:5 mg。

水合氯醛
Chloral Hydrate

【作用与用途】 本品为催眠药、抗惊厥药。催眠剂量30分钟内即可诱导入睡,催眠作用温和,不缩短REMS睡眠时间,无明显后遗作用。催眠机制可能与巴比妥类相似,引起近似生理性睡眠,无明显后作用。较大剂量有抗惊厥作用,可用于小儿高热、破伤风及子痫引起的惊厥。大剂量可引起昏迷和麻醉。抑制延髓呼吸及血管运动中枢,导致死亡。曾作为基础麻醉的辅助用药,现已极少应用。治疗失眠,适用于入睡困难的患者。作为催眠药,短期应用有效,连续服用超过2周则无效。麻醉前、手术前和睡眠脑电图检查前用药,可镇静和解除焦虑,使相应的处理过程比较安全和平稳。抗惊厥,用于癫痫持续状态的治疗,也可用于小儿高热、破伤风及子痫引起的惊厥。

【体内过程】 消化道或直肠给药均能迅速吸收,1小时达高峰,维持4～8小时。脂溶性高,易通过血脑屏障,分布至全身各组织。血浆 $t_{1/2}$ 为7～10小时。在肝脏迅速代谢成为具有活性的三氯乙醇。三氯乙醇的蛋白结合率为35%～40%,三氯乙醇 $t_{1/2}$ 为4～6小时。口服水合氯醛30分钟内即能入睡,持续时间为4～8小时。三氯乙醇进一步与葡糖醛酸结合而失活,经肾脏排出,无滞后作用与蓄积性。本药可通过胎盘和分泌入乳汁。

【用法与用量】 成人常用量:催眠,口服或灌肠0.5～1.0 g,睡前1次,口服宜配制成10%的溶液或胶浆使用,灌肠宜将10%的溶液再稀释1～2倍灌入。镇静:每次0.25 g,每日3次,饭后服用。用于癫痫持续状态,常用10% 溶液20～30 ml,稀释1～2倍后每次灌入,方可见效。最大限量每次2 g。小儿常用量:催眠,每次按体重50 mg/kg或按体表面积1.5 g/m^2,睡前服用,每次最大限量为1 g;也可按体重16.7 mg/kg或按体表面积500 mg/m^2,每日3次。镇静,每次按体重8 mg/kg或按体表面积250 mg/m^2,最大限量为500 mg,每日3次,饭后服用。灌肠,每次按体重25 mg/kg。极量每次为1 g。

【不良反应与注意事项】 对胃黏膜有刺激,易引起恶心、呕吐;大剂量能抑制心肌收缩力,缩短心肌不应期,并抑制延髓的呼吸及血管运动中枢;对肝、肾有损害作用;偶有发生过敏性皮疹,荨麻疹;长期服用,可产生依赖性及耐受性,突然停药可引起神经质、幻觉、烦躁、异常兴奋,谵妄、震颤等严重撤药综合征。因对它的敏感性个体差异较大,剂量上应注意个体化。胃炎及溃疡患者不宜口服,直肠炎和结肠炎的患者不宜灌肠给药。肝、肾、心脏功能严重障碍者禁用。间歇性血卟啉病患者禁用。

【制剂与规格】 水合氯醛溶液:10%。

副醛
Paraldehyde

【作用与用途】 同水合氯醛，用于治疗失眠、抗惊厥等。

【用法与用量】 灌肠：1 次 5～10 ml（用温开水稀释至 30～50 ml）。肌内注射：每次 2～5 ml。静脉注射：每次 1～2 ml。

【不良反应与注意事项】 有使人不快之臭味；部分经肺排出，有气管疾患及肺部疾患者不宜用；肝功能不全者慎用。

【制剂与规格】 注射剂：2 ml、5 ml。

甲喹酮
Methaqualone

【作用与用途】 催眠作用出现快而持续长，一般用药后 10～30 分钟内起效，可持续 6～8 小时。用于神经衰弱、失眠、麻醉前给药。

【体内过程】 本品口服后易吸收，2 小时吸收 99%，血浆蛋白结合率 70%～90%。在肝脏代谢成 4-羟基安眠酮和 N-氧化物，前者与葡萄糖醛酸结合后由肾排泄，后者由胆汁排泄，形成肠肝循环，$t_{1/2}$ 为 16～40 小时。

【用法与用量】 镇静：每次 0.1 g，1 日 3 次。催眠：0.1～0.2 g，睡前半小时服用。小儿酌减。

【不良反应与注意事项】 偶有轻度不适，如头昏、嗜睡等。少数患者会出现皮疹、口舌或肢体麻木。个别患者有心悸、恶心、呕吐及全身无力等反应。连续应用较大剂量数周，可产生耐受性及依赖性，故不可滥用。有用至 8～20 g 致死者。本品主要在肝脏代谢，故肝功能不良者慎用。服药一般不宜超过 3 个月。孕妇、有精神病史及躯体有剧痛者不宜用。

【制剂与规格】 片剂：0.1 g、0.2 g。

甲丙氨酯
Meprobamate

【作用与用途】 弱抗焦虑药，具有中枢性肌肉松弛作用和抗焦虑、镇静催眠作用。治疗焦虑性神经症，缓解焦虑、紧张、不安、失眠等症状；治疗失眠症、肌张力过高或肌肉僵直的疾病、癫痫小发作。

【体内过程】 口服吸收良好，在体内分布较均匀，肝、肺、肾中较多，大脑、小脑、中脑均有。口服后 2～3 小时血药浓度达峰值，半衰期（$t_{1/2}$）约 10 小时，晚期肾衰患者半衰期不变。在肝脏内代谢，由肾脏排泄，8%～19% 为原形。本品能穿透胎盘，能分泌入乳汁，浓度可达血浆中的 2～4 倍。

【用法与用量】 口服。抗焦虑：每次 200 mg，每日 2～3 次。治疗失眠：400 mg 睡前服用。治疗癫痫：每次 200～400 mg，每日 2～3 次。

【不良反应与注意事项】 常见嗜睡，可见无力、头痛、晕眩、低血压与心悸，偶见皮疹、骨髓抑制。长期使用可产生依赖性。若停药必须逐渐减量，若骤停可产生撤药综合征，表现为失眠、呕吐、震颤、肌肉抽搐、焦虑、动作失调等，甚至出现幻觉、惊厥。肾功能不全者、肺功能不全者及老年人慎用。定期检查肝功能与白细胞计数。用药期间不宜驾驶车辆、操作机械或高空作业。服药期间勿饮酒。孕妇及哺乳期妇女、6 岁以下儿童、白细胞减少者及对本品过敏者禁用。

【制剂与规格】 片剂:0.2 g、0.4 g。

格鲁米特
Glutethimide

【作用与用途】 非巴比妥类催眠药。作用机制尚不明确,一般认为与巴比妥类药相似,具有催眠、镇静、抗惊厥等中枢抑制作用。格鲁米特尚有阿托品样抗胆碱能作用和弱的镇吐作用。因本品脂溶性高,过量中毒时不易透析,不易抢救。长期服用可成瘾,突然停药可引起撤药症状。可应用于失眠症的短期治疗,但不适合长期应用,因为催眠药的应用仅在 3 ~ 7 天内有效,如需再给予本品治疗,应间隔 1 周以上。现已少用。

【体内过程】 口服,胃肠道吸收不规则,口服 30 分钟内生效,作用持续时间 4 ~ 8 小时。约 50% 与血浆蛋白结合。$t_{1/2}$ 为 10 ~ 12 小时。几乎全部在肝脏内代谢转化,代谢产物有药理活性,主要经肾脏排泄,2% 以原形随尿排出,另有 2% 随粪便排泄。在体内有蓄积作用。本药能通过胎盘,可分泌入乳汁。

【用法与用量】 成人常用量:催眠,0.25 ~ 0.5 g,睡前服,必要时可重复 1 次,但不要在起床前 4 小时服用。老年或虚弱者对本品常更为敏感,初量宜小。12 岁以下小儿常用量未定,须慎用。

【不良反应与注意事项】 对诊断产生干扰;膀胱颈梗阻、心律失常、消化性溃疡、前列腺肥大、幽门十二指肠梗阻等应用本药可使症状加重;严重的肾功能损害、血卟啉症、不能控制的疼痛、有药物滥用史或依赖史者慎用;其他参见三唑仑。

【制剂与规格】 片剂:0.25 g。

(二)抗精神病药

盐酸氯丙嗪
Chlorpromazine Hydrochloride

【作用与用途】 本品为吩噻嗪类抗精神病药,对多巴胺(DA_1)受体、5-羟色胺受体、M-型乙酰胆碱受体、α-肾上腺素受体均有阻断作用,作用广泛。此外,本品小剂量时可抑制延髓催吐化学感受区的多巴胺受体,大剂量时直接抑制呕吐中枢,产生强大的镇吐作用。抑制体温调节中枢,使体温降低,体温可随外环境变化而改变。其阻断外周 α-肾上腺素受体作用,使血管扩张,引起血压下降,对内分泌系统也有一定影响。对兴奋躁动、幻觉妄想、思维障碍及行为紊乱等阳性症状有较好的疗效。用于精神分裂症、躁狂症或其他精神病性障碍;止呕,各种原因所致的呕吐或顽固性呃逆。

【体内过程】 口服吸收好,1 ~ 3 小时达血药浓度峰值。本品有首过效应。半衰期($t_{1/2}$)为 12 ~ 36 小时。注射给药生物利用度比口服高 3 ~ 4 倍,血浆蛋白结合率在 90% 以上,易于透过血脑屏障,颅内药物浓度高4~5倍。在肝脏代谢,主要以代谢物形式从尿和粪便中排出。

【用法与用量】 用于精神分裂症或躁狂症:口服:从小剂量开始,每次1/2~1片,每日2~3次,每隔2~3日缓慢逐渐递增至每次1/2~1片,治疗剂量每日8~12片。肌内注射:每次25~50 mg,每日2次,待患者合作后改为口服。静脉滴注:从小剂量开始,25~50 mg稀释于500 ml葡萄糖氯化钠注射液中缓慢静脉滴注,每日1次,每隔1~2日缓慢增加25~50 mg,治疗剂量每日100~200 mg。不宜静脉推注。用于其他精神病,剂量应偏小。体弱者剂量应偏小,应缓慢加量。用于止呕,每次1/4~1/2片,每日2~3次。

【不良反应与注意事项】 常见口干、上腹不适、食欲缺乏、乏力及嗜睡;可引起体位性低血压、心悸或心电图改变;可出现锥体外系反应,如震颤、僵直、流涎、运动迟缓、静坐不能、急性肌张力障碍;长期大量服药可引起迟发性运动障碍;可引起血浆中泌乳素浓度增加,可能有关的症状为溢乳、男子女性化乳房、月经失调、闭经;可引起中毒性肝损害或阻塞性黄疸;少见骨髓抑制;偶可引起癫痫、过敏性皮疹或剥脱性皮炎及恶性综合征。出现迟发性运动障碍、过敏性皮疹及恶性综合征应立即停药并进行相应的处理;用药后引起体位性低血压应卧床,血压过低可静脉滴注去甲肾上腺素,禁用肾上腺素;肝、肾功能不全者应减量;患有心血管疾病、癫痫患者慎用。

【制剂与规格】 片剂:50 mg;注射剂:1 ml:10 mg、1 ml:25 mg、1 ml:50 mg。

奋乃静

Perphenazine

【作用与用途】 本品为吩噻嗪类的哌嗪衍生物,药理作用与氯丙嗪相似,抗精神病作用主要与其阻断与情绪思维的中脑边缘系统及中脑—皮层通路的多巴胺受体(DA_2)有关,而阻断网状结构上行激活系统的α-肾上腺素受体,则与镇静安定作用有关。本品镇吐作用较强,镇静作用较弱。对幻觉妄想、思维障碍、淡漠木僵及焦虑激动等症状有较好的疗效。用于精神分裂症或其他精神病性障碍。因镇静作用较弱,对血压的影响较小。适用于器质性精神病、老年性精神障碍及儿童攻击性行为障碍。止呕,各种原因所致的呕吐或顽固性呃逆。

【体内过程】 口服后分布至全身,经胆汁排泄,部分在肠道中重吸收,半衰期($t_{1/2}$)为9小时。本品可通过脐血进入胎儿,也可从母乳中排出。本品具有高度的亲脂性与蛋白结合率。小儿与老龄者对本品的代谢与排泄均明显降低。

【用法与用量】 口服:治疗精神分裂症,从小剂量开始,每次2~4 mg,每日2~3次。以后每隔1~2日增加6 mg,逐渐增至常用治疗剂量每日20~60 mg。维持剂量每日10~20 mg。用于止呕,每次2~4 mg,每日

2～3次。治疗精神分裂症：肌内注射，每次5～10 mg，每日2次。或静脉注射，每次5 mg，用氯化钠注射液稀释成0.5 mg/ml，注射速度每分钟不超过1 mg。待患者合作后改为口服。

【不良反应与注意事项】 震颤、僵直、流涎、运动迟缓、静坐不能、急性肌张力障碍等；长期大量服药可引起迟发性运动障碍；溢乳、男子女性化乳房、月经失调、闭经；可出现口干、视物模糊、乏力、头昏、心动过速、便秘、出汗等；少见的不良反应有体位性低血压，粒细胞减少症与中毒性肝损害；偶见过敏性皮疹及恶性综合征。孕妇、患有心血管疾病、癫痫患者应慎用。肝、肾功能不全者应减量。基底神经节病变、帕金森病、帕金森综合征、骨髓抑制、青光眼、昏迷、对吩噻嗪类药过敏者及哺乳期妇女禁用。

【制剂与规格】 片剂：2 mg、4 mg；注射剂：1 ml：5 mg。

盐酸氟奋乃静

Fluphenazine Hydrochloride

【作用与用途】 本品属哌嗪类吩噻嗪，抗精神病作用主要与其阻断脑内的多巴胺受体（DA_2）有关，抑制网状结构上行激活系统而有镇静作用。止吐和降低血压作用较弱。用于各型精神分裂症，有振奋和激活作用，适用于单纯型、紧张型及慢性精神分裂症，缓解情感淡漠及行为退缩等症状。

【体内过程】 口服吸收好，在肝脏代谢，活性代谢产物为亚砜基、N-羟基衍生物，半衰期（$t_{1/2}$）为13～24小时。本品具有高度亲脂性与高度的蛋白结合率，并可通过胎盘屏障进入胎血循环，亦可分泌入乳汁，小儿、老龄者对本品的代谢与排泄均降低。

【用法与用量】 口服：从小剂量开始，每次2 mg，每日2～3次。逐渐增至每日10～20 mg，高量每日不超过30 mg。肌内注射，每次2～5 mg，每日1～2次。

【不良反应与注意事项】 参见奋乃静。

【制剂与规格】 片剂：2 mg；注射剂：2 ml：10 mg。

癸氟奋乃静

Fluphenazine Decanoate

【作用与用途】 本品为氟奋乃静的长效酯类化合物，抗精神病作用主要与其阻断脑内多巴胺受体（DA_2）有关，抑制网状结构上行激活系统而有镇静作用，止吐和降低血压作用较弱。用于急、慢性精神分裂症。对单纯型和慢性精神分裂症的情感淡漠和行为退缩症状有振奋作用。也适用于拒绝服药者及需长期用药维持治疗的患者。

【体内过程】 肌内注射吸收后，经酯解缓慢释放出氟奋乃静，然后分布至全身而产生药理作用。肌内注射后，42～72小时开始发挥治疗作用，48～96小时作用最明显，每次给药可维持2～4周，半衰期（$t_{1/2}$）为3～7日。

【用法与用量】 肌内注射。首次剂量12.5～25 mg，每2～4周注射1次。以后逐渐增加至25～75 mg，2～4

周注射 1 次。

【不良反应与注意事项】 参见奋乃静。

【制剂与规格】 注射剂：1 ml：25 mg。

盐酸三氟拉嗪（三氟拉嗪）

Trifluoperazine Hydrochloride

【作用与用途】 本品为吩噻嗪类抗精神病药，抗精神病作用与其阻断脑内多巴胺受体有关，抑制延髓催吐化学感受区的多巴胺受体及直接抑制呕吐中枢，产生强大镇吐作用，镇静作用和抗胆碱作用较弱。用于各型精神分裂症，具有振奋和激活作用，适用于紧张型的木僵症状及单纯型与慢性精神分裂症的情感淡漠及行为退缩症状。

【体内过程】 口服吸收好，在肝脏代谢，主要活性代谢产物为硫氧化物、N-去甲基和 7-羟基代谢物，半衰期（$t_{1/2}$）约为 13 小时。

【用法与用量】 口服。从小剂量开始，每次 5 mg，每日 2～3 次。每隔 3～4 日逐渐增至每次 5～10 mg，每日 2～3 次。日剂量为 15～30 mg，高量为每日 45 mg。

【不良反应与注意事项】 参见奋乃静。

【制剂与规格】 片剂：1 mg、5 mg。

氯哌噻吨

Clopenthixol

【作用与用途】 本品为长效抗精神病药，镇静作用较强，对自主神经的影响较弱。用于精神分裂症和偏执性精神病。

【用法与用量】 口服从小剂量开始，以后根据情况调整至所需剂量。开始每日 10 mg，每日 1 次，可调整剂量至每日 75 mg 或更多，分为 2～3 次服用。维持剂量，每日 10～40 mg。

【不良反应与注意事项】 不良反应：常见为震颤麻痹综合征、锥体外症状。偶见出汗、视力模糊、食欲减退，可自行消失。少见皮疹、乏力、多梦等。对本品过敏者、急性酒精中毒、眠药和抗精神病药中毒、循环性休克及昏迷患者禁用。妊娠初期妇女慎用。

【制剂与规格】 片剂：10 mg。

氯普噻吨

Chlorprothixene

【作用与用途】 本品为硫杂蒽类抗精神病药，可通过阻断脑内神经突触后多巴胺受体而改善精神障碍，也可抑制脑干网状结构上行激活系统，引起镇静作用，还可抑制延脑化学感受区而发挥止吐作用。本品抗肾上腺素作用及抗胆碱作用较弱，并有抗抑郁及抗焦虑作用。用于急性和慢性精神分裂症，适用于伴有精神运动性激越、焦虑、抑郁症状的精神障碍。

【体内过程】 口服吸收快，T_{max} 为 1～3 小时，$t_{1/2}$ 约为 30 小时，主要在肝内代谢，大部分经肾脏排泄。

【用法与用量】 口服：从小剂量开始，首次剂量 25～50 mg，每日 2～3 次，以后逐渐增加至每日 400～600 mg。维持量为每日 100～200 mg。6 岁以上儿童开始剂量为每次 25 mg，每日 3 次，渐增至每日 150～300 mg，维持量为每日 50～150 mg。对兴奋躁动不合作的患者可肌内注射一次 30 mg，每日 2～3 次。

【不良反应与注意事项】 6 岁以下儿童禁用。其他参见奋乃静。

【制剂与规格】 片剂：12.5 mg、15 mg、25 mg、50 mg；注射剂：2 ml：30 mg。

盐酸硫利达嗪
Thioridazine Hydrochloride

【作用与用途】 本品为吩噻嗪类抗精神病药，抗精神病作用主要由于阻断脑内多巴胺受体，对锥体外系统多巴胺受体作用及体温中枢影响较弱，镇静作用也较弱。用于急、慢性精神分裂症及儿童多动症。

【体内过程】 口服生物利用度约 40%，血药浓度达峰时间为 1～4 小时，$t_{1/2}$ 为 21 小时，血浆蛋白结合率达 99%，主要在肝脏代谢，从尿及粪便中排出。

【用法与用量】 口服：开始剂量为每次 25 mg，每日 3 次。每隔 2～3 日每次增加 25 mg，逐渐增加至最佳效应剂量。1～5 岁每日 1 mg/kg，5 岁以上每日 5～15 mg，分次服。

【不良反应与注意事项】 对吩噻嗪类及本品过敏者禁用。其他参见奋乃静。

【制剂与规格】 片剂：25 mg、50 mg。

五氟利多
Penfluridol

【作用与用途】 本品为口服长效抗精神病药。抗精神病作用与其阻断脑内多巴胺受体有关，还可阻断神经系统 α-肾上腺素受体，抗精神病作用强而持久，口服 1 次可维持数天至 1 周，亦有镇吐作用，但镇静作用较弱，对心血管功能影响较轻。用于治疗各型精神分裂症，更适用于病情缓解者的维持治疗。

【体内过程】 口服吸收缓慢，24～72 小时血药浓度达峰值，7 日后仍可自血中检出。吸收后贮存于脂肪组织，缓慢释放，逐渐透入脑组织。大部分以原形从粪便中排出，少量经尿排出。

【用法与用量】 口服：治疗剂量范围 20～120 mg，每周 1 次。宜从每周 10～20 mg 开始，逐渐增量，每 1 周或 2 周增加 10～20 mg，以减少锥体外系反应。通常治疗量为每周 30～60 mg，待症状消失用原剂量继续巩固 3 个月，维持剂量每周 10～20 mg。

【不良反应与注意事项】 参见奋乃静。

【制剂与规格】 片剂：5 mg、20 mg。

氟哌啶醇
Haloperidol

【作用与用途】 本品属丁酰苯类抗精神病药，抗精神病作用与其阻断脑内多巴胺受体，并可促进脑内多巴胺的转化有关，有很好的抗幻觉妄想和抗兴奋躁动作用，阻断锥体外系多巴胺的作用较强，镇吐作用亦较强，但镇静、阻断α-肾上腺素受体及胆碱受体作用较弱。用于急、慢性各型精神分裂症、躁狂症、抽动秽语综合征。控制兴奋躁动、敌对情绪和攻击行为的效果较好。因本品心血管系不良反应较少，也可用于脑器质性精神障碍和老年性精神障碍。

【体内过程】 口服吸收快，血浆蛋白结合率约92%，生物利用度为40%～70%，口服3～6小时血药浓度达峰值，半衰期（$t_{1/2}$）为21小时。经肝脏代谢，单剂口服约40%在5日内随尿排出，其中1%为原形药物，活性代谢物为还原氟哌啶醇。注射10～20分钟血药浓度达峰值。经肝代谢，活性代谢物为还原氟哌啶醇。大约15%由胆汁排出，其余由肾排出。

【用法与用量】 口服：治疗精神分裂症，从小剂量开始，起始剂量每次2～4 mg，每日2～3次。逐渐增加至常用量每日10～40 mg，维持剂量每日4～20 mg。治疗抽动秽语综合征，每次1～2 mg，每日2～3次。肌内注射：常用于兴奋躁动和精神运动性兴奋，成人剂量每次5～10 mg，每日2～3次，安静后改为口服。静脉滴注：10～30 mg加入250～500 ml葡萄糖注射液内静脉滴注。

【不良反应与注意事项】 锥体外系反应较重且常见，急性肌张力障碍在儿童和青少年更易发生，出现明显的扭转痉挛，吞咽困难，静坐不能及类帕金森病。心脏病尤其是心绞痛、药物引起的急性中枢神经抑制、癫痫、肝功能损害、青光眼、甲亢或毒性甲状腺肿、肺功能不全、肾功能不全、尿潴留慎用。其他参见奋乃静。

【制剂与规格】 片剂：2 mg、4 mg；注射剂：1 ml：5 mg。

利培酮
Risperidone

【作用与用途】 本品为苯并异噁唑衍生物，是一类新型结构的抗精神病药物，低剂量时可阻断中枢的5-HT_2受体，大剂量时又可阻断多巴胺D_2受体。本品全面解除精神分裂症患者的阳性和阴性症状的作用优于氟哌啶醇。对急性精神分裂患者，本品比氟哌啶醇更有效。适用于治疗精神分裂症。

【体内过程】 该药经口服后可被完全吸收，并在1～2小时内达到血药浓度峰值，吸收不受食物影响。利培酮在体内迅速分布，血浆蛋白结合率为88%，消除半衰期为3小时，9-羟基利培酮的血浆蛋白结合率为77%，消除半衰期为24小时。利培酮血药浓度在1日后达稳态，9-羟基利培酮在4～5日后达稳态血药浓度。1周后70%药物经尿液排出，14%由粪便排泄。

【用法与用量】 口服：初始剂量为1～2 mg/d，在3～7日内增加至4～6 mg/d，每次加量1～2 mg/d，最适剂量为4～6 mg/d，可维持治疗或进一步调整。首次发作、老年人及肝肾病患者剂量减半。

【不良反应与注意事项】 在短期应用中，副作用小，锥体外系反应少见。有焦虑、嗜睡、头晕、恶心、便秘、消化不良、鼻炎、皮疹等。心血管疾病患者慎用。服药期间不宜驾驶车辆或操作机器。15 岁以下儿童、孕妇及哺乳妇女禁用。

【制剂与规格】 片剂：1 mg、2 mg。

帕利哌酮
Paliperidone

【作用与用途】 帕利哌酮是利醅酮的主要代谢产物。适用于精神分裂症急性期的治疗。

【体内过程】 单剂量服用本品后，血浆中帕利哌酮浓度稳定升高，大约在服药后 24 小时达峰浓度。在推荐剂量范围内（3～12 mg）给药后的帕利哌酮药物代谢动力学与剂量成正比。帕利哌酮的终末半衰期大约是 23 小时。给予本品后，多数受试者大约在 4～5 天内达稳态浓度。在 9 mg 的帕利哌酮剂量下平均稳态峰：谷比为 1.7，范围在 1.2～3.1 之间。

【用法与用量】 本品推荐剂量为 6 mg，每日 1 次，早上服用，推荐采用每天每次 3 mg 的增量增加，推荐的最大剂量为 12 mg/d。

【不良反应与注意事项】 ①会增高痴呆相关性精神病老年患者的死亡率。②脑血管不良反应，包括中风、痴呆相关性粗神症老年患者。③抗精神病药恶性综合征。④QT 间期延长。⑤迟发性运动障碍。⑥高血糖和糖尿病。⑦高催乳素血症。⑧胃肠梗阻的可能性。⑨体位性低血压和晕厥。⑩可能的认知和运动功能障碍。⑪癫痫。⑫吞咽困难。⑬自杀。⑭阴茎异常勃起。⑮血栓性血小板减少性紫癜。⑯体温调节功能破坏。⑰止吐作用。⑱帕金森症或存在路易氏小体性痴呆患者的敏感性增高。⑲ 影响代谢或血液动力学反应的疾病或病症。已经在接受利培酮和帕利哌酮治疗的患者中观察到了超敏反应，包括过敏反应和血管性水肿。本品属于利培酮的代谢产物，因此禁忌用于已知对帕利哌酮、利培酮或本品中的任何成分过敏的患者。

【制剂与规格】 缓释片：6 mg。

匹莫齐特
Pimozide

【作用与用途】 匹莫齐特为二苯丁哌啶类抗精神病药。作用与氟哌啶醇相似，但作用较弱而时间长，每日仅须口服 1 次。对躁狂、幻觉、妄想、淡漠和退缩等有较好的效果，对慢性退缩性患者尤为适合。匹莫齐特还有某种程度的钙拮抗作用。适用于急、慢性精神分裂症，妄想狂样状态，单症状疑病和 Tourette 综合征。

【体内过程】 口服匹莫齐特后约可被吸收用量的一半，进行明显的首过代谢。4～12 小时可达血药峰值，终末 $t_{1/2}$ 接近 55 小时，某些患者甚至可达 150 小时。广泛分布全身，大部分贮于肝中，其他组织器官浓度相对较低。在肝内代谢后，以代谢物和原药随尿、粪便排出。

【用法与用量】 开始口服每日2 mg，然后根据效应，至少间隔1周增加2～4 mg/d，但总量不得超过20 mg/d。治疗妄想狂和疑病：开始口服4 mg/d，然后可加量，最多不超过16 mg/d。治疗Tourette综合征：开始口服1～2 mg/d，逐渐加量，最多不超过10 mg/d。

【不良反应与注意事项】 锥体外系反应极常见。其他不良反应可有口干、无力、失眠等。用药期间可出现心电图异常，如Q-T间期延长和T波变化等。已存在Q-T间期延长和心律失常患者禁用。匹莫齐特与大环内酯类抗生素并用易发生致命不良反应。

【制剂与规格】 片剂：2 mg，4 mg，10 mg。

硫必利（泰必利）
Tiapride

【作用与用途】 本品为苯酰胺类抗精神失常药，对感觉运动方面神经系统疾病及精神运动行为障碍具有良效。具有抗精神病、镇静、镇痛作用。其他尚有镇吐、兴奋胃肠平滑肌等作用。用于治疗舞蹈病、抽动秽语综合征、老年性精神病、急慢性酒精中毒以及顽固性头痛、坐骨神经痛等。

【体内过程】 本品口服吸收迅速，用药1小时后血药浓度达高峰。口服半衰期为4小时（肌内注射为3小时）。主要以原形随尿排出，约有给药量的31%（男性）或18%（女性）以代谢物排出。

【用法与用量】 静脉注射或肌内注射。老年性精神运动障碍：静脉注射或肌内注射，24小时内注射200～400 mg，根据病情逐渐减量，然后改为口服。各种疼痛如头痛、痛性痉挛、神经肌肉痛等：严重病例肌内注射200～400 mg/d，连续3日。维持量50 mg，3次/d。急、慢性酒精中毒：急性酒精中毒开始24小时内肌内注射或静脉注射600～1 200 mg，每4～8小时注射1次，3～4日后减量，再给药数日后改为口服，150～800 mg/d，继续治疗；慢性酒精中毒，一般口服150 mg/d，严重者可静脉注射，平均剂量400 mg/d，随后改为口服。

【不良反应与注意事项】 较常见的不良反应为嗜睡、溢乳、闭经（停药后可恢复正常）、消化道反应及头晕、乏力等，个别可出现兴奋。能增强中枢抑制药的作用，可与镇痛药、催眠药、安定药、抗抑郁药、抗震颤麻痹药及抗癫痫药合用。

【制剂与规格】 片剂：100 mg；注射剂：100 mg：2 ml。

氟哌利多
Droperidol

【作用与用途】 氟哌利多注射液属丁酰苯类抗精神病药，抗精神病作用与其阻断脑内多巴胺受体，并可促进脑内多巴胺的转化有关。其特点是体内代谢快，作用维持时间短，还具有安定和增强镇痛作用。用于精神分裂症和躁狂症兴奋状态；氟哌利多注射液有神经安定作用及增强镇痛药的镇痛作用，与芬太尼合用静脉注射时，可使病人产生特殊麻醉状态，称为神经安定镇痛术，用于大面积烧伤换药，各种内窥镜检查。

【体内过程】 氟哌利多注射液大部分与血浆蛋白结合，半衰期($t_{1/2}$)约为2.2小时。主要在肝脏代谢，代谢物大部分经尿排出，少部分由粪便排出。

【用法与用量】 氟哌利多注射液用于控制急性精神病的兴奋躁动：肌内注射一日5～10 mg。用于神经安定镇痛：5 mg加入0.1 mg枸橼酸芬太尼，在2～3分钟内缓慢静脉注射。

【不良反应与注意事项】 锥体外系反应较重且常见，急性肌张力障碍在儿童和青少年更易发生，出现明显的扭转痉挛，吞咽困难，静坐不能及类帕金森病；可出现口干、视物模糊、乏力、便秘、出汗等；可引起血浆中泌乳素浓度增加。可能有关的症状为：溢乳、男子女性化乳房、月经失调、闭经；少数病人可能引起抑郁反应；可引起注射局部红肿、疼痛、硬结；较少引起低血压；偶见过敏性皮疹及恶性综合征。下列情况时慎用：心脏病尤其是心绞痛、药物引起的急性中枢神经抑制、癫痫、肝功能损害、青光眼、甲亢或毒性甲状腺肿、肺功能不全、肾功能不全及尿潴留。治疗期间应定期检查血常规，肝功能。注射液颜色变深或有沉淀时禁止使用。儿童、老年人、孕妇慎用。哺乳期妇女使用氟哌利多注射液期间应停止哺乳。基底神经节病变、帕金森病、帕金森综合征、严重中枢神经抑制状态者、抑郁症及对氟哌利多注射液过敏者禁用。氟哌利多注射液与乙醇或其他中枢神经系统抑制药合用，中枢抑制作用增强；氟哌利多注射液与抗高血压药合用，易致体位性低血压。

【制剂与规格】 注射剂：2 ml：5 mg、2 ml：10 mg。

氯氮平
Clozapine

【作用与用途】 本品系苯氮䓬类抗精神病药。对脑内5-羟色胺(5-HT_{2A})受体和多巴胺DA_1受体的阻滞作用较强，对多巴胺DA_4受体也有阻滞作用，对多巴胺DA_2受体的阻滞作用较弱，此外还有抗胆碱(M_1)、抗组胺(H_1)及抗α-肾上腺素受体作用，极少见锥体外系反应，一般不引起血中泌乳素增高。能直接抑制脑干网状结构上行激活系统，具有强大镇静催眠作用。本品不仅对精神病阳性症状有效，对阴性症状也有一定效果。适用于急性与慢性精神分裂症的各个亚型，对幻觉妄想型、青春型效果好。也可以减轻与精神分裂症有关的情感症状(如：抑郁、负罪感、焦虑)。对一些用传统抗精神病药治疗无效或疗效不好的患者，改用本品可能有效。本品也用于治疗躁狂症或其他精神病性障碍的兴奋躁动和幻觉妄想。因导致粒细胞减少症，一般不宜作为首选药。

【体内过程】 口服吸收快而完全，食物对其吸收速率和程度无影响，吸收后迅速广泛分布到各组织，生物利用度个体差异较大，平均50%～

60%,有肝脏首过效应。服药后3.2小时(1～4小时)达血浆峰浓度,消除半衰期($t_{1/2\beta}$)平均9小时(3.6～14.3小时),表观分布容积(V_d)4.04～13.78 L/kg,组织结合率高。经肝脏代谢,80%以代谢物形式出现在尿和粪中,主要代谢产物有N-去甲基氯氮平、氯氮平的N-氧化物等。在同等剂量与体重一定的情况下,女性患者的血清药物浓度明显高于男性患者,吸烟可加速本品的代谢,肾清除率及代谢在老年人中明显减低。本品可从乳汁中分泌且可通过血脑屏障。

【用法与用量】 口服:从小剂量开始,首次剂量为每次25 mg,每日2～3次,逐渐缓慢增加至常用治疗量每日200～400 mg,高量可达每日600 mg。维持量为每日100～200 mg。

【不良反应与注意事项】 常见有头昏、无力、嗜睡、多汗、流涎、恶心、呕吐、口干、便秘、体位性低血压、心动过速;食欲增加和体重增加;可引起心电图异常改变;可引起脑电图改变或癫痫发作;也可引起血糖增高。严重不良反应为粒细胞缺乏症及继发性感染。出现过敏性皮疹及恶性综合征应立即停药并进行相应的处理。中枢神经抑制状态者慎用。尿潴留患者慎用。治疗头3个月内应坚持每1～2周检查白细胞计数及分类,以后定期检查。定期检查肝功能与心电图。定期检查血糖,避免发生糖尿病或酮症酸中毒。用药期间不宜驾驶车辆、操作机械或高空作业。用药期间出现不明原因发热,应暂停用药。12岁以下儿童,孕妇及哺乳期妇女,严重心、肝、肾疾患,昏迷,谵妄,低血压,癫痫,青光眼、骨髓抑制或白细胞减少者禁用。对本品过敏者禁用。

【制剂与规格】 片剂:25 mg、50 mg。

奥氮平
Olanzapine

【作用与用途】 奥氮平是一种抗精神病药,具有$5HT_1$多巴胺受体和胆碱能拮抗作用。用于精神分裂症和其他有阳性症状和(或)阴性症状的精神病的急性期和维持治疗,亦可缓解继发性的情感症状。

【体内过程】 口服吸收良好,5～8小时达到血浆峰值浓度,并且不受进食影响。在1～20 mg剂量范围内,血浆浓度与剂量成比例地线性上升。健康成人每次口服本品12 mg后,血药峰值浓度平均为11 mg/L;终末消除半衰期为33小时,血浆清除率为18～27 L/h。性别、年龄和吸烟状况对半衰期和清除率有一定影响,但影响幅度与个体间的整体变异相比并不大。通过结合和氧化反应在肝脏代谢;主要循环代谢产物是10-N-葡萄糖苷酸。细胞色素P_{450}异体$CYP1A_2$和CYP_2D_6参与N-去甲基和2-羟甲基代谢产物的形成。这两种代谢产物的体内药理活性均显著小于奥氮平。约75%以代谢产物的形式从尿、粪中排出。严重肾功能受损不影响奥氮平的平均半衰期和血浆清除率,而轻度肝功能损害和吸烟使清除率下降。血浆蛋白结合率为93%；主要是与白蛋白和α1-酸性糖蛋白结合。

【用法与用量】 口服。成人剂量：每日10 mg，每日1次；中、重度肾功能及中度肝功能不全者、老人：开始剂量5 mg，剂量可递增为每次5 mg，间隔至少1周。

【不良反应与注意事项】 嗜睡、体重增加、头昏、食欲增加、水肿、体位性低血压、震颤麻痹症状，静坐不能、肌张力障碍、口干、便秘，一过性ALT、AST增高；吸烟及服卡马西平可增加本品廓清率；与酒精合用可增强镇静作用；与作用于中枢神经系统的药物合用时应谨慎；避免与可能延长QT时间的药物合用。窄角性青光眼、孕妇、乳母忌用，低血压倾向的心脑血管疾病患者、肝功能不全、前列腺肥大、麻痹性肠梗阻、癫痫患者、操作危险性机器者、白细胞降低者慎用。

【制剂与规格】 糖衣片剂：5 mg、10 mg。

阿立哌唑

Aripiprazole

【作用与用途】 本品是一种新型的非典型抗精神分裂症药物，与D_2、D3、5-HT_{1A}和5-HT_{2A}受体有很高的亲和力。通过对D_2和5-HT_{1A}受体的部分激动作用及对5-HT_{2A}受体的拮抗作用来产生抗精神分裂症作用的。对精神分裂症的阳性和阴性症状均有明显疗效，也能改善伴发的情感症状，降低精神分裂症的复发率。

【体内过程】 阿立哌唑经口服后吸收良好，3～5小时内达到血药浓度峰值，口服片剂的绝对生物利用度为87%，其吸收不受食物影响。口服单剂量的[^{14}C]标记的阿立哌唑后，在尿液和粪便中分别回收了大约25%和55%的放射活性，18%以原药经粪便排出，1%以原药经尿液排出。

【用法与用量】 由使用其他抗精神病药改用本品者：某些患者可以立即停止原先使用的抗精神病药；而另一些患者开始使用时，应渐停原先使用的抗精神病药。成人：每日1次。起始剂量为10 mg，用药2周后，可根据个体的疗效和耐受性情况逐渐增加剂量，最大可增至30 mg。此后，可维持此剂量不变。每日最大剂量不应超过30 mg。阿立哌唑口腔崩解片在数秒内即可崩解，不需用水或只需少量水，借吞咽动作入胃起效，患者不应试图将药片分开或咀嚼。

【不良反应与注意事项】 主要有头痛、焦虑失眠、嗜睡、小便失禁、静坐不能等。应慎用于心血管疾病（心肌梗死、缺血性心脏病、心脏衰竭或传导异常病史）患者、脑血管疾病患者、诱发低血压的情况（脱水、血容量过低和降压药治疗）患者、有癫痫病史或癫痫阈值较低的情况（如阿尔茨海默病性痴呆）患者及有吸入性肺炎风险性的患者。

【制剂与规格】 胶囊：5 mg；片剂：5 mg；口腔崩解片：5 mg。

富马酸喹硫平
Quetiapine Famarate

【作用与用途】 本品为一新型抗精神病药物，为脑内多种神经递质受体拮抗剂。其抗精神病作用机制可能主要是阻断中枢多巴胺 D_2 受体和 5-HT_2 受体。对组胺 H_1 和肾上腺素 α_1 受体也有阻断作用，对毒蕈碱和苯二氮䓬类受体无亲和力。用于各型精神分裂症。本品不仅对精神分裂症阳性症状有效，对阴性症状也有一定效果。也可以减轻与精神分裂症有关的情感症状如抑郁、焦虑及认知缺陷症状。

【体内过程】 口服后达峰时间 2 小时，$t_{1/2}$ 为 4～12 小时，达稳态血药浓度时间为 48 小时，血浆蛋白结合率为 83%，表观分布容积约 10 L/kg。

【用法与用量】 口服。成人起始剂量为一次 25 mg，一日 2 次。每隔 1～3 日每次增加 25 mg，逐渐增至治疗剂量一日 300～600 mg，分 2～3 次服用。

【不良反应与注意事项】 常见不良反应为头晕、嗜睡、直立性低血压、心悸、口干、食欲缺乏和便秘。亦可引起体重增加、腹痛、无症状性 ALP 增高与血总胆固醇和甘油三酯增高。锥体外系不良反应少见。偶可引起兴奋与失眠。对本品过敏者禁用。心血管疾病（心衰、心肌梗死、传导异常）和缺血性心脏病患者禁用。脑血管疾病患者禁用。昏迷、白细胞减少、甲状腺疾病及癫痫患者禁用。肝、肾功能不全患者禁用。可能诱发低血压的状态（脱水、低血容量、抗高血压药物治疗）禁用。出现过敏性皮疹应停药。出现恶性症状群应立即停药并进行相应的处理。用药期间应定期检查肝功能、白细胞计数；定期检查晶状体、监测白内障的发生。用药期间不宜驾驶车辆、操作机械或高空作业。妊娠及哺乳期妇女、儿童禁用。老年患者因对本品的清除率下降，应酌情减少用量，并且要缓慢加量。与酮康唑、红霉素、氯氮平、奈法唑酮、氟伏沙明、卡马西平等合用，可使喹硫平的血药浓度升高。与苯妥英、甲硫哒嗪等合用，可使喹硫平血药浓度降低。本品应避免与含酒精的饮料合用。与其他中枢神经系统药物合用时应谨慎。与抗高血压药合用，有诱发直立性低血压的危险。与左旋多巴、多巴胺受体激动剂合用，可使这类激动剂作用减弱。药物过量可出现嗜睡、心动过速、低血压、QT 间期延长、昏迷、呼吸困难等中毒症状，可采取洗胃、维持呼吸，根据病情给予对症治疗和支持治疗。

【制剂与规格】 片剂：25 mg（按 $C_{21}H_{25}N_3O_2S$ 计）。

佐替平
Zotepine

【作用与用途】 本品可阻断脑内多巴胺受体，并能抑制 NA、DA 和 5-HT 的再摄取，亦可阻断 5-HT 受体。可产生比氯丙嗪和氟哌啶醇强的抗精神分裂症作用。用于治疗精神分裂症。

【体内过程】 口服吸收良好，1～4 小时达血药峰浓度，血浆 $t_{1/2}$ 为 8 小时。肝代谢,最后自肾脏排泄。用于治疗精神分裂症。

【用法与用量】 口服:每日 75 ~ 100 mg,分次服,可根据年龄和病情增减,最高剂量每日可达 450 mg。

【不良反应与注意事项】 主要副作用有困倦、失眠、乏力、便秘、头昏、震颤、血压下降、心律不齐、心电图改变,偶有 ALT、AST 升高者。本品应禁用于昏迷患者、使用中枢抑制药者、孕妇或哺乳期妇女、帕金森病患者及丁酰苯类化合物过敏者。慎用于心血管疾病、低血压或出现一过性低血压患者;癫痫等痉挛性疾病或有此类病史者;肝功不良;甲状腺功能亢进患者;老年人或小儿。服用本药者不宜驾驶车或操作机器。

【制剂与规格】 片剂:25 mg、50 mg、100 mg;颗粒剂:10% 100 mg(1 g)、50% 500 mg(1 g)。

舒必利
Sulpiride

【作用与用途】 本品属苯甲酰胺类抗精神病药,作用特点是选择性阻断中脑边缘系统的多巴胺(DA_2)受体,对其他递质受体影响较小,抗胆碱作用较轻,无明显镇静和抗兴奋躁动作用,本品还具有强止吐和抑制胃液分泌作用。用于精神分裂症单纯型、偏执型、紧张型及慢性精神分裂症的孤僻、退缩、淡漠症状。对抑郁症状有一定疗效。其他用途有止呕。

【体内过程】 本品自胃肠道吸收,2 小时可达血药浓度峰值,口服本品 48 小时,口服量的 30% 从尿中排出,一部分从粪中排出。血浆半衰期($t_{1/2}$)为 8 ~ 9 小时。动物实验示本品可透过胎盘屏障进入脐血循环。本品主要经肾脏排泄。可从母乳中排出。

【用法与用量】 口服:治疗精神分裂症,开始剂量为每次 100 mg,每日 2 ~ 3 次,逐渐增至治疗量每日 600 ~ 1 200 mg,维持剂量为每日 200 ~ 600 mg。止呕,每次 100 ~ 200 mg,每日 2 ~ 3 次。6 岁以上儿童按成人剂量换算,应小剂量开始,缓慢增加剂量。肌内注射:治疗精神分裂症,每次 100 mg,每日 2 次。静脉滴注:对木僵、违拗患者可用本品 100 ~ 200 mg 稀释于 250 ~ 500 ml 葡萄糖氯化钠注射液中缓慢静脉滴注,每日 1 次,可逐渐增量至每日 300 ~ 600 mg,每日量不超过 800 mg。滴注时间不少于 4 小时。6 岁以上儿童按成人剂量换算,应从小剂量开始,缓慢增加剂量。

【不良反应与注意事项】 剂量大于每日 600 mg 时可出现锥体外系反应,如震颤、僵直、流涎、运动迟缓、静坐不能、急性肌张力障碍。嗜铬细胞瘤、高血压患者、严重心血管疾病和严重肝病患者、对本品过敏者禁用。其他参见奋乃静。

【制剂与规格】 片剂:10 mg、100 mg;注射剂:2 ml:50 mg、2 ml:100 mg。

氨磺必利
Amisulpride

【作用与用途】 氨磺必利为苯胺

替代物类精神抑制药,选择性地与边缘系统的 D_2、D_3 多巴胺能受体结合。用于治疗精神疾病,尤其是伴有阳性症状(如谵妄、幻觉、认知障碍)和/或阴性症状(如反应迟缓、情感淡漠及社会能力退缩)的急性或慢性精神分裂症,也包括以阴性症状为主的精神疾病。

【用法与用量】 口服:精神分裂症阴性症状占优势阶段:推荐剂量为每日 50 ~ 300 mg。剂量应根据个人情况进行调整。最佳剂量约为每日 100 mg。阳性及阴性症状混合阶段:治疗初期,应主要控制阳性症状,剂量可为每日 400 ~ 800 mg。然后根据病人的反应调整剂量至最小有效剂量。急性期:治疗开始时,可以先以最大剂量每日 400 mg 进行几天肌肉注射,然后改为口服药物治疗。口服推荐剂量为每日 400 ~ 800 mg,最大剂量不应超过 1200 mg。然后可根据病人的反应情况维持或调整剂量。肾功能不全:由于氨磺必利通过肾脏排泄,故对于肾功能不全,肌酐清除率为 30 ~ 60 ml/min 的患者,应将剂量减半,对于肌酐清除率为10 ~ 30 ml/min 的患者,应将剂量减至 1/3。

【不良反应与注意事项】 经常发生的不良反应:血中催乳素水平升高,可引起以下临床症状:乳溢,闭经,男子乳腺发育,乳房肿胀,阳痿,女性的性冷淡。停止治疗后可恢复。体重增加;可产生锥体外系综合征(震颤、肌张力亢进、流涎、静坐不能、运动功能减退)。对药品中某成分过敏者、接受抗多巴胺能药物(包括苯丙酰胺类药物)治疗的嗜铬细胞瘤患者,曾出现过严重的高血压者,15 岁以下的儿童,哺乳期妇女,严重肾功能不全患者禁用。

【制剂与规格】 片剂:200 mg;针剂:200 mg:2 ml。

盐酸齐拉西酮(卓乐定)

Ziprasidone Hydrochloride

【作用与用途】 齐拉西酮是一种非典型抗精神病药,其结构与吩噻嗪类或丁酰苯类抗精神病药物不同。齐拉西酮对多巴胺 D_2、5-HT_{2A}、5-HT_{1D}受体具有拮抗作用,对 5-HT_{1A}受体具有激动作用。齐拉西酮能抑制突触对 5-羟色胺和去甲肾上腺素的再摄取。适用于治疗精神分裂症。

【体内过程】 口服吸收良好,分布广泛,T_{max}为 6 ~ 8 小时,1 ~ 3 天达到稳态血浓度,血浆蛋白结合率大于 99%,平均表观分布容积为 1.5 L/kg,餐时服用 20 mg 药物的绝对生物利用度约为 60%,食物能增加吸收约 2 倍。在推荐的临床剂量范围内,齐拉西酮的平均终末半衰期约为 7 小时,平均表观系统清除率为 7.5 ml/min/kg。口服齐拉西酮后主要经肝脏充分代谢,仅少量原形药经尿液(< 1%)和粪便(< 4%)排泄。齐拉西酮主要经肝脏清除,肝损伤会导致齐拉西酮 AUC 增加。

【用法与用量】 初始治疗:每次 20 mg,每日 2 次,餐时口服。视病情可逐渐增加到每次 80 mg,每日 2 次。为了确保最低有效剂量,在调整剂量前应仔细观察患者用药后的反应。剂量调整间隔一般应不少于2天，因为口服卓乐定在1～3天内血药浓度达到稳定状态。应定期评估并确定患者是否需维持治疗。尽管齐拉西酮维持治疗的时间长短尚未确定，但在52周临床试验中，精神分裂症患者持续使用齐拉西酮的有效剂量为：每次20～80 mg，每日2次。在维持治疗期间，应采用最低有效剂量，多数情况下，使用20 mg齐拉西酮每日2次即足够。特殊人群用药：不同年龄、性别、种族人群，以及肾功能或者肝功能损伤的患者，一般均无需调整剂量。

【不良反应与注意事项】 常见腹痛、感冒样症状、发热、意外跌倒、面部水肿、寒战、光敏反应、肋痛、体温过低、心动过速、高血压、体位性低血压；不常见心动过缓、心绞痛、心房颤动；罕见1度房室传导阻滞、束支传导阻滞、静脉炎、肺栓塞、心肌肥大、脑梗死、脑血管意外、深度血栓性静脉炎、心肌炎、血栓性静脉炎。常见厌食、呕吐。具有QT间期延长病史的患者(包括先天性长QT间期综合征)、近期出现急性心肌梗死的患者和非代偿性心衰的患者禁用齐拉西酮。齐拉西酮不应与多非利特、索他洛尔、奎尼丁、其他Ⅰa和Ⅲ类抗心律失常药、美索达嗪、硫利达嗪、氯丙嗪、氟派利多、匹莫齐特、司帕沙星、加替沙星、莫西沙星、卤泛群、甲氟喹、喷他脒、三氧化砷、左醋美沙朵(levomethadyl acetate)、甲磺酸多拉司琼、丙丁酚和他克莫司等合用。对卓乐定过敏的患者禁用。

【制剂与规格】 片剂、胶囊剂：20 mg。

吗茚酮
Molindone

【作用与用途】 本品为二氢吲哚酮化合物，有抗精神病作用，药理作用与氟哌啶醇相似。主要用于精神分裂症。

【体内过程】 口服易从胃肠道吸收，口服1.5小时后血药浓度达峰值，作用可持续24～36小时，大部分在体内代谢分解，以代谢物及及少量原形物从尿及粪便中排泄。

【用法与用量】 口服。剂量因人而异。常用剂量为每日20～100 mg，分次服用，有时增至每日250 mg才见效。一般从50～75 mg开始，3～4天后加至100 mg。病情严重者可增至每日225 mg。老年及虚弱患者开始用小剂量。

【不良反应与注意事项】 开始服药初期出现嗜睡，一般在持续服药或减量时消失。常见副反应有锥体外系反应、失眠、烦躁不安、头痛、头昏、视力模糊、口干、恶心、心动过速。服用本药初期有嗜睡，应劝患者少活动。对本品过敏，严重心脏病及中枢神经系统有严重抑制状态的患者禁用。孕妇及12岁以下儿童应慎用。

【制剂与规格】 片剂：10 mg、25 mg。

碳酸锂
Lithium Carbonate

【作用与用途】 本品以锂离子形

式发挥作用，其抗躁狂发作的机制是能抑制神经末梢 Ca^{2+} 依赖性的去甲肾上腺素和多巴胺释放，促进神经细胞对突触间隙中去甲肾上腺素的再摄取，增加其转化和灭活，从而使去甲肾上腺素浓度降低，还可促进 5-羟色胺合成和释放，而有助于情绪稳定。本品不良反应较多，但仍为治疗躁狂症的首选药。主要治疗躁狂症，对躁狂和抑郁交替发作的双相情感性精神障碍有很好的治疗和预防复发作用，对反复发作的抑郁症也有预防发作作用。也用于治疗分裂-情感性精神病。

【体内过程】 口服吸收快而完全，生物利用度为 100%，表观分布容积（V_d）0.8 L/kg，血浆清除率（CL）0.35 ml/（min · kg），单次服药后经 4 小时血药浓度达峰值。按常规给药 5～7 日达稳态浓度，脑脊液达稳态浓度则更慢。锂离子不与血浆和组织蛋白结合，随体液分布于全身，各组织浓度不一，甲状腺、肾浓度最高，脑脊液浓度约为血浓度的 1/2。碳酸锂在成人体内的半衰期（$t_{1/2}$）为 12～24 小时，少年为 18 小时，老年人为 36～48 小时。本品在体内不降解，无代谢产物，绝大部分经肾排出，80% 可由肾小管重吸收。锂的肾廓清率颇稳定，为 15～30 ml/min。随着年龄的增加，排泄时间减慢，可低至 10～15 ml/min。消除速度因人而异，特别与血浆内的钠离子有关，钠盐能促进锂盐经肾排出，有效血清锂浓度为 0.6～1.2 mmol/L。可自母乳中排出。晚期肾病患者半衰期延长，肾衰时需调整给药剂量。

【用法与用量】 口服：成人用量按体重 20～25 mg/kg 计算。躁狂症治疗剂量为每日 600～2 000 mg，分 2～3 次服用，宜在饭后服，以减少对胃的刺激，剂量应逐渐增加并参照血锂浓度调整。维持剂量每日 500～1 000 mg。缓释片剂量应逐渐增加并参照血锂浓度调整，治疗期每日 0.9～1.5 g，分1～2 次服用，维持治疗每日 0.6～0.9 g。

【不良反应与注意事项】 由于锂盐的治疗指数低，治疗量和中毒量较接近，应对血锂浓度进行监测，帮助调节治疗量及维持量，及时发现急性中毒。治疗期应每 1～2 周测量血锂 1 次，维持治疗期可每月测定 1 次。取血时间应在次日晨即末次服药后 12 小时。急性治疗的血锂浓度为0.6～1.2 mmol/L，维持治疗的血锂浓度为 0.4～0.8 mmol/L，1.4 mmol/L 视为有效浓度的上限，超过此值容易出现锂中毒。脑器质性疾病、严重躯体疾病和低钠血症患者慎用本品。服本品患者需注意体液大量丢失，如持续呕吐、腹泻、大量出汗等情况易引起锂中毒。服本品期间不可用低盐饮食。长期服药者应定期检查肾功能和甲状腺功能。妊娠前3 个月禁用。哺乳期妇女使用本品期间应停止哺乳。12 岁以下儿童禁用。其他参见奋乃静。

【制剂与规格】 片剂：0.25 g；缓释片：0.3 g。

哌泊噻嗪棕榈酸酯
Pipotiazine Palmitate

【作用与用途】 本药具有强力的中枢活性,其生物活性衰减缓慢,具有长效抗精神病作用。本品能有效地激发中枢多巴胺的代谢,选择性地增加3,4-二羟苯乙酸硫酸酯的血浆水平。主要适用于慢性或急性非激越型精神分裂症,对具有妄想和幻觉症状的精神分裂症有较好疗效。

【体内过程】 大鼠肌内注射氚标记的哌泊噻嗪棕榈酸酯 0.75 mg/kg 时,酯和哌泊噻嗪的血浆浓度不超过 100 μg/L,脑中最大浓度不超过 200 μg/kg,20 ~ 30 天内约有 50% 放射活性物排出体外,80 天后有 90% 排出体外,80 天内任何时刻注射药物的那条腿留有的放射活性占整体的 95%,45 天从尿和粪中排出的放射活性物占注入的 65%,从粪中排出的约是从尿中排出的 10 倍。

【用法与用量】 肌内注射:在医生指导下使用,供深部肌内注射用,一般每隔 2 ~ 4 周注射 50 ~ 200 mg。每次用药量应结合疗效和副作用严重程度,逐渐递增至适当药量。

【不良反应与注意事项】 主要有锥体外系反应,常出现震颤、强直、静坐不能、动眼危相、反射亢进、流涎等症状,一般在继续治疗或减少剂量时可消除或好转,严重时可使用抗帕金森症药物。此外,可有迟发性运动障碍、睡眠障碍、口干、恶心、低血压、便秘、畏食、月经不调、乏力等不良反应。循环衰弱、意识障碍,特别是使用中枢抑制药物中毒产生上述情况的,不能使用本品。严重抑郁患者、恶血质、肝病、肾功能不全、嗜铬细胞瘤、青光眼、严重心血管疾病及有吩噻嗪药物过敏史的患者,不能使用本品。怀疑有皮层下脑损伤的患者不能使用本品。对严重的锥外系反应可适当使用抗帕金森症药物,对严重的低血压可静注去甲肾上腺素。

【制剂与规格】 注射剂:50 mg (2 ml)。

氟司必林
Fluspirilene

【作用与用途】 本品为丁酰苯类注射用长效抗精神病药,作用与氟哌啶醇相似,具有较强的抗精神病作用。主要用于精神分裂症的治疗,维持治疗和预防复发。

【体内过程】 肌内注射后药物在注射部位吸收缓慢,4 小时后才可测到血药浓度,24 ~ 28 小时后作用最强。本品在体内代谢后由尿排泄。

【用法与用量】 肌内注射开始为 1 ~ 2 mg,每周 1 次,以后每周增加剂量一般为 2 ~ 8 mg。最高不超过每周 20 mg。

【不良反应与注意事项】 有些患者出现胃或腹痛,恶心,食欲减退,视力模糊,头痛,头昏,乏力等自主神经系统反应。少数患者嗜睡,有时还可出现焦虑,烦躁不安,忧郁。个别可出现溢乳,皮疹,心电图偶可见心动过速和可逆性 T 波变化。有锥体外系疾病,癫痫以及内因性抑郁症患者慎用。孕妇初3个月慎用。老年患者剂量酌减。

【制剂与规格】 注射剂:2 mg:1 ml。

(三)抗抑郁药

盐酸丙米嗪

Imipramine Hydrochloride

【作用与用途】 本品为三环类抗抑郁药,具有较强的抗抑郁作用,但兴奋作用不明显,镇静作用弱。适用于各种类型的抑郁症治疗。对内源性抑郁症、反应性抑郁症及更年期抑郁症均有效,但出现疗效慢(多在1周后)。对精神分裂症伴发的抑郁状态则几乎无效或疗效差。尚可用于小儿遗尿症。

【体内过程】 口服吸收良好,有首过消除,t_{max}为2~8小时。血浆蛋白结合率为60%~96%(活性代谢产物地昔帕米为73%~92%),体内分布广,可以通过血脑脊液屏障和胎盘。经肝药酶(CYP)在肝内代谢,主要产物为具有生物活性的地昔帕米,其他还有羟化衍生物和N-氧化衍生物。代谢产物主要由尿液排出,少量从粪便排出。血浆浓度差异大。半衰期($t_{1/2}$)为6~20小时。

【用法与用量】 口服:成人12.5~25 mg,3次/d,渐增至50 mg,3次/d。最高剂量可达200~300 mg/d,维持量75~150 mg/d。小儿遗尿症:5岁以上,每次12.5~25 mg,每晚1次。

【不良反应与注意事项】 有较弱的阿托品样作用。较常见的不良反应有口干、心动过速、出汗、视力模糊、眩晕、便秘、尿潴留、失眠、精神紊乱、皮疹、震颤、心肌损害,大剂量可引起癫痫样发作。偶见粒细胞减少。高血压,心脏病,肝、肾功能不全,青光眼、孕妇、甲状腺功能亢进、尿潴留者禁用。有癫痫发作倾向、前列腺炎、膀胱炎、严重抑郁症及5岁以下患者慎用。长期、大剂量应用时,宜定期做白细胞计数和肝功检查。

【制剂与规格】 片剂:25 mg。

盐酸阿米替林

Amitriptyline Hydrochloride

【作用与用途】 本品为三环类抗抑郁药,其作用在于抑制5-羟色胺和去甲肾上腺素的再摄取,对5-羟色胺再摄取的抑制更强,镇静和抗胆碱作用亦较强。用于治疗各种抑郁症,本品的镇静作用较强,主要用于治疗焦虑性或激动性抑郁症。

【体内过程】 口服吸收好,生物利用度为31%~61%,蛋白结合率82%~96%,半衰期($t_{1/2}$)为31~46小时,表观分布容积(V_d)5~10 L/kg。主要在肝脏代谢,活性代谢产物为去甲替林,自肾脏排泄,可分泌入乳汁,老年患者由于代谢和排泄能力下降,对本品敏感性增强,应减少用量。肝硬化和门脉系外科手术患者、肾衰患者需减量。肌内注射后吸收快而完全,广泛分布于体内,达峰时间(t_{max})不到6小时。主要与血浆和组织蛋白结合,也能通过胎盘屏障,或经乳汁分泌，半衰期($t_{1/2}$)9～25 小时，血药浓度个体差异大，但与疗效无关，经体循环后主要在肝脏代谢，主要活性代谢物为去甲替林、阿米替林和去甲替林再经羟化或 N-氧化代谢，大部分代谢物以结合和游离形式经肾脏排出。

【用法与用量】 口服：成人常用量开始每次 25 mg，每日 2～3 次，然后根据病情和耐受情况逐渐增至每日 150～250 mg，每日 3 次，高量每日不超过 300 mg，维持量每日 50～150 mg。肌内注射：每次 20～30 mg，每日 2 次，病情严重者可酌增剂量。一旦患者能配合治疗，可改为口服给药。

【不良反应与注意事项】 治疗初期可能出现抗胆碱能反应，如多汗、口干、视物模糊、排尿困难、便秘等。中枢神经系统不良反应可出现嗜睡、震颤、眩晕。可发生体位性低血压。偶见癫痫发作、骨髓抑制及中毒性肝损害等。肝、肾功能严重不全，前列腺肥大，老年或心血管疾患者慎用。使用期间应监测心电图。本品不得与单胺氧化酶抑制剂合用，应在停用单胺氧化酶抑制剂后 14 天，才能使用本品。患者有转向躁狂倾向时应立即停药。用药期间不宜驾驶车辆、操作机械或高空作业。严重心脏病、近期有心肌梗死发作史、癫痫、青光眼、尿潴留、甲状腺功能亢进、肝功能损害、对三环类药物过敏者禁用。6 岁以下儿童禁用。孕妇及哺乳期妇女慎用。

【制剂与规格】 片剂：25 mg；注射剂：2 ml：20 mg。

盐酸氯米帕明(氯米帕明)
Clomipramine Hydrochloride

【作用与用途】 本品为三环类抗抑郁药，主要作用在于阻断中枢神经系统去甲肾上腺素和 5-羟色胺再摄取，对 5-羟色胺再摄取的阻断作用更强，而发挥抗抑郁及抗焦虑作用，亦有镇静和抗胆碱能作用。用于治疗各种抑郁状态，也常用于治疗强迫性神经症、恐怖性神经症。

【体内过程】 口服吸收快而完全，生物利用度 30%～40%，蛋白结合率 96%～97%，半衰期($t_{1/2}$)为 22～84 小时，表观分布容积(V_d)7～20 L/kg，在肝脏代谢，活性代谢物为去甲氯米帕明，由尿排出。本品可分泌入乳汁。

【用法与用量】 口服。治疗抑郁症与强迫性神经症，初始剂量每次 25 mg，每日 2～3 次，1～2 周内缓慢增加至治疗量每日 150～250 mg，高量每日不超过 300 mg。治疗恐怖性神经症，剂量为每日 75～150 mg，分 2～3 次口服。静脉滴注。开始用 25～50 mg 稀释于 250～500 ml 葡萄糖盐水，在1.5～3 小时滴完，每日 1 次，缓慢增加至每日 50～150 mg，高量每日不超过 200 mg。

【不良反应与注意事项】 本品不得与单胺氧化酶抑制剂合用，应在停用单胺氧化酶抑制剂后 14 天才能使用本品。6 岁以下儿童禁用，6 岁以上儿童酌情减量。其他参见奋乃静。

【制剂与规格】 片剂：10 mg、25 mg；注射剂：2 ml：25 mg。

盐酸马普替林
Maprotiline Hydrochloride

【作用与用途】 本品为四环类抗抑郁药。主要作用在于选择性抑制外周和中枢神经去甲肾上腺素再摄取，而对5-羟色胺再摄取无影响。由于去甲肾上腺素再摄取减少，突触间隙中去甲肾上腺素浓度增高，使突触前膜α受体下调，后膜β受体敏感性降低，产生抗抑郁作用。本品兼有抗焦虑作用，镇静、抗胆碱、降低血压作用较轻。用于各型抑郁症。对精神分裂症后抑郁也有效。

【体内过程】 口服吸收缓慢。生物利用度为65%，体内广泛分布，总清除率为(CL)63.5 L/h，蛋白结合率为88%。口服后8～16小时血药浓度达峰值。半衰期($t_{1/2}$)为27～58小时，活性代谢产物半衰期($t_{1/2}$)为60～90小时。主要经肝脏代谢，大部分自尿中排出，其中原形物2%～4%，少部分由粪便排出。动物实验表明本品可泌入乳汁，其浓度与血液中浓度相当。

【用法与用量】 口服。成人常用量：开始每次25 mg，每日2～3次，根据病情需要隔日增加25～50 mg。有效治疗量一般为75～200 mg/d，高量不超过每日225 mg，需注意不良反应的发生。维持剂量每日50～150 mg，分1～2次口服。

【不良反应与注意事项】 使用本品初期，对有自杀倾向患者应密切监护。6岁以下儿童禁用，6岁以上儿童参考成人剂量酌情减量。本品不得与单胺氧化酶抑制剂合用，应在停用单胺氧化酶抑制剂后14天，才能使用本品。其他参见奋乃静。

【制剂与规格】 片剂：25 mg。

盐酸多塞平
Doxepin Hydrochloride

【作用与用途】 本品为三环类抗抑郁药，其作用在于抑制中枢神经系统对5-羟色胺及去甲肾上腺素的再摄取，从而使突触间隙中这两种神经递质浓度增高而发挥抗抑郁作用，也具有抗焦虑和镇静作用。用于治疗抑郁症及焦虑性神经症。用于慢性单纯性苔癣，局限性瘙痒症，急性、慢性湿疹及异位性皮炎引起的瘙痒。

【体内过程】 口服吸收好，生物利用度为13%～45%，半衰期($t_{1/2}$)为8～12小时，表观分布容积9～33 L/kg。主要在肝脏代谢，活性代谢产物为去甲基化物。代谢物自肾脏排泄，老年患者对本品的代谢和排泄能力下降。局部外用本品后，可在血中检测到有意义的药物浓度。本品代谢迅速，它在肝脏中进行去甲基反应，生成最初活性代谢物去甲基多塞平。多塞平和去甲基多塞平两者代谢途径包括羟基化反应、N-氧化反应、与葡糖醛酸的结合反应，主要以游离和结合方式的代谢物从尿液排泄。本品在体内分布广泛，并与血浆蛋白结合，血浆半衰期8～24小时，本品可越过血脑屏障和胎盘屏障。

【用法与用量】 口服。常用量：开始每次25 mg，每日2～3次，以后逐渐增加至每日总量100~250 mg。高量:每日不超过300 mg。病情较重者肌内注射,每次25~50 mg,每日2次。外用涂于患处,每日2~3次。

【不良反应与注意事项】 治疗初期可出现嗜睡与抗胆碱能反应,如多汗、口干、震颤、眩晕、视物模糊、排尿困难、便秘等。其他有皮疹、体位性低血压,偶见癫痫发作、骨髓抑制或中毒性肝损害。肝、肾功能严重不全,前列腺肥大,老年或心血管疾患者慎用,使用期间应监测心电图。本品不得与单胺氧化酶抑制剂合用,应在停用单胺氧化酶抑制剂后14天,才能使用本品。患者有转向躁狂倾向时应立即停药。用药期间不宜驾驶车辆、操作机械或高空作业。用药期间应定期检查血象,心、肝、肾功能。老人、儿童、孕妇及哺乳期妇女慎用。严重心脏病、近期有心肌梗死发作史、癫痫、青光眼、尿潴留、甲状腺功能亢进、肝功能损害、谵妄、粒细胞减少、对三环类药物过敏者禁用。

【制剂与规格】 片剂:25 mg(以多塞平计);注射剂:1 ml:25 mg(以多塞平计);膏剂:10 g:0.5 g。

米安色林(米色林)
Mianserin

【作用与用途】 盐酸米安色林在化学结构上是一个非三环类抗抑郁药,它的活性成分属于哌嗪-氮卓化合物。由于其化学结构中没有三环类抗抑郁药的基本侧链,这一侧链被认为与三环类抗抑郁药的抗胆碱能作用有关。因此,盐酸米安色林没有抗胆碱能的不良反应。盐酸米安色林抗抑郁效果与当前所使用的其他抗抑郁药相似,但它兼有抗焦虑的作用。盐酸米安色林具有良好的耐受性,特别是对老年患者和心血管病患者。盐酸米安色林在治疗剂量时没有抗胆碱能作用,也不产生明显的心血管系统反应。与三环类抗抑郁药相比较,即使服用超剂量盐酸米安色林,也甚少对心脏有毒性作用。盐酸米安色林不拮抗拟交感神经药物,不拮抗高血压药物(苄二甲哌)或α受体阻滞剂(如氯压定、甲基多巴),也不影响香豆素抗凝剂,如苯丙香豆素的作用。适用药物治疗的各型抑郁症患者,能解除其抑郁症状。

【用法与用量】 成人:开始时每日30 mg,根据临床效果逐步调整剂量。有效剂量为每日30~90 mg,一般为每日60 mg。

【不良反应与注意事项】 嗜睡、口干、关节痛、水肿、低血压、抽搐、轻躁症。偶见肝功能异常、粒细胞减少。抗胆碱能副作用轻微,无心脏毒性。躁狂症病人禁用。盐酸米安色林在服药最初几天内,可能影响精神运动性功能,一般应避免从事危险性工作,如驾车或操作机器。对双相抑郁症患者可能诱发轻躁狂发作。对这类病人应停止治疗。曾报道说盐酸米安色林能引起骨髓抑制,主要为粒细胞减少症和粒细胞缺乏症。一般见于治疗4~6周左右,停药后即可恢复。当患者同时有糖尿病、心脏病、肝或肾功能不全时,应采取常规预防措施,并严密检查其同时服用的其他药物剂量,虽然盐酸米安色林治疗时并不一定发生抗胆碱能副作用,但对窄角性青光眼或前列腺肥大可疑患者,仍应加强观察。盐酸米安色林能加剧乙醇对中枢的抑制作用,故应劝说病人在治疗期间禁酒。盐酸米安色林不应与单胺氧化酶抑制剂同时服用,停用单胺氧化酶抑制剂两周之内也不应服用本药。盐酸米安色林与苄二甲哌、氯压定、甲基多巴、哌乙啶、心得安、肼苯吡嗪合用均无相互作用,但是建议监测同时服用降压药病人的血压。

【制剂与规格】 片剂:30 mg。

盐酸氟西汀
Fluoxetine Hydrochloride

【作用与用途】 盐酸氟西汀是一种选择性的5-羟色胺再摄取抑制剂(SSRI),其能有效地抑制神经元从突触间隙中摄取5-羟色胺,增加间隙中可供实际利用的这种神经递质,从而改善情感状态,治疗抑郁性精神障碍。用于各种抑郁性精神障碍,包括轻型或重型抑郁症、双相情感性精神障碍的抑郁症、心因性抑郁及抑郁性神经症。

【体内过程】 本药口服后吸收很快,血浆氟西汀浓度在6~8小时达峰。大约95%与血浆蛋白结合。主要在肝脏中代谢成活性代谢产物去甲氟西汀及其他代谢物,从肾脏由尿排出。据文献报道,不论氟西汀还是其代谢产物去甲氟西汀排泄均很慢。其半衰期:氟西汀短期给药为1~3天,长期给药为4~6天;去甲氟西汀短期、长期给药均为4~16天。每日服药20 mg,4周后稳态血浓度为:氟西汀(540±282)nmol/L,去甲氟西汀(640±332)nmol/L。

【用法与用量】 一般只需每天早上每次口服20 mg,必要时可加至每天40 mg。剂量和疗程遵医嘱。

【不良反应与注意事项】 常见不良反应为口干、食欲减退、恶心、失眠、乏力,少数病例可见焦虑、头痛。因本药半衰期较长,故肝肾功能较差者或老年患者,应适当减少剂量。有癫痫史者、妊娠或哺乳期妇女慎用。儿童应用时应遵照医嘱。如出现皮疹或发热,应立即停药,并对症处理。不宜与单胺氧化酶抑制剂(MAOI)并用;必要时,应停用本药5周后,才可换用单胺氧化酶抑制剂(MAOI)。禁用于已知对此药过敏者。

【制剂与规格】 胶囊剂:20 mg(按$C_{17}H_{18}F_3NO$计算)。

盐酸帕罗西汀片
Paroxetine Hydrochloride Tablets

【作用与用途】 本品为选择性中枢神经5-羟色胺再摄取抑制剂,可使突触间隙中5-羟色胺浓度增高,发挥抗抑郁作用。对其他递质作用较弱,对自主神经系统和心血管系统的影响较小。用于抑郁症。亦可治疗强迫症、惊恐障碍或社交焦虑障碍。

【体内过程】 本品口服易吸收,不受抗酸药物或食物的影响,口服30 mg,血药浓度达峰时间为6.3小时,峰浓度为17.6 ng/ml,$t_{1/2}$为24小时,表观分布容积为 3 ~ 28 L/kg。血浆蛋白结合率为95%。7 ~ 14 日内达稳态血浆浓度,并迅速分布到各组织器官。在肝脏代谢,约2%以原形由尿排出,其余以代谢产物形式从尿中排出,小部分从粪便排泄。

【用法与用量】 口服:治疗抑郁症,每次 20 mg,每日 1 次。治疗强迫症,开始剂量为每日 20 mg,依病情逐渐以每周增加 10 mg 为阶梯递增,治疗剂量范围为每日 20 ~ 60 mg,分次口服。治疗惊恐障碍与社交焦虑障碍,开始剂量为每日 10 mg,依病情逐渐以每周增加 10 mg 为阶梯递增,治疗剂量范围为每日 20 ~ 50 mg,分次口服。

【不良反应与注意事项】 可有胃肠道不适,如恶心、厌食、腹泻等。亦可出现头痛、不安、无力、嗜睡、失眠、头昏等。少见不良反应有过敏性皮疹及性功能减退。突然停药可见撤药综合征,如失眠、焦虑、恶心、出汗、眩晕或感觉异常等。闭角型青光眼、癫痫病、肝肾功能不全等患者慎用或减少用量。出现转向躁狂发作倾向时应立即停药。用药期间不宜驾驶车辆、操作机械或高空作业。孕妇及哺乳期妇女、儿童慎用。对本品过敏者禁用。

【制剂与规格】 片剂:20 mg(以帕罗西汀计算)。

托莫西汀(盐酸托莫西汀)

Tomoxetine

【作用与用途】 本药为甲苯氧苯丙胺衍生物,可选择性抑制去甲肾上腺素(NE)的突触前转运,增强去甲肾上腺素功能,而起到抗 ADHD 和抗抑郁作用。对其他神经递质受体(如胆碱能、组胺、多巴胺、5-羟色胺以及 α-肾上腺素等受体)几乎无亲和力。主要用于治疗儿童和青少年的注意缺陷障碍(注意缺陷与多动障碍,ADHD),也用于治疗抑郁症。

【体内过程】 本药口服后 1 ~ 2 小时达血药浓度峰值,曲线下面积(AUC)为 2766(ng · h)/ml。代谢能力强者口服生物利用度为63%,代谢能力弱者为 94%。总蛋白结合率为98%,分布容积(V_d)为 250 L。在肝脏通过细胞色素 P450 2D6 广泛代谢,主要活性代谢产物为4-羟基托莫西汀。主要经肾排泄,少量从粪便排泄。代谢能力强者清除半衰期为 4 ~ 5 小时,代谢能力弱者为 22 小时。

【用法与用量】 成人常规剂量:口服给药:一日 0.5 ~ 1.2 mg/kg,可早晨顿服或早晚分 2 次给药。儿童常规剂量:口服给药:ADHD:体重不高于70 kg 者,推荐的初始计量为一日 0.5 mg/kg,应在 3 日内达到目标剂量,即一日约 80 mg,晨起给药 1 次或分早晚2 次给药。一日极量为 1.4 mg/kg(或100 mg)。体重大于 70 kg 者,用法用量同成人。

【不良反应与注意事项】 主要有便秘、口干、恶心、食欲减退、失眠、性欲降低等。与细胞色素 P450 2D6 抑制药合用时,注意调整剂量。对代谢能力弱的患者,应维持低剂量给药。用药期间应监测患者的发育情况。高血压和心脏病患者(本药可使血压升高和心率加快)、低血压或有低血压倾向的患者(本药可引起直立性低血压)、肾功能不全者、黄疸、肝脏疾病患者(可增加肝毒性的风险)、代谢能力弱者、有药物依赖史者、尿潴留或膀胱功能异常患者(本药可引起尿潴留等)慎用。部分患儿在治疗初期可能出现体重降低。孕妇、哺乳妇女慎用本药。对本药过敏者、窄角型青光眼患者禁用。

【制剂与规格】 胶囊剂:5 mg、10 mg、18 mg、25 mg、40 mg、60 mg、80 mg、100 mg。

盐酸度洛西汀(奥思平,欣百达)

Duloxetine hydrochloride

【作用与用途】 本品是5-羟色胺和去甲肾上腺素双重再摄取抑制剂。能对人脑中两种重要的神经递质5-羟色胺和去甲肾上腺素进行双重作用,从而有效地治疗抑郁的情绪症状和躯体症状,故可用于治疗某些心境疾病如抑郁症和焦虑症以及缓解中枢性疼痛如糖尿病外周神经病性疼痛和妇女纤维肌痛等。主要用于治疗抑郁症。

【体内过程】 度洛西汀的清除半衰期为12小时(8~17小时),给药3天后达稳态血药浓度,主要通过肝脏中细胞色素P450酶CYP2D6、CYPIA2D6、CYP1A2代谢。度洛西汀的吸收与大多数抗抑郁药不同,它在酸性介质下迅速水解为萘酚,但萘酚无抗抑郁作用,所以度洛西汀被制成肠溶片,这样就使其到达胃肠道中pH超过5.5的部位方能溶解,因此度洛西汀给药2小时后才开始吸收,其高峰浓度(Cmax)为给药后6小时。经度洛西汀生物转化后只有1%的原形药物从尿和粪便中排泄,同时其代谢物的70%和20%分别从尿和粪便中排泄。

【用法与用量】 吞服,不要咀嚼和压碎。推荐起始剂量为每日40 mg(40 mg,每日1次或20 mg,每日2次)至每日60 mg(每日1次),不考虑进食影响。

【不良反应和注意事项】 室性心律失常、耳鸣、内分泌失调、青光眼、肝炎、黄疸、谷丙转氨酶升高、碱性磷酸酶升高、超敏反应、过敏反应、牙关紧闭症、代谢营养障碍、直立性低血压、精神病性障碍、血管神经性水肿、荨麻疹、高血压危险、生殖系统以及乳腺障碍等。有增加血清转氨酶水平的风险等。禁用于已知对度洛西汀或产品中任何非活性成分过敏的患者。禁止与单胺氧化酶抑制剂(MAOIs)联用,也不可以在MAOIs停药14天内使用本品;根据度洛西汀的半衰期,停用度洛西汀后至少5天,才能开始使用MAOIs。临床显示,度洛西汀有增加瞳孔散大的风险,因此未经控制的闭角型青光眼患者应避免使用度洛西汀。

【制剂与规格】 片剂:20 mg;胶囊剂:30 mg、60 mg。

甲磺酸瑞波西汀(佐乐辛)

Reboxetine Mesylate

【作用与用途】 本品为二环吗啉衍生物,是一种选择性去甲肾上腺素再摄取抑制剂，通过选择性抑制去甲肾上腺素的再摄取和拮抗 α_2 肾上腺素受体而起抗抑郁作用。本品用于治疗成人抑郁症。

【体内过程】 本品口服吸收迅速，2 小时即达到最高血浆浓度，若同时进食，会使达峰时间延迟 2 ~ 3 小时，但生物利用度不受影响。重复给药未见药物及其代谢物的蓄积。本品口服后以原药形式存在于血浆中，大部分（76%）由尿液排出，半衰期 13 小时左右，血浆蛋白结合率约为 97%，绝对生物利用度为 94%。

【用法与用量】 口服，一次 4 mg，每日 2 次。2 ~ 3 周逐渐起效，每日最大剂量不得超过 12 mg。

【不良反应和注意事项】 本品不良反应有：入睡困难（失眠）、口干、便秘、多汗、头痛、眩晕、心率加快、心悸、血管扩张、直立性低血压、视物模糊、厌食、恶心、排尿困难、尿路感染、勃起障碍、射精痛或睾丸痛、射精延迟、寒战。多数不良反应较轻微，并且通常在前几周治疗后消失。对本品过敏者、孕妇及哺乳期妇女禁用。本品不应与单胺氧化酶抑制剂同用。

【制剂与规格】 片剂：4 mg；胶囊剂：4 mg。

西酞普兰
Citalopram

【作用与用途】 西酞普兰是一种新型的 SSRIs，其相对选择性在同类药物中最高。体外研究显示，西酞普兰能有效抑制 5-HT 的再摄取，对多巴胺和去甲肾上腺素的再摄取作用很小，对乙酰胆碱、组胺、γ-氨基丁酸（GABA）、毒蕈碱、阿片类和苯二氮䓬类受体的影响很小甚至无影响。西酞普兰对内源性和非内源性抑郁患者同样有效，且不影响患者的心脏传导系统和血压，不损害认知功能及精神运动，也不增强乙醇导致的抑郁作用，对血液、肝及肾等也不产生影响，特别适用于长期治疗。西酞普兰和它的去甲基代谢产物以消旋酸化合物的形式存在。药理学研究证实，西酞普兰的 S-对映体（escitalopram）是消旋酸西酞普兰产生 5-HT 再摄取抑制作用的原因。用于抑郁性精神障碍（内源性及非内源性抑郁）。

【体内过程】 西酞普兰口服吸收迅速，食物不影响吸收，血药浓度达峰时间为 2 ~ 4 小时，口服生物利用度 80%，重复给药后约 1 周达稳态浓度，蛋白结合率低于 80%。西酞普兰通过肝脏的 P_{450} 酶系代谢，主要代谢产物为去甲西酞普兰，主要代谢酶为 CYP_3A_4 和 $2C_{19}$，极少量由 2D6 酶代谢。西酞普兰及其代谢产物可通过胎盘屏障，哺乳期妇女服用会有少量药物及其代谢物通过母乳进入婴儿体内。在血药浓度保持在稳态时，西酞普兰的代谢产物的浓度非常低，而且不易通过血脑屏障，因此，代谢产物对西酞普兰的药理学作用无明显影响。给药剂量的 20% 可随尿液排出，清除半衰期在健康成人中为 30 ~ 35 小时，但在特殊人群如老年人群和肝损害患者中，半衰期差别很大。

【用法与用量】 成人：起始剂量 20 mg 每日 1 次。可增至 40 mg，每天 1 次。必要时可增至 60 mg 每日 1 次。65 岁以下患者减半。

【不良反应与注意事项】 恶心，出汗增多，唾液分泌减少，头痛，睡眠时间缩短。在稀有个案中曾观察到癫痫发作。除非用药的好处远超过理论上可能对胎儿或婴儿带来的风险，否则孕妇及授乳妇女不应服用本药。

【制剂与规格】 片剂：20 mg。

艾司西酞普兰 Escitalopram

【作用与用途】 艾司西酞普兰是西酞普兰的立体异构体。它对 5-羟色胺的再摄取能力是西酞普兰右旋异构体的 30 倍或更多。艾司西酞普兰增进中枢神经系统 5-羟色胺(5-HT)能的作用，抑制 5-羟色胺的再摄取，用于治疗抑郁障碍，治疗伴有或不伴有广场恐怖症的惊恐障碍。临床用于抑郁症的治疗。

【体内过程】 口服吸收完全，不受食物的影响(口服多次给药后平均 4 小时达到血浆峰浓度)，绝对生物利用度约为 80%。口服给药后的表观分布容积(Vα，β/F)约为 12 ~ 26 L/kg。血浆蛋白结合率约为 80%。多次给药后消除半衰期约为 30 小时，口服药物的血浆清除率(Cl_{oral})约为 0.6 L/min，药物的主要代谢产物半衰期更长，艾司西酞普兰及其代谢产物主要经肝脏(代谢)和肾脏消除，主要以代谢产物形式从尿液中排泄。药代动力学呈线性，大约在 1 周后达稳态血浆浓度，每日剂量 10 mg 的平均稳态血浆浓度为 50nmol/L。老年患者(＞65 岁)与年轻患者相比，老年患者的药物消除更为缓慢。与年轻的健康受试者相比，老年人的 AUC 高出 50%。肝功能降低的患者，西酞普兰的半衰期约为肝功正常患者的 2 倍(83 小时：37 小时)，其平均稳态浓度高出 60%。在肾功能降低患者中观察到西酞普兰的半衰期延长，血浆药物浓度轻度升高(CLCR 10 ~ 53 ml/min)。已发现经 CYP2C19 代谢的慢代谢者，草酸艾司西酞普兰的血浆浓度是快代谢者的两倍，而经 CYP2D6 代谢的慢代谢者药物血浆浓度没有明显变化。

【用法与用量】 起始剂量每日 1 次 10 mg，1 周后可以增至每日 1 次 20 mg，早晨或晚上口服。

【不良反应与注意事项】 约 5% 的患者有失眠、阳痿、恶心、便秘、多汗、口干、疲劳、嗜睡。约 2% 的患者有头痛、上呼吸道感染、背痛、咽炎和焦虑等。偶见报道可引起躁狂或轻度躁狂或低血钠。有惊厥史的患者应慎用。禁与单胺氧化酶抑制剂并用，与酒精和中枢神经系统药物(例如抗抑郁药)并用时应慎重。与阿司匹林、华法令等抗凝血药合用时可能引起上消化道出血的危险者应慎用。锂盐可能增加艾司西肽普兰的作用，合用时应慎重。对草酸艾司西酞普兰或任一辅料过敏者禁用。禁忌与非选择性、不可逆性单胺氧化酶抑制剂(MAOI)合用。

【制剂与规格】 片剂:10 mg。

氟伏沙明
Fluvoxamine

【作用与用途】 本品选择性抑制突触前膜对 5-HT 的再摄取,对 NE 及多巴胺影响很弱,为已知选择性最高的 5-HT 再摄取抑制剂之一。其优点是无镇静作用或兴奋作用,无抗胆碱能及抗组胺作用,也无心血管反应,不影响单胺氧化酶。高剂量能降低动物的惊厥阈值。能迅速减少忧郁症患者的消极观念,更适用于治疗那些自杀风险大的忧郁症患者。

【体内过程】 口服吸收完全,顿服 100 mg,达峰时间为 1.5 ~ 8 小时,达峰浓度为 31 ~ 87 ng/ml,生物利用度为 60%,有首过效应,血浆蛋白结合率为 77%。在肝、肾、肺及肾上腺中分布浓度高于血液。半减期为 15 小时,代谢产物主要是甲氧基氧化物和脱甲基化合物,无活性,94% 从尿中排出。老年人药动学参数与青年人相同。

【用法与用量】 口服:每日 100 ~ 200 mg,分次服用。最大剂量为每日 300 mg。

【不良反应与注意事项】 常有恶心、呕吐、嗜睡、便秘、厌食、震颤、运动减少、疲乏等,无抗胆碱作用,耐受性较好。如本品不能控制焦虑、失眠时,可加用苯二氮䓬类药物。如过量服用,应尽量使胃排空,还可用透析加速排出体外。

【制剂与规格】 片剂:50 mg、100 mg。

盐酸舍曲林
Sertraline Hydrochloride

【作用与用途】 本品可选择性抑制中枢神经系统对 5-羟色胺的再摄取,从而使突触间隙中 5-羟色胺浓度增高,发挥抗抑郁作用。治疗抑郁症,亦可用于治疗强迫症。

【体内过程】 口服易吸收,血药浓度达峰时间为 6 ~10 小时,$t_{1/2}$ 约 26 小时,服药 4 ~ 7 日可达稳态血浓度。血浆蛋白结合率为 97%。在肝脏代谢,代谢产物为 N-去甲舍曲林,活性为母药的 1/10。主要由尿排出。

【用法与用量】 口服。治疗抑郁症,每次 50 mg,每日 1 次,治疗剂量范围为每日 50 ~100 mg。治疗强迫症,开始剂量为每次 50 mg,每日 1 次,逐渐增加至每日 100 ~ 200 mg,分次口服。

【不良反应与注意事项】 可有胃肠道不适,如恶心、厌食、腹泻等。亦可出现头痛、不安、无力、嗜睡、失眠、头晕或震颤等。少见不良反应有过敏性皮疹及性功能减退。大剂量时可能诱发癫痫。突然停药可有撤药综合征,如失眠、焦虑、恶心、出汗、震颤、眩晕或感觉异常等;闭角型青光眼、癫痫病、严重心脏病患者、老人、儿童、孕妇及哺乳期妇女慎用;肝肾功能不全者慎用或减少用量;出现转向躁狂发作倾向时应立即停药;用药期间不宜驾驶车辆、操作机械或高空作业;对本品过敏者禁用。

【制剂与规格】 片剂:50 mg。

盐酸文拉法辛
Venlafaxine Hydrochloride

【作用与用途】 是一种新型抗抑郁药,能显著抑制 5-HT 和 NE 在神经突触部位的重摄取。文拉法辛能影响精神及行为,有效改善抑郁患者的症状,不良反应少。文拉法辛及其代谢产物是 5HT、NA 再摄取的强抑制药,是 DA 的弱抑制药,具有独特的药理作用。用于各种类型抑郁症,包括伴有焦虑的抑郁症及广泛性焦虑症。

【体内过程】 口服后易吸收,有首过消除,T_{max} 为 2 小时(活性代谢产物为 4 小时)。生物利用度(F)为 45%。血浆蛋白结合率低。在肝内经肝药酶(CYP)代谢,主要生成具有活性的 O-去甲基文拉法辛。绝大部分以代谢产物经尿排出;2% 经粪便排出。文拉法辛和 O-去甲基文拉法辛的半衰期($t_{1/2}$)分别为 5 和 11 小时。肝肾功能受损者,本品及其代谢产物的半衰期($t_{1/2}$)延长。

【用法与用量】 起始推荐剂量为 75 mg/d,每日 1 次。如有必要,可递增剂量至最大为 225 mg/d(间隔时间不少于 4 天。每次增加 75 mg/d)。肝功能损伤患者的起始剂量降低 50%,个别患者需进行剂量个体化。肾功能损伤患者,每日给药总量降低 25% ~ 50%。老年患者按个体化给药,增加用药剂量时应格外注意。如果用文拉法辛治疗 6 周以上,建议逐渐停药,所需的时间不少于 2 周。

【不良反应与注意事项】 常见的不良反应为:胃肠道不适(恶心、口干、厌食、便秘和呕吐)、中枢神经系统异常(眩晕、嗜睡、梦境怪异、失眠和紧张)、视觉异常、打哈欠、出汗和性功能异常(阳痿、射精异常、性欲降低)。偶见不良反应为:无力、气胀、震颤、激动、腹泻、鼻炎。不良反应多在治疗的初始阶段发生,随着治疗的进行,这些症状逐渐减轻。文拉法辛没有明显的药物依赖倾向。对本品过敏及正在服用单胺氧化酶抑制剂的患者禁用本品。某些患者服用文拉法辛后会出现血压持续高,对服用本品的患者,应定期监测血压。若出现血压持续升高,应减小剂量或停药。

【制剂与规格】 胶囊剂:25 mg。

盐酸曲唑酮(美抒玉)
Trazodone Hydrochloride

【作用与用途】 为特异性 5-羟色胺的再摄取抑制剂。由于具有 α_1 肾上腺素能拮抗作用与抗组胺作用,可诱发体位性低血压。美抒玉(盐酸曲唑酮)不是一种单胺氧化酶抑制剂,而且与苯丙胺类药物不同,对中枢神经系统没有兴奋作用。主要用于治疗抑郁症和伴随抑郁症状的焦虑症以及药物依赖者戒断后的情绪障碍。

【体内过程】 在人体内,口服后能很好地吸收,峰值血浆水平发生在空腹服用美抒玉(盐酸曲唑酮)后大约 1 小时,与食物同服后 2 小时。蛋白结合率 85% ~95%。在肝脏代谢,代谢途径为羟基化和 N-氧化,生成具有活性的 m-氯苯哌嗪。几乎全部以代谢物的形式从尿和粪便排出体外。半衰期为5～9小时(活性代谢物为4～14小时)。

【用法与用量】 口服:开始每次50 mg,每日3次,以后酌情增量,最大量为每日400～600 mg,倦睡者可在睡前服药。

【不良反应与注意事项】 副反应少而轻,较常见的有倦睡、口干、乏力、便秘、视力模糊等;偶有心动过速、血压下降或升高、震颤、胃痛、食欲减退、皮疹、体重改变等;也有个别患者白细胞减少、月经紊乱等。

【制剂与规格】 片剂:50 mg、100 mg。

米那普林
Minaprine

【作用与用途】 本品为抗抑郁药,具有精神振奋及脱抑制作用,可增加脑组织内特别是纹状体、海马和脑干中乙酰胆碱的含量,间接作用于多巴胺能受体,并增加下丘脑内5-羟色胺的含量而具有抗抑郁作用。适用于各型抑郁综合征。本品对抑郁心境、自杀企图、活动兴趣减退、迟滞、躯体性焦虑、胃肠及一般症状、情绪昼夜节律变化等症状效果明显。

【体内过程】 口服后吸收迅速,约1小时后血药浓度达峰值。$t_{1/2}$为2.5小时,6小时内50%随尿排出,也有部分代谢物从胆管排泄。

【用法与用量】 口服:50 mg,3次/d,根据病情需要,可适当增加剂量,但最大剂量不得超过300 mg/d。8～10天起效,治疗3周后可见效果;平均2～3个月显效。某些患者需用间歇疗法,每3个月中治疗1个月,以维持疗效。本品与其他抗精神病药物合用不必改变剂量。

【不良反应与注意事项】 偶见入睡困难、神经紧张感、易激动、恶心、头痛和胃痛等,但在治疗过程中可自行消失。不可与呼吸兴奋剂、士的宁、惊厥剂、苯异丙胺等药物合并使用。癫痫患者、孕妇禁用;严重焦虑者、激越患者慎用。

【制剂与规格】 片剂:50 mg。

吗氯贝胺
Moclobemide

【作用与用途】 本品为单胺氧化酶抑制剂类抗抑郁药,其作用是通过可逆性抑制脑内A型单胺氧化酶,从而提高脑内去甲肾上腺素、多巴胺和5-羟色胺的水平,起到抗抑郁作用,具有作用快,停药后单胺氧化酶活性恢复快的特点。用于抑郁症。

【体内过程】 口服易吸收,单次口服50～300 mg,血浆浓度峰值为0.3～2.7 μg/ml,达峰时间为1～2小时。生物利用度与剂量和重复用药呈正相关。血浆蛋白结合率约50%,表观分布容积为75～95 L/kg。体内分布较广,经肝脏代谢,$t_{1/2}$为2～3小时,肝硬化患者平均滞留时间延长,故这类患者约需减半量。中度肾功能受损的患者一般无需作剂量调整。本品可经乳汁分泌。

【用法与用量】 口服。开始剂量为50 mg或100 mg,2～3次/d。逐渐增加至 150 ~ 450 mg/d，最高量为 600 mg/d。

【不良反应与注意事项】 有轻度恶心、口干、头痛、头昏、出汗、心悸、失眠、体位性低血压等。与酪胺含量高的食物（如奶酪）同服可能引起高血压。少见不良反应有过敏性皮疹。偶见意识障碍及肝功能损害。大剂量时可能诱发癫痫。肝、肾功能严重不全者慎用。本品禁止与其他抗抑郁药物同时使用，以避免引起“高5-羟色胺综合征”的危险。使用中枢性镇痛药（度冷丁、可待因、美沙芬）、麻黄碱、伪麻黄碱或苯丙醇氨患者禁用本品。患者有转向躁狂发作倾向时应立即停药。用药期间不宜驾驶车辆、操作机械或高空作业。用药期间应定期检查血象，心、肝、肾功能。由其他抗抑郁药换用本品，建议停药 2 周后再开始使用本品；氟西汀应停药 5 周再开始使用本品。孕妇慎用。哺乳期妇女使用本品时应停止哺乳。对本品过敏者、儿童、躁狂症患者、嗜铬细胞瘤、甲状腺功能亢进患者禁用。

【制剂与规格】 片剂：75 mg；胶囊剂：0.1 g。

米氮平

Mirtazapine

【作用与用途】 米氮平是抗抑郁药。作用于中枢的突触前 α_2受体拮抗剂，可以增强肾上腺素能的神经传导。它通过与中枢的5-羟色胺受体（5-HT_2和5-HT_3）相互作用，起调节5-羟色胺的功能。米氮平的两种旋光对映体都具有抗抑郁活性，左旋体阻断 α_2和5-HT_2受体，右旋体阻断5-HT_3受体。米氮平的抗组胺受体（H_1）的特性起着镇静作用。该药有较好的耐受性，几乎无抗胆碱能作用，其治疗剂量对心血管系统无影响。用于抑郁症的发作。对症状如快感缺乏，精神运动性抑制，睡眠欠佳（早醒），以及体重减轻均有疗效。也可用于其他症状如：对事物丧失兴趣，自杀念头以及情绪波动（早上好，晚上差）。本药在用药1 ~2 周后起效。

【体内过程】 口服后其活性成分米氮平很快被吸收（生物利用度约为50%），约 2 小时后血浆浓度达到高峰。约 85% 与血浆蛋白结合。平均半衰期为 20 ~40 小时；偶见长达 65 小时；在年轻人中也偶见较短的半衰期。清除半衰期的大小正适合于将服用方式定为每日 1 次。血药浓度在服药 3 ~4 天后达到稳态，此后将无体内聚积现象发生。在所推荐的剂量范围内，药代动力学形式为线性。米氮平大多被代谢并在服药后几天内通过尿液和粪便排出体外。肝肾功能不良可引起米氮平清除率降低。

【用法与用量】 成人：治疗起始剂量应为 15 mg/d，逐渐加大剂量至获最佳疗效。有效剂量通常为 15 ~45 mg。老年人剂量与成人相同，提高剂量应在医生密切观察之中进行，以便达到满意的疗效。肝、肾功能不良患者对米氮平的清除率有可能会降低，使用本药时应注意。该药片应用水吞服，而不应嚼碎服用。该药适于每日服用 1 次（最好在临睡前服用），也可分次服用（如早晚各 1 次）。患者应连续服药，最好在病症完全消失4～6个月后再逐渐停药。当剂量合适时，药物应在2～4周内有显著疗效。若效果不够显著，可将剂量增加直至最大剂量。但若剂量增加2～4周后仍无作用，应停止使用该药。临床上过量使用本药的安全性尚未被证实。毒性试验表明，过量使用本药不引起明显的心脏毒性。在临床试验中，除有镇静过度的副作用外，未观察到其他副作用。应对过量使用该药的患者进行洗胃，并视症状给予适当处理。

【不良反应与注意事项】 有发热、喉痛或其他感染症状，应立即停止用药，并做周围血象检查。患精神分裂症及其他精神病的患者服用抗抑郁药后，其症状有加重的可能性，狂想症状也有可能加重。处于抑郁的躁狂期，如患者具有自杀倾向，尤其在治疗早期，所开出本药数量应予限制。

【制剂与规格】 片剂：30 mg。

异卡波肼
Isocarboxazid

【作用与用途】 本品为单胺氧化酶抑制剂类抗抑郁药，与脑内单胺氧化酶A和B产生不可逆性结合，影响单胺类神经递质的代谢，单胺氧化酶受抑制后，使中枢神经部位单胺（主要是去甲肾上腺素和5-羟色胺）含量增加，起到抗抑郁作用。用于三环类抗抑郁药无效的抑郁症患者。对伴有焦虑、疑病症状的抑郁症有效。

【体内过程】 本品胃肠吸收良好，在肝中氧化代谢。口服后3～5小时血药浓度达峰值，作用时间持续10天，代谢物经肾脏排泄。动物实验显示本品可自乳汁中排出。

【用法与用量】 口服：开始剂量每日10～20 mg，分2～3次服用，以后加至每日30～60 mg。维持量每日10～20 mg。

【不良反应与注意事项】 体位性低血压、头昏、便秘、厌食、坐立不安、失眠、口干、视物模糊、水肿、月经过多等。长期应用易蓄积中毒。偶见中毒性肝炎、白细胞减少。本品不能与其他抗抑郁药合用，有引起高5-羟色胺综合征的危险。服药期间不宜食用富含酪胺如奶酪、啤酒等食物，有引起高血压危象的危险。若换用其他抗抑郁药应停用本品2周后使用；若原已使用氟西汀，应停药5周后使用本品。老年患者、孕妇及哺乳期妇女慎用。15岁以下儿童、严重心脏病、近期有心肌梗死发作史、癫痫、青光眼、尿潴留、粒细胞减少症、嗜铬细胞瘤患者禁用。

【制剂与规格】 片剂：10 mg。

盐酸安非他酮片（乐孚亭）
Bupropion Hydrochloride Tablets

【作用与用途】 安非他酮对去甲肾上腺素、5-HT、多巴胺再摄取有较弱的抑制作用，对单胺氧化酶无此作用。用于治疗抑郁症。

【体内过程】 安非他酮的药代动力学曲线呈二室模型。终末相平均半衰期为（21±20%）h，$t_{1/2\alpha}$为3～4小时。安非他酮口服用药后仅小部分能够被吸收，2小时内达血药峰浓度。血药浓度为 200 μg/ml 时的血浆蛋白结合率为 84%。17 名受试者单次服用 150 mg 显示安非他酮的分布容积为 1950 L(20% CV)。安非他酮在人体内被广泛代谢,通过叔丁基羟基化和/或羧基的还原反应而产生 3 种有活性的代谢产物:羟安非他酮、苏氨酸氢化安非他酮和赤藓糖氢化安非他酮。安非他酮侧链氧化形成甘氨酸-间氯过氧苯甲酸共聚物,后者为尿中最主要的代谢物。口服 200 mg 的 ^{14}C-安非他酮后,尿液和粪便中分别可检测到 87% 和 10% 的放射活性。以原形排出的药物仅占 0.5%。

【用法与用量】 口服。用药时从小剂量开始,起始剂量为每次 75 mg 或 100 mg(1 片),每日 2 次(早、晚各 1 次);服用至少 3 天后,根据临床疗效和耐受情况,可逐渐增大剂量到 1 次 75 mg 或 100 mg (1 片),每日 3 次(早、中、晚各一次);以后可酌情继续逐渐增加至每日 300 mg 的常用剂量,每日 3 次(早 2 片,中、晚各 1 片)。在加量过程中,3 日内增加剂量不得超过 1 日 100 mg。作为抗抑郁药,本品通常需要服用 4 周后才能出现明显的疗效,如已连续使用几周后仍没有明显疗效,可以考虑逐渐增加至每日最大剂量 450 mg,但每次最大剂量不应超过 150 mg(2 片),两次用药间隔不得少于 6 小时。

【不良反应与注意事项】 临床常见的不良事件有激越、口干、失眠、头痛、偏头痛、恶心/呕吐、便秘和震颤。偶见不良事件指发生率在 0.1% ~1% 之间,罕见不良事件指发生率在 0.1% 以下的包括:心血管系统:水肿;偶见:胸痛、心电图异常(早搏、非特异性 ST 段 T 波改变)、呼吸短促、呼吸困难;罕见:面色潮红、苍白,静脉炎,心肌损伤。皮肤系统:非特异性皮疹:偶见:脱发和皮肤干燥;罕见:发色改变、多毛、粉刺。消化系统:吞咽困难,肝损伤/黄疸,直肠疾病,结肠炎,胃肠道出血,肠穿孔以及胃溃疡。泌尿生殖系统:夜尿增多;偶见:阴道刺激感、睾丸肿大、尿道感染、勃起痛、射精延迟;罕见:排尿困难、遗尿、尿失禁、闭经、卵巢功能异常、盆腔感染、膀胱炎、性交困难以及射精痛。血液/肿瘤:罕见:淋巴系统疾病、贫血和全血细胞减少症。肌肉骨骼系统:罕见肌肉骨骼性胸痛。神经系统:共济失调、癫痫、肌痉挛、运动障碍、张力障碍:偶见:瞳孔散大、眩晕和发音困难;罕见:脑电图异常、神经系统检查异常、注意力损伤、坐骨神经痛和失语症。神经精神系统:躁狂症/轻度躁狂,性欲减低、幻觉、性功能减退、抑郁;偶见:记忆受损、人格分裂、精神病、发音困难、情绪不稳定、偏执症、思维异常、性冷淡;罕见:自杀倾向。口腔疾病:口炎;偶见:牙痛、磨牙症、牙龈肿、黏膜水肿;罕见:舌炎。呼吸系统:偶见支气管炎和呼吸急促/呼吸困难;罕见:鼻衄,呼吸节律紊乱、肺栓塞。特殊感觉:偶见视觉失常;罕见复视。非特异性反应:感冒样症状;偶见:非特异性疼痛;罕见:体味异常、与外科相关的疼痛、感染。

【制剂与规格】 片剂:75 mg、100 mg。

(四)抗焦虑药

氟西泮(氟安定)

Flurazepam

【作用与用途】 本品为苯二氮䓬类药物,有催眠、镇静、抗焦虑作用,缩短诱导睡眠时间和延长睡眠时间,对焦虑所致的失眠效果好。用于难以入睡、夜间屡醒及早醒的各型失眠。

【体内过程】 口服后由胃肠道充分吸收。经肝脏代谢。代谢物去氢氟西泮,$t_{1/2}$为 30 ~ 100 小时,属长效药。口服后 15 ~ 45 分钟作用开始,0.5 ~ 1 小时血药浓度达峰值。7 ~ 10 天血药浓度达稳态。缓慢经肾脏排泄,代谢产物可滞留在血液中数天。

【用法与用量】 口服。每次15 ~ 30 mg,睡前服。年老体弱者开始每次服用 15 mg,根据反应适当加量。15 岁以下儿童不宜使用。

【不良反应与注意事项】 最常见的不良反应有眩晕、嗜睡、头昏、共济失调。后者多发生于年老、体弱者,亦可出现胃烧灼、恶心、呕吐、腹泻、便秘、胃肠痛、神经质、多语、不安、发抖、胸痛、关节痛、定向不清以及昏迷等不良反应。年老、体弱者剂量应限于15 mg 以内。

【制剂与规格】 胶囊剂:15 mg、30 mg。

劳拉西泮

Lorazepam

【作用与用途】 本品对海马和杏仁核具有选择作用,可刺激杏仁核、下丘脑和皮质运动区,引起海马神经元抑制性放电活动,激活苯二氮䓬受体而加强 GABA 能神经传递。具有中枢镇静、抗惊厥和肌肉松弛作用,并有显著的催眠作用,其抗焦虑作用较地西泮强 5 倍。用于抗焦虑,包括伴有精神抑郁的焦虑;镇静催眠;抗惊厥及癫痫持续状态;癌症化疗时止吐(限注射剂);治疗紧张性头痛;麻醉前及内窥镜检查前的辅导用药。

【体内过程】 肌内注射吸收快而完全,属短至中等半衰期苯二氮䓬类药,半衰期为 10 ~ 20 小时,口服后 1 ~ 6 小时、肌内注射 1 ~ 1.5 小时血药浓度达峰值,重复给药蓄积作用甚小,经 2 ~ 3 天血浓度可达稳态。经肾脏排泄,停药后消除快速。

【用法与用量】 焦虑症:每日2 ~ 6 mg,分 2 ~ 4 次服。失眠:睡前服 2 ~ 4 mg。癫痫持续状态:肌内或静脉注射,1 ~ 4 mg。

【不良反应与注意事项】 静脉注射可发生静脉炎或静脉血栓形成。可引起肝损害,尿素氮升高,药热,幻视,母孕期用本药新生儿可出现肌肉紧张,激动,饲食困难,发育迟缓。常见有过度镇静、头昏、疲软等。少见定向障碍。其他还有恶心、食欲改变、睡眠障碍、皮肤反应等。过量可出现神志不清至昏迷。可能引起血质不调,或损害肝或肾的功能。不能与麻醉药、巴比妥类或酒精合用。怀孕的前 3 个月、对罗拉或其他苯二氮䓬类衍生物过敏者禁用。

【制剂与规格】 片剂:0.5 mg、1 mg、2 mg。注射剂:2 mg:2 ml、4 mg:2 ml。

硝西泮(硝基安定)
Nitrazepam

【作用与用途】 本品为苯二氮䓬类抗焦虑药,作用机制与其选择性作用于大脑边缘系统,与中枢苯二氮䓬受体结合,而促进γ-氨基丁酸的释放,促进突触传导功能有关,具有安定、镇静及显著催眠作用。本品还具有中枢性肌松弛作用和抗惊厥作用。主要用于治疗失眠症与抗惊厥。与抗癫痫药合用治疗癫痫。

【体内过程】 口服快速吸收,生物利用度为78%,口服后2小时血药浓度达峰值,2~3天血药浓度达稳态,蛋白结合率高达85%,半衰期($t_{1/2}$)为8~36小时,在肝脏代谢,大部分以代谢产物随尿排出,20%随粪便排出。总清除率(CL)为4 L/h,表观分布容积(V_d)175 L。本品可通过胎盘。

【用法与用量】 口服。治疗失眠:5~10 mg,睡前服用。抗癫痫:每次5~10 mg,每日3次。

【不良反应与注意事项】 常见嗜睡,可见无力、头痛、晕眩、恶心、便秘等。偶见皮疹、肝损害、骨髓抑制。长期使用可产生耐受性和依赖性。肝肾功能不全者慎用。应定期检查肝功能与白细胞计数。用药期间不宜驾驶车辆、操作机械或高空作业。长期用药后骤停可能引起惊厥等撤药反应。服药期间勿饮酒。孕妇及哺乳期妇女、儿童、老年患者慎用。白细胞减少者、重症肌无力者、对本品过敏者禁用。

【制剂与规格】 片剂:5 mg。

阿普唑仑
Alprazolam

【作用与用途】 本品为苯二氮䓬类催眠镇静药和抗焦虑药。该药作用于中枢神经系统的苯二氮䓬受体(BZR),加强中枢抑制性神经递质γ-氨基丁酸(GABA)与$GABA_A$受体的结合,促进氯通道开放,使细胞超极化,增强GABA能神经元所介导的突触抑制,使神经元的兴奋性降低。BZ受体分为Ⅰ型和Ⅱ型,据认为Ⅰ型受体兴奋可以解释BZ类药物的抗焦虑作用,而Ⅱ型受体与该类药物的镇静和骨骼肌松弛等作用有关。可引起中枢神经系统不同部位的抑制,随着用量的加大,临床表现可自轻度的镇静到催眠甚至昏迷。可通过胎盘,可分泌入乳汁。有成瘾性,少数患者可引起过敏。主要用于焦虑、紧张、激动,也可用于催眠或焦虑的辅助用药,也可作为抗惊恐药,并能缓解急性酒精戒断症状。对有精神抑郁的患者应慎用。

【体内过程】 口服吸收快而完全,血浆蛋白结合率约为80%。口服后1~2小时血药浓度达峰值,2~3天血药浓度达稳态。$t_{1/2}$一般为12~15小时,老年人为19小时。经肝脏代谢,代谢产物羟基阿普唑仑也有一定药理活性。经肾排泄。体内蓄积量极少,停药后清除快。

【用法与用量】 成人常用量:抗焦虑,开始每次0.4 mg,每日3次,用量按需递增,最大限量每日可达4 mg。镇静催眠:0.4~0.8 mg,睡前服。抗惊恐

0.4 mg,每日3次,用量按需递增,每日最大量可达10 mg。18岁以下儿童,用量尚未确定。本药对老年人较敏感,开始用小剂量,每次0.2 mg,每日3次,逐渐增加至最大耐受量。

【不良反应与注意事项】 参见三唑仑。

【制剂与规格】 片剂:0.4 mg。

艾司唑仑
Estazolam

【作用与用途】 本品为苯二氮䓬类抗焦虑药。可引起中枢神经系统不同部位的抑制,随着用量的加大,临床表现可自轻度的镇静到催眠甚至昏迷。具有抗焦虑、镇静催眠作用,作用于苯二氮䓬受体,加强中枢神经内GABA受体作用,影响边缘系统功能而抗焦虑。可明显缩短或取消NREM睡眠第四期,阻滞对网状结构的激活,对人有镇静催眠作用。抗惊厥作用:能抑制中枢内癫痫病灶异常放电的扩散但不能阻止其异常放电。骨骼肌松弛作用:小剂量可抑制或减少网状结构对脊髓运动神经元的易化作用,较大剂量可促进脊髓中的突触前抑制,抑制多突触反射。遗忘作用:在治疗剂量时可能干扰记忆通路的建立,一过性影响近事记忆。可通过胎盘,可分泌入乳汁。有成瘾性,少数患者可引起过敏。主要用于抗焦虑、失眠。也用于紧张、恐惧及抗癫痫和抗惊厥。

【体内过程】 口服吸收较快,口服后3小时血药浓度达峰值,2~3天血药浓度达稳态。$t_{1/2}$为10~24小时,血浆蛋白结合率约为93%。经肝脏代谢,经肾排泄,排泄较慢。注射半衰期($t_{1/2}$)为17小时。

【用法与用量】 成人常用量:镇静,每次1~2 mg,每日3次。催眠,1~2 mg,睡前服。抗癫痫、抗惊厥,每次2~4 mg,每日3次。抗惊厥,肌内注射,每次2~4 mg,2小时后可重复1次。麻醉前用药,术前1小时肌内注射2 mg。

【不良反应与注意事项】 对本类药耐受量小的患者初用量宜小,逐渐增加剂量,参见三唑仑。

【制剂与规格】 片剂:1 mg、2 mg;注射剂:1 ml:2 mg。

盐酸丁螺环酮
Buspirone Hydrochloride

【作用与用途】 动物实验模型表明本品主要作用于脑内5-HT_1A受体的激动,降低焦虑症过高的活动,产生抗焦虑作用。本品无镇静、肌松弛和抗惊厥作用。用于各种焦虑症。

【体内过程】 口服吸收快而完全,0.5~1小时达血药浓度峰值。存在肝脏首过效应,$t_{1/2}$为1~14小时,血浆蛋白结合率为95%,大部分在肝内代谢,其代谢产物为5-羟基丁螺环酮和1-(2-嘧啶基)-哌嗪,仍有一定生物活性。口服后,约60%由肾脏排泄,40%由粪便排出。肝硬化时,由于首过效应降低,可使血药浓度增高,药物清除率明显降低,肾功能障碍时清除率轻度减低,在老年患者中动力学无特殊变化。

【用法与用量】 口服:开始每次5 mg,每日2~3次。第2周可加至每次10 mg,每日2~3次。常用治疗剂量每日20~40 mg。

【不良反应与注意事项】 有头昏、头痛、恶心、呕吐及胃肠功能紊乱;肝肾功能不全者、肺功能不全者慎用;用药期间应定期检查肝功能与白细胞计数;用药期间不宜驾驶车辆、操作机械或高空作业。服药期间勿饮酒。青光眼、重症肌无力、白细胞减少及对本品过敏者、孕妇及哺乳期妇女、儿童禁用。

【制剂与规格】 片剂:5 mg。

奥沙西泮

Oxazepam

【作用与用途】 本品为苯二氮䓬类催眠药和镇静药。该药具有抗惊厥、抗癫痫、抗焦虑、镇静催眠、中枢性骨骼肌松弛和暂时性记忆缺失(或称遗忘)作用。本药作用于中枢神经系统的苯二氮䓬受体(BZR),加强中枢抑制性神经递质γ-氨基丁酸(GABA)与$GABA_A$受体的结合,增强GABA系统的活性。BZR分为Ⅰ型和Ⅱ型,据认为Ⅰ型受体兴奋可以解释BZ类药物的抗焦虑作用,而Ⅱ型受体与该类药物的镇静和骨骼肌松弛等作用有关。随着用量的加大,临床表现可自轻度的镇静到催眠甚至昏迷。长期应用可产生依赖性。主要用于短期缓解焦虑,紧张,激动,也可用于催眠,焦虑伴有精神抑郁的辅助用药,并能缓解急性酒精戒断症状。肌松作用较其他苯二氮䓬药物为强。

【体内过程】 口服吸收慢,口服45~90分钟生效,2~4小时血药浓度达峰值,数日血药浓度达稳态,血浆蛋白结合率为86%~89%,$t_{1/2}$一般为5~12小时。体内与葡萄糖醛酸结合灭活,均经肾排泄,体内蓄积量极小。

【用法与用量】 成人常用量:抗焦虑,每次15~30 mg,每日3~4次。镇静催眠、急性酒精戒断症状,每次15~30 mg,每日3~4次。一般性失眠,15 mg,睡前服。老年患者抗焦虑时开始用小量,每次7.5 mg,每日3次,按需增至15 mg,每日3~4次。

【不良反应与注意事项】 常见的不良反应有嗜睡,头昏、乏力等,大剂量可有共济失调、震颤;罕见的有皮疹、白细胞减少;个别患者发生兴奋,多语,睡眠障碍,甚至幻觉;停药后,上述症状很快消失;有成瘾性;长期应用后,停药可能发生撤药症状,表现为激动或忧郁。对苯二氮䓬药物过敏者,可能对本药过敏。癫痫患者突然停药可引起癫痫持续状态。严重的精神抑郁可使病情加重,甚至产生自杀倾向,应采取预防措施。严重的急性乙醇中毒、重度重症肌无力、急性或隐性发生闭角型青光眼、低蛋白血症时、多动症者、严重慢性阻塞性肺部病变、外科或长期卧床患者、有药物滥用和成瘾史者慎用。妊娠期妇女、6岁以下儿童禁用。

【制剂与规格】 片剂:15 mg。

盐酸羟嗪

Hydroxyzine hydrochloride

【作用与用途】 具有中枢镇静、

弱抗焦虑及肌肉松弛作用，并有抗组胺作用。用于治疗神经症的焦虑、紧张、激动等症状，治疗躯体疾病的焦虑紧张症状。

【用法与用量】 口服，一次 25～50 mg，一日 2～3 次。

【不良反应与注意事项】 常见嗜睡，可见无力、头痛、晕眩、低血压与心悸。偶见皮疹、骨髓抑制，可能诱发癫痫。白细胞减少者、癫痫、对本品过敏者禁用。长期使用可产生依赖性。肝肾功能不全者、肺功能不全者慎用。应定期检查肝功能与白细胞计数。用药期间不宜驾驶车辆、操作机械或高空作业。服药期间勿饮酒。孕妇及哺乳期妇女禁用。6 岁以下儿童慎用。老年患者慎用。与巴比妥类、阿片类或其他中枢抑制药合用，能增强其他中枢抑制药的作用，增强阿片类的镇痛和镇静作用，但不增加呼吸抑制作用。术前使用本品可延长麻醉药氯胺酮的麻醉恢复时间。

【制剂与规格】 片剂：25 mg。

氯美扎酮

Chlormezanone

【作用与用途】 本品具有抗焦虑、镇静、催眠和缓解肌肉紧张的作用。对情绪紧张、恐惧焦虑、烦躁不眠者起镇静助眠作用。用于焦虑、紧张、激动及慢性疲劳所引起的烦躁失眠。

【用法与用量】 口服。成人，一次 1～2 片，睡前服。

【不良反应与注意事项】 服后偶见疲倦、药疹、眩晕、潮红、恶心、厌食、水肿、排尿困难、无力、兴奋、震颤和头痛。偶有黄疸的报道，但停药后均可消失。罕见的有多形红斑反应综合征。本品用于助眠，连续服用不得超过 7 天。如症状未缓解，请咨询医师或药师。孕妇及哺乳期妇女慎用。服药期间不得驾驶机、车、船，从事高空作业、机械作业及操作精密仪器。如服用过量或出现严重不良反应，应立即就医。对本品过敏者禁用，过敏体质者慎用。本品性状发生改变时禁止使用。请将本品放在儿童不能接触的地方。如正在使用其他药品，使用本品前请咨询医师或药师。本品可加强其他镇静催眠药物的作用，饮酒亦可加强本品的作用。本品不宜与吩噻嗪类如氯丙嗪合用。如与其他药物同时使用可能会发生药物相互作用，详情请咨询医师或药师。

【制剂与规格】 片剂：0.1 g。

枸橼酸坦度螺酮

Tandospirone Citrate

【作用与用途】 可选择性作用于脑内 5-羟色胺受体亚型之一的 5-HT1A 受体，从而发挥抗焦虑作用和改善心身疾病模型的症状。抗抑郁作用的主要机制与 5-羟色胺能神经突触后膜的 5-HT_2 受体密度下调有关。用于神经症所致的焦虑状态，如广泛性焦虑症，原发性高血压、消化性溃疡等躯体疾病伴发的焦虑状态。

【体内过程】 健康成人一次口服 20 mg 时，吸收迅速，0.8～1.4 小时后达到最高血中浓度（2.9～3.2 ng/

ml)，其血中浓度半衰期为1.2～1.4小时。基本不受进食影响。健康成人每次10 mg，每日3次，5天连续口服时，血中浓度与1次口服时相同，无蓄积性。迅速分布在组织中，以肝脏和肾脏中分布浓度较高，在脑中也有分布。本药的主要代谢途径为丁烯链的开裂和降冰片烷环及嘧啶环的羟基化。给健康成人口服^{14}C-坦度螺酮，7天内70%从尿中排泄，21%从粪中排泄。吸收的坦度螺酮至尿中排泄时，基本完全被代谢。粪中坦度螺酮仅为0.3%～0.5%，大部分经代谢后排泄到胆汁中。

【用法与用量】 通常成人应用枸橼酸坦度螺酮片的剂量为每次10 mg，口服，每日3次。根据患者年龄、症状等适当增减剂量，但不得超过一日60 mg。用药须知：本药交给患者时，对PTP包装的药品，指导患者从PTP密封袋中取出药片服用。（据报告，有人因误咽PTP密封袋，导致锋利的锐角刺入食管黏膜，引起食管穿孔、纵隔窦炎等严重并发症。）

【不良反应与注意事项】 主要的不良反应有嗜睡、步态蹒跚、眩晕、头痛、头重、失眠、噩梦、恶心、呕吐、口渴、震颤、倦怠感、情绪不佳、食欲下降。严重不良反应有肝功能异常、黄疸，应定期做肝功能检查；胃痛、胃胀、腹胀、便秘、腹泻：观察，如有异常现象发生时，应停药并进行适当处理。其他不良反应，循环系统：心悸、心动过速、胸闷；过敏反应：皮疹、荨麻疹、瘙痒。其他：尿中NAG升高；倦怠感、乏力、情绪不佳、四肢麻木、多汗（发汗、盗汗）、眼睛蒙眬；恶寒、水肿、发热（脸红、灼热感）；BUN升高、嗜酸性细胞增加。对本品中任何成分过敏者禁用。对下列患者应慎重给药：器质性脑功能障碍的患者（有可能增强本药的作用）；中度或严重呼吸功能衰竭患者（有可能使症状恶化）；心功能障碍的患者（有可能使症状恶化）；肝功能、肾功能障碍的患者（有可能影响药代动力学）；老年人。重要注意事项：用于神经症患者时，若患者病程长（3年以上），病情严重或其他药物（苯二氮䓬类药物）无效的难治型焦虑患者，本药可能也难以产生疗效。当一天用药剂量达60 mg仍未见明显疗效时，不得随意长期应用。本药用于伴有严重焦虑症状的患者，难以产生疗效时，应慎重观察症状。本药可引起嗜睡、眩晕等，故应嘱患者在服用本药过程中不得从事伴有危险的机械性作业。本药与苯二氮䓬类药物无交叉依赖性，若立即将苯二氮䓬类药物换为本药时，有可能出现苯二氮䓬类药物的戒断现象，加重症状，故在需要停用苯二氮䓬类药物时，须缓慢减量，充分观察。与丁酰苯类药物（氟哌啶醇、螺哌隆等）合用，有可能增强锥体外系症状。因本药的弱抗多巴胺作用，有可能增强丁酰苯类药物的药理作用。与钙拮抗剂（尼卡地平、氨氯地平、硝苯地平等）合用，因本药有5-羟色胺受体介导的中枢性降压作用，有可能增强降压作用。

【制剂与规格】 片剂：10 mg。

抗震颤麻痹药

左旋多巴
Levodopa

【作用与用途】 本品为拟多巴胺类抗帕金森病药,左旋多巴为体内合成多巴胺的前体物质,本身并无药理活性,通过血脑屏障进入中枢,经多巴脱羧酶作用转化成多巴胺而发挥药理作用,改善帕金森病症状。由于本品可以增加脑内多巴胺及去甲肾上腺素等神经递质,还可以提高大脑对氨的耐受,而用于治疗肝昏迷,改善中枢功能,使患者清醒,症状改善。用于帕金森病及帕金森综合征。

【体内过程】 口服后由小肠吸收。空腹服后 1 ~ 2 小时血药浓度达峰值,广泛分布于体内各组织,1% 进入中枢转化成多巴胺而发挥作用,其余大部分均在脑外代谢脱羧成多巴胺,故起效缓慢。半衰期($t_{1/2}$)为 1 ~ 3 小时,如用外周多巴脱羧酶抑制剂,可减少左旋多巴的用量,使之进入脑内的量增多,并可减少外周多巴胺引起的不良反应。口服后 80% 于 24 小时内降解成多巴胺代谢物,主要为高香草酸及二羟苯乙酸,由肾脏排泄,有些代谢物可使尿变红色。原形排出体外约 5%,可通过乳汁分泌。

【用法与用量】 口服:开始每次 250 mg,每日 2 ~ 4 次,饭后服用;以后视患者耐受情况,每隔 3 ~ 7 日增加 1 次剂量,增加范围为每日 125 ~ 750 mg,直至最理想的疗效为止。每日最大量 6 g,分 4 ~ 6 次服用。脑炎后及老年患者应酌减剂量。

【不良反应与注意事项】 常见的不良反应有:恶心,呕吐,体位性低血压,头、面部、舌、上肢和身体上部的异常不随意运动,精神抑郁,排尿困难。较少见的不良反应有:高血压、心律失常、溶血性贫血。高血压、心律失常、糖尿病、支气管哮喘、肺气肿、肝肾功能障碍、尿潴留者慎用。有骨质疏松的老年人,用本品治疗有效者,应缓慢恢复正常的活动,以减少引起骨折的危险。用药期间需注意检查血常规、肝肾功能及心电图。严重精神疾患、严重心律失常、心力衰竭、青光眼、消化性溃疡和有惊厥史者禁用。

【制剂与规格】 片剂:0.25 g;胶囊剂:0.25 g。

卡比多巴
Carbidopa

【作用与用途】 卡比多巴为外周脱羧酶抑制剂,不易进入中枢,仅抑制外周左旋多巴转化为多巴胺,使循环中左旋多巴含量增加,因而进入中枢的左旋多巴的量也增多,左旋多巴在脑内经多巴胺脱羧酶作用转化为多巴胺而发挥药理作用,改善震颤麻痹症状。与左旋多巴联合应用,用于帕金森病和帕金森综合征。

【体内过程】 口服吸收 40% ~

70%,血浆蛋白结合率约36%,在肝内代谢,50%~60%以原形或代谢产物从尿中排出。

【用法与用量】 口服:每次10 mg,每日3~4次。每隔1~2日逐渐增加每日剂量,每日最大剂量可达100 mg。

【不良反应与注意事项】 常见有恶心,呕吐,体位性低血压,面部、舌、上肢和身体上部异常不随意运动,排尿困难,精神抑郁;少见不良反应有高血压、心律失常。有骨质疏松者用本品应缓慢恢复正常活动。用药期间需检查血常规,肝、肾功能及心电图;高血压、心律失常、老年患者、糖尿病患者慎用。严重精神病、严重心律失常、心力衰竭、青光眼、消化性溃疡、有惊厥史者、孕妇及哺乳期妇女、儿童禁用。

【制剂与规格】 片剂:25 mg。

盐酸苯海索(安坦)

Benzhexol Hydrochloride

【作用与用途】 本品为中枢抗胆碱抗帕金森病药,作用在于选择性阻断纹状体的胆碱能神经通路,而对外周作用较小,从而有利于恢复帕金森病患者脑内多巴胺和乙酰胆碱的平衡,改善患者的帕金森病症状。用于帕金森病、帕金森综合征。也可用于药物引起的锥体外系疾患。

【体内过程】 口服后吸收快而完全,可透过血脑屏障,口服1小时起效,作用持续6~12小时。服用量的56%随尿排出,肾功能不全时排泄减慢,有蓄积作用,并可从乳汁分泌。

【用法与用量】 口服:帕金森病、帕金森综合征,开始每日1~2 mg,以后每3~5日增加2 mg,至疗效最好而又不出现副反应为止,一般每日不超过10 mg,分3~4次服用,须长期服用。极量每日20 mg。治疗药物诱发的锥体外系疾患,第1日2~4 mg,分2~3次服用,以后视需要及耐受情况逐渐增加至5~10 mg。老年患者应酌情减量。

【不良反应与注意事项】 常见口干、视物模糊等,偶见心动过速、恶心、呕吐、尿潴留、便秘等。长期应用可出现嗜睡、抑郁、记忆力下降、幻觉、意识混浊。孕妇及哺乳期妇女、儿童、老年患者慎用。青光眼、尿潴留、前列腺肥大患者禁用。

【制剂与规格】 片剂:2 mg。

丙环定

Procyclidine

【作用与用途】 本品为抗胆碱药。具有较高中枢性抗胆碱作用,亦有周围抗胆碱作用与抗震颤麻痹作用。其作用与临床应用均与安坦相似。主要用于各种震颤麻痹(帕金森病),用于控制精神病治疗药物引起的锥体外系反应和消化性溃疡等。

【用法与用量】 松弛平滑肌:口服作用持续时间为1~4小时。震颤麻痹:开始每次2.5 mg,每日3次,饭后服;然后每次5 mg,每日3次,需要时睡前加5 mg。每日总量20~30 mg。治疗药物引起的锥体外系综合征:开始口服每次2.5 mg,每日3次。

【不良反应与注意事项】 本品有头昏、视力模糊、瞳孔散大、口干、恶心等副作用。重症肌无力患者忌用；青光眼、心动过速及尿潴留患者慎用。

【制剂与规格】 片剂:2 mg、5 mg。

盐酸金刚烷胺
Amantadine Hydrochloride

见抗病毒药“盐酸金刚烷胺”。

美金刚
Memantine

【作用与用途】 本品可直接激动多巴胺受体，亦促进多巴胺释放，用于震颤麻痹综合征。

【用法与用量】 口服：成人或14岁以上青年，第1周每日10 mg，以后每日增加10 mg。维持：成人，每日最大剂量20 mg。为了减少副作用的发生，在治疗的前3周应按每周递增5 mg剂量的方法逐渐达到维持剂量。具体如下：治疗第1周的剂量为每日5 mg(半片，晨服)，第2周每天10 mg(每次半片，每日2次)，第3周每天15 mg(早上服1片，下午服半片)，第4周开始以后服用推荐的维持剂量每天20 mg(每次1片，每日2次)。美金刚片剂可空腹服用，也可随食物同服。

【不良反应与注意事项】 本品的常见不良反应有幻觉、意识混沌、头晕、头痛和疲倦。少见的不良反应有焦虑、肌张力增高、呕吐、膀胱炎和性欲增加。肾功能不全时必须减量，严重肝功能不全者，严重意识紊乱状态者、妊娠期和哺乳期妇女禁用。在合并使用NMDA受体拮抗剂时，将增加不良反应的发生率和严重程度。有抗胆碱能作用，会增强抗胆碱药物的作用。

【制剂与规格】 片剂:10 mg。

盐酸普拉克索(森福罗)
Pramipexole Dihydrochloride

【作用与用途】 普拉克索是一种非麦角类多巴胺激动剂。体外研究显示，普拉克索对D_2受体的特异性较高并具有完全的内在活性，对D_3受体的亲和力高于D_2和D_4受体。普拉克索与D_3受体的这种结合作用与帕金森病的相关性不明确。本品被用来治疗特发性帕金森病的体征和症状，单独(无左旋多巴)或与左旋多巴联用。例如，在疾病后期左旋多巴的疗效逐渐减弱或者出现变化和波动时，需要应用本品。

【体内过程】 普拉克索口服吸收迅速完全。绝对生物利用度高于90%，最大血浆浓度在服药后1～3小时之间出现。与食物一起服用不会降低普拉克索吸收的程度，但会降低其吸收速率。普拉克索显示出线性动力学特点，患者间血浆水平差异很小。在人体内，普拉克索的血浆蛋白结合度很低(小于20%)，分布容积很大，以原形从肾脏排泄是普拉克索的主要清除途径。^{14}C标记的药物大约有90%是通过肾排泄的，粪便中的药物少于2%。普拉克索的总清除率大约为500 ml/min，肾脏清除率大约为400 ml/min。年轻人和老年人的普拉克索清除半衰期从8～12小时不等。

【用法与用量】 口服用药,用水吞服,伴随或不伴随进食均可。一天3次。初始治疗:起始剂量为每日0.375 mg,然后每5～7天增加一次剂量。如果患者可以耐受,应增加剂量以达到最大疗效。每日最大剂量为4.5 mg。然而,应该注意的是,每日剂量高于1.5 mg时,嗜睡发生率增加。维持治疗:个体剂量应该在每天0.375～4.5 mg之间。在剂量逐渐增加的三项重要研究中,从每日剂量为1.5 mg开始可以观察到药物疗效。作进一步剂量调整应根据临床反应和耐受性进行。

【不良反应与注意事项】 不良反应包括:失眠、幻觉、精神错乱、眩晕、运动障碍、嗜睡、低血压、恶心、便秘、外周水肿。本品可能与性欲异常有关(增加或降低)。对普拉克索或产品中任何其他成分过敏者禁用。当肾功能损害的患者服用本品时,建议减少剂量。本品禁用于妊娠期。应尽可能不在哺乳期内应用本品。西咪替丁和金刚烷胺可能使普拉克索的肾脏清除率降低,与本品同时应用时,应考虑降低普拉克索剂量。当本品与左旋多巴联用时,建议在增加本品的剂量时降低左旋多巴的剂量,而其他抗帕金森病治疗药物的剂量保持不变。由于可能的累加效应,患者在服用普拉克索的同时要慎用其他镇静药物或酒精。普拉克索应避免与抗精神病药物同时应用。

【制剂与规格】 片剂:0.25 mg。

恩他卡朋(珂丹)

Company Filmtab(entacapone)

【作用与用途】 本品属于儿茶酚-O-甲基转移酶(COMT)抑制剂。它是一种可逆的特异性的主要作用于外周的COMT抑制剂,与左旋多巴制剂同时使用。本品通过抑制COMT酶减少左旋多巴代谢为3-O-甲基多巴(3-OMD)。这使左旋多巴的生物利用度增加,并增加了脑内可利用的左旋多巴总量,这种作用已在临床试验中得到证实。本品可作为标准药物左旋多巴/苄丝肼或左旋多巴/卡比多巴的辅助用药,用于治疗以上药物不能控制的帕金森病及剂末现象(症状波动)。

【用法与用量】 本品为口服制剂,应与左旋多巴/苄丝肼或左旋多巴/卡比多巴同时服用,这些左旋多巴制剂的处方资料在与本品合并用药时同样适用。本品可和食物同时或不同时服用。剂量:每次服用左旋多巴/多巴脱羧酶抑制剂时给予本品0.2 g,最大推荐剂量是0.2 g,每天10次。

【不良反应与注意事项】 常见的不良反应有运动障碍、恶心和尿色异常。常见的不良反应有腹泻、帕金森病症状加重、头晕、腹痛、失眠、口干、疲乏、幻觉、便秘、肌张力障碍、多汗、运动功能亢进、头痛、腿部痉挛、意识模糊、噩梦、跌倒、体位性低血压、眩晕和震颤。本品的不良反应大多数与增强多巴胺能活性有关,且最常发生在治疗开始时。另一类主要的不良反应为胃肠道症状,包括恶心、呕吐、腹痛、便秘及腹泻。对本品或任何其他组成成分过敏、肝功能不全者禁用。本品不适用于嗜铬细胞瘤的患者，因其有增加高血压危象的危险。禁与本品同时使用 MAO（MAO-A 和 MAO-B）抑制剂（如苯乙肼、反苯环丙胺），本品可以与司来吉兰（选择性的 MAO-B 抑制剂）联合使用，但是后者的日剂量不能超过 10 mg。既往有恶性神经阻滞剂综合征（NMS）和/或非创伤性横纹肌溶解症病史的患者禁用。本品可能干扰含儿茶酚结构药物的代谢并增强它们的作用。因此，对那些接受通过 COMT 代谢的药物治疗的患者，如利米特罗、异丙肾上腺素、肾上腺素、去甲肾上腺素、多巴胺、多巴酚丁胺、α-甲基多巴和阿扑吗啡，给予本品要谨慎。不推荐妊娠期使用。治疗期间不应哺乳。本品在胃肠道能与铁形成螯合物，本品和铁制剂的服药间隔至少 2～3 小时。在对接受华法林治疗的患者开始恩他卡朋治疗时，推荐对 INR 值进行控制。

【制剂与规格】 片剂：0.2 g。

多巴丝肼

Levodopa and Benserazide Hydrochloride

【作用与用途】 本品为复方制剂，含左旋多巴及苄丝肼，苄丝肼为外周脱羧酶抑制剂，不易进入中枢，仅抑制外周左旋多巴转化为多巴胺，使循环中左旋多巴含量增加 5～10 倍，因而进入中枢的左旋多巴的量也增多，左旋多巴在脑内经多巴脱羧酶作用转化为多巴胺而发挥药理作用，改善帕金森病症状。苄丝肼与左旋多巴合用既可降低左旋多巴的外周性心血管系统的不良反应，又可减少左旋多巴的用量。用于帕金森病、帕金森综合征。

【体内过程】 口服后由小肠吸收。空腹服后左旋多巴 1～2 小时血药浓度达峰值，广泛分布于体内各种组织，1% 进入中枢转化成多巴胺而发挥作用，其余大部分均在脑外代谢脱羧成多巴胺，故起效缓慢。半衰期（$t_{1/2}$）为 1～3 小时，加用外周多巴脱羧酶抑制剂，可减少左旋多巴的用量，使之进入脑内的量增多，并可减少外周多巴胺引起的不良反应。口服后左旋多巴 80% 于 24 小时内降解成多巴胺代谢物，主要为高香草酸及二羟苯乙酸，由肾脏排泄，有些代谢物可使尿变红色。原形排出体外约 5%，可通过乳汁分泌。

【用法与用量】 口服。第 1 周每次 125 mg，每日 2 次；以后每隔 1 周，每日增加 125 mg，一般每日剂量不得超过 1 g，分 3～4 次服用。维持剂量每次 250 mg，每日 3 次。

【不良反应与注意事项】 参见左旋多巴。

【制剂与规格】 片剂、胶囊剂：125 mg：左旋多巴 100 mg 和苄丝肼 25 mg（相当于盐酸苄丝肼 28.5 mg）、250 mg：左旋多巴 200 mg 和苄丝肼 50 mg（相当于盐酸苄丝肼 57 mg）。

复方卡比多巴(森尼密特)

Compound Carbidopa

【作用与用途】 为卡比多巴与左旋多巴的复合制剂,卡比多巴是外周脱羧酶抑制剂,不能通过血脑屏障,但可抑制外周左旋多巴脱羧成多巴胺,从而使左旋多巴更多地进入脑内,增加脑内多巴胺的浓度,降低外周多巴胺的不良反应。适用于帕金森病;也适用于脑炎后帕金森综合征、一氧化碳或锰中毒引起的症状性帕金森综合征、服用含吡哆辛(维生素 B_6)的维生素制剂引起的帕金森综合征;对以前用过复方卡比多巴或单一使用左旋多巴治疗有剂末作用减退、峰剂量运动障碍、运动不能等特征的运动失调,或有短时间运动障碍现象的患者可以使用控释片(息宁),以减少"关"的时间。

【用法与用量】 初始剂量:从未接受过左旋多巴治疗的患者,每次1片(25/100),每日2次,根据病情渐增剂量,直至每天8片(50/200)分2~4次服用,一般耐受良好;正在单用左旋多巴的患者,开始服用前8小时须停用左旋多巴。轻中度患者,每次1片(50/200),每天2~3次。剂量调整:治疗开始后,可根据治疗效果增加或减少剂量和给药间隔。大多数患者每天只需2~8片(50/200),分数次服用,给药间隔白天4~12小时。如合用抗胆碱药、多巴胺受体激动剂,必须适当调整本品的剂量。

【不良反应与注意事项】 可导致不自主运动和精神障碍;其他不良反应同左旋多巴和卡比多巴。单胺氧化酶抑制剂(低剂量选择性B型单胺氧化酶抑制剂除外)不能与本品同时服用,如已用单胺氧化酶抑制剂,必须停药2周后方可使用本品;对药品中任何成分过敏或患闭角型青光眼的患者禁用;本品可能诱发恶性黑色素瘤,故不宜用于疑有皮肤癌或有黑色素瘤病史的患者;为避免导致不自主运动和精神障碍,必要时可适当减少剂量,并严密观察患者,以防产生自杀倾向的抑郁,对患过或患有精神疾病的患者应慎用;突然停用抗帕金森病药时,可出现恶性精神抑制症状;严重心血管疾病、支气管哮喘、肝肾或内分泌系统疾病或有胃溃疡和惊厥病史者慎用;长期治疗时应定期检查肝肾功能、心血管系统及造血系统。

【制剂与规格】 片剂和控释片剂:每片含25 mg卡比多巴,100 mg左旋多巴;或50 mg卡比多巴,200 mg左旋多巴。

溴隐亭(甲磺酸溴隐亭)

Bromocriptine Mesilate

【作用与用途】 由于溴隐亭具有多巴胺能的活性,在使用比治疗内分泌适应证更高剂量时,能有效地治疗帕金森病。溴隐亭既可在早期和晚期单独使用,也可合并其他抗帕金森病药。与左旋多巴合用可加强抗帕金森病的作用,同时可减少左旋多巴的用量。对长期使用左旋多巴发生疗效减退或产生异常不自主运动〔如舞蹈病样运动障碍和(或)疼痛性张力障碍〕,

用药末期失效和"开关"现象的患者，溴隐亭可提供特别有效的治疗。溴隐亭可改善帕金森病患者常患的抑郁症。用于自发性和脑炎后帕金森病，可单独使用或合并其他抗帕金森病药。

【体内过程】 溴隐亭口服吸收快而好，半衰期为0.2～0.5小时。血浆蛋白结合率96%，1～3小时内达到血浆峰浓度，服药后1～2小时即发挥降低泌乳素作用，5～10小时达最大效应（血浆泌乳素降低80%以上），并维持8～12小时。药物主要在肝脏代谢。活性成分的清除是双相的，清除半衰期约15小时（8～20小时）。原形药及代谢物绝大部分经肝脏排泄，仅6%经肾排泄。

【用法与用量】 溴隐亭应在用餐中服用。每日1.25 mg（半片）。第1周推荐晚间服药，日剂量可每周增加1.25 mg，直至达到最小有效剂量，每日剂量通常分2～3次服用。如果在6～8周内未达到满意的疗效，可尝试每周增加剂量2.5 mg/d。在剂量调整阶段，注意不良反应。单独或合并其他药物使用时，其剂量通常为每日10～40 mg。某些患者可能需要更高剂量。

【不良反应与注意事项】 恶心、头痛、眩晕、疲倦、腹痛、呕吐及体位性低血压，也可有外周循环障碍、异动症、运动障碍及精神症状；可能恢复生育能力；消化道溃疡患者、精神障碍者慎用；对麦角生物碱过敏者、心脏病、周围血管病及妊娠妇女禁用。

【制剂与规格】 片剂：2.5 mg。

甲磺酸苯扎托品

Benzatropine Mesylate

【作用与用途】 本品为抗胆碱药，作用和应用类似于苯海索。另外还具有抗组胺和局麻作用。临床应用于帕金森病和各种原因（包括利血平、吩噻嗪类药物）引起的帕金森症状，疗效优于苯海索。

【体内过程】 本品由肠道吸收，作用时间较长，有蓄积。

【用法与用量】 成人剂量：口服，震颤麻痹每日0.5～6 mg，分3次，自小剂量开始渐增；肌内注射或静脉注射，震颤麻痹每日1～2 mg，剂量视需要及耐受力而定。

【不良反应与注意事项】 不良反应与苯海索相似。偶尔可引起严重的精神紊乱和不安，此时须停药。

【制剂与规格】 片剂：1 mg、2 mg；注射剂：2 mg：2 ml。

比哌立登

Biperiden

【作用与用途】 对中枢纹状体胆碱受体有阻断作用，外周抗胆碱作用较弱，为阿托品的1/10～1/3，用于治疗震颤麻痹、药物引起的锥体外系综合征。

【用法与用量】 震颤麻痹：口服每次2 mg，每日3～4次。药物引起的锥体外系综合征：口服每次2 mg，每日1～3次，肌内注射或静脉注射，成人每次2～5 mg，小儿每次每千克体重0.04 mg。必要时30分钟内可重复静脉注射1次，但24小时内不得超过4次。

【不良反应与注意事项】 参见苯海索。

【制剂与规格】 片剂：2 mg；注射剂（乳酸盐）：2 mg：1 ml。

吡贝地尔
Piribedil

【作用与用途】 为一种选择性多巴胺 D_2、D_3 受体激动剂，可增加多巴胺能效应。适用于帕金森病，可作为单一用药，特别适用于以震颤为主要症状的患者；亦可与左旋多巴合并使用，作为初期或后期治疗。

【用法与用量】 从小剂量开始，逐渐增加。单独治疗：每次50 mg，每日3次，维持量每日150～250 mg，分3～4次，餐后即刻服用。合并用药：从每日50 mg开始，剂量渐增，一般维持量为每日50～150 mg。

【不良反应与注意事项】 偶有胃肠不适，如消化不良、恶心等。避免与中枢性多巴胺能拮抗剂合用；循环性虚脱及急性心肌梗死患者禁用；孕妇不宜使用。

【制剂与规格】 缓释片剂：50 mg。

司来吉兰（盐酸司来吉兰）
Selegiline Hydrochloride

【作用与用途】 本药是一种选择性单胺氧化酶-B抑制剂，抑制多巴胺的再摄取及突触前受体。这些作用促进脑内多巴胺的功能。左旋多巴治疗的辅助用药，也可单用于早期震颤麻痹。

【体内过程】 口服吸收迅速而完全，并易透过血脑屏障进入脑内，主要在体内代谢为L-苯丙胺和L-甲基苯丙胺。

【用法与用量】 口服，每次5 mg，不超过10 mg/d，早饭顿服或早饭和午饭时服，2～3日后可降低左旋多巴剂量。

【不良反应与注意事项】 可见口干、恶心、低血压、肝脏转氨酶暂时性升高等。偶有焦虑、幻觉、运动障碍等；胃及十二指肠溃疡、高血压、心律失常、精神病患者慎用。要留意本药与间接拟交感神经药相互作用所引起的理论上高血压反应；本品与非选择性单胺氧化酶抑制剂合用可能引起严重低血压；对本品过敏，非多巴胺缺乏的锥体外系综合征禁用。

【制剂与规格】 片剂：5 mg、10 mg。

盐酸多奈哌齐（安理申，思博海）
Donepezil Hydrochloride

【作用与用途】 盐酸多奈哌齐可能通过增强胆碱能神经的功能发挥治疗作用。它可逆性地抑制乙酰胆碱酯酶对乙酰胆碱的水解，从而提高乙酰胆碱的浓度。若按上述作用机制推测，随着病程的进展，功能完整的胆碱能神经元渐趋减少，多奈哌齐的作用可能会减弱。用于轻度或中度阿尔茨海默病症状的治疗。

【体内过程】 口服 C_{max} 3～4小时。血浆浓度和药时曲线下面积与剂量成正比。$t_{1/2\beta}$ 约70小时，血浆蛋白结合率约95%。有活性的代谢产物6-氧-去甲基多奈哌齐的血浆蛋白结合情况尚不清楚。服用单剂^{14}C-标记的盐酸多奈哌齐5 mg后，血浆放射性（以服用剂量的百分比表示），主要为盐酸多奈哌齐原形（30%），6-氧-去甲基多奈哌齐（11%唯一具有盐酸多奈哌齐相似活性的代谢产物），Donepezil-cis-N-oxide（9%），5-氧-去甲基多奈哌齐（7%）和5-氧-去甲基多奈哌齐的葡萄糖醛酸结合物（3%）。约见57%的总放射物从尿中回收（有17%是没有转化的多奈哌齐）。14.5%从粪便中回收。

【用法与用量】 口服。初始用量每次5 mg，每日1次，睡前服用；并至少将初始剂量维持1个月以上，才可根据治疗效果增加剂量至每次10 mg，仍每日1次。最大推荐剂量为每日10 mg。停止治疗后，盐酸多奈哌齐的疗效逐渐减退，中止治疗无反跳现象。

【不良反应与注意事项】 不良反应主要表现为恶心、呕吐、腹泻、头晕、失眠、肌肉痉挛、疲乏等。多数不良反应是短暂、轻微和一过性的。麻醉时可能会增强琥珀酰胆碱型药物的肌肉松弛作用。因其药理作用可对心率产生迷走神经样作用，患有病窦综合征或其他室上性心脏传导疾患的患者应慎用。因其拟胆碱作用，有哮喘史或阻塞性肺疾病史的患者应慎用本品。胆碱酯酶抑制剂可能增加胃酸的分泌，因此对有溃疡病史或同时服用非甾体抗炎药的患者，应密切注意可能出现的胃出血。CYP3A4和CYP2D6同工酶的诱导剂苯妥英钠、卡马西平、地塞米松、利福平、苯巴比妥可提高本品的清除率。CYP3A4和CYP2D6同工酶的抑制剂酮康唑和奎尼丁抑制本品的代谢。本品对茶碱、西咪替丁、华法林、地高辛的代谢未发现干扰。

【制剂与规格】 片剂:5 mg。

抗癫痫药

苯妥英钠(大仑丁)
Phenytoin Sodium

【作用于用途】 本品为抗癫痫、抗心律失常药。对大脑皮层运动区具有高度选择性抑制作用,通过稳定大脑细胞膜功能,增加脑内抑制性神经递质5-羟色胺(5-HT)和γ-氨基丁酸(GABA)的作用,来防止异常放电的传播,具有抗癫痫作用。还可抑制钙离子内流,降低心肌自律性,抑制交感中枢,对心房、心室的异位节律点有抑制作用,提高房颤与室颤阈值;有稳定细胞膜作用及降低突触传递作用,因而具抗神经痛及骨骼肌松弛作用;适用于治疗全身强直-阵挛性发作、复杂部分性发作、单纯部分性发作和癫痫持续状态。也可用于治疗三叉神经痛,发作性控制障碍(包括发怒、焦虑和失眠、兴奋过度等行为障碍疾病),肌强直症及三环类抗抑郁药过量时心脏传导障碍等。本品也适用于洋地黄中毒所致的室性及室上性心律失常,对其他各种原因引起的心律失常疗效较差。

【体内过程】 口服吸收较慢,85% ~90%由小肠吸收,吸收率个体差异大,受食物影响。新生儿吸收甚差。口服生物利用度约为79%,分布于细胞内外液,细胞内可能多于细胞外,表观分布容积为0.6 L/kg。血浆蛋白结合率为88% ~92%,主要与白蛋白结合,在脑组织内蛋白结合率可能还高。口服后4 ~12小时血药浓度达峰值。主要在肝脏代谢,代谢物无药理活性,其中主要为羟基苯妥英(约占50% ~70%),能通过胎盘,也可分泌入乳汁。

【用法与用量】 ①抗癫痫,口服:成人常用量:每日250 ~300 mg,开始时100 mg,每日2次,1 ~3周内增加至250 ~300 mg,分3次口服,极量每次300 mg,每日500 mg。由于个体差异及饱和药动学特点,用药需个体化。应用达到控制发作和血药浓度达稳态后,可改用长效(控释)制剂,1次顿服。如发作频繁,可按体重12 ~15 mg/kg,分2 ~3次服用,每6小时1次,第2日开始给予100 mg(或按体重1.5 ~2 mg/kg),每日3次直到调整至恰当剂量为止。小儿常用量:开始每日5 mg/kg,分2 ~3次服用,按需调整,以每日不超过250 mg为度。维持量为4 ~ 8 mg/kg或按体表面积250 mg/m^2分2 ~3次服用,如有条件可进行血药浓度监测。静脉注射:成人150 ~250 mg,每分钟不超过50 mg,需要时30分钟可再次静注100 ~150 mg,每日总量不超过500 mg。小儿静注5 mg/kg或按体表面积250 mg/m^2,1次或分2次注射。②抗心律失常成人常用量:注射:为中止心律失常以100 mg缓慢静注2 ~3分钟,根据需要每10 ~15分钟重复一次至心律失常中止，或出现不良反应为止，总量不超过500 mg。口服：成人100～300 mg，一次或分2～3次服；或第1日按体重10～15 mg/kg，第2～4日7.5～10 mg/kg，维持量2～6 mg/kg。儿童开始5 mg/(kg·d)，分2～3次服，以后根据病情调整，每日不超过300 mg，维持量4～8 mg/(kg·d)，分2～3次服。

【不良反应与注意事项】 本品副作用小，常见齿龈增生，儿童发生率高；长期服用后或血药浓度达30 μg/ml可能引起恶心、呕吐甚至胃炎，饭后服用可减轻。神经系统常见眩晕、头痛，严重时可引起眼球震颤、共济失调、语言不清和意识模糊，调整剂量或停药可消失；较少见有头昏、失眠、一过性神经质、颤搐、舞蹈症、肌张力不全、震颤、扑翼样震颤等。可影响造血系统，致粒细胞和血小板减少，罕见再生障碍性贫血；常见巨幼红细胞性贫血；可引起过敏反应，常见皮疹伴高热，罕见严重皮肤反应；小儿长期服用可加速维生素D代谢造成软骨病或骨质异常；孕妇服用偶致畸胎；可抑制抗利尿激素和胰岛素分泌使血糖升高，有致癌的报道。用药期间注意血象、肝功能等的检查；嗜酒、贫血、心血管病、糖尿病、肝肾功能损害、甲状腺功能异常者及老人、儿童慎用；对乙内酰脲类药有过敏史或阿斯综合征、Ⅱ～Ⅲ度房室阻滞、窦房结阻滞、窦性心动过缓等心功能损害者禁用。

【制剂与规格】 片剂：50 mg、100 mg；注射剂：100 mg、250 mg。

扑米酮

Primidone

【作用与用途】 本品为抗癫痫药。在体内的主要代谢产物为苯乙基丙二酰胺和苯巴比妥共同发挥作用。体外电生理实验见其使神经细胞的氯离子通道开放，细胞过极化，似γ-氨基丁酸(GABA)的作用。在治疗浓度时可降低谷氨酸的兴奋作用、加强γ-氨基丁酸的抑制作用，抑制中枢神经系统单突触和多突触传递，导致整个神经细胞兴奋性降低，提高运动皮质电刺激阈。使发作阈值提高，还可以抑制致痫灶放电的传播。用于癫痫强直阵挛性发作(大发作)、单纯部分性发作和复杂部分性发作的单药或联合用药治疗。也用于特发性震颤和老年性震颤的治疗。

【体内过程】 口服胃肠道吸收较快，但慢于苯巴比妥。小儿的生物利用度约92%。口服3～4小时血药浓度达峰值(0.5～9小时)，血浆蛋白率结合率较低，约为20%，体内分布广泛，表观分布容积一般为0.6 L/kg，$t_{1/2}$ 10～15小时。由肝脏代谢为活性产物苯乙基二酰胺(PEMA)和苯巴比妥，前者$t_{1/2}$为24～48小时，后者成人$t_{1/2}$为50～144小时，小儿为40～70小时。成人被吸收的扑米酮15%～25%转化为苯巴比妥，服药1周血药浓度达稳态，血浆有效浓度为10～20 μg/ml。给药后20%～40%以扑米酮、30%以PEMA、25%以苯巴比妥的形式由肾排泄。可通过胎盘、可分泌入乳汁。

【用法与用量】 成人常用量:50 mg开始,睡前服用,3日后改为每日2次,1周后改为每日3次,第10日开始改为250 mg,每日3次,总量不超过每日1.5 g;维持量一般为250 mg,每日3次。小儿常用量:8岁以下,每日睡前服50 mg;3日后增加为每次50 mg,每日2次;1周后改为100 mg,每日2次;10日后根据情况可以增加至125~250 mg,每日3次;或每日按体重10~25 mg/kg分次服用。8岁以上同成人。

【不良反应与注意事项】 患者不能耐受或服用过量可产生视力改变,复视,眼球震颤,共济失调,认识迟钝,情感障碍,精神错乱,呼吸短促或障碍;少见的有儿童和老人异常兴奋或不安等反常反应;偶见有过敏反应(呼吸困难,眼睑肿胀,喘鸣或胸部紧迫感),粒细胞减少,再生障碍性贫血,红细胞发育不良,巨细胞性贫血;发生手脚不灵活或引起行走不稳、关节挛缩,眩晕、嗜睡。少数患者出现性功能减退、头痛、食欲不振、疲劳感、恶心或呕吐,但继续服用往往会减轻或消失。可出现中毒性表皮坏死。肝肾功能不全者、有卟啉病者、哮喘、肺气肿、脑功能障碍者慎用;孕妇及哺乳期妇女、老人、儿童慎用;对巴比妥类过敏者对本品也可能过敏。用药期间应注意检查血细胞计数,定期测定扑米酮及其代谢产物苯巴比妥的血药浓度。

【制剂与规格】 片剂:50 mg、100 mg、250 mg。

卡马西平
Carbamazepine

【作用与用途】 本品为抗惊厥药和抗癫痫药。具有抗惊厥、抗癫痫、抗神经性疼痛、抗躁狂-抑郁症、改善某些精神疾病的症状、抗中枢性尿崩症的作用。用于复杂部分性发作(亦称精神运动性发作或颞叶癫痫)、全身强直-阵挛性发作、上述两种混合性发作或其他部分性或全身性发作、三叉神经痛和舌咽神经痛发作,亦用作三叉神经痛缓解后的长期预防性用药。对典型或不典型失神发作、肌阵挛或失神张力发作无效。也可用于脊髓痨和多发性硬化、糖尿病性周围性神经痛、患肢痛和外伤后神经痛以及疱疹后神经痛。预防或治疗躁狂-抑郁症:对锂或抗精神病药或抗抑郁药无效的或不能耐受的躁狂-抑郁症,可单用或与锂盐和其他抗抑郁药合用。中枢性部分性尿崩症,可单用或与氯磺丙脲或氯贝丁酯等合用。也可用于某些精神疾病包括精神分裂症性情感性疾病,顽固性精神分裂症及与边缘系统功能障碍有关的失控综合征,不宁腿综合征(Ekbom综合征),偏侧面肌痉挛,酒精癖的戒断综合征。

【体内过程】 口服吸收缓慢、不规则。口服400 mg后4~5小时血药浓度达峰值,血药峰值为8~12 μg/ml,但个体差异很大。大剂量时达峰时间可达24小时。达稳态血药浓度的时间为8~55小时。生物利用度在58%~85%。迅速分布至全身组织,血浆蛋白结合率约76%。主要在肝脏代谢,可诱导肝药酶活性,加速自身代谢。代谢产物10,11-环氧化卡马西平的药理活性与原形药相似,其在血浆和脑内的浓度可达原形药的50%。单次给药时 $t_{1/2}$ 为 25~65 小时,儿童半衰期明显缩短。长期服用诱发自身代谢,$t_{1/2}$降为 10~20 小时。主要以无活性代谢物形式分别经尿和粪便排出72%和28%。本品能通过胎盘、能分泌入乳汁。

【用法与用量】 口服:成人常用量:抗惊厥,开始每次 0.1 g,每日 2~3 次;第 2 日后每日增加 0.1 g,直到出现疗效为止;维持量根据调整至最低有效量,分次服用;注意个体化,最高量每日不超过 1.2 g。镇痛,开始每次 0.1 g,每日 2 次;第 2 日后每隔 1 日增加 0.1~0.2 g,直到疼痛缓解,维持量每日 0.4~0.8 g,分次服用;最高量每日不超过 1.2 g。尿崩症,单用时每日 0.3~0.6 g,如与其他抗利尿药合用,每日 0.2~0.4 g,分 3 次服用。抗躁狂或抗精神病,开始每日 0.2~0.4 g,每周逐渐增加至最大量 1.6 g,分 3~4 次服用。12~15 岁每日不超过 1 g,通常成人限量为 1.2 g,少数人需用至 1.6 g。作止痛用每日不超过 1.2 g。小儿常用量:抗惊厥,6 岁以前开始每日按体重 5 mg/kg,每 5~7 日增加 1 次用量,达每日 10 mg/kg,必要时增至 20 mg/kg,维持量调整到维持血药浓度 8 ~ 12 μg/ml,一般为 10 ~ 20 mg/kg,0.25~0.3 g,不超过 0.4 g;6~12 岁儿童 0.1 g/d,服 2 次,隔周增加 0.1 g 至出现疗效;维持量调整到最小有效量,一般为0.4~0.8 g/d,不超过 1 g,分 3~4 次服用。

【不良反应与注意事项】 较常见的不良反应是中枢神经系统的反应:视力模糊、复视、眼球震颤;因刺激抗利尿激素分泌引起水的潴留和低钠血症(或水中毒);较少见的不良反应有变态反应、Stevens-Johnson 综合征或中毒性表皮坏死溶解症、皮疹、荨麻疹、瘙痒;儿童行为障碍,严重腹泻,红斑狼疮样综合征(荨麻疹、瘙痒、皮疹、发热、咽喉痛、骨或关节痛、乏力); 罕见的不良反应有腺体病,心律失常或房室传导阻滞(老年人尤其注意),骨髓抑制,中枢神经系统中毒(语言困难、精神不安、耳鸣、颤抖、幻视),过敏性肝炎 ,低钙血症,直接影响骨代谢导致骨质疏松,肾脏中毒,周围神经炎,急性尿紫质病,栓塞性脉管炎,过敏性肺炎,急性间歇性卟啉病,可致甲状腺功能减退。有报道有 1 例合并无菌性脑膜炎的肌阵挛性癫痫患者,接受本品治疗后引起脑膜炎复发。偶见粒细胞减少,可逆性血小板减少,再生障碍性贫血,中毒性肝炎。与三环类抗抑郁药有交叉过敏反应。用药期间做定向检查。癫痫患者不能突然撤药。肝中毒或骨髓抑制症状出现,心血管系统不良反应或皮疹出现应停药。妊娠早期、乙醇中毒、心脏损害、冠心病、糖尿病、青光眼、对其他药物有血液反应史者(易诱发骨髓抑制)、肝病、抗利尿激素分泌异常或其他内分泌紊乱、尿潴留、肾病者慎用。哺乳期妇女、有房室传导阻滞、血清铁严重异常、骨髓抑制、严重肝功能不全等病史者禁用。

【制剂与规格】 片剂:0.1 g、0.2 g;控释胶囊剂:0.1 g、0.2 g、0.3 g。

乙琥胺

Ethosuximide

【作用与用途】 通过提高癫痫发作阈值,抑制皮质每秒3次的棘慢复合波发放。有效阻断T型Ca^{2+}通道,调节细胞膜兴奋功能,抑制运动皮质的神经传递。为癫痫小发作首选药,疗效好,不良反应小。

【体内过程】 口服易吸收。生物利用度近100%,分布到除脂肪以外的全身各组织。血浆蛋白结合不明显,可通过血脑屏障。t_{max}成人为2~4小时,儿童3~7小时。有效治疗血浓度为40~100 μg/ml(350~700 μmol/L)。成人V_d 0.65 L/kg,$t_{1/2}$为50~60小时,儿童$t_{1/2}$为30~36小时。在肝内代谢,20%以原形药物从肾脏排出,其余以代谢产物排出。

【用法与用量】 剂量:3~6岁每日为250 mg。6岁以上的儿童及成人,每日为500 mg,1次口服。以后可酌情渐增剂量。一般是每4~7日增加250 mg,直至满意控制症状而不良反应最小为止。如6岁以上儿童日剂量超过0.75~1 g时,成人日剂量达2 g时,则需分次服药。

【不良反应与注意事项】 不良反应较小,常见的是恶心、呕吐、上腹部不适,食欲减退;其次为眩晕、头痛、嗜睡、幻觉及呃逆;偶见粒细胞减少、白细胞总数减少、再生障碍性贫血;有时可引起肝、肾损害,故用药时需注意检查血象及肝肾功能。个别患者可出现荨麻疹、红斑狼疮等变态反应,应立即停药。对大、小发作混合型癫痫的治疗,应合用苯巴比妥或苯妥英钠。孕妇及哺乳期妇女应慎用。对本药过敏者禁用。

【制剂与规格】 胶囊剂:0.25 g;糖浆:5%。

丙戊酸钠

Sodium Valproate

【作用与用途】 本品为抗癫痫药。其作用机制尚未完全阐明。实验见本品能增加GABA的合成和减少GABA的降解,从而升高抑制性神经递质γ-氨基丁酸(GABA)的浓度,降低神经元的兴奋性而抑制发作。在电生理实验中见本品可产生与苯妥英相似的抑制Na^+通道的作用。对肝脏有损害。主要用于单纯或复杂失神发作、肌阵挛发作、大发作的单药或合并用药治疗,有时对复杂部分性发作也有一定疗效。

【体内过程】 口服胃肠吸收迅速而完全,1~4小时血药浓度达峰值,生物利用度近100%,有效血药浓度为50~100 μg/ml。血药浓度50 μg/ml时血浆蛋白结合率约94%;血药浓度100 μg/ml时,血浆蛋白结合率为80%~85%;血药浓度超过120 μg/ml时可出现明显不良反应。随着血药浓度增高,游离部分增加,从而增加进入脑组织的梯度(脑脊液内的浓度为血浆中浓度的 10% ~20%)，$t_{1/2}$ 为 7 ~ 10 小时，主要分布在细胞外液和肝、肾、肠和脑组织等。大部分由肝脏代谢，包括与葡萄糖醛酸结合和某些氧化过程，主要由肾排出，少量随粪便排出及呼出。能通过胎盘，能分泌入乳汁。

【用法与用量】 成人常用量：每日按体重 15 mg/kg 或每日 600 ~ 1 200 mg分 2 ~3 次服。开始时按 5 ~ 10 mg/kg，1 周后递增，至能控制发作为止。当每日用量超过 250 mg 时应分次服用，以减少胃肠刺激。每日最大量为按体重不超过 30 mg/kg，或每日 1.8 ~2.4 g。小儿常用量：按体重计与成人相同，也可每日 20 ~ 30 mg/kg，分 2 ~ 3 次服用或每日 15 mg/kg，按需每隔 1 周增加 5 ~ 10 mg/kg，至有效或不能耐受为止。

【不良反应与注意事项】 常见不良反应为腹泻、消化不良、恶心、呕吐、胃肠道痉挛，可引起月经周期改变；较少见短暂的脱发、便秘、倦睡、眩晕、疲乏、头痛、共济失调、轻微震颤、异常兴奋、不安和烦躁；长期服用偶见胰腺炎及急性肝坏死；可使血小板减少引起紫癜、出血和出血时间延长，应定期检查血象；对肝功能有损害，引起血清碱性磷酸酶和氨基转移酶升高，服用 2 个月要检查肝功能；偶有过敏；偶有听力下降和可逆性听力损坏。孕妇及哺乳期妇女慎用；有血液病、肝病史、肾功能损害、器质性脑病时慎用；有药源性黄疸个人史或家族史者、有肝病或明显肝功能损害者禁用。

【制剂与规格】 片剂：100 mg、200 mg；糖浆剂：5 ml：200 mg、5 ml：500 mg。

丙戊酰胺

Valpromide

【作用与用途】 本品为广谱抗癫痫药。抗癫痫作用起效快，作用强，毒性较低。其作用机制尚未完全阐明；可能通过肠道微生物的作用，在进入人体循环之前，即已几乎完全降解为丙戊酸，在血中以丙戊酸的形式出现。实验证实本品能增加 γ-氨基丁酸(GABA)的合成和减少 GABA 的降解，从而升高抑制性神经递质 GABA 的浓度，降低神经元的兴奋而抑制发作。调节神经功能紊乱药。用于预防和治疗各种类型癫痫。

【体内过程】 口服本品吸收较缓，作用时间较长，血浓度波动范围较小，血药浓度达峰时间(T_{max})为 5 ~12 小时，有效血药浓度为 50 ~100 μg/ml。半衰期平均 15 小时，生物利用度(F) 80% ~ 100%。血药浓度约为 50 μg/ml时，血浆蛋白结合率约 94%；血药浓度约为100 μg/ml 时，血浆蛋白结合率为 80% ~85%。血药浓度超过 120 μg/ml 时，可出现明显不良反应。随着血药浓度增高，游离部分增加，从而增加进入脑组织的梯度(脑脊液内的浓度为血浆中浓度的 10% ~20%)。本品主要以降解产物丙戊酸的形式分布在细胞外液和肝、肾、小肠和脑组织中，大部分由肝脏代谢，包括与葡萄糖醛酸结合和某些氧化过程，主要由肾排出,尿中也排出1% ~3%的药物原形。少量随粪便和呼气中排出,能通过胎盘,并可由乳汁中分泌。

【用法与用量】 口服。一日0.6~1.2 g,分3次服用。儿童口服一日10~30 mg/kg,分2~3次服用。

【不良反应与注意事项】 治疗早期常出现头昏、恶心、呕吐、嗜睡、乏力、食欲增加或减少等反应,一般可自行消失。可引起月经周期改变。较少见短暂的脱发、头痛、过敏、手颤、多梦、不安和急躁。长期服用偶见胰腺炎及急性肝坏死。可使血小板减少引起紫癜、出血和出血时间延长,应定期检查血象。对肝功能有损害,服用2个月要检查肝功能。偶有走路不稳、视力模糊、眼胀眼花、耳鸣、乳房增大。偶有听力下降和可逆性听力损坏。有药源性黄疸个人史或家族史者禁用。有肝病或明显肝功能损害者禁用。有血液病、肝病史、肾功能损害、器质性脑病患者慎用。停药时应逐渐减量以防再次出现发作;取代其他抗惊厥药物时,本品应逐渐增加用量,而被取代药应逐渐减少用量。外科手术或其他急症治疗时应考虑可能遇到的时间延长,或中枢神经抑制作用的增强。用药前和用药期间应定期做全血细胞(包括血小板)计数、肝肾功能检查。尿酮试验可出现假阳性,甲状腺功能试验可能受影响。使乳酸脱氢酶、丙氨酸氨基转移酶、门冬氨酸氨基转移酶轻度升高并提示无症状性肝脏中毒。血清胆红素可能升高提示潜在的严重肝脏中毒。出现意识障碍、肝功能异常、胰腺炎等严重副反应时,应停药。孕妇应权衡利弊,慎用。本品可蓄积在发育的骨骼内,应注意。饮酒可加重镇静作用。全麻药或中枢神经抑制药与丙戊酸合用,前者的药理作用可更明显。与抗凝药如华法林或肝素等,以及溶血栓药合用,出血的危险性增加。与阿司匹林或双嘧达莫合用,可由于减少血小板聚集而延长出血时间。与苯巴比妥类合用,后者的代谢减慢,血药浓度上升,因而增加镇静作用而导致嗜睡。与扑米酮合用,也可引起血药浓度升高,导致中毒,必要时需减少扑米酮的用量。与氯硝西泮合用防止失神发作时,曾有报道少数病例反而诱发失神状态。与苯妥英合用时,有引起扑翼样震颤的病例报道。因与蛋白结合的竞争可使两者的血药浓度发生改变,由于苯妥英浓度变化较大,需经常测定。但是否需要调整剂量应视临床情况与血药浓度而定。与卡马西平合用,由于肝酶的诱导而致药物代谢加速,可使两者的血药浓度和半衰期降低,故须监测血药浓度以决定是否需要调整用量。与对肝脏有毒性的药物合用时,有潜在肝脏中毒的危险。与氟哌啶醇、洛沙平、马普替林(Maprotiline)、单胺氧化酶抑制药、吩噻嗪类、噻吨类和三环类抗抑郁药合用,可以增加中枢神经系统的抑制,降低惊厥阈和丙戊酸的作用,须及时调整用量以控制发作。

【制剂与规格】 片剂:每片0.2 g。

香草醛
Vanillin

【作用与用途】 具有减少自主活动、催眠、抗惊厥作用。可用于治疗各型癫痫,尤适用于癫痫小发作。

【体内过程】 本品主要经肠道吸收,吸收率98%以上,血清蛋白结合率(71±1)%,易通过血脑屏障,主要经肾排泄。

【用法与用量】 口服:每日3次,每次100~200 mg。

【不良反应与注意事项】 个别患者服药后会出现头昏等不良反应。

【制剂与规格】 片剂:100 mg、200 mg。

舒噻嗪
Sultiame

【作用与用途】 本品为强效的碳酸酐酶抑制剂,对脑细胞的碳酸酐酶抑制作用较强,具有良好的抗癫痫作用。用于治疗除小发作外的各种类型癫痫。对控制肌阵挛性发作和运动过度行为疗效较大发作更好。对癫痫性精神障碍也有良好疗效。

【体内过程】 口服易从胃肠道吸收,1次服药后1~5小时血药浓度达峰值,24小时内约60%以原形排出,其余以无活性代谢产物自尿中排出。

【用法与用量】 口服。成人开始每次100 mg,每日2次,以后可渐加至每次200 mg,每日3次。儿童每次剂量小于1岁25 mg,1~5岁100 mg,6~12岁200 mg,3次/d。患者如原用其他抗癫痫药而拟加用本药,则开始只能用上述剂量的1/3,以后逐渐增加剂量。

【不良反应与注意事项】 最常见的不良反应为步态不稳、食欲减退、面部和四肢感觉异常,也可见头痛、头昏、恶心、呕吐、体重减轻、腹痛、皮疹、失眠、白细胞减少、视力模糊,少数患者可出现精神异常及癫痫持续状态。肾病患者慎用。

【制剂与规格】 片剂:0.2 g。

托吡酯
Topiramate

【作用与用途】 托吡酯是一个由氨基磺酸酯取代单糖的新型抗癫痫药物。由于托吡酯的抗癫痫特性与苯二氮䓬类药物明显不同,它可能是调节苯二氮䓬不敏感的$GABA_A$受体亚型。托吡酯可拮抗红藻氨酸(Kainate)激活兴奋性氨基酸(谷氨酸)Kainate/AMPA(α-氨基-3-羟基-5-甲基异噁唑-4-丙酸)亚型的作用,但对N-甲基-D-天冬氨酸(NMDA)的NMDA受体亚型无明显影响。托吡酯的上述作用在1~200 μmol/L范围内与浓度相关,1~10 μmol/L为产生最小作用的浓度范围。此外,托吡酯可抑制一些碳酸酐酶同工酶的作用。这一药理作用比已知的碳酸酐酶抑制剂乙酰唑胺作用弱,并且不是托吡酯抗癫痫作用的主要机制。

【体内过程】 口服后吸收迅速、完全。健康受试者口服100 mg后,可在2~3小时(t_{max})后达到平均血浆峰值浓度(C_{max})1.5 μg/ml。平均吸收率为81%。食物对托吡酯的生物利用度无临床上显著的影响。一般治疗量下,血浆蛋白结合率为13% ~17%。托吡酯在红细胞上的结合位点容量较低,血浆浓度在4 μg/ml以上时即可使其饱和。分布容积与剂量呈负相关。单次给药剂量在100 ~1 200 mg范围内,其平均表观分布容积为0.80 ~0.55 L/kg。所观察到的性别对分布容积的影响为女性的分布容积约为男性的50%。这与女性患者体脂含量百分比比男性高有关,无临床意义。在健康志愿者中托吡酯被少量代谢(约等于20%)。在合用具有药物代谢酶诱导作用的抗癫痫药的患者中有近50%的托吡酯被代谢。在人体中原形托吡酯及其代谢产物主要经肾脏清除(至少为剂量的81%)。约有66%的^{14}C-托吡酯在4天内以原形从尿中排泄。人体的血浆清除率为20 ~30 ml/min。呈线性药代动力学特性,血浆清除率保持恒定。

【用法与用量】 推荐从低剂量开始治疗,逐渐加至有效剂量。开始每晚口服50 mg,随后每周增加50 ~100 mg,分2次服用。剂量应根据临床疗效进行调整,通常为200 ~400 mg/d,分两次服用。

【不良反应与注意事项】 共济失调、注意力受损、意识模糊、头晕、疲劳、感觉异常、嗜睡和思维异常。肾功能损害者、妊娠及哺乳妇女慎用。本药可影响患者驾驶汽车或操纵机器的能力。已知对本品过敏者禁用。

【制剂与规格】 片剂:25 mg、50 mg、100 mg。

加巴喷丁

Gabapentin

【作用与用途】 加巴喷丁是一种新型的抗癫痫药,它是γ-氨基丁酸(GABA)的衍生物,其药理作用与现有的抗癫痫药不同,最近研究表明加巴喷丁的作用是通过改变GABA代谢产生的。加巴喷丁对脑组织的结合点有高的亲和性,它能通过氨基酸转移体通过体内一些屏障,同其他抗惊厥药相比,加巴喷丁具有较小的行为和心血管副作用。本品具有明显抗癫痫作用,对部分性癫痫发作和继发全身性强直阵挛性癫痫发作有效。小剂量时有镇静作用,并可改善精神运动性功能。

【体内过程】 口服易吸收,2 ~3小时达峰浓度。生物利用度与剂量有关,口服单剂量300 mg时,生物利用度为60%;但剂量增加,生物利用度反而降低。广泛分布于全身,在胰腺、肾脏分布尤多。最后由肾脏排出。$t_{1/2\beta}$为5 ~7小时。肾脏损伤时,其排泄减慢。不与血浆蛋白结合。与其他抗癫痫药(丙戊酸、苯巴比妥、卡马西平、苯妥英钠)和避孕药不相互干扰。本品对常规治疗无效的某些部分性癫痫发作可用作辅助治疗,亦可用于治疗部分性癫痫发作继发全身性发作。

【用法与用量】 第1次睡前服300 mg。以后每日增加30 mg,用量可以高达每天3 600 mg。上述剂量需分

3次服用。

【不良反应与注意事项】 包括嗜睡，眩晕，行走不稳，疲劳感。这些副作用常见于用药早期，只要从小剂量开始，缓慢地增加剂量，多数人都能耐受。儿童偶尔会急躁易怒，停药以后会消失。对本药过敏者禁用。

【制剂与规格】 胶囊：100 mg；片剂：300 mg、400 mg。

奥卡西平
Oxcarbazepine

【作用与用途】 是卡马西平10-酮基结构类似物，为新型抗癫痫药。本品主要通过其活性代谢产物10-单羟基代谢物（MHD）发挥作用。本品和MHD能阻滞电压敏感性钠通道，稳定过度兴奋性神经细胞膜，抑制神经元重复放电，减少突触冲动传递，这些作用对防止癫痫发作在整个大脑的扩散非常重要。另外，本品可增加钾通道传导性和调节高电位激活钙通道，这有助于抑制癫痫发作。本品及其活性成分MHD可防止啮齿类动物电诱导的强直-阵挛发作，对化学诱导的肌阵挛发作也有一定的保护作用，还可消除或减少Rhesus猴难治性癫痫发生率。适用于单独治疗或辅助治疗成年患者的癫痫原发性全面强直-阵挛发作和部分性发作，伴有或不伴有继发性全面性发作。本品适用于成年人和5岁以及5岁以上儿童。

【体内过程】 口服本品吸收完全，在肝脏充分代谢为具有药理活性的10-单羟基代谢物（MHD）和无药理活性的10，11-二羟代谢物（DHD）；禁食时单剂口服本品片剂和口服液的达峰时间分别为4.5（3～13）小时和6小时；原药和MHD的半衰期分别约为2和8小时。多次服用本品2～3天MHD可达稳态血药浓度。MHD的表观分布容积为49 L。MHD与血浆蛋白结合的结合率约为40%。本品95%以上经肾脏从尿中排出，其中原形药物＜1%、MHD葡萄糖醛酸苷为49%、原形MHD为27%、无活性的DHD约为3%、MHD和本品的偶联物为13%；本品经大便排出不到4%。食物对本品的吸收速度和生物利用度均无影响。

【用法与用量】 奥卡西平300 mg相当于卡马西平200 mg，成人开始剂量为300 mg/d，以后可每日增加300 mg，加用或单用均为600～1 200 mg/d，最大2 400 mg/d，每日2次服。儿童开始剂量为8～10 mg/kg，每周加10 mg/（kg·d），最大维持剂量为45 mg/（kg·d）。

【不良反应与注意事项】 本品最常见的（发生率≥5%）副作用有：头昏、嗜睡、复视、疲倦、恶心、呕吐、共济失调、视力异常、腹痛、震颤、消化不良及步态障碍。因副作用导致患者停药的常见症状：头昏、复视、共济失调、呕吐、恶心、嗜睡、头痛、疲倦、视力异常、震颤、步态障碍、皮疹及低钠血症；本品可能降低激素避孕药效果，建议服用本品期间改用其他不含激素的避孕方法。应逐渐减量至停药，以最大可能地避免癫痫发作频率增加。服用本品后不要驾驶汽车或操作机器。肾损害患者应从常规起始剂量的1/2开始服用,并逐渐缓慢加量。对卡马西平过敏的患者只有在可能的益处大于潜在的危险时才可服用本品;如出现过敏反应迹象或临床症状,应立即停药。

【制剂与规格】 片剂:0.3 g。

左乙拉西坦(开浦兰)

Levetiracetam

【作用与用途】 本药具有较强的抗癫痫作用,作用机制尚不明确。可单用或联合用于成人部分性癫痫发作,也可用于成人全身性发作;也可用于其他原因(如脑炎、脑缺氧等)引起的肌阵挛。

【体内过程】 口服吸收迅速,给药1~3小时后血药浓度达峰值。易通过血-脑脊液屏障。

【用法与用量】 给药途径:口服。需以适量的水吞服,服用不受进食影响。给药方法和剂量:成人(>18岁)和青少年(12~17岁)(体重≥50 kg者):起始治疗剂量为每次500 mg,每日2次。根据临床效果及耐受性,每日剂量可增加至每次1500 mg,每日2次。剂量的变化应每2~4周增加或减少500 mg/次,每日2次。

【不良反应与注意事项】 可出现贫血,白细胞及中性粒细胞减少;现嗜睡,无力,头痛,眩晕,健忘,共济失调,幻觉,激动,淡漠,焦虑,抑郁;体重增加;腹痛,便秘,腹泻,消化不良,恶心,呕吐;复视及弱视;咳嗽加重,咽炎,鼻炎,支气管炎;淤斑;关节痛及背痛。对本药过敏者禁忌。肾功能不全者慎用。

【制剂与规格】 片剂:250 mg、500 mg、50 mg。

拉莫三嗪片(利必通)

Lamictal

【作用与用途】 拉莫三嗪是一种封闭电压应用依从性的钠离子高通道阻滞剂。在培养的神经细胞中,它产生一种应用和电压依从性阻滞持续的反复放电,同时抑制病理性谷氨酸释放,也抑制谷氨酸诱发的动作电位的爆发。主要用于治疗顽固性癫痫。

【体内过程】 拉莫三嗪在肠道内吸收迅速、完全,没有明显的首过代谢。口服给药后约2.5小时达到血浆峰浓度。进食后的达峰时间稍延迟,但吸收的程度不受影响。血浆蛋白结合率约为55%;分布容积为0.92~1.22 L/kg。健康成人,平均稳态清除率为(39±14)ml/min。拉莫三嗪的清除主要是代谢为葡萄糖醛酸结合物,然后经尿排泄。尿中排出的原形药不足10%。粪便中所排除的与药物有关的物质仅约为2%。清除率和半衰期与剂量无关。健康成人的平均消除半衰期是24~35小时。

【用法与用量】 单药治疗:12岁以上患者初始剂量为25 mg,每日1次,连服2周;随后用50 mg,每日1次,连服2周。此后,每隔1~2周增加剂量,最大增加量为50~100 mg,直至达到最佳疗效,通常达到最佳疗效的维持剂量为每日100~200 mg,每日

1 次或分两次给药。

【不良反应与注意事项】 不良反应的报道包括头痛、疲倦、皮疹、恶心、头晕、嗜睡和失眠。皮疹的发生率高达 10%，对拉莫三嗪过敏者禁用。肾衰竭患者应慎用。严重肝功能受损患者(Child-Pugh C 级)，初始和维持剂量应减少 75%。严重肝功能受损患者应谨慎用药。诱导肝药物代谢酶的抗癫痫药(例如苯妥英、卡马西平、苯巴比妥和扑痫酮)会增强拉莫三嗪的代谢，丙戊酸钠与拉莫三嗪竞争肝药物代谢酶，可降低拉莫三嗪的代谢，拉莫三嗪的平均半衰期增加近两倍。药物过量会引起眼球震颤、共济失调、意识受损和昏迷等症状。处置：一旦发生药物过量，患者应住院治疗，并给予适当的支持疗法；如需要，应进行洗胃。

【制剂与规格】 片剂：50 mg。

氨己烯酸(喜保宁)

Vigabatrin

【作用与用途】 本品具有抗癫痫作用，其作用机制为：不可逆地抑制 GABA 氨基转移酶(GABA-T)，提高脑内 GABA 浓度而发挥作用。临床研究结果表明，氨己烯酸为治疗严重癫痫患儿有效而安全的一种抗癫痫药，并对智力障碍的癫痫患者亦有效。本品适用于治疗顽固性部分性癫痫发作，尤其对顽固性儿童癫痫发作。

【体内过程】 本品口服后 1～2 小时可达血浆峰浓度，生物利用度为 60%～80%，食物不影响本品吸收。分布容积为 0.8 L/kg，本品不与血浆蛋白结合，不诱导肝药酶，在体内不代谢。$t_{1/2\beta}$ 为 5～7 小时。主要通过肾脏排泄，24 小时内约口服剂量的 79% 以原形药的形式随尿排出。

【用法与用量】 口服。成人及 6 周岁以上儿童，开始剂量每日 500 mg，以后每 4～7 天增加 250 mg/d，直至达到最佳疗效。最高剂量 1.5 g/d。3～6 岁儿童，开始剂量 250 mg/d，以后每 4～7 天增加 250 mg/d，直至达到最佳疗效。如儿童超过 0.75～1.0 g/d，成人超过 1.25 g/d，应在医生严格监控下服用。

【不良反应与注意事项】 见嗜睡、头晕、头痛、疲倦。体重增加、易激动、神经质，偶见失眠、恶心、呕吐、共济失调、抑郁、行为异常、精神紊乱、攻击性、焦虑等。服用 2 年以上的患者，有 40% 发生视野缺损，因此服用本品每 6 个月应做 1 次视野检查。禁用于全身性癫痫和有精神病史者、孕妇及哺乳期妇女。老年人、肾功能损害者慎用。停药时应逐渐减量，一般需 2～4 周。

【制剂与规格】 胶囊剂：250 mg。糖浆剂：5 g/10 ml。片剂：每片 500 mg。

三甲双酮

Tirmethadione

【作用与用途】 能降低大脑皮质和间脑的兴奋性，缩短其后放电活动，能改变小发作时的脑电活动而使其恢复正常，从而使癫痫发作完全停止或显著减轻。对癫痫小发作尤其是失神发作效果好，对精神运动性发作效果不佳，对大发作无效，甚至可使之恶化。目前很少使用。用于原发性癫痫性小发作。

【体内过程】 口服易吸收，口服后 t_{max} 小于30分钟，不与蛋白结合，在体内迅速代谢成甲乙双酮，同样有抗惊厥作用，甲乙双酮的半衰期为10天或更长。

【用法与用量】 成人：每次0.15～0.3 g，每日3次。根据患者的需要每周可以增加至300 mg，直到每日2.4 g。极量为每次0.5 g。儿童：初始剂量每日20～40 mg/kg，分次服用。

【不良反应与注意事项】 常有恶心、眩晕、嗜睡以及视力模糊、畏光、脱发。偶有嗜酸粒细胞增高和药物热。少数严重者可有皮疹、再生障碍性贫血、粒细胞缺乏症、中毒性肝炎以及肾脏损害。胃肠反应常为严重反应的前驱症状，应当注意。老年人、儿童、妊娠及哺乳期妇女慎用。治疗小发作时，可能诱发大发作，需加用苯巴比妥为宜。毒性较大，可引起粒细胞减少、再生障碍性贫血及肝、肾功能损害。用药期间应作血、尿常规和肝功能检查。肝、肾、造血功能严重减退以及视神经疾患患者禁用。不宜与卡马西平合用。

【制剂与规格】 片剂：0.15 g；胶囊：0.3 g。

氯硝西泮

Clonazepam

【作用与用途】 本品为苯二氮䓬类抗癫痫、抗惊厥药。该药对多种动物癫痫模型有对抗作用，对戊四唑所致的阵挛性惊厥模型对抗作用尤佳，对最大电休克惊厥、士的宁和印防己毒素惊厥等均有较强的对抗作用。对各种类型的癫痫有抑制作用。氯硝西泮既抑制癫痫病灶的发作性放电，也抑制放电活动向周围组织的扩散。该药作用于中枢神经系统的苯二氮䓬受体（BZR），加强中枢抑制性神经递质γ-氨基丁酸（GABA）与 $GABA_A$ 受体的结合，促进氯通道开放，细胞过极化，增强GABA能神经元所介导的突触抑制，使神经元的兴奋性降低。氯硝西泮可能引起依赖性。主要用于控制各型癫痫，尤适用于失神发作、婴儿痉挛症、肌阵挛性、运动不能性发作及Lennox-Gastaut综合征。

【体内过程】 口服吸收快而完全，达81.2%～98.1%，1～2小时血药浓度达峰值。蛋白结合率约为80%，表观分布容积为1.5～4.4 L/kg。脂溶性高，易通过血脑屏障，口服30～60分钟生效，作用维持6～8小时。几乎全部在肝脏内代谢，代谢产物以游离或结合形式经尿排出，在24小时内仅有小于口服量的0.5%以原药形式排出。$t_{1/2}$ 为26～49小时。

【用法与用量】 成人常用量：开始用每次0.5 mg，每日3次，每3天增加0.5～1 mg，直到发作被控制或出现不良反应为止。用量应个体化，成人最大量每日不要超过20 mg。小儿常用量：10岁或体重30 kg以下的儿童开始每日按体重0.01～0.03 mg/ kg，分2～3次服用，以后每3日增加0.25～0.5 mg，至达到按体重每日0.1～0.2 mg/ kg或出现不良反应为止。氯硝西泮的疗程应不超过3～6个月。用量应根据患者具体情况而个体化，尽量避免肌内注射。控制癫痫持续状态可用静脉注射，成人常用量1～4 mg，30秒左右缓慢注射完毕，如持续状态仍未控制，每隔20分钟后可重复原剂量1～2次。成人最大量每日不超过20 mg。

【不良反应与注意事项】 嗜睡、头昏、共济失调、行为紊乱异常兴奋、神经过敏易激惹（反常反应）、肌力减退、行为障碍、思维不能集中、易暴怒（儿童多见）、精神错乱、幻觉、精神抑郁；皮疹或过敏、咽痛、发热或出血异常、淤斑、极度疲乏、乏力（血细胞减少）。需注意的有：行动不灵活、行走不稳、视力模糊、便秘、腹泻、眩晕或头昏、头痛、气管分泌增多、恶心、排尿障碍、语言不清。孕妇、妊娠期妇女、新生儿禁用。其他参见三唑仑。

【制剂与规格】 片剂：5 mg、2 mg；注射剂：1 ml：1 mg。

中枢兴奋药和改善记忆药

(一)中枢兴奋药

咖啡因
Caffeine

【作用与用途】 至今无定论,仅知能提高细胞内环磷腺苷含量。小剂量作用于大脑皮质高位的中枢,促使精神兴奋,解除疲劳。加大剂量则有兴奋延髓呼吸中枢及血管运动中枢作用。咖啡因还可增加肾小球的血流量,减少肾小管的重吸收,有利尿作用,但远不及其他利尿药显著。主要用于中枢性呼吸及循环功能不全,使患者保持清醒;作为小儿多动症注意力不集中的综合治疗药物;兴奋呼吸,防治未成熟出生儿呼吸暂停或阵发性呼吸困难。与麦角胺合用治疗偏头痛,与阿司匹林、对乙酰氨基酚制成复方制剂用于一般头痛等。

【体内过程】 胃肠道吸收快但不规则,进入中枢神经快,同时也出现于唾液和乳汁中,体内无蓄积。$t_{1/2\alpha}$一般为3.5小时,$t_{1/2\beta}$为6小时。血药浓度及其相应的峰值随用量而异,在降解代谢中生成甲基尿酸或甲基嘌呤而后随尿排出,尿液中仅有1% ~2%为原形。

【用法与用量】 口服。常用量:每次0.1~0.3 g,每日0.3~1.0 g;极量:每次0.4 g,每日1.5 g。

【不良反应与注意事项】 服用过多可引起恶心、头痛或失眠。长期习惯性地过多服用,可出现头痛、紧张、激动和焦虑。本品对前列腺素受体是弱激动强拮抗,能使血糖微升。长期服用有耐受性,也可有习惯性。成人致死量一般为10 g,有死于肝昏迷的报道。逾量的征象:烦躁不安、惊扰、耳鸣、眼花、肌肉震颤、心率增快并有早搏。胃溃疡患者禁用。

【制剂与规格】 片剂:30 mg。

安钠咖注射液
Caffeine and Sodium Benzoate Injection

【作用与用途】 本品含无水咖啡因和苯甲酸钠,咖啡因小剂量时可增强大脑皮层兴奋过程,振奋精神,剂量增大时能兴奋呼吸中枢和血管运动中枢,特别当中枢处于抑制状态时,作用显著。用于因催眠、麻醉药物中毒或急性感染性疾病所引起的中枢性呼吸循环衰竭。

【体内过程】 本品分布到全身体液,进入中枢神经系统快,同时也出现于唾液和乳汁中,亦可通过胎盘进入胎儿循环,表观分布容积(V_d)0.4 ~0.6 L/kg。主要在肝脏代谢,在尿中原形排出为1% ~2%,半衰期($t_{1/2}$)为3~7小时。

【用法与用量】 皮下或肌内注射。成人:每次1~2 ml,2~4小时可重复注射;极量每次3 ml,每日极量12 ml。儿童:按体重每次0.024 ~

0.048 ml/kg。

【不良反应与注意事项】 对胃有刺激,可出现胃肠道刺激症状如恶心、胃痛。警惕因用药过量而引起中毒。孕妇及哺乳期妇女慎用。胃溃疡患者禁用。

【制剂与规格】 注射剂:1 ml:无水咖啡因 0.12 g 与苯甲酸钠 0.13 g、2 ml:无水咖啡因 0.24 g 与苯甲酸钠 0.26 g。

尼可刹米(可拉明)
Nikethamide

【作用与用途】 本品选择性兴奋延髓呼吸中枢,也可作用于颈动脉体和主动脉体化学感受器反射性地兴奋呼吸中枢,并提高呼吸中枢对二氧化碳的敏感性,使呼吸加深加快,对血管运动中枢有微弱兴奋作用,剂量过大可引起惊厥。用于中枢性呼吸抑制及各种原因引起的呼吸抑制。

【体内过程】 吸收好,起效快,作用时间短暂,1 次静脉注射只能维持作用 5～10 分钟,进入体内后迅速分布至全身,体内代谢为烟酰胺,然后再被甲基化成为 N-甲基烟酰胺经尿排出。

【用法与用量】 皮下注射、肌内注射、静脉注射。成人常用量:每次 0.25～0.5 g,必要时 1～2 小时重复用药,极量每次 1.25 g。小儿常用量:6 个月以下每次 75 mg,1 岁每次 0.125 g,4～7 岁每次 0.175 g。

【不良反应与注意事项】 常见面部刺激征、烦躁不安、抽搐、恶心、呕吐等。大剂量时可出现血压升高、心悸、出汗、面部潮红、呕吐、震颤、心律失常、惊厥甚至昏迷。作用时间短暂,应视病情间隔给药。抽搐及惊厥患者禁用。

【制剂与规格】 注射剂:1.5 ml:0.375 g、2 ml:0.5 g。

盐酸洛贝林
Lobeline Hydrochloride

【作用与用途】 可刺激颈动脉窦和主动脉体化学感受器(均为 N_1 受体),反射性地兴奋呼吸中枢而使呼吸加快,但对呼吸中枢并无直接兴奋作用。对迷走神经中枢和血管运动中枢也同时有反射性的兴奋作用;对植物神经节先兴奋而后阻断。本品主要用于各种原因引起的中枢性呼吸抑制。临床上常用于新生儿窒息,一氧化碳、阿片中毒等。

【体内过程】 静脉注射后,其作用持续时间短,一般为 20 分钟。

【用法与用量】 静脉注射常用量:成人每次 3 mg;极量:每次 6 mg,每日 20 mg。小儿每次 0.3～3 mg,必要时每隔 30 分钟可重复使用;新生儿窒息可注入脐静脉 3 mg。皮下或肌内注射常用量:成人每次 10 mg;极量:每次 20 mg,每日 50 mg。小儿每次 1～3 mg。

【不良反应与注意事项】 可有恶心、呕吐、呛咳、头痛、心悸等。剂量较大时,能引起心动过速、传导阻滞、呼吸抑制甚至惊厥。

【制剂与规格】 注射剂:1 ml:3 mg、1 ml:10 mg。

戊四氮
Pentetrazole

【作用与用途】 本品能直接兴奋呼吸中枢及血管运动中枢，使呼吸增加，血压微升。用于解救严重疾病、巴比妥类及麻醉药中毒引起的中枢性呼吸衰竭。

【体内过程】 口服或注射易吸收，口服100 mg，2 小时后血药浓度约为2 μg/ml，很快在肝内代谢，随尿排出。

【用法与用量】 肌内、皮下或静脉注射：每次0.05～0.1 g，每2 小时1次。极量每日0.3 g。静脉注射以1～2 分钟注入0.1 g的速度缓慢注入。

【不良反应与注意事项】 剂量较大时能引起反射亢进、惊厥。孕妇及哺乳期妇女、12 岁以下儿童慎用。急性心内膜炎、主动脉瘤患者、吗啡或普鲁卡因中毒者禁用。

【制剂与规格】 注射剂：1 ml：0.1 g、3 ml：0.3 g。

硝酸士的宁
Strychnine Nitrate

【作用与用途】 本品对脊髓有选择性兴奋作用，对大脑皮层也有一定的兴奋作用。本品安全范围窄，过量易产生惊厥。用于巴比妥类中毒、瘫痪、弱视。

【体内过程】 起效快，迅速在肝内代谢，仅约20%的原形药从尿中排出。有蓄积作用。

【用法与用量】 皮下或肌内注射。常用量：每次1～3 mg，极量：每次5 mg。

【不良反应与注意事项】 可出现惊厥、呼吸肌痉挛和呼吸运动受限。排泄缓慢，有蓄积作用，不宜太长时间使用。孕妇及哺乳期妇女、老年、儿童、高血压、动脉硬化、肝肾功能不全、癫痫、毒性甲状腺肿、破伤风、吗啡中毒脊髓处于兴奋状态者禁用。

【制剂与规格】 注射剂：1 ml：1 mg、1 ml：2 mg。

贝美格
Bemegride

【作用与用途】 本品能直接兴奋呼吸中枢及血管运动中枢，使呼吸增加，血压微升。用于巴比妥类及其他催眠药的中毒，也用于减少硫喷妥钠麻醉深度，以加快其苏醒。

【体内过程】 作用维持时间短，静脉注射后仅能维持10～20 分钟。

【用法与用量】 静脉注射：每3～5 分钟注射50 mg，至病情改善或出现中毒症状。静脉滴注：50 mg，临用前加5%葡萄糖注射液250～500 ml稀释后静脉滴注。

【不良反应与注意事项】 可引起恶心、呕吐。静脉注射或静脉滴注速度不宜过快，以免产生惊厥。吗啡中毒者禁用。

【制剂与规格】 注射剂：10 ml：50 mg、20 ml：50 mg。

盐酸多沙普仑(多沙普仑)

Doxapram Hydrochloride

【作用与用途】 本品为呼吸兴奋剂,小量时通过颈动脉体化学感受器反射性兴奋呼吸中枢,大量时直接兴奋延髓呼吸中枢,使潮气量加大,呼吸频率增快有限。大剂量兴奋脊髓及脑干,但对大脑皮层似无影响,在阻塞性肺疾病患者发生急性通气不全时,应用此药后,潮气量、血二氧化碳分压、氧饱和度均有改善。用于呼吸衰竭。

【体内过程】 静脉注射起效只需20~40秒,1~2分钟效应最显著,持续时间仅5~12分钟。静脉注射后迅速代谢,代谢产物经肾排泄。半衰期($t_{1/2}$)为3小时。

【用法与用量】 静脉注射。按体重每次0.5~1.0 mg/kg,不超过1.5 mg/kg,如需重复给药,至少间隔5分钟。每小时用量不宜超过300 mg。静脉滴注。按体重每次0.5~1.0 mg/kg,临用前加葡萄糖氯化钠注射液稀释后静脉滴注,直至获得疗效,总量不超过每日3 g。

【不良反应与注意事项】 头痛、无力、恶心、呕吐、出汗、感觉奇热、腹泻及尿潴留。用药时常规测定血压和脉搏,以防止药物过量。静脉注射漏到血管外或静脉滴注时间太长,均能导致血栓性静脉炎或局部皮肤刺激。剂量过大时,可引起心血管不良反应如血压升高、心率加快,甚至出现心律失常。静脉滴注速度不宜太快,否则可引起溶血。孕妇及哺乳期妇女、12岁以下儿童慎用。惊厥、癫痫、重度高血压、嗜铬细胞瘤、甲状腺功能亢进、冠心病、颅高压、严重肺部疾患者禁用。

【制剂与规格】 注射剂:5 ml:0.1 g。

二甲弗林(盐酸二甲弗林)

Dimefline Hydrochloride

【作用与用途】 本品对呼吸中枢有较强兴奋作用,用药后可见肺换气量明显增加,二氧化碳分压下降。常用于麻醉、催眠药物所引起的呼吸抑制及各种疾病引起的中枢性呼吸衰竭,以及手术、外伤等引起的虚脱和休克。

【体内过程】 口服及注射吸收快而完全,维持时间2~3小时。

【用法与用量】 口服:每次8~16 mg,每日2~3次。肌内注射:每次8 mg。静脉注射:每次8~16 mg,临用前加5%葡萄糖注射液稀释后缓慢注射。静脉滴注:用于重症患者,每次16~32 mg,临用前加氯化钠注射液或5%葡萄糖注射液稀释后静脉滴注。

【不良反应与注意事项】 恶心、呕吐及皮肤烧灼感等。用量较大易引起抽搐或惊厥,尤见于小儿。本品安全范围较窄,剂量掌握不当易致抽搐或惊厥。老年及儿童慎用。有惊厥病史者、肝肾功能不全者及孕妇禁用。

【制剂与规格】 片剂:8 mg;注射剂:2 ml:8 mg。

盐酸甲氯芬酯

Meclofenoxate Hydrochloride

【作用与用途】 本品能促进脑细胞的氧化还原代谢，增加对糖类的利用，对中枢抑制患者有兴奋作用。用于外伤性昏迷、酒精中毒、新生儿缺氧症、儿童遗尿症。

【用法与用量】 静脉注射或静脉滴注：成人，每次 0.1 ~ 0.25 g，每日 3 次，临用前用注射用水或 5% 葡萄糖注射液稀释成 5% ~10% 溶液使用；儿童，每次 60 ~ 100 mg，每日 2 次，可注入脐静脉。肌内注射：成人昏迷状态，每次 0.25 g，每 2 小时 1 次；新生儿缺氧症，每次 60 mg，每 2 小时 1 次。口服：成人，每次 0.1 ~ 0.2 g，每日 3 次，至少服用 1 周；儿童，每次 0.1 g，每日 3 次，至少服用 1 周。

【不良反应与注意事项】 兴奋、失眠、倦怠、头痛。高血压患者慎用。精神过度兴奋、锥体外系症状患者及对本品过敏者禁用。

【制剂与规格】 胶囊剂：0.1 g；注射剂：0.1 g、0.25 g。

盐酸哌甲酯

Methylphenidate Hydrochloride

【作用与用途】 本品为呼吸兴奋剂，小剂量时通过颈动脉体化学感受器反射性兴奋呼吸中枢，大量时直接兴奋延髓呼吸中枢。用于注意缺陷多动障碍（儿童多动综合征，轻度脑功能失调）、发作性睡病，以及巴比妥类、水合氯醛等中枢抑制药过量引起的昏迷。

【体内过程】 口服易吸收，有首过消除，t_{max}为 0.3 ~4 小时。血浆蛋白结合率低。在肝脏代谢，主要以代谢产物从尿排出，少量从粪便排出。半衰期（$t_{1/2}$）为 1 ~7 小时。

【用法与用量】 口服。成人，每次 10 mg，每日 2 ~3 次，饭前 45 分钟服用。6 岁以上儿童每次 5 mg，每日 2 次，早餐或午餐前服用；然后按需每周递增 5 ~10 mg，每日不超过 40 mg。

【不良反应与注意事项】 失眠、眩晕、头昏、头痛、恶心、厌食、心悸等。癫痫、高血压患者慎用。服用单胺氧化酶抑制剂者，应在停药 2 周后再用本品。傍晚后不宜服药，以免引起失眠。本品可产生依赖性。6 岁以下小儿尽量避免使用。孕妇及哺乳期妇女、青光眼、激动性抑郁、过度兴奋者、对本品过敏者禁用。

【制剂与规格】 片剂：10 mg。

匹莫林（苯异妥英，倍脑灵）

Pemoline

【作用与用途】 为中枢兴奋药。其中枢兴奋作用温和，强度介于苯丙胺与哌甲酯之间，约相当于咖啡因的 5 倍。此外，尚有弱的拟交感作用。用于治疗轻微脑功能失调，轻度抑郁症及发作性睡眠病，遗传过敏性皮炎。

【体内过程】 口服易于吸收，20 ~30 分钟显效，2 ~4 小时后可达血药高峰，$t_{1/2}$约为 12 小时。血浆蛋白结合率 50% 。多次给药 2 ~3 天后可达稳态血药浓度。部分在肝脏代谢，原形药和代谢产物经肾排出。

【用法与用量】 注意缺陷障碍：每晨1次服20 mg，若效果不显著，可隔1周增加20 mg，至每天总量达60 mg。为避免失眠，下午不服药。遗传性过敏性皮炎：开始口服20 mg，每2~3天递增20 mg，至止痒或日剂量达80 mg为止，每周用6天，停药1天。

【不良反应与注意事项】 类似右苯丙胺，但拟交感作用较轻。已有肝毒性报道。有抽搐、舞蹈病和中性粒细胞减少的个例报道。其他不良反应有：眼球震颤及运动障碍，偶见头痛、头昏、恶心、胃痛、皮疹、嗜睡、烦躁不安、易激动及轻度抑郁症等，减量或停药可消失。不应将用药后的过敏性皮炎误为遗传性过敏性皮炎。孕妇及哺乳期妇女慎用。对本品过敏者、有药物过敏或特应性反应史者禁用。肝功能不全者禁用。

【制剂与规格】 片剂：20 mg。

香草二乙胺

Etamivan

【作用与用途】 本品为呼吸兴奋药，能增加机体对二氧化碳的敏感性，作用时间短，有令人眩晕的感觉。临床用于中枢性呼吸和循环衰竭，肺心病，吗啡、吸入麻醉药、巴比妥类药物中毒引起的心力衰竭。

【用法与用量】 静脉注射5%溶液5~10 ml或口服。

【不良反应与注意事项】 大剂量可引起血压升高、心悸、出汗、呕吐、震颤及肌僵直，应及时停药以防惊厥。癫痫患者禁用。禁与单胺氧化酶抑制剂合用。口服、注射吸收好。

【制剂与规格】 口服液：5%溶液（溶于25%乙醇中）；注射剂：100 mg：2 ml。

乙胺硫脲

Aminoethylisothiourea

【作用与用途】 用于外伤性昏迷、脑外伤后遗症，其他原因引起的昏迷，如一氧化碳中毒，脑缺氧，巴比妥类、地西泮等的中毒及放射性损伤。

【用法与用量】 静脉滴注：成人每日1 g，溶于5%~10%葡萄糖溶液250~500 ml中，以40滴/min的滴速滴注。对虚脱患者，开始可按100滴/min，连续5分钟，同时注意观察病情，如患者心跳过缓、呼吸过快、面红、上半身发红及腹痛，滴速应减至40滴/min左右或立即停药。一般疗程为9~12日，治疗可以持续1个多月。

【不良反应与注意事项】 静脉滴注后，有时可能引起静脉炎或猩红热样皮疹，间有发热，滴注时应防止药液注于静脉外；孕妇、产妇及严重冠心病者忌用。

【制剂与规格】 注射剂：1 g。

哌苯甲醇

Pipradrol

【作用与用途】 能兴奋中枢的多种精神性活动，促使思路敏捷、解除疲劳、精神振作，机制尚不明。制止小儿好动，引起阵发性安静，延长注意力集中，可能作用于皮层和皮层下神经元，包括丘脑在内。哌苯甲醇为中枢神经较温和的兴奋药，适用于消除催眠药引起的嗜睡、倦怠及呼吸抑制。近年用于治疗小儿多动综合征。

【用法与用量】 口服：每次1～2 mg，每日2～3次。

【不良反应与注意事项】 超量可引起失眠、恶心、食欲不振、焦虑等不良反应；焦虑及烦躁不安等患者忌用。

【制剂与规格】 片剂：1 mg。

硫酸苯丙胺
Amfetamine Sulfate

【作用与用途】 本品主要作用于大脑皮层和脑干网状结构激活系统，产生中枢兴奋作用，其外周作用能使支气管平滑肌松弛，通过刺激化学感受器而反射性兴奋呼吸，同时使血压微升。主要用于治疗发作性睡病、脑炎后遗症、麻醉药或其他中枢神经抑制药中毒。

【体内过程】 口服易吸收，经肝脏代谢，随酸性尿排出，碱性尿排出缓慢。半衰期（$t_{1/2}$）成人为10～12小时，小儿为6～8小时。本品能泌入乳汁。

【用法与用量】 口服，每次5～10 mg，每日1～3次。极量：每次20 mg，每日30 mg。肌内注射或皮下注射，每次5～10 mg。下午用药不宜迟于午后4时，避免睡前用药。

【不良反应与注意事项】 有疲乏、眩晕、失眠、焦虑、激动、口干、恶心、呕吐、头痛、出汗等。大剂量可引起兴奋躁动、欣快、血压升高、心律失常，甚至发生虚脱和晕厥。严重者可出现精神病性症状，如幻觉、暴力行为等。长期使用可产生耐药性和依赖性。不能与单胺氧化酶抑制药合用，以免引起血压过高。肾功能不全者慎用。老年患者、儿童、孕妇及哺乳期妇女、心血管疾病、高血压、甲状腺功能亢进、神经衰弱、青光眼患者禁用。

【制剂与规格】 片剂：5 mg、10 mg；注射剂：1 ml：5 mg、1 ml：10 mg。

（二）促进脑代谢功能和改善记忆药

复方阿米三嗪
Almitrine and Raubasine Compound

【作用与用途】 本品主要通过阿米三嗪发挥其药理作用。阿米三嗪作用于颈动脉体化学感受器，兴奋呼吸，从而加强肺泡-毛细血管的气体交换，增加动脉氧分压和血氧饱和度。萝巴新可提高脑血管功能不全者的脑神经元线粒体呼吸控制率，增强阿米三嗪的作用强度和作用维持时间。两者合用，可使脑皮质氧分压增高，增加脑组织氧含量，改善脑组织对葡萄糖的提取和利用，恢复有氧代谢，增加细胞的能量供应，从而使脑功能得到改善和加强。本品主要用于亚急性和慢性脑血管功能不全，脑卒中后遗症，老年性轻、中度痴呆和良性记忆障碍及缺血性耳蜗前庭功能失调等。

【体内过程】 脑功能不全的老年

人口服本品 2 片后，阿米三嗪的吸收较慢，达峰时间为(3.5±1.2)小时，峰浓度为(78.5±52.9)ng/ml，血浆半衰期为(47.7±28.0)小时；萝巴新吸收较快，达峰时间为(1.3±0.8)小时，峰浓度为(130.5±95.1)ng/ml，血浆半衰期为(6.1±3.2)小时。

【用法与用量】 口服，每次 1 片，每日 2 次，早晚餐后服；维持剂量每次 1 片，每日 1 次，疗程视病情而定。

【不良反应与注意事项】 极少数患者可有恶心、呕吐、头昏、心悸，继续服药后症状大多自行缓解。需在医生指导下使用。不能超过建议治疗剂量。不可与相同成分药物同服。孕妇及哺乳期妇女禁用。

【制剂与规格】 片剂：每片含二甲磺酸阿米三嗪 30 mg，萝巴新 10 mg。

石杉碱甲

Huperzine A

【作用与用途】 本品为胆碱酯酶抑制剂，对真性 ChE 具有选择性抑制作用，易通过血脑屏障。具有促进记忆再现和增强记忆保持的作用。本品适用于良性记忆障碍，提高患者指向记忆、联想学习、图像回忆、无意义图形再认及人像回忆等能力。对痴呆患者和脑器质性病变引起的记忆障碍亦有改善作用。

【体内过程】 由于本品用量极小，目前尚无人体药代动力学研究的药物检测方法。动物实验表明，本品口服吸收迅速而完全，分布亦快，$t_{1/2\alpha}$为9.8 分钟，生物利用度高，排泄缓慢，$t_{1/2\beta}$为 247.5 分钟，主要通过尿液以原形及代谢产物形式排出体外。

【用法与用量】 口服：每次0.1～0.2 mg，每日 2 次，每日量最多不超过 0.45 mg，或遵医嘱。肌内注射：治疗良性记忆障碍：每次 0.2 mg，每日 1 次或遵医嘱；治疗重症肌无力：每次 0.2～0.4 mg，每日 1 次或遵医嘱。

【不良反应与注意事项】 一般不明显，剂量过大时可引起头晕、恶心、胃肠道不适、乏力等反应，一般可自行消失，反应明显时减量或停药后缓解、消失。心动过缓、支气管哮喘者慎用。本品为可逆性 ChE 抑制剂，其用量有个体差异，一般应从小剂量开始，逐渐增量。癫痫、肾功能不全、机械性肠梗阻、心绞痛等患者禁用。

【制剂与规格】 片剂：50 μg；胶囊剂：50 μg；注射剂：0.4 mg。

奥拉西坦(脑复智)

Oxiracetam

【作用与用途】 为吡拉西坦的类似物，可改善老年性痴呆和记忆障碍症患者的记忆和学习功能。机制研究结果提示，本品可促进磷酰胆碱和磷酰乙醇胺合成，提高大脑中 ATP/ADP 的比值，使大脑中蛋白质和核酸的合成增加。本品为一种促智药，适用于轻中度血管性痴呆、阿尔茨海默病(老年性痴呆)以及脑外伤等症引起的记忆与智能障碍。

【体内过程】 口服吸收迅速，入血后能迅速分布到全身体液。达峰时间(Tp)为 1 小时左右，峰浓度为

(48.34 ± 18.35) ~ (54.96 ± 34.73) μg/ml，表观分布容积 V/F(c)为(27.45 ±21.16) ~ (36.18 ±28.73) L。消除半衰期 $t_{1/2}$ 为(3.34 ± 1.59) ~ (4.74 ±1.41)小时，总清除率 Cl(s)为(6.78 ±5.50) ~ (11.65 ±5.40) L/h，药物消除较迅速。服药后 48 小时内约 40% 的原形药经尿中排出。老年组和青年组排泄率常数分别为(0.1098 ± 0.0306)和(0.1295 ± 0.0390)小时；消除半衰期($t_{1/2}$)分别为(6.67 ± 1.98)和(5.88 ±1.99)小时，本品在不同年龄的正常人体内的消除规律基本一致。

【用法与用量】 口服：每次 800 mg，每日 2 次，重症每日 2 ~ 8 g。静注或肌注：每次 1 g。

【不良反应与注意事项】 奥拉西坦的不良反应少见，偶见皮肤瘙痒、恶心、神经兴奋、头晕、头痛、睡眠紊乱，但症状较轻，停药后可自行恢复。轻、中度肾功能不全者应慎用，必须使用本品时，须减量。患者出现精神兴奋和睡眠紊乱时，应减量。对本品过敏者、肾功能不全者禁用。

【制剂与规格】 片剂：0.4 g；针剂：1 g/5 ml。

茴拉西坦(阿尼西坦，脑康酮)
Aniracetam

【作用与用途】 本品有较强的促进记忆力功能。动物实验中，本品能促进大脑海马区乙酰胆碱的释放，增强胆碱能传递。对胆碱拮抗剂、脑缺血、电休克等模拟的记忆和学习功能损害有一定的逆转效应；本品对东莨菪碱造成的识别能力损伤也有效。临床应用表明，本品对老年性痴呆患者的认知功能和某些自觉症状有一定的改善作用。用于脑血管病引起的各种精神症状、阿尔茨海默病。

【体内过程】 本品口服吸收后，血中达峰时间为 20 ~ 40 分钟，半减期为 22 分钟，主要分布在胃肠道、肾、肝、脑和血液。4 小时后血药浓度已难测出。24 小时后，71% ~ 85% 由尿中排出，4% 从粪便中排出。尿中主要代谢产物为：N-对甲氧基苯甲酰氨基丁酸和 5-羟基-2-吡咯烷酮。

【用法与用量】 用于痴呆病：口服每天 1000 ~ 1500 mg，2 ~ 3 次分服。治疗脑血管病引起的各种精神症状：每天 600 ~ 1500 mg，2 ~ 3 次分服。脑梗死、激动和(或)抑郁：口服 200 mg，每天 3 次。

【不良反应与注意事项】 不良反应发生率低且不严重，常见的有激动、失眠、头痛、眩晕、腹泻、皮疹等，一般不需停药。肾功能障碍者、对其他比咯烷醇类药物不能耐受者、Huntington 舞蹈症者、对本品过敏者、孕妇和哺乳者禁用。

【制剂与规格】 片剂：50 mg、100 mg；胶囊：100 mg；口服液：100 mg (10 ml)、200 mg(10 ml)。

吡拉西坦
Piracetam

【作用与用途】 本品为脑代谢改善药，属于 γ-氨基丁酸的环形衍生物。有抗物理因素、化学因素所致的脑功能损伤的作用。能促进脑内 ATP,可促进乙酰胆碱合成并能增强神经兴奋的传导,具有促进脑内代谢作用。可以对抗由物理因素、化学因素所致的脑功能损伤。对缺氧所致的逆行性健忘有改进作用。可以增强记忆,提高学习能力。

【体内过程】 口服本品后很快从消化道吸收,进入血液,并透过血脑屏障到达脑和脑脊液,大脑皮层和嗅球的浓度较脑干中浓度更高。易通过胎盘屏障。口服后 30 ~45 分钟血药浓度达到峰值,血浆蛋白结合率 30%,半衰期 $t_{1/2}$ 为 5 ~6 小时。体分布容量为 0.6 L/kg。吡拉西坦口服后不能由肝脏分解,以原形形式从尿和粪便中排泄。肾脏清除速度为 86 ml/min。大便排出量约为 1% ~2%。

【用法与用量】 肌内注射:每次 1 g,每日 2 ~3 次。静脉注射:每次 4 ~6 g,每日 2 次。静脉滴注:每次 4 ~8 g,每日 1 次,用 5% 或 10% 葡萄糖注射液或氯化钠注射液稀释至 250 ml 后使用。

【不良反应与注意事项】 消化道不良反应常见有恶心、腹部不适、纳差、腹胀、腹痛等,症状的轻重与用药剂量直接相关;中枢神经系统不良反应包括兴奋、易激动、头晕、头痛和失眠等,但症状轻微,且与使用剂量大小无关,停药后以上症状消失。偶见轻度肝功能损害,表现为轻度氨基转移酶升高,但与药物剂量无关。肝肾功能障碍者慎用并应适当减少剂量。

【制剂与规格】 注射剂:20 ml:4 g;吡拉西坦片:0.4 g;吡拉西坦口服液:10 ml:0.4 g、10 ml:0.8 g。

盐酸吡硫醇

Pyritinol Hydrochloride

【作用与用途】 本品为脑代谢改善药,系维生素 B_6 的衍生物,能促进脑内葡萄糖及氨基酸代谢,改善全身同化作用,增加颈动脉血流量,增强脑功能。对边缘系统和网状结构亦有一定作用。本品适用于脑外伤后遗症、脑炎及脑膜炎后遗症头晕头胀、失眠、记忆力减退、注意力不集中、情绪变化等症状的改善;亦用于脑动脉硬化、老年痴呆性精神症状。

【体内过程】 口服 2 ~4 小时血中浓度达高峰,在中枢神经系统内维持1 ~6 小时,静脉注射 8 ~40 分钟血中浓度达高峰,在中枢神经系统内维持 1 ~6 小时,并在体内完全代谢吸收。

【用法与用量】 口服:成人每次 0.1 ~0.2 g(1 ~2 粒),1 日 3 次。儿童每次 0.1 g(1 粒),1 日 3 次。静脉注射:每日 0.2 g~0.4 g。

【不良反应和注意事项】 偶可引起恶心、皮疹等,停药后即可恢复。孕妇、哺乳期妇女不应服用。

【制剂与规格】 盐酸吡硫醇胶囊(片):0.1 g;注射用盐酸吡硫醇:0.1 g、0.2 g。

脑活素

Cerebrolysin

【作用与用途】 本品为脑蛋白水

解物,可直接通过血脑屏障进入脑神经细胞,促进神经细胞蛋白质合成,使已损伤但未变性的神经细胞恢复功能;同时可加速葡萄糖通过血脑屏障的运转速度,改善脑能量供应,增加腺苷酸环化酶的活性,有利于脑细胞记忆功能的恢复。临床用于脑动脉硬化、脑外伤后遗症、大脑发育不全、老年性痴呆、记忆力减退等。也可用于脑血管病、脑动脉硬化、脑外伤后遗症、脑软化、中风后遗症、大脑发育不全、痴呆或老年性痴呆、以记忆力衰退为主要表现的神经衰弱等。颅脑手术后、脑震荡后遗症、顽固性抑郁及癫痫等亦可用。

【用法与用量】 静脉注射:每次10ml。常用静脉滴注,以本品10~30 ml加入等渗盐水250 ml中缓慢滴注,1~2小时滴完。开始时每日1次,随后每周2~3次或每日1次滴注,连用8~10日。可根据病情,10~20次为1疗程。皮下注射:每次2 ml;肌肉注射:每次5 ml。

【不良反应和注意事项】 一般对本品能很好耐受。如注射速度过快,可能引起发热,偶有过敏反应,如恶寒,寒战等。严重肾功能不全者及孕妇禁用。过敏体质者慎用。

【制剂与规格】 针剂:5 ml:5 g,10 ml:10 g,1 ml:1 g,2 ml:2 g。

胞磷胆碱钠

Citicoline Sodium

【作用与用途】 本品为核苷衍生物,通过降低脑血管阻力,增加脑血流而促进脑物质代谢,改善脑循环。另外,可增强脑干网状结构上行激活系统的功能,增强锥体系统的功能,改善运动麻痹,故对促进大脑功能的恢复和促进苏醒有一定作用。用于急性颅脑外伤和脑术术后意识障碍。

【体内过程】 注入本品可迅速进入血流,并有部分通过血脑屏障进入脑组织。其中胆碱部分在体内成为良好的甲基化供体,可对多种化合物有转甲基化作用,约有1%的胆碱可从尿中排出。

【用法与用量】 静脉滴注:每日0.25~0.5 g,用5%或10%葡萄糖注射液稀释后缓缓滴注,每5~10日为1个疗程。单纯静脉注射:每次100~200 mg。肌内注射:每日0.1~0.3 g,分1~2次注射。

【不良反应与注意事项】 本品对人及动物均无明显的毒性作用,对呼吸、脉搏、血压无影响,偶有一过性血压下降、失眠、兴奋及给药后发热等,停药后即可消失。脑出血急性期不宜大剂量应用。肌内注射一般不采用,若用时应经常更换注射部位。

【制剂与规格】 注射剂:0.25 g。

细胞色素C(细胞色素丙,细丙)

Cytochrome C

【作用与用途】 本品系从猪或牛心中提取而得,为生物氧化过程中的电子传递体。作用与辅酶相似。当组织缺氧时,细胞通透性增高,注射用药后,本药可进入细胞内起到矫正细胞呼吸与促进物质代谢的作用。本药为细胞呼吸激活药,用于各种缺氧的急救或辅助治疗,如一氧化碳中毒、中枢抑制药中毒、新生儿窒息、严重休克期缺氧、麻醉及肺部疾病引起的呼吸困难、高山缺氧、脑病及心脏疾病引起的缺氧等,但疗效有时不显著。

【体内过程】 本药注射后,大部分被缺氧组织利用,少部分分布于心脏组织中,逐渐经肝、肾还原,由尿排出。

【用法与用量】 静脉注射:每次15~30 mg,每天30~60 mg。静脉注射前将一次用量用葡萄糖液稀释至约20 ml,缓慢推注。静脉滴注:每次15~30 mg,每天30~60 mg。用5%~10%葡萄糖溶液或生理盐水稀释。口服:成人一次20 mg,一日3次或遵医嘱。

【不良反应与注意事项】 本药可引起过敏反应,用前需做过敏试验。有局部痉挛、皮疹、发热、口渴及暂时性休克等反应。注意对缺氧治疗时应采取综合措施。对本药过敏者用药前应做过敏试验,阳性反应者禁用。口服时严禁与酒同时服用。

【制剂与规格】 注射剂:15 mg(2 ml);注射剂(冻干型):15 mg。片剂:20 mg。

平滑肌及骨骼肌兴奋药

甲硫酸新斯的明(新斯的明)

Neostigmine Methylsulfate

【作用与用途】 本品通过抑制胆碱酯酶活性而发挥完全拟胆碱作用,此外能直接激动骨骼肌运动终板上烟碱样受体(N_2受体)。其作用特点为对腺体、眼、心血管及支气管平滑肌作用较弱,对胃肠道平滑肌能促进胃收缩和增加胃酸分泌,并促进小、大肠,尤其是结肠的蠕动,从而防止肠道弛缓、促进肠内容物向下推进。本品对骨骼肌兴奋作用较强,但对中枢作用较弱。本品为抗胆碱酯酶药。手术结束时拮抗非除极肌肉松弛药的残留肌松作用,用于重症肌无力、手术后功能性肠胀气及尿潴留等。

【体内过程】 本品注射后消除迅速,肌内注射给药后平均半衰期0.89~1.2小时。在婴儿和儿童中消除半衰期明显较成人为短,但其治疗作用持续时间未必明显缩短。肾功能衰竭患者其半衰期明显延长。本品既可被血浆中胆碱酯酶水解,亦可在肝脏中代谢。用药量的80%可在24小时内经尿排出。其中原形药物占给药量50%,15%以3-羟基苯-3-甲基铵的代谢物排出体外。本品血清蛋白结合率为15%~25%,但进入中枢神经系统的药量很少。

【用法与用量】 常用量,皮下或肌内注射每次0.25~1 mg,每日1~3次。极量:皮下或肌内注射每次1 mg,每日5 mg。

【不良反应与注意事项】 本品可致药疹,大剂量时可引起恶心、呕吐、腹泻、流泪、流涎等,严重时可出现共济失调、惊厥、昏迷、语言不清、焦虑不安、恐惧甚至心脏停搏。甲亢和帕金森症等慎用。过敏体质者、癫痫、心绞痛、室性心动过速、机械性肠梗阻或泌尿道梗阻及哮喘患者、心律失常、窦性心动过缓、血压下降、迷走神经张力升高者禁用。

【制剂与规格】 注射剂:1 ml:0.5 mg、1 ml:1 mg。

溴吡斯的明

Pyridostigmine Bromide

【作用与用途】 为可逆性的抗胆碱酯酶药,能抑制胆碱酯酶的活性,使胆碱能神经末梢释放的乙酰胆碱破坏减少,突触间隙中乙酰胆碱积聚,出现毒蕈碱样(M)和烟碱样(N)胆碱受体兴奋作用。此外,对运动终板上的烟碱样胆碱受体(N_2受体)有直接兴奋作用,并能促进运动神经末梢释放乙酰胆碱,从而提高胃肠道、支气管平滑肌和全身骨骼肌的肌张力,作用虽较溴化新斯的明弱但维持时间较久。用于重症肌无力,手术后功能性肠胀气及尿潴留等。

【体内过程】 口服后胃肠道吸收差,生物利用度为11.5%~18.9%。

健康志愿者口服60 mg后达峰时间为1~5小时,半衰期约为3.3小时,可被血浆胆碱酯酶水解,也在肝脏代谢,可进入胎盘,但不易进入中枢神经系统。本品主要以原形药物与代谢物经尿排泄,微量从乳汁排泄。

【用法与用量】 口服:一般成人为60~120 mg(1~2片),每3~4小时口服1次。

【不良反应与注意事项】 常见的有腹泻、恶心、呕吐、胃痉挛、汗及唾液增多等,较少见的有尿频、缩瞳等。接受大剂量治疗的重症肌无力患者,常出现精神异常。心律失常、房室传导阻滞、术后肺不张或肺炎及孕妇慎用。本品吸收、代谢、排泄存在明显的个体差异,其药量和用药时间应根据服药后效应而定。心绞痛、支气管哮喘、机械性肠梗阻及尿路梗阻患者禁用。

【制剂与规格】 片剂:60 mg。

氢溴酸加兰他敏
Galanthamine Hydrobromide

【作用与用途】 为乙酰胆碱酯酶抑制药。可透过血脑屏障,对抗非除极肌松药。对运动终板上的N_2胆碱受体也有直接兴奋作用,可改善神经肌肉传导,并有一定的中枢拟胆碱作用。用于重症肌无力、脊髓灰质炎后遗症以及拮抗氯化筒箭毒碱及类似药物的非除极肌松作用。

【用法与用量】 肌内或皮下注射:每次2.5~10 mg,每日1次,必要时每昼夜可注射2次,极量每日20 mg。小儿按体重每次0.05~0.1 mg/kg。抗箭毒,肌内注射起始剂量:5~10 mg,5分钟或10分钟后按需要可逐渐增加至10~20 mg。

【不良反应与注意事项】 治疗剂量偶致变态反应。癫痫、运动功能亢进、机械性肠梗阻、支气管哮喘、心绞痛和心动过缓者均忌用;青光眼患者不宜使用。

【制剂与规格】 注射剂:1 ml:1 mg、1 ml:2.5 mg、1 ml:5 mg。

溴新斯的明
Neostigmine Bromide

【作用与用途】 本品具有抗胆碱酯酶作用,且能直接激动骨骼肌运动终板上的N_2胆碱受体,故对骨骼肌的作用较强。而对腺体、眼、心血管及支气管平滑肌作用较弱,对胃肠道平滑肌可促进胃收缩和增加胃酸分泌,在食管明显弛缓和扩张的患者,本品能有效地提高食管张力。本品可促进小肠、大肠,尤其是结肠的蠕动,促进内容物向下推进。用于重症肌无力、手术后功能性肠胀气及尿潴留。

【体内过程】 口服吸收差且不规则。口服达峰时间为1~3小时,平均血浆半衰期为0.87小时,生物利用度为1%~2%。在婴儿和儿童中消除半衰期明显较成人为短,但其治疗作用持续时间未必明显缩短。肾功能衰竭患者其半衰期明显延长。本品既可被血浆中胆碱酯酶水解,亦可在肝脏中代谢。用药量的80%可在24小时内经尿排出。其中原形药物占给药量的50%,15%以3-羟基苯-3-甲基铵的代谢物排出体外。本品血清蛋白结合率为15% ~25%,但进入中枢神经系统的药物很少。

【用法与用量】 口服,常用量每次15 mg,每日3次,重症肌无力的患者用量视病情而定;极量,每次30 mg,每日100 mg。

【不良反应与注意事项】 本品可致药疹,大剂量时可引起恶心、呕吐、腹痛、腹泻、流泪、流涎等,严重时可出现共济失调、惊厥、昏迷、语言不清、焦虑不安、恐惧甚至心脏停搏等。心律失常、心率减慢、血压下降、迷走神经张力升高和帕金森症等慎用。癫痫、心绞痛、室性心动过速、机械性肠梗阻或尿道梗阻及哮喘患者禁用。

【制剂与规格】 片剂:15 mg。

安贝氯铵
Ambenonium Chloride

【作用与用途】 本品为胆碱酯酶抑制剂,与新斯的明类似,但作用强而持久。人的最小致死量为60 mg。用于不能耐受新斯的明、吡斯的明或对溴过敏的重症肌无力患者,依患者疗效调整剂量。

【用法与用量】 口服:成人每日3次,每次5 ~25 mg。儿童开始每日量0.3 mg/kg,如无反应,可渐增至每日1.5 mg/kg,分3 ~4次服。

【不良反应与注意事项】 本品副作用较大,治疗量即可引起头痛,超剂量时可有恶心、呕吐、腹泻、腹痛、流涎、心动过缓、出汗等症状。治疗重症肌无力时,应注意调整剂量。抢救重症肌无力、"肌无力危象"时,可结合肾上腺皮质激素、血浆交换疗法、人工辅助呼吸等治疗措施。支气管哮喘及肠或尿路阻塞的患者禁用,不可与颠茄类(阿托品)并用。对接受神经节阻断药美加明治疗的患者亦属禁用。

【制剂与规格】 片剂:5 mg、10 mg、20 mg、25 mg。

依酚氯铵(腾喜龙)
Edrophonium Chloride

【作用与用途】 本品为抗胆碱酯酶药,对骨骼肌N胆碱受体有直接作用。基本作用与新斯的明相似,但作用较弱,作用快而短暂,仅维持数分钟。用于某些骨骼肌松弛药(筒箭毒碱、汉肌松、三碘季铵酚)中毒时的解救及重症肌无力的诊断、治疗室上性心律失常。

【用法与用量】 腾喜龙(依酚氯铵)试验:静脉注射10 mg,注射后重症肌无力症状明显缓解,维持10分钟后又恢复原状,就能确定诊断。肌无力危象和胆碱能危象的鉴别:先注射2 mg,若症状好转,再将其余8 mg注射完,诊断为肌无力危象;若注射2 mg后症状加重,应立即停注,诊断为胆碱能危象。筒箭毒碱等非除极肌松弛剂的拮抗剂:静脉注射每次5 ~10 mg,总剂量可达40 mg(对抗肌松弛:每次肌内注射10 mg)。

【不良反应与注意事项】 除无溴剂过敏引起的皮疹外,其他基本同溴新斯的明。可有唾液增加、支气管痉挛、心动过缓、心律失常等反应;支气管哮喘及心脏病患者慎用。

【制剂与规格】 注射剂:10 ml:100 mg。

注射用顺苯磺酸阿曲库铵
Cisatracurium Besilate for Injection

【作用与用途】 顺苯磺酸阿曲库铵是神经肌肉阻滞剂。顺苯磺酸阿曲库铵是中效的、非去极化的、具异喹啉鎓苄酯结构的骨骼肌松弛剂。人体临床研究表明,本品与剂量依赖的组胺释放无关,甚至在剂量高达 ED_{95} 的 8 倍时亦是如此。顺苯磺酸阿曲库铵在运动终板上与胆碱能受体结合,以拮抗乙酰胆碱的作用,从而产生竞争性的神经肌肉传导阻滞作用。这种作用很容易被抗胆碱酶药物如新斯的明或腾喜龙拮抗。当以阿片类药物麻醉时(硫喷妥钠/芬太尼/咪达唑仑),顺阿曲库铵的 ED_{95}(刺激尺神经引起的拇内收肌颤搐反应受到95%抑制所需的药量)大约为 0.05 mg/kg 体重。以氟烷麻醉时,儿童顺阿曲库铵的 ED_{95} 为 0.04 mg/kg 体重。本品用于手术和其他操作以及重症监护治疗。作为全麻的辅助用药或在重症监护病房(ICU)起镇静作用,它可以松弛骨骼肌,使气管插管和机械通气易于进行。

【体内过程】 顺阿曲库铵主要是通过在生理 pH 值及体温下发生的霍夫曼清除(化学过程)而降解为劳丹素和单季铵盐丙烯酸盐代谢物,后者通过非特异性酶水解而形成单季铵盐乙醇代谢物。顺阿曲库铵的清除具有较强的器官依赖性。肝和肾为代谢物的主要清除途径。这些代谢物不具有神经肌肉传导阻滞作用。

【用法与用量】 使用前用 5 ml 注射用水溶解,立即使用。成人静注 0.3~0.6 mg/kg,可维持肌肉松弛15~25 分钟,需要时可追加剂量 0.1~0.2 mg/kg,延长肌松时间。一岁以上儿童剂量与成人相同。老人与呼吸、肝肾功能差的患者亦可用标准剂量或酌情减量。

【不良反应与注意事项】 本品无明显的迷走神经或神经节阻断作用,与大多数神经肌肉阻断药一样,在某些过敏体质的病人可能有组织胺释放,引起一过性皮肤潮红等。本品会使呼吸肌和其他骨骼肌麻痹,应在麻醉医师监护且必须备有相应的气管插管、人工呼吸用的合适设备时方可使用;神经肌肉接头疾病如重症肌无力及电解质紊乱者慎用,孕妇应慎用或酌情减量;本品配制后,应立即使用。对本品过敏者禁用。

【制剂与规格】 粉针:10 mg。

利鲁唑
Rilutek

【作用与用途】 抑制谷氨酸在突触前释放并能与受体结合防止谷氨酸的激活。本品也可使神经末梢及细胞体上的电位依赖性钠通道失活,刺激依赖 G 蛋白的信号传导过程。在体外,本品能保护所培养的运动神经元免受谷氨酸激活的毒性影响,并防止 ALS 病人因缺氧或暴露于 CSF 中的毒性因素而导致的神经元死亡。在脊柱运动神经元变性的小鼠模型中，本品能改善其可动性。适用于肌萎缩性侧索硬化症的治疗，延长生命或机械换气时间。

【体内过程】 口服给药后，本品能被迅速吸收，给药 60～90 分钟内达到血药浓度峰值。约 90% 的药物被吸收，绝对生物利用度为 60%。本品经肝代谢，主要随尿排出，消除半衰期为 9～15 小时。

【用法与用量】 成人每日 2 次，每次 1 片；不推荐儿童使用。

【不良反应和注意事项】 常见的不良反应是乏力、恶心、头痛、腹痛、呕吐、肝酶升高、头晕、心动过速、嗜睡、口内感觉错乱。

【制剂与规格】 片剂剂：50 mg。

解热镇痛抗炎药

阿司匹林(乙酰水杨酸)
Aspirin

【作用与用途】 本品属于非甾体抗炎药。具有镇痛作用、抗炎作用、解热作用、抗风湿作用、抑制血小板聚集的作用。用于镇痛、解热:缓解轻度或中度的疼痛,如头痛、牙痛、神经痛、肌肉痛及月经痛,也用于感冒和流感等退热。本品只能缓解症状,不能治疗引起疼痛和发热的病因,故需同时应用其他药物对病因进行治疗。抗炎、抗风湿:为治疗风湿热的常用药物。用药后可解热,使关节疼痛等症状缓解,同时使血沉下降,但不能改变风湿热的基本病理变化,也不能治疗和预防风湿性心脏损害及其他并发症。关节炎:除风湿性关节炎外,本品也用于治疗类风湿关节炎,可改善症状,但须同时进行病因治疗。此外,本品也用于骨关节炎、强直性脊柱炎、痛风性关节炎、幼年型关节炎以及其他非风湿性炎症的骨骼肌肉疼痛,也能缓解症状。但近年在这些疾病已很少应用本品。儿科用于皮肤黏膜淋巴结综合征(川崎病的治疗)。

【体内过程】 本品口服后大部分在小肠上部吸收,约6小时内浓度达高峰,吸收后迅速分布到各组织。本品在胃肠道、肝及血液内大部分很快水解为水杨酸盐,在肝脏代谢。代谢物主要为水杨尿酸及葡萄糖醛酸结合物,小部分为龙胆酸。本品大部分以结合的代谢物、小部分以游离的水杨酸从肾脏排出。

【用法与用量】 口服。片剂,成人常用量:解热、镇痛:每次0.3～0.6 g,每日3次,必要时可每4小时1次。抗炎、抗风湿:每日3～6 g,分4次。建议手术前开始,每次100～300 mg,每日1次。胆道蛔虫病:每次1 g,每日2～3次,连用2～3日;阵发性绞痛停止24小时后停用,然后进行驱虫治疗。小儿常用量:解热、镇痛:每日按体表面积1.5 g/m^2,分4～6次,或每次按体重5～10 mg/kg,或每次每岁60 mg,必要时可每4～6小时1次。抗风湿:每日按体重80～100 mg/kg,分3～4次服,如1～2周未获疗效,可根据血药浓度调整剂量。有些病例需增至每日130 mg/kg。儿科皮肤黏膜淋巴结综合征(川崎病):开始80～100 mg/(kg·d),3～4次/d;退热2～3天后改为30 mg/(kg·d),3～4次/d;症状解除后减少剂量至3～5 mg/(kg·d),1次/d,连续服用2个月或更久。微粒,抑制血小板聚集:每次0.1 g,1次/d,或遵医嘱。缓释胶囊,每次50～150 mg,每日1次,或遵医嘱。缓释片,解热镇痛:每次2～3片(每片0.162 g),每日2次。抗风湿:每次4～5片(每片0.162 g),每日2次,或遵医嘱。儿童酌减。泡腾片放入温开水中溶解后口服,成人解热镇痛:每次0.5 g,每日1～4次。抗风湿:每次0.5～1 g,

每日3～4 g。儿童解热镇痛：1～2岁，每次0.05～0.1 g，每日3次；3～5岁，每次0.2～0.3 g，每日3次；6～12岁，每次0.3～0.5 g，每日3次。抗风湿：每日按体重0.08～0.1 g/kg，分3～4次服。分散片，成人常用量：抑制血小板聚集：小剂量应用。局部缺血性脑卒中和一过性脑缺血发作，预防心肌梗死发生、不稳定型心绞痛、慢性稳定型心绞痛，每次50～300 mg，每日1次；急性心肌梗死，初始剂量300 mg，维持剂量为每日50～100 mg；冠状动脉旁路移植术（CABG），每日300 mg，可术后6小时开始；经皮腔内冠状动脉成形术（PTCA），手术前2小时给予初始剂量300 mg，维持剂量为每日50～100 mg；动脉内膜切除术，建议手术前开始，每次100～300 mg，每日1次。

【不良反应与注意事项】 胃肠道出血或溃疡，支气管痉挛性过敏反应，皮肤过敏反应，肝肾功能损害；交叉过敏反应；对诊断的干扰。葡萄糖-6-磷酸脱氢酶缺陷者、痛风、肝功能减退、肾功不全时、血小板减少、老年患者、孕妇尤其是妊娠最后3个月的妇女及哺乳期妇女慎用；活动性消化道溃疡病、消化道出血以及其他活动性出血的患者、血友病或血小板减少症患者、对本品或其他非甾体抗炎药过敏或有过敏史者，尤其是出现哮喘、神经血管性水肿或休克的患者禁用。

【制剂与规格】 片剂：0.3 g、0.5 g；肠溶微粒：0.1 g；肠溶片：0.3 g、25 mg、50 mg、75 mg；肠溶胶囊：150 mg；缓释胶囊：50 mg；缓释片：0.162 g（按含阿司匹林计）；泡腾片：0.1 g、0.5 g；分散片：50 mg。

复方阿司匹林片

Compound Aspirin

【作用与用途】 为一复方解热镇痛药。其中阿司匹林和非那西丁均具有解热镇痛作用，能抑制下丘脑前列腺素的合成和释放，恢复体温调节中枢感受神经元的正常反应性而起退热镇痛作用；阿司匹林还通过抑制外周前列腺素等的合成起镇痛、抗炎和抗风湿作用，还有抑制血小板聚集作用。咖啡因为中枢神经兴奋药，能兴奋大脑皮层，提高对外界的感应性，并有收缩脑血管，加强前两药缓解头痛的效果。用于发热、头痛、神经痛、牙痛、月经痛、肌肉痛、关节痛。

【用法与用量】 口服：成人每次1～2片，每日3次饭后服。

【不良反应与注意事项】 本品为由阿司匹林和非那西丁为主所组成的复方片剂。参见阿司匹林和非那西丁。

【制剂与规格】 片剂：0.3 g、0.5 g。

尼美舒利

Nimesulide

【作用与用途】 本品属非甾体抗炎药，具有抗炎、镇痛、解热作用。其作用机理可能与抑制前列腺素的合成、白细胞的介质释放和多形核白细胞的氧化反应有关。本品适用于慢性关节炎症（包括类风湿性关节炎和骨关节炎等）；手术和急性创伤后的疼痛；耳鼻咽部炎症引起的疼痛；痛经；

上呼吸道感染引起的发热症状等。

【体内过程】 本品口服0.1 g,其达峰时间1.22～2.75小时,半衰期2～3小时,作用可持续6～8小时。本品几乎全部通过肾脏排泄,即使多次服用也不会出现累积现象。

【用法与用量】 口服。成人一次0.05～0.1 g,每日两次,餐后服用,按病情的轻重和患者的需要,可以增加到一次0.2 g,日服两次。儿童常用剂量为5 mg/(kg·d),分2～3次服用。老年病人的服药量应严格遵照医生的规定。医生可以根据情况适当减少以上所列的剂量。

【不良反应与注意事项】 主要有胃灼热、恶心、胃痛等,但症状轻微、短暂,很少需要中断治疗。极少情况下,患者出现过敏性皮疹。另需注意:本品如同其他非甾体抗炎药一样可能产生头晕、嗜睡、消化道溃疡或肠道出血以及史蒂文斯-约翰逊综合征(Stevens-Johnson Syndrome)等。本品可与阿司匹林和其他非甾体抗炎药有交叉过敏反应;有出血性疾病、胃肠道疾病、接受抗凝血剂治疗或抗血小板聚集药物的患者应慎用。本品通过肾脏排泄,如有肾功能不全,应根据肾小球滤过率减少用药剂量。在服用本品之后,如出现视力下降,应停止用药,进行眼科检查。儿童、孕妇及哺乳期妇女、严重肾功能不全患者、胃肠道出血或消化性溃疡活动期患者、对本品或其他非甾体抗炎药过敏者禁用。老年患者因肾功能减退,用量应严格遵照医嘱,医生可根据情况适当减少用量。由于本品血浆蛋白结合率高,可能会置换其他蛋白结合药物。超量中毒应予紧急处理,包括洗胃、催吐、服用活性炭,同时予以对症支持疗法。

【制剂与规格】 片剂:0.1 g。

氟芬那酸

Flufenamie Acid

【作用与用途】 本品为非甾体类抗炎镇痛药。对风湿性、类风湿关节炎和急性风湿热有效,能使关节肿胀减轻和降低,并有明显的抗炎、止痛作用,其作用比阿司匹林好,和保泰松及肾上腺皮质激素类似,亦有解热作用。对消除关节肿胀积水有一定疗效。其作用机制为抑制环氧酶,从而减少前列腺炎酸(PGE_1)的合成,从而达到抗炎、镇痛的目的。属外周性镇痛药,仅对轻、中度痛疼有效,具有无成瘾性、无镇静安眠作用特点。用于风湿、类风湿性关节炎及其他炎症性疼痛的治疗。

【用法与用量】 口服:0.1～0.2 g/次,2～4次/d。

【不良反应与注意事项】 常见有胃肠道反应,如恶心、呕吐、腹泻等;偶见皮疹、眩晕、白细胞减少、转氨酶升高等。消化道溃疡、孕妇、哺乳期妇女禁用;肾功能不全、哮喘患者慎用。

【制剂与规格】 片剂:0.1 g、0.2 g;胶囊剂:0.2 g。

双水杨酯

Salsalate

【作用与用途】 本品属非乙酰化

水杨酸。抗炎、镇痛作用类似阿司匹林,但不具有抑制血小板聚集的作用。用于缓解各类疼痛,包括头痛、牙痛、神经痛、关节痛及软组织炎症等中等度疼痛。

【体内过程】 口服后不溶于胃液,但溶于小肠液中,并在肠道内逐渐分解出二分子水杨酸而起治疗作用。

【用法与用量】 口服:成人常用量:每次0.3~0.6 g,每日2~3次。也可开始0.5~1 g,每日2~3次,以后视患者反应调整用量。

【不良反应与注意事项】 本品对胃刺激性较阿司匹林为小,与其他非甾体抗炎药发生交叉过敏反应较阿司匹林为低。大剂量与口服抗凝药合用时,有发生出血的可能性。对其他类非甾体抗炎药有过敏史者、慢性肾功能不全及消化性溃疡者慎用。妊娠头3个月及分娩前2~3周的妇女禁用。对本品过敏、有哮喘史患者、严重的肝病、出血性疾病或接受抗凝剂治疗的人、动脉硬化伴高血压、近期脑出血或年老体弱者禁用。

【制剂与规格】 片剂:0.3 g。

二氟尼柳
Diflunisal

【作用与用途】 本品为水杨酸衍生物,属非甾体抗炎药,具有镇痛、抗炎及解热作用,其机制可能是抑制前列腺素合成。适用于类风湿关节炎、骨关节炎及各种轻、中度疼痛。

【体内过程】 本品口服吸收良好,服药后2~3小时可达血浆峰浓度。本品的血浆蛋白结合率为99%,表观分布容积为7.5 L(以双氯芬酸钠计),肾功能中度或严重损害时,其分布容积增加,本品血浆半衰期为8~12小时。本品口服剂量的90%,以两种可溶性葡萄糖苷酸结合物的形式自尿排出,总清除率为7.9 ml/min。

【用法与用量】 饭后口服。成人每日2次,每次0.5 g,或遵医嘱。每日维持剂量不应超过1.5 g。

【不良反应与注意事项】 胃肠道反应:部分患者有恶心、食欲减退、腹痛、腹胀、便秘和腹泻;中枢神经系统反应:一般极少发生,主要有眩晕、头痛、嗜睡、失眠,症状较轻,很少需要中断治疗;偶见皮疹、水肿、鼻炎、短暂视觉障碍。肝、肾功能不良患者,出血时间延长倾向者和有消化道疾病史患者及心功能不全、高血压或其他有体液潴留倾向的患者慎用。对本品或其他非甾体抗炎药过敏者包括阿司匹林、活动期消化性溃疡患者,严重肝、肾功能损害的患者,12岁以下儿童禁用。

【制剂与规格】 胶囊剂:0.125 g;片剂:0.125 g、0.25 g。

美沙拉嗪
Mesalazine

【作用与用途】 对肠壁的炎症有显著的抑制作用;美沙拉嗪可以抑制引起炎症的前列腺素的合成和炎性介质白三烯的形成,从而对肠黏膜的炎症起显著抑制作用。对有炎症的肠壁的结缔组织效果更佳。用于溃疡性结肠炎、溃疡性直肠炎和克罗恩病

(Crohn's disease)。

【体内过程】 口服后药物在通过肠道时缓慢释放,使回肠末端及结肠内达到有效浓度。直肠吸收小于15%,t_{max} 4~7小时,在肝脏乙酰化代谢。$t_{1/2}$为0.5~1.5小时。

【用法与用量】 口服:成人,溃疡性结肠炎:每次1.0 g,4次/d,维持治疗剂量为每次0.5 g,3次/d;克罗恩病:每次1.0 g;3~4次/d。儿童,每日20~30 mg/kg。栓剂:成人,每次1个,1~2个/d。儿童,2岁可以考虑使用,具体剂量遵医嘱。

【不良反应与注意事项】 可能出现轻度的胃部不适。对水杨酸类药物以及本品的赋形剂过敏者忌用。肝肾功能不全者慎用;妊娠及哺乳期妇女慎用;2岁以下儿童不宜用。与氰钴胺片($VitB_{12}$片)同用,将影响氰钴胺片的吸收。服药时要整粒囫囵吞服,绝不可嚼碎或压碎。

【制剂与规格】 片剂:0.5 g;栓剂:1.0 g。

邻乙氧苯甲酰胺(乙水杨胺) Ethenzamide

【作用与用途】 本品可抑制前列腺素合成,具有解热、镇痛和抗炎作用。用于缓解轻至中度疼痛,如头痛、牙痛、神经痛。

【体内过程】 口服易吸收,服500 mg时,2小时内达血药浓度峰值,峰浓度为30 μg/ml,维持6~8小时。

【用法与用量】 口服:成人,每次0.5 g,每日1~3次。

【不良反应与注意事项】 常见:恶心、呕吐、上腹部不适或疼痛等胃肠道反应;较少见或罕见:胃肠道出血或溃疡,支气管痉挛性过敏反应,皮肤过敏反应,血尿、眩晕和肝脏损害。用于解热连续应用不得超过3天,用于止痛不得超过5天。年老体弱或体温在40℃以上患者,应在医师指导下使用。痛风、肝肾功能减退、心功能不全、鼻出血、月经过多等患者,以及有溶血性贫血史者、妊娠期、哺乳期妇女慎用。儿童必须在成人监护下使用。服用本品期间禁止饮酒。对本品过敏者、哮喘、鼻息肉综合征、对阿司匹林及对其他解热镇痛药过敏者、血友病或血小板减少症、溃疡病活动期的患者、肾功能不全者,及本品性状发生改变时禁用。

【制剂与规格】 片剂:0.25 g、0.5 g。

贝诺酯 Benorilate

【作用与用途】 本品为对乙酰氨基酚与阿司匹林的酯化物。属非甾体类抗炎解热镇痛药,具解热、镇痛及抗炎作用,其作用机制基本同阿司匹林及对乙酰氨基酚,主要通过抑制前列腺素的合成而产生镇痛抗炎和解热作用。作用时间较阿司匹林及对乙酰氨基酚长。

【体内过程】 口服后以原形吸收,吸收后很快代谢成为水杨酸和对乙酰氨基酚。原形药的$t_{1/2}$约为1小时。进一步在肝中代谢,主要以水杨酸及对乙酰氨基酚的代谢产物自尿中排出,极少量从粪便排出。水杨酸的 $t_{1/2}$ 为 2~3 小时,对乙酰氨基酚 $t_{1/2}$ 为 1~4 小时。

【用法与用量】 口服:片剂成人常用量:每次 0.5~1.0 g,每日 3~4 次,疗程不超过 10 天。老年人用药每日不超过 2.6 g,疗程不超过 5 天。分散片:疗程不超过 5 天。成人每次 0.5~1.5 g,每日 3 次。老年人用药每日不超过 2.6 g。颗粒剂冲服:成人每次 0.5~1.5 g,每日 3 次,或遵医嘱。

【不良反应与注意事项】 胃肠道反应较轻,可有恶心、烧心、消化不良及便秘,也有报道引起腹泻者;可引起皮疹;可引起嗜睡、头昏及定向障碍等神经精神症状;在小儿急性发热性疾病,尤其是流感及水痘患儿有引起瑞氏(Reye)综合征的危险;长期用药可影响肝功能,并有引起肝细胞坏死的报道;长期应用有可能引起镇痛药性肾病。对阿司匹林过敏者或其他非甾体抗炎药过敏者对本品也过敏。服本品 3 天后仍发热或服本品 10 天后仍疼痛者,必须就医检查。老年人应用本品时,疗程不宜长于 5 天。肝肾功能不全,阿司匹林、对乙酰氨基酚过敏者以及其他非甾体抗炎药引起过哮喘、鼻炎及鼻息肉综合征者禁用。

【制剂与规格】 片剂:0.2 g、0.5 g;分散片:0.5 g;颗粒剂:0.5 g。

贝敏伪麻片

Composite Benorilate Pseudoephedrine

【作用与用途】 含有贝诺酯、盐酸伪麻黄碱和马来酸氯苯那敏。贝诺酯具有抗炎、解热、镇痛作用。盐酸伪麻黄碱具有选择性收缩上呼吸道毛细血管、消除鼻咽部黏膜充血、减轻鼻塞症状的作用。马来酸氯苯那敏为抗组胺药,竞争性阻断组胺(H_1)受体,减轻血管通透性和具有抗过敏作用。用于感冒引起的发热、头痛、关节痛、喷嚏、流涕、鼻塞等对症治疗。

【体内过程】 贝诺酯口服后以原形在胃肠道吸收,很快达有效血浓度。吸收后水解为水杨酸及对乙酰氨基酚。本药作用时间较阿司匹林及对乙酰氨基酚长,并以阿司匹林及对乙酰氨基酚代谢产物自肾脏排出。盐酸伪麻黄碱口服后吸收良好,血药浓度达峰时间(t_{max})约 2 小时,肝内代谢,肾脏排出原形及代谢产物。马来酸氯苯那敏,口服吸收慢,0.5~1 小时后起效,血药浓度达峰时间(t_{max}) 3~6 小时,半衰期($t_{1/2}$)12~15 小时,肝内代谢,原形药及代谢产物由肾脏排出。

【用法与用量】 口服:成人每次 1 片,每日 3 次。

【不良反应与注意事项】 个别患者可出现头昏、嗜睡、恶心、腹部不适等症状。服用量每日不得超过 8 片,疗程不得超过 7 天。驾驶机动车辆和操作机器者,避免服用。心脏病、高血压、甲亢、糖尿病、哮喘、青光眼、肺气肿、慢性肺部疾病、呼吸困难、前列腺肥大合并排尿困难等患者不宜服用。服用本品后若症状未改善或伴高热，应及时停药。老年人、孕妇及哺乳期妇女慎用。12岁以下儿童、对复方中任一药物过敏者禁用。

【制剂与规格】 片剂：含贝诺酯0.3 g、伪麻黄碱30 mg、扑尔敏2 mg。

布洛伪麻片

Ibuprofen and Pseudoephedrine Hydrochloride Compound Tablets

【作用与用途】 本品具有解热镇痛及减轻鼻黏膜充血作用。复方中布洛芬具有解热、镇痛及抗炎作用；盐酸伪麻黄碱具有选择性的收缩血管作用，消除鼻咽部黏膜充血、肿胀，减轻鼻塞症状用于感冒、急性鼻炎、急性鼻窦炎等引起的发热、头痛、鼻塞、流涕、咽喉痛、全身酸痛等症状。

【体内过程】 布洛芬口服易吸收，与食物同服吸收减慢，但吸收量不减少，血浆蛋白结合率为99%，服药后血药浓度达峰时间（t_{max}）1.2～2.1小时，用量0.2 g血药浓度为22～27 μg/ml，1次给药后$t_{1/2}$一般为1.8～2小时，在肝内代谢，60%～90%经肾由尿排出。盐酸伪麻黄碱口服后吸收快，1次口服60 mg在1小时内达高峰，0.5～2小时平均血药浓度为（274±33）μg/ml，平均半衰期（$t_{1/2}$）为4.35小时，分布于全身各种体液，有55%～75%以原形从尿中排出，其余由肝脏代谢。

【用法与用量】 口服：成人每次1片，每日3次或遵医嘱。

【不良反应与注意事项】 参见贝敏伪麻片。

【制剂与规格】 片剂：每片内含布洛芬0.2 g，盐酸伪麻黄碱30 mg。

对乙酰氨基酚

Paracetamol

【作用与用途】 本品为乙酰苯胺类解热镇痛药。通过抑制下丘脑体温调节中枢前列腺素合成酶，减少前列腺素PGE_1的合成和释放，导致外周血管扩张、出汗而达到解热的作用，其解热作用强度与阿司匹林相似；通过抑制前列腺素PGE_1、缓激肽和组胺等的合成和释放，提高痛阈而起到镇痛作用，属于外周性镇痛药，作用较阿司匹林弱，仅对轻、中度疼痛有效。本品无明显抗炎作用。用于发热，也可用于缓解轻中度疼痛，如头痛、肌肉痛、关节痛以及神经痛、痛经、癌性痛和手术后止痛等。本品可用于对阿司匹林过敏或不能耐受的患者。本品对各种剧痛及内脏平滑肌绞痛无效。

【体内过程】 血浆蛋白结合率为25%。90%～95%在肝脏代谢，主要与葡萄糖醛酸、硫酸及半胱氨酸结合。中间代谢产物对肝脏有毒性作用。$t_{1/2}$一般为1～4小时（平均为2小时），肾功能不全时不变，但在某些肝病患者可能延长，老年人和新生儿可有所延长，而小儿则有所缩短。本品主要以葡萄糖醛酸结合的形式从肾脏排泄，24小时内约有3%以原形随尿排出。

【用法与用量】 肌内注射：每次

0.15～0.25 g。本品不宜长期应用，退热疗程一般不超过 3 天，镇痛不宜超过 1 天。分散片服用时，加温开水分散。小儿常用量，按体重每次 1～15 mg/kg，每 4～6 小时 1 次，12 岁以下每 24 小时不超过 5 次量，疗程不超过 5 天，3 岁以下遵医嘱用药。

【不良反应与注意事项】 偶尔可引起恶心、呕吐、出汗、腹痛、皮肤苍白等，少数病例可发生过敏性皮炎（皮疹、皮肤瘙痒等）、粒细胞缺乏、血小板减少、贫血、肝功能损害等，很少引起胃肠道出血。在长期治疗期间应定期检查血象及肝功能。有交叉过敏反应、乙醇中毒、肝病或病毒性肝炎、肾功能不全时慎用。对实验室检查有干扰。3 岁以下儿童、孕妇及哺乳期妇女，对本品过敏及严重肝肾功能不全者禁用。

【制剂与规格】 注射剂：1 ml：0.075 g、2 ml：0.25 g；分散片：0.1 g。

复方扑热息痛片

Compound Paracetamol Tablets

【作用与用途】 本品中对乙酰氨基酚及乙酰水杨酸能抑制前列腺素的合成而产生解热镇痛作用；咖啡因为中枢兴奋药，能收缩脑血管，减轻其搏动的幅度，与解热镇痛药配伍，能增加解热镇痛之效果。用于普通感冒或流行性感冒引起的发热、头痛，缓解轻、中度疼痛如关节痛、神经痛、肌肉痛、偏头痛、牙痛、月经痛。

【用法与用量】 口服：成人每次 1 片，若持续高热、疼痛，可间隔 4～6 小时重复用 1 片，24 小时内不超过 4 片。

【不良反应与注意事项】 较常见的有恶心、呕吐、上腹部不适或疼痛等胃肠道反应。较少见或罕见的有胃肠道出血或溃疡，多见于大剂量服用本品的患者；过敏性支气管哮喘；皮疹、荨麻疹、皮肤瘙痒等；血尿、眩晕和肝脏损害。本品用于解热不超过 3 天，用于镇痛不超过 5 天。发热伴脱水的患儿、痛风、肝肾功能减退、心功能不全、鼻出血、月经过多等患者以及有溶血性贫血史者慎用。哮喘、鼻息肉综合征、对阿司匹林及对同类解热镇痛药过敏者、血友病或血小板减少症、溃疡病活动期的患者及妊娠期、哺乳期妇女禁用。不能同时服用含有与本品成分相似的其他抗感冒药。服用本品期间禁止饮酒。儿童必须在成人监护下使用。当药品性状发生改变时禁用。

【制剂与规格】 片剂：每片含乙酰水杨酸 0.23 g、对乙酰氨基酚（醋氨酚）0.1265 g、咖啡因 0.03 g。

散利痛

Compound Propypnenazone

【作用与用途】 本品为解热镇痛药，对乙酰氨基酚和异丙安替比林系通过抑制中枢神经系统的前列腺素的合成产生镇痛作用；解热作用系通过下视丘体温调节中枢而起作用。咖啡因能增强镇痛效果。适用于头痛、牙痛、神经痛、月经痛、肌肉痛及风湿痛、发热等。

【用法与用量】 口服:成人每次1~2片。6岁以上儿童每次1/2~1片,24小时内可服3次,药片可以用水或饮料吞服。

【不良反应与注意事项】 一般在常用的剂量下可耐受,在极个别的情况下可引起皮肤过敏症(红疹、荨麻疹);偶见皮疹或剥脱性皮炎;极少数过敏者有粒细胞缺乏症,连用1周以上应定期检查血象。

【制剂与规格】 片剂:0.5 g。

日夜百服咛
Bufferin cold

【作用与用途】 本品中对乙酰氨基酚能抑制前列腺素合成,具有解热镇痛作用,盐酸伪麻黄碱能收缩上呼吸道血管,消除鼻黏膜充血,减轻鼻塞,流涕;氢溴酸右美沙芬能抑制咳嗽中枢而产生镇咳作用;马来酸氯苯那敏为抗组胺药,可消除或减轻因感冒引起的流泪、流涕、喷嚏等过敏症状,并有镇静作用。日片无嗜睡,夜片能进一步减轻由于感冒引起的各种不适,并使患者安睡。本品用于治疗普通感冒和流行性感冒引起的发热、头痛、四肢酸痛、喷嚏、流涕、鼻塞、咳嗽、咽痛等症状。

【用法与用量】 日用片:成人和12岁以上儿童白天每6小时服药1次,每次1片。夜用片:成人和12岁以上儿童夜晚或临睡前服1片。

【不良反应与注意事项】 偶见皮疹、荨麻疹、药物热及白细胞减少等不良反应,长期大量用药会导致肝、肾功能异常,有时有轻度头昏、乏力、恶心、上腹不适、口干和食欲不振等。日片,每日剂量不超过3片,夜片不超过1片,每次服药时间间隔不少于6小时。疗程不超过3~7天。服药期间禁止饮酒。服用夜片后,不得驾车、船、飞机,操作机器设备及高空作业。不能同时服用含有与本品组分相似的其他抗感冒药。儿童必须在成人的监护下使用。老年人、心脏病、高血压、甲状腺疾病、糖尿病、前列腺肥大、肝肾功能不全者等慎用。孕妇及哺乳期妇女慎用。

【制剂与规格】 酚伪麻片(日片)每片含:对乙酰氨基酚500 mg,氢溴酸右美沙芬15 mg,盐酸伪麻黄碱30 mg。美扑伪麻片(夜片)每片含:对乙酰氨基酚500 mg,氢溴酸右美沙芬15 mg,盐酸伪麻黄碱30 mg,马来酸氯苯那敏2 mg。

复方氨酚美沙芬片
Compound Paracetanol and Dextromethorphan Tablets

【作用与用途】 本品中对乙酰氨基酚抑制前列腺素的合成,有解热和镇痛作用;氢溴酸右美沙芬为非麻醉性镇咳药,对咳嗽中枢有较强的抑制作用;盐酸苯丙醇胺系减轻鼻腔和鼻窦充血剂,有缓解鼻黏膜充血、肿胀的作用,可使鼻塞症状减轻;马来酸氯苯那敏为抗组胺药,有消除或减轻流泪、打喷嚏和流鼻涕的作用。本品用于治疗普通感冒及流行性感冒引起的发热、咳嗽、周身疼痛、咽喉疼痛、头痛、流鼻涕、打喷嚏、眼部发痒、流泪及鼻塞和鼻窦充血等感冒症状。

【用法与用量】 口服:成人每次1片,每6小时服用1次,24小时不超过4片,12岁以下儿童请咨询医师或药师。

【不良反应与注意事项】 嗜睡,偶有头昏、口干、多汗、胃部不适等;本品每日剂量不得超过4片,疗程不超过3~7天。对本品中任一组分过敏者禁用。服用本品期间禁止饮酒。不能同时服用含有与本品成分相似的其他抗感冒药。当本品性状发生改变时禁用。老年心脏病、高血压、甲状腺疾病、糖尿病、前列腺肥大等患者慎用。驾驶机动车、操作机器以及高空作业者工作时间禁用。孕妇及哺乳期妇女,肝、肾功能不全者慎用。

【制剂与规格】 复方氨酚美沙芬片:每片含主要成分对乙酰氨基酚500 mg,氢溴酸右美沙芬15 mg,盐酸苯丙醇胺12.5 mg和马来酸氯苯那敏2 mg。

泰诺酚麻美敏口服溶液
Compound Dextrometherphan Hydrobromide Oral Solution

【作用与用途】 用于普通感冒、花粉症及其他上呼吸道过敏引起的鼻黏膜充血水肿、咳嗽、眼部瘙痒、流涕、喷嚏、轻微疼痛、头痛、发热。

【用法与用量】 口服:6~11岁每次10 ml,2~5岁每次5 ml,每4~6小时1次。

【不良反应与注意事项】 胃肠道不适,嗜睡。青光眼、心脏病、高血压、甲亢、糖尿病、哮喘患者以及对麻黄碱药理作用敏感者慎用。

【制剂与规格】 口服溶液:100 ml。

泰诺酚麻美敏片(泰诺感冒片)
Tylenol Cold Tablets

【作用与用途】 本复方具有解热镇痛、减轻鼻黏膜充血、镇咳和抗组胺作用。配方中的对乙酰氨基酚为解热镇痛药;盐酸伪麻黄碱可收缩鼻黏膜血管,减轻鼻塞症状;氢溴酸右美沙芬为中枢镇咳药,通过抑制咳嗽中枢而产生镇咳作用;马来酸氯苯那敏为H_1受体阻断药,可对抗组胺引起的微血管扩张和毛细血管通透性增加,减轻流泪、打喷嚏、流涕等过敏症状。适用于缓解由感冒或流感引起的发热、头痛、咽痛、肌肉酸痛、鼻塞流涕、打喷嚏、咳嗽等症状。

【用法与用量】 口服:成人和12岁以上儿童:每6小时1次,每次1~2片,24小时不超过8片。6~12岁儿童:每6小时1次,每次1片,24小时不超过4片。

【不良反应与注意事项】 偶有轻度嗜睡、多汗、头昏、乏力、恶心、上腹不适、口干、食欲不振和皮疹等。高血压、心脏病、糖尿病、甲状腺疾病、青光眼、前列腺肥大引起的排尿困难、呼吸困难、肺气肿、长期慢性咳嗽或咳嗽伴有黏痰及肝肾功能不全患者慎用。持续用药不得超过7天。如服药后发热持续3天,咳嗽持续7天以上、咽痛持续2天以上,可能为严重疾病的症状,应停药并请医生诊治。驾驶员、高空作业及操纵机器者慎用。对本品成分及其他拟交感胺类药,如肾上腺素、异丙肾上腺素等过敏者禁用。

【制剂与规格】 片剂:每片含对乙酰氨基酚 325 mg、盐酸伪麻黄碱 30 mg、氢溴酸右美沙芬 15 mg、马来酸氯苯那敏 2 mg。

复方盐酸伪麻黄碱缓释胶囊（新康泰克）Contac NT

【作用与用途】 盐酸伪麻黄碱为拟肾上腺素药,具有收缩上呼吸道毛细血管,消除鼻咽部黏膜充血,减轻鼻塞症状的作用;马来酸氯苯那敏为抗组胺药,能进一步减轻感冒引起的鼻塞、流涕、打喷嚏等症状。本品内容物中既含有速释小丸,也含有能在一定时间内发挥作用的缓释小丸,其有效浓度可维持 12 小时。本品可减轻由于普通感冒、流行性感冒引起的上呼吸道症状和鼻窦炎、枯草热所致的各种症状,特别适用于缓解上述疾病的早期临床症状,如鼻塞、流涕、打喷嚏等。

【用法与用量】 口服:成人每12小时服1粒,24小时内不应超过2粒。

【不良反应与注意事项】 可见头昏、困倦、口干、胃部不适、乏力、大便干燥等;用药 3～7 天,症状未缓解,请咨询医师;不能同时服用含有与本品成分相似的其他抗感冒药。肝、肾功能不全者,孕妇及哺乳期妇女,心脏病,高血压,甲状腺疾病,糖尿病,前列腺肥大等患者慎用;对本品成分过敏者,驾驶机、车、船,从事高空作业、机械作业者工作期间,当本品性状发生改变时,严重冠状动脉疾病,有精神病史者禁用。服用本品期间禁止饮酒。

【制剂与规格】 胶囊剂:每粒含盐酸伪麻黄碱 90 mg,马来酸氯苯那敏 4 mg。

塞来昔布 Celecoxib

【作用与用途】 是一种新一代的化合物,具有独特的作用机制即特异性地抑制环氧化酶-2(COX-2)。炎症刺激可诱导 COX-2 生成,因而导致炎性前列腺素类物质的合成和聚积,尤其是前列腺素 E_2,引起炎症、水肿和疼痛。塞来昔布可通过抑制 COX-2 阻止炎性前列腺素类物质的产生,达到抗炎、镇痛及退热作用。用于缓解急性期或慢性期骨关节炎和类风湿关节炎的症状和体征。

【体内过程】 空腹给药的塞来昔布吸收良好,2～3 小时达到血浆峰浓度,胶囊口服后的生物利用度为口服混悬后生物利用度的 99%(混悬液为口服利用的最佳剂型)。血浆蛋白结合率约为 97%。药物在血中并不是优先与红细胞结合。与进食(高脂食物)同时给药,本药的吸收延迟,t_{max} 延至 4 个小时,生物利用度增加约 20%。本品的清除主要通过肝脏进行,少于 1% 剂量的药物以原形从尿中排出。多剂服药后清除半衰期为 8～12 小时,清除率约为500 ml/min。连续给药5天内达到其稳态分布容积均值,约为500 L,表明塞来昔布在组织中分布广泛。临床前研究表明本药可通过血脑屏障。

【用法与用量】 骨关节炎:塞来昔布治疗骨关节炎的症状和体征推荐剂量为200 mg,每日1次口服。临床研究中也曾用至每日400 mg的剂量。类风湿关节炎:塞来昔布治疗类风湿关节炎的症状和体征推荐剂量为100 mg或200 mg,每日2次。临床研究中的剂量曾用至每日800 mg。

【不良反应与注意事项】 主要有头痛、眩晕、便秘、恶心、腹痛、腹泻、消化不良、胀气、呕吐等。对本产品中任何成分过敏者,已知对磺胺过敏者禁用。

【制剂与规格】 硬胶囊:200 mg。

帕瑞昔布(特耐)

Parecoxib

【作用与用途】 帕瑞昔布是伐地昔布的前体药物。伐地昔布在临床剂量范围是选择性环氧合酶-2(COX-2)抑制剂,用于手术后疼痛的短期治疗。

【体内过程】 帕瑞昔布在静注或肌内注射后经肝脏酶水解,迅速转化为有药理学活性的物质——伐地昔布。

【用法与用量】 推荐剂量为40 mg,静脉注射或肌内注射给药,随后视需要间隔6~12小时给予20 mg或40 mg,每天总剂量不超过80 mg。可直接进行快速静脉推注,或通过已有静脉通路给药。肌内注射应选择深部肌肉缓慢推注。疗程不超过3天。

【不良反应与注意事项】 常见低钾血症、焦虑、失眠、高血压、低血压、呼吸功能不全、咽炎、干槽症、消化不良、胃肠气胀、瘙痒、背痛、少尿、肌酐升高。有高血压和/或心力衰竭(如液体潴留和水肿)病史的患者应慎用。对有受孕计划的妇女不推荐使用帕瑞昔布。避免与其他非甾体抗炎药,包括选择性COX-2抑制剂合并用药。儿童或青少年不推荐使用。禁用于妊娠期的后三分之一阶段。哺乳的妇女不应使用帕瑞昔布。下列情况禁用帕瑞昔布:对注射用帕瑞昔布钠活性成分或赋形剂中任何成分有过敏史的患者;活动性消化道溃疡或胃肠道出血;服用阿司匹林或非甾体抗炎药(包括COX-2抑制剂)后出现支气管痉挛、急性鼻炎、鼻息肉、血管神经性水肿、荨麻疹以及其他过敏反应的患者;严重肝功能损伤;炎症性肠病;充血性心力衰竭;冠状动脉搭桥术后用于治疗术后疼痛;已确定的缺血性心脏疾病;外周动脉血管和/或脑血管疾病。注射用帕瑞昔布钠使用前必须重新无菌配制。可用于配制注射用帕瑞昔布钠的溶剂包括:氯化钠溶液9 mg/ml(0.9%);葡萄糖注射液50 g/L(5%);氯化钠4.5 mg/ml(0.45%)和葡萄糖50 g/L(5%)注射液。帕瑞昔布不得与其他任何药物混合。

【制剂与规格】 注射剂:40 mg。

索米痛
Somedon

【作用与用途】 具有解热、镇痛、镇静作用,抗风湿作用很弱。用于发热、头痛、牙痛、关节痛、痛经及其他各种慢性钝痛的治疗。

【用法与用量】 口服:每次1片,或遵医嘱。5岁以上儿童:每次1/2片,每日3次。必要时3~4小时重复用。

【不良反应与注意事项】 偶见皮疹或剥脱性皮炎;极少数过敏者有粒细胞缺乏症,连用1周以上应定期检查血象;贫血、造血功能障碍患者忌用。有严重副反应,常用而不宜久服。苯巴比妥类药物过敏者禁用。

【制剂与规格】 片剂:0.5 g,每片含对乙酰氨基酚0.125 g,氨基比林0.15 g,咖啡因0.05 g,苯巴比妥0.015 g,辅料适量。

氨非咖片
Compound Aminopyrine, Phenacetin and Caffeine

【作用与用途】 为一复方解热镇痛药。其中氨基比林和非那西丁均具有解热镇痛作用,能抑制下丘脑前列腺素的合成和释放,恢复体温调节中枢感受神经元的正常反应性而起退热作用;同时还通过抑制前列腺素等的合成发挥镇痛作用。氨基比林还能抑制炎症局部组织中前列腺素的合成和释放,稳定溶酶体膜,影响吞噬细胞的吞噬作用而起到抗炎作用。咖啡因为中枢神经兴奋药,能兴奋大脑皮层,提高对外界的感应性,并有收缩脑血管,加强前两药缓解头痛的效果。用于发热及轻、中度的疼痛。

【用法与用量】 需要时服用,每次1~2片,每日1~3次。

【不良反应与注意事项】 本复方所含氨基比林和非那西丁均有明显不良反应。服用氨基比林可有呕吐、皮疹、发热、大量出汗及发生口腔炎等,少数可致中性粒细胞缺乏、再生障碍性贫血、渗出性红斑、剥脱性皮炎、龟头糜烂等。长期服用非那西丁可引起肾乳头坏死、间质性肾炎并发生急性肾功能衰竭,甚至可能诱发肾盂癌和膀胱癌,还可造成对药物的依赖性。非那西丁还易使血红蛋白形成高铁血红蛋白,使血液的携氧能力下降,导致发绀,还可引起溶血、肝脏损害,并对视网膜有一定毒性。老年患者应慎用;学龄前儿童,孕妇及哺乳期妇女,严重肝肾功能不全,溶血性贫血及对氨基比林、非那西丁或咖啡因类药物过敏者禁用。

【制剂与规格】 片剂:0.3 g。

保泰松
Phenylbutazone

【作用与用途】 本品为非甾体抗炎药,有较强的抗炎作用,对炎性疼痛效果较好,有促进尿酸排泄作用,解热作用较弱。主要用于治疗风湿性关节炎、类风湿性关节炎、强直性脊柱炎。本药大剂量可减少肾小管对尿酸盐的再吸收,促进尿酸盐排泄,故可用于治疗急性痛风。

【体内过程】 胃肠道易吸收，血浓度峰值约2小时。V_d 为120 ml/kg，剂量增加血药浓度不增加。98%与血浆蛋白结合。主要在肝脏经氧化缓慢代谢，代谢物之一羟基保泰松仍有抗炎活性。本品代谢和排泄均较慢，平均消除半衰期约70小时。

【用法与用量】 口服：治疗关节炎，每次0.1～0.2 g，每日3次，饭后服。每日总量不宜超过0.8 g。1周后如无不良反应，病情改善可继续服用，剂量应递减至维持量：每次0.1～0.2 g，每日1次。急性痛风，初量0.2～0.4 g，以后每6小时0.1～0.2 g。症状好转后减为每次0.1 g，每日3次，连服3日。

【不良反应与注意事项】 常见：恶心、呕吐、胃肠道不适、水钠潴留、水肿、皮疹等；也可引起腹泻、眩晕、头痛、长期大剂量致消化道溃疡及胃肠出血；偶有引起肝炎、黄疸、肾炎、血尿、剥脱性皮炎、多形性红斑、甲状腺肿、粒细胞及血小板缺乏症；服药1周以上应检查血象。如出现发热、咽痛、皮疹、黄疸及柏油样大便应即停药。用药时宜忌盐；老年患者慎用；孕妇，儿童，对阿司匹林过敏者，有溃疡病史，水肿，高血压，精神病，癫痫，支气管哮喘，心脏病及肝、肾功能不良者禁用。

【制剂与规格】 片剂：0.1 g。

羟布宗(羟基保泰松)

Oxyphenbutazone

【作用与用途】 作用、用途同保泰松，但对胃肠道的刺激比较小。

【体内过程】 口服后肠道吸收良好，4～8小时血药浓度达峰值，$t_{1/2}$ 为48～72小时。在血中与血浆蛋白相结合，不进入脑脊液中。其余同保泰松。

【用法与用量】 口服：每次0.1～0.2 g，每日3次，饭后服。1周后逐渐减量，最低维持量为每日0.1～0.2 g。

【不良反应与注意事项】 同保泰松。

【制剂与规格】 片剂：0.1 g。

非普拉宗

Prenazone

【作用与用途】 本品为非甾体消炎镇痛药物，消炎、解热、镇痛作用是通过强力抑制PG的合成实现的。特征是化学结构中引入了有抗溃疡作用的功能基戊烯基，使之既保留了消炎镇痛作用，又减轻了毒副作用，尤其是避免了同类药物对胃黏膜的不良刺激作用。适用于风湿性关节炎、类风湿性关节炎、强直性关节炎、肩周炎、骨关节炎、血栓性静脉炎、肌纤维炎、牙痛、坐骨神经痛等的治疗。

【用法与用量】 口服：每次100～200 mg，每日2次，饭后服。

【不良反应与注意事项】 可有皮疹、嗜睡、水肿等，有肝、肾功能损害者慎用。

【制剂与规格】 片剂：每片含非普拉宗100 mg。

吲哚美辛

Indomethain

【作用与用途】 本品具有抗炎、

解热及镇痛作用,其作用机制为通过对环氧酶的抑制而减少前列腺素的合成。制止炎症组织痛觉神经冲动的形成,抑制炎性反应,包括抑制白细胞的趋化性及溶酶体酶的释放等。至于退热作用,由于作用于下丘脑体温调节中枢,引起外周血管扩张及出汗,使散热增加。这种中枢性退热作用也可能与在下视丘的前列腺素合成受到抑制有关。用于:关节炎,可缓解疼痛和肿胀;软组织损伤和炎症;解热;其他:用于治疗偏头痛、痛经、手术后痛、创伤后痛等及眼科手术及非手术因素引起的非感染性炎症的抗炎治疗。

【体内过程】 口服吸收完全,食物或服用含铝及镁的制酸药可稍使吸收缓慢,吸收入血后,约有 99% 与血浆蛋白结合。口服 1 ~ 4 小时血药浓度达峰值,用量 25 mg 时血药浓度为 1.4 μg/ml,50 mg 时为 2.8 μg/ml;$t_{1/2}$ 平均为 4.5 小时,早产儿明显延长。外用通过局部皮肤吸收,吸收入血后,绝大部分与血浆蛋白结合。缓释片,缓慢吸收,5 ~ 6 小时后,血药浓度达高峰,血药浓度变化比较平稳。吸收入血后,约有 99% 与血浆蛋白结合。在肝脏代谢为去甲基化物和去氯苯甲酰化物,又可水解为吲哚美辛重新吸收再循环。60% 从肾脏排泄,其中 10% ~20% 以原形排出;33% 从胆汁排泄,其中 1.5% 为原形药;在乳汁中也有排出(每日可达 0.5 ~ 2.0 mg)。本品不能被透析清除。

【用法与用量】 口服:成人常用量:抗风湿,初始剂量每次 25 ~ 50 mg,每日 2 ~ 3 次,每日最大量不应超过 150 mg;镇痛,首剂每次 25 ~ 50 mg,继之 25 mg,每日 3 次,直到疼痛缓解,可停药;退热,每次 6.25 ~ 12.5 mg,每日不超过 3 次。小儿常用量:每日按体重 1.5 ~ 2.5 mg/kg,分 3 ~ 4 次,待有效后减至最低量。缓释片,每次 75 mg,每日 1 次;或每次 75 mg,每日 2 次;或遵医嘱。类风湿患者开始时服用 50 ~ 75 mg,每日 1 次,1 周后逐渐增加用 25 ~ 50 mg,以达到满意的效果。每日最大剂量不得超过 150 mg。急性病情,如:痛风性关节炎,开始时服用 100 mg,每日 1 次,以后为 75 mg,每日 2 次,以控制疼痛,然后迅速减量并停止服药。滴眼剂:眼科手术前:术前 3、2、1 和 0.5 小时各滴眼 1 次,每次 1 滴。眼科手术后:每日 1 ~ 4 次,每次 1 滴。其他非感染性炎症:每次1 滴,每日4 ~ 6 次或遵医嘱。搽剂:根据患处面积大小,每次 1 ~ 3 ml。每日 2 ~ 3 次,涂布患处,轻轻揉搓。膏剂:根据症状和部位每次用 1.5 ~ 2 g 涂于痛处,用手揉搽按摩,使药物渗入皮内,每日用药 2 ~ 3 次,涂药处再用热敷效果更好。贴膏:贴敷于受累关节或疼痛部位上。一般每日 1 次,每次 2 ~ 6 张;类风湿性关节炎、每日 1 次,每次 6 ~ 12 张,4 周为 1 个疗程。

【不良反应与注意事项】 胃肠道:消化不良、胃痛、胃烧灼感、恶心反酸等症状,溃疡、胃出血及胃穿孔;神经系统:头痛、头昏、焦虑及失眠等,严重者可有精神行为障碍或抽搐等;肾:血尿、水肿、肾功能不全,在老年人多见;各型皮疹,最严重的为大疱性多形红斑(Stevens-Johnson 综合征);造血系统受抑制而出现再生障碍性贫血,白细胞减少或血小板减少等;过敏反应,哮喘,血管性水肿及休克等。本品与阿司匹林有交叉过敏性;防止大汗和虚脱;心功能不全及高血压等患者、血友病及其他出血性疾病患者、再生障碍性贫血、粒细胞减少等患者应慎用。用药期间应定期随访检查血象及肝、肾功能,遇有视力模糊时应立即做眼科检查。孕妇及哺乳期妇女、活动性溃疡病、溃疡性结肠炎及病史者、癫痫、帕金森病及精神病患者、肝肾功能不全者、对本品或对阿司匹林或其他非甾体抗炎药过敏者、血管神经性水肿或支气管哮喘者禁用。老年患者慎用;14 岁以下小儿禁用。

【制剂与规格】 片剂、胶囊剂、肠溶片:25 mg;缓释片:75 mg;膏剂:1%;贴膏:12.5 mg;搽剂:50 ml:0.5 mg;滴眼剂:8 ml:40 mg。

吲哚新(桂美辛)

Cinmetacin

【作用与用途】 用于治疗急、慢性风湿性和类风湿性关节炎、肩周炎、骨关节炎等引起的疼痛和发热。

【体内过程】 口服后吸收迅速而完全,20 ~ 60 分钟可达血药峰浓度,$t_{1/2}$为 4.5 ~ 6 小时,血浆蛋白结合率为 99%。服药 8 小时后几乎从血浆中排尽,24 小时在尿中的回收率为 99%。

【用法与用量】 口服:每次 0.15 ~ 0.3 g,每日 3 次,饭后服,3 ~ 4 周为 1 个疗程。

【不良反应与注意事项】 副反应主要有胃肠道反应、头昏、皮疹等,一般均较轻。溃疡病、结核病患者忌用。

【制剂与规格】 胶囊剂:0.15 g。

阿西美辛

Acemetacin

【作用与用途】 本品属于非甾体抗炎药,可能通过抑制前列腺素的合成而产生抗炎、镇痛、解热作用。用于类风湿性关节炎、骨关节炎、强直性脊柱炎、肩周炎、滑囊炎、肌腱鞘炎、腰背痛、扭伤、劳损及其他软组织损伤、急性痛风、痛经、牙痛和术后疼痛。

【体内过程】 健康成人口服阿西美辛缓释胶囊 90 mg 后,血液中以吲哚美辛和阿西美辛形式存在。吲哚美辛血药浓度达峰时间为(3.00 ± 0.60)小时,达峰浓度为(0.98 ± 0.30)μg/ml,阿西美辛吸收半衰期 0.86 小时,消除半衰期 2.62 小时,达峰时 2.72 小时,达峰浓度 1.49 μg/ml,99%以上的代谢物经尿排泄,主要代谢物是吲哚美辛、去对氯苯甲酰基阿西美辛以及去对氯苯甲酰基吲哚美辛。

【用法与用量】 口服:缓释胶囊进餐时服用,成人每次 90 mg,每日 1 次,如果病情严重,使用剂量可增加到每日 180 mg,或遵医嘱。胶囊成人每次 30 mg,每日 3 次。

【不良反应与注意事项】 偶见:恶心、呕吐、腹痛、腹泻、食欲不振、便隐血(个别病例可能导致贫血)、消化道溃疡(有时伴有出血和穿孔)、头痛、头昏、嗜睡/疲劳、耳鸣。患者如发生严重胃肠紊乱特别是上腹部疼痛和黑便时应立即咨询医生。少见:焦虑、精神失常、精神病、幻觉、沮丧、兴奋、肌无力、外周神经病变、肾脏损害、水肿、高血压、高钾血症、高度过敏性红斑、皮疹、黏膜疹、血管(神经性)水肿、多汗症、荨麻疹和瘙痒、脱发、过敏性反应、白细胞减少、肝酶升高、血尿素(氮)升高。患哮喘、枯草热、呼吸道黏膜水肿或慢性呼吸道疾病者,对本品有发生过敏反应的危险。有溃疡病史、肝或肾功能损害、心力衰竭、癫痫、帕金森症或精神异常者应慎用或不用。孕妇及哺乳期妇女、14 岁以下儿童、造血功能障碍者以及对阿西美辛和吲哚美辛过敏者禁用。

【制剂与规格】 胶囊剂:30 mg;缓释胶囊:90 mg。

氨糖美辛(安他美辛)
Glucosamine Indomethacin

【作用与用途】 氨糖美辛肠溶片中的有效成分是吲哚美辛以及盐酸氨基葡萄糖。吲哚美辛是非甾体类消炎镇痛药物,能够解热镇痛,具有抗炎作用,而氨基葡萄糖能够刺激关节软骨的滑液生成,减轻关节软骨的破坏,修复关节软骨,减轻骨性关节炎的症状。在临床上广泛应用于治疗膝关节、髋关节的骨性关节炎症,腰肌劳损,腰椎间盘突出症,类风湿性关节炎,强直性脊柱炎以及颈椎病等。

【体内过程】 氨基葡萄糖进入体内后,刺激和恢复透明质酸和蛋白聚糖的生物合成,抑制巨噬细胞产生超氧自由基及对关节软骨有破坏作用的酶;并且能防止糖皮质激素对软骨细胞的损害及由某些非甾体类抗炎药物对前列腺素合成造成的不良影响,以及可减少损伤细胞的内毒性因子的释放。吲哚美辛口服吸收快而完全,口服后 2 小时血浆药物浓度达峰值,血浆蛋白结合率 90%,$t_{1/2}$ 3 小时;主要经肝脏代谢,肾脏排泄。

【用法与用量】 口服。片剂:每次 1~2 片,每日 1~2 次,于进食或饭后即服。胶囊剂:每次 2 粒,每日 2 次。

【不良反应和注意事项】 偶见过敏及头晕、恶心、呕吐等反应,有皮疹等表现。氨糖美辛肠溶片应选用最小有效量,因用量过大(尤其是吲哚美辛的每日用量超过 150 mg 时)容易引起毒性反应,而治疗效果并不相应增加。用药期间应注意观察(尤其是老年患者),防止严重毒副作用发生,一旦发生明显的副作用,立即停药。肾功能不全、孕妇、从事危险或精细工作人员、精神病、癫痫、活动性胃十二指肠溃疡患者及小儿禁用。14 岁以下小儿及老年患者一般不宜应用此药。如必须应用,应密切观察,以防止不良反应的发生。

【制剂与规格】 片剂:每片含吲哚美辛 25 mg,盐酸氨基葡萄糖 75 mg;胶囊剂:每粒含吲哚美辛 25 mg,盐酸氨基葡萄糖 75 mg。

苄达明
Benzydamine

【作用与用途】 本品为非甾体抗炎药，具有抗炎、解热、镇痛作用，对炎症性疼痛有效，本品尚有罂粟碱样解痉作用。曾用于类风湿关节炎的治疗，现已少用。

【体内过程】 口服在肠道吸收良好，服药24小时后50%以原形物经肾随尿排出。

【用法与用量】 饭后口服，每次25～50 mg，每日3次。

【不良反应与注意事项】 服用本品后有时有轻度食欲不振、腹泻、胃酸过多、头昏、失眠等症状，并可能引起白细胞减少。对本品或同类药有过敏史者，均应禁用。偶有白细胞减少。孕妇及哺乳期妇女不宜使用。老年人慎用。

【制剂与规格】 片剂:25 mg。

吡罗昔康
Piroxicam

【作用与用途】 为非甾体抗炎药，具有镇痛、抗炎及解热作用。本品通过抑制环氧酶使组织局部前列腺素的合成减少及抑制白细胞的趋化性和溶酶体酶的释放而起到药理作用。本品治疗关节炎时的镇痛、消肿等疗效与吲哚美辛、阿司匹林、萘普生相似。用于缓解各种关节炎及软组织病变的疼痛和肿胀的对症治疗。

【体内过程】 口服吸收好。食物可降低吸收速度，但不影响吸收总量。血浆蛋白结合率高达90%以上。经肝脏代谢。$t_{1/2}$平均为50小时(30～86小时)，肾功能不全患者$t_{1/2}$延长。由于半衰期较长，1次给药即可维持24小时的血药浓度相对稳定，多次给药易致蓄积。1次服药20 mg，3～5小时血药浓度达峰值，血药有效浓度为1.5～2 μg/ml。血药稳定浓度在开始治疗后7～12天方能达到。膏剂可透皮吸收，2～4小时后局部即可达到治疗浓度，并通过血液循环分布全身起到治疗作用，且本品可渗入风湿性关节炎患者的关节囊滑液中。66%自肾脏排泄，33%自粪便排泄，内有<5%为原形物。

【用法与用量】 口服:成人常用量:每次20 mg，每日1次，或每次10 mg，每日2次。饭后服用。肌内注射:成人每次10～20 mg，每日1次。外用:涂于患部皮肤或关节表面皮肤，每日2次，每次适量。

【不良反应与注意事项】 恶心、胃痛，纳减及消化不良等，服药量大于每日20 mg时胃溃疡发生率明显增高，有的合并出血，甚至穿孔。中性粒细胞减少、嗜酸粒细胞增多、血尿素氮增高、头昏、眩晕、耳鸣、头痛、全身无力、水肿、皮疹或瘙痒等，发生率1%～3%。肝功能异常、血小板减少、多汗、皮肤淤斑、脱皮、多形性红斑、中毒性上皮坏死、大疱性多形红斑(Stevens-Johnson综合征)、皮肤对光过敏反应、视力模糊、眼部红肿、高血压、血尿、低血糖、精神抑郁、失眠及精神紧张等，外用少部分患者出现局部瘙痒或皮疹,可酌情减量或停药 2 ~ 3 天自然恢复。对阿司匹林或其他非甾体抗炎药过敏的患者,对本品也可能过敏。有凝血机制或血小板功能障碍时、哮喘、心功能不全或高血压、肾功能不全、老年人慎用。长期用药者应定期复查肝、肾功能及血象。儿童、孕妇及哺乳期妇女、对本品过敏、消化性溃疡、慢性胃病患者禁用。

【制剂与规格】 片剂、胶囊剂:10 mg、20 mg;注射剂:2 ml:20 mg;搽剂:50 ml:0.5 g;凝胶:10 g:50 mg、12 g:60 mg;软膏剂:10 g:0.1 g、20 g:0.2 g。

美洛昔康
Meloxicam

【作用与用途】 美洛昔康是烯醇酸类的非甾体类抗炎止痛药。治疗剂量下选择性抑制环氧化酶-2,对环氧化酶-1 的抑制作用呈剂量依赖性。本药对炎症部位的前列腺素生物合成的抑制作用强于对胃黏膜或肾脏的前列腺素生物合成。临床研究,表明使用本药推荐剂量,胃肠道穿孔、溃疡或出血等不良反应发生率比其他 NSAIDs 低。用于急性或慢性疼痛。

【体内过程】 本药经口服或肛门给药都能很好地吸收。进食时服用药物对吸收没有影响。口服 7.5 mg 和 15 mg 剂量的药物浓度分别与其剂量成比例。用药 3 ~ 5 天可进入稳定状态,连续治疗 1 年以上的患者体内药物浓度和初次进入稳定状态的患者相似。在血浆中,99% 以上的药物与血浆蛋白结合。每日 1 次给药时药物血浆浓度在相当小的峰-谷间波动。本药代谢非常彻底,从粪便中排泄的原形药少于每日剂量的 5%,只有少量原化合物从尿中排出。本药从体内排除的平均半衰期是 20 小时。肝功能不全或轻、中度肾功能不全对本药药代动力学均无较大影响。平均血浆清除率为 8 ml/min,老年人的清除率降低,分布体积小,平均为 11 L/min,个体间差异可达 30% ~ 40%。

【用法与用量】 口服:类风湿性关节炎:成人 15 mg/d,根据治疗后反应,剂量可减至每日 7.5 mg。骨关节炎每日 7.5 mg,如果需要,剂量可增至每日 15 mg,严重肾衰竭患者透析时,剂量不应超过每日 7.5 mg。

【不良反应与注意事项】 胃肠道反应;贫血,白细胞减少和血小板减少;瘙痒、皮疹、口炎、荨麻疹;轻微头昏、头痛。有胃肠道疾病史和正在应用抗凝剂治疗的患者慎用。使用乙酰水杨酸或其他非类固醇消炎药后出现哮喘、鼻腔息肉、血管神经性水肿或荨麻疹的患者,活动性消化性溃疡,严重肝功能不全,非透析患者之严重肾功能不全,15 岁以下的患者,孕妇或哺乳者禁用。

【制剂与规格】 片剂、分散片、胶囊剂:7.5 mg。

氯诺昔康
Lornoxicam

【作用与用途】 属于非甾体抗炎镇痛药,系噻嗪类衍生物,具有较强的镇痛和抗炎作用。通过抑制环氧酶活性进而抑制前列腺素合成，起到镇痛抗炎作用；激活阿片神经肽系统，发挥中枢镇痛作用。用于手术后及各类急性或慢性关节炎及软组织损害的疼痛和炎症。

【体内过程】 肌内注射后，吸收迅速而完全，0.4 小时后达血药峰浓度，无首过效应，绝对生物利用度为 97%，平均半衰期 3 ~ 4 小时。口服 4 mg后，吸收迅速而完全，在 2.5 小时内达血药峰值浓度 270 μg/L，在 2 ~ 6 mg每日 2 次的剂量范围下，显示剂量依赖性特征。与食物同时服用，药物吸收减慢并减少 20%。生物利用度基本为 100%，平均半衰期 3 ~ 5 小时。本品在血浆中以原形和羟基化合物的形式存在；其羟基化合物不显示药理活性。血浆蛋白结合率为 99%，并且不具浓度依赖性。本品代谢完全，1/3 经尿排出，2/3 经粪便排出。

【用法与用量】 口服：每次8 mg，每日 2 次。每日最大剂量16 mg。肌内注射：第 1 次 8 mg，当日最大剂量 24 mg；以后每次 8 mg，每日 2 次，每日最大剂量 16 mg。

【不良反应与注意事项】 注射部位疼痛、发热、刺痛样紧张感、胃痛、恶心、呕吐、眩晕、嗜睡、头痛、皮肤潮红；胃肠胀气、躁动、消化不良、腹泻、血压增高、心悸、寒战、多汗、味觉障碍、口干、白细胞减少、血小板减少、排尿障碍。肝、肾功能受损者，有胃肠道出血或十二指肠溃疡病史者，凝血障碍者禁用。下列情况禁用：对氯诺昔康过敏者；对非甾体类抗炎药（如乙酰水杨酸）过敏者；有出血性体质、凝血障碍或手术中有出血危险或凝血机制不健全的患者；急性胃/肠出血或急性胃或肠溃疡；中度到重度肾功能受损；脑出血或疑有脑出血者；大量失血或脱水者；肝功能严重受损者；心功能严重受损者；妊娠或哺乳期患者；对年龄小于 18 岁或大于 65 岁的患者缺乏临床经验的情况。

【制剂与规格】 片剂：4 mg、8 mg。注射剂：2 ml：8 mg。

环氯茚酸
Clidanac

【作用与用途】 与吲哚美辛相比，有相等或更好的消炎及镇痛作用，并且其解热作用更优，抑制前列腺素生物合成的作用比消炎痛更强。适用于变形性关节病、肩周炎、颈肩腕综合征及腰痛等消炎和恶性肿瘤患者的退热。

【用法与用量】 口服：每日 30 ~ 45 mg，分 2 ~ 3 次，饭后服用。

【不良反应与注意事项】 偶见水肿、血尿素氮增高、蛋白尿、红细胞和白细胞减少、皮疹、胃肠道出血及呕吐等，应及时停药。消化性溃疡病、严重肝或肾病、血液病患者禁用；对本品和使用阿司匹林引起哮喘者、孕妇及哺乳妇女禁用；避免与吲哚美辛合用。

【制剂与规格】 片剂、肠溶片剂：15 mg。

双氯芬酸钠
Diclofenac Sodium

【作用与用途】 药理作用:双氯芬酸钠是一种衍生于苯乙酸类的非甾体消炎镇痛药,其作用机制为抑制环氧化酶活性,从而阻断花生四烯酸向前列腺素的转化。同时,它也能促进花生四烯酸与甘油三酯结合,降低细胞内游离的花生四烯酸浓度,而间接抑制白三烯的合成。双氯芬酸钠是非甾体消炎药中作用较强的一种,它对前列腺素合成的抑制作用强于阿司匹林和吲哚美辛等。用于缓解类风湿关节炎、骨关节炎、脊柱关节病、痛风性关节炎、风湿性关节炎等各种关节炎的关节肿痛症状;治疗非关节性的各种软组织风湿性疼痛,如肩痛、腱鞘炎、滑囊炎、肌痛及运动后损伤性疼痛等;急性的轻、中度疼痛如:手术后、创伤后、劳损后疼痛,痛经,牙痛,头痛等;对成人和儿童的发热有解热作用。滴眼液用于治疗葡萄膜炎、角膜炎、巩膜炎,抑制角膜新生血管的形成,治疗眼内手术后、激光滤帘成形术后或各种眼部损伤的炎症反应,抑制白内障手术中缩瞳反应;用于准分子激光角膜切削术后止痛及消炎;春季结膜炎、季节过敏性结膜炎等过敏性眼病;预防和治疗白内障及人工晶体术后炎症及黄斑囊样水肿,以及青光眼滤过术后促进滤过泡形成等。

【体内过程】 口服吸收快、完全。与食物同服降低吸收率。血药浓度空腹服药平均 1 ~ 2 小时达峰值,与食物同服时 6 小时达峰值,血浆浓度降低。直肠给药 0.5 ~ 2 小时可达峰值。药物半衰期约 2 小时。血浆蛋白结合率为 99%。表观分布容积 0.1 ~ 0.55 L/kg。在乳汁中药浓度极低而可忽略,在关节滑液中,服药 4 小时,其水平高于当时血清水平并可维持 12 小时。大约 50% 在肝脏代谢,40% ~ 65% 从肾排出,35% 从胆汁、粪便排出,1.2 ~ 2 小时排泄完。长期应用无蓄积作用。给人 0.1% 双氯芬酸钠 50 μl 滴眼后,10 分钟在房水中即可检测到药物,2.4 小时达到高峰值,为 82 ng/ml;浓度保持在 20 ng/ml 以上的持续时间超过 4 个小时,而维持在 3 ~ 16 ng/ml 水平可超过 24 小时;房水平均药物滞留时间为 7.4 小时。如果每次滴眼多滴,房水药物水平将增加,达峰时间可提前至 1 小时左右。药物滴眼后的全身吸收是非常有限的。

【用法与用量】 口服。成人常用量:关节炎,每日 75 ~ 150 mg,分 3 次服,疗效满意后可逐渐减量;急性疼痛:首次 50 mg,以后 25 ~ 50 mg,每 6 ~ 8 小时 1 次。小儿常用量:每日 0.5 ~ 2.0 mg/kg,日最大量为 3.0 mg/kg,分 3 次服。缓释剂:须整个吞服,勿嚼碎。每日 1 次,每次 100 mg,或者每日 1 ~ 2 次,每次 75 mg,或遵医嘱,晚餐后用温开水送服。滴眼液:每日 4 ~ 6 次,每次 1 滴;眼科手术用药:术前 3、2、1 和 0.5 小时各滴眼 1 次,每次 1 滴。白内障术后 24 小时开始用药,每日 4 次,持续用药 2 周;角膜屈光术后 15 分钟即可用药,每日 4 次,持续用药 3 天。

栓剂:用时将栓剂取出,以少量温水湿润后,轻轻塞入肛门 2 cm 处,成人每次 50 mg,每日 50 ~ 100 mg,或遵医嘱。搽剂:根据疼痛部位大小,用本品 1 ~ 3 ml,均匀涂于患处,每日 2 ~ 4 次,每日总量不超过 15 ml。凝胶:根据疼痛部位大小,用本品 2 ~ 4 g,涂于患处,并轻轻摩擦,每日 3 ~ 4 次,每日总量不超过 30 g。

【不良反应与注意事项】 胃不适、烧灼感、反酸、纳差、恶心等,停药或对症处理即可消失。其中少数可出现溃疡、出血、穿孔;神经系统表现有头痛、眩晕、嗜睡、兴奋等;引起水肿、少尿,电解质紊乱等不良反应,轻者停药并相应治疗后可消失;其他少见的有血清转氨酶一过性升高,极个别出现黄疸、皮疹、心律失常、粒细胞减少、血小板减少等;老人,限制钠盐摄入量的患者,有肝、肾功能损害或溃疡病史者慎用。孕妇及哺乳期妇女,对本品过敏者,对阿司匹林或其他非甾体抗炎药引起哮喘、荨麻疹或其他变态反应的患者禁用。

【制剂与规格】 肠溶片:25 mg;缓释片:100 mg、75 mg;缓释胶囊:50 mg、100 mg;滴眼剂:5 ml:5 mg、8 ml:8 mg;栓剂:50 mg;搽剂:20 ml:0.2 g;凝胶:20 g:0.2 g。

甲氯芬那酸

Meclofenamic Acid

【作用与用途】 本品属于非甾体抗炎药,为芬那酸的衍生物,能抑制环氧酶,减少前列腺素的合成,具有抗炎、镇痛及解热作用。用于类风湿关节炎、骨关节炎及其他原因关节炎的关节肿痛,并可缓解其他疾病所致的轻、中度疼痛。

【体内过程】 口服后吸收迅速且完全,与食物同服吸收率降低。血药浓度 1 ~ 2 小时达高峰。1 次服药后 $t_{1/2}$ 为 2 小时,多次服药后为 3.3 小时。血浆蛋白结合率为 98%。约 66% 经肾排出,33% 经胆汁、粪便排出。

【用法与用量】 口服。抗风湿:每日 200 mg,分 3 ~ 4 次用,必要时每日量可增至 400 mg,达满意疗效后逐渐减至能控制症状的维持量。镇痛:50 ~ 100 mg,每 4 ~ 6 小时口服 1 次,每日总量不得超过 400 mg。

【不良反应与注意事项】 常见有腹泻、腹痛等胃肠道反应,也可能出现消化道溃疡、出血;少见有口干、口腔炎、食欲减低、便秘、皮肤瘙痒、耳鸣、肝肾功能受损、水潴留等;偶见有精神抑郁、手足发麻、剥脱性皮炎、多形性红斑、结节性红斑、粒细胞减少、贫血、血小板减少、血清病样反应等。本品与阿司匹林及其他非甾体抗炎药之间可能存在交叉过敏;急需镇痛时可空腹服,吸收快;长期用药宜与食物同服且定期随诊。孕妇及哺乳期妇女、对阿司匹林及其他非甾体抗炎药过敏者、炎症性肠道疾病患者、消化性溃疡、肝肾功能不全患者禁用。

【制剂与规格】 片剂:0.25 g。

奥湿克
Arthrotec

【作用与用途】 本品为抗风湿药,由双氯芬酸钠和米索前列醇2种成分组成。非甾体抗炎药双氯芬酸可抑制前列腺素前体的花生四烯酸合成,使前列腺素、血栓烷和白三烯减少,因而具有镇痛、抗炎和解热的作用。但由于抑制前列腺素释放,可引起胃和十二指肠的损害,甚至引起胃肠道出血和穿孔。而胃黏膜保护剂米索前列醇可降低胃酸分泌,增加胃黏膜分泌量,刺激十二指肠分泌重碳酸盐,增加胃黏膜血流量,发挥对胃和十二指肠黏膜的保护作用,减轻双氯芬酸钠引起的黏膜损害程度,保护双氯芬酸钠良好的消炎止痛效果。用于急、慢性风湿性关节炎,骨关节炎,强直性脊柱炎和急性骨骼肌疾患的症状和体征等的治疗。

【体内过程】 本品药动学与组成其复方的2种药物分别使用时不相似,重复给药未发现药动学的相互影响,血浆中也无药物蓄积现象。经口服双氯芬酸钠吸收迅速完全,分布于血液、肝和肾,血浆蛋白结合率可高达99.7%;血中药物浓度与剂量呈线性关系;$t_{1/2}$为1~2小时;主要以代谢物形式经肾从尿中排出,以原形排出较少。口服米索前列醇后迅速代谢成活性代谢产物游离酸,约10分钟达到峰浓度,$t_{1/2}$约30分钟,药量的70%以非活性代谢产物从尿中排出,血清蛋白结合率小于90%。

【用法与用量】 口服:用于类风湿性关节炎和骨关节炎,每次1片,每日2~3次;强直性脊柱炎,每次1片,每日2~4次;骨骼肌疾患,每次1片,每日2~3次。本品应于进食时服用,不得嚼碎。

【不良反应与注意事项】 主要可引起胃肠系统的不良反应,发生率为10%左右,表现为腹痛、腹泻、恶心、消化不良、胃肠胀气、呕吐、胃炎、便秘、嗳气以及头痛、头昏、上感症状、上呼吸道感染和皮疹等;偶可引起月经过多,发生率约1%。

【制剂与规格】 片剂:双氯芬酸钠50 mg,米索前列醇200 μg。

托美汀
Tolmetin

【作用与用途】 用于类风湿性关节炎,可减轻症状;与皮质激素类制剂合用可增加疗效、减少后者用量;强直性脊柱炎:曾报道其疗效不亚于吲哚美辛,但现有资料尚不能肯定;髋关节或膝关节退行性病变;非关节性疼痛:可有效地减轻外伤、疾病及手术引起的软组织疼痛以及内脏并发症引起的疼痛。

【体内过程】 口服吸收迅速而完全,20~60分钟即达峰值,$t_{1/2}$为1~4.5小时。24小时从尿中排泄总量的99%,50%~70%为无抗炎活性的脱羧代谢物。

【用法与用量】 口服:成人开始用量为每次400 mg,每日3次。奏效后再根据病情调整剂量,一般为每日

600～1 800 mg。儿童开始为每日每千克体重15～30 mg，平均为每日每千克体重20 mg，奏效后根据病情调整剂量，非关节性疼痛为每日600 mg。

【不良反应与注意事项】 最常见的不良反应有上腹部不适、食欲不振、恶心和呕吐，但均不如乙酰水杨酸严重；可损害胃及小肠黏膜，偶见有胃肠道出血，但亦较乙酰水杨酸为轻；头痛、头昏、耳鸣、耳聋等，但比吲哚美辛少见；面部潮红、荨麻疹和水肿等；用酸沉淀法检查尿蛋白时，可因其代谢物而引起假阳性反应；有溃疡病史者慎用，有出血倾向者忌用。

【制剂与规格】 片剂：200 mg。

酮咯酸
Ketorolac

【作用与用途】 为一种非麻醉性的非类固醇消炎、解热、镇痛药。有明显镇痛作用和中度抗炎作用。用于一切痛症，适用于短期消除创伤和术后疼痛、肿痛、剧烈痛及各种原因引起的疼痛。片剂或注射液可用于缓解中度至剧烈的术后疼痛，包括腹部、胸部、妇科、口腔、矫形及泌尿科手术。此外，亦可缓解急性肾绞痛、胆绞痛、牙痛、创伤痛、三叉神经痛、癌症内脏痛，以及以往一切需用吗啡或哌替啶才能生效的各种疼痛症。

【用法与用量】 口服：每次10 mg，每日1～4次，剧痛患者可增至每次20～30 mg，每日3～4次。肌内注射：每次30～90 mg，术后中度或剧痛者以肌内注射30 mg为宜，剧痛者可肌内注射60 mg，继而每小时肌内注射15～30 mg。对65岁以上或肾功能不全者减量，每日总剂量不应超过60 mg。

【不良反应与注意事项】 长期应用时，极个别患者可引起胃肠道溃疡或出血症状，发生率与阿司匹林相当。还可出现胃肠道疼痛、消化不良、腹泻、口干、嗜睡、头痛、眩晕、汗多等。心、肝、肾疾病患者和高血压患者慎用；对阿司匹林过敏者、活动性溃疡病、有出血倾向者、孕妇、乳妇、产妇及16岁以下儿童忌用。不宜与其他非甾体类抗炎药并用，以免增加副反应。

【制剂与规格】 片剂：10 mg；注射剂：30 mg：1 ml。

布洛芬
Ibuprofen

【作用与用途】 本品为非甾体解热镇痛消炎药，作用机制是抑制前列腺素的合成，从而发挥解热、镇痛、消炎作用。适用于急性上呼吸道感染等引起的小儿发热。外用抗炎、镇痛药。适用于由风湿及类风湿性关节炎、骨关节炎、肩关节周围炎和狭窄性腱鞘炎所致的局部肿胀、疼痛等。

【体内过程】 本品口服吸收迅速，片剂与食物同服时吸收减慢，但吸收量不减少。与含铝和镁的抗酸药同服不影响吸收。血浆蛋白结合率为99%。服药后1.2～2.1小时血药浓度达峰值，用量200 mg时，血药浓度为22～27 μg/ml，用量400 mg时为23～45 μg/ml，用量600 mg时为43～

57 μg/ml。1 次给药后 $t_{1/2}$ 一般为 1.82 小时，服药 5 小时后关节液浓度与血药浓度相等，以后的 12 小时内关节液浓度高于血浆浓度。泡腾片达峰时间(t_{max})为(0.68 ± 0.26)小时，峰浓度(C_{max})为(52.00 ± 9.12)μg/ml，蛋白结合率为 99%。滴剂达峰时间约 1 小时，血浆蛋白结合率为 99%，$t_{1/2}$ 为 1.8～2 小时。缓释胶囊单次口服 300 mg，(3.40 ± 0.75)小时血药浓度达到峰值，血药浓度值为(20.81 ± 30)mg/L。缓释片单次口服 600 mg，(3.6 ± 0.7)小时血药浓度达到峰值，血药浓度峰值(C_{max})为(24.7 ± 4.6)mg/L。血药浓度波动较小，布洛芬的血清浓度说明本品无药物蓄积的倾向。颗粒剂给药后可被迅速吸收，约 1.8 小时后达血药浓度峰值，血浆消除半衰期($t_{1/2\beta}$)为 4.5 小时左右。栓剂经直肠吸收，t_{max} 为(0.92 ± 0.33)小时，C_{max} 为(13.88 ± 1.92)mg/L，蛋白结合率为 99%。本品主要在肝内代谢，60%～90%经肾由尿排出，其中的 1%为原形物，一部分随粪便排出。

【用法与用量】 口服：滴剂小儿按体重每日 20 mg(或 12 滴)/kg，分 3 次服用。或遵医嘱。缓释滴剂，需要时每 6～8 小时可重复使用，每 24 小时不超过 4 次，按体重每次 5～10 mg/kg。或参照年龄、体重剂量表，用滴管量取。缓释混悬、干混悬剂成人及 12 岁以上儿童：推荐剂量为每次 0.3～0.4 g，每日 3～4 次，或遵医嘱。2～12 岁儿童患者：用于发热，推荐剂量为按体重每次 20 mg/kg，每日 3 次，或遵医嘱。用于镇痛，推荐剂量为按体重每次 30 mg/kg，每日 3 次，或遵医嘱。缓释片及胶囊，成人及 12 岁以上儿童：通常剂量为每日 2 次(早、晚各 1 次)，每次 0.3～0.6 g，或遵医嘱。晚间用药可使疗效保持一夜，亦有助于防止晨僵。颗粒剂，小儿按体重每日 20 mg/kg，分 2 次服用，或遵医嘱。片剂及泡腾片：成人常用量：抗风湿，每次 0.4～0.6 g，每日 3～4 次，类风湿关节炎比骨关节炎用量要大些。轻或中等疼痛及痛经的止痛，每次 0.2～0.4 g，每 4～6 小时 1 次。成人用量最大限量一般为每天 2.4 g。小儿常用量：每次按体重 5～10 mg/kg，每日 3 次。直肠给药：1～3 岁小儿，每次 50 mg(1 粒)，塞肛门内，症状不缓解，每隔 4～6 小时重复给药 1 次。24 小时不超过 4 粒。3 岁以上小儿推荐使用每枚 100 mg 的栓剂。外用：搽剂，涂患处，每次 2～4 ml，每日 3 次。凝胶、乳膏，依患处面积大小，用适量本品轻轻揉搓，每日 3～4 次。

【不良反应与注意事项】 偶见轻度消化不良、皮疹、头痛及血清转氨酶升高等，也可加重溃疡而引起胃肠道出血。胃与十二指肠溃疡患者慎用。连续使用 3 天发热不退时，应请医生诊治。服药期间饮酒可增加胃肠道副作用，并有致溃疡的危险。脱水小儿禁用，6 个月以下小儿慎用或遵医嘱。孕妇及哺乳期妇女、对阿司匹林和其他非甾体抗炎药及本品过敏者忌用，活动期胃十二指肠溃疡者禁用。

【制剂与规格】 片剂：0.1 g、

0.2 g;泡腾片:0.1 g;滴剂:20 ml:0.8 g;混悬滴剂:15 ml:0.6 g;缓释片、胶囊:0.3 g;颗粒剂:0.2 g;干混悬剂:34 g:1.2 g;缓释混悬剂:100 ml:3 g;栓剂:50 mg、100 mg;搽剂:50 ml:2.5 g;凝胶剂:15 g:0.75 g;乳膏:20 g:1 g。

保施泰
Brusian

【作用与用途】 由布洛芬和对乙酰氨基酚组成。从药理机制看:布洛芬能抑制外周前列腺素合成,其外周抗炎镇痛作用强,中枢解热作用弱;而对乙酰氨基酚能抑制中枢前列腺素合成,中枢解热镇痛作用强,外周抗炎作用弱。所以保施泰能兼顾中枢解热镇痛两大作用机制,其抗炎、解热、镇痛效应更均衡更强效,临床适用范围更广。本品适用于:软组织损伤引起的疼痛,如扭伤劳损;非关节性风湿病引起的疼痛,如滑膜炎、肩周炎、肌腱炎;类风湿性关节炎,强直性脊柱炎等引起的疼痛;轻度至重度疼痛,如头痛、牙痛、痛经,以及牙科、产科、矫形外科手术后疼痛;耳鼻咽部炎症引起的疼痛;上呼吸道感染引起的发热症状的治疗。

【用法与用量】 口服:1 片,4~6 小时1 次,每日最大量不得超过 8 片。

【制剂与规格】 片剂:每片含布洛芬 400 mg,对乙酰氨基酚 325 mg。

酮洛芬
Ketoprofen

【作用与用途】 本品为芳香基丙酸衍生物,属非甾体抗炎镇痛药。本品除抑制环氧合酶外尚有一定抑制脂氧酶及减少缓激肽的作用,从而减轻炎症损伤部位疼痛感觉。因缓激肽与前列腺素一起可引起疼痛。缓激肽还可引起子宫收缩,故本品用于痛经,主要是通过抑制缓激肽,从而抑制子宫收缩和镇痛而起到疗效。本品尚有一定的中枢性镇痛作用。用于各种关节炎:类风湿关节炎、骨性关节炎、强直性脊柱炎、痛风性关节炎等的关节痛、肿以及各种疼痛,如痛经、牙痛、手术后痛、癌性疼痛等。

【体内过程】 口服易吸收。与食物、奶类同服时吸收减慢,但吸收仍较完全。一次给药后 0.5~2 小时血药浓度达峰值。血浆蛋白结合率为 99%(老年人可较低)。$t_{1/2}$ 为 1.6~4 小时(平均 3 小时),60% 于 24 小时内自尿中排出,主要以葡萄糖醛酸结合物形式排出,以原形物排出可达 10%。老年人、肝肾功能不全者其清除率下降 22%~50%。

【用法与用量】 口服:成人常用量:抗风湿,每次 50 mg,每日 3~4 次。最大用量每日 200 mg;治疗痛经,每次 50 mg,每 6~8 小时 1 次,必要时可增至每次 75 mg。为避免对胃肠道刺激,应饭后服用,整个胶囊吞服。缓释胶囊:成人每次 75~100 mg,每日 2 次,或 1 次 0.2 g(1 粒),每日 1 次。每日最大剂量不超过0.2 g(1粒)。为避免对胃肠道刺激,应饭后服用,整个胶囊吞服。缓释片:成人每次75 mg,每日2次。搽剂:均匀涂搽于患处,每次1~3 ml,每日2~3次。凝胶外用:每次涂药约1 g于痛处,每日3~4次。贴剂:先洗净皮肤,根据症状及部位,涂药后用手按摩使药渗入皮内,再涂1层即可。局部外用,除去防黏纸,贴敷于患处,1日1次,每日用量不超过8贴。

【不良反应与注意事项】 常见:胃部疼痛或不适、胀气、恶心、呕吐、食欲减退、腹泻、便秘等,严重者可出现上消化道溃疡、出血及穿孔;过敏性皮炎、皮肤瘙痒、剥脱性皮炎、喉头水肿、支气管痉挛(过敏性)等;视力模糊、视网膜出血;心律不齐、血压升高、心悸;头昏、头痛、耳鸣、听力下降、精神紧张、精神抑郁、幻觉、嗜睡、四肢麻木等;肝损害、肾功能下降、间质性肾炎、肾病;鼻出血、粒细胞减少、血小板减少、溶血性贫血等;水潴留(体重增加快、尿量减少、面部水肿等)、口腔炎、多汗等。外用偶有用药部位发生散在皮疹,大剂量应用时,可能出现胃部刺激症状。对阿司匹林或其他非甾体抗炎药过敏者,本品可有交叉过敏反应;长期用药时应定期随诊,检查血象及肝、肾功能。对实验室检查有干扰。哮喘、心功能不全、高血压、肾功能不全、肝硬化患者、血友病或其他出血性疾病、有消化道溃疡病史者慎用;孕妇及哺乳期妇女、对阿司匹林或其他非甾体抗炎药有过敏者、有活动性消化性溃疡者禁用。

【制剂与规格】 肠溶胶囊:25 mg、50 mg;缓释片:75 mg;缓释胶囊:0.2 g;搽剂:10 ml:0.3 g、30 ml:0.9 g、50 ml:1.5 g;凝胶:10 g:0.3 g;贴剂:每片7cm×10cm,含酮洛芬20 mg。

非诺洛芬钙
Fenoprofen Calcium

【作用与用途】 本品亦为苯丙酸衍生物,为非甾体抗炎药;通过对环氧酶的抑制而减少前列腺素的合成,因此减轻组织充血、肿胀,降低周围神经痛觉的敏感性。它通过下丘脑体温调节中心而起解热作用。适用于各种关节炎,包括类风湿关节炎、骨关节炎、强直性脊柱炎、痛风性关节炎及其他软组织疼痛,亦用于其他疼痛如痛经、牙痛、损伤及创伤性痛等。

【体内过程】 口服后吸收快,与食物、奶类同服时吸收减慢,1次给药600 mg后1~2小时血药浓度达峰值,浓度为50 μg/ml,蛋白结合率为99%。$t_{1/2}$为3小时。90%于24小时内从尿中排出,主要以葡糖醛酸结合物形式排出,约2%自粪便排出。

【用法与用量】 口服。成人抗风湿:每次0.3~0.6 g,依病情轻重每日服3~4次。镇痛(轻至中等度疼痛或痛经):每次0.2 g,每4~6小时1次。成人每日最大限量为3.2 g。

【不良反应与注意事项】 恶心、呕吐、烧心、便秘、消化不良等。严重者可有胃溃疡、出血和穿孔;头痛、头昏、困倦、下肢水肿。偶有白细胞、血小板减少，有时血清转氨酶可以一过性升高；过敏性皮疹，皮肤瘙痒亦有发生。患有哮喘，心、肾功能不全，高血压，血友病或其他出血性疾病，消化道溃疡的患者慎用。对本品或其他非甾体抗炎药过敏者禁用。

【制剂与规格】 片剂:0.3 g；胶囊剂:0.2 g。

芬布芬
Fenbufen

【作用与用途】 本品为一种长效的非甾体抗炎药。能抑制环氧酶的活性，使前列腺素的合成减少而起作用。动物实验表明，本品的抗炎镇痛作用比吲哚美辛弱，但比阿司匹林强。用于类风湿关节炎、风湿性关节炎、骨关节炎、脊柱关节病、痛风性关节炎的治疗。还可用于牙痛、手术后疼痛及外伤性疼痛。

【体内过程】 本品口服后2小时左右80%被吸收。活性代谢物的血浓度在6~8小时达峰值。$t_{1/2}$较长，约7小时，但72小时仍在血中可以测到浓度。血浆蛋白结合率为98%~99%。66%由尿排出，10%由呼吸道排出，10%由粪便排出。

【用法与用量】 口服：成人常用量每日0.6 g，1次或分2次服用。成人每日总量不超过1.0 g。

【不良反应与注意事项】 胃痛、胃烧灼感、恶心，少数出现严重不良反应包括胃溃疡、出血、甚至穿孔。头昏、皮疹、白细胞数轻度下降、血清转移酶微升等较少见。同其他非甾体抗炎药有交叉过敏反应。对本品过敏者禁用。消化性溃疡、严重肝肾功能损害、阿司匹林引起哮喘者禁用。

【制剂与规格】 片剂:0.15 g、0.3 g；胶囊剂:0.15 g。

醋氯芬酸
Aceclofenac

【作用与用途】 本药为非甾体类抗炎药(NSAIDs)，作用类似于双氯芬酸，可抗炎、镇痛。其作用机制主要是通过抑制环加氧酶活性而减少前列腺素的合成。此外，本药尚可促进软骨修复。本品是一种新型、强效解热、镇痛、抗关节炎药物。适用于治疗风湿性关节炎、类风湿性关节炎、骨关节炎、脊椎炎等。也适用于各种疾病引起的疼痛和发热。

【体内过程】 口服后吸收迅速而完全，1.25~3小时达血药浓度峰值，生物利用度接近100%，血浆蛋白结合率大于99.7%，在滑膜液中的浓度为血药浓度的60%，分布容积约30 L。本药在肝脏代谢为双氯芬酸及活性极微的4-羟基醋氯芬酸，约2/3的药物主要以结合形式的羟基化代谢物随尿排泄，尿中原形药物仅占给药量的1%，消除率约为6 L/h，平均消除半衰期为4~4.3小时。

【用法与用量】 成人口服给药：每次100 mg，每日2次。肝功能不全时剂量：轻、中度肝功能不全患者应减量用药，初始剂量每天100 mg。

【不良反应与注意事项】 常见不

良反应有消化不良、腹痛、恶心、腹泻、转氨酶升高。偶见不良反应有头晕、腹胀、胃炎、呕吐、便秘、溃疡性口腔黏膜炎、瘙痒、皮疹、皮炎、血尿素氮升高、血肌酐升高。胃肠道疾病患者,脑血管出血患者,溃疡性结肠炎患者,克罗恩病患者,系统性红斑狼疮(SLE)患者,卟啉病及造血和凝血障碍病史者,轻、中度肝、肾功能不全患者,轻、中度心功能不全患者,有体液潴留倾向的患者,正使用利尿药或其他有低血容量危险的患者,体液潴留和水肿导致高血压或心脏病恶化的患者,感染患者慎用。儿童不宜使用。老年患者用药更易出现肝、肾及心血管功能损害等不良反应,且出现严重胃肠出血和/或穿孔的患者多无前期症状或明显的病史,故老年患者慎用。妊娠晚期妇女禁用。哺乳期妇女不宜使用。长期用药应定期检查肝、肾功能和血细胞计数。服用时用至少半杯水送下,且可与食物同服。用药后出现头晕和其他中枢神经系统障碍的患者应避免驾驶车辆和操作机械。过量用药可能出现恶心、呕吐、胃痛、头晕、嗜睡和头痛。对本药及其他 NSAIDs 过敏者,患有或怀疑患有胃、十二指肠溃疡者,有胃、十二指肠溃疡复发史的患者,胃肠道出血或其他出血或凝血障碍患者,严重心力衰竭患者,严重肝、肾功能不全患者禁用。避免与香豆素类口服抗凝血药、噻氯匹定、血栓溶解药及肝素合用。在高剂量甲氨蝶呤治疗期间,应避免使用本药。当使用低剂量甲氨蝶呤时,也应注意药物相互作用的可能,尤其是肾功能不全患者。避免与锂盐合用。与阿司匹林和其他 NSAIDs 合用可增高不良反应的发生率。与血管紧张素转换酶(ACE)抑制药合用可增加失水患者急性肾衰竭的危险。和阿伦膦酸盐均可引起胃肠道刺激,合用时应谨慎。与钙通道阻滞药合用可能增加胃肠道出血的风险和/或减弱后者的抗高血压作用。与左氧氟沙星或氧氟沙星合用可能增加中枢神经系统兴奋和癫痫发作的风险。与食物同服血药浓度达峰时间延长,但吸收不受食物影响。

【制剂与规格】 片剂:50 mg、100 mg;胶囊剂:50 mg、100 mg;肠溶片:25 mg、100 mg;肠溶胶囊:100 mg。

吡氯布洛芬(吡洛芬)

Pirprofen

【作用与用途】 用于类风湿性关节炎、骨关节炎、强直性关节炎、非关节性风湿病、急性疼痛、术后疼痛及癌性痛等。

【体内过程】 口服吸收迅速而完全,给药后 1 ~ 2 小时达血药浓度峰值,99.8% 以上与血浆蛋白结合,$t_{1/2}$ 为 6 小时,肝内代谢,口服剂量的 80% 以上在 72 小时以葡萄糖醛酸化合物 5 位环上脱氢化合物的形式,经肾由尿排出,原形药物排出小于 5%,自粪便排出约 8%。

【用法与用量】 口服:开始每日 800 mg,每日 2 次分服;症状改善后,每日 600 mg 维持。类风湿关节炎、强直性关节炎开始每日 1 000 mg,分 3 次服,持续 1 ~ 2 周。镇痛:每次 200 ~ 400 mg,每日 1 200 mg。肌内注射:每次 400 mg。数小时后可重复用。急性痛风发作:每次 400 mg,深部臀肌内注射。

【不良反应与注意事项】 胃肠道反应、耳鸣较乙酰水杨酸发生较少;有的服后可引起肝炎。

【制剂与规格】 胶囊:200 mg、400 mg;注射剂:400 mg。

氟比洛芬
Flurbiprofen

【作用与用途】 本品为芳基丙酸类非甾体抗炎药,主要通过抑制前列腺素的合成而产生镇痛、抗炎、解热作用。适用于类风湿性关节炎、骨关节炎、强直性脊柱炎等,也可用于软组织病,如扭伤及劳损,以及轻度至中度疼痛,如痛经和手术后疼痛、牙痛等。

【体内过程】 本品口服 200 mg 后吸收良好,血药浓度达峰时间 t_{max} 约为 5 小时,血浆蛋白结合率为 90%,消除相半衰期($t_{1/2\beta}$)约为 5.7 小时。本品主要经尿排泄。

【用法与用量】 口服,成人常用量:每次 50 mg(1 片),每日 3 ~ 4 次,必要时可增加剂量,但每日最大剂量不超过 300 mg,或遵医嘱。缓释片成人每日 0.2 g,宜于晚餐后服用或遵医嘱。

【不良反应与注意事项】 消化不良、腹泻、腹痛、恶心、便秘、胃肠道出血、腹胀、呕吐、肝酶升高等;偶见头痛、嗜睡、皮疹、视力变化、头昏等。有胃肠溃疡病患者,心、肝、肾功能不全及高血压,血友病患者,有支气管哮喘病史患者或因服用其他非甾体抗炎药曾发生支气管痉挛的患者,孕妇和哺乳期妇女,出血时间延长的患者应慎用。对本品或其他洛芬类药物过敏者禁用。活动性消化道溃疡患者禁用。

【制剂与规格】 片剂:50 mg、100 mg;缓释片:0.2 g。

金诺芬(瑞得)
Auranofine(Ridaura)

【作用与用途】 本品为含金的抗风湿药。能减少类风湿性关节炎患者的类风湿因子,恢复正常免疫球蛋白浓度,阻滞关节炎的发展,与消炎镇痛药合用可提高疗效。用于类风湿性关节炎。

【体内过程】 口服后约有 25% 被吸收,在血中有 60% 金部分分布于血浆中,37% 分布在细胞内,3% 分布在细胞膜,在血清中有 82% 金和白蛋白结合,18% 和球蛋白结合。用本品治疗的潴留量很小,连续治疗半年后终末血清 $t_{1/2}$ 约为 25 天。约 88% 由粪便排出,12% 经肾脏由尿排出。

【用法与用量】 口服,每日 6 mg,1 次或分次服用。

【不良反应与注意事项】 常见胃肠道反应,出现胃炎、稀便或腹泻;少数有贫血、白细胞减少、嗜酸细胞增多、皮疹和瘙痒以及秃发、结膜炎等。对金化合物有特异性过敏反应者、小肠或结肠炎患者、肺纤维变性者忌用。严重活动性肝炎、进行性肾炎患者禁用。

【制剂与规格】 薄膜片:每片3 mg;胶囊:每粒3 mg(含金0.87 mg)。

阿明洛芬
Alminoprofen

【作用与用途】 具有抗炎、消肿、止痛作用,优于吲哚美辛、布洛芬、保泰松,胃肠道刺激作用轻。口服容易吸收,在体内代谢,经肾脏排泄。用于节外的风湿病如肩周炎、腱炎、腰椎病;腰痛或神经根痛;创伤;产后子宫收缩痛;成人咽鼓管的炎症;痛经、牙痛、术后疼痛、渗出性中耳炎。

【体内过程】 口服后吸收迅速,0.5~1.5小时达血浆峰浓度,$t_{1/2}$约为3小时。重复给药后,在1周内达到稳态血药浓度。血浆蛋白结合率大于97.5%,白蛋白结合率约为90%。肝内代谢,主要以葡萄糖醛酸结合物或游离物的形式经肾由尿排出。

【用法与用量】 口服。产后子宫绞痛:300 mg,每日1~2次。其他情况:300 mg,每日2~3次。

【不良反应与注意事项】 偶有胃肠道不适。15岁以下儿童不宜使用。对有胃肠道病史的患者应小心观察。在治疗初期,对心衰、肝硬化、慢性肾病、正在服用利尿剂的患者、大手术后低血容量者,特别是老年人,须监测尿量及肾功能。已放置IUD者不宜用此药。哺乳期及妊娠期最后3个月禁用。

【制剂与规格】 片剂:150 mg、300 mg。

洛索洛芬
Loxoprofen

【作用与用途】 具有显著的解热、镇痛、抗炎作用。用于慢性风湿性关节炎,变形性关节炎,腰痛病,肩周炎,颈、肩、腕综合征,手术后、外伤后及拔牙后的镇痛消炎,急性上呼吸道炎症的解热镇痛。

【体内过程】 本品为前体药,经消化道吸收后迅速转化为反式-羟基活性代谢物而发挥疗效。成人1次口服洛索洛芬60 mg,迅速吸收,血中除有洛索洛芬原形外,还以活性反式-羟基代谢物存在。服药后血药浓度达峰时间在洛索洛芬大约为30分钟,在反式-羟基代谢物大约50分钟,$t_{1/2}$均大约为75分钟。给药1小时后的洛索洛芬原形及反式-羟基代谢物的血浆蛋白结合率分别为97.0%和92.8%。服药8小时内,大约有给药量的50%经尿排泄,大部分为洛索洛芬或反式-羟基代谢物的葡糖苷酸形式。健康成人口服本品每次60 mg,每日3次,连续5天,其吸收和排泄均与单次给药无明显差异,未见蓄积性。

【用法与用量】 口服:成人60 mg,每日3次或60~120 mg,顿服。

【不良反应与注意事项】 胃部不适、食欲不振、恶心、呕吐、腹泻、便秘、上腹部烧灼感、消化不良、口腔炎;溶血性贫血;皮肤、黏膜、眼综合征;急性肾功能不全,肾病综合征;间质性肺炎;过敏症;困倦,头痛,浮肿,心悸;偶见白细胞减少、血小板减少、嗜酸粒细胞增多,GOT、GPT、ALP 升高。有消化性溃疡既往史、血液学异常及有血液学异常既往史,肝肾功能障碍及有既往史、心功能障碍、支气管哮喘、过敏症既往史的患者及高龄患者慎用。消化性溃疡、严重血液学异常,严重肝肾功能障碍、严重心功能不全、有因服用非甾体消炎镇痛药而引起的喘息发作史者、儿童、妊娠后期及哺乳期的妇女禁用。

【制剂与规格】 片剂:60 mg。

吡酮洛芬
Piketoprofen

【作用与用途】 本品为非甾体外用速效消炎、镇痛、解热药,可缓解各种创伤性或风湿性疾病的各种症状。外用后能迅速透过皮肤蓄积于附近的皮下组织而迅速持续地起作用。其疗效优于水杨酸酯和保泰松类制剂。用于骨关节炎、肌炎等运动系统炎症的止痛;也可用于局部运动系统的风湿性关节炎、关节病、类风湿性肌炎和腰痛等。

【体内过程】 外用敷于皮肤后,15 分钟内皮肤吸收药物达 30% ,60 分钟吸收药物达 50% ,80 小时才能在血循环中测得其代谢物,即从蓄积的组织向循环系统释放十分缓慢。

【用法与用量】 局部涂敷:每日 3 次;气雾吸入:1 ~2 下喷于口患处。

【不良反应与注意事项】 偶见皮肤过敏反应,如瘙痒、红斑等副作用。对本品过敏者、伤口及黏膜等部位禁用。

【制剂与规格】 霜剂:1.8%(盐酸盐);气雾剂:2%(碱)。

萘普生
Naproxen

【作用与用途】 本品为非甾体抗炎药,通过抑制前列腺素合成而起镇痛、抗炎、解热作用。用于治疗风湿性和类风湿性关节炎、骨关节炎、强直性脊柱炎、痛风、关节炎、腱鞘炎,亦可用于缓解肌肉骨骼扭伤、挫伤、损伤以及痛经等所致的疼痛。

【体内过程】 口服后吸收迅速而完全,口服后 2 ~4 小时血药浓度达峰值。与食物、含镁和铝物质同服吸收率降低,与碳酸氢钠同服吸收加快。血浆蛋白结合率高于 99% 。$t_{1/2}$ 一般为 13 小时。在肝内代谢,经肾脏排泄,约有 95% 以原形及其结合物随尿排出。直肠给药吸收迅速,血浆蛋白结合率高于 99% 。$t_{1/2}$ 一般为 13 小时。在肝内代谢,经肾脏排泄,约有 95% 以原形及其结合物随尿排出。

【用法与用量】 口服:成人常用量:抗风湿,每次 0.25 ~0.5 g,早晚各 1 次,或早晨服 0.25 g,晚上服 0.5 g;止痛,首次 0.5 g,以后必要时 0.25 g,必要时每 6 ~8 小时 1 次;痛风性关节炎急性发作,首次 0.75 g,以后每次 0.25 g,每 8 小时 1 次,直到急性发作停止;痛经,首次 0.5 g,以后必要时 0.25 g,每 6 ~8 小时 1 次。小儿常用量:抗风湿,按体重每次 5 mg/kg(口服液:10 mg/kg),每日 2 次。缓释胶囊口服:成人每次 0.5 g,每日 1 次,或遵医嘱。肌内注射:每次 100 ~ 200 mg,每日 1 次。直肠给药:每次 0.125 ~ 0.25 g,每日 0.5 g,必要时遵医嘱。

【不良反应与注意事项】 主要有皮肤瘙痒、呼吸短促、呼吸困难、哮喘、耳鸣、下肢水肿、胃烧灼感、消化不良、胃痛或不适、便秘、头昏、嗜睡、头痛、恶心及呕吐、视力模糊或视觉障碍、听力减退、腹泻、口腔刺激或痛感、心慌及多汗等;胃肠出血、肾脏损害(过敏性肾炎、肾病、肾乳头坏死及肾功能衰竭等)、荨麻疹、过敏性皮疹、精神抑郁、肌肉无力、出血或粒细胞减少及肝功损害等较少见。对阿司匹林或其他非甾体抗炎药过敏者,对本品也过敏。

【制剂与规格】 片剂:0.1 g、0.125 g、0.25 g;口服液:10 ml:0.25 g、100 ml:2.5 g;颗粒剂:10 g:0.25 g;缓释胶囊剂:0.125 g、0.2 g、0.25 g;栓剂:0.25 g;注射剂:2 ml:100 mg、2 ml:200 mg。

舒林酸
Sulindac

【作用与用途】 本品为一活性极小的前体药,口服吸收后在体内代谢为活性物质(硫化物),抑制环氧酶,减少前列腺素的合成,其作用较舒林酸本身强 500 倍,但对肾脏中生理性前列腺素的合成影响不大。由于其以非活性形式通过胃肠道,因此对胃肠道刺激性小,对肾血流量和肾功能影响亦较少。本品还能抑制 5-羟色胺的释放,以及抑制胶原诱发的血小板聚集作用,延长出血时间。用于各种慢性关节炎,尤其对老年人、肾血流量有潜在不足者;各种原因引起的疼痛,如痛经、牙痛、外伤和手术后疼痛等。

【体内过程】 口服后约 90% 被吸收,吸收迅速,服药后血药浓度达峰值时间为 1 ~ 2 小时,食物可延缓其吸收,达峰值时间为 4 ~ 5 小时。分布以血浆中浓度最高,其次是肝、胃、肾、小肠及其他组织。本品 95% 与血浆蛋白结合。舒林酸半衰期为7 小时,活性物半衰期为 18 小时。药物最终以母药或无活性代谢物或葡萄糖醛酸结合物形式通过粪便和尿液排出,有活性成分大部分转回母药。

【用法与用量】 口服:成人常用量:抗风湿,每次 0.2 g,早晚各 1 次;镇痛首次 0.2 g,8 小时后重复。2 岁以上儿童常用量:按体重每次 2.25 mg/kg,每日 2 次,每日剂量不得超过6 mg/kg。

【不良反应与注意事项】 2 岁以下儿童禁用。其他参见萘普生。

【制剂与规格】 片剂:0.1 g、0.2 g。

奥沙普嗪
Oxaprozin

【作用与用途】 本品属丙酸类非甾体抗炎药,具抗炎、镇痛、解热作用。它通过抑制环氧合酶而减少炎症介质前列腺素的合成,使局部组织因前列腺素引起的肿胀疼痛得以控制。本品的抗炎作用强于布洛芬,镇痛作用优于布洛芬、保泰松和阿司匹林,而胃黏膜损伤作用低于阿司匹林和保泰松。对消化道损伤轻微,而且药效具有持久性。本药有中枢性肌肉松弛作用。适用于类风湿关节炎、变形性关节炎、强直性脊柱炎、肩周炎、颈肩腕综合征,也用于痛风性关节炎、外伤和手术后的镇痛。

【体内过程】 口服后吸收良好,血药浓度在3~4小时达峰值,食物能降低吸收速度而不影响吸收程度。每日1次服药和分2次服药的血药浓度、稳态时间基本相似。本药半衰期约为50小时,1次服药后5日内尿中排泄率为31%~38%,15天内为60%,尿内含有本品原形及其他代谢物。连续多次服药后原形排泄逐渐减少。

【用法与用量】 口服:成人常用量:抗风湿,每次0.4 g,每日1次,饭后口服,每日最大剂量0.6 g;镇痛,每次0.2~0.4 g,必要时可用2次。

【不良反应与注意事项】 胃痛、胃不适、恶心、纳差、腹泻、便秘等是本品主要不良反应,发生率5%~10%,大多不需停药或予以对症药物即可耐受;少见的有头痛、头昏、一过性肝功能异常。当与口服抗凝剂并用时应慎重。老年患者、有消化道溃疡、出血病史患者慎用。儿童、孕妇及哺乳期妇女、消化性溃疡、严重肝肾疾病患者、对其他非甾体抗炎药过敏患者及粒细胞减少症、血小板减少症患者禁用。

【制剂与规格】 肠溶胶囊、片剂:0.2 g。

铝镁司片

Lovastatin Tablets

【作用与用途】 本品中阿司匹林能抑制前列腺素合成,具有解热、镇痛作用;重质碳酸镁及甘羟铝为抗酸药,能减少阿司匹林对胃的刺激而引起的胃部不适、恶心、呕吐、食欲缺乏等不良反应,适用于头痛、牙痛、月经痛、关节痛、神经痛及感冒发热。

【用法与用量】 口服:成人每次1~2片,每日3次,饭后服。

【不良反应与注意事项】 偶有胃部不适、恶心、呕吐、食欲缺乏等消化道症状,停药后一般可自行恢复;少见皮肤过敏反应,表现为皮疹、荨麻疹、皮肤瘙痒等。用于止痛不得超过5天,用于退热不得超过3天。发热,伴脱水患儿、年老体弱或体温至40℃以上患者、痛风、肝肾功能不全、心功能不全、鼻出血、月经过多等患者以及有溶血性贫血史者慎用。服用本品期间禁止饮酒。儿童必须在成人监护下使用。妊娠期、哺乳期妇女、哮喘、鼻息肉综合征、对阿司匹林及对其他解热镇痛药过敏者、血友病或血小板减少症、溃疡病活动期的患者禁用。

【制剂与规格】 片剂:本品每片含阿司匹林0.33 g,重质碳酸镁0.1 g,甘羟铝50 mg。

依托度酸

Etodolac

【作用与用途】 本品为非甾体抗炎药,具有抗炎、解热和镇痛作用。其作用机制可能是通过阻断环氧合酶的活性,从而抑制前列腺素(PG)的合成,用以缓解下列疾病的症状和体征:骨关节炎(退行性关节病变)、类风湿关节炎、疼痛症状。本品可用于以上疾病急性发作的治疗,也可用于以上疾病的长期治疗。

【体内过程】 口服给药吸收良好,没有明显的首过效应,全身生物利用度达80%或以上,每12小时给药在600 mg以内时,血药浓度-时间曲线下面积与给药剂量成正比关系。99%以上的依托度酸与血浆蛋白结合,游离部分少于1%。单剂给药200～600 mg,在(80±30)分钟内其平均血浆峰值浓度(C_{max})介于(14±4)～(37±9)μg/ml范围内,其平均血浆清除率为(47±16)ml/(h·kg),消除半衰期($t_{1/2\beta}$)为(7.3±4.0)小时。依托度酸经肝脏代谢,16%的给药剂量经粪便排泄。通常不根据体重决定给药剂量,但在推荐剂量下个体间血药浓度的差异显著,尤其在有胃肠道病变或服用影响GI吸收、蛋白结合率、损害肝肾功能的药物者。

【用法与用量】 剂量应个体化,以保证最佳的疗效和耐受性。止痛:急性疼痛的推荐剂量为200～400 mg,每8小时1次,每日最大剂量不超过1.2 g,体重在60 kg以下者,每日最大剂量不应超过20 mg/kg。临床观察发现,每间隔12小时给药1次,在一些患者中依托度酸仍有止痛作用。慢性疾病:依托度酸治疗慢性疾病(如骨关节炎、类风湿关节炎)的推荐剂量为每日0.4～1.2 g,分次口服,每日最大剂量不应超过1.2 g,体重在60 kg以下者,每日最大剂量不应超过20 mg/kg。依托度酸剂量每日0.4 g以下,分次口服,或每晚单剂量给药0.4 g或0.6 g,在一些患者中有一定的疗效。老年人服用:依托度酸在老年人中的药代动力学与普通人群无显著性差异,因此在老年人中使用无需调整剂量,但应当小心。另外,老年人对前列腺素抗体的作用较年轻人敏感,因此针对某一个体增加药物治疗剂量时更应谨慎。

【不良反应与注意事项】 全身症状:腹痛、乏力、不适、寒战、发热;消化系统:便秘、腹泻、消化不良、腹胀、胃炎、黑便、恶心、呕吐;神经系统:焦虑、抑郁、头昏;皮肤及附属器:瘙痒、皮疹;特殊感觉:视物模糊、耳鸣;泌尿系统:排尿困难、尿频。有活动期消化性溃疡或与应用另一种非甾体抗炎镇痛药有关的胃肠溃疡或出血史者禁用。不同非甾体抗炎镇痛药之间可能存在交叉反应,因此在阿司匹林或其他非甾体抗炎镇痛药治疗期间出现哮喘、鼻炎、荨麻疹或其他过敏反应者,以及对本品过敏者禁用。

【制剂与规格】 片剂:0.2 g、0.4 g。

萘丁美酮
Nabumetone

【作用与用途】 本品为一种非酸性非甾体抗炎药,属前体药物,在肝脏内被迅速代谢为6-甲氧基-2-萘乙酸(6-MNA)而起解热、镇痛、抗炎作用。

抗炎镇痛解热的作用与萘丁美酮的活性代谢产物抑制了炎症组织中的前列腺素合成有关。对胃黏膜影响小：本品是一种非酸性、非离子性前体药物，在吸收过程中对胃黏膜无明显的局部直接影响；同时本品对胃黏膜生理性环氧合酶的抑制作用较小。因此本品引起的胃肠黏膜糜烂和出血的发生率较低。对出血和凝血无影响：本品对健康志愿者的血标本，在体外进行诱导的血小板聚集作用无影响。对出血时间、凝血试验均无显著改变。用于类风湿性关节炎、骨关节炎。

【体内过程】 本品口服后在十二指肠被吸收，经肝脏转化为主要活性代谢物6-甲氧基-2-萘基乙酸（6-MNA），口服萘丁美酮1 g后，约3.5%转化为6-MNA，50%转化为其他代谢物随后从尿中排泄。6-MNA的血浆蛋白结合率约为99%，表观分布容积约为7.5 L，6-MNA体内分布广泛，主要分布在肝、肺、心和肠道，易于扩散在滑膜组织、滑液、纤维囊组织和各种炎性渗出物中，它可进入乳汁和胎盘。6-MNA的消除半衰期在青年人约为24小时，在老年人约为30小时。6-MNA经肝脏转化为非活性产物，80%从尿中排泄，10%从粪便中排泄。

【用法与用量】 口服：成人常用量，每次1.0 g，每日1次。每日最大量为2 g，分2次服。体重不足50 kg的成人可以每日0.5 g起始，逐渐上调至有效剂量。

【不良反应与注意事项】 儿童禁用。其他参见萘普生。

【制剂与规格】 胶囊剂：0.2 g、0.25 g；片剂：0.5 g。

咪唑酯
Imidazate

【作用与用途】 本品具有消炎、镇痛和退热作用，对胃刺激性很小。能选择性地抑制凝血恶烷合成酶，但不抑制中枢前列腺素环氧合酶。本品不引起胃溃疡，对妊娠和胎儿也无影响。

【体内过程】 口服和直肠给药能很快吸收达到治疗浓度。口服的生物利用度为80%，直肠给药约为50%。主要经肾脏排泄。

【用法与用量】 口服：成人每次0.5～1.5 g，每日1～2次；儿童6～12岁，每次250～500 mg，每日1～3次。口服滴剂：成人每次服20～40滴，每日1～3次；儿童6～12岁，每次10～20滴。栓剂：成人每日500 mg；儿童每天100 mg。肌内注射：每日500～1 000 mg。外用：5%凝胶。

【不良反应与注意事项】 少数患者有胃肠道刺激症状，偶见出血。亦可有皮疹、鼻塞、哮喘、血管神经性水肿等。消化道溃疡患者、对阿司匹林类过敏者、孕妇禁用。

【制剂与规格】 片剂：500 mg、750 mg；滴剂：40%（40 g/100 ml）；栓剂：每粒100 mg、500 mg、750 mg；注射剂：500 mg：2 ml；凝胶剂：5%。

苯丙氨酯

Phenprobamate

【作用与用途】 本品为镇静药。作用于中枢神经系统下脑干部,能抑制多突触反射,阻断来自异常兴奋肌肉的神经传导,产生肌肉松弛作用。也作用于大脑皮层高位中枢,具有较弱的安定作用。用于一般焦虑及肌肉痉挛、肌肉强直等肌肉异常紧张引起的疼痛。

【体内过程】 口服吸收快,口服2.4～3.2 g后48小时内7%原形由尿排出,76%以代谢产物排出,其中76%为马尿酸。

【用法与用量】 口服:成人常用量,每次0.2～0.4 g,每日3次。抗焦虑,每次0.4～0.8 g,每日3次。宜饭后服用。

【不良反应与注意事项】 偶有嗜睡、头昏、全身乏力、行走不稳、恶心、胃胀、腹痛、胃不适感及胃部钝痛。

【制剂与规格】 片剂:0.2 g。

抗变态反应药物及免疫调节剂

(一)抗变态反应药

1. 抗组胺药(H_1受体阻滞药)

盐酸苯海拉明

Diphenhydramine Hydrochloride

【作用与用途】 本品为乙醇胺的衍生物,可与组织中释放出来的组胺竞争效应细胞上的H_1受体,从而阻止过敏反应的发作,解除组胺的致痉和充血作用。用于皮肤过敏症、荨麻疹、湿疹、皮炎、药疹、瘙痒、神经性皮炎、虫咬症、日光性皮炎、过敏性鼻炎及食物或药物过敏、晕动病的防治,有较强的镇吐作用;帕金森病和锥体外系症状;镇静,催眠;加强镇咳药的作用,适用于治疗感冒或过敏所致咳嗽。

【体内过程】 口服及注射给药吸收快而完全,血浆蛋白结合率为98%,1~4小时血药浓度达峰值,$t_{1/2}$为4~7小时,本药可透过血脑屏障进入中枢。口服后15~60分钟起效,每次给药后可维持3~6小时。

【用法与用量】 成人口服,每次25~50 mg,每日2~3次。用于防治晕动病时,宜在旅行前1~2小时,最少30分钟前服用。深部肌内注射,每次20 mg,每日1~2次。

【不良反应与注意事项】 常见头昏、恶心、呕吐、食欲缺乏以及嗜睡;偶见皮疹、粒细胞减少。对本品过敏或对其他乙醇胺类药物高度过敏者禁用。重症肌无力、闭角型青光眼、前列腺肥大者禁用。

【制剂与规格】 片剂:25 mg;注射剂:1 ml:20 mg。

茶苯海明(乘晕宁,晕海宁,捉迷明,曲拉明,苯茶醇胺)

Dimenhydrinate

【作用与用途】 本品为苯海拉明和氨茶碱的复合物,具有抗组胺H_1受体作用,能对抗组胺对血管、胃肠和支气管平滑肌的作用,但作用较弱。对中枢神经系统也有抑制作用,抗晕动作用较强。用于防治乘车、机、船引起的眩晕、恶心和呕吐,也可用于过敏性疾病。

【体内过程】 口服吸收快而完全,血浆蛋白结合率高,口服15~60分钟起效,药效可维持3~6小时。

【用法与用量】 口服。预防晕动病:一次50 mg,于乘车、船、飞机前0.5~1小时服,必要时可重复一次。抗过敏:成人,一次50 mg,每日2~3次;小儿,1~6岁,一次12.5~25 mg,每日2~3次,7~12岁,一次25~50 mg,每日2~3次。与食物或牛奶同服,可减少药物对胃的刺激。

【不良反应与注意事项】 嗜睡、口干、便秘、调节紊乱、泪腺分泌减少、支气管分泌液稠厚、心动过速、尿潴留,还有发生皮肤过敏性反应的可能。一次剂量不宜超过100 mg。服用本品期间禁止饮酒,并禁止与其他中枢神经抑制药同服。驾驶车、船，操作机器设备以及高空作业者工作时禁用。老年人慎用。本品性状发生改变时禁用。服用过量或有严重不良反应时请立即就医。儿童必须在成人监护下使用。本品应放在儿童不能触及的地方。新生儿及早产儿禁用。对本品及辅料过敏者禁用。对苯海拉明或茶碱过敏者亦应禁用。闭角型青光眼患者禁用。有与尿道前列腺功能紊乱有关的尿潴留患者禁用。妊娠 1～4 个月的妇女禁用。哺乳期妇女禁用。与耳毒性药物一起应用时可遮盖耳毒性药物引起的症状。不宜与耳毒性药物合用。与利舍平(利血平)、四环素盐酸盐、氯霉素琥珀酸盐、氢化可的松、琥珀酸盐配伍发生配伍禁忌。

【制剂与规格】 片剂：25 mg，50 mg。

盐酸异丙嗪

Promethazine Hydrochloride

【作用与用途】 异丙嗪是吩噻嗪类衍生物，属抗组胺药，可用于镇吐，抗晕眩，晕动症以及镇静催眠。抗组胺作用：与组织释放的组胺竞争 H_1 受体，能拮抗组胺对胃肠道、气管、支气管或细支气管平滑肌的收缩或挛缩，能解除组胺对支气管平滑肌的致痉和充血作用。止呕作用：可能与抑制了延髓的催吐化学感受区有关。抗晕动症作用：可能通过中枢性抗胆碱性能，作用于前庭和呕吐中枢及中脑髓质感受器，主要是阻断了前庭核区胆碱能突触迷路冲动的兴奋。镇静催眠作用：有关抑制中枢神经系统的机制尚未确切阐明，可能由于间接降低了脑干网状结构激活系统的应激性。用于皮肤黏膜的过敏：适用于长期的、季节性的过敏性鼻炎，血管舒缩性鼻炎，接触过敏源或食物而致的过敏性结膜炎，荨麻疹，血管神经性水肿，对血液或血浆制品的过敏反应，皮肤划痕症。必要时可与肾上腺素合用，作为本药的辅助剂。晕动病：防治晕车、晕船、晕飞机。镇静、催眠：适用于术前、术后和产科。此外，也可用于减轻成人及儿童的恐惧感，呈浅睡眠状态。恶心、呕吐的治疗：适用于一些麻醉和手术后的恶心、呕吐，也用于防治放射病性或药源性恶心、呕吐。术后疼痛：可与止痛药合用，作为辅助用药。

【体内过程】 口服或注射给药后吸收快而完全，蛋白结合率高。本品经口服、肌内注射或直肠给药后起效时间为 20 分钟，静脉注射后为 3～5 分钟，抗组胺作用一般持续时间为 6～12 小时，镇静作用可持续 2～8 小时。主要在肝内代谢，静脉注射无活性的代谢物可经尿排出，经粪便排出量少。

【用法与用量】 口服时，可与食物或牛奶同时服，以减少对胃黏膜的刺激。成人常用量：抗过敏，每次 12.5 mg，每日 4 次，饭后及睡前服用，必要时睡前 25 mg；止吐，开始时每次 25 mg，必要时可每 4～6 小时服12.5～25 mg；抗眩晕，每次 25 mg，必要时每日 2 次；镇静催眠，每次 25～50 mg，必要时增倍。小儿常用量：抗过敏，每次按体重 0.125 mg/kg 或按体表面积 3.75 mg/m^2，每隔 4～6 小时 1 次，或睡前按体重 0.25～0.5 mg/kg 或按体表面积 7.5～15 mg/m^2；按年龄计算，每日量1 岁以内 5～10 mg，1～5 岁5～15 mg，6 岁以上 10～25 mg，可 1 次或分 2 次给予；止吐，按体重 0.25～0.5 mg/kg 或按体表面积 7.5～15 mg/m^2；必要时每隔 4～6 小时给药 1 次；抗眩晕，每次按体重 0.25～0.5 mg/kg 或按体表面积 7.5～15 mg/m^2；必要时每隔 12 小时 1 次，或 12.5～25 mg，每日 2 次；镇静催眠，必要时按体重 0.5～1 mg/kg或体表面积 15～30 mg/m^2。肌内注射：成人用量：过敏，每次25 mg，必要时 2 小时后重复；严重过敏时可肌内注射 25～50 mg，最高量不得超过 100 mg；在特殊紧急情况下，可用灭菌注射用水稀释至 0.25%，缓慢静脉注射；止吐，12.5～25 mg，必要时每 4 小时重复 1 次；镇静催眠，每次 25～50 mg。

【不良反应与注意事项】 异丙嗪属吩噻类衍生物，小剂量时无明显副作用，但大量和长时间应用时可出现噻嗪类常见的副作用。参见盐酸氯丙嗪。

【制剂与规格】 片剂：12.5 mg、25 mg；注射剂：2 ml：50 mg。

阿司咪唑（苄苯哌咪唑，息斯敏）

Astemizole

【作用与用途】 本品为没有中枢镇静和抗胆碱能作用的强效及长效组胺 H_1受体拮抗剂。由于它作用时间持久，每日 1 次可控制过敏症状 24 小时。受体结合研究表明，本品在药理学剂量下，能提供完全的外周 H_1受体结合率。由于其不通过血脑屏障，所以对中枢 H_1受体无作用。本品用于治疗常年性和季节性过敏性鼻炎、过敏性结膜炎、慢性荨麻疹和其他过敏性反应症状及体征。

【体内过程】 本品口服吸收快，服药后 1～2 小时血药浓度可达峰值。本品具有广泛的首过代谢和组织分布。达稳态时，阿司咪唑加上其活性代谢产物去甲基阿司咪唑的平均血浆峰浓度为 3～5 ng/ml。阿司咪唑的终末半衰期为 1～2 天，去甲基阿司咪唑则为 9～13 天。本品代谢产物主要通过胆汁经粪便排出体外。

【用法与用量】 口服。每日 1 次。12 岁以上儿童及成人：每次 3～6 mg，每日不超过 10 mg。

【不良反应与注意事项】 心血管系统：超量服用本品可发生 Q-T 间期延长或室性心律失常，包括表现为晕厥的尖端扭转型室性心动过速。偶见体重增加，过敏反应（如：血管性水肿、支气管痉挛、光敏感、瘙痒、皮疹），且有个别惊厥、良性感觉异常、肌痛/关节痛、水肿、情绪紊乱、失眠、噩梦、氨基转移移酶升高和肝炎的报道。其中大部分病例是否与息斯敏有直接关系尚不明确。妊娠妇女禁用。由于本品广泛经肝脏代谢，故有严重肝功能障碍者禁用。

【制剂与规格】 片剂：3 mg、5 mg、10 mg。

特非那定(敏迪,丁苯哌丁醇)

Terfenadine

【作用与用途】 本品为特异 H_1 受体阻断剂,在抗组胺有效剂量下,本品及其代谢产物均不易透过血脑屏障,故极少有中枢抑制作用。用于季节性过敏性鼻炎,常年性过敏性鼻炎,急、慢性荨麻疹等。

【体内过程】 本品在消化道吸收良好(约70%吸收),有明显的首过效应,约99%药物生成羧酸代谢物和无活性的去烃基物。其羧酸代谢物具有抗组胺活性,口服后半小时内即在血浆中出现,2.5 小时血药浓度达峰值平均263 ng/ml,有效浓度可持续12 小时以上。本品主要以代谢物形式(60%)经胆汁随粪便排泄,尚有40%代谢物由尿排泄。肝功能不足者代谢受阻。老年人的清除率可降低25%。2 小时可达血药峰浓度。

【用法与用量】 口服。成人及12 岁以上者:每次 60 mg,每日 2 次;6~12 岁儿童:每次 30 mg,每日 2 次。

【不良反应与注意事项】 中枢神经系统:如头痛、头昏、疲乏等;胃肠系统:腹部不适、恶心、呕吐、食欲增加、大便习惯改变等;其他:口干、鼻干、咽干、皮疹等。

【制剂与规格】 分散片、片剂(胶囊):60 mg。

西替利嗪(赛特赞,仙特明,仙利特,西可韦)

Cetirizine

【作用与用途】 本品为选择性组胺 H_1 受体拮抗剂。动物实验表明,本品无明显抗胆碱和抗 5-羟色胺作用,不易通过血-脑脊液屏障而作用于中枢 H_1 受体,中枢抑制作用较轻。用于季节性或常年性过敏性鼻炎、由过敏原引起的荨麻疹及皮肤瘙痒。

【体内过程】 口服后由胃肠道吸收。健康成人每次口服 10 mg 西替利嗪,血药浓度达峰时间(T_{max})为 30~60 分钟,血药峰浓度为 300 ng/ml。西替利嗪与血浆蛋白结合率高。血浆半衰期约10 小时,约70%以原形药物随尿液排泄,少量从粪便排泄。

【用法与用量】 口服:成人或12 岁以上儿童,每次 10 mg,每日 1 次或遵医嘱。如出现不良反应,可改为早晚各 5 mg。6~11 岁儿童,根据症状的严重程度不同,推荐起始剂量为5 mg或 10 mg,每日 1 次。2~5 岁儿童,推荐起始剂量为 2.5 mg,每日 1 次;最大剂量可增至 5 mg,每日 1 次,或2.5 mg 每 12 小时1 次。

【不良反应与注意事项】 不良反应轻微且为一过性,有困倦、嗜睡、头痛、眩晕、激动、口干及胃肠道不适等。偶有天门冬氨酸氨基转移酶轻度升高。肾功能损害者用量应减半。酒后避免使用。司机、操作机器或高空作业人员慎用。

【制剂与规格】 片剂(胶囊):

10 mg;口服液:0.1%;滴剂:5 ml:50 mg。

曲普利啶(克免,克敏)

Triprolidinum

【作用与用途】 各种过敏性疾患,包括过敏性鼻炎、结膜炎、荨麻疹、支气管哮喘、花粉热、动植物或食物引起的过敏等。

【体内过程】 口服后经胃肠道吸收迅速完全,起效快,1~3小时达到血药浓度峰值,药效可维持8~12小时。本品在体内分布广泛,局部以肺、脾、肾浓度较高。清除相半衰期($t_{1/2\beta}$)为6~24小时。本品部分经肝脏代谢,降解物由肾排出,也可经乳汁排出。

【用法与用量】 口服。成人每次1~2粒,每日2~3次;6岁以上儿童每次1/2胶囊,每日2次;2~6岁,每次1/3胶囊,每日2次;2岁以下婴幼儿每次剂量按0.05 mg/kg计算药量或遵医嘱。

【不良反应与注意事项】 除个别对药物有特异性过敏者禁用外,本品毒性及副作用极小,偶有嗜睡、恶心、不适等,减量或停药后症状自行消失。

【制剂与规格】 胶囊剂:2.5 mg。

氯雷他定(克敏能,开瑞坦)

Loratadine

【作用与用途】 本品属长效三环类抗组胺药,竞争性地抑制组胺H_1受体,抑制组胺所引起的过敏症状。本品无明显的抗胆碱和中枢抑制作用。用于缓解过敏性鼻炎的症状,如打喷嚏、流涕和鼻痒以及眼部过敏瘙痒和烧灼感。也用于缓解慢性荨麻疹及其他过敏性皮肤病的症状。

【体内过程】 空腹口服吸收迅速。服后1~3小时起效,8~12小时达最大效应,持续作用达24小时以上。食物可使药峰时间延迟,AUC(吸收量)增加。正常成年人,氯雷他定的$t_{1/2}$为28(8.8~92)小时。80%以代谢物形式出现于尿和粪便中。慢性肾功能衰竭者(肌酐清除率≤30 ml/min),药物的AUC和血药浓度升高约73%,而其代谢物的AUC则升高约120%。慢性乙醇肝病患者,氯雷他定的AUC和药峰浓度为正常人的2倍,氯雷他定及其代谢物的$t_{1/2}$分别为24和37小时,可随肝病的严重程度而延长。氯雷他定与其代谢物的蛋白结合率分别为97%和73%~77%。本品及其代谢物不透过血脑屏障,主要在外周H_1受体部位起作用。

【用法与用量】 空腹服,成人及12岁以上儿童每次10 mg,每日1次。

【不良反应与注意事项】 主要包括头痛、嗜睡、疲乏、口干、视觉模糊、血压降低或升高、心悸、晕厥、运动功能亢进、肝功能改变、黄疸、肝炎、肝坏死、脱发、癫痫发作、乳房肿大、多形性红斑及全身性过敏反应。

【制剂与规格】 片剂:10 mg。

阿伐斯汀(新敏乐,敏使郎)

Acrivastine

【作用与用途】 本品为曲普利定(triprolidine)的衍生物,具有选择性地阻断组胺H_1受体的作用,具有良好的抗组胺作用。因不易通过血脑屏障,故无镇静作用,也无抗毒蕈碱样胆碱作用。适用于治疗过敏性鼻炎、枯草热、荨麻疹、湿疹、皮肤瘙痒症等。

【体内过程】 口服后吸收良好,1.5小时后血药浓度达峰值。有少量在肝中被代谢,代谢产物仍具有药理活性。由尿排泄,原形药物占80%。$t_{1/2}$为1.5小时。

【用法与用量】 口服:成人及12岁以上儿童每次8 mg,每日2~3次。

【不良反应与注意事项】 罕见嗜睡;偶有皮疹;没有或仅有轻微的病症症状(胃肠道紊乱、头痛及嗜睡)。肾功能不全者、孕妇、驾驶员或操作机器者慎用;小儿不用。

【制剂与规格】 胶囊剂:8 mg。

马来酸氯苯那敏(扑尔敏)
Chlorphenamine Maleate

【作用与用途】 抗组胺作用,通过拮抗 H_1 受体而对抗组胺的过敏效应;本品不影响组胺的代谢,也不阻止体内组胺的释放。有抗M胆碱受体作用。本品具有中枢抑制作用。马来酸氯苯那敏可治疗过敏性鼻炎;对过敏性鼻炎和上呼吸道感染引起的鼻充血有效,可用于感冒或鼻窦炎;皮肤黏膜的过敏:对荨麻疹、枯草热、血管运动性鼻炎均有效,并能缓解虫咬所致皮肤瘙痒和水肿;也可用于控制药疹和接触性皮炎,但同时必须停用或避免接触致敏药物。当症状急、重时可应用注射液。

【体内过程】 口服吸收迅速完全,生物利用度25%~50%,口服给药后15~60分钟起效,肌内注射后5~10分钟起效。血浆蛋白结合率约72%。$t_{1/2}$为12~15小时,主要经肝代谢,中间代谢产物无药理活性。代谢产物和未代谢的药物主要经肾排出。

【用法与用量】 成人:肌内注射,每次5~20 mg;口服,每次4~8 mg,每日3次。

【不良反应与注意事项】 嗜睡、疲劳、乏力、口鼻咽喉干燥、痰液黏稠,可引起注射部位局部刺激和一过性低血压,少见皮肤淤斑、出血倾向。膀胱颈部梗阻、幽门十二指肠梗阻、消化性溃疡所致幽门狭窄、心血管疾病、青光眼(或有青光眼倾向者)、高血压、高血压危象、甲状腺功能亢进、前列腺肥大体征明显时慎用。本品不可应用于下呼吸道感染和哮喘发作的患者(因可使痰液变稠而加重疾病)。用药期间,不得驾驶车、船或操作危险的机器。

【制剂与规格】 片剂:4 mg;注射剂:1 ml:10 mg、2 ml:20 mg。

咪唑斯汀(皿治林)
Mizolastine

【作用与用途】 咪唑斯汀是特异性、选择性的外周组胺 H_1 受体拮抗剂,具有抗组胺和抗变态反应活性。用于季节性和常年性过敏性鼻炎、过敏性结膜炎、荨麻疹和其他过敏反应症状。

【体内过程】 咪唑斯汀口服吸收迅速,血药浓度达峰时间为1.5小时,生物利用度为65%,为线性代谢动力学。平均消除半衰期为 13.0 小时，血浆蛋白结合率为 98.4%。肝功能不全者咪唑斯汀吸收较慢，分布相较长，AUC 中度增加（约 50%）。主要代谢途经为母体化合物的葡萄糖醛酸化。细胞色素 P_{450}3A4 酶系统也参与了本品的水解代谢。已知的代谢产物无药理活性。

【用法与用量】 口服。成人包括老年人及 12 岁以上儿童，推荐剂量为每次 1 片(10 mg)，每日 1 次。

【不良反应与注意事项】 本品无中枢镇静作用和抗胆碱作用。偶见思睡、乏力、头痛、口干、腹泻和消化不良等症状。个别病例出现低血压、紧张、抑郁、中性粒细胞计数减少和肝脏转氨酶升高。

【制剂与规格】 片剂：10 mg。

依巴斯汀（开思亭，艾巴停，可司停）

Ebastine

【作用与用途】 本品对 H_1 受体有高度的选择性，无中枢抑制作用。与特非那定相比，本品作用强而持久。本品对组胺诱发的支气管痉挛具有保护作用，动物实验证实其保护作用是特非那定的 4.5 倍，阿司米唑的 2.9 倍，连续用药不蓄积。其代谢产物 carebestine 对组胺诱发的支气管痉挛的保护作用是原药的 3 倍。本品具有拮抗白三烯 C_4 的作用，可抑制白三烯 C_4 诱发的支气管痉挛，有抗胆碱作用。可抑制试验性喘息和鼻过敏。本品可用于治疗变应性鼻炎（过敏性鼻炎）和慢性荨麻疹，还可用作防治过敏性哮喘的辅助用药和预防用药，用于过敏性哮喘。

【体内过程】 本品口服吸收良好，但血浆浓度很低或无法检测，药动学研究主要测定其活性代谢产物卡瑞斯汀（carebastine）。本品口服后 1～2 小时起效，t_{max} 为 2.6～5.7 小时，可维持 24 小时，血浆蛋白结合率为 95% 以上。血清半衰期为 13.8～15.3 小时。本品口服具有广泛的首过效应，不蓄积（carebastine）。66% 的代谢产物从尿液排出。在肾功能不全的患者，本品的消除半衰期可延长至 23～36 小时，在肝脏功能不全的患者，消除半衰期可延长至 27 小时。本品较少或不透过血-脑脊液屏障。

【用法与用量】 口服：每次 1～4 mg，每天 2 次。喷鼻：12 岁以上患者，每鼻孔喷 2 下，每天 2 次。口服：每次10 mg，每天 1 次。用于防治哮喘时每次 20 mg，每晚 1 次。

【不良反应与注意事项】 可见嗜睡，偶有倦怠感，发生率为 3%～18%；味觉异常也较为常见，发生率为 2%～26%；其他不良反应较少见，如偶有口干、恶心、手足麻木、腹痛、腹泻、食欲缺乏、脸面发热、体重增加，也有转氨酶活性上升，出现药疹等，其发生率均在 5% 以下。妊娠期和哺乳期妇女应慎用。目前尚未无对 12 岁以下儿童使用本药的安全资料。乙醇可增强本品的中枢抑制作用，服药期间不宜饮酒。轻度或中度肝损伤患者不能高于每日 10 mg 的剂量，严重肝功能受损者禁用。有嗜睡作用,驾驶员及具危险性的机械操作者应禁用。

【制剂与规格】 片剂:0.5 mg、1 mg;鼻喷雾剂:0.1%。

美克洛嗪(敏可嗪)
Meclozine Hydrochloride

【作用与用途】 本品为组胺受体的拮抗剂,可对抗组胺引起的降压效应,并对致死量组胺引起的动物死亡起保护作用;并有中枢抑制和局麻作用。抗晕动症和眩晕效应与其抗胆碱作用有关。适用于晕动症引起的恶心、呕吐、头昏的治疗和预防,对前庭疾病引起的眩晕也有效。

【体内过程】 口服后1小时起效,$t_{1/2}$为6小时,用药1次可维持药效8~24小时。

【用法与用量】 口服,每次25 mg,每日3次。预防晕动病:应提前1小时服药,每次25~50 mg,每日1次。

【不良反应与注意事项】 常见困倦,其他尚有视力模糊、乏力、口干等反应。在下列情况下应慎用:膀胱颈狭窄、良性前列腺肥大、闭角型青光眼、幽门十二指肠狭窄等。本品可使乙醇、中枢抑制药和抗胆碱药的作用加强。本品可拮抗阿朴吗啡的催吐作用。

【制剂与规格】 片剂:25 mg。

美喹他嗪(玻璃美朗)
Mequitazine

【作用与用途】 本品为吩噻嗪的衍生物,可选择性地阻断组胺H_1受体。它具有中等强度的抗组胺作用,也具有镇静作用及抗毒蕈碱样胆碱作用。本品主要用于过敏性鼻炎、过敏性结膜炎、荨麻疹、过敏性皮肤病等。

【体内过程】 本品口服吸收较快,2~4小时起效,6小时后血药浓度达峰值。在肝中被代谢,本品及其代谢物自胆排出。$t_{1/2}$为18小时。

【用法与用量】 口服。成人:每次5 mg,早晚各1次,或于睡前服10 mg。

【不良反应与注意事项】 偶见困倦、乏力、头痛、口干、胃肠不适、视物模糊等。对本品过敏者禁用。青光眼和前列腺肥大者慎用。

【制剂与规格】 片剂:5 mg。

富马酸氯马斯汀
Clemastine Fumarate

【作用与用途】 本品为H_1受体拮抗剂,能抑制毛细血管的渗透性,可迅速止痒。本品尚具抗胆碱和镇静作用,主要用于过敏性鼻炎、荨麻疹及其他过敏性皮肤病。

【体内过程】 本品口服经消化道迅速吸收,服药后30分钟起效,血药浓度于2~5小时达峰,作用可持续12小时,分布于肝、肾、肺、脾等脏器较多。本品$t_{1/2}$为21小时,在肝中代谢成单甲基化、双甲基化产物,或与葡糖醛酸结合,以代谢物和少量原形药物形式主要由尿和粪便中排泄,少量药物可出现于乳汁中。

【用法与用量】 口服,每次

1.34 mg，每日 2 次。

【不良反应与注意事项】 一般有嗜睡、眩晕、食欲不振、恶心、呕吐、口干等，尚可见低血压、心悸、心动过速、疲乏、神经质、不安、震颤、失眠、欣快、视觉模糊、抽搐、尿频、排尿困难、月经提前、痰液黏稠、鼻塞、胸闷、血小板减少、粒细胞减少、溶血性贫血、皮肤瘙痒、荨麻疹、过敏性休克等。下呼吸道感染（包括哮喘）患者禁用。用药期间不宜驾驶车辆、高空作业、从事危险工种、操作精密机器。

【制剂与规格】 片剂：1.34 mg；干混悬剂：0.67 mg。

布克力嗪（盐酸氯苯丁醇，氯苯丁嗪，安其敏）
Buclizine

【作用与用途】 布克力嗪为哌嗪类抗组胺药，抗组胺作用较苯海拉明强而持久，镇吐作用也显著持久，尚有安定、抗焦虑作用。用于治疗过敏性疾病。防治晕动病，治疗妊娠和其他原因所致的呕吐，治疗美尼尔综合征和其他迷路疾病引起的呕吐。治疗失眠和焦虑。

【体内过程】 口服给药在胃肠道吸收迅速而完全，并在 60 分钟内发挥药理效应，可维持 8 小时以上，药物血浆蛋白结合率较高。

【用法与用量】 口服，每次 25 ~ 50 mg，每日 2 次或每晚睡前服 1 次。

【不良反应和注意事项】 主要不良反应有乏力、恶心、头晕、心悸、口干等。

【制剂与规格】 片剂：每片 25 mg、50 mg。

奥沙米特
Oxatomide

【作用与用途】 本品为 H_1 受体拮抗剂，有很强的抗组胺活性，并且有慢反应物质 A 的活性。同时，本品对抗原和化学物质引起的肥大细胞释放组胺有抑制作用，本品抗组胺作用的强度和临床疗效，相当于扑尔敏、克立马丁，稍强于莫喹他嗪等。用于枯草热、变应性鼻炎、结膜炎、荨麻疹、食物过敏等疾病，对异位皮炎效果较好。

【体内过程】 口服易吸收，4 小时可达血浆浓度峰值。本品剂量与血浆浓度无明显相关性，体内与血浆蛋白结合率 91%，消除半衰期 14 小时。体内通过其芳环羟基化和氧化 N－脱烷基被广泛代谢，代谢物经尿和粪排泄，分别占剂量的 40% 和 54%，原药排泄量不足 0.1%。动物试验表明，本品主要分布于肝脏、肺和胰腺，能进入母乳。

【用法与用量】 口服：每次 30 mg，每日 2 次，必要时可增加至每次60 mg，每日 2 次，应在早晨及晚餐后口服。

【不良反应和注意事项】 常有嗜睡、头痛、胃肠道不适及口干等。孕妇慎用。

【制剂与规格】 片剂：30 mg。

2. 过敏活性物质阻滞剂

富马酸酮替芬
Ketotifen Fumarate

【作用与用途】 本品为肥大细胞膜稳定剂，作用与色甘酸钠相似。本品的特点为兼有 H_1 受体拮抗及拮抗5-羟色胺和白三烯的作用。本品不仅可作用于呼吸道的肥大细胞，对于皮肤肥大细胞也有作用，此外对于血液中的嗜碱粒细胞也有作用。对预防各种支气管哮喘发作及外源性哮喘的疗效比对内源性哮喘更佳。用于过敏性鼻炎、过敏性支气管哮喘。

【体内过程】 本品口服后经胃肠道可迅速完全吸收，1 小时后即可在血中测得药物的原形及其代谢物，3 ~ 4 小时达血药浓度峰值。清除相半衰期（$t_{1/2\beta}$）为 1 小时。

【用法与用量】 口服：每次半片或 1 片，每日 2 次，早晚服。

【不良反应与注意事项】 常见有嗜睡、倦怠、口干、恶心等胃肠道反应。偶见头痛、头昏、迟钝以及体重增加。对本品过敏者、车辆驾驶员、机械操作者以及高空作业者工作时禁用。与多种中枢神经抑制剂或酒精并用，可增强本品的镇静作用，应予避免。不得与口服降血糖药并用。

【制剂与规格】 片剂：每片相当酮替芬 1 mg。

色甘酸钠（咽泰）
Sodium Cromoglicate

【作用与用途】 其作用机制是能稳定肥大细胞的细胞膜，阻止肥大细胞脱颗粒，从而抑制组胺、5-羟色胺、慢反应物质等过敏反应介质的释放，进而阻抑过敏反应介质对组织的不良作用。其抑制过敏反应介质释放的作用，可能是通过抑制细胞内环磷腺苷磷酸二酯酶，致使细胞内环磷腺苷（cAMP）的浓度增加，阻止钙离子转运入肥大细胞内，从而稳定肥大细胞膜，阻止过敏反应介质的释放。用于预防支气管哮喘。

【体内过程】 吸入后有 8% ~ 10% 进入肺内，经支气管和肺泡吸收。$t_{1/2}$ 为 80 分钟。以原形排出，50% 通过肾脏排泄，50% 通过胆汁。体内无蓄积。口服本品仅能吸收 0. 5% 。

【用法与用量】 喷吸前先摇匀液体。气雾吸入，每次 3. 5 ~ 7 mg，每日 3 ~ 4 次。

【不良反应与注意事项】 偶有排尿困难；喷雾吸入可致刺激性咳嗽。由于本品系预防性地阻断肥大细胞脱颗粒，而非直接舒张支气管，因此对于支气管哮喘病例应在发病季节之前 2 ~ 3 周提前用药；极少数人在开始用药时出现哮喘加重，此时可先吸入少许扩张支气管的气雾剂，如沙丁胺醇；不要中途突然停药，以免引起哮喘复发；肝肾功能不全者慎用。本品起效较慢，需连用数日甚至数周后才起作用，故对正在发作的哮喘无效。

【制剂与规格】 气雾剂：每瓶总量 14 g，内含色甘酸钠 0. 7 g，每揿含色甘酸钠 3. 5 mg；每瓶总量 19. 97 g，内含色甘酸钠 0. 7 g，每揿含色甘酸钠 5 mg。

曲尼司特(肉桂氨茴酸,利瑞贝,利喘平)
Tranilast

【作用与用途】 本品有稳定肥大细胞和嗜碱粒细胞的细胞膜作用,阻止其脱颗粒,从而抑制组胺、5-羟色胺过敏性反应物质的释放,对于 IgE 抗体引起的大白鼠皮肤过敏反应和实验性哮喘有显著抑制作用。可用于预防和治疗支气管哮喘及过敏性鼻炎。

【体内过程】 本品给药后 2 ~ 3 小时,血药浓度达到最高值,半衰期($t_{1/2}$)为 8.6 小时左右,24 小时明显降低;48 小时后在检出限度之下,给药 96 小时内主要从尿中排出。体内代谢产物主要是曲尼司特的 4 位脱甲基与硫酸及葡萄糖醛酸的结合物。

【用法与用量】 口服:通常情况下,成人每次 1 片(0.1 g),每日 3 次;儿童按体重每日 5 mg/kg,分 3 次服用。

【不良反应与注意事项】 肝脏:偶尔出现肝功能异常,需注意观察,可采取减量、停药等适当措施;胃肠道:食欲缺乏、恶心、呕吐、腹痛、腹胀、便秘、腹泻、胃部不适,偶有胃部不消化感;血液系统:有时红细胞数和血红蛋白量下降;精神/神经系统:有时头痛、头昏,偶有头沉重感。肝肾功能异常者慎用。激素依赖性患者使用时,激素用量应慢慢减少,不可突然停用。

【制剂与规格】 片剂、胶囊:0.1 g。

扎普司特(敏喘宁,苯氮嘌呤酮)
Zaprinast

【作用与用途】 对离体人肺组织可抑制组胺、慢反应物质等过敏介质的释放,对大鼠反应素介导的被动皮肤过敏以及对豚鼠反应素介导的过敏性支气管痉挛均有很强的抑制作用。其作用强度较色甘酸钠强 20 ~ 50 倍,且口服有效。其作用机制与色甘酸钠相似,即能稳定支气管黏膜上肥大细胞膜,阻止组胺、慢反应物质的释放。此外尚见有抑制磷酸二酯酶的作用,阻止细胞内环磷腺苷(cAMP)的分解代谢,提高 cAMP 的水平,这可能与其稳定肥大细胞膜的作用有关。临床试用于单纯性支气管哮喘、喘息型慢性支气管炎有较好疗效,且显效率高。对过敏性鼻炎、过敏性皮炎也有一定疗效。

【用法与用量】 口服:每次 20 mg,每日 3 次。气雾吸入:每次 10 mg,每日 3 次。

【不良反应与注意事项】 少数病例有口干、恶心、胸闷等反应。

【制剂与规格】 片剂:20 mg。

扎鲁司特(安可来)
Zafirlukast

【作用与用途】 本品作为一种多肽性 LTC_4、LTD_4、LTE_4 等超敏反应慢反应物质的白三烯受体拮抗剂,竞争性抑制白三烯活性,有效地预防白三烯多肽所致的血管通透性增加而引起的气道水肿,同时抑制白三烯多肽产生的气道嗜酸细胞的浸润，减少气管收缩和炎症，减轻哮喘症状。本品具有高度选择性，仅作用于白三烯受体，不影响前列腺素、血栓素、胆碱能及组胺受体。适用于哮喘的预防和长期治疗。

【体内过程】 口服吸收良好，服后约3小时血浆浓度达峰值。服药2小时内，血浆药物浓度尚未达到峰值时便可在基础支气管运动张力上产生明显的首剂效应。血浆蛋白结合率为99%，尿排泄为口服剂量的10%，大便排泄为89%，消除半衰期约为10小时。药代动力学在正常人群和肾损害患者无显著性差异。与食物同服时大部分患者（75%）的生物利用度降低，其降低幅度可达40%。

【用法与用量】 口服，成人和12岁以上（包括12岁）儿童，起始剂量每次20 mg，每日2次。一般维持剂量为每次20 mg，每日2次，剂量可逐步增加至每次最大量40 mg，每日2次，可能疗效最佳，但不应超过最大推荐剂量。用于预防哮喘，应持续用药。老年人及肝损害患者，起始剂量为每次20 mg，每日2次，然后根据临床反应调整剂量。

【不良反应与注意事项】 本品不适用于解除哮喘急性发作时的支气管痉挛。不宜用本品突然替代吸入或口服的糖皮质激素，在重度哮喘患者的治疗中，在考虑减少激素用量时应谨慎，在停用口服激素的重度哮喘患者中，极少数发生嗜酸性细胞浸润，应注意。不推荐用于包括肝硬化在内的肝损害患者。哮喘缓解期和急性发作期，通常应维持治疗。

【制剂与规格】 片剂：20 mg。

氮䓬斯汀（䓬苄酞嗪）

Azelastine

【作用与用途】 本品对引起变态反应的白三烯和组胺等化学介质的产生和释放具有抑制作用和直接的拮抗作用，可抑制实验性哮喘和耳炎。其抑制化学介质产生游离作用被认为是由于抑制脂氧酶活性，抑制钙流入，增加cAMP的水平以及膜稳定性等所致。用于支气管哮喘、鼻变态反应。

【体内过程】 口服后，吸收迅速完全，4～5小时达血药浓度峰值。经肝脏代谢，其主要代谢产物为去甲基氮䓬斯汀，后者仍具抗组胺活性。氮䓬斯汀及其代谢产物的血浆清除半衰期（$t_{1/2\beta}$）约为25小时，其血浆蛋白结合率分别为88%和97%。氮䓬斯汀及其代谢产物主要从粪便排出，在尿中亦有排泄。口服给药后，药代动力学参数不受年龄、性别或肝功能损害的影响。

【用法与用量】 口服：支气管哮喘，每次2 mg，每日2次；鼻变态反应，每次1 mg，每日2次，早餐后及睡前各服1次。随年龄及症状适当增减剂量。

【不良反应与注意事项】 可见嗜睡、倦怠、手足麻木、口渴、食欲不振、腹痛、便秘、腹泻、恶心、呕吐、额面发热、呼吸困难、肝转氨酶活性上升、皮疹等不良反应发生。有催眠作用，服药期间不能从事驾驶汽车等有危险性的机械操作。妊娠期妇女应权衡利弊后慎用。早产儿、新生儿及幼儿的安全性尚未确立。

【制剂与规格】 片剂:0.5 mg、1 mg;颗粒剂:0.2%。

孟鲁斯特(顺尔宁)
Montelukast

【作用与用途】 本品是一种强效的选择性的白三烯 D_4 受体拮抗剂,是一种非甾体抗炎药物,能选择性抑制气道平滑肌中白三烯多肽的活性,并有效预防和抑制白三烯所导致的血管通透性增加、气道嗜酸粒细胞浸润及支气管痉挛,能减少气道因变应原刺激引起的细胞和非细胞性炎症物质,能抑制变应原激发的气道高反应。本品对各种刺激引起的炎症反应均有抑制作用。适用于哮喘的预防和长期治疗,治疗对阿司匹林敏感的哮喘患者以及预防运动引起的支气管收缩。

【体内过程】 本品口服吸收良好,半衰期为 4.4 ~4.9 小时,生物利用度为 64%,健康成人的血浆清除率平均为 45 ml/min,代谢物大部分经胆汁排泄,极少从肾脏排泄。

【用法与用量】 口服:成人开始10 ~15 mg,每晚睡前服,可视情况逐渐增加剂量;6 岁以上儿童每次 5 ~10 mg,每日 1 次。

【不良反应与注意事项】 本品一般耐受性良好,不良反应轻微,常见的不良反应可有头痛,偶有腹痛、咳嗽、流感样症状。孕妇及 6 岁以下儿童慎用,因对急性哮喘发作疗效未确定,故不宜用于哮喘急性发作。

【制剂与规格】 片剂:5 mg,10 mg。

瑞吡司特
Repirinast

【作用与用途】 本品为支气管哮喘治疗药,为前体药物,口服后在体内经吸收水解成活性代谢物而显示药效。本品能抑制 IgE 抗体所致皮肤过敏反应及实验性哮喘,抑制肥大细胞及嗜碱粒细胞释放的组胺、慢反应物质 A、血小板活化因子等化学递质。支气管哮喘患者口服本品后,能抑制变应原吸入而诱发的肺功能下降,用于支气管哮喘。

【用法与用量】 口服:每次 150 mg,每日 2 次,于早晨及就寝前服。可随年龄、症状适当增减。

【不良反应与注意事项】 偶见皮疹、瘙痒(出现时应停药)、困倦、下肢麻木、呕吐、胃部不适、腹痛、腹泻、谷草转氨酶和谷丙转氨酶轻度上升、蛋白尿、胸痛、出汗、口炎等。妊娠期慎用。哺乳妇女服用本品应停止哺乳,小儿用药的安全性尚未确立。长期激素治疗患者给予本品时应逐渐减少激素用量。对已发生的发作不能迅速缓解,应于好发季节到来前开始给药至好发季节结束。

【制剂与规格】 片剂:150 mg。

二甲茚定(吡啶茚胺,芬利斯提)
Dimetindene

【作用与用途】 烃胺类抗组胺药,

止痛效果好。用于皮肤过敏性疾病。

【用法与用量】 口服：每次1～2 mg，每日3次。

【不良反应与注意事项】 同氯苯那敏，服用后可有轻度眩晕、口干、恶心，个别小儿可有幻觉、不安。服缓释片时不得嚼碎。

【制剂与规格】 片剂：1 mg；缓释片：2.5 mg。

去氯羟嗪（克敏嗪，克喘嗪）

Decloxizine

【作用与用途】 为哌嗪类抗组胺药。有抗组胺作用，并有平喘和镇静效果。可用于支气管哮喘、急慢性荨麻疹、皮肤划痕症、血管神经性水肿等。

【体内过程】 口服后从胃肠道吸收，0.5～1小时起效，药效可维持6～12小时，药物经肝脏首关代谢降解，由尿液、粪便及汗液排出。

【用法与用量】 口服：每日3次，每次25～50 mg。

【不良反应与注意事项】 偶有嗜睡、口干、失眠等反应，停药后可消失。

【制剂与规格】 片剂：25 mg、50 mg。

苯茚胺（抗敏胺）

Phenindamine

【作用与用途】 为抗组胺药，对各种常见过敏性疾病有效。作用缓和，无嗜睡副作用，故服后不影响正常工作。尚可局部应用，止痒效果较好。也可配合其他药物治疗震颤麻痹及伤风感冒等。

【体内过程】 口服易吸收，体内分布广泛，可透过血脑屏障，大部分被肝脏代谢，口服25 mg后，在尿中仅能检出少量原形药物，主要代谢产物为苯酚，还有少量脱甲基苯茚胺，主要由尿排泄。

【用法与用量】 口服，每次25～50 mg，每日2～3次。

【不良反应与注意事项】 本品对黏膜有刺激，避免用于黏膜上。可有口干、失眠、食欲不振、恶心、尿潴留、胃肠不适等反应。

【制剂与规格】 片剂：25 mg。

曲吡那敏（去敏灵）

Tripelennamine

【作用与用途】 本品为乙二胺类抗组胺药，其抗组胺作用比苯海拉明略强。用于过敏性皮炎、湿疹、过敏性鼻炎、哮喘等。

【用法与用量】 口服每次25～50 mg，每日3次。服时不宜嚼碎。

【不良反应与注意事项】 偶有粒细胞减少，局部外用可引起皮炎。有轻微嗜睡、恶心等不良反应。

【制剂与规格】 片剂：25 mg、50 mg。

盐酸赛庚啶

Cyproheptadine Hydrochloride

【作用与用途】 具有抗胆碱及抗组胺作用。用于荨麻疹、湿疹、过敏性和接触性皮炎、皮肤瘙痒、过敏性鼻炎、偏头痛、支气管哮喘等，也可用于库欣病和肢端肥大症。

【体内过程】 口服吸收较好，作用持续时间为 8 小时。

【用法与用量】 口服每次 4 mg，每日 3 次。偏头痛，发作时初量 4 mg 口服，需要时 30 分钟重复 1 次，以后每 4 ~6 小时口服 4 mg 维持。

【不良反应与注意事项】 有嗜睡、口干、乏力、头昏、恶心等以及食欲增强。驾驶员、高空作业者以及体衰年老者慎用。作为食欲增强剂增加体重时，用药时间不得超过 6 个月。

【制剂与规格】 片剂:2 mg。

苯噻啶（新度美安）

Pizotifen

【作用与用途】 本品为抗偏头痛药，具有较强的抗 5-羟色胺、抗组胺作用及较弱的抗胆碱作用。主要用于先兆性和非先兆性偏头痛的预防和治疗，能减轻症状及发作次数。也可试用于红斑性肢痛症、血管神经性水肿、慢性荨麻疹、皮肤划痕症以及房性、室性早搏等。

【体内过程】 本品口服吸收良好，动物实验证明：狗口服本品 1 mg 后在 5 ~7 小时内达高峰血浓度。36% 在 24 小时内排泄，在 120 小时内 62% 从尿中排泄，24% 从粪便中排泄。半衰期（$t_{1/2}$）为 26 小时。

【用法与用量】 口服：每次 0.5 ~1 mg（1 ~2 片），1 日 1 ~3 次。为减轻嗜睡作用，第 1 ~3 日每晚服 0.5 mg（1 片），第 4 ~6 日每日中、晚各服 0.5 mg（1 片），第 7 日开始每日早、中、晚各服 0.5 mg（1 片）。如病情基本控制，可酌情递减剂量。每周递减 0.5 mg（1 片）到适当剂量维持。如递减后病情发作次数又趋增加，再酌情增量。

【不良反应与注意事项】 服药后 1 ~2 周可出现嗜睡、乏力、体重增加，偶有恶心、头昏、口干、面红、肌肉痛等现象，继续服用后症状可减轻或消失。青光眼、前列腺肥大患者禁用。驾驶员及高空作业者慎用。长期使用应注意血象变化。本品不宜与单胺氧化酶抑制剂配伍。本品能拮抗胍乙啶的降压作用。

【制剂与规格】 片剂：0.5 mg。

3. 其他抗过敏药

葡萄糖酸钙

Calcium Gluconate

【作用与用途】 本品为钙补充剂。钙可以维持神经肌肉的正常兴奋性，促进神经末梢分泌乙酰胆碱。血清钙降低时可出现神经肌肉兴奋性升高，发生抽搐，血钙过高则兴奋性降低，出现软弱无力等。钙离子能改善细胞膜的通透性，增加毛细管的致密性，使渗出减少，起抗过敏作用。钙离子能促进骨骼与牙齿的钙化形成，高浓度钙离子与镁离子之间存在竞争性拮抗作用，可用于镁中毒的解救；钙离子可与氟化物生成不溶性氟化钙，用于氟中毒的解救。可用于钙缺乏、急性血钙过低、碱中毒及甲状旁腺功能低下所致的手足搐搦症；过敏性疾患；心脏复苏时应用（如高血钾或低血钙，或钙通道阻滞引起的心功能异常的解救)。

【体内过程】 血浆中约45%钙与血浆蛋白结合,正常人血清钙浓度2.25 ~ 2.50 mmol/L(9 ~ 11 mg/100 ml),甲状旁腺素、降钙素、维生素D的活性代谢物维持血钙含量的稳定性。钙主要自粪便排出(约80%),部分(20% ~30%)自尿排出。维生素D可促进钙的吸收,钙可分泌入汗液、胆汁、唾液、乳汁、尿、粪等。

【用法与用量】 用10%葡萄糖注射液稀释后缓慢注射,每分钟不超过5 ml。成人用于低钙血症,每次1 g,需要时可重复;用于高镁血症,每次1 ~2 g;用于氟中毒解救,静脉注射本品1 g,1小时后重复,如有搐搦可静脉注射本品3 g;如有皮肤组织氟化物损伤,每平方厘米受损面积应用10%葡萄糖酸钙50 mg。用于小儿低钙血症,按体重25 mg/g(6.8 mg钙)缓慢静脉注射。但因刺激性较大,本品一般情况下不用于小儿。

【不良反应与注意事项】 静脉注射可有全身发热,注射速度过快可产生心律失常甚至心跳停止、呕吐、恶心。可致高钙血症,早期可表现便秘、倦睡、持续头痛、食欲不振、口中有金属味、异常口干等,晚期征象表现为精神错乱、高血压、眼和皮肤对光敏感,恶心、呕吐、心律失常等。静脉注射时如漏出血管外,可致注射部位皮肤发红、皮疹和疼痛,并可随后出现脱皮和组织坏死。若发现药液漏出血管外,应立即停止注射,并用氯化钠注射液作局部冲洗注射,局部给予氢化可的松、1%利多卡因和透明质酸,并抬高局部肢体及热敷。对诊断的干扰:可使血清淀粉酶增高,血清H-羟基皮质醇浓度短暂升高。长期或大量应用本品,血清磷酸盐浓度降低。不宜用于肾功能不全患者与呼吸性酸中毒患者。应用强心苷期间禁止静脉注射本品。禁与氧化剂、枸橼酸盐、可溶性碳酸盐、磷酸盐及硫酸盐配伍;与噻嗪类利尿药同用,可增加肾脏对钙的重吸收而致高钙血症。

【制剂与规格】 注射剂:10 ml:1 g。

氯化钙溴化钠(痒苦乐民)

Calcium Chloride and Sodium Bromide

【作用与用途】 本品止痒作用强于葡萄糖酸钙注射液,多用于皮肤瘙痒症。

【用法与用量】 缓慢静脉注射:成人5 ml,每日1 ~2次。

【不良反应与注意事项】 与葡萄糖酸钙同。

【制剂与规格】 针剂:每5 ml中含氯化钙0.1 g、溴化钠0.25 g。

(二)免疫调节剂

胸腺五肽

Timopentin

【作用与用途】 本品为免疫双向调节药。具有诱导和促进T淋巴细胞及其亚群分化、成熟和活化的功能,调节T淋巴细胞的比例,使CD_4^+/CD_8^+趋于正常;调节和增强人体细胞免疫功能的作用,能促使有丝分裂原激活后的外周血中的T淋巴细胞成熟,增加T细胞在各种抗原或致有丝分裂原激活后各种淋巴因子(如:α、γ干扰素,白介素2和白介素3)的分泌,增加T细胞上淋巴因子受体的水平。它同时通过对T辅助细胞的激活作用来增强淋巴细胞反应。此外,本品可能影响NK前体细胞的趋化,该前体细胞在暴露于干扰素后变得更有细胞毒性,有利于发挥其治疗作用。此外,本品能增强机体抗辐射的能力。因此,本品具有调节和增强人体细胞免疫功能的作用。临床用于慢性乙型肝炎,各种原发性或继发性T细胞缺陷病(如儿童先天性免疫缺陷病),某些自身免疫性疾病(如类风湿性关节炎、系统性红斑狼疮、儿童支气管哮喘和哮喘支气管炎等),各种细胞免疫功能低下的疾病(如病毒性肝炎、预防上呼吸道感染、顽固性口腔溃疡等)及肿瘤的辅助治疗。

【用法与用量】 对原发性免疫缺陷,开始时肌内注射或皮下注射每日0.5~1 mg/kg,连续2周。维持量每次0.5~1 mg/kg,每周2~3次。对继发性免疫缺陷,每次皮下注射50 mg,每周3次,连续3~6周。

【不良反应与注意事项】 耐受性良好,个别可见恶心、发热、头昏、胸闷、无力等不良反应,少数患者偶有嗜睡感。

【制剂与规格】 注射剂:1 mg。

薄芝糖肽(赛升)

Bozhi Glycopeptide

【作用与用途】 薄芝糖肽具有双向免疫调节作用,能促进脾细胞核DNA、RNA合成及T细胞的增殖,加速免疫应答过程,同时当脾细胞和T细胞增殖过度时,又具有抑制作用,还能明显增强人脐血LAK细胞的杀伤活性;本品通过调节机体免疫功能而具有广谱抑瘤、抗肿瘤效应;对谷丙转氨酶升高具有恢复作用,可抑制丙二醛(MDA)升高,抑制还原性谷胱甘肽(GSH)下降,尤其用于慢性肝炎症状改善效果明显,能增加肝细胞P450含量,改善肝功能,提高肝脏解毒功能,在体外具有抑制乙肝病毒DNA聚合酶(DNA-DNAP)和减少HBV-DNA拷贝作用;尚具有抗衰老、镇静安神、改善睡眠、增强记忆、强心降压、镇咳平喘、降血糖、抗凝血等作用。用于恶性肿瘤如乳腺癌、胃癌、肠癌、肺癌、原发性肝癌、卵巢癌等;肝病如乙型病毒性肝炎、肝中毒、脂肪肝等;皮肤病如银屑病、红斑狼疮、湿疹、扁平疣;外科用于手术前后预防感染;与抗生素合用增强机体免疫功能,减少二次感染。

【用法与用量】 抗恶性肿瘤:静脉滴注,一次4 ml(2支),一日2次,1~3个月为一个疗程。抗乙型肝炎:静脉滴注,一次4 ml(2支),一日1次,3个月为一个疗程。肝中毒:静脉滴注,一次4 ml(2支),一日1次,3个月为一个疗程。以上均用0.9%氯化钠注射液或5%葡萄糖注射液250 ml,稀释后静脉滴注。治疗银屑病、红斑狼疮和湿疹等皮肤病：肌内注射，一次4 ml(2支)，一日2次，30～60天。

【不良反应与注意事项】 偶有发热、皮疹等。本品能加强利舍平、氯丙嗪的中枢镇静作用，拮抗苯丙胺的中枢兴奋作用，延长戊巴比妥钠的睡眠时间。对本品过敏者禁用。本品如出现沉淀或混浊时停止使用。当药品性状发生改变时禁止使用。实验及临床证实，薄芝糖肽最高安全剂量为6支/d。

【制剂与规格】 注射剂：2 ml：5 mg(多糖)，1 mg(多肽)。

脾氨肽

Spleen Aminopeptide

【作用与用途】 免疫体调节剂。用提高于治疗细胞免疫功能低下、免疫缺陷和自身免疫功能紊乱性疾病(反复呼吸道感染、支气管炎、肺炎、哮喘、重症带状疱疹及牛皮癣等)；用于提高恶性肿瘤患者放、化疗及术后生活质量，降低各种原因引起的感冒、发热或其他感染发生率。同时可双向调节人体免疫平衡，可用于过敏性鼻炎及慢性乙型肝炎的治疗。

【用法与用量】 口服，一次2～4 mg，用10 ml凉开水溶解后服，隔日或每日一次，或遵医嘱。成人：口服冻干粉：一次2～4 mg，用10 ml凉开水溶解后服用，1～2日一次。口服溶液：用于慢性乙型肝炎、过敏性鼻炎免疫功能调节的辅助治疗时，一日10 mg。儿童：口服冻干粉，一次2 mg，用10 ml凉开水溶解后服用，1～2日一次。

【不良反应与注意事项】 当药品性状发生改变时禁用。

【制剂与规格】 口服冻干粉：2 mg；口服溶液10 ml：10 mg。

环孢素(环孢素A，新山地明)

Ciclosporin

【作用与用途】 环孢素为一新型的T淋巴细胞调节剂，能特异性地抑制辅助T淋巴细胞的活性，但并不抑制T淋巴细胞，反而促进其增殖。本品亦可抑制B淋巴细胞的活性。本品还能选择性抑制T淋巴细胞所分泌的白细胞介素-2、α-干扰素，亦能抑制单核、吞噬细胞所分泌的白细胞介素-1。在明显抑制宿主细胞免疫的同时，对体液免疫亦有抑制作用。能抑制体内抗移植物抗体的产生，因而具有抗排斥的作用。本品不影响吞噬细胞的功能，不产生明显的骨髓抑制作用。适用于预防同种异体肾、肝、心、骨髓等器官或组织移植所发生的排斥反应，也适用于预防及治疗骨髓移植时发生的移植物抗宿主反应。本品常与肾上腺皮质激素等免疫抑制剂联合应用，以提高疗效。近年来有报道试用于治疗眼色素层炎、重型再生障碍性贫血及难治性自身免疫性血小板减少性紫癜、银屑病、难治性狼疮肾炎等。可用于预防同种肾移植患者的排斥反应，及治疗难治排斥反应。

【体内过程】 口服吸收不规则、不完全，且对不同个体的差异较大。生物利用度约为30%，但可随治疗时间延长和药物剂量增多而增加，在肝移植后,肝病或胃肠功能混乱的患者则吸收可能减少。本品与血浆蛋白的结合率可高达约 90%,主要与脂蛋白结合。口服后达峰时间约为 3.5 小时,全血的浓度可为血浆的 2~9 倍,成人的血浆 $t_{1/2}$ 为 19(10~27)小时,而儿童仅约为 7(7~19)小时。本品在血液中有 33%~47% 分布于血浆中,4%~9% 在淋巴细胞,5%~12% 在粒细胞,41%~58% 则分布在红细胞中。本品由肝脏代谢,经胆管排泄至粪便中排出,仅有 6% 经肾脏排泄,其中约 0.1% 仍以原形排出。

【用法与用量】 成人口服常用量:开始剂量按体重每日 12~15 mg/kg,1~2 周后逐渐减量,一般每周减少开始用药量的 5%,维持量为每日 5~10 mg/kg。对做移植术的患者,在移植前 4~12 小时给药。小儿常用量:器官移植初始剂量按体重每日 6~11 mg/kg,维持量每日 2~6 mg/kg。

【不良反应与注意事项】 较常见的有厌食、恶心、呕吐等胃肠道反应,约 1/3 用药者有肾毒性,并可有肝、肾功能不全等不良反应,有病毒感染时禁用本品。下列情况慎用:肝功能不全、高钾血症、感染、肠道吸收不良、肾功能不全、对服本品不耐受等。本品与雌激素、雄激素、西咪替丁、地尔硫䓬、红霉素、酮康唑等合用,可增加本品的血浆浓度,因而可能使本品的肝、肾毒性增加;与吲哚美辛等非甾体消炎镇痛药合用时,可使发生肾功能衰竭的危险性增加;用本品时如输注贮存超过 10 日的库存血或本品与保钾利尿剂、含高钾的药物等合用,可使血钾增高;与肝酶诱导剂合用:由于会诱导肝微粒体酶而增加本品的代谢,故须调节本品的剂量;与肾上腺皮质激素、硫唑嘌呤、苯丁酸氮芥、环磷酰胺等免疫抑制剂合用,可能会增加引起感染和淋巴增生性疾病的危险性,故应谨慎;与洛伐他汀(降血脂药)合用于心脏移植患者,有可能增加横纹肌溶解和急性肾功能衰竭的危险性;与能引起肾毒性的药合用,可增加对肾脏的毒性。如发生肾功能不全,应减低药品的剂量或停药。

【制剂与规格】 胶囊:25 mg;口服液:5 ml:5 g。

麦考酚酸酯(麦考酚吗乙酯,霉酚酸酯,骁悉)
Mycophenolate Mofetil

【作用与用途】 霉酚酸酯是霉酚酸(mycophenolic acid,麦考酚酸)的吗啉代乙酯(morpholinoethyl ester of mycophenolic acid),是自青霉属(Penicillium spp)分离的具有免疫抑制作用的抗生素。其作用方式为抑制核酸的合成。霉酚酸能有效地非竞争性地抑制一磷酸肌苷脱氢酶的活性,从而阻碍鸟苷核苷酸的从头合成。由于淋巴细胞合成嘌呤依赖于从头开始路径,因而淋巴细胞的增殖受到抑制。其他迅速分裂的细胞能够通过补救途径再循环嘌呤核苷酸,不受霉酚酸的阻碍。而嘌呤类似物硫唑嘌呤的作用是竞争性地抑制嘌呤合成。

【体内过程】 霉酚酸酯为霉酚酸

的前体药物，口服后，霉酚酸的吸收明显提高。霉酚酸酯静脉注射及口服1.5 g后在体内转化形成霉酚酸，约1小时达峰浓度，血清最大浓度 C_{max} 分别为47.2 μg/ml和34 μg/ml；血清霉酚酸浓度-时间曲线下面积AUC分别为108（μg·h）/ml和101（μg·h）/ml；体内霉酚酸的生物利用度为94%，蛋白结合率为97%；分布容积为3.6～4 L/kg。霉酚酸酯在肝脏酯酶的作用下迅速转化为具有活性的霉酚酸，后者继而转化为没有活性的代谢物霉酚酸葡糖苷酸，由尿和胆汁排泄。葡糖苷酸去结合形成霉酚酸的作用可由小肠或小肠微生物的β-葡萄糖醛酸酶的作用产生，霉酚酸可被再吸收。霉酚酸是否可自人乳分泌尚不清楚。肾清除率为93%。霉酚酸葡糖苷酸可在尿中重新获得。静脉注射或口服1.5 g霉酚酸酯，体内霉酚酸半衰期分别为16.6小时和17.9小时。

【用法与用量】 心脏移植预防器官排斥的患者，建议剂量为口服（空腹）或静脉给药（持续2小时以上）1.5 g，每日2次；肾脏移植患者建议剂量为口服（空腹）或静脉给药（持续2小时以上）1 g，每日2次。静脉给药将在移植术后24小时内开始，可连续给药14日。

【不良反应与注意事项】 霉酚酸酯的不良反应有恶心、腹泻、白细胞减少、头痛、虚弱、尿道感染、腿部抽筋或疼痛、皮疹、肝功能异常与免疫功能抑制有关的感染、脓毒症及可引起肾脏及心脏移植患者高血压、高血糖、高胆固醇、低血钾等。长期接受口服霉酚酸治疗的银屑病患者有发生恶性肿瘤的报道。治疗过程中应预防病毒或细菌感染；注意霉酚酸酯具有增加产生淋巴瘤或其他恶性肿瘤的危险性及骨髓抑制作用；消化道溃疡的活动期、严重腹泻、吸收障碍综合征等慎用；可使孕妇的妊娠试验呈阴性反应，在应用霉酚酸酯治疗时，需采取避孕措施；建议不与硫唑嘌呤合用；谨慎使用影响肠肝循环的药物。

【制剂与规格】 分散片：500 mg；冻干粉针：500 mg。

雷公藤多苷（雷公藤总苷）
Tripterygium Glycosides

【作用与用途】 本品具有较强的抗炎及免疫抑制作用。在抗炎作用方面，它能拮抗和抑制炎症介质的释放、实验性炎症及关节炎的反应程度。在抑制免疫作用方面，它能抑制体液免疫和细胞免疫反应。可用于类风湿性关节炎、原发性肾小球肾病、肾病综合征、紫癜性及狼疮性肾炎、红斑狼疮、亚急性及慢性重症肝炎、慢性活动性肝炎；亦可用于过敏性皮肤脉管炎、皮炎和湿疹，以及银屑病性关节炎、麻风反应、白塞病、复发性口疮、强直性脊柱炎等。

【用法与用量】 口服：按体重每公斤每日1～1.5 mg，分3次饭后服用，或遵医嘱。

【不良反应与注意事项】 主要为胃肠反应，一般可耐受。偶可见血小板减少，停药后可恢复。可致月经紊乱及精子活力降低。有严重心血管病的患者及老年患者慎用。孕妇忌用。

【制剂与规格】 片剂：每片含有效成分 10 mg、50 mg、100 mg。

干扰素 α-2b（干扰能）
Interferon α-2b

【作用与用途】 能与细胞表面的特异性膜受体结合，激活免疫活性细胞的抗肿瘤活性，抑制细胞增生。用于治疗多发性骨髓瘤、卡波西肉瘤、恶性黑色素瘤、毛细胞白血病及喉乳头状瘤，也用于慢性活动性乙型肝炎及丙型肝炎。

【体内过程】 干扰素不能由胃肠道吸收。肌内或皮下注射后 IFNα 80% 以上可被吸收，IFN β、γ 则吸收较差。天然或重组 IFNα 肌内注射后一般在 4 ~ 8 小时后血浆中达到基本相近的峰值。$t_{1/2}$ 为 4 ~ 12 小时，个体差异很大，与所用剂量相关。血浆浓度与疗效并不相关，但与毒性相关。本品大部分不与血浆蛋白结合，基本不能透过血脑屏障，可通过胎盘和进入乳汁。主要由肾小球滤过降解，部分在肝中降解。尿中原形排出很少。口服因遭蛋白酶破坏而无效。α-干扰素可供皮下注射、肌内注射或静脉注射，β-干扰素肌内注射后吸收较差，常用静脉给药。80% 以上吸收。

【用法与用量】 静脉滴注。成人剂量：卡波西肉瘤：每日每平方米体表面积 5×10^7 U，静脉滴注 30 分钟，连用 5 天，间隔至少 9 天，再连用 5 天，可重复。皮下注射。成人剂量：毛细胞白血病：每日每平方米体表面积 2×10^6 U，每周 3 次，1 个疗程 6 ~ 12 个月；慢性粒细胞白血病：每日每平方米体表面积 $(4 \sim 5) \times 10^6$ U，白细胞控制后改为隔日 1 次；非霍奇金淋巴瘤：每日每平方米体表面积 2×10^6 U，每周 3 次，疗程 >1 年。小儿同成人。

【不良反应与注意事项】 流感样症状、食欲减退、恶心、嗜睡、虚弱、疲劳、头昏、抑郁、精神错乱、暂时性低血压或高血压，水肿、发绀、心律失常及心悸、白细胞及血小板减少、脱发及皮肤干燥等。对本品或其他干扰素过敏者，严重心、肝、肾疾病，中枢神经系统损伤或骨髓抑制者忌用，孕妇、乳母及儿童慎用。不能与 5% GS 混合静脉滴注，以注射用水 1 ml 稀释后皮下注射。与催眠药或镇静剂合用，可加重中枢神经系统不良反应。尖锐湿疣每日 1×10^6 U，每周 3 次，局部注射，连用 3 周，可以同时治疗 5 个患处。

【制剂与规格】 注射剂：1×10^6 U、3×10^6 U、5×10^6 U、1×10^7 U、3×10^6 U。

干扰素 α-2a（罗荛愫，罗扰素）
Interferon α-2a

【作用与用途】 是采用现代基因工程制得的一类具有多种生物活性的糖蛋白，具有广谱抗病毒、抗肿瘤活性和免疫调节作用。临床用于病毒性疾病如尖锐湿疣、乙型肝炎、慢性丙型肝炎以及多种肿瘤的辅助治疗。

【用法与用量】 肌内注射或皮下注射：常用量每次 $(1 \sim 3) \times 10^6$ U，每周3次或遵医嘱。

【不良反应与注意事项】 本品临床疗效和耐受性个体差异较大，应根据病情和患者耐受性调整用药剂量和疗程。

【制剂与规格】 注射剂：1×10^6 U、3×10^6 U、4.5×10^6 U。

盐酸左旋咪唑

Levamisole Hydrochloride

见“抗寄生虫药盐酸左旋咪唑”。

【作用与用途】 本品为四咪唑的左旋体，其活性为四咪唑（消旋体）的1~2倍，但毒副作用较低。左旋咪唑还有免疫调节和免疫兴奋功能。能使免疫缺陷或免疫抑制的宿主恢复其免疫功能，对正常机体的影响并不显著。用于肺癌、乳腺癌手术后或急性白血病、恶化淋巴瘤化疗后的辅助治疗；尚可用于自体免疫性疾病如类风湿性关节炎、红斑性狼疮以及上呼吸道感染、小儿呼吸道感染、支气管哮喘。

【体内过程】 口服后迅速吸收，服用150 mg后2小时内血药浓度达峰值（500 ng/L），$t_{1/2}$为4小时。在肝内代谢，本品及其代谢产物可自尿（大部分）、粪和呼吸道排出，乳汁中亦可测得。

【用法与用量】 肿瘤辅助治疗：每日量150~250 mg，连服3日，休息11日，然后再进行下1个疗程。类风湿性关节炎等：每次50 mg，每日2~3次，可连续服用。支气管哮喘：每次50 mg，每日3次，连服3日，停药7日，6个月为1个疗程。

【不良反应与注意事项】 一般轻微。有恶心、呕吐、腹痛等，但较轻，少数可出现味觉障碍、疲惫、头昏、头痛、关节酸痛、神志混乱、失眠、发热、流感样症群、血压降低、脉管炎、皮疹、光敏性皮炎等，偶见蛋白尿，个别可见粒细胞减少、血小板减少，少数甚至发生粒细胞缺乏症（常为可逆性），常发生于风湿病或肿瘤患者。

【制剂与规格】 片剂：15 mg、25 mg、50 mg。

咪唑立宾（优青糖苷，咪唑糖苷，布雷青霉素）

【作用与用途】 本品为咪唑核苷类抗代谢药。本品通过抑制嘌呤合成途径中的次黄苷酸脱氢酶（IMPDH）和单磷酸鸟嘌呤核苷合成酶（GMP），使鸟苷酸合成减少，细胞内RNA和DNA合成减少，阻止增殖的淋巴细胞由G_1期进展为S期，抑制抗体的产生及记忆B细胞和记忆辅助性T细胞的产生，延长移植物的存活。本品为一前药，需在细胞内磷酸化才产生免疫抑制作用。用于抑制肾移植时的排异反应，效果与硫唑嘌呤相当，而骨髓抑制等不良反应较硫唑嘌呤小。也可用于肝移植和自身免疫性疾病。

【体内过程】 口服后可吸收，生物利用率较低，平均41%。服药后3~4小时达血药浓度峰值。一般有效浓度为0.1~3 μg/ml。Vd为0.4 L/kg。以原形由肾排泄，半衰期为2~18小时。

【用法与用量】 口服：初剂量为

每日 2 ~ 3 mg/kg,维持量为每日 1 ~ 2 mg/kg,分 2 ~ 3 次服用。一般须在器官移植后连续服用 3 个月。可根据病情适当调整。还可用于类风湿关节炎,每日剂量 300 mg。

【不良反应与注意事项】 偶有药热、脱毛、恶心、呕吐、肝功能损害、血尿素氮上升、消化道出血和出血性膀胱炎等。对本品过敏者,白细胞计数在 3×10^9/L 以下者,以及妊娠、哺乳期妇女禁用。骨髓抑制者、术后伴有细菌或病毒感染者、有出血倾向者、肝肾功能不全者均慎用。

【制剂与规格】 片剂:每片 25 mg、50 mg。

聚肌胞(聚肌胞苷酸)

Polyinosinic

【作用与用途】 由多分子核苷酸组合而成,在体内能诱生干扰素,对多种病毒引起的疾病有较好的疗效,并能增强抗体形成和刺激巨噬细胞吞噬作用。用于治疗病毒性角膜炎、单纯疱疹,及慢性病毒性肝炎的辅助治疗。

【体内过程】 本品肌内注射后 10 ~20 分钟血液浓度达高峰,代谢产物主要从尿液排出。

【用法与用量】 肌内注射。每次 1 ~2 mg,隔日 1 次。结膜内注射:每次 0.2 ~0.5 mg,隔 3 日 1 次。患带状疱疹者可配合局部外用,每日数次。

【不良反应与注意事项】 少数患者可有低热。

【制剂与规格】 注射剂:2 ml:2 mg。

注射用重组人白介素-2

(路德生)

Recombinant Human Interleukin-2 For Injection

【作用与用途】 刺激 T 细胞增殖分化;诱导产生细胞毒性 T 淋巴细胞(LAK);增强自然杀伤(NK)细胞活性;刺激 B 细胞增殖分化、分泌抗体;诱导干扰素 -γ(IFN-γ)等多种细胞因子的分泌。用于治疗多种恶性肿瘤,包括恶性黑色素瘤、肾癌、结肠癌、肝癌、肺癌、乳腺癌、卵巢癌、淋巴癌、多发性骨髓瘤和白血病等。增强免疫缺陷患者的免疫力。用于乙型肝炎、丙型肝炎、中毒性休克和烧伤后感染的恢复期。

【体内过程】 本品在体内主要分布于肾脏、肝脏、脾脏和肺脏。肾脏是主要的代谢器官,肾组织细胞的组织蛋白酶 D 分解本品。血清中分布和消除半衰期分别为 13 分钟和 85 分钟左右。

【用法与用量】 静脉滴注或皮下注射:成人每次 $(5\sim10)\times10^4$ U,每日 1 次,一般 10 次为 1 个疗程,间隔 1 周可重复应用,连续 2 ~ 3 个疗程;肿瘤局部浸润注射:每次 $(5\sim10)\times10^4$ U,隔日 1 次,10 次为 1 个疗程;浆膜腔内注射:抽液后每次注入 $(2\sim4)\times10^5$ U,隔日 1 次。

【不良反应与注意事项】 可有发热反应,个别患者用药后可有恶心、呕吐,出现感冒症状;皮下注射局部可见红肿、硬结、疼痛,皆对症处理即可。

【制剂与规格】 注射剂：5×10^4 U、1×10^5 U。

重组人白介素-11
Recombinant Human Interleukin-11 for Injection

【作用与用途】 本品是应用基因重组技术生产的一种促血小板生长因子，可直接刺激造血干细胞和巨核祖细胞的增殖，诱导巨核细胞的成熟分化，增加体内血小板的生成，从而提高血液血小板计数，而血小板功能无明显改变。用于实体瘤、非髓系白血病化疗后Ⅲ、Ⅳ度血小板减少症的治疗；实体瘤及非髓性白血病患者，前一疗程化疗后发生Ⅲ、Ⅳ度血小板减少症（即血小板数≤5×10^9/L）者，下一疗程化疗前使用本品，以减少患者因血小板减少引起的出血和对血小板输注的依赖性。同时有白细胞减少症的患者必要时可合并使用粒细胞集落刺激因子（rhG-CSF）。

【体内过程】 单剂量 50 μg/kg 皮下注射给药，血清峰浓度（C_{max}）为（17.5 ±5.3）ng/ml（均数 ± 标准差），达峰时间（T_{max}）为（3.2 ±2.4）小时，终末半衰期为（6.9 ±1.8）小时。在 10 ~50 μg/kg 剂量范围内，血药深度的升高与剂量成正比，药代动力学呈线性特点。重复皮下给药时，受试者对 IL-11 耐受良好，无体内药物蓄积作用，未观察到严重的不可逆转的毒性反应。肾功能严重受损者（肌酐清除率 < 15 ml/min）给予单剂量的 IL-11 后，C_{max}和 AUC 值（均数 ± 标准差）分别为（30.8 ± 8.6）ng/ml 和（373 ± 106）ng · h/ml，这两项指标分别是同一项试验中肾功能正常者的 2.2 倍和 2.6 倍（95% 可信区间为 1.7% ~ 3.8%），清除率约为肾功能正常者的 40%。IL-11 在体内经过代谢降解后主要在肾脏清除。

【用法与用量】 将 3 mg 的白介素-11 冻干粉用 1 ml 的注射用无菌水稀释，并须 3 小时内用完。推荐本品应用剂量为 50 μg/kg，于化疗结束后 24 ~48 小时开始或发生血小板减少症后皮下注射（以 1 ml 注射用水稀释），每天一次，疗程一般 7 ~ 14 天。血小板计数恢复后应及时停药。

【不良反应与注意事项】 除了化疗本身的不良反应外，重组人 IL-11 的大部分不良反应均为轻至中度，且停药后均能迅速消退。约有 10% 的临床患者在观察期间有下列一些不良事件出现，包括乏力、疼痛、寒战、腹痛、感染、恶心、便秘、消化不良、淤斑、肌痛、骨痛、神经紧张及脱发等。其中大部分事件的发生率与安慰剂对照组相似，发生率高于安慰剂对照组的临床不良反应包括：全身性：水肿、头痛、发热及中性粒细胞减少性发热；心血管系统：心动过速、血管扩张、心悸、晕厥、房颤及房扑；消化系统：恶心、呕吐、黏膜炎、腹泻、口腔念珠菌感染；神经系统：眩晕、失眠；呼吸系统：呼吸困难、鼻炎、咳嗽次数增加、咽炎、胸膜渗出；其他：皮疹、结膜充血，偶见用药后一过性视力模糊。此外，弱视、感觉异常、脱水、皮肤褪色、表皮剥脱性皮炎及眼出血等不良反应，治疗组患者中的发生率也高于安慰剂对照组。本品应在化疗后使用，不宜在化疗前或化疗过程中使用。使用本品过程中应定期检查血象（一般隔日一次），注意血小板数值的变化，在血小板升至 100×10^9/L 时应及时停药。器质性心脏病患者，尤其有充血性心衰及心房纤颤、心房扑动病史的患者慎用。使用期间应注意毛细血管渗漏综合征的监测，如体重、水肿、浆膜腔积液等。该药仅供医嘱或在医生指导下使用。妊娠期一般不宜使用。哺乳期妇女应慎用。对白介素-11 及本品中其他成分过敏者禁用，对血液制品及大肠杆菌表达的其他生物制剂有过敏史者慎用。药物过量可引起水钠潴留、房颤等毒副作用，应减量使用或停药，并严密观察。

【制剂与规格】 注射剂：2.4 × 107AU(3 mg)/支。

重组人粒细胞集落刺激因子（保粒津）
Filgrastim

见酶制剂及生物制品“重组人粒细胞集落刺激因子”。

丙种球蛋白
Human Serum

见酶制剂及生物制品“丙种球蛋白”。

静脉注射用人免疫球蛋白（静脉注射用人血丙种球蛋白，蓉生静丙）
Human Immunoglobulin for Intravenous Use

见酶制剂及生物制品“静脉注射人免疫球蛋白”。

巴利昔单抗（舒莱，巴西单抗）
Basiliximab

【作用与用途】 本品为鼠/人嵌合的单克隆抗体（IgGIK），能定向拮抗白细胞介素-2（IL-2）的受体 α 链（CD25 抗原）。CD25 抗原在抗原的激发反应中，表达于 T 淋巴细胞表面，激活的 T 淋巴细胞对 IL-2 受体具有极高的亲和力，本品通过特异性结合激活的 T 淋巴细胞上的 CD25 抗原，从而阻断 T 淋巴细胞与 IL-2 结合，亦即阻断 T 细胞增殖；当血药浓度超过 0.2 μg/ml 时，就能完全、稳定地阻断 IL-2 受体；当血药浓度降至 0.2 μg/ml 以下时，CD25 抗原的表达在 1～2 周内回复到治疗前水平。本品不会导致细胞因子释放或骨髓抑制。用于预防首次肾移植术后的急性器官排斥反应，常与环孢素微乳剂及含皮质激素的免疫抑制药联用。

【体内过程】 在肾移植患者中进行的单剂量和多剂量研究显示，其累积剂量为 15～150 mg。静注本品 20 mg后 30 分钟内，血药浓度峰值（C_{max}）为(7.1 ± 5.1)mg/L，C_{max} 及药时曲线下面积随单次给药的增加（最大量为60 mg)均成比例的增加。对药物在体内部位的分布范围和程度尚未进行全面研究。稳态分布容积为(8.6 ± 4.1)L。体外研究表明,巴利昔单抗仅与淋巴细胞、巨噬细胞或单核细胞结合。药物清除率为(41 ± 19)ml/h。半衰期为(7.2 ± 3.2)天。

【用法与用量】 成人静脉给药:标准总剂量为40 mg,分2次使用。首次20 mg于移植术前2小时内给予,剩余20 mg于移植术后4天给予。如发生术后并发症(如移植物功能丧失等),应停止第2次给药。儿童静脉给药:体重 < 40 kg者,推荐总剂量为20 mg,分2次使用。首次10 mg于移植术前2小时内给予,剩余10 mg于移植术后4天给予。如发生术后并发症(如移植物功能丧失等),应停止第2次给药。体重≥40 kg者:同成人给药。

【不良反应与注意事项】 接受本品治疗的患者(>10%)在同时给予免疫抑制药和其他药物时,可出现以下不良反应:心血管系统:血压升高;中枢神经系统:头晕、头痛、失眠、震颤;代谢/内分泌系统:高血钾、低血钾、高血糖、低磷血症、低钙血症、高尿酸血症、高胆固醇血症、体重增加、酸中毒;呼吸系统:呼吸困难、上呼吸道感染、咳嗽、鼻炎、咽炎,另有3例接受本品治疗的肾移植手术患者发生非心源性肺水肿(与严重急性肺损伤或成人呼吸窘迫综合征类似);肌肉骨骼系统:腿及背部疼痛;泌尿生殖系统:排尿困难、尿路感染、非蛋白氮(NPN)增加;胃肠道:恶心、呕吐、腹泻、腹痛、消化不良、便秘、胃肠道念珠菌病等;血液:贫血,另有独立病例报道,接受二联或三联免疫抑制药的患者使用本品后可出现血栓形成(肾脏、深静脉),但尚未证实是因本品所致;其他:有报道可出现严重的急性超敏反应,包括以血压降低、心动过速、心力衰竭、呼吸困难、喘息、肺水肿、呼吸衰竭、风疹、瘙痒和(或)打喷嚏为特点的过敏反应,以及毛细血管渗漏综合征和细胞因子释放综合征。部分接受本品治疗的患者加用三联免疫抑制药(环孢素、硫唑嘌呤、类固醇)后,出现EB病毒引起的淋巴组织增生病。有对照研究表明,用药后可出现感染。罕见针对巴利昔单抗的独特型抗体应答,且对本品的疗效无影响。哺乳期妇女在接受本品第2次治疗后的8周内,不宜哺乳。用药前后及用药时应当检查或监测肾功能,并进行疑似排斥反应的活组织检查、常规血液生化检查。用药期间应观察是否出现中毒征象(如过敏反应)。本品20 mg用5 ml注射用水稀释后,在室温下可保存24小时,故宜尽快使用。配好的药液为等渗液,可一次性大剂量静注,也可用生理盐水或5%葡萄糖注射液稀释至50 ml后静滴20 ~ 30分钟。尚无本品与其他静脉用液体存在配伍禁忌的资料,故仍宜单独使用。曾因使用本品、达昔单抗或其他单克隆抗体而致病的患者慎用。对本品过敏者禁用。因本品可透过胎盘,故孕妇不宜使用。

【制剂与规格】 注射剂:20 mg/

5 ml。

西罗莫司(雷帕霉素)
Sirolimus

【作用与用途】 本品为链霉菌 streptomyces hygroscopicus 培养液中提取的三烯大环内酯类抗生素,其化学结构与 FK-506 相似。本品为 T 细胞抑制剂,具有优于环孢素、FK-506 的免疫抑制活性。它进入细胞后与胞浆内 FKBs 结合,通过抑制丝氨酸/苏氨酸蛋白激酶活性,使 40S 核糖体蛋白 S6 不能磷酸化,从而抑制蛋白质合成,阻止 T 细胞由 G_1 期向 S 期转变,阻止 B 细胞的 G_0 期。与环孢素和 FK506 不同,它不仅抑制钙依赖性 T、B 细胞活化,也抑制钙不依赖性 T、B 细胞活化,并可抑制金黄色葡萄球菌引起的 B 细胞免疫球蛋白的合成及淋巴细胞激活的杀伤细胞(LAK)、自然杀伤细胞(NK)和抗体依赖性细胞毒作用,可治疗和逆转发展中的急性排异反应。由于可抑制生长因子导致的成纤维细胞、内皮细胞、肝细胞和平滑肌细胞的增生,故对预防慢性排异反应也有效。用于器官移植抗排异反应及自身免疫性疾病的治疗。

【体内过程】 口服后可吸收,片剂和口服液的生物利用度分别为 27% 和 15%。吸收后可分布于组织和血细胞(主要是红细胞)。经肝 P4503A 代谢。消除半衰期约 60 小时。

【用法与用量】 口服。一次负荷剂量 6 mg,随后的维持量为 2 mg/d。服用口服液时需稀释。

【不良反应与注意事项】 可见厌食、腹泻及呕吐,严重者可出现消化性溃疡、间质性肺炎及脉管炎。也可出现贫血、血小板减少症、高脂血症及高血压。

【制剂与规格】 口服液:1 mg/ml;片剂;每片 1 mg。

乌苯美司胶囊
Ubenimex Capsules

【作用与用途】 可竞争性地抑制氨肽酶 B(aminopeptidase B)及亮氨酸肽酶(leucineaminopeptidase)。增强 T 细胞的功能,使 NK 细胞的杀伤活力增强,且可使集落刺激因子合成增加而刺激骨髓细胞的再生及分化。本品能干扰肿瘤细胞的代谢,抑制肿瘤细胞增生,使肿瘤细胞凋亡,并激活人体细胞免疫功能,刺激细胞因子的生成和分泌,促进抗肿瘤效应细胞的产生和增殖。本品可增强免疫功能,用于抗癌化疗、放疗的辅助治疗,老年性免疫功能缺陷等。可配合化疗、放疗及联合应用于白血病、多发性骨髓瘤、骨髓增生异常综合征及造血干细胞移植后,以及其他实体瘤患者。

【体内过程】 本品口服吸收良好、迅速,1 小时后血药浓度达峰值。约有 15% 在肝中被代谢为羟基乌苯美司。80% ~85% 呈原形自尿排出。

【用法与用量】 成人,每日 30 mg,1 次(早晨空腹口服)或分 3 次口服;儿童酌减。症状减轻或长期服用,也可每周服用 2~3 次,10 个月为 1 个疗程。

【不良反应与注意事项】 剂量超过每日 200 mg,可使 T 细胞减少。偶有皮疹、瘙痒、头痛、面部水肿和一些消化道反应,如恶心、呕吐、腹泻、软便。个别可出现一过性轻度 AST 升高。一般在口服过程中或停药后消失。

【制剂与规格】 胶囊:10 mg。

草分枝杆菌 F. U. 36
Mycobacterium Phlei F. U. 36

【作用与用途】 灭活的草分枝杆菌进入人体后,T 淋巴细胞受到刺激,释放出多种淋巴因子,如 IL-2、IL-4、TNF、IFN 和 MAF、MIF、MCF、MMF 等,这些因子作用于单核-巨噬细胞系统,使之向病灶部位聚集、活化,对病原菌进行吞噬、杀伤和清除;同时,自然杀伤(NK)细胞、B 淋巴细胞也活化、增多,IgM、IgG 增加或趋于正常,持久地介入人体的免疫过程,不断地调节细胞及体液免疫系统发挥免疫功能,从而增强机体免疫能力。主要用于肺和肺外结核的辅助治疗。

【用法与用量】 本品供深部肌内注射。一般从 0.172 μg(极低浓度)开始使用,在无异常反应的情况下,可逐步向低浓度、中浓度、高浓度过渡。0. 172 μg/支(极低浓度)或 1. 72 μg/支(低浓度)每周 1 支,17. 2 μg/支(中浓度)每 2 ~ 3 周 1 支,172 μg/支(高浓度)每 8 ~ 12 周 1 支,也可根据病情,遵医嘱使用。疗程 6 ~ 9 个月。

【不良反应与注意事项】 少数患者可能会出现疲倦、咳痰较多或发热,局部可能出现红肿、硬结,停药即可逐渐消散。发热患者禁用,虚弱患者慎用。注射本品时患者应平卧。本品同其他药物及疫苗是相容的(疫苗注射后间隔 2 周再注射本品为佳),与抗生素、抗结核药、口服降糖药配伍使用,从疗效看有协同作用。注意注射部位,可选择臀部的上外侧用 50 或 60 mm注射针进行深部肌肉注射。每次注射前需认真观察注射部位症状,如出现红肿、硬结应暂停注射,待红肿、硬结、疼痛消失后再注射;反之,若继续注射,极有可能出现注射部位无菌性坏死。

【制剂与规格】 注射剂:17. 2 μg/ml。

卡介菌多糖核酸(卡舒宁,卡提素,唯尔本,斯奇康)
BCG-Polysaccharide Nucleic Acid

【作用与用途】 本品系用卡介菌经热酚法提取多糖、核酸,配以灭菌生理盐水的卡介菌多糖核酸注射液。本品作为一种新型免疫调节剂,主要作用是调节机体免疫水平,增强机体的抗感染和抗过敏能力。用于慢性支气管炎、哮喘、感冒、慢性感染(如慢性肾炎)、过敏类疾病(如荨麻疹、过敏性皮炎)、免疫复合物疾病(如肾小球肾炎)、系统性红斑狼疮、风湿性关节炎、免疫功能缺陷、肿瘤、神经性皮炎、尖锐湿疣等。

【用法与用量】 肌内注射:每次 0. 5 mg,1 周 3 次,3 个月为 1 个疗程。

或遵医嘱。

【不良反应与注意事项】 偶见红肿、结节,热敷后1周内自然消退。患急性传染病(如麻疹、百日咳、肺炎等)、急性眼结膜炎、急性中耳炎及对本品过敏史者暂不宜使用。

【制剂与规格】 注射液:0.5 mg。

硫唑嘌呤(咪唑硫嘌呤,依木兰,氮唑硫代嘌呤)
Azathioprine

【作用与用途】 本品系巯嘌呤(6-MP)的衍生物,在体内分解为巯嘌呤而起作用。其免疫抑制作用机制与巯嘌呤相同,即具有嘌呤拮抗作用。由于免疫活性细胞在抗原刺激后的增殖期需要嘌呤类物质,此时给予嘌呤拮抗剂即能抑制DNA的合成,从而抑制淋巴细胞的增殖,产生免疫抑制作用。本品对T淋巴细胞的抑制作用较强,较小剂量即可抑制细胞免疫,抑制B淋巴细胞的剂量要比抑制T细胞的剂量大得多。大剂量对体液免疫也有一定作用。用于异体移植时抑制免疫排异,多与皮质激素并用或加用抗淋巴细胞球蛋白(ALG),疗效较好。也广泛用于类风湿性关节炎、系统性红斑狼疮(全身性红斑狼疮)、自身免疫性溶血性贫血、特发性血小板减少性紫癜、活动性慢性肝炎、溃疡性结肠炎、重症肌无力、硬皮病等自身免疫性疾病,急、慢性白血病,异体器官移植。

【体内过程】 本品口服吸收,1~2小时达血药浓度峰值;在体内迅速转化为巯嘌呤,$t_{1/2}$为5小时,生物利用度41%~47%,血浆蛋白结合率约30%,少量本品及其代谢物可分泌至乳汁中;由肝脏和红细胞代谢,经肾脏排泄。本品经血液透析,可部分通过透析膜。

【用法与用量】 口服:一般每天0.1 g,可连续数月。用于器官移植,每天2~5 mg/kg,移植物开始有排斥现象时可加大剂量,维持量每天0.5~3 mg/kg。用于自身免疫性疾病,每天2~5 mg/kg,以后每天1~1.5 mg/kg。白血病:每天0.1 g,少数患者可增至一天0.15~0.3 g,分2次服,可持续6~8个月。静脉注射:每次50 mg,溶于注射用水5 ml后加入5%葡萄糖注射剂250 ml中于30~60分钟内滴毕。小儿用法:治疗白血病,每天1.5 mg/kg,分2次服,可持续6~8个月。

【不良反应与注意事项】 毒性反应与巯嘌呤相似,大剂量及用药时间过久可有严重骨髓抑制,导致粒细胞减少、再生障碍性贫血,一般在6~10天后出现。常见有胰腺炎、脱发、药物热、皮疹、黏膜溃疡、胃出血、肠穿孔、腹膜出血、视网膜出血、肺水肿、厌食、恶心、呕吐、口腔炎等。偶见胆汁淤积、中毒性肝炎、肌痛。个别患者出现急性肾功能不全、溶血性贫血、急性阻塞性肺部疾病、脑膜炎等。老年人、肾功能不全者慎用。本品有诱发肿瘤和致畸的可能,用于脏器移植者可发生继发性感染,用药期间应一周检查一次血常规。对慢性肾炎及肾病综合征,其疗效似不及环磷酰胺。由于其不良反应较多而严重,对除异体移植外其他上述疾病的治疗不作为首选药物,通常是在单用皮质激素不能控制时才使用。静脉注射后再持续静脉滴注液体至少 50 ml,以减少对血管的刺激。用药过量可通过透析液排出。与别嘌醇、巯嘌呤醇合用,可竞争性抑制本品代谢,预防本品代谢物 6-硫尿酸形成高尿酸血症;与多柔比星合用,可增强本品的肝毒性;与氯霉素、氯喹合用,可使骨髓毒性增加;与复方新诺明合用,增强本品骨髓抑制;与华法林合用,能降低后者的抗凝作用;与卡托普利等具有白细胞减少的药合用,副作用相加;与泼尼松合用,可改善毛细血管功能及减轻免疫抑制药的副作用;与环孢素合用,可能发生免疫过度抑制及淋巴瘤;与减毒活疫苗合用,对免疫抑制患者可能发生致命性、全身性疾病;可增强去极化神经节阻滞药的神经阻滞作用,削弱非除极化型肌松药的作用。避免与箭毒、泮库溴铵等肌松剂合用。对本药过敏者禁用。孕妇及哺乳期妇女禁用。肝功能损伤者禁用。曾使用烷化剂者禁用。

【制剂与规格】 片剂:25 mg,50 mg,100 mg。

他克莫司
Tacrolimus

【作用与用途】 本品的免疫抑制作用较环孢素强 10 ~ 100 倍。其作用机制与环孢素类似,他克莫司与细胞浆中蛋白质(FKBP)相结合,在细胞内蓄积产生作用。FKBP-他克莫司复合物能专一性结合并抑制钙调素,从而抑制 T 细胞中所产生的钙离子依赖型信号传递,抑制 T-细胞特异性的转录因子 NF-AT 活化。因而抑制 T 细胞活化及 Th 依赖性的 B 细胞增殖,抑制 IL-2、IL-3 等淋巴因子及 γ-干扰素等生成与 IL-2 受体的表达。

【体内过程】 口服吸收不完全,个体差异较大。肾移植患者单次口服 0.10,0.15 和 0.20 mg/kg,C_{max} 分别为 19.2,24.2,47.9 ng/ml,t_{max} 为 0.7 ~ 6 小时。静脉输注结束时即达到血浆峰浓度,输注结束后浓度迅速下降。肾移植患者单次口服后 AUC 和 C_{max} 随口服剂量的增加而成比例增加。肝移植患者平均谷值浓度在移植后 6 个月维持相对稳定。主要经肝脏代谢,并由胆管排泄。肝功能不全患者的血药浓度高于肝功能正常的患者,需监测血药浓度,调整剂量。肾衰或透析的患者不需要调整剂量。

【用法与用量】 口服用药,肝移植患者:初始剂量按体重每日 0.1 ~ 0.2 mg/kg,分 2 次口服,术后 6 小时开始用药;其他器官移植患者:初始剂量按体重每日 0.15 ~ 0.3 mg/kg,术后 24 小时开始用药(对术前及术后有肝损伤的患者必须减量,肾功能不全患者无须调整剂量,但应仔细监测肾功能)。每日服药 2 次(早晨和晚上),最好用水送服。建议空腹,或者至少在餐前 1 小时或餐后 2 ~ 3 小时口服。必要时可将胶囊内容物悬浮于水中鼻饲给药。若不能口服,首剂需静脉给药肝移植患者,静脉初始推荐剂量为每日 0.01 ~ 0.05 mg/kg 持续输注,并超过24小时。术后约6小时开始使用。患者情况允许时,应尽快改为口服用药;肾移植患者,起始剂量为每日0.05~0.10 mg/kg,术后24小时内持续输注,情况允许即改为口服给药。

【不良反应与注意事项】 对病毒、细菌、真菌或原虫感染的易感性增加。整个治疗期间都会出现肾功能异常(血肌酐升高、尿素氮升高、尿量减少),应注意与排斥反应区分。内分泌系统:高血糖和糖尿病。中枢神经系统:频发震颤、头痛、感觉异常和失眠,大多为中等程度,不影响日常活动;其他如不安、焦虑和情绪不稳等可单独出现或同时出现。伴肝功能损害者出现重度神经症状的危险性高,用潜在的神经毒药物和感染都可导致这些症状。心血管系统:常出现高血压,血药浓度高于25 ng/ml时可出现肥厚型心肌病,剂量减少或停药后可恢复。血液系统:可见贫血、凝血、血小板减少、白细胞增多或减少、全血细胞减少等。

【制剂与规格】 他克莫司胶囊:1 mg、0.5 mg;他克莫司注射液:1 ml:5 mg。

匹多莫德(万适宁)
Pidotimod

【作用与用途】 匹多莫德为免疫促进剂,既能促进非特异性免疫反应又能促进特异性免疫反应。匹多莫德可促进巨噬细胞及中性粒细胞的吞噬活性,提高其趋化性;激活自然杀伤细胞;促进有丝分裂原引起的淋巴细胞增殖,使免疫功能低下时降低的辅助性T细胞(CD_4^+)与抑制性T细胞(CD_8^+)的比值升高;通过刺激白介素-2和γ-干扰素促进细胞免疫反应。适用于:上下呼吸道反复感染(咽炎、气管炎、支气管炎、扁桃体炎);耳鼻喉科反复感染(鼻炎、鼻窦炎、中耳炎);泌尿系统感染;妇科感染。用于化疗后细胞免疫功能低下的临床患者,用以减少急性发作的次数,缩短病程,减轻发作的程度;本品也可作为急性感染时抗生素的辅助用药。

【体内过程】 18名健康男性志愿者单剂量口服本品800 mg后,血中药物达峰时间为(10.9±0.6)小时,达峰浓度为(5.8±1.968)μg/ml,消除半衰期为(1.65±0.33)小时,曲线下面积为(24.68~6.88)μg/(ml·h)。

【用法与用量】 成人:急性期用药:口服。开始2周,每次0.8 g(2片),每日2次,随后减为每次0.8 g(2片),每日1次,或遵医嘱。预防期用药:口服。每次0.8 g(2片),每日1次,连续用药60天或遵医嘱。儿童:急性期用药:口服。开始2周,每次0.4 g(1片),每日2次,随后减为每次0.4 g(1片),每日1次。连续用药60天或遵医嘱。预防期用药:口服。每次0.4 g(1片),每日1次,连续用药60天或遵医嘱。

【不良反应与注意事项】 高敏体质者慎用;妊娠3个月内的妇女慎用;因食物影响本药的吸收,所以本品应在两餐间服用。

【制剂与规格】 片剂:0.4 g。

甘露聚糖肽

Mannatide

【作用与用途】 本品能在体外抑制S-180、艾氏腹水癌和人舌鳞状细胞癌Tca8113等细胞株的DNA和RNA的合成葡萄糖代谢。动物体内能抑制艾氏腹水癌和S-180肉瘤、HePA肝癌腹水瘤的生长(抑瘤率63%),能升高外周白细胞,增强网状内皮系统吞噬功能,活化巨噬细胞及淋巴细胞,诱导胸腺淋巴细胞产生活性物质,改善和增加机体免疫功能和应激能力。用于恶性肿瘤放、化疗中改善免疫功能低下的辅助治疗。用于治疗免疫机能低下导致的各种疾病,用于治疗各种病毒、致病菌感染;可治疗反复呼吸感染、慢性支气管炎;用于治疗再生障碍性贫血,具有升白细胞和血小板作用。

【用法与用量】 口服液:成人每日2次,每次10 ml,4~6周为1个疗程。片剂:口服,1次5~10 mg,1日3次,1个月为1个疗程,儿童用量酌减。注射剂:肌肉注射,1次2.5~10 mg,1日1~2次或隔日1次。静脉滴注:一般开始时1次2.5~10 mg,视患者情况增减,用5%葡萄糖注射液或0.9%氯化钠注射液250 ml配成0.01~0.04 mg/ml的溶液,滴注速度依患者体质,每分钟40~60滴。

【不良反应和注意事项】 过敏反应:瘙痒、皮疹、红斑、风团、寒战、发烧,严重时可引起过敏性休克;呼吸系统:胸闷、呼吸困难,有发生呼吸骤停的报告;注射局部:疼痛。对本品过敏者、风湿性心脏病、支气管哮喘、气管炎患者禁用,高敏体质者禁用。因有过敏反应以及因呼吸骤停而死亡的报告,本品应在医生严密监护并有抢救措施的条件下使用,一旦出现过敏反应有关症状,应立即停药,并给予对症及抗过敏治疗。孕妇及哺乳期妇女用药、儿童用药、老年患者用药、药物相互作用和药物过量尚不明确。

【制剂与规格】 片剂:5 mg;胶囊剂:10 mg;注射剂:2 ml:5 mg;口服液:10 ml:10 mg。

镇咳药及祛痰药

(一)镇咳药

磷酸可待因
Codeine Phosphate

见镇痛药“磷酸可待因”。

那可丁
Noscapine

【作用与用途】 镇咳作用与可待因相似,无成瘾性,适用于阵发性咳嗽。

【用法与用量】 口服:每次服15~30 mg,每日2~3次,剧咳每次可用至60 mg。

【不良反应与注意事项】 偶有恶心反应。大剂量可引起支气管痉挛。不宜用于多痰患者。

【制剂与规格】 片剂:15 mg。

枸橼酸喷托维林(咳必清)
Pentoxyverine Citrate

【作用与用途】 本品为非成瘾性镇咳药,镇咳作用强度只有可待因的1/3。具有中枢和外周性镇咳作用,除对延髓的呼吸中枢有直接抑制作用外,还有微弱的阿托品作用。吸收后可轻度抑制支气管内感受器,减弱咳嗽反射,并可使痉挛的支气管平滑肌松弛,减低气道阻力。适用于各种原因引起的干咳。

【用法与用量】 成人常用量:口服,每次25 mg,每日3~4次。小儿常用量:口服,5岁以上每次6.25~12.5 mg,每日2~3次。

【不良反应与注意事项】 偶有便秘,或有轻度头痛、头晕、口干、恶心和腹泻。青光眼和心功能不全者慎用。痰量多者宜与祛痰药并用。

【制剂与规格】 片剂:25 mg;滴丸25 mg。

氢溴酸右美沙芬(美沙芬,甲吗南,吗西南)
Dextromethorphan Hydrobromide

【作用与用途】 本品系中枢性镇咳药。抑制延髓咳嗽中枢而镇咳。其镇咳作用与可待因相等或稍强,无镇痛作用或成瘾性。适用于各种原因引起的干咳。

【体内过程】 服药后半小时起效,作用持续6小时。在肝脏代谢,主要为3-甲氧吗啡烷、3-羟-17-甲吗啡烷及3-羟吗啡烷三种代谢产物。由肾脏排泄,包括原形物和脱甲基代谢物等。皮下或肌内注射后吸收迅速,镇咳作用平均起效时间为30分钟,本品在体内有三个代谢产物,血浆中3-甲氧吗啡烷的浓度最高,是主要活性成分。

【用法与用量】 咀嚼服用。成人每次15~30 mg,每日3~4次;儿童按每日每公斤体重1 mg氢溴酸右美沙芬计算,分3~4次服用,或遵医嘱。肌内注射,通常成人每次5~10 mg,每瓶加注射用水1 ml溶解后注射,每日

1~2 次。可由临床医师根据患者年龄及咳嗽严重程度情况增减本品用量。

【不良反应与注意事项】 偶有头晕、轻度嗜唾、口干、便秘及恶心等。痰多患者慎用。

【制剂与规格】 片剂、咀嚼片:5 mg、15 mg。注射剂:1 ml:5 mg。

萘磺酸左丙氧芬（左旋扑嗽芬,椰尔外）
Levopropoxyphene Napsylate

【作用与用途】 本品为中枢镇咳药,系非成瘾性。其镇咳强度为可待因的 1/5。用于治疗急性或慢性支气管炎等引起的干咳。

【体内过程】 口服吸收后,2 小时左右血药浓度达峰值。分布于全身各脏器中,经肝脏代谢,生成具活性的 N-去甲左丙氧芬,生物半衰期($t_{1/2}$)为 6 小时,代谢产物经肾脏排泄。

【用法与用量】 口服。每次 100 mg,每日 3 次。

【不良反应与注意事项】 偶有恶心、头痛头昏、倦睡、腹胀和胸闷等,可自行缓解。本品在排痰不畅情况下应慎用。对从事需要注意力高度集中的职业者慎用。

【制剂与规格】 胶囊:50 mg(按左丙氧芬计算)。

氯苯达诺（氯苯胺丙醇,敌退咳）
Clofedanol

【作用与用途】 为非成瘾性中枢镇咳药,同时兼有抗组胺作用、阿托品解痉作用和微弱的局麻作用。其镇咳作用比可待因弱,不抑制呼吸,不引起便秘,能减轻支气管痉挛和黏膜充血性水肿,减少气管分泌物。适用于上呼吸道感染和急性支气管炎引起的干咳或阵咳。

【体内过程】 口服后 30 分钟起效,2 小时达峰值,镇咳作用维持 3~8 小时。

【用法与用量】 口服:每次 25 mg,每日 3~4 次;小儿酌减。

【不良反应与注意事项】 偶有荨麻疹、头昏、兴奋、噩梦、幻觉、恶心、呕吐等。

【制剂与规格】 片剂:25 mg。

异米尼尔（异丙苯戊腈,咳得平）
Isoaminile

【作用与用途】 中枢性镇咳药,也有局麻和松弛支气管平滑肌作用。对呼吸中枢、血压、肠蠕动极少影响,无成瘾性。用于各种原因引起的咳嗽。

【用法与用量】 口服:每次 40 mg,每日 3 次。

【不良反应与注意事项】 偶有恶心、食欲不振、便秘等胃肠道不良反应及药疹。

【制剂与规格】 片剂:20 mg、40 mg。

盐酸地美索酯（二甲氧酯,咳吩嗪,咳散,咳舒,咳舒平）
Dimethoxanate Hydrochloride

【作用与用途】 本品直接抑制延髓咳嗽中枢,为非成瘾性中枢镇咳药,兼有局麻和轻微松弛支气管平滑肌作用,故也有末梢性镇咳效果。镇咳作用较可待因弱,优点是起效快,口服5 ~10分钟生效,持续时间3 ~7小时。用于呼吸道急性炎症引起的咳嗽,疗效较好,也可用于支气管镜检查时引起的剧咳。

【用法与用量】 口服:每次25 ~50 mg,每日3 ~4次。

【不良反应与注意事项】 有恶心、嗜唾、眩晕、口唇麻木、过敏性皮炎及皮肤潮红等不良反应。长期服用对神经和肝脏有毒性,肝功能不良者慎用。多痰者忌用。

【制剂与规格】 片剂:25 mg。

布他米酯(咳息定)
Butamirate

【作用与用途】 为中枢性镇咳药,镇咳效力强于可待因,适用于上感引起的咳嗽。

【用法与用量】 口服:每次服10 mg,每日3次。

【不良反应与注意事项】 偶有恶心、腹泻等不良反应。

【制剂与规格】 片剂:10 mg。

普罗吗酯(咳必定)
Promolate

【作用与用途】 为非成瘾性中枢性镇咳药,其镇咳作用强度较可待因弱,等效镇咳剂量约为可待因的10倍。本品尚能缓解组胺、乙酰胆碱和氯化钡引起的气管平滑肌痉挛,并有一定的镇静作用。主要用于治疗各种原因引起的咳嗽,对轻、中度咳嗽的疗效较重度者为好;对急性支气管炎、上呼吸道感染的镇咳疗效较慢性支气管炎为佳。由于它有镇静作用,尤适用于因咳嗽而影响睡眠的患者。

【体内过程】 口服后30 ~60分钟出现明显镇咳效果,作用可持续4 ~6小时。

【用法与用量】 口服:每次250 mg,1日3次。

【不良反应与注意事项】 偶有口干、恶心、胃部不适等不良反应。

【制剂与规格】 片剂:200 mg、250 mg。

替培定(安嗽灵,必嗽定,阿斯维林)
Tipepidine

【作用与用途】 适用于急慢性支气管炎引起的咳嗽。

【用法与用量】 口服:每次服30 mg(枸橼酸盐),每日3次。

【不良反应与注意事项】 偶有头昏、胃不适、嗜睡、瘙痒等不良反应。

【制剂与规格】 片剂:15 mg、30 mg。

地布酸钠(双丁萘,咳宁)
Dibunate Sodium

【作用与用途】 它除抑制咳嗽中枢外,还能抑制咳嗽冲动的传入途径,且有一定的祛痰作用。适用于上呼吸道感染引起的咳嗽。

【用法与用量】 每次服0.03 ~0.1 mg,每日3次,饭后及睡前服,必要时可增至每日 6 次,最大剂量可用至每日 1 ~2 g。

【不良反应与注意事项】 大剂量能引起呕吐、腹泻、食欲不振等症状。

【制剂与规格】 片剂:0.03 g、0.1 g。

苯丙哌林
(苯哌丙烷磷酸盐,咳快好)
Benproperine

【作用与用途】 本品为非成瘾性镇咳药,能抑制咳嗽中枢,也能抑制肺及胸膜牵张感受器引起的肺-迷走神经反射,且能舒张支气管平滑肌。即兼有中枢性和末梢性双重镇咳作用机制。用于治疗急、慢性支气管炎及各种刺激引起的咳嗽。

【体内过程】 本品口服易吸收,服药后 10 ~20 分钟生效,镇咳作用可维持 4 ~7 小时。

【用法与用量】 口服。吞服或用少量水溶解后服用,成人每次 20 ~40 mg,每日 3 次,或遵医嘱。

【不良反应与注意事项】 服药后可出现一过性口、咽部发麻感觉。此外尚有乏力、头昏、嗜睡、食欲不振、上腹不适及皮疹等不良反应。服用本品时勿嚼碎,因本品粉末可起口腔麻木感。

【制剂与规格】 胶囊、分散片:20 mg;泡腾片:10 mg(均按苯丙哌林计)。

依普拉酮(易咳嗪,双苯丙酮,咳净酮,苯丙哌酮)
Eprazinone

【作用与用途】 主要用于急慢性支气管炎、肺炎、肺结核等症,兼有止咳、祛痰作用。

【用法与用量】 口服:每次 40 ~80 mg,每日 3 次或 4 次。

【不良反应与注意事项】 偶有头昏、口干、恶心、胃部不适等不良反应。

【制剂与规格】 片剂:40 mg。

奥索拉明(胺乙噁烷)
Oxolamine

【作用与用途】 能抑制肺及支气管的感受器而呈末梢性镇咳作用,还有类似乙酰水杨酸的解热、镇痛作用。其镇咳作用弱于可待因,因其抗炎作用,对支气管炎所致咳嗽最为适宜。无成瘾性,可久服。适用于镇咳,尤其是支气管炎引起的咳嗽。

【用法与用量】 口服:每次100 ~200 mg,每日 3 ~4 次。

【不良反应与注意事项】 可有恶心、食欲不振等;在儿童有引起幻觉的报道。

【制剂与规格】 片剂:100 mg。

二氧丙嗪(克咳敏,二氧异丙嗪)
Dioxopromethazine

【作用与用途】 本品具有较强的镇咳作用,并具有抗组胺、解除平滑肌痉挛、抗炎和局部麻醉作用。无肝肾等脏器的毒性。经过致畸研究,本品对胎儿无伤害。未发现其成瘾性。适用于镇咳、平喘。也适用于治疗荨麻疹及皮肤瘙痒症等。

【体内过程】 镇咳作用出现于服药后的30~60分钟，持续4~6小时或更长。

【用法与用量】 成人常用量：口服每次5 mg(1片)，每日3次；极量：每次10 mg(2片)，每日30 mg(3片)。儿童用量酌减。

【不良反应与注意事项】 常见的不良反应为困倦、乏力等。高空作业及驾驶车辆、操纵机器者禁用。治疗量与中毒量接近，不得超过极量。癫痫、肝功能不全者慎用。

【制剂与规格】 片剂：5 mg。

匹考哌林(吡哌乙胺)

Picoperine

【作用与用途】 为非成瘾性中枢镇咳药，兼有阿托品样解痉和抗组胺作用。镇咳效果与可待因相近，对呼吸中枢无影响。用于感冒、咽喉炎、支气管炎、肺炎、肺结核所致的咳嗽。

【用法与用量】 口服：每次30~60 mg，每日2次。

【不良反应与注意事项】 可见头痛、食欲不振、恶心、便秘等不良反应。

【制剂与规格】 片剂：30 mg。

盐酸福米诺苯

Fominoben Hydrochloride

【作用与用途】 为一新型镇咳药。其特点是抑制咳嗽中枢的同时，具有呼吸中枢兴奋的作用。其镇咳作用与可待因接近。呼吸道阻塞和呼吸功能不全者使用本品后，可改善换气功能，使动脉氧分压升高，二氧化碳分压降低。适用于各种原因引起的慢性咳嗽和呼吸困难，用于小儿顽固性百日咳。本品也能降低痰液的黏滞性，有利于咳痰。

【用法与用量】 口服：每次80~160 mg，每日3~4次。静脉注射：每次40 mg加入25% GS 40 ml中。

【不良反应与注意事项】 本品无成瘾性，毒性小，大剂量时可致血压降低。

【制剂与规格】 片剂：80 mg；针剂：40 mg。

齐培丙醇(镇咳嗪，双苯哌丙醇)

Zipeprol

【作用与用途】 为非麻醉性中枢性镇咳药。药理研究证明，其镇咳作用不及可待因，但优于维静宁。本品尚具有局麻作用和松弛支气管平滑肌作用，并有较强的抗胆碱、抗组胺作用。体外试验证明，本品具有黏痰溶解作用，使痰液的黏滞性降低。与可待因不同，本品不抑制呼吸，亦无成瘾性。用于各种原因引起的咳嗽。

【用法与用量】 口服：每次75 mg，每日3次。

【不良反应与注意事项】 未见明显不良反应。

【制剂与规格】 片剂：75 mg。

奥昔拉定(咳乃定,压咳定,沃克拉丁)
Oxeladin

【作用与用途】 为非成瘾性中枢性镇咳药,能选择性地抑制咳嗽中枢,而对呼吸中枢无抑制作用,其镇咳作用比可待因弱,但无成瘾性。奥昔拉定还具有表面麻醉作用和罂粟碱样解痉作用,其解痉作用为罂粟碱的2.5倍。可用于各种原因引起的咳嗽,其临床疗效不及可待因。主要用于上呼吸道感染、急性支气管炎引起的咳嗽,对慢性支气管炎的痰多咳嗽较差。

【体内过程】 口服15分钟起效,60分钟达最大效应。

【用法与用量】 口服:每次10～20 mg,每日3～4次,儿童减半。

【不良反应和注意事项】 可引起恶心、嗜睡、头晕。对奥昔拉定过敏者禁用。心功能不全及肺淤血患者慎用。

【制剂与规格】 片剂:10 mg、20 mg。

左羟丙哌嗪
Levodropropizine

【作用与用途】 用于继发于喉炎、气管炎、支气管炎以及阻塞性病因等呼吸系统疾病引起的干咳和持续性咳嗽。

【体内过程】 口服后迅速吸收,生物利用度75%。健康人口服单剂量30～90 mg时,0.25～1小时达到血药高峰,与剂量相关;口服本品30,60,90 mg时,血清峰浓度分别为81～263,122～436,279～651 ng/ml;血浆蛋白结合率11%～14%,$t_{1/2}$为1～2小时。本品在体内被广泛代谢,代谢产物为共轭体、羟基化、共轭羟基化产物,活性不明。35%原形和代谢产物在口服48小时内从尿排出。尚无有关食物影响本药品吸收的资料。

【用法与用量】 含片,含服。胶囊、片剂、颗粒剂、分散片、口服溶液均口服。成人每日3次,每次60 mg,两次服药间隔在6小时以上,或遵医嘱。

【不良反应与注意事项】 不良反应较少,主要表现为胃肠道反应,恶心、上腹部疼痛、消化不良、呕吐、腹泻,中枢神经系统反应,疲乏、眩晕、思睡、头痛,以及心悸、口干等,偶见视觉障碍,皮疹、呼吸困难罕见。高剂量时可见转氨酶的短暂性升高。本品同其他镇咳药物一样,在明确诊断后并有应用指征时才可使用本品,本品仅为对症治疗药物。本品偶尔会引起嗜睡,患者在驾驶、操作机器时慎用。2岁以下儿童、老年人、肝肾功能减退者慎用。服用具有镇静作用药物者慎用。建议连续服用最多不超过14天。孕妇、哺乳期妇女禁用。

【制剂与规格】 片剂、含片、胶囊、分散片:30 mg、60 mg;口服溶液:10 ml:60 mg;颗粒:2 g:60 mg。

氯哌斯汀(咳平，氯哌啶，氯苯息定)

Cloperastine

【作用与用途】 为非成瘾性中枢性镇咳药，主要抑制咳嗽中枢，还具有 H_1 受体阻断作用，能轻度缓解支气管平滑肌痉挛及支气管黏膜充血、水肿，这亦有助于其镇咳作用。本品镇咳较可待因弱，但无耐受性及成瘾性。主要用于急性上呼吸道炎症、慢性支气管炎和结核病所致的频繁咳嗽。

【体内过程】 服药后 20～30 分钟生效，作用可维持 3～4 小时。

【用法与用量】 口服：成人每次 10～30 mg，每日 3 次。儿童每次每千克体重 0.5～1 mg，每日 3 次。

【不良反应与注意事项】 偶有轻度口干、嗜睡等不良反应。

【制剂与规格】 片剂：5 mg、10 mg。

苯佐那酯(退嗽)

Benzonatate

【作用与用途】 本品化学结构与丁卡因相似，故具有较强的局部麻醉作用。吸收后分布于呼吸道，对肺脏的牵张感受器及感觉神经末梢有明显抑制作用，抑制肺-迷走神经反射，从而阻断咳嗽反射的传入冲动，产生镇咳作用。本品镇咳作用强度略低于可待因，但不抑制呼吸，支气管哮喘患者用药后，反能使呼吸加深加快，每分钟通气量增加。常用于急性支气管炎、支气管哮喘、肺炎、肺癌所引起的刺激性干咳、阵咳等，做纤维支气管镜检及喉镜检查时，可用其预防咳嗽。

【体内过程】 口服后 10～20 分钟开始产生作用，持续 2～8 小时。

【用法与用量】 口服：每次 50～100 mg，每日 3 次。

【不良反应与注意事项】 有时可引起嗜睡、恶心、眩晕、胸部紧迫感和麻木感、皮疹等不良反应。服用时勿嚼碎以免引起口腔麻木。多痰患者禁用。

【制剂与规格】 糖衣丸：25 mg、50 mg、100 mg。

(二)祛痰药

氯化铵

Ammonium Chloride

【作用与用途】 由于本品对黏膜的化学性刺激，反射性地增加痰量，使痰液易于排出，有利于不易咳出的黏痰的清除。本品被吸收后，氯离子进入血液和细胞外液使尿液酸化。适用于痰黏稠不易咳出者。也用于泌尿系统感染需酸化尿液时。

【体内过程】 口服后本品可完全被吸收，在体内几乎全部转化降解，仅极少量随粪便排出。

【用法与用量】 成人常用量：口服祛痰，每次 0.3～0.6 g(1～2 片)，每日 3 次。酸化尿液，每次 0.6～2 g，每日 3 次。小儿常用量：每日按体重 40～60 mg/kg，或按体表面积1.5 g/m^2

分4次服。

【不良反应与注意事项】 服用后有恶心，偶出现呕吐。肝肾功能异常者慎用；肝肾功能严重损害，尤其是肝昏迷、肾功能衰竭、尿毒症者禁用。代谢性酸中毒患者忌用。在镰状细胞贫血患者，可引起缺氧和（或）酸中毒。本品与磺胺嘧啶、呋喃妥因等呈配伍禁忌。

【制剂与规格】 片剂：0.3 g。

盐酸溴己新
Bromhexine Hydrochloride

【作用与用途】 为半合成的鸭嘴花碱衍生物，有较强的溶解黏痰作用，可使痰中的黏多糖纤维素或黏蛋白裂解，降低痰液黏度；还作用于气管、支气管腺体细胞分泌黏滞性较低的小分子黏蛋白，改善分泌的流变学特性和抑制黏多糖合成，使黏痰减少，从而稀释痰液，易于咳出。本品还可促进呼吸道黏膜的纤毛运动，并刺激胃黏膜，引起反射性的恶心祛痰作用。适用于慢性支气管炎、哮喘等痰液黏稠不易咳出的患者。

【体内过程】 口服1小时生效，维持6～8小时，连服3～5日才达到本品的最佳效应。绝大部分的代谢物随尿液排出，粪便仅排除极少部分。

【用法与用量】 口服。每次8～16 mg，每日3次。6岁以上儿童，每次4～8 mg，每日3次。

【不良反应与注意事项】 偶有恶心、胃部不适，减量或停药后可消失。胃炎患者或胃溃疡患者慎用。偶见血清氨基转移酶短暂升高，但能自行恢复。本品能增加四环素类抗生素在支气管的分布浓度，而两者合用时，能增强此类抗生素的抗菌疗效。

【制剂与规格】 片剂：8 mg。

愈创木酚甘油醚
Guaiacol Glycerol Ether

【作用与用途】 用于慢性气管炎的多痰咳嗽，多与其他镇咳平喘药合用。

【用法与用量】 口服：片剂每次0.2 g，每日3～4次。糖浆每次10～20 ml，每日3次。

【不良反应与注意事项】 肺出血、急性胃肠炎、肾炎忌用。可有恶心、胃肠道不适。

【制剂与规格】 片剂：每片0.2 g；糖浆剂：1%、2%。

氨溴索（溴环己胺醇，沐舒坦，痰之保克，乐舒痰，奥勃抒，兰勃素）
Ambroxol

【作用与用途】 本品为黏液溶解剂，能增加呼吸道黏膜浆液腺的分泌，减少黏液腺分泌，从而降低痰液黏度；还可促进肺表面活性物质的分泌，增加支气管纤毛运动，使痰液易于咳出。适用于急、慢性支气管炎，支气管哮喘，支气管扩张，肺结核等引起的痰液黏稠、咳痰困难。

【体内过程】 盐酸氨溴索经口

服后迅速被吸收,约 1 小时血药浓度达峰值,缓释片口服 75 mg 后,约 4 小时血药浓度达峰值, C_{max} 为 16.6 ng/ml,并从血液向组织迅速分布,以肺、肝、肾分布较多,主要经过肝代谢,血清半衰期($t_{1/2}$)约 7 小时,主要从尿中排泄,血浆蛋白结合率 90%。

【用法与用量】 口服。成人:每次 30 mg,每日 3 次,长期服用者可减为每日 2 次。儿童:12 岁以上儿童同成人,12 岁以下儿童建议剂量为每日每公斤体重 1.2 ~ 1.6 mg。缓释胶囊:成人每日 1 次,每次 1 粒。

【不良反应与注意事项】 可有上腹部不适、纳差、腹泻,偶见皮疹。应避免同时服用强力镇咳药。

【制剂与规格】 片剂:30 mg;胶囊:75 mg。

乙酰半胱氨酸(痰易净,易咳净)
Acetylcysteine

【作用与用途】 本品为黏液溶解剂。其分子中所含的巯基(-SH)能使痰液中糖蛋白多肽链中的二硫键(-S-S-)断裂,从而降低痰液黏度,促进痰液排出。用于浓稠痰黏液过多的呼吸系统疾病:急性支气管炎、慢性支气管炎急性发作、支气管扩张症。

【体内过程】 本品口服后迅速被吸收,达到最高血药浓度约需 30 分钟,分布快速、广泛,在肠壁及肝中被迅速代谢,大约 70% 的药物以硫酸盐的形式排泄。

【用法与用量】 口服,成人每次 0.2 g,每日 2 ~ 3 次。喷雾吸入,10% 溶液 1 ~ 3 ml,每日 2 ~ 4 次。气管滴入或注入,5% 溶液 1 ~ 2 ml,每日 2 ~ 4 次。

【不良反应与注意事项】 偶尔发生恶心和呕吐,极少出现皮疹和支气管痉挛等过敏反应。对本品过敏者禁用。支气管哮喘患者慎用或禁用。支气管哮喘患者在用本品期间应严密监控,如发生支气管痉挛须立即停药。应避免同服强力镇咳药。

【制剂与规格】 胶囊:0.2 g;粉剂:每瓶 0.5 g。

羧甲司坦
(羧甲半胱氨酸,化痰片)
Carbocisteine

【作用与用途】 本品为黏痰调节剂,可影响支气管腺体的分泌,使低黏度的唾液黏蛋白的分泌增加,高黏度的岩藻黏蛋白的产生减少,因而使痰液黏滞性降低,易于咳出。用于慢性支气管炎、慢性阻塞性肺病(COPD)、支气管哮喘等疾病引起的痰黏稠,咳痰困难等患者。也可用于小儿非化脓性中耳炎,有一定的预防耳聋效果。

【体内过程】 口服起效快,服后 4 小时可见明显疗效。

【用法与用量】 口服。成人每次 1 片,每日 3 次;儿童按体重每次 10 mg/kg,每日 3 次,或遵医嘱。

【不良反应与注意事项】 偶有轻

度头昏、恶心、胃部不适、腹泻、胃肠道出血、皮疹等不良反应。消化道溃疡活动期患者禁用。避免与中枢性镇咳药同时使用,以免稀化的痰液堵塞气道。

【制剂与规格】 片剂:0.25 g。

厄多司坦 Erdostein

【作用与用途】 黏痰溶解药。用于急性和慢性支气管炎痰液黏稠所致的呼吸道阻塞。

【体内过程】 本品口服后迅速被胃肠道吸收,很快代谢转化为 3 个含有游离巯基的代谢物,代谢物有 64.5% 与血浆蛋白结合。代谢物经尿、粪便、胆汁清除,原形药物排泄较少,占给药总量的 33%;代谢物排泄较多,占 58.6%。食物对厄多司坦的吸收、代谢和排泄影响很小,肝和肾功能中度障碍对厄多司坦的动力学特征无明显改变。

【用法与用量】 口服:每次 2 片,每日 2 次。

【不良反应与注意事项】 较常见的不良反应为消化不良、恶心、呕吐、胃痛等胃肠道反应。对本品过敏者禁用。不足 15 岁的儿童、严重肝肾功能不全者禁用。服药期间应避免同服强力镇咳药,亦不能同时服用使支气管分泌物减少的药物。有胃溃疡或十二指肠溃疡的患者慎用本品。

【制剂与规格】 片剂:150 mg。

碘化钾 Potassium Iodide

【作用与用途】 本品为刺激性祛痰药,常用于呼吸道慢性炎症,也可用于碘过敏试验。

【用法与用量】 口服:成人每次 2% ~5% 碘化钾溶液 5 ~ 10 ml,餐后或加于牛奶中服用,每日 3 次。

【不良反应与注意事项】 可引起胃部不适,对碘过敏者可见发热、皮疹、唾液腺肿痛及感冒样综合征。

【制剂与规格】 碘化钾合剂(用氯仿配成的 2% ~5% 碘化钾溶液,其中再加碳酸氢钠 3 ~6 ml)。

美司坦(半胱氨酸甲酯,半胱甲酯,盐酸美司坦) Mecysteine

【作用与用途】 本品为黏液溶解性祛痰剂,有溶解痰液的作用,因其分子中的巯基(-SH)能使黏液中黏蛋白的-S-S-键断裂,使黏滞度迅速下降,从而使痰液易于咳出。用于慢性支气管炎、呼吸道感染等引起的痰液稠厚和咳痰困难。

【用法与用量】 口服:每次 0.1 g,2 ~3 次/d。雾化吸入:用 10% 溶液喷雾至咽喉部及上呼吸道,每次 1 ~ 3 ml,2 ~3 次/d。气管内滴入和注入:用 5% 溶液每次 0.2 ~2 ml,2 次/d。

【不良反应与注意事项】 偶见轻度头晕、恶心、胃部不适。有消化道溃疡病史者慎用。孕妇及哺乳期妇女慎用。儿童必须在成人监护下使用。当本品性状发生改变时禁用。请将此药品放在儿童不能接触的地方。应避免同时服用强镇咳药,以免痰液堵塞气道。本品不宜与糜蛋白酶及酸性药物配合使用。如正在服用其他药品,使用本品前请咨询医师或药师。禁忌证:消化道溃疡活动期患者禁用。对本品过敏者禁用。有心脏病和肝病者禁用。

【制剂与规格】 片剂:0.1 g;粉剂:0.5 g,1 g。

福多司坦(弗多司坦)

Fudosteine

【作用与用途】 本品属黏液溶解剂,对气管中分泌黏痰液的杯状细胞的过度形成有抑制作用,对高黏度的岩藻黏蛋白的产生有抑制作用,因而使痰液的黏滞性降低,易于咳出。本品还能增加浆液性气管分泌作用,对气管炎症有抑制作用。适用于咳嗽、慢性支气管炎、支气管扩张症、尘肺病、肺气肿、非定型抗酸菌症等疾病患者的祛痰。

【体内过程】 健康成年男性饭后口服本品 400 mg,1.17 小时后可达血药峰值(5.69 μg/ml),半衰期约为 2.7 小时;禁食时口服本品可于0.42 小时后达血药峰值(10.19 μg/ml),半衰期为 2.6 小时。老年男性饭后口服本品 400 mg,1.94 小时后可达血药峰值(6.70 μg/ml),半衰期为 2.2 小时,与成年男性相比无明显差异。

【用法与用量】 口服。通常成年人每次 0.4 g(2 粒),一日 3 次,餐后服用,根据年龄、症状适当调整剂量或遵医嘱。

【不良反应与注意事项】 不良反应:消化系统:常见的有食欲缺乏,恶心,呕吐;少见的有腹痛,腹泻,便秘,胸闷,胃痛,胃部不适,胃部烧灼感,腹胀,口干等;感觉器官:耳鸣,味觉异常,均少见;精神神经系统:头痛,麻木,眩晕,均少见;泌尿系统:BUN 升高,尿蛋白,均少见;皮肤黏膜:皮疹、红斑、瘙痒,均少见,荨麻疹(发生率不明),Stevens-Johnson 综合征。本品可能导致肝功能损害者的肝功能进一步恶化。据报道本品的同类药可能对心功能不全患者产生不良影响。对本品过敏者禁用。

【制剂与规格】 片剂:200 mg。

沙雷肽酶

(释炎达,达先平,锯齿酶)

Serrapeptase

【作用与用途】 具有抗炎、祛痰作用。用于手术后及外伤后消炎。副鼻窦炎、乳汁潴留性乳腺炎、膀胱炎、附睾炎、智齿周围炎及牙槽脓肿时消炎,支气管炎、肺结核、支气管哮喘时痰液不易咳出,麻醉后痰液不易咳出。

【用法与用量】 口服。每次 5~10 mg,每日 3 次。

【不良反应与注意事项】 偶见腹泻、食欲不振、胃部不适、恶心、呕吐、鼻出血和血痰等。少数患者出现皮疹、皮肤潮红等过敏反应。凝血功能异常、肝肾功能不全者慎用本品。出现过敏反应,应立即停药。与抗凝药合用可增强后者作用。

【制剂与规格】 片剂:5 mg、10 mg;肠溶片剂:10 mg。

牡荆油胶丸
Oleum Viticis Negundo Capsules

【作用与用途】 有祛痰、止咳、平喘作用。用于慢性支气管炎。

【用法与用量】 口服。每次1~2丸,每日3次。

【不良反应与注意事项】 目前尚未检索到不良反应报道。本品阴虚燥咳不宜。

【制剂与规格】 每丸含牡荆油20 mg。

桉柠蒎
Eucalyptol

【作用与用途】 本品为黏液溶解性祛痰药。适用于急、慢性鼻炎、鼻窦炎,急、慢性支气管炎、肺炎、支气管扩张和肺脓肿等呼吸道疾病患者的止咳化痰。亦适用于慢性阻塞性肺部疾病、肺部真菌感染、肺结核等的痰液排除;用于支气管造影术后患者,促进造影剂排出。

【体内过程】 口服给药后,桉柠蒎油中的单萜成分吸收迅速且完全,动物实验表明口服后1~3小时单萜成分达最大血药浓度。口服给药后,柠檬烯主要通过动物和人类的尿排泄,约60%在24小时内经尿排泄,5%经粪便排泄,2%经呼出的CO_2排泄。柠檬烯的主要代谢产物是双氢紫苏酸和紫苏酸,由约35%的血浆中的柠檬烯转化而得。柠檬烯-1,2-二醇是另一主要代谢产物(由约18%的柠檬烯初始量转化而得)。服用柠檬烯后在血浆中可检测到紫苏酸甲酯和双氢紫苏酸甲酯,但仅有5%是从初始的柠檬烯转化而来的。桉柠蒎肠溶软胶囊中的其他萜类成分的动力学特性类似于柠檬烯,但代谢途径少有细致的研究。

【用法与用量】 口服。成人:急性患者一次0.3 g(1粒),一日3~4次;慢性患者一次0.3 g(1粒),一日2次。4~10岁儿童:急性患者一次0.12 g(1粒),一日3~4次;慢性患者一次0.12 g(1粒),一日2次。本品宜于餐前半小时,凉开水送服,禁用热开水;不可打开或嚼破后服用。

【不良反应与注意事项】 不良反应轻微,偶有胃肠道不适及过敏反应,如皮疹、面部水肿、呼吸困难和循环障碍。对本品过敏者禁用。孕妇及哺乳期妇女慎用。

【制剂与规格】 肠溶软胶囊:儿童装0.12 g/粒,铝塑包装,12粒/盒,18粒/盒;成人装0.3 g/粒,铝塑包装,6粒/盒,12粒/盒,18粒/盒。

富露施
Flumucil

【作用与用途】 N-乙酰-L-半胱氨酸是富露施的活性成分,它通过化学结构中的一个能与亲电子的氧化基团相互发生作用的自由巯基(亲核的-SH)使黏蛋白的双硫(S-S)键断裂而分解黏蛋白复合物,降低痰黏度,使黏痰容易咳出。用于以黏稠分泌物过多为特征的呼吸道感染:轻、重症急、慢性支气管炎;肺气肿;支气管扩张和黏稠物阻塞。

【用法与用量】 口服。颗粒剂:成人 200 mg,每日 2 ~ 3 次;儿童 100 mg,每日 2 ~ 3 次。泡腾片:成人 600 mg,每日 1 次。急性病症的疗程为 5 ~ 10 天,慢性病症的患者可根据具体情况服用数月。

【不良反应与注意事项】 偶见恶心、呕吐,罕见皮疹和支气管痉挛等过敏反应。严重支气管哮喘和糖尿病患者禁忌。

【制剂与规格】 泡腾片:600 mg;颗粒剂:100 mg、200 mg。

平喘药

(一)β受体兴奋剂

肾上腺素(肾上腺素盐酸盐)
Adrenaline Hydrochloride

【作用与用途】 兼有α受体和β受体激动作用。α受体激动引起皮肤、黏膜、内脏血管收缩。β受体激动引起冠状血管扩张、骨骼肌、心肌兴奋、心率增快、支气管平滑肌、胃肠道平滑肌松弛。对血压的影响与剂量有关,常用剂量使收缩压上升而舒张压不升或略降,大剂量使收缩压、舒张压均升高。松弛支气管平滑肌,以缓解支气管痉挛,控制哮喘发作;兴奋心脏,增加心肌收缩力及收缩速度,用于心脏复苏;用于严重过敏反应,如过敏性休克、解除支气管痉挛、荨麻疹、神经血管性水肿、皮肤瘙痒等;加入局麻药液中可延长脊神经阻滞时间;纠正低排血量综合征;用于治疗低血糖症,如胰岛素作用过度所致者;局部给药,收缩血管以减轻结合膜充血,以及控制皮肤黏膜的表面出血。

【体内过程】 肾上腺素在体内的代谢途径与异丙肾上腺素相同。口服后有明显的首过效应,在血中被肾上腺素神经末梢摄取,另一部分迅速在肠黏膜及肝中被儿茶酚-O-甲基转移酶(COMT)和单胺氧化酶(MAO)灭活,转化为无效代谢物,不能达到有效血浓度。皮下注射由于局部血管收缩使之吸收缓慢,肌内注射吸收较皮下注射为快。皮下注射约6~15分钟起效,作用维持1~2小时,肌注作用维持80分钟左右。仅少量原形药物由尿排出。本药可通过胎盘,不易透过血-脑脊液屏障。

【用法与用量】 治疗支气管哮喘:效果迅速但不持久。皮下注射0.25~0.5 mg,3~5分钟见效,但仅能维持1小时。必要时每4小时可重复注射一次。

【不良反应和注意事项】 心悸、头痛、血压升高、震颤、无力、眩晕、呕吐、四肢发凉。有时可引起心律失常,严重者可由于心室颤动而致死。用药局部可有水肿、充血、炎症。高血压、器质性心脏病、冠状动脉疾病、糖尿病、甲状腺功能亢进、洋地黄中毒、外伤性及出血性休克、心源性哮喘等患者禁用。下列情况慎用:器质性脑病、心血管病、青光眼、帕金森病、噻嗪类引起的循环虚脱及低血压、精神神经疾病;用量过大或皮下注射时误入血管后,可引起血压突然上升而导致脑溢血;每次局麻使用剂量不可超过300 μg,否则可引起心悸、头痛、血压升高等;与其他拟交感药有交叉过敏反应;可透过胎盘;抗过敏休克时,须补充血容量。α受体阻滞剂以及各种血管扩张药可对抗本品的加压作用。与全麻药合用,易产生心律失常,直至室颤。用于指、趾部局麻时,药液中不宜加用本品,以免肢端供血不足而坏死。与洋地黄、三环类抗抑郁药合用，可致心律失常。与麦角制剂合用，可致严重高血压和组织缺血。与利血平、胍乙啶合用，可致高血压和心动过速。与β受体阻滞剂合用，两者的β受体效应互相抵消，可出现血压异常升高、心动过缓和支气管收缩。与其他拟交感胺类药物合用，心血管作用加剧，易出现副作用。与硝酸酯类合用，本品的升压作用被抵消，硝酸酯类的抗心绞痛作用减弱。

【制剂与规格】 注射剂：1 mg∶1 ml。

麻黄碱（麻黄素）
Ephedrine

【作用与用途】 本品可直接激动肾上腺素受体，也可通过促使肾上腺素能神经末梢释放去甲肾上腺素而间接激动肾上腺素受体，对β_1和β_2受体均有激动作用。可舒张支气管并收缩局部血管，其作用时间较长；加强心肌收缩力，增加心输出量，使静脉回心血量充分；有较肾上腺素更强的兴奋中枢神经作用。注射用于蛛网膜下腔麻醉或硬膜外麻醉引起的低血压症及慢性低血压症。口服可用于慢性低血压症；缓解荨麻疹和血管神经性水肿等变态反应。也可缓解支气管哮喘的发作，现倾向少用。

【体内过程】 口服15～60分钟起效，持续作用3～5小时。$t_{1/2}$当尿pH为5时约3小时，尿pH值为6.3时约6小时。肌内注射10～20分钟起效，可通过血脑屏障进入脑脊液。吸收后仅有少量经脱氨氧化，大部分以原形自尿排出。

【用法与用量】 皮下或肌内注射：常用量，每次15～30 mg，每日3次。极量，皮下或肌内注射每次60 mg，每日150 mg。慢性低血压，每次口服25～50 mg，每日2～3次。支气管哮喘。成人常用量口服每次15～30 mg，每日3次。极量，成人口服每次60 mg，每日150 mg。

【不良反应与注意事项】 对前列腺肥大者可引起排尿困难；大剂量或长期使用可引起精神兴奋、震颤、焦虑、失眠、心痛、心悸、心动过速等。甲状腺功能亢进、高血压、动脉硬化、心绞痛等患者禁用。对其他拟交感胺类药，如肾上腺素、异丙肾上腺素等过敏者，对本品也过敏。与全麻药如氯仿、氟烷、异氟烷等同用，可使心肌对拟交感胺类药反应更敏感，有发生室性心律失常的危险，必须同用时，本品用量应减少。与洋地黄苷类合用，可致心律失常。与麦角新碱、麦角胺或缩宫素同用，可加剧血管收缩，导致严重高血压或外围组织缺血。

【制剂与规格】 片剂：15 mg、25 mg、30 mg；注射剂：1 ml∶30 mg。

盐酸异丙肾上腺素
Isoprenaline Hydrochloride

【作用与用途】 本品为β受体激动剂，对β_1和β_2受体均有强大的激动作用，对α受体几乎无作用。主要作用于心脏β_1受体，使心收缩力增强，心率加快，传导加速，心输出量和心肌耗氧量增加；作用于血管平滑肌 β_2 受体，使骨骼肌血管明显舒张，肾、肠系膜血管及冠脉亦不同程度舒张，血管总外周阻力降低。其心血管作用导致收缩压升高，舒张压降低，脉压变大。作用于支气管平滑肌 β_2 受体，使支气管平滑肌松弛，促进糖原和脂肪分解，增加组织耗氧量。雾化吸入用于治疗支气管哮喘；注射给药用于治疗心源性或感染性休克、完全性房室传导阻滞、心搏骤停。

【体内过程】 雾化吸入吸收完全，吸入2～5分钟即起效，作用可维持0.5～2小时。雾化吸入后5%～15%以原形排出。静脉注射后，作用维持不到1小时。$t_{1/2}$ 根据注射的快慢为1分钟至数分钟。静脉注射后有40%～50%以原形排出。

【用法与用量】 成人常用量：以0.25%气雾剂每次吸入1～2揿，每日2～4次，喷吸间隔时间不得少于2小时。喷吸时应深吸气，喷毕闭口8秒钟，而后徐缓地呼气。小儿常用量（婴幼儿除外）：0.25%喷雾吸入。极量：喷雾吸入每次0.4 mg，每日2.4 mg。救治心脏骤停：心腔内注射0.5～1 mg，三度房室传导阻滞，心率每分钟不及40次时，可以本品0.5～1 mg加在5%葡萄糖注射液200～300 ml内缓慢静脉滴注。

【不良反应与注意事项】 常见的不良反应有：口咽发干、心悸不安；少见的不良反应有：头昏、目眩、面潮红、恶心、心率增速、震颤、多汗、乏力等。心绞痛、心肌梗死、甲状腺功能亢进及嗜铬细胞瘤患者禁用。心律失常并伴有心动过速，心血管疾患，包括心绞痛、冠状动脉供血不足，糖尿病，高血压，洋地黄中毒所致的心动过速慎用。

【制剂与规格】 气雾剂：每瓶总量14 g，内含盐酸异丙肾上腺素35 mg；每揿含盐酸异丙肾上腺素0.175 mg。注射剂：2 ml：1 mg。

硫酸沙丁胺醇
（羟甲叔丁肾上腺素）
Salbutamol Sulfate

【作用与用途】 为选择性 β_2 肾上腺素受体激动剂。能选择性作用于支气管平滑肌 β_2 肾上腺素受体，而呈较强的舒张支气管的作用。在治疗哮喘剂量下，对心脏的激动作用较弱。用于治疗支气管哮喘或喘息型支气管炎等伴有支气管痉挛的呼吸道疾病。

【体内过程】 本品口服由胃肠道吸收。健康成人空腹1次口服本品8 mg，血药浓度达峰时间（t_{max}）约为4.6小时，血药浓度峰值（C_{max}）约为15.34 ng/ml，消除半衰期（$t_{1/2}$）约为5.38小时。本品经肝脏转化作用生成无活性的代谢物，原形药与其代谢物的比是1:4，最后由尿排出。吸入本品200 μg，血药浓度峰值为2.95和3.57 mmol/L，吸入400 μg则为1.41和5.69 mmol/L。峰浓度出现于吸入后的3～4小时，平均半衰期为4.6小时，48小时从尿排出77.5%～96.8%，代谢物和原形物各半。

【用法与用量】 口服，成人：推荐剂量为每次8 mg，每日2次。静脉注射、滴注或肌内注射,每次 0.4 mg,必要时 4 小时可重复注射。

【不良反应与注意事项】 较常见的不良反应有:震颤、恶心、心悸、头痛、失眠;较少见的不良反应有:头昏、目眩、口咽发干。高血压、冠状动脉供血不足、糖尿病、甲状腺功能亢进、心功能不全等患者应慎用。长期使用可形成耐药性,不仅疗效降低,且有加重哮喘的危险。

【制剂与规格】 胶囊:4 mg、8 mg(按沙丁胺醇计);注射剂:2 ml:0.48 mg(相当于沙丁胺醇 0.4 mg);气雾剂:每瓶总重量 14 g,内含沙丁胺醇 28 mg。

特布他林(间羟叔丁肾上腺素,叔丁喘宁,博利康尼,喘康速)
Terbutaline

【作用与用途】 本品是一种肾上腺素能激动剂。可选择性激动 β_2 受体,而舒张支气管平滑肌、抑制内源性致痉挛物质的释放及内源性介质引起的水肿,提高支气管黏膜纤毛上皮廓清能力,也可舒张子宫平滑肌。用于支气管哮喘、慢性支气管炎、肺气肿和其他肺部疾病引起的支气管痉挛。

【体内过程】 口服生物利用度为 15% ±6%,约 30 分钟出现平喘作用。有效血药浓度为 3 μg/ml,血浆蛋白结合率为 25%。2 ~4 小时作用达高峰,持续 4 ~ 7 小时。V_d 为(1.4 ± 0.4)L/kg。喷入口内,约 10% 从气道吸收,90% 咽下经肠壁和肝脏代谢;代谢物及原形药均从尿液排泄。

【用法与用量】 成人,开始 1 ~ 2 周,每次 1.25 mg,每日 2 ~3 次,以后可加至每次 2.5 mg,每日 3 次。儿童每日 0.065 mg/kg,分 3 次口服。喷雾吸入:每次 1 ~ 2 喷,每日 3 ~ 4 次,严重患者每次可增至 6 喷,最大剂量不超过 24 喷/24 小时。

【不良反应与注意事项】 偶见震颤、强直性痉挛和心悸,不良反应的程度取决于剂量和给药途径。从小剂量逐渐加至治疗量能减少不良反应。不良反应若出现,大多数在开始用药 1 ~ 2 周内自然消失。少数病例有手指震颤、头痛、心悸及胃肠障碍。甲状腺功能亢进、冠心病、高血压、糖尿病患者慎用。大剂量应用可使有癫痫病史的患者发生酮症酸中毒。

【制剂与规格】 片剂:2.5 mg;气雾剂:5 ml:25 mg、5 ml:50 mg、10 ml:0.1 g。

巴布特罗(班布特罗,邦备)
Bambuterol

【作用与用途】 本品在体内转化为特布他林,是肾上腺素 β_2 受体激动剂,舒张支气管平滑肌,达到平喘效果。用于支气管哮喘、慢性喘息性支气管炎、阻塞性肺气肿和其他伴有支气管痉挛的肺部疾病。

【体内过程】 口服盐酸班布特罗片后,大约口服剂量的 20% 被吸收。吸收后被缓慢代谢成有活性的特布他林。盐酸班布特罗和中间代谢物对肺组织显示有亲和力,在肺组织内也进行盐酸班布特罗-特布他林的代谢。

因此在肺中活性药物可以达到较高浓度。口服本药后,约7小时可以达到活性代谢物特布他林的最大血浆浓度,半衰期为17小时左右。盐酸班布特罗及它的代谢物主要由肾脏排出。

【用法与用量】 每晚睡前口服1次,成年人初始剂量为10 mg,根据临床效果,在用药1~2周后可增加到20 mg。肾功能不全(肾小球滤过率50 ml/min)的患者,初始剂量建议用5.0 mg。

【不良反应与注意事项】 有震颤、头痛、强直性肌肉痉挛和心悸等,但本药较其他同类药物不良反应为轻,其强度与剂量呈正相关,在治疗最初1~2周内大多数副作用自行消失。极少数人可能会出现转氨酶轻度升高及口干、头昏、胃部不适等。对于患有高血压、心脏病、糖尿病或甲状腺功能亢进的患者,应慎用。伴有糖尿病的哮喘患者使用本药时应加强血糖控制。肝硬化或某些肝功能不全患者不宜用本药。

【制剂与规格】 片剂:10 mg。

非诺特罗(酚间羟异丙肾上腺素,酚丙喘宁,芬忒醇,备劳喘)
Fenoterol

【作用与用途】 为 β_2 受体激动剂,作用为异丙肾上腺素的15倍,且维持时间长。对心血管系统影响小。其支气管扩张作用次于舒喘宁。用于支气管哮喘发作和慢性支气管炎等。

【体内过程】 口服从胃肠道迅速吸收,2小时后血药浓度达峰值,作用可持续6~8小时。气雾吸入数分钟即生效,1~2小时作用达高峰,至少持续4~5小时。

【用法与用量】 口服:成人每次2.5~7.5 mg,每日3次。雾化吸入(溶液):成人每次0.1~0.4 ml(2~8滴),每日3~4次;小儿剂量<6岁:每次1~2滴/10 kg,6~14岁:每次2~6滴,均为每日3~4次。吸入(气雾剂):成人:每次1~2揿,每日3~4次。

【不良反应与注意事项】 少数可有头昏、震颤及心动过速等。肥厚梗阻性心肌病忌用,快速心律失常、高血压、心功能不全、甲亢患者慎用。

【制剂与规格】 片剂:2.5 mg;气雾剂:每瓶含本品200 mg(300喷)。

奥西那林
(间羟异丙肾上腺素,异丙喘宁)
Orciprenaline

【作用与用途】 为 β_2 受体激动剂,平喘作用同异丙肾上腺素,但作用时间长,不良反应小。用于支气管哮喘及喘息性支气管炎。

【体内过程】 口服后肠道吸收40%,15分钟起效,维持作用4小时。

【用法与用量】 口服:成人每次10~20 mg,每6~8小时1次;小儿每次0.2~0.4 mg/kg,每6~8小时1次。皮下或肌内注射:成人每次0.5~1 mg,每日3次。小儿每次0.1~0.5 mg,每日3次。气雾吸入:成人每次1~3揿,每揿约0.65 mg,每4~6小时1次。

【不良反应与注意事项】 可有轻

度头痛、乏力、眩晕、震颤及心动过速等。甲亢、高血压、冠心病及快速心律失常患者慎用。

【制剂与规格】 片剂:20 mg;注射剂:1 ml:0.5 mg;气雾剂:225 mg。

盐酸氯丙那林

Clorprenaline Hydrochloride

【作用与用途】 本品为 β_2 受体激动剂,对支气管有明显的扩张作用,平喘效果比异丙肾上腺素略弱,但对心脏毒性明显降低,对心脏的兴奋作用仅为异丙肾上腺素的 1/10～1/3。支气管哮喘、哮喘型支气管炎、慢性支气管炎合并肺气肿,可平喘并改善肺功能。

【体内过程】 口服后 15～30 分钟生效,约 1 小时达最大效应,作用维持 4～6 小时。

【用法与用量】 口服。每次 5～10 mg,每日 3 次;预防夜间发作可于睡前加服 5～10 mg。

【不良反应与注意事项】 少数患者可见口干、轻度心悸、手指震颤、头昏等。用药初期 1～3 日,个别患者可见心悸、手指震颤、头痛及胃肠道反应,继续服药,多能自行消失。心律失常、高血压病及甲状腺功能亢进患者慎用。本药与肾上腺素及异丙肾上腺素等儿茶酚胺类并用时会引起心律失常、心率增加,故应避免与上述药物并用。避免与单胺氧化酶抑制剂及三环类抗抑郁药同时应用。

【制剂与规格】 片剂:5 mg。

吡布特罗

(吡舒喘宁,吡丁舒喘宁)

Pirbnteol

【作用与用途】 本品为平喘药。为选择性的 β_2 受体兴奋剂,它对 β_2 受体的兴奋作用是舒喘宁的 7 倍。对心血管系统影响较小。可用于缓解支气管哮喘、慢性支气管炎和肺气肿等,也可用于气道阻塞性疾病引起的呼吸困难等症状。

【体内过程】 口服吸收良好,30 分钟起效,2～3 小时达到高峰,作用可持续 5～6 小时。

【用法与用量】 口服:每次 10～15 mg,每日 3 次。

【不良反应与注意事项】 可有震颤、心悸、口渴、头痛、心率加快、面潮红、胸部压迫感、神经过敏、麻木、眩晕、耳鸣、恶心、胃部不适、皮疹、水肿等。高血压、心脏病、糖尿病、甲亢患者和孕妇慎用。

【制剂与规格】 片剂:10 mg。

妥洛特罗

Tulobuterol

【作用与用途】 为选择性 β_2 受体激动剂,对支气管平滑肌具有较强而持久的扩张作用,对心脏的兴奋作用较弱。离体动物实验证明,本品松弛气管平滑肌作用是氯喘通的 2～10 倍,而对心脏的兴奋作用是异丙肾上腺素的 1/1 000,作用维持时间较异丙肾上腺素长 10 倍多。临床试用表明,本品除有明显的平喘作用外,还有一定的止咳、祛痰作用，而对心脏的兴奋作用极微。主要用于防治支气管哮喘、哮喘型支气管炎等。

【体内过程】 一般口服后5～10分钟起效，t_{max}约6小时，作用可维持4～6小时。无蓄积性。

【用法与用量】 口服，每次0.5～2 mg，每日3次。

【不良反应与注意事项】 偶有心悸、手指震颤、心动过速、头昏、恶心、胃部不适等反应，一般停药后即消失。与肾上腺素、异丙肾上腺素合用易致心律失常，故应避免合用。冠心病、心功能不全、高血压病、甲状腺功能亢进症、糖尿病患者慎用。偶有过敏反应，此时应立即停药。

【制剂与规格】 片剂：0.5 mg、1 mg。

丙卡特罗（异丙喹喘宁，普卡特罗，普鲁特罗，美喘清）Procaterol

【作用与用途】 本品为$β_2$受体激动剂，对支气管平滑肌的$β_2$肾上腺素受体有较高的选择性，从而起到舒张支气管平滑肌的作用；还具有一定的抗过敏和促进呼吸道纤毛运动的作用。本品为支气管扩张剂。适用于支气管哮喘、喘息型支气管炎、伴有支气管反应性增高的急性支气管炎、慢性阻塞性肺疾病。

【体内过程】 口服100 mg后，血药浓度达峰值时间（t_{max}）约2小时左右，峰浓度（C_{max}）为（2 070±325）pg/ml，半衰期（$t_{1/2}$）为（5.2±1.7）小时。尿中总排泄量为10.3%±2.4%。

【用法与用量】 口服。成人：每次50 mg，每日1次，睡前服用，或每次50 mg，每日2次，清晨及睡前服用。

【不良反应与注意事项】 偶有口干、鼻塞、倦怠、恶心、胃部不适、肌颤、头痛、眩晕或耳鸣；亦可发生皮疹、心律失常、心悸、面部潮红等。甲状腺功能亢进、高血压、心脏病及糖尿病患者应慎用。肾上腺素受体激动剂敏感者应慎用。

【制剂与规格】 胶囊：25 mg；片剂：25 mg、50 mg。

沙美特罗（沙甲喘宁，施立稳）Salmeterol

【作用与用途】 新型选择性长效$β_2$受体激动剂，1次剂量其支气管扩张作用可持续12小时。尚有强大的抑制肺肥大细胞释放过敏反应介质作用，可抑制吸入抗原诱发的早期和迟发相反应，降低气道高反应性。用于哮喘（包括夜间哮喘和运动性哮喘）、喘息性支气管炎和可逆性气道阻塞。

【用法与用量】 粉雾吸入：成人，每次50 μg，每日2次。气雾吸入：剂量、用法同上。

【不良反应与注意事项】 偶见震颤、心悸、头痛等副作用。本品不适用于急性哮喘发作患者，此时应先用短效$β_2$受体激动剂。

【制剂与规格】 胶囊：50 μg；气雾剂：每喷25 μg（60喷、120喷）。

富马酸福莫特罗
（安通克，佛莫特罗）
Formoterol Fumarate

【作用与用途】 富马酸福莫特罗是一种长效选择性肾上腺素 β_2 受体激动药。具有支气管扩张作用，比同等剂量的沙丁胺醇和特布他林强。富马酸福莫特罗还有抗组胺作用，能抑制肺肥大细胞释放组胺，其作用与组胺 H_1-受体拮抗药、肥大细胞稳定药酮替芬类似。用于治疗支气管哮喘、慢性气管炎、喘息型支气管炎、肺气肿等气道阻塞性疾病所引起的呼吸困难。尤其适用于需要长期服用肾上腺素 β_2 受体激动药的患者和夜间发作型的哮喘患者。

【体内过程】 本品口服吸收迅速，0.5～1 小时后达血药浓度峰值，半衰期（$t_{1/2}$）为 2 小时，部分以葡萄糖醛酸结合物的形式从尿中排泄。动物实验表明，体内以肾浓度最高，其次为肝、血浆、气管、肺、肾上腺、心、脑。口服后尿及粪中的排泄量为给药量的 24%～45%，部分经胆汁排泄，提示有肝肠循环存在。

【用法与用量】 口服。成人，每日 160 μg，分 2 次服。儿童，按体重每日 4 g/kg，分 2～3 次服。

【不良反应与注意事项】 循环系统：偶见心动过速、室性期外收缩、面部潮红、胸部压迫感等；神经系统：偶见头痛、震颤、兴奋、发热、嗜睡、盗汗等，罕见耳鸣、麻木感、不安、头昏、眩晕等；消化系统：偶见嗳气、腹痛、胃酸过多等；过敏反应：偶见瘙痒，罕见皮疹，出现时应停药。本品不宜用于治疗急性支气管痉挛。

【制剂与规格】 干糖浆：40 μg/g；片剂：20 μg、40 μg。

克仑特罗（双氯醇胺，氨双氯喘通，克喘素，氨哮素）
Clenbuterol

【作用与用途】 为选择性 β_2 受体激动剂，其松弛支气管平滑肌作用强而持久。有增强纤毛运动，溶解黏液的作用。但对心血管系统影响较小。用于防治支气管哮喘以及喘息型慢性支气管炎、肺气肿等呼吸系统疾病所致的支气管痉挛。

【体内过程】 直肠给药后 10～30 分钟起效，作用持续 8～24 小时。

【用法与用量】 直肠给药，每次 60 g（1 粒），塞入肛门，每日 2 次。也可于睡前给药 1 次。

【不良反应与注意事项】 少数患者可见轻度心悸、手指震颤、头昏等，一般于用药过程中自行消失。心律失常、高血压和甲状腺功能亢进患者慎用。

【制剂与规格】 栓剂：60 g。

瑞普特罗（茶丙喘宁）
Reproterol

【作用与用途】 选择性激动支气管平滑肌 β_2 受体，其扩张支气管作用强于间羟异丙肾上腺素，耐受性佳，对心率、心排血量和血压影响较小。应用同哌喘定（利米特罗）。用于支气管哮喘、喘息型支气管炎等。

【体内过程】 口服后30分钟起效,维持时间4~6小时。

【用法与用量】 口服:每次10~20 mg,每日3次。气雾吸入:每次0.5~1 mg。缓慢静脉注射:每次0.09 mg。必要时10分钟后重复1次。

【不良反应与注意事项】 偶有心悸、手指颤抖、眩晕、不安等不良反应。心肌梗死、甲状腺功能亢进、嗜铬细胞瘤患者禁用。

【制剂与规格】 片剂:10 mg;注射液:1 ml:0.09 mg。

马布特罗
Mabuterol

【作用与用途】 为β_2受体兴奋剂,具有扩张支气管、抗过敏作用。其对支气管平滑肌的松弛作用和对组胺及SRS-A释放的抑制作用均比异丙肾上腺素及沙丁胺醇强。还有降低痰黏度和促进气管纤毛运动等作用。适用于支气管哮喘、慢性支气管炎、肺气肿等气道阻塞性疾病。

【体内过程】 本品口服吸收迅速。单次口服50 μg,服后2~3小时血药浓度达峰值,半衰期为19.5小时。服药24小时后尿中排泄42.5%,72小时排泄64.3%。

【用法与用量】 口服,成人每次50 μg,每日2次;6岁以上儿童每次25~50 μg,每日2次。于早晨及晚上睡前各服1次。

【不良反应与注意事项】 偶有心动过速、心律失常、震颤、嗳气、皮疹、瘙痒、口干等。甲亢、高血压、心脏病、糖尿病患者及孕妇、哺乳妇女慎用;避免与儿茶酚胺类药物合用。

【制剂与规格】 片剂:50 μg。

甘氯喘(甘草酸铵氯喘)
Clorprenaline Glycyrrhizinate

【作用与用途】 作用同盐酸氯丙那林,并兼有祛痰作用。用于支气管哮喘、喘息性支气管炎等。

【用法与用量】 吞服:成人每次10 mg,每日3~4次。吸入:成人每次1~2揿,每揿0.7 mg,每6~8小时1次。

【不良反应与注意事项】 同氯丙那林,偶有心悸、头痛、手指震颤及胃肠道反应,但较轻。甲亢,冠心病,高血压及心、肾功能不全者慎用。

【制剂与规格】 片剂:10 mg;气雾剂:14 ml:140 mg。

盐酸曲托喹酚(喘速宁,夜罗宁)
Tretoquinol Hydrochloride

【作用与用途】 用于支气管哮喘、慢性喘息型支气管炎、硅沉着病等。

【体内过程】 口服1~2小时可达最大效应,作用维持3~4小时,气雾吸入经10~30分钟达最大效应,维持1~2小时。

【用法与用量】 口服:每次3~6 mg,每日3次。皮下注射或肌内注射:每次0.1~0.2 mg。静脉注射或静脉滴注:0.05~0.1 mg。喷雾吸入:每次0.3~0.5 ml,每日数次。

【不良反应与注意事项】 高血压、冠心病、心功能不全及甲亢患者慎用。

【制剂与规格】 片剂:3 mg;注射液:1 ml:0.1 mg;气雾剂:0.5%。

海索那林(六甲双喘定,息喘酚)

Hexoprenaline

【作用与用途】 选择性 β_2受体激动剂,平喘作用似异丙肾上腺素且持久。其心脏兴奋作用仅及异丙肾上腺素的1/10。用于支气管哮喘,尤适用于伴有高血压者。

【体内过程】 哮喘患者吸入本药0.1 mg后,平均 FEV_1增加44%。气雾吸入后2~3分钟即可起效,维持3~5小时。

【用法与用量】 口服:成人每次0.5~1 mg,每日3次;小儿按每日0.02 mg/kg,分3次服用。气雾吸入:每次100~250 μg,每日3~4次。静脉注射:用2 μg加20%葡萄糖液20~40 ml,缓慢推注。

【不良反应与注意事项】 少数人有心悸、手指震颤、头痛、恶心、食欲不振等副作用。

【制剂与规格】 片剂:0.5 mg;气雾剂:0.5%;注射剂:5 μg/ml。

(二)茶碱类制剂

茶碱

Theophylline

【作用与用途】 该品对呼吸道平滑肌有直接松弛作用。其作用机制比较复杂,过去认为通过抑制磷酸二酯酶,使细胞内cAMP含量提高所致;近来实验认为茶碱的支气管扩张作用部分是由于内源性肾上腺素与去甲肾上腺素释放的结果,此外,茶碱是嘌呤受体阻滞剂,能对抗腺嘌呤等对呼吸道的收缩作用。茶碱能增强膈肌收缩力,尤其在膈肌收缩无力时作用更显著,因此有益于改善呼吸功能。适用于支气管哮喘、喘息型支气管炎、阻塞性肺气肿等缓解喘息症状;也可用于心源性肺水肿引起的哮喘。

【体内过程】 口服易被吸收,血药浓度达峰时间为4~7小时,每日口服一次,体内茶碱血药浓度可维持在治疗范围内(5~20 μg/ml)达12小时,血药浓度相对较平稳。蛋白结合率约60%。$t_{1/2}$新生儿(6个月内)>24小时,小儿(6个月以上)(3.7±1.1)小时,成人(不吸烟并无哮喘者)(8.7±2.2)小时,吸烟者(一日吸1~2包)4~5小时。该品主要在肝脏代谢,由尿排出,其中约10%为原形物。

【用法与用量】 茶碱片:常用量,口服1次0.1~0.2 g,每日0.3~0.6 g;极量,口服每次0.3 g,每日1 g。茶碱控释片:口服1次0.1~0.2 g,每日0.2~0.4 g。茶碱缓释片:口服,本品不可压碎或咀嚼,只能沿划痕掰开。成人或12岁以上小儿,起始剂量为0.2~0.4 g,每日1次,晚间用100 ml开水送服。剂量视病情和疗效调整,但日量不超过0.9 g,分2次服用。茶碱控释胶囊:口服,吞服整个胶囊,或将胶囊中的小丸倒在半食匙温水中吞服。每12小时1次,成人,1次0.2~

0.3 g。儿童,1～9 岁,每次 0.1 g,9～12 岁,每次 0.2 g,12～16 岁,每次 0.2 g。

【不良反应与注意事项】 茶碱的毒性常出现在血清浓度为 15～20 μg/ml,特别是在治疗开始,早期多见的有恶心、呕吐、易激动、失眠等;当血清浓度超过 20 μg/ml,可出现心动过速、心律失常;血清中茶碱超过 40 μg/ml,可发生发热、失水、惊厥等症状,严重的甚至呼吸、心跳停止致死。与其他茶碱缓释制剂一样,该品不适用于哮喘持续状态或急性支气管痉挛发作的患者。应定期监测血清茶碱浓度,以保证最大的疗效而不发生血药浓度过高的危险。茶碱制剂可致心律失常和(或)使原有的心律失常恶化,患者心率和(或)节律的任何改变均应进行监测和研究。低氧血症、高血压或者消化道溃疡病史的患者慎用该品。对该品过敏的患者、活动性消化溃疡和未经控制的惊厥性疾病患者禁用。该品可通过胎盘屏障,也能分泌入乳汁,随乳汁排出,孕妇、产妇及哺乳期妇女慎用。

【制剂与规格】 片剂:0.1 g;控释片:0.1 g;茶碱缓释片:0.1 g、0.4 g(按无水茶碱计算);茶碱控释胶囊:0.1 g、0.3 g。

氨茶碱(茶碱乙烯双胺)
Aminophylline

【作用与用途】 本品为茶碱与乙二胺复盐,其药理作用主要来自茶碱,乙二胺使其水溶性增强。本品对呼吸道平滑肌有直接松弛作用。其作用机制比较复杂,过去认为通过抑制磷酸二酯酶,使细胞内 cAMP 含量提高所致;近来实验认为,茶碱的支气管扩张作用部分是由于内源性肾上腺素与去甲肾上腺素释放的结果,此外,茶碱是嘌呤受体阻滞剂,能对抗腺嘌呤等对呼吸道的收缩作用。茶碱能增强膈肌收缩力,尤其在膈肌收缩无力时作用更显著,因此有益于改善呼吸功能。本品尚有微弱舒张冠状动脉、外周血管和胆管平滑肌作用。有轻微增加收缩力和轻微利尿作用。适用于支气管哮喘、慢性喘息型支气管炎、慢性阻塞性肺病等缓解喘息症状;也可用于心功能不全和心源性哮喘。

【体内过程】 在体内氨茶碱释放出茶碱,后者的蛋白结合率为 60%。$t_{1/2}$ 新生儿(6 个月内)>24 小时,小儿(6 个月以上)(3.7 ± 1.1)小时,成人(不吸烟并无哮喘者)(8.7 ± 2.2)小时,吸烟者(每日吸 1～2 包)4～5 小时。本品的大部分以代谢产物形式通过肾排出,10% 以原形排出。

【用法与用量】 成人常用量:静脉注射,每次 0.125～0.25 g 用 50% 葡萄糖注射液稀释至 20～40 ml,注射时间不得短于 10 分钟,每日 0.5～1 g。静脉滴注,每次 0.25～0.5 g,每日 0.5～1 g,以 5%～10% 葡萄糖注射液稀释后缓慢滴注。注射给药,极量每次 0.5 g,每日 1 g。小儿常用量:静脉注射,每次按体重 2～4 mg/kg,以 5%～25% 葡萄糖注射液稀释后缓慢注射。口服:成人常用量,每次 0.1～0.2 g,每日 0.3～0.6 g;极量:每次

0.5 g,每日 1 g。小儿常用量:口服,每次按体重 3~5 mg/kg,每日 3 次。

【不良反应与注意事项】 茶碱的毒性常出现在血清浓度为 15~20 μg/ml,特别是在治疗开始,早期多见的有恶心、呕吐、易激动、失眠等,当血清浓度超过 20 μg/ml,可出现心动过速、心律失常,血清中茶碱超过 40 μg/ml,可发生发热、失水、惊厥等症状,严重的甚至引起呼吸、心跳停止致死。对本品过敏的患者,活动性消化溃疡和未经控制的惊厥性疾病患者禁用。

【制剂与规格】 注射剂:2 ml:0.25 g、2 ml:0.5 g;片剂:0.1 g、0.2 g。

二羟丙茶碱(喘定,甘油茶碱)

Diprophylline

【作用与用途】 本品平喘作用比茶碱稍弱,心脏兴奋作用仅为氨茶碱的 1/20~1/10,对心脏和神经系统的影响较少,尤适用于伴心动过速的哮喘患者。本品对呼吸道平滑肌有直接松弛作用,其作用机制与茶碱相同。适用于支气管哮喘、喘息型支气管炎、阻塞性肺气肿等缓解喘息症状,也用于心源性肺水肿引起的哮喘,尤适用于不能耐受茶碱的哮喘病例。

【体内过程】 本品能迅速被吸收,$t_{1/2}$为 2~2.5 小时。本品主要以原形随尿排出。

【用法与用量】 口服。成人常用量,每次 0.1~0.2 g,每日 3 次;极量:每次 0.5 g。静脉滴注,每次 0.25~0.75 g(1~3 支),以 5% 或 10% 葡萄糖注射液稀释。

【不良反应与注意事项】 类似茶碱,剂量过大时可出现恶心、呕吐、易激动、失眠、心动过速、心律失常,甚至可发生发热、脱水、惊厥等症状,严重的甚至呼吸、心跳骤停。对本品过敏的患者、活动性消化溃疡和未经控制的惊厥性疾病患者禁用。

【制剂与规格】 片剂:0.2 g;注射剂:2 ml:0.25 g。

胆茶碱

Choline Theophyllinate

【作用与用途】 本品为茶碱的胆碱盐,含茶碱 60%~64%,作用与茶碱相似。口服易吸收,对胃肠刺激小,可耐受较大剂量,对心脏和神经系统的影响较少。本品对呼吸道平滑肌有直接松弛作用。适用于支气管哮喘,也用于心源性哮喘。

【体内过程】 口服本品能迅速被吸收。在体内释放出茶碱,蛋白结合率为 60%。新生儿(6 个月内)$t_{1/2}$ > 24 小时,小儿(6 个月以上)(3.7±1.1)小时,成人(不吸烟并无哮喘者)(8.7±2.2)小时,吸烟者(每日吸 1~2 包)4~5 小时。空腹状态下口服本品,在 2 小时血药浓度达峰值。本品的大部分以代谢产物形式通过肾排出,10% 以原形排出。

【用法与用量】 口服。成人常用量,每次 0.1~0.2 g,每日 3 次;极量:每次 0.5 g,每日 1 g。小儿常用量,每日按体重 10~15 mg/kg,分 3~4 次。

【不良反应与注意事项】 参见氨

茶碱。

【制剂与规格】 片剂:0.1 g、0.2 g。

多索茶碱
Doxofylline

【作用与用途】 多索茶碱是甲基黄嘌呤的衍生物,它是一种支气管扩张剂,通过抑制平滑肌细胞内的磷酸二酯酶等作用,松弛平滑肌,从而达到抑制哮喘的作用。用于支气管哮喘、喘息型慢性支气管炎及其他支气管痉挛引起的呼吸困难。

【体内过程】 吸收迅速,健康成人每次口服本品 0.4 g,血药浓度达峰时间(t_{max})为 1.22 小时,血药浓度峰值(C_{max})为 1.9 μg/ml。本品广泛分布于各脏器,其中以肺的含量为最高。本品以原形和代谢物形式从尿中排泄,主要代谢物为 β-羟乙基茶碱,本品半衰期($t_{1/2}$)为 7.42 小时。进食可使峰浓度(C_{max})降低,达峰时间(t_{max})延迟,宜增加本品剂量。慢性支气管炎患者静脉注射多索茶碱 100 mg(注射时间超过 10 分钟),给药后血浆药物达峰时间(t_{max})约为 0.10 小时,血药浓度峰值(C_{max})约为 2.50 μg/ml,消除半衰期($t_{1/2\beta}$)约为 1.83 小时,能迅速分布到各种体液和脏器,总清除率为(683.6 ± 197.8)ml/min。

【用法与用量】 口服:通常成人每次 0.2 ~0.4 g,每日 2 次,饭前或饭后 3 小时服用。静脉注射,成人每次 200 mg,12 小时 1 次。

【不良反应与注意事项】 少数患者服药后有心悸、窦性心动过速、上腹不适、纳差、恶心、呕吐、兴奋、失眠等症状。如过量服用可出现严重心律不齐、阵发性痉挛危象。凡对多索茶碱或黄嘌呤衍生物类药物过敏者、急性心肌梗死患者禁用。

【制剂与规格】 片剂:0.2 g、0.3 g;注射剂:10 ml:0.1 g。

甘氨酸茶碱钠
Theophylline Sodium Glycinate

【作用与用途】 本品对呼吸道平滑肌有直接松弛作用。适用于支气管哮喘、喘息型支气管炎、阻塞性肺气肿等缓解喘息症状;也可用于心源性肺水肿引起的哮喘。

【体内过程】 本品口服吸收后分解为茶碱。成人口服本品 330 mg,2 小时左右茶碱血药浓度达峰值(15.62 ± 0.64)g/ml,5 ~6 小时后主要经肝脏代谢,其余部分由尿排出。

【用法与用量】 口服。成人每次 1 片,每日 3 次。

【不良反应与注意事项】 可有消化不良、恶心、呕吐、心悸、头痛、眩晕等,但较氨茶碱轻。

【制剂与规格】 片剂:0.165 g(按无水茶碱计)。

(三)抗胆碱能药

异丙托溴铵(爱喘乐,异丙阿托品,溴化异丙托品)
Ipratropium Bromide

【作用与用途】 是一种对支气管平滑肌有较高选择性的强效抗胆碱

药，松弛支气管平滑肌作用较强，对呼吸道腺体和心血管系统的作用不明显。用于防治支气管哮喘和哮喘型慢性支气管炎，尤其适用于因用β受体激动剂产生肌肉震颤、心动过速而不能耐受此类药物的患者。

【体内过程】 口服不易吸收。气雾吸入后5分钟左右起效，30～60分钟作用达峰值，维持4～6小时。

【用法与用量】 气雾吸入：每次40～80 μg，每日4～6次。间歇期及长期治疗：2个定量，每日3～4次。发作期：2～3个定量，2小时后再吸1次。

【不良反应与注意事项】 少数患者吸药后有口苦或口干感。本品与β受体激动剂合用可相互增强疗效，如与非诺特罗配伍制成气雾剂用于哮喘、慢性支气管炎和肺气肿。

【制剂与规格】 气雾剂：含药0.025%，10 ml/瓶；定量喷雾剂：20 μg ×200喷/10 ml。

氧托溴铵
（溴化氧托品，溴正东莨菪碱）
Oxitropium Bromide

【作用与用途】 同异丙托溴铵，作用更强。为胆碱能受体阻滞剂，吸入对支气管平滑肌有较高的选择性，有较强的支气管舒张作用。用于慢性阻塞性肺病、支气管哮喘及β_2受体激动剂剂量较大或不能耐受者。

【用法与用量】 吸入。成人剂量：每次1～2揿，每日2～3次。

【不良反应与注意事项】 少数有口、鼻、眼等部位干燥。青光眼、前列腺肥大、咳痰困难者、孕妇、老人及儿童慎用。

【制剂与规格】 气雾剂：0.1 mg × 300揿。

溴化异丙东莨菪碱（异丙东碱）
Isopropylscopolamine

【作用与用途】 为东莨菪碱的异丙基衍生物，其抗胆碱作用与东莨菪碱和溴化异丙阿托品相似，具有较强的支气管扩张作用。哮喘患者吸入本品的平喘疗效与异丙阿托品相似。用于支气管哮喘和哮喘型慢性支气管炎。

【用法与用量】 气雾吸入：每次180 μg（相当于揿喷3次），每日2～4次。

【不良反应与注意事项】 极少数患者有轻度口干、恶心等不良反应。

【制剂与规格】 气雾剂：每支含本品0.073%～0.103%（w/w）。

噻托溴铵（泰乌托品）
Tiotropium Bromide

【作用与用途】 本品系季铵衍生物，是一种长效抗胆碱药，对M_1～M_5型5种毒蕈碱受体具有相同的亲和力。在人体气道内，本品与受体的亲和力较高，且与毒蕈碱M_1和M_3受体解离缓慢，能长时间阻滞胆碱能神经介导的支气管平滑肌收缩。但本品与毒蕈碱M_2受体解离却相当快，因而显示出对M_1和M_3受体独特的动力学选择性。适用于慢性阻塞性肺疾病（COPD）的维持治疗。

【体内过程】 本品在人体内吸收迅速，吸入 10 μg 后 5 分钟即达血药峰值 6 pg/ml，1 小时后回复到稳态血药浓度 2 pg/ml。终末 $t_{1/2}$ 为 5～6 天。COPD 患者吸入本品 18 μg 后 5 分钟，测定血药峰值为 17～19 pg/ml，稳态血药谷浓度为 3～4 pg/ml。本品的绝对生物利用度为 19.5%，食物不影响本品的吸收。本品与血浆蛋白结合率为 72%，分布容积为 32 L/kg。本品的生物转化率很低，年轻健康志愿者静脉注射本品后，74% 的原形药物随尿液排出。

【用法与用量】 推荐剂量为每日 1 次，每次 18 μg，通常在每日清晨或中午使用。

【不良反应与注意事项】 本品引起的不良反应很少，全身性不良反应尤为罕见。最常有的不良反应是口干和咳嗽，其次为咽炎、上呼吸道感染、口苦、短暂性过敏反应、头痛、神经过敏、兴奋、眩晕，罕见的全身性不良反应包括尿潴留、前列腺炎、便秘、心动过速和心悸。

【制剂与规格】 干粉吸入剂（胶囊，含噻托溴铵一水合物 22.5 μg，相当于噻托溴铵 18 μg）。

氟托溴铵（溴化氟托品）
Flutropium Bromide

【作用与用途】 本品为阿托品类衍生物，其主要作用是抗乙酰胆碱，也有抗组胺作用。用于支气管闭塞、鼻炎。

【用法与用量】 气雾吸入：气管闭塞，每次 1～2 喷，3～4 次/d。鼻炎，3 次/d。

【不良反应与注意事项】 偶见鼻痛、喷嚏、咳嗽、鼻出血等。对阿托品过敏、白内障和前列腺肥大的患者禁用。高龄及咳痰困难的患者慎用。

【制剂与规格】 气雾剂：0.429 mg/g、7 ml/瓶。

（四）糖皮质类固醇吸入剂

布地奈德（丁地去炎松，丁地缩松，普米克）
Budesonide

【作用与用途】 布地奈德是一种具有高效局部抗炎作用的糖皮质激素。它能增强内皮细胞、平滑肌细胞和溶酶体膜的稳定性，抑制免疫反应和降低抗体合成，从而使组胺等过敏活性介质的释放减少和活性降低，并能减轻抗原抗体结合时激发的酶促过程，抑制支气管收缩物质的合成和释放而减轻平滑肌的收缩反应。用于非糖皮质激素依赖性或依赖性的支气管哮喘和哮喘性慢性支气管炎患者。

【体内过程】 吸入给药后，10%～15% 在肺部吸收，吸入单剂布地奈德 1 mg，约 10 分钟后达最大血药浓度 2 nmol/L。经气雾剂吸入布地奈德的全身生物利用度约为 26%，其中 2/5 来自经口吞咽的部分。分布容积约 3 L/kg，平均血浆蛋白结合率为 85%～90%。本品主要经肝首过代谢（约 90%），代谢物的糖皮质激素活性较低。主要代谢物 6β-羟布地奈德和 16α-羟泼尼松龙的活性不到布地奈德的 1%。布地奈德的代谢物以其原形或结合的形式经肾排泄。尿中检测不到原形布地奈德。

【用法与用量】 成人:每日 200 ~ 1 600 μg,分成 2 ~ 4 次使用(较轻微的病例每日 200 ~ 800 μg,较严重的则是每日 800 ~ 1 600 μg)。一般每次 200 μg,早晚各 1 次,1 日共 400 μg;病情严重时,每次 200 μg,每日 4 次,每日共 800 μg。2 ~ 7 岁儿童:每日 200 ~ 400 μg,分成 2 ~ 4 次使用。7 岁以上的儿童:每日 200 ~ 800 μg,分成 2 ~ 4 次使用。

【不良反应与注意事项】 轻度喉部刺激、咳嗽、声嘶;口咽部念珠菌感染;速发或迟发的过敏反应,包括皮疹、接触性皮炎、荨麻疹、血管神经性水肿和支气管痉挛;精神症状,如紧张、不安、抑郁和行为障碍等。

【制剂与规格】 气雾剂:5 ml:20 mg,每瓶 100 喷,每喷含布地奈德 200 μg;10 ml:10 mg,每瓶 200 喷,每喷含布地奈德 50 μg。

(五)白三烯拮抗药物

孟鲁司特(蒙鲁司特,顺尔宁)
Montelukast

【作用与用途】 本品是一种强效的选择性的白三烯 D_4 受体拮抗剂,是一种非甾体抗炎药物,能选择性抑制气道平滑肌中白三烯多肽的活性,并有效预防和抑制白三烯所导致的血管通透性增加、气道嗜酸粒细胞浸润及支气管痉挛,能减少气道因变应原刺激引起的细胞和非细胞性炎症物质,抑制变应原激发的气道高反应。本品对各种刺激引起的炎症反应均有抑制作用。适用于哮喘的预防和长期治疗,治疗对阿司匹林敏感的哮喘患者以及预防运动引起的支气管收缩。

【体内过程】 本品口服吸收良好,半衰期为 4.4 ~ 4.9 小时,生物利用度为 64%,健康成人的血浆清除率平均为 45 ml/min,代谢物大部分经胆汁排泄,极少从肾脏排泄。

【用法与用量】 口服:成人开始 10 ~ 15 mg,每晚睡前服,可视情况逐渐增加剂量;6 岁以上儿童每次 5 ~ 10 mg,1 次/d。

【不良反应与注意事项】 本品一般耐受性良好,不良反应轻微,常见的不良反应可有头痛,偶有腹痛、咳嗽、流感样症状。孕妇及 6 岁以下儿童慎用。因对急性哮喘发作疗效未确定故不宜用于哮喘急性发作。

【制剂与规格】 片剂:5 mg、10 mg。

强心药

地高辛
Digoxin

【作用与用途】 为中速类强心苷，用于急性和慢性心功能不全。对于高血压、瓣膜病（重度单纯二尖瓣狭窄或主动脉瓣狭窄者除外）、先天性心脏病所引起的心功能不全疗效良好，尤其适用于伴有快速心室率的心房颤动的心功能不全；对于肺源性心脏病、心肌严重缺血、活动性心肌炎及心肌外机械因素所致的心功能不全疗效差；对继发于严重贫血、甲状腺功能低下及维生素 B_1 缺乏症的心功能不全疗效差；用于控制伴有快速心室率的心房颤动、心房扑动患者的心室率及室上性心动过速。

【体内过程】 地高辛为由毛花洋地黄提纯制得的中效强心苷，其特点是排泄较快而蓄积性较小，临床使用比洋地黄片和洋地黄毒苷安全。口服主要经小肠上部吸收，吸收不完全，也不规则，口服吸收率约75%，生物利用度片剂为60%～80%，酊剂为70%～85%，口服起效时间0.5～2小时，血浆浓度达峰时间2～3小时，获最大效应时间为2～6小时。作用维持4～7天；静脉注射起效时间5～30分钟，达峰时间1～4小时，持续时间6小时。注射给药易致不良反应，故仅适用于严重心衰需要立即治疗的患者。分布：吸收后广泛分布到各组织，部分经胆道进入肠道而形成肝－肠循环。血浆蛋白结合率低，为20%～25%，表观分布容积为6～10 L/kg。代谢与排泄：地高辛在体内转化代谢很少，主要以原形由肾排除，尿中排出量为用量的50%～70%；地高辛消除半衰期平均为36小时。

【用法与用量】 口服：成人常用量，0.125～0.5 mg，每日1次，7天可达稳态血药浓度；若达快速负荷量，可每6～8小时给药0.25 mg，总剂量0.75～1.25 mg/d；维持量，每日1次0.125～0.5 mg。静脉注射：0.25～0.5 mg，用5%葡萄糖注射液稀释后缓慢注射，以后可用0.25 mg，每隔4～6小时按需注射，但每日总量不超过1 mg；不能口服者需静脉注射，维持量0.125～0.5 mg，每日1次。

【不良反应与注意事项】 常见的不良反应包括：心律失常、胃纳不佳或恶心、呕吐（刺激延髓中枢）、下腹痛、异常的无力、软弱；少见的反应包括：视力模糊或“色视”（如黄视、绿视）、腹泻、中枢神经系统反应如精神抑郁或错乱；罕见的反应包括：嗜睡、头痛及皮疹、荨麻疹（过敏反应）。室性心动过速、心室颤动、梗阻性肥厚型心肌病（若伴收缩功能不全或心房颤动仍可考虑）、预激综合征伴心房颤动或扑动禁用。不宜与酸、碱类配伍。与两性霉素B、皮质激素或失钾利尿剂如布美他尼（Bumetanide，制品为丁尿胺)、依他尼酸(Ethacrynic Acid,利尿酸)等同用时,可引起低血钾而致洋地黄中毒。与制酸药(尤其三硅酸镁)或止泻吸附药如白陶土、果胶、考来烯胺(Colestyramine,消胆胺)和其他阴离子交换树脂、柳氮磺吡啶(Sulfasalazine)或新霉素、对氨水杨酸同用时,可抑制洋地黄强心苷吸收而导致强心苷作用减弱。与抗心律失常药、钙盐注射剂、可卡因、泮库溴铵(Pancuronium Bromide,潘可龙,巴活郎)、萝芙木碱、琥珀胆碱(司可林,Scoline;Suxamethonium Chloride)或拟肾上腺素类药同用时,可因作用相加而导致心律失常。有严重或完全性房室传导阻滞且伴正常血钾者应用洋地黄不应同时应用钾盐,但噻嗪类利尿剂与本品同用时,常须给予钾盐,以防止低钾血症。β受体阻滞剂与本品同用,有导致房室传导阻滞发生严重心动过缓的可能,应重视。但并不排除用于用洋地黄不能控制心室率的室上性快速心律。与奎尼丁同用,可使本品血药浓度提高约1倍,提高程度与奎尼丁用量相关,甚至可达到中毒浓度,即使停用地高辛,其血药浓度仍继续上升,这是奎尼丁从组织结合处置换出地高辛,减少其分布容积之故。两药合用时应酌减地高辛用量1/3~1/2。与维拉帕米、地尔硫䓬、胺碘酮合用,由于降低肾及全身对地高辛的清除率而提高其血药浓度,可引起严重心动过缓。螺内酯可延长本品半衰期,需调整剂量或给药间期,随访监测本品的血药浓度。血管紧张素转换酶抑制剂及其受体拮抗剂可使本品血药浓度增高。依酚氯胺(Edrophonium Chloride,Tensilon 腾喜龙)与本品合用可致明显心动过缓。吲哚美辛(Indometacin,消炎痛)可减少本品的肾清除,使本品半衰期延长,有中毒危险,需监测血药浓度及心电图。与肝素同用,由于本品可能部分抵消肝素的抗凝作用,需调整肝素用量。洋地黄化时静脉用硫酸镁应极其谨慎,尤其是也静脉注射钙盐时,可发生心脏传导阻滞。红霉素由于改变胃肠道菌群,可增加本品在胃肠道的吸收。甲氧氯普胺(Metoclopramide,Maxolon 灭吐灵)因促进肠道运动而减少地高辛的生物利用度约25%。普鲁本辛因抑制肠道蠕动而提高地高辛生物利用度约25%。

【制剂与规格】 片剂:0.25 mg;注射剂:2 ml:0.5 mg。

洋地黄毒苷

Digitoxin

【作用与用途】 效力是洋地黄的1 000倍,主要用于充血性心力衰竭。由于其作用慢而持久,适用于慢性心功能不全患者长期服用。尤其适用于伴有肾功能损害的充血性心力衰竭患者。

【体内过程】 口服几乎能完全吸收(96%以上)。生物利用度高达90%以上,口服1~4小时起效,8~14小时作用达峰,持续约14天。静脉注射后0.5小时起效,4~8小时达最大效应。由于有较大蓄积作用,可能引起洋地黄中毒。治疗血药浓度为13~25 ng/ml,半衰期为120~216小时。本品向组织分布慢而广泛，以肾、心肌浓度最高，骨骼肌内浓度虽低于心肌浓度，但因骨骼肌占身体重量40%，故骨骼肌内含药量最多。本品血浆蛋白结合率达97%。表观分布容积为0.5 L/kg。本品主要经肝微粒体酶代谢清除，故肝微粒体酶诱导剂可促进其代谢。代谢速率存在个体差异，清除半衰期长短有差异，一般为4～7天，经肾排泄量20%～30%。本品吸收后部分进入肝肠循环经胆管排泄入肠，再由肠道吸收，故其原形随粪排出量仅10%～20%。肝功不良时，其肝外消除途径增强，故清除半衰期稍延长。洋地黄毒苷中毒浓度为>35 ng/ml。

【用法与用量】 成人常用量，洋地黄化总量0.7～1.2 mg，每6～8小时给0.05～0.1 mg口服。维持量为每日0.05～0.1 mg。小儿常用量：洋地黄化按下列剂量分3次或每6小时给予：早产儿或足月新生儿，按体重0.022 mg/kg或按体表面积0.3～0.35 mg/m^2；2周～1岁，按体重0.045 mg/kg；2岁及2岁以上，按体重0.03 mg/kg。维持量为洋地黄化总量的1/10，每日1次。

【不良反应与注意事项】 参见地高辛。

【制剂与规格】 片剂：0.1 mg。

甲地高辛
Metildigoxin

【作用与用途】 甲地高辛为地高辛末端位的羟基被甲氧基取代的衍生物。其正性肌力作用与地高辛相似但较强，负性频率作用和对心肌电生理等特性与地高辛相似，而其分子活性和药物的亲脂性显著增强，具有胃肠道吸收好、起效快等特点。适用于急、慢性心力衰竭。

【体内过程】 口服经胃肠道吸收快且规则，安全性高，吸收率达91%～95%，口服10～20分钟起效，30～40分钟达峰浓度，约1小时达最大效应；作用完全消失时间为6天。蛋白结合率为30%，半衰期为(41±6)小时。甲地高辛大部分以原形和代谢产物经肾排除，一部分从肾外途径排除，因此对合并有肾功能不全患者，可能较地高辛安全。

【用法与用量】 口服：每次0.2 mg，每日2次，2～3天后改为维持量，口服每次0.1 mg，每日1～2次。

【不良反应与注意事项】 同地高辛。

【制剂与规格】 片剂：0.1 mg。

毛花苷C（毛花苷丙，西地兰）
Lanatoside C

【作用与用途】 用于急性和慢性心力衰竭、心房颤动和阵发性室上性心动过速。

【用法与用量】 缓慢饱和量：口服每次0.5 mg，每日4次。维持量：一般为每日1 mg，2次分服。静脉注射：成人常用量，饱和量1～1.2 mg，首次剂量0.4～0.6 mg；2～4小时后可再给予0.2～0.4 mg，用葡萄糖注射液稀释后缓慢注射。

【不良反应与注意事项】 过量时,可有恶心、食欲不振、头痛、心动过缓、黄视等不良反应。

【制剂与规格】 片剂:0.5 mg;针剂:0.4 mg:2 ml。

去乙酰毛花苷
Deslanoside

【作用与用途】 系天然存在于毛花洋地黄中的强心苷,在提取过程中,其可经水解失去葡萄糖和乙酸而成地高辛,为一种速效强心苷,其作用较洋地黄、地高辛快,但比毒毛花苷 K 稍慢。主要用于心力衰竭。由于其作用较快,适用于急性心功能不全或慢性心功能不全急性加重的患者。亦可用于控制伴快速心室率的心房颤动、心房扑动患者的心室率。

【体内过程】 静脉注射可迅速分布到各组织,10 ~ 30 分钟起效,1 ~ 3 小时作用达高峰,作用持续时间 2 ~ 5 小时。蛋白结合率低,为 25%。半衰期为 33 ~ 36 小时。3 ~ 6 日作用完全消失在体内转化为地高辛,经肾脏排泄。由于排泄较快,蓄积性较小。

【用法与用量】 静脉注射:成人常用量,用 5% 葡萄糖注射液稀释后缓慢注射,首剂 0.4 ~ 0.6 mg,以后每 2 ~ 4 小时可再给 0.2 ~ 0.4 mg,总量 1 ~ 1.6 mg。小儿常用量,按下列剂量分 2 ~ 3 次间隔 3 ~ 4 小时给予:早产儿和足月新生儿或肾功能减退、心肌炎患儿,肌内或静脉注射按体重 0.022 mg/kg,2 周 ~ 3 岁,按体重 0.025 mg/kg。本品静脉注射获满意疗效后,可改用地高辛常用维持量以保持疗效。

【不良反应与注意事项】 同地高辛。

【制剂与规格】 注射剂:2 ml:0.4 mg。

毒毛花苷 K(毒毛旋花子苷 K)
Strophanthin K

【作用与用途】 本品为常用的、高效、速效、短效强心苷。适用于急性充血性心力衰竭,特别适用于洋地黄无效的患者,亦可用于心率正常或心率缓慢的心房颤动的急性心力衰竭患者。

【体内过程】 口服经胃肠道不易吸收(仅 3% ~ 10%)且吸收不规则,不宜口服。静脉注射作用迅速,蓄积性较低,对迷走神经作用很小,静脉注射后 5 ~ 15 分钟生效,1 ~ 2 小时达最大效应,作用维持 1 ~ 4 天。可分布于心、肝、肾等组织中。血浆蛋白结合率仅 5%。以原形经肾排泄。清除半衰期约 21 小时。

【用法与用量】 静脉注射:成人常用量,首剂 0.125 ~ 0.25 mg,加入等渗葡萄糖液 20 ~ 40 ml 内缓慢注入(时间不少于 5 分钟),2 小时后按需要重复 1 次 0.125 ~ 0.25 mg,总量每天 0.25 ~ 0.5 mg。极量:静脉注射每次 0.5 mg,每日 1 mg。病情好转后,可改用洋地黄口服制剂。成人致死量为 10 mg。小儿常用量,按体重 0.007 ~ 0.01 mg/kg 或按体表面积 0.3 mg/m^2,首剂给予一半剂量,其余分成几个相等部分，间隔 0.5 ~2 小时给予。

【不良反应与注意事项】 参见地高辛。皮下注射可以引起局部炎症反应。Ⅱ度以上房室传导阻滞禁用。本品毒性剧烈，过量时可引起严重心律失常。

【制剂与规格】 注射剂：1 ml∶0.25 mg、2 ml∶0.5 mg。

盐酸多巴胺
Dopamine Hydrochloride

【作用与用途】 激动交感神经系统肾上腺素受体和位于肾、肠系膜、冠状动脉、脑动脉的多巴胺受体，效应与剂量相关：小量时（每分钟按体重 0.5 ~2 μg/kg）主要作用于多巴胺受体，小到中等量时（每分钟按体重 2 ~10 μg/kg），能直接激动 β_1 受体以及间接促使去甲肾上腺素自贮藏部位释放，大量时（每分钟按体重大于 10 μg/kg）激动 α 受体。用于各种类型休克，包括中毒性休克、心源性休克、出血性休克、中枢性休克，特别对伴有肾功能不全、心输出量降低、周围血管阻力增高而已补足血容量的患者更有意义。

【体内过程】 口服无效，静脉滴入后在体内分布广泛，不易通过血脑屏障。静脉注射 5 分钟内起效，持续 5 ~10 分钟，作用时间的长短与用量不相关。在体内很快通过单胺氧化酶及儿茶酚氧位甲基转移酶（COMT）的作用，在肝、肾及血浆中降解成无活性的化合物，每次用量的 25% 左右在肾上腺素神经末梢代谢成去甲肾上腺素。$t_{1/2}$ 约为 2 分钟。经肾排泄，约 80% 在 24 小时内排出，尿液内以代谢物为主，极小部分为原形。

【用法与用量】 将 20 mg 加入 5% 葡萄糖溶液 200 ~300 ml 中静脉滴注，开始每分钟 20 滴左右（即每分钟滴入 75 ~100 μg），以后根据血压情况，可加快速度或加大浓度。最大剂量：每分钟 500 μg。

【不良反应与注意事项】 大剂量时可使呼吸加速、心律失常，停药后即迅速消失。使用前应补充血容量及纠正酸中毒。静脉滴注时，应观察血压、心率、尿量和一般状况。有恶心、呕吐、头痛、中枢神经系统兴奋等不良反应。多巴胺输注时不能外溢。长期或大量输注时，亦可引起末梢缺血或坏疽。

【制剂与规格】 注射液：每支 20 mg（2 ml）。

多巴酚丁胺
Dobutamine

【作用与用途】 用于器质性心脏病时心肌收缩力下降引起的心力衰竭，包括心脏直视手术后所致的低排血量综合征，作为短期支持治疗。

【体内过程】 口服无效，静脉注入 1 ~2 分钟内起效，如缓慢滴注可延长到 10 分钟，一般静脉注射后 10 分钟作用达高峰，持续数分钟。表观分布容积为 0.2 L/kg，清除率为 244 L/h，半衰期约为 2 分钟，在肝脏代谢成无活性的化合物。代谢物主要经肾脏排出。

【用法与用量】 将多巴酚丁胺加于5%葡萄糖液或0.9%氯化钠注射液中稀释后，以滴速每分钟2.5～10 μg/kg给予，在每分钟15 μg/kg以下的剂量时，心率和外周血管阻力基本无变化；偶用每分钟>15 μg/kg，但需注意过大剂量仍然有可能加速心率并产生心律失常。

【不良反应与注意事项】 可有心悸、恶心、头痛、胸痛、气短等。如出现收缩压增加，心率增快者，与剂量有关，应减量或暂停用药。对其他拟交感药过敏，可能对本品也敏感。梗阻性肥厚型心肌病不宜使用，以免加重梗阻。下列情况应慎用：心房颤动、高血压可能加重、严重的机械梗阻、室性心律失常、心肌梗死。用药期间应定时或连续监测心电图、血压、心排血量，必要或可能时监测肺楔嵌压。与全麻药尤其环丙烷、氟烷等同用，发生室性心律失常的可能性增加。与硝普钠同用，可导致心排血量微增，肺楔嵌压略降。本品不得与碳酸氢钠等碱性药物混合使用。

【制剂与规格】 注射剂：2 ml：20 mg（按多巴酚丁胺计）。

普瑞特罗
（普纳特罗，对羟苯心安）
Prenalterol

【作用与用途】 本品为新合成的选择性 β_1 受体激动药，口服有效，静脉给药后，其正性肌力作用大于正性频率作用，不影响动脉血压。临床用于中、重度心力衰竭患者（口服，10～20 mg/d），可改善心排出量、心搏出量、射血分数等指标，对急性心肌梗死所致的心力衰竭以及心源性休克的作用，可能比异丙肾上腺素优越，但有心率加快与心悸不良反应。作为洋地黄的辅助药或替代药，在应用洋地黄和利尿药常规治疗基础上加用本品。

【体内过程】 口服吸收迅速，30分钟即达血药浓度峰值。生物利用度约45%，作用持续4～6小时。

【用法与用量】 口服：成人每日总量30～200 mg，分3～4次，每次量从5～10 mg起，尔后逐渐增加至最适合的有效量，静脉注射，成人每次0.25～10 mg，在10分钟左右缓慢注入。

【不良反应与注意事项】 偶见室性早搏，用药量过大可引起心肌缺血。严重室性心律失常者禁用。

【制剂与规格】 片剂：10 mg；注射剂：5 mg、10 mg。

氨力农（氨双吡酮，氨利酮）
Amrinone

【作用与用途】 本品为磷酸二酯酶抑制剂，其作用机制尚未完全阐明，试验证明本品具有正性肌力作用和血管扩张作用。正性肌力作用主要是通过抑制磷酸二酯酶，使心肌细胞内环磷酸腺苷（cAMP）浓度增高，细胞内钙增加，心肌收缩力加强，心排血量增加，与肾上腺素 β_1 受体或心肌细胞 Na^+，K^+-ATP 酶无关。其血管扩张作用可能是直接作用于小动脉，或心功能改善后交感神经的兴奋减轻而降低心脏前、后负荷,降低左心室充盈压,改善左室功能,增加心脏指数,但对平均动脉压和心率无明显影响。适用于对洋地黄、利尿剂、血管扩张剂治疗无效或效果欠佳的各种原因引起的急、慢性顽固性充血性心力衰竭。

【体内过程】 正常人体静脉注射0.68～1.2 mg/kg的表观分布容积1.2 L/kg,血浆分布半衰期约4.6分钟,消除半衰期约3.6小时,心衰患者静脉注射后消除半衰期约5.8小时,主要通过尿以原药及数种代谢物形式排泄。

【用法与用量】 本品50 mg用适量的生理盐水稀释后使用。负荷量:0.5～1.0 mg/kg,5～10分钟缓慢静脉注射,继续以5～10 μg/(kg·min)静脉滴注,单次剂量最大不超过2.5 mg/kg。每日最大量<10 mg/kg。疗程不超过2周。应用期间不增加洋地黄的毒性,不增加心肌耗氧量,未见对缺血性心脏病增加心肌缺血的征象,故不必停用洋地黄、利尿剂及血管扩张剂。

【不良反应与注意事项】 可有胃肠反应、血小板减少(用药后2～4周)、室性心律失常、低血压及肝肾功能损害。偶可致过敏反应,出现发热、皮疹,偶有胸痛、呕血、肌痛、精神症状、静脉炎及注射局部有刺激。长期口服副作用大,甚至导致死亡率增加,口服制剂已不再应用,只限于对顽固性心力衰竭短期静脉应用。严重低血压禁用。不宜用于严重瓣膜狭窄病变及肥厚梗阻性心肌病患者。急性心肌梗死或其他急性缺血性心脏病患者慎用。用强利尿剂时,可使左室充盈压过度下降,需注意水、电解质平衡。房扑、房颤患者,因可增加房室传导作用导致心室率增快,宜先用洋地黄制剂控制心室率。肝、肾功能损害者慎用。本品不能用含右旋糖酐或葡萄糖的溶液稀释。与速尿混用立即产生沉淀。与丙吡胺同用可导致血压过低。

【制剂与规格】 注射剂:10 ml:50 mg。

米力农(甲腈吡酮,鲁南力康)
Milrinone

【作用与用途】 本品是磷酸二酯酶抑制剂,为氨力农的同类药物,作用机制与氨力农相同。适用于对洋地黄、利尿剂、血管扩张剂治疗无效或效果欠佳的各种原因引起的急、慢性顽固性充血性心力衰竭。

【体内过程】 静脉给药5～15分钟生效,清除半衰期为2～3小时。蛋白结合率70%。

【用法与用量】 静脉注射:负荷量25～75 μg/kg,5～10分钟缓慢静脉注射,以后每分钟0.25～1.0 μg/kg维持。每日最大剂量不超过1.13 mg/kg。口服:每次2.5～7.5 mg,每日4次。

【不良反应与注意事项】 参见氨力农。少数有头痛、室性心律失常、无力、血小板计数减少等。长期口服因副作用大,可导致远期死亡率升高,已不再应用。用药期间应监测心率、心律、血压,必要时调整剂量。不宜用于严重瓣膜狭窄病变及梗阻性肥厚型心肌病患者。急性缺血性心脏病患者慎用。合用强利尿剂时,可使左室充盈压过度下降,且易引起水、电解质失衡。对房扑、房颤患者,因可增加房室传导作用导致心室率增快,宜先用洋地黄制剂控制心室率。低血压、心动过速、心肌梗死者慎用。肝、肾功能损害者慎用。

【制剂与规格】 注射剂:5 ml:5 mg。

伊伐布雷定
Ivabradine

【作用与用途】 用于禁用或不耐受β受体阻断剂、窦性心律正常的慢性稳定型心绞痛患者。

【体内过程】 伊伐布雷定口服给药后能迅速和较彻底地吸收,在禁食条件下,1小时后能达到血药峰浓度。在患者体内,伊伐布雷定的血浆蛋白结合率大约为70%,表观分布容积在稳态下接近100 L。在推荐给药每次5 mg,每日2次的长期给药中,最大血浆浓度为22ng/ml(CV = 29%),稳态下的平均血浆浓度为10 ng/ml(CV = 38%)。在肝脏和消化道内,伊伐布雷定仅通过细胞色素P_{450} 3A4发生氧化作用从而被代谢,主要的活性代谢物为N-去甲基化衍生物。伊伐布雷定在血浆中的消除半衰期为2小时,有效半衰期为11小时。总清除率为400 ml/min,肾脏消除率为70 ml/min。通过粪便和尿最终排泄代谢物,在尿液中能找到4%的口服原药。

【用法与用量】 通常推荐起始剂量:每次5 mg,每日2次。用药3~4周后,根据治疗效果增加至每次7.5 mg,每日2次。如果在治疗期间,休息时心率减少持续低于50次/分,或病人出现心跳缓慢的症状,如头昏、疲劳或者血压过低,剂量必须向下调整,包括可能剂量每次2.5 mg,每日2次。必须每日2次口服,例如早餐和晚餐时服用。如果心率低于50次/分,或心搏徐缓症状持续,则应停止用药。

【不良反应和注意事项】 最常见的不良反应为闪光现象(光幻视)和心动过缓,为剂量依赖性。肌酐清除率低于15 ml/min的肾功能不全患者、中度肝功能损害患者,应慎用本品。严重的肝功能损害患者应禁用本品。

【制剂与规格】 片剂:5 mg;7.5 mg。

抗心律失常药

奎尼丁
Quinidine

【作用与用途】 本品为Ⅰa类抗心律失常药,对细胞膜有直接作用,主要抑制钠离子的跨膜运动,影响动作电位0相。抑制心肌的自律性,特别是异位兴奋点的自律性,降低传导速度,延长有效不应期,减低兴奋性,对心房不应期的延长较心室明显,缩短房室交界区的不应期,提高心房心室肌的颤动阈。其次抑制钙离子内流,降低心肌收缩力。通过抗胆碱能作用间接对心脏产生影响。主要适用于心房颤动或心房扑动经电转复后的维持治疗。

【体内过程】口服后吸收快而完全。生物利用度个体差异大,44%~98%。由于与蛋白亲和力强,广泛分布于全身,表观分布容积正常人为2~3 L/kg,心衰时降低。正常人蛋白结合率为80%~88%。口服后30分钟作用开始,1~3小时达最大作用,持续约6小时。半衰期($t_{1/2}$)为6~8小时,小儿为2.5~6.7小时;肝功能不全者延长。主要经肝脏代谢,部分代谢产物具有药理活性。肝药酶诱导剂可增加本品代谢。以原形随尿排出的量约占用量的18.4%(10%~20%),主要通过肾小球滤过,酸性尿液中排泄量增加。血液透析可促使原形药及代谢物的清除。粪便约可排出5%,乳汁及唾液也有少量排出。

【用法与用量】 成人应先试服0.2 g,观察有无过敏及特异质反应。成人常用量:每次0.2~0.3 g,每日3~4次。用于转复心房颤动或心房扑动,第1日0.2 g,每2小时1次,连续5次;如无不良反应,第2日增至每次0.3 g,第3日每次0.4 g,每2小时1次,连续5次。每日总量不宜超过2.4 g。恢复窦性心律后改为维持量,每次0.2~0.3 g,每日3~4次。成人处方极量:每日3 g(一般每日不宜超过2.4 g),应分次给予。

【不良反应与注意事项】 本品治疗指数低,约1/3的患者发生不良反应。心血管:本品有促心律失常作用,产生心脏停搏及传导阻滞,较多见于原有心脏病患者,也可发生室性早搏、室性心动过速及室颤。心电图可出现P-R间期延长、QRS波增宽,一般与剂量有关。可使心电图Q-T间期明显延长,诱发室性心动过速(扭转性室性心动过速)或室颤,可反复自发自停,发作时伴晕厥现象,此作用与剂量无关,可发生于血药浓度尚在治疗范围内或以下时。本品可使血管扩张产生低血压,个别可发生脉管炎。胃肠道不良反应:很常见。包括恶心、呕吐、痛性痉挛、腹泻、食欲下降、小叶性肝炎及食管炎。金鸡纳反应:可产生耳鸣、胃肠道障碍、心悸、惊厥、头痛及面红。视力障碍如视物模糊、畏光、复视、色觉障碍、瞳孔散大、暗点及夜盲。听力障碍、发热、局部水肿、眩晕、震颤、兴奋、昏迷、忧虑,甚至死亡。一般与剂量有关。特异质反应:头昏、恶心、呕吐、冷汗、休克、青紫、呼吸抑制或停止。与剂量无关。过敏反应:各种皮疹,尤以荨麻疹、瘙痒多见,发热、哮喘、肝炎及虚脱。与剂量无关。肌肉:使重症肌无力加重。使 CPK 酶增高。血液系统:血小板减少、急性溶血性贫血、粒细胞减少、白细胞分类左移、中性粒细胞减少。对该药过敏者或曾应用该药引起血小板减少性紫癜者禁用。该药禁用于没有起搏器保护的Ⅱ度或Ⅲ度房室传导阻滞、病态窦房结综合征。与其他抗心律失常药合用时可致作用相加,维拉帕米、胺碘酮可使本品血药浓度上升。与口服抗凝药合用可使凝血酶原进一步减少,也可减少本品与蛋白的结合,故需注意调整合用时及停药后的剂量。苯巴比妥及苯妥英钠可以增加本品的肝内代谢,使血浆半衰期缩短,应酌情调整剂量。本品可使地高辛血清浓度增高以至达中毒水平,也可使洋地黄毒苷血清浓度升高,故应监测血药浓度及调整剂量。在洋地黄过量时本品可加重心律失常。与抗胆碱药合用,可增加抗胆碱能效应。能减弱拟胆碱药的效应,应按需调整剂量。本品可使神经肌肉阻滞药尤其是筒箭毒碱、琥珀胆碱及泮库溴铵的呼吸抑制作用增强及延长。尿的碱化药如乙酰唑胺、大量柠檬汁、抗酸药或碳酸氢盐等,可增加肾小管对本品的重吸收,以至常用量就出现毒性反应。与降压药、扩血管药及 β 阻滞剂合用,本品可加剧降压及扩血管作用;与 β 阻滞剂合用时还可加重对窦房结及房室结的抑制作用。利福平可增加本品的代谢,使血药浓度降低。异丙肾上腺素可能加重本品过量所致的心律失常,但对 Q-T 间期延长致的扭转性室速有利。

【制剂与规格】 片剂:0. 2 g。

盐酸普鲁卡因胺

Procainamide Hydrochloride

【作用与用途】 本品属Ⅰa类抗心律失常药。该药可增加心房的有效不应期,降低心房、浦肯野纤维和心室肌的传导速度,通过升高阈值而降低心房、浦肯野纤维、乳头肌和心室的兴奋性,延长不应期及抑制舒张期除极,降低自律性。对心肌收缩性的抑制作用较弱,可轻度减低心输出量。间接抗胆碱作用弱于奎尼丁,小量即可使房室传导加速,用量偏大则直接抑制房室传导。本品有直接扩血管作用,但不阻断 α 受体。其代谢产物 N-乙酰普鲁卡因胺具有药理活性。用量 > 12 g/kg时产生毒性反应。本品曾用于各种心律失常的治疗,但因其促心律失常作用和其他不良反应,现仅推荐用于危及生命的室性心律失常。

【体内过程】 本品吸收较快而完全,广泛分布于全身,75% 集中在血液丰富的组织内。表观分布容积 1. 75 ~ 2. 5 L/kg。蛋白结合率为 15% ~ 20%。半衰期为 2 ~ 3 小时,因乙酰化速度而异,心、肾功能衰竭者可延长。约 25% 经肝脏代谢成N-乙酰普鲁卡因胺。乙酰化速度受遗传因素影响,中国大多数人为快乙酰化型,乙酰化快者血中乙酰化代谢物可较原形药的浓度高2~3倍。饮酒可增加原形药的乙酰化,因此原药总的清除增加,血及尿中N-乙酰普鲁卡因胺与原药比值也增加。N-乙酰普鲁卡因胺的半衰期约为6小时。静脉注射后即刻起效。有效血药浓度2~10 μg/ml,中毒血药浓度12 μg/ml以上。该药30%~60%以原形经肾排出,N-乙酰普鲁卡因胺主要经肾清除,原药的6%~52%以乙酰化型从肾清除。

【用法与用量】 口服成人常用量:治疗心律失常,每次0.25~0.5 g,每4小时1次。治疗肌强直,每次0.25 g,每日2次。静脉注射成人常用量:每次0.1 g,静脉注射5分钟,必要时每隔5~10分钟重复1次,总量按体重不得超过10~15 mg/kg;或者10~15 mg/kg静脉滴注1小时,然后以每小时按体重1.5~2 mg/kg维持。

【不良反应与注意事项】 心血管:产生心脏停搏、传导阻滞及室性心律失常。心电图出现QRS波增宽、P-R及Q-T间期延长,R波在T波上诱发多型性室性心动过速(扭转型室性心动过速)或室颤,但较奎尼丁少见。快速静脉注射可使血管扩张产生严重低血压、室颤、心脏停博。血药浓度过高可引起心脏传导异常。胃肠道:大剂量较易引起厌食、恶心、呕吐、腹泻、口苦、肝肿大、氨基转移酶升高等。变态反应:少数人可有荨麻疹、瘙痒、血管神经性水肿及斑丘疹。红斑狼疮样综合征:发热、寒战、关节痛、皮肤损害、腹痛等。长期服药者较易发生,但也有仅服数次药即出现者。神经:少数人可有头昏、精神抑郁及伴幻觉的精神失常。血液:溶血性或再生不良性贫血、粒细胞减少、嗜酸粒细胞增多、血小板减少及骨髓肉芽肿,血浆凝血酶原时间及部分凝血活酶时间延长。肝、肾:偶可产生肉芽肿性肝炎及肾病综合征。肌肉:偶可出现进行性肌病及Sjögren综合征。该药静脉应用时需有心电和血压监测。肾功能受损者应酌情调整剂量。用药期间一旦心室率明显减低,应立即停药。静脉应用易出现低血压,故静脉用药速度要慢。

【制剂与规格】 片剂:0.25 g;注射剂:1 ml:0.1 g、2 ml:0.2 g、5 ml:0.5 g、10 ml:1 g。

丙吡胺(达舒平,吡二丙胺,双异丙吡胺,异脉停)

Disopyramide

【作用与用途】 本品属Ⅰa类抗心律失常药。其电生理及血流动力学类似奎尼丁,具有抑制快钠离子内流作用,延长动作电位及有效不应期,减低心房和附加束的传导速度,降低心肌传导纤维的自律性,抑制心房及心室肌的兴奋性,减低心肌收缩力。此外有较明显的抗胆碱作用,故可能使窦房结频率及房室交界区传导速度加快,但原有病态窦房结综合征或房室传导障碍者病情仍可加重。本品曾用于治疗各种心律失常,但由于其促心律失常作用明显,现仅推荐用于其他药物无效的危及生命的室性心律失常。

【体内过程】 口服吸收良好,可达90%。广泛分布于全身,表观分布容积为3.0~5.7 L/kg。蛋白结合率依血药浓度而异,为35%~95%。半衰期($t_{1/2\beta}$)为(11.7±4.7)小时,肾肌酐清除率低于每分钟40 ml时为10~18小时。每次口服300 mg后30分钟至3小时可达治疗作用,(4.9±1.4)小时血药浓度达峰值。血药峰值按体重口服300 mg时为(3.2±0.6 μg/ml。治疗血药浓度为3~7 μg/ml。口服后血药浓度曲线平稳,每次给药可维持药效12小时。在肝内代谢脱去异丙基,其血浆浓度为原药的1/10。主要经肾排泄,总排除达65%~96%,47%~67%为原形,11%~37%为代谢物。口服后80%在12~14小时内排出。尿液pH值不影响清除,粪便中排出8%~45%。中毒血药浓度在人体尚未确定,一般认为超过10 μg/ml就易出现不良反应。

【用法与用量】 口服成人常用量:缓释片,每次2片(0.2 g),每日2次。常释片首次0.2 g,以后0.1~0.15 g,每6小时1次。静脉注射:按体重2 mg/kg,最大量不宜超过0.15 g。可以氯化钠注射液、5%葡萄糖注射液或乳酸钠注射液稀释,静脉注射5分钟,必要时给药后20分钟重复1次,最大总量不应超过0.3 g,再加上口服药量,每日最大量不应超过0.8 g。

【不良反应与注意事项】 心血管:过量可致呼吸暂停、神志丧失、心脏停搏、传导阻滞及室性心律失常,心电图出现P-R间期延长、QRS波增宽及Q-T延长,扭转型室速及室颤。负性肌力作用是本品最重要的不良反应,可使50%患者心力衰竭复发或加重,无心力衰竭史者发生心力衰竭的机会少于5%。尚可致低血压,甚至休克。抗胆碱作用:是本品最常见的不良反应,有口干、尿潴留、尿频、尿急、便秘、视力模糊、青光眼加重等。胃肠:恶心、呕吐、厌食、腹泻。肝脏:胆汁淤积或肝功能不正常。血液:粒细胞减少。神经系统:失眠、精神抑郁或失常。

【制剂与规格】 片剂、缓释片:0.1 g;注射剂:1 ml:50 mg、2 ml:100 mg。

阿义马林(阿马林,缓脉灵)
Ajmaline

【作用与用途】 主要用于阵发性心动过速、心房颤动和早搏等。

【用法与用量】 口服:每次50~100 mg,每日3~4次;维持量每日50~100 mg。静脉滴注:150~300 mg。静脉注射:每次50 mg。

【不良反应与注意事项】 不良反应有乏力、恶心、呕吐、食欲不振、腹泻等,静脉注射可有发热感。房室传导阻滞、心肌炎、循环衰竭、严重低血压者禁用。

【制剂与规格】 片剂:50 mg;针剂:50 mg。

盐酸莫雷西嗪
Moracizine Hydrochloride

【作用与用途】 本品属Ⅰ类抗心律失常药,具体分类尚有不同意见。它可抑制快 Na^+ 内流,具有膜稳定作用,缩短2相和3相复极及动作电位时间,缩短有效不应期。对窦房结自律性影响很小,但可延长房室及希浦系统的传导。本品血流动力学作用轻微,在严重器质性心脏病患者可使心衰加重。主要适用于室性心律失常,包括室性早搏及室性心动过速。

【体内过程】 口服生物利用度38%。饭后30分钟服用影响吸收速度,使峰浓度下降,但不影响吸收量。表观分布容积>300 L/kg。蛋白结合率约95%,约60%经肝脏生物转化,至少有2种代谢产物具药理活性,半衰期($t_{1/2\beta}$)为1.5~3.5小时。口服后0.5~2小时血药浓度达峰值,抗心律失常作用与血药浓度的高低和时程无关。服用剂量的56%从粪便排出。

【用法与用量】 剂量应个体化,在应用本品前,应停用其他抗心律失常药物1~2个半衰期。口服,成人常用量150~300 mg,每8小时1次,极量为每日900 mg。

【不良反应与注意事项】 有头昏、恶心、头痛、乏力、嗜睡、腹痛、消化不良、呕吐、出汗、感觉异常、口干、复视等。致心律失常作用的发生率约3.7%。禁用于心源性休克与过敏者。Ⅱ或Ⅲ度房室传导阻滞及双束支传导阻滞且无起搏器者应禁用。西咪替丁可使本品血药浓度增加1.4倍,同时应用时本品应减少剂量。本品可使茶碱类药物清除增加,半衰期缩短。其与华法林共用时可改变后者对凝血酶原时间的作用。在华法林稳定抗凝的患者开始用本品或停用本品时应进行监测。

【制剂与规格】 片剂:50 mg。

盐酸利多卡因

参见麻醉药“盐酸利多卡因”。

苯妥英钠(大仑丁)

参见抗癫痫药“苯妥英钠”。

盐酸美西律
Mexiletine Hydrochloride

【作用与用途】 属Ⅰb类抗心律失常药,可以抑制心肌细胞钠内流,降低动作电位0相除极速度,缩短浦氏纤维的有效不应期。在心脏传导系统正常的患者中,美西律对心脏冲动的产生和传导作用不大,临床试验中未发现美西律引起Ⅱ度或Ⅲ度房室传导阻滞。美西律不延长心室除极和复极时程,因此可用于QT间期延长的室性心律失常。该药具有抗心律失常、抗惊厥及局部麻醉作用。对心肌的抑制作用较小。美西律的有效血药浓度0.5~2 μg/ml,中毒血药浓度与有效血药浓度相近,为2 μg/ml以上。少数患者在有效血药浓度时即可出现严重不良反应。主要用于慢性室性心律失常,如室性早搏、室性心动过速。

【体内过程】 美西律口服后在胃

肠道吸收良好。生物利用度为80% ~ 90%,急性心肌梗死者吸收较低。口服后30分钟作用开始,约持续8小时,2 ~3小时达到血药峰浓度。口服200 mg的血药峰值为0.3 μg/ml,口服400 mg时约为1.0 μg/ml。在体内分布广泛,表观分布容积为5 ~7 L/kg,有或无心力衰竭者相似。血液红细胞内的浓度比血浆中高15%。正常人血浆清除半衰期($t_{1/2}$)为10 ~12小时。长期服药者为13小时,急性心肌梗死者为17小时。肝功能受损者半衰期($t_{1/2}$)也可延长。血浆蛋白结合率为50% ~60%。美西律在肝脏代谢成多种产物,药理活性很小。约10%经肾排出。尿pH值不影响药物清除,尿pH值显著异常可以减慢药物清除速度:酸性尿加快其清除速度,碱性尿减慢其清除速度。

【用法与用量】 口服:首次200 ~ 300 mg,必要时2小时后再服100 ~ 200 mg。一般维持量每日400 ~800 mg,分2 ~3次服。成人极量为每日1 200 mg,分次口服。静脉注射:开始量100 mg,加入5%葡萄糖液20 ml中,缓慢静脉注射3 ~5分钟。如无效,可在5 ~10分钟后再给50 ~100 mg 1次。然后以1.5 ~2 mg/min的速度静脉滴注3 ~4小时后滴速减至0.75 ~ 1 mg/min,并维持24 ~48小时。

【不良反应与注意事项】 可有恶心、呕吐、嗜睡、心动过缓、低血压、震颤、头痛、眩晕等,大剂量可引起低血压、心动过缓、传导阻滞等。心源性休克和有Ⅱ或Ⅲ度房室传导阻滞,病窦综合征者禁用。美西律可用于已安装起搏器的Ⅱ度和Ⅲ度房室传导阻滞患者,有临床试验表明在Ⅰ度房室传导阻滞的患者中应用较安全,但要慎用。美西律可引起严重心律失常,多发生于恶性心律失常患者。低血压和严重充血性心力衰竭患者、肝功能异常者、室内传导阻滞或严重窦性心动过缓者慎用。

【制剂与规格】 片剂:50 mg、100 mg;注射剂:2 ml:100 mg。

盐酸妥卡尼
Tocainide Hydrochloride

【作用与用途】 属Ⅰb类抗心律失常药,为利多卡因同系物,主要作用于浦氏纤维和心室肌,抑制Na^+内流,促进K^+外流;降低4相除极坡度,从而降低自律性;明显缩短动作电位时程,相对延长有效不应期及相对不应期;降低心肌兴奋性;减慢传导速度;提高室颤阈。不影响窦房结功能;不影响心室除极和复极时间。用于严重的室性心律失常的治疗,包括室性早搏、室性心动过速。

【体内过程】 口服吸收迅速,经0.5 ~1.5小时达最高血药浓度,半衰期为15小时,治疗量血药浓度为4 ~ 10 μg/ml(18 ~45 mmol/L)。血浆蛋白结合率约为10%。生物利用度接近100%。

【用法与用量】 口服:每次0.2 ~ 0.4 g,每8 ~12小时1次。或先用0.4 g,3 ~4小时后重复1次,以后以每次0.2 ~0.4 g,每8 ~12小时1次维持。

【不良反应与注意事项】 不良反应多轻微、短暂，一般不影响治疗。常见者胃消化系统有厌食、恶心、呕吐、便秘等；神经系统有眩晕、头痛、嗜睡、出汗、耳鸣、震颤等；偶见皮疹。上述反应在停药后均可自行消失。未安装起搏器的Ⅱ～Ⅲ度房室传导阻滞患者禁用。有报道发生粒细胞缺乏、骨髓抑制、白细胞减少症、中性粒细胞减少症、再生障碍性贫血、血小板减少症等，多在用药12周内发生，因此建议用药3个月内每周查血常规。有报道发生肺纤维化、间质性肺炎、纤维性肺泡炎、肺水肿等，多发生于重症患者，有致死报道，因此要经常做胸部X线检查。如果肺部疾病加重，要及时停药。妥卡尼和利多卡因药理作用相似，因此这两种药合用时可增加副作用的发生。

【制剂与规格】 片剂、胶囊：0.2 g。

盐酸阿普林定（安搏律定，茚满丙二胺）Aprindine Hydrochloride

【作用与用途】 本品属Ⅰb类抗心律失常药物，抑制细胞膜对 Na^+ 的通透性，但不促进 K^+ 外流，能减慢心脏传导系统各部分的传导，降低膜反应性，提高兴奋阈值，延长心房、房室结、希氏-浦肯野系统（Purkinje's fibers）和心室的有效适应期，阻滞旁路的前向和逆向传导。用于频发的室性和房性期前收缩，阵发性室性和房性心动过速，预激综合征合并心动过速等。

【体内过程】 健康人1次服用本品200 mg，2～4小时血药浓度达到峰值，有效血药浓度0.5～2 μg/ml，其半衰期为13～58小时（平均约为27.9小时）。口服本品，主要在肝脏代谢，15分钟即可在尿中和胆汁中测出其代谢产物，65%经尿液排泄，35%由粪便排泄。每天服用100～125 mg的患者连续服5～6个月后未发现因药物蓄积而导致血药浓度过高。

【用法与用量】 口服：首次100 mg，必要时200 mg，其后每6小时50～100 mg，24小时内总量不超过300 mg，第2～3日各100～150 mg，2～3次分服。维持量为每日50～100 mg，2次分服。静脉滴注：首次100～200 mg，用5%～10%葡萄糖液100～200 ml稀释，滴速为2～5 mg/min，30分钟滴完，24小时总量不超过300 mg。急症患者可在心电图监护下增加药量至每分钟10～15 mg；也可在输液时将未经稀释的药液直接注入输液管，每次20 mg（2 ml），于30～60秒钟内注入静脉，每隔1～2分钟注入1次，总量达200 mg为止；如无效，1小时及6小时后可再次给药各100 mg，总量不超过400 mg，奏效后改为口服维持。

【不良反应与注意事项】 个别患者可有眩晕、共济失调、感觉异常、幻视、复视、记忆障碍、手颤。严重的可发生癫痫样抽搐，亦可见恶心、呕吐，腹泻。偶见ALT升高，胆汁淤积性黄疸和粒细胞缺乏症等特异质反应。老年人、帕金森病、肝肾功能不全者慎用。窦性心动过缓、中重度房室传导阻滞及癫痫患者忌用。

【制剂与规格】 片剂：25 mg、50 mg；针剂：100 mg：10 ml。

氟卡尼（氟卡胺）
Flecainide

【作用与用途】 适用于室上性心动过速，房室结或房室折返心动过速，心房颤动，儿童顽固性交界性心动过速及伴有预激综合征者。对其他抗心律失常药无效的患者，氟卡胺常有效。

【用法与用量】 口服：成人开始时每次100 mg，每日2次，然后每隔4日，每次增加50 mg，最大剂量每次200 mg，每日2次。儿童每次50～100 mg，每日2次。静脉滴注：成人每千克体重2 mg于15分钟滴完；儿童每千克体重2 mg于10分钟内滴完。

【不良反应与注意事项】 不良反应较轻，但易疏忽而导致中毒。常见的不良反应有感觉异常、嗜睡、头晕、视力障碍、恶心、低血压、心动过缓等，严重时可出现心力衰竭。有致快速型心律失常作用。心源性休克、传导阻滞、严重肝肾功能不全者、孕妇和哺乳期妇女忌用。

【制剂与规格】 片剂：100 mg、200 mg；针剂：50 mg、100 mg。

恩卡尼（英卡胺，恩卡胺）
Encainide

【作用与用途】 为苯甲酰苯胺衍生物，亦属Ⅰc类抗心律失常药，结构与普鲁卡因胺相似，其电生理作用包括：降低浦肯野纤维动作电位0相除极的最大上升速度和振幅、提高室颤阈值、延长H-V间期、使QRS增宽，对窦房结、心房和房室结的传导和不应期无明显影响，故可以安全地与β受体阻滞剂及钙拮抗剂联合使用，但不宜与奎尼丁合用。适用于室性早搏、室性心动过速及心室颤动，也可用于室上性心动过速，对折返性心动过速。尤其是预激综合征有效。

【体内过程】 口服吸收完全，C_{max}为30～60分钟，肝首过效应较大，生物利用度30%～85%，其代谢产物仍具有抗心律失常作用，$t_{1/2}$为3～10小时。

【用法与用量】 口服：每次25～75 mg，每日3～4次。小儿每日每平方米表面积60～120 mg或每千克体重2～7.5 mg，分3～4次服。通常从小剂量开始，在严密观察下逐渐增量。静脉注射：每千克体重0.5～1 mg，于15～20分钟注完。

【不良反应与注意事项】 因可抑制室内传导，不宜与奎尼丁或丙吡胺合用。不良反应有室内传导阻滞、窦性心动过缓、暂时性低血压、胃肠道不适、口舌金属味、头昏、头痛、视力模糊、复视、小腿痉挛、震颤、共济失调等。

【制剂与规格】 胶囊剂：25 mg、35 mg、50 mg。针剂：25 mg：1 ml、50 mg：2 ml。

氯卡尼(劳卡胺,氯卡胺)
Lorcainide

【作用与用途】 本品作用快,毒性维持时间较长,半衰期为5~8小时。用于室性心律失常,特别是室性早搏和复发性室性心动过速,疗效显著。对房性早搏和室上性心动过速也有效,但对心房颤动或扑动无效。对顽固性的心律失常也有效。但由于其副作用,使用受到一定限制。

【体内过程】 口服吸收完全。在人体内有首过效应,故单剂量的生物利用度低,为2%~4.5%;增加单次剂量则升高,多剂量后可达95%。口服后1~4小时达血药浓度峰值。血浆蛋白结合率为70%~85%。服药后2~4天起效,5~7天后血药浓度达稳态。静脉注射后分布迅速,V_d平均为(17.0±7.9)L/kg。主要经肝脏代谢为具有活性的N-去烷基化劳卡胺等多种不同代谢物,其中去甲基劳卡胺等有轻微抗心律失常作用,长期服药血浆原药与代谢物浓度呈正相关。现已检出10种代谢物,大多数还未证实有药理活性。单次静脉注射给药健康人与室性心律失常患者的$t_{1/2}$分别为5.1小时和7.6小时,代谢物血浆清除速度缓慢,如劳卡胺$t_{1/2}$为20~24小时。老人和心衰患者$t_{1/2}$较长。长期服药者$t_{1/2}$达7~9小时。室性早搏患者的$t_{1/2\alpha}$为(20±6)分钟,$t_{1/2\beta}$为(7.8±2.5)小时,与剂量和给药途径无关。单次剂量服药总清除率约为1.67 L/min,静脉滴注后为(0.9±0.26)L/kg。肝、肾功能不全者均可使原药蓄积。

【用法与用量】 口服:每次50~100 mg,每日2~3次。亦可增至每次100 mg,每日3~4次。静脉注射:每次每千克体重1~2 mg,于5~10分钟内缓慢注射,可隔8~12小时重复1次,一般最大总量为200 mg。

【不良反应与注意事项】 主要不良反应有失眠、噩梦、出汗、口干;静脉注射有头昏、震颤。有房室结或室内传导阻滞者慎用。

【制剂与规格】 片剂:100 mg;针剂:100 mg:1 ml。

盐酸普罗帕酮
Propafenone Hydrochloride

【作用与用途】 本品属于Ⅰc类(即直接作用于细胞膜)的抗心律失常药。在离体动物心肌的实验结果指出,0.5~1 μg/min时可降低收缩期的除极作用,因而延长传导,动作电位的持续时间及有效不应期也稍有延长,并可提高心肌细胞阈电位,明显减少心肌的自发兴奋性。它既作用于心房、心室(主要影响浦肯野纤维,对心肌的影响较小),也作用于兴奋的形成及传导。临床资料表明,治疗剂量(口服300 mg及静脉注射30 mg)时可降低心肌的应激性,作用持久,PQ及QRS均增加,延长心房及房室结的有效不应期,它对各种类型的实验性心律失常均有对抗作用。抗心律失常作用与其膜稳定作用及竞争性β阻断作用有关。它尚有微弱的钙拮抗作用

(比维拉帕米弱 100 倍),尚有轻度的抑制心肌作用,增加末期舒张压,减少搏出量,其作用均与用药的剂量成正比。它还有轻度的降压和减慢心率作用。用于阵发性室性心动过速及室上性心动过速(包括伴预激综合征者)。

【体内过程】 口服后自胃肠道吸收良好,服后 2~3 小时抗心律失常作用达峰效,作用可持续 8 小时以上,其生物利用度呈剂量依赖性,如 100 mg 普罗帕酮生物利用度为 3.4%,而 300 mg的生物利用度为10.6%。本品与血浆蛋白结合率高,达 93%,剂量增加,生物利用度还会提高。肝功能下降也会增加药物的生物利用度,严重肝功能损害时普罗帕酮的清除减慢。普罗帕酮的药代动力学曲线为非线性。该药半衰期为 3.5~4 小时。本品经肾脏排泄,主要为代谢产物,小部分(<1%)为原形物。不能经过透析排出。用于阵发性室性心动过速及室上性心动过速(包括伴预激综合征者)。

【用法与用量】 口服:每次100~200 mg,每日 3~4 次。治疗量,每日 300~900 mg,分 4~6 次服用。维持量每日 300~600 mg,分 2~4 次服用。由于其局部麻醉作用,宜在饭后与饮料或食物同时吞服,不得嚼碎。静脉注射:成人常用量 1~1.5 mg/kg 或以 70 mg 加 5% 葡萄糖液稀释,于 10 分钟内缓慢注射,必要时 10~20 分钟重复 1 次,总量不超过 210 mg。静脉注射起效后改为静脉滴注,滴速 0.5~1.0 mg/min或口服维持。

【不良反应与注意事项】 不良反应较少,主要者为口干、舌唇麻木,可能是由于其局部麻醉作用所致。此外,早期的不良反应还有头痛、头昏、目眩,其后可出现胃肠道障碍如恶心、呕吐、便秘等。也有出现房室阻断症状。有 2 例在连续服用 2 周后出现胆汁淤积性肝损伤的报道,停药后 2~4 周各酶的活性均恢复正常。据认为这一病理变化属于过敏反应及个体性因素。无起搏器保护的窦房结功能障碍、严重房室传导阻滞、双束支传导阻滞患者,严重充血性心力衰竭、心源性休克、严重低血压及对该药过敏者禁用。心肌严重损害者,严重的心动过缓,肝、肾功能不全,明显低血压患者慎用。

【制剂与规格】 片剂、胶囊:100 mg、150 mg;注射剂:5 ml:17.5 mg、10 ml:35 mg。

阿普洛尔(烯丙洛尔,心得舒)
Alprenolol

【作用与用途】 非选择性 β 受体阻断药,具有内在拟交感和膜稳定作用。内在活性比吲哚洛尔为弱,β 受体阻断作用约为普萘洛尔的 1/3。减慢心率和降低心输出量的作用比内在拟交感活性的药物弱。长期用药降低血浆肾素浓度的作用介于普萘洛尔和吲哚洛尔之间。临床用于高血压、心绞痛、心律失常。

【体内过程】 口服吸收率近于 100%,但首过效应达 90%,故生物利用度只有 8.6%。口服血浆浓度达峰时间为0.5～1.5小时，$t_{1/2}$为2～3小时。口服血浆浓度个体差异为10～25倍。血浆蛋白结合率为85%，分布容积为3.3 L/kg，易于透过血脑屏障，几乎全部经代谢后排出体外。

【用法与用量】 口服：100～200 mg，分次服，可根据病情适当调整剂量；静脉注射：每次5～10 mg，于5～10分钟内缓慢注入。

【不良反应与注意事项】 同普萘洛尔。除对心脏的β受体（β_1受体）有阻断作用外，对支气管及血管平滑肌的β受体（β_2受体）亦有阻断作用，可引起支气管痉挛及鼻黏膜微细血管收缩，故忌用于哮喘及过敏性鼻炎患者。忌用于窦性心动过缓、重度房室传导阻滞、心源性休克、低血压症患者。充血性心力衰竭患者（继发于心动过速者除外）须等心衰得到控制后始可用本品。不宜与抑制心脏的麻醉药（如乙醚）合用。有增加洋地黄毒性的作用，对已洋地黄化而心脏高度扩大、心率又较不平稳的患者忌用。不宜与单胺氧化酶抑制剂（如帕吉林）合用。本品剂量的个体差异较大，宜从小到大试用，以选择适宜的剂量。长期用药时不可突然停药。副作用可见乏力、嗜睡、头昏、失眠、恶心、腹胀、皮疹、晕厥、低血压、心动过缓等，须注意。

【制剂与规格】 片剂：50 mg；注射剂：1 mg/1 ml；5 mg/5 ml。

吲哚洛尔（心得静）
Pindolol

【作用与用途】 本品类似普萘洛尔，对β_1、β_2受体的阻断作用无选择性，但作用强6～15倍，且有较强的内在拟交感活性。故对减少心率及心输出量的作用较弱。其降低血浆肾素活性的作用比普萘洛尔弱。用于窦性心动过速、阵发性室上性和室性心动过速、室性早搏、心绞痛、高血压等。

【体内过程】 口服后易于吸收，生物利用度为90%，0.5～3小时后血药浓度达峰值。与血浆蛋白结合率为50%。约50%在肝中被代谢。$t_{1/2}$为2～5小时，V_d为1.2～2.0 L/kg。

【用法与用量】 口服，每次5～10 mg，每日15～30 mg。用于心绞痛，每次15～60 mg。静脉注射或静脉滴注，每次0.2～1 mg。

【不良反应与注意事项】 个别患者有心力衰竭等出现。心脏功能不全、循环衰竭者忌用，支气管哮喘者慎用。

【制剂与规格】 片剂，1 mg、5 mg、10 mg；注射液0.2 mg（2 ml）、0.4 mg（2 ml）。

美托洛尔（美多心安，倍他乐克）
Metoprolol

【作用与用途】 为选择性的β_1-阻滞剂，有较弱的膜稳定作用，无内在拟交感活性。对心脏有较大的选择性作用，但较大剂量时对血管及支气管平滑肌也有作用。本品可减慢心率，减少心输出量,降低收缩压;立位及卧位均可降低血压;可减慢房室传导,使窦性心率减少。临床用于治疗各型高血压(可与利尿药和血管扩张剂合用)及心绞痛。本品静脉注射对心律失常特别是室上性心律失常也有效。

【体内过程】 口服吸收迅速、完全,首过效应约50%。口服后1.5小时血浓度达峰值,由于肝代谢的关系,其血浓度的个体差异较大。在血浆中约12%与血浆蛋白结合。能通过血脑屏障,脑脊液中的浓度约为血浆浓度的70%。本品主要以代谢物自尿排泄,$t_{1/2}$为3~4小时。服用后血压的降低与其血浓度不呈线性关系,而心率的减少则与血浓度呈线性关系。口服后约1小时生效,作用持续3~6小时。

【用法与用量】 口服:因个体差异较大,故剂量需个体化。一般情况下,用于高血压病,开始时每日1次100 mg,维持量为每日1次100~200 mg,必要时增至每日400 mg,早晚分服。用于心绞痛,每日100~150 mg,分2~3次服,必要时可增至每日150~300 mg。静脉注射:用于心律失常,开始时5 mg(每分钟1~2 mg),隔5分钟重复注射,直至生效,一般总量为10~15 mg。

【不良反应与注意事项】 孕妇、哺乳期妇女、失代偿充血性心力衰竭、心源性休克、传导阻滞、肺水肿、哮喘者禁用。本品血药浓度不能完全预示药理效应,应根据心率及血压等临床征象指导临床用药;冠心病、甲亢患者用药不可骤停。长期用本品者撤药须逐渐递减剂量,至少经过3日,一般为2周。过量的处理:对症处理,心动过缓,给予阿托品或异丙肾上腺素,必要时安装人工起搏器;室性早搏,给予利多卡因或苯妥英钠;心力衰竭,给氧、给予洋地黄苷类或利尿药;低血压时输液并给升压药;抽搐,给予地西泮或苯妥英钠;支气管痉挛,给予异丙肾上腺素。

【制剂与规格】 片剂:50 mg、100 mg;胶囊剂:50 mg;缓释片:100 mg、200 mg;富马酸美托洛尔缓释片:每片95 mg、190 mg、285 mg;注射液:每支5 mg(5 ml)。

托西溴苄铵(溴苄铵)
Bretylium Tosilate

【作用与用途】 属于Ⅲ类抗心律失常药,能提高心室致颤阈,并能直接加强心肌收缩力,改善房室传导。适用于各种病因所致的室性心律失常,如频发性早搏、阵发性室性心动过速、心室扑动和颤动。

【体内过程】 口服吸收虽快但不完全,也不规则。肌内注射及静脉注射后20~120分钟起效。作用维持6~9小时。约90%以原形经肾排出,$t_{1/2}$约9.8小时(4~17小时)。血液透析可清除本品。

【用法与用量】 室颤:5 mg/kg不稀释静脉注射,若持续室颤,则剂量增至10 mg/kg,每隔10~30分钟1次,总量每日<30 mg/kg。室性心动过速:5~10 mg/kg溶于葡萄糖液20 ml

缓慢静脉注射，总量 < 30 mg/kg。室速室颤控制后改为静脉滴注，滴速 1 ~ 2 mg/min，3 ~ 5 天减量或停药。肌内注射：5 ~ 10 mg/kg，每 6 小时 1 次，以后视病情增减。

【不良反应与注意事项】 常见低血压，静脉注射过快时发生恶心及呕吐。较少见有心动过缓、心律失常、心绞痛发作、腹泻及腹痛、过敏性反应、头昏、头痛等。本品应依肾功能情况调整剂量。低血压时禁用本品。肾功能障碍、主动脉狭窄、肺动脉高压及其他有心排出量减低的情况慎用。为减少不良反应，最好以 5% 葡萄糖注射液或氯化钠注射液稀释至 40 ~ 50 ml，静脉注射 10 ~ 20 分钟。

【制剂与规格】 注射液：2 ml：0.25 g。

盐酸胺碘酮

Amiodarone Hydrochloride

【作用与用途】 本品属Ⅲ类抗心律失常药。主要电生理效应是延长各部心肌组织的动作电位及有效不应期，有利于消除折返激动。同时具有轻度非竞争性的 α 及 β 肾上腺素受体阻滞和轻度Ⅰ及Ⅳ类抗心律失常药性质。减低窦房结自律性。对静息膜电位及动作电位高度无影响。对房室旁路前向传导的抑制大于逆向。由于复极过度延长，口服后心电图有 QT 间期延长及 T 波改变，可以减慢心率 15% ~ 20%，使 PR 和 Q-T 间期延长 10% 左右。对冠状动脉及周围血管有直接扩张作用。可影响甲状腺素代谢。本品特点为半衰期长，故服药次数少，治疗指数大，抗心律失常谱广。口服适用于危及生命的阵发室性心动过速及室颤的预防，也可用于其他药物无效的阵发性室上性心动过速、阵发心房扑动、心房颤动，包括合并预激综合征者及持续心房颤动、心房扑动电转复后的维持治疗。可用于持续房颤、房扑时室率的控制。除有明确指征外，一般不宜用于治疗房性、室性早搏。

【体内过程】 口服吸收迟缓且不规则。静脉注射后 5 ~ 10 分钟起效，停药可持续 20 分钟 ~ 4 小时。有效血药浓度为 1 ~ 2.5 μg/ml，中毒血药浓度 1.8 ~ 3.7 μg/ml 以上。生物利用度约为 50%。表观分布容积大约 60 L/kg。主要分布于脂肪组织及含脂肪丰富的器官，其次为心、肾、肺、肝及淋巴结，最低的是脑、甲状腺及肌肉。在血浆中 62.1% 与白蛋白结合，33.5% 可能与 β 脂蛋白结合。主要在肝内代谢消除，代谢产物为去乙基胺碘酮。单次口服 800 mg时半衰期为 4.6 小时(组织中摄取)，长期服药半衰期($t_{1/2}$)为 13 ~ 30 天。终末血浆清除半衰期可达 40 ~ 55 天。停药后半年仍可测出血药浓度。口服后 3 ~ 7 小时血药浓度达峰值。约 1 个月可达稳态血药浓度 0.92 ~ 3.75 μg/ml。4 ~ 5 天作用开始，5 ~ 7 天达最大作用，有时可在1 ~ 3 周才出现。停药后作用可持续 8 ~ 10 天，偶可持续 45 天。原药在尿中未能测到，尿中排碘量占总含碘量的 5%，其余的碘经肝肠循环从粪便中排出。血液透析不能清除本品。

【用法与用量】 口服成人常用量:治疗室上性心律失常,每日0.4~0.6 g,分2~3次服,1~2周后根据需要改为每日0.2~0.4 g维持,部分患者可减至0.2 g,每周5天或更小剂量维持;治疗严重室性心律失常,每日0.6~1.2 g,分3次服,1~2周后根据需要逐渐改为每日0.2~0.4 g维持。静脉滴注:负荷量按体重3 mg/kg,然后以1~1.5 mg/min维持,6小时后减至0.5~1 mg/min,每日总量1 200 mg。以后逐渐减量,静脉滴注胺碘酮最好不超过3~4天。

【不良反应与注意事项】 食欲不振、腹胀、恶心、便秘等胃肠道反应。偶有皮疹、痉挛。久服可致药物沉积于角膜,停药后可消失。少数可有光敏感或皮肤变色。本品可发生明显的窦性心动过缓。能干扰甲状腺功能,偶有甲状腺功能紊乱,出现甲亢或甲减征象(可对症处理)。妊娠C类。孕妇、哺乳期妇女慎用。病窦综合征、Ⅱ和Ⅲ度房室传导阻滞、心动过缓、甲状腺疾病以及对本品或碘过敏者禁用。应定期监测血压、心电图等。本品口服吸收和起效时间缓慢,不宜在短时间内用过大剂量以免过量。

【制剂与规格】 胶囊:0.1 g、0.2 g;片剂:0.2 g;注射剂:2 ml:150 mg、3 ml:150 mg。

盐酸索他洛尔
(施太可,甲磺胺心安)
Sotalol Hydrochloride

【作用与用途】 本药兼有第Ⅱ类及第Ⅲ类抗心律失常药物特性,是非心脏选择性、无内在的拟交感活性类β受体阻滞剂,有β_1、β_2受体阻滞作用。能延长心肌动作电位、有效不应期及QT间期,抑制窦房结、房室结传导,并延长房室旁路的传导时间。心电图表现为P-R间期延长,QRS时限轻度增宽,QT间期显著延长。本药有轻度正性肌力作用,可能由于动作电位延长,钙内流时间增加,胞浆内钙增高所致。本药列入Ⅲ类抗心律失常药物的范围内。用于转复,预防室上性心动过速,特别是房室结折返性心动过速,也可用于预激综合征伴室上性心动过速,心房扑动,心房颤动,各种室性心律失常,包括室性早搏、持续性及非持续性室性心动过速、急性心肌梗死并发严重心律失常。

【体内过程】 口服吸收近于100%,2~3小时血药浓度达峰值水平,无肝脏首过效应,生物利用度达95%,主要由肾脏排泄,肾功能正常时,$t_{1/2}$ 15~20小时,肾功能受损$t_{1/2}$明显延长。

【用法与用量】 口服80~160 mg/d,分2次服用,从小剂量开始,逐渐加量。室性心动过速可160~480 mg/d。肾功能不全应减少剂量。

【不良反应与注意事项】 本品严重的不良反应是致心律失常作用,可表现为原有心律失常加重或出现新的心律失常。本品尚可有乏力、气短、眩晕、恶心、呕吐、皮疹等。心动过缓、病态窦房结综合征、Ⅱ～Ⅲ度房室传导阻滞、室内传导阻滞、低血压、休克、Q-T延长、未控制心衰及过敏者，用药过程需注意心率及血压变化。应监测心电图QTc变化，QTc＞500 ms应停药。肾功能不全需慎用或减量。

【制剂与规格】 片剂：40 mg。

伊布利特
Ibutilide

【作用与用途】 本品为新型Ⅲ类抗心律失常药，与司美利特和多非利特同类，可延长AH间期、房室文氏周期长度、心房和心室不应期、右室单相动作电位时程和QTc间期，但PR间期和QRS时限无变化。本品可终止持久性心房扑动和颤动，作用机制与其他Ⅲ类抗心律失常药一样，虽然亦能阻滞复极K^+电流，增加坪值电位时的Ca^{2+}内流，但本品主要是增强坪值期慢相除极Na^+电流。本品大剂量可消除诸如司美利特引起的动作电位时程延长，这种双通道活性可增加K^+外流，有别于其他Ⅲ类抗心律失常药。用于心房扑动和心房颤动，转复率可达80%以上，疗效优于索他洛尔、普鲁卡因胺。

【体内过程】 本品口服时生物利用度极低，故多采用静脉给药。本品大部分在肝脏代谢成无活性物，有5%～10%以原形由尿排出，$t_{1/2\beta}$为6小时。

【用法与用量】 静脉滴注：体重＞60 kg的患者开始剂量为10分钟注射1 mg，过10分钟后注射第二剂量1 mg；体重＜60 kg者，开始及以后的剂量均为0.01 mg/kg。口服：0.25～0.75 mg/d。

【不良反应与注意事项】 本品毒副作用小，不良反应轻微，耐受性和安全性均较好，但偶可引起扭转型室速，一般在用药后不久即可发生，故使用本品时应作心电图监测，以便及时处理。

【制剂与规格】 伊布利特富马酸盐注射剂：每支0.5 mg、1 mg，剂量以伊布利特计算；片剂：每片0.25 mg。

多非利特（杜菲利特）
Dofetilide

【作用与用途】 本品为抗心律失常药，是一种选择性钾通道阻滞剂，属Ⅲ类抗心律失常药。在动物实验中，本品能显著延长豚鼠心室平滑肌的动作电位时程，减慢由于某些状态，尤其是高钾所引起的心率加快，有效不应期的延长呈剂量依赖性，可消除因心肌缺血而造成的动作电位时程缩短现象。静脉注射5～100 μg/kg后，QT间期延长，心肌收缩力增强，心率轻度加快，而血压无变化，也无负性肌力作用，也未见心脏抑制。临床研究表明可使受试者心电图QT间期延长，但QT间隔的分离度并不增加，这种延长QT间期的作用在心率较慢时更为明显。持续性的心房颤动或心房扑动患者静脉给药后，心率常可被有效控制，相对而言,该药似乎对心房扑动的治疗效果更好。用于心房颤动、心房扑动及其他心律失常患者的治疗。

【体内过程】 经静脉注射或口服给药后,$t_{1/2}$静脉注射为(7.5±4.0)小时,口服为(7.1±0.2)小时,分布容积为(228±17)L,清除率为(347±20)ml/min。生物利用度为99%,用药后48小时有52%的药物以原形从尿中排出。

【用法与用量】 静脉滴注:8 μg/kg,滴速30分钟以上;口服:0.25~0.75 mg/d。

【不良反应与注意事项】 由本品引起的心律失常与其他抗心律失常药相似,但与血浆浓度无关。

【制剂与规格】 注射剂:每支0.5 mg;片剂:每片0.25 mg。

盐酸安他唑啉
Antazoline Hydrochloride

【作用与用途】 具有抗心律失常作用,其作用机制是干扰心肌细胞膜对钠、钾离子的渗透,减慢心肌的传导;同时有轻度的交感神经阻滞作用,从而增加周围血管的阻力及降低心排血量,对血压和心率无影响,作用时间可维持4~6小时。临床主用于房性、室性早搏,室性心动过速,房颤等心律失常及过敏性疾病。

【用法与用量】 口服:每次1~2片,每日3~4次,饭后服用。

【不良反应与注意事项】 器质性心脏病及心输出量不足的患者慎用。

【制剂与规格】 片剂:0.1 g。

纳多洛尔(萘羟心安,康加尔多)
Nadolol

【作用与用途】 属长效非选择性β受体阻滞剂,无内在拟交感活性及膜稳定性。结构类似于心得安,但作用强2~4倍。适用于室性心律失常,减慢房扑、房颤时的心室率,偶有房颤转复成功:亦用于冠心病心绞痛及高血压病。

【体内过程】 口服吸收较差,仅30%左右,无肝脏首过效应,血浆蛋白结合率30%,C_{max}为3~4小时,$t_{1/2}$为14~24小时,约70%经肾排泄,其余由粪便排泄。

【用法与用量】 口服:开始每次40 mg,每日1次;以后可酌情增加至每日80~320 mg。

【不良反应和注意事项】 个别病人有心力衰竭等出现。心脏功能不全、循环衰竭者忌用,支气管哮喘者慎用。肾功能不佳者宜减量。

【制剂与规格】 片剂:40 mg、80 mg、120 mg。

氟司洛尔
Flestolol

【作用与用途】 为非选择性β受体阻断药,无内在活性和膜稳定性。作用基本与普萘洛尔相似。特点为作用时间短,对房颤、房扑病人的心率能迅速有效地控制,对心肌缺血病人可很快改善血液供应。可用于室上性快速型心律失常、不稳定型心绞痛和急性心肌梗死。

【体内过程】 进入血中很快被血浆酯酶水解。静脉注射 $t_{1/2}$ 为 6.5 分钟，人体静脉滴注 18～100 μg/(kg·min)，1 小时后血药浓度即达稳态，停药后 30 分钟作用即消失。不易透过血脑屏障。肝、肾中分布较多，脑、脾中分布较少。

【用法与用量】 静脉注射或静脉滴注：5～10 μg/(kg·min)。

【不良反应和注意事项】 个别有胸痛、恶心、轻微胃痛和头痛，停药后短时间即可消除。

【制剂与规格】 注射剂：5 mg、10 mg。

卡替洛尔
Carteolol

【作用与用途】 为抗心律失常药，是 β 受体阻滞剂。药效学类似于普萘洛尔，可直接作用于心肌，抑制心肌收缩力，降低心肌耗氧量，对外周血管和冠脉血管有扩张作用，无内源性拟交感作用，局部麻醉作用弱。用于各型心律失常，也用于心绞痛和高血压的治疗。

【用法与用量】 口服：每次5 mg，2～3 次/d；静脉注射：每次 5 mg，必要时可重复给药。

【不良反应和注意事项】 参见普萘洛尔。

【制剂与规格】 片剂：5 mg；注射剂：5 mg。

腺苷(新速平)
Adenosine

【作用与用途】 本品是一种内源性嘌呤核苷，可直接进入心肌经磷酸化生成腺苷酸，参与心肌能量代谢，同时还参与扩张冠脉血管，增加血流量。腺苷对心血管系统和机体的许多其他系统及组织均有生理作用。腺苷是用于合成三磷酸腺苷(ATP)、腺嘌呤、腺苷酸、阿糖腺苷的重要中间体。用于治疗阵发性室上性心动过速，宽波形和窄波形室上性心动过速的辅助诊断；用于药物负荷辅助诊断冠心病。

【体内过程】 腺苷静脉注射给药后，很快进入血液循环中，并被清除细胞摄取，主要由红细胞和血管内皮细胞摄取。细胞内的腺苷很快被代谢掉，或经腺苷激酶磷酸化而成单磷酸腺苷，或经细胞内的腺苷脱氨酶脱氨而成肌苷；细胞外的腺苷半衰期小于 10 秒，主要由细胞摄取而清除，其余部分可通过腺苷脱氨的形式进行脱氨。由于腺苷的激活与灭活均不通过肝肾代谢，因此肝肾功能衰退不改变腺苷的药效和耐受性。

【用法与用量】 用于配制腺苷制剂。本品仅限在医院供静脉输液使用，首剂 6 mg，如心动过速仍未停止，可在 1～2 分钟后给予第二剂和第三剂各 12 mg，6 分钟之内注射完。

【不良反应和注意事项】 面部潮红、头晕、出汗、心悸、低血压、呼吸困难、支气管痉挛、恶心等较常见。较罕见的不良反应有：不适感，出汗，心悸，过度换气,头部压迫感,焦虑,视力模糊,烧灼感,心动过缓,心脏停搏,胸痛,头痛,眩晕,手臂沉重感,手臂、背部、颈部疼痛,金属味等,这些不良反应呈轻度,持续时间短(常短于1分钟)。腺苷的作用不能被阿托品阻断。房颤、房扑及有旁路传导的患者可能增加异常旁路的下行传导。由于可能有引起尖端扭转性室速的危险,对QT期间延长的患者,不管是先天性,还是药物引起的或代谢性的,均应慎用腺苷。慢性阻塞性肺疾患,腺苷可能促使或加重支气管痉挛。由于在室上性心动过速转复为窦性心律时可出现暂时的电生理现象,故必须在医院心电监护下给药。由于外源性腺苷既不在肾脏也不在肝脏降解,故腺苷的作用不受肝或肾功能不全的影响。

【制剂与规格】 注射剂:2 ml:6 mg;10 ml:20 mg。

抗心绞痛、心肌梗死、周围血管扩张药及脑激活剂

(一)硝酸酯类制剂

硝酸甘油(耐绞宁)

Nitroglycerin

【作用与用途】 主要药理作用是松弛血管平滑肌。硝酸甘油释放一氧化氮(NO),激活鸟苷酸环化酶,使平滑肌和其他组织内的环鸟苷酸(cGMP)增多,导致肌球蛋白轻链去磷酸化,调节平滑肌收缩状态,引起血管扩张。硝酸甘油扩张动静脉血管床,以扩张静脉为主,其作用强度呈剂量相关性。外周静脉扩张,使血液潴留在外周,回心血量减少,左室舒张末压(前负荷)降低;扩张动脉使外周阻力(后负荷)降低;动静脉扩张使心肌耗氧量减少,缓解心绞痛;对心外膜冠状动脉分支也有扩张作用。治疗剂量可降低收缩压、舒张压和平均动脉压,有效冠状动脉灌注压常能维持,但血压过度降低或心率增快使舒张期充盈时间缩短时,有效冠状动脉灌注压则降低,使增高的中心静脉压与肺毛细血管楔嵌压、肺血管阻力与体循环血管阻力降低。心率通常稍增快,估计是血压下降的反射性作用。心脏指数可增加、降低或不变:左室充盈压和外周阻力增高伴心脏指数低的患者,心脏指数可能会增高;相反,左室充盈压和心脏指数正常者,静脉注射用药可使心脏指数稍降低。用于冠心病心绞痛的治疗及预防,也可用于降低血压或治疗充血性心力衰竭。

【体内过程】 使用口颊片后吸收快,3 分钟起作用,作用持续 4 ~ 6 小时。片剂、溶液舌下给药 2 ~ 3 分钟起效、5 分钟达到最大效应,血药浓度峰值为 2 ~ 3 ng/ml,作用持续 10 ~ 30 分钟,半衰期 1 ~ 4 分钟。气雾剂起效时间最快为给药后 0.5 ~ 1 分钟,起效者为 39.3%,1 分钟起效 41.8%,起效时间明显快于硝酸甘油片,但持续时间也短。静脉滴注即刻起作用。生物利用度 80%;蛋白结合率 60%;主要在肝脏代谢,迅速而完全,中间产物为二硝酸盐和单硝酸盐,终产物为丙三醇。两种主要代谢产物 1,2-二硝酸甘油和 1,3-二硝酸甘油与母体药相比较,作用较弱,半衰期更长,代谢后经肾脏排除。

【用法与用量】 控释口颊片:每次 1 mg 放置于口颊犬齿龈上,每日 3 ~ 4 次。效果不明显,可增加至每次 2.5 mg,每日 3 ~ 4 次。勿置于舌下,使其在 3 ~ 5 小时内稳定溶解。如果不慎咽下,应再置 1 片。因有吸入的危险,故不主张在就寝时使用。若缓解急性发作,建议用舌下含片。片剂:成人每次用 0.25 ~ 0.5 mg(1 片)舌下含服。每 5 分钟可重复 1 片,直至疼痛缓解。如果 15 分钟内总量达 3 片后疼痛持续存在,应立即就医。在活

动或大便之前5～10分钟预防性使用,可避免诱发心绞痛。溶液:1%溶液舌下给药,每次0.05～0.1 ml,每日2 ml。气雾剂:心绞痛发作时,向口腔舌下黏膜喷射1～2次,相当于硝酸甘油0.5～1 mg。使用时先将喷雾帽取下,将罩壳套在喷雾头上,瓶身倒置,把罩壳对准口腔舌下黏膜揿压阀门,药液即呈雾状喷入口腔内。注射液:用5%葡萄糖注射液或氯化钠注射液稀释后静脉滴注,开始剂量为5 μg/min,最好用输液泵恒速输入。用于降低血压或治疗心力衰竭,可每3～5分钟增加5 μg/min,如在20 μg/min时无效可以10 μg/min递增,以后可20 μg/min。患者对本药的个体差异很大,静脉滴注无固定适合剂量,应根据个体的血压、心率和其他血流动力学参数来调整用量。

【不良反应与注意事项】 用药初期可能会出现硝酸酯引起的血管扩张性头痛,还可能出现面部潮红、口干、眩晕、体位性低血压和反射性心动过速。偶见血压明显降低、心动过缓、心绞痛加重和晕厥。禁用于急性循环衰竭、严重低血压(收缩压 <90 mmHg)、急性心肌梗死伴低充盈压、梗阻性肥厚心肌病、缩窄性心包炎、心包填塞、严重贫血、青光眼颅内压增高、硝基化合物过敏、脑出血或头颅外伤、严重肝肾功能损害者。急性心急梗死患者,应避免收缩压低于90 mmHg。主动脉和(或)二尖瓣狭窄、体位性低血压、颅内压增高及肾功能不全者慎用。老年患者对本类药物的敏感性可能更高,更易发生头昏等反应。与其他血管扩张剂、钙拮抗剂、β受体阻滞剂、降压药、三环抗抑郁药及酒精合用,可增强本类药物的降血压效应。应注意避免血压过低。

【制剂与规格】 控释口颊片:1 mg、2.5 mg;片剂:0.5 mg;气雾剂:15 g(含硝酸甘油0.1 g);硝酸甘油溶液:注射剂:1 ml:1 mg;1 ml:2 mg;1 ml:5 mg;1 ml:10 mg。

亚硝酸异戊酯
Amyl Nitrite

【作用与用途】 血管扩张作用与硝酸甘油类似,但作用更快。释放一氧化氮(NO),NO与内皮舒张因子相同,激活鸟苷酸环化酶,使平滑肌和其他组织内的环鸟苷酸(cGMP)增多,导致血管扩张;并能扩张周围静脉,使周围静脉贮血,左心室末压降低和舒张期对冠脉血流阻力降低,也可扩张周围小动脉而使周围阻力和血压下降,从而心肌耗氧量降低,缓解心绞痛。还具有解除氰化物毒性的作用,其机制与亚硝酸钠相同,使血红蛋白中的二价铁(Fe^{2+})氧化成三价铁(Fe^{3+}),Fe^{3+}再与氰化物(CN^-)结合成高铁血红蛋白,暂时延缓氰化物的毒性,随即需注射亚硝酸钠和硫代硫酸钠。治疗氰化物中毒及心绞痛急性发作。

【体内过程】 吸入后30秒钟起效,持续3～5分钟。用药后心率增快、血压降低、左室舒张末压降低。

【用法与用量】 将安瓿包在一层手帕或纱布内,折断,经鼻腔吸入本品,每次 15 秒钟。氰化物中毒:每次 0.3～0.4 ml(1～2 支),2～3 分钟可重复 1 次,总量不超过 1～1.2 ml(5～6 支)。心绞痛发作:每次 0.2 ml(1 支)。

【不良反应与注意事项】 常引起面红、头痛与头昏、恶心与呕吐、低血压、不安和心动过速。本品可增加眼内压和颅内压,因此青光眼、近期脑外伤或脑出血患者禁用。接触本品可导致接触性皮炎。

【制剂与规格】 吸入剂:0.2 ml。

硝酸异山梨酯(消心痛)
Isosorbide Dinitrate

【作用与用途】 本品的基本药理作用是直接松弛平滑肌,尤其是血管平滑肌;对毛细管后静脉血管的舒张作用较小动脉更为持久。对心肌无明显直接作用。由于容量血管舒张,静脉回心量减少,降低心脏的前负荷,同时外周阻力血管扩张,血压下降,使左心室射血阻力减少,又使心脏后负荷下降。心脏前后负荷的降低使心肌耗氧量减少。用于冠心病的长期治疗;心绞痛的预防;心肌梗死后持续心绞痛的治疗;与洋地黄和(或)利尿剂联合应用,治疗慢性充血性心力衰竭;肺动脉高压的治疗。

【体内过程】 口服吸收完全,平均生物利用度约 25%,肝脏首过代谢明显。血清浓度达峰时间在服药后 1 小时。吸收后的分布容积为 2～4 L/kg,清除率为 2～4 L/min,半衰期约 1 小时。脱硝基后生成 2-单硝酸酯(15%～25%)和 5-单硝酸酯(75%～85%),两者均有生物活性。5-单硝酸酯的活性更强,半衰期为 5 小时,在血清中脱硝后形成异山梨醇(大约 37%)和右旋山梨醇(大约 7%),由尿中排出,此外 25% 以葡糖醛酸形式排出,2% 以原形排出,粪便中排出 < 1%。5-单硝酸酯的代谢产物均无扩血管作用。经静脉给药,迅速分布至全身,在心脏、脑组织和胰腺中含量较高,脂肪组织、皮肤、大肠、肾上腺和肝脏含量较低,血浆蛋白结合率低。经至肝脏时,大部分药迅即被代谢成活性产物 2-单硝酸异山梨酯和 5-单硝酸异山梨酯,肾脏是其主要排泄途径,其次为胆汁排泄。

【用法与用量】 口服:每次 20～40 mg,每日 2 次。由于个体反应不同,需个体化调整剂量。气雾剂使用时,先揭开药瓶盖帽,喷射阀门处于上方,药瓶垂直,按压喷射阀门数次至喷雾均匀后则可使用。但若停用时间较长,则需再按压阀门至喷雾均匀后方可使用。使用时将喷雾嘴对准口腔,按压 4 揿,可达到有效剂量 2.5 mg。静脉滴注:最适浓度:1 支 10 ml 安瓿注入 200 ml 0.9% 氯化钠注射液或 5% 葡萄糖液中,或者 5 支 5 ml 安瓿注入 500 ml 0.9% 氯化钠注射液或 5% 葡萄糖液中,振摇数次,得到 50 μg/ml 的浓度;亦可用 10 ml 安瓿 5 支注入 500 ml 输液中,得到 100 μg/ml 的浓度。药物剂量可根据患者的反应调整,静脉滴注开始剂量 30 μg/min,观察 0.5～1 小时,如无不良反应可加倍,每日 1 次,10 天为 1 个疗程。氯化钠注射液:药物剂量可根据病人的反应调整,一般有效剂量为每小时 2 ~ 7 mg。开始剂量 60 μg/min,一般给药速度 60 ~ 120 μg/min,每日一次,一次 20 mg,10 天为一疗程。

【不良反应与注意事项】 用药初期可能会出现硝酸酯引起的血管扩张性头痛,还可能出现面部潮红、眩晕、体位性低血压和反射性心动过速。偶见血压明显降低、心动过缓和心绞痛加重,罕见虚脱及晕厥。低充盈压的急性心肌梗死、主动脉或二尖瓣狭窄、体位性低血压、颅内压增高者慎用。不应突然停止用药,以避免反跳现象。

【制剂与规格】 硝酸异山梨酯片:20 mg;硝酸异山梨酯气雾剂:每瓶药液重量 9.1 g,含硝酸异山梨酯 0.125 g,每瓶喷量 200 揿;硝酸异山梨酯注射液:5 ml:5 mg;10 ml:10 mg;100 ml:10 mg;200 ml:20 mg。

单硝酸异山梨酯
Isosorbide Mononitrate

【作用与用途】 单硝酸异山梨酯(ISMN)为二硝酸异山梨酯的主要生物活性代谢物,与其他有机硝酸酯一样,主要药理作用是松弛血管平滑肌。ISMN 释放一氧化氮(NO),NO 与内皮舒张因子相同,激活鸟苷酸环化酶,使平滑肌细胞内的环鸟苷酸(cGMP)增多,从而松弛血管平滑肌,使外周动脉和静脉扩张,对静脉的扩张作用更强。静脉扩张使血液潴留在外周,回心血量减少,左室舒张末压和肺毛细血管楔嵌压(前负荷)减低;动脉扩张使外周血管阻力、收缩期动脉压和平均动脉压(后负荷)减低;冠状动脉扩张,使冠脉灌注量增加。总的效应是使心肌耗氧量减少,供氧量增多,心绞痛得以缓解。用于预防心绞痛,心肌梗死后持续心绞痛及冠心病的治疗,与洋地黄或利尿剂联合应用,治疗慢性充血性心力衰竭。

【体内过程】 在胃肠道完全吸收,无肝脏首过效应,生物利用度近 100%,血清浓度达峰时间在服药后 30 ~ 60 分钟。静脉注射后约 9 分钟内分布到总体液中,分布容积为 0.6 ~ 0.7 L。ISMN 的蛋白结合率 <5%,作用时间 6 小时。缓释剂与普通片比较,相对生物利用度为 80% ~ 90%。作用时间可延长到 8.6 小时,平均清除半衰期为 4 ~ 5 小时。老年人、肝功能或肾功能损害及心功能不全患者的清除率与健康年轻人无区别。ISMN 在血清中脱硝基后形成异山梨醇(大约 37%)和右旋山梨醇(大约 7%),由尿中排出,此外 25% 以葡糖醛酸形式排出,2% 以原形排出,粪便中排出 < 1%。ISMN 的代谢产物均无扩血管作用。

【用法与用量】 口服:每次 10 ~ 20 mg,每日 2 次,缓释胶囊 50 mg,每日早饭后服 1 次。注射:用 5% 葡萄糖注射液稀释后从 1 ~ 2 mg/h 开始静脉滴注,根据患者的反应调整剂量,最大剂量为 8 ~ 10 mg,用药期间须密切观察患者的心率及血压。由于个体反应不同,需个体化调整剂量。单硝酸异山梨酯氯化钠、葡萄糖注射液剂量可根据病人的反应调整,一般有效剂量为每小时 2 ~ 7 mg,开始给药速度为 60 μg/min,一般速度为 60 ~ 120 μg/min,每日一次,10 天为一疗程。

【不良反应与注意事项】 用药初期可能会出现硝酸酯引起的血管扩张性头痛,通常连续服用数日后,症状可消失。还可能出现面部潮红、眩晕、体位性低血压和反射性心动过速。偶见血压明显降低、心动过缓、心绞痛加重和晕厥。急性循环衰竭(休克、循环性虚脱)患者禁用。严重低血压(收缩压 <90 mmHg)患者禁用。急性心肌梗死伴低充盈压(除非在有持续血流动力学监测的条件下)患者禁用。肥厚梗阻型心肌病、缩窄性心包炎或心包填塞患者禁用。严重贫血、青光眼、颅内压增高患者禁用。

【制剂与规格】 胶囊、片剂、胶丸:10 mg、20 mg;缓释胶囊(片):50 mg;注射液:20 ml:25 mg;单硝酸异山梨酯氯化钠注射液 100 ml:单硝酸异山梨酯 20 mg 与氯化钠 0.9 g;单硝酸异山梨酯葡萄糖注射液 100 ml:单硝酸异山梨酯 20 mg 与葡萄糖 5 g。

戊四硝酯(硝酸戊四醇酯)

Pentaerithrityl Tetranitrate

【作用与用途】 本品为血管扩张药,药理作用与硝酸甘油类似,但作用缓慢持久。用于预防心绞痛发作,也用于高血压、慢性心功能不全。

【体内过程】 本品一般在服药后 40 分钟起作用,可维持 4 ~6 小时。

【用法与用量】 口服,每次 10 ~ 30 mg,每日 3 ~4 次。也可舌下含用。

【不良反应与注意事项】 常见的有:由体位性低血压引起的眩晕、头昏、昏厥、面颊和颈部潮红,严重时可出现持续的头痛、恶心、呕吐、心动过速、烦躁;皮疹、视力模糊、口干则少见。对本品过敏者、患严重低血压、血容量减少、严重贫血、心衰、青光眼和因脑出血或头部创伤而至颅内压增高的患者禁用。有严重肝、肾功能损害的患者慎用。用药期间从卧位或坐位突然站起时须谨慎,以免突发体位性降压。如发生晕厥或低血压,应采用卧姿并使头部放低,吸氧并辅助呼吸。

【制剂与规格】 戊四硝酯片:10 mg。

复方戊四硝酯

(复方硝酸甘油片)

Compound Pentaerithrityl Tetanitrate

【作用与用途】 用于防治心绞痛等。

【用法与用量】 口服或含化:每次 1 片,每日 3 次。一般口含,为求速效可嚼碎含服。

【不良反应与注意事项】 有恶心、呕吐、头痛、昏睡、视力模糊、呼吸困难等。急性心肌梗死、脑手术、脑出血、青光眼患者忌用。

【制剂与规格】 片剂:每片含硝酸戊四醇酯 20 mg、硝酸甘油 0.5 mg。

（二）β 肾上腺素受体阻滞剂

盐酸普萘洛尔

Propranolol Hydrochloride

【作用与用途】 普萘洛尔为非选择性竞争抑制肾上腺素 β 受体阻滞剂。阻断心脏上的 $β_1$、$β_2$受体，拮抗交感神经兴奋和儿茶酚胺作用，降低心脏的收缩力与收缩速度，同时抑制血管平滑肌收缩，降低心肌耗氧量，使缺血心肌的氧供需关系在低水平上恢复平衡，可用于治疗心绞痛。抑制心脏起搏点电位的肾上腺素能兴奋，用于治疗心律失常。本品亦可通过中枢、肾上腺素能神经元阻滞，抑制肾素释放以及心排出量降低等作用，用于治疗高血压。竞争性拮抗异丙肾上腺素和去甲肾上腺素的作用，阻断 $β_2$受体，降低血浆肾素活性。可致支气管痉挛。抑制胰岛素分泌，使血糖升高，掩盖低血糖症状，延迟低血糖的恢复。有明显的抗血小板聚集作用，这主要与药物的膜稳定作用及抑制血小板膜 Ca^{2+} 转运有关。用于控制高血压和心绞痛的治疗，也可用于急性心肌梗死愈后的长期预防。

【体内过程】 本品口服后胃肠道吸收较完全，广泛地在肝内代谢，生物利用度约 30%。给药后 1 ~ 1.5 小时达血药浓度峰值，消除半衰期为 2 ~ 3 小时，血浆蛋白结合率 90% ~ 95%。个体血药浓度存在明显差异，表观分布容积（3.9 ± 6.0）L/kg。经肾脏排泄，主要为代谢产物，小部分（< 1%）为母药。不能经透析排出。缓释胶囊每日口服 1 次，在胃肠道内缓慢释放，吸收完全，稳态时的血药浓度达峰时间 6.6 小时，血药峰浓度 21.5 ng/ml（剂量为每次 60 mg），半衰期（$t_{1/2}$）为 7.0 小时。药物在肝脏有很强的首过效应，能透过血脑脊液屏障和胎盘。

【用法与用量】 抗心律失常：成人，口服，每次 10 ~ 30 mg，每日 3 ~ 4 次，根据疗效和耐受程度调整用量。静脉注射，1 ~ 3 mg，缓慢注射，必要时 5 分钟后可重复，总量 5 mg。儿童，口服，每日 0.5 ~ 1 mg/kg，每日 3 ~ 4 次；静脉注射，0.01 ~ 0.1 mg/kg，缓慢注入（10 分钟），不宜超过 1 mg。心绞痛：口服，开始 5 ~ 10 mg，每日 3 ~ 4 次，每 3 日增加 10 ~ 20 mg，可增至每日 200 mg。高血压：口服，5 ~ 10 mg，3 ~ 4 次/日，按疗效及耐受程度调整。肥厚性心肌病：口服，每次 10 ~ 20 mg，每日 3 ~ 4 次。嗜铬细胞瘤：口服，每次 10 ~ 20 mg，每日 3 ~ 4 次，术前用 3 日。与 α 受体阻滞药同用，一般先用 α 受体阻滞药，稳定后再加用本品。

【不良反应与注意事项】 应用本品可出现眩晕、神志模糊（尤见于老年人）、精神抑郁、反应迟钝等中枢神经系统不良反应，头昏（低血压所致），心率过慢（< 50 次/min）；较少见的有支气管痉挛及呼吸困难、充血性心力衰竭；更少见的有发热和咽痛（粒细胞缺乏）、皮疹（过敏反应）、出血倾向（血

小板减小);不良反应持续存在时,须格外警惕雷诺征样四肢冰冷,腹泻,倦怠,眼、口或皮肤干燥,恶心,指、趾麻木,异常疲乏等。β 受体阻滞剂的耐受量个体差异大,用量必须个体化。首次用本品时需从小剂量开始,逐渐增加剂量并密切观察反应以免发生意外。本品血药浓度不能完全预示药理效应,故还应根据心率及血压等临床征象指导临床用药。冠心病患者使用本品不宜骤停,否则可出现心绞痛、心肌梗死或室性心动过速。甲亢患者用本品也不可骤停,否则使甲亢症状加重。长期用本品者撤药须逐渐递减剂量,至少经过 3 天,一般为 2 周。长期应用本品可在少数患者出现心力衰竭,倘若出现,可用洋地黄苷类和(或)利尿剂纠正,并逐渐递减剂量,最后停用。本品可引起糖尿病患者血糖降低,但非糖尿病患者无降糖作用。故糖尿病患者应定期检查血糖。服用本品期间应定期检查血常规、血压、心功能、肝肾功能等。

【制剂与规格】 片剂:10 mg;注射液:5 ml:5 mg。

噻吗洛尔(噻吗心安)

Timolol Maleate

【作用与用途】 本品为 β 肾上腺能受体拮抗剂,无抑制心肌作用和内源拟交感活性。临床药理研究证实,β 受体拮抗剂可改变静息心率及对体位改变时心率的反应,抑制异丙肾上腺素引起的心动过速,改变对瓦尔萨瓦尔试验的反应,减少活动时心率和血压的变化,并降低 β 受体激动剂所致的正性变力、正性变时、支气管及血管扩张作用。此降低作用的程度与交感紧张性及其在受体部位的浓度成正比。还可降低健康人及心脏病患者的心排血量。对于有严重心肌损害的患者,β-阻滞剂可降低交感神经系统维持必要心功能所产生的兴奋作用。其作用于支气管及细支气管,可引起气道阻力增加。此作用对于哮喘及其他有支气管痉挛情况的患者具有潜在危险性。用于原发性高血压病、心绞痛或心肌梗死后的治疗及预防偏头痛。

【体内过程】 口服吸收约为 90%。服后 1 ~ 2 小时作用达峰值。半衰期 $t_{1/2}$ 为 4 小时,部分在肝脏代谢,药物和代谢产物均由肾脏排除。不广泛结合血浆蛋白,在血液透析时不易清除,大约 60% 被超滤过。口服给药的血浆浓度大约为静脉给药的 1/2,表明 50% 首次通过代谢。本品交感活性个体差异较大,治疗效应与血药浓度并无明显相关。

【用法与用量】 高血压:开始剂量每次 2. 5 ~ 5 mg,每日 2 ~ 3 次,根据心率及血压变化可增减量。维持量通常为 20 ~ 40 mg。最大量可为每日 60 mg。增加药物的间期应该至少为 7 天。心肌梗死:每次 2. 5 mg,每日 2 次开始,可渐增至每日总量 20 mg。偏头痛:每次 10 mg,每日 2 次,根据临床反应及耐受性可渐增至每日总量30 mg,或减至每日 10 mg。6 ~ 8 周无效则应停用。

【不良反应与注意事项】 临床实

验室检查：可有血尿素氮、血钾、血尿酸、血三酰甘油轻度升高，血红蛋白、血细胞比容、高密度脂蛋白轻度降低。但无明显临床意义。尚无肝功能检查指标升高的报道。支气管哮喘或有支气管哮喘病史、严重慢性阻塞性肺病、窦性心动过缓、Ⅱ～Ⅲ度房室传导阻滞、难治性心功能不全、心源性休克、对本品过敏者禁用。

【制剂与规格】 马来酸噻吗洛尔片：2.5 mg、5 mg。

阿替洛尔（氨酰心安，天诺敏）
Atenolol

见抗心律失常药“阿替洛尔”。

美托洛尔（美多心安，倍他乐克）
Metoprolol

见抗心律失常药“美托洛尔”。

倍他洛尔（倍他索洛尔，卡尔仑）
Betaxolol

【作用与用途】 用于动脉性高血压，预防运动期间出现的心绞痛发作。

【体内过程】 本品口服吸收完全，首过效应少，2～4 小时达到血浆峰浓度。体内分布广泛，重复给药的平均分布容积为 7.7～78.8 L/kg。生物利用度为 80%～90%，血浆蛋白结合率为 50%。半衰期为 16～20 小时。本药主要经肝脏代谢为无活性产物随尿排出。原形药物仅占 15%，还有部分可透过胎盘及随乳汁分泌。严重肾脏功能损害者、老年和婴儿的半衰期延长。

【用法与用量】 常用剂量每日 20 mg，对某些患者，初始剂量为每次 10 mg。

【不良反应与注意事项】 易疲劳、四肢冷、心跳减慢、胃功能紊乱、性欲降低。罕见心功能不全、血压突然降低、支气管痉挛、低血糖、雷诺综合征、皮疹。

【注意事项】 停药时须经 1～2 周以上的时间，逐渐减少剂量停药。轻微的气喘和慢性阻塞性支气管肺疾病，心功能不全，非严重的心动过缓（超过 50 次/min），轻微的周围血管疾病，以及治疗过的嗜铬细胞瘤性高血压、银屑病患者和有过敏史者慎用。老年人、肾功能不全、糖尿病患者、妊娠和哺乳妇女使用本药时应格外小心。

【制剂与规格】 糖衣片：20 mg。

比索洛尔（康可，博苏，洛雅）
Bisoprolol

【作用与用途】 本品是选择性 β_1 肾上腺素能受体阻滞剂。无内在拟交感活性和膜稳定作用。不同模型动物实验表明，它与 β_1 受体的亲和力比 β_2 受体大 11～34 倍，对 β_1 受体的选择性是同类药物阿替洛尔（Atenolol）的 4 倍。本品作用时间长（24 小时以上），连续服用控制症状好且无耐受现象，对呼吸系统副作用极小，未见对脂肪分解代谢的影响。用于原发性高血压、心绞痛的治疗。

【体内过程】 本品口服吸收迅

速、完全，生物利用度高（>90%），首过效应低（<10%），血药浓度达峰时间1.7～3.0小时，稳定血药浓度在20～60 μg/L，给药后肺、肾、肝含量最高，体内半衰期长（$t_{1/2}$10小时）。该药的50%经肝脏代谢，50%由肾脏排泄，有平衡消除的特点。

【用法与用量】 口服。每日1次，起始剂量2.5 mg，最大剂量每日不超过10 mg，请遵医嘱。

对有轻微或中度肝、肾功能不全者剂量不需调整，晚期肾功能不全（肌酐廓清率<20 ml/min）及严重肝功能不全者，每日剂量不宜超过10 mg。

【不良反应与注意事项】 服药初期可能出现有轻度乏力、胸闷、头昏、心动过缓、嗜睡、心悸、头痛和下肢水肿等，继续服药后均自动减轻或消失，在极少数情况下会出现胃肠紊乱（腹泻、便秘、恶心、腹痛）及皮肤反应（如红斑、瘙痒）。偶见血压明显下降，脉搏缓慢或房室传导失常。有时产生麻刺感或四肢冰凉，在极少情况下，会导致肌肉无力，肌肉痛性痉挛及泪少。对间歇性跛行或雷诺现象的患者，服药初期，病情可能加重，原有心肌功能不全者亦可能使病情加剧。血糖浓度波动较大的糖尿病患者及酸中毒患者宜慎服。肺功能不全、严重肝肾功能不全患者慎用。

【制剂与规格】 富马酸比索洛尔片：5 mg；富马酸比索洛尔胶囊：2.5 mg、5 mg。

吲哚洛尔（心得静）

见抗心律失常药“吲哚洛尔”。

阿罗洛尔（阿尔马尔）

Arotinolol

【作用与用途】 本品为非选择性β受体阻滞剂，具有β受体阻滞作用及适度α受体阻滞作用，作用比心得安强，且持续时间长，无膜稳定作用和内源性交感作用。可抑制亢进的心功能，使心肌耗氧量减少，又可使周围血管阻力上升。拉贝洛尔的α、β受体阻滞作用比率为1∶3，本品为1∶8，故无拉贝洛尔的体位性低血压等副作用。用于原发性高血压、心绞痛、心动过速性心律失常等。

【体内过程】 健康成人1次口服10 mg，约2小时达血药浓度峰值117 ng/ml。$t_{1/2}$为10小时。主要由尿排泄，连续口服无蓄积性。血和尿中主要代谢产物为氨基甲酰基水解后的活性代谢物。

【用法与用量】 口服：每次10 mg，2次/d。如疗效不佳，可增剂量30 mg/d，分次服，或遵医嘱。

【不良反应与注意事项】 偶见食欲不振、恶心、呕吐、腹泻、倦怠、乏力、头痛、心动过缓、心悸、气喘、SGOT及SGPT上升等；罕见心房颤动、房室阻滞恶化、外周循环障碍及肌肉痛、空腹时血糖值上升与皮疹等。严重心动过缓、房室阻滞、窦房阻滞、糖尿病性酮症酸中毒、代谢性酸中毒、心源性休克、肺动脉高压引起右心衰竭、充血性心力衰竭、支气管痉挛等患者及孕妇禁用;特发性低血压心功能不全、未完全控制的糖尿病、严重肝肾功能障碍等患者、老人及儿童慎用。

【制剂与规格】 片剂:10 mg。

氧烯洛尔(心得平,烯丙氧心安) Oxprenolol

【作用与用途】 为非选择性β受体阻断剂,具有内在拟交感活性及膜稳定性,作用与普萘洛尔相似,β阻断剂药效比例为0.5～1.0(普萘洛尔=1)。另外,还可降低血浆肾素活性、减少肾血流量及肾小球滤过率。适用于冠心病心绞痛、高血压、心律失常。

【体内过程】 口服吸收率为90%,C_{max}为1～2小时,血浆蛋白结合率为80%,在肝代谢,经肾排泄,$t_{1/2}$为1～3小时。可通过血脑屏障及胎盘,也可出现于乳汁。

【用法与用量】 口服:用于心绞痛时每次40～160 mg,每日3次。用于高血压开始每次80 mg,每日2次,如疗效不满意,可于1～2周逐渐增量,与利尿剂合用可减小剂量。抗心律失常时,口服每次20～40 mg,每日3次,必要时可酌情加量。紧急情况时1～2 mg,缓慢静脉注射1～2次,间隔10～20分钟。

【不良反应和注意事项】 与普萘洛尔相同,但偶见血小板减少。

【制剂与规格】 片剂:20 mg,40 mg,80 mg。缓释片剂:80 mg,160 mg。

贝凡洛尔(倍凡洛尔) Bevantolol

【作用与用途】 对β_1受体的选择性与美托洛尔相似,不及阿替洛尔,比醋丁洛尔为好。其β受体阻断作用的强度为普萘洛尔的1/3～1/2。无内在活性,有较弱的膜稳定作用。动物实验显示有较拉贝洛尔为弱的α_1受体阻断作用。对外周阻力无明显影响,甚或能降低外周阻力。适用于高血压(与氢氯噻嗪合用可增加降压效果)及心绞痛。

【体内过程】 本品口服吸收完全,大部分以原形到达全身各循环器官,10%以原形从尿中排泄。健康受试者禁食后,每日1次服用本品100～400 mg,1～2小时内出现血药浓度高峰。食物可降低其吸收速率,但对药物吸收总量影响不明显。吸收后分布快且广,人体表观分布容积为1.5 L/kg,蛋白结合率95%,半衰期1.5小时。连续7天,每天服用本品100或200 mg,药物动力学常数无变化。老年人和肾损伤患者,药代动力学特性无变化。

【用法与用量】 用于轻度或中度高血压,口服,每次200 mg,1～2次/d。用于心绞痛,口服每次50 mg,1～2次/d。

【不良反应与注意事项】 偶见乏力、恶心、呕吐和水肿等。哮喘患者慎用。

【制剂与规格】 片剂:100 mg、200 mg。

（三）钙拮抗剂

硝苯地平（硝苯吡啶，心痛定）

参见降血压药“硝苯地平”。

盐酸地尔硫䓬

参见降血压药“盐酸地尔硫䓬”。

哌克昔林（双环己哌啶，冠心宁，心舒宁，沛心达）

Perhexiline

【作用与用途】 可阻止钙离子内流，扩张冠脉，减少心排血量，减低心肌耗氧量，但无负性肌力作用，其作用缓慢持久。适用于其他抗心绞痛药物无效的严重心绞痛患者的治疗和预防。

【用法与用量】 口服：每次开始50～100 mg，每日2次，此后渐渐增至每日300～400 mg，最大量每日600 mg。

【不良反应与注意事项】 常见不良反应有眩晕、头痛、恶心、呕吐、食欲不振等。少数人有运动失调等锥体外系症状，如步态不稳、精神错乱等。肝、肾功能损害者，心肌梗死急性期禁用，糖尿病患者慎用。

【制剂与规格】 片（胶囊）剂：50 mg。

伊拉地平

Isradipine

【作用与用途】 为二氢吡啶类钙拮抗药，对血管具有高选择性，能舒张外周血管、冠状血管和脑血管，对心脏的作用较小，仅抑制窦房结的自发活动。可使血压下降，起效较慢（2～4周），持续时间较久。用于高血压、冠心病和心绞痛，也可用于充血性心力衰竭。

【体内过程】 口服后吸收良好，由于首过效应明显，生物利用率仅17%。T_{max}为2小时，在血浆中与蛋白的结合率为95%。在肝中代谢。$t_{1/2}$约9小时。

【用法与用量】 口服，每次2.5 mg，每日2次；必要时可将剂量递增至1次5 mg，每日2次。

【不良反应和注意事项】 不良反应主要是由于血管舒张所致的头痛、眩晕、心悸、面部潮红等。偶见肝功异常，且为时短暂。有时可出现胃肠道不适等。主动脉狭窄、病窦综合征及低收缩压患者慎用。用于心绞痛时，勿突然停药。

【制剂与规格】 片剂：每片2.5 mg；缓释胶囊剂：每胶囊2.5 mg；5 mg。

贝尼地平（苄尼地平）

Benidipine

【作用与用途】 本品为二氢吡啶类钙拮抗剂，能抑制跨膜钙内流，降低细胞内游离钙浓度及利用率，从而选择性地松弛血管，降低其阻力而产生降压作用。同时还可明显增大冠脉和椎动脉的血流量。用于高血压和心绞痛的治疗。

【体内过程】 口服吸收迅速，服药2 mg/次、4 mg/次、8 mg/次、12 mg/次，约1小时达药血浓度峰值，$t_{1/2}$为

1～2.6 小时，血清蛋白结合率可达 98%以上，从粪便中排泄率约 59%，尿中排泄率约 36%。

【用法与用量】 口服：每次 2～4 mg，每日 1 次，早饭后服，可随年龄、症状适当增减剂量，疗效不明显时，可增至每日 1 次，8 mg，重症高血压每日 1 次，4～8 mg。停药时应缓慢减量。血压下降过度时，应减量或停药，并进行适当处理。

【不良反应和注意事项】 偶见 GOT 和 GPT 升高、BUN 和肌酐升高，白细胞减少，嗜酸细胞增加；心悸、颜面潮红、发热、胸闷、头痛、头重、眩晕、蹒跚、嗜睡、便秘、恶心、腹部不适；皮疹、瘙痒、浮肿、倦怠、耳鸣、手指发红、尿频等不良反应。

【制剂与规格】 片剂：2 mg、4 mg、8 mg。

（四）其他冠状动脉扩张剂

吗多明（脉导敏，脉斯酮胺）

Molsidomine

【作用与用途】 是一种属于亚胺类化合物，其作用与硝酸盐相似。可扩张血管平滑肌（特别是静脉和小静脉的平滑肌），使血压轻度下降，回心血量减少，心排血量降低，心脏工作负荷减轻，心肌氧耗减少。此外尚能扩张冠状动脉，促进侧支循环，改善缺血心肌部位的血液分布，作用迅速而持久，可用于防治心绞痛的发作。

【用法与用量】 口服：每次 1～2 mg，每日 2～3 次；发作时舌下含服，每次 2 mg。喷雾吸入：每揿吸 1～2 次（相当于本品 0.2～0.4 mg），每日次数酌定。

【不良反应与注意事项】 一般不良反应可有头痛、面部潮红、眩晕等，停药后可自行消失。低血压、青光眼患者忌用。

【制剂与规格】 片剂：1 mg、2 mg；气雾剂：每瓶含 42 mg（可吸 200 次左右）。

地拉革（克冠革，双酯嗪）

Dilazep

【作用与用途】 为抗缺血性心脏病药物，具有明显、持久的选择性扩张冠脉作用，能降低冠脉阻力，从而增加冠脉血流量。尚能促进冠脉的侧支循环，并具有抑制血小板聚集的作用。其作用机制是抑制体内腺苷分解酶，阻止腺苷的分解代谢，从而发挥腺苷的扩张冠脉作用。临床适用于冠脉功能不全、心绞痛，并用于心肌梗死的预防及其恢复期。与强心苷并用可增强对慢性心力衰竭的控制效果。

【体内过程】 本品口服吸收良好，经 2～6 小时达最高血浓度，$t_{1/2}$ 约 24 小时。其在心肌的浓度比在脑或其他组织高 2～6 倍。

【用法与用量】 口服：每次 60 mg，每日 3 次，2 个月为 1 个疗程。静脉注射：10 mg/次，加于 25% 葡萄糖注射液中，每日 1～2 次。

【不良反应与注意事项】 偶有头昏、胃肠道不适等。新近心肌梗死患者忌用。

【制剂与规格】 片剂:30 mg;注射液:10 mg:1 ml。

环磷腺苷(环磷腺苷酸)

Adenosine Cyclphosphate

【作用与用途】 为蛋白激酶激活剂,系核苷酸的衍生物。它是在人体内广泛存在的一种具有生理活性的重要物质,由三磷酸腺苷在腺苷环化酶催化下生成,能调节细胞的多种功能活动。作为激素的第2信使,在细胞内发挥激素调节生理功能和物质代谢作用,能改变细胞膜的功能,促使网织肌浆质内的钙离子进入肌纤维,从而增强心肌收缩,并可促进呼吸链氧化酶的活性,改善心肌缺氧,缓解冠心病症状及改善心电图。此外,对糖、脂肪代谢,核酸、蛋白质的合成调节等起着重要的作用。用于心绞痛、心肌梗死、心肌炎及心源性休克。对改善风湿性心脏病的心悸、气急、胸闷等症状有一定的作用。对急性白血病结合化疗可提高疗效,亦可用于急性白血病的诱导缓解。此外,对老年慢性支气管炎、各种肝炎和银屑病也有一定疗效。

【用法与用量】 肌内注射:每次20 mg,溶于2 ml 0.9%氯化钠注射液中,每日2次。静脉注射:每次20 mg,溶于20 ml 0.9%氯化钠注射液中推注,每日2次。静脉滴注:本品40 mg溶于250~500 ml 5%葡萄糖注射液中,每日1次。冠心病以15日为1个疗程,可连续应用2~3个疗程;白血病以1个月为1个疗程;银屑病以2~3周为1个疗程,可延长使用到4~7周,每日用量可增加至60~80 mg。

【不良反应与注意事项】 偶见发热和皮疹。大剂量静脉注射(按体重每分钟达0.5 mg/kg)时,可引起腹痛、头痛、肌痛、睾丸痛、背痛、四肢无力、恶心、手脚麻木、高热等。

【制剂与规格】 注射用环磷腺苷:20 mg。

双丁酰环磷腺苷(双丁酰环化腺苷酸)

Dibutyryl Cyclic Adenoslne Phosphate

【作用与用途】 作用同环磷腺苷。因脂溶性较强,更易透过细胞膜,而且不易被磷酸二酯酶水解,作用快、强而持久。主要用于心绞痛;亦用于心肌炎、心源性休克和手术后网膜下出血。

【用法与用量】 肌内注射或静脉注射:每次20 mg,溶于适量生理盐水中,每日2次。静脉滴注:每日40 mg,溶于5%葡萄糖溶液500 ml中。

【不良反应与注意事项】 少数可有头昏、嗜睡、恶心、呕吐、关节痛等;注射过快可出现与cAMP相似的不良反应。加服氨茶碱等磷酸二酯酶抑制剂可提高疗效。

【制剂与规格】 注射剂:20 mg:2 ml;粉针剂:20 mg。

辅酶Ⅰ
（烟酰胺腺嘌呤二核苷酸）
Nadide Ⅰ

【作用与用途】 由烟酰胺、腺嘌呤、二核苷酸等组成，平均含量73.32%。对热不稳定。辅酶Ⅰ是生物体内必需的一种辅酶，在生物氧化过程中起着传递氢的作用，能活化多种酶系统，促进核酸、蛋白质、多糖的合成及代谢，增加物质转运和调节控制，改善代谢功能。临床可用于治疗冠心病，对改善冠心病的胸闷、心绞痛等症状有效。

【用法与用量】 肌内注射：每日1次5 mg。溶于0.9%氯化钠注射液2 ml，14天为1个疗程。大多应用2个疗程。

【不良反应与注意事项】 偶见口干、头昏、恶心等。

【制剂与规格】 注射用辅酶Ⅰ：5 mg。

尼可地尔（硝烟酯片）
Nicorandil

【作用与用途】 为作用于平滑肌的钾通道开放剂。可解除冠脉痉挛，增加冠脉血流量，不影响血压、心率及传导。用于治疗心绞痛。

【体内过程】 口服后30分钟血药浓度达峰值；$t_{1/2}$约为1小时。

【用法与用量】 口服或舌下含服：每次5～15 mg，每日3次。肌内注射或静脉注射：每次5～10 mg，每日2～3次。

【不良反应与注意事项】 可有头痛、失眠、面部潮红、心悸、恶心等，偶见过敏。肝功障碍、青光眼、严重肝病及孕妇慎用。

【制剂与规格】 片剂（胶囊剂）：5 mg；针剂：5 mg、10 mg。

卡波罗孟（卡波孟，延痛心，乙胺香豆素）
Carbocromen

【作用与用途】 对冠状血管有选择性扩张作用，作用开始慢，持续时间长，长期服用能促进侧支循环形成，此外又能抑制血小板聚集，防止血栓形成。适用于慢性冠脉功能不全及预防心绞痛发作；也适用于预防手术、麻醉时引起的冠脉循环障碍及心律失常。

【体内过程】 本品口服易吸收，静脉注射后分布迅速，在血液和肝中，酯链可迅速水解，代谢物具有活性，血浆$t_{1/2}$为1小时。从尿和胆汁排泄。

【用法与用量】 口服：每次75～150 mg，每天3次；重症于开始时可每次口服150 mg，每天4次，待症状缓解后减至每次口服75 mg，每日3～4次。肌内注射或静脉注射：每次20～40 mg，每日1～2次。必要时可静脉滴注，每次40～80 mg。喷雾吸入：每次喷吸2～3喷（相当于本品3～5 mg），每日3次。

【不良反应与注意事项】 可有食欲不振、恶心、呕吐、失眠、头痛等；静脉注射过快可引起短暂面部潮红、胸部热感、心悸等。

【制剂与规格】 片剂：75 mg；注

射剂:40 mg;喷雾剂:每瓶 14 g,内含本品 350 mg(可供喷吸 200 次左右)。

唑嘧胺(乐可安)

Rocomal

【作用与用途】 本品为选择性冠状血管扩张剂,增加冠脉流量,作用较双嘧达莫强。同时抑制血小板聚集,并能拮抗血小板衍生性生长因子。用于心肌梗死及心绞痛。

【体内过程】 口服后 2 小时血药浓度达峰值,$t_{1/2}$ 为 12 小时。

【用法与用量】 口服:每次 100 mg,每日 2 次。静脉注射:每次 50 ~100 mg,每日 2 ~3 次。

【不良反应与注意事项】 不良反应较少,个别患者偶有胃肠道反应及血压下降。

【制剂与规格】 片剂:50 mg;注射剂:50 mg:5 ml、100 mg:5 ml。

曲美他嗪(三甲氧苄嗪,心康宁,万爽力)

Trimetazidine

【作用与用途】 为作用较强的抗心绞痛药,其起效较硝酸甘油慢,但作用持续时间较长。具有对抗肾上腺素、去甲肾上腺素及加压素的作用,能降低血管阻力,增加冠脉血流量及周围循环血流量,促进心肌代谢及心肌能量的产生;同时能减低心脏工作负荷,降低心肌耗氧量及心肌能量的消耗,从而改善心肌氧的供需平衡;尚能增加对强心苷的耐受性。临床适用于冠脉功能不全、心绞痛、陈旧性心肌梗死等。对伴有严重心功能不全者可与洋地黄并用。

【体内过程】 口服吸收迅速,2 小时内达血浆峰值,单次口服 20 mg 后,血浆峰浓度约为 55 ng/ml。重复给药,24 ~36 小时血药浓度达稳态,且在整个治疗中维持稳定。表观分布容积为 4.8 L/kg,具有良好的组织扩散,蛋白结合率低,体外测定为 16%。主要经尿液排出体外,其中大部分为原形,清除半衰期约为 6 小时。

【用法与用量】 口服:每次 2 ~6 mg,每日 3 次,饭后服,总剂量每日不超过 18 mg。常用维持量为每次 1 mg,每日 3 次。肌内注射:4 ~8 mg,每日1 ~2 次。

【不良反应与注意事项】 个别可有头昏、食欲不振、皮疹等。新近心肌梗死患者忌用。

【制剂与规格】 片剂、胶囊:每片 2 mg;针剂:每支 4 mg。

吡醇氨酯(血脉宁,氨甲酯酸吡啶,安近宁)

Pyridolcarbates

【作用与用途】 本品为缓激肽拮抗剂。具有抗动脉粥样硬化、抗炎和抗凝血作用。用于血栓闭塞性脉管炎、间歇性跛行综合征、营养性肢体溃疡、动脉粥样硬化和糖尿病引起的肾、眼血管损伤等。

【用法与用量】 口服:成人每次 250 ~500 mg,每日 3 次,6 ~15 个月为 1 个疗程。

【不良反应与注意事项】 少数患

者可引起肝损伤、血清谷丙转氨酶升高及黄疸。严重肝功能不全者忌用。肝功能不良者慎用。用药时宜加服保肝药,并定期检查肝功能。

【制剂与规格】 片剂:250 mg。

1,6-二磷酸果糖(博维赫,FDP)
1,6-Fructose Diphosphate

【作用与用途】 用于冠心病心绞痛、急性心肌梗死、心力衰竭和心律失常等的辅助治疗。近年也用于高钾血症引致的心肌损伤、急性成人呼吸窘迫综合征、扩张型心肌病、肠道外营养、心脏外科体外循环等作为辅助治疗,也有较好疗效。

【用法用量】 静脉滴注,每次10 g,临用前,用原附灭菌注射用水100 ml溶解后,于14分钟内滴完,每日2次。

【不良反应与注意事项】 有口唇麻木,注射局部疼痛感与滴速有关。偶有头晕、胸闷及过敏反应如皮疹等,一般不影响治疗。本品不宜溶入其他药物,尤其忌与碱性溶液、钙盐混合使用。对本品过敏者、高磷酸盐血症及严重肾功能不全者禁用。有心力衰竭者用量减半。

磷酸肌酸(护心通)
Creatine hosphate

【作用与用途】 维持细胞高能磷酸的水平,在代谢窘迫时,磷酸肌酸消耗比ATP消耗更快、更明显。心肌首先使用磷酸肌酸中的能量,然后是ATP,其次是ADP的能量,以后AMP在5-核酸酶的作用下变成腺嘌呤,腺嘌呤即离开细胞。外源性的磷酸肌酸可抑制5-核苷酸酶的活性,使腺嘌呤以AMP的形式存在,AMP可再形成ADP和ATP,使心肌细胞的能量得以补充,稳定磷脂膜。外源性的磷酸肌酸在缺血时有保护细胞结构的作用,通过抑制磷脂酶,对肌纤维膜起到了稳定的作用,同时也稳定了缺血心肌细胞的电生理学状态。用于心脏手术,将本品添加于心脏停搏液作为保护措施之一;也适用于心力衰竭、缺血性心脏病、心肌病及横纹肌活性不足。

【用法用量】 心脏手术:手术前2天,每日缓慢静脉推注2 g,连用2天,然后在阻断主动脉之前,静脉输注每小时1 g,直至应用停跳液为止。手术时,把本品加入心脏停跳液中,浓度为2.5 g/L(等于10 mmol/L),在温度为4℃的条件下,输入冠脉,开始剂量为15 ml/kg,然后每30分钟以10 ml/kg的剂量输注(也可按常规使用停跳液),直至主动脉嵌夹期结束。当主动脉除去嵌夹后,连续输注48小时,将4 g本品溶于5%葡萄糖液500 ml中,每小时输注40 ml,每日8 g;心力衰竭:首14天,每次静脉推注1 g(推注时间超过2分钟),每日2次;以后酌情静脉推注每日0.5~1 g,或肌内注射每日500 mg;可连续使用30~40天;心肌梗塞:第1天,先静脉推注2 g,2小时后静脉滴注5 g,可溶于5%葡萄糖液30 ml中,1小时内滴注完毕。若病情危急,或效果不理想,可以增加滴注剂量至10 g。第2~5天酌情静脉滴注每日 5 ~ 10 g。

【不良反应与注意事项】 静脉推注本品每 1 g 应至少溶于注射用水 6 ml,推注时间要超过 2 分钟,否则会引起轻度低血压;若使用肌内注射剂型,先将本品溶于附加的 4 ml 溶剂,可减轻肌内注射部位疼痛;糖尿病患者建议用生理盐水稀释;该药在生理盐水、5% 葡萄糖液、注射用水及心脏停跳液中稳定 16 小时,与地高辛、呋喃苯胺酸、多巴胺、维拉帕米、氢化可的松、胞磷胆碱、催产素及普罗帕酮等合用时,稳定性可达 3 ~ 5 小时。

【制剂与规格】 肌内注射用剂型:500 mg(附加溶剂内含利多卡因 40 mg/4 ml)。静脉用剂型:1 g(仅含磷酸肌酸)。

(五)周围血管扩张药

尼莫地平(尼莫同,尼莫通,尼立苏)

Nimodipine

【作用与用途】 尼莫地平是一种 Ca^{2+} 通道阻滞剂。正常情况下,平滑肌的收缩依赖于 Ca^{2+} 进入细胞内,引起跨膜电流的除极。尼莫地平通过有效地阻止 Ca^{2+} 进入细胞内、抑制平滑肌收缩,达到解除血管痉挛之目的。适用于各种原因的蛛网膜下腔出血后的脑血管痉挛和急性脑血管病恢复期的血液循环改善。

【体内过程】 控释片口服后主要从胃肠道吸收,约 5 小时血药浓度达高峰,生物半衰期约 5 小时,缓释胶囊口服吸收后,3 ~ 4 小时血药浓度达高峰,消除半衰期($t_{1/2}$)为 3 ~ 5 小时。本品在肝脏和脂肪组织中浓度最高,在肝脏内 93% ~ 95% 的药物被代谢,代谢产物主要由胆汁排出,一部分由肾排出。静脉滴注尼莫地平 0.03 mg/kg,ADC 为 38.8 ± 13.3 μg/h,分布容积 0.9 ± 0.4 L/kg,总清除率 0.8 ± 0.3 L/(kg · h),$t_{1/2\alpha}$ 7.3 ± 3.5 分钟,$t_{1/2\beta}$ 1.1 ± 0.2 小时。血浆中药物浓度下降快,代谢产物几无活性,通过胆囊排泄,80% 于粪便,20% 于尿液中排出体外。

【用法与用量】 口服:急性脑血管病恢复期,每次 30 ~ 40 mg,每日 4 次,或每 4 小时 1 次。缓释胶囊(片)口服:每次 60 ~ 120 mg,每日 2 次。蛛网膜下腔出血,应尽早开始静脉滴注本品,每剂 25 mg,速度 0.5 μg/(kg · min),监测血压,以血压不下降或略有下降为宜,以后改口服,每次 30 ~ 60 mg,每日 3 次。急性脑缺血应急速滴药,用量速度同上,以后改为口服。

【不良反应与注意事项】 大量临床实践证明,蛛网膜下腔出血者应用尼莫地平治疗时约有 11.2% 出现不良反应。最常见的不良反应有:血压下降,血压下降的程度与药物剂量有关;肝炎;皮肤刺痛;胃肠道出血;血小板减少;偶见一过性头昏、头痛、面潮红、呕吐、胃肠不适等。此外,口服尼莫地平以后,个别患者可发生碱性磷酸酶(ALP)、乳酸脱氢酶(LDH)、AKP 的升高,血糖升高以及血小板数的升高。脑水肿及颅内压增高患者须慎用。肝功能损害者应当慎用。避免与 β-阻断剂或其他钙拮抗剂合用。

【制剂与规格】 尼莫地平胶丸:30 mg;尼莫地平片(分散片):30 mg;尼莫地平控释片:60 mg;尼莫地平缓释胶囊(片):60 mg。尼莫地平注射液:50 ml: 25 mg。

盐酸丁咯地尔(赛莱乐,弗斯兰,活脑灵,麦道可兰,意鲁顿)

Buflomedil Hydrochloride

【作用与用途】 本品为α肾上腺素受体拮抗剂,能松弛血管平滑肌、扩张血管,减少血管阻力,有较弱的钙拮抗作用。本品还有改善红细胞变形性、抑制血小板聚集、改善微循环、增加氧分压的作用。用于周围血管疾病:间歇性跛行、雷诺综合征、Burger综合征、血管性痉挛;血管疾病:血管性痴呆。

【体内过程】 盐酸丁咯地尔经静脉输注后,广泛分布于组织和体液,经肝脏代谢,消除半衰期约3小时,盐酸丁咯地尔主要以原形和芳香环去甲基代谢物由尿排出。盐酸丁咯地尔的血清蛋白结合率与血药浓度有关:血药浓度为0.5 mg/L时,血清蛋白结合率为81%;血药浓度为5 mg/L时,血清蛋白结合率为25%。

【用法与用量】 每日1次,每次0.1~0.2 g稀释于250~500 ml葡萄糖溶液或生理盐水,缓慢静脉滴注。口服,每次0.15~0.3 g(1~2片),每日2~3次,或遵医嘱。

【不良反应与注意事项】 胃肠不适(胃灼热感、胃痛、恶心)、头痛、头昏、嗜睡、失眠、四肢灼热感、皮肤潮红或瘙痒。对本品过敏者、急性心肌梗死、心绞痛、甲状腺功能亢进、阵发性心动过速、脑出血、有其他出血倾向或近期内大量失血患者禁用。肝、肾功能不全者及正在服用降压药患者应慎用。本品可引起头昏、嗜睡,因此驾驶车辆及操作机器者不宜使用。

【制剂与规格】 盐酸丁咯地尔注射液:5 ml:50 mg;盐酸丁咯地尔片、胶囊:150 mg。

盐酸法舒地尔(依立卢)

Fasudil Hydrochloride

【作用与用途】 盐酸法舒地尔抑制平滑肌收缩最终阶段的肌球蛋白轻链磷酸化,使血管扩张。用于改善和预防蛛网膜下腔出血术后的脑血管痉挛及引起的脑缺血症状。

【体内过程】 健康成人单次30分钟内静脉持续给予盐酸法舒地尔0.4 mg/kg时,血浆中原形药物浓度在给药结束时达峰值,其后迅速衰减,消除半衰期约为16分钟,主要在肝脏代谢为羟基异喹啉及其络合体。给药后24小时内从尿中累积排泄的原形物及其代谢产物为给药剂量的67%。

【用法与用量】 成人每日2~3次,每次30 mg,以50~100 ml的生理盐水或葡萄糖注射液稀释后静脉滴注,每次静脉滴注时间为30分钟。本品给药应在蛛网膜下腔出血术后早期开始,连用2周。

【不良反应与注意事项】 有时会出现颅内出血(1.63%)、消化道出血、肺出血、鼻出血、皮下出血(0.29%)等,注意观察。若出现异常,应停药并予以适当处置。循环系统:偶见低血压,颜面潮红。血液系统:偶见贫血、白细胞减少、血小板减少。有时会出现肝功能异常:AST(GOT)、ALT(GPT)、ALP、LDH升高等。泌尿系统:偶见肾功能异常(BUN、肌酐升高等)、多尿。消化系统:腹胀、恶心、呕吐等较少见。过敏症:偶见皮疹等过敏症状。本品只可静脉滴注使用,不可采用其他途径给药。

【制剂与规格】 盐酸法舒地尔注射液:2 ml:30 mg。

血管舒缓素
Kallidinogenase

【作用与用途】 有血管舒张作用,能降低血压,扩张末梢血管及冠状动脉,用于脑动脉硬化症、闭塞性动脉内膜炎、闭塞性血管炎、四肢慢性溃疡、肢端动脉痉挛症、手足发绀、老年性四肢冷感、中央视网膜炎、眼底出血等。

【体内过程】 本品易被消化酶破坏,口服作用时间短,效力不及注射用药。

【用法与用量】 注射临用时溶解(10 U/1.5 ml)后进行肌内注射或皮下注射,每次量10~20 U,每日1~2次。轻症10 U/d,以3周为1个疗程。眼科亦可作眼结膜下注射,每次5 U。口服每次1片(含10 U),空腹时服。

【不良反应与注意事项】 凡肿瘤、颅内压增高、心力衰竭患者忌用。

【制剂与规格】 注射用血管舒缓素:每支10 U;片剂:每片10 U。

己酮可可碱
(舒安灵,潘通,奥酮)
Pentoxifylline Sustained

【作用与用途】 本品为非特异性外周血管扩张剂,可舒张离体犬基底动脉。静脉注射可增加犬大脑血容量,降低大脑血管阻力,促进大脑氧和葡萄糖代谢。本品可增强大鼠红细胞变形能力,降低血黏度,增加毛细血管流量。口服可抑制激光诱导的大鼠肠系膜动脉血栓形成。主要用于缺血性脑血管病后脑循环的改善,同时可用于周围血管病,如伴有间歇性跛行的慢性闭塞性脉管炎等的治疗。

【体内过程】 本品口服后,迅速而完全地由肠道吸收,并且第1时相的各种代谢产物在血浆中迅速出现,达峰浓度在1小时之内,但肝首过效应明显。主要代谢产物Ⅰ1-(5-羟己酰)-3,7-二甲黄嘌呤和代谢产物Ⅴ1-(3-羧丙基)-3,7-二甲黄嘌呤及血浆中浓度为己酮可可碱的5倍和8倍。当口服己酮可可碱100 mg和400 mg后,血浆中原药和代谢产物Ⅰ的浓度与药物剂量相关,但不呈线性相关。$t_{1/2}$和AUC随剂量增加而增加,但代谢产物Ⅴ为非剂量依赖。己酮可可碱的$t_{1/2}$为0.4~0.8小时,但其代谢产物的$t_{1/2}$为1~1.6小时。口服后几乎完全以代谢产物Ⅴ的形式从尿中排出。多剂量给药试验提示没有蓄积作用,亦不诱导细胞色素C酶系统。饱餐后可影响药物的吸收速度，但不改变可完全吸收的特性。

缓释片口服后广泛吸收分布，单次口服0.4 g，血浆峰浓度为(158.65 ± 58.58) μg/ml，达峰时间为(2.22 ± 0.88)小时，药时曲线下面积为(1 416.80 ± 585.49)(μg · h)/ml。对普通肠溶片的相对生物利用度为97.5%。本品主要由肾脏消除，随尿排泄。

【用法与用量】 饭后口服，每次0.4 g(1片)，每日1～2次。肠溶片口服，每次0.2～0.4 g，每日2～3次。静脉滴注。用时患者应处于平卧位。初次剂量为己酮可可碱100 mg，于1～2小时内输入。根据患者耐受性可每次增加50 mg，但每次用药量不可超过200 mg，每日1～2次。最大剂量不应超过400 mg/24 h。

【不良反应与注意事项】 可有头痛、头昏、腹胀、腹泻、恶心、呕吐、过敏等症状，严重者应停药，一些人可能出现震颤、失眠等现象。急性心肌梗死、严重冠状动脉硬化、脑出血和视网膜出血患者、对本品过敏者禁用。低血压、血压不稳或肾功能严重失调者慎用。

【制剂与规格】 己酮可可碱缓释片：0.4 g；己酮可可碱肠溶片：0.1 g；己酮可可碱注射液2 ml：0.1 g；己酮可可碱氯化钠注射液100 ml：己酮可可碱0.1 g，氯化钠0.9 g。己酮可可碱葡萄糖注射液200 ml：己酮可可碱0.1 g，葡萄糖10 g。

地芬尼多(眩晕停)
Difenidol

【作用与用途】 周围血管扩张药，用于各种原因引起的眩晕症如椎基底动脉供血不全、梅尼埃病、自主神经功能紊乱、晕车晕船等。无嗜睡或过度兴奋等副反应。

【体内过程】 口服后由胃肠道吸收，1.5～3小时血中浓度达峰值，经肾由尿排出。

【用法与用量】 口服：每次25～50 mg，每日3次。肌内注射：每次10～20 mg，眩晕发作剧烈者可每次肌内注射40 mg。

【不良反应与注意事项】 可有口干、过度兴奋、失眠、胃不适、耳鸣、药疹、复视、视力模糊、轻度黄疸、手足冷感、面部发热、厌食、轻度血压下降等。严重肾功能损害患者忌用；青光眼患者慎用。孕妇和乳妇不宜用。

【制剂与规格】 片剂：每片25 mg；针剂：1 ml：10 mg。

盐酸倍他司汀(培他啶，抗眩啶)
Betahistine Hydrochloride

【作用与用途】 本品为双胺氧化酶抑制剂，对脑血管、心血管，特别是对椎底动脉系统有较明显的扩张作用，显著增加心、脑及周围循环血流量，改善血循环，并降低全身血压，此外能增加耳蜗和前庭血流量，从而消除内耳性眩晕、耳鸣和耳闭感，还能增加毛细血管通透性，促进细胞外液的吸收，消除淋巴内水肿；能对抗儿茶酚胺的缩血管作用及降低动脉压,并有抑制血浆凝固及ADP诱导的血小板凝集作用,能延长大白鼠体外血栓形成时间,还有轻微的利尿作用。主要用于梅尼埃综合征、血管性头痛及脑动脉硬化,并可用于治疗急性缺血性脑血管疾病,如脑血栓、脑栓塞、一过性脑供血不足等;对高血压所致体位性眩晕、耳鸣等亦有效。

【体内过程】 口服后在人体内很快被吸收,大部分以代谢物形式在尿中排出,犬口饲后尿中曾检出代谢物(2-吡啶基)乙酸。

【用法与用量】 口服:每日2~4次,每次限1~2片,最大日量不得超过48 mg。

【不良反应与注意事项】 用本品偶有口干、胃部不适、心悸、皮肤瘙痒等,个别病例偶有恶心、头昏、头胀、出汗等,一般不影响继续服药。消化性溃疡、支气管哮喘、褐色细胞瘤及孕妇慎用;老年人使用注意调节剂量;勿与组胺类药物配用;儿童忌用。

【制剂与规格】 片剂:4 mg、5 mg;注射液:2 ml:2 mg、2 ml:4 mg。

曲克芦丁(维脑路通,羟乙基路丁,托克芦丁)
Troxerutin

【作用与用途】 本品能抑制血小板的聚集,有防止血栓形成的作用。同时能对抗5-羟色胺、缓激肽引起的血管损伤,增加毛细血管抵抗力,降低毛细血管通透性,可防止血管通透性升高引起的水肿。适用于慢性静脉功能不全所致的静脉曲张。

【体内过程】 口服曲克芦丁主要从胃肠道吸收,达峰时间(C_{max})1~6小时,血浆蛋白结合率为30%左右,消除相半衰期($t_{1/2\beta}$)10~25小时,可能存在肠肝循环,代谢产物70%随粪便排出体外。

【用法与用量】 口服:200~300 mg,每日3次。肌内注射:100~200 mg,每日2次。静脉滴注:400 mg加于5%~10%葡萄糖500 ml,每日1次,20天为1个疗程,可用1~3个疗程。

【不良反应与注意事项】 偶有胃肠道反应,表现为恶心及便秘。对本品过敏者禁用。服药期间避免阳光直射、高温及过久站立。

【制剂与规格】 曲克芦丁片:100 mg;曲克芦丁注射液:2 ml:100 mg。

桂利嗪(脑益嗪)
Cinnarizine

【作用与用途】 本品为哌嗪类钙通道拮抗剂,可阻止血管壁平滑肌细胞的病理性钙内流,缓解血管痉挛。有扩张脑血管和周围血管的作用,能改善脑循环及冠脉循环,尤其对脑血管作用明显。本品还能抑制磷酸二酯酶,阻止cAMP分解成无活性的5-AMP,从而增加细胞内的cAMP浓度,抑制组胺、5-羟色胺、缓激肽等多种生物活性物质的释放,对补体C_4的活化也有抑制作用。用于脑血栓形成、脑栓塞、脑动脉硬化、脑出血恢复期、蛛网膜下腔出血恢复期、脑外伤后遗症、内耳眩晕症、冠状动脉硬化及由于末梢循环不良引起的疾病的治疗。近年来有关文献报道,本品可用于慢性荨麻疹、老年性皮肤瘙痒等过敏性皮肤病。

【体内过程】 本品口服经 3～7 小时血药浓度达峰。

【用法与用量】 口服:每次 25～50 mg,每日 3 次。

【不良反应与注意事项】 常见嗜睡、疲惫,某些患者可出现体重增加(一般为一过性),长期服用偶见抑郁和锥体外系反应,如不自主运动、强直,少数患者有口干、肌肉疼痛及皮疹。对本药有过敏史,或有抑郁症病史的患者禁用此药。疲惫症状逐步加重者应当减量或停药。严格控制药物应用剂量,长期应用出现锥体外系症状时,应当减量或停药。驾驶员和机械操作者慎用,以免发生意外。

【制剂与规格】 胶囊(片):25 mg。

盐酸氟桂利嗪

Flunarizine Hydrochloride

【作用与用途】 本品是一种钙通道阻断剂。能防止因缺血等原因导致的细胞内病理性钙超载而造成的细胞损害。用于脑供血不足、椎动脉缺血、脑血栓形成后等,也用于耳鸣、头晕、偏头痛预防、癫痫辅助治疗。

【体内过程】 本品口服 2～4 小时达血浆峰值,$t_{1/2}$ 为 2.4～5.5 小时,体内主要分布于肝、肺、胰,并在骨髓、脂肪中蓄积。连服 5～6 周达稳态血浓度,90% 与血浆蛋白结合,可通过血脑屏障,并可随乳汁分泌。绝大部分经肝脏代谢,并由消化道排泄。经胆汁进入肠道,经粪便排泄。

【用法与用量】 包括椎基底动脉供血不全在内的中枢性眩晕及外周性眩晕,每日 10～20 mg,2～8 周为 1 个疗程。特发性耳鸣者,10 mg,每晚 1 次,10 天为 1 个疗程。间歇性跛行,每日 10～20 mg。偏头痛预防,5～10 mg,每日 2 次。脑动脉硬化,脑梗死恢复期:每日 5～10 mg。

【不良反应与注意事项】 中枢神经系统的不良反应有:嗜睡和疲惫感为最常见;长期服用者可以出现抑郁症,以女性患者较常见;锥体外系症状,表现为不自主运动、下颌运动障碍、强直等。多数用药 3 周后出现,停药后消失。老年人中容易发生。少数患者可出现失眠、焦虑等症状。消化道症状表现为:胃部烧灼感,胃纳亢进,进食量增加,体重增加。其他:少数患者可出现皮疹、口干、溢乳、肌肉酸痛等症状,但多为短暂性,停药可以缓解。有本药物过敏史,或有抑郁症病史时以及急性脑出血性疾病禁用。注意事项同桂利嗪。

【制剂与规格】 胶囊(片):5 mg(以氟桂利嗪计)。

都可喜(二甲磺酸烯丙哌三嗪-阿吗碱)

Duxil

【作用与用途】 用于大脑功能不全所引起的智能损害如失忆或注意力

减退，局部缺血症状如视觉、听觉和前庭功能紊乱，脑血管意外后功能康复。

【体内过程】 口服本品后烯丙哌三嗪血药浓度在 3 小时达峰值，$t_{1/2}$ 为 4～8 小时，蛋白结合率大于99%。本品及其代谢物主要经胆由粪便排出。阿吗碱 1～2 小时血药浓度达峰值，$t_{1/2}$ 为 7～15 小时。

【用法与用量】 每日 1～2 片，分 2 次服(早晨及晚上)。

【不良反应与注意事项】 有轻微消化系统紊乱，罕见失眠，心悸，惊恐，头昏，体重下降。高血压患者服用本药不能代替高血压的特异治疗。罕见现象如下肢有蚁走感、针刺感及麻痹感，曾见于长期服用本药 1 年或以上患者，应停止服药。勿与单胺氧化酶抑制剂合用。

【制剂与规格】 片剂：含阿米三嗪 30 mg，萝巴新 10 mg。

尼麦角林(麦角溴烟酯，脑通，思尔明，尼什枸宁，抑血凝，乐喜林)

Nicergoline

【作用与用途】 本品为半合成麦角碱衍生物。具有 α 受体阻滞作用和扩血管作用。可加强脑细胞能量的新陈代谢，增加氧和葡萄糖的利用，促进神经递质多巴胺的转换而增加神经的传导，加强脑部蛋白质的合成。用于改善脑动脉硬化及脑中风后遗症引起的意欲低下和情感障碍(反应迟钝、注意力不集中、记忆力衰退、缺乏意念、忧郁、不安等)、急性和慢性周围循环障碍(肢体血管闭塞性疾病、雷诺综合征、其他末梢循环不良症状)。也适用于血管性痴呆，尤其在早期治疗时对认知、记忆等有改善，并能减轻疾病严重程度。

【体内过程】 尼麦角林在口服给药后迅速并且几乎完全吸收。绝对生物利用度小于 5%。尼麦角林的主要代谢产物为 MMDL(1,6-二甲基-8β-羟甲基-10α-甲氧基-尼麦角林)和 MDL(6-二甲基-8β-羟甲基-10α-甲氧基-尼麦角林)。尼麦角林大部分(>90%)与血浆蛋白结合，对血 α-酸糖蛋白的亲和力高于血清蛋白。在大鼠中，给[^{3}H]标记的尼麦角林(5 mg/kg)，肝脏的放射活性最高，其次为肾脏、肺、胰腺、唾液、淋巴、脾、肾上腺和心肌。脑中的放射活性低于血中。给[^{3}H]和[^{14}C]标记的尼麦角林后，肾排泄是放射活性的主要衰减途径(约占总量的 80%)，粪便中的放射活性只占总量的 10%～20%。在四组年轻(平均24～32 岁)和老年人(平均 69～70 岁)的志愿者中进行研究，对得到的药代动力学参数分别比较，结果显示，尼麦角林的药代动力学不受年龄影响。有严重肾功能不全的患者，尿中 MDL 和 MMDL 的排泄显著减少。在单剂量口服 30 mg 尼麦角林后，轻度、中度或严重肾功能不全的患者，与肾功能正常的相比，MDL 尿中的排泄量分别平均减少 32%、32% 和 59%。在国内进行了生物利用度试验，12 名健康受试者口服国产的 10 mg/片尼麦角林薄膜衣片后，估算的 MDL 的消除半衰期为(8.1±1.6)小时，峰时间和峰浓度分别为(2.7±1.2)小时和(101.8±23.0)μg/ml。12名健康受试者口服国产的30 mg/片尼麦角林薄膜衣片后,估算的MDL的消除半衰期为(8.5±2)小时,峰时间和峰浓度分别为(2.6±1.1)小时和(102.8±30.5)μg/ml。

【用法与用量】 口服,勿咀嚼。每日20~60 mg,分2~3次服用。连续给药足够的时间,至少6个月;由医生决定是否继续给药。

【不良反应与注意事项】 未见严重不良反应的报道。可有低血压、头昏、胃痛、潮热、面部潮红、嗜睡、失眠等。临床试验中,可观察到血液中尿酸浓度升高,但是这种现象与给药量和给药时间无相关性。本品不适用于下述情况:近期心肌梗死、急性出血、严重的心动过缓、体位性调节功能障碍、出血倾向和对尼麦角林过敏者。应在医生指导下使用。通常本品在治疗剂量时对血压无影响,但对敏感患者可能会逐渐降低血压。慎用于高尿酸血症的患者或有痛风史的患者。肾功能不全者应减量。孕妇一般不宜使用,必须使用时应权衡利弊。服药期间禁止饮酒。

【制剂与规格】 尼麦角林片:10 mg、30 mg。

双氢麦角胺
(舒脑宁,长效喜得镇片)
Dihydroergotamine

【作用与用途】 本品为三个麦角碱的双氢衍生物:甲磺酸二氢麦角柯宁碱(dihydroergocornine mesylate),甲磺酸二氢麦角嵴亭碱(dihydroergocristine mesylate)和甲磺酸二氢麦角隐亭碱(dihydroergocryptine mesylate)的等量混合物。有肾上腺素α受体阻滞作用,扩张脑血管,降低血管阻力,增加脑血流量。研究发现本品可改善脑细胞代谢,促进中枢神经系统的传递功能,主要与异丙嗪、哌替啶等配成冬眠合剂应用,也可用于动脉内膜炎、肢端动脉痉挛症、血管痉挛性偏头痛等。用于脑动脉硬化症、脑震荡后遗症、脑中风后遗症及老年性痴呆等的头昏、头痛、记忆力减退、忧郁等症状的治疗。

【体内过程】 口服吸收迅速,1小时内血药浓度达峰值。肝脏首过效应明显,生物利用度仅为8.8%。因此仅作舌下和静脉给药。本品 $t_{1/2}$ 为8.5小时,吸收后主要在肝脏代谢,经肾脏清除极少,主要由粪便排泄,32小时内原形药物排出不到给药量的0.5%,仅其中前4小时排出最多。

【用法与用量】 肌内注射或皮下注射,每日或隔日1次,每次0.3~0.6 mg;亦可舌下给药(含片),每4~6小时1次,每次0.5~2 mg。不宜口服。

【不良反应与注意事项】 严重副作用为体位性低血压,故患者在注射后必须卧床2小时以上。禁用于低血压症、严重的动脉硬化、心脏器质性损害、肾功能障碍患者及老人。本品也可用于静脉滴注,但应缓慢滴入。

【制剂与规格】 注射液:1 ml:

0.3 mg；含片：0.25 mg、0.5 mg。

长春胺
Vincamine

【作用与用途】 本品为脑血管扩张剂，能维持或恢复脑血管的生理性扩张，增加缺血区的正常脑血流量，提高脑对血氧的利用率。临床用于各种需给大脑增加氧供的疾患，如脑动脉硬化症、早衰性脑退化、老年性痴呆、脑栓塞、脑血栓形成及出血后遗症等。对脑动脉硬化症，可消除其病理变化，改善记忆力及全身状况，唯需较长期使用。

【用法与用量】 口服：每次 5～20 mg，每日 2～3 次。肌内注射：每次 5～15 mg，每日 2～3 次。

【不良反应与注意事项】 口服有时出现恶心、呕吐、腹痛、腹泻等，偶可见荨麻疹。注射可能引起出汗。孕妇和颅内压偏高患者禁用。

【制剂与规格】 片剂：5 mg；注射液：2 ml：5 mg。

长春西汀（阿朴长春胺酸乙酯，康维脑，卡兰）
Vinpocetine

【作用与用途】 本品为脑血管扩张药，能抑制磷酸二酯酶的活性，增加血管平滑肌松弛的信使 cGMP，选择性地增加脑血流量，此外还能抑制血小板凝集，降低人体血液黏度，增强红细胞变形力，改善血液流动性和微循环，促进脑组织摄取葡萄糖，增加脑耗氧量，改善脑代谢。适用于脑梗死后遗症、脑出血后遗症、脑动脉硬化症等。

【体内过程】 本品口服 5 mg，1 小时后达峰浓度，$t_{1/2}$ 为 4～6 小时。在肝脏内代谢，代谢产物为类似长春西汀药效的阿朴长春胺酸，且浓度高于原形药。本品在体内无蓄积倾向。

【用法与用量】 口服：成人每次 5 mg（1 片），每日 3 次，或遵医嘱服用。

【不良反应与注意事项】 有时可出现皮疹、荨麻疹、瘙痒过敏症状，此时应停药。有时可出现腹痛、腹泻、食欲不振等症状。头昏、颜面潮红、血压轻度下降、心动过速等偶有发生。有时出现白细胞减少，SGOT、SGPT、γGTP、ALP、血尿素氮升高等。颅内出血急性期禁用。

【制剂与规格】 长春西汀片：5 mg。

溴长春胺
Brovincamine

【作用与用途】 脑循环改善作用：本品具有增加血流量的作用，特别对脑具有选择性，对椎动脉及颈内动脉有增多血流量的作用；本品能阻断 Ca^{2+} 通道，松弛血管平滑肌。用于脑动脉硬化、脑梗死后遗症、脑出血后遗症的症状改善。

【体内过程】 口服后以肠道吸收为主，1 小时后血药浓度达峰值，$t_{1/2\alpha}$ 为 6 小时，$t_{1/2\beta}$ 为 17 小时，连续 7 天可达稳定血浓度。服后 120 小时药量的 64% 经尿排泄，21% 经粪便排泄。本品可进入血脑屏障，还可进入乳汁中。

【用法与用量】 口服：成人每次 20 mg，每日 3 次，随年龄、症状适当增减。

【不良反应与注意事项】 不良反应发生率为3.5%。偶见皮疹等,发生时应停药。精神神经系统:偶见困倦、耳鸣等。消化系统:偶见食欲不振、胃部不适、恶心、呕吐、便秘等。循环系统:偶见眩晕、摇晃感、胸部压迫感等。肝脏:偶见SGOT、SGPT上升。禁用于因颅内出血、估计尚未完全止血的患者。

【制剂与规格】 片剂:20 mg。

艾地苯醌(羟癸甲氧醌,雅伴片)
Idebenone

【作用与用途】 本品为脑代谢、精神症状改善药,可激活脑线粒体呼吸活性,改善脑缺血的脑能量代谢,改善脑内葡萄糖利用率,使脑内ATP产生增加,抑制脑线粒体生成过氧化脂质,抑制脑线粒体膜脂质过氧化作用所致的膜障碍。用于慢性脑血管病及脑外伤等所引起的脑功能损害。能改善主观症状、语言、焦虑、抑郁、记忆减退、智能下降等精神行为障碍。

【体内过程】 饭后口服本品30 mg,t_{max}为3.31小时,C_{max}为290 μg/ml,消除半衰期为7.69小时,尿中未检出原形药物,均为代谢物,24小时内尿中排泄率7.32%。

【用法与用量】 口服:成人每次30 mg(1片),每日3次,饭后服用。

【不良反应与注意事项】 不良反应发生率3%左右,主要有过敏反应、皮疹、恶心、食欲不振、腹泻、兴奋、失眠、头昏等。偶见白细胞减少、肝功能损害。长期服用,要注意检查GOT、GPT等肝功能。

【制剂与规格】 艾地苯醌片:30 mg。

烟酸占替诺
Xantinol Nicotinate

【作用与用途】 本品是一种血管扩张剂,直接作用于小动脉平滑肌及毛细血管,使血管扩张,改善血液流变学,减少周围血管的阻力。本品能促进葡萄糖透过血脑屏障,增强脑细胞的葡萄糖和氧的利用,改善大脑的糖代谢和大脑功能。还有促进脂肪代谢,降低高血脂、高胆固醇和高纤维蛋白原的作用。用于缺血性脑血管病。亦用于冠心病、高脂血症和高纤维蛋白原的辅助用药。

【体内过程】 文献报导用气相色谱法研究了静脉注射烟酸占替诺在Beagle狗体内的药代动力学。结果表明,吸收半衰期$t_{1/2\alpha}$为0.4小时,消除半衰期$t_{1/2\beta}$为1.67小时,分布容积V_c为0.93 L/kg,体内总清除率CL为0.63(L/h)/kg。

【用法与用量】 静脉滴注:起始剂量每日0.3 g(1支),逐渐增加至每日0.6~0.9 g(2~3支),加入10%葡萄糖注射液500 ml中静脉滴注。烟酸占替诺氯化钠注射液起始剂量:300 mg/d,逐渐增加至600~900 mg/d,每日一次。

【不良反应和注意事项】 面部潮红、口干、胸闷、皮疹、四肢红斑及风团。极个别患者出现脑出血及脑疝。发作期的心肌梗死、出血性脑血管病急性期、急性出血者及脱水、二尖瓣狭窄及明显心功能不全者禁用。临床应用时,应密切注意患者颅压变化情况。消化性溃疡及血压不稳定者慎用。

【制剂与规格】 烟酸占替诺注射液:2 ml:0.3 g;烟酸占替诺氯化钠注射液100 ml(含烟酸占替诺0.3 g与氯化钠0.9 g)。

棓丙酯
Propylgallate

【作用与用途】 该药可阻抑花生四烯酸(AA)转化成环内氧化物,阻断血栓素A2(TXA2)的形成,因而对抗血小板凝集作用;能改善血液流变学指标并促使受障碍的微循环时间缩短,有利于栓塞的疏通;对心血管系统的药理表明该药能松弛血管平滑肌,扩张冠脉并增加其流量,对心肌缺血损伤有明显保护作用;有增强组织细胞抗缺氧能力,故用于治疗缺血性心脑血管疾病 。

【体内过程】 静脉注射后体内分布以肝、肺浓度最高,心、肾次之。可通过血-脑脊液屏障。主要从尿排泄,血消除半衰期为100分钟。

【用法与用量】 静脉滴注:一日1次,每次120~180 mg(2~3支)。使用时在每瓶中加入生理盐水5 ml,振摇使完全溶解后,加至250~500 ml生理盐水或5%葡萄糖注射液中混匀,缓缓静脉滴注;10~15天为一疗程。当室温低于15℃时,每瓶可用2 ml丙二醇注射液,振摇使完全溶解后使用。

【不良反应和注意事项】 少数患者静脉滴注后有一过性心率减慢或谷丙转氨酶轻度增高,停药1~2周内可自行恢复正常。用药期间应检查肝、肾功能,如有异常应停药,待恢复正常后继续用药。静脉滴注时速度不应过快,可防止出现心慌、头昏、困乏等不适症状。

【制剂与规格】 注射液:5 ml:60 mg。

尼唑苯酮
Nizofenone

【作用与用途】 本品为新型咪唑类脑缺血性疾病改善药。有脑功能改善作用、对脑梗死形成的抑制作用、抗缺氧作用、抗过氧化作用。用于蛛网膜下腔出血急性期(轻至中度)缺血所致脑障碍的改善。

【体内过程】 健康男子静脉滴注后,血浆中原形药物浓度呈双相消失。消除半衰期$t_{1/2\alpha}$及$t_{1/2\beta}$分别为0.32~0.50小时、3.44~5.40小时。用药后1小时达峰浓度。本品无蓄积性,主要通过胆汁排泄到粪便中,自尿排泄很少。

【用法与用量】 静脉滴注,通常成人每次5~10 mg,3次/d,加入输液中静脉滴注。原则上于发病1周后开始给药,连续2周。

【不良反应与注意事项】 不良反应出现率为11.6%(78/670)。神经系统:偶见意识低下(3.9%)、欲睡(1.2%)、镇静、不稳定、偏瘫。呼吸系统:偶见舌根下垂,随后见呼吸抑制(1.6%)。循环系统:偶见血压下降。

血液系统:偶见贫血、血小板减少。肝脏:偶见肝功能检查值异常(SGOT、SGPT 上升等,发生率 4.0%)。肾脏:偶见肾功能检查值异常(血尿素氮、肌酐上升等,发生率 0.9%)。禁用于重症(Hunt 分级4~5 级)患者。老年患者易发生意识低下,出现时应减量。本品有镇静作用,故必须注意观察意识水平的变化,于给药时注意患者呼吸。饮酒或并用巴比妥类中枢抑制药可增强中枢抑制作用,不得已并用时应慎重。

【制剂与规格】 注射液:2 ml:5 mg。

莫西赛利

Moxisylyte

【作用与用途】 属烷基百里胺衍生物,对脑血管能选择性阻滞突触后 α_1-肾上腺素受体,增加脑组织血流,而不影响血压,并能激活脑组织代谢,稳定血小板膜而具有抗血栓形成作用,因此能改善脑血管病变所致的各种症状。本品尚能促进因脑缺氧而降低的线粒体呼吸功能,改善脑组织代谢,从而提高脑缺血动物的生存率,具有脑组织保护作用。适用于治疗脑出血、脑梗死后遗症:改善其他脑血管疾病的各种症状。

【体内过程】 健康成人口服本品后,约 1 小时血药浓度达峰值,吸收后主要分布于肝脏,其次为心脏、脾脏、脑组织及肌肉等。经肝脏的代谢产物为脱乙酰化合物及脱乙酰甲基化合物。24 小时尿中累积排泄率约 52%,48 小时后尿及粪便累积排泄率 55% 和 36%,连续给药未见体内有蓄积现象。$t_{1/2}$约 67 分钟。

【用法与用量】 口服:每次 30 mg,每日 3 次。

【不良反应与注意事项】 偶有消化不良、食欲不振、恶心、嗳气、腹泻、便秘、倦怠、头痛、头重、皮肤瘙痒、颜面潮红、心悸及四肢麻木;少数患者服药后血清转氨酶暂时性升高。低血压、心绞痛、妊娠期及哺乳期妇女慎用。可能引起体位性低血压,故应避免并用镇静药、酒精及抗抑郁药等。禁用于颅内出血尚未完全止血、脑血管意外伴急性颅内压增高或合并肝功能异常及有肝炎病史的患者。

【制剂与规格】 片剂:30 mg。

托哌酮(托哌松,甲哌酮,脑脉宁)

Tolperisone

【作用与用途】 具有血管扩张作用及中枢性肌肉松弛作用。它直接扩张血管平滑肌和抑制多突触反射,能降低骨骼肌张力,缓解因脑、脊髓受损而出现的肌肉强直、阵挛等。它尚能使外周血流量增加。临床可用于治疗闭塞性血管病,如动脉硬化、血管内膜炎等;还适用于中风后遗症、脑性麻痹症、脊髓末梢神经疾患等。对各种脑血管疾病引起的头痛、眩晕、失眠、肢体发麻、记忆力减退、耳鸣等症状也有一定疗效。

【体内过程】 口服吸收迅速,1~2 小时血浓度达峰值。

【用法与用量】 口服：每次50～100 mg，每日3次。可随年龄、症状增减用量。

【不良反应与注意事项】 少数患者服后有食欲不振、腹痛、头昏、嗜睡、面部潮红、患肢肿痛、下肢无力、乏力等症状，但不严重，多为一过性，一般停药1～2天即消失。

【制剂与规格】 片剂：50 mg。

醋谷胺（乙酰谷酰胺注射液）
Aceglutamide

【作用与用途】 为谷氨酰胺的乙酰化合物，有改善神经细胞代谢，维持神经应激能力及降低血氨的作用，并能通过血脑屏障，用于脑外伤昏迷、肝昏迷、偏瘫、高位截瘫、小儿麻痹后遗症、脑外伤后遗症、智力减退、神经性头痛及腰痛等。

【用法用量】 肌内注射或静脉滴注，100～600 mg/d，静脉滴注时可用5%～10%葡萄糖溶液250 ml稀释后缓慢滴注。对神经性头痛、腰痛采用穴位注射。

【不良反应与注意事项】 注意用药后有可能引起血压下降

【制剂与规格】 注射剂：100 mg：2 ml（肌内）；500 mg：5 ml（静脉滴注）。

盐酸川芎嗪（四甲吡嗪）
Ligustrazine Hydrochloride

【作用与用途】 有抗血小板聚集、扩张小动脉、改善微循环的作用，并对已聚集的血小板有解聚作用。用于闭塞性脑血管疾病如脑供血不全、脑血栓形成、脑栓塞及其他缺血性血管疾病如冠心病、脉管炎等。

【用法与用量】 缺血性脑血管病急性期及其他缺血性血管疾病，一般用静脉滴注。以本品注射液40～80 mg（1～2支），稀释于5%葡萄糖注射液或氯化钠注射液250～500 ml中静脉滴注。速度不宜过快，每日1次，10日为1个疗程，一般使用1～2个疗程。缺血性脑血管疾病恢复期及后遗症一般穴位注射。每次选3～4个穴位，每穴注射10～20 mg（1/4～1/2支），隔日1次，15次为1个疗程，一般使用1～2个疗程，在给药间隔日可配合头皮针治疗。

【不良反应与注意事项】 本品酸性较强，穴位注射刺激性较强。脑出血及有出血倾向的患者忌用。不适于肌内大量注射。静脉滴注速度不宜过快。儿童及老年患者用药应按儿童及老年剂量使用。不宜与碱性注射剂一起配伍。

【制剂与规格】 注射液：2 ml：40 mg。

磷酸川芎嗪氯化钠注射液
Ligustrazine Phosphateand Sodium Chlorid Injection

【作用与用途】 本品具有抗血小板聚集的作用，并对已聚集的血小板有解聚作用。此外，尚有扩张小动脉，改善微循环和增加脑血流量，从而产生抗血栓形成和溶血栓的作用。用于缺血性脑血管疾病（如脑供血不足、脑血栓形成、脑栓塞）。

【体内过程】 磷酸川芎嗪吸收及排泄迅速，可以通过血-脑脊液屏障。

【用法与用量】 静脉滴注。一次 50～100 mg，缓慢滴注，宜在 3～4 小时滴完，一日 1 次，10～15 天为一个疗程或遵医嘱。

【不良反应与注意事项】 偶见胃部不适、口干、嗜睡，减量可缓解。偶见过敏反应。脑水肿或少量出血者与缺血性脑血管病鉴别困难时应慎用；对冠心病患者在静脉滴注时应注意观察心脏、血压的变化；血压偏低者慎用。本品静脉滴注不宜太快，应严格控制静滴速度。本品为含钠制剂，需低钠者应用时请注意。使用本品时要密切观察，一旦发生过敏反应应立即停止使用，迅速采用地塞米松、扑尔敏等抗过敏药物治疗。使用前应详细检查，如药液混浊或有异物、瓶身破裂、封口松动等，切勿使用。本品一经使用，即有空气进入，剩余药液切勿贮存后再用。对本品过敏者禁用。脑出血或有出血倾向的患者禁用。本品酸性较强，不宜与碱性药物配伍。

【制剂与规格】 注射剂：100 ml（磷酸川芎嗪 0.1 g 与氯化钠 0.9 g）。

胞磷胆碱钠
（胞二磷胆碱，尼可灵）
Citicoline Sodium

见中枢兴奋药和改善记忆药“胞磷胆碱钠”。

细胞色素 C（细丙）

见中枢兴奋药和改善记忆药“细胞色素 C”。

草酸萘呋胺酯缓释胶囊
（耐复伦，克拉瑞啶）
Naftidrofuryl Oxalate Sustained-release Capsules

【作用与用途】 本品为周围血管扩张药，直接作用于脑血管和末梢血管，使血管平滑肌松弛，小动脉舒张，缓解血管痉挛；其松弛血管平滑肌的作用还与其阻断自主神经和节后神经冲动的作用有关；还能刺激三羧酸循环，促进细胞内代谢，增加 ATP 的生成。本品的另一作用为对抗缓激肽释放和抗 5-羟色胺作用，使其在发挥血管效应和促进细胞代谢的同时，又具有缓解疼痛的作用。本品经胃肠道吸收迅速，作用可维持数小时。可用于脑血管疾病导致的脑代谢障碍、中风后遗症、老年性痴呆和老年精神错乱；也可用于外周血管疾病、间歇性跛行、疼痛性痉挛、脉管炎、毛细血管炎、糖尿病性动脉病和营养性溃疡等。

【用法与用量】 口服：每次100～200 mg，每日 3 次，1～3 个月为 1 个疗程。用于夜间疼痛、营养性溃疡、初期坏疽时，每日服 2 次，每次 200 mg，7～10 日为 1 个疗程。

【不良反应与注意事项】 一般耐受性良好。偶见恶心、上腹部疼痛和皮疹。剂量加大时，可引起心传导阻滞和惊厥，此时可洗胃，并用地西泮治疗。

【制剂与规格】 胶囊剂:100 mg。

奥扎格雷钠
Ozagrel Sodium

【作用与用途】 本品为高效、选择性血栓素合成酶抑制剂,通过抑制血栓烷 A2(TXA2)的产生及促进前列环素(PGI_2)的生成而改善两者间的平衡失调,具有抗血小板聚集和扩张血管作用。能抑制大脑血管痉挛,增加大脑血流量,改善大脑内微循环障碍和能量代谢异常,从而改善蛛网膜下腔出血术后患者的大脑局部缺血症状和脑血栓(急性期)患者的运动失调。用于治疗急性血栓性脑梗死和脑梗死所伴随的运动障碍。

【体内过程】 本品静脉滴注后,血药浓度-时间曲线符合二室开放模型,$t_{1/2\beta}$ 为(1.22 ± 0.44)小时,V_d 为(2.32 ± 0.62)L/kg,AUC 为(0.47 ± 0.08)μg·h/ml。CL 为(3.25 ± 0.82)L/(h·kg),单次静脉注射本品,在血中消失较快。血中主要成分除游离奥扎格雷钠外,还有其 β-氧化体和还原体。本品代谢产物几乎没有药理活性。本品连续静脉输注时,2 小时内血药浓度达到稳态。半衰期最长为 1.93 小时,停药 24 小时后,几乎全部药物经尿排出体外。

【用法用量】 成人每次 80 mg,每日 2 次,溶于 500 ml 生理盐水或5%葡萄糖溶液中,静脉滴注,2 周为 1 个疗程。

【不良反应与注意事项】 血液:由于有出血倾向,要仔细观察,出现异常立即停药。肝、肾:偶有 GOT、GPT、BUN 升高。消化系统:偶有恶心、呕吐、腹泻、食欲不振、胀满感。过敏反应:偶有荨麻疹、皮疹等,发生时应停药。循环系统:偶有室上性心律失常、血压下降,发现时减量或停药。其他:偶有头痛、发热、注射部位疼痛、休克及血小板减少等。严重不良反应可出现出血性脑梗死、硬膜外血肿、颅内出血、消化道出血、皮下出血等。儿童、孕妇及哺乳期妇女、老年患者慎用。下列情况者禁用:对本品过敏者;脑出血或脑梗死并出血者;大面积脑梗死伴深度昏迷患者;有严重心、肺、肝、肾功能不全者,如严重心律不齐、心肌梗死者;有血液病或有出血倾向者;严重高血压,收缩压超过 200 mmHg 者。本品应避免同含钙输液(林格式溶液等)混合使用,以免出现白色浑浊。本品与抗血小板聚集剂、血栓溶解剂及其他抗凝药合用,可增加出血倾向,应慎重合用,必要时适当减量。一旦发生药物过量,需进行对症处理、支持治疗,重点注意监测出凝血功能,并及时适当处理。

【制剂与规格】 注射剂:20 mg、40 mg、80 mg(以奥扎格雷钠 $C_{13}H_{11}N_2O_2Na$ 计)。

依达拉奉
Edaravone

【作用与用途】 依达拉奉是一种脑保护剂(自由基清除剂)。临床研究提示 N-乙酰门冬氨酸(NAA)是特异性的存活神经细胞的标志,脑梗死发病初期含量急剧减少。脑梗死急性期患者给予依达拉奉,可抑制梗死周围局部脑血流量的减少,使发病后第28天脑中NAA含量较甘油对照组明显升高。临床前研究提示,大鼠在缺血/缺血再灌注后静脉给予依达拉奉,可阻止脑水肿和脑梗死的进展,并缓解所伴随的神经症状,抑制迟发性神经元死亡。研究提示,依达拉奉可清除自由基,抑制脂质过氧化,从而抑制脑细胞、血管内皮细胞、神经细胞的氧化损伤。用于改善急性脑梗死所致的神经症状、日常活动能力和功能障碍。

【体内过程】 健康成年男性和健康老年受试者静脉滴注,0.5 mg/kg,1日2次,给药2天,消除半衰期分别为(2.27±0.80)小时和(1.84±0.17)小时,无蓄积性,体内代谢呈硫酸络合物、葡萄糖醛酸络合物,尿中以上述代谢物为主。

【用法与用量】 静脉滴注:一次30 mg,每日2次,加入适量生理盐水中稀释后静脉滴注,30分钟内滴完,一个疗程为14天以内。尽可能在发病后24小时内开始给药。

【不良反应和注意事项】 常见不良反应为肝功能异常、皮疹、恶心、头痛、失眠。严重不良反应有:急性肾功能衰竭、血小板减少、弥漫性血管内凝血(DIC)。重度肾功能衰竭的患者、既往对本品过敏者禁用。轻、中度肾功能损害患者,肝功能损害患者(有致肝功能损害加重的可能),心脏疾病患者、高龄患者慎用。孕妇或有妊娠可能的妇女禁用本品。哺乳期的妇女禁用。与先锋唑啉钠、盐酸哌拉西林钠、头孢替安钠等抗生素合用时,有致肾功能衰竭加重的可能,因此合并用药时需进行长期肾功能监测。

【制剂与规格】 注射剂:10 mg:5 ml;30 mg:20 ml。

(六)溶栓药

东菱克栓酶

Batroxobin

【作用与用途】 适用于急性缺血性脑血管病、突发性耳聋、伴有缺血性症状的慢性动脉闭塞症(闭塞性血栓性脉管炎、闭塞性动脉硬化症)、末梢循环障碍等的防治,疗效确切,见效快,疗程短。

【用法与用量】 静脉滴注:成人首次量为10 BU,以后维持量为5 BU,隔日1次。药液使用前用100 ml以上的等渗盐水稀释,静脉滴注1小时以上。给药前血纤维蛋白原浓度达4 g/L(400 mg/dl)以上时及突发性耳聋的重症患者,首次用量应为20 BU,以后的维持量可减为5 BU。通常1个疗程为1周,必要时可增至3周;慢性期治疗可增至6周,但在延长期间内每次用量减至5 BU,隔日静脉滴注。

【不良反应与注意事项】 副反应少,可有各种出血、头痛、头昏、恶心、呕吐、荨麻疹等。

【制剂与规格】 针剂:10 BU。

蝮蛇抗栓酶

Ahylysantinfarctase

【作用与用途】 为蝮蛇毒去除溶

血毒、神经毒后的多组分制剂，具有降低纤维蛋白原、降血脂和血液黏度、抑制血小板功能、促进血栓溶解的作用。能明显降低血液黏度、血浆纤维蛋白原、血脂，并能减少血小板数量，抑制其黏附和聚集功能。适用于血栓栓塞性疾病，如静脉血栓形成、血栓闭塞性脉管炎、高凝综合征等，对新发脑血栓形成有较好疗效。

【用法与用量】 静脉滴注：每次0.008 U/kg，用生理盐水或5%葡萄糖溶液250 ml稀释后静脉滴注，滴速以40滴/min为宜。

【不良反应与注意事项】 脑出血或有出血倾向者、活动性肺结核、溃疡病、严重高血压、亚急性细菌性心内膜炎、肝肾功能不全者以及月经期妇女忌用。出现出血倾向或过敏反应须立即停药，或用抗蝮蛇血清中和。

【制剂与规格】 注射剂：0.5 U；注射用冻干粉针剂：0.25 U。

阿替普酶
Alteplase

【作用与用途】 本药是一种血栓溶解药，主要成分是糖蛋白，含526个氨基酸。本药可通过其赖氨酸残基与纤维蛋白结合，并激活与纤维蛋白结合的纤溶酶原转变为纤溶酶，这一作用比本药激活循环中的纤溶酶原显著增强。由于本药选择性地激活纤溶酶原，因而不产生应用链激酶时常见的出血并发症。用于急性心肌梗死和肺栓塞，急性缺血性脑卒中、深静脉血栓及其他血管疾病，动静脉瘘血栓形成。

【体内过程】 经静脉注射后迅速自血中消除，用药5分钟后，总药量的50%自血中消除；用药10分钟后，体内剩余药量仅占总给药量的20%；用药20分钟后，则剩余10%。主要在肝脏代谢。

【用法与用量】 静脉注射：将50 mg的本药溶解为1 mg/ml的浓度，注射给药。静脉滴注：将本药100 mg溶于注射用生理盐水500 ml中，在3小时内按以下方式滴完，即前2分钟先注入本药10 mg，以后60分钟内滴入50 mg，最后120分钟内滴完余下的40 mg。负荷给药法：总剂量为100 mg，先弹丸注射15 mg，然后30分钟内再静脉滴注50 mg，接着1小时内静脉滴注剩余35 mg。按体重法：先静脉弹丸注射15 mg，接着30分钟静脉滴注0.75 mg/kg，然后1小时内静脉滴注0.5 mg/kg。二次弹丸法：总量100 mg，分2次静脉弹丸注射，间隔30分钟，此方法可有88%的再通率。

【不良反应与注意事项】 不良反应：血液系统：出血最常见。与溶栓治疗相关的出血类型有胃肠道、泌尿生殖道、腹膜后或颅内的出血，浅层的或表面的出血主要出现在侵入性操作的部位（例如静脉切口，动脉穿刺，近期做了外科手术的部位）。另外，有出现硬膜外血肿和筋膜下血肿的报道。全身性纤维蛋白溶解比用链激酶时要少见，但出血的发生率相似。心血管系统：心律失常：使用本药治疗急性心肌梗死时，血管再通期间可出现再灌注心律失常，如加速性室性自主心律、心动过缓或室性早搏等。这些反应通常为良性，通过标准的抗心律失常治疗可以控制，但有可能引起再次心肌梗死和梗死面积扩大。心律失常的发生率和静脉滴注链激酶时相似。血管再闭塞：血管开通后，需继续用肝素抗凝，否则可能再次形成血栓，造成血管再闭塞。中枢神经系统：可出现颅内出血、癫痫发作。泌尿生殖系统：有报道用药后立即出现肾血管肌脂瘤引起的腹膜后出血。骨骼/肌系统：可出现膝部出血性滑膜囊炎。其他：过敏反应。用药期间应监测心电图。本药一般不能与其他药物配伍静脉滴注，也不能与其他药物共用一条静脉血管来滴注。使用本药时可见注射部位出血，但不影响继续用药，发现出血迹象则应停药。本药每天最大剂量不能超过 150 mg，否则会增加颅内出血的危险性。禁忌证：出血性疾病患者，颅内肿瘤、动静脉畸形或动脉瘤患者，已知为出血体质（包括正在使用华法林、脑卒中前 48 小时内使用过肝素、血小板计数 $<100\times10^{9}/L$）患者，急性缺血性脑卒中可能伴有蛛网膜下腔出血或癫痫发作者。

【制剂与规格】 注射剂（粉）：20 mg、50 mg。

瑞替普酶

Reteplase

【作用与用途】 本品可以使纤溶酶原激活为有活性的纤溶蛋白溶解酶，以降解血栓中的纤维蛋白，发挥溶栓作用。第三代溶栓药，用于急性心肌梗死、肺栓塞的抢救，外周血管的血栓性疾病的治疗。

【用法与用量】 急性心肌梗死静脉溶栓治疗：一般推荐本品 10 mU 静脉推注，30 分钟后再予 10 mU 静脉推注，发病 12 小时内开始治疗。越早用疗效越好。

【不良反应与注意事项】 可能出现注射部位出血，如出现严重出血，则应停止溶栓疗法。在瑞替普酶治疗前及治疗后使用肝素、维生素 K 拮抗剂及抗血小板药（阿司匹林，双嘧达莫等）可能增加出血的危险。

【制剂与规格】 注射剂：10 mU。

重组组织型纤溶酶原激活剂

Recombinant Tissue Plasminogen Activator

【作用与用途】 本药是一种糖蛋白，可激活纤溶酶原成为纤溶酶。当静脉使用时，本药在循环系统中只有与其纤维蛋白结合后才表现出活性，其纤维蛋白亲和性很高。当和纤维蛋白结合后，本品被激活，诱导纤溶酶原成为纤溶酶，溶解血块，但对整个凝血系统各组分的系统性作用是轻微的，因而不会出现出血倾向。本品不具抗原性，所以可重复使用。用于急性心肌梗死的溶栓治疗；用于血流不稳定的急性大面积肺栓塞的溶栓疗法；用于急性缺血性脑卒中的溶栓治疗时，必须在脑梗死症状发生的 3 小时内进行治疗，且需经影像检查（如 CT 扫描）除外颅内出血的可能。

【用法与用量】 除特别处方外，

应在症状发生后尽快给药。心肌梗死:对于发病后 6 小时内给予治疗的患者,应采取 90 分钟加速给药法:15 mg静脉推注,其后 30 分钟内静脉滴注 50 mg,剩余 35 mg 在 60 分钟内静脉滴注,最大剂量达 100 mg。对于发病后 6 ~ 12 小时内给予治疗的患者,应采取 3 小时给药法。10 mg 静脉推注,其后 1 小时内静脉滴注 50 mg,剩余 40 mg 在 2 小时内静脉滴注,最大剂量达 100 mg。肺栓塞:应在 2 小时内给予 100 mg。最常用的给药方法为:10 mg 在 1 ~ 2 分钟内静脉推注,90 mg在 2 小时内静脉滴注。缺血性脑卒中:推荐剂量为 18 mg/kg,最大剂量为 90 mg。先将剂量的 10% 静脉推入,剩余剂量在超过 60 分钟时间内静脉滴注。用药过量:过量后纤维蛋白原及其他凝血因子会减少。大部分情况下停用本药后,这些因子会生理性再生。如有严重出血,建议输新鲜血浆或鲜血,必要使可使用抗纤溶药物。

【不良反应与注意事项】 可能出现注射部位出血,如出现严重出血,则应停止溶栓疗法。用药前给予口服抗凝剂会增加出血的危险。与其他纤溶药物合用时,请酌情减量。

【制剂与规格】 注射粉剂:20 mg、50 mg。

蚓激酶胶囊(江中博洛克)

Lumbrokinase

见酶制剂及生物制品“蚓激酶”。

降血压药

(一)钙拮抗剂

盐酸维拉帕米(异搏定,戊脉安) Verapamil Hydrochloride

【作用与用途】 盐酸维拉帕米为钙离子拮抗剂。通过调节心肌传导细胞、心肌收缩细胞以及动脉血管平滑肌细胞细胞膜上的钙离子内流,发挥其药理学作用,但不改变血清钙浓度。用于原发性高血压;变异型心绞痛:不稳定性心绞痛;慢性稳定性心绞痛;心律失常:与地高辛合用控制慢性心房颤动和/或心房扑动时的心室率;预防阵发性室上性心动过速的反复发作。

【体内过程】 维拉帕米口服后90%以上被吸收。经门静脉有首过效应。生物利用度仅有20% ~35%。血浆蛋白结合率约为90%。单剂口服后1~2小时内达峰浓度,作用持续6~8小时。平均半衰期为2.8~7.4小时,在增量期可能延长。长期口服(间隔6小时给药至少10次)半衰期增加至4.5~12.0小时。老年患者的清除半衰期可能延长。口服维拉帕米后5天内大约70%以代谢物由尿中排泄,16%或更多由粪便清除,3% ~4%以原形由尿排出。

【用法与用量】 口服。心绞痛:一般剂量为每次80~120 mg,每日3次。肝功能不全者及老年人的安全剂量为40 mg/次,每日3次。约在药后8小时根据疗效和安全评估决定是否增量;心律失常:慢性心房颤动服用洋地黄治疗的患者,每日总量为240~320 mg,分3次或4次;预防阵发性室上性心动过速(未服用洋地黄的患者)成人的每日总量为240~480 mg,每日3次或4次;年龄1~5岁:每日量每公斤4~8 mg,每日分3次,或每隔8小时口服40~80 mg;>5岁:每隔6~8小时口服80 mg。原发性高血压:一般起始剂量为80 mg,口服,每日3次。使用剂量可达每日360~480 mg。对低剂量即有反应的老年人或体型瘦小者,应考虑起始剂量为40 mg,口服,每日3次。静脉给药:必须在持续心电监测和血压监测下,缓慢静脉注射至少2分钟。须个体化治疗。一般起始剂量为5~10 mg,稀释后缓慢静脉推注至少2分钟。如果初反应不令人满意,首剂15~30分钟后再给每次5~10 mg。静脉滴注给药,每小时5~10 mg,每日总量不超过50~100 mg。

【不良反应与注意事项】 严重不良反应少见。发生率在1% ~10%的不良反应:便秘、眩晕、轻度头痛、恶心、低血压、外周水肿、充血性心力衰竭、窦性心动过缓;Ⅰ度、Ⅱ度或Ⅲ度房室阻滞、皮疹、乏力、心悸;转氨酶升高,伴或不伴碱性磷酸酶和胆红素的升高,这种升高有时是一过性的,甚至继续使用维拉帕米仍可消失。发生率<1%的不良反应:潮红;溢乳;牙龈增生;非梗阻性麻痹性肠梗阻等。下列

情况禁用:严重左心室功能不全。低血压(收缩压小于 90 mmHg)或心源性休克。病窦综合征(已安装心脏起搏器并行使功能者除外)。Ⅱ或Ⅲ度房室阻滞(已安装心脏起搏器并行使功能者除外)。心房扑动或心房颤动患者合并房室旁路通道。维拉帕米可能导致房室结和窦房结传导阻滞,与血浆浓度增高相关,尤其是在治疗早期的增量期。引起Ⅰ度房室阻滞、一过性窦性心动过缓,有时伴有结性逸搏。高度房室传导阻滞不常见(0.8%)。当出现显著的Ⅰ度房室传导阻滞或逐渐发展成Ⅱ或Ⅲ度房室传导阻滞时,需要减量或停药。低血压:静脉注射维拉帕米引起的血压下降一般是一过性和无症状的,但也可能发生眩晕。静脉注射维拉帕米之前静脉给予钙剂可预防该血流动力学反应。

【制剂与规格】 片剂:40 mg;注射液:2 ml:5 mg。

盐酸地尔硫䓬
Diltiazem Hydrochloride

【作用与用途】 本品为钙离子通道阻滞剂,其作用与心肌与血管平滑肌除极时抑制钙离子内流有关。本品可以有效地扩张心外膜和心内膜下的冠状动脉,缓解自发性心绞痛或由麦角新诱发冠状动脉痉挛所致心绞痛;通过减慢心率和降低血压,减少心肌需氧量,增加运动耐量并缓解劳力型心绞痛。本品使血管平滑肌松弛,周围血管阻力下降,血压降低。其降压的幅度与高血压的程度有关,血压正常者仅使血压轻度下降。本品有负性肌力作用,并可减慢窦房结和房室结的传导。用于冠状动脉痉挛引起的心绞痛和劳力型心绞痛、高血压、肥厚型心肌病。

【体内过程】 本品口服后通过胃肠道吸收较完全(达 80%),有较强的首过效应,生物利用度为 40%。在体内代谢完全,仅 2% ~4% 原药由尿液排除。血浆蛋白结合率 70% ~80%。单次口服本品 30 ~120 mg,30 ~60 分钟后可在血浆中测出,2 ~3 小时血药浓度达峰值,单次或多次给药血浆清除半衰期 3.5 小时。最小有效血药浓度 50 ~200 ng/ml。

【用法与用量】 口服:片剂:起始剂量 30 mg,每日 4 次,餐前及睡前服药,每 1 ~2 天增加 1 次剂量,直至获得最佳疗效。平均剂量范围为 90 ~360 mg/d。缓释胶囊:起始剂量 60 ~120 mg/次,每日 2 次,平均剂量范围为 240 ~360 mg/d。

【不良反应与注意事项】 常见:水肿、头痛、恶心、眩晕、皮疹、无力。本品可延长房室结不应期,除病态窦房结综合征外可明显延长窦房结恢复时间。罕见情况下此作用可异常减慢心率(特别在病态窦房结综合征患者)或致Ⅱ或Ⅲ度房室传导阻滞。本品与β受体阻滞剂或洋地黄合用可导致对心脏传导的协同作用。有报道 1 例变异型心绞痛患者口服本品 60 mg 致心脏停搏 2 ~5 秒。本品有负性肌力作用,在心室功能受损的患者单用或与β受体阻滞剂合用的经验有限,因而这些患者应用本品须谨慎。

【制剂与规格】 盐酸地尔硫䓬片:30 mg;缓释胶囊:90 mg。

硝苯地平(硝苯吡啶,心痛定) Nifedipine

【作用与用途】 硝苯地平为二氢吡啶类钙拮抗剂,可选择性抑制钙离子进入心肌细胞和平滑肌细胞的跨膜转运,并抑制钙离子从细胞内库释放,而不改变血浆钙离子浓度。用于高血压、心绞痛,尤其是变异型心绞痛。

【体内过程】 本品口服吸收迅速、完全,血浆蛋白结合率约90%。服药后10分钟即可测出血药浓度,T_{max}约30分钟。10~30 mg剂量范围内,随剂量增高,生物利用度和半衰期无显著差别。口服15分钟起效,1~2小时作用达高峰,作用持续4~8小时。$t_{1/2}$呈双相,$t_{1/2\alpha}$ 2.5~3小时,$t_{1/2\beta}$为5小时。药物在肝脏内转换为无活性的代谢产物,约80%经肾排泄,20%随粪便排出。肝肾功能不全的患者,硝苯地平代谢和排泄速率降低。

【用法与用量】口服。从小剂量开始服用,一般起始剂量每次10 mg,每日3次;维持剂量每次10~20 mg,每日3次。部分有明显冠脉痉挛的患者,每次可用20~30 mg,每日3~4次。最大剂量不宜超过每日120 mg。如果病情紧急,可嚼碎服或舌下含服每次10 mg,根据患者对药物的反应,决定再次给药。通常调整剂量需7~14天。如果患者症状明显,病情紧急,剂量调整期可缩短。根据患者对药物的反应、发作的频率和舌下含化硝酸甘油的剂量,可在3天内将硝苯地平的用量从10~20 mg调至每次30 mg,每日3次。在严格监测下的住院患者,可根据心绞痛或缺血性心律失常的控制情况,每隔4~6小时增加1次,每次10 mg。遮光、静脉滴注:每次2.5~5 mg,加5%葡萄糖注射液250 ml稀释后在4~8小时内缓慢滴入,根据病情调整滴速及用量,最大剂量每日15~30 mg,可重复使用3天,不宜超越。以后治疗建议使用口服制剂。

【不良反应与注意事项】 肝脏:偶尔出现黄疸及转氨酶升高。循环系统:偶尔出现胸部疼痛、头痛、脸红、眼花、心悸、血压下降、下肢水肿等。过敏症:偶尔出现麻疹、瘙痒等过敏症状。消化系统:偶尔出现腹痛、恶心、食欲减退、便秘等症。口腔:可能出现牙龈肥厚。代谢异常:偶尔出现高血糖症状。中止服用钙拮抗剂时应逐渐减量,没有医师指示,不要中止服药。低血压患者慎用。严重主动脉瓣狭窄、肝肾功能不全患者慎用。

【制剂与规格】 硝苯地平胶囊(胶丸、片):5 mg、10 mg;硝苯地平缓释胶囊(片):20 mg;硝苯地平注射液:5 ml:2.5 mg。

西尼地平(致欣) Cilnidipine

【作用与用途】 西尼地平为亲脂性的二氢吡啶类钙拮抗剂,能与血管平滑肌细胞膜上L型钙通道的二氢吡啶位点结合，抑制 Ca^{2+} 通过 L 型钙通道的跨膜内流，从而松弛、扩张血管平滑肌，起到降压作用。它还可通过抑制 Ca^{2+} 通过交感神经细胞膜上 N 型钙通道的跨膜内流而抑制交感神经末梢去甲肾上腺素的释放和交感神经活动。用于高血压患者的治疗。

【体内过程】 健康成年男子单次口服西尼地平，剂量分别为 5，10，20 mg，C_{max} 分别为 4.7，5.4，15.7 ng/ml，$AUC_{0\sim24}$ 分别为 23.7，27.5，60.1 ng/(ml·h)，呈剂量依赖性增加趋势。健康成年男子口服本品 10 mg，每日 1 次，连服 7 日，药代动力学指标为：给药第 1 天、第 4 天、第 7 天的 C_{max} 分别为 (9.5 ± 1.6)，(13.5 ± 5.0)，(16.5 ± 7.9) ng/ml，T_{max} 分别为 (2.8 ± 1)，(3.7 ± 0.8)，(3 ± 1.3) 小时，$t_{1/2\alpha}$ 分别为 (1 ± 0.2) ~ (1.1 ± 0.6) 小时，$t_{1/2\beta}$ 为 (5.2 ± 2) ~ (8.1 ± 2.7) 小时，$AUC_{0\sim\infty}$ 分别为 (59.1 ± 12.7)，(108.1 ± 29)，(95.5 ± 34.5) ng/(ml·h)。用药第 4 天后，血药浓度开始稳定，未发现药物蓄积情况。健康成年男子每日 2 次服用本品 10 mg，连服 7 天，尿中未检测出药物原形，代谢物占总服药量的 5.2%。

【用法与用量】 成年人的初始剂量为每次 5 mg，每天 1 次，早饭后服用。根据患者的临床反应，可将剂量增加，最大可增至每次 10 mg，每日 1 次，早饭后服用。

【不良反应与注意事项】 西尼地平在某些患者(约为 6.86%)可出现下列不良反应：泌尿系统：尿频，尿酸、肌酸、尿素氮上升，尿蛋白阳性，尿沉渣阳性；神经系统：头痛、头晕、肩肌肉僵硬、发困、失眠、手颤动、健忘；循环系统：面色潮红、心悸、燥热、心电图异常(ST 段减低、T 波逆转)、低血压、胸痛、畏寒、期外收缩；消化系统：AST、ALT 上升等肝功能异常，呕吐、腹痛、口渴、便秘、腹胀；血液系统：白细胞数、嗜中性白细胞异常，血小板减少，红细胞、红细胞比容、嗜酸性粒细胞和淋巴细胞异常；其他：药疹、水肿、疲倦、血清胆固醇上升、血清 K 和 P 的异常、眼部干燥、充血、腓肠肌痉挛、味觉异常、尿糖阳性、空腹时血糖、总蛋白、血清 Ca 和 CRP 异常。老年患者使用时应从小剂量开始，并仔细观察药物的治疗反应。与地高辛合用时，应密切注意地高辛的毒性反应。肝功能不全患者慎用。西尼地平在肝脏中代谢，故与下列药物合用时应注意：抑制 CYP3A4 同工酶的药物，如西咪替丁，CYP3A4 同工酶诱导剂，如苯妥英，需 CYP3A4 同工酶代谢的药物，如环孢菌素，抑制或诱导 CYP2C19 同工酶的药物，需 CYP2C19 同工酶代谢的药物，如奥美拉唑，葡萄汁可增加西尼地平的血药浓度，故两者不能合用。充血性心力衰竭患者慎用。儿童、孕妇及哺乳期妇女禁用；老年人慎用。对本品中任何成分过敏的患者禁用。高空作业、驾驶机动车及操作机器工作时应禁用。

【制剂与规格】 片剂：5 mg。

盐酸尼卡地平

Nicardipine Hydrochloride

【作用与用途】 本品为钙离子拮抗剂,通过抑制钙离子流入血管平滑肌细胞内而发挥血管扩张作用,从而使血压下降。本品具有高度的血管选择性,对血管平滑肌的钙离子拮抗作用强于心肌作用的 30 000 倍。用于原发性高血压。

【体内过程】 健康成人单次服用本品 40 mg 后测定血药浓度呈双峰态,第一峰时为(0.79±0.45)小时,达峰浓度为(14.2±8.2)ng/ml,第二峰时为(5.08±0.79)小时,达峰浓度为(16.3±5.8)ng/ml;每天口服 2 次,每次 40 mg,连服 7 天后测血药浓度,峰浓度为(36.9±6.1)ng/ml,在 7 天之内达到恒定状态。连续口服给药的 $t_{1/2}$ 为 7.6 小时。本品主要通过肝脏广泛代谢,仅 21% 的代谢物由尿液排出,尿中未检出尼卡地平原形物。总血浆清除率(Cl)为 0.4 L/(kg·h),当使用非房室模型时,表观分布容积(V_d)为 8.3 L/kg。在 0.5~40.0 mg/h 的剂量范围内,盐酸尼卡地平注射液的药动学是线性的。在开始输注尼卡地平后的最初 2 小时可见与剂量有关的尼卡地平血浆浓度迅速增加。在最初几小时后,血浆浓度以缓慢的速度增加,并在 24~48 小时达稳态。尼卡地平血浆蛋白结合率高(>95%)。盐酸尼卡地平注射液迅速并且广泛地通过肝脏代谢。静脉内给予具有放射性的盐酸尼卡地平注射液,在 96 小时内,未回收到原形尼卡地平。尼卡地平在老年高血压患者(>65 岁)和年轻的健康成年人中的稳态药动学是类似的。

【用法与用量】 口服:每日 2 次,每次 1 粒(40 mg)。静脉滴注法:滴注前以葡萄糖注射液或 0.9% 氯化钠注射液稀释 0.1 mg/ml 的浓度缓慢连续输注,在室温下,稀释溶液可稳定放置 24 小时。不能与碳酸氢钠(5%)注射液或乳酸林格注射液配伍。未使用过该药物的患者开始治疗时,血压降低的时间过程依赖于输注的起始速度和给药次数。为了逐渐降压,开始治疗时以 50 ml/h(5.0 mg/h)的速度滴注。如果在该剂量下未获得满意的降压效果,那么输注速度可每 15 分钟增加 25 ml/h(2.5 mg/h),最大增至 150 ml/h(15.0 mg/h),直至获得满意的降压效果。为了更快地降压,开始治疗时,以 50 ml/h(5.0 mg/h)的速度滴注。如果在该剂量下未获得满意的降压效果,那么输注速度可每 5 分钟增加 25 ml/h(2.5 mg/h),最大增至 150 ml/h(15.0 mg/h),直至获得满意的降压效果。获得目的血压后,输注速度应减至 30 ml/h(3.0 mg/h)。

【不良反应与注意事项】 常见者有足踝部水肿、头晕、头痛、面部潮红等。有时出现转氨酶升高,偶有胆红素升高。较少见者心悸、乏力、心动过速。有时出现便秘、腹痛,偶有食欲减退、腹泻、恶心、呕吐。颅内出血尚未完全止血的患者、脑中风急性期颅内压增高的患者、重度主动脉瓣狭窄禁用。有肝、肾功能障碍的患者,低血压,心力衰竭,青光眼,孕妇,哺乳期妇女,儿童慎用本品。肝功能不全者宜从低剂量开始。

【制剂与规格】 缓释胶囊:40 mg;盐酸尼卡地平缓释片:10 mg;盐酸尼卡地平注射液:5 ml:5 mg。

尼群地平
Nitrendipine

【作用与用途】 本品为二氢吡啶类钙通道阻滞剂。抑制血管平滑肌和心肌的跨膜钙离子内流,但以血管作用为主,故其血管选择性较强。引起冠状动脉、肾小动脉等全身血管的扩张,产生降压作用。用于高血压。

【体内过程】 本品口服吸收良好,但存在明显的首过效应。蛋白结合率98%。$t_{1/2}$ 10~22 小时。本品口服后约 1.5 小时血药浓度达峰值。口服后 30 分钟收缩压开始下降,60 分钟舒张压开始下降,降压作用在 1~2 小时最大,持续 6~8 小时。在肝内广泛代谢,其代谢产物 70% 经肾排泄,8% 随粪便排出。肝病患者血药浓度和消除半衰期增加。

【用法与用量】 成人常用量:开始每次口服 10 mg,每日 1 次,以后可根据情况调整为 20 mg,每日 2 次。

【不良反应与注意事项】 较少见的有头痛、面部潮红。少见的有头晕、恶心、低血压、足踝部水肿、心绞痛发作、一过性低血压。本品过敏者可出现过敏性肝炎、皮疹,甚至剥脱性皮炎等。少数病例可能出现血碱性磷酸酶增高。肝功能不全时血药浓度可增高,肾功能不全时对药代动力学影响小,以上情况慎用本品。少数接受β受体阻滞剂的患者在开始服用此药后可发生心力衰竭,有主动脉狭窄的患者这种危险性更大。

【制剂与规格】 尼群地平胶囊(片):10 mg。

氨氯地平(苯磺酸氨氯地平,阿罗地平,络活喜,安内真,压氏达)
Amlodipine

【作用与用途】 苯磺酸氨氯地平是二氢吡啶类钙拮抗剂。是外周动脉扩张剂,直接作用于血管平滑肌,降低外周血管阻力,从而降低血压。用于高血压、心绞痛。

【体内过程】 本品口服后吸收完全但缓慢,6~12 小时达到峰浓度。单次口服 5 mg,C_{max} 3.0 ng/ml;单次口服 10 mg,C_{max} 5.9 ng/ml。绝对生物利用度为 64%~90%,不受饮食影响。循环中的药物约 95% 以上与血浆蛋白结合,分布容积为 21 L/kg。持续用药后 7~8 天达到稳态血药浓度。本品以二室模型的方式从血浆中消除,在肝脏广泛代谢为无药理活性的代谢产物(90%)。终末半衰期($t_{1/2\beta}$)健康者约为 35 小时,高血压患者延长为 50 小时,老年人 65 小时,肝功受损者 60 小时,10% 以原形、60% 以代谢物的形式从尿中排出,20%~25% 从胆汁或粪便排出。

【用法与用量】 通常口服起始剂量为 5 mg,每日 1 次,最大不超过 10 mg,每日 1 次。瘦小者、体质虚弱者、老年患者或肝功能受损者从2.5 mg,每日1次开始用药;合用其他抗高血压药者也从此剂量开始用药。用药剂量根据个体需要进行调整,调整期应不少于7~14天。治疗心绞痛的推荐剂量是5~10 mg,老年患者或肝功能受损者需减量。

【不良反应与注意事项】 较常见的不良反应有头痛、水肿、疲劳、失眠、恶心、腹痛、面红、头晕和心悸。少见的不良反应有瘙痒、皮疹、呼吸困难、肌痉挛和消化不良等。肝功能损害、孕妇及哺乳期妇女慎用。

【制剂与规格】 苯磺酸氨氯地平片:5 mg。

非洛地平(波依定)
Felodipine

【作用与用途】 本品为二氢吡啶类钙通道拮抗剂(钙通道阻滞剂),其作用是可逆性竞争二氢吡啶结合位点,阻断血管平滑肌和人工培养的兔心房细胞的电压依赖性 Ca^{2+} 电流,并阻断 K^+ 诱导的鼠门静脉挛缩。用于高血压。

【体内过程】 口服吸收完全并经历广泛首过代谢,生物利用度约为20%。血药浓度达峰时间出现在服药后2.5~5小时。本品的血浆蛋白结合率>99%。年轻、健康受试者口服10 mg本品后,平均峰谷稳态血药浓度分别为7 nmol/L和2 nmol/L。高血压患者(平均年龄64岁)口服20 mg本品后的平均峰谷稳态血药浓度分别为23 nmol/L和7 nmol/L。健康受试者体内的全身血浆清除率约为0.8 L/min,表观分布容积约为10 L/kg。本品的血药浓度随年龄增加,老年高血压患者(平均年龄74岁)的平均清除率仅为年轻人(平均年龄26岁)的45%,稳态时年轻患者的AUC只为老年人的39%。本品的生物利用度受饮食影响。当给予高脂餐或碳水化合物饮食时,C_{max} 增加60%,AUC未见改变。少量清淡饮食(橘子汁、烤面包和谷类食物)不影响本品的药动学特征。在饮用葡萄柚果汁时,本品的生物利用度大约增加2倍。未见橘子汁改变本品的动力学行为。高血压患者服用本品后,稳态时的平均血药浓度峰值比单剂量给药高20%。降压作用与非洛地平的血药浓度相关。本品在肝功能不全患者体内的清除率为正常年轻受试者的60%。肾功能不全不改变本品的血药浓度曲线,但是由于尿排泄量下降,所以血浆中的代谢物(无活性)浓度增高。

【用法与用量】 口服,最初剂量每次5 mg,每日1次,可根据患者反应将剂量减少至每日2.5 mg或增加至每日10 mg。剂量调整间隔一般不少于2周。建议剂量范围为每日2.5~10 mg。

【不良反应与注意事项】 本品和其他钙拮抗药相同,在某些患者身上会导致面色潮红、头痛、头晕、心悸和疲劳,这些反应大部分具有剂量依赖性,而且是在剂量增加后开始的短时间内出现,是暂时的,应用时间延长后消失。本品与其他二氢吡啶类药物相同,可引起与剂量有关的踝肿、牙龈或牙周炎患者用药后可能会引起轻微的牙龈肿大。另也可见皮疹、瘙痒。

【制剂与规格】 非洛地平缓释片:2.5 mg、5 mg、10 mg;非洛地平片:5 mg、10 mg。

尼索地平
Nisoldipine

【作用与用途】 尼索地平抑制平滑肌的电压依赖跨膜钙离子流,对血管平滑肌有高度选择性作用,扩张周围血管与冠状血管,由于冠状动脉扩张而改善氧供,减少后负荷而减少氧耗。治疗剂量无心肌负性作用并不影响心脏产生激动和传导,并有一定排尿钠作用。长期治疗并不产生耐受性。用于原发性轻、中度高血压症。

【体内过程】 口服几乎完全吸收,有明显肝脏首过效应,生物利用度为4% ~8%,口服后 99% 与蛋白结合,口服吸收后 1 小时达血药峰值。在肝内代谢,70% 由尿排出,10% ~15%原形和代谢产物由粪便排出。半衰期($t_{1/2}$)在患者间变异较大,单剂量口服半衰期($t_{1/2}$)为 11.4 小时,而反复给药为 14 小时。老年人及肝病患者 C_{max} 和 AUC 可以增加。

【用法与用量】 口服,成人每次 5~10 mg,每日 1 次。

【不良反应与注意事项】 循环系统:有时出现心悸、血压降低、胸部痛、面红、热感、肢体下垂部位水肿。精神神经系统:有时出现无力、肌痛、头痛、头晕、耳鸣、乏力,较少数可有胸痛。消化系统:有时出现恶心、腹胀满、腹痛、腹泻、便秘。肝脏:有时出现 GOT、GPT、ALP 的异常。肾脏:有时出现 BUN 异常。过敏症:有时出现皮疹。偶见尿频、牙龈增生、男性乳房女性化。孕妇及哺乳期妇女禁用。停药时应逐渐减量。

【制剂与规格】 片剂:5 mg。

拉西地平(乐息平)
Lacidipine

【作用与用途】 本品为二氢吡啶类钙离子拮抗剂,具高度选择性作用于平滑肌的钙通道,主要扩张周围动脉,减少外周阻力,降压作用强而持久。对心脏传导系统和心肌收缩功能无明显影响。并可改善受损肥厚左室的舒张功能,以及抗动脉粥样硬化作用。可使肾血流量增加而不影响肾小球滤过率,可产生一过性但不明显的利尿和促尿钠排泄作用,因此能防止移植患者出现环孢素 A 诱发的肾脏灌注不足。本品为高度脂溶性,它在脂质部分沉积并在清除阶段不断释放到结合部位。这一特点使本品明显不同于其他钙拮抗药,其他钙拮抗药脂溶性低因而作用时间短。用于治疗高血压。

【体内过程】 本品口服从胃肠道吸收迅速,由于肝脏广泛首过代谢,生物利用度为 2% ~9%,用更敏感分析方法平均为 18.5%(4% ~52%)。吸收后 95% 药物与蛋白结合,主要是白蛋白及 α-1-糖蛋白。本品经肝脏代谢,代谢产物主要为吡啶类似物及羧酸类似物,2 种为吡啶类,2 种为羧酸类,主要通过胆道从粪便排出。其粪便排泄物中基本为代谢物。代谢谷峰比大于 60%。血浆清除率为 1.1 L/kg,稳态时终末 $t_{1/2}$ 为 12 ~15 小时。

【用法与用量】 成人:起始剂量 4 mg,每日 1 次,在早晨服用较好。饭前饭后均可。如需要 3 ~4 周可增加至 6,8 mg,每日 1 次。除非临床需要更急而超前投药。肝病患者初始剂量为 2 mg,每日 1 次。

【不良反应与注意事项】 最常见的有头痛、皮肤潮红、水肿、眩晕和心悸。少见无力、皮疹(包括红斑和瘙痒)、胃纳不佳、恶心、多尿。极少数有胸痛和齿龈增生。肝功能不全者需减量或慎用,因其生物利用度可能增加,而加强降血压作用。

【制剂与规格】 片剂:2 mg、4 mg。

乐卡地平(再宁平)

lercanidipine

【作用与用途】 本品为第三代二氢吡啶类钙通道阻滞剂,作用机制与同类药物相似,即可逆地阻滞血管平滑肌细胞膜 L 型钙通道的 Ca^{2+} 内流,扩张外周血管而降低血压。用于各型高血压。

【体内过程】 本品为消旋体,有效部分为 S 型异构体。轻中度高血压患者口服 10 mg 或 20 mg 后,其 $t_{1/2}$ 为 2 ~ 3 小时,C_{max} 分别为 1.75 和 4.09 μg/L,其 AUC 与剂量呈现非线性相关,表明此药物具有首过代谢的饱和性。食物可增加本品的吸收,12 例健康受试者单剂量口服20 mg,其 C_{max} 由禁食的 3.20 μg/L 增至高脂肪餐后的 10.21 μg/L,故推荐饭后服用。本品吸收后迅速分布、积聚在细胞膜脂质双层,蛋白结合率高于 98%。

【用法与用量】 推荐剂量:每天 10 mg,分 4 次服用,至少在饭前 15 分钟口服,必要时 2 周以后增至每天 20 mg,分 4 次服用。

【不良反应与注意事项】 本品耐受性良性,据 20 个临床试验中心、共约 1800 例患者参与的试验结果表明,不良反应发生率为 11.8%,安慰剂组为 7%。最常见不良反应是头痛、面红、无力、疲劳、心悸及踝关节水肿,3% ~5% 患者因此而停药。对 9605 例临床观察表明,本品耐受性良性,其中 7469 例轻中度高血压患者口服 10 mg/d 或20 mg/d,疗程 3 个月,不良反应发生率 7.6%,最常见的是头痛(2.7%)和踝关节水肿(2.1%)。本品不良反应多属于轻中度,且与血管扩张作用相关。本品生物利用度不受年龄和肝硬化的影响,但严重肝、肾功能不全者禁用。

【制剂与规格】 片剂:10 mg。

阿折地平(贝琪)

Azelnidipine

【作用与用途】 本品为 L 型钙通道拮抗剂,通过扩张血管降低血压,阿折地平不受肝脏首过效应的影响,降压作用缓慢持久。适用于治疗高血压症,可单独使用,也可与其他抗高血压药物合用。

【体内过程】 口服 8 mg 阿折地平片,每日 1 次,连续给药 7 天,血浆中药物达峰时间为 2 ~ 3 小时,$t_{1/2}$ 为 19 ~ 23 小时。给药后 24 小时的血药浓度从给药第 2 日始大体呈一定数值,迅速到达稳定状态。空腹给药时的 C_{max} 及 $AUC_{0\to\infty}$ 与餐后给药比较,分别为 38% 及 69%。轻度、中度原发性高血压患者 6 名,早餐后口服单剂量 8 mg 阿折地平片,血药浓度达峰时间为 3.7 小时、C_{max} 为 9.4 ng/ml、半减期(一相)为 6.1 小时、$AUC_{0\to24}$ 为 66.5 ng. h/ml,血浆中浓度与健康成人水平相同。

【用法与用量】 早餐后口服,每日 1 次。成人的初始剂量为 8 mg,每日 1 次,最大剂量为 16 mg,每日 1 次。剂量调整应根据患者个体反应进行。一般的剂量调整应在 7 ~ 14 天后开始进行。

【不良反应与注意事项】 不良反应有皮疹、瘙痒、头痛、头重、打颤、眩晕、胃部不适、恶心、便秘、腹痛、惊悸、发热、倦怠感、面部潮红,嗜酸细胞增多,ALT(GPT)、AST(GOT)、LDH、γ-GTP 等升高,肝功能异常,ALP 升高,总胆红素升高,BUN 升高,尿酸、总胆固醇、CK(CPK)、钾升高,钾低下,尿内结晶增加,水肿。出现过敏时应停止给药。严重肝功能不全的患者应慎用(因本品在肝脏中代谢)。严重肾功能不全的患者应慎用(一般情况下,严重肾功能不全的患者伴随降压可能会导致肾功能减退)。突然停用钙拮抗剂时会使高血压病情加剧,停用本品时,应在医生的指导和密切观察下,缓慢减量直至安全停药。妊娠或可能妊娠的妇女、对本品有过敏史的患者、正在使用唑类抗真菌剂(伊曲康唑、咪康唑等)、HIV 蛋白酶抑制剂(利托那韦、沙奎那韦、茚地那韦)的患者禁用本品。

【制剂与规格】 片剂:8 mg、16 mg。

(二)血管紧张素转换酶抑制剂

卡托普利(巯甲丙脯酸,开搏通)
Captopril

【作用与用途】 本品为竞争性血管紧张素转换酶抑制剂,使血管紧张素Ⅰ不能转化为血管紧张素Ⅱ,从而降低外周血管阻力,并通过抑制醛固酮分泌,减少水钠潴留。本品还可通过干扰缓激肽的降解扩张外周血管。对心力衰竭患者,本品也可降低肺毛细血管楔压及肺血管阻力,增加心输出量及运动耐受时间。用于高血压、心力衰竭。

【体内过程】 本品口服后吸收迅速,吸收率在 75% 以上。口服后 15 分钟起效,1 ~ 1.5 小时达血药峰浓度。持续 6 ~ 12 小时。血循环中本品的 25% ~ 30% 与蛋白结合。半衰期短于 3 小时,肾功能损害时会产生药物潴留。降压作用为进行性,约数周达最大治疗作用。在肝内代谢为二硫化物等。本品经肾脏排泄,有 40% ~ 50% 以原形排出,其余为代谢物,可在血液透析时被清除。本品不能通过血脑屏障。本品可通过乳汁分泌，可以通过胎盘。

【用法与用量】 成人常用量：高血压，口服每次 12.5 mg，每日 2 ~ 3 次，按需要 1 ~ 2 周内增至 50 mg，每日 2 ~ 3 次，疗效仍不满意时可加用其他降压药。心力衰竭，开始每次口服 12.5 mg，每日 2 ~ 3 次，必要时逐渐增至 50 mg，每日 2 ~ 3 次，若需进一步加量，宜观察疗效 2 周后再考虑；对近期大量服用利尿剂，处于低钠/低血容量，而血压正常或偏低的患者，初始剂量宜用 6.25 mg，每日 3 次，以后通过测试逐步增加至常用量。小儿常用量：降压与治疗心力衰竭，均开始按体重 0.3 mg/kg，每日 3 次，必要时，每隔 8 ~ 24 小时增加 0.3 mg/kg，求得最低有效量。注射：成人常用量每次 25 mg 溶于 10% 葡萄糖液 20 ml，缓慢静脉注射（10 分钟），随后用 50 mg 溶于 10% 葡萄糖液 500 ml，静脉注射 1 小时。

【不良反应与注意事项】 较常见的有：皮疹，可能伴有瘙痒和发热，常发生于治疗 4 周内，呈斑丘疹或荨麻疹，减量、停药或给抗组胺药后消失，7% ~ 10% 伴嗜酸粒细胞增多或抗核抗体阳性；心悸，心动过速，胸痛；咳嗽；味觉迟钝。较少见的有：蛋白尿，常发生于治疗开始 8 个月内，其中 1/4 出现肾病综合征，但蛋白尿在 6 个月内逐渐减少，疗程不受影响；眩晕、头痛、昏厥，由低血压引起，尤其在缺钠或血容量不足时；血管性水肿，见于面部及手脚；心率快而不齐；面部潮红或苍白。少见的有：白细胞与粒细胞减少，有发热、寒战，白细胞减少与剂量相关，治疗开始后 3 ~ 12 周出现，以 10 ~ 30 天最显著，停药后持续 2 周。胃中食物可使本品吸收减少 30% ~ 40%，故宜在餐前 1 小时服药。

【制剂与规格】 卡托普利缓释片：12.5 mg、25 mg；卡托普利注射液：1 ml：25 mg、2 ml：50 mg。

马来酸依那普利

Enalapril Maleate

【作用与用途】 本品为血管紧张素转换酶抑制剂。口服后在体内水解成依那普利拉（Enalaprilat），后者强烈抑制血管紧张素转换酶，降低血管紧张素Ⅱ含量，造成全身血管舒张，引起降压。用于治疗原发性高血压。

【体内过程】 依那普利是前体药物，其乙酯部分在肝内被迅速水解，转化成它的有效代谢产物——依那普利拉来发挥降压作用。口服依那普利约 68% 被吸收，与食物同服不影响生物利用度。服药后 1 小时，血浆依那普利浓度可达峰值。服药后 3.5 ~ 4.5 小时，依那普利拉血浆浓度可达峰值，半衰期为 11 小时。肝功能异常者依那普利转变成依那普利拉的速度延缓。依那普利给药 20 分钟后广泛分布于全身，肝、肾、胃和小肠药物浓度最高，大脑中浓度最低。每日口服 2 次，2 天后，依那普利拉与血管紧张素转换酶结合达到稳态，最终半衰期延长为 30 ~ 35 小时，依那普利拉主要由肾脏排泄。严重肾功能不全患者

(肌酐清除率低于 30 ml/min)可出现药物蓄积,本药能用血液透析法清除。

【用法与用量】 口服。开始剂量为 5 ~ 10 mg/d,分 1 ~ 2 次服,肾功能严重受损患者(肌酐清除率低于 30 ml/min)为 2.5 mg/d。根据血压水平,可逐渐增加剂量。一般有效剂量为 10 ~ 20 mg/d,最大剂量一般不宜超过 40 mg/d,可与其他降压药特别是利尿剂合用,降压作用明显增强,但不宜与潴钾利尿剂合用。

【不良反应与注意事项】 可有头昏、头痛、嗜睡、口干、疲劳、上腹不适、恶心、胸闷、咳嗽、蛋白尿、皮疹、面红等。必要时减量。如出现白细胞减少,需停药。对本品过敏者或双侧性肾动脉狭窄患者忌用。个别患者,尤其是在应用利尿剂或血容量减少者,可能会引起血压过度下降,故首次剂量宜从 2.5 mg 开始。

【制剂与规格】 马来酸依那普利胶囊(片):5 mg、10 mg。

赖诺普利
Lisinopril

【作用与用途】 本品为第三代血管紧张素转换酶抑制剂,可抑制血管紧张素转换酶的活性,使血管紧张素Ⅱ和醛固酮的浓度降低,升高血浆肾素活性,导致外周血管扩张和血管阻力下降,从而产生降压效应。口服后降压作用约在 2 小时内产生,最大降压作用在口服后 4 ~ 6 小时出现,与血药浓度峰值时间(t_{max})一致。降压作用持续 24 小时,停药后不会产生血压反跳,服药后心率无明显变化。用于治疗原发性高血压。

【体内过程】 本品为依那普利拉的赖氨酸衍生物,口服时吸收不受食物影响,6 ~ 8 小时达血药浓度峰值。生物利用度为 25% ~ 50%。本品不易与血浆蛋白结合,口服 10 mg 后,平均分布容积为 1.24 L/kg。本药不再进一步代谢,吸收的药物以原形从尿排出。本品呈多相清除,大部分的药物在快速相清除。有效半衰期约为 12.6 小时,终末半衰期约为 30 小时。每日服用 1 次,3 天后血药浓度达稳态,肾功能减退时药物有蓄积。肾清除率平均为 106 ml/min,主要通过肾脏排泄。

【用法与用量】 口服:每日 1 次,一般常用剂量为 10 ~ 40 mg,开始剂量为 10 mg,早餐后服用,根据血压反应调整用量,最高剂量为 80 mg。

【不良反应与注意事项】 与其他的血管紧张素转换酶抑制剂相似,常见咳嗽、头昏、头痛、心悸、乏力等。应用利尿剂或有心力衰竭、脱水及钠耗竭患者对本品极敏感,必须从小剂量开始,以避免低血压。肾功能衰竭患者要减少剂量或延长给药时间。

【制剂与规格】 赖诺普利片、胶囊:10 mg、20 mg。

培哚普利(雅施达)
Perindopril

【作用与用途】 为不含巯基的强效、长效的血管紧张素转换酶抑制剂,在体内水解为有活性的培哚普利拉,起效较慢。适用于治疗各型高血压和心力衰竭。

【体内过程】 本品口服后由胃肠道迅速吸收,1 小时后达血药浓度峰值,3 ~ 4 小时后活性代谢物达峰值。连服 1 个月,峰浓度翻倍。生物利用度 65% ~ 95%,受食物影响很大。17% ~ 20% 以活性代谢物在血中出现。$t_{1/2}$为 1.5 ~ 3 小时。75% 从尿中排泄,25% 从粪便中排出。

【用法与用量】 饭前口服。每次 4 mg,1 次/d,连续服用 1 个月,必要时增至每次 8 mg。老年患者为 2 mg/d,必要时可于 1 个月后增至每次 4 mg。肾衰竭者根据肌酐清除率调整剂量。

【不良反应与注意事项】 较轻微,可见咳嗽、头昏、疲劳、胃肠不适、症状性低血压等。过敏体质者忌用,孕妇禁用,肾功能不全者慎用。

【制剂与规格】 片剂:4 mg。

盐酸贝那普利 (苯那普利,洛汀新)

Benazepril Hydrochloride

【作用与用途】 为不含巯基的血管紧张素转换酶抑制剂,为前体药物,在体内水解为有活性的贝拉普利拉,降低血管紧张素Ⅱ的水平,舒张小动脉。降压作用慢而持久。适用于治疗各型高血压和心力衰竭。

【体内过程】 口服吸收迅速但不完全,t_{max}为 0.5 小时,活性代谢物的t_{max}为 1.5 小时,与食物同服吸收率稍有下降。代谢物在血浆中呈双相消除,$t_{1/2\alpha}$为 3 小时,$t_{1/2\beta}$为 10 ~ 11 小时。广泛分布于全身各器官和组织,但不易通过血脑脊液和胎盘屏障。原药和代谢物贝拉普利的蛋白结合率均大于 95%。主要从尿和胆汁中排泄,反复给药无蓄积,但严重肾功能损害消除减慢,反复给药易造成蓄积。

【用法与用量】 口服。高血压,10 mg,1 次/d;心力衰竭,初始剂量 2.5 mg,1 次/d,如症状未见明显好转,可 2 ~ 4 周后增至 5 mg,1 次/d。

【不良反应与注意事项】 较轻微,可见咳嗽、头昏、疲劳、胃肠不适、症状性低血压等;罕见肝损害、胆汁淤积型黄疸。过敏体质者忌用;有血管神经性水肿史者、孕妇禁用;肾功能不全者慎用。

【制剂与规格】 盐酸贝拉普利片:5 mg、10 mg。

福辛普利钠(蒙诺)

Fosinopril Sodium

【作用与用途】 本品在肝内水解为福辛普利拉,福辛普利拉是一种竞争性的血管紧张素转换酶抑制剂,使血管紧张素Ⅰ不能转换为血管紧张素Ⅱ,结果使血管阻力降低,醛固酮分泌减少,血浆肾素活性增高。福辛普利拉还抑制缓激肽的降解,也使血管阻力降低。本品扩张动脉与静脉,降低周围血管阻力或后负荷,减低肺毛细血管楔压或前负荷,也降低血管阻力,从而改善心排血量。用于治疗高血压或心力衰竭,可单独应用或与其他药物(如利尿药)合用。

【体内过程】 口服本品后约吸收 36%,食物可影响其吸收的速度,但不影响其吸收量。本品吸收后75%在肝和胃肠道黏膜处水解生成活性代谢产物福辛普利拉，其抑制血管紧张素转换酶的作用比本品强。口服本品单剂后1小时内起作用，2~4小时达峰，维持约24小时。本品44%~50%经肾清除，46%~50%经肝清除后从肠道排泄；血液透析和腹膜透析时本品的清除量分别为尿素清除的2%和7%。

【用法与用量】 高血压，成人和大于12岁的儿童10~40 mg/d，单次服药。初始剂量通常为10 mg，1次/d。约4周后，根据血压的反应适当调整剂量。剂量超过40 mg/d，不增强降压作用。如单独使用不能完全控制血压，可加服利尿药。同时服用利尿药治疗的高血压患者在开始用本药治疗前，利尿药最好停服几天以减少血压过分下降的危险，如4周后血压不能被充分控制，可以恢复使用利尿药。如果不能终止服用利尿药，则在给予本药初始剂量10 mg时，应严密观察几个小时，直至血压稳定为止。心力衰竭，推荐的初始剂量为10 mg，1次/d，如患者能很好地耐受，可逐渐增量至40 mg，1次/d。

【不良反应与注意事项】 较常见的不良反应有：头痛、眩晕、疲乏、嗜睡、恶心、咳嗽。最常见的停药原因为头痛和咳嗽。少见的不良反应有：症状性低血压、体位性低血压、晕厥、心悸、周围性水肿、皮疹、皮炎、便秘、胃炎、焦虑、失眠、感觉异常、关节痛、肌痛、哮喘等。神经血管性水肿罕见，如出现即应停药。尚未发现本品有致突变和致癌作用。对本品或其他血管紧张素转换酶抑制剂过敏者忌用本品。孤立肾、移植肾、双侧肾动脉狭窄而肾功能减退者忌用。

【制剂与规格】 片剂：10 mg。

西拉普利（抑平舒，一平苏）
Cilazapril

【作用与用途】 本品为血管紧张素转换酶抑制剂，口服吸收后转化为药理活性的西拉普利拉，它使血管紧张素Ⅰ不能转换为血管紧张素Ⅱ，并使血浆肾素活性增高，醛固酮分泌减少，从而使血管舒张，血管阻力降低而产生降压作用。用于治疗原发性高血压和肾性高血压，也可与洋地黄和（或）利尿剂合用治疗慢性心力衰竭。

【体内过程】 西拉普利能有效被吸收并迅速转化为具有药理活性的西拉普利拉。进食会轻微减慢其吸收率，但并不影响疗效。根据尿液回收资料分析，口服本品后的西拉普利拉的生物利用度约为60%。用药后2小时内达到血药峰浓度，浓度与剂量有直接关系。每日1次服用后，西拉普利拉的有效半衰期为9小时，并以原形从肾脏排除。肾功能不全患者，当肌酐清除率降低时，药物清除率也随之降低，故这类患者的西拉普利拉的血药浓度比肾功能正常的患者要高些。肾功能完全丧失者，可通过血液透析使西拉普利和西拉普利拉的血药浓度减低至一定范围之内。肾功能正常的老年患者，其西拉普利拉血药浓度要比年轻患者高40%，药物清除率要较之低20%。中度到重度肝硬化患者的药代动力学改变和老年患者相似。慢性心力衰竭患者的西拉普利拉清除率与肌酐清除率密切相关。所以剂量必须按照患者的肾功能进行调整。

【用法与用量】 口服:原发性高血压:通常剂量是2.5~5.0 mg,每日1次。推荐的起始剂量为1 mg片剂,每日1次。起始剂量很少能达到所需的疗效,应根据每个患者的血压情况分别调整剂量。如每日1次5 mg仍不能控制血压时,则可加用非潴钾利尿药以增强其降压效果。肾性高血压:与原发性高血压相比,血管紧张素转换酶抑制剂能更显著地减低肾性高血压。所以治疗肾性高血压时,起始剂量应为0.5 mg或0.25 mg,每日1次。维持剂量应按个体调整。服用利尿剂的高血压患者:在治疗前2~3天,应停用利尿剂以减少可能发生的症状性低血压。但如需要,以后可再恢复使用。这类患者的推荐起始剂量为0.5 mg,每日1次。慢性心力衰竭:可与洋地黄和(或)利尿剂联合使用,起始剂量应以0.5 mg,每日1次,并在严格的医生指导下进行。可根据耐受情况及临床状况将剂量增加至1 mg,每日1次的最大维持剂量。此外,若需要把维持剂量调整至1~2.5 mg,应根据患者的反应、临床状况及耐受性而进行调整。通常最大剂量为5 mg,每日1次。

【不良反应与注意事项】 最常见不良反应是头痛与头昏。其他发生率少于2%的不良反应包括乏力、低血压、消化不良、恶心、皮疹和干咳。大多数不良反应是短暂性的,轻度或中度,无需中止用药。用血管紧张素转换酶抑制剂治疗偶见症状性低血压。特别是因呕吐、腹泻,先已服用利尿剂、低钠饮食或血透后腹水低钠或低血容量的患者;急性低血压患者必须平卧休息,必要时静脉滴注氯化钠注射液或扩容剂。

【制剂与规格】 西拉普利片:2.5 mg。

地拉普利(压得克)
Delapril

【作用与用途】 本品可抑制血管紧张素转换酶的活性;还具有抑制体内游离的去甲肾上腺素的作用;本品降血压作用的效应与剂量有关。可用于原发性高血压、肾性高血压。

【体内过程】 口服本品1~6小时达峰值,血浆峰浓度为731 ng/ml。

【用法与用量】 口服,每日30~60 mg,1次或分2次服;最大剂量每日不超过120 mg;达到稳定效果时,减为半量,1次/d。

【不良反应与注意事项】 参见依那普利。

【制剂与规格】 片剂:30 mg/片。

盐酸咪达普利
Imidapril Hydrochloride

【作用与用途】 本品为血管紧张素转换酶(ACE)抑制剂。口服后,在体内转换成活性代谢物咪达普利拉,后者可抑制ACE的活性,阻止血管紧张素Ⅰ转换成血管紧张素Ⅱ,使外周血管舒张,降低血管阻力,产生降压作用。治疗原发性高血压、肾实质性病变所致继发性高血压。

【体内过程】 健康成年男子口服10 mg,6~8小时血浆中活性代谢物咪达普利拉的浓度达峰值(15 ng/ml),消除半衰期为8小时,24小时尿中总排泄率为服用剂量的25.5%。健康成人每次口服10 mg,连续服用7天,血浆中咪达普利拉的浓度在3~5天后达稳态,未见有体内蓄积;但肾功能障碍患者的血浆浓度与健康成年人比较,可见半衰期延长和血药峰浓度增大。

【用法与用量】 口服,成人每次5~10 mg,每日1次;重症高血压,或肾实质性病变继发性高血压患者每日起始剂量为2.5 mg。

【不良反应与注意事项】 本品不良反应大多轻微,主要有咳嗽(4.5%)、咽部不适(0.5%)、头昏(0.2%)、体位性低血压(0.2%)、皮疹(0.1%)等。偶有伴呼吸困难的面、舌、咽喉部血管神经性水肿、严重血小板减少、肾功能不全恶化、肝氨基转移酶升高。有报道血管紧张素转换酶抑制剂可引起各种血细胞减少。严重肾功能障碍患者、两侧肾动脉狭窄患者、脑血管障碍患者及高龄患者慎用本品。重症高血压患者、进行血液透析的患者、服用利尿药的患者(尤其是服药初期)、进行低盐疗法的较严重患者须从小剂量开始用药。偶尔可因降压作用引起眩晕、蹒跚等,因此,高空作业等危险作业时应注意。手术前24小时内最好不用本药。

【制剂与规格】 盐酸咪达普利片:10 mg。

盐酸喹那普利

Quinapril Hydrochloride

【作用与用途】 本品为无巯基、长效、口服血管紧张素转换酶(ACE)抑制剂,口服后在肝脏水解成具有活性的喹那普利拉,可抑制ACE,阻止血管紧张素Ⅰ转换为血管紧张素Ⅱ,从而使血管紧张素Ⅱ所介导的血管收缩作用减弱,降低动脉的血管阻力,同时抑制醛固酮的合成,减少醛固酮所产生的水和钠的潴留,使血压下降。本品具有持续24小时的长效降压作用,具有降低动脉静脉外周阻力的作用,也能对充血性心力衰竭发挥疗效,是治疗心衰除洋地黄及利尿剂外的主要辅助药。用于高血压、充血性心力衰竭。

【用法和用量】 本品口服后其吸收不受食物影响。对轻中度高血压推荐起始剂量为10 mg/d,每日一次,如降压效果不满意,可增至20~30 mg/d,最大剂量为40 mg/d,每日一次或分两次服用,维持剂量一般为10 mg/d。本品增量时通常要间隔1~2周。对已服用利尿剂的患者,起始剂量应减半。对重度高血压及药物增量后血压下降仍不满意的患者,可加用小剂量的利尿剂(如噻嗪类)或钙拮抗剂。充血性心力衰竭患者在应用利尿剂、强心甙治疗的基础上,推荐本品起始剂量为5 mg/d,注意监测患者是否有症状性低血压,剂量可逐渐加量至每次 10～20 mg,每日两次。

【不良反应与注意事项】 临床试验表明,大多数患者都可服用本品,治疗高血压,常见的不良反应为:干咳、头痛、眩晕、疲劳和感觉异常。其他不良反应有:恶心、呕吐、消化不良、腹泻、低血压、皮疹、水肿和瘙痒。偶有血清肌酐及血 BUN 升高。首剂低血压反应:对服用利尿剂、长期限盐、有腹泻或呕吐症状,而使血容量不足的患者,有可能发生有症状的低血压,无并发症及诱因的高血压患者极少发生首剂低血压,对心衰并出现首剂低血压反应的患者,如需继续用药,应减少剂量或暂停使用。主动脉瓣狭窄及肥厚性心肌病:此类患者左室射血受阻,应慎用本品。肾功能不全:肾功能不全的病人需要减少本品的剂量或减少用药的次数,并且要注意尿素氮、血清肌酐和血钾的变化,如肌酐清除率 < 40 ml/min,起始剂量应减少为5 mg/d,并可逐渐增量至理想剂量,如肌酐清除率 < 15 ml/min,剂量应再减半,并增加用药间隔时间,一些双侧肾动脉狭窄或只有单侧肾并伴肾动脉狭窄的病人曾出现血尿素氮和血清肌酐增高,通常停止治疗可予逆转,65 岁及 65 岁以上的老年病人,虽然单一年龄因素不能影响本品的疗效和安全性,但肾功能随年龄增加而下降,其起始剂量应为 5 mg/d,直到增量至理想剂量。过敏及血管神经性水肿:对血管紧张素转换酶抑制剂发生过敏者虽有报道,但罕见,如发生在面部、四肢,应停药,一般不需特殊治疗;如发生在咽喉部,因可引起气道阻塞,除应立即停药外,应立即给予必要的治疗,如皮下注射 1:1 000 肾上腺素 0.3～0.5 ml,保证呼吸道畅通。哺乳妇女慎用;孕妇、对本品或相关成分过敏者、既往应用某一种血管紧张素转换酶抑制剂治疗时曾出现血管神经性水肿者禁用。与利尿剂合用时因血容量不足或因低钠可引起低血压;应避免同时应用保钾利尿剂,如氨苯蝶啶等,因可使血钾升高。与洋地黄类药如地高辛、β-受体阻滞剂如阿替洛尔,钙拮抗剂如硝苯吡啶等合用不影响相互的药代动力学。

【制剂与规格】 片剂:10 mg。

雷米普利(瑞泰)
Ramipril(Triatace)

【作用与用途】 雷米普利是一个前体药物,经胃肠道吸收后在肝脏水解生成雷米普利拉——具有活性的、强效和长效的血管紧张素转化酶(ACE)抑制剂。服用雷米普利会导致血浆肾素活性的升高和血管紧张素Ⅱ及醛固酮血浆浓度的下降。因为血管紧张素Ⅱ的减少,ACE 抑制剂可导致外周血管扩张和血管阻力下降,从而产生有益的血流动力学效应。用于高血压、充血性心力衰竭、急性心梗发作后的前几天之内出现的充血性心力衰竭症状者。

【体内过程】 雷米普利口服给药后能被迅速地从胃肠道吸收,在 1 小时之内即可达到血浆峰浓度。其活性代谢产物雷米普利拉的峰值血浆浓度出现在用药后的2~4小时以内。雷米普利拉的血浆峰浓度以多相方式下降。如雷米普利5~10 mg每日1次给药,经数日后雷米普利拉的有效半衰期是13~17小时;以较低的剂量(雷米普利1.25~2.5 mg)给药时,有效半衰期明显延长。这种差异与极低血浆浓度时观察到的雷米普利拉的浓度时间曲线的长终末相有关。这一终末相不依赖于药物剂量,提示同雷米普利拉结合的酶的作用是可饱和的。雷米普利常用剂量,每日1次给药,大约在4天后可达到雷米普利拉的稳态血浆浓度。雷米普利几乎能被完全地代谢,其代谢产物主要从肾脏排泄(大约60%从尿中排泄,40%从粪便排泄)。除其活性代谢产物雷米普利拉以外,其他没有活性的代谢产物包括二酮哌嗪酯、二酮哌嗪酸及其偶合物。

【用法与用量】 高血压:开始时2.5 mg,每日1次,根据患者的反应,如有必要,间隔2~3周后将药量加倍。一般维持量为2.5~5 mg,最大量为10 mg/d。肾功能不全的患者(肌酐清除率为50~20 ml/min):最初用量通常为1.25 mg,每日一次,最大量为5 mg/d。充血性心力衰竭:最初药量为1.25 mg,每日1次。根据患者的反应,可间隔1~2周后将药量加倍,假如每日需服2.5 mg或大剂量,可分2次服用。最大量为10 mg/d。心肌梗死后:最初用量为2.5 mg,每日2次。假如患者耐受不了一初始剂量,可先服1.25 mg,每日2次,连服2日。最大用量为10 mg/d。

【不良反应与注意事项】 可能会出现头晕,伴注意力不集中,疲乏、虚弱,肝、肾功能损害,皮肤发红伴有灼热感、瘙痒、荨麻疹、其他皮肤或黏膜疹,结膜炎,有时大量脱发,雷诺现象可能突发或加重,很少出现血管神经性水肿。患者可发生刺激性干咳。消化道不良反应,如口渴、口腔炎、便秘、腹泻、恶心及呕吐、胃痛、上腹不适。血象可能出现变化。严重恶性高血压、伴有严重的心力衰竭,已有或可能发展为液体或盐缺乏,已使用利尿剂的患者慎用。有血管神经性水肿病史的、双侧肾动脉狭窄或单肾且伴肾动脉狭窄、左心室血液输入或输出减少、低血压或循环状况不稳定的患者,妊娠及哺乳妇女禁用。与抗糖尿病药物(如胰岛素及磺脲类衍生物)同时使用时,应注重血糖过度降低的可能。当与钾盐、保钾利尿药或肝素同时使用时,血清钾浓度可上升,勿与钾盐同时服用。ACE抑制剂会减少锂盐的排泌,可能会导致血清锂浓度的增高。与其他消炎镇痛药同时使用时,本药的降压效果可减弱,并可导致急性肾衰的发生。本药可能会加强酒精的效应。

【制剂与规格】 片剂:2.5 mg、5.0 mg。

(三)血管紧张素Ⅱ受体阻滞剂

氯沙坦钾(科素亚)

Losartan Potassium

【作用与用途】 本品为血管紧张

素Ⅱ受体(AT_1型)拮抗剂。可以阻断内源性及外源性的血管紧张素Ⅱ所产生的各种药理作用(包括促使血管收缩,醛固酮释放等作用);本品可选择性地作用于AT_1受体,不影响其他激素受体或心血管中重要的离子通道的功能,也不抑制降解缓激肽的血管紧张素转化酶(激肽酶Ⅱ),不影响血管紧张素Ⅱ及缓激肽的代谢过程。本品适用于治疗原发性高血压。

【体内过程】 本品口服吸收良好,经首过代谢后形成羧酸型活性代谢物及其他无活性代谢物;生物利用度约为33%。氯沙坦及其活性代谢产物的血药浓度分别在1小时及3~4小时达到峰值。半衰期分别为2小时和6~9小时。氯沙坦及其活性代谢产物的血浆蛋白结合率≥99%;血浆清除率分别为600 ml/min和50 ml/min。肾清除率分别为74 ml/min和26 ml/min。氯沙坦及其代谢产物经胆汁和尿液排泄。

【用法与用量】 对大多数患者,通常起始和维持剂量为每日1次50 mg。治疗3~6周可达到最大降压效果。在部分患者中,剂量增加到每日1次100 mg可产生进一步的降压作用。对血管容量不足的患者(例如应用大剂量利尿剂治疗的患者),可考虑采用每日1次25 mg的起始剂量。对老年患者或肾损害患者包括做血液透析的患者,不必调整起始剂量。对有肝功能损害病史的患者应考虑使用较低剂量。本品可同其他抗高血压药物一起使用。本品可与或不与食物同时服用。

【不良反应与注意事项】 本品耐受性良好;不良反应轻微且短暂,尚未发生因药物不良反应而需终止治疗的病例。应用本品时,总的不良反应发生率与安慰剂类似。不良反应为变态反应、胃肠道反应、肝功能异常、贫血、肌痛、偏头痛。

【制剂与规格】 氯沙坦钾片:50 mg。

缬沙坦(代文,丽珠维可)
Valsartan

【作用与用途】 血管紧张素Ⅱ受体拮抗剂。抗高血压、轻中度原发性高血压,尤其适用于肾脏损害所致的继发性高血压。

【体内过程】 口服吸收快,2小时达峰值,血浆浓度以双指数方式下降,分布相和消除相的平均半衰期分别小于1小时和6~7小时,重复或每天1次给药动力学没有改变,药物在体内无蓄积。平均药物体内总量以曲线下面积AUC表示,其增加大小与测定范围内的剂量成正比。单剂量静脉注射后,人的稳态分布容积约为17 L/kg,血浆清除率为2.2 L/h。静脉注射时30%,口服时10%的药物以原形从尿排出,其余从胆汁排出。同食物一起服用后,缬沙坦的吸收减少46%。低血药浓度阻碍了对外源性血管紧张素Ⅱ的反应。因此,进食并未显著影响这一药效学效应,缬沙坦的药代动力学不受年龄的影响。

【用法与用量】 推荐剂量为80 mg,每日1次,与种族、年龄或性别无关。抗高血压作用通常在服药2周内出现,4周时达到最大疗效。对血压控制不满意的患者,每日用量可增至160 mg,或加用利尿剂。对肾功能不全患者或无胆管源性及胆汁淤积型肝功能不全患者无需调节剂量。可与其他抗高血压药合用。

【不良反应与注意事项】 不良反应有:水肿、虚弱无力、失眠、皮疹、性欲减退、眩晕。服用缬沙坦与服用ACE抑制剂,出现中性粒细胞减少症的患者分别为1.9%和1.6%。

【制剂与规格】 胶囊剂:每粒胶囊含缬沙坦80 mg。

依贝沙坦(厄贝沙坦,安博维,甘悦喜,格平,贝沙)

Irbesartan

【作用与用途】 本品为血管紧张素Ⅱ(AngiotensinⅡ,AngⅡ)受体抑制剂,能特异性地拮抗AT_1受体。用于高血压病。

【体内过程】 本品口服后能迅速吸收,生物利用度为60%~80%,不受食物的影响。血浆达峰时间为1~1.5小时,消除半衰期为11~15小时。3天内达稳态。厄贝沙坦通过葡萄糖醛酸化或氧化代谢,体外研究表明,主要由细胞色素酶P450、CYP2C9氧化。本品及代谢物经胆管和肾脏排泄。厄贝沙坦的血浆蛋白结合率为90%。

【用法与用量】 口服。推荐起始剂量为0.15 g,每日1次。根据病情可增至0.3 g,每日1次。可单独使用,也可与其他抗高血压药物合用,对重度高血压及药物增量后血压下降仍不满意时,可加用小剂量的利尿剂(如噻嗪类)或其他降压药物。

【不良反应与注意事项】 常见的不良反应为:头痛、眩晕、心悸等,偶有咳嗽,罕有荨麻疹及血管神经性水肿发生。一般程度都是轻微的,呈一过性,多数患者继续服药都能耐受。文献报道本品不良反应发生率大于1%的有:消化不良、胃灼热感、腹泻、骨骼肌疼痛、疲劳和上呼吸道感染,但与空白对照组比没有显著性差异。大于1%,但低于对照组发生率的有腹痛、焦虑、神经质、胸痛、咽炎、恶心呕吐、皮疹、心动过速等。低血压和体位性低血压发生率约为0.4%。

【制剂与规格】 片剂:150 mg、300 mg。

替米沙坦(美卡素)

Telmisartan

【作用与用途】 本品为非肽类血管紧张素Ⅱ受体转换酶拮抗剂。适用于Ⅰ期和Ⅱ期高血压。

【体内过程】 本品口服后0.5~1.0小时达血浆峰浓度。单次口服本品20、40、80和120 mg后其峰浓度分别为17、100、870和1 422 ng/ml;口服40和80 mg后的AUC为811和2 735 ng/(h·ml)。本品的生物利用度为40%~50%,进食对本品的生物利用度影响不大。与其他血管紧张素Ⅱ受体转换酶拮抗剂相似,本品主要通过肝脏结合成为无活性的葡萄糖醛酸化合物。在20~160 mg剂量范围中,呈非线性消除，消除半衰期约24小时。作用持续时间至少24小时。每日1次口服的血浆蓄积指数为1.5～2.0。血浆总体清除率大于800 ml/min，终末半衰期与剂量无关。

【用法与用量】 口服，1次/d，通常剂量为40 mg。在20～40 mg剂量范围内，本品的降压作用与剂量相关。若剂量达80 mg，降压效果仍不满意，可加用利尿剂；也可与其他抗高血压药物联合使用。

【不良反应与注意事项】 本品的不良反应轻微且呈一过性，一般不需停药。常见的不良反应包括呼吸道感染(7%)、背痛(3%)、鼻窦炎(3%)、腹泻(3%)及嗜睡、头昏和变态反应。本品毒性的早期症状是低血压和心动过速。对有低血压可能的患者(如充血性心衰、正在用利尿剂治疗、透析或严重血容量不足等)应注意观察。

【制剂与规格】 片剂：40 mg、80 mg。

坎地沙坦(必洛斯)

Candesartan

【作用与用途】 用于治疗原发性高血压。本品可单独使用，也可与其他高血压药品联用。

【体内过程】 经口服后被吸收，生物利用度为42%，具有明确的线性量效关系，$t_{1/2}$为9小时。

【用法与用量】 成人初始剂量4 mg，1次/d，维持剂量一般8 mg，1次/d，最大剂量16 mg，1次/d。不推荐在儿童中使用。

【不良反应与注意事项】 上呼吸道感染、背痛、头痛。重肝损害和胆汁淤滞患者、孕妇和哺乳期妇女禁用。使用本品治疗前应纠正体液和排除盐分。严重或终末期肾损害、肾动脉狭窄、主动脉或二尖瓣狭窄和阻塞性肥大型心肌病患者慎用。本品与保钾利尿剂、补钾剂和锂有相互作用。

【制剂与规格】 片剂：2 mg、4 mg、8 mg、16 mg。

奥美沙坦酯(傲坦)

Olmesartan Medoxomil

【作用于用途】 奥美沙坦酯是一种前体药物，经胃肠道吸收水解为奥美沙坦。奥美沙坦为选择性血管紧张素Ⅱ 1型受体(AT1)拮抗剂，通过选择性阻断血管紧张素Ⅱ与血管平滑肌AT1受体的结合而阻断血管紧张素Ⅱ的收缩血管作用，因此它的作用独立于Ang Ⅱ合成途径之外。奥美沙坦与AT1的亲和力比与AT2的亲和力大12 500多倍。利用ACE抑制剂阻断肾素-血管紧张素系统(RAS)是许多治疗高血压药物的一个机制，但ACE抑制剂也同时抑制了缓激肽的降解，而奥美沙坦酯并不抑制ACE，因此它不影响缓激肽，这种区别是否有临床相关性尚不清楚。对血管紧张素Ⅱ受体的阻断，抑制了血管紧张素Ⅱ对肾素分泌的负反馈调节机制。但是，由此产生的血浆肾素活性增高和循环血管紧张素Ⅱ浓度上升并不影响奥美沙坦的降压作用。适用于高血压的治疗。

【体内过程】 无论奥美沙坦酯单次口服给药(最大剂量至320 mg)或多次口服给药(最高剂量可至80 mg/次),奥美沙坦均呈线性药代动力学特性。在3～5天之内可以达到稳态血药浓度,每日1次给药血浆内无蓄积。吸收:奥美沙坦酯口服后经胃肠道吸收,迅速、完全地去酯化水解为奥美沙坦,绝对生物利用度大约是26%。口服给药1～2小时之后即达血药峰值浓度。进食不影响奥美沙坦的生物利用度。分布:奥美沙坦的血浆蛋白结合率高达99%,不穿透红细胞,稳态分布容积约为17 L。代谢和排泄:奥美沙坦酯迅速、完全地转化为奥美沙坦后,不再进一步代谢。奥美沙坦按双相方式被消除,最终消除半衰期约为13小时,总血浆清除率是1.3 L/h,肾清除率是0.6 L/h。有35%～50%吸收的药物从尿液中排出,其余经胆汁从粪便中排出。老年人:奥美沙坦的最大血浆浓度在年轻成人和老年人(≥65岁)中相似。在多次用药的老年人中观察到了奥美沙坦的轻度蓄积;平均稳态药时曲线下面积(AUCss)在老年人中要高33%,相应的肾清除率(CLR)则减少30%。肝功能不全:中度肝功能损害患者的AUC和最大血药浓度(C_{max})都增高,AUC增加了约60%。肾功能不全:严重肾功能损害(肌酐清除率<20 ml/min)的患者多次给药后的药时曲线下面积(AUC)大约为肾功能正常人的3倍。

【用法与用量】 剂量应个体化。在血容量正常的患者中,作为单一治疗的药物,通常推荐起始剂量为20 mg,每日1次。对经2周治疗后仍需进一步降低血压的患者,剂量可增至40 mg。剂量大于40 mg未显示出更大的降压效果。当日剂量相同时,每日2次给药与每日1次给药相比没有显示出优越性。无论进食与否本品都可以服用。

【不良反应与注意事项】 偶见血红蛋白和血细胞比容略有下降(分别平均下降了大约0.3 g/dl和0.3体积百分比)。偶见肝脏酶上升和(或)血胆红素上升,但会自行恢复正常。对本品所含成分过敏者禁用。一旦发现妊娠,应当尽快停止使用本品。首次服用本品后可能会发生症状性低血压,必须在周密的医疗监护下使用该药治疗。如果发生低血压,患者应仰卧,必要时静脉注射生理盐水。一旦血压稳定,可继续用本品治疗。

【制剂与规格】 片剂:20 mg、40 mg。

阿利沙坦酯(信立坦)

Allisartan Isoproxil

【作用与用途】 本品为血管紧张素Ⅱ受体拮抗剂。用于治疗轻、中度原发性高血压。

【体内过程】 本品口服吸收较好,在胃肠道内被酯酶完全水解生成活性代谢产物E3174。E3174的达峰时间为1.5～2.5小时,半衰期约为10小时。本品活性代谢产物与人血浆蛋白结合率大于99.7%。其在人体中的表观分布容积可达 766 L。在大鼠体内进行的研究显示，活性代谢产物不易通过血脑屏障。本品在大鼠体内迅速发生酯水解，生成活性代谢产物。在大鼠尿样中仅检测到活性代谢产物 EXP3174，在粪样中主要为原形和 EXP3174。在人血浆和尿液中也未检测到原形药物。活性代谢产物的血浆表观清除率为 44 L/h，肾清除率为 1.4 L/h。大鼠灌胃给药后，主要以活性代谢产物形式从粪便中排泄；原形和活性代谢产物在 0～120 小时粪样中累积排泄率为 56.9%，尿中累积排泄率为 0.25%；胆汁中活性代谢产物累积排泄率为 7.42%。

【用法与用量】 口服，每次 240 mg，每日 1 次，继续增加剂量不能进一步提高疗效。治疗 4 周可达到最大降压效果。不与食物同时服用。

【不良反应和注意事项】 本品不良反应有：发热、乏力、心率加快、心悸、恶心、胃部不适、胃痛、腹部不适、腹泻、左侧腰痛、双膝关节酸痛、腿痛、头昏、头胀、鼻塞、咳嗽、打喷嚏、流涕、上呼吸道感染、气短、胸痛、皮肤瘙痒、口唇疱疹、黑矇、牙痛、眼胀、耳鸣、尿痛、痛经。本品不良反应一般轻微且短暂，多数可自行缓解或对症处理后缓解。肝、肾功能不全者慎用，妊娠中末期及哺乳期间禁用。缺血性心脏病或缺血性血管疾病的患者，过度降压可以引起心肌梗死或卒中。服用本品期间禁止驾驶和操作机器。

【制剂与规格】 片剂：80 mg，240 mg。

（四）β 受体阻滞剂

拉贝洛尔（柳胺苄心定）

Labetalol

【作用与用途】 用于中至重度高血压。注射用于高血压危象，嗜铬细胞瘤手术时控制血压。

【体内过程】 本品口服能迅速吸收，2 小时后达最大效应，$t_{1/2}$ 为 3.5～4.5 小时，作用维持 8 小时。生物利用度约 40%。

【用法与用量】 剂量宜个体化。口服，成人，每次 100 mg，2 次/d，根据疗效隔日调整，维持量每次 200～400 mg，2～3 次/d，不宜超过 2.4 g/d。儿童，每日 3～4 mg/kg，2 次/d；根据疗效隔日调整，可达每日 20 mg/kg。静脉注射，成人，20 mg 或 1～2 mg/kg 缓慢注射，必要时 15 分钟后重复。静脉滴注，2 mg/min，根据反应调整剂量，总量可达 300 mg。

【不良反应与注意事项】 不良反应：胃肠道反应、体位性低血压、心悸、眩晕、乏力、嗜睡、鼻塞、幻觉、性功能障碍等。亦有皮疹、注射部位疼痛。长期应用可引起类风湿性关节炎和红斑狼疮综合征。妊娠 C 类。妊娠、哺乳期妇女慎用。心源性休克、充血性心力衰竭、传导阻滞、脑溢血及支气管哮喘患者禁用。肝功能不全慎用。本品宜餐后服用。老年患者、合用利尿药时须适当减量。嗜铬细胞瘤偶可引起异常高血压。

【制剂与规格】 片剂：50 mg、100 mg、200 mg；注射液：5 ml：25 mg、

5 ml:50 mg。

醋丁洛尔(醋丁酰心安)
Acebutolol

【作用与用途】 适用于窦性心动过速、房性或室性早搏、心房颤动、心房扑动等,也用于心绞痛、高血压。

【用法与用量】 口服:每日 1 次,每次 300 mg。静脉注射:每次 10 ~ 20 mg。

【不良反应和注意事项】 个别病人有心力衰竭等出现。心脏功能不全、循环衰竭者禁用,支气管哮喘者慎用。肾功能不佳者宜减量。

【制剂与规格】 片剂:400 mg;胶囊剂:200 mg;针剂:25 mg:5 ml。

美托洛尔(美多心安,倍他乐克)
Metoprolol

见抗心绞痛、心肌梗死、周围血管扩张药“美托洛尔”。

盐酸艾司洛尔
Esmolol Hydrochloride

【作用与用途】 盐酸艾司洛尔是一种快速起效、作用时间短的选择性 β_1 肾上腺素受体阻滞剂。其主要作用于心肌的 β_1 肾上腺素受体,大剂量时对气管和血管平滑肌的 β_2 肾上腺素受体也有阻滞作用。在治疗剂量无内在拟交感作用或膜稳定作用。它可降低正常人运动及静息时的心率,对抗异丙肾上腺素引起的心率增快。其降血压作用与 β 肾上腺素受体阻滞程度呈相关性。静脉注射停止后 10 ~20 分钟 β 肾上腺素受体阻滞作用即基本消失。用于心房颤动、心房扑动时控制心室率、围手术期高血压、窦性心动过速。

【体内过程】 本品在体内代谢迅速,主要受红细胞胞浆中的酯酶作用,使其酯键水解而代谢。其在人体的总清除率约 20 L/(kg·h),大于心输出量,所以本品的代谢不受代谢组织(如肝、肾)的血流量影响。本品的分布半衰期($t_{1/2\alpha}$)约 2 分钟,消除半衰期($t_{1/2\beta}$)约 9 分钟。经适当的负荷量,继以 0.05 ~0.3 mg/(kg·min)的剂量静点,本品于 5 分钟内即可达到稳态血药浓度(如不用负荷量,则需 30 分钟达稳态血药浓度)。超过上述剂量,稳态血药水平呈线性增长,但清除与剂量无关。本品半衰期短,通过持续静脉点滴可维持稳态血药浓度,改变静脉点滴速度可很快改变血药浓度。本品在体内代谢为酸性代谢产物和甲醇,其酸性代谢产物在动物体内的活性仅为原形药物的 1/1500,所以在正常人体内无 β 肾上腺素受体阻滞作用。在用药后 24 小时内,约 73% ~ 88% 的药物以酸性代谢产物形式由尿排出,仅 2% 以原形由尿排出。酸性代谢产物消除半衰期($t_{1/2\beta}$)约 3.7 小时,肾病患者则约为正常的 10 倍。本品约 55% 与血浆蛋白结合,其酸性代谢产物 10% 与血浆蛋白结合。

【用法与用量】 控制心房颤动、心房扑动时心室率:成人先静脉注射负荷量:0.5 mg/(kg·min),约 1 分钟,随后静脉点滴维持量:自 0.05 mg/

(kg·min)开始,4 分钟后若疗效理想则继续维持,若疗效不佳可重复给予负荷量并将维持量以 0.05 mg/(kg·min)的幅度递增。维持量最大可加至 0.3 mg/(kg·min),但 0.2 mg/(kg·min)以上的剂量未显示能带来明显的益处。围手术期高血压或心动过速:即刻控制剂量为 1 mg/kg 30 秒内静脉注射,继续予 0.15 mg(kg·min)静点,最大维持量为 0.3 mg/(kg·min)。逐渐控制剂量同室上性心动过速治疗:治疗高血压的用量通常较治疗心律失常用量大。

【不良反应和注意事项】 大多数不良反应为轻度、一过性。最重要的不良反应是低血压。有报道使用艾司洛尔单纯控制心室率发生死亡。发生率 > 1% 的不良反应:注射时低血压(63%),停止用药后持续低血压(80%),无症状性低血压(25%),症状性低血压(出汗、眩晕)(12%),出汗伴低血压(10%)。注射部位反应包括:炎症和不耐受(8%),恶心(7%),眩晕(3%),嗜睡(3%)。发生率为 1% 的不良反应:外周缺血,神志不清,头痛,易激惹,乏力,呕吐。发生率 < 1% 的不良反应:偏瘫,无力,抑郁,思维异常,焦虑,食欲缺乏,轻度头痛,癫痫发作,气管痉挛,打鼾,呼吸困难,鼻充血,干啰音,湿啰音,消化不良,便秘,口干,腹部不适,味觉倒错,注射部位水肿、红斑、皮肤褪色、烧灼感,血栓性静脉炎和外渗性皮肤坏死,尿潴留,语言障碍,视觉异常,肩胛中部疼痛,寒战,发热。高浓度给药(> 10 mg/ml)会造成严重的静脉反应,包括血栓性静脉炎,20 mg/ml 的浓度在血管外可造成严重的局部反应,甚至坏死,故应尽量经大静脉给药。

【制剂与规格】 注射液:2 ml:200 mg。

阿普洛尔(烯丙洛尔,心得舒)
Alprenolol Hydrochloride

【作用与用途】 非选择性 β 受体阻断药,具有内在拟交感和膜稳定作用。内在活性比吲哚洛尔为弱,β 受体阻断作用约为普萘洛尔的 1/3。减慢心率和降低心输出量的作用比内在拟交感活性的药物弱。长期用药降低血浆肾素浓度的作用介于普萘洛尔和吲哚洛尔之间。临床用于高血压;心绞痛;心律失常。

【体内过程】 口服吸收率近于 100%,但首过效应达 90%,故生物利用度只有 105。口服血浆浓度达峰时间为 0.5 ~1.5 小时,$t_{1/2}$ 为 2 ~3 小时。口服血浆浓度个体差异为 10 ~25 倍。血浆蛋白结合率为 85%,分布容积为 3.3 L/kg,易于透过血脑屏障,几乎全部经代谢后排出体外。

【用法与用量】 口服:100 ~200 mg,分次服,可根据病情况适当调整剂量;静脉注射:每次 5 ~10 mg,于 5 ~10 分钟内缓慢注入。

【不良反应和注意事项】 同普萘洛尔。除对心脏的 β 受体($β_1$ 受体)有阻断作用外,对支气管及血管平滑肌的 β 受体($β_2$受体)亦有阻断作用,可引起支气管痉挛及鼻黏膜微细血管收缩，故忌用于哮喘及过敏性鼻炎病人。忌用于窦性心动过缓、重度房室传导阻滞、心源性休克、低血压症病人。充血性心力衰竭病人（继发于心动过速者除外）须等心衰得到控制后方可用本品。不宜与抑制心脏的麻醉药（如乙醚）合用。有增加洋地黄毒性的作用，已洋地黄化而心脏高度扩大、心率又较不平稳的病人禁用。不宜与单胺氧化酶抑制剂（如帕吉林）合用。本品剂量的个体差异较大，宜从小到大试用，以选择适宜的剂量。长期用药时不可突然停药。副作用可见乏力、嗜睡、头晕、失眠、恶心、腹胀、皮疹、晕厥、低血压、心动过缓等，须注意。

【制剂与规格】 片剂：50 mg；注射剂：1 ml：1 mg；5 ml：5 mg。

盐酸塞利洛尔（色利普洛尔）
Celiprolol Hydrochloride

【作用与用途】 本品是一种高选择性 β 受体阻滞剂，通过阻滞 $β_1$ 受体扩张血管，降低血压。本品高选择性地和心肌细胞膜上 $β_1$ 受体结合，其亲和力比支气管和血管平滑肌 $β_2$ 受体强 20～30 倍。能降低休息和运动时的心率与心输出量，降低运动时的收缩压，抑制异丙肾上腺素诱导的心动过速。用于轻、中度高血压。

【体内过程】 本品口服后大约有 30% 能被吸收，服药后 2～4 小时血药浓度达峰值。约 30% 的本品以可逆方式与血浆蛋白结合，消除半衰期为 2～3 小时。本品能通过胎盘屏障，在体内不被代谢，以原形排出，其中 10% 从尿中排出，85% 从粪便中排出。

【用法与用量】 口服：每次0.1～0.3 g，每日1次，早上服或遵医嘱。

【不良反应和注意事项】 可有头痛、头晕、乏力、困倦、嗜睡及恶心，一般反应轻微，偶见心悸、震颤，通常无需停药，罕见抑郁症及过敏反应。如果出现支气管痉挛、皮疹等与 β 阻滞剂有关的副反应时应停药。窦性心动过缓者及严重心动过缓者、继发于肺动脉高压的右心室衰竭者、Ⅱ度以上的房室传导阻滞者、心源性休克及严重心衰者禁用。肝肾功能不全患者、充血性心力衰竭患者、支气管痉挛患者、糖尿病患者、甲状腺功能低下患者慎用。

【制剂与规格】 片剂：0.2 g。

喷布洛尔
Penbutolol

【作用与用途】 为非选择性 β 受体阻断药，具有膜稳定性和中度的内在拟交感活性。β 受体阻断作用约为普萘洛尔的 4 倍。可降低静息（24%）和运动（26%）试验时的心率、心肌收缩力和心输出量。可降低高血压患者的血浆肾素活性。作用为普萘洛尔的 4 倍。适用于各种类型高血压、心绞痛及快速型心律失常。

【用法与用量】 用于高血压，口服，每日 1 次 20 mg，也可增量至 40～80 mg/d。用于心绞痛，10～40 mg/d。

【不良反应和注意事项】 类似普萘洛尔。可见乏力、嗜睡、头晕、失眠、恶心、腹胀、皮疹、晕厥、低血压、心动过缓等。哮喘及过敏性鼻炎病人、窦性心动过缓、重度房室传导阻滞、心源性休克、低血压症病人禁用。充血性心力衰竭病人(继发于心动过速者除外)须等心衰得到控制后方可用本品。不宜与抑制心脏的麻醉药(如乙醚)合用。有增加洋地黄毒性的作用,已洋地黄化而心脏高度扩大、心率又较不平稳的病人禁用。不宜与单胺氧化酶抑制剂合用。须注意,本品尚可致喘。

【制剂与规格】 片剂:40 mg/片;膜剂:40 mg;胶囊剂:10 mg、20 mg。

盐酸阿罗洛尔(阿尔马尔)

Arotinolol Hydrochloride

见抗心绞痛药“阿罗洛尔”。

(五)肾上腺素受体阻滞剂

盐酸哌唑嗪

Prazosin Hydrochloride

【作用与用途】 盐酸哌唑嗪为选择性突触后 α_1 受体阻滞剂,是喹唑啉衍生物,本品可松弛血管平滑肌,扩张周围血管,降低周围血管阻力,降低血压。本品扩张动脉和静脉,降低心脏前负荷与后负荷,使左心室舒张末压下降,改善心功能,治疗心力衰竭起效快,1 小时达高峰,持续 6 小时。本品对肾血流量与肾小球滤过率影响小,可通过阻滞膀胱颈、前列腺包膜和腺体、尿道的 α_1 受体减轻前列腺增生患者排尿困难。用于轻、中度高血压。

【体内过程】 本品口服吸收完全,生物利用度 50% ~85%,血浆蛋白结合率高达 97%。本品口服后 2 小时起降压作用,血药浓度达峰时间为 1 ~3 小时,$t_{1/2}$ 为 2 ~3 小时,心力衰竭时 $t_{1/2}$ 延长达 6 ~8 小时。持续作用 10 小时。本品主要通过去甲基化和共价键结合形式在肝内代谢,随胆汁与粪便排泄,尿中仅占 6% ~10%。5% ~11% 以原形排出,其余以代谢物排出。心力衰竭时,清除率比正常为慢,不能被透析清除。

【用法与用量】 口服,每次 0.5 ~1 mg,每日 2 ~3 次(首剂为 0.5 mg,睡前服)。逐渐按疗效调整为每日 6 ~15 mg,分 2 ~3 次服,每日剂量超过 20 mg后,疗效不再进一步增加。

【不良反应与注意事项】 本品可引起晕厥,大多数由体位性低血压引起,眩晕和嗜睡可发生在首次服药后,在首次服药或加量后第 1 日应避免驾车和危险的工作。剂量必须按个体化原则,以降低血压反应为准。

【制剂与规格】 盐酸哌唑嗪片:1 mg、2 mg。

吲哚拉明

Indoramin

【作用与用途】 本品具有 α 受体阻断作用及膜稳定作用。口服可使血管舒张和降低血压。适用于治疗各类原发性高血压;亦适用于哮喘和偏头痛。

【体内过程】 口服易吸收,1 ~2 小时后血药浓度达峰值。与血浆蛋白结合率92%。有明显首过效应。

【用法与用量】 可单独或与利尿药合用治疗轻、中度高血压；也可用于偏头痛。开始剂量，每次25 mg，每日2次，最大剂量可达每日200 mg。

【不良反应与注意事项】 不良反应较多，常见者为镇静、口干、鼻塞、眩晕、抑郁、射精困难和皮疹。肝、肾功能不全或帕金森病患者慎用。

【制剂与规格】 片剂：每片25 mg、50 mg。

妥拉唑林（盐酸苄唑啉）
Tolazoline

【作用与用途】 为短效α受体阻断药。对α受体阻断作用与酚妥拉明相似，但较弱，能使周围血管舒张而降压，但降压作用不稳定。能兴奋心肌及增加胃酸分泌。临床上主要用于血管痉挛性疾病如肢端动脉痉挛症、手足发绀及闭塞性血栓静脉炎。

【用法与用量】 口服：每次15 mg，每日45～60 mg；肌内注射或皮下注射，每次25 mg。

【不良反应与注意事项】 副作用较多，常见者为潮红、寒冷感、心动过速、恶心、上腹部疼痛、体位性低血压等。胃溃疡、冠状动脉病患者忌用。

【制剂与规格】 片剂：25 mg；注射剂：1 ml：25 mg。

酚妥拉明
（甲磺酸苄胺唑啉，立其丁）
Phentolamine Mesylate

【作用与用途】 甲磺酸酚妥拉明是短效的非选择性α受体（α_1、α_2）阻滞剂，能拮抗血液循环中肾上腺素和去甲肾上腺素的作用，使血管扩张而降低周围血管阻力；拮抗儿茶酚胺效应，用于诊治嗜铬细胞瘤，但对正常人或原发性高血压患者的血压影响甚少；能降低外周血管阻力，使心脏后负荷降低，左心室舒张末压和肺动脉压下降，心搏出量增加，可用于治疗心力衰竭。用于勃起功能障碍的治疗。注射用于诊断嗜铬细胞瘤及治疗其所致的高血压发作，包括手术切除时出现的高血压，也可根据血压对本品的反应用于协助诊断嗜铬细胞瘤；治疗左心室衰竭；治疗去甲肾上腺素静脉给药外溢，用于防止皮肤坏死。

【体内过程】 本品口服40 mg，30分钟后起最大作用，持续3～6小时。药物主要由肝脏代谢，大约有13%的药物以原形从尿中排出。肌内注射20分钟血药浓度达峰值，持续30～45分钟，静脉注射2分钟血药浓度达峰值，作用持续15～30分钟。静脉注射的$t_{1/2}$约19分钟。

【用法与用量】 口服：每次40 mg，在性生活前30分钟服用，每日最多服用1次，根据需要及耐受程度，剂量可调整至60 mg，最大推荐剂量为80 mg。注射：成人常用量：用于酚妥拉明试验，静脉注射5 mg，也可先注入1 mg，若反应阴性，再给5 mg，如此假阳性的结果可以减少，也减少血压剧降的危险性。用于防止皮肤坏死，在每1 000 ml含去甲肾上腺素溶液中加入本品10 mg作静脉滴注，作为预防之用。已经发生去甲肾上腺素外溢,用本品 5~10 mg 加 10 ml 氯化钠注射液作局部浸润,此法在外溢后 12 小时内有效。用于嗜铬细胞瘤手术,术时如血压升高,可静脉注射 2~5 mg 或滴注 0.5~1 mg/min,以防肿瘤手术时出现高血压危象。用于心力衰竭时减轻心脏负荷,静脉滴注 0.17~0.4 mg/min。小儿常用量:用于酚妥拉明试验,静脉注射 1 次 1 mg,也可按体重 0.15 mg/kg 或按体表面积 3 mg/m^2。用于嗜铬细胞瘤手术,术中血压升高时可静脉注射 1 mg,也可按体重0.1 mg/kg或按体表面积 3 mg/m^2,必要时可重复或持续静脉滴注。

【不良反应与注意事项】 常见有鼻塞、心悸,亦有面色潮红、头昏、乏力、胸闷等不良反应,少数患者可有心率、收缩压、舒张压轻度变化,极个别患者可能体位性低血压。低血压(收缩压小于 90 mmHg、舒张压小于 60 mmHg)、严重动脉硬化、心绞痛、心肌梗死、肝肾功能不全者、胃溃疡患者及对本品过敏者禁用。冠状动脉供血不足、精神病、糖尿病患者慎用。

【制剂与规格】 甲磺酸酚妥拉明分散片:40 mg、60 mg;甲磺酸酚妥拉明注射液:1 ml:5 mg、1 ml:10 mg。

盐酸酚苄明

Phenoxybenzamine Hydrochloride

【作用与用途】 盐酸酚苄明胶囊是作用时间长的 α 受体阻滞剂(α_1、α_2)。作用于节后 α 肾上腺素受体,防止或逆转内源性或外源性儿茶酚胺作用。使周围血管扩张,血流量增加,卧位时血压稍下降,直立时可显著下降。血压下降可反射性引起心率增快。可使前列腺、膀胱颈平滑肌松弛。用于嗜铬细胞瘤的治疗和术前准备、周围血管痉挛性疾病、前列腺增生引起的尿潴留。

【体内过程】 口服后有 20%~30% 的盐酸酚苄明在胃肠道以活性形式吸收,口服用药的半衰期($t_{1/2}$)尚不清楚,静脉注射本品后 1 小时作用达高峰,消除半衰期($t_{1/2}$)约为 24 小时。由于本品与 α 受体结合牢固,排泄缓慢,作用持续 3~4 天。本品在肝内代谢,多数药物 24 小时内从肾及胆汁排出,少量在体内保留数天。

【用法与用量】 给药须按个体化原则,开始宜用小剂量,渐增至有效剂量,根据临床反应和尿中儿茶酚胺及其代谢物含量调整剂量。开始时每次 10 mg,每日 2 次,以后隔日增加10 mg,直至获得预期临床疗效,或出现轻微 α 受体阻断的不良反应。以 20~40 mg,每日 2~3 次维持。小儿口服,开始按每公斤体重 0.2 mg,每日 2 次;或按体表面积每平方米 6~10 mg,每日 1 次。以后每隔4 日增量1 次,直至取得疗效。维持量每日按每公斤体重 0.4~1.2 mg 或按每平方米体表面积 12~36 mg,分 3~4 次口服。

【不良反应与注意事项】 常见体位性低血压、鼻塞、口干、瞳孔缩小、反射性心跳加快和胃肠刺激。少见神志模糊、倦怠、头痛、阳痿、嗜睡,偶可引起心绞痛和心肌梗死。低血压、心绞痛、心肌梗死、对本品过敏者禁用。脑供血不足时使用本品需注意血压下降,可能加重脑缺血。代偿性心力衰竭者可引起反射性心跳加快,致心功能失代偿。冠心病患者可因反射性心跳加速而致心绞痛。肾功能不全时可因降压和肾缺血导致肾功能进一步损害。上呼吸道感染时可因鼻塞加重症状。

【制剂与规格】 盐酸酚苄明胶囊(片):10 mg。

盐酸特拉唑嗪(降压宁,四喃唑嗪,高特灵)

Terazosin Hydrochloride

【作用与用途】 本品为选择性α_1受体阻滞剂,能降低外周血管阻力,对收缩压和舒张压都有降低作用;具有松弛膀胱和前列腺平滑肌的作用,可缓解良性前列腺肥大而引起的排尿困难症状。用于治疗高血压,可单独使用或与其他抗高血压药物如利尿剂或β-肾上腺素能阻滞剂合用。也可用于治疗良性前列腺增生症。

【体内过程】 盐酸特拉唑嗪口服吸收好,服药后1小时血浆浓度达到峰值,其血浆蛋白结合率为90%~94%,消除半衰期为12小时。本品药物原形自尿中排出约占口服剂量的10%,粪便中排出约占20%,代谢产物自尿中排出约40%,自粪便中排出约占60%。本品的药代动力学参数与肾功能无关,食物对生物利用度无影响。

【用法与用量】 高血压患者:每日1次,首次睡前服用。开始剂量1 mg,剂量逐渐增加直到出现满意疗效。常用剂量为每日1~10 mg,最大剂量为每日20 mg,停药后需重新开始治疗者,亦必须从1 mg开始渐增剂量。良性前列腺增生患者:每日1次,每次2 mg,每晚睡前服用。

【不良反应与注意事项】 本品主要不良反应有:头痛、头昏、无力、心悸、恶心、体位性低血压等。这些反应通常轻微,继续治疗可自行消失,必要时可减量。

【制剂与规格】 盐酸特拉唑嗪胶囊(片):2 mg。

甲磺酸多沙唑嗪(可多华,必亚欣)

Doxazosin Mesylate

【作用与用途】 多沙唑嗪片是长效α_1受体阻滞剂。本品选择性作用于节后α_1肾上腺素受体,使周围血管扩张,周围血管阻力降低而降低血压,对心排出量影响不大。与其他的α_1受体阻滞剂一样,多沙唑嗪对立位血压和心率影响较大。本品作用于前列腺和膀胱颈平滑肌的α_1肾上腺素受体,使膀胱颈、前列腺、前列腺包膜平滑肌松弛,尿道和膀胱阻力减低,从而减轻前列腺增生引起的尿道阻塞症状。用于原发性高血压、良性前列腺增生。

【体内过程】 本品口服后吸收迅速,达峰时间2~3小时,生物利用度约65%,与蛋白结合率达98%,终末消除半衰期($t_{1/2}$)为19~22小时。

进食后服药吸收延迟约1小时,但临床疗效无明显降低。本品在肝内代谢广泛。虽然已确定几种活性和非活性代谢产物,但其药代动力学特性尚不清楚。本品主要由粪便排除,63%为代谢产物,4.8%为原形;肾脏排泄9%。

【用法与用量】 口服:起始剂量1 mg,每日1次,1~2周后根据临床反应和耐受情况调整剂量;首剂及调整剂量时宜睡前服。维持量为1~8 mg,每日1次,但超过4 mg易引起体位性低血压。

【不良反应与注意事项】 发生率在10%以上的不良反应:头昏、头痛、倦怠不适。发生率在2%~10%的不良反应:嗜睡、水肿、恶心、鼻炎、呼吸困难、体位性低血压、心悸、眩晕、口干、视觉异常、神经质、性功能障碍、腹泻、多尿、胸痛和全身疼痛。体位性低血压、水肿和呼吸困难常为剂量依赖性。发生率为1%左右的不良反应:心律失常、低血压、皮疹、瘙痒、关节痛/关节炎、肌肉无力、肌痛、感觉异常、运动障碍、共济失调、张力过强、肌痉挛、潮红、结膜炎、耳鸣、抑郁、失眠、便秘、消化不良、胃肠胀气、鼻出血、尿失禁、虚弱和颜面水肿。发生率为0.3%左右的不良反应:心动过速、外周末梢缺血。本品治疗中若加用其他降压药,本品剂量宜减少;若将本品加用于已有的降压药治疗时应格外小心。

【制剂与规格】 甲磺酸多沙唑嗪片:2 mg。

盐酸乌拉地尔(压宁定,利喜定,亚宁定)
Urapidil Hydrochloride

【作用与用途】 乌拉地尔为苯唑嗪取代的尿嘧啶,本品具有外周和中枢双重降压作用。外周主要阻断突触后α_1受体,使血管扩张显著降低外周阻力。同时也有较弱的突触前α_2阻滞作用,阻断儿茶酚胺的收缩血管作用(不同于哌唑嗪的外周作用);中枢作用主要通过激动$HT_1\alpha$受体,降低延髓心血管中枢的交感反馈调节而降压(不同于可乐定的中枢作用)。在降血压同时,本品一般不会引起反射性心动过速。用于高血压危象(如血压急剧升高)、重度和极重度高血压、难治性高血压、控制围手术期高血压。

【体内过程】 本品口服吸收较快,4~6小时血药浓度达峰值。在肝内广泛代谢,主要为羟化,产生的对羟基化合物(M_1)占50%,无生物活性,芳环邻脱甲基化合物(M_2)和脲嘧啶环N-去甲基化合物(M_3)为微量,有生物活性如原药。本品口服吸收后80%与蛋白结合,大部分代谢产物和10%~20%原药通过肾脏排泄,余下的通过粪便排出。口服$t_{1/2}$为4.7小时,静脉$t_{1/2}$为2.7小时。

【用法与用量】 静脉注射:缓慢静脉注射10~50 mg乌拉地尔针剂,监测血压变化,降压效果应在5分钟内即可显示。若效果不够满意,可重复用药。持续静脉点滴或使用输液泵:本品在静脉注射后，为了维持其降压效果，可持续静脉点滴，液体按下述方法配制：通常将250 mg乌拉地尔加入到合适的液体中，如生理盐水、5%或10%的葡萄糖、5%的果糖加生理盐水中。如使用输液泵维持剂量，可加入20 ml注射液（相当于100 mg乌拉地尔），再用上述液体稀释到50 ml。静脉输液的最大药物浓度为4 mg/ml。输入速度根据患者的血压酌情调整。推荐初始速度为2 mg/min，维持速度为9 mg/h。（若将250 mg乌拉地尔溶解在500 ml液体中，则1 mg乌拉地尔相当于44滴或2.2 ml输入液）。静脉点滴或用输液泵输入应当在静脉注射后使用，以维持血压稳定。血压下降的程度由前15分钟内输入的药物剂量决定，然后用低剂量维持。

【不良反应与注意事项】 使用乌拉地尔后，个别病例可能出现头痛、头昏、恶心、呕吐、出汗、烦躁、乏力、心悸、心律失常、上脸部压迫感或呼吸困难等症状，其原因多为血压降得太快所致，通常在数分钟内即可消失，患者无需停药。血压过度降低，可抬高下肢，补充血容量即可改善。主动脉峡部狭窄或动静脉分流患者、哺乳期妇女禁用。血压骤然下降可能引起心动过缓甚至心脏停搏。治疗期限一般不超过7天。

【制剂与规格】 盐酸乌拉地尔注射液：5 ml:25 mg、10 ml:50 mg。

卡维地洛（卡维洛尔，辛维络，络德，全络）
Carvedilol

【作用与用途】 卡维地洛在治疗剂量范围内，兼有α_1和非选择性β受体阻滞作用，无内在拟交感活性。本品阻滞突触后膜α_1受体，从而扩张血管、降低外周血管阻力；阻滞β受体，抑制肾脏分泌肾素，阻断肾素-血管紧张素-醛固酮系统，产生降压作用。卡维地洛降压迅速，可长时间维持降压作用。对左室射血分数、心功能、肾功能、肾血流灌注、外周血流量、血浆电解质和血脂水平没有影响，不影响心率或使其稍微减慢，极少产生水钠潴留。用于治疗轻、中度高血压，可单独或与其他抗高血压药（尤其是噻嗪类利尿剂）联合应用。

【体内过程】 卡维地洛口服后易于吸收，绝对生物利用度为25%～35%，有明显的首过效应，消除相半衰期（$t_{1/2\beta}$）为7～10小时。与食物一起服用时，其吸收减慢，但对生物利用度没有明显影响，且可减少引起体位性低血压的危险性。卡维地洛为碱性亲脂化合物，与血浆蛋白结合率大于98%。其稳态分布容积大约为1.5 L/kg，血浆清除率为500～700 ml/min。卡维地洛代谢完全，其代谢产物先经胆汁再通过粪便排出，不到2%以原形随尿液排出。8名健康受试者单次服用本品30 mg，进行药代动力学测定，血药浓度峰值（C_{max}）为89.89 ng/ml，消除相半衰期（$t_{1/2\beta}$）为2.01小时，曲线下面积

(AUC)为233.1(ng·h)/ml。

【用法与用量】 口服:因存在明显个体差异,用药应遵医嘱。推荐开始剂量为每次10 mg,每日1次,两日后可增至每次10 mg,每日2次,如应用两周后疗效仍不满意,可增至每次20 mg,每日2次,但每日最大剂量不应超过40 mg。

【不良反应与注意事项】 神经精神系统:偶有轻度头昏、头痛和疲乏,易出现在治疗开始时。个别病例可出现情绪抑郁和失眠。心血管系统:首次用药后,偶有体位性低血压,表现为头昏、眼前发黑、一过性晕厥;偶有心跳减慢、四肢发冷、心绞痛及房室传导阻滞;有时可使心衰病情加重。消化系统:偶有胃肠道反应,如恶心、腹痛、腹泻、便秘、呕吐。呼吸系统:有支气管痉挛倾向的患者可能发生呼吸困难或哮喘样发作,偶可引起百日咳样喘息、鼻塞及口腔黏膜干燥。其他:有时可使间歇跛行、雷诺病病情加重;偶有皮肤反应(红、痒、荨麻疹、扁平苔癣反应)和肝功异常,血小板及白细胞减少;个别病例出现视觉障碍、眼部刺激、排尿困难、阳痿、流感样症状、四肢疼痛和感觉异常。

【制剂与规格】 卡维地洛胶囊(片):10 mg、20 mg。

布那唑嗪
(盐酸布那唑嗪,迪坦妥)
Bunazosin

【作用与用途】 其作用及作用机制同哌唑嗪,属α_1受体阻滞药,降压效应良好。用于高血压。

【体内过程】 口服吸收完全,1小时后达血药浓度峰值。大部分在肝中代谢。$t_{1/2}$约2小时。

【用法与用量】 初剂量,每次0.5 mg,每日2~3次。以后渐增至每次1~2 mg,每日2~3次。饭后服。

【不良反应与注意事项】 同哌唑嗪。

【制剂与规格】 片剂:0.5 mg、1 mg、3 mg;细粒剂:0.5%(5 mg/g)。

(六)肾上腺素能神经阻滞药

甲基多巴(爱道美)
Methyldopa

【作用与用途】 甲基多巴为芳香氨酸脱羧酶抑制剂。左旋异构体对人有抗高血压活性,消旋体(DL-α-甲基多巴)需要2倍剂量方可达到相同的降压作用。其抗高血压作用可能是通过其活性代谢产物甲基去甲肾上腺素刺激中枢的抑制性α-肾上腺素受体和作为伪神经递质,减少血浆肾素活性,从而降低动脉血压,以降低组织中5-羟色胺、多巴胺、去甲肾上腺素、甲基肾上腺素浓度。用于治疗高血压。

【体内过程】 甲基多巴口服吸收不一,约50%,与血浆蛋白结合不到20%。单次口服后4~6小时降压作用达高峰,作用持续12~24小时。多次口服后2~3天达作用高峰,并持续至停药后24~48小时;一旦达到有效降压剂量,大多数人可产生12~24小时平稳降压效应。停药后 24～48 小时血压恢复。血浆半衰期约为 1.7 小时，无尿时为 3.6 小时。药物主要在肝脏代谢，产生甲基去甲肾上腺素等多种代谢产物，近 70% 以原形和少量代谢物的形式经尿排泄。正常人肾清除率约 130 ml/min，肾功能不全时下降。口服 36 小时后体内基本完全清除。

【用法与用量】 口服：成人常用量：250 mg，2～3 次/d。每 2 天调整剂量 1 次，至达预期疗效。一般晚上加量以减少药物的过度镇静作用。若与噻嗪类利尿药合用需减量，起始剂量控制在 500 mg/d，但利尿药剂量可不变。维持量 0.5～2 g/d，分2～4 次口服，最大剂量不宜超过3 g/d。因甲基多巴作用时间较短，停药后 48 小时内需给予其他降压治疗。用药 2～3 个月后可产生耐药性，给利尿剂可恢复疗效。儿童常用量：每日10 mg/kg，或按体表面积 300 mg/m^2 给药，分 2～4 次口服。每 2 天调整剂量 1 次，至达到要求疗效。最大剂量不超过 65 mg/kg 或 3 g/d。

【不良反应与注意事项】 镇静、头痛和乏力多于开始用药和加量时出现，通常是一过性。较常见的有：水钠潴留所致的下肢水肿，口干。较少见的有：药物热或嗜酸粒细胞增多，肝功能变化（可能属免疫性或过敏性），精神改变（抑郁或焦虑、梦呓、失眠），性功能减低，腹泻，乳房增大，恶心，呕吐，晕倒。偶有加重心绞痛和心力衰竭。直接抗球蛋白（Coombs）试验阳性、溶血性贫血、肝功能异常可能与服用甲基多巴密切相关，偶可致死亡。肾功能损害、肝脏疾病和肝功能不全者慎用。

【制剂与规格】 甲基多巴片：0.25 g。

盐酸莫索尼定

Moxonidine Hydrochloride

【作用与用途】 莫索尼定是新型的中枢降压药，它是一种对咪唑啉 I_1 受体具有高度亲和力的选择性激动剂。根据不同的种属、组织和所用的配体，本品对咪唑啉 I_1 受体的选择性比对 α_2-肾上腺素受体的选择性可高达600 倍，在体内与中枢咪唑啉 I_1 受体的结合明显与血压下降程度有关。本品的降压作用与 α_2-肾上腺素受体结合无明显关系。用于轻、中度原发性高血压。

【体内过程】 本品口服吸收较快，0.3～1 小时血药浓度达峰值，生物利用度约为 88%。本品没有首过效应，58%～60% 的原形化合物经肾脏排泄，只有小于 2% 的药物经粪便排泄。小于 15% 的药物在体内代谢，主要产物为 4,5-脱氧莫索尼定和胍基衍生物，口服 $t_{1/2}$（消除半衰期）为 2 小时左右。食物摄入不影响本品的药代动力学。

【用法与用量】 本品应采用个体化用药原则。一般从最低剂量开始，即 0.2 mg，每日 1 次，于早晨服用。若不能达到预期效果，可在 3 周内将剂量调至每日 0.4 mg，早晨服用或早晚各0.2 mg。单次剂量不得超过0.4 mg或日剂量不超过0.6 mg。轻、中度肾功能不全者，单次剂量不得超过0.2 mg或日剂量不超过0.4 mg。

【不良反应与注意事项】 治疗开始时可出现口干、疲乏和头痛等症状；偶见头昏、失眠和下肢无力感等。极少产生胃肠道不适，个别有皮肤过敏反应。轻度肾功能不全的患者，在服用本品时应监控其降压效果。与β-阻断剂合用时，应先服用β-阻断剂，然后隔一定时间再服本品。

【制剂与规格】 盐酸莫索尼定片:0.2 g。

利血平(利舍平)
Reserpine

【作用与用途】 利血平是肾上腺素能神经元阻断性抗高血压药，通过耗竭周围交感神经末梢的肾上腺素，心、脑及其他组织中的儿茶酚胺和5-羟色胺达到抗高血压、减慢心率和抑制中枢神经系统的作用。降压作用主要通过减少心输出量和降低外周阻力、部分抑制心血管反射实现。减慢心率的作用对正常心率者不明显，但对于窦性心动过速者则明显。用于高血压危象(不推荐为一线用药)。

【体内过程】 肌内注射利血平4小时后降压作用达高峰，持续10小时；静脉推注后1小时起降压作用。代谢缓慢，停药后作用可持续1～6周，分布相半衰期($t_{1/2\alpha}$)和消除相半衰期($t_{1/2\beta}$)分别为4.5小时和45～168小时，严重肾功能衰竭(无尿)者可达87～323小时。利血平在肝脏通过水解反应代谢，并缓慢经粪便和尿液排出体外。

【用法与用量】 初始肌内注射0.5～1 mg，以后按需要每4～6小时肌内注射0.4～0.6 mg。

【不良反应与注意事项】 常见的不良反应有：倦怠、晕厥、头痛、阳痿、性欲减退、乏力、精神抑郁、注意力不集中、神经紧张、焦虑、多梦、梦呓或清晨失眠。较少见的有柏油样黑色大便、呕血、腹痛、心律失常、室性期前收缩、心动过缓、支气管痉挛、手指强硬颤动等。抑郁症，尤其是有自杀倾向的抑郁症禁忌。对萝芙木制剂过敏者对本品过敏。利血平可以增加胃酸分泌和胃肠动力，慎用于有胃溃疡、溃疡性结肠炎或胃肠功能失调等病史者。利血平慎用于胆结石患者以防发生胆绞痛，慎用于过敏患者以防发生支气管哮喘。

【制剂与规格】 利血平注射液：1 ml:1 mg、1 ml:2.5 mg。

硫酸胍乙啶
Guanethidine Sulfate

【作用与用途】 本品选择性地作用于交感神经节后去甲肾上腺素能神经末梢，促使在神经末梢储藏的去甲肾上腺素能缓慢地被本品所取代而释出，神经末梢和组织中应有的去甲肾上素耗竭缺失。本品还能阻止神经刺激使去甲肾上腺素的正常释放。结果为血管收缩作用减弱，尤其在体位改变时交感神经反应迟钝，应有的兴奋减弱，因而降低血压。用于治疗高血压。不用作第一线药，常在其他降压药治疗疗效不满意时采用或与其他药物合用。

【体内过程】 口服后吸收不规则，因人而异，吸收率在3%～30%。不与血浆蛋白结合。1次给药口服后8小时起作用，多次给药1～3周达最大作用，停药后1～3周血压上升至治疗前水平，半衰期为5～10天，肾功能不全时不变。本品不易透过血脑屏障。在肝内代谢，经肾排泄，25%～50%为原形，其余为代谢产物。

【用法与用量】 成人常用量：门诊患者起始口服每次10～12.5 mg，每日1次，以后每5～7天递增10～12.5 mg，直到血压控制，维持量为25～50 mg，每日1次。住院患者起始口服25～50 mg，每日1次，以后逐日或隔日递增25～50 mg，直至血压控制。小儿常用量：口服按体重0.2 mg/kg或按体表面积6 mg/m^2，每日1次，以后每隔7～10日按体重递增0.2 mg/kg或按体表面积6 mg/m^2，直至血压控制。

【不良反应与注意事项】 较多的是由体液潴留所致的下肢水肿，较少见的有心绞痛、气短。下列反应持久存在应加注意，以腹泻、眩晕、头昏、昏厥（体位性低血压）、鼻塞、乏力、心跳缓慢较多见，视力模糊、口干、上睑下垂、头痛、脱发、肌痛、震颤、恶心、呕吐、夜尿、皮疹等较少见。由于本品半衰期较长，长期应用有蓄积作用。初量宜小，逐渐加大，门诊患者递增剂量至少隔5～7天1次。

【制剂与规格】 硫酸胍乙啶片：10 mg、25 mg。

复方罗布麻（复方降压宁）

Compound Luobuma Tablets

【作用与用途】 本品为中西药小剂量混合复方制剂，具有良好的降压作用而毒副作用小。适用于各种类型的高血压。

【用法与用量】 口服：成人1～2片，每日3次。

【不良反应与注意事项】 偶有嗜睡、乏力等症状。

【制剂与规格】 片剂：每片含罗布麻、野菊花、汉防己、氢氯噻嗪、异丙嗪、利眠宁、维生素B_1、维生素B_6、泛酸钙、三矽酸镁等药物。

（七）神经节阻滞药

六甲溴铵（溴化六甲双胺）

Hexamethonium Bromide

【作用与用途】 阻断神经节N_1受体，从而阻断交感神经节的神经冲动传递，产生血管扩张，血压下降。用于重症高血压。

【体内过程】 本品口服不易吸收，也不规则，口服后仅吸收给药量的10%，肌内注射给药吸收快，静脉注射给药后迅速分布，消除也快，主要由尿排泄，24小时可排泄给药量的90%左右。

【用法与用量】 肌内注射：每次5～10 mg，以后递增至每次50 mg。静脉滴注：每次25 mg。

【不良反应与注意事项】 不良反

应略同潘必啶。易引起耐药性。青光眼、动脉硬化、尿毒症患者忌用,可产生体位性低血压、口干、阳痿、便秘、腹胀、麻痹性肠梗阻、尿潴留、视物模糊、震颤、抽搐、神经错乱,可导致肺泡内纤维性水肿,引起纤维化,使肺换气功能受损。

【制剂与规格】 针剂:1 ml:25 mg。

美加明(芬舒雅)
Mecamylamine

【作用与用途】 为神经节阻断药,用于重症高血压。

【体内过程】 口服后 1~2 小时后生效,作用持续 6~12 小时,较小剂量即能达到降压效果。

【用法与用量】 口服:每次 2.5~5 mg,每日 2~3 次,由小剂量开始。

【不良反应与注意事项】 可有口干、便秘、尿潴留、体位性低血压、恶心、性功能障碍、眩晕、肌震颤、运动失调等不良反应。青光眼、冠状动脉硬化、肾功能减退者忌用。

【制剂与规格】 片剂:2.5 mg、5 mg。

喷托铵(安血定,戊双吡铵)
Pentolonium

【作用与用途】 神经节阻断药,用于重症高血压。

【用法与用量】 开始每次服 20 mg,每日 3 次,以后可酌增。

【不良反应与注意事项】 可有视力模糊、口干、头昏、便秘、排尿困难、阳痿等。近期心肌梗死、肾功能减退者忌用。

【制剂与规格】 片剂:20 mg、40 mg。

潘必啶(五甲哌啶)
Pempidine

【作用与用途】 为神经节阻断药,用于重症高血压。

【体内过程】 口服吸收良好,1 小时见效,维持时间 5~8 小时。本品排泄较快,主要由尿排泄,在体内无蓄积作用。

【用法与用量】 口服:每次 1.25~2.5 mg,每日 3~4 次,以后递增至每日 20~25 mg。

【不良反应与注意事项】 少数人有口干,周围神经炎,尿潴留,体位性低血压,恶心,性功能障碍(或性欲下降),眩晕,肌肉震颤,不自主运动。严重心肌损害、肾功能减退、脑血管硬化、习惯性便秘者忌用。

【制剂与规格】 片剂:2.5 mg。

盐酸那诺芬(二甲哌啶)
Nanofin Hydrochloride

【作用与用途】 用于轻、中度高血压的治疗。

【用法与用量】 口服:每次100~200 mg,每日 2~3 次,3~4 周为 1 个疗程。皮下注射或肌内注射:每次 20~50 mg,每日 2~3 次,疗程同口服。

【不良反应与注意事项】 不良反应较多而严重,可有口干、心悸、体位性低血压、虚弱和疲倦、视力模糊、眩晕、便秘、尿潴留、食欲不振、恶心、呕吐、性功能障碍、肠麻痹、眼内压升高等。严重心肌损害、肾功能减退、脑血管硬化、冠状动脉硬化、青光眼及习惯性便秘、尿毒症患者忌用。

【制剂与规格】 片剂:50 mg、100 mg;针剂:20 mg、50 mg。

樟磺咪芬(阿方那特)

Trimetaphan Camsilate

【作用与用途】 为短效神经节阻断剂,直接扩张周围血管。静脉滴注经3~5分钟生效,停药后10~15分钟血压复原。主用于外科手术时控制适当血压、高血压危象需迅速降压者。

【用法与用量】 静脉滴注:250 mg加入5%葡萄糖液250 ml内(1 mg/ml),每分钟静脉滴注1~4 mg。根据血压变化随时调整。

【不良反应与注意事项】 血压骤降、心动过速、口干、便秘、支气管痉挛等。严重动脉硬化、贫血、休克及有肝、肾疾患者忌用。

【制剂与规格】 注射剂:250 mg。

(八)血管平滑肌松弛药

盐酸肼屈嗪

Hydralazine Hydrochloride

【作用与用途】 本品为烟酸类衍生物,降压作用的确切机制未明。主要扩张小动脉,对静脉作用小,使周围血管阻力降低,心率增快,心每搏量和心排血量增加。长期应用可致肾素分泌增加,醛固酮增加,水钠潴留而降低效果。本品可增加心排出量,降低血管阻力与后负荷。用于高血压、心力衰竭。

【体内过程】 口服吸收良好,达90%,1~2小时达血浆高峰浓度,但生物利用度较低,为30%~50%。血浆蛋白的结合率87%。在肝内经乙酰化产生有活性的代谢产物。半衰期为3~7小时,肾功能衰竭时延长,但不必调整剂量。由于本品持久存在于血管壁内,故其降压作用半衰期比血药浓度半衰期为长。口服后45分钟起作用,持续3~8小时。经肾排出,2%~4%为原形。

【用法与用量】 成人常用量,口服,每次10 mg,每日4次,饭后服用。2~4天后,加至25 mg每日4次,共1周;第2周后增至每次50 mg,每日4次。最大剂量不超过每日300 mg。儿童常用量,口服,按体重750 μg/kg或按体表面积25 mg/m^2,每日2~4次,1~4周内渐增至最大量,7.5 mg/kg或每日300 mg。

【不良反应与注意事项】 常见:头痛、恶心、呕吐、腹泻、心悸、心动过速等。少见:便秘、低血压、脸潮红、流泪、鼻塞。罕见:免疫变态反应所致,长期大量应用(400 mg/d以上),可引起皮疹、瘙痒、胸痛、淋巴结肿大、周围神经炎、水肿、红斑性狼疮综合征。有主动脉瘤、脑中风、严重肾功能障碍患者应视为禁忌证。

【制剂与规格】 盐酸肼屈嗪片:10 mg、25 mg、50 mg。

硫酸双肼屈嗪
Dihydralazine Sulfate

【作用与用途】 同盐酸肼屈嗪。

【体内过程】 口服吸收良好，1～2小时达血浆高峰浓度，但生物利用度较低，因药物在进入循环前，已在肠壁和肝中消除其大部分，主要代谢途径是乙酰化、羟基化和结合反应。根据患者对肼屈嗪乙酰化代谢速度，可分为快乙酰化型与慢乙酰化型，前者对吸收药物迅速代谢，生物利用度约为30%，后者则代谢缓慢，生物利用度为50%，肼屈嗪的 $t_{1/2}$ 2～3小时，血浆蛋白的结合率87%，作用持续时间24小时，表观分布容积（1.6±0.3）L/kg。代谢产物75%由尿排出，粪便排出8%，仅1%～2%以原形从尿中排出。清除率每公斤体重（56±13）ml/min。

【用法与用量】 成人常用量：口服，每次12.5～25 mg，每日3次。以后按需要增至每次50 mg，每日3次。

【不良反应与注意事项】 参见盐酸肼屈嗪。

【制剂与规格】 硫酸双肼屈嗪片：12.5 mg、25 mg。

硝普钠（亚硝基铁氰化钠）
Sodium Nitroprusside

【作用与用途】 本品为强有力的血管扩张剂，能直接松弛小动脉与静脉血管平滑肌，降低血压，减轻心脏的前、后负荷，从而减轻心肌负荷，降低心肌氧耗量，能使衰竭的左心室排血量增加，对肺动脉压亦能明显降低。肾血流量与肾小球滤过率无明显改变。本品作用迅速，维持时间短，一般静脉滴注，调整滴速和剂量，使血压控制在一定水平。用于高血压急症和手术间控制血压。也用于急性心力衰竭。

【体内过程】 静脉滴注后立即达血药浓度峰值，其水平随剂量而定。本品由红细胞代谢为氰化物，在肝脏内氰化物代谢为硫氰酸盐，代谢物无扩张血管活性；氰化物也可参入维生素 B_{12} 的代谢过程中。本品给药后几乎立即起作用并达作用高峰，静脉滴注停止后作用维持1～10分钟。肾功能正常者 $t_{1/2}$ 为7天（由硫氰酸盐测定），肾功能不良或血钠过低时延长。经肾排泄。

【用法与用量】 用前将本品50 mg溶解于5 ml 5%葡萄糖注射液中，再稀释于250～1 000 ml 5%葡萄糖注射液中，在避光输液瓶中静脉滴注。成人常用量：静脉滴注，开始每分钟按体重0.5 μg/kg。根据治疗反应以每分钟0.5 μg/kg递增，逐渐调整剂量，常用剂量为每分钟按体重3 μg/kg，极量为每分钟按体重10 μg/kg。小儿常用量：静脉滴注，每分钟按体重1.4 μg/kg，按效应逐渐调整用量。

【不良反应与注意事项】 恶心、呕吐、精神不安、肌肉痉挛、头痛、皮疹、出汗、发热等。大剂量连续使用时，有肝、肾功能损害的患者可引起血浆氰化物和硫氰化物浓度升高而中毒。本品可导致甲状腺功能减退、高铁血红蛋白血症、静脉炎和代谢性酸中毒。妊娠妇女、动静脉分流或主动脉窄缩等代偿性高血压者禁用。

【制剂与规格】 注射剂:50 mg。

米诺地尔(敏乐定,长压定)
Minoxidil

【作用与用途】 米诺地尔直接扩张小动脉,因而降压,但具体机制未明。本品不扩张小静脉。周围血管阻力减低后引起反射性心率加快、心排血量增加。降压后肾素活性增高,引起水钠潴留。本品不干扰血管运动反射,故不发生体位性低血压。用于治疗高血压,为第二或第三线用药。

【体内过程】 口服易吸收(可达90%)。本品不与血浆蛋白结合。给药后1小时血中药物浓度达峰值,此后迅速下降。血浆 $t_{1/2}$ 为2.8~4.2小时,肾功能障碍时不变。但降压作用与血中米诺地尔浓度并无相应关系。口服一剂后1.5小时内降压作用开始,最大降压作用在给药后2~3小时出现,降压作用可持续24小时或更长(达75小时),这可能与其较久地储存于动脉血管平滑肌有关。它在肝内代谢,其代谢物葡萄糖醛酸结合物可随尿排出。3%从粪便排出。透析时本品可被除去。

【用法与用量】 成人常用量:口服,开始每次2.5 mg,每日2次,以后每3日将剂量加倍,逐渐增至出现疗效,维持量每日10~40 mg,单次或分次服用。最多每日不能超过100 mg。小儿常用量:口服按体重每日0.2 mg/kg,每日1次给药。以后每3日调整剂量,每次每日按体重增加0.1 mg/kg,12岁以下每日最多为50 mg。维持量按体重每日0.25~1 mg/kg,每日单次或分次服用。

【不良反应与注意事项】 常见反射性交感兴奋可引起心率加快、心律失常、皮肤潮红;水钠潴留引起体重增加、下肢水肿。毛发增生,以脸、臂及背部较著,常在用药后3~6周内出现,停药1~6个月后消退。为减少这些不良反应宜与利尿药或β受体阻断药合用。较少见的有:心绞痛、胸痛(心包炎)、头痛(血管扩张所致)。少见的有:变态反应、皮疹、瘙痒。

【制剂与规格】 米诺地尔片:2.5 mg。

吡那地尔
Pinacidil

【作用与用途】 本品为钾通道开放药。它使平滑肌细胞的钾通道开放,导致钾外流和静止膜电位负向转移,使静息时的细胞超极化,最后的效应是细胞内 Ca^{2+} 减少和平滑肌松弛,外周血管扩张,阻力下降,血压下降。可引起反射性心率增加。主要用于高血压。

【体内过程】 口服后吸收迅速,1小时后血药浓度达峰值;与血浆蛋白结合率约50%;生物利用度约60%。在肝内代谢,代谢物仍具降压作用。本品及其代谢物的 $t_{1/2}$ 约3小时。口服片剂,降压作用可维持6小时;口服其缓释胶囊,降压作用可持续12小时。

【用法与用量】 口服,每次25 mg,每日2次。

【不良反应与注意事项】 其不良反应主要是水肿,尤其在服用大剂量时更易发生。其他不良反应为头痛、心悸、心动过速、乏力、体位性低血压、鼻塞等。

【制剂与规格】 片剂:12.5 mg、25 mg;胶囊:12.5 mg、25 mg、37.5 mg。

地巴唑
Dibazol

【作用与用途】 对血管平滑肌有直接松弛作用,使外周阻力降低而使血压下降。对胃肠平滑肌有解痉作用。用于轻度高血压、脑血管痉挛、胃肠平滑肌痉挛、脊髓灰质炎后遗症、外周颜面神经麻痹。也可用于妊娠后高血压综合征。

【用法与用量】 口服:高血压、胃肠痉挛:每次10~20 mg,每日3次。神经疾患:每次5~10 mg,每日3次。

【不良反应与注意事项】 大剂量时可引起多汗、面部潮红、轻度头痛、头昏、恶心、血压下降。

【制剂与规格】 地巴唑片:20 mg、30 mg。

(九)利尿降压药

氢氯噻嗪
(双氢克尿塞,双氢氯噻嗪)
Hydrochlorothiazide

参见利尿药“氢氯噻嗪”。

环戊噻嗪(环戊甲噻嗪)
Cyclopenthiazide

【作用与用途】 本品为中效利尿药。可抑制肾小管髓襻升支皮质部和远曲小管对Na^+和Cl^-的重吸收,从而发挥利尿作用。本品还具有降压作用,用药早期由于利尿、降低血容量而降压;用药后期体内轻度失钠,小动脉壁细胞低钠,通过Na^+-Ca^{2+}交换机制使细胞内Ca^{2+}量减少,血管对缩血管物质的反应性降低,而致血管舒张,血压下降。本品还具有增强其他降压药的降压作用。本品具有抗利尿作用,能减少尿崩症患者的尿量。适用于多种类型的水肿及高血压患者,亦可用于尿崩症。

【体内过程】 本品口服吸收完全,利尿开始于用药后1~2小时,约12小时作用达峰值,作用持续24~36小时。

【用法与用量】 口服:利尿:每次0.25~0.5 mg,每日1~2次。降血压:每次0.125~0.25 mg,每日1~2次,维持量每日0.25 mg。

【不良反应与注意事项】 长期服用可发生低血钾、高尿酸血症、高脂血症和高血糖症等。偶发紫癜、光敏性皮炎、粒细胞减少、甲状腺功能亢进、胆汁淤积性肝炎、坏死性脉管炎和急性胰腺炎等。肝昏迷或有肝昏迷趋势患者禁用。肝肾功能减退、高脂血症、糖尿病、痛风病患者慎用。

【制剂与规格】 环戊噻嗪片:0.25 mg。

吲达帕胺

Indapamide

【作用与用途】 是一种磺胺类利尿剂,通过抑制远端肾小管皮质稀释段的再吸收水与电解质而发挥作用。降压作用未明,其利尿作用不能解释降压作用,因降压作用出现的剂量远小于利尿作用的剂量,可能的机制包括以下几个方面:调节血管平滑肌细胞的钙内流;刺激前列腺素 PGE_2 和 PGI_2 的合成;减低血管对血管加压胺的超敏感性,从而抑制血管收缩。本品降压时对心排血量、心率及心律影响小或无。长期用本品很少影响肾小球滤过率或肾血流量。本药不影响血脂及碳水化合物的代谢。用于治疗高血压。

【体内过程】 口服吸收快而完全,生物利用度达 93%,不受食物影响。血浆蛋白结合力为 71% ~79%,也与血管平滑肌的弹性蛋白结合。口服后 1 ~2 小时血药浓度达高峰。口服单剂后约 24 小时达高峰降压作用;多次给药 8 ~12 周达高峰作用,作用维持 8 周。半衰期为 14 ~ 18 小时。在肝内代谢,产生 19 种代谢产物。约 70% 经肾排泄,其中 7% 为原形,23% 经胃肠道排出。肾功能衰竭者的药代动力学参数没有改变。

【用法与用量】 口服:成人常用量,每次 2.5 mg,每日 1 次。

【不良反应与注意事项】 比较轻而短暂,呈剂量相关。较少见的有:腹泻、头痛、食欲减低、失眠、反胃、体位性低血压。少见的有:皮疹、瘙痒等过敏反应;低血钠、低血钾、低氯性碱中毒。对磺胺过敏者,严重肾功能不全,肝性脑病或严重肝功能不全,低钾血症者禁用。

【制剂与规格】 吲达帕胺片:2.5 mg。

调血脂药

氯贝丁酯(安妥明)

Clofibrate

【作用与用途】 氯贝丁酸衍生物类血脂调节药。通过降低极低密度脂蛋白,达到降血脂的目的,但其降血脂作用的机制并未完全明了,可能涉及抑制肝脏脂蛋白(特别是极低密度脂蛋白)的释放和胆固醇合成,改变肝脏甘油三酯合成,加强脂蛋白酯酶的作用,增加固醇类分泌并从粪便中排出,以及增加循环中甘油三酯(极低密度脂蛋白)的清除。用于高脂血症。其降甘油三酯作用较降胆固醇作用明显。鉴于本品对人类有潜在致癌的危险性,使用时应严格限制在指定的适应范围内,且疗效不明显时应及时停药。

【体内过程】 本品从胃肠道吸收完全但缓慢。血浆蛋白结合率高,可达95% ~97%。口服单次剂量后2 ~6小时血药浓度达峰值。降血脂作用在服药2 ~5日内出现,停药3周后作用消失。半衰期在正常人为6 ~25小时。口服后在肠道内迅速去酯化,并在肝脏内经首过代谢产生有活性的氯贝丁酸,口服剂量95% ~99%以游离型或结合型代谢物的形式经肾脏排泄,10% ~20%为氯贝丁酸,60%为葡糖醛酸结合物。

【用法与用量】 成人常用量,口服,每次0.25 ~0.5 g,每日3 ~4次。为减少胃肠道反应,本品宜与饮食同进,开始时宜采用小剂量,以后逐渐增量,但在治疗的第1个月内应达到规定剂量,停药时最好也采取递减方式;有时在开始服药的第1个月内疗效不显著,继续服用可见效,需长期服用,停药后,血清胆固醇和甘油三酯可能回升甚至超过原有水平,故应采用饮食控制疗法并监测血脂至稳定。治疗3个月无效即应停药,但治疗结节性黄色瘤可能需时1年。肝肾功能不全的患者,用药需减量。

【不良反应与注意事项】 偶有恶心、腹胀、腹泻、嗜睡、无力、脱发、白细胞减少、皮疹、瘙痒、肌强直、肌痉挛、肌酸磷酸激酶及谷草转氨酶升高等。肝、肾功能不良患者及孕妇忌用。

【制剂与规格】 氯贝丁酯胶囊:0.25 g、0.5 g。

多烯酸乙酯(多烯酸乙酯胶丸)

Ethyl Polyenoate Soft Capsules

【作用于用途】 调血脂药。具有降低血清甘油三酯和总胆固醇的作用,作用机制为促进中性或酸性胆固醇自粪排出,抑制肝内脂质及脂蛋白合成,能降低血浆中胆固醇、甘油三酯、LDL、VLDL,增加HDL。用于高脂血症。

【用法与用量】 口服,一次1 ~2粒,一日3次。

【不良反应与注意事项】 不良反

应较少。大剂量时可有消化道不适等。对本品过敏者禁用。有出血性疾患者禁用。

【制剂与规格】 胶丸、胶囊：含二十碳五烯酸乙酯和二十二碳六烯酸乙酯总和为0.25 g。

吉非罗齐(二甲苯氧庚酸，诺衡，博利脂，脂必清，洁脂) Gemfibrozil

【作用与用途】 氯贝丁酸衍生物类血脂调节药。其降血脂的作用机制尚未完全明了，可能涉及周围脂肪分解，减少肝脏摄取游离脂肪酸而减少肝内甘油三酯形成，抑制极低密度脂蛋白载脂蛋白的合成而减少极低密度脂蛋白的生成。其降低血甘油三酯而增高血高密度脂蛋白浓度，虽可轻度降低血低密度脂蛋白胆固醇血浓度，但在Ⅳ型高脂蛋白血症可能使低密度脂蛋白有所增高。适用于严重Ⅳ或Ⅴ型高脂蛋白血症、冠心病危险性大而饮食控制、减轻体重等治疗无效者。也适用于Ⅱb型高脂蛋白血症，冠心病危险性大而饮食控制、减轻体重及其他血脂调节药物治疗无效者。

【体内过程】 本品从胃肠道吸收完全，血药浓度峰值出现于口服后1～2小时；$t_{1/2}$为1.5小时，血浆蛋白结合率大约为98%。降血脂作用于治疗后2～5天开始出现，高峰作用出现于第4周。在肝内代谢，有大约70%的药物经肾脏排泄，以原形为主。6%由粪便排出。

【用法与用量】 成人常用量口服：每次0.3～0.6 g，每日2次，早餐及晚餐前30分钟服用。

【不良反应与注意事项】 同氯贝丁酯。

【制剂与规格】 吉非罗齐片：150 mg。

苯扎贝特(必降脂，必降脂缓释片，阿贝他) Bezafibrate Tablets

【作用与用途】 为氯贝丁酸衍生物类血脂调节药。其降血脂作用有两种机制，一是本品增高脂蛋白脂酶和肝脂酶活性，促进极低密度脂蛋白的分解代谢，使血甘油三酯的水平降低；其次是本品使极低密度脂蛋白的分泌减少。用于治疗高甘油三酯血症、高胆固醇血症、混合型高脂血症。

【体内过程】 本品口服后吸收迅速，接近完全。口服后2小时血药浓度达峰值。本品血浆蛋白结合率为95%。主要经肾排出，50%为原形，其余为代谢产物；少量经大便排出。$t_{1/2}$为1.5～2小时，在肾病腹膜透析患者可长达20小时。

【用法与用量】 成人常用量：口服每日3次，每次200～400 mg。可在饭后或与饭同服。疗效佳者维持量可为每日2次，每次400 mg。肾功能障碍时按肌酐清除率调整剂量：40～60 ml/min时，每日2次，每次400 mg；15～40 ml/min时，每日或隔日1次，每次400 mg；低于15 ml/min时，每3日1次，每次400 mg。口服缓释片：每日1次，每次1片，肾功能障碍时减为每日或隔日半片。

【不良反应与注意事项】 同氯贝丁酯。

【制剂与规格】 苯扎贝特片:0.2 g;苯扎贝特缓释片:0.4 g。

非诺贝特(力平脂,力平之,利必非)
Fenofibrate

【作用与用途】 氯贝丁酸衍生物类血脂调节药,通过抑制极低密度脂蛋白和甘油三酯的生成并同时使其分解代谢增多,降低血低密度脂蛋白、胆固醇和甘油三酯;还使载脂蛋白 A_1 和 A_{11} 生成增加,从而增高高密度脂蛋白。本品尚有降低正常人及高尿酸血症患者的血尿酸作用。动物实验表明,非诺贝特具有致畸性和致癌性。用于治疗成人饮食控制疗法效果不理想的高脂血症,其降甘油三酯及混合型高脂血症作用较胆固醇明显。但本品不能完全代替饮食控制疗法,只能用作在控制饮食基础上的辅助治疗。

【体内过程】 本品口服后,胃肠道吸收良好,与食物同服可使非诺贝特的吸收增加。口服后4~7小时左右血药浓度达峰值。单剂量口服后吸收半衰期与消除半衰期分别为4.9小时与26.6小时,表观分布容积为0.9 L/kg;持续治疗后半衰期β为21.7小时。血浆蛋白结合率大约为99%,多剂量给药后未发现蓄积。吸收后在肝、肾、肠道中分布多,其次为肺、心和肾上腺,在睾丸、脾、皮肤内有少量。在肝内和肾组织内代谢,经羧基还原与葡糖醛酸化,代谢产物以葡糖醛酸化产物占大多数,经放射物标记,有大约60%的代谢产物经肾排泄,25%的代谢产物经大便排出。本品的消除半衰期为20小时,因此可以每天每次给药。有研究显示,严重肾功能不全的患者对本品的清除率显著下降,长期用药可造成蓄积。缓释剂口服后,每次给药后3~5小时血药浓度达峰值,表观分布容积为0.9 L/kg,消除半衰期约为20小时。每日1次服用250 mg,连服7天,稳态峰浓度约为12 μg/ml。

【用法与用量】 成人常用量,口服,胶囊每次0.1 g,每日3次,维持量每次0.1 g,每日1~2次。为减少胃部不适,可与饮食同服;肾功不全及老年患者用药应减量;治疗2个月后无效应停药。

【不良反应与注意事项】 同氯贝丁酯。

【制剂与规格】 非诺贝特胶囊:0.1 g;非诺贝特缓释胶囊:0.25 g。

考来烯胺(消胆胺,降脂1号树脂)
Cholestyramine

【作用与用途】 在小肠内与胆酸结合,形成不溶性化合物阻止其重吸收,而随粪便排泄。与胆汁酸在小肠中结合后导致胆汁酸在肝内合成的增加,由于胆汁酸的合成是以胆固醇为底物,使得肝内胆固醇减少,从而使肝脏低密度脂蛋白受体活性增加而去除血浆中低密度脂蛋白。增加肝脏极低密度脂蛋白的合成,从而增加血浆中甘油三酯的浓度,特别是高甘油三酯血症者。降低血清中的胆酸,可缓解因胆酸过多而沉积于皮肤所致的瘙痒。增加大鼠在服用强致癌物时的小肠肿瘤的发生率。用于Ⅱa 型高脂血症,高胆固醇血症。降低血浆总胆固醇和低密度脂蛋白浓度,对血清甘油三酯浓度无影响或使之轻度升高,因此,对单纯甘油三酯升高者无效。还可用于胆管不完全阻塞所致的瘙痒。

【体内过程】 本品不从胃肠道吸收。用药后 1 ~2 周,血浆胆固醇浓度开始降低,可持续降低 1 年以上。部分患者在治疗过程中,血清胆固醇浓度开始降低,后又恢复至或超过基础水平。用药后 1 ~3 周,因胆汁淤滞所致的瘙痒得到缓解。停药后 2 ~4 周血浆胆固醇浓度恢复至基础水平。停药 1 ~2 周后,再次出现因胆汁淤滞所致的瘙痒。

【用法与用量】 成人剂量,口服,维持量,2 ~24 g/d(无水考来烯胺),用于止痒为 16 g(无水考来烯胺),分 3 次于饭前服或与饮料拌匀服用。小儿剂量,口服,用于降血脂,初始剂量,4 g/d(无水考来烯胺),分 2 次服用,维持剂量为 2 ~24 g/d(无水考来烯胺),分 2 次或多次服用。

【不良反应与注意事项】 较常见的有便秘、烧心感、消化不良、恶心、呕吐、胃痛。较少见的有胆石症、胰腺炎、胃肠出血或胃溃疡、脂肪泻或吸收不良综合征。对考来烯胺过敏的患者禁用。胆管完全闭塞的患者禁用。长期服用本品偶尔可致骨质疏松。长期服用本品同时应补充脂溶性维生素(以肠道外给药途径为佳)。考来烯胺可延缓或降低其他与之同服药物的吸收,特别是酸性药物,减少了肝肠循环。这些药物包括:噻嗪类利尿药、普萘洛尔、地高辛和其他生物碱类药物、洛哌丁胺、保泰松、巴比妥酸盐类、雌激素、孕激素、甲状腺激素、华法林及某些抗生素,为避免药物相互作用的发生,可在本品服用前 1 小时或服用后 4 ~6 小时服用其他药物。

【制剂与规格】 散剂:500 g/瓶。

考来替泊
Colestipol

【作用与用途】 本品在肠道中与胆酸结合形成复合物,阻碍胆酸吸收入血,因而阻断了胆酸的肠肝循环,减少胆酸的反复利用。由于胆酸不断被结合排出,促使血中胆固醇不断被氧化成胆酸,因而有效降低了血清中胆固醇浓度。由于增加了 LDL 受体数目及肝脏对 LDL 的摄取利用,也降低了血清中 α-脂蛋的水平。用于Ⅱ型高脂蛋白血症。

【体内过程】 口服不被吸收,与胆酸在肠道结合成复合物随粪便排出体外。

【用法与用量】 口服:4 ~5 g,每日 3 ~4 次,加水或饮料拌匀后服用。

【不良反应与注意事项】 常见的不良反应为便秘。少见的有胆石症、胃肠道出血或胃溃疡、脂肪泻或吸收不良综合征、嗳气、腹泻、眩晕、头痛、恶心呕吐、胃痛等。

【制剂与规格】 颗粒剂:5 g/包。

烟酸

Nicotinic Acid

【作用与用途】 在体内转化为烟酰胺,再与核糖腺嘌呤等组成烟酰胺腺嘌呤二核苷酸(辅酶Ⅰ)和烟酰胺腺嘌呤二核苷酸磷酸(辅酶Ⅱ),为脂质氨基酸、蛋白、嘌呤代谢,组织呼吸的氧化作用和糖原分解所必需。烟酸可减低辅酶A的利用;通过抑制极低密度脂蛋白(VLDL)的合成而影响血中胆固醇的运载,大剂量可降低血清胆固醇及甘油三酯浓度。烟酸有周围血管扩张作用。用于防治糙皮病等烟酸缺乏病。也用作血管扩张药,治疗高脂血症。严格控制或选择饮食,或接受肠道外营养的患者,因营养不良体重骤减,妊娠期、哺乳期,以及服用异烟肼者,严重烟瘾、酗酒、吸毒者,烟酸需要量均增加。

【体内过程】 胃肠道吸收。口服后30~60分钟血药浓度达峰值,广泛分布到各组织。半衰期($t_{1/2}$)约为45分钟。肝内代谢。治疗量的烟酸仅有小量以原形及代谢物由尿排出。食物中色氨酸通过肠道细菌作用转换为烟酸。

【用法与用量】 抗高血脂,开始口服100 mg,每日3次,4~7天后可增加至每次1~2 g,每日3次。成人肌内注射,每次50~100 mg每日5次;静脉缓慢注射,每次25~100 mg,每日2次或多次。小儿静脉缓慢注射,每次25~100 mg,每日2次。

【不良反应与注意事项】 烟酸在肾功能正常时几乎不会发生毒性反应。烟酸的一般反应有:感觉温热、皮肤发红,特别是在脸面和颈部,头痛。大量烟酸可导致腹泻、头晕、乏力、皮肤干燥、瘙痒、眼干燥、恶心、呕吐、胃痛等。偶尔大量应用烟酸可致高血糖、高尿酸、心律失常、肝毒性反应。一般服用烟酸2周后,血管扩张及胃肠道不适可渐适应,逐渐增加用量可避免上述反应。如有严重皮肤潮红、瘙痒、胃肠道不适,应减小剂量。异烟肼可阻止烟酸与辅酶Ⅰ结合,而致烟酸缺少。烟酸与胍乙啶等肾上腺素受体阻滞型抗高血压药合用,其血管扩张作用协同增强,并可产生直立性低血压。

【制剂与规格】 烟酸片:50 mg、100 mg;注射剂:2 ml:20 mg;2 ml:0.1 g。

烟酸肌醇酯

Inositol Nicotinate

【作用与用途】 本品为一温和的周围血管扩张剂,在体内逐渐水解为烟酸和肌醇,故具有烟酸和肌醇两者的药理作用,包括降脂作用。其血管扩张作用较烟酸缓和而持久,无服用烟酸后的潮红和胃部不适等不良反应。本品可选择性地使病变部位和受寒冷刺激的敏感部位的血管扩张,而对正常血管的扩张作用则较弱。此外尚有较弱的溶解血栓、抗凝、抗脂肪肝、降低毛细血管脆性等作用。本品用于高脂血症、动脉粥样硬化、各种末梢血管障碍性疾病(如闭塞性动脉硬化症、肢端动脉痉挛症、冻伤、血管性偏头痛等)的辅助治疗。

【体内过程】 本品所含烟酸成分经吸收后广泛分布到各组织，$T_{1/2}$个约45分钟，主要在肝内代谢。绝大部分经肾排出。

【用法与用量】 口服。每日3次，一次0.2～0.6 g(1～3片)，连续服用1～3个月。

【不良反应与注意事项】 服药后可有轻度恶心、发汗、瘙痒感等反应。胃酸缺乏者应同时服用稀盐酸或柠檬汁以减少不良反应。对本品或其他烟酸类药物过敏者禁用。患活动性肝病、不明原因氨基转移酶升高等肝功能异常者禁用。活动性溃疡病、有出血倾向者禁用。孕妇及哺乳期妇女、儿童、老年慎用。

【制剂与规格】 片剂:0.2 g。

阿昔莫司(乐脂平，阿西莫司，氧甲吡嗪酸)
Acipimox

【作用与用途】 通过抑制脂肪组织的分解，使游离脂肪酸的生成减少，从而降低了肝脏内甘油三酯的合成。此外还有抑制肝脂肪酶活性和抑制极低密度、低密度脂蛋白合成及激活脂蛋白脂肪酶的作用，使血中甘油三酯和总胆固醇降低而高密度脂蛋白则升高。适用于高甘油三酯血症、高胆固醇血症和混合型高脂血症。

【体内过程】 口服后由肾肠道吸收完全，服后2小时血药浓度达峰值，与蛋白不结合，不经代谢以原形从尿排出，半衰期为2小时。

【用量用法】 口服，250 mg，2～3次/d，必要时加量，最大剂量不超过每日1 200 mg。

【不良反应与注意事项】 偶有皮肤潮红及瘙痒，尤其在刚开始服药时，但继续用药，此现象会很快消失。对本品过敏及消化道溃疡者禁用。孕妇及哺乳期妇女慎用。肾功能衰竭者需减少剂量。用药期间应保持低胆固醇和低脂肪饮食。

【制剂与规格】 阿昔莫司胶囊：每粒250 mg。

普罗布考(普罗布可，畅泰)
Probucol

【作用与用途】 为血脂调节药并具有抗动脉粥样硬化作用。其降脂作用是通过降低胆固醇合成与促进胆固醇分解使血胆固醇和低密度脂蛋白降低，还改变高密度脂蛋白亚型的性质和功能，使血高密度脂蛋白胆固醇减低。其降血高密度脂蛋白胆固醇的临床意义未明。对血甘油三酯的影响小。有显著的抗氧化作用，能抑制泡沫细胞的形成，延缓动脉粥样硬化斑块的形成，消退已形成的动脉粥样硬化斑块。已有的研究未发现本品有致癌、致突变作用。用于治疗高胆固醇血症。

【体内过程】 本品经胃肠道吸收有限且不规则，如与食物同服可使其吸收达最大。1次口服本品后18小时达血药浓度峰值，$t_{1/2}$为52～60小时。每日服本品，血药浓度逐渐增高，3～4个月达稳态水平。本品在体内产生代谢产物。口服剂量的84%从粪便排出，1%～2%从尿中排出，粪便中以原形为主，尿中以代谢产物为主。

【用法与用量】 口服：成人常用量，每次0.5 g，每日2次，早、晚餐时服。

【不良反应与注意事项】 最常见的不良反应为胃肠道不适，腹泻的发生率大约为10%，还有胀气、腹痛、恶心和呕吐。其他少见的反应有：头痛、头昏、感觉异常、失眠、耳鸣、皮疹、皮肤瘙痒等。近期心肌损害、严重室性心律失常、有心源性晕厥或有不明原因晕厥者、有Q-T间期延长者、血钾或血镁过低者忌用。

【制剂与规格】 普罗布考片：0.25 g。

洛伐他汀（乐福欣，罗华宁，海立，美降脂）
Lovastatin

【作用与用途】 本品在体内竞争性地抑制胆固醇合成过程中的限速酶羟甲戊二酰辅酶A还原酶，使胆固醇的合成减少，也使低密度脂蛋白受体合成增加，主要作用部位在肝脏，结果使血胆固醇和低密度脂蛋白胆固醇水平降低，由此对动脉粥样硬化和冠心病的防治产生作用。本品还降低血清甘油三酯水平和增高血高密度脂蛋白水平。用于治疗高胆固醇血症和混合型高脂血症。

【体内过程】 本品口服吸收良好，但在空腹时吸收减少30%。本品在肝内广泛首关代谢水解为多种代谢产物，包括以β-羟酸为主的3种活性代谢产物。本品及β-羟酸代谢物的蛋白结合率高达95%，达峰时间为2～4小时，$t_{1/2}$为3小时。83%从粪便排出，10%从尿排出。长期治疗后停药，作用持续4～6周。

【用法法量】 口服。成人常用量，20 mg，每日1次，晚餐时服用。剂量可按需要调整，但最大剂量不超过每日80 mg。

【不良反应与注意事项】 最常见的不良反应为胃肠道不适、腹泻、胀气，其他还有头痛、皮疹、头昏、视觉模糊和味觉障碍。偶可引起血氨基转移酶可逆性升高。因此需监测肝功能。少见的不良反应有阳痿、失眠。罕见的不良反应有肌炎、肌痛、横纹肌溶解，表现为肌肉疼痛、乏力、发热，并伴有血肌酸磷酸激酶升高、肌红蛋白尿等，横纹肌溶解可导致肾功能衰竭，但较罕见。本品与免疫抑制剂、叶酸衍生物、烟酸、吉非罗齐、红霉素等合用可增加肌病发生的危险。

【制剂与规格】 胶囊、片剂：20 mg。

辛伐他汀（舒降之，舒降脂）
Simvastatin

【作用与用途】 戊二酰辅酶A（HMG-CoA）还原酶抑制剂，抑制内源性胆固醇的合成，为血脂调节剂。文献资料表明，有降低高脂血症家兔血清、肝脏、主动脉中胆固醇的含量,降低极低密度脂蛋白胆固醇、低密度脂蛋白胆固醇水平的作用。用于高脂血症:对于原发性高胆固醇血症、杂合子家族性高胆固醇血症或混合性高胆固醇血症的患者,当饮食控制及其他非药物治疗不理想时,辛伐他汀可用于降低升高的总胆固醇、低密度脂蛋白胆固醇、载脂蛋白 B 和甘油三酯。且辛伐他汀升高高密度脂蛋白胆固醇,从而降低低密度脂蛋白/高密度脂蛋白和总胆固醇/高密度脂蛋白的比率;对于纯合子家族性高胆固醇血症患者,当饮食控制及非饮食疗法不理想时,辛伐他汀可用于降低升高的总胆固醇、低密度脂蛋白胆固醇和载脂蛋白 B。冠心病:对冠心病患者,辛伐他汀用于:减少死亡的危险性;减少冠心病死亡及非致死性心肌梗死的危险性;减少脑卒中和短暂性脑缺血的危险性;减少心肌血管再通手术(冠状动脉搭桥术及经皮气囊冠状动脉成形术)的危险性;延缓动脉粥样硬化的进展,包括新病灶及全堵塞的发生。

【体内过程】 辛伐他汀经口服后对肝脏有高度的选择性,其在肝脏中的浓度明显高于其他非靶性组织,辛伐他汀的大部分经肝组织吸收,主要作用在肝脏发挥,随后从胆汁中排泄。只有低于5% 口服剂量的辛伐他汀活性结构在外围中发现,而其中 95% 可与血浆蛋白结合。

【用法与用量】 成人口服:5 ~ 20 mg,每日 1 次,长期口服耐受性好,安全。

【不良反应与注意事项】 腹胀、腹痛、便秘、腹泻、头痛、眩晕、肌痛、视物模糊、皮疹等。忌用于妊娠、哺乳妇女及肝炎患者。定期(4 ~ 6 周)查肝功能,若氨基转移酶升高达 3 倍以上,应停药。本药与考来烯胺合用,可起更强的降脂作用。

【制剂与规格】 辛伐他汀片:10 mg、15 mg、20 mg;胶囊剂:5 mg、20 mg、40 mg。

瑞舒伐他汀(可定)
Rosuvastatin(Crestor)

【作用与用途】 瑞舒伐他汀是一种选择性、竞争性的 HMG-CoA 还原酶抑制剂。HMG-CoA 还原酶是 3-羟-3-甲戊二酰辅酶 A 转变成甲羟戊酸过程中的限速酶,甲羟戊酸是胆固醇的前体。本品适用于经饮食控制和其他非药物治疗(如:运动治疗、减轻体重)仍不能适当控制血脂异常的原发性高胆固醇血症(Ⅱa 型,包括杂合子家族性高胆固醇血症)或混合型血脂异常症(Ⅱb 型)。本品也适用于纯合子家族性高胆固醇血症的患者,作为饮食控制和其他降脂措施(如 LDL 去除疗法)的辅助治疗,或在这些方法不适用时使用。

【体内过程】 本品口服 5 小时后血药浓度达到峰值。绝对生物利用度为 20% 。分布容积约为 134 L。血浆蛋白结合率(主要是白蛋白)约为 90% 。约 90% 剂量的瑞舒伐他汀以原形随粪便排出(包括吸收的和未吸收的活性物质),其余部分通过尿液排出。尿中约5%为原形。血浆清除半衰期约为19小时。清除半衰期不随剂量增加而延长。血浆清除率的几何平均值约为50 L/h(变异系数为21.7%)。严重肾功能损害(肌酐清除率<30 ml/min)患者的血药浓度增加3倍,N-去甲基代谢物的血药浓度增加9倍。血液透析患者的瑞舒伐他汀的稳态血药浓度比健康志愿者高约50%。

【用法与用量】 在治疗开始前,应给予患者标准的降胆固醇饮食控制,并在治疗期间保持饮食控制。本品的使用应遵循个体化原则,综合考虑患者个体的胆固醇水平、预期的心血管危险性以及发生不良反应的潜在危险性。用药方法:口服。本品常用起始剂量为5 mg,1日1次。起始剂量的选择应综合考虑患者个体的胆固醇水平、预期的心血管危险性以及发生不良反应的潜在危险性。对于那些需要更强效地降低低密度脂蛋白胆固醇(LDL-C)的患者可以考虑10 mg,1日1次作为起始剂量,该剂量能控制大多数患者的血脂水平。如有必要,可在治疗4周后调整剂量至高一级的剂量水平。本品每日最大剂量为20 mg。本品可在一天中任何时候给药,可在进食或空腹时服用。肾功能不全患者用药:轻度和中度肾功能损害的患者无须调整剂量;重度肾功能损害的患者禁用本品的所有剂量。肝功能损害患者用药:在Child-Pugh评分不高于7的受试者,瑞舒伐他汀的全身暴露量不升高;在Child-Pugh评分8和9的受试者,观察到全身暴露量的升高。在这些患者,应考虑对肾功能的评估;没有在Child-Pugh评分超过9的患者中使用本品的经验。本品禁用于患有活动性肝病的患者。人种:已观察到亚洲人受试者的全身暴露量增加。在决定有亚裔人血统的患者的用药剂量时应考虑该因素。

【不良反应与注意事项】 本品所见的不良反应通常是轻度的和短暂性的。在对照临床试验中,因不良事件而退出试验的患者不到4%。不良事件的频率按如下次序排列:常见(发生率>1/100,<1/10);少见(>1/1000,<1/100);罕见(>1/10 000,<1/1000);极罕见(<1/10 000)。免疫系统异常:罕见过敏反应,包括血管神经性水肿。神经系统异常:常见头痛、头晕。胃肠道异常:常见便秘、恶心、腹痛。皮肤和皮下组织异常:少见瘙痒、皮疹和荨麻疹。骨骼肌、关节和骨骼异常:常见肌痛;罕见肌病和横纹肌溶解。全身异常:常见无力。对肾脏的影响:在接受本品的患者中观察到蛋白尿(试纸法检测),蛋白大多数来源于肾小管。约1%的患者在10 mg和20 mg治疗期间的某些时段,尿蛋白从无或微量升高至(++)或更多,在接受40 mg治疗的患者中,这个比例约为3%。在20 mg剂量治疗中,观察到尿蛋白从无或微量升高至(+)的轻度升高。在大多数病例,继续治疗后蛋白尿自动减少或消失。在服用本品的患者中观察到肌酸激酶(CK)水平的升高呈剂量相关性,大多数病例是轻

度的、无症状的和短暂的。若 CK 水平升高(>5×ULN),应中止治疗。对肝脏的影响:同其他 HMG-CoA 还原酶抑制剂一样,在少数服用本品的患者中观察到剂量相关的转氨酶升高,大多数病例是轻度的、无症状的和短暂的。禁用于孕妇及哺乳期妇女。儿童慎用。

【制剂与规格】 片剂:10 mg。

普伐他汀(美百乐镇,普拉固) Pravastatin

【作用与用途】 本品为3-羟基3-甲基戊二酰辅酶 A 还原酶(HMG-CoA 还原酶)的竞争性抑制剂,可抑制胆固醇的生物合成。适用于饮食限制仍不能控制的原发性高胆固醇血症或合并有高三酰甘油血症患者。

【体内过程】 本品口服后迅速吸收。本品经首过效应到达肝脏,肝脏是胆固醇合成、LDL-C 清除的主要器官,也是本品发挥作用的主要部位,血中药物约 50% 与血浆蛋白结合,本品通过肝、肾两条途径进行清除,所以肝或肾功能不全患者可通过代偿性改变排泄途径而清除,本品的血浆清除半衰期为 1.5 ~2 小时。

【用法与用量】 成人开始剂量为 10 ~20 mg,每日 1 次,临睡前服用,每日最高剂量为 40 mg。

【不良反应与注意事项】 可见轻度氨基转移酶升高,皮疹,肌痛,头痛,胸痛,恶心,呕吐,腹泻,疲乏等。本品过敏者、活动性肝炎或肝功能试验持续升高者以及妊娠及哺乳期的妇女禁用。对纯合子家族性高胆固醇血症疗效差。治疗期间,应定期检查肝功能,如 SGPT 和 SGOT 增高等于或超过正常上限 3 倍且为持续性的,应停止治疗。有肝脏疾病史或饮酒史的患者应慎用本品。使用 HMG-CoA 还原酶抑制剂类降血脂药偶可引起 CPK 升高,如升高值为正常上限的 10 倍应停止使用。使用过程中,患者如出现不明原因的肌痛、触痛、无力,特别是伴有不适和发热者,应立即报告医生。其他 HMG-CoA 还原酶抑制剂类降血脂药与环孢素、纤维酸衍生物、烟酸等同时服用,可增加肌炎和肌病的发生率,但本品与上述药物同时使用,临床试验表明并不增加肌炎和肌病的发生率。孕妇及哺乳期妇女禁用。

【制剂与规格】 普伐他汀片:5 mg、10 mg。

阿托伐他汀钙(阿乐,立普妥) Atorvastatin Calcium

【作用与用途】 本品为他汀类血脂调节药,属 HMG-CoA 还原酶抑制剂。本身无活性,口服吸收后的水解产物在体内竞争性地抑制胆固醇合成过程中的限速酶羟甲戊二酰辅酶 A 还原酶,使胆固醇的合成减少,也使低密度脂蛋白受体合成增加,主要作用部位在肝脏,结果使血胆固醇和低密度脂蛋白胆固醇水平降低,中度降低血清甘油三酯水平和增高血高密度脂蛋白水平。由此对动脉粥样硬化和冠心病的防治产生作用。用于治疗高胆固醇血症和混合型高脂血症、冠心病和脑中风的防治。

【体内过程】 本品口服吸收良好，因经肝内广泛首关代谢，绝对生物利用度较低，大约为12%，本品在肝脏经细胞色素P450 3A4代谢为多种活性代谢物。阿托伐他汀的平均血浆半衰期大约为14小时，但由于其活性代谢物的影响，实际对HMG-CoA还原酶抑制作用的半衰期为20～30小时。本品蛋白结合率为98%，大部分以代谢物的形式经胆汁排出。

【用法与用量】 成人常用量，10～20 mg，每日1次，晚餐时服用。剂量可按需要调整，但最大剂量不超过80 mg/d。

【不良反应与注意事项】 本品最常见的不良反应为胃肠道不适，其他还有头痛、皮疹、头昏、视觉模糊和味觉障碍。偶可引起血氨基转移酶可逆性升高，因此需监测肝功能。少见的不良反应有阳痿、失眠。罕见的不良反应有肌炎、肌痛、横纹肌溶解，表现为肌肉疼痛、乏力、发热，并伴有血肌酸磷酸激酶升高、肌红蛋白尿等，横纹肌溶解可导致肾功能衰竭，但较罕见。本品与免疫抑制剂、叶酸衍生物、烟酸、吉非罗齐、红霉素等合用可增加肌病发生的危险。有报道发生过肝炎、胰腺炎及变态反应如血管神经性水肿。对阿托伐他汀过敏的患者禁用。对其他HMG-CoA还原酶抑制剂过敏者慎用。有活动性肝病或不明原因血氨基转移酶持续升高的患者禁用。

【制剂与规格】 阿托伐他汀钙片：10 mg。

氟伐他汀（来适可）
Fluvastatin

【作用与用途】 为人工合成HMG-CoA还原酶抑制剂，有明显的降低血清总胆固醇、LDL和血清TG的作用。与消胆胺配伍使用能使本品的降胆固醇作用增强。用于饮食不能完全控制的高胆固醇血症。

【体内过程】 口服后吸收迅速完全。有肝脏首过效应，经胆汁排出，半衰期为4～7小时。

【用量用法】 口服，20～40 mg/d，傍晚或睡前顿服。当血脂浓度很高时，剂量可增加到40 mg，每日2次。

【不良反应与注意事项】 轻微而短暂的消化不良，恶心，腹痛，失眠，头痛，肝功能异常。若GOT或GPT持续超过正常上限3倍者，应中止治疗。有肝病及过量饮酒史者慎用。活动性肝炎或不明原因的血清转氨酶持续升高者、孕妇及哺乳妇女、18岁以下患者禁用。对伴有无法解释的弥漫性肌痛、肌肉触痛或肌无力以及肌酸磷酸激酶明显升高（超过正常上限10倍）的患者，应考虑肌病的可能性。患者被确诊或怀疑为肌病时，应停止治疗。严重肾功能不全患者不推荐应用本药。

【制剂与规格】 氟伐他汀胶囊：20 mg、40 mg。

弹性酶
Elastasum

【作用与用途】 临床用于Ⅱ和Ⅳ

型高脂血症(尤其适用于Ⅱ型)、动脉粥样硬化、脂肪肝、糖尿病性肾病变。

【体内过程】 成年人空腹口服本品6片,12小时达血浆峰值浓度0.83 ng/ml,$t_{1/2}$19.4小时。

【用法与用量】 口服,一次300~600单位,一日3次。

【不良反应与注意事项】 偶见过敏反应,可出现轻度胃肠症状,如腹胀、食欲缺乏等,尚可见肝区痛、口干、嘴唇发麻。一般无须治疗,可自愈。本品为肠溶衣片,应整片吞服,以防药物在胃中被破坏。

【制剂与规格】 片剂:150单位。

益多脂
(羟乙茶碱安妥明,特调脂)
Etofyllineclofibrate

【作用与用途】 属氯贝丁酸衍生物类血脂调节药,其降血脂作用机制尚未完全明了,可能通过降低肝微粒体中的cAMP含量,提高脂蛋白酯酶活性,使脂蛋白中脂质分解。实验与临床研究证明本品降低血胆固醇及甘油三酯,增加血高密度脂蛋白。此外,本品尚有抗血小板聚集和抗血栓及降低血尿酸作用。用于治疗高胆固醇血症。

【体内过程】 本品口服吸收良好,服后1小时左右起效,2.5小时左右血药浓度达峰值。生物利用度为94%,半衰期为5.5~6.9小时。

【用法与用量】 本品宜在餐后或餐时口服。服用本品3个月,如无效,应停用本品。成人常用量口服每次0.25 g,每日2次,随治疗反应可增加至每次0.25 g,每日3次。如合并高尿酸血症,可开始时每次0.25 g,每日3次。治疗后血脂正常,可改用每次0.25 g,每日2次维持。

【不良反应与注意事项】 最常见的不良反应为胃肠道不适,如消化不良、恶心、饱胀感、胃部不适等,其他较少见的不良反应还有头痛、头昏、乏力、皮疹、瘙痒、阳痿、贫血及白细胞减少等。个别病例有血氨基转移酶升高。本品属氯贝丁酸衍生物,可发生类似氯贝丁酯的副作用。

苄氯贝特
Beclobrate

【作用与用途】 本品的降血脂作用很强,强于氯贝丁酯20倍,有降低血中胆固醇、甘油三酯、极低密度和低密度脂蛋白的作用,而使高密度脂蛋白升高。还具抗血小板聚集作用。口服后由肠内吸收较快,2~6小时血药浓度达峰值。与血浆蛋白结合率高。体内分布较广,肌肉和生殖器中很少。代谢产物大部分随尿排出,少量随粪便排出,半衰期为15~17小时。用于各型高脂蛋白血症及单用饮食疗法未能控制的高脂血症患者,也可用于有并发症(如糖尿病、肾病、胰腺炎、肝硬化)或某些药物引起的血脂升高的患者。

【用法与用量】 口服:100 mg,晚餐后服1次。

【不良反应与注意事项】 中、重度肝肾功能障碍者,孕妇和哺乳期妇女禁用,小儿慎用。控制剂量不超过 100 mg/d,定期检测肝肾功能及血脂。服药 3 个月后,血脂下降不明显,应采用其他辅助疗法。

【制剂与规格】 苄氯贝特胶囊:100 mg/粒。

环丙贝特
Ciprofibrate

【作用与用途】 有降血脂作用,比氯贝丁酯的作用强。可明显降低极低密度和低密度脂蛋白水平,并升高高密度脂蛋白。通过改善胆固醇的分布,可减少 CH 和 LDL 在血管壁的沉积。还有溶解纤维蛋白和阻止血小板聚集作用。用于经饮食疗法未能控制的Ⅱ型及Ⅳ型高脂蛋白血症。

【体内过程】 口服易于吸收,2 小时后达血药峰值,与血浆蛋白结合较好,以原形药或葡萄糖醛酸结合物形式经尿排出,无药物蓄积作用,半衰期为 17 小时。

【用法与用量】 口服:100 mg/d,每日 1 次。

【不良反应与注意事项】 孕妇及哺乳期妇女,肝、肾功能不全者禁用,小儿慎用。仅用于脂代谢紊乱和对本品有明显疗效的患者,不可作为助生长发育的药物使用。服药 3 ~ 6 个月疗效不明显,应加辅助疗法。定期检查转氨酶,GPT 超过 100 U 应停药。

【制剂与规格】 环丙贝特胶囊:100 mg/粒。

减肥药

芬氟拉明片
Fenfluramine Tablets

【作用与用途】 本品为苯丙胺类食欲抑制剂，能使下丘脑和间脑区释放5-羟色胺，并阻断5-羟色胺的再摄取，从而抑制食欲；且能减少脂肪的吸收、合成以及促进脂肪的分解；尚能加速外周组织对葡萄糖的摄取，使血糖降低。可用于单纯性肥胖及患有糖尿病、高血压、心血管疾患、焦虑症的肥胖患者。

【体内过程】 口服吸收良好，经2～4小时达血药浓度峰值，作用维持6～8小时，其半衰期为18～30小时，3～4天后血药水平可达稳态，产生疗效。大部分以代谢物形式从尿中缓慢排出。

【用法用量】 口服。第1周，每日2次，每次20 mg，早、晚餐前30～60分钟服；第2、3周，每日3次，每次服20 mg，早、中、晚餐前30～60分钟服；以后根据疗效与耐受程度可维持原量或增至每日80～100 mg，但每日100 mg限用于较重的肥胖者。8～12周为1个疗程。

【不良反应与注意事项】 常见有非腹泻性大便次数增多、头晕、嗜睡、口干、腹部不适、恶心、夜尿增多及抑郁等症状，但一般均可耐受，且能在持续用药中逐渐消除，不能耐受者减量则上述症状即可消失。抑郁、癫痫患者及孕妇忌用。忌与单胺氧化酶抑制剂同用。高空作业与驾驶员慎用。本品能加强抗高血压药和降血糖药的作用。

【制剂与规格】 片剂：20 mg。

奥利司他（赛尼可）
Orlistat

【作用与用途】 本品是长效和强效的特异性胃肠道脂肪酶抑制剂，它通过与胃和小肠腔内胃脂肪酶和胰脂肪酶的活性丝氨酸部位形成共价键使酶失活而发挥治疗作用，失活的酶不能将食物中的脂肪，主要是甘油三酯水解为可吸收的游离脂肪酸和单酰基甘油。未消化的甘油三酯不能被身体吸收，从而减少热量摄入，控制体重。用于肥胖或体重超重患者（体重指数≥24）的治疗。

【体内过程】 口服吸收量极微，口服后8小时测不出完整的奥利司他血浆浓度（＜5 ng/ml）。体外99%以上的奥利司他与血浆蛋白结合（脂蛋白、白蛋白是主要的结合蛋白）。代谢主要集中在胃肠道壁。未吸收的药物主要通过粪便排出体外。所服用剂量的约97%从粪便排泄，其中83%是原形奥利司他，奥利司他所有相关物的累计肾排泄量低于2%。本药的药效在给药后24～48小时即可显现，停止治疗后48～72小时粪便中脂肪含量便恢复到治疗前水平。

【用法用量】 成人:推荐剂量为餐时或餐后1小时内服120 mg胶囊一粒。如果有一餐未进或食物中不含脂肪,则可省略一次服药。

【不良反应与注意事项】 常见不良反应为:油性斑点,胃肠排气增多,大便紧急感,脂肪(油)性大便,脂肪泻,大便次数增多和大便失禁。较多出现的胃肠道急性反应有:腹痛/腹部不适、胃肠胀气、水样便、软便、直肠痛/直肠部不适、牙齿不适、牙龈不适。少见不良事件有:上呼吸道感染、下呼吸道感染、流行性感冒、头痛、月经失调、焦虑、疲劳、泌尿道感染。与口服降糖药(如磺酰脲类药物)合用,可能需要减少口服降糖药的剂量。与环孢霉素联合用药时可造成后者血浆浓度的降低。建议与环孢素联合用药时应对后者的血清浓度进行比通常情况下更为密切的监测。患慢性吸收不良综合征或胆汁淤积症及对奥利司他或药物制剂中任何一种其他成分过敏的患者禁用。

【制剂与规格】 胶囊:120 mg。

安非拉酮(盐酸二乙胺苯酮,丽姿片)

Amfepramone

【作用与用途】 本品的药理作用与苯丙胺相似,抑制食欲作用和兴奋中枢作用比苯丙胺小,对外周交感神经作用也较弱,因而对心血管系统的影响更小。为非苯丙胺类食欲抑制剂,通过兴奋下丘脑腹内侧的饱食中枢,促进5-羟色胺的释放;抑制下丘脑摄食中枢,阻止5-羟色胺的再摄取,从而产生饱食感,达到控制食欲、降低食量的作用。用于治疗各种程度的单纯性肥胖症及伴有冠心病、高血压、糖尿病的肥胖患者。

【体内过程】 口服容易吸收,$t_{1/2}$ 2小时。主要代谢产物为马尿酸,从尿中排泄。

【用法用量】 一般口服25 mg,每日2～3次,饭前0.5～1小时服用。1.5～2.5个月为1个疗程,必要时隔3个月重复1个疗程。长效制剂可用75～100 mg,每日1次。

【不良反应与注意事项】 对本品过敏者、孕妇和哺乳者禁用。甲亢及心血管疾病患者慎用。可有激动、失眠、口干、恶心、便秘或腹泻等反应。治疗期间应采用低热量饮食。长期服用,特别是过量时会产生依赖心理。

【制剂与规格】 片剂:每片25 mg。

右芬氟拉明(右旋芬氟拉明)

Dexfenfluramine

【作用与用途】 能选择性抑制葡萄糖的消耗,从而降低总热卡消耗,但不影响蛋白质的摄入。没有精神兴奋作用及升血压作用,亦无成瘾性。用于各种肥胖症。

【用法用量】 口服:每次15 mg,每日2次(早、晚进餐时服用),每疗程一般不超过3个月。

【不良反应与注意事项】 主要有

口干、恶心、便秘、腹泻、乏力等,但继续用药则消失。心律失常、肝肾功能不全者慎用。青光眼、孕妇、哺乳期忌用。如有动脉压升高,应停药。

【制剂与规格】 胶囊剂:15 mg。

马吲哚

Mazindol

【作用与用途】 马吲哚属于三环咪唑异吲哚结构,不同于芳香胺类食欲抑制剂,它主要通过大脑中隔区调节拟交感神经作用,刺激饱腹中枢,使人产生饱食感,并抑制胃酸分泌,促进代谢,减轻体重,同时在降重过程中降低对胰岛素的抵抗及调脂作用。适用于治疗非器质性单纯性肥胖症,以辅助控制饮食及运动疗法的减肥作用。

【用法用量】 口服:一般剂量为每次 0.5 mg,每日 1 次,饭前服用。1 日最大剂量不超过 1.5 mg,分 2 ~3 次饭前服用,8 ~12 周为 1 个疗程。

【不良反应与注意事项】 偶尔有口干、头痛、神经过敏、恶心、便秘、失眠、心动过速、皮疹、排尿及月经失调、性功能可逆性障碍等报道。对本品过敏者禁用。严重肾、肝、心功能不全及心律不齐、严重高血压、兴奋过度者和青光眼患者禁用。服用同时禁服神经元阻断型降压药,如胍乙啶、贝坦尼啶等;服用单胺氧化酶抑制剂期间或用后两周内不得服用。因器质性病变引起肥胖者禁用。儿童,孕妇禁用。糖尿病患者使用可能影响胰岛素及降血糖药物效果,故在治疗期间应监测患者代谢状况,必要时应适当调整胰岛素及降糖药物剂量。高血压患者使用时,应注意血压监测。可能增加外源性儿茶酚胺效应,故使用肾上腺素类药物时应密切监测患者心血管系统反应。具有兴奋作用,司机或操纵机器者慎用。

【制剂与规格】 片剂:0.5 mg、1 mg。

利尿药、脱水药及其他泌尿、生殖系统用药

(一)利尿药

氢氯噻嗪
(双氢克尿塞,双氢氯噻嗪)
Hydrochlorothiazide

【作用与用途】 本类药物作用机制主要抑制远端小管前段和近端小管(作用较轻)对氯化钠的重吸收,从而增加远端小管和集合管的 Na^+-K^+ 交换,K^+ 分泌增多,而增加尿量。主要用于治疗原发性高血压、中枢性或肾性尿崩症,预防含钙盐成分形成的结石。

【体内过程】 口服吸收较呋塞米完全,几乎全部迅速被吸收,充血性心力衰竭和肾病综合征等水肿性疾病时,由于肠道黏膜水肿,口服吸收率下降,血浆蛋白结合率为94% ~96%,口服和静脉注射的作用开始时间分别为30~60分钟和数分钟,作用达峰时间为1~2小时和15~30分钟。作用持续时间为4小时(应用1~2 mg时,大剂量时为4~6小时和3.5~4小时)。$t_{1/2\beta}$为60~90分钟,略长于呋塞米,肝肾功能受损时延长。本药不被透析清除。77% ~85%经尿排泄,其中45%为原形,15% ~23%由胆汁和粪便排泄。本药经肝脏代谢者较少。

【用法与用量】 片剂:成人常用量,口服,治疗水肿性疾病,每次25 ~ 50 mg,1 ~2 次/d,或隔日治疗,或每周连服3 ~ 5 日;治疗高血压,25 ~ 100 mg/d,分1 ~2 次服用,并按降压效果调整剂量。小儿常用量,口服,每日按体重1 ~2 mg/kg或按体表面积30 ~60 mg/m^2,分1 ~2 次服用,并按疗效调整剂量。小于6个月的婴儿剂量可达每日3 mg/kg。

【不良反应与注意事项】 服用期间,应定期检查血液电解质含量,如发现有电解质失衡的早期症状,如口干、衰弱、倦睡、肌痛、腱反射消失等,应即停药或减量。长期服用可致低钠血症、低氯血症和低钾血症性碱血症,后者是由于钠的再吸收受抑,有较多的钠运至远曲小管与钾交换而使钾明显丢失所致。故宜隔日或服药3 ~ 4日停药3 ~4日的间歇疗法,同时不应过分限制食盐的摄入量,多食用含钾食物或钾盐,以防血钾过低。停药时应逐渐减量,突然停药可能引起钠、氯及水的潴留。少数患者服药后可能产生肠胃道症状,如恶心、呕吐、腹泻、气胀以及皮肤症状,如皮疹、瘙痒症、疹块、光敏性皮炎等。有时还可引起结晶尿、血尿、尿酸浓度增高,后者导致潜伏的痛风发作。可引起血糖升高(可能与抑制胰岛素释放有关)。少数患者曾发生急性胰腺炎,血小板减少,甚或粒细胞缺乏及肝内阻塞型黄疸而致死,应加以注意。肝肾功能减退者和痛风、糖尿病患者慎用。

【制剂与规格】 氢氯噻嗪片:10 mg、25 mg。

依他尼酸(利尿酸)
Ethacrynic Acid

【作用与用途】 本品主要作用是抑制髓襻升支对 Cl^- 的重吸收而产生强而迅速的利尿作用。常用于氢氯噻嗪及其他利尿药治疗无效的水肿和严重高血压伴心、肾功能不全的患者。

【体内过程】 口服吸收迅速完全,血浆蛋白结合率高。口服和静脉注射作用开始时间分别约 30 分钟和 5 分钟,作用达峰时间分别为 2 小时和 15 ~ 30 分钟,作用持续时间分别为6 ~ 8 小时和 2 小时,67% 经肾脏排泄,33%经胆汁和粪便排泄,其中 20% 为原形排泄。

【用法与用量】 成人:治疗水肿性疾病,起始剂量为 50 mg,上午 1 次顿服,进餐或餐后立即服用。按需要每日增加剂量 25 ~ 50 mg,直至最小有效剂量。一般有效剂量范围为 50 ~ 150 mg/d,最大剂量 400 mg/d。剂量大于 500 mg/d 时应分次服用。维持剂量多为 50 ~ 200 mg/d,每日或隔 1 ~ 2 日服用 1 次。小儿:2 岁以上小儿起始剂量为 25 mg/d,口服,按需要加量 25 mg。

【不良反应与注意事项】 本品易致电解质紊乱,如低钠血症、低钾血症、低氯血症等。血钾过低可使洋地黄化患者出现洋地黄中毒,肝硬化患者促发肝昏迷。因此在应用过程中,必须经常监测电解质,并应同时口服氯化钾,或与保钾利尿剂合用。大量利尿可致体位性低血压。长期口服,可致恶心、呕吐、腹痛、腹泻、食欲不振等胃肠道反应,饭后服药可减轻反应。偶可引起高尿酸血症,甚至诱发痛风。偶见暂时性耳聋、肝损害及粒细胞缺乏等。剂量过大、滴注速度过快,可致永久性耳聋,本品对听神经有毒性,与氨基糖苷类抗生素有协同作用。

【制剂与规格】 片剂:25 mg;粉针剂:每支含利尿酸钠 25 mg、甘露醇 31.25 mg。

呋塞米(呋喃苯胺酸,速尿)
Furosemide

【作用与用途】 本品为仅次于利尿酸的强利尿药,作用机制与利尿酸相似。临床上用于治疗心脏性水肿、肾性水肿、肝硬化腹水、功能障碍或血管障碍所引起的周围性水肿,并可促使上部尿道结石的排出。其利尿作用迅速、强大,多用于其他利尿药无效的严重病例。由于水、电解质丢失明显等原因,故不宜常规使用。静脉给药(20 ~ 80 mg)可治疗肺水肿和脑水肿。药物中毒时可用以加速毒物的排泄。

【体内过程】 口服吸收率为 60% ~70%,进食能减慢吸收,但不影响吸收率及其疗效。终末期肾脏病患者的口服吸收率降至 43% ~46%。充血性心力衰竭和肾病综合征等水肿性疾病时,由于肠壁水肿,口服吸收率也下降,故在上述情况应肠外途径用药。主要分布于细胞外液,分布容积平均为体重的 11.4%,血浆蛋白结合率为 91% ~97%,几乎均与白蛋白结合。本药能通过胎盘屏障,并可泌入乳汁中。

口服和静脉用药后作用开始时间分别为30～60分钟和5分钟，达峰时间为1～2小时和0.33～1小时，作用持续时间分别为6～8小时和2小时。$t_{1/2\beta}$存在较大的个体差异，正常人为30～60分钟，无尿患者延长至75～155分钟，肝肾功能同时严重受损者延长至11～20小时。新生儿由于肝肾廓清能力较差，$t_{1/2\beta}$延长至4～8小时。88%以原形经肾脏排泄，12%经肝脏代谢由胆汁排泄。肾功能受损者经肝脏代谢。

【用法与用量】 成人：治疗水肿性疾病：起始剂量为口服20～40 mg，每日1次，必要时6～8小时后追加20～40 mg，直至出现满意利尿效果。最大剂量虽可达600 mg/d，但一般应控制在100 mg以内，分2～3次服用。以防过度利尿和不良反应发生。部分患者剂量可减少至20～40 mg，隔日1次，或每周中连续服药2～4日，20～40 mg/d。治疗高血压：起始40～80 mg/d，分2次服用，并酌情调整剂量。治疗高钙血症：口服80～120 mg/d，分1～3次服。小儿：治疗水肿性疾病，起始按体重2 mg/kg，口服，必要时每4～6小时追加1～2 mg/kg。新生儿应延长用药间隔。

【不良反应与注意事项】 可能出现轻微恶心、腹泻、药疹、瘙痒、视力模糊等不良反应，有时可发生起立性眩晕、乏力、疲倦、肌肉痉挛、口渴，少数患者有白细胞减少，个别患者出现血小板减少、多形性红斑、体位性低血压。长期应用可致胃及十二指肠溃疡。利尿作用迅速，大剂量使用可引起脱水和血容量不足、体位性低血压，老年人甚至出现血栓形成。长期应用可以产生高尿酸血症，个别患者可以出现急性痛风。老年人、有痛风史者、胰腺炎者宜慎用。

【制剂与规格】 呋塞米片：20 mg。

布美他尼（丁尿胺，丁苯氧酸）
Bumetanide

【作用与用途】 为高效利尿药，作用于肾脏髓襻，抑制钠、氯的回吸收；排泄钾的程度和剂量相关；亦排钙和镁。用于治疗心力衰竭、肝病、肾脏病水肿。主要用于各种顽固性水肿及急性肺水肿。对急慢性肾功能衰竭患者尤为适宜。

【体内过程】 口服吸收较呋塞米完全，几乎全部迅速被吸收，充血性心力衰竭和肾病综合征等水肿性疾病时，由于肠道黏膜水肿，口服吸收率下降。血浆蛋白结合率为94%～96%。口服和静脉注射的作用开始时间分别为30～60分钟和数分钟，作用达峰时间为1～2小时和15～30分钟。作用持续时间为4小时（应用1～2 mg时，大剂量时为4～6小时）和3.5～4小时。$t_{1/2\beta}$为60～90分钟，略长于呋塞米，肝肾功能受损时延长。本药不被透析清除。77%～85%经尿排泄，其中45%为原形，15%～23%由胆汁和粪便排泄。本药经肝脏代谢者较少。

【用法与用量】 治疗水肿性疾病或高血压，口服起始0.5～2 mg/d，必要时每隔4～5小时重复，最大剂量可达10～20 mg/d。也可间隔用药,即隔1～2日用药1日。

【不良反应与注意事项】 不良反应同呋喃苯胺酸,如引起低盐综合征、低氯血症、低钾血症、高尿酸血症和高血糖等。但低钾血症的发生率较噻嗪类利尿药、呋喃苯胺酸为低。长期或大量应用本品者应定期检查电解质。强大的利尿作用引起低血容量,而增加近曲小管对钙的再吸收,可使血钙升高。肾功能不全患者使用大剂量时,可能发生皮肤、黏膜及肌痛,如疼痛剧烈或持续较久,应停药。可加强降压药的作用,故治疗高血压患者水肿时宜减少降压药的用量。少数人可有短暂的中性粒细胞降低、血小板减少;偶有恶心、呕吐、男性乳房发育、皮疹等不良反应。

【制剂与规格】 布美他尼片:1 mg。

环戊噻嗪(环戊甲噻嗪)

Cyclopenthiazide

【作用与用途】 本品为中效利尿药。可抑制肾小管髓袢升支皮质部和远曲小管对 Na^+ 和 Cl^- 的重吸收,从而发挥利尿作用。本品还具有降压作用,用药早期由于利尿、降低血容量而降压,用药后期体内轻度失钠,小动脉壁细胞低钠,通过 Na^+-Ca^{2+} 交换机制使细胞内 Ca^{2+} 量减少,血管对缩血管物质的反应性降低,而致血管舒张,血压下降。本品还具有增强其他降压药的降压作用,在尿崩症患者本品具有抗利尿作用,能减少尿崩症病人的尿量。适用于多种类型的水肿及高血压,亦可用于尿崩症。

【体内过程】 本品口服吸收完全,利尿开始于用药后1～2小时,约12小时作用达峰值,作用持续24～36小时。

【用法与用量】 口服:利尿:每次0.25～0.5 mg,每日1～2次。降血压:每次0.125～0.25 mg,每日1～2次,维持量每日0.25 mg。

【不良反应和注意事项】 长期服用可发生低血钾、高尿酸血症、高脂血症和高血糖症等。偶发紫癜、光敏性皮炎、粒细胞减少、甲状腺机能亢进、胆汁淤积性肝炎、坏死性脉管炎和急性胰腺炎等。肝昏迷或有肝昏迷倾向的患者禁用。肝肾功能减退、高脂血症、糖尿病、痛风病患者慎用。

【制剂与规格】 片剂:0.25 mg。

螺内酯

(螺旋内酯固醇,安体舒通)

Spironolactone

【作用与用途】 本药结构与醛固酮相似,为醛固酮的竞争性抑制剂。作用于远曲小管和集合管,阻断 Na^+-K^+ 和 Na^+-H^+ 交换,结果 Na^+、Cl^- 和水排泄增多,K^+、Mg^{2+} 和 H^+ 排泄减少,对 Ca^{2+} 和 $H_2PO_4^-$ 的作用不定。由于本药仅作用于远曲小管和集合管,对肾小管其他各段无作用,故利尿作用较弱。另外,本药对肾小管以外的醛固酮靶器官也有作用。用于水肿性疾病,与其他利尿药合用,治疗充血性水肿、肝硬化腹水、肾性水肿等水肿性疾病,其目的在于纠正上述疾病时伴发的继发性醛固酮分泌增多,并对抗其他利尿药的排钾作用。也用于特发性水肿的治疗。作为治疗高血压的辅助药物。螺内酯可用于原发性醛固酮增多症病的诊断和治疗。与噻嗪类利尿药合用,增强利尿效应和预防低钾血症。

【体内过程】 口服吸收较好,生物利用度大于90%,血浆蛋白结合率在90%以上,进入体内后80%由肝脏迅速代谢为有活性的坎利酮,口服1日左右起效,2~3日达高峰,停药后作用仍可维持2~3日。依服药方式不同$t_{1/2}$有所差异,每日服药1~2次时平均19小时(13~24小时),每日服药4次时缩短为12.5小时(9~16小时)。无活性代谢产物从肾脏和胆道排泄,约有10%以原形从肾脏排泄。

【用法与用量】 成人:治疗水肿性疾病,40~120 mg/d,分2~4次服用,至少连服5日。以后酌情调整剂量。治疗高血压,开始40~80 mg/d,分次服用,至少2周,以后酌情调整剂量,不宜与血管紧张素转换酶抑制剂合用,以免增加发生高钾血症的机会。治疗原发性醛固酮增多症,手术前患者每日用量100~400 mg,分2~4次服用;不宜手术的患者,则选用较小剂量维持。诊断原发性醛固酮增多症:长期试验,400 mg/d,分2~4次,连续3~4周;短期试验,400 mg/d,分2~4次服用,连续4日。老年人对本药较敏感,开始用量宜偏小。小儿:治疗水肿性疾病,开始每日按体重1~3 mg/kg或按体表面积30~90 mg/m²,单次或分2~4次服用,连服5日后酌情调整剂量。最大剂量为3~9 mg/(kg·d)或90~270 mg/m²。

【不良反应与注意事项】 本品毒性甚小,可有皮疹、嗜睡、神经错乱、运动失调、男性乳房发育、面部多毛、上腹部不适和肌肉痉挛等。长期单独使用可致高血钾与低钠血症。肾功能不全及高血钾者禁用。

【制剂与规格】 片剂、胶囊剂:20 mg。

氨苯蝶啶(三氨蝶啶)

Triamterene

【作用与用途】 直接抑制肾脏远端小管和集合管的Na^+-K^+交换,从而使Na^+、Cl^-、水排泄增多,而K^+排泄减少。主要用于治疗水肿性疾病,包括充血性心力衰竭、肝硬化腹水、肾病综合征等,以及肾上腺糖皮质激素治疗过程中发生的水钠潴留,主要目的在于纠正上述情况时的继发性醛固酮分泌增多,并拮抗其他利尿药的排钾作用。也可用于治疗特发性水肿。

【体内过程】 口服后30%~70%迅速吸收,血浆蛋白结合率为40%~70%。单剂口服后2~4小时起作用,达峰时间为6小时,作用持续时间7~9小时。$t_{1/2}$为1.5~2小时,无尿者每日给药1~2次时延长至10小时,每日给药4次时延长至9~16小时(平均12.5小时)。吸收后大部分迅速由肝脏代谢,经肾脏排泄,少数经胆汁排泄。

【用法与用量】 成人口服。开始

每日25～100 mg，分2次服用，与其他利尿药合用时，剂量可减少。维持阶段可改为隔日疗法。最大剂量不超过每日300 mg。小儿口服，开始每日按体重2～4 mg/kg或按体表面积120 mg/m^2，分2次服，每日或隔日疗法。以后酌情调整剂量。最大剂量不超过每日6 mg/kg或300 mg/m^2。

【不良反应与注意事项】 常见的主要是高钾血症。少见的有胃肠道反应，如恶心、呕吐、胃痉挛和腹泻等；低钠血症；头昏、头痛；光敏感。罕见的有过敏，如皮疹、呼吸困难；血液系统损害，如粒细胞减少症甚至粒细胞缺乏症、血小板减少性紫癜、巨幼细胞性贫血（干扰叶酸代谢）；肾结石，有报道长期服用本药者肾结石的发生率为1/1 500。

【制剂与规格】 氨苯蝶啶片：50 mg。

阿米洛利（氨氯吡咪）
Amiloride

【作用与用途】 为保钾利尿药，被动性抑制肾小管钾分泌，留钾排钠。适用于低钾症、高血压、心力衰竭、心律失常以及肝硬化腹水的治疗。常与氢氯噻嗪、速尿、洋地黄类药物、噻吗心安、氨酰心安等合用，以取得更好的效果。本品口服吸收30%～90%，口服20 mg单剂量后，3～4小时血药浓度达峰值，不与蛋白结合，分布容积350～380 L/kg，超过体液容积，$t_{1/2}$为6～9.5小时，肾衰患者$t_{1/2}$明显延长，约50%以上以原形从尿排出，胆汁排出仅为2%。

【用量用法】 口服：10～20 mg/d，分2～3次服。

【不良反应与注意事项】 与氨苯蝶啶相同。

【制剂与规格】 阿米洛利片：2.5 mg、5 mg。

乙酰唑胺（醋氮磺胺，醋氮酰胺）
Acetazolamide

【作用与用途】 本品为碳酸酐酶抑制剂，能抑制房水生成，降低眼压。乙酰唑胺能抑制睫状体上皮碳酸酐酶的活性，从而减少房水生成（50%～60%），使眼压下降。适用于治疗各种类型的青光眼，对各种类型青光眼急性发作时的短期控制是一种有效的降低眼压的辅助药物。开角型（慢性单纯性）青光眼，如用药物不能控制眼压，并用本品治疗可使其中大部分病例的眼压得到控制，作为术前短期辅助药物。闭角型青光眼急性期应用本品降压后，原则上应根据房角及眼压描记情况选择适宜的抗青光眼手术。本品也用于抗青光眼及某些内眼手术前降低眼压。抗青光眼术后眼压控制不满意者，仍可应用本品控制眼压。继发性青光眼也可用本品降低眼压。

【体内过程】 口服容易吸收。与蛋白结合率高。口服乙酰唑胺500 mg后1～1.5小时降低眼压作用开始；2～4小时血药浓度达峰值；可维持4～6小时，血清最高浓度为12～27 μg/ml，$t_{1/2}$为2.4～5.8小时。乙酰唑胺口服，在24小时内给药量的90%～100%以原形由肾脏排泄。

【用法与用量】 成人常用量：开角型青光眼，口服首量 250 mg(1 片)，每日 1～3 次，维持量应根据患者对药物的反应决定，尽量使用较小的剂量使眼压得到控制；一般每日 2 次，每次 250 mg(1 片)就可使眼压控制在正常范围。继发性青光眼和手术前降眼压，口服 250 mg(1 片)，每 4～8 小时 1 次，一般每日 2～3 次。急性病例，首次药量加倍给 500 mg(2 片)，以后用 125～250 mg(0.5～1 片)维持量，每日 2～3 次。小儿常用量：抗青光眼，每日 2～3 次，每次按体重口服 5～10 mg/kg，或每日按体表面积口服 300～900 mg/m^2，分 2～3 次服用。

【不良反应与注意事项】 一般用药后常见的不良反应有：四肢麻木及刺痛感；全身不适症候群：疲劳、体重减轻、困倦、抑郁、嗜睡、性欲减低等；胃肠道反应：金属样味觉、恶心、食欲不振、消化不良、腹泻；肾脏反应：多尿、夜尿、肾及泌尿道结石等。可出现暂时性近视，也可发生磺胺样皮疹，剥脱性皮炎。少见的副作用：电解质紊乱：代谢性酸中毒、低钾血症，补充碳酸氢钠及钾盐有可能减轻症状；听力减退；最严重的不良反应是造血系统障碍：急性溶血性贫血、粒细胞减少症、血小板减少症、嗜伊红细胞增多症、再生障碍性贫血；肾功能衰竭。长期用药可加重低钾血症、低钠血症、电解质紊乱及代谢性酸中毒等症状。由于血钾下降可减弱本品的降眼压作用。对肾结石患者，本品可诱发或加重病情，如出现肾绞痛和血尿应立即停药。该药禁用于严重肝炎、急性肾炎、酸中毒及孕妇。

【制剂与规格】 乙酰唑胺片：0.25 g。

吲达帕胺(吲帕脉，寿比山，美利巴，纳催离，钠催离)
Indapamide

见降血压药“吲达帕胺”。

氨苯蝶啶氢氯噻嗪(利降平片)
Dapsoneand Hydrochloriazide Tablets

【作用与用途】 用于水肿性疾病排泄体内过多的钠和水，减少细胞外液容量，消除水肿。常见的包括充血性心力衰竭、肝硬化腹水、肾病综合征、急慢性肾炎水肿、慢性肾衰竭早期、肾上腺皮质激素和雌激素治疗所致的钠、水潴留；高血压可单独或与其他降压药联合应用，主要用于治疗原发性高血压；中枢性或肾性尿崩症；肾石症主要用于预防含钙盐成分形成的结石。

【体内过程】 口服吸收迅速但不完全，进食能增加吸收量，可能与药物在小肠的滞留时间延长有关。本药部分与血浆蛋白结合，另部分进入红细胞内。口服 2 小时起作用，达峰时间为 4 小时，作用持续时间为 6～12 小时。$T_{1/2}$为 15 小时，肾功能受损者延长。本药吸收后消除相开始阶段血药浓度下降较快，以后血药浓度下降明显减慢，可能是由于后阶段药物进入红细胞内所致。主要以原形由尿排泄。

【用法与用量】 口服。成人常用量：治疗水肿性疾病，每次25～50 mg，每日1～2次，或隔日治疗，或每周连服3～5日。治疗高血压，每日25～100 mg，分1～2次服用，并按降压效果调整剂量。小儿常用量：每日按体重1～2 mg/kg或按体表面积30～60 mg/m^2，分1～2次服用，并按疗效调整剂量。小于6个月的婴儿剂量可达每日3 mg/kg。

【不良反应与注意事项】 大多不良反应与剂量和疗程有关。水、电解质紊乱所致的副作用较为常见：低钾血症较易发生，与噻嗪类利尿药排钾作用有关，长期缺钾可损伤肾小管，严重失钾可引起肾小管上皮的空泡变化，以及引起严重快速性心律失常等异位心律；低氯性碱中毒或低氯、低钾性碱中毒，噻嗪类特别是氢氯噻嗪常明显增加氯化物的排泄；此外低钠血症亦不罕见，导致中枢神经系统症状及加重肾损害；脱水造成血容量和肾血流量减少亦可引起肾小球滤过率降低。上述水、电解质紊乱的临床常见反应有口干、烦渴、肌肉痉挛、恶心、呕吐和极度疲乏无力等。高糖血症：本药可使糖耐量降低，血糖升高，此可能与抑制胰岛素释放有关。高尿酸血症：干扰肾小管排泄尿酸，少数可诱发痛风发作。由于通常无关节疼痛，故高尿酸血症易被忽视。过敏反应，如皮疹、荨麻疹等，但较为少见。血白细胞减少或缺乏症、血小板减少性紫癜等亦少见。其他，如胆囊炎、胰腺炎、性功能减退、光敏感、色觉障碍等，但较罕见。

【制剂与规格】 片剂：10 mg、25 mg。

苄氟噻嗪
Bendrofluazid

【作用与用途】 对水、电解质排泄的影响：利尿作用，尿钠、钾、氯、磷和镁等离子排泄增加，而尿钙排泄减少。本类药物作用机制主要抑制远端小管前段和近端小管（作用较轻）对氯化钠的重吸收，从而增加远端小管和集合管的Na^+-K^+交换，K^+分泌增多。其作用机制尚未完全明了。本类药物都能不同程度地抑制碳酸酐酶活性，故能解释其对近端小管的作用。本类药还能抑制磷酸二酯酶活性，减少肾小管对脂肪酸的摄取和线粒体氧耗，从而抑制肾小管对Na^+、Cl^-的主动重吸收；除利尿排钠作用外，可能还有肾外作用机制参与降压，可能是增加胃肠道对Na^+的排泄。由于肾小管对水、Na^+重吸收减少，肾小管内压力升高，以及流经远曲小管的水和Na^+增多，刺激致密斑通过管-球反射，使肾内肾素、血管紧张素分泌增加，引起肾血管收缩，肾血流量下降，肾小球入球和出球小动脉收缩，肾小球滤过率也下降。肾血流量和肾小球滤过率下降，以及对亨氏襻无作用，是本类药物利尿作用远不如襻利尿药的主要原因。用于治疗水肿性疾病，排泄体内过多的钠和水，减少细胞外液容量，消除水肿。常见的包括充血性心力衰竭、肝硬化腹水、肾病综合征、急慢性肾炎水肿、慢性肾功能衰竭早期、肾上腺质皮质激素和雌激素治疗所致的钠、水潴留。高血压可单独或与其他降压药联合应用。主要用于治疗原发性高血压、中枢性或肾性尿崩症,肾石症主要用于预防含钙盐成分形成的结石。

【体内过程】 口服吸收迅速完全,血浆蛋白结合率高达94%,口服1~2小时起作用,达峰时间为6~12小时,作用持续时间18小时以上,$t_{1/2}$为8.5小时。绝大部分由肾脏排泄(30%为原形),少量由胆汁排泄。

【用法与用量】 成人常用量口服,治疗水肿性疾病或尿崩症,开始每次2.5~10 mg,每日1~2次,或隔日服用,或每周连续服用3~5日。维持阶段则2.5~5 mg,每日1次,或隔日1次,或每周连续服用3~5日。治疗高血压,每日2.5~20 mg,单次或分2次服,并酌情调整剂量。与其他降压药合用时,可减少本品剂量。小儿口服常用量:治疗水肿性疾病或尿崩症,开始每日按体重0.4 mg/kg或按体表面积12 mg/m^2,单次或分两次服用。维持阶段,每日0.05~0.1 mg/kg,或1.5~3 mg/m^2。

【不良反应与注意事项】 大多数不良反应与剂量和疗程有关。水、电解质紊乱所致的副作用较为常见:低钾血症较易发生,与噻嗪利尿药排钾作用有关,长期缺钾可损伤肾小管,严重失钾可引起肾小管上皮的空泡变化,以及引起严重快速性心律失常等异位心律;也可见低氯性碱中毒或低氯、低钾性碱中毒;低钠血症不罕见,导致中枢神经系统症状及加重肾损害;脱水造成血容量和肾血流量减少亦可引起肾小球滤过率降低。上述水、电解质紊乱的临床常见反应有口干、烦渴、肌肉痉挛、恶心、呕吐和极度疲乏无力等。可使糖耐量降低,血糖升高,此可能与抑制胰岛素释放有关。干扰肾小管排泄尿酸,少数可诱发痛风发作。由于通常无关节疼痛,故高尿酸血症易被忽视。变态反应,如皮疹、荨麻疹等,较为少见。血白细胞减少或缺乏症、血小板减少性紫癜等亦少见。其他,如胆囊炎、胰腺炎、性功能减退、光敏感、色觉障碍等较罕见。

【制剂与规格】 苄氟噻嗪片:2.5 mg、5 mg。

托拉塞米片(特苏敏)

Torasemide Tables

【作用与用途】 本品为磺酰脲吡啶类利尿药,其作用于亨利氏髓袢升支粗段,抑制$Na^+/K^+/2Cl^-$载体系统,使尿中Na^+、K^+、Cl^-和水的排泄增加,但对肾小球滤过率、肾血浆流量或体内酸碱平衡无显著影响。本品对大鼠和狗都有强的利尿作用,在这两种动物中,尿量、尿电解质排泄与剂量的对数呈线性关系。大鼠口服本品的最小有效剂量为0.2 mg/kg,狗为小于0.1 mg/kg,最大作用剂量为10 mg/kg。以药理重量计,本品对大鼠的利尿作用为速尿的9~40倍,对狗的利尿作用为速尿的10倍,利尿作用大鼠持续约2小时,而狗持续8小时以上,大鼠每日口服本品10 mg/kg,共15天,其利尿作用并不减弱。狗静脉注射托拉塞米1、3、10 mg/kg,收缩压、舒张压、平均压、心率、呼吸频率、呼吸压、心电图均无明显影响。

用于充血性心力衰竭、肝硬化腹水、肾脏疾病所致的水肿患者;也可用于原发性高血压患者。

【体内过程】 托拉塞米的生物利用度约80%,受试者间的变异不大,90%可信限为75%~89%。药物吸收后首过效应不明显,口服后1小时血药浓度达到峰值,在2.5~200 mg剂量范围内,C_{max}和AUC与服用剂量呈比例关系。服药同时进食可以使达峰时间延后30分钟,但是AUC及利尿效果不受影响。特别值得注意的是肾及肝功能不全不会影响托拉塞米的吸收。在正常成人及轻、中度肾脏及心功能不全的患者中,托拉塞米的血浆分布容积为12~15 L。在肝功能不全的患者,血浆分布容积加倍。在正常人,托拉塞米的血浆清除半衰期为3.5小时。托拉塞米主要通过肝脏代谢(约占总清除的80%)和分泌到尿液清除(在肾功能正常的情况下,约占20%)。托拉塞米的主要代谢产物为无生物活性的羧酸派生物。另外两种代谢物有一定的利尿活性,但是从临床的角度看,药物的代谢意味着药物作用的终止。托拉塞米的血浆蛋白结合率很高(>99%),很少量的药物可以通过肾小球滤过到原尿中。托拉塞米主要是通过近曲小管主动分泌到尿液而从肾脏清除。在失代偿的充血性心力衰竭患者,托拉塞米的肝脏和肾脏清除都减少,可能是因为肝脏充血和肾脏血流的减少。在这些患者中,托拉塞米的总清除仅为正常人的50%,同时药物的血浆半衰期及AUC相应增加,由于肾脏清除减少,分泌到作用部位的药物及尿钠排泄相应减少。在肾功能衰竭患者,托拉塞米的肾脏清除明显降低,但总的血浆清除变化不大。分泌到作用部位的药物及尿钠排泄相应减少。如果给予较高剂量仍能达到利尿效果。由于肝脏的代谢清除不受影响,托拉塞米总体的血浆清除和血浆半衰期不变。在肝硬化患者,托拉塞米的血浆分布容积、半衰期及肾脏清除都增加,但总的清除不变。托拉塞米在老年人的药代动力学特征与年轻人相似,除非出现肾功能减退造成肾脏清除减少,但总的血浆清除和清除半衰期不变。

【用法与用量】 充血性心力衰竭、肾功能衰竭及肾脏疾病所致的水肿:一般初始剂量为10 mg,每日早晨一次,口服。以后根据病情调整剂量,一般每日最高不超过200 mg。肝硬化腹水:一般初始剂量为10 mg,每日早晨一次口服,与醛固酮拮抗剂或保钾利尿剂同时服用。原发性高血压:一般初始剂量为5 mg,每日一次,口服;如果在4周之内没有达到足够的降压效果,可以加量到10 mg,每日一次,口服;如果降压效应仍不充分,应加用其他降压药物。

【不良反应与注意事项】 不良反

应:常见不良反应有头痛、眩晕、疲乏、食欲减退、肌肉痉挛、恶心呕吐、高血糖、高尿酸血症、便秘和腹泻;长期大量使用可能发生水和电解质平衡失调。治疗初期和年龄较大的患者常发生多尿,个别患者由于血液浓缩而引起低血压、精神紊乱、血栓性并发症及心或脑缺血引起心律紊乱、心绞痛、急性心肌梗死或昏厥等,低血钾可发生在低钾饮食、呕吐、腹泻、过多使用泻药和肝功能异常的患者。个别患者可出现皮肤过敏,偶见瘙痒、皮疹、光敏反应,罕见口干、肢体感觉异常、视觉障碍。使用本品者应定期检查血电解质(特别是血钾)、血糖、尿酸、肌酐、血脂等。本品开始治疗前排尿障碍必须纠正,特别对老年病人或治疗刚开始时要仔细监察电解质和血容量的不足和血液浓缩的有关症状。肝硬化腹水患者应用本品进行利尿时,应住院进行治疗。这些病人如利尿过快,可造成严重的电解质紊乱和肝昏迷。本品与醛固酮拮抗剂或与保钾药物一起使用可防止低钾血症和代谢性碱中毒。前列腺肥大的患者排尿困难,使用本品尿量增多可导致尿潴留和膀胱扩张。在刚开始用本品治疗或由其他药物转为使用本品治疗或开始一种新的辅助药物治疗时,个别人警觉状态受到影响(如在驾驶车辆或操作机器时)。

【制剂与规格】 片剂:5 mg,20 mg。

(二)脱水药

甘露醇

Mannitol

【作用与用途】 用于治疗脑水肿及青光眼、大面积烧烫伤引起的水肿,预防和治疗肾功能衰竭、腹水等。

【体内过程】 口服不吸收。静脉注射后迅速弥散入细胞外液,不透入细胞。利尿作用于静脉注射后0.5~1小时开始,可维持3小时左右;眼球内在15分钟内开始下降,30~60分钟时最低,以后逐渐回升,作用持续时间在4~8小时;脑脊液压也在静脉注射后15分钟开始下降,维持时间3~8小时。$t_{1/2}$约为100分钟,急性肾功能衰竭者可长达36小时。甘露醇仅少量在肝内代谢,静脉注射100 g时在3小时内约有80%从尿内排出。

【用量用法】 静脉滴注:按每次每千克体重1~4.5 g,一般用20%溶液250~500 ml(50~100 g),滴速为10 ml/min。每4~6小时可重复1次。100~200 g/d。

【不良反应与注意事项】 本品注射过快,可产生一过性头痛、视力模糊、眩晕、畏寒及注射部位轻度疼痛等。心功能不全、因脱水而尿少的患者慎用。活动性颅内出血者,除非在手术过程中或危及生命时,一般不宜用。气温较低时常可析出结晶,可用热水(80℃)温热、振摇溶解后使用。漏出血管外可发生局部组织肿胀,热敷后可消退。如漏出较多时,可引起组织坏死。

【制剂与规格】 甘露醇注射液：每瓶 100 ml(20 g)、250 ml(50 g)。

山梨醇
Sorbitol

【作用与用途】 山梨醇单糖为甘露醇的异构体，作用与甘露醇相似但较弱，用于治疗脑水肿及青光眼，也可用于心、肾功能正常的水肿少尿。

【体内过程】 静脉注射后迅速进入细胞外液而不进入细胞内。利尿作用于静脉注射后 0.5～1 小时出现，维持 3 小时。降低眼内压和颅内压作用于静脉注射后 15 分钟内出现，达峰时间为 30～60 分钟，维持 3～8 小时。本药可由肝脏生成糖原。但由于静脉注射后迅速经肾脏排泄，故一般情况下经肝脏代谢的量很少。本药 $t_{1/2}$ 为 100 分钟，当存在急性肾功能衰竭时可延长至 6 小时。肾功能正常时，静脉注射山梨醇 100 g，3 小时内 80% 经肾脏排出。

【用法与用量】 静脉滴注，每次 25% 溶液 250～500 ml，儿童每次量 1～2 g/kg，在 20～30 分钟内输入。为消退脑水肿，每隔 6～12 小时重复注射 1 次。

【不良反应与注意事项】 注射速度过快，可致头痛、眩晕、视力模糊和注射局部疼痛，偶可出现血尿，长期静脉滴注可引起血栓性静脉炎。心功能不全和全身衰竭患者慎用。注射液不可漏出血管外，如有漏出可用普鲁卡因局部封闭。天冷时，如有结晶析出，可用热水(80℃)溶解后使用。

【制剂与规格】 山梨醇注射液：100 ml∶25 g、250 ml∶62.5 g。

甘油氯化钠注射液
Glycerol and Sodium Chloride Injection

【作用与用途】 通过高渗性脱水产生直接的降颅压作用；使组织中含有的水分向血液中移动，从而使血液得到稀释，降低了毛细血管周围的水肿，除去了机械压迫，使脑灌注压升高，脑血流量增大，对缺血部位的改善更明显；甘油经代谢后可产生能量，并进入脑代谢过程，促进代谢改善；甘油最终代谢成为 CO_2 和水排出体外，经肾排泄少，肾脏负担亦小，因而肾功能不全患者亦可应用；本品还具有抗酮作用，故也适用于糖尿病患者。本品为高渗透性脱水剂，用于降低脑出血、脑梗死、脑外伤、脑膜炎、脑肿瘤引起的高颅压。

【用法与用量】 静脉滴注。每次 500 ml，每日 1～2 次，滴注速度应缓慢，每分钟不超过 3 ml，或遵医嘱。

【不良反应与注意事项】 可能出现血红蛋白尿，发生率与滴注速度过快有关，应严格控制滴注速度(2～3 ml/min)。一旦发生血尿或血红蛋白尿，应及时停药，2 日内即可消失。

【制剂与规格】 注射剂：250 ml：甘油 25 g 与氯化钠 2.25 g。

甘油果糖注射液
Glycerol and Fructose Injection

【作用与用途】 甘油果糖注射

液是高渗制剂,通过高渗透性脱水,能使脑水分含量减少,降低颅内压。本品降低颅内压作用起效较缓,持续时间较长。用于脑血管病、脑外伤、脑肿瘤、颅内炎症及其他原因引起的急慢性颅内压增高,脑水肿等症。

【体内过程】 本品经血液进入全身组织,其分布 2 ~3 小时内达到平衡。进入脑脊液及脑组织较慢,清除也较慢。本品大部分代谢为 CO_2 及水排出。

【用法与用量】 静脉滴注,成人一般每次 250 ~500 ml,每日 1 ~2 次,每次 500 ml 需滴注 2 ~3 小时,250 ml 需滴注 1 ~1.5 小时。根据年龄、症状可适当增减。

【不良反应与注意事项】 本品一般无不良反应,偶可出现溶血现象。对有遗传性果糖不耐症患者禁用。对严重循环系统功能障碍、尿崩症、糖尿病患者慎用。

使用前必须认真检查,如发现容器渗漏,药液混浊变色切勿使用。本品含氯化钠 0.9%,用药时须注意患者食盐摄入量。

【制剂与规格】 甘油果糖注射液:250 ml。

(三)其他泌尿、生殖系用药

安尿通

Anniaotong

【作用与用途】 主要成分为复方谷氨酸。氨基酸是人体蛋白质的基本组成部分,任何一种氨基酸的缺乏都可能引起机体某一部位发生病变。前列腺增生也是人体氨基酸代谢失衡引起内分泌紊乱,它导致前列腺及周围组织淤血,并呈水肿状态,出现前列腺炎及前列腺增生所引起的尿频、尿急、小便不畅、尿淋漓、尿不尽以及尿潴留、尿梗阻等病症。服用本品可在胃内迅速崩解吸收,进入血液循环使体内氨基酸代谢趋于平衡进而达到消炎、消肿、回缩前列腺的目的。适用于前列腺炎、前列腺增生所引起的尿频、排尿困难及尿潴留症状的治疗。

【用法与用量】 口服:每次 1 ~2 粒,每日 3 次,饭后服。

【不良反应与注意事项】 肾功能不全者慎用。

【制剂与规格】 胶囊剂:0.41 g。

左卡尼汀(东维力,可益能)

Levocarnitine

【作用与用途】 本品为人体必需的营养物质,主要分布于心肌和骨骼肌中。主要作用为促进线粒体对脂肪的代谢、提供能量。本品用于防治左卡尼汀缺乏,如慢性肾衰病人因血液透析所致的左卡尼汀缺乏;改善心肌缺血,抗心绞痛、高脂血症,以及低血压和透析中肌痉挛等。

【体内过程】 口服或静脉给予左卡尼汀 0.5 ~2 g,其生物半衰期为 2 ~15 小时。左卡尼汀不与血浆蛋白结合,静脉注射 12 小时内从尿中回收约 70%,24 小时内约 80%。口服给药,尿中回收约 10%。

【用法与用量】 口服:成人每日1~3 g,儿童起始剂量50 mg/kg(最大剂量一日不超过3 g)。静脉滴注:成人,每日1~3 g。儿童,每日50~100 mg/kg。血液透析患者在透析后静脉滴注2 g。

【不良反应和注意事项】 偶有口干、胃肠道轻度不适,停药后可自行消失。

【制剂与规格】 口服液:10 ml:1 g。注射液:5 ml:1 g。

托特罗定(布迈定)
Tolterodine

【作用与用途】 为竞争性M胆碱受体阻滞剂。动物实验结果提示本品对膀胱的选择性高于唾液腺。本品口服后经肝脏代谢成起主要药理作用的活性代谢产物5-羟甲基衍生物,其抗胆碱活性与本品相近。两者对M胆碱受体均具有高选择性,对其他神经递质的受体和潜在的细胞靶点(如钙通道)的作用或亲和力很弱。用于因膀胱过度兴奋引起的尿频、尿急或紧迫性尿失禁症状的治疗。用于缓解膀胱过度活动所致的尿频、尿急和紧迫性尿失禁症状。

【体内过程】 本品口服后可迅速地吸收,吸收率大于77%。食物的摄入、年龄和性别的差别不需调整剂量。本品口服1~4 mg,最大血药浓度(C_{max})和药时曲线下面积(AUC)与剂量呈线性关系。口服本品2 mg后,2.5小时左右达到峰值血药浓度,C_{max}为2.5 μg/L,AUC为11.8 μg·h/L。5-羟甲基活性代谢物(DD01)的血药浓度与本品原形极其相似,C_{max}为2.2 μg/L,AUC为12.1 μg·h/L。本品与血浆蛋白结合率较高,游离的托特罗定的浓度平均为3.7%±0.13%。DD01与血浆蛋白结合率不高,游离DD01的浓度平均为36%±4.0%。本品与其代谢物DD01在血液与血浆的比值分别为0.6和0.8。静脉注射本品1.28 mg的分布容积为(113±26.7)L。本品口服给药后经历肝脏广泛的首过效应,主要的代谢途径涉及5-甲基位的氧化,此过程由CYP2D6参与,形成具有药理活性的5-羟甲基代谢物(DD01)。进一步的代谢将产生5-羧酸和N-脱烷基5-羧酸代谢物,在尿中回收的这两种代谢物分别为51%±14%和29%±6.3%。托特罗定消除半衰期($t_{1/2}$)为2~3小时,DD01的$t_{1/2}$为3~4小时。给健康志愿者口服^{14}C标记的托特罗定片5 mg后,尿、粪排泄率分别为77%、17%,原形托特罗定的排泄率不到给药量的1%,5%~14%以活性DD01回收。在给药后24小时内大多数放射活性物自人体内排泄。

【用法与用量】 片剂/胶囊:初始剂量为2次/d,每次2片,根据患者耐受程度可酌情下调至每次1片。缓释片剂:4 mg,1次/d。如需减少剂量,也可沿片面中心线完全分开,取半片(2 mg)服用。

【不良反应与注意事项】 副作用一般轻微可耐受,停药后即可消失。较多见的有口干、消化不良等。部分患者服用本品可能引起视力模糊，用药期间驾驶车辆和进行危险作业者应注意。与其他具抗胆碱作用的药物合并给药时可增强治疗作用但也增强不良反应。毒蕈碱受体激动剂可降低本品的疗效。对本品过敏者及尿潴留、胃滞纳和闭角型青光眼者禁用。其他药物因需细胞色素 P450 2D6（CYP 2D6）或 CYP3A4 进行代谢或能抑制细胞色素活性，所以可能与本品发生药代动力学上的相互作用。如与氟西汀（氟西汀是 CYP2D6 的强抑制剂，氟西汀被代谢成去甲基氟西汀是 CYP3A4 的抑制剂）合并给药可轻度增加非结合型托特罗定及其 5-羟甲基代谢产物量，但这并不引起明显临床意义的相互作用。如要合并使用作用较强的 CYP3A4 抑制剂如大环内酯类抗生素（红霉素和克拉霉素）、抗真菌药（酮康唑、咪康唑、依曲康唑）应十分谨慎。临床研究显示本品与华法林或口服避孕药（左炔诺孕酮/炔雌醇）合并给药无相互作用。临床研究结果也未显示本品抑制了 CYP2D6、2C19、3A4 或 1A2 的活性。

【制剂与规格】 片剂：1 mg、2 mg；胶囊：2 mg；缓释片剂：4 mg。

盐酸黄酮哌酯
Flavoxate Hydrochloride

【作用与用途】 平滑肌松弛药。具有抑制腺苷酸环化酶、磷酸二酯酶的作用以及拮抗钙离子作用，并有弱的抗毒蕈碱作用，对泌尿生殖系统的平滑肌具有选择性解痉作用，因而能直接解除泌尿生殖系统平滑肌的痉挛，使肌肉松弛，消除尿频、尿急、尿失禁及尿道膀胱平滑肌痉挛引起的下腹部疼痛。本品适用于以下疾病引起的尿频、尿急、尿痛、排尿困难及尿失禁等症状：下尿路感染性疾病（前列腺炎、膀胱炎、尿道炎等），下尿路梗阻性疾病（早、中期前列腺增生症，痉挛性、功能性尿道狭窄），下尿路器械检查后或手术后（前列腺摘除术、尿道扩张、膀胱腔内手术），尿道综合征，急迫性尿失禁。

【体内过程】 据文献报道，本品脂溶性较高，口服吸收很快，每次口服 0.2 g，2 小时左右血药浓度即达高峰。它与血浆蛋白结合很少，其水溶性代谢产物 3-甲基黄酮-8-羧酸与血浆蛋白结合率高。每次口服后血中 $t_{1/2}$ 为 50 分钟，其主要经尿排泄，$t_{1/2}$ 约为 24 小时。代谢产物有 3-甲基黄酮-8-羧酸、哌啶醇及羟化产物，原形药很少，还有少量药物从胆汁排泄。

【用法与用量】 口服：每次 0.2 g，每日 3～4 次或遵医嘱。

【不良反应与注意事项】 个别患者可出现胃部不适、恶心、呕吐、口渴、嗜睡、视力模糊、心悸及皮疹等。泌尿生殖道感染患者，需进行抗感染治疗。青光眼、白内障及残余尿量较多者慎用。勿与大量维生素 C 或钾盐合用。司机及高空作业人员等禁用。孕妇慎用。胃肠道梗阻或出血、贲门失弛缓症、尿道阻塞失代偿者禁用。有神经精神症状者及心、肝、肾功能严重受损者禁用。12 岁以下儿童不宜服用。

【制剂与规格】 片剂、胶囊:0.2 g。

非那雄胺(非那甾胺,保列治)

Finasteride

【作用与用途】 本品为5α-还原酶抑制剂,5α-还原酶在细胞内能将睾酮代谢成双氢睾酮,而前列腺增生是由于前列腺内睾酮转化成双氢睾酮所致,故本品通过抑制5α-还原酶,降低血中及前列腺内的双氢睾酮浓度,使前列腺体积明显缩小,尿流速率增加,临床症状改善。用于治疗前列腺增生症。

【体内过程】 口服易吸收,t_{max}为2小时,C_{max}为35~40 ng/ml,6~8小时可完全吸收,绝对生物利用度为80%,吸收不受食物影响,重复给药可发生轻度蓄积。口服$t_{1/2}$约为6小时,70岁以上增加至8小时,肾衰患者无改变,不需调整剂量。

【用法与用量】 口服:5 mg,每日1次。3个月为1个疗程。

【不良反应与注意事项】 主要为性欲减退、阳痿、射精量少,半数以上性功能减退者在继续治疗时不良反应消失。避免与孕妇接触,以免影响男性胎儿,不适用于妇女和儿童。必须长期用药,方可生效。长期用药可使PSA降低50%。不适用于怀疑前列腺癌患者。

【制剂与规格】 非那雄胺片:5 mg。

爱普列特(川流)

Epristeride

【作用与用途】 本品为选择性的和非竞争性的类固醇Ⅱ型5α-还原酶抑制剂,用于治疗良性前列腺增生症。其作用机制是通过抑制睾酮转化为双氢睾酮而降低前列腺腺体内双氢睾酮的含量,导致增生的前列腺体萎缩。爱普列特片适用于治疗良性前列腺增生症,改善因良性前列腺增生的有关症状。

【用法与用量】 口服,每次5 mg,每日早晚各一次,饭前饭后均可,疗程4个月或遵照医嘱。

【不良反应与注意事项】 可见恶心、食欲减退、腹胀、腹泻、口干、头昏、失眠、全身乏力、皮疹、性欲下降、勃起功能障碍、射精量下降、耳鸣、耳塞、髋部痛等,其发生率约为6.63%。本品Ⅳ期临床研究中,实验室检查异常发生率为2.49%,包括肝功能异常(GPT升高、总胆红素升高)、肾功能异常(尿素氮升高、肌酐升高)、血常规异常(血红蛋白降低、白细胞降低、血小板降低),其中肾功能与血常规异常与本品的关系尚未确定。对本品组分过敏者禁用;孕妇及哺乳期妇女、儿童慎用。

【制剂与规格】 片剂:5 mg。

舍尼通

Prostat

【作用与用途】 本品为治疗良性前列腺增生症(BPH)和慢性、非细菌性前列腺炎用药,其作用机制可能与阻碍体内睾酮转化为二氢睾酮及抑制白三烯、前列腺素合成有关。用于良性前列腺增生,慢性、非细菌性前列腺炎。

【用法与用量】 每日2次,每次1片,疗程3~6个月。或遵医嘱。6个月可以收到最佳疗效,如有必要可以继续服用。本品可在进食时或单独服用。衰老或肾功能不全者无需改变剂量。

【不良反应与注意事项】 绝大多数患者对本品高度耐受,仅极少数人有轻微的腹胀、胃灼热和恶心,停药后症状即会消失。儿童禁用,对本品过敏者禁用。前列腺感染、尿道狭窄、前列腺结石、膀胱颈硬化、前列腺癌和其他前列腺疾病都会引起类似BPH的症状,所以在使用本品治疗之前应对上述疾病作出正确的判断。

【制剂与规格】 片剂:每片含水溶性花粉提取物P_5 70 mg,脂溶性花粉提取物EA_{10} 4 mg。

特拉唑嗪
(高特灵,盐酸四喃唑嗪)
Terazosin

【作用与用途】 选择性α_1-肾上腺素受体阻滞剂,可以降低膀胱出口部位平滑肌张力,解除前列腺增生时由于平滑肌张力引起的排尿困难。亦可降低周围血管的阻力,使血压下降。适用于高血压,亦可单独用于治疗良性前列腺增生症。

【体内过程】 口服后其吸收迅速而完全,生物利用度达90%,不受食物影响。健康人用药后1~2小时可达血药峰浓度,剂量在0.1~7.5 mg时,其血药峰浓度与剂量呈良好的线性关系。其清除$t_{1/2}$约12小时。静脉注射后其药动学符合二室模型,健康人静脉注射后$t_{1/2}$为8.9~12.4小时,血浆清除率76.3~86.6 ml/min。大部分(约60%)通过非肾清除,其肾清除率10 ml/min,小部分(约40%)由尿排泄。血浆蛋白结合率90%~94%。

【用量用法】 口服:初始剂量为睡前服1 mg,一周或两周后每日剂量可加倍以达预期效应。维持剂量为一日一次2~4 mg。给药两周后症状明显改善。最大剂量10 mg。

【不良反应与注意事项】 不良反应轻微,主要有头痛、眩晕、嗜睡、乏力,偶有周围组织水肿、心慌、视力模糊等。服药后2周左右上述不良反应常会自行消失。在12岁以下儿童及对本品过敏者禁用。注意避免发生体位性低血压。如患者感到头昏或心悸,应告诉医师以便重新考虑剂量,尤其是在开始用药时可以发生晕厥,在治疗中突然停药也可能发生晕厥。尤其是在开始服药时,应避免驾驶车辆和参加有危险的工作。第1次剂量不超过1 mg,且最好在临睡前服用。与其他降压药合用,会产生低血压。

【制剂与规格】 特拉唑嗪片或胶囊:1 mg、2 mg、5 mg。

盐酸坦索罗辛(哈乐)
Tamsulosin Hydrochloride

【作用与用途】 本品系α_1受体亚型α_1A的特异拮抗剂,对尿道、膀胱颈部及前列腺平滑肌具有强力且持续的松弛作用。主要用于前列腺增生症引起的排尿障碍。

【用法与用量】 成人每次 0.2 mg,每日 1 次,饭后口服。根据年龄、症状的不同可适当增减。

【不良反应与注意事项】 对本品过敏者、肾功能不全者禁用;体位性低血压高龄患者慎用。不要嚼碎胶囊内的颗粒。

【制剂与规格】 盐酸坦索罗辛胶囊:0.2 mg/粒。

萘哌地尔(疏尔)

Naftopidil

【作用与用途】 用于缓解良性前列腺增生(BPH)引起的尿路梗阻症状。本品为选择性 α_1 受体拮抗剂,可通过 α_1 受体阻断作用来缓解该受体兴奋所致的前列腺和尿道的交感神经性紧张,降低尿道内压,改善良性前列腺增生症所致的排尿障碍等症状。

【体内过程】 健康成年人分别空腹单次口服给药 25 mg,T_{max}(0.45 ± 0.21)小时、C_{max}(39.3 ± 10.03)ng/ml、$T_{1/2}$(15.2 ± 4.7)小时;空腹单次口服给药 50 mg,T_{max}(0.75 ± 0.71)小时、C_{max}(70.1 ± 32.9)ng/ml、$T_{1/2}$(10.3 ± 4.1)小时;空腹单次口服给药 100 mg,T_{max}(0.65 ± 0.22)小时、C_{max}(134.8 ± 55.8)ng/ml、$T_{1/2}$(20.1 ± 13.7)小时。每日 2 次,每次 50 mg 口服给药,第 4 次给药时血药浓度达稳定。本品的主要代谢产物是原药与葡萄醛酸结合物及苯羟基化的萘哌地尔,健康成年人分别单次口服药 25 mg、50 mg、100 mg,给药后 24 小时内,尿中累积药物排泄率都在 0.01% 以下。健康成年人单次口服给药 100 mg 时,血清蛋白结合率可达 98.5%。健康成年人空腹和饭后分别给药 50 mg,血清中 t_{max} 分别为 0.75 及 2.20 小时,饭后有延长的趋势,但血清中 AUC 几乎不增大,C_{max} 和消除时间不变,说明食物对萘哌地尔的吸收影响不大。

【用法与用量】 口服。通常成人初始用量为 1 次 25 mg(1 粒),1 日 1 次,于睡前服用。剂量可随临床疗效作透当调整,每日最大剂量不得超过 75 mg(3 粒)。高龄患者应从低剂量(12.5 mg/d)开始用药,同时注意监护。

【不良反应与注意事项】 本品常见的不良反应发生率为 4.42%(27/611),主要不良反应有头晕(0.98%)、站立时头晕(0.49%)、头痛、头重(0.33%)、耳鸣(0.33%)、便秘(0.33%)、胃部不适感(0.33%)、水肿(0.33%)、发冷(0.33%),实验室检查发现丙氨酸氨基转移酶上升(1.53%)、天门冬氨酸氨基转移酶(1.34%)上升。对本品过敏者禁用。患严重心、脑血管疾病及肝功能不全的患者慎用;从事高空作业、机动车驾驶的患者慎用;血压偏低者或同时使用降压药的患者慎用;服用本品后有发生体位性低血压的可能性,建议在睡前服用本品。孕妇及哺乳期妇女儿童慎用;老年患者一般肝功减低,本品主要在肝脏代谢,因此高龄患者应根据情况使用,开始用药时用量酌减(例如:服用 12.5 mg 等)。本品与利尿剂和降压药合用后具有协同降压作用,必须合用时应减量。

【制剂与规格】 胶囊、片剂：25 mg。

太得恩(通尿灵)
Tadenan

【作用与用途】 抑制成纤维细胞的增生,因而抑制前列腺中纤维组织的增生,同时能抑制膀胱壁纤维化,改善膀胱壁弹性,对膀胱功能具有保护作用,还具有抗水肿作用。用于良性前列腺增生引起的排尿障碍。

【用法与用量】 口服:每日早、晚饭前各服1粒。

【不良反应与注意事项】 用药期间需进行前列腺常规检查。本药不能替代必要的外科手术。

【制剂与规格】 胶囊:50 mg/粒。

枸橼酸西地那非(万艾可)
Sildenafil Citrate

【作用与用途】 西地那非可以高选择性地抑制人体内5型磷酸二酯酶(PDE_5)活性,PDE_5在阴茎海绵体内表达水平极高,而在人体其他组织和器官中则表达较低。服用西地那非后,阴茎海绵体血管平滑肌在药物的作用下舒张,血液流量增加,海绵体充血,阴茎勃起,从而产生对阴茎勃起功能障碍的治疗作用。主要适应证为阴茎勃起功能障碍。

【体内过程】 西地那非吸收迅速,口服后血药浓度迅速达到峰值,生物利用度40%,经肝脏代谢,西地那非及其代谢产物的消除半衰期约4小时。空腹状态给予25～100 mg时,约1小时内达最大血浆浓度(C_{max})127～560 ng/ml。西地那非或它的主要代谢产物N-去甲基代谢产物(N-desmethyl)对PDE_5选择性强度约为50%,蛋白结合率为96%。在总西地那非最大血浆浓度时,游离西地那非C_{max}是22 ng/ml。口服或静脉给药后,西地那非主要以代谢产物的形式从粪便中排泄(约为口服剂量的80%),一小部分从尿中排泄(约为口服剂量的13%)。肾脏功能轻度和中度不全者,其对西地那非的药时曲线没有显著影响,重度肾功能不全服用西地那非后其血浆清除率会降低。

【用法与用量】 口服:对大多数患者,推荐剂量为50 mg,在性活动前约1小时服用,或在性活动前0.5～4小时内的任何时候服用均可。基于药效和耐受性,剂量可增加至100 mg(最大推荐剂量)或降低至25 mg。每日最多服用1次。年龄65岁以上、肝脏受损、重度肾损害者的起始剂量以25 mg为宜。同时服用强效细胞色素P_{450} 3A4抑制剂、红霉素、沙奎那韦者的起始剂量以25 mg为宜。建议服用利托那韦的患者,每48小时内用药剂量最多不超过25 mg。

【不良反应与注意事项】 头痛、潮红、消化不良、鼻塞及视觉异常等。视觉异常为轻度和一过性的,主要表现为视物色淡、光感增强或视物模糊。在任何情况下,联合给予西地那非和有机硝酸酯类或提供NO类药物(如硝普钠)均属禁忌。以下患者慎用西地那非:阴茎解剖畸形(如阴茎偏曲、海绵体纤维化、Peyronie 病),易引起阴茎异常勃起的疾病(如镰状细胞性贫血、多发性骨髓瘤、白血病)。其他治疗勃起功能障碍的方法与本品合用的安全性和有效性尚未研究,不推荐联合使用。在已有心血管危险因素存在时,用药后性活动有发生非致命性/致命性心脏事件的危险。在性活动开始时如出现心绞痛、头昏、恶心等症状,须终止性活动。国外批准本品上市后,有少量勃起时间延长(超过 4 小时)和异常勃起(痛性勃起超过 6 小时)的报告。如持续勃起超过 4 小时,患者应立即就诊。对西地那非(万艾可)中任何成分过敏的患者禁用。

【制剂与规格】 片剂:25 mg、50 mg、100 mg。

非那吡啶(怡度)
Phenazopyridine

【作用与用途】 对尿道黏膜有局麻止痛作用。口服后以原形从尿液排出,尿液中的药物可直接作用于泌尿道黏膜并发挥止痛作用。用以缓解尿路感染或刺激引起的泌尿道疼痛、尿道口烧灼感、尿急、尿频等不适症状。

【体内过程】 盐酸非那吡啶口服吸收迅速,主要经肾脏排出,24 小时内排出 80%,其中大部分是原形物的形式,占 45%。本品在体内的主要代谢产物为 5-羟基非那吡啶,也随尿液排出。本品及其代谢产物是否经乳汁代谢尚未确定。

【用法与用量】 成人:口服,饭后服用。一次 0.1 ~ 0.2 g(一次 1 ~ 2 粒),一日 3 次。连续服用本品一般不得超过 2 天以上。在治疗尿道感染时,应与抗菌药物联合给药。

【不良反应与注意事项】 胃肠不适、头痛、皮疹。曾报道出现贫血、中性粒细胞减少症、血小板减少症、肾结石及肾毒性反应。有报道偶尔出现肝功能异常、溶血性贫血、高铁血红蛋白血症和急性肾衰竭。不要长期使用本品治疗未经诊断的尿道疼痛。因本品会掩盖病情,可能延误诊断。给药期间本品会使尿液变为橙红色,停药后橙红色即可消失。如果本品服药时在口腔中含服过久,也有可能造成牙齿变色。如出现皮肤和眼结膜黄染,应立即停药,并检查肾功能。本品可能会引起胃肠不适,应饭后服用。肝损伤患者、葡萄糖-6-磷酸脱氢酶(G-6-PD)缺乏症患者慎用本品。本品对某些实验室检查指标会有影响。对本品成分过敏患者禁用。肾功能不全、肾小球性肾炎、尿毒症及严重的肝炎患者禁用。孕妇及哺乳期妇女、儿童、老年人慎用。

【制剂与规格】 胶囊剂:0.1 g。

升压药及抗休克药

肾上腺素
Hydrochlaride

见平喘药“肾上腺素”。

重酒石酸去甲肾上腺素
Noradrenaline Bitartrate

【作用与用途】 本品为肾上腺素受体激动药，是强烈的 α 受体激动药，同时也激动 β 受体。通过 α 受体激动，可引起血管极度收缩，使血压升高，冠状动脉血流增加；通过 β 受体的激动，使心肌收缩加强，心排出量增加。用量按每分钟 0.4 μg/kg 时，β 受体激动为主；用较大剂量时，以 α 受体激动为主。

用于治疗急性心肌梗死、体外循环等引起的低血压；对血容量不足所致的休克、低血压或嗜铬细胞瘤切除术后的低血压，本品作为急救时补充血容量的辅助治疗，以使血压回升，暂时维持脑与冠状动脉灌注，直到补充血容量治疗发生作用；也可用于椎管内阻滞时的低血压及心跳骤停复苏后血压维持。

【体内过程】 皮下注射后吸收差，且易发生局部组织坏死。临床上一般采用静脉滴注，静脉给药后起效迅速，停止滴注后作用时效维持 1 ~ 2 分钟，主要在肝内代谢成无活性的代谢产物。经肾排泄，仅微量以原形排泄。

【用法与用量】 用 5% 葡萄糖注射液或葡萄糖氯化钠注射液稀释后静脉滴注。成人常用量：开始以 8 ~ 12 μg/min 速度滴注，调整滴速以达到血压升到理想水平；维持量为 2 ~ 4 μg/min。在必要时可按医嘱超越上述剂量，但需注意保持或补足血容量。小儿常用量：开始按体重以 0.02 ~ 0.1 μg/(kg · min) 速度滴注，按需要调节滴速。

【不良反应与注意事项】 抢救时，长时间持续使用本品或其他血管收缩药，重要器官如心、肾等将因毛细血管灌注不良而受到影响，甚至导致不可逆性休克，需注意。高血压、动脉硬化、无尿患者忌用。不宜与偏碱性药物如磺胺嘧啶钠、氨茶碱等配伍注射，以免失效；在碱性溶液中如与含铁离子杂质的药物（如谷氨酸钠、乳酸钠等）相遇，则变紫色，并降低升压作用。浓度高时，注射局部和周围发生反应性血管痉挛、局部皮肤苍白，时久可引起缺血性坏死，故滴注以前应对受压部位（如臀部）采取措施，减轻压迫（如垫棉垫）。如一旦发现坏死，除使用血管扩张剂外，应尽快热敷，并给予普鲁卡因大剂量封闭。小儿应选用粗大静脉注射，并需更换注射部位。静脉给药时，必须防止药液漏出血管外。用药当中需随时测量血压，调整给药速度，使血压保持在正常范围内。其他参见肾上腺素。

【制剂与规格】 重酒石酸去甲肾

上腺素注射液：1 ml：2 mg、2 ml：10 mg。

盐酸麻黄碱
Ephedrine Hydrochloride

【作用与用途】 本品可直接激动肾上腺素受体，也可通过促使肾上腺素能神经末梢释放去甲肾上腺素而间接激动肾上腺素受体，对α和β受体均有激动作用。可舒张支气管并收缩局部血管，其作用时间较长；加强心肌收缩力，增加心输出量，使静脉回心血量充分；有较肾上腺素更强的兴奋中枢神经作用。

本品片剂可用于慢性低血压症；缓解荨麻疹和血管神经性水肿等过敏反应。也可缓解支气管哮喘的发作，现倾向少用。

注射剂用于蛛网膜下腔麻醉或硬膜外麻醉引起的低血压症及慢性低血压症。

【体内过程】 口服很快被吸收，皮下注射吸收比口服快可通过血脑屏障进入脑脊液。口服15～60分钟起效，持续作用3～5小时。当尿pH为5时 $t_{1/2}$ 约3小时，尿pH值为6.3时约6小时。吸收后仅有少量经脱胺氧化，大部分以原形自尿排出。肌内注射或皮下注射很快被吸收，可通过血脑屏障进入脑脊液。吸收后仅有少量经脱胺氧化，大部分以原形自尿排出。

【用法与用量】 慢性低血压：每次口服25～50 mg，每日2～3次。支气管哮喘：口服常用量，成人每次15～30 mg，每日3次；极量：成人口服每次60 mg，每日150 mg。注射剂常用量：皮下或肌内注射每次15～30 mg，每日3次；极量：皮下或肌内注射每次60 mg，每日150 mg。

【不良反应与注意事项】 对前列腺肥大者可引起排尿困难；大剂量或长期使用可引起精神兴奋、震颤、焦虑、失眠、心痛、心悸、心动过速等。甲状腺功能亢进、高血压、动脉硬化、心绞痛等患者禁用。

【制剂与规格】 盐酸麻黄碱片：15 mg、25 mg、30 mg；盐酸麻黄碱注射液：1 ml：30 mg。

重酒石酸间羟胺
Metaraminol Bitartrate

【作用与用途】 本品主要作用于α受体，直接兴奋α受体，较去甲肾上腺素作用为弱但较持久，对心血管的作用与去甲肾上腺素相似。能收缩血管，持续地升高收缩压和舒张压，也可增强心肌收缩力，正常人心输出量变化不大，但能使休克患者的心输出量增加。对心脏的兴奋不很显著，很少引起心律失常，无中枢神经兴奋作用。由于其升压作用可靠，维持时间较长，较少引起心悸或尿量减少等反应。连续给药时，因本品间接在肾上腺素神经囊泡中取代递质，可使递质减少，内在效应减弱，故不能突然停药，以免发生低血压反跳。防治椎管内阻滞麻醉时发生的急性低血压；由于出血、药物过敏、手术并发症及脑外伤或脑肿瘤合并休克而发生的低血压本品可用于辅助性对症治疗；也可用于心源性休克或败血症所致的低血压。

【体内过程】 本品的人体药代动力学参数尚缺乏研究。肌内注射10分钟或皮下注射5～20分钟后血压升高，持续约1小时；静脉注射1～2分钟起效，持续约20分钟。不被单胺氧化酶破坏，作用较久。主要在肝内代谢，代谢物多经胆汁和尿排出。

【用法与用量】 成人用量：肌内或皮下注射：每次2～10 mg（以间羟胺计），由于最大效应不是立即显现，在重复用药前对初始量效应至少应观察10分钟；静脉注射：初量0.5～5 mg，继而静脉滴注，用于重症休克；静脉滴注：将间羟胺15～100 mg加入5%葡萄糖液或氯化钠注射液500 ml中滴注，调节滴速以维持合适的血压。成人极量每次100 mg（每分钟0.3～0.4 mg）。小儿用量：肌内或皮下注射：按0.1 mg/kg，用于严重休克；静脉滴注0.4 mg/kg或按体表面积12 mg/m^2，用氯化钠注射液稀释至每25 ml中含间羟胺1 mg的溶液，滴速以维持合适的血压水平为度。配制后应于24小时内用完，滴注液中不得加入其他难溶于酸性溶液配伍禁忌的药物。

【不良反应与注意事项】 心律失常的发生率随用量及患者的敏感性而异；升压反应过快过猛可致急性肺水肿、心律失常、心跳停顿；过量的表现为抽搐、严重高血压、严重心律失常，此时应立即停药观察，血压过高者可用5～10 mg酚妥拉明静脉注射，必要时可重复；静脉滴注时药液外溢，可引起局部血管严重收缩，导致组织坏死糜烂或红肿硬结形成脓肿；长期使用骤然停药时可能发生低血压。甲状腺功能亢进、高血压、冠心病、充血性心力衰竭、糖尿病患者和疟疾病史者慎用。血容量不足者应先纠正后再用本品。

【制剂与规格】 重酒石酸间羟胺注射液：1 ml：10 mg间羟胺（相当于重酒石酸间羟胺19 mg）、5 ml：50 mg间羟胺（相当于重酒石酸间羟胺95 mg）。

米多君（管通）
Midodrine（Gutron）

【作用与用途】 本品在体内形成活性代谢物-脱甘氨酸米多君，后者为α_1肾上腺素受体激动剂，可通过兴奋动脉和静脉α肾上腺素受体而使血管收缩，进而升高血压。脱甘氨酸米多君不会激动心脏β-肾上腺素受体，且基本不能透过血-脑屏障，因而不会影响中枢神经系统的功能。用于下肢静脉充血时血循环体位性功能失调而造成的低血压；外科术后、产后失血、气候变化以及晨间起床后疲乏所致的低血压症等；女性压力尿失禁。

【体内过程】 本品是一种前体药物，口服米多君后的药物作用取决于其活性代谢产物——脱甘氨酸米多君的体内浓度。本品口服后吸收迅速，血中前体药物达峰时间约30分钟，半衰期约25分钟；米多君肾脏排泄量极少。脱甘氨酸米多君的肾脏清除率约为385 ml/min，约80%通过肾小管的主动分泌功能排泄。

【用法与用量】 低血压：根据患

者自主神经的张力和反应性进行治疗并作相应调整。建议用以下剂量：成人和青少年（12 岁以上）：开始剂量 2.5 mg(1 片)，每日 2 ~ 3 次。根据患者的反应和对此药的耐受能力，可间隔 3 ~ 4 天增加 1 次剂量，达到每次 10 mg，每日 3 次。由于有引起卧位高血压的危险，本品仅在初次治疗后症状明显改善的患者中使用，并应经常监测卧位和立位血压变化，如卧位血压过分升高，应停止使用本品。尿失禁：成人每次 2.5 ~ 5 mg(1 ~ 2 片)，每日 2 ~ 3 次，通常每天剂量不超过 10 mg。为防止卧位高血压，不应在晚餐后或就寝前 4 小时内服用盐酸米多君片。

【不良反应与注意事项】 常见的不良反应有：卧位和坐位时的高血压，主要发生于头皮的感觉异常和瘙痒，皮肤竖毛反应(鸡皮疙瘩)，寒战，尿失禁，尿潴留和尿频。少见的不良反应有：头痛、头胀、面部血管扩张、脸红、思维错乱、口干、神经质/焦虑及皮疹。偶发的不良反应有：视野缺损、眩晕、皮肤过敏、失眠、嗜睡、多形性红斑、口疮、皮肤干燥、排尿障碍、乏力、背痛、心口灼热；恶心、胃肠不适、胃肠胀气及腿痛性痉挛。

【制剂与规格】 片剂：2.5 mg。

美芬丁胺(恢压敏，甲苯丁胺)

Mephentermine

【作用与用途】 适用于治疗心源性休克及严重内科疾病所引起的低血压；也可用于麻醉后的低血压和消除鼻黏膜充血等，其应用范围与其他升压药相同。

【用法与用量】 肌内注射：每次 15 ~ 20 mg。静脉注射：每次 15 ~ 20 mg，注入宜缓慢。静脉滴注：于 5% ~10% 葡萄糖溶液 100 ml 加入 15 ~30 ml，视血压变动可酌情增减剂量。开始时一般为 30 ~ 50 滴/min，待血压稳定后即减为 16 ~ 20 滴/min。口服：每次 12.5 ~ 25 mg，每日 2 ~ 3 次。滴鼻：用 0.5% 溶液。

【不良反应与注意事项】 出血性低血压、高血压、甲状腺功能亢进的患者及 2 周内用过单胺氧化酶抑制剂者忌用。重复应用，可产生耐受性。本品作用较弱，且过量能抑制心脏，现已少用于临床。

【制剂与规格】 美芬丁胺注射液：20 mg (1 ml)；美芬丁胺片剂：12.5 mg。

盐酸去氧肾上腺素

Phenylephrine Hydrochloride

【作用与用途】 本品为 α 肾上腺素受体激动药，为直接作用于受体的拟交感胺类药，但有时也间接通过促进去甲肾上腺素自贮存部位释放而生效。作用于 α 受体(尤其皮肤、黏膜、内脏等处)，引起血管收缩，外周阻力增加，使收缩压及舒张压均升高。随血压升高可激发迷走神经反射，使心率减慢，由此可治疗室上性心动过速。本品收缩血管的作用比肾上腺素或麻黄碱为长，治疗剂量很少引起中枢神经系统兴奋作用；本品可使肾、内脏、皮肤及肢体血流减少，但冠状动脉血流增加。作为血管收缩剂加入局麻药液可减慢后者的吸收，从而局限局麻的范围并延长其时效。用于治疗休克及麻醉时维持血压。也用于治疗室上性心动过速。

【体内过程】 在胃肠道和肝脏内被单胺氧化酶降解，不宜口服。皮下注射，升压作用10～15分钟起效，持续50～60分钟；肌内注射一般也是10～15分钟起效，持续30～120分钟；静脉注射立即起效，持续15～20分钟。

【用法与用量】 成人常用量：血管收缩：局麻药液中每20 ml可加本品1 mg，达到1∶20 000浓度；蛛网膜下腔阻滞时，每2～3 ml达到1∶1 000浓度。升高血压：轻或中度低血压，肌内注射2～5 mg，再次给药间隔不短于10～15分钟，静脉注射每次0.2 mg，按需每隔10～15分钟给药1次。阵发性室上性心动过速：初量静脉注射0.5 mg，20～30秒钟内注入，以后用量递增，每次加药量不超过0.1～0.2 mg，1次量以1 mg为限。严重低血压和休克（包括与药物有关的低血压）：可静脉给药，5%葡萄糖注射液或0.9%氯化钠注射液每500 ml中加本品10 mg（1∶50 000浓度），开始时滴速为100～180滴/min，血压稳定后递减至40～60滴/min，必要时浓度可加倍，滴速则根据血压而调节。为了预防蛛网膜下腔阻滞期间出现低血压，可在阻滞前3～4分钟肌内注射本品2～3 mg。

【不良反应与注意事项】 胸部不适或疼痛、眩晕、易激怒、震颤、呼吸困难、虚弱等，一般少见，但持续存在时需注意。持续头痛以及异常心率缓慢、呕吐、头胀或手足麻刺痛感，提示血压过高而逾量应立即重视，调整用药量；反射性心动过缓可用阿托品纠正，其他逾量表现可用α受体阻滞剂如酚妥拉明治疗。静脉注射给药治疗阵发性心动过速时常出现心率加快或不规则，提示过量。高血压、冠状动脉硬化、甲亢、糖尿病、心肌梗死者禁用，近2周内用过单胺氧化酶抑制剂者禁用。

【制剂与规格】 盐酸去氧肾上腺素注射剂：1 ml∶10 mg。

甲氧明（甲氧胺，美速克新命）
Methoxamine

【作用与用途】 常用于外科手术，以维持或恢复动脉压，尤其适用于脊椎麻醉所造成的血压降低。又用于大出血、创伤及外科手术所引起的低血压，心肌梗死所致的休克以及室上性心动过速。

【体内过程】 本品升压作用迅速，静脉注射后1～2分钟起效，维持时间约1小时，肌内注射后15～20分钟起效，持续约1.5小时。

【用法与用量】 一般情况下采用肌内注射，每次10～20 mg，每0.5～2小时1次。对急症患者采用静脉注射或静脉滴注。对急症患者或收缩压降至8 kPa（60 mmHg），甚至更低的患者，缓慢静脉注射5～10 mg，注意1次量不超过 10 mg，并严密观察血压变动。静脉注射后，继续肌内注射 15 mg，以维持较长药效。对室上性心动过速患者，用 10～20 mg，以 5% 葡萄糖液100 ml稀释，作静脉滴注。也可用 10 mg加入 5%～10% 葡萄糖液 20 ml 中缓缓静脉注射。注射时应观察心率及血压变化，当心率突然减慢时，应停注。对处理心肌梗死的休克患者，开始肌内注射 15 mg，接着静脉滴注，静脉滴注液为 5%～10% 葡萄糖溶液 500 ml（内含本品 60 mg），滴速应随血压反应而调整，不宜超过 20 滴/min。

【不良反应与注意事项】 大剂量可引起头痛、呕吐和心动过速。偶可引起少尿或无尿。甲状腺功能亢进及严重高血压患者禁用。可引起肾血管痉挛，大剂量时偶可产生持续性血压过高，伴有头痛、心动过速、毛发竖立、恶心、呕吐等不良反应。不宜与三环类抗抑郁药并用。2 周内曾用过单胺氧化酶抑制剂者忌用。与麦角胺、催产素并用，可使血压剧烈增高。

【制剂与规格】 甲氧明注射液：1 ml:20 mg。

盐酸多巴胺

Dopamine Hydrochloride

见强心药“盐酸多巴胺”。

多巴酚丁胺

Dobutamine

见强心药“多巴酚丁胺”。

血管紧张素Ⅱ（增压素）

AngiotensinⅡ

【作用与用途】 用于外伤或手术后休克和全身麻醉或腰麻时所致的低血压症等。

【用法与用量】 静脉滴注：每次 1～1.25 mg，溶解于 5% 葡萄糖液或等渗盐水 500 ml 中，滴速一般为 3～10 μg/min。应经常测定血压，随时调整滴速。

【不良反应与注意事项】 停用时，剂量需逐渐减少，不宜突然停药。对于由失血过多引起的低血压，应同时补充血容量。不能与血液、血浆混合滴注。有时可引起眩晕、头痛，偶可引起心绞痛。心功能不全患者慎用。

【制剂与规格】 注射剂：每支 1 mg。

盐酸异丙肾上腺素

Isoprenaline Hydrochloride

见平喘药“盐酸异丙肾上腺素”。

抗消化性溃疡及制酸、解痉药

氢氧化铝
Aluminium Hydroxide

【作用与用途】 对胃酸的分泌无直接影响，对胃内已存在的胃酸起中和或缓冲的化学反应，可导致胃内 pH 值升高，从而使胃酸过多的症状得以缓解。其中和酸的能力比含镁制剂和碳酸钙为低，而比碳酸铝、碳酸双羟铝钠为高。另外，铝离子在肠内与磷酸盐结合成不溶解的磷酸铝自粪便排出。用于缓解胃酸过多而合并的反酸等症状，适用于胃和十二指肠溃疡病，及反流性食管炎的治疗；与钙剂和维生素 D 合用时可治疗新生儿低钙血症(手足搐搦症)。尿毒症患者服用大剂量氢氧化铝可减少磷酸盐的吸收，减轻酸血症。

【体内过程】 极少量的本品在胃内转变成可溶性的氯化铝被吸收，并从尿中排泄，大部分铝离子在肠内结合成不溶解的铝盐如：磷酸盐、碳酸盐及脂肪酸盐，自粪便排出。本品起效缓慢，在胃内作用时效的长短与胃排空快慢有关。空腹服药作用可持续 20～30 分钟，餐后 1～2 小时服药时效可能延长到 3 小时。

【用法与用量】 成人：口服，每次 0.6～0.9 g(每次 2～3 片)，每日 3 次，餐前 1 小时服。

【不良反应与注意事项】 可引起恶心、呕吐、便秘等症状，长期大剂量服用，可致严重便秘，甚至粪结块引起肠梗阻；老年人长期服用，可影响肠道吸收磷酸盐，可导致骨质疏松，铝盐吸收后沉积于脑，可引起老年性痴呆；肾衰竭患者长期服用可引起骨软化、脑病、痴呆及小细胞性贫血等，特别是对接受血液透析的患者，可产生透析性痴呆，表现为肌肉疼痛抽搐、神经质或烦躁不安、味觉异常、呼吸变慢以及极度疲乏无力等症状；阑尾炎或急腹症时，服用氢氧化铝可使病情加重，可增加阑尾穿孔的危险；溃疡大出血时，氢氧化铝可与血液结成胶块，有阻塞肠腔引起肠梗阻的报道；长期服用时可导致血清磷酸盐浓度下降，磷自骨内移出，影响骨质的形成，应在饮食中酌加磷酸盐；低磷血症患者、骨折患者不宜服用本品，氢氧化铝用量大时可吸附胆盐，因而减少脂溶性维生素的吸收，特别是维生素 A；肾功能不全者慎用。服药 1～2 小时内应避免摄入其他药物，因可能与氢氧化铝结合而降低吸收率，影响疗效。

【制剂与规格】 片剂：0.3 g。

复方氢氧化铝(胃舒平片)
Compound Aluminium Hydroxide

【作用与用途】 药理作用同氢氧化铝，并有轻度抑制胃腺分泌及解痉作用。临床用途同奥美拉唑。

【用法与用量】 每次 2～4 片，每日3～4 次，饭前半小时或胃痛发作时嚼碎后服。

【不良反应与注意事项】 同氢氧化铝。

【制剂与规格】 片剂：每片含干燥氢氧化铝凝胶 0.245 g 及三硅酸镁 0.105 g，颠茄浸膏 0.0026 g。

复方铝酸铋

Compound Bismuth Aluminate

【作用与用途】 黏膜保护作用：本品口服之后在胃黏膜形成铋肽复合物，在胃黏膜形成一层保护膜，从而防止胃酸和胃蛋白酶对胃黏膜的侵蚀与破坏从而促进黏膜再生与溃疡的愈合。中和胃酸的作用：碳酸氢钠和碳酸镁可以中和部分胃酸。可以消除大便秘结和胃肠胀气。用于胃及十二指肠溃疡、慢性浅表性胃炎、十二指肠球炎、胃酸过多、消化不良、胃灼热及胃痉挛的对症治疗。

【用法与用量】 口服：成人：片剂每日 3 次，每次 1～2 片，饭后嚼碎服。疗程为 1～3 个月；以后可减量维持，防止复发。胶囊每次 3～6 粒，每日 3 次，饭后用水送服。颗粒剂 3 次/d，温水冲服（饭后）。

【不良反应与注意事项】 少数患者恶心和腹泻，停药之后消失。本品不宜同时服用四环素类药物，因本品干扰后者的吸收。服药期间，避免饮酒和过分油腻的饮食。

【制剂与规格】 片剂：每片含铝酸铋 200 mg，甘草浸膏粉 300 mg，重质碳酸镁 400 mg，碳酸氢钠 200 mg，弗朗鼠李皮 25 mg，茴香 10 mg；胶囊剂：每粒含铝酸铋 66.7 mg，重质碳酸镁 133.3 mg，碳酸氢钠 66.7 mg，甘草浸膏粉 100 mg，弗朗鼠李皮 8.3 mg，茴香粉 3.3 mg；颗粒剂：1.3 g/袋。

硫糖铝（胃溃宁）

Sucralfate

【作用与用途】 本品是胃黏膜保护剂。在酸性环境下，可解离出硫酸蔗糖复合离子，复合离子聚合成不溶性的带负电荷的胶体，能与溃疡或炎症处带正电荷的蛋白质渗出物相结合，形成一层保护膜，促进溃疡的愈合；硫糖铝还具有吸附胃蛋白酶，中和胃酸、胆汁酸的作用，并能促进内源性前列腺素 E 的合成以及吸附表皮生长因子，使之在溃疡或炎症处浓集，有利于黏膜再生。用于治疗胃、十二指肠溃疡及胃炎。

【体内过程】 本品口服后可释放出铝离子和硫酸蔗糖复合离子，其中约 5% 被胃肠道吸收，以双糖硫酸盐形式自尿中排出，其余随粪便排出，作用持续时间约 5 小时。

【用法与用量】 硫糖铝片：成人口服，每次 1 g，每日 4 次，饭前 1 小时及睡前空腹嚼碎服用。小儿遵医嘱。硫糖铝混悬液：口服每次 5～10 ml（1～2 g），每日 2～4 次，疗程 4～6 周，或遵医嘱。

【不良反应与注意事项】 较常见的是便秘，个别患者可出现口干、恶心、皮疹、胃痉挛等，发生胃痉挛时可与适当的抗胆碱能药物合用。本品须空腹时服用，嚼碎与唾液搅和或研成粉末后服下能发挥最大疗效。短期治疗即可使溃疡完全愈合,但愈合后仍可能复发。对严重十二指肠溃疡效果差。应配合内窥镜或X线检查观察溃疡愈合情况。如必须与制酸药合用,制酸药应在硫糖铝服后1小时给予。长期大剂量服用,可能会造成体液中磷的缺乏,因此甲状腺功能亢进、佝偻病等低磷血症患者不宜长期服用。连续应用不宜超过8周。孕妇及哺乳期妇女应慎用。

【制剂与规格】 片剂:0.25 g、0.5 g;混悬液:5 ml:1 g、10 ml:1 g、200 ml:20 g、200 ml:40 g。

丁溴酸东莨菪碱
Scopolamine Butylbromide

【作用与用途】 本品为解痉药,系外周抗胆碱药。对平滑肌具有解痉作用,并有阻断神经节和神经肌肉接头作用,但对中枢的作用较弱。能选择性地缓解胃肠道、胆管及泌尿道平滑肌肌挛和抑制其蠕动,而对心脏、瞳孔及唾液腺的影响较小,且很少出现类似阿托品引起的中枢神经兴奋、扩瞳、抑制唾液分泌等副反应。用于胃、十二指肠、结肠内窥镜检查的术前准备,内窥镜逆行胰胆管造影和胃、十二指肠、结肠的气钡低张造影或腹部CT扫描的术前准备,可有效地减少胃肠道蠕动,使检查结果满意,图像清晰,成功率高。也用于治疗各种病因引起的胃肠道痉挛、胆绞痛、肾绞痛或胃肠道蠕动亢进等,疗效确切。

【体内过程】 本品口服不易吸收,肌内注射或静脉注射后吸收迅速,一般在3~5分钟内即可产生药效,维持时间2~6小时。

【用法与用量】 成人常用量:肌内注射或静脉注射:每次20~40 mg,或每次用20 mg,间隔20~30分钟后再用20 mg;可用0.9%的氯化钠注射液或葡萄糖注射液溶解后滴注。口服:成人每次10~20 mg,每日3次;或每次10 mg,每日3~5次;小儿每日0.4 mg/kg,分4次口服。

【不良反应与注意事项】 可出现口渴、视力调节障碍、嗜睡、心悸、面部潮红、恶心、呕吐、眩晕、头痛、心率加快等反应。严重心脏病、器质性幽门狭窄或麻痹性肠梗阻患者禁用;青光眼、前列腺肥大患者慎用。本品应用出现过敏反应时应停药;本品不宜用于胃溃疡患者,因之导致胃排空减慢,胃内容物淤积,会加重胃溃疡的症状;禁与碱、碘及鞣酸配伍。

【制剂与规格】 注射剂:1 ml:20 mg;胶囊剂:10 mg。

消旋山莨菪碱
Raceanisodamine

【作用与用途】 具有外周抗M胆碱受体作用,能解除乙酰胆碱所致的平滑肌痉挛。对胃肠道平滑肌有松弛作用,并抑制其蠕动,作用较阿托品稍弱,其抑制消化道腺体分泌作用为阿托品的1/10。抑制唾液腺分泌及扩瞳作用较弱,为阿托品的1/20~1/10。能解除微血管痉挛,改善微循环。因不易通过血脑脊液屏障,故中枢作用亦弱于阿托品。临床主要用于解除平滑肌痉挛、胃肠绞痛、胆道痉挛以及有机磷中毒等。

【体内过程】 口服吸收较差，大鼠口服24小时后大部分留在胃肠道，尿中量少。人口服后尿中药量约为用药量的2%，近90%的药出现于大便中。长期应用无蓄积作用。大鼠静脉注射后15分钟，肾中浓度最高，30分钟胰中浓度高，肾、心、肺、脾、肝次之，脑、血浆中浓度低。静脉注射后1～2分钟起效，很快自肾排出，$t_{1/2}$约40分钟。

【用法与用量】 口服，成人每次5～10 mg，每日3次，小儿每次0.1～0.2 mg/kg，每日3次。注射：常用量：成人每次肌内注射5～10 mg，小儿0.1～0.2 mg/kg，每日1～2次。抗休克及有机磷中毒：静脉注射，成人每次10～40 mg，小儿每次0.3～2 mg/kg，必要时每隔10～30分钟重复给药，也可增加剂量。病情好转后应逐渐延长给药间隔，至停药。

【不良反应与注意事项】 常见的有：口干、面红、视物模糊等；少见的有：心跳加快、排尿困难等；上述症状多在1～3小时内消失。用量过大时可出现阿托品样中毒症状。颅内压增高、脑出血急性期、青光眼、幽门梗阻、肠梗阻及前列腺肥大者禁用。反流性食管炎、重症溃疡性结肠炎慎用。与金刚烷胺、吩噻嗪类药、三环类抗抑郁药、扑米酮、普鲁卡因胺及其他抗胆碱药合用，可使不良反应增加。与单胺氧化酶制剂（包括呋喃唑酮和甲基苄肼）配伍用，可加强抗毒蕈碱作用的副作用。

【制剂与规格】 片剂：5 mg、10 mg；注射剂：1 ml:2 mg、1 ml:5 mg、1 ml:10 mg、1 ml:20 mg。

溴丙胺太林（普鲁本辛）
Propantheline Bromide

【作用与用途】 本品能选择性地缓解胃肠道平滑肌痉挛，作用较强、较持久。用于胃肠痉挛性疼痛。

【体内过程】 口服量的50%在胃肠道经水解吸收，50%在肝脏代谢。$t_{1/2}$为9小时，作用时效可持续6小时。本品经肾随尿排泄，70%为代谢产物。

【用法与用量】 口服。成人每次1片，疼痛时服。必要时4小时后可重复1次。

【不良反应与注意事项】 常见口干、面红、视力模糊、尿潴留、便秘、头痛、心悸等，减量或停药后可消失。心脏病、肝功能损害、高血压、呼吸道疾病等患者、孕妇及老人慎用。出血性疾病及术前、尿潴留、前列腺肥大、青光眼患者及哺乳期妇女禁用。

【制剂与规格】 片剂：15 mg。

胶体果胶铋
Colloidal Bismuth Pectin

【作用与用途】 本品为胃肠黏膜保护药。口服后在胃液内形成胶体性能甚佳的溶胶，与溃疡面及炎症表面有很强的亲和力，能形成有效的保护膜，隔离胃酸，保护受损的黏膜，并刺激胃肠黏膜上皮细胞分泌黏液，促进上皮细胞自身修复。本品对受损黏膜的黏附性甚佳。本品尚能杀灭胃幽门螺杆菌。适用于治疗消化性溃疡，特别是幽门螺杆菌相关性溃疡，亦可用于慢性浅表性和萎缩性胃炎。

【体内过程】 本品口服后在肠道吸收甚微，血药浓度与尿药浓度极低，绝大部分本品随粪便排出体外。痕量的铋吸收后主要分布于肝、肾等组织中，以肾脏居多，主要通过肾排泄。

【用法与用量】 口服。每次3粒，每日4次，分别于3餐前1小时及临睡时服用，4周为1个疗程。

【不良反应与注意事项】 偶可出现恶心、便秘等消化道症状。本品使用1个疗程后，症状未缓解或消失请咨询医师。服药期间若出现黑褐色无光泽大便但无其他不适，为正常现象。停药1~2天后粪便色泽可转为正常。服用本品期间不得服用其他铋制剂，且不宜大剂量长期服用。对本品过敏及肾功能不全者、孕妇、哺乳期妇女禁用。

【制剂与规格】 胶囊剂：50 mg（以Bi计算）。

铝碳酸镁（达喜）

Hydrotalcite

【作用与用途】 本品为抗酸与胃黏膜保护类药品，具有独特的大分子层状网络结构，能迅速改善或缓解胃酸过多引起的各种病症。能迅速中和胃酸，可逆性结合胆酸，并保持胃内pH 3~5最佳的治疗生理环境。持续阻止胃蛋白酶和胆酸对胃的损伤。增强胃黏膜保护因子作用，促进病变部位更快更好地痊愈。用于胃及十二指肠溃疡，急慢性胃炎，胆汁反流性胃炎，食管炎，以及非溃疡性消化不良。症见胃灼痛、反酸、烧心、饱胀、早饱、恶心、呕吐等。

【体内过程】 本品为不溶于水的结晶性粉末，呈层状网络结构，口服之后不被胃肠道吸收。临床研究表明，服用本品之后，体内无各种成分的蓄积，在服用28天（每天6 g）时，血清中的铝、镁、钙和其他矿物质仍在正常范围。

【用法与用量】 口服。成人，片剂：每次0.5~1 g；咀嚼片：每次0.5~1 g；混悬液：每次5~10 ml。均为每日3次，餐后1~2小时及睡前服用。

【不良反应与注意事项】 大剂量服用可导致胃肠道不适，软糊状大便。当药品外观性状发生改变时禁止服用；严重心肾功能不全，高镁、高钙血症者慎用。

【制剂与规格】 片剂：500 mg；混悬剂：20 g/200 ml；咀嚼片：500 mg。

溴甲贝那替秦

Methylbenactyzine Bromide

【作用与用途】 抗胆碱药，有阿托品及罂粟碱样作用。本品具有解痉及抗胃酸分泌的作用，并能使胃肠功能趋于正常；本品尚可抑制汗腺分泌，故可用来治疗多汗症。用于胃及十二指肠溃疡、胆石绞痛、多汗症和胃酸过多症。

【用法与用量】 口服。每次10~

20 mg(1～2 片),每日 3 次,饭后服。剂量可视症状轻重进行调节,最大剂量每次不超过 30 mg(3 片),儿童根据年龄酌减。

【不良反应与注意事项】 服用后会有口干、排尿困难、瞳孔散大及便秘等不良反应,但时间很短,如症状较重可减少服药剂量,待症状减轻或消失后再恢复服用。青光眼、前列腺肥大、幽门狭窄、心功能不全、心律失常、肠胀气、尿潴留患者禁用。因消化性溃疡易复发,因此在胃、十二指肠溃疡症状消失后,宜继续以小剂量给药 2～3 个月。如果胃酸过多,宜于睡前再服药 1 次。

【制剂与规格】 片剂:10 mg。

氧化镁(煅制镁)
Magnesium Oxide

【作用与用途】 抗酸作用较碳酸氢钠强、缓慢而持久,不产生二氧化碳。与胃酸作用生成氯化镁,放出镁离子,刺激肠道蠕动,具有轻泻作用。用于伴有便秘的胃酸过多症、胃及十二指肠溃疡患者,对不伴便秘者,其轻泻作用可同服碳酸钙纠正。

【体内过程】 约有 10% 经肠道吸收。轻泻作用发生于服药后 2～8 小时。

【用法与用量】 抗酸:每次服 0.2～1 g,每日 3 次;缓下:每次可服 3 g,每日 3 次。

【不良反应与注意事项】 肾功能不全者服用本品可能产生滞留性中毒,如证实为高镁血症可静脉注射钙盐对抗。

【制剂与规格】 片剂:0.2 g。

碳酸钙
Calcium Carbonate

【作用与用途】 可中和或缓解胃酸,作用缓和而持久。近年来常用于胃与十二指肠溃疡病引起的胃酸过多,用于缓解由胃酸过多引起的上腹痛、反酸、烧心感和上腹不适等。作为钙补充剂,补充钙缺乏,防治骨质疏松症,肾功能衰竭时纠正低钙高磷血症。

【体内过程】 在胃酸的作用下转化为氯化钙,部分经肠道吸收,经肾脏排泄,尿中大部分钙经肾小管重吸收入血。本药口服后在碱性肠液的作用下约 85% 转化为不溶性钙盐,沉淀于肠黏膜表面,形成保护层,使肠黏膜对刺激的敏感性降低,产生便秘,最后不溶性钙盐自粪便排出体外。

【用法与用量】 口服。片剂:用于制酸:每次 0.5～1 g,3～4 次/d,空腹服用作用时间短,餐后 1 小时服及睡前服用可增加作用持续时间,维持中和胃酸效应达 3 小时以上。用于高磷血症:1.5 g/d,最高可用至 17 g/d,或与氢氧化铝合用。用于补钙:1～2.5 g/d,分两次服用。应同时服用维生素 D_3。混悬液:成人,饭后 1 小时服用,每次 10～20 ml,每天不超过 3 次。

【不良反应与注意事项】 可引起嗳气、便秘。肾功能失调、尿钙或血钙浓度过高者忌用。补充过量,可引起高钙血症、高尿钙症及影响肾功能,故不应超过每日推荐剂量。钙过量,可抑制肠道吸收铁、锌等其他重要矿物质。

【制剂与规格】 片剂:0.5 g(相当于元素钙 200 mg);混悬液:148 ml/瓶,每 5 ml 含 400 mg 碳酸钙。

复方碳酸钙咀嚼片

Compound Calcium Carbonate Chewable Tablets

【作用与用途】 本品由碳酸钙及重质碳酸镁组成,二者均为抗酸药,口服后能中和胃酸,使胃内容物 pH 值升高,从而缓解疼痛,减轻胃烧灼感以及反酸等症状,一次给药作用可维持 1 小时左右。用于因胃酸分泌过多引起的胃痛、胃烧灼感、反酸以及胃肠胀气。

【用法与用量】 含服或嚼碎服:一次 1~2 片,一日 2~3 次,也可在症状发作时服用。

【不良反应与注意事项】 偶有嗳气症状,大剂量长期服用可发生高钙血症。本品连续使用不得超过 7 天,症状未缓解请咨询医师或药师。儿童用量请咨询医师或药师。对本品过敏者禁用。服用洋地黄类药物时禁用本品。心肾功能不全者慎用。本品每片含有蔗糖 475 mg,糖尿病患者使用时应注意。本品不作为补钙剂使用。当本品性状发生改变时禁用。如服用过量或发生严重不良反应时应立即就医。儿童必须在成人监护下使用。本品如与含铝的抗酸药同用,则铝的吸收增多。如正在服用其他药品,服用本品前请咨询医师或药师。

【制剂与规格】 片剂:每片含碳酸钙 680 mg,重质碳酸镁 80 mg。

甲溴阿托品(胃疡平,胃乐平)

Atropine Methobromide

【作用与用途】 本品为季铵类抗胆碱药,药理作用与阿托品相似。有解除胃肠痉挛及抑制胃酸分泌的作用。主要用于胃及十二指肠溃疡、胃酸过多症、胃炎、慢性下痢、痉挛性大肠炎等。

【用法与用量】 口服:每日 4 次,每次 1~2 mg,饭后半小时及睡前半小时服用。必要时每日剂量可增至 12 mg。

【不良反应与注意事项】 本品对一般患者副作用少见,但敏感者往往出现瞳孔扩大、口渴、排尿困难、便秘等,减量后症状即逐渐消失。青光眼及泌尿系疾病患者忌用。

【制剂与规格】 片剂:1 mg、2 mg;纸片:每小格 1 mg。

哌仑西平(哌吡草酮,吡疡平,哌吡氮平)

Pirenzepine

【作用与用途】 用于治疗胃及十二指肠溃疡,能明显缓解患者疼痛,降低抗酸药用量。

【体内过程】 本品口服吸收良好,多分布于胃肠道、肝、肾、唾液腺等,$t_{1/2}$为 10~12 小时。在人体内吸收不完全,且几乎不被代谢。以原形经尿排泄,排泄率 10%,给药后 3~4 天全部排出,未见蓄积性。

【用法与用量】 口服:成人常用剂量为50 mg,每日2次,早晚餐前90分钟服用。疗程以4~6周为宜。症状严重者,每日量可加大到150 mg,分3次服。需长期治疗的患者,可连续服用3个月。

【不良反应与注意事项】 有轻度口干、眼干燥及调节障碍等轻微不良反应,停药后症状即消失。如有皮疹,应予停药。妇女在妊娠期内忌服。对超剂量而引起中毒者对症治疗,无特殊解毒药。

【制剂与规格】 片剂:50 mg。

瑞巴派特(膜固思达)
Rebamipide(Mucosta)

【作用与用途】 用于胃溃疡、急性胃炎、慢性胃炎的急性加重期胃黏膜病变(糜烂、出血、充血、水肿)的改善。

【体内过程】 血中浓度:健康成年男子12例口服100 mg瑞巴派特,通过消化道迅速吸收,给药后2小时达到最高血药浓度(210 ng/ml),半衰期约为1.5小时,即使连续给药未发现蓄积性。健康成年男子6例口服150 mg瑞巴派特时,发现了饮食造成的吸收延迟倾向,但对生物利用度没有影响。肾功能障碍患者单次口服100 mg瑞巴派特,研究药物动态时发现,患者与健康正常人相比,血药浓度上升,而且半衰期延长。透析患者连续给药达到稳态时的血药浓度与单次给药时推测的血药浓度一致,因此认为没有蓄积性。代谢:健康成年男子口服600 mg瑞巴派特时,尿中排泄的大部分是原形。代谢产物最终被确认为8位羟基代产物,但其量很少,只相当于给药量的0.03%左右。8位羟基代产物是由CYP3A4产生的。健康成年男子口服100 mg瑞巴派特时,给药量的10%左右随尿液排泄。体外,瑞巴派特的血药浓度为0.05~5 μg/ml时,与血浆蛋白的结合率为98.4%~98.6%。10名健康青年男性,空腹顿服瑞巴派特片0.6 g后,血药达峰时间为(1.95±0.73)小时,血药峰浓度为(510.8±152.0)ng/ml,消除半衰期(1.75±0.63)小时。

【用法与用量】 通常成人一次100 mg,1日3次,早、晚及睡前口服。急性胃炎、慢性胃炎的急性加重期胃黏膜病变(糜烂、出血、充血水肿)的改善:成人1次100 mg,1日3次口服。

【不良反应与注意事项】 严重不良反应:白细胞减少(0.1%以下)、血小板减少:有时出现白细胞减少、血小板减少,这时应充分进行观察,发现异常时,应中止给药,做适当处理;肝功能障碍(0.1%以下)、黄疸:有时出现伴随GOT、GPT、γ-GPT、ALP上升等肝功能障碍、黄疸,这时应充分进行观察,发现异常时,应中止给药,做适当处理。一般不良反应:皮疹、瘙痒感、药疹样湿疹等过敏症;麻木、眩晕、嗜睡;便秘、腹部胀满感、腹泻、恶心、呕吐、胃灼热、腹痛、嗳气、味觉异常等;月经异常;BUN上升、水肿;乳腺肿胀、乳房痛、乳房女性化、诱发乳汁分泌;心慌、发热、颜面潮红、舌麻木;咳嗽、咽喉部异物感、呼吸困难。对本品成分有过敏既往史的患者禁止服用。孕妇慎用,哺乳妇女用药时应避免哺乳。儿童不宜使用。由于妊娠给药的安全性尚未确定,对于孕妇或可能已妊娠的妇女,只有在判断治疗上的有益性大于危险性时才可以给药。哺乳期妇女用药时应避免哺乳。

【制剂与规格】 片剂,100 mg。

西咪替丁(甲氰咪胍,甲腈米胍,甲氰咪胺,泰胃美)
Cimetidine

【作用与用途】 主要作用于壁细胞上H_2受体,起竞争性抑制组胺作用,抑制基础胃酸分泌,也抑制由食物、组胺、五肽胃泌素、咖啡因与胰岛素等所刺激的胃酸分泌。用于治疗十二指肠溃疡、胃溃疡、反流性食管炎、应激性溃疡及卓-艾(Zollinger-Ellison)综合征。

【体内过程】 口服后60%~70%由肠道迅速吸收,T_{max}为45~90分钟。口服生物利用度(F)约为70%,年轻人对本品的吸收情况往往较老年人好。血浆蛋白结合率低。服用300 mg,C_{max}为1.44 μg/ml,可抑制基础胃酸分泌50%达4~5小时。本品广泛分布于全身组织(除脑以外),在肝脏内代谢,主要经肾排泄。24小时后口服量的约48%以原形自肾排出;10%可从粪便排出。本品可经血液透析清除。肾功能正常时$t_{1/2}$为2小时,肌酐清除率在20~50 ml/min,$t_{1/2}$为2.9小时,当<20 ml/min时为3.7小时,肾功能不全时为5小时。本品可经胎盘转运和从乳汁排出。静脉滴注的稳态血药浓度取决于输注速率及每个患者个体对本品的清除率情况。对肾脏功能正常的溃疡患者,输注速率为37.5 μg/h时,所产生的稳态平均血药浓度约为0.9 μg/ml。

【用法与用量】 治疗十二指肠溃疡或病理性高分泌状态,每次0.2~0.4 g,每日4次,餐后及睡前服,或每次0.8 g,睡前1次服;预防溃疡复发,每次0.4 g,睡前服;肾功能不全患者用量减为每次0.2 g,12小时1次;老年患者用量酌减。小儿:口服,每次按体重5~10 mg/kg,每日2~4次。静脉滴注:每次0.2~0.4 g,每日0.6~1.6 g(以西咪替丁计)。

【不良反应与注意事项】 较常见:腹泻、头晕、乏力、头痛和皮疹等。本品有轻度抗雄性激素作用,用药剂量较大(每日在1.6 g以上)时可引起男性乳房发育、女性溢乳、性欲减退、阳痿、精子计数减少等,停药后即可消失。本品可通过血-脑脊液屏障,具有一定的神经毒性。偶见精神紊乱,多见于老年、幼儿、重病患者,停药后48小时内能恢复。在治疗酗酒者的胃肠道合并症时,可出现震颤性谵妄,酷似戒酒综合征。本品罕见的不良反应有:过敏反应、发热、关节痛、肌痛、粒细胞减少、血小板减少、间质性肾炎、肝脏毒性、心动过缓、心动过速等。本品对骨髓有一定的抑制作用。严重心脏及呼吸系统疾患、用于系统性红斑狼疮(SLE)患者、器质性脑病、肝肾功能损害者慎用。幼儿慎用。老年患者用量酌减。孕妇和哺乳期妇女禁用。

【制剂与规格】 片剂：0.2 g、0.4 g、0.8 g；注射液：50 ml（西咪替丁0.2 g与氯化钠0.45 g）；100 ml（西咪替丁0.4 g与氯化钠0.90 g）。

盐酸雷尼替丁 Ranitidine Hydrochloride

【作用与用途】 雷尼替丁具有竞争性阻滞组胺与 H_2 受体结合的作用。抑制胃酸作用，以摩尔计为西咪替丁的5～12倍，因此为强效的 H_2 受体阻滞剂。用于治疗十二指肠溃疡、胃溃疡、反流性食管炎、卓-艾（Zollinger-Ellison）综合征及其他高胃酸分泌疾病。

【体内过程】 口服后自胃肠道吸收迅速，生物利用度（F）约为50%，T_{max} 为1～2小时，血浆蛋白结合率为（15±3）%，有效血浓度为100 ng/ml，在体内分布广泛，表观分布容积（V_d）为1.1～1.9 L/kg，且可通过血-脑脊液屏障，脑脊液药物浓度为血浓度的1/30～1/20。30%经肝脏代谢，其代谢产物有N-氧化物、S-氧化物和去甲基代谢物，50%以原形自肾随尿排出。$t_{1/2}$ 为2～3小时，与西咪替丁相似，肾功能不全时，半衰期相应延长。本品可经胎盘转运，乳汁内药物浓度高于血浆。

【用法与用量】 口服：每次150 mg，每日2次，或每次300 mg，睡前1次。维持治疗：每次150 mg，每晚1次。严重肾病患者，雷尼替丁的半衰期延长，剂量应减少，每次75 mg，每日2次。治疗卓-艾（Zollinger-Ellison）综合征，宜用大量，每日600～1200 mg。缓慢静滴、推注或肌内注射，上消化道出血：每次50 mg，每日2次或每6～8小时给药1次；术前给药：全身麻醉或大手术前60～90分钟缓慢静注50～100 mg，或5%葡萄糖注射液200 ml稀释后缓慢静脉滴注1～2小时。小儿：静注：每次1～2 mg/kg，每8～12小时一次；静滴：每次2～4 mg/kg，24小时连续滴注。

【不良反应与注意事项】 常见的有恶心、皮疹、便秘、乏力、头痛、头晕等。与西咪替丁相比，损伤肾功能、性腺功能和中枢神经的不良作用较轻。少数患者服药后引起轻度肝功能损伤，停药后症状即消失，肝功能也恢复正常。长期服用可使食物内硝酸盐还原为亚硝酸盐，形成N-亚硝基化合物。孕妇及哺乳期妇女禁用。8岁以下儿童禁用。可降低维生素 B_{12} 的吸收，长期使用，可致维生素 B_{12} 缺乏。对本品过敏者禁用。

【制剂与规格】 片剂：0.15 g；胶囊剂：0.15 g；注射剂：2 ml：50 mg；5 ml：50 mg。

法莫替丁（高舒达，信法丁） Famotidine

【作用与用途】 本品为组胺 H_2 受体阻滞药。对胃酸分泌具有明显的抑制作用，也可抑制胃蛋白酶的分泌，对动物实验性溃疡有一定保护作用。服药后约1小时起效，作用可维持12小时以上。用于消化性溃疡（胃、十二指肠溃疡）、急性胃黏膜病变、反流性食管炎以及胃泌素瘤。

【体内过程】 口服后吸收迅速，约2小时血浓度达高峰，半衰期约3小时。文献报道，大鼠口服或静脉注射[14]C-法莫替丁后，放射性在消化道、肝、肾、颌下腺及胰腺中较高。80%原形物从尿中排出，对肝药酶的抑制作用较轻微。

【用法与用量】 口服：消化性溃疡，每次20 mg，早晚各1次，4～6周为一个疗程。反流性食管炎用量及疗程应根据病情及遵医嘱。肾功能不全者应减少剂量。

【不良反应与注意事项】 少数患者可有口干、头昏、失眠、便秘、腹泻、皮疹、面部潮红、白细胞减少，偶有轻度一过性转氨酶增高等。对本品过敏者、严重肾功能不全者禁用。应排除胃癌后才能使用。肝、肾功能不全者慎用。孕妇、哺乳期妇女禁用。婴幼儿慎用。

【制剂与规格】 散剂：1 g：20 mg。

枸橼酸铋雷尼替丁(瑞倍)

Ranitidine Bismuth Citrate

【作用与用途】 本品是由枸橼酸铋和雷尼替丁经化学合成的一种新化合物，既具有雷尼替丁的抑制胃酸、胃蛋白酶分泌的作用，又具有枸橼酸铋的抗幽门螺杆菌和保护胃黏膜的作用。用于胃、十二指肠溃疡；与抗生素合用，根除幽门螺杆菌。

【用法与用量】 口服，每次350 mg(每次1粒)，每日2次，饭前服，疗程不宜超过6周；与抗生素合用的剂量和疗程遵医嘱。

【不良反应与注意事项】 变态反应罕见，包括皮肤瘙痒、皮疹等；可能出现肝功能异常；偶见头痛、关节痛及胃肠道功能紊乱，如恶心、腹泻、腹部不适、胃痛、便秘等；罕见粒细胞减少。对本品过敏者禁用。本品不宜长期大剂量使用，连续使用不宜超过6周。服用本品后可见粪便变黑、舌发黑，属正常现象，停药后即会消失。

【制剂与规格】 胶囊剂：350 mg。

拉呋替丁(拉呋替丁片)

Lafutidine Tablets

【作用与用途】 本品为高效、长效H_2拮抗剂，对胃酸分泌具有明显的抑制作用，能抑制组胺、五肽胃泌素、食物等引起的胃酸分泌。本品具有胃黏膜保护作用，能剂量依赖性抑制多种实验动物溃疡模型溃疡的形成，促进溃疡愈合，缓解症状，预防溃疡复发。本品用于慢性胃炎、胃和十二指肠溃疡的治疗。

【用法与用量】 每天口服1次，每次1片。

【不良反应与注意事项】 主要不良反应为便秘，可能出现伴AST、ALT、γ-GTP等升高的肝功能损害和黄疸症状。所以需密切观察，一旦出现上述异常情况应立即停药，给予相对应的处理。有可能出现粒细胞减少(早期症状：咽喉疼痛、全身倦怠、发热等)和血小板减少。一旦出现上述异常情况立即停药，给予相对应的处理。可能出现与其他H_2受体阻滞药类似的严重不良反应。

【制剂与规格】 片剂:10 mg、5 mg。

罗沙替丁
(盐酸罗沙替丁乙酸酯)
Roxatidine

【作用与用途】 本品为 H_2 受体的选择性拮抗药,作用机制为阻滞胃黏膜壁细胞组胺 H_2 受体,从而具有强力、持续的胃酸分泌抑制作用,本品也可抑制胃蛋白酶的分泌。本品口服吸收良好,给药后约 3 小时达到血药浓度峰值,血浆半衰期为 4 小时。本品能透过母乳。主要用于胃溃疡、十二指肠溃疡、吻合口溃疡、卓-艾综合征及反流性食管炎;也可用于麻醉前给药防止吸入性肺炎。

【体内过程】 口服后约 3 小时血药浓度达峰值,血浆半衰期约为 4 小时,24 小时内约有 70% 从尿中排泄,其中 80% 为脱乙酰基物,其次为羧酸衍生物等代谢产物。能向乳汁移行。

【用法与用量】 口服。胃溃疡、十二指溃疡、吻合口溃疡、卓-艾综合征及反流性食管炎通常成人每次 75 mg,每日 2 次,早餐后及睡前服用。可按年龄和症状适当增减。麻醉前给药:通常成人于手术前 1 日临睡前及手术诱导麻醉前 2 小时各服 75 mg。肝、肾功能不全患者应适当调整剂量。

【不良反应与注意事项】 本品偶见过敏性皮疹、瘙痒感、嗜酸粒细胞增多、白细胞减少、便秘、腹泻、恶心、腹部胀满感、谷草与谷丙转氨酶升高及嗜睡;罕见失眠、头痛、倦怠感及血压上升等。有药物过敏史及肝肾功能不全者慎用。孕妇及小儿慎用。妇女在用药时应避免哺乳。本品可掩盖胃癌患者的症状,应注意。用药期间应注意肝肾功能及血象。

【制剂与规格】 缓释胶囊剂:75 mg。

奥美拉唑(洛赛克,奥西康,奥克)
Omeprazole

【作用与用途】 质子泵抑制剂。本品为脂溶性弱碱性药物,易浓集于酸性环境中,因此口服后可特异地分布于胃黏膜壁细胞的分泌小管中,并在此高酸环境下转化为亚磺酰胺的活性形式,然后通过二硫键与壁细胞分泌膜中的 H^+,K^+-ATP 酶(又称质子泵)的巯基呈不可逆性的结合,生成亚磺酰胺与质子泵的复合物,从而抑制该酶活性,阻断胃酸分泌的最后步骤,因此本品对各种原因引起的胃酸分泌具有强而持久的抑制作用。用于胃溃疡、十二指肠溃疡、应激性溃疡、反流性食管炎和卓-艾综合征(胃泌素瘤)。

【体内过程】 口服本品后,经小肠吸收,1 小时内起效,0.5 ~ 3.5 小时血药浓度达峰值,作用持续 24 小时以上。可分布到肝、肾、胃、十二指肠、甲状腺等组织,且易透过胎盘。通常单剂量生物利用度约 35%,多剂量可增至约 60%,血浆蛋白结合率为 95% ~ 96%,血浆半衰期为 0.5 ~1 小时,慢性肝病患者为3小时。本品在体内经肝脏微粒体细胞色素P_{450}氧化酶系统代谢,代谢物的80%经尿排泄,其余由胆汁分泌后从粪便排泄。

【用法与用量】 口服:肠溶片,不可咀嚼。消化性溃疡:每次20 mg,每日1~2次。每日晨起吞服或早晚各1次,胃溃疡疗程通常为4~8周,十二指肠溃疡疗程通常2~4周。反流性食管炎:每次20~60 mg,每日1~2次。晨起吞服或早晚各1次,疗程通常为4~8周。卓-艾综合征:每次60 mg,每日1次,以后每日总剂量可根据病情调整为20~120 mg,若每日总剂量需超过80 mg时,应分为2次服用。

【不良反应与注意事项】 本品耐受性良好,常见不良反应是腹泻、头痛、恶心、腹痛、胃肠胀气及便秘,偶见血清氨基转移酶(ALT,AST)增高、皮疹、眩晕、嗜睡、失眠等,这些不良反应通常是轻微的,可自动消失,与剂量无关。长期治疗可发生胃黏膜细胞增生和萎缩性胃炎。对本品过敏者、严重肾功能不全者及婴幼儿、孕妇禁用。哺乳期妇女也应慎用。治疗胃溃疡时,应首先排除溃疡型胃癌的可能,因用本品治疗可减轻其症状,从而延误治疗。肝肾功能不全者慎用。

【制剂与规格】 肠溶片、胶囊:20 mg。

艾司奥美拉唑钠

Esmeprazole Sodium

【作用与用途】 能特异性地抑制壁细胞顶端膜构成的分泌性微管和胞浆内的管状泡上的H^+,K^+-ATP酶,从而有效地抑制胃酸的分泌。由于H^+,K^+-ATP酶是壁细胞泌酸的最后一个过程,故本品抑酸能力强大。它不仅能非竞争性抑制促胃液素、组胺、胆碱及食物、刺激迷走神经等引起的胃酸分泌,而且能抑制不受胆碱或H_2受体阻断剂影响的部分基础胃酸分泌,对H_2受体拮抗剂不能抑制的由二丁基环腺苷酸(DCAMP)刺激引起的胃酸分泌也有强而持久的抑制作用。本品对胃蛋白酶分泌也有抑制作用,对胃黏膜血流量改变不明显,也不影响体温、胃腔温度、动脉血压、静脉血红蛋白、动脉氧分压、二氧化碳分压及动脉血pH值。

【用法与用量】 静脉滴注,每次40 mg,每日1~2次,临用前将10 ml专用溶剂注入冻干粉小瓶内,禁止用其他溶剂溶解。溶解后及时加入0.9%氯化钠注射液100 ml或5%葡萄糖注射液100 ml中稀释后进行静脉滴注,经稀释后的奥美拉唑钠溶液滴注时间不得少于20分钟。本品溶解和稀释后必须在4小时内用完。卓-艾综合征患者每日剂量可能要求更高,剂量应个体化。推荐静脉滴注60 mg作为起始剂量,每日1次。当每日剂量超过60 mg时分两次给药。本品配制的溶液不应与其他药物混合或在同一输液中合用。

【不良反应与注意事项】 本品耐受性良好,常见不良反应为腹泻、头痛、恶心、腹痛、胃肠胀气及便秘,偶见血清氨基转移酶(ALT,AST)增高、皮疹、眩晕、嗜睡、失眠等,这些不良反应通常是轻微的,可自动消失,与剂量无关。本品抑制胃酸分泌的作用强、时间长,故应用本品时不宜同时再服用其他抗酸剂或抑酸剂。为防止抑酸过分,在一般消化性溃疡等病时,不建议大剂量长期应用(卓-艾综合征例外)。因本品能显著升高胃内 pH 值,可能影响许多药物的吸收。肾功能受损者不须调整剂量;肝功能受损者需要酌情减量。治疗胃溃疡时应排除胃癌后才能使用本品,以免延误诊断和治疗。

【制剂与规格】 注射用艾司奥美拉唑钠 42.6 mg(相当于奥美拉唑 40 mg)。

艾司奥美拉唑镁

Esomeprazole

【作用与用途】 艾司奥美拉唑镁本身是一类无活性的前体药,是非竞争性酶抑制剂。抑酸作用较奥美拉唑强1.6 倍,持续控制胃酸的作用时间更长。与抗生素联合用药,治疗感染幽门螺杆菌的十二指肠溃疡;治疗非甾体类抗炎药相关的消化性溃疡和胃及十二指肠糜烂;预防非甾体类抗炎药引起的消化性溃疡、胃及十二指肠糜烂或消化不良症状;亦用于慢性复发性消化性溃疡和反流性食管炎的长期治疗;用于胃-食管反流病的烧心感和反流的对症治疗;溃疡样症状的对症治疗及酸相关性消化不良;用于卓-艾综合征的治疗。

【体内过程】 艾司奥美拉唑镁经胃肠道迅速吸收,给药后 1 ~ 2 小时即可达血药峰值。艾司奥美拉唑镁为奥美拉唑的 S-异构体,肝脏首过代谢较前者少,内在清除率较前者低,代谢速率较 R-异构体慢,故血药浓度较高,在血液中的停留时间更长,生物利用度较高。艾司奥美拉唑镁在体内主要经肝细胞色素 P450 系统代谢。

【用法与用量】 必须整片吞服,至少用半杯液体送服。药片不可咀嚼或压碎,可将其分散于水或微酸液体中(如果汁),分散液必须在 30 分钟内服用。

常用剂量及疗程

病种	剂量	日服次数	疗程
十二指肠溃疡	20 ~ 40 mg	1 次	2 ~ 4 周
非甾体类抗炎药相关的十二指肠溃疡和十二指肠糜烂,同时用或不用非甾体类抗炎药	20 mg	1 次	4 ~ 8 周
预防非甾体类抗炎药相关的十二指肠溃疡,十二指肠糜烂或消化不良症状	20 mg	1 次	4 周
胃溃疡	20 ~ 40 mg	1 次	4 ~ 8 周

续表

病种	剂量	日服次数	疗程
反流性食管炎	20 mg	1 次	4 周
溃疡样症状的治疗	20 mg	1 次	2 ~ 4 周
酸性相关消化不良	20 mg	1 次	2 ~ 4 周
卓-艾综合征	60 mg	1 次	

【不良反应与注意事项】 常见反应：头痛、腹痛、腹泻、腹胀、恶心/呕吐、便秘；少见反应：皮炎、瘙痒、荨麻疹、头晕、口干。罕见反应：过敏性反应，如血管性水肿、过敏反应、肝转氨酶升高。中枢和外周神经系统：感觉异常、嗜睡、失眠和眩晕。可逆性精神错乱。当出现任何报警症状（如显著的非有意的体重下降，反复的呕吐，吞咽困难，吐血或黑便），怀疑有胃溃疡或已患有胃溃疡时，应排除恶性肿瘤，因为使用艾司奥美拉唑镁肠溶片治疗可减轻症状，延误诊断。肾功能损害的患者无需调整剂量；对于严重肾功能不全的患者，由于使用该药的经验有限，治疗时应慎重。肝功能损害轻到中度的患者无需调整剂量；对于严重肝功能损害的患者，应采用的埃索美拉唑镁肠溶片剂量为 20 mg。

【制剂与规格】 肠溶片：10 mg、20 mg。

兰索拉唑（达克普隆）

Lansoprazole

【作用与用途】 本品为新型的抑制胃酸分泌的药物，它作用于胃壁细胞的 H^+，K^+-ATP 酶，使壁细胞的 H^+ 不能转运到胃中去，以致胃液中胃酸量大为减少，临床上用于十二指肠溃疡、胃溃疡、反流性食管炎，卓-艾综合征（胃泌素瘤）的治疗，疗效显著，对幽门螺杆菌有抑制作用。

【体内过程】 本品口服后 1 小时左右可在血中检出，达峰时间为 3.6 小时，吸收相半衰期为 1.3 小时，消除相半衰期为 2.1 小时。该药从小肠吸收经门脉而广泛分布于以胃壁和小肠壁为中心的各组织中。该药主要在肝脏被代谢，大多经胆汁于粪中排泄。原形药及其代谢物在体内无蓄积。

【用法与用量】 口服：治疗胃溃疡和十二指肠溃疡，每日清晨服用，每次 15 ~ 30 mg。或遵医嘱。连续服用 4 ~ 6 周；胃溃疡、反流性食管炎、卓-艾综合征、吻合口部溃疡，通常成人每日 1 次 30 mg，连续服用 6 ~ 8 周。但用作维持治疗、高龄者、有肝功能障碍、肾功能低下的患者，每日 1 次 15 mg。

【不良反应与注意事项】 过敏症：偶有皮疹、瘙痒等症状。肝脏：偶有 GOT、GPT、ALP、LDH、γ-GTP 上升等现象。血液：偶有贫血、白细胞减少、嗜酸球增多等，血小板减少极少发生。消化系统：偶有便秘、腹泻、口渴、腹胀等症状。精神神经系统：偶有头痛、嗜睡等症状。失眠、头昏等症状极少发生。其他：偶有发热，总胆固醇上升，尿酸上升等。对本品过敏者禁用。因本药会掩盖胃癌的症状，所以须先排除胃癌，方可给药。孕妇、哺乳期妇女忌用。曾发生药物过敏、肝功能障碍的患者慎用。

【制剂与规格】 片剂：15 mg；胶囊：15 mg、30 mg。

泮托拉唑（潘美路，潘妥洛克）
Pantoprazole

【作用与用途】 本品能特异性地抑制壁细胞顶端膜构成的分泌性微管和胞浆内的管状泡上的 H^+，K^+-ATP 酶，引起该酶不可逆性的抑制，从而有效地抑制胃酸的分泌。由于 H^+，K^+-ATP 酶是壁细胞泌酸的最后一个过程，故本品抑酸能力强大。它不仅能非竞争性抑制促胃液素、组胺、胆碱引起的胃酸分泌，而且能抑制不受胆碱或 H_2 受体阻断剂影响的部分基础胃酸分泌。本品与其他药物伍用时，具有药物间相互作用小的优点。本品通过肝细胞内的细胞色素 P_{450} 酶系的第Ⅰ系统进行代谢，同时也可以通过第Ⅱ系统进行代谢。当与其他通过 P_{450} 酶系代谢的药物伍用时，本品的代谢途径可以通过第Ⅱ酶系统进行，从而不易发生药物代谢酶系的竞争性作用，减少体内药物间的相互作用。无致突变、致癌和致畸作用。主要用于：消化性溃疡出血；非甾体类抗炎药引起的急性胃黏膜损伤和应激状态下溃疡大出血的发生；全身麻醉或大手术后以及衰弱昏迷患者防止胃酸反流合并吸入性肺炎。

【体内过程】 本品具有较高的生物利用度，首次口服时即可以达到70%～80%，达峰时间1小时，有效抑酸达24小时。静脉注射与口服给药的生物利用度比值为1∶2。口服40 mg时的 t_{max} 为2～4小时，C_{max} 为2～3 mg/L，消除半衰期约为1.1小时。约80%的口服或静脉注射本品的代谢物经尿中排泄，肾功能不全不影响药代动力学，肝功能不全时可延缓清除。$t_{1/2}$、清除率和表观分布容积与给药剂量无关。

【用法与用量】 口服：成人常用推荐剂量为每次1～2粒，每日1次。静脉滴注：每次40 mg，每日1～2次，溶于0.9%氯化钠注射液100 ml中稀释后供静脉滴注，静脉滴注时间要求15～30分钟内滴完。本品溶解和稀释后必须在4小时内用完，禁止用其他溶剂或其他药物溶解和稀释。

【不良反应与注意事项】 偶见头昏、失眠、嗜睡、恶心、腹泻、便秘、皮疹和肌肉疼痛等症状。大剂量使用时可出现心律失常、氨基转移酶升高、肾功能改变、粒细胞降低等。对本品过敏者禁用；妊娠期与哺乳期妇女禁用。肝、肾功能受损者需要酌情减量。治疗胃溃疡时应排除胃癌后才能使用本品，以免延误诊断和治疗。

【制剂与规格】 肠溶胶囊：20 mg。注射剂：40 mg。

艾普拉唑(壹丽安)

Ilaprazole Enteric-Coated Tablets

【作用与用途】 艾普拉唑属不可逆型质子泵抑制剂,其结构属于苯并咪唑类。艾普拉唑经口服后选择性地进入胃壁细胞,转化为次磺酰胺活性代谢物,与 H^+,K^+-ATP 酶上的巯基作用,形成二硫键的共价结合,不可逆抑制 H^+,K^+-ATP 酶,产生抑制胃酸分泌的作用。适用于治疗十二指肠溃疡。

【体内过程】 人体药代动力学结果显示,受试者单次口服(晨起空腹)本品 5 mg、10 mg、20 mg,C_{max}、AUC 随用药剂量增加而增加,艾普拉唑在人体内的过程基本符合线性动力学特征。在受试者的尿中未检测到原形药。受试者连续 7 天口服本品,剂量为 10 mg/d,药代动力学试验显示,连续用药与单次用药相比,艾普拉唑的药动学参数无明显改变,在体内无蓄积。连续口服 4 天以上后,血浆中艾普拉唑的浓度可达稳态。与空腹比较,进食可延迟血药浓度的达峰时间,但对其他药代动力学参数影响不大。

【用法与用量】 本品用于成人十二指肠溃疡,每日晨起空腹吞服(不可咀嚼),一次 10 mg,一日一次。疗程为 4 周,或遵医嘱。

【不良反应与注意事项】 常见不良反应有腹泻、头晕头痛、血清转氨酶升高;少见不良反应有皮疹、荨麻疹、腰痛、腹胀、口干口苦、胸闷、心悸、月经时间延长、肾功能异常(蛋白尿、BUN 升高)、心电图异常(室性期前收缩、Ⅰ度房室传导阻滞)、白细胞减少等。上述不良反应常为轻、中度,可自行恢复。本品已完成的Ⅲ期临床试验受试者用药的疗程为 4 周,目前尚未获得更长时间用药的安全性数据。对艾普拉唑及其他苯并咪唑类化合物过敏者禁用。由于目前尚无肝、肾功能不全者的临床试验资料,肝、肾功能不全者禁用。本品不能咀嚼或压碎,应整片吞服。本品抑制胃酸分泌作用强,对于一般消化性溃疡等疾病,不宜长期大剂量服用。使用前应先排除胃与食管的恶性病变,以免因症状缓解而延误诊断。孕妇及哺乳期妇女、儿童、老年人慎用。

【制剂与规格】 片剂:5 mg。

雷贝拉唑钠(波利特)

Rabeprazole Sodium

【作用与用途】 雷贝拉唑钠是一种新型的质子泵抑制剂,可用于治疗酸相关性疾病,如消化性溃疡、胃食管反流性疾病、卓-艾综合征等。H_2受体拮抗剂和质子泵抑制剂是治疗酸相关消化性疾病最常用的 2 种药物,它们均升高胃 pH,但质子泵抑制剂作用于 H^+,K^+-ATP 酶,强烈抑制胃酸分泌,并使胃 pH 产生较大且持久的升高,其抗胃酸分泌活性大于原始质子泵抑制剂奥美拉唑。与奥美拉唑相比,雷贝拉唑抑制 H^+,K^+-ATP 酶作用更强,而且抑制可恢复;对血浆胃泌素水平影响较少;具有选择性强烈抑制幽门螺杆菌(HP)的作用。

【体内过程】 健康志愿者口服10～80 mg/d，每天1次，连续7日。C_{max}（峰浓度）和AUC（曲线下面积）随着剂量的增长而增大，血浆半衰期大约是1小时并且与剂量无关。雷贝拉唑钠的清除率为4.37～8.40 ml/(min·kg)。血浆蛋白结合率是96.3%，大约30%的药物以雷贝拉唑钠硫醚羧酸及葡萄糖醛酸化物的形式从尿液中排泄。本品经细胞色素P_{450}酶系统代谢，生物利用度不受食物或抗酸剂的影响。

【用法与用量】 口服：成人剂量为10 mg，病情严重时，剂量可增加到20 mg，均每日1次。

【不良反应与注意事项】 主要不良反应为便秘、湿疹、头痛和腹泻。停药后自行消失。已知对本品、苯并咪唑衍生物或剂型中任何成分过敏的患者禁用。孕妇和哺乳期妇女禁用。由于本品对胃恶性病变引起的症状同样有较高的疗效，因此在使用本品治疗前应排除恶性病变的可能性。重度肝炎患者慎用，用时需从小剂量开始并监测肝功能。不建议年龄小于12岁的儿童使用。老年患者使用本品无需调整剂量。

【制剂与规格】 片剂：10 mg、20 mg。

埃索美拉唑
Esomeprazole

【作用与用途】 埃索美拉唑是一种新型质子泵抑制剂，是奥美拉唑的S^-异构体，通过特异性的靶向作用机制减少胃酸分泌，为壁细胞中质子泵的特异性抑制剂。用于胃食管反流性疾病（GERD）；糜烂性反流性食管炎的治疗；已经治愈的食管炎患者防止复发的长期维持治疗；胃食管反流性疾病的症状控制；与适当的抗菌疗法联合用药根除幽门螺杆菌，并且愈合与幽门螺杆菌感染相关的十二指肠溃疡；防止与幽门螺杆菌相关的消化性溃疡复发。

【体内过程】 吸收与分布：本品吸收迅速，口服后1～2小时血浆浓度达到高峰。绝对生物利用度为89%。代谢与排泄：埃索美拉唑完全经细胞色素P_{450}酶系统（CYP）代谢。每次口服剂量的近80%以代谢物形式从尿中排泄，其余的从粪便中排出。尿中的原形药物不到1%。

【用法与用量】 药片应和液体一起整片吞服，而不应当咀嚼或压碎。胃食管反流性疾病、糜烂性反流性食管炎的治疗：40 mg，每日1次，连服4周。对于食管炎未治愈或持续有症状的患者建议再服药治疗4周。已经治愈的食管炎患者防止复发的长期维持治疗：20 mg，每日1次。胃食管反流性疾病的症状控制：没有食管炎的患者20 mg，每日1次。如果用药4周症状未获控制，应对患者做进一步的检查。一旦症状消除，随后的症状控制可采用即时疗法，即需要时口服20 mg，每日1次。预防与幽门螺杆菌相关的消化性溃疡复发：埃索美拉唑片20 mg＋阿莫西林1 g＋克拉霉素500 mg，每日2次，共7天。

【不良反应与注意事项】 已知对

埃索美拉唑、其他苯并咪唑类化合物或本品的任何其他成分过敏者禁用。常见反应有头痛、腹痛、腹泻、腹胀、恶心、呕吐、便秘。少见反应皮炎、瘙痒、荨麻疹、头昏、口干。儿童、妊娠期妇女、严重肾功能不全的患者慎用。严重肝功能损害的患者应用剂量为20 mg。哺乳期妇女禁用。

【制剂与规格】 片剂:20 mg、40 mg。

米索前列醇(米索普特,喜克溃)
Misoprostol

【作用与用途】 本品为抗溃疡药,是第一个合成的前列腺素 E_1 衍生物。它通过刺激胃黏液分泌、增加重碳酸氢钠的分泌和磷酸酯的生成、增加胃黏膜血流量、加强胃黏膜屏障、防止胃酸侵入从而引起保护胃黏膜的作用。本品也具有明显的抑制基础胃酸分泌作用。因此,本品具有局部和全身两者相结合的作用。本品对血清促胃液素水平很少影响或无影响。用于十二指肠溃疡病、胃溃疡病、出血性胃炎、急性胃黏膜病变等。预防和治疗非甾体抗炎药引起的消化性溃疡。

【体内过程】 本品口服吸收迅速,给药后30分钟血药浓度达峰值,口服200 μg,平均峰浓度0.309 mg/L。在体内由脂肪酸氧化酶系统所代谢,很快转化为游离酸,约有85%游离酸与血清蛋白结合,与浓度无关。其代谢物呈双相性,75%从尿中排出,15%从粪便中排出。

【用法与用量】 口服:通常剂量为每次0.2 mg,4次/d,于餐前和睡前服用,4~8周为1个疗程。用于预防非甾体抗炎药引起的溃疡:每次0.2 mg,早晚各1次,饭后服。

【不良反应与注意事项】 腹泻、恶心、头痛、眩晕和腹部不适等症状。对前列腺素药物过敏者及孕妇禁用;低血压患者服用本品可能使病情恶化。

【制剂与规格】 片剂:0.2 mg。

罗沙前列醇
Rosaprostol

【作用与用途】 本品是与天然前列腺素结构相似的合成药,能抑制基础胃酸分泌和五肽促胃液素等各种刺激所引起的胃酸分泌,能维持黏膜血流量,增加黏液分泌,具有保护胃黏膜、促进溃疡愈合的作用。并能防止吲哚美辛等非甾体类抗炎药引起的黏膜损伤。用于胃及十二指肠溃疡,慢性胃炎及十二指肠炎,药物性胃及十二指肠损伤。

【体内过程】 口服本品500 mg,3小时后血药浓度达峰值,在体内分布迅速且广泛,$t_{1/2}$ 为4.8小时,体内代谢完全,尿中未检测到原药。

【用法与用量】 口服:每次500 mg,4次/d,疗程6周。

【不良反应与注意事项】 偶有恶心、呕吐、腹泻等。支气管哮喘、阻塞性支气管肺部疾病、青光眼患者、孕妇及哺乳妇女慎用,对本品过敏的患者禁用。

【制剂与规格】 片剂:500 mg。

谷氨酰胺
Glutamine

【作用与用途】 本品为氨基酸类药物，谷氨酰胺对胃、肠黏膜损伤具有保护和修复作用，其原因为谷氨酰胺对胃、肠黏膜上皮成分已糖胺及葡萄糖胺的生化合成有促进作用，能抑制由阿司匹林、消炎痛所造成的溃疡，对机体谷氨酰胺缺乏造成的肠道结构及黏膜损害具有保护作用，并有利于肠道吸收功能和机体免疫功能的恢复。用于慢性胃炎，胃、十二指肠球部溃疡的治疗。

【体内过程】 健康人经口给予谷氨酰胺0.1 g/kg和0.3 g/kg后，谷氨酰胺的全血浓度与所服谷氨酰胺的剂量成比例升高。在摄入谷氨酰胺后30～45分钟出现谷氨酰胺的峰值，然后在90～120分钟和180～240分钟内平稳下降至正常的范围。给予0.1 g/kg和0.3 g/kg谷氨酰胺后血中平均谷氨酰胺峰值浓度分别为（1028 ± 97）μmol/L和（1328 ± 99）μmol/L。口服谷氨酰胺 $t_{1/2\beta}$ 分别为（106 ± 11）和（117 ± 17）分钟。口服给予高剂量谷氨酰胺时内脏摄取率约为给予剂量的84%，而给予低剂量时摄取率约57%。

【用法与用量】 口服。颗粒剂：饭前口服，每次1 g（每次1袋），每日2～3次，或遵医嘱。疗程1周。片剂、胶囊剂：每次2粒（0.5 g），每日3～4次，或遵医嘱。

【不良反应与注意事项】 有时会出现便秘、腹泻、呕吐，偶尔有胃部不适等。谷氨酰胺不能用于严重肾功能不全（肌酐清除率25 ml/min）或严重肝功能不全的患者。

【制剂与规格】 颗粒剂：1 g；片剂：0.25 g；胶囊剂：0.25 g。

丙谷胺
Proglumide

【作用与用途】 本品为胃泌素受体的拮抗剂，化学结构与胃泌素（G-17）及胆囊收缩素（CCK）两种肠激肽的终末端化学结构相似。其功能基团酰胺基能特异性地和胃泌素竞争壁细胞上胃泌素受体，因而能明显抑制胃泌素引起的胃酸和胃蛋白酶的分泌，对组胺和迷走神经刺激引起的胃酸分泌作用不明显。能增加胃黏膜氨基已糖的含量，促进糖蛋白合成，对胃黏膜有保护和促进愈合作用，能改善消化性溃疡的症状和促使溃疡愈合。应用本品治疗消化性溃疡和胃炎不发生胃酸分泌的反跳现象，治疗终止后仍可使胃酸分泌处于正常水平达半年之久。此外，本品具有利胆作用。用于胃和十二指肠溃疡，慢性浅表性胃炎，十二指肠球炎。

【体内过程】 口服吸收迅速，生物利用度为60%～70%，2小时血药浓度达峰值，最小有效血浓度为2 μg/ml，$t_{1/2}$ 为3.3小时，主要分布于胃肠道、肝、肾，经肾、肠道排出。

【用法与用量】 口服。成人：每次0.4 g，每日3～4次，餐前15分钟服用，连续服用30～60天，亦可根据胃镜或 X 线检查结果决定用药时间。小儿：每次 10～15 mg/kg，每日 3 次，餐前 15 分钟服用，疗程视病情而定。

【不良反应与注意事项】 本品无明显副作用，偶有口干、便秘、瘙痒、失眠、腹胀、下肢酸胀等不良反应，一般不需要特殊处理；个别报道有暂时性白细胞减少和轻度转氨酶升高。胆囊管及胆管完全梗阻的患者禁用。本品抑制胃酸分泌的作用较 H_2 受体拮抗剂弱，临床已不再单独用于治疗溃疡病，但其利胆作用较受重视；用药期间应避免烟、酒及刺激性食物和精神创伤。

【制剂与规格】 片剂：0.2 g。

马来酸伊索拉定（盖世龙）
Irsogladine Maleate

【作用与用途】 本品为胃黏膜保护剂，通过强化胃黏膜上皮细胞间的结合，抑制上皮细胞的剥离、脱落和细胞间隙的扩大，增强黏膜细胞本身的稳定性，以发挥黏膜防御作用，抑制有害物质透过黏膜。其作用机制与提高胃黏膜细胞内 cAMP、前列腺素、还原形谷胱甘肽及黏液糖蛋白含量有关。实验表明本品可抑制盐酸和乙醇所致的胃黏膜细胞障碍，尚有增加胃黏膜血流量的作用。作用有剂量依赖性。用于治疗胃溃疡。

【体内过程】 口服后可由消化道吸收，血药浓度达峰时间为 3.5 小时，半衰期约 150 小时。连续服药未见蓄积性，健康成人口服 4 mg 后，在 80 小时自尿中排泄 7% 左右（其中原形药约占 2%）；大部分从粪便排出，代谢物几乎无药理活性及毒性。

【用法与用量】 口服，每日 4 mg，分 1～2 次服。随年龄、症状适当增减剂量。

【不良反应与注意事项】 偶有头晕、恶心、呕吐、便秘、腹泻、皮疹、食欲减退、上腹部不适、氨基转移酶轻度可逆性升高。出现皮疹不良反应时，应停药。老年患者应从小剂量（2 mg/d）开始，根据反应情况适当调整剂量。

【制剂与规格】 片剂：2 mg。

甘珀酸钠（生胃酮）
Carbenoxolone Sodium

【作用与用途】 本品能增加胃黏膜的黏液分泌，促进胃黏膜上皮细胞修复，防止氢离子逆弥散，从而加强胃黏膜屏障。在胃内可与胃蛋白酶结合，抑制酶的活力约 50%，对溃疡面有保护作用。本品尚有刺激肾上腺或增强内源性皮质激素的作用。用于消化性溃疡。

【体内过程】 本品口服后大部分在胃内吸收。有肠肝循环，主要自粪便排泄。99% 以上与血浆蛋白结合，血浆中治疗浓度为 10～100 mg/ml。

【用法与用量】 口服：第 1 周每次 50～100 mg，每日 3 次；以后每次 50 mg，每日 3 次，饭后服。疗程 4～6 周，最长不超过 3 个月。

【不良反应与注意事项】 可有头痛、腹泻、潮红等不良反应。有醛固酮增多症、低钾血症者禁用。长期应用可引起水、钠潴留而出现水肿、血压升高、低血钾,甚至可发生心力衰竭,出现此情况时应停药。治疗期间宜予以低钠饮食,并适当补充钾盐。心、肝、肾功能不全者慎用本品。过量可引起低钾、钠水潴留。孕妇及哺乳期妇女禁用。儿童慎用。老年患者尤其年龄在60岁以上者慎用本品。

【制剂与规格】 片剂:50 mg。

索法酮(素法酮)

Sofalcone

【作用与用途】 本品是异戊二烯基查耳酮衍生物。本品能增加胃血流量、扩张胃黏膜血管、增加胃组织耗氧量、促进胃黏膜修复、增加胃壁构成成分、增加胃组织内前列腺素含量,主要通过增强防御因子而对消化性溃疡发挥良好的效果。其作用机制是抑制了前列腺素分解酶(5-羟基前列腺素脱氢酶)。用于胃溃疡。

【体内过程】 健康人空腹口服本品后消化道吸收迅速,给药后约1小时达最高血浓度,12小时后基本上从血中消除。血中半衰期约1小时。连续用药未见蓄积。健康人口服后主要代谢物为查耳酮骨架α、β-不饱和键的还原产物,以及异戊二烯基侧链的氧化产物。这些代谢物的药理作用和毒性均不超过本品。大鼠、小鼠口服后24小时内口服量的6%~8%以异戊二烯基侧链氧化物的形式随尿排泄。

【用法与用量】 口服:每次100 mg,每日3次。

【不良反应与注意事项】 消化系统,偶见便秘、口渴、烧心。试用于848例患者,出现不良反应者9例(1.1%),但都较轻而且可逆,不必停药。临床检查结果也未见异常。孕妇及可能怀孕的妇女慎用。

【制剂与规格】 胶囊剂:50 mg、100 mg;细粒剂:100 mg。

胃膜素(胃黏膜素)

Gastric Mucin

【作用与用途】 是从猪胃黏膜中提取的一种以黏蛋白为主要成分的生物活性药物,有极强的黏附作用,可直接作用于消化道内壁,在胃及十二指肠溃疡面形成一层保护膜,减少胃酸对它的刺激,利于溃疡面的愈合;另一方面有润滑作用,使进消化道的食物易于在消化道内移行,有利于减少某些物质对溃疡面的刺激。用于治疗胃及十二指肠溃疡、胃酸过多症及胃痛等。与氢氧化铝合并应用,疗效较佳。

【体内过程】 本品宜在饭前半小时口服,能迅速分布于溃疡面,形成一层生物保护膜;一方面其为自身密度较大且黏度极强的黏蛋白,受胃蛋白酶影响小;另外,有抑制胃液中胃蛋白酶的作用,降低本品在体内的降解,延长其体内滞留时间,一般降解在6~8小时,降解部分经体内吸收转化,由肾脏排泄,未降解的经大肠排出体外。

【用法与用量】 口服:每次3~5粒,每日4次。

【不良反应与注意事项】 本品未发现不良反应。本品宜饭前半小时及睡前服用。服药期间忌辛辣食物。当药品性状发生改变时禁止使用。对本品过敏者禁用。

【制剂与规格】 胶囊剂:0.4 g。

多司马酯(多司马酯片)
Dosmalfate Tablets

【作用与用途】 多司马酯为胃黏膜保护药,其作用方式与硫糖铝相同,直接作用于胃黏膜,无抗分泌效果。多司马酯形成一层保护薄膜覆盖在黏膜表面,同时会生成一种胃蛋白酶络合物以减少损伤;还会增加 PGE_2 在胃液中的浓积。用于胃、十二指肠溃疡的治疗。

【体内过程】 大鼠口服多司马酯后实际上不吸收,在给药动物的血浆或尿液中没有检测到多司马酯;口服后 12 小时,实际上在粪便中可完全回收,排泄半衰期为 5~6 小时。人体研究也显示口服多司马酯后,应用 HPLC 法,在任何一份血浆样本中没有检测到有意义水平的多司马酯结构的酸性有机部分。口服 8 g 多司马酯后 72 小时在尿液中累计清除少于 0.04%,检出限为 0.1 μg/ml。

【用法与用量】 口服,每天 2 次,每次 1.5 g。

【不良反应与注意事项】 少数患者可能出现恶心呕吐、腹痛、腹泻、胃胀满、反酸、胃灼热、嗳气、皮疹、便秘等。最好不要与其他治疗目的的药物同时口服,因为本品可能影响这些药物的吸收从而影响这些药物的治疗效果。孕妇及哺乳期妇女、儿童慎用。

【制剂与规格】 片剂:0.5 g。

替普瑞酮
Teprenone

【作用与用途】 替普瑞酮为萜烯类的一种,具有广谱抗溃疡作用,本药对各种实验性溃疡及胃黏膜病变有较强的抗溃疡作用和胃黏膜病变的改善作用。本药可促进胃黏膜、胃黏液中主要的再生防御因子、高分子糖蛋白、磷脂的合成与分泌,提高胃黏液中的重碳酸盐;由于本药可以改善氢化可的松诱发溃疡中胃黏膜增生区细胞增生能力的降低,维持黏膜增生细胞区的平衡,故可促进胃黏膜损伤的愈合;提高胃黏膜中前列腺素的生物合成能力:本药可以提高正常大鼠胃体及幽门部黏膜中前列腺素(PGE_2,PGI_2)的生物合成能力;改善胃黏膜血流。用于急性胃炎及慢性胃炎急性加重期,胃溃疡。

【体内过程】 口服易吸收,服用本品 150 mg 后,5 小时血药浓度达峰值,代谢较少,消除较快,主要由尿排泄。

【用法与用量】 口服:通常,成人每日 3 粒胶囊。分 3 次饭后 30 分钟内口服。可根据年龄、症状酌情增减。

【不良反应与注意事项】 偶见便秘,腹胀感,腹痛,腹泻,口干,恶心,皮疹,瘙痒,血清总胆固醇水平升高,可见 GOT 及 GPT 轻度升高。孕妇慎用。

【制剂与规格】 胶囊:50 mg。

盐酸屈他维林(诺仕帕)

Drotaverine Hydrochloride

【作用与用途】 用于胃肠道痉挛、应激性肠道综合征,胆绞痛和胆管痉挛、胆囊炎、胆囊结石、胆管炎,肾绞痛和泌尿道痉挛、肾结石、输尿管结石、肾盂肾炎、膀胱炎,子宫痉挛、痛经、先兆流产、子宫强直。

【用法与用量】 片剂:成人每日口服3~6片,每次1~2片。6岁以下儿童每日2~3片,每次0.5~1片。6岁以上儿童每日2~5片,每次1片。针剂:皮下或肌内注射,成人每日1~3次,每次1~2支。处理急性结石绞痛时,1或2支静脉缓慢注射。

【不良反应与注意事项】 本品与罂粟碱相似,但不良反应较强,一般耐受性良好。注射给药可见热感、眩晕、心悸、多汗,偶见过敏性鼻炎。

【制剂与规格】 片剂:40 mg;针剂:40 mg:2 ml。

匹维溴铵(得舒特)

Pinaverium Bromide

【作用与用途】 本品为选择性胃肠钙离子拮抗剂,是一种对肠平滑肌组织有特别亲和力的解痉药。对症治疗与肠功能紊乱有关的疼痛、肠蠕动异常及不适、肠易激综合征(肠功能紊乱)和结肠痉挛、与胆道功能紊乱有关的疼痛、消化性溃疡和胆囊运动障碍,为钡剂灌肠做准备。

【用法与用量】 口服:通常剂量为每次1片,每日3次,进餐时服用。必要时每日可增至6片。胃肠检查前用药为每次2片,每日2次,连服3天以及检查当天早晨服2片。切勿掰碎、咀嚼或含化药片,应该在进餐时用水吞服。每盒30片分装于2个铝箔。

【不良反应与注意事项】 与任何活性物质相同,本药可能会对某些人引起或多或少的不良反应,特别是在极少数人当中可观察到轻微的肠胃不适。如出现说明书中未提及的任何不良反应,请告诉医生或药剂师。

【制剂与规格】 片剂:50 mg。

奥替溴铵(斯巴敏)

Otilonium Bramide

【作用与用途】 奥替溴铵对于消化道平滑肌能够发挥强烈的解痉作用。实验资料显示,口服药物后,被吸收的部分很少,且大多数被吸收的部分通过胆管而经由大便排出体外。用于治疗消化道远程的肠易激或痉挛性疼痛。

【用法与用量】 口服:每次40 mg,每日2~3次。

【不良反应与注意事项】 在治疗剂量的奥替溴铵不会引起副作用,亦不会引起阿托品样作用。已知的对于奥替溴铵过敏的患者禁用。青光眼、前列腺肥大、幽门狭窄、孕妇及哺乳期妇女慎用。

【制剂与规格】 片剂:40 mg。

替喹溴铵(溴噻甲喹)

Tiquizium Bromide

【作用与用途】 本品的作用机制

是对消化道等内脏平滑肌上的毒蕈碱受体有拮抗作用，因而具有选择性的强大解痉作用。用于治疗胃及十二指肠溃疡、胃肠炎、过敏性结肠炎、胆管疾病引起的胃肠痉挛及运动功能亢进。

【体内过程】 口服吸收迅速，口服后 1.5 小时血药浓度达峰值，消除 $t_{1/2}$ 约为 1.4 小时。主要代谢途径是其噻吩环的羟基化。原药经肾随尿排泄迅速，6 小时内排泄总量的 90% 以上，24 小时内原药总排泄量为给药量的 90% 左右。

【用法与用量】 口服：每次 5 ~ 10 mg，3 次/d。

【不良反应与注意事项】 参见西托溴铵。

【制剂与规格】 胶囊剂：5 mg、10 mg。

奥昔布宁

Oxybutynin，Ditropan

【作用与用途】 为解痉药，其作用机制为直接作用于膀胱平滑肌，可减少不能自主的膀胱肌收缩，恢复逼尿肌功能，减轻尿急、尿频的痛苦；同时可增大膀胱的容量，延长 2 次排尿间隔时间，减少排尿次数。本品的抗痉挛作用为阿托品的 4 ~ 6 倍，而不良反应只为阿托品的 20%。适应证：临床用于各种尿急、尿频、尿失禁及遗尿等。对膀胱炎、尿道炎及复发性的尿道感染所表现症状最为适合。

【体内过程】 本品给药后 30 分钟起效，药效维持 6 小时，药物由尿中排出。

【用法与用量】 口服：5 mg/次，2 ~ 4 次/d。

【不良反应与注重事项】 可出现抗胆碱类药物的不良反应，但程度较轻，偶见有口干、面潮红等，2 ~ 3 周后自行消失。如出现口干等不良反应，可减少剂量。孕妇及 5 岁以下小儿慎用。

【制剂与规格】 片剂：5 mg。

胃必治

Bisuc

【作用与用途】 因含有铝酸铋，可在溃疡表面形成铋肽复合物，成为一保护膜，促进黏膜再生而加速溃疡的自然愈合。另碳酸氢钠、碳酸镁、甘草浸膏、弗朗鼠李皮及茴香等制成复方制剂，可调节胃酸过多、胃肠胀气，增强胃及十二指肠黏膜屏障，促进溃疡面的愈合。主要用于胃及十二指肠溃疡、慢性浅表性胃炎及十二指肠球炎等，亦用于治疗胃酸过多、消化不良、胃灼热及胃痉挛等症。

【用法与用量】 口服：3 次/d，每次 1 ~ 2 片，将药片压碎后于进餐后服用。连服 2 ~ 3 个月后，可改服维持剂量，1 ~ 2 片/d，应连服 2 ~ 3 个月。

【不良反应与注意事项】 本品耐受性良好，可出现恶心及腹泻等，停药后可自行消失，大便变黑为正常现象。处方中无抗胆碱药，青光眼患者亦可用此药。服药不可间断，自觉症状减轻或消失，也应继续用药直至完成 1 个疗程。病愈后也应服用维持剂量 1

个疗程。如用药期间胃酸不足,可由医生决定是否加用助消化药物。

【制剂与规格】 片剂:每片含:铝酸铋200 mg、甘草浸膏300 mg、碳酸镁400 mg、碳酸氢钠300 mg、茴香果实10 mg及弗朗鼠李皮25 mg。

枸橼酸铋钾

Bismuth Potassium Citrate

【作用与用途】 本品为胃黏膜保护剂。在胃酸条件下产生沉淀,形成弥散性的保护层覆盖于溃疡面上,促进溃疡黏膜再生和溃疡愈合。本品还具有降低胃蛋白酶的活性、增加黏蛋白分泌、促进黏膜释放 PGE_2 等作用。本品为抗消化性溃疡药。用于治疗胃溃疡、十二指肠溃疡、复合溃疡、多发溃疡及吻合口溃疡等。

【体内过程】 本品在胃中形成不溶性胶沉淀,很难被消化道吸收,痕量的铋吸收后主要分布在肝、肾及其他组织中,以肾脏分布居多,主要通过肾脏排泄。动物实验证明,以常规剂量给药,稳态血铋浓度在5~14 μg/L。

【用法与用量】 口服:每日4次,每次1包,前3次于3餐饭前半小时、第4次于晚餐后2小时服用;或每日2次,早晚各服2包。连续服28日为1个疗程。如再继续服用,应遵医嘱。

【不良反应与注意事项】 无明显不良反应。服药期间舌苔及大便呈灰黑色,停药后即自行消失。严重肾功能不全者禁用。服药时不得同时食用高蛋白饮食(如牛奶等)。孕妇禁用。不得与抗酸药同时服用。

【制剂与规格】 颗粒剂:1.2 g。

维酶素

Vitacoenzyme

【作用与用途】 主要成分为维生素 B_2,并含有多种人体必需氨基酸、黄素单核苷酸等,维生素 B_2 转化为黄素单核苷酸和黄素腺嘌呤二核苷酸,均为组织呼吸的重要辅酶,并可激活维生素 B_6,使色氨酸转化为烟酸,并可能与维持红细胞的完整性有关。用于萎缩性胃炎、浅表性胃炎,亦可用于食管上皮增生症及预防癌变。

【用法与用量】 口服:每次0.8~1.0 g,每日3次。

【不良反应与注意事项】 服用30分钟后,尿液呈荧光黄绿色,属正常药物颜色。当药品性状发生改变时禁止使用。对本品过敏者禁用。

【制剂与规格】 片剂:0.2 g。胶囊剂:0.5 g。

地泊溴铵(胃欢)

Diponium Bromide

【作用与用途】 本品为抗胆碱药,能解除胃、肠、子宫、输尿管及胆道痉挛等。临床用于胃及十二指肠溃疡、胆石症、尿石症、痛经等。

【用法与用量】 口服:每次15 mg,3次/d,剧痛时可酌增剂量。

【不良反应与注意事项】 如有口渴、散瞳、排尿困难等不良反应,需减量。冠脉功能不全、心力衰竭、幽门梗阻、前列腺肥大、青光眼及手术前均不宜用。

【制剂与规格】 片剂:15 mg。

麦滋林-S 颗粒

Marzulene-S

【作用与用途】 本品是一种新型消炎性抗溃疡剂,其中含有两种作用不同的有效成分,即 L-谷氨酰胺和苷菊环烃(每克分别含 990 mg 和 3 mg)。前者具有增加葡萄糖胺、氨基已糖、黏蛋白的生物合成和促进溃疡组织再生的作用;后者可抑制多种致炎物质引起的炎症,增加黏膜内前列腺素 E_2 合成,促进肉芽形成和上皮细胞再生,以及减低胃蛋白酶的活性。用于胃及十二指肠溃疡、急性和慢性胃炎等,在防止溃疡复发及药物或其他因素引起的急性胃黏膜病变的治疗中应用最为广泛,与 H_2 受体拮抗剂合用疗效更佳。

【用法与用量】 口服:每次 1 包(0.67 g),3~4 次/d。

【不良反应与注意事项】 治疗后初期胃黏膜防御机制还处于不完全的状态,胃壁可看到发红和充血,如在这个阶段停药,易复发。

【制剂与规格】 颗粒剂:0.67 g。

磷酸铝凝胶

Aluminium Phosphate Gel

【作用与用途】 抗酸药。能中和缓冲胃酸,使胃内 pH 升高,从而缓解胃酸过多的症状。与氢氧化铝相比,本品中和胃酸的能力较弱而缓慢,但本品不引起体内磷酸盐的丢失,不影响磷、钙平衡。凝胶剂的磷酸铝能形成胶体保护性薄膜能隔离并保护损伤组织。本品能缓解胃酸过多引起的反酸等症状,适用于胃及十二指肠溃疡及反流性食管炎等酸相关性疾病的抗酸治疗。

【体内过程】 本品在体内几乎不吸收。

【用法与用量】 通常每日 2~3 次,或在症状发作时服用,每次 1~2 包,相当于 20 g 凝胶,请于使用前充分振摇均匀,亦可伴开水或牛奶服用。根据不同适应证在不同的时间给予不同的剂量:食管疾病于饭后给药。食管裂孔、胃-食管反流、食管炎于饭后和晚上睡觉前服用。胃炎、胃溃疡于饭前半小时前服用。十二指肠溃疡于饭后 3 小时及疼痛时服用。

【不良反应与注意事项】 本品偶可引起便秘,可给予足量的水加以避免。建议同时服用缓泻剂。慢性肾功能衰竭患者禁用,高磷血症禁用。本品对卧床不起或老年患者,有时会有便秘现象,此时可采用灌肠法。每袋磷酸铝凝胶含蔗糖 2.7 g,糖尿病患者使用本品时,不超过 1 袋。

【制剂与规格】 凝胶剂:20 g:11 g/袋。

助消化、消胀及胃肠运动功能调节药

马来酸曲美布汀(舒丽启能，马来酸三甲氧苯丁氨酯，诺为)
Trimebutine Maleate

【作用与用途】 本品通过作用于胃肠道平滑肌上的离子通道和阿片受体，可双向调节异常的胃肠运动，改善胃肠功能，改善恶心、呕吐、腹痛、腹泻、便秘等消化道症状。用于慢性胃炎引起的各种胃肠道异常症状(腹部胀满感、腹痛、恶心、嗳气)、肠易激惹综合征。

【体内过程】 健康成年男子口服100 mg马来酸曲美布汀30分钟后，血浆中达最高浓度32.5~42.3 ng/ml，半衰期约为2小时，在体内经水解，N位脱甲基以及螯合化后，由尿排出。24小时尿中未变化物排泄率在0.01%以下。

【用法与用量】 用于慢性胃炎引起的各种胃肠道异常症状：通常成人马来酸曲美布汀的每日给药量为300 mg，分3次口服。根据年龄、症状适当增减剂量。用于肠道易激惹综合征：通常成人马来酸曲美布汀的每日给药量为300~600 mg，分3次口服。

【不良反应与注意事项】 主要副作用为皮疹、便秘、腹泻、口渴等。出现副作用时，需进行中止用药等适当处置。

【制剂与规格】 片剂：100 mg。

马来酸替加色罗(泽马可)
Tegaserod Maleate

【作用与用途】 本品是5-HT_4受体的部分激动剂，对人的5-HT_4受体具有高亲和力，对5-HT_1受体有中度亲和力，而对5-HT_3受体无亲和力。本品激活5-HT_4受体可触发其他神经递质如降钙素相关基因肽的释放。5-HT_4受体的激活可引发如下效应：刺激肠蠕动反射及肠道腺体分泌，并抑制内脏高敏感性。体内实验还表明，替加色罗可增强肠动力，并可改善受损的胃肠道黏膜功能。用于女性便秘型肠易激惹综合征患者缓解症状的短期治疗。

【体内过程】 本品口服后吸收迅速，血药浓度1小时后达到峰值，其药物代谢速率在剂量2~12 mg范围内成比例增加。血浆蛋白结合率约为98%，主要与α-1-酸性糖蛋白结合；在各种组织中均有广泛分布，静脉给药时，其表观分布容积为(368±223) L/kg。本品主要通过2条途径代谢：①经酸催化水解、氧化并与葡糖醛酸偶合，生成无药理活性的主要代谢产物5-甲氧基-吲哚-3-羟酸葡萄糖苷酸；②直接被葡萄糖醛酸化，生成3种N-葡萄糖醛酸化的异构体。静脉给药时，其血浆清除率为(77±15) L/h，$t_{1/2}$为(11±5)小时；而口服给药后，约2/3以原形药物经粪便排泄，另1/3以途径①的代谢产物的形式经尿液排泄。

【用法与用量】 每日 2 次，每次 6 mg，饭前口服。4～6 周为 1 个疗程，必要时可增加疗程。

【不良反应与注意事项】 本品主要不良反应为腹泻，其他不良反应包括：腹痛、恶心、腹胀、头痛、头昏、偏头痛、腿部疼痛及意外损伤、关节痛、背痛、流感样症状等。已知对该药活性成分或任何赋形剂过敏者禁用。腹泻或与肠易激综合征相关的复发性腹泻患者慎用。增加胃肠道动力可能导致不良影响的患者慎用。轻中度肾功能不全及轻度肝功能不全者慎用。

【制剂与规格】 片剂：6 mg。

枸橼酸阿尔维林（斯莫纳，使疼乐）

Alverine Citrate

【作用与用途】 用于肠易激综合征、肠痉挛、腹痛、憩室炎引起的疼痛、胆管痉挛，痛经、子宫痉挛，泌尿道结石或感染引发的痉挛性疼痛、下泌尿道感染引起的尿频、膀胱痉挛及其他痉挛性疼痛。

【用法与用量】 口服：成人 1～2 粒，每日 3 次，6～12 岁儿童 1 粒，每日 3 次。

【不良反应与注意事项】 过量服用可能会出现中枢神经系统兴奋的症状和低血压。麻痹性肠梗阻禁用。妊娠首 3 个月慎用。三环类抗抑郁药及类似药，普鲁卡因胺或衍生物，H_1 抗组织胺药可加强本药的作用。全身性胆碱能药物可降低本药的作用。

【制剂与规格】 胶囊剂：60 mg。

胃蛋白酶

Pepsin

见酶制剂“胃蛋白酶”。

稀盐酸

Acid Hydrochloric Dilute

【作用与用途】 用于各种胃酸缺乏症及发酵性消化不良。

【用法与用量】 口服每次 0.5～2 ml，饭前或饭时服，常与胃蛋白酶同用。

【不良反应与注意事项】 稀释后服，以免刺激胃黏膜。

【制剂与规格】 稀盐酸溶液：10%。

多酶片

Multienzyme

【作用与用途】 本品所含的胃蛋白酶能将蛋白质分解成短肽。胰淀粉酶和胰脂肪酶则起消化淀粉和脂肪的作用。用于胰腺疾病引起的消化障碍和胃蛋白酶缺乏或消化功能减退引起的消化不良症。

【用法与用量】 口服：每次 2～3 片，每日 3 次，饭前服。

【制剂与规格】 片剂：每片含胃蛋白酶不得少于 48 单位，含胰蛋白酶不得少于 160 单位，含胰淀粉酶不得少于 1 900 单位，含胰脂肪酶不得少于 200 单位。为肠溶衣与糖衣的双层包衣片，内层为胰酶，外层为胃蛋白酶。

胰酶

Pancreatin

见酶制剂及生物制品“胰酶”。

复方消化酶胶囊(达吉)

Compound Digestive Enzyme Capsules

【作用与用途】 促进各种植物纤维素分解,促进蛋白质、脂肪及碳水化合物的消化吸收。促进肠内气体排除,消除腹部胀满感。由于促进胆汁分泌作用,因而可促进脂肪和脂肪酸分解,抑制肝细胞内脂肪沉积,提高胆色素排泄,治疗黄疸。用于治疗胃肠道、胰脏消化功能不全;食欲不振、腹胀、脂肪便、肠道异常消化不良;胆囊切除患者的消化不良;病后恢复期过食、脂肪性食物引起的消化不良;胆汁分泌不足;胆石症、胆囊炎、胆管炎、黄疸。

【用法与用量】 口服:成人:每日3次,每次1~2粒,餐后口服,或遵医嘱。

【不良反应与注意事项】 可能发生口内不快感,偶有呕吐、泄泻、软便。对本成分有过敏者、急性肝炎患者、胆管闭锁患者禁用。

【制剂与规格】 胶囊:每粒含胃蛋白酶25 mg,木瓜蛋白酶50 mg,淀粉酶15 mg,熊去氧胆酸25 mg,纤维素酶15 mg,胰酶50 mg,胰脂酶13 mg。

乳酶生(表飞鸣)

Lactasin

【作用与用途】 助消化药。肠球菌(主要是粪链球菌)在肠内能分解糖类生成乳酸,使肠内酸度增高,从而起抑制肠内病原体的繁殖、防止蛋白质发酵的作用。本品用于消化不良、肠内过度发酵、肠炎、腹泻等。用于肠道菌群失调或肠内异常发酵引起的腹胀、腹泻。

【用法与用量】 口服:成人:每次0.3~0.9 g,每日3次,饭前服。儿童:5岁以下每次0.1~0.3 g,5岁以上每次0.3~0.6 g。

【不良反应与注意事项】 不宜与抗生素或吸附剂合用,必须用时间隔2~3小时。本品应在冷暗处保存,超过有效期后不宜再用。

【制剂与规格】 片剂:0.1 g、0.3 g。

慷彼申(康彼身)

Combizym

【作用与用途】 用于由消化酶绝对不足或相对不足而引起的各类消化不良症。

【用法与用量】 口服。成人及儿童:每次服用1~2片,进食时用温水吞服不能咀嚼。如有需要,剂量可适当增加。慷彼申有良好的耐受性,可长期服用。

【不良反应与注意事项】 不能用于急性胰腺炎和对米曲菌提取物及胰酶过敏的患者,不能咀嚼。

【制剂与规格】 每片含：胰酶220 mg，内含脂肪酶7 400欧洲药典单位，蛋白酶420欧洲药典单位，淀粉酶7 000欧洲药典单位，米曲菌酶120 mg，内含植物纤维素酶70 FIP单位，蛋白酶10 FIP单位，淀粉酶170 FIP单位。

干酵母（食母生）
Dried Yeast

【作用与用途】 本品为麦酒酵母菌的干燥菌体，富含多种B族维生素，有增进营养、促进代谢的作用。主要用于消化不良及B族维生素不足或缺乏者的辅助治疗。

【用法与用量】 口服。成人0.5～4 g，每日3次，嚼碎后服；儿童0.3～0.9 g，每日3次。

【不良反应与注意事项】 含较大量对氨基苯甲酸，若与磺胺类或单胺氧化酶抑制剂合用有拮抗作用，故不宜合用。

【制剂与规格】 片剂：0.3 g、0.5 g。

卡尼汀（康胃素，维生素BT）
Carnitine Chloride

【作用与用途】 具有促进消化液分泌、增强消化酶活性和调整胃肠功能等作用。用于消化功能失调所致的腹胀、嗳气、恶心以及胃灼热，包括老年性、妊娠以及小儿的消化不良。

【用法与用量】 口服：每次1～2片，每日3次，饭前服。

【不良反应与注意事项】 对本品过敏者禁用。严重胃酸过多者禁用。急慢性胰腺炎患者禁用。儿童用量请咨询医师或药师。儿童必须在成人监护下使用。当本品性状发生改变时禁用。请将此药品放在儿童不能接触的地方。勿与碱性药物并用。

【制剂与规格】 片剂：100 mg。

二甲硅油（二甲基硅油，消胀片）
Dimethicone

【作用与用途】 本品可降低胃肠内气体微泡的表面张力，以促使微气泡破裂而释出气体，并排出体外，从而缓解胀气。主要用于胃肠胀气引起的消化不良，对非胀气的消化不良无效。

【用法与用量】 口服：50～100 mg，每日3次。

【不良反应与注意事项】 应在常温下保存。本制剂在气温高于42℃时易胀裂。

【制剂与规格】 片剂：25 mg、50 mg。

艾普米森
Espumisan

【作用与用途】 用于消化道中过度的气体聚集导致的腹胀、上腹部饱胀感、嗳气、消化不良，手术排气，诊断检查前准备（X线检查、内窥镜检查），造影剂的添加剂。

【用法与用量】 口服：成人每次50滴，每日3～5次。6～14岁儿童每次25～50滴，每日3～5次。1～6岁儿童每次25滴，每日3～5次。婴儿每次25滴。

【不良反应与注意事项】 严禁用

于对西甲硅油或山梨酸及其盐类过敏的患者。

【制剂与规格】 乳剂:40 mg:1 ml。

甲氧氯普胺(甲氧普胺,天吐灵,胃复安)
Metoclopramide

【作用与用途】 本品为多巴胺2(D_2)受体拮抗剂,同时还具有5-HT_4受体激动效应,对5-HT_3受体有轻度抑制作用。可作用于延髓催吐化学感受区(CTZ)中多巴胺受体而提高CTZ的阈值,具有强大的中枢性镇吐作用。本品亦能阻断下丘脑多巴胺受体,抑制催乳素抑制因子,促进泌乳素的分泌,故有一定的催乳作用。对中枢其他部位的抑制作用较微,有较弱的安定作用,较少引起催眠作用。对于胃肠道的作用主要在上消化道,促进胃及上部肠段的运动;提高静息状态胃肠道括约肌的张力,增加下食管括约肌的张力和收缩的幅度,使食管下端压力增加,阻滞胃-食管反流,加强胃和食管蠕动,并增强对食管内容物的廓清能力,促进胃的排空;促进幽门、十二指肠及上部空肠的松弛,形成胃窦、胃体与上部小肠间的功能协调。这些作用也可增强本品的镇吐效应。主要用于各种病因所致恶心、呕吐、嗳气、消化不良、胃部胀满、胃酸过多等症状的对症治疗;反流性食管炎、胆汁反流性胃炎、功能性胃滞留、胃下垂等;残胃排空延迟症、迷走神经切除后胃排空延缓;糖尿病性胃轻瘫、尿毒症、硬皮病等胶原疾患所致的胃排空障碍。

【体内过程】 易自胃肠道吸收,进入血液循环后,13%~22%迅速与血浆蛋白(主要为白蛋白)结合。经肝脏代谢。$t_{1/2}$一般为4~6小时,根据用量大小有别。口服30~60分钟后开始作用,持续时间一般为1~2小时。经肾脏排泄,口服量约有85%以原形及葡糖醛酸结合物随尿排出。

【用法与用量】 口服。成人每次5~10 mg,每日3次。用于糖尿病性胃排空功能障碍患者,于症状出现前30分钟口服10 mg;或于餐前及睡前服5~10 mg,每日4次。成人总剂量不得超过0.5 mg/(kg·d)。小儿:5~14岁每次用2.5~5 mg,每日3次,餐前30分钟服,宜短期服用。小儿总剂量不得超过0.1 mg/(kg·d)。

【不良反应与注意事项】 较常见的不良反应为:昏睡、烦躁不安、疲怠无力;少见的反应有:乳腺肿痛、恶心、便秘、皮疹、腹泻、睡眠障碍、眩晕、严重口渴、头痛、容易激动;用药期间出现乳汁增多,由于催乳素的刺激所致;大剂量长期应用可能因阻断多巴胺受体,使胆碱能受体相对亢进而导致锥体外系反应(特别是年轻人),可出现肌震颤、发音困难、共济失调等。下列情况禁用:对普鲁卡因或普鲁卡因胺过敏者;癫痫发作的频率与严重性均可因用药而增加;胃肠道出血、机械性肠梗阻或穿孔,可因用药使胃肠道的动力增加,病情加重;嗜铬细胞瘤可因用药出现高血压危象;不可用于因行化疗和放疗而呕吐的乳癌患者。下列情况慎用:肝功能衰竭时,丧失了与蛋白结合的能力;肾衰,即重症慢性肾功能衰竭使锥体外系反应危险性增加,用量应减少。

【制剂与规格】 片剂:5 mg。

多潘立酮(吗丁啉,哌双咪酮)
Domperidone

【作用与用途】 本品为外周多巴胺受体阻滞药,直接作用于胃肠壁,可增加食管下部括约肌张力,防止胃-食管反流,增强胃蠕动,促进胃排空,协调胃与十二指肠运动,抑制恶心、呕吐,并能有效地防止胆汁反流,不影响胃液分泌。本品不易通过血脑脊液屏障,对脑内多巴胺受体无抑制作用,因此,无锥体外系等神经、精神不良反应。用于缓解由胃排空延缓、胃肠道反流、食管炎引起的消化不良症状,如:上腹部胀闷感、腹胀、上腹疼痛、嗳气、肠胃胀气、口中带有或不带有反流胃内容物的胃烧灼感。治疗功能性、器质性、感染性、饮食性、放射性治疗或化疗所引起的恶心、呕吐。

【体内过程】 口服后吸收迅速,15~30分钟可达峰值血药浓度。分布以胃肠局部药物浓度最高,血浆次之,脑内几乎没有。本品几乎全部在肝内代谢,半衰期($t_{1/2}$)为7小时,通过尿液排泄总量为31.23%,原形药占0.4%;粪便排泄总量65.7%,原形药占10%。

【用法与用量】 多潘立酮片口服:成人每日3~4次,每次10 mg,必要时剂量可加倍或遵医嘱。儿童每日3~4次,每次每公斤体重0.3 mg,本品应在饭前15~30分钟服用。多潘立酮混悬液:成人:每次10~20 ml,每日3次,餐前服;儿童口服按体重每次200~400 μg/kg,每8小时1次。

【不良反应与注意事项】 多潘立酮是一种比较安全的药物,不易通过血脑脊液屏障,一般不会产生中枢副作用。常规剂量应用时,不良反应的发生率不到7%,主要包括口干、头痛、偏头痛、高泌乳素血症,随血浆催乳素水平升高,可能有溢乳、男性乳房女性化及乳痛等症状。部分患者可能出现一过性腹部痉挛或皮疹。有镇静作用,可引起倦怠、嗜睡、头昏等。轻度不良反应通常可以耐受,继续服药症状有时自然消失,不良反应较重时需停药,停药后症状迅速消失。禁用于嗜铬细胞瘤、乳癌、机械性肠梗阻、胃肠出血等疾病。

【制剂与规格】 片剂:10 mg;混悬液:1 ml:1 mg。

枸橼酸莫沙必利片(瑞琪)
Mosapride Citrate

【作用与用途】 本品为选择性5-羟色胺4(5-HT_4)受体激动剂,通过兴奋胃肠道胆碱能中间神经元及肌间神经丛的5-HT_4受体,促进乙酰胆碱的释放,从而增强胃肠道运动,改善功能性消化不良患者的胃肠道症状,不影响胃酸的分泌。本品与大脑突触膜上的多巴胺D_2、5-HT_1、5-HT_2受体无亲和力,因而没有这些受体阻滞所引起的锥体外系的副作用。主要用于功能性消化不良伴有胃灼热、嗳气、恶心、呕吐、早饱、上腹胀等消化道症状；也可用于胃食管反流性疾病、糖尿病性胃轻瘫及部分胃切除患者的胃功能障碍。

【体内过程】 本品主要从胃肠道吸收，分布以胃肠、肝肾局部药物浓度最高，血浆次之，脑内几乎没有分布。健康成人空腹每次口服本品 5 mg，吸收迅速，血药峰浓度为 30.7 ng/ml，达峰时间为 0.8 小时，半衰期为 2 小时，血浆蛋白结合率为 99.0%。本品在肝脏中由细胞色素 P_{450} 中的 CYP_3A_4 酶代谢，其主要代谢产物为脱-4-氟苄基莫沙必利，本品主要经尿液和粪便排泄。

【用法与用量】 口服：每次5 mg，每日 3 次，饭前服用。

【不良反应与注意事项】 主要表现为腹泻、腹痛、口干、皮疹及倦怠、头昏等。偶见嗜酸粒细胞增多、甘油三酯升高及谷草转氨酶（GOT）、谷丙转氨酶（GPT）、碱性磷酸酶（AKP）、γ-谷氨酰转肽酶（GGT）升高。对本品过敏者禁用。

【制剂与规格】 片剂：5 mg。

氯波必利

Clebopride

【作用与用途】 本品为高选择性的苯甲酰胺类多巴胺受体拮抗剂。可促进胃肠道动力、加速胃肠蠕动，加强并协调胃肠运动；具有抑制恶心和止吐作用。用于胃食管反流、功能性消化不良、糖尿病性胃轻瘫和恶心呕吐时的对症治疗。

【体内过程】 健康的成年人口服本品 0.68 mg 约 1.6 小时后达到血药高峰，平均值 0.88 ng/ml。另外由尿中排除氯波必利、脱苄胺氯波必利以及它们各自的葡萄糖醛酸的结合体，连续口服给药（0.68 mg，3 次/d，5 天）没有蓄积性。

【用法与用量】 口服：首次服用半片（0.34 mg），每日 2～3 次，每次 0.68 mg。早晚或餐前30 分钟服用。

【不良反应与注意事项】 偶见口干、头昏、倦怠、乏力、嗜睡、腹泻、腹痛等，停药后即可恢复正常。对本品过敏者及机械性胃肠道梗阻、帕金森病患者禁用。

【制剂与规格】 片剂：0.68 mg。

盐酸伊托必利（瑞复啉）

Itopride Hydrochloride

【作用与用途】 具多马胺 D_2 受体阻滞和乙酰胆碱酯酶抑制的双重作用，通过刺激内源性乙酰胆碱释放并抑制其水解而增强胃和十二指肠运动，促进胃排，并具有中度催吐作用。适用于功能性消化不良引起的各种症状，如：上腹不适，餐后饱胀，食欲不振，恶心，呕吐等。

【体内过程】 口服吸收迅速，给药 30 分钟血药达峰，半衰期约为 6 小时，多次给药血清药物浓度与单次给药相同，本品原形药物 4%～5%，代谢物 75% 通过尿液排泄，动物实验体内主要分布于肝、胆、肾、脑和消化系统，中枢系统分布很少。

【用法与用量】 口服：成人每次1片，每日3次，饭前服用，根据年龄症状适量酌减。

【不良反应与注意事项】 消化系统：偶尔出现腹泻，腹痛，便秘，唾液分泌增加；神经精神系统：偶见头痛，睡眠障碍等；血液系统：偶见白细胞减少（确认应停药）；过敏症状：皮疹，发热，瘙痒等。偶出现血BUN、肌酐值升高。还可见背部疼痛，疲乏，手指发麻，手抖等。本品可增强乙酰胆碱作用，尤其老年患者易出现副作用，使用时应注意。与抗胆碱药具有肌肉松弛作用的药物（安定类，氯唑沙宗等）联合应用，可相互抵消作用。

【制剂与规格】 片剂：50 mg。

西沙必利（普瑞博思）

Cisapride

【作用与用途】 本品主要是促进肠肌间神经丛中乙酰胆碱的生理学释放。不刺激毒蕈碱及烟碱受体，也不抑制乙酰胆碱酯酶的活性。治疗剂量下无多巴胺受体阻断作用。主要分布于胃和肠组织中。可增强食管蠕动和下食管括约肌张力；防止胃内容物反流入食管，并改善食管的清除率。增加胃和十二指肠收缩性与胃窦-十二指肠的协调性；减少十二指肠-胃反流；改善胃和十二指肠的排空。可加强肠的运动并促进小肠和大肠的转运。用于对其他治疗不耐受或疗效不佳的严重胃肠道动力性疾病，如：慢性特发性或糖尿病性胃轻瘫，慢性假性肠梗阻，胃食管反流病。

【体内过程】 口服后吸收迅速彻底，1～2小时内达血药峰浓度，半衰期为10小时，经氧化脱烃基和芳香族的羟基化作用被广泛地代谢，几乎全部的代谢产物近似均等地经粪便、尿排泄，哺乳期乳汁排泄很少。口服给药的绝对生物利用度约40%，血药浓度随口服剂量（5～20 mg）成比例增加。在稳定状态下，口服5 mg每日3次和10 mg每日3次早晨服药前的血药浓度与晚上的血药峰浓度水平分别波动在10～20 ng/ml、30～60 ng/ml与20～40 ng/ml、50～100 ng/ml之间。药代动力学和稳态血药浓度与治疗持续时间无关，同用西咪替丁可以略微增加口服生物利用度。可以广泛地与血浆蛋白结合（97.5%）。

【用法与用量】 口服：成人根据病情的程度，每日总量15～40 mg，分2～4次给药，通常建议按下述剂量服用：病情一般：每次5 mg，每日3次（剂量可以加倍）；病情严重（胃轻瘫、食管炎、顽固性便秘）：每次10 mg，每日3次，或每次10 mg，每日4次，3餐前及就寝前服用。或每次20 mg，每日2次，早餐前及就寝前服用。食管炎的维持治疗：每次10 mg，每日2次（早餐前和就寝前）或每次20 mg，每日1次（就寝前），对病情严重者剂量可加倍。治疗上消化道功能紊乱，至少应在餐前15分钟及就寝前适当的时间与某些饮料一起服用。治疗便秘，每日总药量宜分2次服用。有关用药剂量、每日服用次数、疗程及是否需要维持治疗（每日1次足够）等个体间差异较大,尽管治疗1周内常常就可得到症状的改善,但对于严重便秘者理想的治疗结果可能需2~3个月。

【不良反应与注意事项】 与药理活性相一致,瞬时性腹部痉挛、腹鸣和腹泻可能发生。偶有过敏、轻度短暂的头痛或头昏以及与剂量相关的尿频的报道。个别报道其影响中枢神经系统,即惊厥性癫痫、锥体外系反应和尿频。已知对本品过敏者禁用。禁止同时口服或非肠道服用酮康唑、伊曲康唑、咪康唑、氟康唑、红霉素、克拉霉素或醋竹桃霉素。因胃肠道运动增加可造成危害的患者,必须慎用。在肝、肾功能不全时,建议开始日用量减半,不影响精神运动性功能,不引起镇静和嗜睡。然而,可加速中枢神经系统抑制剂的吸收,如巴比妥酸盐、酒精等,因此同时给予应慎重。尽管在动物不影响胚胎形成,无原始的胚胎毒性,也无致畸作用,但若在妊娠期,尤其是在妊娠的头3个月应权衡利弊使用。小于34周的早产儿应慎用。在老年人,由于中度延长了清除半衰期,稳态血浆浓度一般会增高,故治疗剂量应酌减。

【制剂与规格】 片剂:5 mg、10 mg。

淀粉酶

Diastate

【作用与用途】 本品能直接使淀粉性食物分解成糊精与麦芽糖,促进胃肠的消化作用。用于消化不良、食欲缺乏。

【用法与用量】 口服:每次10 ml,每日3次。

【不良反应与注意事项】 对本品过敏者禁用。放置日久,效力降低,故宜用新制者。儿童用量请咨询医师或药师。应贮存于冷暗处,密闭避湿。当药品性状发生改变时禁用。儿童必须在成人的监护下使用。

【制剂与规格】 口服液:10 ml:270 U。

乳酸菌素片

Lacidophilin Tablets

【作用与用途】 本品在肠道形成保护层,阻止病原菌、病毒的侵袭;刺激肠道分泌抗体,提高肠道免疫力;选择性杀死肠道致病菌,保护促进有益菌的生长;调节肠黏膜电解质、水分平衡;促进胃液分泌,增强消化功能。用于肠内异常发酵、消化不良、肠炎和小儿腹泻。

【用法与用量】 嚼服。成人每次1.2~2.4 g(按乳酸菌素计),每日3次。小儿每次0.4~0.8 g(按乳酸菌素计),每日3次。

【不良反应与注意事项】 对本品或牛乳过敏者禁用;当本品性状发生改变时禁用;铋剂、鞣酸、药用炭、酊剂等能吸附本品,不宜合用。

【制剂与规格】 片剂:0.2 g、0.4 g、1.2 g。

泻药及止泻药

硫酸镁(泻盐,硫苦)
Magnesium Sulfate

【作用与用途】 口服不易被肠道吸收,停留于肠腔内,使肠内容物的渗透压升高,使肠腔内保有大量水分,容积增大,刺激肠壁增加肠蠕动而致泻。为峻泻剂,主要用于清除肠道内毒物,亦用于某些驱肠虫药后的导泻,及治疗便秘。注射给药可抑制中枢神经系统,阻断外周神经肌肉接头而产生镇静、镇痉、松弛骨骼肌作用,也可降低颅内压。过量的镁离子可直接舒张周围血管平滑肌,使血管扩张,血压下降。用于便秘、肠内异常发酵,亦可与驱虫剂并用;与活性炭合用,可治疗食物或药物中毒。用于阻塞性黄疸及慢性胆囊炎。用于惊厥、子痫、尿毒症、破伤风、高血压脑病及急性肾性高血压危象等。也用于发作频繁而其他治疗效果不好的心绞痛患者,对伴有高血压的患者效果较好。外用热敷,消炎去肿。

【体内过程】 口服约有20%吸收进入血流,而后随尿排出。约1小时起效,持续作用3~4小时;肌内注射后20分钟起效,静脉注射几乎立即起效,作用持续约30分钟。治疗先兆子痫和子痫有效血药浓度为2~3.5 mmol/L,治疗早产有效血药浓度为2.1~2.9 mmol/L,个体差异较大。肌内注射或静脉注射后均经肾排泄,排泄速度与血镁浓度和肾小球滤过相关。

【用法与用量】 导泻:口服:每次5~20 g,一般为清晨空腹服,同时饮100~400 ml水,也可用水溶解后服用。灌肠:一二三灌肠剂或开塞露药液,每次20 ml,注入直肠内。利胆:每次2~5 g,每日3次,饭前或两餐间服;也可服用33%溶液,每次10 ml。抗惊厥、降血压等:肌内注射25%溶液,每次4~10 ml;或将25%溶液10 ml用5%~10%葡萄糖注射液稀释成1%或5%浓度后静脉滴注。治心绞痛可将10%溶液10 ml用5%~10%葡萄糖注射液10 ml稀释后缓慢静脉注射,每日1次,连用10日。

【不良反应与注意事项】 导泻时如浓度过高,可引起脱水;胃肠道有溃疡、破损之处,易造成镁离子大量的吸收而引起中毒。肠道出血患者、急腹症患者及孕妇、经期妇女禁用本品导泻。中枢抑制药(如苯巴比妥)中毒患者排除毒物不宜使用本品导泻,以防加重中枢抑制。

【制剂与规格】 白色合剂:由硫酸镁30 g、轻质碳酸镁5 g等组成。一二三灌肠剂:由50%硫酸镁溶液30 ml、甘油60 ml、蒸馏水90 ml配成。开塞露:每1 000 ml内含硫酸镁100 g,尼泊金乙酯0.5 g,苯甲酸钠1 g,山梨醇溶液(45%~50%)适量。注射剂:10 ml:1 g、10 ml:2.5 g。

甘油(丙三醇)

Glycerol

【作用与用途】 本品能滑润和刺激肠壁,使大便软化,易于排出。可治小儿或老年体弱者便秘。甘油也可通过提高血浆渗透压而产生脱水作用,可治脑水肿。外用有吸湿作用,可使局部组织软化,配成10% ~20%溶液涂擦,可治疗皮肤皲裂。

【用法与用量】 导泻:可用本品栓剂或50%溶液灌肠。脱水:每次1 g/kg,加等量生理盐水口服,每日1次,必要时可加大剂量至每日5 g/kg。

【不良反应与注意事项】 可发生头痛、眩晕、口干、恶心、呕吐、上腹部不适等,卧床休息可减轻。

【制剂与规格】 栓剂:本品与肥皂配合制成的栓剂,大号2.67 g/粒(成人用),小号1.33 g/粒(小儿用)。

葡甘聚糖(葡甘聚糖胶囊)

Polygluosan Capsules

【作用与用途】 葡甘聚糖胶囊为天然纤维类植物多糖,在肠内不吸收,有极强的缚水性和持水性,吸水后体积膨大50倍以上,故可增大粪便容积和粪便含水量,使粪便蓬松湿润,利于排出。肠腔内容积的增大刺激肠壁,反射性地增强肠蠕动,从而缩短排便间隔时间和平均一次排便时间,使排便自然通畅而不会产生腹泻。葡甘聚糖胶囊吸水膨胀成为黏性溶胶,能增加食物的黏度,并覆盖在肠黏膜的表面形成扩散屏障,同时吸附和结合一部分糖类物质,并将其带出体外,因而限制了糖类在肠内的扩散和吸收,使糖的吸收减少,餐后血糖变得平缓。葡甘聚糖胶囊能吸附和结合肠道内的胆固醇,将其带出体外,从而减少人体对中性脂肪和胆固醇的吸收;通过抑制肠黏膜对胆汁酸的主动运输,部分阻断胆汁酸的肠肝循环,减少其重吸收,起到降低血脂的作用。用于习惯性便秘、老年性便秘,也可用于防治高脂血症、糖尿病。

【用法与用量】 口服。便秘:成人,一次2~4粒,儿童,1~2粒,一日3次,首次剂量可加倍;见效后,维持剂量3~6粒/日,可一次顿服;均空腹服用,并以温水150 ml送服。糖尿病、高脂血症:一次3~4粒,一日3次,空腹服用。

【不良反应与注意事项】 部分患者有口渴感,可多饮水。大多数患者都有轻微腹胀,可继续服药,排便后自行消失。注意:为确保疗效,请充足饮水。糖尿病患者或高血脂患者本品不能取代服用降血糖药或降血脂药。服药初期合用肠动力药,可增强通便疗效。

【制剂与规格】 0.3 g(按$C_6H_{12}O_6$计)。

乳果糖(杜秘克)

Lactulose

【作用与用途】 系人工合成的不吸收性双糖,在肠道内不被吸收,可被结肠细菌分解成乳酸和醋酸,使肠道pH值降至6以下,从而可阻断氨的吸收，减少内毒素的蓄积和吸收，使患者血氨恢复正常，并由昏迷转为清醒。乳果糖还具有双糖的渗透活性，可使水、电解质保留在肠腔而产生高渗效果，故又是一种渗透性泻药，因为无肠道刺激性，亦可用于治疗慢性功能性便秘。用于治疗高血氨症及由血氨升高引起的疾病；用于治疗慢性功能性便秘。

【用法与用量】 口服，成人每次10 ml，每日3次。

【不良反应与注意事项】 经临床使用除个别患者服用后稍感恶心外，无其他不适，经继续服药或用1倍水稀释后可消失。糖尿病患者慎用，对半乳糖不能耐受者不宜服用。阑尾炎、肠梗阻、不明原因的腹痛者均禁用。

【制剂与规格】 口服溶液：10 ml:5 g。

比沙可啶（吡沙可啶，便塞停）
Bisacodyl

【作用与用途】 本品为接触性缓泻药，通过与肠黏膜的直接接触，刺激其感觉神经末梢，引起肠反射性蠕动增加而导致排便。用于便秘的治疗，也可用于腹部X线检查或内窥镜检查前清洁肠道，以及手术前后清洁肠道用。

【体内过程】 口服本品后10～12小时内起作用。主要由粪便排出，口服仅小量被吸收，以葡糖苷酸形式从尿排出。

【用法与用量】 口服：每次5～10 mg，每日1次，睡前服。6岁以上儿童用量为成人的一半。栓剂：塞入肛门，每次10 mg（1粒），每日1次。

【不良反应与注意事项】 偶可引起明显的腹部绞痛，停药后即消失。对本品过敏者、急腹症、炎症性肠病患者、6岁以下儿童、孕妇禁用。应避免将本品吸入或与眼睛、皮肤黏膜接触。

【制剂与规格】 片剂：5 mg；栓剂：10 mg。

非比麸
Fiberform

【作用与用途】 用于慢性便秘，急性便秘，肠易激综合征和憩室等胃肠功能紊乱；痔疮、肛裂的辅助治疗；结肠造瘘术和回肠切除术后恢复期的辅助治疗；还可用于应该避免大便秘结的患者如冠心病患者。

【用法与用量】 口服：成人每次1袋，每日2～3次；儿童每次半袋，每日1～2次，按年龄和体重增减，其中1次于早晨服用。疗程至少1周。

【不良反应与注意事项】 少数患者服用本品后可出现腹胀和腹鸣，但很快减轻，并在1～2周内消失。肠梗阻患者不宜使用。

【制剂与规格】 颗粒剂：3.5 g/袋。

舒立通（车前番泻复合颗粒）
Agiolax

【作用与用途】 用于急、慢性便秘；特别适用于慢性便秘；调节产后妇女的肠活动功能；长期卧床患者；结肠手术后有排便困难的患者。

【用法与用量】 口服:1 ~ 2 茶匙一杯液体送服,不应嚼碎,于晚饭后或早餐前服用。起作用后可按个别情况将剂量减至 1/2 茶匙,每日 1 ~ 2 次。

【不良反应与注意事项】 可引起肠梗阻及胃肠道狭窄。勿与收敛剂或抗腹泻剂如氰苯胍酯、地芬诺酯、洛哌丁胺、氢氯化物和鸦片制剂合用。

【制剂与规格】 颗粒剂:5 g。

福松(聚乙二醇 4000)
Fusong

【作用与用途】 本品为渗透型轻泻剂。用于成人便秘的症状治疗。

【用法与用量】 口服:袋内粉剂溶于一大杯水中。每日 1 ~ 2 袋。

【不良反应与注意事项】 用药量过大时,可能出现腹泻,停药后 24 ~ 48 小时后可缓解。可以减少剂量继续治疗。有可能出现腹部疼痛(胃痛)。某些小肠或结肠疾患、腹痛(胃痛)禁用。除非医生建议,不要长时间应用此药。

【制剂与规格】 每袋 10 g。

硫酸钠(芒硝)
Sodium Sulfate

【作用与用途】 拮抗体内钡离子作用:钡离子是一种极强的肌肉毒,对平滑肌、骨骼肌、心肌等可产生刺激性兴奋,并导致麻痹和瘫痪。钡离子能改变细胞膜的通透性,从而产生低血钾症。硫酸钠能与钡离子生成不溶性硫酸钡,从而阻断后者的毒性作用。本品口服肠吸收极少,其导泻机制同硫酸镁,但较硫酸镁作用弱,无高血镁所引起的副作用,属容积性导泻药。本品在临床上用于治疗钡中毒,以及用于不能服镁盐导泻的患者。

【用法与用量】 用于解毒:口服中毒者可用 2% ~ 5% 的硫酸钠洗胃,或口服 20 ~ 30 g 导泻。皮肤被钡盐灼伤或污染,用 2% ~ 5% 溶液冲洗。口服:每次 15 ~ 20 g。便秘患者可用 3% ~ 5% 水溶液,于早上空腹时服。

【不良反应与注意事项】 用于治疗钡离子中毒时,除给予硫酸钠外,尚需同时给予氯化钾及大量输液,以稀释体内形成的硫酸钡,防止其对肾脏的损害,并可利用利尿剂促进钡的排出,并解除钡中毒造成的低钾血症;年老体弱、充血性心力衰竭、水肿患者禁用。

【制剂与规格】 散剂:500 g/瓶;外用溶液剂:12% ~ 15%;注射剂:2 g/20 ml,2. 5 g/10 ml。

蓖麻油
Castor Oil

【作用与用途】 口服后至小肠被脂酶水解酶水解,释放出蓖麻油酸钠,刺激小肠壁而引起泻下,主要作用于小肠。适用于腹部 X 线检查前清洁肠道,或排除肠内毒物。不适用于一般便秘。

【用法与用量】 成人口服:每次 5 ~ 20 ml。小儿口服:每次 2 ~ 4 ml。

【不良反应与注意事项】 偶可致过度腹泻。服药后可有恶心,并有随后发生短时便秘的可能。对小肠有刺激性,不宜反复应用;不宜应用于清除肠道内脂溶性毒物,如磷、苯等中毒;孕妇禁用;驱虫时忌用本药导泻。

【制剂与规格】 蓖麻油乳剂。

番泻苷(番泻甙)

Sennoside

【作用与用途】 本品为由番泻叶中提取的番泻苷甲(Sennoside A)与乙(Sennoside B)的钙盐的等量混合物。也可直接用番泻叶。本品对大肠壁有刺激作用,反射性地使其蠕动增加,引起排便。适用于便秘,尤适用于服驱虫药后的导泻。

【用法与用量】 口服:24~48 mg,睡前服。

【不良反应与注意事项】 可致腹痛及恶心等。肠出血患者忌用。

多库酯钠(辛丁酯磺酸钠,磺琥辛酯钠)

Dioctyl Sodium

【作用与用途】 为表面活性剂,口服后在肠内可使水和脂肪类物质浸入粪便,促其软化。适用于排便无力如肛门、直肠病患者,或术后患者。

【用法与用量】 口服:每日 50~240 mg。

【不良反应与注意事项】 忌与矿物油合用,因能促其吸收而产生不良反应。

【制剂与规格】 片剂:100 mg。

碱式碳酸铋(次碳酸铋,碳酸铋,碳酸氧铋)

Bismuthi Nitras Basicus

【作用与用途】 具有收敛、保护胃黏膜及抗菌作用。因本品不溶于水,口服后在胃黏膜创面形成一层保护膜,减轻食物对胃黏膜的刺激;在肠内铋与硫化氢结合,在肠黏膜上形成不溶解的硫化铋(Bi_2S_3),使肠蠕动减慢;同时铋盐尚有抑菌作用。主要用于消化性溃疡、腹泻、肠炎等。

【用法与用量】 口服:每次0.3~2 g,每日 3 次。饭前服用。

【不良反应与注意事项】 服本品期间大便可能变黑色,这是正常现象。大量服用易致亚硝酸中毒。

【制剂与规格】 片剂:0.3 g、0.5 g。

复方地芬诺酯

Compound Diphenoxylate

【作用与用途】 地芬诺酯是哌替啶的衍生物,代替阿片制剂。对肠道作用类似吗啡,直接作用于肠平滑肌,通过抑制肠黏膜感受器,消除局部黏膜的蠕动反射而减弱蠕动,同时可增加肠的节段性收缩,从而延长肠内容物与肠黏膜的接触,促进肠内水分的回吸收。配以抗胆碱药阿托品,协同加强对肠管蠕动的抑制作用。用于急慢性功能性腹泻及慢性肠炎。

【体内过程】 口服吸收迅速,2 小时达血药浓度高峰。在人体内主要代谢物为地芬诺辛,其止泻作用比母体强5倍。$t_{1/2}$为2.5小时，地芬诺辛为12～24小时。

【用法与用量】 口服。成人每次1～2片，每日2～3次，首剂加倍，饭后服；至腹泻控制时，应即减少剂量。小儿：8～12岁，每次1片，每日4次；6～8岁，每次1片，每日3次；2～5岁，每次1片，每日2次。

【不良反应与注意事项】 不良反应少见，服药后偶见口干、恶心、呕吐、头痛、嗜睡、抑郁、烦躁、失眠、皮疹、腹胀及肠梗阻等，减量或停药后消失。严重溃疡性结肠炎患者有发生中毒性巨结肠可能，应禁用；肝硬化、黄疸患者因可诱发肝性脑病，应慎用。

【制剂与规格】 片剂：每片含盐酸地芬诺酯2.5 mg，硫酸阿托品25 μg。

盐酸洛哌丁胺

Loperamide Hydrochloride

【作用与用途】 本品化学结构类似氟哌啶醇和哌替啶，但治疗量对中枢神经系统无任何作用。对肠道平滑肌的作用与阿片类相似。可抑制肠道平滑肌的收缩，减少肠蠕动。还可减少肠壁神经末梢释放乙酰胆碱，通过胆碱能和非胆碱能神经元局部的相互作用，直接抑制蠕动反射。本品可延长食物在小肠的停留时间，促进水、电解质及葡萄糖的吸收，抑制前列腺素、霍乱毒素和其他肠毒素引起的肠过度分泌。此外，本品还可增加肛门括约肌的张力，可抑制大便失禁或便急。用于各种原因引起的非感染性急、慢性腹泻的对症治疗。用于回肠造瘘术患者可减少排便体积及次数，增加粪便稠度。也可用于肛门直肠手术后的患者，以抑制排便失禁。

【体内过程】 本品与肠壁的高亲和力和明显的首过代谢，使其几乎不进入全身血液循环。本品口服吸收约40%，几乎全部进入肝脏代谢，原形药的血药浓度很低。t_{max}为4～6小时，$t_{1/2}$为7～15小时，蛋白结合率97%。大部分经胆汁由肠道排泄，尿中排泄占5%～10%。

【用法与用量】 口服：急性腹泻：成人首剂4 mg，以后每腹泻1次再服2 mg，直到腹泻停止或用量达16 mg/d，连服5日，若无效则停服；5岁以上儿童首剂2 mg，以后每腹泻1次服2 mg，至腹泻停止，最大用量为6 mg/d。空腹或饭前半小时服药可提高疗效。慢性腹泻：成人起始剂量2～4 mg，每日2～12 mg，显效后每日给予4～8 mg维持治疗；5岁以上儿童2 mg，以后根据大便情况调节剂量。

【不良反应与注意事项】 不良反应轻，可出现过敏如皮疹等，消化道症状如口干、腹胀、食欲不振、胃肠痉挛、恶心、呕吐、便秘，以及头昏、头痛、乏力等。本品禁用于2岁以下儿童、伴有高热和脓血便的急性菌痢及应用广谱抗生素引起的伪膜性肠炎患者。重度肝损害者慎用。5岁以下儿童不宜使用。老年患者中有习惯性便秘者慎用，用量酌加控制。

【制剂与规格】 胶囊:2 mg。

矽炭银

Agysical

【作用与用途】 本品为止泻药，其作用与药用炭相似，具有吸附收敛作用。用于腹泻、痢疾、肠炎等的治疗。

【用法与用量】 口服：每次 1～3 片，3～4 次/d，空腹服。

【不良反应与注意事项】 同药用炭。

【制剂与规格】 片剂：每片含药用炭 60 mg，白陶土 240 mg，氯化银 1.5 mg。

促菌生

Cerebiogen

【作用与用途】 本品的生产菌种是一种需氧芽孢杆菌所制成的一种活菌制剂，该菌进入肠道后，可消耗肠内过多的氧气，造成厌氧环境，有利于厌氧菌的生成，并扶植和恢复正常肠菌群，从而抑制其他细菌的繁殖，还可防止致病菌的侵入。主要用于婴幼儿腹泻、急慢性肠炎、急慢性痢疾及肠功能紊乱等，亦可用于减轻肝炎引起的腹胀，改善食欲和促进康复。

【用法与用量】 口服：成人每次 4～8 片，每日 3 次，儿童酌减。用本品治疗婴幼儿腹泻，其疗程一般不超过 5 日，大部分可在 3 日内(88.33%)治愈。

【不良反应与注意事项】 本品无毒副反应，是一种安全、有效的活菌制剂。本品系活菌制剂，在用药过程中需停用抗生素，以免降低药效。

【制剂与规格】 片剂：每瓶 60 片、100 片。

地衣芽孢杆菌(整肠生)

Bacillus Licheniformis

【作用与用途】 本品以活菌形式进入肠道后，对葡萄球菌、酵母菌等致病菌有拮抗作用，而对双歧杆菌、乳酸杆菌、拟杆菌、消化链球菌有促进生长作用，从而可调整菌群失调达到治疗目的。本品可促使机体产生抗菌活性物质，杀灭致病菌。此外通过夺氧生物效应使肠道缺氧，有利于大量厌氧菌生长。本品具有起效快、疗效高、不良反应极少等特点。主要用于细菌或真菌引起的急、慢性肠炎，腹泻，也可用于其他原因(如长期服用广谱抗生素)引起的肠道菌群失调的防治。

【用法与用量】 口服：成人每次 0.5 g(2 粒)，每日 3 次。儿童剂量减半或遵医嘱。

【不良反应与注意事项】 未见特殊不良反应，偶见大便干结、腹胀，大剂量服用可发生便秘。服用本品时应停用其他抗菌药。

【制剂与规格】 胶囊:0.25 g。

复方谷氨酰胺肠溶胶囊

(谷参肠安胶囊)

Compound Glutaminl Enteric-coated Capsale

【作用与用途】 本品能增强肠黏

膜屏障功能，阻止或减少肠内细菌及毒素入血；促进受损肠黏膜的修复及功能重建，并可改善肠道的吸收、分泌及运动功能。用于各种原因所致的急、慢性肠道疾病，如肠道功能紊乱，肠易激综合征及非感染性腹泻。

【用法与用量】 口服：成人每次2～3粒，每日3次。

【不良反应与注意事项】 对本品过敏者禁用；葡萄糖-6-磷酸脱氢酶缺乏的儿童禁用。孕妇及哺乳期妇女慎用；当本品性状发生改变时禁用；儿童必须在成人监护下使用。

【制剂与规格】 胶囊：每粒含L-谷氨酰胺120 mg、人参50 mg、甘草(蜜炙)50 mg、白术50 mg、茯苓50 mg。

亿活(酵母)

Yeast

【作用与用途】 用于传染性或非特异性腹泻，肠易激综合征；用于应用抗生素后的消化道副反应：腹泻、结肠炎及念珠菌病。预防成年人在服药期可能发生的腹泻。

【用法与用量】 口服：成人每日1～2小袋或1～2个胶囊，儿童每日1小袋或1个胶囊。

【不良反应与注意事项】 偶见轻微的胃部不适或腹胀感。勿与抗真菌类药物及某些喹啉类衍生物合用。

【制剂与规格】 胶囊：250 mg。

罗宝迈

Loperamide

【作用与用途】 与吗啡相似，能明显抑制肠蠕动而止泻，但无吗啡样中枢抑制作用，亦不影响肠腔内溶质和水的转运，止泻作用快而持久。能有效而安全地控制急、慢性腹泻，可减少回肠造口者的流出量并增加其硬度。适用于急性腹泻以及各种病因引起的慢性腹泻，对胃、肠部分切除术后和甲亢引起的腹泻也有较好疗效。本品尤其适用于临床上应用其他止泻药效果不显著的慢性功能性腹泻。

【用法与用量】 口服：成人首次4 mg，以后每腹泻1次再服2 mg，直至腹泻停止或每日用量达16～20 mg，连续5日，若无效则停服。儿童(5岁以上)首次服2 mg，以后每腹泻1次服2 mg，至腹泻停止，最大用量每日为8～12 mg。空腹或饭前半小时服药可提高疗效。慢性腹泻待显效后每日成人服4～8 mg，长期维持。

【不良反应与注意事项】 不良反应轻微，主要有皮疹、瘙痒、口干及腹胀、恶心、食欲不振，偶有呕吐，也可有头昏、头痛、乏力。2岁以下儿童禁用。严重中毒性或感染性腹泻慎用。重症肝损害者慎用。因用抗生素而导致伪膜性结肠炎患者不宜用。

【制剂与规格】 胶囊：1 mg、2 mg。

嗜酸性乳杆菌(乐托尔)

Lactobacillus Acidophilus

【作用与用途】 本品所含菌株为自人粪分离得到的嗜酸乳杆菌。由于采用真空冷冻干燥法，细菌经过热处理已被灭活,故本品含菌量高且稳定。体外及动物实验证明,嗜酸乳杆菌代谢过程中产生的乳酸及结构未明的抗生素有直接的抑菌作用。本品所含维生素 B 能刺激肠道内正常产酸菌丛的生长。嗜酸乳杆菌的代谢产物对肠黏膜有非特异性免疫刺激作用,能增强免疫球蛋白的合成。用于腹泻的对症治疗,专治细菌引起的腹泻,对急性及慢性细菌性腹泻均有特效。

【用法与用量】 口服:胶囊成人首剂量 4 粒,以后 2 粒,每日 2 次。儿童 2 粒,每日 2 次。婴儿首剂量 2 粒,以后 1~2 粒,每日 2 次。散剂:成人第 1 日,早晨服 2 小袋,晚服 1 小袋,其后每日早、晚各服 1 小袋。婴儿及儿童:每日早、晚各服 1 小袋,以水冲服。

【不良反应与注意事项】 本品所含菌株已经灭活,故与抗生素同服时不影响本品疗效。本品亦不诱导致病菌产生耐药性。怀孕期间用药无致畸作用报道。

【制剂与规格】 胶囊:235 mg:170 mg;口服散剂:800 mg:340 mg。

双歧杆菌活菌制剂(丽珠肠乐)
Live Bifidobacterium Preparation

【作用与用途】 本品为双歧杆菌活菌制剂。双歧杆菌与其他厌氧菌一起共同占据肠黏膜的表面,形成一个生物屏障,阻止病菌的定植与入侵,产生乳酸与醋酸,降低肠道内 pH 值,抑制致病菌的生长。人体患病或长期服用抗菌药物后,常引起菌群失调,有害细菌大量繁殖而引起腹泻,本品能达到重建人体肠道内正常微生态系统而调整肠道菌群以止泻。用于肠菌群失调引起的肠功能紊乱,如急、慢性腹泻。

【用法与用量】 餐后口服。成人每次 1~2 粒,早晚各 1 次。

【不良反应与注意事项】 对本品过敏者禁用;儿童用量请咨询医师或药师;当本品性状发生改变时禁用;如服用过量或发生严重不良反应时应立即就医。抗酸药、抗菌药与本品合用时可减弱其疗效,应分开服用;铋剂、鞣酸、药用炭、酊剂等能抑制、吸附或杀灭活菌,故不能合用。

【制剂与规格】 胶囊:0.35 g。

米雅 BM
Miyarisan

【作用与用途】 本菌在肠内能与有益菌共存,并促进其增殖;抑制病原菌生长和发育;补充正常有益菌及调整因各种原因引起的肠道内正常菌群紊乱;抑制毒源性物质的产生;能产生维生素 B 族和酪酸,后者为肠上皮组织再生的主要能源之一。用于急、慢性肠炎,抗生素相关性腹泻,伪膜性肠炎,非溃疡性消化不良症,溃疡性结肠炎,功能性消化不良,各种原因引起的肠道功能紊乱症,肠易激综合征,便秘。

【用法与用量】 口服:通常成人每日 3 次,每次 2 片。或遵医嘱。颗粒剂:每次 1 包,每日 3 次。

【不良反应与注意事项】 无明显

毒副反应。可与抗生素共用，降低伪膜性肠炎发病率。

【制剂与规格】 片剂:350 mg/片，每2片含菌末40 mg（含1亿个活性菌）。颗粒剂:含菌末40 mg（含1亿个活性菌）。

鞣酸蛋白
Tannalbin

【作用与用途】 服后在胃内不分解，至小肠分解出鞣酸，使蛋白凝固，有收敛止泻作用，用于急性胃肠炎、非细菌性腹泻。

【用法与用量】 口服:每次1～2 g，每日3次，空腹服。

【不良反应与注意事项】 能影响胰酶、胃蛋白酶、乳酶生等的药效，不宜同服。治疗菌痢时，应先控制感染。

【制剂与规格】 片剂:0.25 g、0.5 g。

药用炭（活性炭）
Medicinal Charcoal

【作用与用途】 本品具有丰富的孔隙，能吸附导致腹泻及腹部不适的多种有毒或无毒的刺激性物质，及肠内异常发酵产生的气体，减轻对肠壁的刺激，减少肠蠕动，从而起止泻作用。用于腹泻及胃肠胀气。

【用法与用量】 口服:成人每次0.9～3 g，每日3次。儿童每次0.3～0.6 g，每日3次。

【不良反应与注意事项】 服用药用炭可影响小儿营养，禁止长期用于3岁以下小儿。当药品性状发生改变时禁止服用。儿童必须在成人监护下使用。可出现恶心。长期服用可出现便秘。

【制剂与规格】 片剂、胶囊:0.3 g。

复方樟脑酊
Compound Camphor Tineture

【作用与用途】 樟脑有轻度祛痰作用；阿片可镇咳、镇痛，抑制胃肠道蠕动，产生止泻作用。用于干咳及腹泻。

【用法与用量】 口服，每次2～5 ml，每日3次。

【不良反应与注意事项】 严重肝功能不全、肺源性心脏病、支气管哮喘、婴儿及哺乳期妇女禁用。本品可致依赖性，不应持续服用。

【制剂与规格】 酊剂:1 ml含阿片酊0.05 ml，此外尚含樟脑，苯甲酸，八角茴香油等。

美沙拉嗪（艾迪莎）
Mesalazine

【作用与用途】 本品在包肠衣后于肠中崩解，大部分药物可抵达结肠，作用于炎症黏膜，抑制引起炎症的前列腺素合成和炎症介质白三烯的形成，对肠壁炎症有显著的消炎作用，对发炎的肠壁结缔组织效用尤佳。用于溃疡性结肠炎、节段性回肠炎（克罗恩病）。

【体内过程】 本品由乙基纤维素包衣的美沙拉嗪微颗粒组成，在胃中开始崩解，微粒穿过幽门进入小肠，不需胃的排空,无药物大量倾释现象,在胃残留时间短,服药后20分钟内血中即可测出本品,在肠道内以常数持续均匀释放。肠传送时间的降低对美沙拉嗪的释放影响极小,且吸收相对没有改变。

【用法与用量】 成人:溃疡性结肠炎:(急性发作)每日4次,每次1 g,或遵医嘱。(维持治疗)每日3次,每次0.5 g,或遵医嘱。节段性回肠炎:每日4次,每次1 g,或遵医嘱。栓剂:成人每次1个;1天1~2个。

【不良反应与注意事项】 可能引起轻微胃部不适。偶有恶心、头痛、头昏等。对水杨酸类药物及本品的赋形剂过敏者忌用。肾、肝功能不全者慎用。2岁以下儿童不宜使用。最好整粒吞服,也可掰开或水冲服;但绝不可嚼碎或压碎。

【制剂与规格】 肠溶片:0.5 g;缓释片剂:0.5 g;栓剂:1.0 g/支。

巴柳氮钠
Balsatazide Sodium

【作用与用途】 巴柳氮钠是一种前体药物,口服后以原药到达结肠,在结肠细菌的作用下释放出5-氨基水杨酸(有效成分)和4-氨基苯甲酰-β-丙氨酸。5-氨基水杨酸可能是通过阻断结肠中花生四烯酸代谢产物的生成而发挥其减轻炎症的作用。用于轻度至中度活动性溃疡性结肠炎。

【体内过程】 巴柳氮钠到达结肠后,肠道细菌产生的偶氮还原酶将其裂解,释放出分子中的治疗活性部分5-氨基水杨酸和载体分子4-氨基苯甲酰基-β-氨基丙酸。在健康受试者中,原形巴柳氮钠的全身吸收非常低且有个体差异。单次口服1.5 g或2.25 g,C_{max}为1~2小时。人体血浆蛋白结合率≥99%。在血浆、尿及粪便中检出此化合物的偶氮还原的产物5-氨基水杨酸和4-氨基苯甲酰基-β-氨基丙酸及它们的N-乙酰化代谢物。健康受试者单次或多次服用巴柳氮,1%的口服剂量以原形、5-氨基水杨酸和4-氨基苯甲酰基-β-氨基丙酸形式在尿中排出,而25%的口服剂量以N-乙酰化代谢物排出。在对10个健康志愿者的研究中,巴柳氮单次剂量2.25 g,65%以5-氨基水杨酸、4-氨基苯甲酰基-β-氨基丙酸及N-乙酰化代谢物在粪便中排出,而1%的口服剂量以原形排出。

【用法与用量】 胶囊:成人:每次4粒,每日3次直至缓解,用药时间最长12周;儿童不推荐使用。颗粒:每次2.25 g(3袋),每日3次,餐前半小时服用,1个疗程8周;尚无使用本品超过12周的安全性及有效性资料。片剂:口服,每次1.5 g(3片),每日4次,饭后及睡前服用。疗程8周。

【不良反应与注意事项】 腹痛、腹泻;偶见消化系统:食欲减退、便秘、消化不良、腹胀、口干、黄疸;呼吸系统:咳嗽、咽炎、鼻炎。患有幽门狭窄的患者可能会延长巴柳氮钠片的胃中停留时间。对已知肾功能障碍或有肾病史的患者应注意使用。应定期监测患者的肾功能(如血清肌酐),特别是在治疗初期。如患者在治疗期间出现肾功能障碍应是本品与5-氨基水杨酸引起的中毒性肾损害,可能出现出血、青肿、咽喉痛和发热、心肌炎以及气短伴随的发热和胸痛。若出现上述不良反应应与医师联系,并停止治疗。怀孕及哺乳的患者慎用本品。

【制剂与规格】 胶囊:450 mg;颗粒:2.5 g:0.75 g;片剂:0.5 g(按$C_{17}H_{13}N_3Na_2O_6$计)。

消旋卡多曲(莫尼卡)
Racecadotril Tablets

【作用与用途】 消旋卡多曲是一个脑啡肽酶抑制剂,脑啡肽酶可降解脑啡肽,本品可选择性、可逆性地抑制脑啡肽酶,从而保护内源性脑啡肽免受降解,延长消化道内源性脑啡肽的生理活性,减少水和电解质的过度分泌。用于儿童急性腹泻。

【体内过程】 本品口服后被迅速吸收,对血浆中脑啡肽酶的抑制作用在30分钟时出现。对酶抑制作用的强度与用药剂量相关。当用药剂量为1.5 mg/kg时,2.5小时后对酶的抑制作用达到峰值(对酶的抑制作用达到90%),对酶的抑制作用持续8小时左右,$t_{1/2}$约为3小时。本品组织分布较少,仅有1%的药物分布于组织中。血浆蛋白结合率达90%。本品进入体内后,迅速转变为其活性代谢物Thiorphan,即(±)N-(1-氧-2-巯甲基-3-苯丙酰基)甘氨酸,然后转变为无活性代谢物二硫化物和巯甲醚,最后经尿、粪便及肺排泄。本品在成人体内对细胞色素P450酶系无诱导作用。放射标记法研究发现,本品主要通过粪便和尿排泄。重复给药不会改变本品的药代动力学特征。饮食延长脑啡肽酶抑制作用的出现时间,但对峰高和药时曲线下面积(AUC)无影响。

【用法与用量】 儿童:口服,每日3次,每次按每公斤体重服用1.5 mg;单日总剂量应不超过每公斤体重6 mg。连续服用不得超过7天。必要时给予口服补液或静脉补液。推荐剂量:30月龄~9岁(13~27 kg),每次30 mg(1片),每日3次;9岁以上(体重>27 kg),每次60 mg(2片),每日3次。成人:口服,每日100 mg(1片),每日3次,最好餐前服用;连续服用不得超过7天。

【不良反应与注意事项】 偶见嗜睡、皮疹、便秘、恶心和腹痛等。以下人群禁用:肝肾功能不全者;不能摄入果糖,对葡萄糖或半乳糖吸收不良,缺少蔗糖酶、麦芽糖酶的患者;对消旋卡多曲过敏性患者。连续服用本品5天后,腹泻症状仍持续者应进一步就诊或采用其他药物治疗。本品可以和代谢物、水或母乳一起服用,请注意溶解混合均匀。本品请勿一次服用双倍剂量。与细胞色素酶P450-3A4抑制剂如红霉素、酮康唑(可能减少消旋卡多曲的代谢)同时治疗时慎用;与细胞色素酶P450-3A4诱导剂如利福平(可能降低消旋卡多曲的腹泻使用)同时治疗时慎用。孕妇及哺乳期妇女、老年人慎用。

【制剂与规格】 片剂、颗粒剂:儿童:10 mg,30 mg;成人:0.1 g。

拉克替醇散
Lactitol Powder

【作用与用途】 是由山梨醇和半乳糖构成的双糖衍生物,极少被胃肠道吸收。本品不被胃肠道内双糖酶水解,而以原形进入结肠。在结肠内被肠内菌群(主要是类杆菌和乳酸杆菌)降解为短链有机酸(主要为乙酸、丙酸和丁酸),酸化结肠内容物,从而减少了结肠对氨的吸收。本品可转化为低分子量有机酸,导致结肠内渗透压升高,从而增加粪便的含水量和体积,产生轻泻作用。本品适用于肝性脑病的治疗。

【体内过程】 据文献报道,人口服本品不被胃肠道吸收,口服 0.5 kg 拉克替醇后,血清中并无拉克替醇检出,服药后 24 小时尿中拉克替醇的检出总量仅为服用量的 0.35%,血浆中 D-和 L-乳酸及血糖浓度也未见增加,说明拉克替醇在体内几乎不被吸收,主要在大肠由细菌分解代谢。本品主要以原形随粪便排出体外。

【用法用量】 口服,可于就餐时服用或与饮料混合服用。以每日排软便二次为标准,增减本品的服用剂量。推荐的初始剂量为每日每公斤体重 0.6 g,分 3 次就餐时服用。

【不良反应与注意事项】 常见不良反应有胃肠胀气、腹部胀痛和痉挛,易发生于服药初期。偶见的不良反应有恶心、腹泻、肠鸣和瘙痒。罕见的不良反应有胃灼热、呕吐、头痛、头晕等。当出现胃肠道可疑的病变或症状、不明原因的腹痛或出现便血,应立即停服本品。水和电解质紊乱患者及腹泻患者不得服用本品。结肠粪积(便结)患者应先采取其他方法进行治疗。出现腹泻(可能导致电解质紊乱)通常是拉克替醇服用过量的症状,此时应减少服用剂量。如患者服用本品后出现恶心,可在就餐时服用。若服用本品一周仍未排便,应向医生咨询。服药时间不要超过 4 周。本品在结肠发挥作用,肠道不通畅(肠梗阻、人造肛门等)患者不得服用本品。半乳糖不能接受的患者服用本品时可能会出现不易察觉的半乳糖血症(一种罕见的遗传代谢病),故应禁用本品。

【制剂与规格】 散剂:5 g/袋。

止吐药及催吐药

盐酸阿立必利(盐酸吡苯三唑)
Alizapride Hydrochloride

【作用与用途】 本品为强效止吐药,能拮抗阿朴吗啡和二氢麦角生物碱等所致的呕吐,尚有弱的中枢性精神抑制作用。用于防治化疗引起的恶心和呕吐。

【体内过程】 口服吸收良好,和肌内注射的生物利用度相似,为81% ~87%。$t_{1/2}$约3小时。本品主要经肾排泄。

【用法与用量】 静脉注射、肌内注射或口服:成人每日100 ~200 mg;小儿每日2 ~4 mg/kg,也可增至每日10 mg/kg。一般分2次用,首次在抗癌药应用之前,第2次在用化疗药后4 ~8小时。

【不良反应与注意事项】 可见全身或局部肌肉痉挛、闭经、乳溢等。罕见有过敏者。严重肾衰患者慎用,减量或间歇用药。

【制剂与规格】 片剂:50 mg;针剂:50 mg:1 ml。

硫乙拉嗪(吐来抗,甲哌硫丙嗪,硫乙哌丙嗪)
Thiethylperazine

【作用与用途】 用于治疗全身麻醉或眩晕所致的恶心和呕吐,对吗啡和哌替啶所产生的恶心呕吐较有效。对因放疗或应用氮芥等细胞毒性药物所致的呕吐亦有效。但不能预防晕动症。

【用法与用量】 口服。成人每次10 mg,通常每日剂量为10 ~30 mg。

【不良反应与注意事项】 偶有倦怠、眩晕、口鼻干燥、心动过速和食欲不振等不良反应。本品和其他吩噻嗪类药物一样,可出现锥体外系的兴奋症状,如张力障碍反应(斜颈、吞咽困难)、静坐不能或类似震颤麻痹的症状,儿童和妇女特别敏感。妊娠妇女慎用,患癫痫的妊娠妇女、儿童、昏迷患者以及严重抑郁患者禁用。

【制剂与规格】 片剂:10 mg。

三氯叔丁醇(氯丁醇)
Chlorbutanol

【作用与用途】 本品在碱性溶液中不稳定,在酸性溶液中较稳定。本品有杀灭细菌和真菌的活性,常用0.5%溶液在注射剂、滴眼剂及化妆品中作防腐剂。用5% ~10%的软膏或1% ~2%撒粉治疗皮肤瘙痒及其他皮肤刺激性疾患。口服还被用作镇静剂和局部止痛剂。1%的液体石蜡液用于治疗鼻炎。在注射剂及滴眼液中作防腐剂。可用于皮肤瘙痒及其他皮肤刺激性疾患、晕动病及呕吐、鼻炎。

【用法与用量】 镇痛,0.3% ~0.5%,防腐,0.5%。口服:每次服0.3 ~0.5 g。

【制剂与规格】 软膏或霜剂:

5% ~10%；滴鼻剂:1%；撒粉；胶囊。

盐酸地芬尼多
Difenidol Hydrochloride

【作用与用途】 本品可改善椎基底动脉供血，调节前庭系统功能，抑制呕吐中枢，有抗眩晕及镇吐作用。用于防治多种原因或疾病引起的眩晕、恶心、呕吐，如乘车、船、飞机时的晕动病等。

【体内过程】 本品口服后由胃肠道吸收，1.5 ~3 小时血中浓度达峰值，经肾由尿排出体外。

【用法与用量】 口服。治疗晕动症每次 1 ~2 片，每日 3 次。预防晕动病应在出发前 30 分钟服药。

【不良反应与注意事项】 常见不良反应有口干、心悸、头昏、头痛、嗜睡、不安和轻度胃肠不适，停药后即可消失；偶有幻听、幻视、定向力障碍、精神错乱、忧郁等。偶见皮疹、一过性低血压反应。对本品过敏者及 6 个月以内婴儿禁用；青光眼、胃肠道或泌尿道梗阻性疾病以及心动过速患者慎用；肾功能不全及孕妇慎用。

【制剂与规格】 片剂:25 mg。

大麻隆（纳比隆）
Nabilone

【作用与用途】 本品为人工合成的大麻酚类似物，具有四氢大麻酚的某些药理活性，但并无天然大麻酚样的心动过速和心血管不良反应。本品止吐作用强于丙氯拉嗪，实验提示其作用部位在前脑和延髓。主要用于癌症患者化疗时引起的严重恶心和呕吐。

【体内过程】 本品无论口服或胃肠道外给药均有效，药物原形的半衰期为 2 小时，1 次剂量中 65% 随粪便消除，20% 随尿排出。

【用法与用量】 口服:每次 1 mg，2 次/d。

【不良反应与注意事项】 本品耐受性良好，有倦睡、眩晕、口干、共济失调、视觉模糊、睡眠障碍、头痛、体位性低血压、幻觉及定向力障碍等。慎用于同时使用中枢神经系统抑制剂或有精神病史者。肝功能损害严重者禁用。

【制剂与规格】 胶囊剂:1 mg。

苯喹胺（苯喹酰胺）
Benzguinamide

【作用与用途】 本品为中枢性止吐药，其作用机制似吩噻嗪类，即抑制延髓催吐化学感受区，不同的是本品会增加心排出量，使血压上升和呼吸加快。适用于各类呕吐，包括中枢神经系统受抑制的患者，尚能抑制阿朴吗啡引起的呕吐。

【体内过程】 本品口服吸收快而完全，直肠给药缓慢但完全。口服给药尿中排出原药为 3% ~7%，肌内注射为 3% ~15%，直肠给药 0% ~3%。大部分在肝内代谢，由尿和胆汁排泄，可与血浆蛋白结合，代谢途径有 O-去乙酰化，O-去甲基和缔合和 N-去乙基化。N-去乙基化物主要从尿中排泄。

【用法与用量】 口服：每次

100 mg,3 次/d;肌内注射:每次 50 mg。

【不良反应与注意事项】 可见嗜睡、口干、战栗、出汗、呃逆、潮红、流涎、头痛、失眠、视觉模糊、高或低血压、神经过敏以及变态反应等。

【制剂与规格】 片剂:每片 25 mg、50 mg;注射剂:50 mg/ml。

恩丹司琼(枢复宁)
Ondansetron

【作用与用途】 用于治疗和预防癌症患者接受细胞毒性药物化疗和放疗引起的恶心、呕吐。

【体内过程】 本品口服后约 1.5 小时血药浓度达峰值(30 μg/L),生物利用度为 50% ~60%,血浆蛋白结合率 70% ~76%,分布容积为 163 L,被广泛代谢,尿中仅有 10% 的原形化合物,$t_{1/2}$为 3 小时左右,老年患者及肝功能损害者延长。

【用法与用量】 用于顺铂等高度催吐化疗药物的止吐:第 1 日于化疗前,15 分钟内缓慢静脉注射或静脉滴注8 mg,接着 24 小时内,静脉滴注 1 mg/h;第 2 ~6 日,餐前 1 小时口服本品,每 8 小时服 8 mg。用于催吐程度不太强烈的化疗药,如环磷酰胺、阿霉素、卡铂的止吐:化疗前,15 分钟内静脉输注本品 8 mg,或化疗前 1 ~2 小时口服本品 8 mg,接着每 8 小时口服 8 mg,连服 5 日。用于放射治疗的止吐:放疗前 1 ~2 小时口服 8 mg,以后每 8 小时服 8 mg,疗程视放疗的疗程而定。4 岁以上儿童,化疗前 15 分钟内静脉输注 5 mg/h,接着每 8 小时服 4 mg,连用 5 日。

【不良反应与注意事项】 常见头痛、头部和上腹部温热感;偶见便秘、暂时血清转氨酶增加;罕见变态反应。对本品过敏者禁用,孕妇及哺乳期妇女慎用。本品注射剂不能与其他药物混于同一注射器中使用或同时输入。

【制剂与规格】 片剂:4 mg、8 mg;注射剂:4 mg、8 mg。

格拉司琼(凯特瑞,康泉)
Granisetron

【作用与用途】 用于防治化疗和放疗引起的恶心与呕吐。

【用法与用量】 静脉注射:3 mg (3 ml)。推荐剂量为 3 mg,在化疗前 5 分钟注入,如症状出现,24 小时内可增补 3 mg。本品 3 mg 通常用 20 ~50 ml 等渗氯化钠注射液或 5% 葡萄糖注射液稀释,在 5 ~30 分钟内注完。每疗程可连续用 5 日。

【不良反应与注意事项】 最常见有头痛、便秘、嗜睡、腹泻、转氨酶升高,有时可有血压暂时性变化,停药后即可消失。哺乳期妇女用本品应停止哺乳。儿童用药的效果与安全性未确定。本品会减慢结肠蠕动,若有亚急性肠梗阻时应慎用。本品不应与其他药物混合使用。对本品过敏者禁用。

【制剂与规格】 针剂:3 mg:3 ml。

雷莫司琼(奈西雅)
Ramosetron Hydrochloride Orally Disintegrating Tablets (Nasea)

【作用与用途】 用于治疗化疗药

物(如顺铂等)引起的消化道症状(恶心、呕吐)等。

【体内过程】 健康成人口服本药0.4～1.6 mg,血浆中原药浓度在给药后约2小时达峰,半衰期约为5小时。C_{max}和AUC与给药量成正比,体内动态呈线性。根据静脉给药时血浆中的药物浓度求出的有效利用率是50%以上。给药后24时尿中原药排泄率是8%～13%。尿中除原药外,代谢产物还有去甲基物、氢氧化物以及其结合物。健康成人反复用药时,体内药物动态没有变化,未见蓄积性。

【用法与用量】 片剂:通常,成人口服盐酸雷莫司琼1日1次,每次0.1 mg。必要时可根据年龄、症状酌情增减。服用时将本药放在舌面上用唾液润湿,并用舌头轻轻舔碎,崩解后随唾液咽下。也可直接用水送下。注射剂:通常成人静脉注射给药每次0.3 mg,1日1次,另外可根据年龄、症状不同适当增减用量。效果不明显时,可以追加相同剂量,但日用量不可超过0.6 mg。

【不良反应与注意事项】 主要的不良反应为头痛、头重感等。严重不良反应:休克、过敏样反应(发生率不清楚):当出现休克、过敏样反应(不适、胸闷、呼吸困难、喘鸣、颜面潮红、皮肤发红、瘙痒、发绀、血压降低等)时,应充分观察,出现异常时中止给药,并进行适当的处置。5-HT_3受体拮抗剂共有的严重不良反应:癫痫样发作(发生率不清楚):在国外,有其他5-HT_3受体拮抗型止吐剂发生癫痫发作的报道。对本药成分过敏者禁用。本药在口腔内崩解,但不会经口腔黏膜吸收,须用唾液咽下或水送服。本药限于抗肿瘤治疗(如化疗中使用顺铂等)引起的强烈恶心、呕吐时使用。本药主要用于预防恶心、呕吐,对已出现恶心、呕吐等症状的患者应使用注射剂。在给化疗药物1小时前服用。在癌症化疗的各疗程中,服用本药不能超过5天。使用化疗药后,服用本品不能很好地控制恶心、呕吐等症状时,可以考虑使用其他止吐剂(如注射剂等)。将本药从PTP包装中取出时,有可能出现边缘缺损,但并非质量问题。出现缺损时应让患者全量服药。另外,从PTP包装取药时最好不要用指甲而是用指腹压出。孕妇及哺乳期妇女、儿童、老年人慎用。

【制剂与规格】 片剂:0.1 mg;注射剂,2 ml:0.3 mg。

帕洛诺司琼(欧赛)

Palonosetron hydrochloride Injection

【作用与用途】 预防重度致吐化疗引起的急性恶心、呕吐;预防中度致吐化疗引起的恶心、呕吐。

【体内过程】 健康志愿者和癌症患者分别静脉给予帕洛诺司琼后,随着药物在体内缓慢消除,血药浓度开始下降。无论是健康志愿者还是癌症患者,平均最大血药浓度(C_{max})和药时曲线下面积($AUC_{0\to\infty}$)在0.3～90 μg/kg的剂量范围内均呈剂量相关性。6名癌症患者单剂量静脉给予帕洛诺司琼 3 μg/kg(或 0.21 mg/70 kg),其最大血药浓度为(5.6 ± 5.5)ng/ml,平均 AUC 为(35.8 ± 20.9)ng·h/ml。帕洛诺司琼的表观分布容积为(8.3 ± 2.5)L/kg,血浆蛋白结合率约为 62%。帕洛诺司琼通过多种途径代谢,约 50% 的主药代谢为 N-去氧帕洛诺司琼和 6-S-羟基帕洛诺司琼,这两种代谢产物各自拮抗 5-HT_3 受体的活性不到帕洛诺司琼的 1%。体外代谢研究表明,以 CYP2D6 为主要代谢酶,其次 CYP3A 和 CYP1A2 也参与了帕洛诺司琼的代谢。但是,CYP2D6 的快代谢者和慢代谢者的临床药代动力学参数无明显差别。单剂量静脉给予 10 μg/kg ^{14}C 标记的帕洛诺司琼,144 小时后,出现在尿液中的放射标记物约占给药剂量的 80%,其中,帕洛诺司琼约占给药剂量的 40%。健康志愿者中全身清除率为(160 ± 35)ml/(h·kg),肾清除率为(66.5 ± 18.2)ml/(h·kg),平均终末消除半衰期为 40 小时。

【用法与用量】 推荐剂量为,化疗前约 30 分钟,单剂量静脉注射帕洛诺司琼 0.25 mg,注射时间为 30 秒以上。因对频繁(每日连续或隔日交替)给药的安全性和有效性未评价,因此不推荐 7 天内重复用药。

【不良反应与注意事项】 帕洛诺司琼引起不良反应的发生率及严重程度与昂丹司琼或多拉司琼相似。主要有头痛、便秘、腹泻、头晕、疲劳、腹痛、失眠、间歇性的心动过速、心动过缓、低血压、高血压、心肌缺血、期外收缩、窦性心动过速、窦性心律失常、室上性期外收缩、QT 间期延长。禁用于已知对该药物或药物中任何组分过敏的患者。过敏反应可能发生于对其他选择性 5-HT_3 受体拮抗剂过敏者。

【制剂与规格】 注射液:5 ml:0.25 mg。

托烷司琼(呕必停)

Tropisetron

【作用与用途】 为新型止吐药,作用迅速,化疗前用,立即见效;每日 1 次疗效可维持 24 小时,副反应小,患者乐于接受。特别适用于抗癌药和放射治疗所引起的呕吐,从而有利于抗癌治疗的顺利进行,能提高抗癌效果。

【体内过程】 本品口服吸收迅速而完全,在 2.2 小时内可吸收 100 mg 剂量的 95% 以上,在体内分布广,静脉给药后的体内分布容积为 554 L/kg。首过效应小,口服 100 mg 本品的绝对生物利用度为 66%。代谢正常者静脉注射或口服本品后,$t_{1/2}$ 分别为 7.3 小时和 8.6 小时,代谢不良者则分别为 30 小时和 42 小时。本品的蛋白结合率为 59% ~71%,给药剂量的 80% 经肾脏排泄。

【用法与用量】 口服:每次 5 mg,每日 1 次。静脉注射、静脉滴注:每次 5 mg,每日 1 次,总疗程 6 日。

【不良反应与注意事项】 常有头痛、便秘、头昏、疲劳、腹痛、腹泻等。对本品过敏及妊娠妇女忌用,高血压未控制者用量不宜超过 10 mg。

【制剂与规格】 胶囊:5 mg;针剂:5 mg。

阿扎司琼(瑞帝苏)

Azasetron Hydrochloride and Sodium Chloride Injection

【作用与用途】 盐酸阿扎司琼为选择性 5-HT_3 受体拮抗剂,对顺铂等抗癌药物引起的恶心及呕吐有明显抑制作用。动物研究表明,盐酸阿扎司琼对大鼠大脑皮质 5-HT_3 受体的亲和力比甲氧氯普胺约强 410 倍,为昂丹司琼的 2 倍,与格雷司琼基本相同。用于预防和治疗细胞毒类药物化疗所致的恶心、呕吐。

【体内过程】 血浆药物浓度:健康志愿者单剂量静脉注射盐酸阿扎司琼,药动学过程为线性过程。血浆中可见原形药物及 N-氧化体,未见脱甲基阿扎司琼。排泄过程呈双相性,α 相及 β 相的排泄半衰期分别为 0.06 ~ 0.13 小时及 4.1 ~ 4.3 小时。代谢与排泄:健康成人男子静脉给予盐酸阿扎司琼 10 mg,尿中排泄的未变化体、N-氧化体及脱甲基体分别为给药量的 64.9% ~ 66.8%、0.2% ~ 0.3% 及 4.1% ~ 6.4%。主要排泄途径为尿液。使用顺铂造成呕吐的癌症患者,静脉给予盐酸阿扎司琼 10 mg,24 小时内尿中未变化体的排泄率为(64.3 ± 15.0)%,与健康成人男子基本相同。血浆蛋白结合率:体外血浆蛋白结合率为 31.2%。动物体内组织分布:大鼠静脉给予^{14}C 标记的盐酸阿扎司琼,15 分钟放射性高的组织为肝脏、肺和肾。放射性随后快速从上述组织中消失,给药 24 小时后,上述组织中的放射性仅为给药 15 分钟后的 1/10。怀孕大鼠静脉给予^{14}C 标记的盐酸阿扎司琼,放射性快速转移到胎盘和胎鼠组织,给药 24 小时后,胎盘组织中放射性仅为峰值的 1/250,而胎鼠组织中放射性低于最低检测限。放射性可转移至乳汁,但消失很快,给药 30 小时后,乳汁中放射性仅为峰值的 1/500。

【用法与用量】 静脉滴注,每日一次,每次 10 mg。于化疗前 30 分钟缓慢滴注。

【不良反应与注意事项】 副作用主要表现为头痛、发热、荨麻疹和眩晕。临床重要不良反应:休克、过敏性休克(发生率不详,症状为感觉胸闷、呼吸困难、眩晕、面部潮红、水肿、发绀、低血压等)。对本品过敏者禁用。对本类药物(5-HT_3 受体阻滞剂)及本品过敏者禁用。本品仅适用于抗癌药物所致的恶心、呕吐。本品见光易分解,因此应将本品避光保存,并在开封后立即使用。

【制剂与规格】 注射液:50 ml:盐酸阿扎司琼 10 mg 与氯化钠 0.45 g;2 ml:10 mg。

盐酸阿朴吗啡

Apomorphine Hydrochloride

【作用与用途】 本品由吗啡分子中去除一个水分子而得,其结构与多巴胺相近,具有激动多巴胺第 2 受体(D_2)的作用,主要用于催吐,它可直接兴奋催吐化学敏感区,前庭中枢亦受到刺激。运动可增加本品的催吐作用。此外,阿朴吗啡尚有镇定作用。

本品为中枢性催吐药。主要用于抢救意外中毒及不能洗胃的患者;常用于治疗石油蒸馏液吸入患者,如煤油、汽油、煤焦油、燃料油或清洁液等,以防止严重的吸入性肺炎。

【体内过程】 口服作用弱而迟缓,皮下注射后成人在5~10分钟、小儿在1~2分钟开始催吐作用。在肝内代谢,由肾脏排泄,其中有极少量以原形排出。

【用法与用量】 皮下注射。成人:每次2~5 mg;小儿按体重0.07~0.1 mg/kg;极量:每次5 mg。不得重复使用。

【不良反应与注意事项】 中枢抑制的呼吸短促、呼吸困难或心动过缓;用量过大可引起持续性呕吐;昏睡、晕厥和体位性低血压等;快速或不规则的呼吸、疲倦无力、颤抖或心率加快,以及中枢神经刺激反应。下列情况宜慎用或禁用:心力衰竭或心衰先兆,腐蚀性中毒,张口反射抑制,醉酒状态明显,已有昏迷或严重呼吸抑制,阿片、巴比妥类或其他中枢神经抑制药所导致的麻痹状态,癫痫发作先兆,休克前期。交叉过敏,对吗啡及其衍生物过敏的患者,对阿朴吗啡也常过敏。禁用于士的宁或误吞入强酸或强碱等腐蚀剂的中毒。为提高疗效,注药前应先喝水,成人250 ml;给药过程中可出现血清催乳素浓度降低。阿朴吗啡遇光易变质,变为绿色者即不能使用。幼儿、老年衰弱患者应慎用。用量过大可引起持续性呕吐和中枢抑制,纳洛酮能够对抗本品的催吐作用及对中枢神经与呼吸等的抑制,可用于解救过量中毒。先期服用止吐药,可降低阿朴吗啡的催吐效应;对中枢神经系统起抑制作用的吩噻嗪类镇吐药与本品伍用,可导致严重的呼吸和循环抑制,产生不良反应或延长睡眠;在服用口服避孕药期间服用本品,可使本品镇静作用减弱。

【制剂与规格】 注射剂:1 ml:5 mg。

【制剂与规格】 针剂:0.1 g:10 ml。

盐酸格拉司琼

Granisetron Hydrochloride

参见抗肿瘤药“盐酸格拉司琼”。

利胆药及胰酶抑制药

（一）利胆药

曲匹布通（三乙丁酮，舒胆通，三乙氧苯酰丙酸）
Trepibutone

【作用与用途】 主要用于胆石症、胆囊炎、胆管运动障碍、胆囊术后综合征及慢性胰腺炎等。

【用法与用量】 口服：每次 1 片，每日 3 次，饭后服用。1 个疗程为 2 ~ 4 周。

【不良反应与注意事项】 本品不良反应轻微，对中枢神经系统、心血管系统、消化系统及肾功能等几乎无不良影响。孕妇禁用，完全性胆管梗阻及急性胰腺炎患者慎用。

【制剂与规格】 片剂：40 mg。

亮菌甲素（假密环菌甲素）
Armillarisin A

【作用与用途】 本品由亮菌（即环菌属假密环菌，*Armillariella tabescens*）中提取，亦可人工合成。能促进胆汁分泌，对胆管口括约肌有明显的解痉作用。降低十二指肠紧张度，调节胆管系统压力，促进胆管内容物排泄。调节并促进免疫功能及增强吞噬细胞的作用而产生抑菌作用，并能改善蛋白质代谢，调节肝功能。用于急性胆囊炎、慢性胆囊炎发作、其他胆管疾病并发急性感染及慢性浅表性胃炎、慢性浅表性萎缩性胃炎。

【用法与用量】 肌内注谢。每次 1 mg（每 1 mg 以 1 ml 氯化钠注射液或苯甲醇注射液溶解），每日 2 ~ 4 次，或遵医嘱。急性胆管感染每次 1 ~ 2 mg，每 6 ~ 8 小时 1 次。急性症状控制后改为每日 2 次，每次 1 ~ 2 mg。1 个疗程为 7 ~ 10 日。每次 5 ~ 10 ml（5% 葡萄糖注射液或 0.9% NaCl 注射液稀释后使用），或遵医嘱。

【不良反应与注意事项】 对本品过敏者禁用。本品发生性状改变禁止使用。

【制剂与规格】 注射剂：2 ml：1 mg、5 ml：2.5 mg、10 ml：50 mg。

去氧胆酸
Deoxycholic Acid

【作用与用途】 本品有利胆作用，可促进胆汁分泌，增加胆汁容量，使胆管畅通，对消化脂肪也有一定的促进作用。用于慢性胆囊炎的辅助治疗。

【用法与用量】 口服。成人每次 1 ~ 2 片，每日 3 次，饭后服。

【不良反应与注意事项】 可有嗳气、呃逆、腹泻、恶心、肌痉挛、直肠区周围皮肤刺激等，如持续存在，应对症处理；长期滥用或一时用量过多，可导致电解质失衡，甚至可出现呼吸困难，心跳骤停，心律紊乱，肌痉挛，极度疲乏无力。对本品过敏者、重症肝炎、充血性心力衰竭、原因不明的直肠出血、胆管完全阻塞及严重肝肾功能减退患者禁用；妊娠期头3个月慎用；儿童不宜使用；如服用过量或出现严重不良反应，请立即就医；当药品性状发生改变时禁止服用；儿童必须在成人监护下使用。如正服用其他药品，使用本品前请咨询医师或药师。

【制剂与规格】 片剂：0.25 g。

苯丙醇（利胆醇）

Phenylpropanol

【作用与用途】 本品有促进胆汁分泌、促进消化的作用。用于慢性胆囊炎的辅助治疗。

【用法与用量】 口服，成人每次1~2粒，每日3次。餐后服用。

【不良反应与注意事项】 偶有胃部不适，减量或停药后消失。对本品过敏者、胆管阻塞者、黄疸患者禁用；如应用本品超过3周，每日剂量不宜超过2粒；妊娠期头3个月慎用；儿童用量请咨询医师或药师；如果服用过量或出现严重不良反应，请立即就医；当药品性状发生改变时禁止服用；儿童必须在成人监护下使用。如正在服用其他处方药品，使用本品前请咨询医师或药师。

【制剂与规格】 胶丸：0.1 g。

羟甲烟胺（利胆素，氧甲烟酰胺）

Hydroxymethylnicotinamide

【作用与用途】 利胆消炎药，本品进入体内后分解为烟酰胺和甲醛，前者有保肝作用，后者有抗菌作用，对胆管及肠道中的双球菌、脓球菌、肠球菌及大肠杆菌等的感染均有抑制作用。适用于胆囊炎、胆管炎。

【用法与用量】 口服：每次2片，每日3次，连服2~4日后，改为每日服4片，分2~3次服。严重患者每2小时服1次。小儿每次1/2~1片，每日3次。严重慢性患者，可缓慢静脉注射，开始每日1~2支，以后继续隔日1支。

【不良反应与注意事项】 一般耐受良好。

【制剂与规格】 片剂：0.5 g；注射剂：每支0.4 g:10 ml。

羟甲香豆素

Hymecromone

【作用与用途】 羟甲香豆素为香豆素衍生物，能松弛奥狄括约肌，具有较强的解痉、镇痛作用，同时也能温和、持续地促进胆汁分泌，有加强胆囊收缩和抑菌作用，具有明显的利胆作用，有利于结石排出，对胆总管结石有一定排石效果。部分原有丙氨酸氨基转移酶升高的患者，服药后随炎症的消除而恢复正常。用于胆囊炎、胆石症、胆管感染、胆囊术后综合征。

【用法与用量】 口服，每次0.4 g，每日3次，餐前服用。

【不良反应与注意事项】 个别患者可有头昏、腹胀、胸闷、皮疹、腹泻等不良反应，停药后可自行消失。肝功能不全及胆道梗阻者慎用。大剂量可引起胆汁分泌过度和腹泻。炎症明显时应加用抗生素。

【制剂与规格】 片剂：0.2 g；胶囊：0.2 g、0.4 g。

鹅去氧胆酸

Chenodeoxycholic Acid

【作用与用途】 本品可直接扩大胆汁酸池,使胆固醇不能过饱和,并限制羟基-甲基戊二酰辅酶的活性,使胆固醇合成及分泌减少,以防止和溶解胆固醇结石,对混合性结石也有一定作用。本品为熊去氧胆酸的异构体,溶石机制、功效与熊去氧胆酸基本相同,但服药量较大,腹泻发生率高,且对肝脏有一定毒性,目前已少用。用于溶解胆固醇结石,胆囊胆固醇结石直径应小于 2 cm,而胆囊功能良好的患者。

【体内过程】 临床用的 CDCA 是高化学纯的含有不同结晶形态的未结合型胆酸。它在肠道很快溶解,无论空腹或与食物同服,500 ~ 750 mg 的常用量几乎完全吸收。少部分与血浆蛋白相结合,外周血中游离型保持低水平。部分经胆管排入肠腔而被重吸收,形成肠肝循环。肝脏能有效地摄取并清除,首过效应为 62%。在肝内 CDCA 与甘氨酸或牛磺酸结合,分泌于胆汁中,结合型的 CDCA 可重吸收,也更易被肝脏清除。在肠道内结合型可以再游离,进到新摄入的胆汁酸池中,未被吸收的药物由粪便排出或转变为熊去氧胆酸,但大部分经大肠菌丛进行 7α-脱羟分解后变成石胆酸(lithocholic acid,LCA)。LCA 是口服 CDCA 后的主要代谢产物,正常人体约有 1/5 经回肠末端和结肠吸收,剩下的形成胆盐由粪便排泄。LCA 主要在肝和肾脏内硫酸盐化,使对肝脏的毒性降低。LCA 的硫酸盐在肠内很少吸收,随粪便排出,故硫酸盐化可防止肝肠循环中 LCA 的蓄积。

【用法与用量】 胶囊口服:根据病情调整,一般为按体重每日 12 ~ 15 mg/kg,分早晚 2 次,与进餐或牛奶同服;肥胖者应稍增量,可达每日 18 ~ 20 mg/kg,疗程 6 ~ 24 个月。片剂口服:0.25 ~ 0.5 g,每日 3 次,一般需 6 个月以上。

【不良反应与注意事项】 最常见的副作用为腹泻,与剂量有关,减量后即消失,大多数患者如逐渐增加剂量是可以耐受的。少数患者可有短暂可逆的 AST(SGOT)升高。部分患者可出现皮肤瘙痒、头昏、恶心、腹胀。孕妇、肠炎、肝病患者忌用。胆囊无功能时慎用本品;有慢性肝病、肝肾功能不正常、消化性溃疡、炎性肠道疾病、未控制的高血压、冠状动脉硬化症、病理性肥胖,以及近期用过肝脏毒性药物等,均不宜应用本品;孕妇禁用。不能与避孕药、考来烯胺、考来替泊、含铝制酸剂同用。

【制剂与规格】 胶囊、片剂:250 mg。

熊去氧胆酸片

Ursodeoxycholic Acid Tablets

【作用与用途】 本品可增加胆汁酸的分泌,同时导致胆汁酸成分的变化,使本品在胆汁中的含量增加。本品还能显著降低人胆汁中胆固醇及胆固醇酯的摩尔浓度和胆固醇的饱和指数,从而有利于结石中胆固醇逐渐溶解。本品用于胆固醇型胆结石形成及胆汁缺乏性脂肪泻,也可用于预防药物性结石形成及治疗脂肪痢(回肠切除术后)。

【体内过程】 熊去氧胆酸(UDCA)系弱酸,当发生微胶粒聚集时,其pKa值约为6.0。口服后主要由回肠吸收。通过肝脏时被摄取5%~60%,明显低于鹅去氧胆酸(CDCA),仅少量药物进入体循环。口服后1小时和3小时分别出现两个血药浓度峰值。UDCA的作用不取决于血药浓度而与胆汁中的药物浓度有关。$t_{1/2}$为3.5~5.8天。UDCA在肝脏与甘氨酸或牛磺酸迅速结合,从胆汁排入小肠,参加肝肠循环。小肠内结合的UDCA一部分再水解回复为游离型,另一部分在细菌作用下转变为石胆酸,后者进而被硫酸盐化,从而降低其潜在的肝脏毒性。

【用法与用量】 成人口服:每日8~10 mg/kg,早、晚进餐时分次给予。疗程最短为6个月,6个月后超声波检查及胆囊造影无改善者可停药;如结石已有部分溶解则继续服药直至结石完全溶解。

【不良反应与注意事项】 本品的毒性和副作用比鹅去氧胆酸小,一般不引起腹泻,其他偶见的不良反应有便秘、过敏、头痛、头昏、胰腺炎和心动过速等。胆管完全梗阻和严重肝功能减退者禁用。长期使用本品可增加外周血小板的数量。老年患者慎用。

【制剂与规格】 片剂:50 mg、150 mg。

胆酸钠(牛胆酸钠)
Sodinm Cholate

【作用与用途】 分子的立体构象具有亲水和疏水两个侧面,能降低油/水两相之间的表面张力,是较强的乳化剂。使疏水的脂类在水中乳化成细小的微团,既增加脂肪在小肠中与脂肪酶的接触面积,有利于消化酶的作用,又可使高度乳化的脂肪微粒直接由肠黏膜吸收,促进脂类的利用。用于胆汁缺乏及胆囊炎等。

【用法与用量】 口服,每次0.1~0.4 g,每日3次。

【不良反应与注意事项】 偶有胆内压升高,诱发胆绞痛。服药前须先引流胆汁。胆管完全性梗阻,在未做外引流前禁用,以免增高胆管内压力而使病情恶化。

【制剂与规格】 片剂:0.1 g;胶囊:0.2 g。

茴三硫(茴香脑三硫酮,环戊硫酮,胆维他)
Anethel Trithione

【作用与用途】 本品在利胆、保肝、解毒、催涎、助消化等诸多方面疗效确切,毒副作用甚微,已广泛应用于临床。利胆:胆囊炎、胆管炎、胆石症及消化不适;保肝:急、慢性肝炎。

【体内过程】 经口服后,吸收迅速,生物利用度高,服用后15~30分钟后起效,1小时后达血浆峰值。体内代谢为对羟基苯基三硫酮与葡萄糖醛酸的结合物和无毒的硫酸盐而通过肾排泄。

【用法与用量】 口服:成人每日3次,每次1片,或遵医嘱。

【不良反应与注意事项】 偶有发生荨麻疹样红斑,停药即消失;胆管完全梗阻患者忌用。甲亢患者慎用本品。

【制剂与规格】 片剂:25 mg。

柳胺酚(利胆酚,羟苯水杨胺)
Osalmid

【作用与用途】 本品的作用机制与去氢胆酸相似,能增加肝血流量,改善肝功能,可使胆汁中水分显著增加。利胆作用较去氢胆酸强,能使 Oddi 括约肌松弛。此外尚有降低血胆固醇作用。用于胆囊炎、胆管炎、胆石症及胆管手术后综合征。

【体内过程】 本品口服后主要由小肠吸收,随粪便排出。

【用法与用量】 口服:成人每次0.25 ~ 0.5 g,每日3次,儿童:0.5 mg/kg,每日3次。饭前服。

【不良反应与注意事项】 用药后偶有荨麻疹样皮肤反应或恶心。胆管完全梗阻及严重肝肾功能不全者禁用。青光眼患者不宜使用。长期使用本品可增加外周血小板的数量。如治疗中有反复胆绞痛发作,应停药。本品不能溶解胆色素结石、混合结石及不透X线的结石。孕妇及哺乳期妇女慎用。老年患者尤其是高龄患者减量。

【制剂与规格】 片剂:0.25 g。

羟苯乙酮(对羟基苯乙酮)
Hydroxyacetophenone

【作用与用途】 可使胆汁中固体物排出增加。用于治疗胆囊炎、急慢性黄疸型肝炎。

【用法与用量】 口服:每次200 mg,每日3次。

【不良反应与注意事项】 无明显不良反应。

【制剂与规格】 片剂:0.2 g。

考来烯胺
(消胆胺,降脂1号树脂)
Cholestyramine

见调血脂药“考来烯胺”。

保胆健素
Dyskinebl

【作用与用途】 用于急慢性胆管感染如胆管结石、胆囊炎及胆管炎,胆汁性肝硬化;也适用于防治胆囊炎、胆管炎、胆石症、胆汁性肝硬化、肝炎、肝炎后综合征、胆管手术后综合征、伴有胃炎的脂肪消化不良、饭后嗜睡、胆源性偏头痛、高胆固醇血症、胆囊运动障碍、肝源性或胆源性的血清胆红素增高、GPT升高、AKP升高(亦有降低作用)等。

【用法与用量】 1 ~ 2粒,每天3次。饭前服。可酌情增至每日4 ~ 6粒,耐受性很好,适用于长期服用。

【不良反应与注意事项】 偶有尿频、尿量增多及尿色加深。这与胆红素或尿胆素的增多有关。青光眼及严重前列腺肥大者慎用；严重肝功能不全、肝昏迷、胆管完全性梗阻、胆囊气肿等患者忌用。

【制剂与规格】 胶囊：500 mg。

肝胆能

Galle-Donau

【作用与用途】 用于胆管系统的炎症性疾病，以及各种阻断肝脏胆汁分泌的疾病，如肝炎、胆管炎、胆囊炎、胆石症、胆汁性绞痛、胆汁阻滞及黄疸；预防胆汁分泌功能不良引起的消化不良性疼痛；提高口服及静脉注射显影剂进行X线造影时胆囊和胆管的显影率。

【用法与用量】 口服：每次1～2片，每日3次。

【不良反应与注意事项】 偶见稀便、腹泻、呕吐、嗳气、恶心，罕见食欲不振、腹痛，皮疹、瘙痒等过敏症状。肝胆系统晚期恶性肿瘤，严重的肝功能不良、胆管完全阻塞、胆囊气肿及肝昏迷患者禁用。

【制剂与规格】 片剂：50 mg。

（二）胰酶抑制药

乌司他丁

Ulinastain

【作用与用途】 本品系从人尿提取精制的糖蛋白，属蛋白酶抑制剂。具有抑制胰蛋白酶等各种胰酶活性的作用，常用于胰腺炎的治疗。此外，本品尚有稳定溶酶体膜、抑制溶酶体酶的释放和抑制心肌抑制因子产生等作用，故可用于急性循环衰竭的抢救治疗。用于：急性胰腺炎、慢性复发性胰腺炎、急性循环衰竭的抢救辅助用药。

【体内过程】 健康正常男性 3×10^5/10 ml 静脉注射给药后，3小时内血药浓度直线下降，清除半衰期为40分钟；给药后6小时给药量的24%从尿中排泄。

【用法与用量】 急性胰腺炎、慢性复发性胰腺炎，初期每次 1×10^5 U 溶于 500 ml 5% 葡萄糖注射液或0.9%生理盐水注射液中静脉滴注，每次静脉滴注1～2小时，每日1～3次，以后随症状消退而减量；急性循环衰竭，每次 1×10^5 U 溶于 500 ml 5% 葡萄糖注射液或0.9%生理盐水注射液中静脉滴注，每次静脉滴注1～2小时，每日1～3次，或每次 1×10^5 U 溶于2 ml 0.9%生理盐水注射液中，每日缓慢静脉推注1～3次。并可根据年龄、症状适当增减。

【不良反应与注意事项】 血液系统：偶见白细胞减少或嗜酸粒细胞增多；消化系统：偶见恶心、呕吐、腹泻，偶有AST、ALT上升；注射部位：偶见血管痛、发红、瘙痒感、皮疹等；偶见过敏，出现过敏症状应立即停药，并适当处理。

【制剂与规格】 注射剂：2.5×10^4 U、5×10^4 U、1×10^5 U。

奥曲肽（善宁，善得定，八肽生长抑素）

Octreotide

【作用与用途】 由于本品具多种生理活性，故应用范围广泛。临床主要用于以下几个方面:门脉高压引起的食管静脉曲张出血,应激性溃疡及消化道出血,重型胰腺炎,缓解由胃、肠及胰内分泌系统肿瘤所引起的症状,突眼性甲状腺肿和肢端肥大症,胃肠道瘘管。

【体内过程】 皮下注射后吸收迅速且完全,生物利用度近100%,血浆药物浓度达峰时间为0.5~1小时,血浆半衰期为72~100分钟,峰浓度及浓度时间曲线下面积与本品剂量呈正相关。静脉注射后,其消除呈两相性,血浆分布半衰期为10分钟,消除半衰期为90分钟,血浆蛋白结合率为65%。本品广泛在肝脏代谢,健康受试者肝摄取率为30%~40%,从尿液中收回的原形药物为11%,粪便中为2%以下。

【用法与用量】 治门脉高压引起的食管静脉曲张出血:0.1 mg静脉注射,以后0.5 mg,每2小时1次静脉滴注。应激性溃疡及消化道出血:0.1 mg皮下注射,每日3次。重型胰腺炎:0.1 mg皮下注射,每日4次,疗程3~7天。胃肠道瘘管和消化道内分泌系统肿瘤的辅助治疗:皮下注射0.1 mg,每日3次,疗程10~14天。突眼性甲状腺肿和肢端肥大症:皮下注射0.1 mg,每日3次;肢端肥大症疗程10~14天。

【不良反应与注意事项】 主要不良反应有注射部位疼痛或针刺感,一般可于15分钟后缓解。消化道不良反应有厌食、恶心、呕吐、腹泻、腹部痉挛疼痛等,偶见高血糖、胆石、糖耐受异常和肝功能异常等。对本品过敏者禁用,孕妇、哺乳期妇女和儿童禁用。肾、胰腺功能异常和胆石症患者慎用。少数患者长期治疗有形成胆石的报道,故在治疗前和治疗后应每6~12个月进行胆囊超声波检查1次。对胰岛素瘤患者,本品可能加重低血糖程度,并延长其时间,应注意观察。本品可减少环孢素的吸收,延缓对西咪替丁的吸收。

【制剂与规格】 注射液:0.1 mg(1 ml)。

生长抑素(思他宁,施他宁)

Somatostatin

【作用与用途】 可以抑制生长激素、甲状腺刺激激素、胰岛素、胰高血糖素的分泌,由试验餐和5肽胃泌素刺激的胃酸分泌,及胃蛋白酶、胃泌素的释放;可以显著减少内脏血流,降低门静脉压力,降低侧支循环的血流和压力,减少肝脏血流量;减少胰腺的内外分泌以及胃、小肠和胆囊的分泌,降低酶活性,对胰腺细胞有保护作用;抑制胰高血糖素的分泌;可影响胃肠道吸收和营养功能。用于肝硬化门脉高压所致的食管静脉出血;消化性溃疡应激性溃疡、糜烂性胃炎所致的上消化道出血;预防和治疗急性胰腺炎及其并发症;胰、胆、肠瘘的辅助治疗;其他:肢端肥大症、胃泌素瘤、胰岛素瘤及血管活性肠肽瘤。

【用法与用量】 上消化道大出血,主要是食管静脉曲张出血:开始先静脉滴注250 μg(3~5分钟内),继以250 μg/h静脉滴注,止血后应连续给药48~72小时。胰、胆、肠瘘250 μg/h静脉滴注,直至瘘管闭合,闭合后继用1~

3 天。急性胰腺炎:250 μg/h,连续72 ~ 120 小时;预防胰腺手术并发症连续用 5 天;对行 ERCP 检查者应于术前 2 ~ 3 小时就开始使用本品。

【不良反应与注意事项】 少数患者产生眩晕、耳鸣、脸红。注射本品的速度超过 50 μg/min 时,则会产生恶心、呕吐。禁用于对本品过敏者,以及妊娠和哺乳期妇女。给药开始时可引起暂时性血糖下降,对于胰岛素依赖性糖尿病患者应每 3 ~4 小时查血糖 1 次。本品可以延长环己巴比妥的催眠作用时间,加剧戊烯四唑的作用,不宜同时使用。本品应单独给药,不宜与其他药物配伍。动脉性出血不属于生长抑素的适应证。

【制剂与规格】 粉针剂:250 μg。

甲磺酸加贝酯
Gabexate Mesilate

【作用与用途】 甲磺酸加贝酯是一种非肽类蛋白的抑制剂,可抑制胰蛋白酶、激肽释放酶、纤维蛋白溶解酶、凝血酶等蛋白酶的活性,从而制止这些酶所造成的病理生理变化。在动物实验性急性胰腺炎,可抑制活化的胰蛋白酶,减轻胰腺损伤,同时血清淀粉酶、脂肪酶活性和尿素氮升高情况也明显改善。用于急性轻型(水肿型)胰腺炎的治疗,也可用于急性出血坏死型胰腺炎的辅助治疗。

【用法用量】 本药仅供静脉点滴使用,每次 100 mg,治疗开始 3 天每日用量 300 mg,症状减轻后改为 100 mg/d,疗程 6 ~ 10 天,先以 5 ml 注射用水注入盛有加贝酯冻干粉针瓶内,待溶解后即移注于 5% 葡萄糖或林格液 500 ml 中,供静脉点滴用。点滴速度不宜过快,应控制 1 mg/(kg · h)以内,不宜超过 2.5 mg/(kg · h)。

【不良反应与注意事项】 对多种药物有过敏史及妊娠妇女和儿童禁用。本品使用过程中,应注意观察,谨防过敏,一旦发现应及时停药或抢救。勿将药液注入血管外。多次使用应更换注射部位。药液应新鲜配制、随配随用。

【制剂与规格】 粉针剂:100 mg。

卡莫司他
Camostat

【作用与用途】 为非肽类蛋白抑制剂。口服后卡莫司他迅速作用于机体的激肽生成系统、纤维蛋白溶解系统、凝血系统及补体系统,抑制这些体系的酶活性的异常亢进,从而控制慢性胰腺炎的症状,缓解疼痛,降低淀粉酶值。用于治疗胰腺炎。

【体内过程】 口服吸收快,服后 40 分钟其活性代谢物 4(4-胍基苯甲酰氧基)苯乙酸即达到血药浓度的峰值。血中 $t_{1/2}$ 为 73 分钟。给药后 5 ~6 小时从尿中排出约 20%,尿中大部分的代谢物为 4-胍基苯甲酸,其少量为 4-苯乙酰。

【用法用量】 口服,每次 200 mg,每日 3 次,并可根据病情需要适当增减。

【不良反应与注意事项】 可出现皮疹及瘙痒等过敏症状,少数病例有食欲减退、口渴、腹部不适、胃脘痛及便秘等。进行胃液引流及必须禁食和禁水的病情严重患者禁用。妊娠期、哺乳期、产褥期妇女禁用，对甲磺酸卡莫司他过敏者禁用。

【制剂与规格】 片剂：100 mg。

萘莫司他
Nafamostat

【作用与用途】 本品为合成的蛋白酶抑制剂，对凝血酶、胰蛋白酶、激肽释放酶、血纤维蛋白溶酶以及补体系统经典途径的胰蛋白酶样丝氨酸蛋白酶有很强的选择性抑制作用，对磷脂酶 A_2 也有抑制作用。对与 α_2-巨球蛋白结合的胰蛋白酶，也有体外抑制作用。用于治疗急性胰腺炎、慢性胰腺炎急性发作、手术后急性胰腺炎、胰管造影后急性胰腺炎与急性外伤性胰腺炎。用于治疗弥散性血管内凝血症(DIC)。用于预防血液体外循环时的血液凝固。

【体内过程】 健康男子在 90 分钟内静脉滴注本品 10、20 和 40 mg 时，开始滴注后 60 ~ 90 分钟血中原形药物浓度达峰值，分别为 16.4、61.5 和 93.2ng/ml。本品主要在血液及肝脏中代谢，从血中消失迅速，给药结束后 1 小时均下降至 5ng/ml 以下。健康男子静脉滴注本品 20 和 40 mg，24 小时后尿中总排泄率分别为 27.1 和 30.2%。

【用法用量】 治疗胰腺炎：每次 10 mg(1 瓶)溶于 5% 葡萄糖注射液 500 ml 静脉滴注(约 2 小时)，每日 1 ~ 2 次，根据病情适当增减。治疗弥散性血管内凝血：通常将 1 日量溶入 1000 ml 5% 葡萄糖注射液中，以 0.06 ~ 0.20 mg/(kg · h) 进行 24 小时持续静脉滴注。预防血液体外循环时的血液凝固：通常在体外循环开始前，将20 mg甲磺酸萘莫司他溶于 500 ml 生理盐水中，配成溶液进行血液回路内的洗涤、充填；体外循环开始后，以 20 ~ 50 mg/h 甲磺酸萘莫司他(溶于 5% 葡萄糖注射液中)作为抗凝剂持续注入。也可根据症状适当增减。

【不良反应与注意事项】 未见严重的不良反应。偶见高血钾、低血钠等电解质异常(出现时应立即停药)，偶见：皮疹、红斑、瘙痒等过敏症状(出现时应立即停药)，白细胞、血小板异常(出现时应减量或停药)，SGOT 及 SGPT 上升等肝功能异常，腹泻、恶心、呕吐等消化道症状，注射部位发红及胸部不适、头沉等。

【制剂与规格】 注射剂：10 mg。

肝病辅助用药

联苯双酯
Bifendate

【作用与用途】 本品为我国创制的一种治疗肝炎的降酶药物，是合成五味子丙素时的中间体。小鼠口服本品150 ~200 mg/kg，可减轻因四氯化碳所致的肝脏损害和谷丙转氨酶(ALT)升高。对四氯化碳所致的肝脏微粒体脂质过氧化、四氯化碳代谢转化为一氧化碳有抑制作用，并降低四氯化碳代谢过程中还原形辅酶Ⅱ及氧的消耗，从而保护肝细胞生物膜的结构和功能。本品亦可降低泼尼松诱导所致的肝脏 ALT 升高，能促进部分肝切除小鼠的肝脏再生。本品的降酶作用并非直接抑制血清及肝脏 ALT 活性，也不加速血液中 ALT 的失活，可能是肝组织损害减轻的反映。本品对细胞色素 P_{450} 酶活性有明显诱导作用，从而加强对四氯化碳及某些致癌物的解毒能力。对部分肝炎患者有改善蛋白代谢作用，使白蛋白升高，球蛋白降低。对 HBsAg 及 HBeAg 无阴转作用，也不能使肿大的肝脾缩小。临床用于慢性迁延肝炎伴 ALT 升高者，也可用于化学毒物、药物引起的 ALT 升高。

【体内过程】 本品口服吸收约30%，肝脏首过作用下迅速被代谢转化。24 小时内 70% 左右自粪便排出。滴丸剂的生物利用度为片剂的 1.25 ~ 2.37 倍。

【用法与用量】 口服：滴丸剂，每次 5 粒，每日 3 次，必要时每次 6 ~ 10 粒，每日 3 次，连服 3 个月，ALT 正常后改为每次 5 粒，每日 3 次，连服 3 个月。儿童口服：0.5 mg/kg，每日 3 次，连用 3 ~ 6 个月。片剂，每次 25 mg，每日量 75 ~ 150 mg。多采用每日 3 次。

【不良反应与注意事项】 个别病例可出现口干、轻度恶心，偶有皮疹发生，一般加用抗变态反应药物后即可消失。肝硬化者禁用。慢性活动性肝炎者慎用。少数患者用药过程中 ALT 可回升，加大剂量可使之降低。停药后部分患者 ALT 反跳，但继续服药仍有效。个别患者于服药过程中可出现黄疸及病情恶化，应停药。孕妇及哺乳期妇女禁用。儿童用药酌减。老年患者慎用本品。合用肌苷，可减少本品的降酶反跳现象。

【制剂与规格】 滴丸：1.5 mg；片剂：25 mg。

双环醇(百赛诺)
Bicyclol

【作用与用途】 本品为联苯双酯结构类似药物。药效学试验结果表明：本品对四氯化碳、D-氨基半乳糖胺、扑热息痛引起的小鼠急性肝损伤的氨基转移酶升高、小鼠免疫性肝炎的氨基转移酶升高有降低作用，肝脏组织病理形态学损害有不同程度的减轻。体外试验结果显示本品对肝癌细胞转染人乙肝病毒的 2.2.15 细胞株具有抑制 HBeAg、HBV-DNA、HBsAg 分泌的作用。本品用于治疗慢性肝炎所致的氨基转移酶升高。

【体内过程】 健康志愿者口服双环醇片剂(25 mg)的药代动力学特征符合一房室模型及一级动力学消除规律。吸收半衰期为 0.84 小时,消除半衰期为 6.26 小时,药峰时间为 1.8 小时,药峰浓度为 50 ng/ml。峰浓度和浓度-时间曲线下面积与剂量成正比,而其他药代动力学参数如吸收半衰期、消除半衰期、分布容积、清除率及达峰时间均不随剂量明显改变,符合线性动力学特征。多次给药与单次给药相比,药代动力学无显著性差异,提示常用剂量多次重复给药体内药量无过量蓄积现象。餐后口服双环醇可使峰浓度升高,对其他动力学参数无影响。该药在人体内主要代谢产物为 4′-羟基和 4-羟基双环醇。

【用法与用量】 口服:成人常用剂量每次 25 mg,必要时可增至 50 mg,每日 3 次,最少服用 6 个月或遵医嘱,应逐渐减量。

【不良反应与注意事项】 患者对本品有很好的耐受性,极个别患者有皮疹发生。皮疹明显者可停药观察,必要时可服用抗过敏药。本品临床研究中,个别患者出现头昏。对本品和本品中其他成分过敏者禁用。在用药期间应密切观察患者临床症状、体征和肝功能变化,疗程结束后也应加强随访。有肝功能失代偿者如胆红素明显升高、低白蛋白血症、肝硬化腹水、食管静脉曲张出血、肝性脑病及肝肾综合征慎用或遵医嘱。本品动物毒性实验提示给药相当于人用量 150 倍和 400 倍,未出现毒性反应,如误服大量药物出现不良反应的,可对症处理。尚无本品对孕妇及哺乳期妇女的研究资料,同其他药物一样,应权衡利弊,谨慎使用。12 岁以下儿童的最适剂量遵医嘱。70 岁以上的老年患者的最适剂量尚待确定。

【制剂与规格】 片剂:25 mg。

葡醛内酯(葡萄糖醛酸内酯,肝泰乐)
Glucurolactone

【作用与用途】 在肝内能与某些毒物结合而起解毒作用,并降低肝淀粉酶活性,使肝糖原增加,脂肪贮量降低,本品亦为构成体内结缔组织的成分。可用于治疗急慢性肝炎、肝硬化及中毒等引起的肝功能障碍,亦可用作关节炎、风湿病的辅助治疗。用于急慢性肝炎、肝硬化;还可用于食物或药物中毒解毒。

【用法与用量】 口服:每次0.1～0.2 g,每日 3 次。肌内注射或静脉注射:每次0.1～0.2 g,每日 1～2 次。静脉滴注:0.2～0.4 g/d,置于葡萄糖液中。

【不良反应与注意事项】 偶有面红、轻微胃肠不适等副作用,减量或停药后即消失。

【制剂与规格】 片剂:0.05 g、0.1 g;注射剂:每支0.1 g:2 ml。

门冬氨酸钾镁(天冬酸钾镁)
Potassium Magnesium Aspartate

【作用与用途】 天冬氨酸(Aspartic acid,Asp)又称门冬氨酸,分子中含两个羧基和一个氨基,属酸性氨基酸,广泛存在于所有蛋白质中。天冬氨酸是草酰乙酸前体,在三羧酸循环、鸟氨酸循环及核苷酸合成中都起重要作用。它对细胞亲和力很强,可作为载体使钾离子、镁离子易于进入胞浆和线粒体内,以维持神经组织、心肌、平滑肌等细胞的正常兴奋性和内环境的稳定。向心肌输送电解质,促进肌细胞除极,维持心肌收缩能力,同时可降低心肌耗氧量,在冠状动脉循环障碍引起缺氧时,对心肌有保护作用。天冬氨酸参与鸟氨酸循环,促进尿素生成,降低血液中氨和二氧化碳含量,增强肝脏功能。电解质补充药。适用于低血钾症,改善洋地黄中毒引起的心律失常、恶心、呕吐等中毒症状,用于心肌炎后遗症,慢性心功能不全等各种心脏病,亦可用于急、慢性肝炎,肝硬化,胆汁分泌不足和肝性脑病等辅助治疗。

【用法与用量】 口服:每次0.15~0.3 g,每日3次。静脉滴注每次10~20 ml,加入5%或10%葡萄糖注射液500 ml中缓慢滴注,每日1次。

【不良反应与注意事项】 滴注太快时可能出现恶心、呕吐、血管疼痛、面色潮红、血压下降等症状。极少数可出现心率减慢,减慢滴速或停药后即可恢复。本品未经稀释不得进行注射;滴注速度应缓慢。用于防治低钾血症时,需同时随访血镁浓度。高血钾、高血镁、严重肾功能障碍及严重房室传导阻滞患者禁用。不宜与保钾利尿药合用。

【制剂与规格】 口服溶液:每10 ml含无水L-门冬氨酸钾451 mg(含钾103 mg)、无水L-门冬氨酸镁403.6 mg(含镁34 mg),按L-门冬氨酸计($C_4H_7NO_4$)为723 mg。片剂:每片含L-门冬氨酸钾158 mg(含钾36 mg)、L-门冬氨酸镁140 mg(含镁11.8 mg)。注射剂:每1 ml含门冬氨酸79~91 mg、钾10.6~12.2 mg、镁3.9~4.5 mg。

辅酶A
Coenzyme A

【作用与用途】 体内乙酰化反应的辅酶。参与体内乙酰化反应,对糖、脂肪和蛋白质的代谢起着重要的作用,如三羧酸循环、肝糖原积存、乙酰胆碱合成、降低胆固醇量、调节血脂含量及合成甾体物质等,均与本品有密切关系。辅酶类。用于白细胞减少症、原发性血小板减少性紫癜及功能性低热的辅助治疗。

【用法与用量】 静脉滴注。每次50~200 U,每日50~400 U,临用前用5%葡萄糖注射液500 ml溶解后静脉滴注。肌内注射,每次50~200 U,每日50~400 U,临用前用氯化钠注射液2 ml溶解后注射。

【不良反应与注意事项】 因本品内含有胰岛素,不宜在空腹时使用。

静脉注射要缓慢，否则易引起心悸、出汗等。应贮于阴暗处，有效期1年。急性心肌梗死患者禁用。对本品过敏者禁用。

【制剂与规格】 注射剂：每支50 U、100 U、200 U。

复合辅酶（贝科能）

Coenzyme Complex for Injection

【作用与用途】 用于急、慢性肝炎，原发性血小板减少性紫癜，化学治疗和放射治疗所引起的白细胞、血小板降低症；对冠状动脉硬化、慢性动脉炎、心肌梗死、肾功能不全引起的少尿、尿毒症等可作为辅助治疗药。

【用法与用量】 肌内注射：每次1～2支，用1～2 ml 0.9%氯化钠注射液溶解后肌内注射。静脉滴注：一次1～2支，加入5%葡萄糖注射液内稀释后静脉滴注。一日1～2次或隔日1次，严重消耗性疾病、肿瘤患者遵医嘱酌情加量。

【不良反应与注意事项】 静滴速度过快引起短时的低血压、眩晕、颜面潮红、胸闷、气促。严禁静脉推注。当药品性状发生改变时禁止使用。

【制剂与规格】 注射液：辅酶A 100单位，辅酶Ⅰ0.1 mg；辅酶A 200单位，辅酶Ⅰ0.2 mg。

三磷腺苷（腺三磷，三磷酸腺苷）

Adenosine Triphosphate（ATP）

【作用与用途】 本品为一种辅酶，有改善机体代谢的作用，参与体内糖、脂肪、蛋白质、核酸、核苷酸的代谢，同时又是体内能量的主要来源。当体内吸收、分泌、肌肉收缩及进行生化合成反应等需要能量时，三磷酸腺苷即分解成二磷酸腺苷及磷酸基，同时释放出能量。本品不易通过细胞膜。另外还有短暂强烈增强迷走神经的作用。适用于心力衰竭、心肌炎、心肌梗死、脑动脉硬化、脑出血或脑梗死后遗症、急性脊髓灰质炎、进行性肌萎缩性疾患、婴儿脑性弛缓性软瘫等。亦可用于眼的调节性视力减退，各种原因引起的耳鸣、耳聋、慢性胃炎、慢性肝炎、肾炎等的辅助治疗。静脉注射用于治疗折返机制引起的快速型室上性心律失常。为能量合剂组成，用于抢救危重患者。

【体内过程】 常用三磷酸腺苷静脉快速给药，半衰期为1～6秒钟，作用产生于其通过循环当时，进入组织后迅速降解，2分钟作用完全消失。

【用法与用量】 口服：每次40～60 mg，每日3次。肌内注射：每次10～20 mg，每日1～2次。静脉注射：每次10～20 mg，每日1～2次，将注射用三磷酸腺苷粉剂以5%～10%葡萄糖液10～20 ml稀释后缓慢注射。静脉滴注：每次10～20 ml，用5%～10%葡萄糖液200～500 ml稀释后缓慢静脉滴注，每日1～2次。

【不良反应与注意事项】 不良反应少见。口服可有恶心、食欲不振、胃肠功能紊乱等。静脉注射可有变态反应，个别有发生过敏性休克。静脉注射时如有胸闷、恶心、面部发红发热、咳嗽、呃逆或感觉发热等，应即停止注射。其他尚有头痛、一过性心悸等。脑出血初期(1～3 周)忌用。有过敏史者不宜使用。治疗室上速过程中可发生多种心律失常和全身反应,单剂量注射不要超过 40 mg。

【制剂与规格】 片剂:20 mg;注射剂:10 mg:1 ml、20 mg:2 ml。

谷氨酸(麸氨酸,氨基戊二酸)
Glutamic Acid

【作用与用途】 本品为氨基酸类药。重症肝炎或肝功能不全时,肝脏对由氨转化为尿素的环节发生障碍,导致血氨增高,出现脑病症状。谷氨酸与精氨酸的摄入有利于降低及消除血氨,从而改善脑病症状。本品系肝昏迷和某些精神-神经系统疾病(如精神分裂症和癫痫小发作)治疗的辅助用药。

【用法与用量】 口服:每次 2～3 g,每日 3 次。

【不良反应与注意事项】 服药后约 20 分钟可出现面部潮红等症状。肾功能不全或无尿患者慎用。不宜与碱性药物合用;与抗胆碱药合用有可能减弱后者的药理作用。

【制剂与规格】 片剂:0.3 g、0.5 g。

谷氨酸钾
Potassium Glutamate

【作用与用途】 肝功能严重损害时体内氨代谢紊乱,导致肝昏迷。本品静脉滴注后,能与血中过多的氨结合成无毒的谷氨酰胺,后者在肾脏经谷胺酰胺酶作用将氨解离,由尿排出,因此可减轻肝昏迷症状。本品还参与脑蛋白代谢和糖代谢,促进氧化过程,改善中枢神经系统的功能。用于血氨过多所致的肝性脑病、肝昏迷及其他精神症状。

【用法与用量】 治疗肝昏迷,静脉滴注:将谷氨酸钾 18.9 g 溶于 5% 或 10% 葡萄糖注射液 500～1 000 ml 中缓慢滴注,每日 1～2 次。低血钾患者适用。为维持电解质平衡,谷氨酸钾常与谷氨酸钠合用,以 1∶3 或 1∶2 混合应用。

【不良反应与注意事项】 静脉滴注过快可引起流涎、皮肤潮红和呕吐。小儿可见震颤等。静脉滴注期间应注意电解质平衡,可能时测血二氧化碳结合力及钾、钠、氯含量。合并焦虑状态者可有晕厥、心动过速、流泪及恶心等。本品过量可致碱血症,故有碱血症者慎用或禁用。肾功能不全者或无尿患者慎用谷氨酸。本品与抗胆碱药合用有可能减弱后者的药理作用。不与谷氨酸钠合用时注意产生高血钾症。孕妇及哺乳期妇女用药尚不明确。

【制剂与规格】 注射剂:20 ml:6.3 g。

谷氨酸钠
Sodium Glutamate

同谷氨酸钾。

谷氨酸钙
Calciun Glutamate

【作用与用途】 用于肝昏迷、神

经衰弱、脑外伤、脑功能减退、癫痫小发作等。

【用法与用量】 静脉注射:每次 1 g,加入 50% 葡萄糖液 20 ~ 40 ml 中缓慢注入,每日 1 ~ 2 次。

【不良反应与注意事项】 若抢救肝昏迷有缺钙者,可加于谷氨酸钠中应用。单用本品,1 g(10 ml)剂量不够。忌与强心苷类合用。注射过快,可引起恶心、灼热感、胃部不适。

【制剂与规格】 注射剂:1 g:10 ml。

氨酪酸(γ-氨酪酸,γ-氨基丁酸)

Aminobutyric Acid

【作用与用途】 用于治疗各种类型的肝昏迷、尿毒症、催眠药及煤气中毒等所致昏迷的苏醒剂。此外,口服可用于脑血管障碍引起的偏瘫、记忆障碍、语言障碍、儿童智力发育迟缓及精神幼稚症等。

【用法与用量】 口服:成人每次 1 g,每日 3 次。静脉滴注:成人每次 1 ~ 4 g,以 5% ~ 10% 葡萄糖注射液 250 ~ 500 ml 稀释后,于 2 ~ 3 小时内滴完。

【不良反应与注意事项】 本品必须充分稀释后缓慢静脉滴注,以免引起血压急剧下降而导致休克。静脉滴注过程中,如有胸闷、气急、头昏、恶心等症状,应立即停药。大剂量可出现运动失调、肌无力、血压降低、呼吸抑制等不良反应。

【制剂与规格】 注射剂:1 g:5 ml;片剂:0.25 g。

肌苷(次黄嘌呤核苷)

Inosine

【作用与用途】 本品能直接透过细胞膜进入体细胞,活化丙酮酸氧化酶类,从而使处于低能缺氧状态下的细胞能继续顺利进行代谢,并参与人体能量代谢与蛋白质的合成。临床用于白细胞或血小板减少症、各种急慢性肝脏疾患、肺源性心脏病等心脏疾患、中心性视网膜炎、视神经萎缩等疾患。

【用法与用量】 口服:成人每次 200 ~ 600 mg,每日 3 次;小儿每次 100 ~ 200 mg,每日 3 次;必要时剂量可加倍(如肝病)。静脉滴注:静脉注射或滴注每次 300 ~ 600 mg,每日 1 ~ 2 次,或遵医嘱。

【不良反应与注意事项】 口服有胃肠道反应。本品不能与乳清酸、氯霉素、双嘧达莫、硫喷妥钠等注射液混合使用。

【制剂与规格】 片剂:100 mg。胶囊:200 mg。注射剂:0.1 g:2 ml、0.2 g:5 ml。

甘草酸二钠

Disodium Glycyrrhizinate

【作用与用途】 抗炎、保肝、降血脂、增强免疫力。也可作为低热量甜味剂、矫味剂。

【用法与用量】 口服。一次 1 包,一日 2 次。

【不良反应与注意事项】 甘草酸

类制剂副作用较少，长期应用可能出现水钠潴留、高血压、低钾血症等。治疗过程中应定期检测血压，血清钾、钠浓度，如出现高血压、血钠潴留、低血钾等情况应停药或适当减量。严重低钾血症、高钠血症、高血压、心衰、肾衰竭患者禁用。孕妇及哺乳期妇女、儿童、老年人慎用。

【制剂与规格】 颗粒剂：1 g：0.1 g。

甘草酸二铵（甘利欣）
Diammonium Glycyrrhizinate

【作用与用途】 本品是中药甘草有效成分的第三代提取物，具有较强的抗炎、保护肝细胞膜及改善肝功能的作用。该药在化学结构上与醛固酮的类固醇环相似，可阻碍可的松与醛固酮的灭活，从而发挥类固醇样作用，但无皮质激素的不良反应。本品适用于伴有谷丙转氨酶升高的急、慢性病毒性肝炎的治疗。

【体内过程】 本品口服后从胃肠道吸收，其生物利用度不受胃肠道食物影响。本品具有肠肝循环，其体内过程复杂，给药后 8～12 小时血药浓度达峰值。该药及其代谢产物与蛋白结合力强，且其结合率受血浆蛋白的浓度影响，故血药浓度变化与肠肝循环和蛋白结合有密切关系。约 70% 通过胆汁从粪便中排出，20% 从呼吸道以二氧化碳形式排出，尿中原形排出约为 2%。静脉注射后约有 92% 以上的药物与血浆蛋白结合，平均滞留时间为 8 小时；在体内以肺、肝、肾分布最高，其他组织分布很低。

【用法与用量】 口服，每次 150 mg，每日 3 次。静脉注射，每次 150 mg，以 10% 葡萄糖注射液 250 ml 稀释后缓慢滴注，每日 1 次。

【不良反应与注意事项】 主要有纳差、恶心、呕吐、腹胀，以及皮肤瘙痒、荨麻疹、口干和水肿，心脑血管系统有头痛、头昏、胸闷、心悸及血压增高，以上症状一般较轻，不必停药。严重低钾血症、高钠血症、高血压、心衰、肾功能衰竭患者禁用。治疗过程中应定期检测血压，血清钾、钠浓度，如出现高血压、血钠潴留、低血钾等情况应停药或适当减量。本品未经稀释不得进行注射。

【制剂与规格】 胶囊：50 mg；注射剂：10 ml：50 mg。

甘草酸单铵（甘草甜素）
Ammonium Glycyrrhetate

【作用与用途】 具有抗炎、抗病毒和保肝解毒及增强免疫功能等作用。由于甘草酸有糖皮质激素样药理作用而无严重不良反应，在临床中被广泛用于治疗各种急慢性肝炎、支气管炎和艾滋病。还具有抗癌防癌、干扰素诱生剂及细胞免疫调节剂等功能。本品主要用于慢性迁延性肝炎、慢性活动性肝炎、肝中毒、早期肝硬化等的治疗。

【用法与用量】 静脉滴注，每次 40～80 ml，加入 10% 葡萄糖注射液 250～500 ml 滴注，每日 1 次。口服：每次 150 mg，每日 2 次，3 个月为 1 个疗程。

【不良反应与注意事项】 个别患者偶尔出现胸闷、口渴、低血钾或血压升高，一般停药后即消失。

【制剂与规格】 注射剂:40 mg:20 ml(甘草酸单铵);片剂:75 mg、150 mg。

齐墩果酸(庆四素)
Oleanolic Acid

【作用与用途】 本品对肝损伤有一定的保护作用，可使升高的血清丙氨酸氨基转移酶下降，促进肝细胞再生，加速坏死组织的修复。用于急慢性肝炎的辅助治疗。

【用法与用量】 口服，成人每次20～80 mg，每日3次。

【不良反应与注意事项】 少数患者有口干、腹泻、上腹部不适感，经对症处理可消失。个别患者出现血小板轻度减少，停药后可恢复。对本品过敏者禁用。儿童用量请咨询医师或药师。本品应在确诊患者为肝炎后作为肝病的辅助治疗药物。定期进行肝功能检查。如服用过量或出现严重不良反应，请立即就医。当药品性状发生改变时禁止服用。

【制剂与规格】 片剂、胶囊:20 mg。

水飞蓟宾(水林佳，西利宾)
Silibinin

【作用与用途】 菊科植物水飞蓟果实中的有效成分水飞蓟素具有抗肝毒作用，木兰科植物五味子中有效成分五仁醇，具有迅速降低血清谷丙转氨酶的作用。五味子的降酶机制通过动物实验表明其所含的有效成分对化学毒物引起肝损伤有保护作用，促进肝脏合成代谢，从而增强肝脏的解毒能力。五味子对肝细胞有保护作用。适用于慢性迁延性肝炎、慢性活动性肝炎、初期肝硬变、肝中毒等病的治疗。临床试用于急、慢性肝炎患者，对症状、体征、肝功能均有明显改善。

【体内过程】 口服吸收良好，达峰时间约1.5小时，口服后48小时排出量约20%，其中80%以代谢物形式由胆汁排出，其余大部分以原形由尿排出。水飞蓟宾葡甲胺盐吸收速度优于前者，生物利用度较前者高。水飞蓟宾葡甲胺口服吸收后20～30分钟起效，60～90分钟血药浓度达到高峰，消除半衰期为50～60分钟。

【用法与用量】 口服:每次70 mg，每日3次，饭后服用为佳。维持量每次35 mg，每日3次，3个月为1个疗程。

【不良反应与注意事项】 偶有恶心及头昏现象。

【制剂与规格】 片剂:35 mg、38.5 mg;胶囊剂:35 mg、140 mg;水飞蓟宾甲胺片:50 mg(相当水飞蓟宾35.6 mg)。

门冬氨酸鸟氨酸注射液(雅博司)
Ornithine Aspartate Injection

【作用与用途】 由于门冬氨酸鸟氨酸能直接参与肝细胞的代谢，并能激活肝脏解毒功能中的两个关键酶，因而能够协助清除对人体有害的自由基,增强肝脏的排毒功能,迅速降低过高的血氨,促进肝细胞自身的修复和再生,从而有效地改善肝功能,恢复机体的能量平衡。用于因急、慢性肝病(如各型肝炎、肝硬化、脂肪肝、肝炎后综合征)引发的血氨升高及肝性脑病。

【用法与用量】 静脉滴注:急性肝炎,每天 1~2 支。慢性肝炎或肝硬化,每天 2~4 支(病情严重者可酌量增加,但根据目前的临床经验,每天不超过 20 支为宜)。肝性昏迷早期和肝性昏迷第 1 天,可视病情轻重,最多使用不超过 20 支(下列治疗方案可供参考:第 1 天的第 1 个 6 小时内用 8 支,第 2 个 6 小时内分 3 次给药,每次用 4 支静脉滴注)。(注:由于静脉耐受力的原因,在 500 ml 注射液中加入的本品最好不要超过 6 支)。

【不良反应与注意事项】 大剂量静注(>40 g/L)会有轻、中度的消化道反应。当减少用量或减慢滴速(<10 g/L)时,以上反应会明显减轻。严重的肾衰竭患者禁用(当血清肌酸盐浓度超过 3 mg/100 ml 时,可视为肾衰竭)。在大量使用本品时,注意监测血及尿中的尿素指标。

【制剂与规格】 注射液:10 ml:5 g(含有门冬氨酸鸟氨酸)。

谷胱甘肽(还原形谷胱甘肽)

Reduced Glutathione

【作用与用途】 可维持细胞的正常代谢与保护细胞膜的完整性,能抑制脂肪肝的形成,可与亲电子基与自由基等有害物质结合,从而产生解毒和保护细胞的疗效。适用于各种肝病,对酒精中毒性肝病、药物中毒性肝病有肯定疗效,对乙型、丙型病毒性肝炎中的慢性活动型有改善症状和肝功能的作用。

【用法与用量】 肌内注射或静脉输注,以本品注射剂所附的 3 ml 无菌、无热源双蒸馏水溶解后使用。轻症:每次 300 mg,重症:每次 600 mg,均为每日 1~2 次。

【不良反应与注意事项】 可有皮疹、胃痛、恶心、呕吐等,注射局部轻度疼痛。本品避免与维生素 K_3、维生素 B_{12}、泛酸钙、乳清酸、抗组胺药、长效磺胺和四环素等药混合使用;针剂溶解后应立即使用,剩余溶液不可再用。对本品高度过敏者禁用。

【制剂与规格】 粉针剂:300 mg、600 mg。

盐酸精氨酸

Arginine Hydrochloride

【作用与用途】 本品为氨基酸类药。本品在人体内参与鸟氨酸循环,促进尿素的形成,使人体内产生的氨经鸟氨酸循环转变成无毒的尿素,由尿中排出,从而降低血氨浓度。用于肝性脑病,适用于忌钠的患者,也适用于其他原因引起血氨增高所致的精神症状治疗。

【用法与用量】 临用前,用 5% 葡萄糖注射液 1 000 ml 稀释后应用。静脉滴注每次 15~20 g 于 4 小时内滴完。

【不良反应与注意事项】 可引起高氯性酸中毒,以及血中尿素、肌酸、肌酐浓度升高。静脉滴注速度过快会引起呕吐、流涎、皮肤潮红等。高氯性酸中毒、肾功能不全及无尿患者禁用。

【制剂与规格】 注射剂:20 ml:5 g。

核糖核酸
Ribonucleic Acid

【作用与用途】 适用于慢性迁延性肝炎、慢性活动性肝炎及肝硬化的治疗。

【用法与用量】 肌内注射:每次6 mg,注射剂以等渗氯化钠注射液稀释,隔日1次,3个月为1个疗程。静脉注射:每次30 mg,每日1次,或每次50 mg,隔日1次,或遵医嘱。

【不良反应与注意事项】 本品从猪肝中提取分离而得,未发现不良反应。

【制剂与规格】 注射剂:每支6 mg、10 mg、2 ml:10 mg。

胱氨酸
Cystine

【作用与用途】 本品是体内胆酸合成的重要物质,对肝损伤、烧伤及妊娠高血压综合征时的蛋白质分解产物有解毒作用。可使白细胞增殖。用于肝炎、脱发症、白细胞减少症等。

【用法与用量】 口服:每次50 mg,每日3次。肌内注射:每次25 mg,每日1次。

【制剂与规格】 针剂:25 mg:5 ml;片剂:50 mg。

依泊二醇
Epomediol

【作用与用途】 本品通过膜ATP酶和腺苷酸环化酶作用而使肝细胞功能恢复,使酒精中毒时的高尔基体恢复正常功能。用于急、慢性肝病的辅助治疗。

【体内过程】 正常受试者口服吸收良好,30分钟后血药浓度达峰值,半衰期为2.8小时。

【用法与用量】 口服,每次200~400 mg,每日2次。

【不良反应与注意事项】 偶见皮疹,停药后可恢复。禁用于对本品过敏患者和胆管机械性梗阻患者。妊娠妇女慎用。

【制剂与规格】 片剂:100 mg、200 mg;酊剂:2.5 g:15 ml。

14-氨基酸注射液-800
14-Amino Acid Injection-800

【作用与用途】 以L-异亮氨酸、L-缬氨酸和L-亮氨酸3种支链氨基酸为主,配合其他11种氨基酸制成,可调整肝病患者支链氨基酸和芳香氨基酸的比值,提高支链氨基酸浓度,改善肝性脑病症状,提高蛋白水平。用于急、慢性重症肝炎,肝性脑病,肝硬化兼营养药物,对慢性活动性和迁延性肝炎有辅助治疗作用。

【用法与用量】 静脉滴注。成人剂量:首次剂量为每日250 ml,第2日增至每天500 ml。治疗肝昏迷:每次250 ml,每日2次,与等量10% GS串联后缓滴,每分钟 <3 ml,清醒后剂量减半,1 个疗程 10 ~ 15 天。小儿剂量: < 6 岁者每次 125 ml; > 6 岁者每次 250 ml,均为每日 1 ~ 2 次。

【不良反应与注意事项】 滴速过快可引起恶心、呕吐、发热和头痛,偶有皮疹。经外周静脉滴注时,须用等量 10% GS 混匀后,成人滴速 <40 滴/min;经中心静脉滴注时,须用等量高渗 GS 混匀后缓慢滴注。尿毒症、肝昏迷和氨基酸代谢障碍者忌用,严重酸中毒和充血性心力衰竭患者慎用。

【制剂与规格】 注射剂:250 ml、500 ml。

左旋多巴
Levodopa

【作用与用途】 用于治疗肝性昏迷,改善中枢功能,使患者清醒,症状改善。

【用法与用量】 每日 0.3 ~ 0.4 g,加入 5% 葡萄糖溶液 500 ml 中静滴,待完全清醒后减量至每日0.2 g,继续 1 ~ 2 天后停药。或用本品 5 g 加入等渗盐水 100 ml 中鼻饲或灌肠。

【不良反应与注意事项】 参见“抗震颤麻痹药左旋多巴”。

【制剂与规格】 注射剂:230 ml:500 mg。

乙型肝炎免疫球蛋白
Human Hepatitis B Immunoglobulin

参见生物制品药“乙型肝炎免疫球蛋白”。

猪苓多糖
Polyporus Polysaccharide

【作用与用途】 本品能调节机体免疫功能,对慢性肝炎、肿瘤病有一定疗效。与抗肿瘤化疗药物合用,可增强疗效,减轻毒副作用。

【用法与用量】 肌内注射:每次 2 ~ 4 ml(1 ~ 2 支),每日 1 次,小儿酌减或遵医嘱。

【不良反应与注意事项】 本品不可供静脉注射。

【制剂与规格】 注射剂:2 ml:20 mg。

山豆根注射液(肝炎灵)
Shandougen Injection

【作用与用途】 用于治疗急慢性肝炎,证明对慢性活动性肝炎疗效显著,疗程以 2 个月较为适宜。

【用法与用量】 肌内注射:每次 2 ml,每日 2 ~ 4 ml。

【不良反应与注意事项】 停药后有些患者有反跳现象,但加大剂量或重复疗程同样有效。少数患者有口咽干燥、咽喉痒感、轻度头昏、注射处疼痛等不良反应。

【制剂与规格】 注射剂:2 ml:35 mg。

维丙胺(维丙肝)
Diisopropylamina Ascorbate

【作用与用途】 本品在体内解离析出维生素 C 而起作用,为抗体及胶原形成、组织修补、蛋白质合成所必需,参与解毒功能、改善肝脏功能和促进肝细胞再生能力。用于慢性、迁延性肝炎和急性肝炎,还可用于降Ⅱ型高脂血症。

【用法与用量】 肌内注射:每日80 mg,14～30 日为 1 个疗程。口服:每次 0.1 g,每日 3 次,30 日为 1 个疗程或遵医嘱。

【不良反应与注意事项】 可能有血压下降,应注意观察。

【制剂与规格】 注射剂:1 ml:40 mg、1 ml:80 mg;胶囊剂:0.1 g。

注射用促肝细胞生长素

Hepatocyte Growth-promoting Factors for Injection

【作用与用途】 本品系从新鲜乳猪肝脏中提取纯化制备而成的小分子多肽类活性物质,具备以下生物效应:①能明显刺激新生肝细胞的 DNA 合成,促进损伤的肝细胞线粒体、粗面内质网恢复,促进肝细胞再生,加速肝脏组织的修复,恢复肝功能。②改善肝脏枯否细胞的吞噬功能,防止来自肠道的毒素对肝细胞的进一步损害,抑制肿瘤坏死因子(TNF)活性和 Na^+-K^+-ATP 酶活性抑制因子的活性,从而促进肝坏死后的修复。同时具有降低转氨酶、血清胆红素和缩短凝血酶原时间的作用。③对四氯化碳诱导的肝细胞损伤有较好的保护作用。④对 D-氨基半乳糖诱致的肝衰竭有明显的提高存活力的作用。用于各种重型病毒性肝炎(急性、亚急性、慢性重症肝炎的早期或中期)的辅助治疗。

【用法与用量】 静脉注射:本品80～100 mg 加入 10% 葡萄糖液 250 ml 缓慢静脉点滴,每日 1 次,疗程视病情而定,一般为 4～6 周,慢性重型肝炎,疗程为 8～12 周。肌内注射:本品 40 mg,用 0.9% 氯化钠注射液稀释后也可用于肌内注射,每日 2 次。

【不良反应与注意事项】 个别病例可出现低热和皮疹,可自行缓解。对本品过敏者禁用。

【制剂与规格】 注射剂:20 mg。

易善复

Essentiale

【作用与用途】 可使受损的肝功能和酶活力恢复正常,将中性脂肪和胆固醇转化成容易代谢的形式,促进肝组织再生,调节肝脏的能量平衡,稳定胆汁。用于脂肪肝,肝硬化,肝中毒,急、慢性肝炎。

【用法与用量】 胶囊:开始时每次 2 粒(600 mg),每日 3 次,每日剂量不得超过 6 粒(1 800 mg)。针剂:除医生处方外,成人和青少年一般每日缓慢静脉注射 1～2 安瓿,严重病例每日注射 2～4 安瓿。重症肝炎患者,可遵医嘱增加剂量。缓解期:每日 1～2 安瓿静脉滴注,视病情改用口服胶囊。

【不良反应与注意事项】 对本药所含的任何一种成分过敏者禁用。

【制剂与规格】 胶囊:每粒胶囊含必需磷脂 300 mg。注射剂:5 ml 含必需磷脂 250 mg,苯甲醇 45 mg。

聚乙二醇干扰素α-2a（派多欣）
Peginterferon alpha-2a Solution for Injection

【作用与用途】 聚乙二醇干扰素α-2a是聚乙二醇(PEG)与重组干扰素α-2a结合形成的长效干扰素。干扰素可与细胞表面的特异性α受体结合，触发细胞内复杂的信号传递途径并激活基因转录，调节多种生物效应，包括抑制感染细胞内的病毒复制，抑制细胞增殖，并具有免疫调节作用。用于治疗以下慢性丙型肝炎患者：无肝硬化患者，肝硬化代偿期患者。

【体内过程】 在健康受试者人群中，180 μg单次皮下注射后，血清浓度可在3～6小时内检测到。在24小时内，可达到血清浓度峰值的80%。注射后72～96小时可测到血清峰浓度(AUC)(1 743±459)(ng·h)/ml，C_{max}(14±2.5)ng/ml。本品的绝对生物利用度是61%～84%，与普通干扰素α-2a相似。本品静脉注射后的稳态分布容积(V_d)为8～14 L/kg，表明本品主要分布在血液和细胞外液中。本品的代谢机制尚未完全阐明。大鼠实验显示本品主要在肝脏中代谢，代谢物主要通过肾脏排出体外。男性对本品的系统清除率较内源性干扰素α低约100倍。静脉给药后，终末半衰期为60～80小时，而干扰素α一般仅3～4小时。皮下注射给药后，其终末半衰期更长(50～130小时)。皮下注射后的半衰期可能不仅反映该化合物的清除相，而且还反映了吸收相延长。在健康人群和慢性乙型或丙型肝炎患者中每周给药1次血清中本品浓度与剂量成比例增长。在慢性乙型或丙型肝炎患者中，每周给药1次，连续6～8周后，本品血清浓度可达单次给药的2～3倍。但8周后无进一步增长。使用48周后的峰谷比为1.5～2.0。本品的血清浓度能够维持1周(168小时)。

【用法与用量】 常规推荐剂量为180 μg每周1次皮下注射使用，共48周。

【不良反应与注意事项】 禁用于已知对α-干扰素、大肠杆菌产物、聚乙二醇或本品任何成分过敏的患者；禁用于自身免疫性肝炎患者，不可用于失代偿肝炎。不推荐应用于18岁以下患者。

【制剂与规格】 注射剂：180 μg：1 ml。

复合干扰素（干复津）
Interferon Alfacon-1

【作用与用途】 复合α干扰素是一种重组的、非自然存在的Ⅰ型干扰素。Ⅰ型干扰素都具有干扰素与细胞表面受体结合时产生的共有的生物活性，导致数种干扰素刺激而生成的基因产物。Ⅰ型干扰素诱导出多效性生物应答，其中包括抗病毒、抗增殖和免疫调制作用，调节细胞表面主要的组织相容性抗原(Ⅰ类和Ⅱ类HLA)表达，以及调节细胞生长抑制素表达。干复津的抗病毒、抗增殖、天然杀伤细胞(NK)激活、基因诱生活性用试管内测定和别的重组 α 干扰素加以比较，结果表明活性范围相似。适用于治疗 18 岁以上的代偿期肝病患者的慢性 HCV 感染，患者有抗 HCV 血清抗体和（或）HCV-RNA 呈现。开始干复津疗法之前，应排除病毒性乙型肝炎或自身免疫性肝炎乙类的肝炎病因。对某些慢性 HCV 感染患者，干复津能使血清 ALT 浓度正常化，将血清 HCV-RNA 浓度降至不可检出量（小于100 拷贝/ml），改善肝组织。

【体内过程】 干复津的药代动力学特性未在慢性丙型肝炎患者中作过评估。正常、健康的志愿者皮下注射 1、3 或 9 μg 复合 α 干扰素后，作了药物力学数据评估。任何剂量的干复津皮下注射后在血浆中的水平过于低下，用酶联免疫吸附测定（ELISA）或病毒细胞病变抑制法都无从测出。然而，这些志愿者接受注射后，干复津诱生的细胞产物的化验表明，曲线下区域内超时诱生的 2-5-OAS 浓度达到最高值，而 β-2 微球蛋白的血清水平则在给药 24 ~ 36 小时后似乎才达到最高值。2-5-OAS 和 β-2 微球蛋白的观察到的剂量应答关系足以表明 1 ~ 9 μg干复津皮下注射后的生物活性。

【用法与用量】 用干复津治疗慢性 HCV 感染的推荐剂量是每次皮下注射 9 μg，每周 3 次，连续 24 周。两次干复津注射之间至少间隔 48 小时。耐受了以前的干扰素治疗，但无应答，或者终止后复发的患者可接受15 μg 干复津再治疗，每周 3 次，连续 6 个月。患者如未接受过，或者不能耐受初始的干扰素治疗者，不应该用15 μg 干复津、每周 3 次的疗法。患者如对干复津有严重不良反应，应暂时减量。如不良反应仍不能耐受，应终止治疗。发生不能耐受的不良反应后，也许有必要把剂量减至 7. 5 μg。在上述研究中，11% 的患者（26/231）最初接受剂量为 9 μg 的干复津（0. 3 ml）减至 7. 5 μg（0. 25 ml）。减量后，如继续发生不良反应，医师可终止治疗或者进一步减量。但以小于 7. 5 μg 的剂量继续治疗可能降低疗效。在 15 μg 干复津再治疗期间，33% 的患者需要以 3 μg递增值减少剂量。

【不良反应与注意事项】 接受干扰素（包括干复津）治疗的患者中可能出现严重的精神不良反应，抑郁症、自杀观念形成，并可能发生自杀企图。接受 9 μg 干复津治疗的患者中，自杀观念形成的精神病反应发生率（1%）与精神病反应的总发生率（55%）相比算是低的。有抑郁症病史的患者应慎用干复津，医师应监测所有有抑郁症迹象的患者。在开始干复津疗法之前，医师应向患者说明可能发展的抑郁症，患者如出现抑郁症的征兆或症状应立即报告医师。其他重要的精神病不良反应也可能发生，包括神经过敏、焦虑、情绪不稳定、思想反常、激动或淡漠（参看预防措施）。已有心脏病的患者应慎用干复津。高血压和室上性心律不齐、胸痛和心肌梗死有和干扰素治疗联系在一起的情况。在代偿失调肝病患者中未进行干复津研究。代偿失调肝病患者不应用干复津治疗,出现肝代偿失调症状的患者,诸如黄疸、腹水、凝血病或者血清白蛋白减少,应终止进一步干扰素治疗。已知对α干扰素、大肠杆菌衍生产物,对本品的任何组成成分有过敏反应的患者禁用干复津。

【制剂与规格】 注射剂:9 μg/0.3 ml。

拉米夫定(贺普丁)
Lamivudine

参见抗病毒药“拉米夫定”。

胸腺肽 α_1
Thymosin α_1

【作用与用途】 本品通过刺激外周血液淋巴细胞丝裂原来促进T淋巴细胞的成熟,增加抗原或丝裂原激活后T细胞分泌的干扰素α、干扰素γ以及白介素2、白介素3等淋巴因子水平,同时增加T细胞表面淋巴因子受体水平。本品还可通过对CD_4细胞的激活,增强异体和自体的人类混合淋巴细胞反应。本品可能增加前NK细胞的聚集,而干扰素可使其细胞毒性增强。体内实验显示,本品可以提高经刀豆蛋白A激活后小鼠淋巴细胞白介素2受体的表达水平,同时提高白介素2的分泌水平。用于慢性乙型肝炎。作为免疫损害病者的疫苗免疫应答增强剂。免疫系统功能受到抑制者,包括接受慢性血液透析和老年病患,本品可增强病者对病毒性疫苗,例如流感疫苗或乙肝疫苗的免疫应答。

【体内过程】 健康人单次皮下注射胸腺肽α_1 1.6 mg,血药峰浓度约为37.51 ng/ml,达峰时间约为1.67小时,$AUC_{0\sim15}$约为152.15 ng/(ml·h),半衰期约为1.65小时。

【用法与用量】 用前每瓶胸腺肽α_1(1.6 mg)以1 ml注射用水溶解后立即皮下注射(不应做肌内注射或静脉注射)。治疗慢性乙型肝炎的推荐剂量:每次1.6 mg,每周2次,2次相隔3~4天。连续给药6个月(共52针),其间不应间断。临床试验提示胸腺肽α_1与α干扰素联用可能比单用α干扰素或单用胸腺肽α_1效果为好。如联用α干扰素,应参考α干扰素处方资料内的剂量和注意事项。一般胸腺肽α_1在上午给药,而α干扰素在晚上给药。作为免疫损害病者的疫苗免疫应答增强剂:每次1.6 mg,每周2次,两次相隔3~4天,连续4周(共8针),第一针应在给疫苗后立即皮下注射。

【不良反应与注意事项】 胸腺肽α_1的耐受性良好。部分患者可有注射部位不适。慢性乙肝患者接受本品治疗时,可能出现ALT水平暂时波动至基础值两倍以上,此时通常应继续使用,除非有肝衰竭的症状和预兆出现。

【制剂与规格】 注射剂:1.6 mg:1.0 ml。

抗乙肝免疫核糖核酸
Anti-viral Hepatitis B Immunoribonucleic Acid

【作用与用途】 用于治疗乙肝病毒携带者、慢性活动性肝炎、慢性迁延性肝炎和肝硬化。

【用法与用量】 皮注:每周注射2~4次,每次2~4 mg,注射于腋窝或腹股沟淋巴结周围,3个月为1个疗程。

【不良反应与注意事项】 无明显副反应,少数患者治疗第6~8周时可有SGPT上升或伴有黄疸,暂停注射1~2周,按活动性肝炎处理1~2周后缓解,并伴有HBsAg、HBeAg转阴。

【制剂与规格】 粉针剂:1 mg、2 mg、3 mg。

苦参碱(苦参碱氯化钠注射液)
Matrine and Sodium Chloride Injection

【作用与用途】 用于慢性乙型肝炎的转氨酶及胆红素异常、活动性慢性迁延性肝炎、抗肿瘤辅助用药,用于预防肿瘤患者发生恶病质,改善肿瘤患者生存质量。

【体内过程】 根据动物药代动力学实验结果,本品静滴后,主要分布在内脏器官、在肝、脾、肾中的分布量较高,而在脑、脂肪、肌肉中几乎检查不出本品分布。本品的消除相半衰期($t_{1/2\beta}$)为76分钟,各组织中药物分布量明显下降,说明静脉注射的苦参碱在体内没有积累作用。静脉滴入体内的苦参碱大部分(60%)仍呈苦参碱在24小时内从尿液排泄,从粪便排泄的苦参碱量很少。

【用法与用量】 静脉缓慢滴注,一次250 ml,每日1次。每次150 mg(15 ml),加入10%葡萄糖注射液500 ml中滴注,1日1次,2个月为一个疗程。滴注速度以每分钟约60滴为宜。

【不良反应与注意事项】 滴注速度太快会引起头晕、恶心等不良反应。

【制剂与规格】 注射液:250 ml:苦参碱0.15 g与氯化钠2.25 g;100 ml:80 mg苦参碱与0.9 g氯化钠。

聚肌胞注射液
Polyinosinic-Polycytidylic Acid Injection

【作用与用途】 由多分子核苷酸组合而成,在体内能诱生干扰素,对多种病毒引起的疾病有较好的疗效。并能增强抗体形成和刺激巨噬细胞吞噬作用。用于治疗病毒性角膜炎、单纯疱疹,慢性病毒性肝炎的辅助治疗。

【体内过程】 本品肌内注射后10~20分钟血液浓度达高峰,代谢产物主要从尿液排出。

【用法与用量】 肌内注射:每次1~2 mg,隔日1次。结膜内注射:每次0.2~0.5 mg,隔3日1次。患带状疱疹者可配合局部外用,每日数次。

【不良反应与注意事项】 少数患者可有低热。孕妇禁用。如出现过敏反应,应立即停药。注射后产生发热者,如2天后不能自行消失,应即停药。

【制剂与规格】 注射剂:2 ml:2 mg。

云芝肝泰
Yunzhigantai

【作用与用途】 用于慢性肝炎时症状改善效果明显，有较好的降低转氨酶的作用。在症状改善的同时也见E玫瑰花形成细胞数和淋巴细胞转化率增加，并可提高PHA皮试的反应强度。近年有人认为，细胞免疫功能低下是慢性活动性肝炎形成的主要因素，这是由于T细胞功能低下，对B细胞的辅助作用不足，B细胞不能产生足够的抗体以彻底清除病毒，使肝细胞不断受到病毒感染而发展成慢性肝炎。白山云芝多糖等担子菌类多糖有明显的细胞免疫功能促进作用，且无毒性，故认为是治疗慢性肝炎的良好药物。

【用法与用量】 肌内注射：每次40 mg，每日或隔日1次，可连用1～2个月。冲剂：口服：每次1袋，每日3次。

【不良反应与注意事项】 注射部位可见轻度疼痛。

【制剂与规格】 注射剂：2 ml：40 mg；冲剂：5 g/袋。

盐酸青霉胺（D-青霉胺，二甲基半胱氨酸）
Penicillamine Hydrochloride

【作用与用途】 青霉胺用于类风湿性关节炎、慢性活动性肝炎、硬皮病、口眼干燥、关节炎综合征等自身免疫性疾病，有明显的疗效。可使慢性活动性肝炎患者转氨酶下降或转为正常。用于治疗硬皮病，可使皮肤胶原交叉联结减少，张力增加。

【用法与用量】 口服：用于自身免疫性疾病，每日0.8～1.8 g，分3～4次服，可连服6个月。

【不良反应与注意事项】 可有皮肤瘙痒、皮疹、食欲不振、恶心、呕吐、味觉减退、白细胞及血小板减少、蛋白尿、肌无力等。偶见有转氨酶升高。妊娠妇女大量用药后可引起胎儿发育异常。

【制剂与规格】 片剂：100 mg。

二氯醋酸二异丙胺（肝乐）
Diisopropylamine Dichloroacetete

【作用与用途】 本品为肝病用药，是维生素B_{15}的活性成分。具有抗脂肪肝、改善肝功能、提高组织细胞呼吸及氧呼吸率的作用。用于防治脂肪肝、急慢性肝炎、早期肝硬化及其他肝功能障碍患者。

【用法与用量】 口服：每次40 mg，每日3次。儿童每次20 mg，每日3次。肌内注射或静脉注射：每次40～80 mg，每日1次，20日为1个疗程。

【不良反应与注意事项】 副反应少见，偶有嗜睡、眩晕、恶心等。

【制剂与规格】 片剂：20 mg、40 mg；针剂：1 ml：20 mg、2 ml：40 mg。

肌醇（环己六醇）
Inositol

【作用与用途】 本品为乙种维生素，在体内与脂肪酸、磷酸结合成肌醇磷脂，能促进肝及其他组织中的脂肪代谢，防止脂肪在肝中积存，此外，还有降低血胆固醇的作用，与维生素 E 合用对肌营养不良还有一定疗效。可用于脂肪肝、肝炎、早期肝硬化及动脉硬化、高脂血症等。

【用法与用量】 口服：每次0.5～1.0 g，每日 3 次。

【不良反应与注意事项】 本品为葡萄糖同分异构体，疗效并不肯定。

【制剂与规格】 片剂：0.25 g。

支链氨基酸-3H 注射液

Branch Chain Amino Acid 3H Injection

【作用与用途】 由 3 种在肝外组织代谢的必需支链氨基酸组成，其作用是代谢生成丙氨酸和酮体，为机体提供能量，促进胰岛素的分泌和蛋白质合成，通过补充支链氨基酸，可改变肝性脑病的支链氨基酸和芳香氨基酸的低比值而改善肝性脑病症状。用于急性、亚急性、慢性重症肝炎以及肝硬化、慢性活动性肝炎等；各种原因引起的肝性脑病（肝昏迷）；肝胆外科手术前、后患者。

【用法与用量】 常用静脉滴注，每日 250～500 ml，或用 5%～10% 葡萄糖注射液适量混合后，缓慢静脉滴注，每分钟不超过 40 滴。昏迷期可加输 250 ml，8～12 小时给药 1 次。疗程根据病情而定或遵医嘱。

【不良反应与注意事项】 输注过快易产生心率加快、胃肠道反应、发热等。高度食管静脉曲张时，要注意输注速度和用量，以免静脉压增高而破裂。高度腹水、胸腔积液时，应注意水的平衡，避免输入量过多。严重肾功能不全者、氨基酸代谢障碍者禁忌。

【制剂与规格】 注射剂：250 ml。

肝病用复方氨基酸注射液（肝安）

Compound Amino Acid Injection for Hepatopathy

【作用与用途】 对肝昏迷有较好的苏醒作用，用于急性、亚急性、慢性重型肝炎，肝硬化，慢性病毒性肝炎，各种原因引起的肝性脑病。

【用法与用量】 静脉滴注：常用量每次 250～500 ml，每日 1～2 次，同时与 10% 葡萄糖液 250～500 ml 稀释后缓慢静滴，每分钟不超过 40 滴。

【制剂与规格】 注射剂：250 ml、500 ml（每 100 ml 含氨基酸 8 g，含氮量 1.22 g，相当于蛋白质 7.6 g）。

六合氨基酸注射液（肝醒灵注射液）

6-Amino Acid Injection

【作用与用途】 用于肝性脑病、慢性迁延性肝炎、慢性活动性肝炎及亚急性与慢性重型肝炎引起的氨基酸代谢紊乱。

【用法与用量】 静脉滴注：每日 250～500 ml，使用时将本品与等量 10% 葡萄糖注射液稀释后，缓慢滴注。

【不良反应与注意事项】 同支链氨基酸 3H 注射液。

【制剂与规格】 针剂：每瓶 250 ml。

复方氨基酸注射液-17
Amino Acid Compound Injection

【作用与用途】 含有合成人体蛋白质的17种必需和非必需氨基酸,能维持营养不良患者的正氮平衡,不含有过量的甘氨酸,可避免发生高氨血症。适用于因各种疾病不能进食或需要特殊高能量及氨基酸的患者得到合理营养,促进机体康复。

【用法与用量】 静脉滴注:成人根据患者的需要,一般每日用量500~2 000 ml,滴速为40~50滴/min。新生儿及婴儿,在出生后的第1周内,每24小时按30 ml/kg输注。

【不良反应与注意事项】 极个别患者可有恶心。输注前应先纠正患者电解质、体液和酸碱紊乱;为在体内充分利用氨基酸合成蛋白质,在静脉营养期间应同时给予足够的能量(如葡萄糖注射液及脂肪乳);严重肝功能不全或尿毒症患者禁忌;对肾功能损害和用洋地黄治疗的心脏病患者,使用本品要谨慎;本品不得加入其他药品。注射液发生混浊或沉淀等不应使用。

【制剂与规格】 注射剂:250 ml、500 ml。

美他多辛
(维生素 B_6 焦谷氨酸盐)
Metadoxin

【作用与用途】 实验研究证明本品对酒精性肝病有积极作用。本品可使肝脏ATP浓度及细胞内氨基酸转运增加。它能使色氨酸吡咯酶不被乙醇抑制。本品对急、慢性酒精中毒也有效,特别是它能加速血浆及尿中乙醇及乙醛的清除。用于急性和慢性酒精中毒、酒精性肝病。

【用法与用量】 口服:每日片剂2片或液剂2瓶;肌内注射:每日1~2瓶。

【制剂与规格】 片剂:500 mg;溶液剂:15 ml:500 mg;注射剂:5 ml:300 mg。

辅酶 Q_{10}(泛癸利酮,能气朗,癸烯醌,泛醌)
Coenzyme Q_{10}

见酶制剂及生物制品“辅酶 Q_{10}”。

醋酸奥曲肽
Octreotide Acetate

【作用与用途】 奥曲肽是人工合成的八肽化合物,为十四肽人生长抑素类似物。奥曲肽的药理作用与天然激素相似,但其抑制生长激素、胰高血糖素和胰岛素的作用较强。与生长抑素相似,奥曲肽也可抑制LH对GnRH的反应、降低内脏血流,抑制5-HT、胃泌素、血管活性肠肽、糜蛋白酶、胃动素、胰高血糖素的分泌。用于肝硬化所致食管-胃静脉曲张出血的紧急治疗,与特殊治疗(如内窥镜硬化剂治疗)合用。

【体内过程】 该药口服吸收很差,皮下和静脉给药,可迅速和完全吸收。皮下注射,30分钟血浆浓度达到峰值,其消除半衰期为100分钟。静脉注射后,4分钟达到峰值,其消除呈双相性，半衰期分别为10分钟和90分钟。药物的分布容积为6 L/kg，总体廓清率为160 ml/min，血浆蛋白结合率达65%。

【用法与用量】 食管-胃静脉曲张出血：持续静脉滴注0.025 mg/h。最多治疗5天，可用生理盐水稀释或葡萄糖液稀释。

【不良反应与注意事项】 注射部位疼痛。有消化道不良反应：厌食、恶心、腹痛、腹泻及脂肪便等。长期应用可致胆石症和胃炎。偶见高血糖、糖耐量异常和肝功能异常。禁用于对本品过敏者以及妊娠和哺乳期妇女。本品可减少环孢素的吸收，延缓西咪替丁的吸收，应避免同时使用。

【制剂与规格】 注射剂：1 ml：0.1 mg、1 ml：0.3 mg。

硫普罗宁（凯西莱）
Tiopronin

【作用与用途】 本品为保肝药，具有激活代谢酶、改善蛋白质代谢、促进肝功能修复等作用，并能与妨碍HS-酶活性的有毒物质相整合，而具有解毒作用。此外对细胞性免疫有显著抑制作用，对肝纤维化有一定的预防作用。用于慢性肝炎、肝硬化、中毒性肝炎等的治疗；也用于荨麻疹、皮炎、湿疹、痤疮等的治疗。亦用于老年白内障病。

【用法与用量】 口服，每次1～2片（100～200 mg），每日3次，疗程2～3个月，或遵医嘱。

【不良反应与注意事项】 消化系统：食欲不振、恶心、呕吐、腹痛、腹泻等症状偶有发生，味觉异常罕见。可减量或暂时停服。变态反应：偶有瘙痒、皮疹。在服用本品期间应注意全面观察患者状况，定期检查肝功能，如发现异常应停服本品，或相应处置。

【制剂与规格】 片剂：0.1 g。

腺苷蛋氨酸（思美泰）
Ademetionine

【作用与用途】 腺苷蛋氨酸是存在于人体所有组织和体液中的一种生理活性分子。它作为甲基供体（转甲基作用）和生理性巯基化合物（如半胱氨酸、牛磺酸、谷胱甘肽和辅酶A等）的前体（转硫基作用），参与体内重要的生化反应。腺苷蛋氨酸的抗胆汁淤积作用与下列作用有关：促进腺苷蛋氨酸-依赖性质膜磷脂的合成（降低胆固醇/磷脂的比例）而恢复细胞质膜的流动性；克服转硫基反应障碍，促进内源性解毒过程中硫基的合成。治疗肝硬化前和肝硬化所致肝内胆汁淤积，治疗妊娠期肝内胆汁淤积。

【体内过程】 静脉注射本药后，呈双指数药物动力学。在组织中快速分布，其血浆半衰期为1.5小时，所给药物约1/2从尿中以原形排出。肌内注射几乎完全吸收（96%），给药后45分钟血浆腺苷蛋氨酸达到峰值。本药几乎不与血浆蛋白结合。

【用法与用量】 初始治疗：肌内或静脉注射，每日500～1 000 mg，共2～4周。维持治疗：口服：每日1～2次，每次1片。

【不良反应与注意事项】 即使长期大量应用亦未见严重的不良反应。因为本品只有在酸性片剂中才能保持活性,故有些患者服本药后感烧心和上腹痛。对本药特别敏感的个体,偶可引起昼夜节律紊乱,睡前服用催眠药可减轻此症状。以上作用均表现轻微,不需中断治疗。对本药过敏者禁用。肠溶衣片剂须整片吞服,不得嚼碎。为使本药更好地吸收和发挥疗效,建议在两餐之间服用,须在临服前从铝箔条取出。有血氨增高的肝硬化前及肝硬化患者必须在医生监督下才可口服本药,并注意血氨水平。注射剂不可与碱性液体或含钙离子的液体混合。

【制剂与规格】 肠溶衣片剂:500 mg/片;粉针剂:500 mg/支。

马洛替酯
Malotilate

【作用与用途】 药理试验表明,马洛替酯能促进肝细胞蛋白质的合成,对四氯化碳、乙硫氨酸及氨基半乳糖引起的实验动物肝损均有保护作用,从而减轻肝细胞的坏死和改善肝细胞的功能。适用于慢性肝炎、肝硬化、晚期血吸虫病肝损伤和肺结核并发的低蛋白血症。

【体内过程】 大鼠口服^{14}C-马洛替酯后,体内分布广泛,放射性以肝、肾最高,脑最低。人单次口服马洛替酯0.2 g后,吸收较快,达峰时间约1.4小时,血药峰浓度约0.035 μg/ml,大部分转化为代谢产物,最后由尿排出,消除半衰期约1小时。

【用法与用量】 口服:每日0.6 g,体重在50 kg以下者为0.4 g,分3次饭后服用。

【不良反应与注意事项】 少数有纳差、恶心、呕吐和头昏等,偶有皮疹或皮肤瘙痒。小儿、孕妇、哺乳期妇女及对本品过敏者禁用。血清氨基转移酶或胆红素明显增高的肝病患者慎用。

【制剂与规格】 片剂:0.1 g。

云芝胞内糖肽
Polystictus Glycopeptide

【作用与用途】 动物试验中,能通过增强单核-巨噬细胞的增殖功能及对每个吞噬细胞本身功能的激活从而增强网状内皮系统(RES)功能。对于D-氨基半乳糖、四氯化碳所致大鼠和小鼠急性肝损伤,能显著抑制SGPT的升高,肝细胞的脂肪性变出现率较对照组低,并能完全避免灶性坏死的出现。能使小鼠腹腔巨噬细胞对艾氏腹水癌细胞杀死率达41%~54%;能增强抗癌药物的作用;还能通过降低转化生长因子TGF-β_1的水平,有效抑制肿瘤血管生成和移植性乳腺癌生长。能激活机体本身防御免疫系统,具有继发性的非特异性抗感染和抗休克作用,能明显降低金黄色葡萄球菌、大肠杆菌、痢疾杆菌感染所致的死亡率,对于流感病毒感染所致小鼠死亡也有明显保护作用,保护率达50%~60%,平均生存时间可延长153%~188%。用于慢性乙型肝炎、肝癌的辅助治疗,亦可用于免疫功能低下者。

【用法与用量】 口服。一次0.5～1.0 g,每日3次。

【不良反应和注意事项】 对本品过敏者禁用。糖尿病患者慎用或遵医嘱。当药品性状发生改变时禁止使用。

【制剂与规格】 胶囊剂:0.5 g;片剂:0.25 g;口服液:5 ml:0.5 g。

抗凝血及促凝血药

(一)抗凝血药

肝素钠(肝素)

Heparin Sodium

【作用与用途】 由于本品具有带强负电荷的理化特性,能干扰血凝过程的许多环节,在体内外都有抗凝血作用。其作用机制比较复杂,主要通过与抗凝血酶Ⅲ(AT-Ⅲ)结合,而增强后者对活化的Ⅱ、Ⅸ、Ⅹ、Ⅺ和Ⅻ凝血因子的抑制作用。其后果涉及阻止血小板凝集和破坏,妨碍凝血激活酶的形成;阻止凝血酶原变为凝血酶;抑制凝血酶,从而妨碍纤维蛋白原变成纤维蛋白。用于防治血栓形成或栓塞性疾病(如心肌梗死、血栓性静脉炎、肺栓塞等)、各种原因引起的弥散性血管内凝血(DIC);也用于血液透析、体外循环、导管术、微血管手术等操作中及某些血液标本或器械的抗凝处理。

【体内过程】 本品口服不吸收,皮下、肌内或静脉注射吸收良好。但80%肝素与血浆白蛋白相结合,部分被血细胞吸附,部分可弥散到血管外组织间隙。由于分子量较大,不能通过胸膜、腹膜和胎盘组织。本品主要在网状内皮系统代谢,肾脏排泄,其中少量以原形排出。静脉注射后其排泄取决于给药剂量。当1次给予100、400或800 U/kg时,$t_{1/2}$分别为1小时、2.5小时和5小时。慢性肝肾功能不全及过度肥胖者,代谢排泄延迟,有蓄积可能;本品起效时间与给药方式有关,静脉注射即刻发挥最大抗凝效应,但个体差异较大,皮下注射因吸收个体差异较大,故总体持续时间明显延长。血浆内肝素浓度不受透析的影响。

【用法与用量】 深部皮下注射:首次5 000~10 000 U,以后每8小时8 000~10 000 U或每12小时15 000~20 000 U;每24小时总量30 000~40 000 U,一般均能达到满意的效果。静脉注射:首次5 000~10 000 U,之后,或按体重每4小时100 U/kg,用氯化钠注射液稀释后应用。静脉滴注:每日20 000~40 000 U,加至氯化钠注射液1 000 ml中持续滴注。滴注前可先静脉注射5 000 U作为初始剂量。预防性治疗:高危血栓形成患者,大多是用于腹部手术之后,以防止深部静脉血栓。在外科手术前2小时先给5 000 U肝素皮下注射,但麻醉方式应避免硬膜外麻醉,然后每隔8~12小时5 000 U,共约7日。

【不良反应与注意事项】 毒性较低,主要不良反应是用药过多可致自发性出血,故每次注射前应测定凝血时间。如注射后引起严重出血,可静脉注射硫酸鱼精蛋白进行急救(1 mg硫酸鱼精蛋白可中和150 U肝素)。偶可引起过敏反应及血小板减少,常发生在用药初5~9天,故开始治疗1个月内应定期监测血小板计数。偶见脱发和腹泻。尚可引起骨质疏松和自发性骨折。肝功能不良者长期使用可引起抗凝血酶Ⅲ耗竭而血栓形成倾向。

【制剂与规格】 注射剂:2 ml:1 000 U、2 ml:5 000 U、2 ml:12 500 U。

肝素钙
Heparin Calcium

【作用与用途】 本品属抗凝血药,可影响凝血过程的许多环节。本品通过与抗凝血酶Ⅲ(AT-Ⅲ)结合形成复合物加速AT-Ⅲ对凝血因子的灭活作用,从而抑制凝血酶原激酶的形成,并能对抗已形成的的凝血酶原激酶的作用。本品能阻抑血小板的黏附和聚集,阻止血小板崩解而释放血小板第3因子及5-羟色胺。肝素钙的抗凝作用与其分子中具有强阴电荷的硫酸根有关,如硫酸基团被水解或被带强阳电荷的鱼精蛋白中和后,迅即失去抗凝活性。近年来的研究发现,肝素钙还有调血脂、抗炎、抗补体、抗过敏、免疫调节等多种非抗凝方面的药理作用。抗凝血药,可阻抑血液的凝固过程。用于防止血栓的形成。

【体内过程】 本品口服不吸收,皮下或静脉注射吸收良好。分布于血细胞和血浆中,部分可弥散到血管外组织间隙。本品在肝内代谢,经肝内肝素酶的作用部分分解为尿肝素,大量静脉给药,则50%可以原形由尿液排出。慢性肝肾功能不全者,肝素代谢排泄延迟,有体内潴留可能。本品起效时间与给药方式有关,静脉给药即刻发挥最大抗凝效应,3~4小时后血凝恢复正常;皮下注射20~60分钟发挥作用。

【用法与用量】 皮下注射:成人剂量:深部皮下注射,首次5 000~10 000 U,以后每8小时5 000~10 000 U或每12小时10 000~20 000 U,或根据凝血试验监测结果调整。静脉注射:首次5 000~10 000 U,以后按体重每4小时50~100 U/kg,或根据凝血试验监测结果确定。用前先以氯化钠注射液50~100 ml稀释。静脉滴注:每日20 000~40 000 U,加至氯化钠注射液1 000 ml中24小时持续点滴,之前常先以5 000 U静脉注射作为初始剂量。预防性应用:术前2小时深部皮下注射5 000 U,之后每8~12小时重复上述剂量,持续7天。儿童剂量:静脉注射,首次剂量按体重50 U/kg,之后每4小时50~100 U/kg,或根据凝血试验监测结果调整。静脉滴注,首次50 U/kg,之后50~100 U/kg,每4小时1次,或按体表面积10 000~20 000 U/m^2,24小时持续点滴,亦可根据部分凝血活酶时间(APTT或KPTT)试验结果确定。对于心血管外科手术,其首次剂量及持续60分钟以内的手术用量同成人常用量。对于弥散性血管内凝血,每4小时25~50 U/kg持续静脉点滴。若4~8小时后病情无好转即应停用。

【不良反应与注意事项】 局部刺激,可见注射局部小结节和血肿,数日后自行消失。长期用药可引起出血,血小板减少及骨质疏松等。肝肾功能不全、出血性器质性病变、视网膜血管疾患、孕妇、服用抗凝血药者及老年人应慎用。本品不可静脉注射或肌内注射给药。

【制剂与规格】 注射剂:5 000 U、7 500 U、10 000 U。

低分子肝素
Nadroparin Calcium
Heparinum Minov Molecularis

【作用与用途】 因子Ⅹa 活性,对凝血酶及其他凝血因子影响不大。其抗凝血因子Ⅹa 活性/抗凝血酶活系用化学或酶法使普通肝素解聚而成,平均分子量为 4 ~ 6 kD。具有选择性抗凝血性比值一般为 1.5 ~ 4.0,而普通肝素为 1 左右,分子量越低,抗凝血因子Ⅹa 活性越强,这样就使抗血栓作用与出血作用分离,保持了肝素的抗血栓作用而降低了出血的危险。临床用于预防手术后血栓栓塞、预防深静脉血栓形成、肺栓塞、血液透析时体外循环的抗凝剂、末梢血管病变等。少数资料报道尚可用于因肝素引起的过敏或血小板减少症的替代治疗。尚有报道用于一些栓塞性疾病的特殊治疗。本品临床应用尚处于研究探索阶段,最佳剂量和标准化问题,有待解决。

【体内过程】 低分子肝素的抗凝血因子Ⅹa 活性 $t_{1/2}$ 明显长于普通肝素,体内 $t_{1/2}$ 约为普通肝素的 8 倍,其抗凝血因子Ⅹa 活性的生物利用度是普通肝素的 3 倍。静脉注射维持 12 小时,皮下给药的生物利用度几乎达 100%。1 次/d 即可,使用方便。

【用法与用量】 用药剂量因人而异,宜个体化给药。

【不良反应与注意事项】 不良反应与注意事项同肝素,用量过大仍可导致自发性出血,使用时需进行血液学监护。

【制剂与规格】 注射剂:5000 AⅩaICU(相当于 2050 AⅩaIU)/0.2 ml、7500 AⅩaICU(相当于 3075 AⅩaIU)/0.3 ml 、10 000 AⅩaICU(相当于 4100 AⅩaIU)/0.4 ml 、15 000 AⅩaICU(相当于 6150 AⅩaIU)/0.6 ml 、20 000 AⅩaICU(相当于 8200 AⅩaIU)/0.8 ml 、25 000 AⅩaICU(相当于 10 250 AⅩaIU)/1.0 ml。

藻酸双酯钠
PolySaccharide Sulphate

【作用与用途】 藻酸双酯钠是从天然海藻中提取出的多糖硫酸酯类药物,具有强分散乳化性能,且不易受外界因素影响。因其具有阴离子聚电解质纤维结构的特点,沿链电荷集中,在其电斥力的作用下,能使富含负电荷的细胞表面增强相互间的排斥力,故能抑制红细胞之间和红细胞与血管壁之间的黏附,从而具有降低血液黏度、促使红细胞解聚的作用。藻酸双酯钠的抗凝血作用相当于肝素的 1/3 ~ 1/2,能使凝血酶失活,能阻止血小板对胶原蛋白的黏附,抑制由于血管内膜受损、腺苷二磷酸凝血酶激活、释放反应等所致的血小板聚集,因而具有抗血栓、降低血黏度、缓解微动静脉痉挛、促进红细胞及血小板解聚等前列腺环素(PGI_2)样作用。藻酸双酯钠还有明显的降血脂作用,用后不仅能使低密度脂蛋白(LDL)、极低密度脂蛋白(VLDL)等迅速下降,而且还能升高血清高密度脂蛋白(HDL),抑制动脉粥样硬化病变的发生和发展。藻酸双酯钠能明显扩张外周血管,抑制动静脉内血栓的形成,从而有效地改善微循环。藻酸双酯钠还有降血糖和降血压等多种作用。主要用于防治缺血性心、脑血管疾病,如高血脂、冠状动脉粥样硬化性心脏病(冠心病)、脑血栓、脑动脉硬化症、高黏滞综合征和脑卒中等,也可用于治疗播散性血管内凝血(弥散性血管内凝血)、慢性肾小球肾炎,与免疫抑制剂合用治疗流行性出血热。

【用法用量】 静脉滴注:每次给药1~3 mg/kg,最大不超过150 mg,溶于5%葡萄糖溶液中缓慢滴注,每日1次,10~14天为1个疗程。口服给药:用于治疗,每次1~2片,每日3次给药;用于预防,每日1~2次,每次50 mg或每晚睡前服50~100 mg。

【不良反应与注意事项】 藻酸双酯钠静脉注射时不良反应的发生率为5%~23%,多为静脉滴注速度过快(滴速超过每分钟60滴)时发生,表现为发热、头痛、心悸、烦躁、乏力、嗜睡、过敏反应、子宫或眼结合膜下出血、白细胞及血小板减少、血压降低、肝功能及心电图异常等。禁止静脉注射或肌内注射,且不宜与其他药混合使用,滴速应严格控制为每分钟20滴左右。应用藻酸双酯钠注射剂前应明确诊断,严格排除出血性疾病。出血性疾病(如脑出血、消化道出血、咯血、血友病等),严重肝、肾功能不全者禁用。藻酸双酯钠与硝苯地平联用可引起牙龈增生或口唇肿胀。

【制剂与规格】 片剂:50 mg;注射剂:50 mg (1 ml),100 mg(2 ml)。

利伐沙班(拜瑞妥)
Rivaroxaban

【作用与用途】 利伐沙班是一种高选择性,直接抑制因子Xa的口服药物。通过抑制因子Xa可以中断凝血瀑布的内源性和外源性途径,抑制凝血酶的产生和血栓形成。用于择期髋关节或膝关节置换手术的成年患者,以预防静脉血栓形成。

【体内过程】 10 mg的利伐沙班的绝对生物利用度较高(80%~100%)。利伐沙班吸收迅速,服用后C_{max}为2~4小时。血浆蛋白为92%~95%。稳态下分布容积约为50 L。在利伐沙班用药剂量中,约有2/3通过代谢降解,然后其中一半通过肾脏排出,另外一半通过粪便途径排出。其余1/3用药剂量以活性药物原型的形式直接通过肾脏在尿液中排泄,主要是通过肾脏主动分泌的方式。利伐沙班全身清除率约为10 L/h,为低清除率药物。以1 mg剂量静脉给药后的清除半衰期约为4.5小时。以10 mg剂量口服给药后的清除率受到吸收率的限制,平均消除半衰期为7~11小时。

【用法与用量】 推荐剂量为口服

利伐沙班10 mg,每日1次。如伤口已止血,首次用药时间应于手术后6~10小时之间进行。治疗疗程长短依据每个患者发生静脉血栓栓塞事件的风险而定,即由患者所接受的骨科手术类型而定。对于接受髋关节大手术的患者,推荐一个治疗疗程为服药5周。对于接受膝关节大手术的患者,推荐一个治疗疗程为服药2周。如果发生漏服1次用药,患者应立即服用利伐沙班,并于次日继续每天服药1次。患者可以在进餐时服用利伐沙班,也可以单独服用。

【不良反应与注意事项】 在三项Ⅲ期研究中评价了利伐沙班10 mg的安全性,这三项研究中接受下肢骨科大手术(全髋关节置换术或全膝关节置换术)的患者共有4571例接受了最长39天的利伐沙班治疗。接受治疗的患者中,共计约14%发生了不良反应。分别有大约3.3%和1%的患者发生了出血和贫血。其他常见不良反应包括恶心、GGT升高和转氨酶升高。应该在手术背景下对不良反应做出解释。由于其药理学作用方式,利伐沙班可能会引起一些组织或器官的隐性或显性出血风险升高,可能导致出血后贫血。由于出血部位、程度或范围不同,出血的体征、症状和严重程度(包括可能的致死性结果)将有所差异。出血风险在特定患者群中可能升高,例如没有控制的重度动脉高血压患者和/或合并使用其他影响止血作用的药物的患者。出血性并发症可能表现为虚弱、无力、苍白、头晕、头痛或原因不明的肿胀。因此,在评估使用抗凝药的患者时,应考虑出血可能性。利伐沙班禁用于下述患者:对利伐沙班或片剂中任何辅料过敏的患者、有临床明显活动性出血的患者、具有凝血异常和临床相关出血风险的肝病患者、孕妇及哺乳期妇女。

【制剂与规格】 片剂:10 mg。

双香豆素

Dicoumarol

【作用与用途】 本品为人工合成的抗凝血药物。其抗凝血作用与肝素不同,主要与维生素K发生可逆性竞争,抑制依赖维生素K的Ⅱ、Ⅶ、Ⅸ、Ⅹ凝血因子在肝细胞中的合成,使凝血酶原含量降低,防止血栓的形成。用于预防及治疗血管内血栓栓塞性疾病,施行手术或受伤后血栓性静脉炎、肺栓塞、心肌梗死及心房纤颤引起的栓塞。适用于需长期维持抗凝者。对急性动脉闭塞,需迅速抗凝时,一般先用肝素控制危状,再用本品维持治疗。遗传性易栓症需长期抗凝者,与肝素合并用药3~5天,再以本品长期维持抗凝。

【体内过程】 口服吸收慢,不规则、不完全,并受食物影响。药物与血浆蛋白结合率高达90%~99%。主要在肝内缓慢代谢,其代谢物经肾排泄。本品能通过胎盘,并出现于乳汁中。血浆消除$t_{1/2}$为24~100小时,与剂量有关,剂量越大,$t_{1/2}$越长。

【用法与用量】 口服,第1天2~3次,每次0.1 g(2片),第2天以后每日1~2次,每次0.05 g(1片)。根据凝血酶原时间决定增减剂量,凝血酶原时间宜控制在25~30秒(正常值12秒)或INR值2~3。维持量0.05~0.1 g(1~2片),每日1次。极量每次0.3 g(6片)。与肝素联合应用可达到满意效果。具体方法是:在24~48小时内静脉注射肝素5 000~10 000 U(分4~8次静脉注射),或在24小时内静脉滴注肝素15 000~20 000 U,同时口服双香豆素片,第1次0.2~0.3 g(4~6片),以后用维持量每日0.05~0.1 g(1~2片),并参考凝血酶原时间的数值来调整剂量。

【不良反应与注意事项】 过量易致出血,最常见的是无症状的血尿、淤斑、鼻出血、齿龈出血和咯血。个别患者可出现头昏、恶心、腹泻、皮肤变态反应,严重持续性头痛、腹痛、背痛。长期服用如突然停药,部分患者于1~3个月内可加重冠状动脉闭塞及栓塞形成。有出血倾向、妊娠、严重肝肾功能不全、严重高血压、活动性消化性溃疡、亚急性感染性心内膜炎等禁用。恶病质、衰弱、发热、活动性肺结核、充血性心力衰竭、月经过多、先兆流产等慎用。本品起效慢,难应急需,在治疗开始1~2天内多与肝素合用。用药过程中定期检查凝血酶原时间。长期口服停药时,要逐渐减量。

【制剂与规格】 片剂:50 mg。

华法林钠
(华法林,卡丙酮香豆素)
Warfarin Sodium

【作用与用途】 本品为双香豆素类中效抗凝剂。其作用机制为竞争性对抗维生素K的作用,抑制肝细胞中凝血因子的合成,还具有降低凝血酶诱导的血小板聚集反应的作用,因而具有抗凝和抗血小板聚集功能。适用于需长期持续抗凝的患者:①能防止血栓的形成及发展,用于治疗血栓栓塞性疾病;②治疗手术后或创伤后的静脉血栓形成,并可作心肌梗死的辅助用药;③对曾有血栓栓塞病患者及有术后血栓并发症危险者,可予预防性用药。

【体内过程】 口服胃肠道吸收迅速而完全,生物利用度高达100%。吸收后与血浆蛋白结合率达98%~99%,能透过胎盘,母乳中极少。主要由肺、肝、脾和肾中蓄积。由肝脏代谢,代谢产物由肾脏排泄。服药后12~18小时起效,36~48小时达抗凝高峰,维持3~6天,$t_{1/2}$约37小时。

【用法与用量】 口服,成人常用量:避免冲击治疗口服第1~3天3~4 mg(年老体弱及糖尿病患者半量即可),3天后可给维持量每日2.5~5 mg(可参考凝血时间调整剂量使INR值达2~3)。因本品起效缓慢,治疗初3天由于血浆抗凝蛋白细胞被抑制可以存在短暂高凝状态,如须立即产生抗凝作用,可在开始同时应用肝素,待本品充分发挥抗凝效果后再停用肝素。

【不良反应与注意事项】 过量易致各种出血。早期表现有淤斑、紫癜、牙龈出血、鼻出血、伤口出血经久不愈,月经量过多等。出血可发生在任何部位,特别是泌尿和消化道。肠壁血肿可致亚急性肠梗阻,也可见硬膜下颅内血肿和穿刺部位血肿。偶见不良反应有恶心、呕吐、腹泻、瘙痒性皮疹、变态反应及皮肤坏死。大量口服甚至出现双侧乳房坏死,微血管病或溶血性贫血以及大范围皮肤坏疽;1 次量过大的尤其危险。肝肾功能损害、严重高血压、凝血功能障碍伴有出血倾向、活动性溃疡、外伤、先兆流产、近期手术者禁用。妊娠期禁用。老年人或月经期应慎用。严格掌握适应证,在无凝血酶原测定条件时,切不可滥用本品。

【制剂与规格】 片剂:2.5 mg、5 mg。

醋硝香豆素

(新抗凝,硝苄丙酮香豆素)

Acenocoumarol

【作用与用途】 本品系双香豆素的合成代用品,化学结构与维生素 K 相似,与维生素 K 发生竞争性拮抗,妨碍后者的利用,使肝脏中凝血酶原和凝血因子 Ⅱ、Ⅶ、Ⅸ、Ⅹ 的合成受阻。是双香豆素类中抗凝效力最强的口服抗凝药。作用较双香豆素快,但维持时间较短。对已合成的凝血酶原和凝血因子无作用。用于预防和治疗血管内血栓性疾病,如,防治静脉血栓、肺栓塞、心肌梗死及心房纤颤引起的栓塞。尤其适用于长期维持抗凝者,对急性动脉闭塞需先用肝素控制症状,再用本品。

【体内过程】 本品口服吸收迅速而完全,服后 36 ~ 48 小时达抗凝高峰。$t_{1/2}$ 为 8 ~ 11 小时,其还原形代谢产物也有抗凝作用,抗凝作用可持续 2 ~ 4 天。经肝脏代谢,代谢物主要由尿中排泄。本品血浆蛋白结合率高,可通过胎盘,但较少进入乳汁。

【用法与用量】 口服:第 1 日 4 ~ 8 mg,分次服用,第 2 日为 2 ~ 4 mg。维持量:每日 2.5 ~ 5 mg,分次服用。

【不良反应与注意事项】 口服过量引起出血,最常见的出血部位为皮肤、黏膜、胃肠道、泌尿道,也见尿血、齿龈出血、鼻出血、淤斑和咯血等现象。偶尔出现头昏、恶心、腹泻、皮肤过敏,严重持续性头痛、背痛、腹痛等。禁用于有出血倾向者、胃肠道溃疡、严重肾功能不全者、分娩或手术后 3 天内、妊娠后期及哺乳期妇女。

【制剂与规格】 片剂:1 mg、4 mg。

盐酸噻氯匹定

Ticlopidine Hydrochloride

参见抗心绞痛药“盐酸噻氯匹定”。

替格瑞洛

Ticagrelor

【作用与用途】 替格瑞洛是一种环戊三唑嘧啶(CPTP)类化合物。替格瑞洛及其主要代谢产物能可逆性地与血小板 P2Y12ADP 受体相互作用，阻断信号传导和血小板活化。用于急性冠脉综合征（不稳定性心绞痛、非ST段抬高心肌梗死或ST段抬高心肌梗死）患者，包括接受药物治疗和经皮冠状动脉介入（PCI）治疗的患者，降低血栓性心血管事件的发生率。

【体内过程】 替格瑞洛吸收迅速，中位 T_{max} 约为 1.5 小时。替格瑞洛可快速生成其主要循环代谢产物 AR-C124910XX（也是活性物质），中位 T_{max} 约为 2.5 小时（1.5～5.0）。替格瑞洛的平均绝对生物利用度约为 36%（范围 25.4%～64.0%）。摄食高脂肪食物可使替格瑞洛的 AUC 增加 21%、活性代谢物的 C_{max} 下降 22%。替格瑞洛的稳态分布容积为 87.5L。替格瑞洛及其代谢产物与人血浆蛋白广泛结合（>99%）。替格瑞洛主要经 CYP3A4 代谢，少部分由 CYP3A5 代谢。替格瑞洛的主要代谢产物为 AR-C124910XX，经体外试验评估显示其亦具有活性，可与血小板 P2Y12ADP-受体结合。活性代谢产物的全身暴露约为替格瑞洛的 30%～40%。替格瑞洛主要通过肝脏代谢消除。通过使用替格瑞洛放射示踪测得放射物的平均回收率约为 84%（粪便中含 57.8%，尿液中含 26.5%）。替格瑞洛及其活性代谢产物在尿液中的回收率均小于给药剂量的 1%。活性代谢产物的主要消除途径为经胆汁分泌。替格瑞洛的平均 $t_{1/2}$ 约为 7 小时，活性代谢产物为 9 小时。

【用法用量】 口服。本品可在饭前或饭后服用。本品起始剂量为单次负荷量 180 mg，此后每次 1 片，每日 2 次。除非有明确禁忌，本品应与阿司匹林联合用药。在服用首剂负荷阿司匹林后，阿司匹林的维持剂量为每日 1 次，每次 75～100 mg。已经接受过负荷剂量氯吡格雷的 ACS 患者，可以开始使用替格瑞洛。治疗中应尽量避免漏服。如果患者漏服了一剂，应在预定的下次服药时间服用一片 90 mg（患者的下一个剂量）。

【不良反应与注意事项】 不良反应包括：血尿酸升高，出血性卒中，劳力性呼吸困难，静息时呼吸困难，夜间呼吸困难，胃肠道出血、直肠出血、小肠出血、黑便、潜血，胃肠溃疡出血、胃溃疡出血、十二指肠溃疡出血、消化性溃疡出血，皮下血肿、皮肤出血、皮下出血、瘀点、挫伤、血肿、瘀斑、挫伤增加倾向、创伤性血肿，血尿、尿中带血、尿道出血，血管穿刺部位出血、血管穿刺部位血肿、注射部位出血、穿刺部位出血、导管部位出血。对替格瑞洛或本品任何辅料成分过敏者、活动性病理性出血（如消化性溃疡或颅内出血）的患者、有颅内出血病史者、中-重度肝脏损害患者禁用。禁与强效 CYP3A4 抑制剂（如：酮康唑、克拉霉素、奈法唑酮、利托那韦和阿扎那韦）联合用药。

【制剂与规格】 片剂：90 mg。

磺达肝癸钠(安卓)
Fondaparinux Na

【作用与用途】 磺达肝癸钠是一种人工合成的、活化因子X选择性抑制剂。其抗血栓活性是抗凝血酶Ⅲ(ATⅢ)介导的对因子Xa选择性抑制的结果。通过选择性结合于ATⅢ,磺达肝癸钠增强了(大约300倍)ATⅢ对因子Xa原来的中和活性。而对因子Xa的中和作用打断了凝血级联反应,并抑制了凝血酶的形成和血栓的增大。磺达肝癸钠不能灭活凝血酶(活化因子Ⅱ),并对血小板没有作用。用于进行下肢重大骨科手术如髋关节骨折、重大膝关节手术或者髋关节置换术等患者,预防静脉血栓栓塞事件的发生。

【体内过程】 吸收:皮下给药后,磺达肝癸钠能完全快速地被吸收(绝对生物利用度为100%)。年轻健康受试者皮下单次注射本品2.5 mg后,2小时达到血浆峰平均浓度0.34 mg/L。给药后25分钟达到血浆平均峰浓度值的半数值。髋关节置换术后患者接受本品2.5 mg每日1次后平均稳态药代动力学参数估计值:C_{max} 0.39 mg/L(31%),T_{max} 2.8小时(18%)以及C_{min} 0.14 mg/L(56%)。在髋关节骨折的患者中,磺达肝癸钠稳态血浆浓度:C_{max} 0.50 mg/L(32%),C_{min} 0.19 mg/L(58%),这与他们的年龄大有关系。分布:磺达肝癸钠的分布容积是有限的(7~11 L)。体外,磺达肝癸钠以剂量依赖血浆浓度结合的形式高度特异地结合于抗凝血酶蛋白(在0.5~2 mg/L的浓度范围内为97.0%~98.6%)。磺达肝癸钠与其他血浆蛋白结合不明显,包括血小板因子4。由于磺达肝癸钠与ATⅢ以外的血浆蛋白结合不明显,预期不会与其他药物发生蛋白结合置换方面的相互作用。代谢:尽管没有得到全面的评价,没有有关磺达肝癸钠代谢,特别是形成活性代谢物的证据,磺达肝癸钠在体外不会抑制CYP450(CYP1A2,CYP2A6,CYP2C9,CYP2C19,CYP2D6,CYP2E1或CYP3A4),因此,预期本品在体内不会通过抑制CYP介导的代谢与其他药物发生相互作用。排泄/消除:本品在年轻和老年的健康受试者中的消除半衰期大约分别为17和21小时。磺达肝癸钠64%~77%被肾脏以原形药物排泄。

特殊人群:

儿科患者:磺达肝癸钠未在该人群中进行研究。老年患者:由于肾功能会随年龄增大而降低,老年人对磺达肝癸钠的消除能力会减低。>75岁的老年人在进行骨科手术时,其血浆清除比<65岁的患者低1.2~1.4倍。

肾功能损害患者:与具有正常肾功能的患者相比(肌酐清除率>80 ml/min),轻度肾功能损害(肌酐清除率50~80 ml/min)的患者其血浆清除低1.2~1.4倍,中度肾功能损害(肌酐清除率30~50 ml/min)的患者其血浆清除平均低2倍。在重度肾功能损害(肌酐清除率<30 ml/min)的患者其血浆清除比正常肾功能患者低

5 倍。在中度肾功能损害和重度肾功能损害的患者中,相关的终末半衰期值为 29 和 72 小时。

性别:根据体重调整后没有观察到性别差异。

种族:由于种族不同可能导致的药代动力学差异没有进行前瞻性的研究。然而,在亚洲(日本)健康受试者中进行的研究与白种人健康受试者相比没有显示药代动力学方面的差异。类似地,在进行骨科手术的黑人和白人之间没有观察到血浆清除的差异。

体重:磺达肝癸钠血浆清除随体重增加而增加(每增加 10kg 体重,其血浆清除增加 9%)。

【用法与用量】 进行重大骨科手术的患者:本品推荐剂量为每日 1 次 2.5 mg,术后皮下注射给药。初始剂量应在手术结束后 6 小时给予,并且需在确认已止血的情况下。治疗应持续到静脉血栓栓塞风险消失以后,通常到患者可以下床活动,至少在手术后 5 ~ 9 天。临床经验显示:进行髋关节骨折手术的患者,发生静脉血栓栓塞的危险将持续至手术后 9 天以上。对于这些患者,应考虑将本品的使用时间再延长 24 天。

特殊群体:在进行重大骨科手术的患者中,对于那些年龄大于 75 岁和(或)体重低于 50 kg 和(或)肌酐清除率为 20 ~ 50 ml/min 的肾脏损害患者,应严格遵循本品的首次注射时间。本品首次给予应不早于手术结束后 6 小时。除非术后已经止血,否则不应注射本品。肾功能损害:肌酐清除率 < 20 ml/min 的患者不应使用本品;肌酐清除率在 20 ~ 30 ml/min 范围内的肾脏损害患者,本品推荐剂量为 1.5 mg;对于肌酐清除率在 30 ~ 50 ml/min 范围内的肾脏损害患者,根据药代动力学模拟结果可以考虑使用本品 1.5 mg 剂量进行短期预防,对于长期预防本品 1.5 mg 剂量应被作为替代 2.5 mg 的用量。肝功能损害:不需要调节剂量。在严重肝功能损害的患者中,本品应谨慎使用。

使用方法:本品是通过皮下深层注射给予的,患者取卧位。注射部位应该在前侧和后侧腹壁之间左右交替。为了避免药物的丢失,当使用预灌式注射器时,注射前不要排除注射器中的气泡。注射针的全长应垂直插入拇指和食指之间的皮肤皱褶内;整个注射过程中应始终保持有皮肤皱褶。

【不良反应与注意事项】 在进行下肢重大骨科手术和(或)腹部手术患者中的不良反应:感染与侵染:罕见手术后伤口感染。血液和淋巴系统异常:常见手术后出血,贫血;不常见出血(鼻出血,胃肠道出血,咯血,血尿,血肿),血小板减少症,紫癜,血小板增生症,血小板异常,凝血异常。免疫系统异常:罕见过敏反应。代谢和营养异常:罕见低钾血症。神经系统异常:罕见焦虑,嗜睡,眩晕,头昏,头痛和谵妄。脉管系统异常:罕见低血压。呼吸、胸腔以及纵隔异常:罕见呼吸困难,咳嗽。胃肠道异常:不常见恶心,呕吐;罕见腹痛,消化不良,胃炎,便秘，腹泻。肝胆系统异常：不常见肝酶升高，肝功能异常；罕见胆红素血症。皮肤和皮下组织异常：不常见皮疹，瘙痒症。全身异常以及给药部位情况：不常见水肿，外周水肿，发热，伤口溢液；罕见胸痛，疲倦，潮红，腿痛，生殖器水肿，潮热，晕厥。在内科患者中的不良反应，血液和淋巴系统异常：常见出血（血肿，血尿，咯血，齿龈出血）；不常见贫血。呼吸、胸腔以及纵隔异常：不常见呼吸困难。本品在老年患者中应慎用。低体重患者：体重 <50 kg 的患者，其出血危险性会增加。肾功能损害患者应慎用本品。严重肝功能损害的患者：不需要进行剂量调整。然而，由于严重肝功能损害的患者中凝血因子的缺乏而增加出血的危险，因此应谨慎考虑使用本品。

【制剂与规格】 注射剂：0.5 ml：2.5 mg。

安克洛酶
Ancrod

【作用与用途】 本品为马来西亚毒蛇制剂，其作用可使血液中纤维蛋白原转变为纤维蛋白多肽 A 及不稳定的单体，在体内不产生凝块，随后迅速溶解而清除，能使体内纤维蛋白原消耗，凝血时间延长。有去纤、溶栓及抗凝作用。适用于深部静脉血栓、肺梗死、脑血栓、视网膜中心静脉血栓和周围动脉闭塞等。

【用法与用量】 静脉注射或皮下注射：成人 1 mg，每日 2 次，可根据纤维蛋白量来调整剂量。

【不良反应与注意事项】 出血症状占 5%，其次有头痛、发热及荨麻疹等，减量或停药症状可消失。各种出血性疾病、恶性高血压、溃疡病出血、肝肾功能不全及血小板减少者应忌用。

【制剂与规格】 针剂：1 mg/支。

去纤酶（凝血酶样酶）
Defibrase

【作用与用途】 本品是从蛇毒中提取的一种物质，能溶解血浆纤维蛋白原和纤维蛋白，故能溶解血栓。此外，它还能降低血液黏度，延长凝血时间。本品可用于治疗血栓栓塞性疾病，如：脑血栓、四肢动静脉血栓、视网膜静脉栓塞等。对冠心病、心绞痛、心肌梗死也有一定疗效。

【用法与用量】 皮试：将去纤酶注射液 0.1 ml 用等渗盐水稀释至 1 ml，皮内注射 0.1 ml，15 分钟后观察，注射局部丘疹直径不超过 1 cm，伪足在3 个以下者为阴性。皮试阴性者方可用药。静脉滴注：每次每千克体重 0.25 ~ 1 NIH 凝血酶单位，加于 250 ~ 500 ml 等渗盐水或 5% 葡萄糖盐水中，静脉滴注 4 小时，每 4 ~ 7 日 1 次，3 ~ 4 次为 1 个疗程。

【不良反应与注意事项】 对本品过敏者禁用。有出血倾向及凝血功能低下者忌用。

【制剂与规格】 注射液：20 NIH 凝血酶单位（2 ml）。

蝮蛇抗栓酶
Ahylysantinfarctase

【作用与用途】 能明显降低血液黏度、血浆纤维蛋白原、血脂,并能减少血小板数量,抑制其黏附和聚集功能。对脑血栓形成有较好疗效,对血栓闭塞性脉管炎、大动脉炎、静脉系统血栓形成、高凝血症等也有效。

【用法与用量】 静脉滴注:每次每千克体重 0.008 U,用等渗盐水或 5% 葡萄糖溶液 250 ml 稀释后静脉滴注,滴速每分钟以 40 滴为宜。

【不良反应与注意事项】 乏力、嗜睡、头痛。脑出血或有出血倾向者、活动性肺结核、溃疡病、严重高血压、亚急性细菌性心内膜炎、肝肾功能不全者以及月经期妇女忌用。出现出血倾向或变态反应需立即停药,或用抗蝮蛇血清中和。

【制剂与规格】 冷冻粉针剂:每支 0.25 U。

盐酸川芎嗪(四甲吡嗪)
Ligustrazine Hydrochloride

见抗心绞痛、心肌梗死、周围血管扩张药“盐酸川芎嗪”。

阿魏酸哌嗪
Piperazine Ferulate

【作用与用途】 本品具有抗凝、抗血小板聚集、扩张微血管、增加冠脉流量、解除血管痉挛的作用。本品适用于各类伴有镜下血尿和高凝状态的肾小球疾病,如肾炎、慢性肾炎、肾病综合征、早期尿毒症以及冠心病、脑梗死、脉管炎等的辅助治疗。

【体内过程】 本品口服吸收血药峰时间为 29 分钟,分布相半衰期($t_{1/2\alpha}$)为 27 分钟,消除相半衰期($t_{1/2\beta}$)为 5.5 小时。本品在体内分布较广,除肝、肾、血液中分布较多外,在胃、小肠脂肪中分布也较多。本品主要从尿、粪便中排出,能透过胎盘屏障。

【用法与用量】 口服。每次 100 ~200 mg(2~4 片),每日 3 次。

【不良反应与注意事项】 对阿魏酸哌嗪类药物过敏者禁用。

【制剂与规格】 片剂:50 mg。

阿魏酸钠(阿魏酸钠片)
Sodium Ferulate

【作用与用途】 阿魏酸钠为川芎的有效成分,具有抗血小板聚集的作用,并对已聚集的血小板有解聚作用;尚能扩张小动脉,改善微循环和脑血流,产生抗血栓形成和溶血栓的作用。能清除自由基,防治脂质过氧化损伤,拮抗内皮素引起的血管收缩、升压及血管平滑肌细胞增殖,减轻血管内皮损伤。增加一氧化氮(NO)的合成,松弛血管平滑肌。抑制血小板聚集、抗凝血、改善血液流变学特征。亦可抑制胆固醇的合成,降低血脂,影响补体,增强机体免疫功能。阿魏酸钠还具有一定的镇痛、解痉作用。此外,作为升白细胞药,阿魏酸钠还具有增强造血功能的作用。

【体内过程】 阿魏酸钠口服或注

射给药后吸收快且完全。药物吸收后在体内分布迅速,可透过血-脑屏障。阿魏酸钠血浆蛋白结合率为 20.6%。药物主要经肾脏排泄,体内不易蓄积。对肾小管上皮细胞有保护作用,可明显减少庆大霉霉素引起的尿蛋白和尿红细胞,能显著抑制庆大霉霉素引起的过高的脂质过氧化反应,能显著减轻庆大霉霉素对线粒体和溶酶体的损伤。口服清除半衰期为(11.46 ± 3.2) min;静脉给药大鼠分布半衰期为 3 分钟,清除半衰期为 115 分钟。

【用法与用量】 口服。用于偏头痛、血管性头痛,每次 50 ~ 100 mg,每日 3 次;用于冠心病、脑血管病、脉管炎和血小板减少症,每次 20 ~ 100 mg,每日 3 次。

【不良反应与注意事项】 口服偶有胃部不适、口干、嗜睡等,饭后服用可减少不良反应。偶见过敏性皮疹,停药后即消失。慎用于对脑出血量少与闭塞性脑血管病鉴别诊断困难者。

避光,密闭保存。

【制剂与规格】 片剂:50 mg。

羟苯磺酸钙
Calcium Dobesilate

【作用与用途】 本品通过调节微血管壁的生理功能,降低血浆黏稠度,减少血小板聚集等机制,调节微循环功能,从而起到治疗糖尿病引起的视网膜微循环病变的作用。主要用于糖尿病引起的视网膜病变和肾小球性硬化症。也用于微循环障碍引起的各种静脉曲张和痔疮、溃疡腿、瘙痒性皮炎等。

【用法与用量】 进餐时吞服,在起始治疗阶段,一日 3 次,一次 0.5 g;4 ~ 6 周后,调整为一日 2 次,一次 0.5 g。

【不良反应与注意事项】 偶见胃部不适、恶心、胃灼热、食欲缺乏等症状,此时,应酌情减量,必要时暂停给药。使用本品需结合降糖药进行治疗,第一次使用本品前应咨询医师。治疗期间应定期到医院检查。妊娠前 3 个月及哺乳期妇女不推荐使用。对本品过敏者禁用,过敏体质者慎用。本品性状发生改变时禁止使用。如正在使用其他药品,使用本品前请咨询医师或药师。

【制剂与规格】 胶囊:0.5 g;分散片:0.25 g(以 $C_{12}H_{10}CaO_{10}S_2$ 计算)。

链激酶(溶栓酶)
Streptokinase

参见酶制剂“链激酶”。

尿激酶
Urokinase

【作用与用途】 为一种蛋白酶,可作用于纤溶酶原转变为纤溶酶,使血栓溶解,尿激酶也同时使纤维蛋白原降解。用于急性发作的血栓栓塞病的溶栓治疗。

【用法与用量】 急性心肌梗死:$(1 \sim 1.5) \times 10^6$ U 溶于生理盐水,60 分钟静脉滴完。肺栓塞:2.5×10^5 U 溶于生理盐水,30 分钟静脉滴完,然后以每小时 4 000 U/kg 的剂量持续静脉滴注 12～24 小时。深静脉血栓形成，肢体动脉栓塞：用(1～2)×10^5 U 30 分钟内静脉滴注，然后以(1～2)×10^5 U/h的剂量持续静脉滴注24～72 小时。

【不良反应与注意事项】 可发生程度不同的出血，偶见轻度血压下降、头昏及一般性变态反应。急性心肌梗死溶栓后可发生再灌注心律失常。以下情况不宜使用：活动性出血、出血性疾病、近期内手术、外伤、活动性溃疡病、脑卒中史、重度高血压未控制者，哺乳期妇女应慎用。使用时应以 PT 或 APTT 时间监测。有出血倾向时停药，必要时输新鲜全血或血浆。

【制剂与规格】 注射(粉针)剂：500 U，1 000 U，5 000 U，10 000 U，20 000 U，50 000 U，100 000 U，200 000 U，250 000 U。

阿司匹林(水溶)
Aspirin

参见解热镇痛抗炎药“阿司匹林”。

双嘧达莫
Dipyridamole

【作用与用途】 具有抗血栓形成作用。双嘧达莫抑制血小板聚集，高浓度(50 μg/ml)可抑制血小板释放。抑制各种组织中的磷酸二酯酶(PDE)。抑制血栓烷素 A2(TXA2)形成。增强内源性 PGI2 的作用。双嘧达莫对血管有扩张作用。用于血栓栓塞性疾病预防和治疗，单用或与阿司匹林合用。

【体内过程】 口服后 T_{max} 约 2 小时，稳态峰浓度为 1.98 μg/ml(1.01～3.99 μg/ml)，稳态谷浓度为0.53 μg/ml(0.18～1.01 μg/ml)与血浆蛋白结合率为 99%，$t_{1/2}$ 约为 12 小时。在肝内代谢，与葡萄糖苷酸结合后从胆汁排泌。

【用法与用量】 缓释胶囊：口服，每次 200 mg，每日 2 次。片剂：口服，每次 25～50 mg，每日 3 次，饭前服。或遵医嘱。静脉注射：用 5% 或 10% 葡萄糖注射液稀释后静脉滴注。给药速度 0.142 mg/(kg · min)，静滴共 4 分钟。

【不良反应与注意事项】 治疗剂量时不良反应轻而短暂，长期服用最初的不良反应多消失。常见的不良反应有头晕、头痛、呕吐、腹泻、脸红、皮疹和瘙痒，罕见心绞痛和肝功能不全。不良反应持续或不能耐受者少见，停药后可消除。严重冠脉病变患者使用本品后缺血可能加重。可引起外周血管扩张，故低血压患者应慎用。有出血倾向患者慎用。有报告本品可能引起肝酶升高。本品与抗凝剂、抗血小板聚集剂及溶栓剂合用时应注意出血倾向。

【制剂与规格】 缓释胶囊：25 mg；片剂：25 mg；注射剂：2 ml：10 mg。

硫酸氢氯吡格雷(波立维，泰嘉)
Clopidogrel Hydrogen Shlfate

【作用与用途】 适用于有过近期

发作的中风、心肌梗死和确诊外周动脉疾病的患者。该药可减少动脉粥样硬化性事件的发生(如心肌梗死、中风和血管性死亡)。

【体内过程】 多次口服氯吡格雷75 mg以后,血药浓度约在1小时后达峰(30 mg/L)。在氯吡格雷50～150 mg范围内,主要代谢物药代动力学为线性增长(血浆浓度与剂量成正比)。在很广的浓度范围内,氯吡格雷及其主要代谢物均可在体外与人体的血浆蛋白可逆性结合(分别为98%和94%)。人体口服^{14}C标记的氯吡格雷以后,在5天内约50%由尿液排出,约46%由粪便排出。1次和重复给药后,血浆中主要代谢产物的消除半衰期为8小时。

【用法与用量】 波立维的推荐剂量为每日75 mg,与或不与食物同服,对于老年患者不需调整剂量。

【不良反应与注意事项】 本品毒副作用轻微,耐受性良好,仅发现肝功能数据微有改变。不得与抗凝血药物合用。

【制剂与规格】 片剂:75 mg/片。

依前列醇钠(前列环素I_2)

Epoprostenol Sodium

【作用与用途】 为血管内皮细胞产生的花生四烯酸代谢产物,能抑制血小板聚集,对冠脉、全身血管和肺血管有强烈舒张作用。本品的抗凝作用是目前已发现的抗凝药中药效最强的。但其$t_{1/2}$极短,故须持续输注,才能维持药效。用于治疗某些心血管疾病和血液透析时(比肝素更为安全)作为抗凝剂;末梢血管病如雷诺病,用药后明显减少发作次数和发作持续时间;也用于血小板消耗综合征及减少血小板在体外循环中的损失等。

【用法与用量】 静脉滴注:成人心肺分流术前连续静脉滴注每分钟10 ng/kg;在分流术中静脉滴注每分钟20 ng/kg,术毕即停注。肾透析:透析前静脉滴注每分钟5 ng/kg,透析中每分钟5 ng/kg,滴入透析器动脉入口处。

【不良反应与注意事项】 不良反应发生率与剂量有关。静脉滴注时不良反应有面部潮红、头痛、不安、焦虑、呕吐、腹部不适、低血压和心动过缓等。儿童、孕妇、哺乳期妇女不宜使用。

【制剂与规格】 粉针剂:500 μg,临用前另加50 ml(pH 10.5)甘氨酸专用缓冲液稀释。

吲哚布芬(易抗凝片)

Indobufen

【作用与用途】 抑制ADP、5-羟色胺、血小板因子4、β-凝血球蛋白等血小板因子的释放而起抗血小板聚集的作用。本品不影响血凝固的血浆参数,只延长出血时间,因而在达到治疗目的后停药可迅速恢复,使异常的血小板功能恢复正常。适用于动脉硬化缺血性心血管病变、缺血性脑血管病变和周围动脉病变、血脂代谢障碍、静脉血栓形成和糖尿病;亦适用于体外循环手术时预防血栓形成。

【用法与用量】 口服:每日200～

400 mg，分 2 次服。也可静脉注射或肌内注射。老年患者和肾功能不全者每天 100～200 mg 为宜。

【不良反应与注意事项】 可有上腹不适、腹胀、胃肠道出血和鼻出血。对本品过敏者或先天性出血者、妊娠、哺乳妇女禁用；若出现荨麻疹样皮肤变态反应时，应停药；有胃肠道活动性病变并使用非甾体抗炎药者慎用。

【制剂与规格】 片剂：200 mg；注射剂：200 mg：2 ml。

血塞通
Xuesaitong

【作用与用途】 本品为三七总皂苷制成的灭菌水溶液。用于中风偏瘫、淤血阻络及脑血管疾病后遗症、视网膜中央静脉阻塞属淤血阻滞证者。

【用法与用量】 口服：颗粒，开水冲服，每次 1～2 袋。片剂，每次 50～100 mg。胶囊，每次 100 mg。均每日 3 次。

【不良反应与注意事项】 头昏，心率快，口干，停药后即恢复正常。

【制剂与规格】 颗粒：每袋 3 g，含三七总皂苷 50 mg；片剂：100 mg、50 mg、25 mg；胶囊：50 mg、100 mg。

阿加曲班（诺保思泰）
Argatroban

【作用与用途】 用于对慢性动脉闭塞症（血栓闭塞性脉管炎、闭塞性动脉硬化症）患者的四肢溃疡、静息痛及冷感等的改善。

【体内过程】 血药浓度：使用本品 2.25 mg，对健康成人进行 30 分钟静脉滴注时，血药浓度最高值可达 0.08 μg/ml（0.144 μM），药物从血液中的消失亦很迅速，其半衰期分别为 15 分钟（α 相），30 分钟（β 相）。使用本品 9.0 mg，对健康成人进行一天 1 次，一次 3 小时的静脉滴注，连续滴注 3 天时，其血药浓度在迅速上升后达到稳态期，但未发现蓄积性。血浆蛋白结合率：阿加曲班（5×10^{-7} M）的人血清蛋白及人血清白蛋白的对比结合率分别为 53.7% 和 20.3%。代谢、排泄：使用本品，以 300 μg/min 的速度对健康成人进行 30 分钟的静脉滴注，在用药后 24 小时之内，22.8% 以药物原形、1.7% 以代谢物的形式从尿中排出；另外，12.4% 以药物原形、13.1% 以代谢物的形式从粪便中排出。用药后 24 小时内，排向尿、粪中的药物原形及代谢物的总排泄率可达 50.1%，其主要代谢方式为喹啉环的氧化。

【用法与用量】 成人常用量：一次 10 mg（一次 1 安瓿），一日 2 次，每次用输液稀释后，进行 2～3 小时的静脉滴注。可依年龄、症状酌情增减药量。请在医生指导下进行。因用药疗程超过 4 周的经验不足，故本品的用药疗程在 4 周以内。

【不良反应与注意事项】 严重不良反应：出血性脑梗死，应密切观察。一旦发现异常情况，应停止用药，并采取适当措施。休克、过敏性休克，因有时会出现休克、过敏性休克（荨麻疹、血压降低、呼吸困难等），故应密切观察。一旦发现异常情况，应停止用药，并采取适当措施。其他不良反应:血液凝固时间延长、出血、血尿、贫血(红细胞、血红蛋白、血细胞比容的减少)、白细胞增多、白细胞减少、血小板减少、皮疹(红斑性皮疹等)、瘙痒、荨麻疹。血管痛、血管炎;肝功能障碍[AST(GOT)、ALT(GPT)、ALP、LDH 和总胆红素升高,γ-GTP 升高];BUN、肌酐升高;食欲缺乏、腹痛、呕吐、腹泻、头痛、四肢疼痛、四肢麻木、运动性眩晕、心律不齐、心悸、热感、潮红、恶寒、发热、出汗、胸痛、过度换气综合征、呼吸困难、血压升高、血压降低、水肿、肿胀、疲倦感、血清总蛋白减少。出血性患者:如颅内出血,出血性脑梗死,血小板减少性紫癜,由于血管障碍导致的出血现象,血友病及其他凝血障碍,月经期间,手术时,消化道出血,尿道出血,咯血,流产、早产及分娩后伴有生殖器出血的孕产妇等禁用。脑栓塞或有可能患脑栓塞症的患者禁用。伴有高度意识障碍的严重梗死患者:用于严重梗死患者时,有引起出血性脑梗死的危险,应禁用。对本药品成分过敏的患者禁用。下列患者慎用:有出血可能性的患者,如消化道溃疡、内脏肿瘤、消化道憩室炎、大肠炎、亚急性感染性心内膜炎,有脑出血既往病史的患者,血小板减少患者,重症高血压病和严重糖尿病患者等;正在使用抗凝血药、具有抑制血小板聚集作用的药物、血栓溶解剂或有降低血纤维蛋白原作用的酶制剂的患者;患有严重肝功能障碍的患者。重要注意事项:使用时应严格进行血液凝固功能等出凝血检查。孕妇及哺乳期妇女、儿童慎用。

【制剂与规格】 注射液:20 ml:10 mg。

磺酸脂黏多糖(喜疗妥)
Heparinoid

【作用与用途】 抗凝血药。本品中的有效成分是从动物脏器中提取的类肝素(黏多糖多硫酸酯),具有较强的抗凝血、抗血栓形成及溶解血栓、促进纤维蛋白溶解、消炎、消肿(抗渗出)和促进伤口愈合的作用,可促进渗出物和淤斑吸收,溶解受损血管血栓。用于治疗血栓性静脉炎、静脉曲张并发炎症、栓塞、淋巴管炎、乳腺炎、瘢痕软化等有较好的疗效,是治疗冻疮的有效药物。

【用法与用量】 外用:涂于局部皮肤,通过透皮吸收。

【不良反应与注意事项】 尚未发现毒副反应。

【制剂与规格】 软膏剂:每支 14 g、40 g。

瑞替普酶
Reteplase

【作用与用途】 本品可以使纤维蛋白溶解酶原激活为有活性的纤溶蛋白溶解酶,以降解血栓中的纤维蛋白,发挥溶栓作用。为第三代溶栓药,用于急性心肌梗死、肺栓塞的抢救、外周血管血栓性疾病的治疗。

【用法与用量】 急性心肌梗死静脉溶栓治疗:一般推荐本品 10 mU 静

脉推注,30 分钟后再予 10 mU 静脉推注,发病 12 小时内开始治疗。越早用疗效越好。

【不良反应与注意事项】 可能出现注射部位出血,如出现严重出血,则应停止溶栓疗法。在瑞替普酶治疗前及治疗后使用肝素、维生素 K 拮抗剂及抗血小板药(阿斯匹林,双嘧达莫等)可能会增加出血的危险。

【制剂与规格】 注射剂:10 mU。

蚓激酶胶囊(江中博洛克)

Lumbrokinase

【作用与用途】 蚓激酶是一种蛋白水解酶。动物试验表明本品具有溶解家兔肺动脉血栓的作用,可明显缩短家兔的优球蛋白溶解时间。本品适用于缺血性脑血管病中纤维蛋白原增高及血小板凝集率增高的患者。

【用法与用量】 口服,一次 2 粒,一日 3 次,或遵医嘱。饭前半小时服用。每 3 ~4 周为一疗程,可连服 2 ~3 个疗程,也可连续服用至症状好转。

【不良反应和注意事项】 极少数病人出现轻度头痛、头晕、便秘、恶心等不需特殊处理。本品必须饭前服用。有出血倾向者慎用。

【制剂与规格】蚓激酶胶囊:200mg。

奥扎格雷钠

Ozagrel Sodium

【作用与用途】 本品为高效、选择性血栓素合成酶抑制剂,通过抑制血栓烷 A_2(TXA_2)的产生及促进前列环素(PGI_2)的生成而改善两者间的平衡失调,具有抗血小板聚集和扩张血管作用。能抑制大脑血管痉挛,增加大脑血流量,改善大脑内微循环障碍和能量代谢异常,从而改善蛛网膜下腔出血术后患者的大脑局部缺血症状和脑血栓(急性期)患者的运动失调。用于治疗急性血栓性脑梗塞和脑梗塞所伴随的运动障碍

【体内过程】 本品静脉滴注后,血药浓度-时间曲线符合二室开放模型,$T_{1/2\beta}$ 为 1.22 ±0.44 h,Vd 为2.32 ±0.62 L/kg,AUC 为 0.47 ±0.08 μg · h/ml。C_l 为 3.25 ±0.82 L/(h · kg),单次静脉注射本品,在血中消失较快。血中主要成分除游离奥扎格雷钠外,还有其 β-氧化体和还原体。本品代谢产物几乎没有药理活性。本品连续静脉输注时,2 小时内血药浓度达到稳态。半衰期最长为 1.93 小时,血药浓度可测到停药后 3 小时。停药 24 小时后,几乎全部药物经尿排出体外。

【用法与用量】 成人一次 80 mg,一天 2 次,溶于 500 ml 生理盐水或 5% 葡萄糖溶液中,静脉滴注,2 周为一疗程。

【不良反应与注意事项】 血液:由于有出血倾向,要仔细观察,出现异常立即停止给药。肝肾:偶有 GOT、GPT、BUN 升高。消化系统:偶有恶心、呕吐、腹泻、食欲不振、胀满感。过敏反应:偶有荨麻疹、皮疹等,发生时停止给药。循环系统:偶有室上性心律失常、血压下降,发现时减量或终止给药。其他:偶有头痛、发热、注射部

位疼痛、休克及血小板减少等。严重不良反应可出现出血性脑梗塞、硬膜外血肿、颅内出血、消化道出血、皮下出血等。儿童、孕妇及哺乳期妇女、老年患者慎用。下列情况者禁用：对本品过敏者；脑出血或脑梗塞并出血者；大面积脑梗塞伴深度昏迷患者；有严重心、肺、肝、肾功能不全者，如严重心律不齐、心肌梗死者；有血液病或有出血倾向者；严重高血压，收缩压超过200 mmHg者。本品避免同含钙输液（林格溶液等）混合使用，以免出现白色浑浊。本品与抗血小板聚集剂、血栓溶解剂及其他抗凝药合用，可增加出血倾向，应慎重合用，必要时适当减量。一旦发生药物过量，需进行对症处理、支持治疗，重点注意监测出凝血功能，并及时适当处理。

【制剂与规格】 注射剂：20 mg、40 mg、80 mg；粉针：20 mg（以奥扎格雷钠 $C_{13}H_{11}N_2O_2Na$ 计）。

达比加群酯（泰毕全）

Dabigatran Etexilate

【作用与用途】 本品为直接凝血酶抑制剂，为达比加群的前药，属于非肽类凝血酶抑制剂。口服后在体内释放出达比加群，与凝血酶的纤维蛋白特异位点结合，阻止纤维蛋白原裂解为纤维蛋白，从而阻断凝血瀑布网络的最后步骤及血栓形成。适用于非瓣膜性心房颤动患者，以减低中风和全身栓塞的风险。

【体内过程】 口服给药后，达比加群酯迅速且完全转化为达比加群，后者是本品在血浆中的活性成分。前体药物达比加群酯通过酯酶催化水解形成有效成分达比加群是主要代谢反应。本品口服给药后达比加群的绝对生物利用度约为6.5%。健康志愿者口服本品后，达比加群在血浆中的药代动力学特点表现为血药浓度迅速增高，给药后0.5～2.0小时达到峰浓度。

【用法用量】 用水送服，餐食或餐后服用均可。请勿打开胶囊。成人的推荐剂量为每日口服300 mg，即每次150 mg，每日2次，应维持终生治疗。80岁及以上年龄的患者治疗剂量为每日220 mg，即每次110 mg，每日2次。

【不良反应与注意事项】 不良反应包括：在关键部位或器官发生症状性出血：眼内、颅内、椎管内或伴有骨筋膜室综合征的肌肉内出血、腹膜后出血、关节内出血或心包出血。已知对活性成分或本品任一辅料过敏者、重度肾功能不全（CrCl <30 ml/min）患者、临床上显著的活动性出血、有大出血显著风险的病变或状况禁用。不推荐本品用于18岁以下患者。

【制剂与规格】 胶囊剂：110 mg、150 mg。

西洛他唑（培达）

Cilostazol

【作用与用途】 本品为抗血小板药，通过抑制血小板及血管平滑肌内磷酸二酯酶活性,从而增加血小板及平滑肌内 cAMP 浓度,发挥抗血小板作用及血管扩张作用。本品抑制 ADP、肾上腺素、胶原及花生四烯酸诱导的血小板初期、二期聚集和释放反应,且呈剂量相关性。西洛他唑口服 100 mg 对血小板体外聚集的抑制较相应量阿司匹林强 7 ~ 78 倍(阿司匹林对血小板初期聚集无效)。本品不干扰血管内皮细胞合成血管保护性前列环素,对慢性动脉闭塞患者,采用体积描记法显示本品能增加足、腓肠肌部位的组织血流量,使下肢血压指数上升、皮肤血流增加及四肢皮温升高,并改善间歇跛行。适用于治疗由动脉粥样硬化、大动脉炎、血栓闭塞性脉管炎、糖尿病所致的慢性动脉闭塞症。本品能改善肢体缺血所引起的慢性溃疡、疼痛、发冷及间歇跛行,并可用作上述疾病外科治疗(如血管成形术、血管移植术、交感神经切除术)后的补充治疗以缓解症状。

【体内过程】 口服在肠内吸收,单次口服 100 mg,约 3 小时血药浓度达到峰值(736.9 μg/L),血清半衰期 $t_{1/2}$ 呈二相性,a 相为 2.2 小时,b 相为 18.0 小时。血浆蛋白结合率为 95%,主要代谢产物为环氧化物和环羟化物,动物试验本品体内无蓄积性。主要分布于胃、肝脏、肾脏,而在中枢神经系统的分布比其他组织低。本品主要经肾及粪便排出,部分自胆汁排泄。

【用法与用量】 口服:成人每次 50 ~ 100 mg,每日 2 次,年轻患者可根据症状必要时适当增加剂量。

【不良反应和注意事项】 主要不良反应为头痛、头晕及心悸等,个别患者可出现血压偏高。其次为腹胀、恶心、呕吐、胃不适、腹痛等消化道症状。少数反应出现肝功能异常,尿频,尿素氮、肌酐及尿酸值异常。偶见过敏反应,包括皮疹、瘙痒。其他偶有白细胞减少、皮下出血、消化道出血、鼻出血、血尿、眼底出血等。出血性疾病患者(如血友病、毛细血管脆性增加性疾病、活动性消化性溃疡、血尿、咯血、子宫功能性出血等或有其他出血倾向者)禁用。以下人群慎用:口服抗凝药或已服用抗血小板药物(如阿司匹林、噻氯匹定)者;严重肝肾功能不全者;有严重合并症,如恶性肿瘤患者;白细胞减少者;过敏体质,对多种药物过敏或近期有过敏性疾病者。

【制剂与规格】 西洛他唑片:50 mg、100 mg。

组织型纤溶酶原激活剂
(栓体舒)
Actilyse

【作用与用途】 本药是一种糖蛋白,可激活纤溶酶原成为纤溶酶。当静脉使用时,本药在循环系统中只有与其纤维蛋白结合后才表现出活性,其纤维蛋白亲和性很高。当和纤维蛋白结合后,本品被激活,诱导纤溶酶原成为纤溶酶,溶解血块,但对整个凝血系统各组分的系统性作用是轻微的,因而不会出现出血倾向。本品不具抗原性,所以可重复使用。

【体内过程】 用于急性心肌梗死

的溶栓治疗；用于血流不稳定的急性大面积肺栓塞的溶栓疗法；用于急性缺血性脑卒中的溶栓治疗时，必须在脑梗死症状发生的3小时内进行治疗，且需经影像检查（如CT扫描）除外颅内出血的可能。

【用法与用量】 除特别处方外，应在症状发生后尽快给药。心肌梗死：对于发病后6小时内给予治疗的患者，应采取90分钟加速给药法：15 mg静脉推注，其后30分钟内静脉滴注50 mg，剩余35 mg在60分钟内静脉滴注，最大剂量达100 mg。对于发病后6～12小时内给予治疗的患者，应采取3小时给药法：10 mg静脉推注，其后1小时内脉滴注50 mg，剩余40 mg在2小时内静脉滴注，最大剂量达100 mg。肺栓塞：应在2小时内给予100 mg。最常用的给药方法为：10 mg在1～2分钟内静脉推注，90 mg在2小时内静脉滴注。缺血性脑卒中：推荐剂量为18 mg/kg，量大剂量为90 mg。先将剂量的10%静脉推入，剩余剂量在超过60分钟时间静脉滴注。

【不良反应与注意事项】 可能出现注射部位出血，如出现严重出血，则应停止溶栓疗法。最近如有大血管穿刺，应考虑穿刺部位出血的危险。严重肝功能不良的患者，如凝血功能显著下降，则不应使用本药。

【制剂与规格】 组织型纤溶酶原激活剂注射粉剂：20 mg/瓶、50 mg/瓶。

重组组织型纤溶酶原激活剂
Recombinant Tissue Plasminogen Activato

【作用与用途】 本药是一种糖蛋白，可激活纤溶酶原成为纤溶酶。当静脉使用时，本药在循环系统中只有与其纤维蛋白结合后才表现出活性，其纤维蛋白亲和性很高。当与纤维蛋白结合后，本品被激活，诱导纤溶酶原成为纤溶酶，溶解血块，但对整个凝血系统各组分的系统性作用轻微，因而不会出现出血倾向。本品不具抗原性，所以可重复使用。用于急性心肌梗塞的溶栓治疗、血流不稳定的急性大面积肺栓塞的溶栓疗法；用于急性缺血性脑卒中的溶栓治疗时，必须在脑梗死症状发生的3小时内进行治疗，且需经影像检查（如CT扫描）除外颅内出血的可能。

【用法与用量】 除特别处方外，应在症状发生后尽快给药。心肌梗死：对于发病后6小时内给予治疗的患者，应采取90分钟加速给药法：15 mg静脉推注，其后30分钟内静脉滴注50 mg，剩余35 mg在60分钟内静脉滴注，最大剂量达100 mg。对于发病后6～12小时内给予治疗的患者，应采取3小时给药法：10 mg静脉推注，其后1小时内静脉滴注50 mg，剩余40 mg在2小时内静脉滴注，最大剂量达100 mg。肺栓塞：应在2小时内给予100 mg。最常用的给药方法为：本品10 mg在1～2分钟内静脉推注，90 mg在2小时内静脉滴注。缺血性脑卒中:推荐剂量为 18 mg/kg,最大剂量为 90 mg。先将剂量的 10% 静脉推入,剩余剂量在超过 60 分钟时间内静脉滴注。用药过量后纤维蛋白原及其他凝血因子会减少,但大部分情况下停用本药后这些因子会生理性再生。如有严重出血,建议输新鲜血浆或鲜血,必要时可使用抗纤溶药物。

【不良反应和注意事项】 可能出现注射部位出血,如出现严重出血,则应停止溶栓疗法。用药前给予口服抗凝剂会增加出血的危险。与其他纤溶药物合用时,应酌情减量。

【制剂与规格】 注射粉剂:20、50 mg。

枸橼酸钠
Sodium Citrate

【作用与用途】 用于输血及保存血液。

【用法与用量】 输血时,为预防血凝,每 100 ml 加入输血用枸橼酸钠注射液 10 ml。

【不良反应与注意事项】 大量输血时,应注射适量钙剂,以预防低钙血症。

【制剂与规格】 输血用枸橼酸钠注射液:为枸橼酸钠和氯化钠混合制成的灭菌水溶液,含枸橼酸钠 2.35% ~2.65%。

(二)促凝血药

亚硫酸氢钠甲萘醌(维生素 K_3)
Menadione Sodium Bisulfite

【作用与用途】 维生素 K 为肝脏合成凝血酶原和凝血因子的必需物质,维生素 K 缺乏时会造成凝血障碍。本品还有镇痛作用。临床上用于治疗维生素 K 缺乏症及双香豆素类抗凝药和水杨酸过量引起的出血;肝脏疾病时,由于凝血物质合成障碍,患者可有出血现象,可以补充维生素 K。还可以治疗胆管蛔虫所致的胆绞痛。

【用法与用量】 用于止血:肌内注射,每次 2 ~4 mg,每日 4 ~8 mg。口服,每次 2 ~4 mg,每日 6 ~20 mg。用于胆绞痛:肌内注射:每次 8 ~16 mg。

【不良反应与注意事项】 静脉注射时速度不宜过快,否则可出现面部潮红、出汗、胸闷甚至血压急剧下降危及生命。口服时有恶心、呕吐等胃肠道反应。

【制剂与规格】 片剂:2 mg、4 mg;注射剂:4 mg:1 ml。

醋酸甲萘氢醌
Menadiol Diacetate

【作用与用途】 维生素 K 是肝脏合成凝血因子Ⅱ、Ⅶ、Ⅸ和Ⅹ所必需的物质,维生素 K 缺乏可引起这些凝血因子合成障碍,临床可见出血倾向及凝血酶原时间延长,通常称这些因子为维生素 K 依赖性凝血因子。维生素 K 促使因子Ⅱ、Ⅶ、Ⅸ和Ⅹ合成的确切机制尚未阐明。天然的维生素 K 有 K_1、K_2,为脂溶性,其吸收有赖于胆汁的正常分泌。人工合成的维生素 K 有 K_3、K_4,前者为亚硫酸氢钠甲萘醌,后者为乙酰甲萘醌,为水溶性,其吸收不需要胆汁的存在。主要适用于维生素

K 缺乏所致的凝血障碍性疾病；如肠道吸收不良所致维生素 K 缺乏；各种原因所致的阻塞性黄疸、慢性溃疡性结肠炎、慢性胰腺炎和广泛小肠切除后肠道吸收功能减低；长期应用抗生素导致的体内维生素 K 缺乏（广谱抗生素或肠道灭菌药可杀灭或抑制正常肠道内的细菌群落，致使肠道内细菌合成的维生素减少）。双香豆素等抗凝剂的分子结构与维生素 K 相似，在体内干扰其代谢，使环氧叶绿醌不能被还原成维生素 K，使体内的维生素 K 不能发挥其作用，造成与维生素 K 缺乏相类似的后果。

【体内过程】 人工合成的维生素 K_3 和 K_4 为水溶性，吸收后主要暂时储存在肝脏中，其他组织含量极少。本品很难通过胎盘进入胎儿及进入乳汁中。本品体内代谢快，先转成氢醌型式，再与葡萄糖醛酸或硫酸结合而经肾及胆道中排泄，大多不致在体内贮藏。

【用法用量】 口服，每次 2～4 mg（1～2 片），每日 3 次。

【不良反应与注意事项】 口服后可引起恶心、呕吐等胃肠道反应。严重肝病患者慎用。下列情况应用时应注意：葡萄糖-6-磷酸脱氢酶缺陷者，补给维生素 K 时应特别谨慎；肝功能损害时，维生素 K 的疗效不明显，凝血酶原时间极少恢复正常，如盲目使用大量维生素 K 治疗，反而加重肝脏损害；肝素引起的出血倾向及凝血酶原时间延长，用维生素 K 治疗无效。用药期间应定期测定凝血酶原时间以调整维生素 K 的用量及给药次数。当患者因维生素 K 依赖因子缺乏而发生严重出血时，维生素 K 往往来不及在短时间即生效，可先静脉输注凝血酶原复合物、血浆或新鲜血。肠道吸收不良患者，以采用注射途径给药为宜。口服抗凝剂如双香豆素类可干扰维生素 K 的代谢。两药同用，作用相互抵消。水杨酸类、磺胺类、奎尼丁等也均可影响维生素 K 的效应。

【制剂与规格】 醋酸甲萘氢醌片：2 mg；4 mg。

维生素 K_1（叶绿醌）
Vitamin K_1

【作用与用途】 维生素 K_1 可使凝血酶原（Ⅱ因子）及其他凝血因子、Ⅷ因子、Ⅸ因子和Ⅹ因子的前体物质羧化后转变成凝血酶原及相应因子。当血液中的凝血酶原及其他凝血因子缺乏时，血液的凝固就出现迟缓，这时给予维生素 K_1 就可促进肝脏合成Ⅱ因子、Ⅷ因子、Ⅸ因子及Ⅹ因子，以达到较快止血的作用。用于各种原因引起的维生素 K 依赖性凝血因子过低导致的凝血障碍、中度梗阻性黄疸（胆、胰疾病）等伴有凝血功能改变及其他出血性疾病。

【体内过程】 在胆汁的存在下，维生素 K_1 由胃肠道经小肠淋巴管吸收，用药后吸收良好，并在肝内迅速代谢和经肾及胆管排泄，一般不在体内蓄积。

【用法与用量】 口服：每次 10 mg，每日 3 次或遵医嘱。

【不良反应与注意事项】 除个别病例有轻度一过性恶心或上腹部不适外，无明显副作用。严重梗阻性黄疸、小肠吸收不良所致腹泻等病例，不宜使用。

【制剂与规格】 片剂：10 mg。

酚磺乙胺（止血敏）

Etamsylate

【作用与用途】 本品能使血管收缩，降低毛细血管通透性，也能增强血小板聚集性和黏附性，促进血小板释放凝血活性物质，缩短凝血时间，达到止血效果。用于防治各种手术前后的出血，也可用于血小板功能不良、血管脆性增加而引起的出血。

【体内过程】 静脉注射后 1 小时血药浓度达高峰，作用持续 4 ~ 6 小时，大部分以原形从肾排泄，小部分从胆汁、粪便排出。

【用法与用量】 肌内或静脉注射：每次 0.25 ~ 0.5 g，每日 0.5 ~ 1.5 g。静脉滴注：每次 0.25 ~ 0.75 g，每日2 ~ 3 次，稀释后滴注。预防手术后出血，术前 15 ~ 30 分钟静脉滴注或肌内注射 0.25 ~ 0.5 g，必要时 2 小时后再注射 0.25 g。

【不良反应与注意事项】 本品毒性低，可有恶心、头痛、皮疹、暂时性低血压等，偶有静脉注射后发生过敏性休克的报道。本品可与维生素 K 注射液混合使用，但不可与氨基己酸注射液混合使用。

【制剂与规格】 注射剂：2 ml：0.25 g、2 ml：0.5 g、5 ml：1 g。

硫酸鱼精蛋白（鱼精蛋白硫酸盐）

Protamine Sulfate

【作用与用途】 本品具有强碱性基团，在体内可与强酸性的肝素结合，形成稳定的复合物。这种直接拮抗作用使肝素失去抗凝活性。肝素与抗凝血酶Ⅲ结合，加强其对凝血酶的抑制作用。个别实验证实，本品可分解肝素与抗凝血酶Ⅲ的结合，从而消除其抗凝作用。本品尚具有轻度抗凝血酶原激酶作用，但临床一般不用于对抗非肝素所致的抗凝作用。用于因注射肝素过量所引起的出血。

【体内过程】 注射后 0.5 ~ 1 分钟即能发挥止血效能。作用持续约 2 小时。$t_{1/2}$与用量相关，用量越大，$t_{1/2}$越长。

【用法与用量】 静脉注射：抗肝素过量，用量与最后 1 次肝素使用量相当（1 mg 硫酸鱼精蛋白可中和 100 U）。每次不超过 5 ml（50 mg），缓慢静脉注射。一般以 0.5 ml/min 的速度静脉注射，在 10 分钟内注入量以不超过 50 mg 为度。由于本品自身具有抗凝作用，因此 2 小时内（即本品作用有效持续时间内）不宜超过 100 mg。除非另有确凿依据，不得加大剂量。

【不良反应与注意事项】 本品可引起心动过缓、胸闷、呼吸困难及血压降低，大多因静脉注射过快所致，系药物直接作用于心肌或周围血管扩张引起；也有肺动脉高压或高血压的报道，注射后有恶心呕吐、面红潮热及倦怠，如作用短暂，毋须治疗。对本品过敏者禁用。

【制剂与规格】 注射剂：5 ml∶50 mg、10 ml∶100 mg。

抑肽酶（抑胰肽酶）
Aprotinin

【作用与用途】 能抑制胰蛋白酶及糜蛋白酶，阻止胰脏中其他活性蛋白酶原的激活及胰蛋白酶原的自身激活，故可用于各型胰腺炎的治疗与预防；能抑制纤维蛋白溶酶和纤维蛋白溶酶原的激活因子，阻止纤维蛋白溶酶原的活化，用于治疗和预防各种纤维蛋白溶解所引起的急性出血；能抑制血管舒张素，从而抑制其舒张血管、增加毛细血管通透性、降低血压的作用，用于各种严重休克状态。此外，本品在腹腔手术后直接注入腹腔，能预防肠粘连。

【用法与用量】 第1、2日每日注射$(5 \sim 10) \times 10^4$ U，首剂用量应大一些，缓慢静脉推注（每分钟不超过2 ml）。维持剂量应采用静脉滴注，一般每日4次，每日量$(2 \sim 4) \times 10^4$ U。对由纤维蛋白溶解引起的急性出血立即静脉注射$(5 \sim 10) \times 10^4$ U，以后每2小时1×10^4 U，直至出血停止。预防剂量手术前1日开始，每日注射2×10^4 U，共3日。治疗肠瘘及连续渗血也可局部使用。预防术后肠粘连在手术切口闭合前腹腔内直接注入$(2 \sim 4) \times 10^4$ U，注意勿与伤口接触。

【不良反应与注意事项】 少数过敏体质患者用药后可能引起变态反应，应停药。注射过快，有时出现恶心、发热、瘙痒、荨麻疹等。

【制剂与规格】 注射剂：每支5×10^4 U(5 ml)、1×10^5 U(5 ml)。

凝血质（凝血酶原激活酶，凝血因子Ⅲ）
Thromboplastin

【作用与用途】 用于各种出血、止血。

【用法与用量】 肌内注射：每日7.5～15 mg，每天1次或2次。局部止血时可湿敷。

【不良反应与注意事项】 肌内注射以前要摇匀。不可静脉注射（可引起血栓形成）。

【制剂与规格】 注射剂：2 ml∶15 mg。

氨基己酸（6-氨基己酸）
Aminocaproic Acid

【作用与用途】 本品是抗纤维蛋白溶解药。纤溶酶原通过其分子结构中的赖氨酸结合部位特异性地与纤维蛋白结合，然后在激活物作用下变为纤溶酶，该酶能裂解纤维蛋白中精氨酸和赖氨酸肽键，形成纤维蛋白降解产物，使血凝块溶解。本品的化学结构与赖氨酸相似，与纤溶酶原和纤溶酶上的赖氨酸结合点结合，由此阻抑纤溶酶原与纤维蛋白结合，防止其激活，从而抑制纤维蛋白溶解，高浓度（100 mg/L）则直接抑制纤溶酶活力，达到止血效果。适用于预防及治疗血纤维蛋白溶解亢进引起的各种出血，前列腺、尿道、肺、肝、胰、脑、子宫、肾上腺、甲状腺等富有纤溶酶原激活物脏器的外伤或手术出血，组织纤溶酶原激活物（t-PA）、链激酶或尿激酶过量引起的出血。可作为血友病患者拔牙或口腔手术后出血或月经过多的辅助治疗。可用于上消化道出血、咯血、原发性血小板减少性紫癜和白血病等各种出血的对症治疗，对一般慢性渗血效果显著；对凝血功能异常引起的出血疗效差；对严重出血、伤口大量出血及癌肿出血等无止血作用。

【体内过程】 本品口服吸收迅速完全，2 小时内可达血浆峰浓度，生物利用度为 80%。分布于血管内外间隙，并迅速进入细胞、胎盘。本品在血中以游离状态存在，不与血浆蛋白结合，在体内维持时间短，不代谢，给药后 12 小时，有 40% ~60% 以原形从尿中迅速排泄。$t_{1/2}$ 为 61 ~120 分钟。

【用法与用量】 口服：每次 2 g，每日 3 ~4 次，依病情用 7 ~10 日或更久。小儿口服剂量为每次 0.1 g/kg，每日 3 ~4 次。本品吸收迅速完全，服后 1 ~2 小时可达血中有效浓度。本品在体内的有效抑制纤维蛋白溶解的浓度至少为 130 μg/ml。对外科手术出血或内科大量出血者，迅速止血，要求迅速达到上述血液浓度。初量可取 4 ~6 g（20% 溶液）溶于 100 ml 生理盐水或 5% ~10% 葡萄糖溶液中，于 15 ~30 分钟滴完。持续剂量为每小时 1 g，可口服也可注射。维持 12 ~24 小时或更久，依病情而定。

【不良反应与注意事项】 本药有一定的副作用，剂量增大，不良反应增多，症状加重而且药效维持时间较短，现已逐渐少用。常见的不良反应为恶心、呕吐和腹泻，其次为眩晕、瘙痒、头昏、耳鸣、全身不适、鼻塞、皮疹、红斑、不泄精等。当每日剂量超过 16 g 时，尤易发生。可因血管扩张而发生体位性低血压、结膜和鼻黏膜充血等。泌尿科术后有血尿的患者应慎用。易发生血栓和心、肝、肾功能损害，有血栓形成倾向或有栓塞性血管病史者禁用或慎用。

【制剂与规格】 片剂：0.5 g；注射剂：10 ml：2 g、20 ml：4 g。

氨甲苯酸（止血芳酸，对羧基苄胺，抗血纤溶芳酸）
Aminomethylbenzoic Acid

【作用与用途】 本品为促凝血药。血循环中存在各种纤溶酶（原）的天然拮抗物，如抗纤溶酶素等。正常情况下，血液中抗纤溶物质活性比纤溶物质活性高很多倍，所以不致发生纤溶性出血。但这些拮抗物不能阻滞已吸附在纤维蛋白网上的激活物（如尿激酶等）所激活而形成纤溶酶。纤溶酶是一种肽链内切酶，在中性环境中能裂解纤维蛋白（原）的精氨酸和赖氨酸肽链，形成纤维蛋白降解产物，并引起凝血块溶解出血。纤溶酶原通过其分子结构中的赖氨酸结合部位而特异性地吸附在纤维蛋白上，赖氨酸则可以竞争性地阻抑这种吸附作用，减少纤溶酶原的吸附率，从而减少纤溶酶原的激活程度，以减少出血。本品的立体构型与赖氨酸（1，5-二氨基己酸)相似,能竞争性阻抑纤溶酶原吸附在纤维蛋白网上,从而防止其激活,保护纤维蛋白不被纤溶酶降解而达到止血作用。用于因原发性纤维蛋白溶解过度所引起的出血,包括急性和慢性、局限性或全身性的高纤溶出血,后者常见于癌肿、白血病、妇产科意外、严重肝病出血等。

【体内过程】 口服后胃肠道吸收率为69% ±2%。体内分布浓度依次为肾、肝、心、脾、肺、血液等。服药后3小时血药浓度即达峰值,口服按体重7.5 mg/kg,峰值一般为4~5 μg/ml。口服8小时血药浓度已降到很低水平;静脉注射后有效血药浓度可维恃3~5小时。服药24小时,(36±5)%以原形随尿排出,静脉注射则排出(63±17)%,其余为乙酰化衍生物。

【用法与用量】 静脉注射或滴注,每次0.1~0.3 g,每日不超过0.6 g。

【不良反应与注意事项】 用量过大可促进血栓形成。对有血栓形成倾向或有血栓栓塞病史者禁用或慎用。肾功能不全者慎用。

【制剂与规格】 注射剂:5 ml:5 mg、10 ml:10 mg。

氨甲环酸(止血环酸)

Tranexamic Acid

【作用与用途】 本品的化学结构与赖氨酸(1,5-二氨基己酸)相似,因此也能竞争性阻抑纤溶酶原在纤维蛋白上吸附,从而防止其激活,保护纤维蛋白不被纤溶酶所降解和溶解,最终达到止血效果。本品尚能直接抑制纤溶酶活力,减少纤溶酶激活补体(C_1)的作用,从而防止遗传性血管神经性水肿的发生。用于急性或慢性、局限性或全身性原发性纤维蛋白溶解亢进所致的各种出血。弥散性血管内凝血所致的继发性高纤溶状态,在未肝素化前,慎用本品。本品尚适用于前列腺、尿道、肺、脑、子宫、肾上腺、甲状腺、肝等富有纤溶酶原激活物脏器的外伤或手术出血;用作组织型纤溶酶原激活物、链激酶及尿激酶的拮抗物;人工流产、胎盘早期剥落、死胎和羊水栓塞引起的纤溶性出血;局部纤溶性增高的月经过多,眼前房出血及严重鼻出血;用于防止或减轻因子Ⅷ或因子Ⅸ缺乏的血友病患者,拔牙或口腔手术后的出血;中枢动脉瘤破裂所致的轻度出血,如蛛网膜下腔出血和颅内动脉瘤出血,应用本品止血优于其他抗纤溶药,但必须注意并发脑水肿或脑梗死的危险性,至于重症有手术指征患者,本品仅可作辅助用药;用于治疗遗传性血管神经性水肿,可减少其发作次数和严重度;血友病患者发生活动性出血。可治疗溶栓过量所致的严重出血。

【体内过程】 口服后吸收较慢且不完全,吸收率为30%~50%。$t_{1/2}$约为2小时,达峰值时间一般在3小时。本品能透过血脑屏障。如按体重口服20 mg/kg,则血清抗纤溶活力可维持7~8小时,组织内17小时,尿内48小时。口服量39%于24小时内经肾排出,本品在乳汁中分泌,其量约为母体血药浓度的1%。按体重静脉注射

15 mg/kg,1 小时后血药浓度可达 20 μg/ml;4 小时后血药浓度为 5 μg/ml。本品能透过血脑脊液屏障,脑脊液内药物浓度可达有效药物浓度水平(1 μg/ml),可使脑脊液中纤维蛋白降解产物降低到给药前的 50% 左右。如按体重静脉注射 10 mg/kg,则血清抗纤溶活力可维持 7~8 小时,组织内可维持 17 小时。静脉注射量的 90% 于 24 小时内经肾排出。本品可随乳汁分泌,其量约为母体血药浓度的 1%。

【用法与用量】 口服:每次 1 ~ 1.5 g,每日 2~6 g。为防止手术前后出血,可参考上述剂量;为治疗原发性纤维蛋白溶解所致的出血,剂量可酌情加大。静脉注射或滴注:每次 0.25~0.5 g,每日 0.75~2 g。静脉注射液以 25% 葡萄糖液稀释,静脉滴注液以 5% ~10% 葡萄糖液稀释。为防止手术前后出血,可参考上述剂量。治疗原发性纤维蛋白溶解所致出血时,剂量可酌情加大。

【不良反应与注意事项】 可有头痛、头昏、恶心、呕吐、胸闷等不良反应。

【制剂与规格】 片剂:0.125 g、0.25 g;胶囊:0.25 g;注射剂:2 ml:0.1 g、5 ml:0.25 g、2 ml:0.2 g、5 ml:0.5 g。

卡巴克络(安络血,肾上腺色素缩氨脲,肾上腺色腙,卡络柳钠)

Carbazochrome

【作用与用途】 主要用于毛细血管通透性增加所致的出血,如特发性紫癜、视网膜出血、慢性肺出血、胃肠出血、鼻出血、咯血、血尿、痔出血、子宫出血、脑溢血等。对大量出血和动脉出血疗效较差。

【用法与用量】 口服:成人每次 2.5~5 mg,每日 3 次,严重者每次 5 ~ 10 mg,2~4 小时 1 次。肌内注射:每次 5~10 mg,每日 2~3 次,重者每次 10~20 mg,2~4 小时 1 次。亦可静脉注射。

【不良反应与注意事项】 本品中含水杨酸,长期反复应用可产生水杨酸反应。有癫痫史及精神病史者应慎用。

【制剂与规格】 片剂:2.5 mg、5 mg;注射液:1 ml:5 mg、2 ml:10 mg。

卡络磺钠(阿度那,新安络血片)

Carbazochrome Sodium

【作用与用途】 能降低毛细血管的通透性,增进毛细血管断裂端的回缩作用,增加毛细血管对损伤的抵抗力。用于泌尿系统、上消化道、呼吸道和妇产科疾病出血。对泌尿系统出血疗效较为显著,亦可用于手术出血的预防及治疗等。

【用法与用量】 静脉滴注,每次 60~80 mg(3~4)支。用前加灭菌注射用水或氯化钠注射液适量进行溶解。

【不良反应与注意事项】 个别患者出现恶心、眩晕及注射部位红、痛,未见严重不良反应。对本品过敏者禁用。

【制剂与规格】 粉针剂:20 mg/支。

巴曲酶(立止拉血,立止血)
Batroxobin

【作用与用途】 本品能降低血中纤维蛋白原的含量。静脉给药后,能降低全血黏度、血浆黏度,使血管阻力下降,增加血流量。用于急性脑梗死;改善各种闭塞性血管病(如血栓闭塞性脉管炎、深部静脉炎、肺栓塞等)引起的缺血性症状;改善末梢及微循环障碍(如:突发性耳聋、晕动病)。

【体内过程】 静脉给药,呈现一室模型方式。健康成年人静脉点滴给药,每次 10 BU,隔日 1 次,共 3 次。测定半衰期:首次给药为 5.9 小时;第 2 次给药为 3.0 小时;第 3 次给药为 2.8 小时。与初次给药相比,第 2 次给药后的半衰期随纤维蛋白原浓度的下降而缩短,在纤维蛋白原浓度恢复后给药半衰期与初次给药相同。动物实验表明,用 Wistar 大白鼠,静脉注射 ^{125}I-巴曲酶,检查体内分布情况,结果在肝、肾中分布较高;血液、脾、肺中亦有分布;脑、脂肪、肌肉中分布较低;雌雄性别间无显著分布差异;胎儿有一过性肝功能障碍的现象。健康成年人静脉给药(10 BU)后,大部分代谢产物由尿排出。

【用法与用量】 成人首次剂量通常为 10 BU,维持量可视患者情况酌情给予,一般为 5 BU,隔日 1 次,药液使用前用 100 ml 以上的生理盐水稀释,静脉点滴 1 小时以上。下列情况首次使用量应为 20 BU,以后维持量可减为 5 BU:给药前血纤维蛋白原浓度达 400 mg/dl以上时;突发性耳聋的重症患者。通常疗程为 1 周,必要时可增至 3 周;慢性治疗可增至 6 周,但在延长期间内每次用量减至 5 BU 隔日点滴。急性脑梗死患者,首次剂量为 10 BU,另两次各为 5 BU,隔日 1 次,共 3 次。使用前用 250 ml 生理盐水稀释,静脉点滴 1 小时以上。

【不良反应与注意事项】 不良反应多为轻度,主要为注射部位出血、创面出血、头痛、头昏、耳鸣,偶有轻度皮下淤斑、鼻出血、恶心、呕吐、上腹不适、皮疹、发热,血 GOT、GPT、BUN、Cr 升高及尿隐血阳性。有血栓或栓塞性血管病者禁用。除急性大出血外,孕妇不宜用。有呼吸困难和局部疼痛等不良反应。

【制剂与规格】 注射剂:0.5 ml:5 BU。

人凝血因子Ⅷ浓缩剂
(抗血友病球蛋白,海莫莱士)
Globulin Antihemophilia

参见酶制剂“人凝血因子Ⅷ浓缩剂”。

冻干人凝血酶原复合物
(人凝血因子Ⅸ浓缩剂)
Lyophilized Human Prothrombin Complex Concetrate

【作用与用途】 本品含有维生素 K 依赖的在肝脏合成的 4 种凝血因子Ⅱ、Ⅶ、Ⅸ、Ⅹ。维生素 K 缺乏和严重肝脏疾患均可造成这 4 个因子的缺乏。而上述任何一个因子的缺乏都可导致凝血障碍。输注本品能提高血液中凝血因子Ⅱ、Ⅶ、Ⅸ、Ⅹ的浓度。本品主要用于治疗先天性和获得性凝血因子Ⅱ、Ⅶ、Ⅸ、Ⅹ缺乏症,包括:乙型血友病、抗凝剂过量、维生素 K 缺乏症、因肝病导致的凝血机制紊乱、各种原因所致的凝血酶原时间延长而拟做外科手术患者;治疗已产生因子Ⅷ抑制物的甲型血友病患者的出血症状;逆转香豆素类抗凝剂诱导的出血。

【用法与用量】 本品专供静脉输注,应在临床医师的严格监督下使用。用前应先将本品和灭菌注射用水或5%葡萄糖注射液预温至20~25℃,按瓶签标示量注入预温的灭菌注射用水或5%葡萄糖注射液,轻轻转动直至本品完全溶解(注意勿使产生很多泡沫)。可用氯化钠注射液或5%葡萄糖注射液稀释成50~100 ml,然后用带有滤网装置的输液器进行静脉滴注。滴注速度开始要缓慢,15分钟后稍加快滴注速度,一般每瓶200血浆当量单位(PE)在30~60分钟滴完。滴注时,医师要随时注意使用情况,若发现弥散性血管内凝血或血栓的临床症状和体征,要立即终止使用,并用肝素拮抗。使用剂量随因子缺乏程度而异,一般输注10~20 PE/kg体重,以后凝血因子Ⅶ缺乏者每隔6~8小时,凝血因子Ⅸ缺乏者每隔24小时,凝血因子Ⅱ和凝血因子Ⅹ缺乏者,每隔24~48小时,可减少或酌情减少剂量输用,一般历时2~3天。在出血量较大或大手术时可根据病情适当增加剂量。凝血酶原时间延长患者如拟做脾切除者要先于手术前用药,术中和术后根据病情决定。

【不良反应与注意事项】 一般无不良反应,快速滴注时可引起发热、潮红、头痛等副反应,减缓或停止滴注,上述症状即可消失。除肝病出血患者外,一般在用药前应确诊患者是缺乏凝血因子Ⅱ、Ⅶ、Ⅸ、Ⅹ方能对症下药。本品不得用于静脉外的注射途径。瓶子破裂、过有效期、溶解后出现摇不散的沉淀等不可使用。在严格控制适应证的情况下,无已知禁忌证。孕妇及哺乳期妇女慎用。

【制剂与规格】 注射剂:100 PE/瓶、200 PE/瓶、300 PE/瓶、400 PE/瓶、1 000 PE/瓶。

抗贫血药及促白细胞增生药

(一)抗贫血药

硫酸亚铁(施乐菲)
Ferrous Sulfate

【作用与用途】 抗贫血药,治疗缺铁性贫血的特效药。临床上主要用于慢性失血(月经过多、痔疮出血、子宫肌瘤出血、钩虫病失血等)、营养不良、妊娠、儿童发育期等引起的缺铁性贫血。

【体内过程】 口服本口以 Fe^{2+} 形式在十二指肠及空肠近端被吸收,进入血循环后,Fe^{2+} 被氧化成 Fe^{3+},再与转铁蛋白结合成血浆铁,转运到肝、脾、骨髓等贮铁组织,与其去铁铁蛋白结合成铁蛋白而贮存;缺铁性贫血时,铁的转运和吸收增加,可从正常的10%增至20%~30%,铁的排泄主要是以肠道、皮肤等含铁细胞的脱落为主要途径,少量经尿、胆汁、汗、乳汁等排泄,口服铁剂后不能自肠道吸收者均随粪便排出,注射铁剂24小时内约有30%随尿排出。

【用法与用量】 口服:成人每次0.3~0.6 g,每日3次,饭后服用。小儿每次0.1~0.3 g,每日3次。

【不良反应与注意事项】 对胃肠道黏膜有刺激性,可致恶心、呕吐、上腹痛等,饭后服可减少胃肠道反应。铁与肠道内硫化氢结合,生成硫化铁,使硫化氢减少,减少了对肠蠕动的刺激作用,可致便秘,并排黑便。需预先告诉患者,以免顾虑。大量口服可致急性中毒,出现胃肠道出血、坏死,严重时可引起休克。消化性溃疡病、溃疡性结肠炎、肠炎、溶血性贫血等禁用。含钙、磷酸盐类、含鞣酸药物、抗酸药和浓茶均可使铁盐沉淀,妨碍其吸收;铁剂与四环素类可形成络合物,互相妨碍吸收。

【制剂与规格】 硫酸亚铁片:每片0.3 g。

维铁控释片(福乃得)
Ferroids

【作用与用途】 用于治疗缺铁性贫血及维生素C和B族维生素缺乏症,特别适用于儿童增长期、妇女怀孕期及大运动量的运动员使用。

【用法与用量】 口服:每次1片,每日1次,饭后整片吞服,连服4~6周。

【不良反应与注意事项】 有轻度胃肠道反应。服药期间不宜喝浓茶及食用鞣酸多的食物。

【制剂与规格】 维铁控释片:每片含硫酸亚铁0.525 g。

益补力500
Iberet-500

【作用与用途】 本品能控制释放硫酸亚铁,食后在胃中吸收水分,到十二指肠时释放铁质。可增加吸收率而减少对胃的刺激。

【用法与用量】 每日1次，每次1片，饭后服用，连用4～6周。

【不良反应与注意事项】 不良反应少。

【制剂与规格】 糖衣片：每片含硫酸亚铁525 mg。

多糖铁复合物（力蜚能）

Niferex

【作用与用途】 本品铁元素含量高达46%，大于以往任何补铁剂，每粒含有150 mg基础铁，具有高效作用；不产生游离铁离子，对胃肠黏膜无刺激和腐蚀作用，耐受性好，可长期服用。其安全性很大，1日服药1次便可，特别适用于孕妇、老年人和儿童。用于治疗缺铁性贫血。

【体内过程】 本品口服后0.5～1小时起效，2小时血药浓度达峰值，活性成分在血浆中存留时间3～7小时。主要经粪便排出，停药后2～3周排泄完。

【用法与用量】 口服：预防贫血，每日50 mg，足以满足成人的基本需求。治疗贫血：每天1粒；6岁以上儿童100～150 mg/d，6岁以下儿童50 mg/d。以上均1次服用。

【不良反应与注意事项】 无毒副反应。血色素沉着症及含铁血黄素沉着症忌用。

【制剂与规格】 胶囊剂（控释剂型）：每粒含150 mg铁元素。

富马酸亚铁

Ferrous Fumarate

【作用与用途】 抗贫血药，铁为血红蛋白及肌红蛋白的主要组成成分。血红蛋白为红细胞中主要携氧者。肌红蛋白系肌肉细胞贮存氧的部位，以助肌肉运动时供氧需要。与三羧酸循环有关的大多数酶和因子均含铁，或仅在铁存在时才能发挥作用。所以对缺铁患者积极补充铁剂后，除血红蛋白合成加速外，与组织缺铁和含铁酶活性降低有关的症状如生长迟缓、行为异常、体力不足、黏膜组织变化及皮肤、指甲病变也均能逐渐得以纠正。用于缺铁性贫血。

【体内过程】 铁剂以亚铁离子形式主要在十二指肠及空肠近端吸收。对非缺铁者，口服摄入铁的5%～10%可自肠黏膜吸收。随着体内贮存量的缺乏，铁吸收量可成比例增加。所以对一般缺铁患者，20%～30%摄入铁可被吸收。有机铁和高铁不易吸收。与食物同时摄入铁，其吸收量较空腹时减少1/3～1/2。铁吸收后与转铁蛋白结合后进入血循环，以供造红细胞所用，也可以铁蛋白或含铁血黄素形式累积在肝、脾、骨髓及其他网状内皮组织。蛋白结合率在血红蛋白中很高，肌红蛋白、酶及转运铁的蛋白均较低，铁蛋白或含铁血黄素也很低。铁在人体中每日排泄极微量，见于尿、粪、汗液、脱落的肠黏膜细胞及酶内，丧失总量每日为0.5～1.0 mg。女性由于月经、妊娠、哺乳等原因，每日平均排泄1.5～2 mg。口服铁剂后不能自肠道吸收者均随粪便排除。

【用法与用量】 用药前须明确诊断，并尽可能找到缺铁的原因。如无铁剂注射指征，宜选用口服铁剂。口服铁剂有轻度胃肠反应，饭后即刻服用，可减轻胃部刺激，但药物吸收有所影响。如口服后胃肠道反应严重，则考虑改服其他铁剂或采用注射途径。成人常用量：口服。预防用，每日0.2 g；治疗用，每次0.2～0.4 g，每日0.6～1.2 g。儿童常用量：口服。1岁以下，每次35 mg，每日3次；1～5岁，每次70 mg，每日3次；6～12岁，每次140 mg，每日3次。

【不良反应与注意事项】 口服用的铁剂均有收敛性，服后常有轻度恶心、胃部或腹部疼痛，多与剂量有关。轻度腹泻或便秘也很常见。下列情况禁用：血色病或含铁血黄素沉着症不伴缺铁的其他贫血（如地中海性贫血）；肝肾功能严重损害，尤其伴有未经治疗的尿路感染者。

【制剂与规格】 富马酸亚铁片：0.2 g。

琥珀酸亚铁
（速力菲薄膜衣片）
Ferrous Succinate

【作用与用途】 抗贫血药。用于缺铁性贫血的预防及治疗。

【体内过程】 吸收：铁剂以亚铁离子（Fe^{2+}）形式主要在十二指肠降部及空肠近端吸收。非缺铁者口服铁的吸收率为5%～10%，随着体内贮存量的缺乏，铁吸收量可成比例增加。饭后铁的吸收量较空腹时减少1/3～1/2。代谢和排泄：铁的每日排泄量，男性为0.5～1.0 mg，女性因月经或哺乳，平均为1.0～1.5 mg。经代谢的铁主要通过肾排泄，未被吸收的铁经肠黏膜细胞脱落部分从粪便排出，少量铁由胆汁、尿、汗液排出。

【用法与用量】 成人：预防用，口服每日1次，每次1片；治疗用，每日3次，每次1～2片。儿童：口服每日1次，每次半片；治疗用，每日2次，每次半片或1片。本品宜饭后服用。饭后立即服用本品，可减轻胃肠道局部刺激。

【不良反应与注意事项】 胃肠道不良反应，如恶心、呕吐、上腹疼痛、便秘。下列情况应禁用本品：对铁过敏者及非缺铁性贫血者；肝肾功能严重损害；胃与十二指肠溃疡，溃疡性结肠炎患者。酒精中毒、肝炎、急性感染、肠道炎症、胰腺炎等患者慎用。

【制剂与规格】 琥珀酸亚铁片：100 mg。

蛋白琥珀酸铁
（菲普利，意大泛马克）
Iron Protein Succinylate

【作用与用途】 用于绝对和相对缺铁性贫血，由于铁摄入量不足或吸收障碍、急性或慢性失血以及感染所引起的隐性或显性缺铁性贫血，妊娠与哺乳期贫血。

【体内过程】 本品口服吸收良好，大部分从胆汁排泄，部分可从汗液、皮肤以及月经排泄。

【用法与用量】 成人每日1～2瓶,儿童每日1.5 ml/kg。

【不良反应与注意事项】 下列情况应禁用本品:含铁血黄素沉着、血色素沉着、再生障碍性贫血、溶血性贫血、铁利用障碍性贫血、慢性胰腺炎和肝硬化患者。过量时易发生胃肠功能紊乱。可影响四环素类药物的吸收。

【制剂与规格】 蛋白琥珀酸铁口服液:15 mg。

右旋糖酐铁
(含糖氧化铁,葡聚糖铁)
Iron Dextran

【作用与用途】 抗贫血药。用于治疗缺铁性贫血。

【体内过程】 本品由于分子较大,须由淋巴管吸收再转入血液,所以注射后血浓度提高较慢,24～48小时血药浓度达高峰。铁吸收后与转铁蛋白结合在血中循环,以供造红细胞之用,也可以铁蛋白或含铁血黄素形式累积在肝、脾、骨髓及其他网状内皮组织。铁在人体中每日排泄极微量,见于尿、粪、汗液、脱落的肠黏膜细胞及酶内,丧失总量为0.5～1.0 mg。

【用法与用量】 深部肌内注射,每次50～100 mg(Fe),1～3天一次。小儿体重超过6 kg者,每次25 mg(Fe),每日1次。小儿体重6 kg以下者,每次12.5 mg(Fe),每日1次。

【不良反应与注意事项】 本品注射后,可产生局部疼痛及色素沉着。适于不能耐受口服铁剂的缺铁性贫血患者,或需迅速纠正缺铁患者。注射本品后血红蛋白未见逐步升高者应即停药。严重肝、肾功能不全者禁用。

【制剂与规格】 右旋糖酐铁注射液:2 ml:50 mg(Fe);2 ml:100 mg(Fe)。

葡萄糖酸亚铁
Ferrous Gluconate

【作用与用途】 抗贫血药。用于预防和治疗各种原因引起的缺铁性贫血。

【体内过程】 吸收:铁剂以亚铁离子(Fe^{2+})形式主要在十二指肠及空肠近端吸收。非缺铁者口服铁的吸收率为5%～10%,可自肠黏膜吸收,随着体内贮存量的缺乏,铁吸收量可成比例增加。饭后铁的吸收量较空腹时减少1/3～1/2。分布:吸收进入肠黏膜细胞的铁一部分与去铁铁蛋白结合成铁蛋白,贮存于肠黏膜细胞内;吸收的另一部分铁通过与铁蛋白(一种β球蛋白)结合,转送入血。进入血液的Fe^{2+},在血浆铜蓝蛋白(ceruloplasmin,又称亚铁氧化酶)催化下氧化成Fe^{3+},并与转铁蛋白结合,成为血浆铁。然后转运到骨髓、肝、脾,铁从小肠黏膜细胞或从肝、脾等贮存部位转运到骨髓造血组织,是以转铁蛋白-离子复合物的形式,通过与成熟红细胞膜上的转铁蛋白受体结合,使铁进入红细胞参与合成血红蛋白。多余的铁与这些组织中的去铁铁蛋白结合成铁蛋白和变性成含铁血黄素(hemosiderin)两种形式贮存。代谢和排泄:铁的每日排泄量,男性为0.5～1.0 mg,女性因月经或哺乳,平均为1.0～1.5 mg。经代谢的铁主要通过肾排泄，未被吸收的铁及经肠黏膜细胞脱落从粪便排出，少量铁由胆汁、尿、汗液排出。

【用法与用量】 成人：预防用，口服每日1次，每次300 mg；治疗用，每日3次，每次300～600 mg。儿童：每日3次，每次用量按每公斤体重服10 mg计算。如，体重25 kg儿童，每次服250 mg胶囊1粒；体重30 kg儿童，每次服300 mg胶囊1粒。本品宜饭后服用。饭后立即服用本品，可减轻胃肠道局部刺激。

【不良反应与注意事项】 常见不良反应为轻度恶心、食欲不振、胃部或腹部疼痛等，多与剂量有关；轻度腹泻或便秘。下列情况应禁用本品：血色病或含铁血黄素沉着症及不伴缺铁的贫血；肝肾功能严重损害。

【制剂与规格】 葡萄糖酸亚铁胶囊：250 mg、300 mg、400 mg。

山梨醇铁
Iron Sorbitol

【作用与用途】 抗贫血药，1 ml含铁量50 mg。铁为人体必需元素，是构成血红蛋白、肌红蛋白、铁蛋白、细胞色素和某些组织酶的组分之一。急性失血、慢性失血、铁需要相对增加以及胃肠道铁吸收障碍时，都可因铁的消耗与摄取不平衡而发生缺铁性贫血。对缺铁患者补充铁剂后，除血红蛋白合成加速外，与组织缺铁和含铁酶活性降低的有关症状，如：生长迟缓、行为异常、体力不足、黏膜组织变化及皮肤、指甲病变也都能逐渐得以纠正。一般不作首选铁剂。主要用于预防和治疗各种不宜口服铁剂者，如溃疡性结肠炎；或口服治疗无效的缺铁性贫血；或者是需要迅速纠正贫血状况者。

【体内过程】 山梨醇铁是三价铁，仅供肌内注射，注射后吸收迅速，2小时后血药浓度达到最高峰，24小时内从尿中排出给药量的20%～30%。不可静脉注射。如注射量超过血液的铁结合力，血浆中游离铁对机体有毒性作用，因此该药不能与口服铁盐同时应用。

【用法与用量】 深部肌内注射：成人每次1～2 ml，隔1～3日1次；儿童：体重大于6 kg，每次1 ml，每日1次，体重小于6 kg，每次0.5 ml，每日1次，贫血纠正后应继续使用一段时间以补充储存铁。

【不良反应与注意事项】 注射后有金属味，注射局部疼痛及药物外渗；少数患者可有发热、心动过速及关节痛等变态反应；有报道，个别患者因肌内注射本品出现过敏性休克和(或)心脏毒性而死亡。血色病或含铁血黄素沉着症、溶血性贫血、已知对铁过敏者及肝肾功能损害者禁用。

【制剂与规格】 山梨醇铁注射液：2 ml：50 mg(Fe^{2+})。

蔗糖铁(维乐福)
Iron Sucrose Injection

【作用与用途】 本品适用于口服铁剂效果不好而需要静脉铁剂治疗的患者，如：口服铁剂不能耐受的患者；

口服铁剂吸收不好的患者。

【体内过程】 给健康志愿者单剂量静脉注射含100 mg铁的本品,10分钟后的水平达到最高,平均为538 μmol/L。中央室分布容积与血浆容积相等(大约3 L)。注射的铁在血浆中被快速排除,半衰期约为6小时。稳态分布容积约为8 L,说明铁在人体中分布少。由于本品比转铁蛋白稳定性低,可以看到铁到转铁蛋白的竞争性交换。结果铁的转运速率为31 mg铁/24 h。注射本品后的前4小时铁清除量不到全部清除量的5%。在24小时后,血浆中铁的水平下降到注射前铁的水平,约75%的蔗糖被排泄。

【用法与用量】 本品应以滴注或缓慢注射的方式静脉给药,或直接注射到透析器的静脉端。静脉滴注:只能用生理盐水稀释20倍,滴注速度为:100 mg铁滴注至少15分钟;200 mg至少滴注30分钟;300 mg滴注1.5小时;400 mg滴注2.5小时;500 mg滴注3.5小时。静脉注射:不用稀释,推荐速度为每分钟1 ml本品(5 ml本品至少注射5分钟),每次最大注射剂量是10 ml本品(200 mg铁)。直接注射到透析器的静脉端:不用稀释,注射情况同“静脉注射”。在新患者第一次治疗前,应按照推荐的方法先给予一个小剂量进行测试:成人用1~2.5 ml(20~50 mg铁),体重>14 kg的儿童用1 ml(20 mg铁),体重<14 kg的儿童用日剂量的一半(1.5 mg/kg)。应备有心肺复苏设备。如果在给药15分钟后未出现任何不良反应,继续给予余下的药液。常用剂量:成年人和老年人:根据血红蛋白水平每周用药2~3次,每次5~10 ml(100~200 mg铁)。儿童:根据血红蛋白水平每周用药2~3次,每次每公斤体重0.15 ml本品(=3 mg/kg体重)。

【不良反应与注意事项】 罕见过敏反应。据报道偶尔会出现下列不良反应(≥1%):金属味,头痛,恶心,呕吐,腹泻,低血压。极少出现副交感神经兴奋,胃肠功能障碍,肌肉痛,发热,风疹,面部潮红,四肢肿胀,呼吸困难,过敏(假过敏)反应,在输液的部位发生静脉曲张、静脉痉挛。本品只能用于已通过适当的检查、适应证得到完全确认的患者(例如:血清铁蛋白,血红蛋白,血细胞比容,红细胞计数,红细胞指数——MCV、MCH、MCHC)。非肠道使用的铁剂会引起有潜在致命的过敏反应或过敏样反应,轻度过敏反应应服用抗组胺类药物,重度过敏应立即给予肾上腺素。有支气管哮喘、铁结合率低或叶酸缺乏的患者,应特别注意过敏反应或过敏样反应的发生。有严重肝功能不良、急性感染,有过敏史或慢性感染的患者在使用本品时应小心。如果本品注射速度太快,会引发低血压。谨防静脉外渗漏。如果遇到静脉外渗漏,应按以下步骤进行处理:若针头仍然插着,用少量0.9%生理盐水清洗。为了加快铁的清除,指导患者用黏多糖软膏或油膏涂在针眼处。轻轻涂抹黏多糖软膏或油膏,禁止按摩以避免铁的进一步扩散。本品不会影响驾驶和机械操作能力。本品禁止用于:非缺铁性贫血、铁过量或铁利用障碍、已知对单糖或二糖铁复合物过敏者。和所有的非肠道铁剂一样,本品会减少口服铁剂的吸收。所以本品不能与口服铁剂同时使用,口服铁剂的治疗应在注射完本品的5 天之后开始使用。

【制剂与规格】 5 ml:100 mg 铁和1.6 g 蔗糖。

甲磺酸去铁胺(除铁灵)
Deferoxamine

【作用与用途】 用于急性铁中毒,慢性铁积聚病(原发性和继发性含铁血黄素沉着症)、球蛋白生成障碍性贫血、铁利用不良性贫血、先天性再生障碍性贫血、溶血性贫血等症,亦可用于铁负荷过高诊断的试验。

【用法与用量】 急性铁中毒:口服中毒可用鼻饲管给予8 g,后改用肌内注射,成人或儿童均用1 g,继而每4小时1 次,每次0.5 g,用2 次后改为4 ~12 小时1 次。24 小时内总量不超过6 g。休克时应静脉注射给药,注射速度不得超过15 mg/(kg·h),病情缓解后改为口服。慢性铁聚积病:肌内注射,首次1 g,以后0.5 g/h,连用2 次后,每4 ~12 小时用0.5 g,日总量不超过6 g。静脉注射剂量同肌内注射,注射速度不超过15 mg/(kg·h)。

【不良反应与注意事项】 口服刺激胃肠道,可产生恶心、呕吐、腹部不适等症。肌内注射可见局部疼痛、全身发红、荨麻疹、头痛、胃区痛等。静脉注射时除有上述反应外,还可出现低血压、心悸、惊厥、休克等。肾功能损害者慎用,妊娠初期忌用。

【制剂与规格】 甲磺酸去铁胺粉针:0.5 g。

叶酸
Folic Acid

【作用与用途】 叶酸系由蝶啶、对氨基苯甲酸及谷氨酸的残基组成的水溶性B 族维生素,为机体细胞生长和繁殖必需物质。存在于肝、肾、酵母及绿叶蔬菜如豆类、菠菜、番茄、胡萝卜等,现已能人工合成。叶酸经二氢叶酸还原酶及维生素 B_{12} 的作用,形成四氢叶酸(THFA),后者与多种一碳单位(包括—CH_3、—CH_2、—CHO 等)结合成四氢叶酸类辅酶,传递一碳单位,参与体内很多重要反应及核酸和氨基酸的合成。THFA 在丝氨酸转羟基酶的作用下,形成N5,10 甲烯基四氢叶酸,能促使尿嘧啶核苷酸(dUMP)形成胸腺嘧啶核苷酸(dTMP),后者可参与细胞的DNA 合成,促进细胞的分裂与成熟。在DNA 合成过程中,脱氧尿苷酸转变为脱氧胸苷酸,其间所需的甲基由亚甲基四氢叶酸提供。叶酸缺乏时,DNA 合成减慢,但RNA 合成不受影响,结果在骨髓中生成细胞体积较大而细胞核发育较幼稚的血细胞,尤以红细胞最为明显,及时补充可有治疗效应。用于各种原因引起的叶酸缺乏及叶酸缺乏所致的巨幼红细胞贫血,妊娠期、哺乳期妇女预防给药,慢性溶血性贫血所致的叶酸缺乏。

【体内过程】 口服后主要以还原

形式在空肠近端吸收,5～20分钟即出现于血中,1小时后达高峰,其 $t_{1/2}$ 约为0.7小时。贫血患者吸收速度较正常人快。叶酸由门静脉进入肝脏,以N5-甲基四氢叶酸的形式储存于肝脏中和分布到其他组织器官,在肝脏中储存量为全身总量的1/3～1/2。治疗量的叶酸约90%自尿中排泄,大剂量注射后2小时,即有20%～30%出现于尿中。

【用法与用量】 口服:成人每次5～10 mg,每日15～30 mg,直至血象恢复正常;儿童每次5 mg,每日3次(或每日5～15 mg,分3次)。预防用:每次0.4 mg,每日1次。

【不良反应与注意事项】 不良反应较少,罕见过敏反应。长期用药可以出现畏食、恶心、腹胀等胃肠症状。大量服用叶酸时,可使尿呈黄色。维生素 B_{12} 缺乏引起的巨幼细胞贫血不能单用叶酸治疗。

【制剂与规格】 叶酸片:0.4 mg、5 mg。

维生素 B_{12}(氰钴胺)

Vitamin B_{12}

【作用与用途】 本品为抗贫血药。维生素 B_{12} 参与体内甲基转换及叶酸代谢,促进5-甲基四氢叶酸转变为四氢叶酸。缺乏时,导致DNA合成障碍,影响红细胞的成熟。本品还促使甲基丙二酸转变为琥珀酸,参与三羧酸循环。此作用关系到神经髓鞘脂类的合成及维持有髓神经纤维功能完整,维生素 B_{12} 缺乏症的神经损害可能与此有关。主要用于巨幼细胞性贫血,也可用于神经炎的辅助治疗。

【体内过程】 肌内注射后吸收迅速而完全,约1小时血药浓度达峰值;体内分布较广,但主要贮存于肝脏,成人总贮量为4～5 mg;大部分在8小时经肾脏排泄,剂量愈大,排泄愈多。

【用法与用量】 肌内注射:成人,每日0.025～0.1 mg或隔日0.05～0.2 mg。用于神经炎时,用量可酌增。儿童,25～100 μg,每日或隔日1次。避免同一部位反复给药,且对新生儿、早产儿、婴儿、幼儿要特别小心。

【不良反应与注意事项】 肌内注射偶可引起皮疹、瘙痒、腹泻及过敏性哮喘,但发生率低,极个别有过敏性休克。可致变态反应,甚至过敏性休克,不宜滥用。

【制剂与规格】 维生素 B_{12} 注射液:1 ml:0.05 mg、1 ml:0.1 mg、1 ml:0.25 mg、1 ml:0.5 mg、1 ml:1 mg。

腺苷钴胺(辅酶维生素 B_{12},辅酶维 B_{12})

Cobamamide

【作用与用途】 本品为维生素类药。是氰钴型维生素 B_{12} 的同类物,即其-CN基被腺嘌呤核苷取代成为5′-脱氧腺苷钴胺,它是体内维生素 B_{12} 的两种活性辅酶形式之一,是细胞生长增殖和维持神经髓鞘完整所必需的物质。

主要用于巨幼红细胞性贫血、营养不良性贫血、妊娠期贫血、多发性神经炎、神经根炎、三叉神经痛、坐骨神经痛、神经麻痹,也可用于营养性疾患以及放射线和药物引起的白细胞减少症的辅助治疗。

【体内过程】 本品可直接吸收利用,活性强,与组织细胞亲和力强,排泄较慢。

【用法与用量】 口服,成人每次 0.5 ~1.5 mg,每日 1.5 ~4.5 mg。

【制剂与规格】 腺苷钴胺片:0.25 mg。

重组人红细胞生成素(利血宝,宁红欣,益比奥,济脉欣) Recombinant Human Erythropoietin

【作用与用途】 红细胞生成素是由肾脏分泌的一种活性糖蛋白,作用于骨髓中红系造血祖细胞,能促进其增殖、分化。本品能经由后期母红细胞祖细胞(CFU-E)引导出明显的刺激集落的生成效果。在高浓度下,本品亦可刺激早期母红细胞祖细胞(BFU-E)而引导出集落的形成。用于肾功能不全所致的贫血,包括透析及非透析患者;外科围手术期的红细胞动员。

【体内过程】 皮下注射给药吸收缓慢,2 小时后可见血清红细胞生成素浓度升高,血药浓度达峰值时间为 18 小时。骨髓为特异性摄取器官,药物主要为肝脏和肾脏摄取。红细胞生成素给药后大部分在体内代谢,动物(大鼠)实验表明,除肝脏外,还有少部分药物在肾、骨髓和脾脏内降解。肾脏不是红细胞生成素的主要排泄器官,使用红细胞生成素的贫血患者,药物以原形经肾脏排泄的量小于10%。

【用法与用量】 肾性贫血:本品应在医生指导下使用,可皮下注射或静脉注射,每周分 2 ~3 次给药。给药剂量需依据患者的贫血程度、年龄及其他相关因素调整。治疗期:开始推荐剂量血液透析患者每周 100 ~150 U/kg,非透析患者每周 75 ~100 U/kg。若红细胞压积每周增加少于 0.005,可于 4 周后按 15 ~30 U/kg 增加剂量,但最高增加剂量每周不可超过 30 U/kg · 周。红细胞压积应增加到0.30 ~0.33,但不宜超过 0.36。维持期:如果红细胞压积达到 0.30 ~0.33 和(或)血红蛋白达到 100 ~110 g/L,则进入维持治疗阶段。推荐将剂量调整至治疗剂量的 2/3,然后每 2 ~4 周检查红细胞压积以调整剂量,避免红细胞生成过速,维持红细胞压积和血红蛋白在适当水平。外科围手术期的红细胞动员:适用于术前血红蛋白在 100 ~130 g/L 的择期外科手术患者(心脏血管手术除外),使用剂量为 150 U/kg,每周 3 次,皮下注射,于术前 10 天至术后 4 天应用,可减轻术中及术后贫血,减少对异体输血的需求,加快术后贫血倾向的恢复。用药时间为防止缺铁,可同时补充铁剂。

【不良反应与注意事项】 一般不良反应:少数患者用药初期可出现头痛、低热、乏力等,个别患者可出现肌痛、关节痛等。绝大多数不良反应经对症处理后可以好转,不影响继续用药,极个别病例上述症状持续存在,应考虑停药。变态反应:极少数患者用药后可能出现皮疹或荨麻疹等变态反应,包括过敏性休克。心、脑血管系统:血压升高、原有的高血压恶化和因高血压脑病而有头痛、意识障碍、痉挛发生,甚至可引起脑出血。血液系统:随着红细胞压积增高,血液黏度可明显增高,因此应注意防止血栓形成。肝脏:偶有 GOT、GPT 的上升。胃肠:有时会有恶心、呕吐、食欲不振、腹泻等情况发生。

【制剂与规格】 重组人红细胞生成素注射液:2 000 U、2 500 U、3 000 U、4 000 U、5 000 U、6 000 U、10 000 U。

再障生血片

Zaizhang sheng xue Tablets

【作用与用途】 滋阴补肾、补气生血、活血止血,用于气血两亏、再生障碍性贫血、缺铁性贫血白细胞减少等。

【用法与用量】 口服:每次 5 片,每日 3 次,小儿酌减。根据不同类型血细胞减少情况使用,1～3 个月为 1 个疗程,获效后仍可继续服用,巩固疗效。再生障碍性贫血,服药时间不得少于 3 个月。

【制剂与规格】 再障生血片:0.35 g。

甲钴胺

Mecobalamin

【作用与用途】 本品是一种内源性的辅酶 B_{12},参与一碳单位循环,在由同型半胱氨酸合成蛋氨酸的转甲基反应过程中起重要作用。动物实验发现本品比氰钴胺易于进入神经元细胞器,参与脑细胞和脊髓神经元胸腺嘧啶核苷的合成,促进叶酸的利用和核酸代谢,且促进核酸和蛋白质合成作用较氰钴胺强。本品能促进轴突运输功能和轴突再生,使链脲霉素诱导的糖尿病大鼠坐骨神经轴突骨架蛋白的运输正常化,对药物引起的神经退变具有抑制作用,如阿霉素、丙烯酰胺、长春新碱引起的神经退变及自发高血压大鼠神经疾病等。在大鼠组织培养中发现本品可以促进卵磷脂合成和神经元髓鞘形成。本品能使延迟的神经突触传递和神经递质减少恢复正常,通过提高神经纤维兴奋性恢复终板电位诱导,能使饲以胆碱缺乏饲料的大鼠脑内乙酰胆碱恢复到正常水平。适用于周围神经病。

【体内过程】 健康人每次口服 120 μg、1 500 μg,均在给药后 3 小时达到最高血药浓度,其吸收呈剂量依赖性。服药后 8 小时,尿中总 B_{12} 的排泄量为用药后 24 小时排泄量的 40%～80%。观察健康人连续 12 周每天口服 1 500 μg,至停药后 4 周血清中总 B_{12} 的变化值,给药 4 周后其值约为给药前的 2 倍,以后逐渐增加,到 12 周后约达 2.8 倍,即使中止给药 4 周后仍显示约为给药前的 1.8 倍。

【用法与用量】 口服:通常成年人每次 1 片(0.5 mg),每日 3 次,可根据年龄、症状酌情增减。

【不良反应与注意事项】 偶有皮疹发生(发生率 <0.1%),出现后应停止用药。偶有(发生率 5%～0.1%)食欲不振、恶心、呕吐、腹泻。禁用于对甲钴胺或处方中任何辅料有过敏史

的患者。如果服用1个月以上无效，则无需继续服用。从事汞及其化合物的工作人员，不宜长期大量服用本品。

【制剂与规格】 片剂:0.5 mg。

（二）促白细胞增生药

复方皂矾丸

Fufang Zaofan Pills

【作用与用途】 温肾健髓，益气养阴，生血止血。用于再生障碍性贫血，白细胞减少症，血小板减少症，骨髓增生异常综合征及放疗和化疗引起的骨髓损伤、白细胞减少属肾阳不足、气血两虚证者。

【用法与用量】 口服，每次7~9丸，每日3次，饭后即服。

【不良反应与注意事项】 少数病例初服本品有轻微消化道反应，减量服用数日，即可耐受。忌茶水。

【制剂与规格】 丸剂:0.2 g。

力血生

Leucogen

【作用与用途】 用于防治肿瘤放化疗引起的白细胞、血小板减少症。

【用法与用量】 口服:每次20 mg（2片），每日3次，或遵医嘱。

【不良反应与注意事项】 对本品过敏者禁用。骨髓恶性肿瘤患者禁用。本品性状发生改变后，禁止使用。

【制剂与规格】 片剂:10 mg。

鲨肝醇

Batilol

【作用与用途】 本品即α-正十八碳甘油醚，为动物体内固有物质，在骨髓造血组织中含量较多，可能是体内造血因子之一。有促进白细胞增生及抗放射线的作用，还可对抗由于苯中毒和细胞毒类药物引起的造血系统抑制。用于治疗各种原因引起的白细胞减少症，如放射性、抗肿瘤药物等所致的白细胞减少症。用于治疗不明原因所致的白细胞减少症。

【用法与用量】 口服:成人每日50~150 mg，分3次服，4~6周为1个疗程。儿童每次1~2 mg/kg，每日3次。

【不良反应与注意事项】 治疗剂量偶见口干、肠鸣亢进。临床疗效与剂量相关，过大或过小均影响效果，故应寻找最佳剂量。对病程较短、病情较轻及骨髓功能尚好者，本品疗效较好。用药期间应经常检查外周血常规。剂量过大可引起腹泻（具体剂量范围不明确）。

【制剂与规格】 鲨肝醇片:25 mg、50 mg。

维生素B_4（腺嘌呤，磷酸氨基嘌呤，6-氨基嘌呤磷酸盐）

Vitamin B_4

【作用与用途】 升白细胞药。维生素B_4是核酸的组成部分，在体内参与RNA和DNA合成，当白细胞缺乏时，它能促进白细胞增生。

用于防治各种原因引起的白细胞减少症、急性粒细胞减少症，尤其是肿瘤化学和放射治疗以及苯中毒等引起的白细胞减少症。

【用法与用量】 口服。成人每次10～20 mg，每日3次。小儿每次5～10 mg，每日2次。

【不良反应与注意事项】 由于此药是核酸前体，应考虑是否有促进肿瘤发展的可能性，权衡利弊后选用。孕妇及哺乳期妇女慎用。

【制剂与规格】 磷酸腺嘌呤片：10 mg、25 mg。

脱氧核苷酸钠
Sodium Deoxyribonucleotide

【作用与用途】 一种具有遗传特性的化学物质，与蛋白质相结合成核蛋白，为生物体的基本物质。它在个体的生长、繁殖、遗传、变异等生理生化功能方面起着重要作用，通过核糖核酸（RNA）控制蛋白质的合成，尤其对某些关键性酶蛋白的合成，起协调体内的一系列代谢作用。因此有促进细胞成长、增强细胞活力的功能，以及改变机体代谢的作用。用于急、慢性肝炎白细胞减少症，血小板减少症及再生障碍性贫血等的辅助治疗。

【用法与用量】 肌内注射：每次50～100 mg（1～2支），每日1次。静脉滴注：每次50～150 mg（1～3支），每日1次，30天为1个疗程。本品加入到250 ml的5%葡萄糖注射液中，缓慢滴注（2 ml/min）。

【不良反应与注意事项】 偶有一过性血压下降。对本品过敏者禁用。

【制剂与规格】 脱氧核苷酸钠注射液：2 ml：50 mg。

茜草双酯
Rubidate

【作用与用途】 促进白细胞增生药。用于防治因肿瘤放射治疗和化疗以及苯中毒等各种原因引起的白细胞减少症。与利血生、鲨肝醇、维生素B_4等尚有协同作用。

【用法与用量】 口服：成人每次400 mg，每日2次；小儿每次每千克体重15～20 mg，每日3次。

【不良反应与注意事项】 服后有口干、头痛、纳差及乏力等不良反应。

【制剂与规格】 茜草双酯片：100 mg。

小檗胺（升白胺）
Berbamine

【作用与用途】 促进白细胞增生药。用于防治肿瘤患者由于化疗或放疗引起的白细胞减少症、苯中毒、放射性物质及药物等引起的白细胞减少症。

【用法与用量】 口服：成人每次50 mg，每日3次，或遵医嘱。

【制剂与规格】 小檗胺片：25 mg。

人粒细胞巨噬细胞集落刺激因子
（生白能，特立尔，吉姆欣）
Human Granulocyte Macrophage Colony Stimulating Factor

【作用与用途】 升白细胞药。重

组人粒细胞巨噬细胞集落刺激因子(rhGM-CSF)作用于造血祖细胞,促进其增殖和分化,其重要作用是刺激粒、单核巨噬细胞成熟,促进成熟细胞向外周血释放,并能促进巨噬细胞及嗜酸粒细胞的多种功能。用于预防和治疗肿瘤放疗或化疗后引起的白细胞减少症。治疗骨髓造血功能障碍及骨髓增生异常综合征。预防白细胞减少可能潜在的感染并发症。使感染引起的中性粒细胞减少的恢复加快。

【体内过程】 志愿者皮下注射3、10、20 μg/kg和静脉注射3～30 μg/kg可观察到血浓度峰值和曲线下面积(AUC)随剂量的增大而增高。皮下注射本品,在3～4小时血浓度达到峰值。静脉注射本品的清除半衰期为1～2小时,皮下注射则为2～3小时。小鼠皮下注射^{125}I-GM-CSF后,肾脏含量最高,其次是胃和血液,心脏和骨骼中含量较低。在24小时内有45%药物经尿液排出,其中20%以原形排出,48小时内66%～86%的药物经尿液排泄。

【用法与用量】 肿瘤放、化疗后:放、化疗停止24～48小时后方可使用本品,用1 ml注射用水溶解本品(切勿剧烈振荡),在腹部、大腿外侧或上臂三角肌处进行皮下注射(注射后局部皮肤应隆起约1 cm^2,以便药物缓慢吸收),3～10 μg/(kg·d),持续5～7天,根据白细胞回升速度和水平,确定维持量。本品停药后至少间隔48小时方可进行下一疗程的放、化疗。骨髓移植:5～10 μg/kg,静脉滴注4～6小时每日1次,持续应用至连续3天中性粒细胞绝对数≥1×10^9/L。骨髓增生异常综合征/再生障碍性贫血:3 μg/(kg·d),皮下注射,需2～4天才观察到白细胞增高的最初效应,以后调节剂量使白细胞计数维持在所期望水平,通常<1×10^9/L。

【不良反应与注意事项】 本品的安全性与剂量和给药途径有关。大部分不良反应多属轻到中度,严重的反应罕见。最常见的不良反应为发热、寒战、恶心、呼吸困难、腹泻,一般的常规对症处理便可使之缓解;其次有皮疹、胸痛、骨痛和腹泻等。据国外报道,低血压和低氧综合征在首次给药时可能出现,但以后给药则无此现象。不良反应发生多与静脉推注和快速滴注以及剂量大于32 μg/(kg·d)有关。下列情况应禁用本品:对rhGM-CSF或该制剂中任何其他成分有过敏史的患者;自身免疫性血小板减少性紫癜的患者。

【制剂与规格】 人粒细胞巨噬细胞集落刺激因子粉针:50 μg、75 μg、100 μg、150 μg、300 μg。

人粒细胞集落刺激因子(惠尔血,吉粒芬,促粒素,吉赛欣,瑞血新)

Human Granulocyte Colony Stimulating Factor

【作用与用途】 本药是应用重组DNA技术制成的人粒细胞集落刺激因子,它与由人膀胱癌细胞培养上清液提取的G-CSF具有相同的生物学活性。能刺激中性粒细胞祖细胞，使其分化、增殖及促进成熟中性粒细胞自骨髓释放，并增强成熟中性粒细胞的功能。骨髓移植后促进中性粒细胞的升高，用于肿瘤、白血病化疗后的中性粒细胞减少，骨髓增生异常综合征及再生障碍性贫血伴发的中性粒细胞减少，先天性、特发性中性粒细胞减少。

【用法与用量】 骨髓移植后第2～5天内开始，300 μg/(m^2·d)，静脉滴注。实体瘤化疗后50 μg/(m^2·d)，皮下注射，或100 μg/(m^2·d)，静脉滴注。白血病化疗后200 μg/(m^2·d)，静脉滴注。骨髓异常增生综合征100 μg/(m^2·d)，静脉滴注。再生障碍性贫血400 μg/(m^2·d)，静脉滴注。先天性、特发性中性粒细胞减少50 μg/(m^2·d)，皮下注射。

【不良反应与注意事项】 少数患者可出现轻度骨痛，偶见发热。偶有暂时性ALP和LDH升高，停药后可恢复。定期检查，防止中性粒细胞过多。妊娠、哺乳期妇女禁用，老人、儿童慎用。下列情况禁用：对本药或其他G-CSF制剂过敏者；骨髓幼稚细胞未充分降低或外周血存在未成熟细胞的髓性白血病患者。

【制剂与规格】 注射剂：0.3 ml：75 μg、0.6 ml：150 μg、1.2 ml：300 μg；冻干注射剂：50 μg/支、100 μg/支、250 μg/支，附1 ml溶解液。

小牛脾提取物(斯普林)

Calf Spleen Extractive Injection

【作用与用途】 本品具有激活机体非特异性免疫功能的作用，并能刺激骨髓干细胞的增殖，有助于造血功能的提高。用于提高机体免疫力。可在治疗再生障碍性贫血、原发性血小板减少症、放射线引起的白细胞减少症、各种恶性肿瘤、改善肿瘤患者恶病质时配合使用。

【用法与用量】 肌内注射：一日2～8 ml，一日1次或遵医嘱。静脉滴注：一次10 ml，溶于500 ml的0.9%氯化钠注射液或5%～10%的葡萄糖注射液中，一日1次或遵医嘱。

【不良反应与注意事项】 当药品性状发生改变时禁止使用。

【制剂与规格】 注射剂：2 ml：5 mg多肽，380 μg核糖。

下丘脑及垂体激素

生长激素(健高宁,诺德人体生长激素)
Somatropin(rh-GH)

【作用与用途】 为 DNA 重组技术生产的人体生长激素,能刺激 IGF-1 和蛋白质合成,促进骨骼和体细胞的生长,利于脂肪分解和蛋白质合成,使肌肉增加,脂肪减少。用于内源性生长激素分泌不足或先天性性腺发育不全(特纳综合征)所引起的生长发育障碍,青春期前慢性肾功能不全所引起的生长发育障碍,成人生长激素不足的替代疗法(用于心功能不全等)。

【体内过程】 静脉注射后,$t_{1/2}$ 20～30 分钟,皮下或肌内注射,血清浓度以 $t_{1/2}$3～5 小时的速度下降,故作用时间较长,皮下及肌内注射两者生物利用度相仿,皮下注射血药峰浓度稍高于肌内注射,但出现时间较迟。注射剂量约 90% 在肝脏代谢,仅约 0.1% 以原形由胆管、肾脏排泄。

【用法与用量】 成人:生长激素不足:每周 0.125 U/kg。先天性子宫发育不全:每周 1 U/kg,以上剂量均分 7 天皮下注射。

【不良反应与注意事项】 不良反应可能会有甲状腺功能减退,液体潴留、伴周围水肿,曾有少数良性颅内高压病例的报道。配制药液时不可振荡,以免变性。每周剂量分 7 天皮下注射,注射部位应更换,如第 1 天漏注,则第 2 天不必倍量补注。糖尿病、妊娠、乳母慎用。恶性肿瘤术后,对本品过敏者,各种活动性恶性肿瘤禁用。

【制剂与规格】 针剂:4 U、10 U、12 U、16 U。

促肾上腺皮质素
Corticotropin

【作用与用途】 本品为促肾上腺皮质激素。可刺激肾上腺合成和分泌皮质醇、皮质酮等,而刺激肾上腺分泌雄性激素作用较弱,对醛甾酮分泌影响有限;对原发性肾上腺皮质功能不全者,本品不能明显升高其皮质醇水平,故本品的用药效果与肾上腺皮质激素相似。主要用于诊断垂体-肾上腺皮质功能以及长期使用皮质激素治疗者停药时以防止皮质萎缩,在极少数患者使用肾上腺皮质激素疗效不佳时,改用本品后往往有较好的疗效,但对肾上腺皮质已萎缩以及肾上腺皮质功能完全丧失者则无效。

【体内过程】 本品在胃肠道被蛋白酶类分解破坏,故不能口服;肌内注射也有部分被破坏,其效价较静脉注射低;肌内注射后 4 小时达最大效应,8～12 小时作用消失;静脉注射后在数分钟内起效,作用可维持 8 小时;本品主要在肝脏代谢,血浆中 $t_{1/2}$ 约为 15 分钟。

【用法与用量】 肌内注射:每次 12.5～25 U,每日 2 次。长效促皮质素仅供肌内注射,每次 20～60 U,每日1次。静脉滴注：以12.5～25 U溶于5%～10%葡萄糖液500 ml内于6～8小时内滴完，每日1次。促皮质素试验，将25 U溶于5%葡萄糖液中静脉滴注，维持8小时，连续2日，留24小时尿检查17酮类固醇及17羟皮质类固醇。

【不良反应与注意事项】 本品毒副作用较多，动物实验有致畸胎作用，使儿童生长发育停滞；可诱发高血压、糖尿病、精神失常、体毛增多、月经紊乱、满月脸、痤疮等；可引起明显的水钠潴留和钾丢失；可发生变态反应，甚至过敏性休克；可降低机体对细菌、真菌及病毒的抵抗力，增加被感染的机会。静脉滴注时，不宜与中性、偏碱性的针剂如氯化钠、谷氨酸钠、氨茶碱等配伍，以免产生混浊。

【制剂与规格】 注射用促皮质素：25 U、50 U。为促皮质素与氢氧化锌的灭菌混合制剂。

促甲状腺素
Thyrotropin

【作用与用途】 本品为垂体前叶分泌的促甲状腺激素，在甲状腺组织结构基本完善的前提下能促进甲状腺摄取碘，并促进腺泡细胞合成和释放甲状腺素。用于垂体性甲状腺功能低下症的替代性治疗。用于TSH试验，以区别原发性或继发性甲状腺功能减退症。提高甲状腺癌转移病灶吸放射性同位素碘，再给予治疗量碘。

【用法与用量】 TSH试验：肌内注射，每次10 μg，每日2次，共3日。注射前后测定甲状腺吸碘率或血浆蛋白结合碘。提高甲状腺癌转移病灶吸收放射性同位素碘：肌内注射，每日10 μg，共7日。使转移病灶的吸放射性同位素碘率提高后，再给予治疗量碘。

【不良反应与注意事项】 本品可引起甲状腺功能亢进，尤其在重复注射后，心脏患者使用时要极度小心，因为即使发生轻度甲状腺素症（如充血性心衰或伴有心绞痛的冠心病），患者也不能耐受。对于原发（肾上腺）或继发（垂体）肾上腺皮质功能不全的患者，也必须谨慎使用。这些患者在给予TSH前和使用TSH时，应接受替代性皮质类固醇治疗。还有轻微的恶心、呕吐、头痛和荨麻疹。重复注射可引起抗体形成，产生过敏反应。

【制剂与规格】 促甲状腺素注射液：10 μg。

促甲状腺素释放激素
Thyrotropin Releasing Hormone

【作用与用途】 用于判断甲状腺功能，包括功能亢进和功能减退。Graves病由兴奋甲状腺免疫球蛋白而促进甲状腺激素分泌过多，抑制垂体前叶的促甲状腺素分泌细胞，故本品注射后未见垂体促甲状腺素分泌增加。于甲状腺功能减退症患者，应用本品可区别病理部位在甲状腺、垂体或下丘脑水平，分别出现TSH分泌反应过强、无任何反应或延缓反应。

【体内过程】 本品可从颊、鼻黏

膜及胃肠道吸收，在血液中很快被代谢，代谢物主要从尿排泄。静脉注射400 μg后，20分钟被清除90%，$t_{1/2}$为5.3分钟。

【用法与用量】 静脉注射300 μg。注前、注后20(30)分钟和60分钟取血标本测定TSH水平。

【不良反应与注意事项】 可有晕厥、皮肤潮红、尿逼、排尿增多、恶心、胃脘痛、口干、头痛、胸闷压迫感、出汗、咽喉紧缩。不适用于有心血管疾病、高血压及有卒中史患者。

【制剂与规格】 冻干粉剂:100 μg。

醋酸兰瑞肽(素马杜林)
Lanreotide Acetate

【作用与用途】 如天然生长抑素一样，兰瑞肽是许多内分泌、神经内分泌、外分泌和旁分泌机能的肽抑制剂。它对外周(垂体和胰腺的)生长抑素受体具有很好的亲和力，而对中枢受体的亲和力较弱。这一特点使之在生长激素分泌和消化道激素分泌方面具有良好的特异作用。兰瑞肽比天然生长抑素更具活性，而且作用时间更长。其对生长激素分泌的抑制作用较对胰岛素分泌的抑制作用具有明显的选择性，使该药适于治疗肢端肥大症。另一方面，兰瑞肽对肠道外分泌、消化道激素和细胞增殖机制的抑制作用，使之对消化道内分泌瘤，尤其是类癌的症状治疗非常有益。用于肢端肥大症:外科手术和(或)放射治疗之后生长激素分泌异常时;用于类癌临床症状的治疗:试验性注射之后。

【体内过程】 对健康志愿者通过肌内注射该药品，兰瑞肽的吸收动力学特点为第一阶段的迅速释放，即结合于微粒表面的肽的释放，然后是第二阶段的释放，随之缓慢减少。第一个血浆峰值〔C_{max}1:(6.8±3.8)μg/L〕是在(1.4±0.8)小时，第二个峰值〔C_{max}2:(2.5±0.9)μg/L〕是在(1.9±1.8)天，绝对的生物利用度为(46.1±16.7)%。平均保留时间是(8.0±1.0)天，表面半衰期为(5.2±2.5)天，从而证明了该药品的缓释特点。对肢端肥大症患者，在1次注射之后至少14天期间内，生长激素和IGF-1水平明显下降。重复用药几个月，没有药物蓄积现象。

【用法与用量】 治疗应在专门的地方进行(比如医院)。由于患者敏感性不一，应在正规治疗前做1次试验性注射，然后观察生长激素的分泌情况、类癌的相关症状以及瘤分泌情况。如果反应不敏感，应考虑是否要实施这种治疗。肢端肥大症:缓释剂型给药方法，最初可定为每14天肌内注射1次，每次1支。经对生长激素和IGF-1水平进行评估(在下一次注射前进行测定)，如果认为治疗反应不显著，可增至每10天注射1次。类癌:缓释剂型给药方法，最初可定为每14天肌内注射1次，每次1支。经对临床症状(面部潮红、软便)进行评价，如果认为治疗反应不显著，可增至每10天注射1次。

【不良反应与注意事项】 局部:注射部位有轻度、暂时的疼痛，有时伴有局部红斑。胃肠反应:腹泻或软便,腹痛,胃肠胀气,厌食,恶心和呕吐。血糖:罕有患者出现血糖调节紊乱。胆结石:报道某些患者在长期治疗时出现无症状性胆结石。对本药任何1种成分敏感的患者禁用。肢端肥大的患者使用兰瑞肽仍需对垂体瘤体积进行监视。

【制剂与规格】 冻干粉针:40 mg/支。

去氨加压素(翰宇,翰固,依他停,弥柠)
Desmopressin

【作用与用途】 醋酸去氨加压素,与天然激素精氨酸加压素的结构类似,它与精氨酸加压素的区别主要是对半胱氨酸作脱氨基处理和以D-精氨酸取代L-精氨酸。这些结构改变后,使临床剂量的去氨加压素的作用时间延长,而不产生加压的副作用。用于中枢性尿崩症、夜间遗尿及血友病等,也用于肾尿液浓缩功能的测试。

【体内过程】 本药经鼻、舌下、口腔或口服给药均能迅速吸收,皮下或肌内注射吸收迅速而完全。本品静脉给药2~4 μg,抗利尿作用可达5~20小时。按体重0.3 μg/kg量给药后,血浆达峰浓度约在60分钟,平均值约为600 pg/ml。血浆半衰期在3~4小时之间,皮下注射的生物利用度约为静脉注射生物利用度的85%。经鼻给药1小时产生抗利尿作用,血药浓度达峰时间为30~240分钟,多次给药,抗利尿作用的持续时间5~24小时,生物利用度为10%~20%,经鼻给药后的血浆半衰期变化较大,为24~240分钟,平均90分钟。口服醋酸去氨加压素的生物利用度在0.08%~0.16%之间。血浆达峰浓度在1~1.5小时后出现;血浆达峰浓度(C_{max})和血药浓度-时间曲线下面积(AUC值)不随给药剂量成比例增加。分布容积为0.2~0.3 L/kg。醋酸去氨加压素不能透过血-脑屏障。消除相半衰期平均在2~3小时。对人体肝微粒体的体外研究显示,醋酸去氨加压素几乎不在肝脏中代谢。因此,醋酸去氨加压素可能不在人体肝脏中进行代谢。静脉注射后24小时内,尿液中检测到的醋酸去氨加压素为给药量的45%。

【用法与用量】 静脉注射:中枢性尿崩症,成人每次1~4 g,1岁以上儿童每次0.4~1 g,1岁以下儿童每次0.2~0.4 g,每日1~2次。肌内注射或皮下注射,肾尿液浓缩功能试验,成人4 g,1岁以上儿童1~2 g,1岁以下儿童0.4 g。口服:剂量因人而异,应区分调整。中枢性尿崩症:一般成人和儿童的初始适宜剂量为每次0.1 mg,每日3次,再根据患者的疗效调整剂量。夜间遗尿症:初始适宜剂量为睡前服用0.2 mg,如疗效不显著可增至0.4 mg,连续使用3个月后停用此药至少1周,以便评估是否需要继续治疗。经鼻给药:①中枢性尿崩症:鼻喷雾剂:开始时10 μg,睡前喷鼻,以后根据尿量每晚递增2.5 μg,直至获得良好睡眠。若全天尿量仍较大,可于早晨再加10 μg喷鼻,并根据尿量调整用量,直至获得满意疗效。维持用药,每日 10 ~ 40 μg,1 次或分 2 ~ 3 次喷鼻。滴鼻液:开始每 10 μg,逐渐调整到最适剂量,每日 3 ~ 4 次。②夜间遗尿症:开始时睡前每侧 1 次 10 μg,每日总量 20 μg。维持用药,根据患者反应调整用量,通常每日总量 10 ~ 40 μg。

【不良反应与注意事项】 疲劳、头痛、恶心和胃痛。一过性血压降低,伴有反射性心动过速及面部潮红、眩晕。治疗时若有对水分摄入进行限制,则有可能导致水潴溜,并有伴发症状,如血钠降低、体重增加、严重情形下可发生痉挛。经鼻给药还可见鼻充血、鼻出血、鼻炎。习惯性及精神性烦渴症者、不稳定性心绞痛患者、代偿失调的心功能不全患者、ⅡB 型血管性血友病的患者、需服用利尿剂的其他疾病患者、年幼及老年患者、体液或电解质失衡患者、具有颅内压升高危险的患者禁用。

【制剂与规格】 片剂:0.1 mg、0.2 mg;注射剂:1 ml:4 μg(按去氨加压素计为 3.56 μg)、1 ml:15 μg;滴鼻液:2.5 ml:250 μg;喷雾剂:2.5 ml:250 μg(每喷 10 μg)。

垂体后叶素注射液
(血管加压素,抗利尿激素)
Posterior Pituitary Injection

【作用与用途】 垂体后叶素注射液对平滑肌有强烈的收缩作用,尤其对血管及子宫基层作用更强,由于剂量不同,可引起子宫节律收缩至强直收缩。对于肠道及膀胱亦能增加张力而使其收缩。此外,垂体后叶素尚能抑制排尿。用于肺、支气管出血(如咯血),消化道出血(呕血、便血),并适用于产科催产及产后收缩子宫、止血等。对于腹腔手术后肠道麻痹等亦有功效。本品尚对尿崩症有减少排尿量的作用。

【用法与用量】 肌内、皮下注射或稀释后静脉滴注。引产或催产:静脉滴注,每次 2.5 ~ 5 U,用氯化钠注射液稀释至每 1 ml 中含有 0.01 U。静脉滴注开始时每分钟不超过 0.001 ~ 0.002 U,每 15 ~ 30 分钟增加 0.001 ~ 0.002 U,至达到宫缩与正常分娩期相似,最快不超过 0.02 U/min,通常为 0.002 ~ 0.005 U/min。控制产后出血:静脉滴注,0.02 ~ 0.04 U/min,胎盘排出后可肌内注射 5 ~ 10 U。呼吸道或消化道出血:每次 6 ~ 12 U。产后子宫出血:每次 3 ~ 6 U。

【不良反应与注意事项】 用药后如出现面色苍白、出汗、心悸、胸闷、腹痛、过敏性休克等,应立即停药。本品对患有肾脏炎、心肌炎、血管硬化、骨盆过窄、双胎、羊水过多、子宫膨胀过度等患者不宜应用。在子宫颈尚未完全扩大时亦不宜采用本品。高血压或冠状动脉病患者慎用。

【制剂与规格】 注射液:0.5 ml:3 U、1 ml:6 U。

鞣酸加压素(长效尿崩停注射液、油制鞣酸加压素注射液)

Vasopressin Tannate

(Vasopressin Tannic Injection)

【作用与用途】 抗利尿激素药。本品能促进远端肾小管及集合管对水分的重吸收而具有抗利尿作用。用于中枢性尿崩症。

【体内过程】 本品肌内注射后,缓慢吸收,多数在体内破坏,小部分由肾排出。

【用法与用量】 注射:肌内注射,初次剂量 0.1 ml,以后逐渐递增至一次 0.2 ~ 0.5 ml,视病情而定,以一次注射能控制多尿症状 3 ~ 6 天为宜。鼻吸入:30 ~ 40 mg/次。用特制小匙取出本品一小匙(30 ~ 40 mg)倒在纸上,卷成纸卷,用左手压住左鼻孔,用右手将纸卷插在右鼻孔内,抬头轻轻将药粉吸入鼻腔内。作用消失后再继续吸入。

【不良反应与注意事项】 剂量过大可发生水中毒及突发性严重多尿,少数病例发生严重过敏皮疹、注射部位硬结。高血压、冠状动脉疾病、动脉硬化、心力衰竭患者,孕妇,对本品过敏者禁用。注射前需振荡摇匀后瓶底边缘棕红色药粒沉淀 5 分钟以上。必须注射在肌肉内。上次注射的作用过后才可下一次用药。用药期间避免过量饮水。吸入剂可引起变异性鼻炎、气喘、肺泡炎。呼吸道和副鼻窦疾患、哮喘患者禁用。吸入时应注意避免打喷嚏,以保证疗效,亦不应吸入过猛、过多、过深,否则可引起咽喉发紧、气短、气闷、胸痛、咳嗽甚至腹胀痛。

【制剂与规格】 注射液:5 ml:300 单位。

特利加压素(可利新,安立亭,立迈亭)

Terlipressin

【作用与用途】 为加压素的合成类似物,使用赖氨酸替代了内源性加压素肽链中第八位的精氨酸,同时在半胱氨酸增加了由三个甘氨酸组成的氨基酸支链。特利加压素进入体内后,经过酶的裂解作用,代谢为活性产物起到药理作用。其主要作用为缩血管和抗出血。用于胃肠道和泌尿生殖系统的出血,如食管静脉曲张、胃和十二指肠溃疡、功能性及其他原因引起的子宫出血、生产和/或流产等引起的出血的治疗;用于手术后出血的治疗,特别是腹腔和盆腔区域的出血;妇科手术的局部应用,如在子宫颈。

【体内过程】 特利加压素在体内经过酶的降解作用产生活性代谢物,主要活性代谢物为赖氨酸-加压素,因此特利加压素的起效速度较慢,但药效的持续时间较长。赖氨酸-加压素在肝脏、肾脏和其他组织中被进一步降解。静脉给药后特利加压素的体内药代动力学模型为二室模型,$t_{1/2\beta}$ 约为 40 分钟,代谢清除率约为 9 ml/(kg · min),分布容积约为 0.5 L/kg。赖氨酸-加压素在给药后 30 分钟可在体内检测出来,在给药后 60 ~ 120 分钟范围内达峰浓度。

【用法与用量】 静脉推注,2 mg,每4～6小时重复1次,直到获得控制,最多使用24小时。儿童不宜使用。

【不良反应与注意事项】 偶见腹部疼痛痉挛、头痛、暂时面色苍白以及动脉血压升高。禁用于妊娠妇女。慎用于高血压、晚期动脉粥样硬化、心律失常或冠脉功能不全。应监测血压、血清电解质及液体平衡。

【制剂与规格】 粉针剂:1 mg;注射剂:200 μg/2 ml。

苯赖加压素
Felypressin

【作用与用途】 可用于休克、血压下降及止血。

【用法与用量】 静脉滴注,1次5～10 U,以生理盐水稀释100～200倍。

【不良反应与注意事项】 不良反应有面色苍白、尿急、腹痛、腹泻,过量时可产生呕吐。冠状动脉疾病者禁用。孕妇、老年人慎用。

【制剂与规格】 注射液:5 U(1 ml)、10 U(2 ml)。

甲状腺制剂及抗甲状腺制剂

（一）甲状腺制剂及补碘剂

甲状腺激素（干甲状腺片）
Thyroxin

【作用与用途】 甲状腺用药。临床上主要用于治疗呆小病、黏液性水肿及其他甲状腺功能减退症等。

【用法与用量】 用于黏液性水肿：开始时口服每日不超过15～30 mg，以后逐渐增加至每日90～180 mg。病情稳定后，改用维持量，每日60～120 mg，选用一个适合于长期应用的剂量。对呆小病：剂量随年龄而异，1岁以内每日8～15 mg，1～2岁为20～45 mg，2岁以上为30～120 mg，均分3次服用。单纯性甲状腺肿：开始每日60 mg，逐渐增至每日120～160 mg，疗程一般为3～6个月。

【不良反应与注意事项】 长期过量可引起甲状腺功能亢进的临床表现，如心悸、手震颤、多汗、体重减轻、神经兴奋性升高和失眠。在老年人和心脏病者可发生心绞痛和心肌梗死。糖尿病、冠心病等患者忌用。

【制剂与规格】 甲状腺激素片：10 mg、40 mg、60 mg。

碘塞罗宁（甲碘安，三碘甲状腺原氨酸，T_3）
Liothyronine

【作用与用途】 人工合成的甲状腺激素制剂，作用与甲状腺素相似，作用强度为甲状腺素的3～5倍。能促进糖、蛋白质和脂肪三大物质的代谢，加速组织细胞的氧化过程，维持正常的基础代谢率。适用于各种原因引起的甲状腺功能减退症，还可用作甲状腺功能的诊断药。

【体内过程】 口服吸收良好，吸收率约90%，作用出现快，给药后数小时内生效，但排泄亦快，所以维持时间短，与血浆蛋白的结合程度较低，约0.3%以游离形式存在。T_3 在甲状腺功能正常情况下，血浆半衰期为1～2天，在甲状腺功能减退时，略延长，在甲状腺功能亢进时约为0.6天。

【用法与用量】 口服：成人甲状腺功能减退，初始剂量10～25 μg/d，分2～3次服用，每1～2周递增10～25 μg，直至甲状腺功能恢复正常；对于年龄大、心功能不全或长期甲状腺功能严重减退的患者，初始剂量要低，增加剂量时幅度要小，加量速度要慢。维持量25～50 μg/d。诊断成人甲状腺功能亢进症：80 μg/d，分3～4次口服，连用7～8日。服药前后进行放射性碘摄取试验，甲亢者甲状腺对碘的摄取不受抑制，而正常人碘的摄取受到抑制。本试验已为超敏TSH测定所取代，而毒性结节性甲状腺肿可为放射碘扫描所证实。

【不良反应与注意事项】 甲状腺激素如用量适当无任何不良反应；使

用过量则引起心动过速、心悸、心绞痛、心律失常、头痛、神经质、兴奋、不安、失眠、骨骼肌痉挛、肌无力、震颤、出汗、潮红、怕热、发热、腹泻、呕吐、体重减轻等类似甲状腺功能亢进的症状。T_3 过量时,不良反应的发生较 T_4 或甲状腺粉快。减量或停药可使所有症状消失。老年人和心脏病患者可引发心绞痛、心肌梗死、心源性虚脱,此时应停用本品。老年患者对甲状腺激素较敏感,超过 60 岁者甲状腺激素替代需要量比年轻人约低 25%。心绞痛、动脉硬化、冠心病、高血压、心肌梗死等患者慎用。对病程长、病情重的甲状腺功能减退或黏液性水肿患者使用本类药应谨慎小心,开始用小剂量,以后缓慢增加直至生理替代剂量。伴有垂体前叶功能减退或肾上腺皮质功能不全患者应先用皮质类固醇,等肾上腺皮质功能恢复正常后再用本类药。糖尿病患者服用应适当增加胰岛素或降糖药剂量。甲状腺激素与抗凝剂如双香豆素合用时,后者的抗凝作用增强,可能引起出血,应根据凝血酶原时间调整抗凝药剂量。本类药与三环类抗抑郁药合用时,两类药的作用及毒副作用均有所增强,应注意调整剂量。服用雌激素或避孕药者,因血液中甲状腺素结合球蛋白水平增加,合用时甲状腺激素剂量应适当增加。考来烯胺(cholestyramine)或考来替泊(cholestipol)可以减弱甲状腺激素的作用,两类药伍用时,应间隔 4 ~ 5 小时服用,并定期测定甲状腺功能。β 肾上腺素受体阻滞剂可减少外周组织 T_4 向 T_3 的转化,合用时应予注意。

【制剂与规格】 片剂:20 μg。

左旋甲状腺素(优甲乐,雷替斯)
Levothyroxine

【作用与用途】 所含有的合成左旋甲状腺素与人体甲状腺自然分泌的甲状腺素相同,它与内源性激素一样,在肝脏和肾脏内转化为三碘甲状腺氨酸(T3),然后通过与 T3 受体结合发挥其特定作用。本品适用于先天性甲状腺功能减退症(克汀病)与儿童及成人的各种原因引起的甲状腺功能减退症的长期替代治疗,也可用于单纯性甲状腺肿、慢性淋巴性甲状腺炎、甲状腺癌手术后的抑制(及替代)治疗,也可用于诊断甲状腺功能亢进的抑制试验。

【体内过程】 口服左旋甲状腺素钠后,大部分均在小肠的上端被吸收。通过盖仑制剂,吸收可达 80% 以上,达峰时间(T_{max})为 5 ~ 6 小时。口服给药后 3 ~ 5 天发生作用。左旋甲状腺素与特定的转运蛋白的结合率极高,大约 99.97% 这种蛋白激素结合不是共价结构,因此,在血浆中的已结合激素与游离激素会进行持续地和非常迅速地交换。左旋甲状腺素的平均半衰期为 7 天,对甲状腺功能亢进患者,半衰期缩短(3 ~ 4 天);对甲状腺功能减退患者,半衰期延长(9 ~ 10 天)。本品的分布容积为 10 ~ 12 L。肝脏中含有 1/3 的非甲状腺分泌的完整左旋甲状腺素,能够迅速与血清中的左旋甲状腺素进行交换。甲状腺激素主要在肝脏、肾脏、脑和肌肉中进行代谢。代谢物经尿和粪便排泄。左旋甲状腺素的总代谢清除率大约为1.2 L血浆/d。

【用法与用量】 口服给药:成人一般最初每日用25～50 μg,最大量不超过100 μg,可每隔2～4周增加25～50 μg,直至维持正常代谢为止。一般维持剂量为50～200 μg/d。老年或有心血管疾病患者:起始量以12.5～25 μg为宜,可每3～4周增加一次剂量,每次增加12.5～25 μg。用药后应密切观察患者有否心率加快、心律失常、血压改变并监测血中甲状腺激素水平,必要时暂缓加量或减少用量。新生儿和儿童甲状腺功能降低或克汀病,建议使用剂量(下表)或遵医嘱,用药后2～4周增加1个剂量(12.5～25 μg),至临床表现及甲状腺激素水平完全正常。

儿童用量表

年龄	每日用量	按体重用量
0～6个月	25～50 μg	8～10 μg/kg
7～12个月	50～70 μg	按体重6～8 μg/kg
2～5周岁	100～150 μg	按体重5～6 μg/kg
6～12周岁	150～200 μg	按体重2～3 μg/kg

【不良反应与注意事项】 剂量过度的表现有心绞痛、心律失常、心悸、腹泻、呕吐、震颤、兴奋、头痛、不安、失眠、多汗、潮红、体重减轻、骨骼肌痉挛等,通常在减少用量或停药数日后,上述表现消失。

【制剂与规格】 片剂:50 μg、100 μg。

碘酸钾

Iodate Potassium

【作用与用途】 补碘剂。能防治因缺碘所致的甲状腺组织形态学的改变和功能异常。可用于缺碘人群预防地方性甲状腺肿和地方性克汀病等碘缺乏病。

【用法与用量】 颗粒剂:口服:每日1次,4岁以下儿童每次1包,4岁以上及成人每次1～2包,孕妇及乳母每次2～3包,或遵医嘱。口服液:口服,每日1次,4岁以下儿童每次10 ml,4岁以上及成人每次20 ml,孕妇及哺乳期妇女每次20～30 ml,或遵医嘱。片剂:口服,每日1次,4岁以上及成人、孕妇及哺乳期妇女每次1片,或遵医嘱;4岁以下儿童减半。

【不良反应与注意事项】 甲状腺功能亢进及对碘过敏者禁用。请在医生指导下使用,低碘和高碘均对人体有害。

【制剂与规格】 碘酸钾颗粒,0.15 mg(含碘88.95 μg);碘酸钾口服液:10 ml:0.15 mg(含碘 88.95 μg)、100 ml:1.5 mg(含碘 889.5 μg);碘酸钾片:0.3 mg(含碘 177.9 μg)、0.4 mg(含碘 237.2 μg)。

(二)抗甲状腺制剂

甲硫氧嘧啶（甲基硫氧嘧啶）
Methylthiouracil

【作用与用途】 抗甲状腺药物。本品能与过氧化物酶系统中的二硫键结合成无活性的二硫化合物,干扰二硫键传递碘的能力,从而抑制碘的活化、酪氨酸碘化及碘化酪氨酸的缩合,使甲状腺素的合成受到障碍。用于各种类型的甲状腺功能亢进症,尤其适用于:病情较轻,甲状腺轻至中度肿大患者;青少年及儿童、老年患者;甲状腺手术后复发,又不适于放射性^{131}I 治疗者;手术前准备;作为^{131}I 放疗的辅助治疗。

【体内过程】 本品口服迅速吸收,t_{max} 为 8 小时,半衰期为 6~15 小时,代谢较慢,维持时间长,在甲状腺组织中药物浓度可维持 15~24 小时,大部分从尿排出,还可以通过胎盘和乳汁排出。

【用法与用量】 用于治疗成人甲状腺功能亢进症,开始剂量一般为每日 300 mg,视病情轻重介于 150~400 mg,分次口服,每日最大量 600 mg。病情控制后逐渐减量,维持量每日 50~150 mg,视病情调整;小儿开始剂量每日按体重 4 mg/kg,分次口服,维持量酌减。

【不良反应与注意事项】 常见有头痛、眩晕、关节痛、唾液腺和淋巴结肿大以及胃肠道反应;也有皮疹、药物热等变态反应,有的皮疹可发展为剥脱性皮炎。个别患者可致黄疸和中毒性肝炎。最严重的不良反应为粒细胞缺乏症,故用药期间应定期检查血象,白细胞数低于 4×10^9/L 或中性粒细胞低于 1.5×10^9/L 时,应按医嘱停用或调整用药。严重肝功能损害、白细胞严重缺乏、对硫脲类药物过敏者禁用。

【制剂与规格】 甲硫氧嘧啶片:50 mg、100 mg。

丙硫氧嘧啶（丙基硫氧嘧啶,丙赛优,甲康）
Propylthiouracil

【作用与用途】 抗甲状腺药物。其作用机制是抑制甲状腺内过氧化物酶,从而阻止甲状腺内酪氨酸碘化及碘化酪氨酸的缩合,从而抑制甲状腺素的合成。同时,在外周组织中抑制 T_4 变为 T_3,使血清中活性较强的 T_3 含量较快降低。用于各种类型的甲状腺功能亢进症,尤其适用于:病情较轻,甲状腺轻至中度肿大患者;青少年及儿童、老年患者;甲状腺手术后复发,又不适于放射性^{131}I 治疗者;手术前准备;作为^{131}I 放疗的辅助治疗。

【体内过程】 口服易吸收,分布于全身,服后 20~30 分钟达甲状腺。60% 在肝内代谢。$t_{1/2}$ 为 2 小时。本品可通过胎盘和乳汁排出。

【用法与用量】 同甲硫氧嘧啶。

【不良反应与注意事项】 同甲硫氧嘧啶。

【制剂与规格】 丙硫氧嘧啶片：50 mg、100 mg。

甲巯咪唑（他巴唑，赛治）
Thiamazole

【作用与用途】 本品为抗甲状腺药物。其作用机制是抑制甲状腺内过氧化物酶，从而阻碍吸聚到甲状腺内碘化物的氧化及酪氨酸的偶联，阻碍甲状腺素（T_4）和三碘甲状腺原氨酸（T_3）的合成。动物实验观察到可抑制B淋巴细胞合成抗体，降低血循环中甲状腺刺激性抗体的水平，使抑制性T细胞功能恢复正常。适用于各种类型的甲状腺功能亢进症，尤其适用于：病情较轻，甲状腺轻至中度肿大患者；青少年及儿童、老年患者；甲状腺手术后复发，又不适于用放射性^{131}I治疗者；手术前准备；作为^{131}I放疗的辅助治疗。

【体内过程】 本品口服后由胃肠道迅速吸收，吸收率70%～80%，广泛分布于全身，但浓集于甲状腺，在血液中不和蛋白质结合，$t_{1/2}$约3小时，其生物学效应能持续相当长时间。甲巯咪唑及代谢物75%～80%经尿排泄，易通过胎盘并能经乳汁分泌。

【用法与用量】 成人：开始剂量一般为每日30 mg（6片），可按病情轻重调节为15～40 mg（3～8片），每日最大量60 mg（12片），分次口服；病情控制后，逐渐减量，每日维持量按病情需要介于5～15 mg（1～3片），疗程一般18～24个月。小儿：开始时剂量为每天按体重0.4 mg/kg，分次口服。维持量约减半，按病情决定。

【不良反应与注意事项】 较多见皮疹或皮肤瘙痒及白细胞减少；较少见严重的粒细胞缺乏症；可能出现再生障碍性贫血；还可能致味觉减退、恶心、呕吐、上腹部不适、关节痛、头昏头痛、脉管炎、红斑狼疮样综合征。罕致肝炎、间质性肺炎、肾炎和累及肾脏的血管炎，少见致血小板减少、凝血酶原减少或因子Ⅶ减少。哺乳期妇女禁用。

【制剂与规格】 甲巯咪唑片：5 mg。

卡比马唑（甲亢平）
Carbimazole

【作用与用途】 同甲巯咪唑。

【体内过程】 本品口服后，在体内逐渐水解成甲巯咪唑后发挥作用，故作用缓慢，疗效维持时间较长，半衰期约9小时。

【用法与用量】 同甲巯咪唑。

【不良反应与注意事项】 同甲巯咪唑。

【制剂与规格】 卡比马唑片：5 mg。

肾上腺皮质激素

氢化可的松
（皮质醇，化合物 F）
Hydrocortisone

【作用与用途】 肾上腺皮质激素类药物。超生理量的糖皮质激素具有抗炎、抗过敏和抑制免疫等多种药理作用。抗炎作用：糖皮质激素减轻和防止组织对炎症的反应，从而减轻炎症的表现。免疫抑制作用：防止或抑制细胞中介的免疫反应，延迟性的变态反应，并减轻原发免疫反应的扩展。抗毒、抗休克作用：糖皮质激素能对抗细菌内毒素对机体的刺激反应，减轻细胞损伤，发挥保护机体的作用。片剂主要用于肾上腺皮质功能减退症的替代治疗及先天性肾上腺皮质功能增生症的治疗，也可用于类风湿性关节炎、风湿性发热、痛风、支气管哮喘、过敏性疾病，并可用于严重感染和抗休克治疗等。注射剂用于抢救危重患者如中毒性感染（结核性脑膜炎、胸膜炎、关节炎、腱鞘炎、急慢性扭伤、肌腱劳损）、过敏性休克、严重的肾上腺皮质功能减退症、结缔组织病、严重的支气管哮喘等过敏性疾病，并可用于预防和治疗移植物急性排斥反应。

【体内过程】 片剂：本品可自消化道迅速吸收，约 1 小时血药浓度达峰值，其生物 $t_{1/2}$ 约为 100 分钟，血中 90% 以上的氢化可的松与血浆蛋白相结合。大多数代谢产物结合成葡糖醛酸酯，极少量以原形经尿排泄。注射剂：本品不溶于水，制成溶液稀释后，可用于静脉注射，其生物 $t_{1/2}$ 约为 100 分钟，血中 90% 以上的氢化可的松与血浆蛋白相结合。大多数代谢产物结合成葡糖醛酸酯，极少量以原形经尿排泄。

【用法与用量】 片剂：口服：治疗成人肾上腺皮质功能减退症，每日剂量 20 ~ 30 mg，清晨服 2/3，午餐后服 1/3。有应激情况时，应适当加量，可增至每日 80 mg，分次服用。小儿的治疗剂量为按体表面积每日 20 ~ 25 mg/m^2，分 3 次，每小时服 1 次。注射剂：静脉滴注：每次 50 ~ 100 mg，用生理氯化钠注射液或 5% 葡萄糖注射液 500 ml 混合均匀后静脉滴注。用于治疗成人肾上腺皮质功能减退及垂体前叶功能减退危象，严重过敏反应，哮喘持续状态，休克，每次游离型 100 mg 或氢化可的松琥珀酸钠 135 mg 静脉滴注，可用至每日 300 mg，疗程不超过 3 ~ 5 日。

【不良反应与注意事项】 糖皮质激素在应用生理剂量替代治疗时无明显不良反应，不良反应多发生在应用药理剂量时，而且与疗程、剂量、用法及给药途径等有密切关系。常见不良反应有以下几类：长程使用可引起以下副作用：医源性库欣综合征面容和体态、体重增加、下肢水肿、紫纹、易出血倾向、创口愈合不良、痤疮、月经紊乱、肱或股骨头缺血性坏死、骨质疏松及骨折(包括脊椎压缩性骨折、长骨病理性骨折)、肌无力、肌萎缩、低血钾综合征、胃肠道刺激(恶心、呕吐)、胰腺炎、消化性溃疡或穿孔、儿童生长受到抑制、青光眼、白内障、良性颅内压升高综合征、糖耐量减退和糖尿病加重。患者可出现精神症状:欣快感、激动、谵妄、不安、定向力障碍,也可表现为抑制。精神症状尤易发生于患慢性消耗性疾病的人及以往有过精神不正常者。并发感染为肾上腺皮质激素的主要不良反应,以真菌、结核菌、葡萄球菌、变形杆菌、铜绿假单胞菌和各种疱疹病毒为主。糖皮质激素停药综合征:有时患者在停药后出现头昏、昏厥倾向、腹痛或背痛、低热、食欲减退、恶心、呕吐、肌肉或关节疼痛、头痛、乏力、软弱,如能排除肾上腺皮质功能减退和原来疾病的复燃,则可考虑为对糖皮质激素的依赖综合征。对本品及其他甾体激素过敏者禁用。下列疾病患者一般不宜使用,特殊情况应权衡利弊使用,但应注意病情恶化的可能:严重的精神病(过去或现在)和癫痫,活动性消化性溃疡病,新近胃肠吻合手术,骨折,创伤修复期,角膜溃疡,肾上腺皮质功能亢进症,高血压,糖尿病,孕妇,抗菌药物不能控制的感染如水痘、麻疹、霉菌感染、较重的骨质疏松等。肾上腺皮质功能低减症及先天性肾上腺皮质功能增生症患者在妊娠合并糖尿病等情况时都仍然要用。诱发感染:肾上腺皮质激素功能减退患者易发生感染。在激素作用下,原来已被控制的感染可活动起来,最常见者为结核感染复发。在某些感染时应用激素可减轻组织的破坏、减少渗出、减轻感染中毒症状,但必须同时用有效的抗生素治疗、密切观察病情变化,在短期用药后,即应迅速减量、停药。下列情况应慎用:心脏病或急性心力衰竭、糖尿病、憩室炎、情绪不稳定和有精神病倾向、全身性真菌感染、青光眼、肝功能损害、眼单纯性疱疹、高脂蛋白血症、高血压、甲减(此时糖皮质激素作用增强)、重症肌无力、骨质疏松、胃溃疡、胃炎或食管炎、肾功能损害或结石、结核病等。

【制剂与规格】 氢化可的松片:10 mg、20 mg;氢化可的松注射液:2 ml:10 mg、3 ml:25 mg、20 ml:100 mg。

氢化可的松琥珀酸钠
Hydrocortisone Sodium Succinate

【作用与用途】 同氢化可的松,但本品易溶于水,可制成水溶性制剂。主要用于急性肾上腺皮质功能不全和哮喘急性状态及休克等。

【用法与用量】 成人常用剂量,肌内注射或静脉注射:每次 100 ~ 500 mg,每日 3 ~ 4 次,视病情和反应而定。儿童常用量,静脉注射:1 岁以内,25 mg/d;1 ~ 5 岁,50 mg/d;6 ~ 12 岁,100 mg/d,临用时用葡萄糖注射液或注射用生理盐水稀释。

【不良反应与注意事项】 本品与戊巴比妥钠、氯霉素琥珀酸钠、黏菌素甲磺酸钠、硫酸麻黄碱、肝素钠、盐酸肼苯达嗪、硫酸卡那霉素、酒石酸间羟胺、新生霉素钠等有配伍禁忌。本品1 mg/ml的氯化钠或乳酸林格液在室温中保存24小时稳定,水溶液易被水解。

【制剂与规格】 琥珀酸钠氢化可的松注射液:135 mg/支(相当于氢化可的松100 mg)。

可的松醋酸酯
(皮质素,化合物E)
Cortisone

【作用与用途】 肾上腺皮质激素及促肾上腺皮质激素药,同氢化可的松,但疗效较差。同泼尼松,但疗效较差、不良反应较大。主要用于肾上腺皮质功能减退症的替代治疗。

【用法与用量】 口服:每次12.5~25 mg,每日25~100 mg。肌内注射:每次25~125 mg,每日1~2次。口服替代疗法:成人每日25~37.5 mg,晨服2/3,午后服1/3。可加量至每日100 mg。

【不良反应与注意事项】 必须严格掌握适应证,防止滥用,避免产生不良反应和并发症。大剂量或长期应用本类药物,可引起肥胖、多毛、痤疮、血糖升高、高血压、眼内压升高、水钠潴留、水肿、血钾降低、精神兴奋、胃及十二指肠溃疡甚至出血穿孔、骨质疏松、脱钙、病理性骨折、创口愈合不良等。本类药物对病原微生物无抑制作用,但能抑制炎症反应和免疫反应,降低机体防御功能,可能使潜在感染源活动、扩散,故应控制感染。与降糖药、抗癫痫药、噻嗪类利尿药、水杨酸盐、抗凝血药、强心苷等合用须考虑相互作用,应适当调整剂量。

【制剂与规格】 可的松醋酸酯混悬液:每瓶125 mg(5 ml),局部注射用;可的松醋酸酯片:5 mg、10 mg、25 mg。

醋酸可的松
Cortisone Acetate

【作用与用途】 肾上腺皮质激素类药。具有抗炎、抗过敏、抗风湿、免疫抑制作用。其作用机制为:抗炎作用:本品减轻和防止组织对炎症的反应,从而减轻炎症的表现。能够抑制炎症细胞,包括巨噬细胞和白细胞在炎症部位的集聚,并抑制吞噬作用、溶酶体酶的释放以及炎症化学中介物的合成和释放。免疫抑制作用:包括防止或抑制细胞介导的免疫反应,延迟性的过敏反应,减少T淋巴细胞、单核细胞、嗜酸粒细胞的数目,降低免疫球蛋白与细胞表面受体的结合能力,并抑制白介素的合成与释放,从而降低T淋巴细胞向淋巴母细胞转化,并减轻原发免疫反应的扩展。本品还降低免疫复合物通过基底膜,并能减少补体成分及免疫球蛋白的浓度。

注射剂:用于治疗原发性或继发性肾上腺皮质功能减退症,合成糖皮质激素所需酶系缺陷所致的各型先天性肾上腺增生症,以及利用其药理作用治疗多种疾病,包括:自身免疫性疾病,如系统性红斑狼疮、血管炎、多肌炎、皮肌炎、Still病、Graves眼病、自身免疫性溶血、血小板减少性紫癜、重症肌无力;过敏性疾病,如严重支气管哮喘、过敏性休克、血清病、特异反应性皮炎;器官移植排异反应,如肾、肝、心等组织移植;炎症性疾患,如节段性回肠炎、溃疡性结肠炎、非感染性炎性眼病;血液病,如急性白血病、淋巴瘤;其他:结节病、甲状腺危象、亚急性非化脓性甲状腺炎、败血性休克、脑水肿、肾病综合征、高钙血症。

滴眼液:用于虹膜睫状体炎、虹膜炎、角膜炎、过敏性结膜炎等。

【体内过程】 本品肌内注射后吸收较慢,可在肝脏组织中转化为具有活性的氢化可的松而发挥效应。

【用法与用量】 注射剂:主要用于肾上腺皮质功能减退而不能口服糖皮质激素者,在应激状况下,肌内注射50~300 mg/d。

滴眼液:滴眼,每次1~2滴,每日3~4次。用前摇匀。

【不良反应与注意事项】 注射剂:长期使用可引起类库欣综合征。大量应用可引起谵妄、不安、定向力障碍、抑郁等精神症状。并发感染:以真菌、结核菌、葡萄球菌、变形杆菌、铜绿假单胞菌和各种疱疹病毒为主。停药后综合征:长期大剂量应用该药会引起下丘脑-垂体-肾上腺皮质功能的严重抑制。停药后出现下丘脑-垂体-肾上腺皮质功能低下,表现为乏力、软弱、恶心,严重时可出现肾上腺皮质危象。在使用后可能引起病情恶化,但在已知对本品及其他甾体激素类药物过敏者禁用;下列患者一般避免使用、特殊情况应权衡利弊使用:消化道溃疡、青光眼、电解质紊乱、血栓症、心肌梗死、内脏手术患者。

滴眼液:长期频繁用药可引起青光眼、白内障。单纯疱疹性或溃疡性角膜炎禁用。眼部细菌性或病毒性感染时应与抗菌药物合用。

【制剂与规格】 醋酸可的松注射液:2 ml:50 mg;5 ml:125 mg;10 ml:250 mg。醋酸可的松滴眼液:3 ml:15 mg。

泼尼松龙(强的松龙,去氢氢化可的松)
Prednisolone

【作用与用途】 肾上腺皮质激素类药物。超生理量的糖皮质激素具有抗炎、抗过敏和抑制免疫等多种药理作用。抗炎作用:糖皮质激素减轻和防止组织对炎症的反应,从而减轻炎症的表现。免疫抑制作用:防止或抑制细胞中介的免疫反应,延迟性的过敏反应,减少T淋巴细胞、单核细胞、嗜酸粒细胞的数目,降低免疫球蛋白与细胞表面受体的结合能力,并抑制白介素的合成与释放,从而降低T细胞向淋巴母细胞转化,并减轻原发免疫反应的扩展。抗毒、抗休克作用:糖皮质激素能对抗细菌内毒素对机体的刺激反应,减轻细胞损伤,发挥保护机体的作用。主要用于过敏性与自身免疫性炎症性疾病,胶原性疾病,如风湿病、类风湿性关节炎、红斑狼疮、严重支气管哮喘、肾病综合征、血小板减少性紫癜、粒细胞减少症、急性淋巴细胞性白血病、各种肾上腺皮质功能不足症、剥脱性皮炎、天疱疮、神经性皮炎、湿疹等。

【体内过程】 本品极易由消化道吸收，其本身以活性形式存在，无须经肝脏转化即发挥其生物效应。口服后1～2小时血浆血药浓度达峰值，$t_{1/2}$为2～3小时。在血中本品大部分与血浆蛋白结合（但结合率低于氢化可的松），游离型和结合型代谢物自尿中排出，部分以原形排出，小部分可经乳汁排出。

【用法与用量】 用于治疗过敏性、炎症性疾病，成人开始每日量按病情轻重缓急15～40 mg，需用时可用到60 mg，或0.5～1 mg/(kg·d)，发热患者分3次服用，体温正常者每日晨起1次顿服。病情稳定后应逐渐减量，维持量5～10 mg，视病情而定。

【不良反应与注意事项】 参见“氢化可的松”。

【制剂与规格】 泼尼松龙片：5 mg。

醋酸泼尼松
Prednisone Acetate

【作用与用途】 肾上腺皮质激素类药，具有抗炎、抗过敏、抗风湿、免疫抑制作用。作用机制为：抗炎作用：本产品可减轻和防止组织对炎症的反应，从而减轻炎症的表现。激素抑制炎症细胞，包括巨噬细胞和白细胞在炎症部位的集聚，并抑制吞噬作用、溶酶体酶的释放以及炎症化学中介物的合成和释放。免疫抑制作用：包括防止或抑制细胞介导的免疫反应，延迟性的过敏反应，减少T淋巴细胞、单核细胞、嗜酸粒细胞的数目，降低免疫球蛋白与细胞表面受体的结合能力，并抑制白介素的合成与释放，从而降低T淋巴细胞向淋巴母细胞转化，并减轻原发免疫反应的扩展。可降低免疫复合物通过基底膜，并能减少补体成分及免疫球蛋白的浓度。主要用于过敏性与自身免疫性炎症性疾病。适用于结缔组织病，系统性红斑狼疮，严重的支气管哮喘，皮肌炎，血管炎等过敏性疾病，急性白血病，恶性淋巴瘤以及适用于其他肾上腺皮质激素类药物的病症等。

【体内过程】 本品须在肝内将11位酮基还原为11位羟基后显药理活性，生理半衰期为60分钟。体内分布以肝中含量最高，其余依次为血浆、脑脊液、胸水、腹腔积液、肾。在血中本品大部分与血浆蛋白结合，游离的和结合型的代谢物自尿中排出，部分以原形排出，小部分可经乳汁排出。

【用法与用量】 口服一般每次5～10 mg(1～2片)，每日10～60 mg(2～12片)。必要时酌量增减，由医生决定。对于系统性红斑狼疮、肾病综合征、溃疡性结肠炎、自身免疫性溶血性贫血等自身免疫性疾病，可给每日40～60 mg，病情稳定后逐渐减量。对药物性皮炎、荨麻疹、支气管哮喘等过敏性疾病，可给泼尼松每日20～40 mg，症状减轻后减量，每隔1～2日减少5 mg。防止器官移植排异反应，一般在术前1～2天开始每日口服

100 mg，术后 1 周改为每日 60 mg，以后逐渐减量。治疗急性白血病、恶性肿瘤，每日口服 60 ~ 80 mg，症状缓解后减量。

【不良反应与注意事项】 本品较大剂量易引起糖尿病、消化道溃疡和类库欣综合征症状，对下丘脑-垂体-肾上腺轴抑制作用较强。并发感染为主要的不良反应。对本品及肾上腺皮质激素类药物有过敏史者禁用。高血压、血栓症、胃与十二指肠溃疡、精神病、电解质代谢异常、心肌梗死、内脏手术、青光眼等患者一般不宜使用，特殊情况下权衡利弊，注意病情恶化的可能。

【制剂与规格】 醋酸泼尼松片：5 mg。

醋酸泼尼松龙注射液
Prednisolone Acetate Injection

【作用与用途】 为肾上腺皮质激素类药物，糖皮质激素减轻和防止组织对炎症的反应，从而减轻炎症的表现，能对抗细菌内毒素对机体的刺激反应，减轻细胞损伤，发挥保护机体作用；临床上也常用于严重休克，特别是中毒性休克的治疗。防止或抑制细胞中介的免疫反应，延迟性的过敏反应，并减轻原发免疫反应的扩展。多用于活动性风湿、类风湿性关节炎、红斑狼疮、严重支气管哮喘、肾病综合征、血小板减少性紫癜、粒细胞减少症、各种肾上腺皮质功能不足症、严重皮炎、急性白血病等，也用于某些感染的综合治疗。

【体内过程】 肌内注射本品吸收缓慢。在血中本品大部分与血浆蛋白结合，游离和结合型代谢物自尿中排出，部分以原形排出，小部分可经乳汁排出。

【用法与用量】 肌内注射或关节腔注射：每日 10 ~ 40 mg，必要时可加量。使用药理剂量的糖皮质激素可增加胎盘功能不全、新生儿体重减少或死胎的发生率。哺乳期用药对婴儿造成不良影响；老年患者尤其是更年期后的女性应用糖皮质激素易加重骨质疏松。

【不良反应与注意事项】 长期使用可出现医源性库欣综合征面容和体态、体重增加、下肢水肿、紫纹、易出血倾向、创口愈合不良、痤疮、月经紊乱、肱或股骨头缺血性坏死、骨质疏松及骨折（包括脊椎压缩性骨折、长骨病理性骨折）、肌无力、肌萎缩、低血钾综合征、胃肠道刺激（恶心、呕吐）、胰腺炎、消化性溃疡或穿孔、儿童生长受到抑制、青光眼、白内障、良性颅内压升高综合征、糖耐量减退和糖尿病加重。患者可出现精神症状：欣快感、激动、谵妄、不安、定向力障碍，也可表现为抑制。并发感染为肾上腺皮质激素及糖皮质激素停药综合征的主要不良反应。

【制剂与规格】 注射剂：5 ml：0.125 g。

甲泼尼龙（甲基泼尼松龙，甲基去氢氢化可的松，甲强龙）
Methylprednisolone

【作用与用途】 肾上腺皮质激素

及促肾上腺皮质激素药。

主要用于器官移植排异反应、免疫综合征(抑制免疫作用),亦可用于急性肾上腺皮质功能不全、手术休克等。

【用法与用量】 静脉注射:每日40~80 mg,每日1次,重症患者每千克体重可用30 mg。器官移植排异反应(特别肾移植)可在24~48小时静脉给药0.5~2 g,并继续治疗,直至病情稳定,一般不超过48~72小时。免疫综合征,通常单独1次投入1 g,或采取隔日1 g,或连续3日,每日用1 g。开始采用本品应在30~60分钟内静脉滴注完,速度过快可引起心律不齐。

【不良反应与注意事项】 水、钠潴留较泼尼松少。偶可诱发感染、消化性溃疡、血糖升高、精神异常、满月脸、多毛症、痤疮等。禁忌证同皮质激素类。大剂量(>0.5 g)和快速注射或静脉滴注(如10分钟内)可致心律不齐,甚至循环衰竭。

【制剂与规格】 甲泼尼龙粉针剂:20 mg、40 mg。

曲安西龙
(去炎松,氟羟泼尼松龙)
Triamcinolone

【作用与用途】 同"泼尼松龙"。

【体内过程】 口服易吸收。本品的血浆 $t_{1/2}$ 为300分钟,血浆白蛋白结合率低。

【用法与用量】 口服。初始剂量为每日4~8 mg,具体用量可根据病种和病情遵医嘱确定。最好于每日晨8~9时将全日剂量1次服用,以最大限度地减少对患者体内下丘脑-垂体-肾上腺轴的干扰,病情控制后应按医嘱逐渐缓慢减量。部分患者需长期用维持剂量,每日为4~8 mg。

【不良反应与注意事项】 参见"泼尼松龙"。

【制剂与规格】 曲安西龙片:1 mg、2 mg、4 mg。

醋酸曲安奈德
Triamcinolone Acetonide

【作用与用途】 肾上腺皮质激素类药物。具有抗炎、抗过敏和抑制免疫等多种药理作用。抗炎作用:糖皮质激素减轻和防止组织对炎症的反应,从而减轻炎症的表现。免疫抑制作用:防止或抑制细胞中介的免疫反应,延迟性的过敏反应,并减轻原发免疫反应的扩展。抗毒、抗休克作用:糖皮质激素能对抗细菌内毒素对机体的刺激反应,减轻细胞损伤,发挥保护机体的作用。适用于各种皮肤病、过敏性鼻炎、关节痛、支气管哮喘、肩周炎、腱鞘炎、滑膜炎、急性扭伤、类风湿性关节炎等。

【体内过程】 肌内注射后数小时内生效。经1~2日达最大效应,作用可维持2~3周。

【用法与用量】 肌内注射:每周1次,每次20~100 mg。关节腔或皮下注射:一般每次2.5~5 mg。

【不良反应与注意事项】 糖皮质激素在应用生理剂量替代治疗时无明显不良反应,不良反应多发生在应用药理剂量时，而且与疗程、剂量、用药种类、用法及给药途径等有密切关系。常见不良反应有以下几类：长程使用可引起以下副作用：医源性库欣综合征面容和体态、体重增加、下肢水肿、紫纹、易出血倾向、创口愈合不良、痤疮、月经紊乱、肱或股骨头缺血性坏死、骨质疏松及骨折（包括脊椎压缩性骨折、长骨病理性骨折）、肌无力、肌萎缩、低血钾综合征、胃肠道刺激（恶心、呕吐）、胰腺炎、消化性溃疡或穿孔、儿童生长受到抑制、青光眼、白内障、良性颅内压升高综合征、糖耐量减退和糖尿病加重；患者可出现精神症状：欣快感、激动、谵妄、不安、定向力障碍，也可表现为抑制。精神症状尤易发生于患慢性消耗性疾病的人及以往有过精神不正常者。并发感染为肾上腺皮质激素的主要不良反应，以真菌、结核菌、葡萄球菌、变形杆菌、铜绿假单胞菌和各种疱疹病毒为主。糖皮质激素停药综合征：有时患者在停药后出现头昏、昏厥倾向、腹痛或背痛、低热、食欲减退、恶心、呕吐、肌肉或关节疼痛、头痛、乏力、软弱，经仔细检查如能排除肾上腺皮质功能减退和原来疾病的复燃，则可考虑为对糖皮质激素的依赖综合征。对本品及甾体激素类药物过敏者禁用，以下疾病患者一般不宜使用，特殊情况下应权衡利弊使用，注意病情恶化的可能：严重的精神病（过去或现在）和癫痫，活动性消化性溃疡病，新近胃肠吻合手术，骨折，创伤修复期，角膜溃疡，肾上腺皮质功能亢进症，高血压，糖尿病，孕妇，抗菌药物不能控制的感染如水痘、麻疹、霉菌感染、较重的骨质疏松症等。

【制剂与规格】 醋酸曲安奈德注射液：1 ml：5 mg、1 ml：10 mg、5 ml：50 mg。

地奈德（力言卓，莱索文）
Desonide

【作用与用途】 糖皮质激素类药物，具有抗炎、抗过敏、止痒及减少渗出作用；可以减轻和防止组织对炎症的反应，能消除局部非感染性炎症引起的发热、发红及肿胀，从而减轻炎症的表现；具有防止或抑制细胞免疫反应、抑制初次免疫应答的免疫抑制作用。适用于皮质类固醇治疗有效的各种皮肤病，如接触性皮炎、神经性皮炎、脂溢性皮炎、湿疹、银屑病、扁平苔藓、单纯性苔藓、汗疱症等引起的皮肤炎症和皮肤瘙痒的治疗。

【体内过程】 本品经正常和患处皮肤均可吸收，皮肤炎症或其他疾病增加经皮吸收，封包治疗也可使吸收增加。吸收后本品的代谢途径与系统给药相同，主要在肝脏代谢，经肾脏排泄，部分原药和代谢产物也泌入胆汁。本品血浆蛋白结合率个体差异较大。

【用法与用量】 外用。均匀涂搽于患处，每日 2～4 次。银屑病及其他顽固性皮肤病可采用本品封包治疗；若发生感染则应结束封包，并使用适当抗菌药物治疗。

【不良反应与注意事项】 局部使用偶可引起灼热、瘙痒、刺激、皮肤干燥、毛囊炎、多毛症、痤疮样皮疹、色素脱失、口周炎、继发感染以及皮肤萎缩等。对外用皮质激素或本品中其他成分过敏的患者禁用。系统外用皮质类固醇吸收后可产生可逆性下丘脑-垂体-肾上腺轴(HPA)抑制,从而可能产生停药后糖皮质激素不足。如果发现HPA轴的抑制,应当停药,减少用药次数或用相对弱效的皮质类固醇替代治疗。儿童患者因体表面积与体重之比更大,所以对同等剂量的皮质类固醇其系统毒性发生率更大。如果发生刺激,应当停用本品,并给予适当治疗。孕妇、哺乳期妇女慎用。

【制剂与规格】 软膏剂:15 g:7.5 mg;洗剂:每瓶59 ml。

地塞米松磷酸钠
Dexamethasone Sodium Phosphate

【作用与用途】 肾上腺皮质激素类药。具有抗炎、抗过敏、抗风湿、免疫抑制作用,其作用机制为:抗炎作用:本品减轻和防止组织对炎症的反应,从而减轻炎症的表现。能够抑制炎症细胞,包括巨噬细胞和白细胞在炎症部位的集聚,并抑制吞噬作用、溶酶体酶的释放以及炎症化学中介物的合成和释放。免疫抑制作用:包括防止或抑制细胞介导的免疫反应,延迟性的过敏反应,减少T淋巴细胞、单核细胞、嗜酸粒细胞的数目,降低免疫球蛋白与细胞表面受体的结合能力,并抑制白介素的合成与释放,从而降低T淋巴细胞向淋巴母细胞转化,并减轻原发免疫反应的扩展。本品还降低免疫复合物通过基底膜,并能减少补体成分及免疫球蛋白的浓度。注射剂:主要用于过敏性与自身免疫性炎症性疾病。多用于结缔组织病、活动性风湿病、类风湿性关节炎、红斑狼疮、严重支气管哮喘、严重皮炎、溃疡性结肠炎、急性白血病等,也用于某些严重感染及中毒、恶性淋巴瘤的综合治疗。滴眼剂:用于虹膜睫状体炎、虹膜炎、角膜炎、过敏性结膜炎、眼睑炎、泪囊炎等。

【体内过程】 肌内注射本品于1小时达血药峰浓度。本品血浆蛋白结合率较其他皮质激素类药物低。

【用法与用量】 注射剂:一般剂量静脉注射每次2~20 mg;静脉滴注时,应以5%葡萄糖注射液稀释,可2~6小时重复给药至病情稳定,但大剂量连续给药一般不超过72小时。还可用于缓解恶性肿瘤所致的脑水肿,首剂静脉推注10 mg,随后每6小时肌内注射4 mg,一般12~24小时患者可有所好转,2~4天后逐渐减量,5~7天停药。对不宜手术的脑肿瘤,首剂可静脉推注50 mg,以后每2小时重复给予8 mg,数天后再减至每天2 mg,分2~3次静脉给予。用于鞘内注射每次5 mg,间隔1~3周注射1次;关节腔内注射一般每次0.8~4 mg,按关节腔大小而定。滴眼剂:每日3~4次,用前摇匀。

【不良反应与注意事项】 参见地塞米松。

【制剂与规格】 地塞米松磷酸钠注射液:1 ml:1 mg、1 ml:2 mg、1 ml:

5 mg;地塞米松磷酸钠滴眼液:5 ml:1.25 mg。

醋酸地塞米松

Dexamethasone Acetate

【作用与用途】 肾上腺皮质激素类药,其抗炎、抗过敏、抗休克作用比泼尼松更显著,而对水钠潴留和促进排钾作用很轻,对垂体-肾上腺抑制作用较强。

主要用于过敏性与自身免疫性炎症性疾病,如结缔组织病,严重的支气管哮喘,皮炎等过敏性疾病,溃疡性结肠炎,急性白血病,恶性淋巴瘤等。此外,本药还用于某些肾上腺皮质疾病的诊断——地塞米松抑制试验。

【体内过程】 注射剂:肌内注射醋酸地塞米松后于 8 小时达血药浓度峰值。血浆蛋白结合率较其他皮质激素类药物为低。片剂:本品极易自消化道吸收,其血浆 $t_{1/2}$ 为 190 分钟,组织 $t_{1/2}$ 为 3 日。血浆蛋白结合率较其他皮质激素类药物为低。

【用法与用量】 注射剂:肌内注射:每次 1~8 mg,每日 1 次;也可用于腱鞘内注射或关节腔、软组织的损伤部位内注射,每次 0.8~6 mg,间隔 2 周1 次;局部皮内注射,每点 0.05~0.25 mg,共 2.5 mg,每周 1 次。鼻腔、喉头、气管、中耳腔、耳管注入 0.1~0.2 mg,每日 1~3 次;静脉注射一般 2~20 mg。片剂:口服,成人开始剂量为每次 0.75~3.00 mg(1~4 片),每日 2~4 次。维持量约每日 0.75 mg(1 片),视病情而定。

【不良反应与注意事项】 较大剂量易引起糖尿病、消化道溃疡和类库欣综合征症状,对下丘脑-垂体-肾上腺轴抑制作用较强。并发感染为主要的不良反应。对本品及肾上腺皮质激素类药物有过敏史患者禁用。高血压、血栓症、胃与十二指肠溃疡、精神病、电解质代谢异常、心肌梗死、内脏手术、青光眼等患者一般不宜使用。特殊情况下权衡利弊使用,但应注意病情恶化的可能。

【制剂与规格】 醋酸地塞米松注射液:0.5 ml:2.5 mg、1 ml:5 mg、5 ml:25 mg;醋酸地塞米松片:0.75 mg。

倍他米松

Betamethasone

【作用与用途】 糖皮质激素类药物。具有抗炎、抗过敏和抑制免疫等多种药理作用,临床应用非常广泛。抗炎作用:糖皮质激素减轻和防止组织对炎症的反应,从而减轻炎症的表现。免疫抑制作用:防止或抑制细胞中介的免疫反应,延迟性的过敏反应,减少 T 淋巴细胞、单核细胞、嗜酸粒细胞的数目,降低免疫球蛋白与细胞表面受体的结合能力,并抑制白介素的合成与释放,从而降低 T 细胞向淋巴母细胞转化,并减轻原发免疫反应的扩展。抗毒、抗休克作用:糖皮质激素能对抗细菌内毒素对机体的刺激反应,减轻细胞损伤,发挥保护机体的作用。主要用于过敏性与自身免疫性炎症性疾病。现多用于活动性风湿病、类风湿性关节炎、红斑狼疮、严重支气管哮喘、严重皮炎、急性白血病等，也用于某些感染的综合治疗。

【体内过程】 本品极易由消化道吸收，其血浆 $t_{1/2}$ 为 190 分钟，组织 $t_{1/2}$ 为 3 日。本品血浆蛋白结合率较其他皮质激素类药物为低。

【用法与用量】 口服起始剂量每日 1 ~ 4 mg，分次给予。维持量为每日 0.5 ~ 1 mg。

【不良反应与注意事项】 参见氢化可的松。

【制剂与规格】 倍他米松片：0.5 mg。

倍他米松磷酸钠
Betamethasone Sodium Phosphate

【作用与用途】 肾上腺皮质激素类药物。主要用于过敏性与自身免疫性炎症性疾病。现多用于活动性风湿病、类风湿性关节炎、红斑狼疮、严重支气管哮喘、严重皮炎、急性白血病等，也用于某些感染的综合治疗。

【体内过程】 肌内注射倍他米松磷酸钠于 1 小时血药浓度达峰值。本品血浆蛋白结合率较其他皮质激素类药物为低。

【用法与用量】 肌内注射或静脉注射：每日 2 ~ 20 mg，分次给药。

【不良反应与注意事项】 参见氢化可的松。

【制剂与规格】 倍他米松磷酸钠注射液：1 ml：5.26 mg（相当于倍他米松 4 mg）。

醋酸去氧皮质酮
Desoxycortone Acetate

【作用与用途】 为盐皮质激素，具有类似醛固酮的作用，用于原发性肾上腺皮质功能减退症的替代治疗。

【用法与用量】 油性针剂：成人开始每日 2.5 ~ 5 mg，维持量每日 1 ~ 2 mg。去氧皮质酮微结晶混悬剂，肌内注射：每次 25 ~ 100 mg，每 3 ~ 4 周 1 次。

【不良反应与注意事项】 本品长期或大剂量应用，可致高血压。应用期间如服过量氯化钠，可致水肿、心力衰竭等。故要控制氯化钠用量，一般每日 5 g 左右。皮肤有化脓感染时禁用。

【制剂与规格】 油性针剂：每支 5 mg（1 ml）、10 mg（1 ml）。微结晶混悬液：每瓶 250 mg（5 ml）。

雄性激素及同化激素

丙酸睾酮(睾丸素丙酸酯,丙酸睾丸素,丙酸睾丸酮)
Testosterone Propionate

【作用与用途】 雄激素类药。本品为睾酮的丙酸酯。作用与睾酮、甲睾酮相同,但肌内注射作用时间较持久。能促进男性器官及副性征的发育、成熟。大剂量时有对抗雌激素作用,抑制子宫内膜生长及卵巢、垂体功能,还有促进蛋白质合成及骨质形成等作用。雄激素作用与蛋白同化作用之比为1∶1。用于原发性或继发性男性性功能低减、男性青春期发育迟缓、绝经期后女性晚期乳腺癌的姑息性治疗。

【体内过程】 本品98%与血浆蛋白结合,大部分在体肝内代谢转化成活性较弱的雄酮及无活性的5β-雄酮,并与葡萄糖醛酸或硫酸结合,由尿排出。

【用法与用量】 成人常用量:深部肌内注射:男性性腺功能低下激素替代治疗,每次25~50 mg,每周2~3次。绝经后女性晚期乳腺癌,每次50~100 mg,每周3次。功能性子宫出血,配合黄体酮使用:每次25~50 mg,每日1次,共3~4次。儿童常用量:男性青春发育延缓,每次12.5~25 mg,每周2~3次,疗程不超过4~6个月。

【不良反应与注意事项】 注射部位可出现疼痛、硬结、感染及荨麻疹;大剂量可致女性男性化,男性睾丸萎缩,精子减少;浮肿、黄疸、肝功能异常;皮疹。有过敏反应者应立即停药。肝、肾功能不全,孕妇及前列腺癌患者禁用。用于乳腺癌治疗时,治疗3个月内应有效果,若病情发展,应立即停药。应做深部肌内注射,不能静脉注射。一般不与其他睾酮制剂换用,因它们的作用时间不同。男性应定期检查前列腺。儿童长期应用可严重影响生长发育,慎用。老年患者慎用。

【制剂与规格】 丙酸睾酮注射液:1 ml∶10 mg、1 ml∶25 mg、1 ml∶50 mg。

甲睾酮(甲基睾丸素,甲基睾丸酮)
Methyltestosterone

【作用与用途】 人工合成的雄激素。甲睾酮片能促进男性器官及副性征的发育、成熟;对抗雌激素,抑制子宫内膜生长及垂体-性腺功能;促进蛋白质合成及骨质形成;刺激骨髓造血功能,使红细胞和血红蛋白增加。雄激素作用与蛋白同化作用之比为1∶1。用于原发性或继发性男性性功能低减,绝经期后女性晚期乳腺癌的姑息性治疗。

【体内过程】 本品经胃肠道和口腔黏膜吸收,口服10 mg后1~2小时血药浓度达高峰,$t_{1/2}$为2.5~3.5小时,在体内代谢较睾酮慢。舌下含用的疗效比口服高2倍。由于口服经肝脏代谢失活,故以舌下含服为宜,剂量可减半。其代谢产物(多数为结合型)和给药剂量的5% ~10%以原形从尿排出。

【用法与用量】 成人常用量:男性性腺功能低下者激素替代治疗,口服或舌下含服,每次5 mg,每日2次。绝经妇女晚期乳腺癌姑息性治疗,口服或舌下含服,每次25 mg,每日1 ~4次,如果治疗有反应,2 ~4周后,用量可减至每日2次,每次25 mg ,口服或舌下含服。

【不良反应与注意事项】 长期大剂量应用易致胆汁淤积性肝炎,出现黄疸,肝功能异常;舌下给药可致口腔炎,表现为疼痛、流涎等症状;女性可能引起痤疮、多毛、声音变粗、闭经、月经紊乱,应停药;男性睾丸萎缩、精子生成减少、精液减少,应停药;水钠潴留。孕妇、前列腺癌患者及对本品过敏者禁用。心、肝、肾功能不良者,前列腺肥大,高血压患者慎用。孕妇禁用。儿童长期应用,可严重影响生长发育,与巴比妥类药合用,可增加其肝内代谢,使作用减弱。本品可减少甲状腺结合球蛋白,使甲状腺激素作用增强。

【制剂与规格】 甲睾酮片:5 mg。

庚酸睾酮

Testosterone Enanthate

【作用与用途】 适用于男性性功能不全、性器官发育不良、不育症、隐睾症和无睾症等;也可用于女性功能性子宫出血、更年期综合征、乳腺癌及性器官癌;肝硬化、再生障碍性贫血、骨质疏松症等消耗性疾病。

【用法与用量】 肌内注射:通常每次50 ~250 mg,每2 ~4周1次。具体情况以病情而定。男性性功能减退等,每次100 ~400 mg,每日1 ~2次。消耗性病症者,每次100 ~200 mg,每3 ~4周1次。乳腺癌及性器官癌者,每次200 mg,每2 ~3周1次。

【不良反应与注意事项】 大剂量或长期使用,可致水钠潴留和水肿。妇女用后可有男性化症状。孕妇及前列腺癌者禁用。

【制剂与规格】 庚酸睾酮注射剂:1 ml:0.1 g。

十一酸睾酮(安特儿,安雄)

Testosterone Undecanoate

【作用与用途】 雄激素类药,为睾酮的十一酸酯,是睾酮的衍生物。可促进男性生长、男性第二性征和睾丸、副性腺结构的发育。促进蛋白质合成和减少分解,增强免疫功能,促进骨骼生长。促进红细胞生成,反馈性抑制促性腺激素分泌,抑制雌激素分泌。用于原发性或继发性睾丸功能减退;男孩体质性青春期延迟;乳腺癌转移的姑息性治疗;再生障碍性贫血的辅助治疗;中老年部分性雄激素缺乏症、骨质疏松症。

【体内过程】 口服后经肠道吸收并通过淋巴系统进入血液循环。体内的分布以肝、肾、脂肪组织为主,提肛肌、附睾、前列腺其次。十一酸睾酮大部分在体内水解成睾酮,以原形从尿中排泄的约占总量的7.2%。肌注长效雄激素。肌注可避免首过效应。单剂肌注后血清睾酮达峰时间约在7天,21天以后恢复到肌注前水平。

【用法与用量】 口服,必须在专科医生指导下使用。开始剂量按每日120~160 mg,用药2周后,每日40~120 mg的剂量维持。早晚两次,饭后口服,若每天服用的胶囊成单数,可在早上多服1粒,或遵医嘱。肌内注射,一般每次注射250 mg,每月1次。

【不良反应与注意事项】 多毛、痤疮、阴茎异常勃起、精子减少、精液量减少、水钠潴留。青春期前男孩性早熟或骨骺早闭。偶见胃肠不适或过敏反应。确诊及可能前列腺癌、乳腺癌患者禁用。患者如有心力衰竭(包括无症状型)、肾衰竭、前列腺肥大、高血压、癫痫或三叉神经痛(或有上述疾病史者)慎用。青春期前男孩应慎用,以免骨骺早闭或性早熟。有水肿倾向的肾脏病、心脏病患者慎用。孕妇及哺乳期妇女禁用。老年患者代谢功能低下,前列腺易肥大,应慎用。为提高疗效,可同时服用适量蛋白质、糖和维生素等。

【制剂与规格】 十一酸睾酮胶囊:40 mg;注射剂:2 ml:0.25 g。

美雄酮(去氢甲睾酮,大力补)

Metandienone

【作用与用途】 同化激素类药。本品是甲睾酮的去氢衍生物,蛋白同化作用与睾酮丙酸酯相似,但雄性激素作用较弱,约为后者的1%。本品能促进蛋白质合成,抑制蛋白质异生,维持正氮平衡,使食欲增进、肌肉增长、体重增加;能促使钙、磷在骨组织中沉积,促进骨细胞间质形成,加速骨钙化和骨生长;能促进组织新生和肉芽形成,加速创伤的修复。适用于慢性消耗性疾病,严重感染,创伤、烧伤、手术后等的康复,以及纠正应用肾上腺皮质激素引起的负氮平衡,骨质疏松,小儿发育不良,侏儒症等。

【用法与用量】 口服,成人开始时1日10~30 mg,2~3次分服;病情得到控制后改为维持量,每日5~10 mg,连用4~8周为1个疗程,重复疗程时应间隔1~2个月。老人用量宜酌减。婴幼儿每日0.05 mg/kg。

【不良反应与注意事项】 可有恶心、呕吐、消化不良、腹泻等。长期或大剂量使用可引起水钠潴留、水肿、黄疸及肝功能异常,女性患者可致月经紊乱,痤疮、多毛、声音变粗、阴蒂肥大等男性化反应。肝功能不全、肾病、前列腺癌、高血压、孕妇及哺乳期妇女禁用。本品不宜长期或大剂量使用。儿童禁用。

【制剂与规格】 美雄酮片:25 mg/片。

苯丙酸诺龙

Nandrolone Phenylpropionate

【作用与用途】 蛋白同化激素。既能增加由氨基酸合成蛋白质,又能抑制氨基酸分解生成尿素,纠正负氮平衡。同化作用较甲睾酮强而持久，雄激素作用较弱。可使钙、磷、钾、硫和肌酸蓄积，促进骨骼肌发育，躯体骨骼生长，体重增加。用于女性晚期乳腺癌姑息性治疗；伴有蛋白分解的消耗性疾病的治疗。

【体内过程】 肌内注射 100 mg 后，1～2 天血药浓度达峰值，作用可维持 1～2 周。

【用法与用量】 深部肌内注射。成人常用量，女性转移性乳腺癌姑息性治疗：每周 25～100 mg，肌内注射。一般须持续至 12 周，如有必要，治疗结束 4 周后，可进行第 2 个疗程；蛋白大量分解的严重消耗性疾病，如严重烧伤、慢性腹泻、大手术后等：每周 25～50 mg，肌内注射，同时须摄入充足的热量和蛋白质。

【不良反应与注意事项】 本品有轻微男性化作用，妇女使用后，可能会出现长胡须，粉刺增多，多毛症，声音变粗，阴蒂肥大、闭经或月经紊乱等反应；男性长期使用可能会有痤疮、精子减少、精液减少。肝脏：GOP、GTP 上升，黄疸。消化系统：恶心、呕吐、消化不良、腹泻。电解质：水钠潴留。皮肤：皮疹、颜面潮红。高血压、孕妇及前列腺癌患者禁用。心脏、肝、肾疾病患者，癌骨转移患者，糖尿病，前列腺肥大患者慎用。孕妇及哺乳妇女禁用。儿童长期应用，可严重影响生长，可致早熟，应慎用。老年患者用药易引起水钠潴留，高血钾症，应慎用。

【制剂与规格】 苯丙酸诺龙注射液：1 ml：10 mg、1 ml：25 mg。

癸酸诺龙

Nandrolone Decanoate

【作用与用途】 用于慢性消耗性疾病、早产儿营养不良、手术后及骨质疏松、侏儒症、食欲不振、慢性腹泻等。

【用法与用量】 深部肌内注射。成人 50～100 mg，3～4 周 1 次。2～13 岁儿童，25～50 mg，3～4 周 1 次。治疗肾性贫血，妇女每周 50～100 mg，男子每周 100～200 mg，2～13 岁儿童25～50 mg，3～4 周 1 次，婴儿 5～10 mg。

【不良反应与注意事项】 长期使用可能引起水、钠潴留而造成水肿。本品有轻微男性化作用，故妇女使用后，可能引起长胡须和粉刺增生、多毛症、声音变粗、阴蒂肥大及闭经或月经紊乱等不良反应。患前列腺癌、高血压症、水肿者及孕妇禁用。肝功能不良、肾炎、肾脏病变及充血性心力衰竭患者慎用。本品不宜作营养品使用，因长期使用后可能引起黄疸及肝功能障碍等。

【制剂与规格】 癸酸诺龙注射液：1 ml：10 mg、1 ml：25 mg、1 ml：50 mg。

司坦唑醇（康力龙）

Stanozolol

【作用与用途】 蛋白同化类固醇类药，具有促进蛋白质合成、抑制蛋白质异生、降低血胆固醇和三酰甘油、促使钙磷沉积和减轻骨髓抑制等作用，能使体力增强、食欲增进、体重增加。本品的蛋白同化作用较强，为甲睾酮的30倍,雄激素活性约为甲睾酮的25%。用于遗传性血管神经性水肿的预防和治疗;严重创伤、慢性感染、营养不良等消耗性疾病。

【用法与用量】 成人和青少年常用量,预防和治疗遗传性血管神经性水肿:口服,开始每次2 mg,每日3次,女性可每次2 mg。应根据患者的反应个体化给药。如治疗效果明显,可每间隔1~3个月减量,直至每日2 mg维持量。但减量过程中,须密切观察病情。用于慢性消耗性疾病、手术后体弱、创伤经久不愈等治疗:口服,每日3次,每次2~4 mg,女性酌减。小儿常用量,用于遗传性血管神经性水肿:6岁以下,每日口服1 mg,仅在发作时应用;6~12岁,每日口服2 mg,仅在发作时应用。

【不良反应与注意事项】 女性长期使用可能会有痤疮、多毛、阴蒂肥大、闭经或月经紊乱等症;男性长期使用可能会有痤疮、精子减少、精液减少。肝脏:GOP、GTP上升,黄疸。消化系统:恶心、呕吐、消化不良、腹泻。电解质:水钠潴留、水肿。皮肤:皮疹、颜面潮红。严重肝病、肾脏病、心脏病、高血压患者、孕妇及前列腺癌患者禁用。卟啉症患者、前列腺肥大、糖尿病患者慎用。孕妇禁用。儿童慎用,易早熟、影响生长。老年患者用药易引起水钠潴留,高钾血症应慎用。

【制剂与规格】 司坦唑醇片:2 mg。

硫酸普拉睾酮钠

Sodium Prasterone Sulfate

【作用与用途】 用于妊娠末期子宫颈管成熟不全,包括宫口开不全和子宫颈部软化不全等。

【体内过程】 药物经静脉注射进入体内,经肝脏分解成脱氢表雄酮,再经酶作用后转化为雄烯二酮,然后再经卵巢内芳香化酶作用转化成雌酮及雌二醇。雌激素和雄激素在血中95%与SHBG或TeBG特异结合。游离部分才具生物活性,与靶细胞特异受体结合后形成活化复合体才产生生物效应。

【用法与用量】 静脉注射:临用时将100 mg溶于10 ml注射用水或5%葡萄糖注射液中缓慢静脉注射,每日1次,每次100~200 mg。

【不良反应与注意事项】 有0.1%孕妇用此药后出现皮疹、恶心、呕吐、腹泻、麻木、头昏、耳鸣、手水肿等。本品不能用生理盐水溶解,否则会混浊。低于20℃难溶,升至30~40℃则促溶;因溶液不稳定,应临用现配,溶解后应立即使用。器官形成期的动物实验中发现有致胎仔死亡的情况,故妊娠初期不宜使用。对胎儿发育迟缓、经产道分娩体力有困难的孕妇应慎用。本品主要用于促进宫颈成熟化,故宜在阵痛诱发剂和阵痛促进剂前列腺素、催产素给药前使用。

【制剂与规格】 注射剂:100 mg/支。

雌激素、孕激素及避孕药

(一)雌激素

乙烯雌酚(乙底酚)
Diethylstilbestrol

【作用与用途】 人工合成的非甾体雌激素。主要作用有:促使女性器官及副性征正常发育;促使子宫内膜增生和阴道上皮角化;增强子宫收缩,提高子宫对催产素的敏感性;小剂量刺激而大剂量抑制垂体前叶促性腺激素及催乳激素的分泌;抗雄激素作用。用于补充体内雌激素不足,如萎缩性阴道炎、女性性腺发育不良、绝经期综合征、老年性外阴干枯症及阴道炎、卵巢切除后、原发性卵巢缺如;乳腺癌、绝经后及男性晚期乳腺癌、不能进行手术治疗者;前列腺癌,不能手术治疗的晚期患者;预防产后泌乳、退(或回)乳。

【体内过程】 口服效果好,不易被肝破坏,其代谢途径尚不明确。

【用法与用量】 口服,用于补充体内不足:每日0.25~0.5 mg,21天后停药1周,周期性服用,一般可用3个周期(自月经第5天开始服药);用于乳腺癌:每日15 mg,6周内无改善则停药;用于前列腺癌:开始时每日1~3 mg,依据病情递增而后递减;维持量每日1 mg,连用2~3个月;预防产后泌乳、退乳:每次5 mg,每日3次,连服3天。

【不良反应与注意事项】 可有不规则的阴道流血、子宫肥大、尿频或小便疼痛;可引发血栓症以及心功能不正常;有时引起肝功能异常、高脂血症、钠潴留;引起消化道恶心、呕吐、厌食症状和头痛、头昏等精神症状。孕妇禁用(可能引起第二代女性阴道腺病及腺癌发生率升高,男性生殖道异常及精子异常发生率增加)。有血栓性静脉炎和肺栓塞性病史患者禁用。与雌激素有关的肿瘤患者及未确证的阴道不规则流血患者、高血压患者禁用。下列患者慎用:心功能不全、癫痫、糖尿病、肝肾功能障碍、精神抑郁等。长期使用应定期检查血压、肝功能、阴道脱落细胞,每年1次宫颈防癌刮片。

【制剂与规格】 己烯雌酚片:0.5 mg、1 mg、2 mg。

炔雌醇(乙炔雌二醇)
Ethinylestradiol

【作用与用途】 雌激素类药。炔雌醇对下丘脑和垂体有正、负反馈作用,小剂量可刺激促性腺素分泌;大剂量则抑制其分泌,从而抑制卵巢的排卵,达到抗生育作用。用于补充雌激素不足,治疗女性性腺功能不良、闭经、更年期综合征等;用于晚期乳腺癌(绝经期后妇女)、晚期前列腺癌的治疗;与孕激素类药合用,能抑制排卵,可作避孕药。

【体内过程】 口服可被胃肠道吸

收，t_{max}为1～2小时，半衰期为6～14小时，能与血浆蛋白中度结合，在肝内代谢，大部分以原形排出，约60%由尿排出。

【用法与用量】 口服，性腺发育不全：每次0.02～0.05 mg，每晚1次，连服3周，第3周配用孕激素进行人工周期治疗，可用1～3个周期；更年期综合征：每日0.02～0.05 mg，连服21日，间隔7日再用，有子宫的妇女，于周期后期服用孕激素10～14天；乳腺癌：每次1 mg，每日3次；前列腺癌，每次0.05～0.5 mg，每日3～6次。

【不良反应与注意事项】 可有恶心、呕吐、头痛、乳房胀痛、腹胀等，偶有阴道不规则流血、闭经、尿频、尿痛、头痛、血压升高、皮疹、乳腺小肿块等。与雌激素有关的肿痛，如乳腺癌、子宫颈癌禁用（前列腺癌、绝经期后乳腺癌除外）；血栓性静脉炎、肺栓塞患者禁用。肝、肾、心脏病患者，子宫肌瘤，癫痫，糖尿病患者慎用。不明原因的阴道出血者不宜使用。孕妇及哺乳期妇女不宜使用。青春期前儿童慎用，以免早熟及骨骺早期闭合。老年患者用药适当减量。口服1 g维生素C能使单次口服炔雌醇生物利用度提高到60%～70%。

【制剂与规格】 炔雌醇片：5 μg、20 μg、50 μg、500 μg。

苯甲雌二醇（雌二醇甲酸酯，苯甲酸雌二醇）

Estradiol Benzoate

【作用与用途】 雌激素类药。可使子宫内膜增生、增强子宫平滑肌收缩，促使乳腺发育增生。大剂量抑制催乳素释放，对抗雄激素作用，并能增加钙在骨中沉着。用于补充雌激素不足，如萎缩性阴道炎、女性性腺的功能不良、外阴干枯症、绝经期血管舒缩症状、卵巢切除、原发卵巢衰竭等；晚期前列腺癌（乳腺癌、卵巢癌患者禁用）；与孕激素类药物合用，能抑制排卵；闭经、月经异常、功能性子宫出血、子宫发育不良。

【体内过程】 在血液内，部分与β-球蛋白结合，游离的雌二醇被组织利用。部分被肝脏破坏，或经胆汁排泄，再被肠道吸收，形成肠肝循环，其代谢产物多与硫酸或葡萄糖醛酸结合成酯后从尿中排出。

【用法与用量】 用于绝经期综合征：肌内注射每次1～2 mg，每周2～3次；子宫发育不良：每次1～2 mg，每2～3日肌内注射1次；功能性子宫出血：每日肌内注射1～2 mg，至血净后酌情减量，后期择日用黄体酮撤退；退奶：每日肌内注射2 mg，不超过3天后减量或改小量口服药至生效。

【不良反应与注意事项】 可有恶心、头痛、乳房胀痛，偶有血栓症、皮疹、水钠潴留等。血栓性静脉炎、肺栓塞患者，肝肾疾患者，与雌激素有关的肿瘤患者（如乳腺癌、阴道癌、子宫颈癌）及孕妇禁用。子宫肌瘤、心脏病、癫痫、糖尿病及高血压患者慎用。孕妇及正在哺乳的妇女禁用，用于回奶时需停止哺乳。儿童用药易引起早熟，应忌用。

【制剂与规格】 苯甲酸雌二醇注射液:1 ml:1 mg、1 ml:2 mg。

雌二醇
Estradiol

【作用与用途】 雌二醇是育龄妇女体内卵巢分泌的受体水平活性最高的雌激素。绝经后,卵巢功能衰竭,雌二醇的生成几乎停止,从而引起血管功能障碍,体温调节不稳定,临床表现为潮热、出汗、睡眠障碍、泌尿生殖系统萎缩及骨质疏松等症状。透皮给药时能使雌二醇恒定地按生理需要量直接进入血液,使雌二醇血浓度升高到卵泡早期水平,作用于靶器官,从而使上述症状明显减轻或消失。适用于各种原因引起的雌激素缺乏所致的下述症状:潮热、出汗、睡眠障碍、头昏、生殖器萎缩、萎缩性阴道炎、阴道干涩等。

【体内过程】 贴片应用后,血清雌二醇水平上升,达峰时间(t_{max})为22小时,最高血药浓度(C_{max})达43.8 pg/ml,在7天内维持一个有效而平稳的血药水平。终止用药后24小时,血清雌二醇水平即恢复到给药前水平。人体皮肤平均渗透量为每日50 μg。主要经肝脏代谢,主要代谢物为雌三醇、雌酮及其结合物,以葡萄糖醛酸盐及硫酸盐结合物的形式经肾脏排出。

【用法与用量】 外用,揭除贴片上的保护膜后立即贴于清洁干燥、无外伤的下腹部或臀部皮肤。一周1片,连用3周,停止1周。并于使用贴片的最后5日加用醋酸甲孕酮4 mg,每日1次,连续5日。贴片的部位应经常更换,同一部位皮肤不宜连续贴2次,不可贴于乳房部位。

【不良反应与注意事项】 贴片处的皮肤可有轻度发红或瘙痒症状,偶见皮疹,亦可出现头昏、头痛、恶心、呕吐、乳房胀痛、阴道少量出血及下体水肿等。疑有或患有乳腺肿瘤患者、疑有或患有雌激素依赖性的肿瘤患者、原因不明的阴道不规则出血、活动性血栓性静脉炎或血栓栓塞患者、有因服用雌激素而致血栓性静脉炎或血栓形成等病史的患者及子宫内膜异位症患者禁用。用药前及用药期间应定期体检:包括血压、乳房、腹部及盆腔器官以及宫颈细胞涂片等。有乳腺癌家族史、或有乳腺结节、乳腺囊性纤维症及乳房X线像异常者、严重高血压及心肾功能不全者、脑血管或冠状动脉疾病患者、哮喘、皮肤过敏、癫痫、偏头痛、糖尿病或抑郁症患者慎用。

【制剂与规格】 雌二醇控释贴片(周效):4.0 cm×2.6 cm:2.5 mg。

烯丙雌醇(多力妈)
Allylestrenol

【作用与用途】 增强绒毛膜活性,促进内源性孕酮及HCG的分泌,促使胎盘功能正常化;升高催产素酶的浓度及活性,降低催产素水平;提高子宫的兴奋阈值,拮抗前列腺素对子宫的刺激作用。本品无雌激素、雄激素活性。用于先兆流产;习惯性流产;先兆早产。

【体内过程】 口服吸收完全，2小时血药浓度达高峰，血浆清除半衰期16～18小时，70%在肝内代谢，30%以原形从肾排出，24～30小时完全排出。

【用法与用量】 先兆流产：每天1～3片，持续用药5～7天或至症状消失。需要时可增加剂量。习惯性流产：应在明确怀孕后立即用药，每日服用1～2片直至危象期后1个月，通常至妊娠的第5个月末。先兆早产：剂量需个体化，通常高于上述剂量(10～20 mg/d)。

【不良反应与注意事项】 偶见体液潴留、恶心和头痛。由于本药可降低糖耐量，故糖尿病孕妇应定期测定血糖水平。严重肝功能障碍、Dubin-Johnson综合征、Rotor综合征、妊高征或既往孕期感染疱疹病毒者禁用。慎与酶诱导剂合用，因此类药物可能会降低本药的药效。

【制剂与规格】 片剂：5 mg/片。

炔雌醚
Quinestrol

【作用与用途】 本品为长效雌激素。口服后贮存于体内脂肪组织中，再缓慢释放，代谢成炔雌醇，抑制排卵，为目前唯一的口服长效避孕药。常与不同种类的孕激素合用。用于绝经期综合征及退奶等；也用作口服避孕药。

【用法与用量】 口服，用于绝经期综合征：每日口服0.025 mg，或每周1次0.1～0.2 mg；退乳：于分娩后6小时内1次口服4 mg。必要时隔4～6日服第2次；对已哺乳者，1次4 mg，2日后服第2次。

【不良反应与注意事项】 可有恶心、呕吐、乳房胀痛、白带增多等不良反应。少数患者有头痛、眩晕、视力模糊等反应。肝、肾病患者忌用。

【制剂与规格】 炔雌醚片：0.025 mg、4 mg。

普罗雌烯(更宝芬)
Promestriene

【作用与用途】 普罗雌烯对女性生殖道底部黏膜处产生局部雌激素作用，从而恢复其营养功能。在阴道内使用后，不会对远离阴道的部位产生全身性的雌激素作用。乳膏剂用于外阴、前庭部及阴道环部的萎缩性病变。阴道胶囊用于因雌激素不足引起的阴道萎缩，宫颈、阴道和外阴的黏膜部分因分娩、局部手术或物理疗法(如激光、冷冻或烧灼等)等引起的损伤的迁延不愈，结痂延迟。

【体内过程】 在皮肤上用药后，只有少于1%的普罗雌烯进入全身。

【用法与用量】 外用。乳膏：每天1～2次，将足量的乳膏涂满需要治疗部位的表面。如病因持续(例如绝经、卵巢切除、使用雌-孕激素避孕)，或者影响因素持续存在(如放射治疗)，则有必要进行持续治疗。阴道胶囊：通常每日1粒，一个疗程20天。将湿润过的软胶囊放入阴道深部。尽管外观为油状，但胶囊内为可清洗的乳化剂。除非医生特别提示，一般都不需要每天进行阴道冲洗，用水和肥皂冲洗一次即可。特殊情况下,如在治疗前就有较多分泌物时,可用月经纸。如病因持续(如绝经、卵巢切除、使用雌-孕激素避孕)或者影响因素持续存在(如放射治疗),则有必要进行持续治疗。

【不良反应与注意事项】 和所有雌激素类药物一样,该品可导致部分患者的不适反应,在个别患者中会出现刺激、瘙痒、过敏反应等。虽然此药在应用过程中未发生全身性效应,但作为应用任何雌激素的一项预防性措施,不提倡将此药应用于有雌激素依赖性癌症史的患者。怀孕期内禁止使用该药物,哺乳期内不推荐使用此药物。本品为局部外用药,极少量活性成分进入循环系统,如过量使用本品出现不良反应者,应立即停药。

【制剂与规格】 乳膏剂:10 g:0.1 g;胶囊剂:10 mg。

尼尔雌醇
Nilestriol

【作用与用途】 雌激素类药。本品为雌三醇的衍生物。雌三醇为雌二醇的代谢产物,其药理作用与雌二醇相似,但生物活性低,故对子宫内膜的增生作用也较弱,适用于围绝经期妇女的雌激素替代疗法。因其3位上引入环戊醚后增加了亲脂性,有利于肠道吸收并储存在脂肪组织中,以后缓慢释放而起长效作用。其17位引入乙炔基而增强雌激素活性。临床用于雌激素缺乏引起的绝经期或更年期综合征,如潮热,出汗,头痛,目眩,疲劳,烦躁易怒,神经过敏,外阴干燥,老年性阴道炎等。

【体内过程】 口服易吸收,在体内多功能氧化酶作用下,去3位上的环戊醚基团形成炔雌三醇,以后在酶作用下去掉17位乙炔基而形成雌三醇,活性即减低。雌三醇的半衰期为20小时左右,以原形、炔雌三醇和雌三醇三种形式由尿中排泄。

【用法与用量】 口服,1次5 mg,每月1次。症状改善后维持量为每次1~2 mg,每月2次,3个月为1个疗程。

【不良反应与注意事项】 轻度胃肠道反应,表现为恶心,呕吐,腹胀,头痛,头昏;突破性出血;乳房胀痛,白带增多;高血压;偶有肝功能损害。雌激素依赖性疾病(如乳腺癌、子宫内膜癌、宫颈癌、较大子宫肌瘤等)病史者、血栓病、高血压病患者禁用。本品的雌激素活性虽较低,但仍有使子宫内膜增生的危险,故应每2个月给予孕激素10日以抑制雌激素的内膜增生作用,一般孕激素停用后可产生撤药性子宫出血。如使用者已切除子宫,则不需加用孕激素。

【制剂与规格】 尼尔雌醇片:1 mg、2 mg、5 mg。

结合雌激素
(共轭雌激素,倍美力)
Conjugated Estrogens

【作用与用途】 用于与雌激素缺乏相关的中度和严重血管舒缩功能障碍,骨质疏松的预防和治疗,降低冠心病发病率及与之相关的绝经后妇女的死亡率,萎缩性阴道炎和萎缩性尿道炎,女性低雌激素血症。

【用法与用量】 血管舒缩症状1.25 mg,每日1次,周期性给药。萎缩性阴道炎0.3～1.25 mg,每日1次。女性卵巢切除或原发性卵巢功能不足1.25 mg,每日1次。骨质疏松症0.625 mg每日1次,连服3周后停药1周,然后继续下1周期治疗。晚期雄激素依赖性癌1.25～2.5 mg每日2次。乳腺癌10 mg每日2次,1周期至少为3个月。

【不良反应与注意事项】 突破性出血,月经量改变,闭经。子宫良性肿瘤增大。乳房疼痛。恶心、呕吐、腹痛、胀气、胆汁淤积。皮肤不良反应。下列情况禁用:有乳腺癌及子宫癌病史者,雌激素依赖性肿瘤,不明原因的生殖器官异常出血,活动性血栓性静脉炎或血栓栓塞性疾病,孕妇。与利福平合用可降低本药的药效。

【制剂与规格】 片剂:300 μg、625 μg。

倍美安

Premelle

【作用与用途】 用于绝经3年以上、子宫无器质性病变的妇女。治疗绝经后出现的中重度血管舒缩症状、外阴和阴道萎缩,预防骨质疏松症。

【用法与用量】 每日口服1片。

【不良反应与注意事项】 阴道出血的形式改变;乳房压痛、增大、溢乳;食欲改变、恶心、呕吐;胆囊疾患的发病率上升;皮疹和痤疮;血压升高,血栓性静脉炎和静脉栓塞性疾病;头痛、眩晕、抑郁、精神紧张、偏头痛、失眠或嗜睡;视网膜血栓形成和视神经炎;体重改变、水肿;变态反应。下述患者禁止用药:已知或怀疑妊娠;乳腺癌或雌激素依赖性肿瘤;诊断未明的异常阴道出血;正患或曾患血栓性静脉炎、血栓栓塞性疾患;有中风的病史;肝功能不全或肝脏疾病患者。用药期间应定期进行乳房检查。注意出现高血压、高钙血症的可能性。支气管哮喘,癫痫,偏头痛,心、肾功能不全患者,哺乳妇女慎用。

【制剂与规格】 片剂:每片含结合雌激素0.625 mg,醋酸甲羟孕酮2.5 mg。

倍美盈

Premelle Cycle

【作用与用途】 用于围绝经期、子宫无器质性病变的妇女。治疗绝经后出现的中重度血管舒缩症状、外阴和阴道萎缩,预防骨质疏松症。

【用法与用量】 片剂(栗色)于月经周期的第1～14天每日口服1片,片剂(淡蓝色)于月经周期的第15～28天每日口服1片。

【不良反应与注意事项】 同倍美安。

【制剂与规格】 倍美盈片:(栗色)结合雌激素0.625 mg;(淡蓝色)结合雌激素0.625 mg,醋酸甲羟孕酮5 mg。

雷洛昔芬（易维特，贝邦）
Raloxifene

【作用与用途】 作为一种选择性雌激素受体调节剂（SERM），雷洛昔芬对雌激素作用的组织有选择性的激动或拮抗活性。它是一种对骨骼和部分对胆固醇代谢（降低总胆固醇和LDL-胆固醇）的激动剂，但对下丘脑、子宫和乳腺组织无作用。主要用于预防和治疗绝经后妇女的骨质疏松症，能显著地降低椎体骨折发生率，但髋部骨折发生率的降低未被证实。

【体内过程】 口服后迅速吸收，口服剂量的大约60%被吸收。进入循环前被大量葡糖醛化。绝对生物利用度为2%。达到平均最大血浆浓度的时间取决于雷洛昔芬和其葡糖醛化代谢物全身内转换和肠肝循环。雷洛昔芬在全身广泛分布。分布容积不依赖于剂量。雷洛昔芬与血浆蛋白紧密结合（98%～99%）。服入体内的雷洛昔芬及其葡糖苷酸代谢物的绝大部分在5天内排泄，主要通过粪便，经尿排出的部分少于6%。

【用法与用量】 推荐的用法是每日口服1片（以盐酸雷洛昔芬计60 mg），可以在一天中的任何时候服用且不受进餐的限制。老年人无需调整剂量。由于疾病的自然过程，雷洛昔芬需要长期使用。通常建议饮食钙摄入量不足的妇女服用钙剂和维生素D。或遵医嘱。

【不良反应与注意事项】 与使用雷洛昔芬有关的不良反应包括静脉血栓栓塞、观察到小腿痛性痉挛。有报道在雷洛昔芬治疗期间血小板数目轻度减少（6%～10%）。上市后随访中有极少（＜1/10 000）胃肠症状的报告，如恶心、呕吐、腹痛和消化不良；皮疹；血压升高及包括偏头痛在内的头痛。有13.5%的雷洛昔芬和11.4%的安慰剂治疗的患者出现流感综合征。极少病例出现AST和/或ALT轻度增加，不能排除是雷洛昔芬所致，在安慰剂人群中发生的频率相似。以下患者禁用：可能妊娠的妇女、正在或既往患有静脉血栓栓塞性疾病者（VTE），包括深静脉血栓、肺栓塞和视网膜静脉血栓者、对雷洛昔芬或片中所含的任何赋形剂成分过敏、肝功能减退包括胆汁淤积；严重肾功能减退者、难以解释的子宫出血者禁用。雷洛昔芬主要在肝脏代谢。如发现血清总胆红素、γ谷氨酰转氨酶、碱性磷酸酶、血清甘油三酯水平、ALT和AST在治疗中如有升高，就应严密监测。雷洛昔芬不适用于男性患者。哺乳妇女不推荐使用，不适用于儿童。

【制剂与规格】 片剂：60 mg（以$C_{28}H_{27}NO_4S \cdot HCl$计）。

克龄蒙
Climen

【作用与用途】 激素替代治疗，用于更年期综合征，泌尿生殖道和皮肤退化，更年期情绪低落，良性妇科肿瘤卵巢切除术后的激素不足症状。预防绝经后的骨质疏松。原发性和继发性闭经（除外妊娠）。月经周期紊乱。

【用法与用量】 月经周期的第5日起,每次1片,每日1次,共服21日,停药7日后继续服用。

【不良反应与注意事项】 偶有乳房发胀、经间出血、胃部不适、恶心、体重和性欲改变。个别病例有水肿、头痛、情绪低落。下述患者禁止用药:妊娠,哺乳,严重的肝功能损害,黄疸,既往妊娠期间有持续性瘙痒;既往或现有肝脏肿瘤,子宫肿瘤,卵巢或乳腺肿瘤,子宫内膜异位症;既往或现有血栓栓塞性疾患,伴有血管损害的严重糖尿病,镰状细胞性贫血,脂肪代谢紊乱,妊娠期疱疹史及耳硬化症恶化史。糖尿病、高血压、静脉曲张、耳硬化症、多发性硬化症、癫痫、卟啉症、手足抽搐、小舞蹈病患者慎用。

【制剂与规格】 克龄蒙片:戊酸雌二醇,醋酸环丙孕酮1 mg(10片复方片剂)。

诺更宁
Kliogest

【作用与用途】 用于雌激素缺乏综合征(包括萎缩性阴道炎),预防妇女绝经后骨矿物质丢失。

【用法与用量】 每天1片,连续口服。应在停经1年后开始治疗。如果由序贯雌激素疗法转换为本药,应在月经后开始用药,即为序贯激素治疗周期开始当日用药。

【不良反应与注意事项】 最初几个月可能有不规则的阴道流血,子宫内膜萎缩的妇女也可能出血。偶见乳房胀痛和头痛。罕见皮肤反应、胆石病、气喘、脱发、偏头痛、血栓性静脉炎、肝功能变化。已知或怀疑有乳癌、雌激素依赖性肿瘤(如子宫内膜癌)、有乳癌病史者、代谢性卟啉病患者禁用。

【制剂与规格】 诺更宁片:雌二醇2 mg,醋酸炔诺酮1 mg。

戊酸雌二醇(补佳乐)
Estradiol Valerate

【作用与用途】 天然雌二醇的戊酸盐,具有雌激素的药理作用,能促进和调节女性生殖器官和副性征的正常发育,参与卵巢轴功能的调节。用于补充雌激素不足,如萎缩性阴道炎、女性性腺功能不全、外阴干枯症、绝经期血管舒缩症状、卵巢切除、原发卵巢衰竭等;晚期前列腺癌;与孕激素合用作避孕药。

【用法与用量】 每日1 mg(2片),饭后用水吞服,遵医嘱可酌情增减。按周期序贯疗法,每经过21天的治疗后,须停药至少1周。

【不良反应与注意事项】 不良反应常见有恶心、呕吐、厌食等,适当减少剂量或注射给药。可刺激子宫内膜增生或腺癌发生。加用足量孕激素即可避免。可能出现乳胀、头痛、水肿、不规则阴道出血等症状。用药5~10年以上,乳癌发病危险略有增加。肝、肾疾病,乳腺癌及卵巢癌患者忌用。长期大量服用,可因水、钠、钙潴留而引起血压升高、水肿或加重心衰,偶可致高钙血症,故慎用。

【制剂与规格】 戊酸雌二醇片:

0.5 mg。

替勃龙(利维爱,7-甲基异炔诺酮)
Tibolone

【作用与用途】 本品为激素类药,具有弱雌激素、雄激素和孕激素活性的甾体激素,明显抑制绝经后妇女血浆中促卵泡激素水平,但对黄体生成素抑制则较轻,不影响泌乳素;对育龄妇女有抑制排卵的作用。此外,本品还具有预防绝经后骨质疏松,减轻更年期血管的舒缩,提高情感和性欲等作用。用于更年期综合征、绝经后骨质疏松等的治疗。

【体内过程】 本品口服吸收迅速,^{14}C 标记物结果,在口服 30 分钟内血浆即出现放射活性,1.5 ~4 小时达峰值,排除 $t_{1/2}$ 为 45 小时,无肝肠循环,主要由粪便排出,单次给药排出 50%,持续给药排出 60%,尿中排出 30%。

【用法与用量】 口服,2.5 mg,1 次/d,疗程至少 3 个月。

【不良反应与注意事项】 偶见体重减轻、恶心、头痛、眩晕、四肢疼痛、水肿、面部毛发增多、皮肤过敏、阴道出血、肝功能改变等不适。绝经期前或绝经不满 1 年的妇女不宜服用本品。

【制剂与规格】 片剂:2.5 mg。

氯烯雌醚
Chlorotrianisene

【作用与用途】 非甾体雌激素类药,其活性较己烯雌酚弱,能调节垂体前叶释放促性腺激素,通过减少下丘脑促黄体生成素释放因子的释放,降低促卵泡激素(FSH)、促黄体生成激素(LH)从垂体的释放。由于其引起垂体前叶和肾上腺皮质功能亢进的作用较雌激素弱,长期服用不会引起垂体肿大和肾上腺的增生,作用比较温和,人体耐受性好。用于治疗妇女更年期综合征及手术后因雌激素缺乏所引起的症状;青春期功能失调性子宫出血;妇女性腺功能不全的雌激素替代治疗;男性前列腺增生。

【体内过程】 服用后能贮藏于脂肪组织内,并缓慢释放,经肝代谢为含有雌激素作用的物质,故有雌激素前体之称。本品主要通过粪便排泄,大鼠口服 5 mg 在第 10 天粪便中还能测出。猴口服 10 mg 后,到第 30 天尚有 6% ~18% 的雌激素活性物质。

【用法与用量】 口服。妇女更年期综合征及手术后因雌激素缺乏所引起的症状:每日 4 ~12 mg,20 ~22 天为 1 个疗程,停药后 7 天,再开始另 1 个疗程,症状改善后,剂量可逐渐减少。青春期功能失调性子宫出血:每日 20 ~80 mg,分 2 ~3 次服用,止血后酌情递减,每日维持量 8 mg。妇女性腺功能不全:每日 8 ~12 mg,连服 21 日,停药 7 日再服。可按个人情况增减。前列腺增生:每日 12 ~24 mg,4 ~8 周为 1 个疗程,必要时可延长或遵医嘱。

【不良反应与注意事项】 偶见轻微胃部不适、恶心、呕吐、头昏、乳房胀痛、阴道出血、嗜睡、尿频、尿痛、头痛、腹痛、胸痛、皮疹等。诊断未明确的妇科出血,有胆汁淤积性黄疸病史,血栓病史,乳癌及怀疑与雌激素有关的肿病患者禁用。下列情况慎用:哮喘、心功能不全、癫痫、精神抑郁、偏头痛、肾肝功能异常、良性乳房病、子宫肌瘤、高血压、冠心病、糖尿病、子宫内膜异位症、胆石症、高血钙合并肿瘤或骨代谢病等。

【制剂与规格】 氯烯雌醚滴丸:4 mg。

(二)孕激素

黄体酮(孕酮)
Progesterone

【作用与用途】 孕激素类药,具有孕激素的一般作用。在月经周期后期能使子宫内膜为分泌期改变,为孕卵着床提供有利条件,在受精卵植入后,胎盘形成,可减少妊娠子宫的兴奋性,使胎儿能安全生长。在与雌激素共同作用时,可促使乳房发育,为产乳作准备。本品可通过对下丘脑的负反馈,抑制垂体前叶促黄体生成激素的释放,使卵泡不能发育成熟,抑制卵巢的排卵过程。用于月经失调,如闭经和功能性子宫出血、黄体功能不足、先兆流产和习惯性流产(因黄体不足引起者)、经前期紧张综合征的治疗。

【体内过程】 肌内注射后迅速吸收。在肝内代谢,约12%代谢为孕烷二醇,代谢物与葡萄糖醛酸结合随尿排出。注射100 mg,6~8小时血药浓度达峰值,以后逐渐下降,可持续48小时,72小时消失。

【用法与用量】 肌内注射,先兆流产:一般10~20 mg,用至疼痛及出血停止;习惯性流产史者:自妊娠开始,每次10~20 mg,每周2~3次;功能性子宫出血:用于撤退性出血血红蛋白低于70 g/L时,每日10 mg,连用5天,或每日20 mg,连续3~4天;闭经:在预计月经前8~10天,每日肌内注射10 mg,共5天,或每日肌内注射20 mg,3~4天;经前期紧张综合征:在预计月经前12天注射10~20 mg,连续10天。

【不良反应与注意事项】 偶见恶心、头昏及头痛、倦怠感、荨麻疹、乳房肿胀,长期连续应用可出现月经减少或闭经、肝功能异常、水肿、体重增加等。严重肝损伤患者禁用(使症状恶化)。肾病、心脏病水肿、高血压的患者慎用。经前紧张症是否存在黄体酮缺乏尚无定论,故使用黄体酮治疗还有争议。对早期流产以外的患者投药前应进行全面检查,确定属于黄体功能不全再使用。

【制剂与规格】 黄体酮注射液:1 ml:10 mg、1 ml:20 mg。

甲羟孕酮(安宫黄体酮)
Medroxyprogesterone

见抗肿瘤药“醋酸甲羟孕酮”。

炔诺酮(妇康片)
Norethisterone

【作用与用途】 孕激素类药。有较强的孕激素样作用,能使子宫内膜转化为蜕膜样变,其抑制垂体分泌促性腺激素作用呈明显剂量关系，并有一定的抗雌激素作用，具有较弱的雄激素活性和蛋白同化作用。宫颈黏液变稠，有利于精子穿透。用于月经不调、子宫功能出血、子宫内膜异位症等。

【体内过程】 口服可从胃肠道吸收，t_{max} 为 0.5～4 小时，平均 1.17 小时，半衰期为 5～14 小时，血浆蛋白结合率为 80%，作用持续至少 24 小时，吸收后大多与葡糖醛酸结合，由尿排出。

【用法与用量】 口服，治疗子宫功能性出血：每次 5 mg，每 8 小时 1 次，连用 3 日，血止后，改为每 12 小时 1 次，7 日后改为每次 2.5～3.75 mg 维持，连续用 2 周左右；痛经或子宫内膜增长过速：每日 2.5 mg，连续 20 天，下次月经周期第 5 日开始用药，3～6 个周期为 1 个疗程；子宫内膜异位症：每日 10～30 mg，开始时每日 10 mg，每 2 周后增加 5 mg，最高为每日 30 mg，分次服，连续服用 6～9 个月。

【不良反应与注意事项】 不良反应主要为恶心、头晕、倦怠；突破性出血。重症肝肾病患者、乳房肿块者和孕妇禁用。妊娠 4 个月内慎用，不宜用作早孕试验。心血管疾病、高血压、肾功能损害、糖尿病、哮喘病、癫痫、偏头痛、未明确诊断的阴道出血、有血栓病史（晚期癌瘤治疗除外）、胆囊疾病和有精神抑郁史者慎用。长期用药需注意检查肝功能，特别注意乳房检查。妊娠期间不宜使用（女婴男性化）。

【制剂与规格】 炔诺酮片：0.625 mg、2.5 mg。

炔孕酮
Ethisterone

【作用与用途】 孕激素类药，其作用与黄体酮相似，能使增生期子宫内膜转化为分泌期，并促进乳腺发育。抑制 LH、抑制排卵、子宫内膜萎缩，抑制子宫肌肉收缩作用，口服比黄体酮强 15 倍，而雄激素作用很小，为睾丸素的 1/10。临床用于功能性子宫出血、月经异常、闭经、痛经等。

【体内过程】 易从口腔黏膜吸收，因此舌下含用也有效，合成孕激素在肝内破坏缓慢，作用时间比孕酮长，部分孕激素代谢物可从胆道分泌入肠中，少量由粪便排出。

【用法与用量】 口服，每次 10 mg，每日 3 次。舌下含服，每次 10～20 mg，每日 2～3 次。

【不良反应与注意事项】 可有恶心、呕吐、厌食等胃肠道反应及头痛、嗜眠、水肿、体重增加、肝功能障碍等。严重心、肝、肾功能不全患者及孕妇禁用。出现变态反应立即停药。心、肝、肾病患者慎用。

【制剂与规格】 炔孕酮片：5 mg、10 mg、25 mg。

甲地孕酮（妇宁片）
Megestrol

【作用与用途】 为高效孕激素，口服时孕激素作用约为黄体酮的 75 倍，注射时约为后者的 50 倍，并无雌激素和雄激素活性。具有显著排卵抑制作用，还能影响宫颈黏液稠度和子宫内膜正常发育，从而阻止精子穿透、孕卵不易着床。口服吸收后，主要以代谢物形式从尿中排泄。临床主要用作短效口服避孕药，也可作肌内注射长效避孕药。还用于治疗痛经、闭经、功能性子宫出血、子宫内膜异位症及子宫内膜腺癌等。由于其抗雌激素活性，近亦用于乳腺癌的姑息治疗。

【体内过程】 口服吸收，经期代谢，主要以葡萄糖醛酸盐从尿排出。

【用法与用量】 口服，每次4 mg，每日 4 ~ 12 mg。

【不良反应与注意事项】 少数有头昏、恶心、呕吐等，偶有不规则出血。肝、肾病患者忌用。子宫肌瘤、血栓病史及高血压患者慎用。

【制剂与规格】 片剂：1 mg、4 mg。

氯地孕酮
Chlormadinone

【作用与用途】 本品为人工合成的孕激素，有较强的孕激素活性，但无雌激素和雄激素活性，抗排卵作用为炔诺酮的 18.4 倍。用于避孕，常与炔雌醚、甲炔诺酮合用，也用于晚期前列腺癌、肾癌和乳腺癌。

【用法与用量】 口服：6 ~ 12 mg，口服 1 次可避孕 25 日；治疗癌症，初始剂量 200 ~ 400 mg/d，有效后的维持剂量 20 ~ 50 mg/d，分次服用。

【不良反应与注意事项】 开始可出现恶心、呕吐、头昏、乏力、乳房胀、食欲减退、白带增多等反应，但随后可自行减轻或消失；个别人可引起月经量增多或短暂闭经，长期服用，少数人有血压升高、糖代谢改变等副作用。肝病、肾炎、子宫肌瘤、乳房肿块及哺乳期妇女忌用；高血压、糖尿病患者慎用。

【制剂与规格】 片剂：20 mg、50 mg。

醋酸甲地孕酮
Megestrol Acetate

【作用与用途】 半合成孕激素衍生物，对激素依赖性肿瘤有一定抑制作用。其作用机制与甲孕酮相同，可能是通过对垂体促性腺激素分泌的影响，控制卵巢滤泡的发育及生长，从而减少雌激素的产生。作用于雌激素受体，阻止其合成和重新利用，干扰其与雌激素的结合，抑制瘤细胞生长。此外，还可拮抗糖皮质激素受体，干扰类固醇激素受体与细胞生长分化相关的调节蛋白间的相互作用。主要用于治疗晚期乳腺癌和晚期子宫内膜癌，对肾癌、前列腺癌和卵巢癌也有一定疗效。并可改善晚期肿瘤患者的食欲和恶病质。

【体内过程】 口服本品 160 mg 后能迅速吸收，血药浓度升高较快，2 小时后可达到峰值，吸收半衰期为 2.5 小时，大部分药物以葡萄糖醛酸结合物形式经肾脏排泄，消除相半衰期为 32.5 小时。

【用法与用量】 口服，一般剂量：每次 160 mg，每日 1 次。高剂量：每次 160 mg，每日 2 ~ 4 次。

【不良反应与注意事项】 与其他

孕酮类药物相似，但一般较轻。体重增加为本品常见不良反应，是由于体内脂肪和体细胞体积增加所致，而不一定伴有液体潴留。其他应可引起乳房痛、溢乳、阴道流血、月经失调、脸潮红。也有肾上腺皮质醇作用，满月脸、高血压、高血糖。子宫出血发生率为1%～2%。偶见恶心及呕吐，罕见呼吸困难、心衰、皮疹等反应。对本品过敏者禁用。禁用于妊娠诊断试验。由于在妊娠起首4个月内，应用孕酮类药物对胎儿有潜在性伤害，故不推荐使用本药物。

【制剂与规格】 片剂：160 mg；胶囊：80 mg。

地屈孕酮(达芙通)
Dydrogesterone

【作用与用途】 一种口服孕激素，可使子宫内膜进入完全的分泌相，从而可防止由雌激素引起的子宫内膜增生和癌变风险。无雌激素、雄激素及肾上腺皮质激素作用。可用于治疗内源性孕酮不足引起的疾病，如痛经、子宫内膜异位症、继发性闭经、月经周期不规则、功能失调性子宫出血、经前期综合征、孕激素缺乏所致先兆性流产或习惯性流产、黄体不足所致不孕症。

【体内过程】 口服标记过的地屈孕酮，平均63%随尿排出，72小时体内完全清除。地屈孕酮在体内完全被代谢，主要的代谢物是DHD(20α-dihydrogesterone)，口服后，血浆DHD的浓度高于血浆中地屈孕酮原形药的浓度，DHD对地屈孕酮AUC和C_{max}的比值分别为40和25。地屈孕酮口服后被迅速吸收，地屈孕酮和DHD分别在0.5，2.5小时达峰值(T_{max})。地屈孕酮和DHD的平均最终半衰期分别为5～7小时和14～17小时。地屈孕酮与内源性孕激素不同，在尿中不以孕烷二醇形式排出。因此，根据尿中孕烷二醇的排出量仍可测定内源性孕激素的产生。

【用法与用量】 口服。剂量见下表：

服用剂量表

病种	服用周期	剂量	日服次数
痛经	月经周期的第5～25天	1片	2次
子宫内膜异位症	月经周期的第5～25天	1片	2～3次
功能性出血止血	连续5～7天	1片	2次
预防出血	月经周期的第11～25天	1片	2次
闭经	从月经周期的第1～25天	1片	2次
经前期综合征	从月经周期的第11～25天	1片	2次

续表

病种	服用周期	剂量	日服次数
月经不规则	从月经周期的第 11～25 天	1 片	2 次
习惯性流产	至怀孕 20 周	1 片	2 次
不孕症	月经周期的第 14～25 天(至少 6 个周期)	1 片	1 次

【不良反应与注意事项】 不良反应:极少数患者可出现突破性出血,一般增加剂量即可防止。地屈孕酮也可能发生其他发生在孕激素治疗中的不良反应,如轻微出血、经期血量的改变、闭经;不适、呕吐、腹痛;肝功能改变、黄疸(少见);乳房疼痛;瘙痒、皮肤过敏、荨麻疹、抑郁情绪、头痛、偏头痛、精神紧张;水肿;性欲改变。地屈孕酮与所有孕激素产品一样,不宜用于下列情况:不明原因阴道出血;严重功能障碍:肝脏肿瘤(现病史或既往史)、Dubin Johnson 综合征、Potor 综合征、黄疸;妊娠期或应用性激素时产生或加重的疾病或症状,如严重瘙痒症、阻塞性黄疸、妊娠期疱疹、卟啉症和耳硬化症;已知对地屈孕酮过敏者。与雌激素联合使用进行激素替代治疗时应注意雌激素的禁忌和注意事项。长期采用孕激素雌激素联合用药者应每年定期进行全面体检,包括妇科及乳房 X 线检查。出现不正常的阴道出血时,应做进一步的检查。应用于习惯性流产或先兆性流产时,应确定胎儿是否存活。治疗过程中,应检查妊娠是否继续和/或胎儿是否存活。以孕激素为主要成分的口服避孕药可能会增加抑郁症的机会。有抑郁症史的患者在孕激素治疗过程中,应密切观察。孕激素治疗掩盖更年期的发生(不规则月经周期)。地屈孕酮可在乳汁中分泌。如发生肝功能异常、血栓栓塞或血压大幅度升高时,应停药。地屈孕酮过量可出现恶心、呕吐、嗜睡和眩晕等症状。

【制剂与规格】 片剂:10 mg。

达那唑(炔睾醇)

Danazol

【作用与用途】 为促性腺激素抑制药,可以抑制垂体-卵巢轴。由于抑制了垂体促性腺激素,故促卵泡激素(FSH)和促黄体生成激素(LH)的释放均减少。能直接抑制卵巢的甾体激素的生成,作用于子宫内膜细胞的雌激素受体部位,有抑制雌激素的效能,使子宫正常的和异常的内膜萎缩和不活动,导致不排卵及闭经,可持续达 6～8 个月之久。治疗纤维性乳腺病,可使结节消失,减轻疼痛和触痛,可能发生月经失调或闭经。治疗遗传性血管性水肿时,增加血清的 C_1 脂酶抑制物的水平,导致补体系统的 C_4 血清内的浓度升高。用于子宫内膜异位症的治疗,也可用于治疗纤维囊性乳腺病、自发性血小板减少性紫癜、遗传性血管性水肿、系统性红斑狼疮、男子女性乳房、青春期性早熟。

【体内过程】 口服易从胃肠道吸收，$t_{1/2}$ 约为 4.5 小时。每次给药 100 mg，每日 2 次，血药浓度峰值为 200～800 ng/ml。若每次给药 200 mg，每日 2 次，连服 14 日，血药浓度达 0.25～2 μg/ml。在肝内代谢，从肾脏排泄。

【用法与用量】 口服，成人常用量，子宫内膜异位症：每日量 400～800 mg，分次服用，连服 3～6 个月，如停药后症状再出现，可再给药 1 个疗程（在肝功正常情况下）；纤维囊性乳腺病：于月经开始后第一天服药，每次 50～200 mg，每日 2 次，如停药后 1 年内症状复发，可再给药；遗传性血管性水肿：开始每次 200 mg，每日 2～3 次，直到疗效出现，维持量一般是开始量的 50% 或更少，在 1～3 个月或更长一段的间隔时间递减，根据治疗前发病的频率而定。

【不良反应与注意事项】 较多见的不良反应：闭经，突破性子宫出血，并可有乳房缩小、音哑、毛发增多；可出现痤疮、皮肤或毛发的油脂增多、下肢水肿或体重增加，症状与药量有关，是雄激素效应的表现。较少见的不良反应：血尿、鼻出血、牙龈出血、白内障（视力逐渐模糊）、肝功能异常、颅内压增高（表现为严重头痛、视力减退、复视、呕吐）、白细胞增多症、急性胰腺炎、多发性神经炎等。罕见的不良反应有：女性阴蒂增大、男性睾丸缩小；肝脏功能损害严重时，男女均可出现巩膜或皮肤黄染。

【制剂与规格】 达那唑胶囊：0.1 g。

孕三烯酮（内美通）

Gestrinone

【作用与用途】 人工合成的三烯 19 去甲甾类化合物，具有激素和抗激素的复杂特性，即它具有较强的抗孕激素和抗雌激素活性，又有很弱的雌激素和雄激素作用。动物实验表明它能抑制孕激素分泌，也具有黄体酮对子宫内膜的作用，使子宫内膜及异位病灶细胞失活、退化，从而导致异位病灶萎缩。其抗生育作用可能是抑制排卵及抑制子宫内膜发育，改变宫颈黏液性质，影响卵子运行速度及拮抗内膜孕酮受体，从而干扰孕卵着床。用于子宫内膜异位症，也用作探亲避孕或事后避孕药；对于早期妊娠，如与前列腺素合用，可提高引产成功率。

【体内过程】 口服后能完全从胃肠道吸收，2.1 小时左右血液浓度达峰值，血清 $t_{1/2}$ 为 273 小时。

【用法与用量】 口服，用于子宫内膜异位症：一般为每次 2.5 mg，每周 2 次，第 1 次于月经第 1 天服用，3 天后服用第 2 次，以后每周相同时间服用；探亲避孕：探亲当天服 3 mg，以后每次房事时服 1.5 mg；事后避孕：从月经第 5～7 天开始服药，每周 2 次（间隔 3～4 天），每次 2.5 mg；如每个周期服药 8 次以上，则避孕成功率高；抗早孕：每日 9 mg（分 2～3 次服），连服 4 天，停药后 2 天于阴道后穹隆处放置卡前列酸(15-甲基前列腺素2α)薄膜,每次2 mg,每2.5小时1次,共4次,经2.5小时后肌内注射1.5～2 mg卡前列酸,为1个疗程,如无组织物排出,隔1天后重复疗程。

【不良反应与注意事项】 少数人有头昏、乏力、胃部不适、痤疮、多毛及脂溢性皮炎、腿肿、体重增加、乳房缩小松弛等;也有月经周期缩短或延长、闭经、经量减少、不规则出血,但一般会自行减少。突破性出血发生率约5%。国内临床观察见有氨基转移酶升高。肝、肾功能不全者禁用。

【制剂与规格】 胶囊、片剂:2.5 mg。

米非司酮(息隐)
Mifepristone

【作用与用途】 米非司酮为受体水平抗孕激素药,具有终止早孕、抗着床、诱导月经及促进宫颈成熟等作用,与孕酮竞争受体而达到拮抗孕酮的作用,与糖皮质激素受体亦有一定结合力。米非司酮能明显增高妊娠子宫对前列腺素的敏感性。小剂量米非司酮序贯合并前列腺素类药物,可得到满意的终止早孕效果。

米非司酮片与前列腺素药物序贯合并使用,可用于终止停经49天内的妊娠。

【体内过程】 口服吸收迅速,半合成及合成米非司酮血药浓度达峰时间分别为1.5小时和50分钟,血药峰值分别为0.8 mg/L和2.34 mg/L,但有明显个体差异。体内消除缓慢,消除半衰期为20～34小时。服药后72小时血药水平仍可维持在0.2 mg/L左右。本品有明显首过效应,口服1～2小时后血中代谢产物水平已可超过母体化合物。

【用法与用量】 停经≤49天之健康早孕妇女,空腹或进食2小时后,口服25～50 mg米非司酮片,每日2次,连服2～3天,总量150 mg,每次服药后禁食2小时,第3～4天清晨于阴道后穹隆放置卡前列甲酯栓1枚(1 mg),或使用其他同类前列腺素药物。卧床休息1～2小时,门诊观察6小时。注意用药后出血情况,有无妊娠产物和副反应。

【不良反应与注意事项】 部分早孕妇女服药后,有轻度恶心、呕吐、眩晕、乏力和下腹痛,肛门坠胀感和子宫出血。个别妇女可出现皮疹。使用前列腺素后可有腹痛,部分对象可发生呕吐、腹泻。少数有潮红和发麻现象。下述患者禁止用药:对本品过敏者;心、肝、肾疾病患者及肾上腺皮质功能不全者;有使用前列腺素类药物禁忌者:如青光眼、哮喘及对前列腺素类药物过敏等;带宫内节育器妊娠和怀疑宫外孕者,年龄超过35岁的吸烟妇女。

【制剂与规格】 米非司酮片:25 mg、200 mg。

己酸羟孕酮
Hydroxyprogesterone Caproate

【作用与用途】 孕激素类药物,本品是通过对下丘脑-垂体的反馈机制抑制卵巢排卵,对少数仍有排卵者的避孕作用，是由于药物改变宫颈黏液的理化性质和对子宫内膜的影响，干扰了子宫内膜和受精卵发育的同步作用，从而影响卵子的受精和受精卵的着床过程。本品单用时可用于治疗习惯性流产、月经不调、子宫内膜异位症、功能性子宫出血等。

【体内过程】 肌内注射后在局部沉积储存，缓慢释放，发挥长效作用，维持时间 1 ~2 周以上。大鼠肌内注射后体内半衰期为 10 天左右。

【用法与用量】 深部肌内注射，每次 0. 25 ~0. 5 g，1 周 1 ~2 次。

【不良反应与注意事项】 少数患者在用药后有恶心、呕吐、头昏、乏力、乳胀、疲乏等反应，一般均轻，不需处理。使用过程中，如乳房有肿块出现，应即停止；如发现过敏反应，不可再作注射。患急慢性肝炎、肾炎造成严重肝肾损害以及有过敏史者禁用。有血栓病史、乳房肿块者一般不宜使用。子宫肌瘤、高血压患者慎用。孕妇及哺乳期妇女不宜使用。

【制剂与规格】 己酸羟孕酮注射液：1 ml：0. 125 g、2 ml：0. 25 g、1 ml：0. 25 g。

复方己酸羟孕酮注射液

Compound Hydroxyprogesterone Caproate Injection

【作用与用途】 雌激素孕激素配伍的女用长效避孕药。肌内注射后局部沉积贮存，缓慢释放，发挥长效作用，维持时间 1 ~2 周以上。己酸羟孕酮与戊酸雌二醇配伍，具有抑制排卵作用。对少数仍有排卵者的避孕作用，是由于药物改变宫颈黏液的理化性质和对子宫内膜的影响，干扰了子宫内膜和受精卵发育的同步作用，从而影响卵子的受精和受精卵的着床过程。

【体内过程】 妇女肌内注射复方己酸羟孕酮后，血中雌二醇水平迅速上升，4 ~ 5 天后可达峰值（C_{max}）。己酸孕酮在体内的半衰期约为 10 天，在注射局部可潴留 40 天左右。

【用法与用量】 深部肌内注射，在第 1 次在月经周期的第 5 天肌内注射 2 ml，或分别于月经来潮第 5 天及第 15 天各肌内注射 1 支，以后于每个月月经周期的第 10 ~ 12 天注射 1 ml。（若月经周期短，宜在月经来潮第 10 天注射，即药物必须在排卵前 2 ~ 3 天内注射，以提高避孕效果）。必须按月注射，注射液若有固体析出，可在热水中温热溶化后摇匀再用。

【不良反应与注意事项】 少数患者在用药后有恶心、呕吐、头昏、乳房胀痛、乏力、疲乏等反应，一般反应较轻，不需处理。个别可发生高血压，停药后多可恢复正常。个别可有变态反应，不可再注射。肝肾病患者、心血管疾病和血栓史、高血压、糖尿病、甲状腺功能亢进、精神病或抑郁症、高血脂、子宫肌瘤、乳房肿块患者及孕妇禁用。子宫肌瘤、高血压患者慎用。

【制剂与规格】 复方己酸羟孕酮注射液：1 ml，己酸羟孕酮 250 mg 与戊酸雌二醇 5 mg。

（三）避孕药

复方炔诺酮（口服避孕片Ⅰ号）
Compound Norethisterone

【作用与用途】 炔诺酮能阻止孕卵着床，并使宫颈黏液稠度增加，阻止精子穿透。炔雌醇能抑制促性腺激素分泌，从而抑制卵巢排卵。两种成分配伍，增强避孕作用，又减少了不良反应。用于女性口服避孕。

【用法与用量】 口服：从月经周期第5日开始用药，每日1片，连服22天，不能间断，服完等月经来后第5天继续服药。

【不良反应与注意事项】 类早孕反应：表现为恶心、呕吐、困倦、头晕、食欲减退；突破性出血（多发生在漏服药时，必要时可每晚加服炔雌醇0.01 mg），闭经；精神压抑、头痛、疲乏、体重增加，面部色素沉着；肝功能损害，或使肝良性腺瘤相对危险性增高。35岁以上的吸烟妇女，服用本品患缺血性心脏病危险性增加。可能引起高血压。对本品中任一成分过敏者禁用。

【制剂与规格】 片剂：含炔诺酮0.54～0.66 mg，含炔雌醇31.5～38.5 μg。

复方庚酸炔诺酮注射液
Compound Norethisterone Enanthate Injection

【作用与用途】 本品为避孕药，主要系通过抑制垂体促性腺激素分泌而抑制排卵，达到避孕作用，对于宫颈黏液与子宫内膜的直接作用亦与其避孕机理有关。健康育龄妇女避孕用，尤其适用于不能耐受或坚持服用口服避孕片以及放置宫内节育器易脱落者。

【体内过程】 本品肌内注射后可贮存于注射局部组织，逐步释放而发挥长效作用，主要通过肝脏代谢及肾脏排泄。临床药代动力学研究表明，单次肌注本品4～6天，活性产物炔诺酮可达血药峰值，其表观消除半衰期为4～7天。连续用药一年后，炔诺酮庚酸酯在体内无积蓄。

【用法与用量】 肌内注射每月一次可以避孕一个月。首次给药时，可于月经来潮第五天同时注射2 ml。自第二个月起，均在月经第10～12天注射1 ml。

【不良反应与注意事项】 少数使用者可发生月经改变，如周期缩短、经量减少、不规则出血及闭经。偶有恶心、头晕、乳胀等，一般均较轻微，不需处理。必要时可对症处理。必须按时注射，并注意将药液抽取干净完全注入，作深部肌内注射；本品在气温低流动性差时，可置热水中温热，待恢复流动性后即可使用。急、慢性肝炎，肾炎，高血压及有乳房肿块者忌用。

【制剂与规格】 注射剂：1 ml中含庚酸炔诺酮50 mg，戊酸雌二醇5 mg。

复方甲地孕酮
（口服避孕片Ⅱ号）
Compound Megestrol Acetate

【作用与用途】 甲地孕酮又名去氢甲孕酮，为高效孕激素，具有显著的排卵抑制作用。还能影响宫颈黏液稠度和子宫内膜正常发育，从而阻止精子穿透，使孕卵不易着床。与炔雌醇合用，是一可靠的短效避孕药。

【用法与用量】 从月经周期第5日起，每日口服1片，连服22天为1周期，停药后2～4天来月经，然后于第5日继续服下一个月的药。

【不良反应与注意事项】 同醋酸甲地孕酮。

【制剂与规格】 片剂：含炔雌醇0.035 mg和醋酸甲地孕酮1 mg。

复方炔诺孕酮（口服避孕片，复方18-甲基炔诺酮）
Compound Norgestrel

【作用与用途】 本品中的炔诺酮能阻止孕卵着床，并使宫颈黏液稠度增加，阻止精子穿透；炔雌醇能抑制促性腺激素分泌，从而抑制卵巢排卵。两种成分配伍既可增强避孕作用，又减少了不良反应。用于女性口服避孕。

【用法与用量】 口服。从月经周期第5日开始用药，每日1片，连服22天，不能间断，服完等月经来后第5日重复服药。

【不良反应与注意事项】 类早孕反应：表现为恶心、呕吐、困倦、头昏、食欲减退；突破性出血（多发生在漏服药时，必要时可每晚加服炔雌醇0.01 mg），闭经；精神压抑、头痛、疲乏、体重增加，面部色素沉着；肝功能损害，或使肝良性腺瘤相对危险性增高；偶见过敏反应。下列情况应禁用：对本品中任一成分过敏者、乳腺癌、生殖器官癌、肝功能异常或近期有肝病或黄疸史、深部静脉血栓病、脑血管意外、高血压、心血管病、糖尿病、高脂血症、精神抑郁症及40岁以上妇女。

【制剂与规格】 片剂：含炔诺酮0.3 mg，炔雌醇0.03 mg。

炔诺孕酮（甲炔诺酮）
Norgestrel

【作用与用途】 具有较强的黄体酮样作用，比炔诺酮大80倍，孕激素类药物，具有抑制排卵、孕卵着床以及使宫颈黏液变稠，阻碍精子穿透的作用。用于女性短期避孕。

【体内过程】 口服易吸收，t_{max}为4～6小时，$t_{1/2}$为27～35小时，生物利用度100%，蛋白结合率93%～95%。主要分布在肝、肾、卵巢及子宫，代谢物以葡萄糖酸盐和硫酸盐形式由尿和粪排出。

【用法与用量】 口服，在夫妇同居前2天开始服药，每晚1片，连服10～15天不能间断。如同居超过1个月应接服复方短效口服避孕药。

【不良反应与注意事项】 可见恶心、呕吐、食欲减退、头昏、倦怠、痤疮、过敏性皮炎等。对本品过敏者禁用。患有心血管疾病、肝肾疾病、糖尿病、哮喘病、癫痫、偏头痛、血栓性疾病、胆囊疾病以及精神病患者禁用。应按规定用法服药，不可漏服。本品不应作为长期避孕使用。本品性状发生改变时禁止服用。

【制剂与规格】 炔诺孕酮片：3 mg。

炔诺孕酮炔雌醚片
Norgestrel and Quinestrol Tablets

【作用与用途】 本品通过抑制丘脑下部-垂体-卵巢轴来抑制卵巢排卵，达到长效避孕作用。在复方口服避孕片中长效雌激素起主要抗生育作用，而孕激素可防止子宫内膜增生，使之转化为分泌期，然后脱落，导致撤退性出血形成周期性改变。健康育龄妇女避免用，适用于愿持续服用避孕片者。

【体内过程】 本品为长效口服复方避孕片，其中的雌激素成分口服后很快在消化道吸收进入血液循环，并维持在血液内的高浓度，然后贮存于脂肪组织中，缓慢释放，起长效作用。从脂肪中释放出后主要代谢为炔雌醇形式后再起作用。

【用法与用量】 口服，于月经来潮的当日算起第 5 日午饭后服药 1 次，间隔 20 天服第 2 次，或于月经第 5 日或第 10 日午餐后各服 1 片，以后均以第 2 次服药为每月的服药日期，每月服 1 片，一般在服药后 6 ~ 12 天有撤退性出血。

【不良反应与注意事项】 类早孕反应和短效口服避孕药表现相似，但较严重。开始服药的前几个周期表现较重，反应发生时间一般在服药后 8 ~ 12 小时，因此将服药时间定于午饭后，使反应高潮恰在熟睡中，可使之减轻。白带增多，为长效口服避孕药最常见的副反应。多发生在 3 ~ 6 周期之后。少数人发生月经过多或闭经。其他有胃痛、水肿、乳房胀痛、头痛等。子宫肌瘤、乳房肿块及肝肾功能不全者、心血管疾病、血栓史、高血压、糖尿病、甲状腺功能亢进、精神病或抑郁症、高血脂患者禁用。服药期间应定期检查乳房、生殖器及作宫颈防癌涂片检查。

【制剂与规格】 片剂：含炔诺孕酮 12 mg，炔雌醚 3 mg。

复方长效炔诺孕酮
（长效复方 18-甲基炔诺酮）
Long-Acting Norgestrel

【作用与用途】 具有长效抑制排卵作用，服用 1 次可避孕 28 天。

【用法与用量】 于月经第 5 日口服 1 片，第 25 日服第 2 片，以后每隔 28 天服 1 片。为保证避孕效果，服药开始 3 个月，每次服药时须加服炔雌醚 0. 3 mg。

【不良反应与注意事项】 服后部分人可出现恶心、头昏、白带增多等不良反应。一般连服药几次后可不再出现或减轻。患有肝肾疾病、高血压、子宫肌瘤、乳房肿块、哺乳期妇女及有糖尿病史者忌用。

【制剂与规格】 复方长效炔诺孕酮片：甲炔诺酮 10 mg 和炔雌醚 2 mg。

妈富隆
Marvelon

【作用与用途】 复方口服避孕药。由于激素含量小,妈富隆被认为是一种低剂量的口服避孕药。由于包装中所有药片的激素成分和剂量是一样的,妈富隆被认为是单相的复方口服避孕药。用于避孕。

【用法与用量】 妈富隆包装含药21片,在包装的背面,标记有服用每1片药的星期日期,每天约同一时间服药;如需要,用水送服。按照箭头所指的方向直至全部21片服完,在随后的7天停药。在这7天中应该有月经来潮(撤退性出血)。通常在最后1片妈富隆服后2~3天来月经。在第8日开始服用下一盒药。这意味着将总在同一星期日期开始下一盒用药,同样在每月大致相同的日期会有撤退性出血。如果在该服药后的12小时内服药,仍可维持避孕药的可靠性,一旦想起应立即补服。在常规时间服下1片药。如果在该服药后的12小时以后服药,避孕药的可靠性可能降低。连续漏服的药片愈多,避孕效果减低的危险愈大。如果在一盒药的开始或结束时漏服,妊娠的危险特别高。

【不良反应与注意事项】 患有血栓、糖尿病、黄疸、肝脏肿瘤、阴道出血等,妊娠或认为可能妊娠的妇女不能使用妈富隆。在应用妈富隆期间,应戒烟,尤其是35岁以上的用药者。哺乳期不推荐使用妈富隆。如发现血栓征象,应立即停药并去医院就医。

【制剂与规格】 片剂:每片含地索高诺酮150 μg,乙炔雌二醇30 μg。

左炔诺孕酮(毓婷)
Levonorgestrel

【作用与用途】 速效、短效避孕药,避孕机制是显著抑制排卵和阻止孕卵着床,并使宫颈黏液稠度增加,精子穿透阻力增大,从而发挥速效避孕作用。用于女性紧急避孕,即在无防护措施或其他避孕方法偶然失误时使用。

【用法与用量】 口服:每次0.75 mg。

【不良反应与注意事项】 偶有轻度恶心、呕吐,一般不需处理,可自行消失,如症状较重应向医师咨询。对本品过敏者禁用。乳腺癌、生殖器官癌、肝功能异常或近期有肝病或黄疸史、静脉血栓病、脑血管意外、高血压、心血管病、糖尿病、高脂血症、精神抑郁者及40岁以上妇女禁用。

【制剂与规格】 左炔诺孕酮片:1.5 mg。

左炔诺孕酮炔雌醚片
Levonorgestrel and Quinestrol Tablets

【作用与用途】 炔雌醚(炔雌醇环戊醚)为长效雌激素,口服后经胃肠道吸收,贮存于脂肪组织内,缓慢释放出炔雌醇,通过抑制丘脑下部-垂体-卵巢轴来抑制卵巢排卵,达到长效避孕作用;孕激素与其配伍,对抑制排卵既有协同作用,又可使子宫内膜转化,呈现分泌现象，导致撤退性出血，形成周期性改变。1 个月服药 1 次避孕率可达 98% 以上。用于女性避孕。

【用法与用量】 于月经的当天算起，第 5 日午饭后服药 1 次，间隔 20 天服第 2 次，或月经第 5 日及第 10 日各服 1 片，以后均以第 2 次服药日期，每月服 1 片，一般在服药后 6 ~ 12 天有撤退性出血。服药后不良反应重者，第 4 个周期开始可改用减量片。原服用短效口服避孕药改服长效避孕药时，可在服完 22 片后的第 2 天接服长效避孕药片，以后每月按开始服长效避孕药的同一日期服药 1 片。

【不良反应与注意事项】 类早孕反应：和短效口服避孕药表现相似，但比较严重，开始服药的前几个周期表现较重，反应发生时间一般在服药后 8 ~ 12 小时，因此将服药时间定于午饭后，使反应高潮恰在熟睡中，可使之减轻。白带增多为长效口服避孕药最常见的不良反应，多发生在 3 ~ 6 周期之后。少数人发生月经过多或闭经。其他有胃痛、水肿、乳房胀痛、头痛等。子宫肌瘤、乳房肿块及肝肾功能不全者、心血管疾病、血栓史、高血压、糖尿病、甲状腺功能亢进、精神病或抑郁症、高血脂患者禁用。

【制剂与规格】 片剂：左炔诺孕酮 6 mg，炔雌醚 3 mg。

米索前列醇

Misoprostol

【作用与用途】 终止早孕药。本品具有宫颈软化、增强子宫张力及宫内压作用。与米非司酮序贯合用可显著增高或诱发早孕子宫自发收缩的频率和幅度。本品具有 E 型前列腺素的药理活性，对胃肠道平滑肌有轻度刺激作用，大剂量时抑制胃酸分泌。本品与米非司酮序贯合并使用，可用于终止停经 49 天内的早期妊娠。

【体内过程】 参见抗消化溃疡及制酸解痉药“米索前列醇”。

【用法与用量】 在服用米非司酮 36 ~ 48 小时后，单次空腹口服米索前列醇 0.6 mg。

【不良反应与注意事项】 参见抗消化溃疡及制酸解痉药“米索前列醇”。

【制剂与规格】 片剂：0.2 mg。

复方左炔诺孕酮

Compound Levonorgestrel

【作用与用途】 全合成强效孕激素，其孕激素作用约为炔诺酮的 100 倍，并有雄激素和抗雌激素活性，几乎不具有雌激素活性。抗排卵作用较炔诺酮强，还有改变宫颈黏液稠度和抑制子宫内膜发育等作用。主要与炔雌醇组成复方短效口服避孕药，也可通过剂型改变作为长效避孕药，还可用于治疗痛经、月经不调。

【体内过程】 口服易从胃肠道吸收，经 0.5 ~ 2 小时血浓度达峰值，$t_{1/2}$ 为 5.5 ~ 10.4 小时，主要代谢物从尿中排泄。

【用法与用量】 口服复方左炔诺孕酮滴丸，从月经第 5 日开始每天服 1 丸，连服 22 天，不能间断，服完后 3 ~

4 天即来月经，并于月经的第 5 日再服下一月的药。

【不良反应与注意事项】 可有恶心、呕吐、头昏、乏力、嗜睡等类早孕反应及不规则出血，偶有乳房胀、皮疹、痤疮、体重增加、高密度脂蛋白降低。肝肾病患者、心血管疾病和血栓史、高血压、糖尿病、甲状腺功能亢进、精神病或抑郁症、高血脂、子宫肌瘤、乳房肿块患者及孕妇禁用。

【制剂与规格】 复方左炔诺孕酮滴丸：每丸含左炔诺孕酮 150 mg，炔雌醇 30 mg。

壬苯醇醚
Nonoxynol

【作用与用途】 本品为一种非离子型表面活性剂，具有强烈杀精子作用。它主要与精细胞脂蛋白膜相互作用，破坏精子顶体膜，通过改变精细胞渗透压而杀伤精子或使精子失去活动能力。女用和男用外用避孕药。

【体内过程】 局部应用后，绝大部分随阴道分泌物和精液流出体外，极微量经局部阴道壁吸收后分布到各脏器，随尿和粪便排出体外，于 2 天内基本排尽。

【用法与用量】 片剂：阴道内给药，每次 1 片，于房事前 5 分钟放入阴道深处。栓剂：每次 1 枚，于房事前约 10 分钟用食指将避孕栓缓慢送入阴道深部后穹隆处。膜剂：可男用也可女用，一般以女用为好。房事前将手洗干净，将药膜对折二次或揉成松软小团推入阴道深部，如男用则将药膜贴于阴茎头，推入阴道深处，约 10 分钟后进行房事。

【不良反应与注意事项】 对本品过敏者，或可疑生殖道恶性肿瘤者，以及有不规则阴道出血者禁用。房事后 6 小时方可冲洗。本品性状发生改变时禁止使用。

【制剂与规格】 片剂：100 mg；膜剂：50 mg；栓剂：75 mg、100 mg。

促性腺激素释放激素类药

丙氨瑞林
Alarelin

【作用与用途】 为人工合成的促性腺激素释放激素(GnRH)的九肽类似物,用药初期可刺激垂体释放促黄体生成素(LH)和促卵泡素(FSH),引起卵巢源性甾体激素短暂升高;重复用药可抑制垂体释放LH和FSH,使血中的雌二醇水平下降,达到药物去卵巢的作用。用于治疗子宫内膜异位症。

【体内过程】 本品与血浆蛋白结合率为27%~35%,组织分布中以肾脏最高,其次是肝脏、性腺和垂体,药物可从胆汁分泌,24小时内在体内完全代谢分解,并全部从尿和粪中排出,其中80%由尿中排出。本品75 μg给药时:C_{max}为1.75 ng/ml,T_{max}为0.74小时,$T_{1/2}$为2.97小时,$AUC_{0-\infty}$为5.28 ng·h/ml,CL/f为14.2 L/h,MRT为3.75小时。150 μg给药时:C_{max}为6.13 ng/ml,T_{max}为0.84小时,$T_{1/2}$为1.57小时,$AUC_{0-\infty}$为17.0 ng·h/ml,CL/f为8.82 L/h,MRT为2.44小时。225 μg给药时:C_{max}为11.8 ng/ml,T_{max}为0.79小时,$T_{1/2}$为1.87小时,$AUC_{0-\infty}$为33.2 ng·h/ml,CL/f为6.78 L/h,MRT为2.70小时。

【用法与用量】 皮下或肌内注射,月经来潮的第1~2天开始治疗,一次150 μg,每天一次,或遵医嘱。制剂在临用前用2 ml灭菌生理盐水溶解。3~6个月为一个疗程。

【不良反应与注意事项】 可出现因低雌激素状态引起的症状,如潮热、阴道干燥、性欲改变、情绪改变、体重变化、乳房缩小或胀痛、色素沉着、口干、头晕乏力、胸闷、恶心、皮疹及注射部位硬结等。停药后症状消失。孕妇、哺乳期妇女及原因不明阴道出血者禁用;对GnRH或类似物过敏者禁用。注意事项:撤药时除因子宫内膜异位症引起的不孕症患者可采用突然停药外,其余患者均需采用逐步撤药的方法。如用药期间出现淋漓出血,应调整剂量,剂量可调至每日200 μg,皮下注射或肌内注射。用药期间应采取有效的避孕措施(但禁用甾体激素避孕药)。如疗程超过6个月以上应注意可能发生骨质丢失。对于以往曾使用过本品或其他(LHRH)类似物治疗的患者、有长期饮酒或吸烟史的患者、有骨质疏松症家族史或长期服用可导致骨质丢失药物(例如皮质激素或抗惊厥药物)的患者,若需使用本品应慎重权衡利弊。对于有抑郁症的患者,使用本品应密切注意情绪的变化。出现全身性皮疹应立即停药。

【制剂与规格】 注射剂:25 μg,150 μg。

曲普瑞林(达必佳,达菲林)
Triptorelin

【作用与用途】 合成的促性腺激

素释放激素的类似物,其结构改良是将天然分子结构中的第 6 个左旋甘氨酸被右旋色氨酸所取代,使其对促性腺激素释放激素受体的亲和力及血浆半衰期更长。注射本品后,最初会刺激垂体释放促黄体生成素及促卵泡成熟素。当垂体经过长期的刺激后会进入不应期,促性腺激素的释放会减少,因而使性类固醇降低至去势水平。上述的作用是可逆转的。注射本品控释剂可维持治疗作用达 30 天。用于需要把性类固醇血清浓度降低至去势水平者,例如激素依赖性前列腺癌,子宫内膜异位症,子宫肌瘤等。100 μg 注射剂还可用于辅助生育技术,如体外授精术。

【用法与用量】 控释剂:每 28 天皮下或肌内注射 3.75 mg,每次注射需在身体不同部位进行。100 μg 注射剂:常用剂量为每日 500 μg,每日1 次,连续 7 天,然后以 100 μg、每日 1 次天皮下注射作为维持量。体外授精术:治疗周期第 1 天开始以每日 500 μg、每日 1 次皮下注射,直至给予 HCG。中枢性性早熟 (9 岁以下女孩和 10 岁以下男孩):给药剂量应依据体重而定,治疗开始时在当天、当天注射后第 14 和 28 天注射适当剂量的本品,此后每 4 周注射 1 次。若疗效不佳,则每 3 周注射 1 次。体重小于 20 kg 的儿童给半量(1.875 mg);体重在 20 ~ 30 kg 的儿童给 2/3 剂量(2.5 mg);体重大于 30 kg 的儿童给全剂量(3.75 mg)。骨龄超过 12 岁的女孩和 13 岁的男孩应停止治疗。

【不良反应与注意事项】 性激素消失可产生灼热感(伴有大汗)、性欲丧失、阳痿;偶有男性乳房发育、睾丸萎缩和失眠。现已确认非激素依赖性前列腺癌患者和已做睾丸切除手术者忌用。

【制剂与规格】 曲普瑞林注射剂:100 μg。

戈那瑞林
(促性腺激素释放激素)
Gonadorelin

【作用与用途】 本品为促性腺激素药,具有特异性刺激垂体前叶腺体释放和合成黄体生成素(LH)的作用,大剂量可刺激垂体促卵泡成熟激素(FSH)的释放和合成。体内促黄体激素释放素以频率 90 ~ 120 次/min 的搏动方式分泌,为达到 LH 和 FSH 的正常水平,垂体 LS-RH 的搏动刺激是必需的。用于下丘脑-垂体-性腺功能障碍的诊断;用于闭经和促性腺激素分泌不足的性腺功能减退及多卵泡卵巢有关不育症的治疗;也用于刺激睾丸治疗精子减少症;也可用于避孕、隐睾症、性早熟、前列腺癌等的治疗。

【体内过程】 静脉注射后,$t_{1/2}$ 仅为几分钟,在血浆中水解,从尿中排出。本品类似物经口服、鼻内或直肠给药,也可吸收,在乳汁可检测出本品。

【用法与用量】 垂体兴奋试验:GnRH 25 μg(女性)或 100 μg(男性)溶于无菌生理盐水 2 ml 内,静脉注入,于注入前(0 分钟)、后 25、45、90、180 分钟各取血测 LH、FSH 浓度。脉冲治疗:使用定时自动注射泵，每隔 90 ~ 120 分钟静脉或皮下注射 5 ~ 15 μg，昼夜不停。治疗期间需监测卵泡发育情况。

【不良反应与注意事项】 本品及其类似物可引起胃肠道反应，常见有恶心、腹痛、腹部不适等；可有头痛、眩晕、月经量增加、注射部位疼痛、皮疹肿胀、瘙痒及支气管痉挛等不良反应；偶有泌尿系统症状恶化，伴有血尿和尿阻塞，下肢无力，感觉异常等；大剂量长期使用有多排卵的可能性，在早期治疗前列腺癌可有肿瘤突变骨痛加剧等反应。

【制剂与规格】 戈那瑞林注射剂：每支 100 μg、500 μg。

促排卵药

枸橼酸氯米芬
Clomifene Citrate

【作用与用途】 抗性激素药。本品刺激排卵的机制尚不完全明了。由于本品对雌激素有弱的激动与强的拮抗双重作用,刺激排卵可能是在下丘脑部位,首先拮抗占优势,通过竞争性占据下丘脑雌激素受体,干扰内源性雌激素的负反馈,促使黄体生成激素与促卵泡生成激素的分泌增加,继之刺激卵泡生长,卵泡成熟后,雌激素的释放量增加,通过正反馈激发排卵前促性腺激素的释放达峰值,于是排卵。治疗男性不育可能与FSH和LH升高以及促进精子生成有关。用于治疗无排卵的女性不孕症,适用于体内有一定雌激素水平者;治疗黄体功能不足;测试卵巢功能;探测男性下丘脑-垂体-性腺轴的功能异常;治疗因精子过少的男性不育。

【体内过程】 口服后经肠道吸收,进入肝血流循环。$t_{1/2}$一般为5~7天。本品在肝内代谢。随胆汁进入肠道,然后自粪便排除,部分经肝肠循环再吸收。5天内自粪便内排出一半。6周内仍可在粪便中测出。

【用法与用量】 口服,每日50 mg,共5日。自月经周期的第5日开始服药。若患者系闭经,则应先用黄体酮,撤退性出血的第5日始服用。患者在治疗后有排卵但未受孕可重复原治疗的疗程,直到受孕,或重复3~4个疗程。若患者在治疗后无排卵,在下1次的疗程中剂量可增加到每日100 mg,共5日。个别患者药量可达每天150 mg时,才能排卵。

【不良反应与注意事项】 较常见的不良反应有:肿胀、胃痛、盆腔或下腹部痛(卵巢增大或囊肿形成或卵巢纤维瘤增大、较明显的卵巢增大,一般发生在停药后数天)。较少见的有:视力模糊、复视、眼前感到闪光、眼睛对光敏感、视力减退、皮肤和巩膜黄染。

【制剂与规格】 枸橼酸氯米芬胶囊:50 mg;枸橼酸氯米芬片:50 mg。

绒促性素(绒毛膜促性腺激素)
Chorionic Gonadotrophin

【作用与用途】 用于不孕症、黄体功能不足、功能性子宫出血、隐睾症、男性性腺功能减退症、先兆流产或习惯性流产等。如在绝经促性素之后配合使用本品,则效果较好。主要用于促排卵,促黄体发育。在男性可促使睾丸间质细胞分泌睾酮,可用以检验睾丸间质细胞功能,与尿促性素联合长期应用,有生精作用。

【用法与用量】 用于无排卵性不育症:于经期第10日起,每日肌内注射1次500~1 000 U,连续5日。用于黄体功能不足:于经期第15~17日(基础体温上升3日后),每日肌内注射500~1 000 U,连用5日。功能性子宫出血:

每日肌内注射300～1 500 U,连用3～5日。10岁以下隐睾症:每次肌内注射500～1 000 U;14～14岁,每次肌内注射1 500 U,每周2～3次,连用4～8周。用于男性性功能减退症:1次肌内注射4 000 U,每周3次。先兆流产或习惯性流产:每日或隔日1次肌内注射3 000～5 000 U,共5～10次。

【不良反应与注意事项】 本品溶液极不稳定,而且不耐热,配成后4日之内用完为宜。注射前需做过敏试验。生殖系统有炎症疾病、激素性活动型性腺癌、无性腺(先天性或手术后)患者忌用。本品不宜长期应用,以免产生抗体和抑制垂体促性腺功能。如连用8周尚不见效,应即停药;若性欲早熟或亢进,也应停用。

【制剂与规格】 绒促性素针剂:500 U、1 000 U、2 000 U、3 000 U、5 000 U。

尿促性素
Menotrophin

【作用与用途】 含促卵泡素(FSH)与黄体生成素(LH),促进卵泡发育和成熟,产生雌激素使子宫内膜增生。两者合用对男性低促性腺激素性男性性功能减低有生精作用。主要用于无排卵性不孕症或助孕技术中促超排卵。

【用法与用量】 月经第3天起每日1支肌内注射,根据反应决定疗程。

【不良反应与注意事项】 可能发生卵巢过度刺激综合征、多胎妊娠。药液溶好后立即应用。卵巢衰竭、妊娠、垂体肿瘤、卵巢肿瘤、血栓栓塞性疾病禁用。

【制剂与规格】 尿促性素注射剂:卵泡刺激素(FSH)和黄体生成素(LH)各75 U。

尿促卵泡素(促卵泡成熟激素,纯正促性腺激素)
Urofollitrodhin

【作用与用途】 是从绝经期人的尿中获得的高纯度激素,具有促卵泡成熟的活性。用于多囊卵巢综合征及由黄体生成素与促卵泡成熟激素比值升高所致闭经或无排卵不孕症患者。

【用法与用量】 肌内注射:给药方案应个体化。每天75～150 U,或隔天225～375 U。根据雌激素监测和卵泡超声检查证明已达应有水平后,给予人绒毛膜促性腺激素。治疗3周无效者应停药。

【不良反应与注意事项】 偶见恶心、呕吐、腹泻、腹水、胸腔渗液、少尿、低血压及动脉或静脉栓塞;可见与剂量相关的卵巢过度刺激(轻至中度增大)、腹痛及过敏反应。使用时必须十分熟悉不孕症的有关问题,非常清楚卵巢轻到中度增大的诊断和处理;注意监测有关卵巢过度刺激综合征并妥善处理。

【制剂与规格】 粉针剂:75 U、150 U。

溴隐亭(甲磺酸溴隐亭)
Bromocriptine Mesilate

【作用与用途】 性激素及促性激

素、抗震颤麻痹药。

【体内过程】 口服吸收完全，易进入中枢。

【用法与用量】 泌乳素引起的月经不调、女性不孕症：半片，每日2～3次，如果效果不显著，可逐渐增至1片，每日2～3次，并持续治疗至月经周期恢复正常和（或）恢复排卵。如有需要，可继续治疗几个月经周期，以防其复发。月经前症状：月经周期第14日开始半片每日1次，然后每天增加半片直至1片每日2次，并连续服用至月经来潮。男性性功能低下：半片，每日2～3次，逐渐增加至每在2～4片。泌乳素瘤：半片，每日2～3次，逐渐增加至1至数片，每日1次。肢端肥大症：从半片每日2～3次开始，逐渐增加至每天4～8片。产后初期乳腺炎1片每日2次，共14日。良性乳房疾病：半片每日2～3次，逐渐增加至每天2～3片。

【不良反应与注意事项】 恶心、呕吐，极少数病例出现便秘、嗜睡，偶见精神症状。可能恢复生育能力。消化道溃疡患者、精神障碍或有严重心血管病史者慎用。与红霉素或交沙霉素合用可增加本药的血药浓度。

【制剂与规格】 片剂：2.5 mg。

作用于子宫的药物

（一）子宫收缩药

缩宫素（催产素）
Oxytocin

【作用与用途】 能直接兴奋子宫平滑肌，使子宫收缩。小剂量时，使妊娠末期子宫体产生节律性收缩，使子宫颈平滑肌松弛，促使胎儿顺利娩出。大剂量时，子宫产生强直性收缩，有使胎儿窒息的危险。

【用法与用量】 用于引产和催产：静脉滴注，1 次 2.5～5 U，加入 5%葡萄糖液 500 ml 内缓慢滴注。用于防治产后出血：每次肌内注射 5～10 U，也可加于 5%葡萄糖中静脉滴注。

【不良反应与注意事项】 剂量过大时，可致胎儿窒息。骨盆过窄、产道受阻、明显头盆不称及横位产者禁用。动脉粥样硬化者忌用。有剖宫产史、子宫肌瘤剔除术史及臀位产者慎用。

【制剂与规格】 注射剂：1 ml：5 U、1 ml：10 U。

垂体后叶素
Posterior Pituitary

【作用与用途】 主要使肾集合管上皮细胞的通透性增加而增加水的重吸收，使尿量减少，尿渗透压升高；它的另一生理作用是对平滑肌有强烈的收缩作用，尤以对血管及子宫基层的作用更强，由于剂量不同，可引起子宫节律收缩至强直收缩，对于肠道及膀胱亦能增加张力而使其收缩。用于肺、支气管出血（如咯血），消化道出血（呕血、便血）；用于产科催产，及产后收缩子宫、止血等；对于腹腔手术后肠道麻痹等亦有功效；粉散剂用于尿崩症和夜尿症，能使口干消失，烦渴停止和排尿减少。

【体内过程】 粉散剂通过鼻腔黏膜吸收后，多数在体内经肝脏和肾脏代谢，少部分以原形由尿排泄。

【用法与用量】 肌内、皮下注射或稀释后静脉滴注：引产或催产静脉滴注：一次 2.5～5 单位，用氯化钠注射液稀释至每 1 ml 中含有 0.01 单位。静滴开始时每分钟不超过 0.001～0.002 单位，每 15～30 分钟增加 0.001～0.002 单位，至达到宫缩与正常分娩期似。最快每分钟不超过 0.02 单位，通常为每分钟 0.002～0.005 单位。控制产后出血每分钟静滴 0.02～0.04 单位，胎盘排出后可肌内注射5～10 单位。呼吸道或消化道出血：一次 6～12 单位。产后子宫出血：一次 3～6 单位。粉散剂用法：将本品 30～40 mg倒在纸上，卷成纸卷，以左手压住左鼻孔，用右手将纸卷插入右鼻孔内，抬头轻将粉末吸入鼻腔内，或用手指直接涂抹于鼻腔内，15～30 分钟即可见效。药效持续时间为 6～8 小时，作用消失后可再次给药。

【不良反应与注意事项】 注射剂：患有肾炎、心肌炎、血管硬化、骨盆过窄、双胎、羊水过多、子宫膨胀过度等患者不宜应用；在子宫颈尚未完全扩大时亦不宜采用本品；高血压或冠状动脉病患者慎用；用药后如出现面色苍白、出汗、心悸、胸闷、腹痛、过敏性休克等，应立即停药；用于催产时必须明确指征，在密切监视下进行。粉散剂：能收缩鼻黏膜血管，长期使用鼻黏膜萎缩，可致萎缩性鼻炎，并影响疗效；呼吸道、副鼻窦疾患和哮喘患者禁用；孕妇禁用；对本品过敏者禁用。药物相互作用：环丙烷等碳氢化合物吸入全麻时，使用缩宫素可导致产妇出现低血压、窦性心动过缓或(和)房室节律失常。恩氟烷浓度 >1.5%，氟烷浓度 >1.0% 吸入全麻时，子宫对缩宫素的效应减弱。恩氟烷浓度 >3.0% 可消除反应，并可导致子宫出血。其他宫缩药与缩宫素同时用，可使子宫张力过高，产生子宫破裂或(和)宫颈撕裂。

【制剂与规格】 粉散剂：1 g:1000 单位，0.2 g:29.5 单位；注射剂：1 ml:6 单位，0.5 ml:3 单位。

麦角新碱

Ergometrine

【作用与用途】 本品对子宫平滑肌具有高度选择性，具有直接兴奋作用，可引起子宫强直性收缩从而压迫血管而止血，并促进破裂血管内血栓的形成，止血作用强而迅速。临床用于治疗产后子宫出血、子宫复旧不良、月经过多等。

【体内过程】 静脉注射后立即生效，肌内注射后 4～5 分钟起效，口服后约 8 分钟发挥作用，可维持 3～6 小时；注射给药后，t_{max} 为 2～3 小时，$t_{1/2}$ 为 7～9 小时，主要以原形药由尿排出。

【用法与用量】 静脉注射或肌内注射：每次 0.1～0.2 mg。静脉注射时可用 25% 葡萄糖注射液 20 ml 稀释。极量每次 0.5 mg，每日 1 mg。子宫壁注射：剖宫产时直接注射于子宫肌层 0.2 mg；产后或流产后为了止血可在子宫颈注射 0.2 mg，注射于子宫颈左、右两侧。口服：每次 0.2～0.5 mg，每日1～2 次。

【不良反应与注意事项】 部分患者用药后可发生恶心、呕吐、出冷汗、面色苍白等不良反应，不宜以静脉注射作为常规使用，1 次剂量不应超过 0.5 mg。有妊娠中毒症、肝病、高血压病及其他心血管疾病患者禁用。胎儿未娩出前禁用，以免发生子宫破裂及胎儿宫内窒息死亡。胎盘未娩出前慎用，以防胎盘嵌顿在宫腔内。

【制剂与规格】 麦角新碱注射液：1 ml:0.2 mg、1 ml:0.5 mg；麦角新碱片：0.2 mg、0.5 mg。

前列腺素

Prostaglandin

【作用与用途】 具有多种生理作用。虽分布于体内组织，但只在特殊情况时，在神经或激素的影响下，自局部释放作为细胞功能的局部调节。其主要作用如下：生殖系统：对于各期妊娠的子宫均有收缩作用，以妊娠晚期子宫最为敏感。PGE_2 还能延缓受精卵在输卵管内的运行,阻碍受精卵的着床;$PGF_{2\alpha}$ 可使黄体酮的产生和分泌减少,因而产生抗生育作用。适用于中期妊娠引产、催产及用为“事后避孕药”。心血管系统:PGE 和 PGA 都具有明显的血管扩张作用,由于降低外周血管阻力,促进钠、钾排泄和对抗儿茶酚胺及血管紧张素Ⅱ的作用,故可使血压下降;PGA 类对心血管系统作用的选择性较强;PGE 还能抑制血小板凝集,抑制甘油三酯的分解,从而降低血中游离脂肪酸,故可考虑用于冠心病及动脉粥样硬化的防治。呼吸系统:PGE 对支气管有明显的舒张作用,刺激咽喉,引起咳嗽,促使黏痰咳出;并能使充血肿胀的鼻黏膜收缩,起到通气的效果,可用于支气管哮喘及鼻炎等。消化系统:PGE 及 PGF 类对胃肠道平滑肌均可引起收缩,临床表现为恶心、呕吐、腹痛、腹泻等症状。神经系统:PG 对自主神经递质有调节作用,PGE_1 有镇静、安定及抗惊厥作用。

【用法与用量】 催产:口服 PGE_2,每 2 小时 0.5 ~ 1 mg,直至宫缩开始;放入阴道 PGE_2 2 mg 或 $PGF_{2\alpha}$ 5 mg,每 2 小时 1 次,直至宫缩开始。引产:静脉滴注,将 PGE_2 2 mg 的稀释液加入 5% 葡萄糖注射液500 ml中滴入。一般滴速:中期妊娠4 ~ 8 μg/min,足月妊娠 1 μg/min。

【不良反应与注意事项】 有恶心、呕吐或轻度腹泻;前房注射 PG_1 后,瞳孔放大,眼压上升;静脉滴注后引起子宫挛缩及类似静脉炎症状,停药后自行消失。引产时必须严密观察宫缩情况,随时调节用药剂量,以防止强直性子宫收缩发生子宫破裂。临用前将本品 1 支、碳酸钠溶液 1 支加入 10 ml 灭菌生理盐水中,摇匀使成稀释液,供静脉滴注或宫腔给药。

【制剂与规格】 注射剂:每支 2 mg。

地诺前列酮(前列腺素 E_2)
Dinoprostone

【作用与用途】 用于中期妊娠引产、足月妊娠引产和治疗性流产,对妊娠毒血症(先兆子痫、高血压)、妊娠合并心肾疾患者、过期妊娠、死胎不下、水泡状胎块、羊膜早破、高龄初产妇等均可应用。

【体内过程】 一旦被吸收即迅速在肺、肝和其他组织中代谢,半衰期仅几分钟。每次经过肺脏可使 90% 的 PGE_2 失活,每次通过肝、肾可被除去 80%。

【用法与用量】 应用前,将前列腺素 E_2 和碳酸钠溶液各 1 支加入 10 ml等渗盐水中,摇匀使成稀释液,供宫腔给药或静脉滴注给药。静脉滴注:将上述含 2 mg 前列腺素 E_2 的稀释液加入 5% 葡萄糖液 500 ml 中静脉滴注,一般滴速:中期妊娠引产 4 ~ 8 μg/min(15 ~ 30 滴/min);足月妊娠引产1 μg/min。宫腔内羊膜腔外给药:每次给药 200 μg,2 小时给药 1 次。给药 3 小时后,亦可酌情加用适量缩宫素,以加速产程进展。

【不良反应与注意事项】 必须严

密观察宫缩情况，随时调节用药剂量，以防止宫缩过强而发生子宫破裂。静脉滴注时，少数可出现类似静脉炎症状，停药后常自行消失。少数患者出现呕吐或轻度腹泻等。既往有癫痫病史者应慎用。

【制剂与规格】 地诺前列酮注射液：为前列腺素 E_2 的无水乙醇灭菌溶液，每支 2 mg。

卡前列甲酯

Carboprost Methylate

【作用与用途】 用于抗早孕和中期妊娠流产、晚期足月妊娠促子宫颈成熟及引产。

【用法与用量】 抗早孕和中期妊娠流产：阴道用药每次 1 mg，2～3 小时 1 次，4 mg 为 1 个疗程，必要时可增加1～2 mg。成功率可达 80% 左右。如同时加用丙酸睾酮，可提高成功率。晚期足月妊娠子宫成熟和引产：阴道给药每次 0.125～0.5 mg，3～4 小时 1 次，视子宫颈的改变及宫缩情况而决定用量。

【不良反应与注意事项】 用于引产时应严密观察子宫有无强直性收缩及胎心率，一旦发现异常应采取措施缓解，并停止用药。

【制剂与规格】 卡前列甲酯栓剂：1 mg、2 mg、4 mg。

卡贝缩宫素（巧特欣）

Carbetocin

【作用与用途】 卡贝缩宫素是一种合成的具有激动剂性质的长效催产素九肽类似物。像催产素一样，卡贝缩宫素与子宫平滑肌的催产素受体结合，引起子宫的节律性收缩，在原有收缩的基础上，增加其频率和增加子宫张力。在非妊娠状态下，子宫的催产素受体含量很低，在妊娠期间增加，分娩时达高峰。因此，卡贝缩宫素对非妊娠的子宫没有作用，但是对妊娠的子宫和刚生产的子宫具有有效的子宫收缩作用。卡贝缩宫素用于选择性硬膜外或腰麻下剖宫产术后，以预防子宫收缩乏力和产后出血。

【体内过程】 对非妊娠妇女静脉给予卡贝缩宫素 400 μg 后，其分布和清除半衰期分别为（5.5±1.6）分钟和（41±11.9）分钟。约 0.7% 的卡贝缩宫素以原形通过肾脏清除，静注 400 μg：曲线下面积 $AUC_{0-\infty}$ 为（749.2±131.0）μg/（L·min），总清除率为（0.549±0.105）L/min；肾清除率为（0.004±0.002）L/min；非肾清除率为（0.545±0.103）L/min；中央室分布容积为（9.27±2.98）L；分布半衰期 Alpha HL 为（5.54±1.6）分钟；清除半衰期 Beta HL 为（41.0±11.9）分钟。

【用法与用量】 单剂量静脉注射 100 μg（1 ml）卡贝缩宫素，只有在硬膜外或腰麻醉下剖宫产术完成婴儿娩出后，缓慢地在 1 分钟内一次性给予。卡贝缩宫素可以在胎盘娩出前或娩出后给予。

【不良反应与注意事项】 静脉注射卡贝缩宫素后常发生的是恶心、腹疼、瘙痒、面红、呕吐、热感、低血压、头痛和震颤。不常发生的不良事件包括背痛、头晕、金属味、贫血、出汗、胸痛、呼吸困难、寒战、心动过速和焦虑。在妊娠期和婴儿娩出前禁用,卡贝缩宫素不能用于对催产素和卡贝缩宫素过敏的患者。卡贝缩宫素不能用于有血管疾病的患者,特别是冠状动脉疾病,若用则必须非常地谨慎。卡贝缩宫素的过量能产生更强的药物效应。所以当产后给予卡贝缩宫素后,过量会导致子宫活动过强和疼痛。治疗主要是对症和支持处理。

【制剂与规格】 注射剂:1 ml:100 μg。

(二)子宫收缩抑制药

硫酸镁
Magnesium Sulfate

【作用与用途】 镁离子可抑制中枢神经的活动,抑制运动神经-肌肉接头乙酰胆碱的释放,阻断神经肌肉连接处的传导,降低或解除肌肉收缩,同时对血管平滑肌有舒张作用,使痉挛的外周血管扩张,降低血压,因而对子痫有预防和治疗作用,对子宫平滑肌收缩也有抑制作用,可用于治疗早产。

【体内过程】 肌内注射后20分钟起效,静脉注射几乎立即起作用,作用持续30分钟。治疗先兆子痫和子痫有效血镁浓度为2~3.5 mmol/L,治疗早产的有效血镁浓度为2.1~2.9 mmol/L,个体差异较大。肌内注射和静脉注射,药物均由肾脏排出,排出的速度与血镁浓度和肾小球滤过率相关。

【用法与用量】 首次负荷量为4 g,用25%葡萄溏注射液20 ml稀释后5分钟内缓慢静脉注射,以后用25%硫酸镁注射液60 ml,加于5%葡萄溏注射液1 000 ml中静脉滴注,速度为2 g/h,直到宫缩停止后2小时,以后口服β肾上腺受体激动药维持。

【不良反应与注意事项】 静脉注射硫酸镁常引起潮红、出汗、口干等症状,快速静脉注射时可引起恶心、呕吐、心慌、头昏,个别出现眼球震颤,减慢注射速度症状可消失。肾功能不全,用药剂量大,可发生血镁积聚;血镁浓度达5 mmol/L时,可出现肌肉兴奋性受抑制,感觉反应迟钝,膝腱反射消失,呼吸开始受抑制;血镁浓度达6 mmol/L时可发生呼吸停止和心律失常,心脏传导阻滞;浓度进一步升高,可使心跳停止。连续使用硫酸镁可引起便秘,部分患者可出现麻痹性肠梗阻,停药后好转。极少数血钙降低,再现低钙血症。镁离子可自由透过胎盘,造成新生儿高血镁症,表现为肌张力低,吸吮力差,不活跃,哭声不响亮等,少数有呼吸抑制现象。少数孕妇出现肺水肿。应用硫酸镁注射液前须查肾功能,如肾功能不全应慎用,用药量应减少。有心肌损害、心脏传导阻滞时应慎用或不用。

【制剂与规格】 硫酸镁注射液:10 ml:1 g、10 ml:2.5 g。

利托君(羟苄羟麻黄碱,安宝,柔托扒)
Ritodrine

【作用与用途】 为 β_2 肾上腺素

受体激动剂，可激动子宫平滑肌中的 β_2 受体，抑制子宫平滑肌的收缩，减少子宫的活动而延长妊娠期。

【用法与用量】 静脉滴注：取本品 150 mg 用 500 ml 静脉滴注溶液稀释为 0.3 mg/ml 的溶液，于 48 小时内使用完毕。静脉滴注时，应保持左侧姿势，以减少低血压危险。开始时，应控制滴速使剂量为 0.1 mg/min，并逐渐增加至有效剂量，通常保持在 0.15～0.35 mg/min，待宫缩停止后，至少持续输注 12 小时。口服：本品 10 mg，头 24 小时内通常口服剂量为每 2 小时 10 mg，此后每 4～6 小时 10～20 mg，每日总剂量不超过120 mg。为了抗早产的需要，此种维持治疗还可按此剂量继续口服。

【不良反应与注意事项】 本品禁用于妊娠不足 20 周和分娩进行期（子宫颈扩展大于 4 cm 或开全 80% 以上）的孕妇。本品对 β_2 受体的激动作用选择性不强，它同时也作用于 β_1 受体，故可发生心悸、胸闷、胸痛和心律失常等反应，反应严重者应中断治疗。有严重心血管疾患的患者禁用。本品可以升高血糖及降低血钾，故糖尿病患者及使用排钾利尿剂的患者慎用。本品能通过胎盘屏障使新生儿心率改变和出现低血糖，应密切注意。静脉注射时，还可有震颤、恶心、呕吐、头痛和红斑以及神经过敏、心烦意乱、焦虑不适等不良反应。口服还可有心率增加、心悸、震颤、恶心、颤抖、皮疹和心律失常等反应。与糖皮质激素合用，可出现肺水肿，极严重者可导致死亡。溶液变色或出现沉淀或结晶，则不可再用。

【制剂与规格】 利托君片剂：10 mg；利托君注射液：5 ml：50 mg。

（三）促子宫颈成熟药

普拉睾酮（普拉雄酮）

Prasterone

【作用与用途】 用于晚期子宫颈管成熟不全。

【用法与用量】 对妊娠晚期的孕妇，将 100 mg 溶于 10 ml 的注射用水或 5% 葡萄糖注射液中缓慢静脉注射。每次 100～200 mg，每日 1 次，每周 2～3 次。

【不良反应与注意事项】 不能用氯化钠注射液溶解（可混浊）。低于 20℃ 时难以溶解，可用低温（30～40℃）加温。溶液不稳定，应临用时配制，且于溶后尽快使用。可有不良反应，如皮疹、恶心、呕吐、腹泻、眩晕、耳鸣、手指麻木、手水肿等。器官形成期的动物实验中发现有致胎仔死亡的情况，故妊娠初期不宜使用。

【制剂与规格】 注射剂：100 mg。

抗糖尿病药

(一)胰岛素

胰岛素(正规胰岛素,普通胰岛素,短效胰岛素,可溶性胰岛素,中性胰岛素)
Insulin

【作用与用途】 胰岛素的主要药效为降血糖,同时影响蛋白质和脂肪代谢,包括以下多方面的作用:抑制肝糖原分解及糖原异生作用,减少肝输出葡萄糖;促使肝摄取葡萄糖及肝糖原的合成;促使肌肉和脂肪组织摄取葡萄糖和氨基酸,促使蛋白质和脂肪的合成和贮存;促使肝生成极低密度脂蛋白并激活脂蛋白脂酶,促使极低密度脂蛋白的分解;抑制脂肪及肌肉中脂肪和蛋白质的分解,抑制酮体的生成并促进周围组织对酮体的利用。用于糖尿病患者控制血糖,特别是餐后高血糖。

【体内过程】 动物胰岛素,皮下注射后 0.5 ~1 小时开始生效,2 ~4 小时作用达高峰,维持时间 6 ~8 小时;人胰岛素,皮下注射后 0.5 小时起效,1 ~3 小时达峰,维持时间约 8 小时;静脉注射 10 ~30 分钟起效,15 ~30 分钟达高峰,持续时间 0.5 ~1 小时。静脉注射的胰岛素在血液循环中半衰期为 5 ~10 分钟,不同注射部位胰岛素的吸收可有差别,腹壁吸收最快,上臂外侧比股前外侧吸收快;胰岛素吸收到血液循环后,只有 5% 与血浆蛋白结合,但可与胰岛素抗体相结合,后者使胰岛素作用时间延长。主要在肾与肝中代谢,少量由尿排出。

【用法用量】 皮下注射,一般每日 3 ~4 次,餐前 15 ~30 分钟注射,必要时睡前加注 1 次小量。用药后 30 分钟内需进食含碳水化合物的食物。剂量根据病情、血糖、尿糖由小剂量(视体重等因素每次 2 ~4 U)开始,逐步调整。Ⅰ型糖尿病患者每日胰岛素需用总量多介于每公斤体重 0.5 ~1 U,根据血糖监测结果调整。Ⅱ型糖尿病患者每日需用总量变化较大,在无急性并发症情况下,敏感者每日仅需 5 ~10 U,一般约 20 U,肥胖、对胰岛素敏感性较差者需要量可明显增加。在有急性并发症(感染、创伤、手术等)情况下,对Ⅰ型及Ⅱ型糖尿病患者,应每 4 ~6 小时注射 1 次,剂量根据病情变化及血糖监测结果调整。静脉注射的胰岛素制剂,只有在急症时(如糖尿病性昏迷)才用。

【不良反应与注意事项】 胰岛素过量可使血糖过低。其症状随血糖降低的程度和速度而不同,可出现饥饿感、精神不安、脉搏加快、瞳孔散大、焦虑、头晕、共济失调、震颤、昏迷等。注射部位可有皮肤发红、皮下结节和皮下脂肪萎缩等局部反应。故需经常更换注射部位。少数可发生荨麻疹等,偶有过敏性休克(可用肾上腺素抢救)。极少数病人可产生胰岛素耐受性:即在没有酮症酸中毒的情况下,每日胰岛素需用量高于 200 U。低血糖、肝硬化、溶血性黄疸、胰腺炎、肾炎等病人禁用。

【制剂与规格】 注射液:重组人胰岛素注射液 10 ml:400 U;笔芯:3 ml:300 U;生物合成人胰岛素注射液 10 ml:400 U;笔芯:3 ml:300 U;胰岛素(猪)注射液 10 ml:400 U。

门冬胰岛素(诺和锐) Insulin Aspart

【作用与用途】 属超短效胰岛素。门冬胰岛素的降血糖作用是通过门冬胰岛素分子与肌肉和脂肪细胞上的胰岛素受体结合后,促进葡萄糖吸收,同时抑制肝糖原释放来实现的。诺和锐笔芯中人胰岛素氨基酸链的 B_{28} 位脯氨酸由天门冬氨酸代替,所以可溶性人胰岛素中形成六聚体的倾向在门冬胰岛素中被降低了。因此,与可溶性人胰岛素相比,皮下吸收速度更快。用于治疗糖尿病。

【体内过程】 比可溶性人胰岛素起效更快,持续作用时间更短,且皮下注射后作用持续时间短。皮下注射 10 ~20 分钟起效,最大作用时间为注射后 1 ~ 3 小时,降糖作用持续 3 ~ 5 小时。

【用法用量】 由于快速起效,所以一般须紧临餐前注射。如有必要,可于餐后立即给药。本品剂量需个体化,由医生根据患者的病情决定。但一般应与中效或长效胰岛素合并使用。

【不良反应与注意事项】 低血糖是胰岛素治疗中最频繁发生的不良反应。低血糖症状常突然出现。低血糖、对门冬胰岛素或制剂中其他成分过敏者禁用。剂量不足或治疗间断可能导致高血糖和糖尿病酮症酸中毒,特别是 I 型糖尿病患者(胰岛素依赖性糖尿病)。高血糖的首发症状通常是经过几小时或几天时间逐渐出现的,包括恶心、呕吐、嗜睡、皮肤潮红干燥、口唇干燥、排尿频率增加、口渴、无食欲和带有丙酮味道的呼吸。

【制剂与规格】 注射液:3 ml:300IU。

赖脯胰岛素(优泌乐) Insulin Lispro

【作用与用途】 本品为速效人胰岛素的类似物,其结构上的特点是将人胰岛素 B 链 28、29 位的脯氨酸、赖氨酸次序对换,使胰岛素分子形成多聚体的特性改变,从而加速皮下注射后的吸收,由于本品皮下注射吸收较快,与人正规胰岛素相比,其降血糖作用起效更快,作用峰值更高,维持作用时间较短,可更好地控制餐后高血糖而较少引起低血糖。尤其适用于下列情况:①经常发生低血糖的 I 型糖尿病者,使用本品可减少低血糖的发生率。②生活不规律、外出活动较多的用胰岛素治疗的糖尿病患者。本品快速、短效的特点有助于及时调整胰岛素的用量。参阅胰岛素。

【体内过程】 本品皮下注射后 15 ~ 20 分钟起效,30 ~ 60 分钟达峰值，峰值比人正规胰岛素更高，作用持续4～5小时。

【用法用量】 同门冬胰岛素。

【不良反应与注意事项】 常与胰岛素有关的不良反应包括：过敏反应、脂肪萎缩、瘙痒、皮疹；低血糖反应。赖脯胰岛素在低血糖发作时严禁使用。对赖脯胰岛素或其赋形剂过敏者严禁使用。

【制剂与规格】 笔芯注射剂：3 ml:300 U。

低精蛋白锌胰岛素（中效胰岛素，NPH）Isophane Insulin

【作用与用途】 用于中、轻度糖尿病。治疗重度糖尿病需与正规胰岛素合用，作用出现快而维持时间长。也可与长效类胰岛素制剂合用，以延长作用时间。血糖波动较大、不易控制者适合选用本品。

【体内过程】 皮下注射后2～4小时开始起作用，6～12小时后血浓度达峰值，持续时间为18～24小时，介于胰岛素和精蛋白锌胰岛素之间。

【用法用量】 皮下注射，每日早餐前半小时注射1次，一般从小剂量开始，用量视病情而定。如每日用量超过40 U，应分2次注射。

【不良反应与注意事项】 同正规胰岛素。

【制剂与规格】 注射液：10 ml:400 U；10 ml:800 U。

精蛋白锌胰岛素（长效胰岛素，鱼精蛋白锌胰岛素，PZI）Protamine Zinc Insulin

【作用与用途】 长效动物胰岛素制剂。皮下注射后，在注射部位逐渐释放出游离胰岛素而被吸收。用于治疗中、轻度糖尿病患者，重症须与正规胰岛素合用，有利于减少每日胰岛素注射次数，控制夜间高血糖。

【体内过程】 皮下注射吸收缓慢而均匀，注射后4小时开始生效，10～30小时达高峰，药效持续时间可达24～36小时。吸收进入血浆的胰岛素主要分布于细胞外液，在肝、肾和骨骼肌中降解。其中，肝脏代谢50%左右。胰岛素及其降解产物主要经肾小球滤过而排泄。肾小管对胰岛素的重吸收功能及肾功能严重受损会明显影响胰岛素的消除。

【用法用量】 于早餐前30～60分钟皮下注射，起始治疗每日1次，每次4～8 U，根据血糖、尿糖变化调整维持剂量。有时需于晚餐前再注射1次，剂量根据病情而定，一般每日总量10～20 U。使用前须滚动药瓶，使胰岛素混匀，但不要用力摇动，以免产生气泡。

【不良反应与注意事项】 本品不能用于静脉注射。静置后可分为两层，使用前必须摇匀。注射器消毒时不要用碱性物质。本品出现低血糖较迟，约在注射12小时以后，出现症状后需用糖量比正规胰岛素多。因作用缓慢,不能用于抢救糖尿病昏迷病人。

【制剂与规格】 注射液:10 ml:400 U;10 ml:800 U。

甘精胰岛素(来得时)

Insulin Glargine

【作用与用途】 甘精胰岛素是一种利用重组 DNA 技术生产的生物合成人胰岛素类似物,是在人胰岛素 B 链羧基末端增加了两个精氨酸,同时也把 A 链羧基末端 A21 位置的天冬酰胺替换成甘氨酸,这使甘精胰岛素在酸性溶液(pH 值为 4)中完全溶解,在中性溶液中溶解度很低,皮下注射后,因酸性溶液被中和而形成的微小沉淀可持续释放甘精胰岛素,从而产生长达 24 小时平稳无峰值的可预见的血药浓度。由于甘精胰岛素皮下注射后释放缓慢,继之吸收入血也较慢,因此,每日定时皮下注射 1 次即可满足人体对基础胰岛素的需要。用于胰岛素依赖性糖尿病。

【用法用量】 应在每日傍晚注射 1 次。OptiSet 注射装置剂量调整幅度是 2 U,最大的单次注射剂量为 40 U。甘精胰岛素的用药剂量应根据病情需要确定,并在医生指导下用药。甘精胰岛素可根据患者病情与短效胰岛素、速效胰岛素类似物和口服降糖药物一起使用。

【不良反应与注意事项】 见胰岛素。对甘精胰岛素或注射液中其他成分过敏者禁用。甘精胰岛素注射液不能同其他胰岛素或稀释液混合。甘精胰岛素的长效作用与其皮下注射后的释放速度有关,若静脉注射了原来用于皮下注射的剂量,可发生严重低血糖,因此切勿静脉注射甘精胰岛素。糖尿病酮症酸中毒的治疗不能选用甘精胰岛素,推荐静脉注射短效胰岛素或速效胰岛素类似物。

【制剂与规格】 注射剂:笔芯 3 ml:300 U;10 ml:1000 U。

地特胰岛素(诺和平)

Insulin Detemir

【作用与用途】 地特胰岛素是可溶性的长效基础胰岛素类似物,其作用平缓且作用持续时间长。与人 NPH 胰岛素和甘精胰岛素(insulin glargine)相比较,其时间作用曲线的变异性显著降低。其长效作用是通过在注射部位地特胰岛素分子之间强大的自身聚合以及通过脂肪酸侧链与白蛋白相结合而实现的。与人 NPH 胰岛素相比,地特胰岛素分子向外周靶组织的分布更为缓慢。这些延长机制的结合使其吸收和作用曲线比人 NPH 胰岛素更易重复,即变异度小。可用于治疗糖尿病。

【体内过程】 注射后 6 ~ 8 小时达到最大血清浓度。当每日注射 2 次时,注射 2 ~ 3 次后达到稳态血清浓度,表观分布容积(大约 0.1 L/kg),大部分地特胰岛素分布在血液中。降解与人胰岛素类似,所有形成的代谢物都是没有活性的。地特胰岛素皮下注射的终末半衰期是由皮下组织的吸收速率决定的。根据剂量的不同,终末半衰期在 5 ~7 小时之间。皮下注射后,本品血清浓度(最大浓度、吸收程度)与剂量成比例关系。在肾功能或者肝功能不全的受试者与健康受试者之间,药代动力学没有与临床相关的差异。

【用法与用量】 皮下注射,每日 1 次或 2 次,具体剂量应根据病情个体化调整,与口服降糖药联合治疗时推荐初始治疗方案为每日 1 次,起始剂量为 10 U 或 0.1 ~0.2 U/kg。作为基餐时给药方案的一部分时,每日注射 1 次或 2 次。

【不良反应和注意事项】 同正规胰岛素。

【制剂与规格】 注射剂:3 ml:300 U(笔芯)。

混合人胰岛素
Mixed Human Insulin

【作用与用途】 混合胰岛素为短效胰岛素与中效胰岛素按不同比例的预混制剂,可同时具有短效胰岛素和长效胰岛素的作用,短效成分起效迅速,可较好地控制餐后血糖,中效成分持续缓慢释放,主要起替代基础胰岛素的作用。用于糖尿病血糖控制。

【体内过程】 皮下注射,起效时间 0.5 小时,2 ~8 小时达峰,作用持续 12 ~24 小时。

【用法用量】 早餐前 0.5 小时皮下注射 1 次,必要时晚餐前在注射 1 次,剂量根据病情而定,在医师指导下使用。

【不良反应与注意事项】 见胰岛素。

【制剂与规格】 注射剂:10 ml:400 U;笔芯:3 ml:300 U。诺和灵 30R:含 30% 短效胰岛素和 70% 中效胰岛素,诺和灵 50R:含 50% 短效胰岛素和 50% 中效胰岛素,优泌林 70/30:含 30% 短效胰岛素和 70% 中效胰岛素。

门冬胰岛素 30
Insulin Aspart 30

【作用与用途】 本品含 30% 可溶性门冬胰岛素和 70% 精蛋白门冬胰岛素,100 U/ml,其活性成分为门冬胰岛素(通过基因重组技术,利用酵母生产)。1 单位(1 U)相当于 6nmol,0.035 mg 不含盐的无水门冬胰岛素。

【体内过程】 本品皮下注射后 10 ~20 分钟内起效。作用最强时间在注射后 1 ~4 小时,作用持续时间可达 24 小时。

【用法用量】 本品的用量因人而异,应由医生根据患者的病情而定。本品比双时相(预混)人胰岛素起效更快,所以一般须紧邻餐前注射。必要时可在餐后立即给药。

【不良反应与注意事项】 低血糖是本品治疗中最常见的不良反应。如果胰岛素使用剂量远高于需要量,就可能发生低血糖。严重的低血糖可能导致意识丧失或惊厥,以及暂时性或永久性脑损伤甚至死亡。注射剂量不足或治疗中断时,特别是在胰岛素依赖的糖尿病患者,可能导致高血糖和糖尿病酮症酸中毒,这可能是致命的。应提醒患者注意本品的注射时间应与进餐时间紧密相连。本品起效迅速,所以必须同时考虑患者的合并症及合并用药是否会延迟食物的吸收。伴有其他疾病,特别是感染时,通常患者的胰岛素需要量会增加。必须在严密的医疗监控下进行治疗。餐后立即运动会增加低血糖的危险。

【制剂与规格】 笔芯:3 ml:300 U。

(二)口服降糖药

甲苯磺丁脲(D_{860})

Tolbutamide

【作用与用途】 降血糖药。刺激胰腺胰岛 β 细胞分泌胰岛素,先决条件是胰岛 β 细胞还有一定的合成和分泌胰岛素的功能;通过增加门静脉胰岛素水平或对肝脏直接作用,抑制肝糖原分解和糖原异生作用,肝生成和输出葡萄糖减少;也可能增加胰外组织对胰岛素的敏感性和糖的利用(可能主要通过受体后作用),因此,总的作用是降低空腹血糖和餐后血糖。适用于单用饮食控制疗效不满意的轻、中度 2 型糖尿病,患者胰岛 β 细胞有一定的分泌胰岛素功能,并且无严重的并发症。

【体内过程】 口服吸收快,分布于细胞外液,蛋白结合率很高,为 90%,一般口服 30 分钟内出现在血中,口服后 3 ~ 4 小时血药浓度达峰值,持续作用 6 ~ 12 小时。半衰期为 4.5 ~ 6.5 小时。在肝内代谢氧化而失活,约 85% 由肾排出、约 8% 由胆汁排出。

【用法与用量】 口服常用量每次 0.5 g,每日 1 ~ 2 g。开始在早餐前或早餐及午餐前各服 0.5 g,也可 0.25 g,每日 3 次,于餐前半小时服,根据病情需要逐渐加量,一般用量为每日 1.5 g,最大用量每日 3 g。

【不良反应与注意事项】 可有腹泻、恶心、呕吐、头痛、胃痛或不适;较少见的有皮疹;少见而严重的有黄疸、肝功能损害、骨髓抑制、粒细胞减少(表现为咽痛、发热、感染)、血小板减少症(表现为出血、紫癜)等。下列情况应禁用:1 型糖尿病患者;2 型糖尿病患者伴有酮症酸中毒、昏迷、严重烧伤、感染、外伤和重大手术等应激情况;肝、肾功能不全者;对磺胺药过敏者;白细胞减少的患者。下列情况应慎用:体质虚弱、高热、恶心和呕吐、甲状腺功能亢进、老年人。用药期间应定期测血糖、尿糖、尿酮体、尿蛋白和肝、肾功能,并进行眼科检查等。老年患者及有肾功能不全者对本类药的代谢和排泄能力下降,用药量应减少,不宜用长效制剂。

【制剂与规格】 甲苯磺丁脲片:0.5 g。

氯磺丙脲(P_{607})

Chlorpropamide

【作用与用途】 除具有甲苯磺丁脲作用外,本品还具有抗利尿作用,可降低游离水的清除,于部分性尿崩症患者,可加强残存的抗利尿激素作用。本品还可用于中枢性尿崩症。

【体内过程】 口服吸收快，蛋白结合率很高，为 88% ~96%，口服后 2 ~6 小时血药浓度达峰值，持续作用 24 ~48 小时，个体差异大，个别患者中其作用可达数周，半衰期为 25 ~60 小时。口服量的 80% ~90% 由肾排出。

【用法与用量】 口服，常用量每次 0.1 ~0.3 g，每日 1 次。开始在早餐前服 0.1 ~0.2 g，以后每周增加50 mg，一般剂量每日 0.3 g，最大剂量每日 0.5 g；分次服可减少胃肠反应，也可改善高血糖的控制。对成人尿崩症，每日 0.1 ~0.2 g，1 次服，每 2 ~3 日按需递增 50 mg，最大剂量 0.5 g。

【不良反应与注意事项】 同甲苯磺丁脲。排泄较甲苯磺丁脲慢，不要在晚上、尤其不进食情况下服药，易发生低血糖。引起低血糖反应时间持久而严重，纠正低血糖后也要观察 3 ~5 日。

【制剂与规格】 氯磺丙脲片：0.1 g、0.25 g。

醋酸乙脲（醋磺乙脲）

Acetohexamide

【作用与用途】 降血糖作用同甲苯磺丁脲。此外，有促进肾排泄尿酸作用，适用于糖尿病伴有痛风者。

【体内过程】 口服从胃肠道吸收迅速，广泛与血浆蛋白结合。代谢迅速，代谢物羟基己胺仍有降糖活性，原形药的 $t_{1/2}$ 约为 1.3 小时，从尿中排泄，大部分为代谢物。

【用法与用量】 口服，成人每日 0.25 ~1.5 g，分 1 ~2 次服用。开始每日 0.25 ~0.5 g，早餐前 1 次服，以后视病情增减药量。

【不良反应与注意事项】 肝、肾功能不全，较大手术后，孕妇及对本品过敏者忌用。有时引起腹胀，恶心，呕吐，腹泻，胆汁淤积，皮肤红斑，荨麻疹，粒细胞缺乏，白细胞及血小板减少，低血糖等。也可有乳房胀，局部疼痛。

【制剂与规格】 片剂：0.25 g、0.50 g。

妥拉磺脲

Tolazamide

【作用与用途】 刺激胰岛 β 细胞释放胰岛素，尚能加强胰岛素受体的作用。尚有轻度利尿作用。用于饮食控制疗效不满意的轻、中度、非胰岛素依赖型糖尿病（2 型），对胰岛素依赖型糖尿病（1 型）及糖尿病酮症酸中毒无效。

【体内过程】 口服后吸收较慢，口服治疗剂量后 4 ~8 小时达血药峰浓度，主要在肝内代谢，代谢物仍具有降糖活性，原药和代谢物的 $t_{1/2}$ 均为 7 小时左右，剂量的 85% 由尿排出，尿中主要为代谢物。

【用法与用量】 口服。成人开始每日 0.1 ~0.25 g，早餐时服，根据病情可每 4 ~6 天调整剂量 1 次，每日剂量 >0.5 g 时应分 2 次服。老人参考剂量：开始每日 0.05 ~0.1 g，剂量每次仅能增加 0.05 g。

【不良反应与注意事项】 呕吐，偶有胃出血、胆汁淤积性黄疸、皮疹、光过敏反应、白细胞减少、血小板减少、溶血性贫血等；少数有潮红、心悸等。由胰岛素改用本品时，第1日胰岛素剂量应减半，加服本品后，逐渐撤除胰岛素。与水杨酸盐、保泰松、氯霉素和磺胺类合用，能增强本品降血糖作用；与乙醇同用因乙醇诱导药物代谢酶，故降低本品作用；与糖皮质激素并用，可减弱本品的降血糖作用。

【制剂与规格】 片剂：0.1 g、0.25 g、0.5 g。

格列本脲（优降糖）
Glibenclamide

【作用与用途】 为第二代磺脲类药，有较强的降低血糖作用，其降糖作用较 D_{860} 强100倍。治疗后空腹血糖较餐后血糖下降明显，分别减少约35%及21%以下。用于轻、中型、稳定型糖尿病患者，非胰岛素依赖型糖尿病病情较重者。

【体内过程】 本品吸收快，蛋白结合率很高，为95%，口服后4小时血浓度达峰值，持续作用24小时，$t_{1/2}$ 为10小时。在肝脏代谢，由肾和肝排出各50%。

【用法与用量】 口服。片剂：开始每日1次服2.5 mg，以后逐渐递增，但每日不超过15 mg，分2次服。维持量为每日2.5～5 mg。胶囊：开始时，早餐前一次，或早餐及午餐前各1次，每次1粒(1.75 mg)。必要时，可在医生的观察下每日服3～4粒(5.25～7 mg)，最大用量每日不超过6粒(10.5 mg)。

【不良反应与注意事项】 低血糖，轻则立即服糖水或进食可缓解，重则需静脉滴注葡萄糖。偶可引起胆汁淤积型黄疸。皮疹或血象改变如白细胞和血小板减少。少数患者有胃肠道不适、发热、皮肤过敏及低血糖症状，应减量或停药。肝功能不全者慎用。严重代偿失调性酸中毒、糖尿病性昏迷、肾功能不全、糖尿病酮症以及青年、儿童患者和妊娠者不宜应用。

【制剂与规格】 片剂：每片2.5 mg、5 mg。

格列齐特
（达美康，唐贝克）
Gliclazide

【作用与用途】 第二代磺脲类降血糖药，作用较强，其机制是选择性地作用于胰岛β细胞，促进胰岛素分泌，并提高进食葡萄糖后的胰岛素释放，使肝糖生成和输出受到抑制。本品经动物实验和临床使用证明能降低血小板的聚集和黏附力，有助于糖尿病微血管病变的防治。用于2型糖尿病。

【体内过程】 口服在胃肠道迅速吸收，3～4小时可达血浆峰值，血浆蛋白结合率为92%，半衰期为10～12小时，口服后主要在肝脏代谢，经尿排出。

【用法与用量】 口服，开始用量40～80 mg，每日1～2次，以后根据血糖水平调整至每日80～240 mg，分2～3次服用，待血糖控制后，每日改服维持量。老年患者酌减。

【不良反应与注意事项】 偶有轻

度恶心、呕吐，上腹痛、便秘、腹泻，红斑、荨麻疹，血小板减少，粒性白细胞减少，贫血等，大多数于停药后消失。严重肝、肾功能不全者禁用。磺脲药过敏者禁用。2 型糖尿病患者在发生感染、外伤、手术等应激情况及酮症酸中毒和非酮症高渗性糖尿病昏迷时，应改用胰岛素治疗。不适用于 1 型糖尿病患者。与抗凝药合用时，应定期做凝血检查。本品剂量过大、进食过少或剧烈运动时，应注意防止低血糖反应。妊娠及哺乳期妇女禁用。老年患者用药从小剂量开始，逐渐调整剂量。

【制剂与规格】 格列齐特胶囊：40 mg；格列齐特片：80 mg。

格列吡嗪（优哒灵，美吡达，灭糖尿）
Glipizide

【作用与用途】 第二代磺酰脲类口服降糖药。能促进胰岛 β 细胞分泌胰岛素、增强胰岛素对靶组织的作用；亦能刺激胰岛 α 细胞使胰高血糖素分泌受抑制，尚有抑制肝糖原分解、促进肌肉利用和消耗葡萄糖的作用。用于 2 型糖尿病。

【体内过程】 胶囊剂：本品能迅速完全地由小肠内吸收，健康成人服用 5 mg 后 1.5 ~ 2 小时达最高血药峰浓度（C_{max} 约 0.25 μg/ml），半衰期为（5.06 ± 1.34）小时，本品主要经肝脏代谢，代谢物无降糖活性。本品代谢迅速，其代谢产物无明显活性。片剂：口服后通过小肠吸收，30 分钟见效。$t_{1/2}$ 为 2 ~ 4 小时，达峰时 1 ~ 2 小时，维持降血糖长达 10 小时以上，药物在体内代谢成无活性物质，排泻药量的 97% 3 天内全部由肾脏排出体外，不会造成药物蓄积性低血糖。缓释片：健康成人口服本品 10 mg，（11.6 ± 5.54）小时达最高血药浓度，C_{max} 为（373.5 ± 86.57）ng/ml，半衰期为（9.67 ± 3.50）小时，本品主要经肝脏代谢，代谢物无降糖活性。

【用法与用量】 片剂和胶囊剂：口服，剂量因人而异，一般推荐剂量 2.5 ~ 20 mg/d，早餐前 30 分钟服用。日剂量超过 15 mg，宜在早、中、晚分 3 次餐前服用。单用饮食疗法失败者：起始剂量每日 2.5 ~ 5 mg，以后根据血糖和尿糖情况增减剂量，每次增减 2.5 ~ 5.0 mg。每日剂量超过 15 mg，分 2 ~ 3 次餐前服用。已使用其他口服磺酰脲类降糖药者：停用其他磺酰脲药 3 天，复查血糖后开始服用本品。从 5 mg 起逐渐加大剂量，直至产生理想的疗效。最大日剂量不超过 30 mg。缓释片：口服，需整片吞服。剂量因人而异，一般推荐起始剂量 5 mg/d，每日 1 次，早餐前 30 分钟服用。以后根据血糖情况调整剂量及服药时间。

【不良反应与注意事项】 较常见的为胃肠道症状（如恶心，上腹胀满）、头痛等，减少剂量即可缓解。个别患者可出现皮肤过敏。偶见低血糖，尤其是年老体弱者、活动过度者、不规则进食、饮酒或肝功能损害者。亦偶见造血系统可逆性变化的报道。1 型糖尿病、糖尿病酮症、糖尿病昏迷前期或昏迷期禁用。肝功能不全、肾上腺功能不全及对本品过敏者禁用。

【制剂与规格】 胶囊、片剂、缓释片:5 mg。

格列喹酮(糖适平)

Gliquidone

【作用与用途】 第二代口服磺脲类降糖药,为高活性亲胰岛细胞剂,与胰岛细胞膜上的特异性受体结合,可诱导产生适量胰岛素,以降低血糖浓度。用于2型糖尿病。

【体内过程】 口服本品1小时后降糖作用开始。2~2.5小时后血药浓度达最高水平。血浆半衰期为1.5小时。作用可持续2~3小时。代谢完全,其代谢产物不具有降血糖作用,代谢产物大部分经胆管消化系统排泄。

【用法与用量】 餐前服用。根据患者个体情况,可适当调节剂量,一般日剂量为15~180 mg。日剂量30 mg以内者可于早餐前1次服用。大于此剂量者可酌情分为早、晚或早、中、晚分次服用。开始治疗量应从15~30 mg开始,根据血糖情况逐步加量,每次加量15~30 mg。如原已服用其他磺酰脲类药改用本品时,可按相同量开始,按上述量逐渐加量调整。日最大剂量一般不超过180 mg。

【不良反应与注意事项】 极少数人有皮肤过敏反应、胃肠道反应、轻度低血糖反应及血液系统方面改变的报道。下列情况应禁用:1型糖尿病;糖尿病昏迷或昏迷前期;糖尿病合并酸中毒或酮症;对磺胺类药物过敏者;妊娠、哺乳期及晚期尿毒症患者。糖尿病患者合并肾脏疾病,肾功能轻度异常时,尚可使用,但是当有严重肾功能不全时,则应改用胰岛素治疗为宜。治疗中若有不适,如低血糖、发热、皮疹、恶心等应从速就医。改用本品时如未按时进食或过量用药都可以引起低血糖。若发生低血糖,一般只需进食糖、糖果或甜饮料即可纠正,如仍不见效,应立即就医。少数严重者可静脉给葡萄糖。胃肠反应一般为暂时性的,随着治疗继续而消失,一旦有皮肤过敏反应,应停用本品,代之以其他降糖药或胰岛素。

【制剂与规格】 胶囊、片剂:30 mg。

格列波脲

(克糖利,甲磺二冰脲)

Glibornuride

【作用与用途】 与其他磺酰脲类相似,用于轻、中度非胰岛素依赖型糖尿病。

【体内过程】 口服吸收快,约95%与血浆蛋白结合,主要在肝脏代谢,$t_{1/2}$约8小时,约70%以代谢物形式从肾排出,作用持续约24小时。

【用法与用量】 开始餐前口服,每次12.5~25 mg,每日1~2次,超过25 mg者须分2次口服。

【不良反应与注意事项】 不良反应发生率为4%,主要是胃肠道反应及皮肤反应,低血糖较少见。磺胺、水杨酸、保泰松、双香豆素等可增强本品作用。

【制剂与规格】 片剂:2.5 mg、

5 mg、12.5 mg、25 mg。

格列美脲(亚莫利)
Glimepiride

【作用与用途】 第二代磺酰脲类口服降血糖药,其降血糖作用的主要机制是刺激胰岛β细胞分泌胰岛素,部分提高周围组织对胰岛素的敏感性。本品与胰岛素受体结合及离解的速度较格列本脲为快,较少引起较重低血糖。用于2型糖尿病。

【体内过程】 口服后迅速而完全吸收,空腹或进食时服用对本品的吸收无明显影响,服后2~3小时达血药峰值,口服4 mg平均峰值约为300 ng/ml,$t_{1/2}$为5~8小时。本品在肝脏内经P_{450}氧化物代谢成无降糖活性的代谢物,60%经尿排泄,40%经粪便排泄。

【用法与用量】 遵医嘱口服用药。对于糖尿病患者,格列美脲或任何其他降糖药物都无固定剂量,必须定期测量空腹血糖和糖化血红蛋白以确定患者用药的最小有效剂量;测定糖化血红蛋白水平以监测患者的治疗效果。通常起始剂量:在初期治疗阶段,格列美脲的起始剂量为1~2 mg,每天1次,早餐时或第1次主餐时给药。那些对降糖药敏感的患者应以1 mg、每天1次开始,且应谨慎调整剂量。格列美脲与其他口服降糖药之间不存在精确的剂量关系。格列美脲最大初始剂量不超过2 mg。通常维持剂量:通常维持剂量是1~4 mg,每天1次,推荐的最大维持量是6 mg,每天1次。剂量达到2 mg后,剂量的增加根据患者的血糖变化,每1~2周剂量上调不超过2 mg。

【不良反应与注意事项】 低血糖:本品可引起低血糖症,尤其老年体弱患者在治疗初期,不规则进食,饮酒及肝肾功能损害患者,据报道,发生率为2%。消化系统症状:恶心呕吐,腹泻、腹痛少见。有个别病例报道血清肝脏转氨酶升高。皮肤过敏反应:瘙痒、红斑、荨麻疹少见。其他:头痛、乏力、头昏少见。已知对格列美脲有过敏史者禁用。糖尿病酮症酸中毒伴或不伴昏迷者禁用,这种情况应用胰岛素治疗。孕妇、分娩妇女、哺乳期妇女禁用。患者用药时应遵医嘱,注意饮食、运动和用药时间。治疗中应注意早期出现的低血糖症状,如头痛、兴奋、失眠、震颤和大量出汗,以便及时采取措施,严重者应静脉滴注葡萄糖液,对有创伤、术后感染或发热患者应给予胰岛素维持正常血糖代谢。避免饮酒,以免引起类戒断反应。过量服用,患者会突发低血糖反应。

【制剂与规格】 格列美脲胶囊:2 mg;片剂:1 mg、2 mg。

盐酸苯乙双胍
Phenformin Hydrochloride

【作用与用途】 降血糖药,本品不刺激β细胞分泌胰岛素,用药后血中胰岛素浓度无明显变化。本品降血糖的作用机制可能是:增加周围组织对胰岛素的敏感性,增加胰岛素介导的葡萄糖利用;增加非胰岛素依赖的组织对葡萄糖的利用，如脑、血细胞、肾髓质、肠道、皮肤等；抑制肝糖原异生作用，降低肝糖输出；抑制肠壁细胞摄取葡萄糖；抑制胆固醇的生物合成和贮存，降低血甘油三酯、总胆固醇水平。与胰岛素作用不同，本品无促进脂肪合成的作用，对正常人无明显降血糖作用，对 2 型糖尿病单独应用时一般不引起低血糖。用于单纯饮食控制不满意的 2 型糖尿患者，尤其是肥胖者和伴高胰岛素血症者，用本品不仅有降血糖作用，还可能有助于减轻体重和高胰岛素血症的效果。对某些经磺酰脲类治疗效差的糖尿病患者，本品与磺酰脲类降血糖药合用，可产生协同作用，较分别单用的效果更好。

【体内过程】 口服后迅速从胃肠吸收，生物利用度 60%，血浆蛋白结合率为 20%，作用持续 6～8 小时。本品半衰期 $t_{1/2}$ 为 3～5 小时，主要在肝内代谢，经肾排泄，约 1/3 以羟基苯乙双胍的代谢产物形式从尿中排出。

【用法与用量】 剂量应遵医嘱，采用个性化给药原则。单独治疗给药方法：开始治疗时，一般口服每日 1 次，每次 25 mg，餐前服用；数日后，可增加给药次数至 2～3 次，每次 25 mg。与磺酰脲类药物合用时：第 1 周每天 1 次，每次 25 mg，餐前服用；第 2 周检测血糖后，可逐渐增加每天给药次数至每天 2～3 次，每次 25 mg，直至血糖水平降至或接近正常值。本品每天最大口服剂量一般不超过 75 mg，否则易发生高乳酸血症或乳酸性酸中毒；为了减少胃肠道副反应，本品应与食物同服。

【不良反应与注意事项】 胃肠道反应有厌食、恶心、呕吐、口中金属味等，服大剂量时可发生腹泻。应用本品时，因组织中葡萄糖无氧酵解增加而产生大量乳酸，可引起严重的乳酸性酸血症，死亡率约 50%。肝、肾功能不全患者尤为危险，故禁用。糖尿病伴酮症酸血症、昏迷、急性传染病、坏疽或进行手术等，均禁用本品，应改用胰岛素。治疗过程中，尤其在开始调节剂量时，需密切观察，要防止发生低血糖昏迷或酸血症。

【制剂与规格】 片剂：25 mg。

盐酸二甲双胍

Metformin Hydrochloride

【作用与用途】 双胍类降糖药，不促进胰岛素的分泌，其降血糖作用是促进组织无氧糖酵解，使肌肉等组织利用葡萄糖的作用加强，同时抑制肝糖原的异生，减少肝糖的产生，使血糖降低。用于单纯饮食控制不满意的 2 型糖尿病患者，尤其是肥胖者。不但有降血糖作用，还可能有减轻体重的作用。对某些磺酰脲类无效的病例有效。如与磺酰脲类降血糖药合用有协同作用，较各自的效果更好。

【体内过程】 二甲双胍主要由小肠吸收，吸收半衰期（$t_{1/2}$）为 0.9～2.6 小时，生物利用度为 50%～60%。口服二甲双胍 0.5 g 后 2 小时，其血浆浓度达峰值，近 2 μg/ml。肠溶胶囊与片剂相比，达峰时间推迟 1～2 小时，峰浓度为（1.44 ± 0.39）μg/ml。胃肠道壁内集聚较高水平二甲双胍，为血浆浓度的10～100倍，肾、肝和唾液内含量约为血浆浓度的2倍多。二甲双胍结构稳定，不与血浆蛋白结合，以原形随尿液排出，清除迅速，血浆半衰期为1.7～4.5小时，12小时内90%被清除。本品一部分可由肾小管分泌，故肾清除率大于肾小球滤过率。由于本品主要以原形由肾脏排泄，故在肾功能减退时用本品可在体内大量积聚，引起乳酸性酸中毒。

【用法与用量】 口服，餐前半小时服用，成人开始每次0.25 g，每日2～3次，以后根据血糖和尿糖情况调整剂量，每日最大剂量不超过2 g，或遵医嘱。

【不良反应与注意事项】 胃肠道反应，表现为食欲不振、恶心、呕吐、腹泻、胃痛、口中金属味。有时有乏力、疲倦、体重减轻、头昏、皮疹。2型糖尿病伴有酮症酸中毒、肝肾功能不全、心力衰竭、呼吸功能衰竭、急性心肌梗死、严重感染和外伤、重大手术以及临床有低血压和缺氧情况禁用。过度饮酒者、脱水、痢疾、营养不良者，对本品和双胍类药物过敏者禁用。1型糖尿病不应单独使用。定期检查血糖、尿糖、尿酮体。既往有乳酸性酸中毒史者慎用。进行肾脏造影者应于前3天停用本品。孕妇及哺乳期妇女禁用。70岁以上患者可能出现乳酸性酸中毒，宜慎用。

【制剂与规格】 盐酸二甲双胍肠溶胶囊：0.25 g；片剂：0.25 g。

阿卡波糖（拜糖平，拜唐苹，卡博平）
Acarbose

【作用与用途】 降血糖药。其降糖作用的机制是抑制小肠壁细胞和寡糖竞争，而与α-葡萄糖苷酶可逆性地结合，抑制酶的活性，从而延缓碳水化合物的降解，造成肠道葡萄糖的吸收缓慢，降低餐后血糖的升高。配合饮食控制治疗2型糖尿病。

【体内过程】 口服后很少被吸收，避免了吸收所致的不良反应，其原形生物利用度仅为1%～2%，口服200 mg后，$t_{1/2}$为3.7小时，消除$t_{1/2}$为9.6小时，血浆蛋白结合率低，主要在肠道降解或以原形方式随粪便排泄，8小时减少50%，长期服用未见蓄积。

【用法与用量】 用餐前即刻整片吞服或与前几口食物一起咀嚼服用，剂量因人而异。一般推荐剂量为：起始剂量每次50 mg，每日3次，以后逐渐增加至每次0.1 g，每日3次；个别情况下，可增至每次0.2 g，每日3次。或遵医嘱。

【不良反应与注意事项】 因糖类在小肠内分解及吸收障碍而在肠停留时间延长，肠道细菌酵解产气增多，可引起腹胀、腹痛、腹泻等，个别亦可出现低血糖反应。从小剂量始服用以减少胃肠不适症状。必须吃饭时服药，否则没有作用。18岁以下青少年、儿童以及孕妇和哺乳妇女避免使用。若与其他降糖药合用出现低血糖时，应将其他降糖药减量。若出现严重低血糖时，应直接补充葡萄糖。应避免与抗酸药或消化酶制剂同时服用。

【制剂与规格】 阿卡波糖片：50 mg。

伏格列波糖（倍欣）
Voglibose

【作用与用途】 降血糖药，其降血糖作用的机制是抑制小肠壁细胞 α-葡萄糖苷酶的活性，延缓摄入的碳水化合物的降解，从而使餐后血糖水平降低，改善糖尿病餐后高血糖。本品适用于患者接受饮食疗法、运动疗法没有得到明显效果时，或者患者除饮食疗法、运动疗法外还用口服降血糖药物或胰岛素制剂而没有得到明显效果时。

【体内过程】 据国外研究资料报道，健康成人男子，每次 0.2 mg，每日 3 次，连续服药 7 天，血浆及尿中没有检测出伏格列波糖。健康成人男子，单次服用 2 mg 时，血浆及尿中没有检测出伏格列波糖。

【用法与用量】 通常成人每次 0.2 mg（每次 1 片），每日 3 次餐前口服。疗效不明显时，经充分观察可以将每次用量增至 0.3 mg（每次 1.5 片）。

【不良反应与注意事项】 有时出现低血糖。腹部胀满、排气增加。偶尔出现肠梗阻样症状。偶见伴有黄疸，GOT 、GPT 升高的严重肝功能障碍，腹泻、便秘、食欲不振、恶心、呕吐、变态反应。严重酮症糖尿病昏迷或昏迷前的患者，严重感染、手术前后、严重创伤的患者禁用。正在服用其他糖尿病药物的患者、有腹部手术史或肠梗阻史的患者、伴有消化和吸收障碍的肠道疾病的患者、重度疝、结肠狭窄、溃疡患者、严重肝肾功能障碍的患者、妊娠及哺乳妇女以及老年患者慎用。

【制剂与规格】 伏格列波糖片：0.2 mg。

米格列醇（米格列波糖）
Miglitol

【作用与用途】 本品为降血糖药，是一种新型的肠道 α-葡糖苷酶抑制剂。对 α-葡糖苷酶有强效的抑制作用。当其浓度在 0.1 ~5.0 μg/ml 范围时，对蔗糖酶和葡糖淀粉酶的抑制率最高，分别可达 97.1% 和 96.7%，同时还可使 β-葡糖苷酶的活性降低 56.4%，在糖负荷试验中，本品通过延缓小肠中蔗糖和淀粉的消化分解而降低饭后血糖和血胰岛素水平，表明本品对胰岛素具有亲和性，可引起血胰岛素水平降低。用于糖尿病及非胰岛素依赖型糖尿病的治疗。

【体内过程】 经静脉注射后可迅速完全地通过肾脏排泄，具有一定的肾小球滤过率，未发现其有任何代谢产物，并可迅速从血液中消除，其 $t_{1/2\beta}$ 为 0.4 ~ 1.8 小时，基本上不与血浆蛋白结合。经口服后可被迅速吸收，低剂量时吸收完全，而高剂量（≥5 mg/kg）时，其吸收则会出现明显的饱和状态。主要分布于细胞外，分布容积较低（0.3 ~ 0.8 L/kg）。对血脑屏障的渗透率极低，最终 $t_{1/2\beta}$ 为 50 ~ 110 小时，若重复给药，也只会引起轻微的蓄积。

【用法与用量】 口服：每次 50 ~ 100 mg，3 次/d。

【不良反应与注意事项】 本品安全有效，一般耐受性良好，常可引起胃肠道不良反应，不会引起低血糖、高胰岛素血症和体重增加等副作用。

【制剂与规格】 片剂：5 mg、10 mg、20 mg。

米格列奈钙(快如妥，法迪，法艾斯)
Mitiglinide

【作用与用途】 米格列奈与胰岛 β 细胞膜上磺酰脲受体结合，抑制胰岛 β 细胞膜上 ATP 敏感的 K^+ 通道，造成细胞去极化，细胞内 Ca^{2+} 浓度升高，从而促进胰岛素分泌，降低血糖。用于改善 2 型糖尿病患者餐后高血糖(仅限用于经饮食、运动疗法不能有效控制血糖的患者或在饮食、运动疗法的基础上加用 α-葡萄糖苷酶抑制剂后仍不能有效控制血糖的患者)。

【体内过程】 健康成年男子临餐前单次口服本品 5，10，20 mg，给药后 T_{max} 为 0.23 ~ 0.28 小时，$t_{1/2}$ 约为 1.2 小时，C_{max} 分别为 650.3，1390.7，2903.2 ng/ml，T_{max} 分别为 0.28，0.23，0.25 小时，$t_{1/2}$ 分别为 1.24，1.19，1.22 小时。健康成年男性临餐前以及餐后给药的药代动力学参数，餐前给药($n=6$)：C_{max} 为 384.9 ng/ml，T_{max} 为 0.29 小时，$t_{1/2}$ 为 1.42 小时，$AUC_{0\sim24\ h}$ 为472 ng/(L · h)；餐后给药($n=6$)：C_{max} 为 143.5 ng/ml，T_{max} 为 2.08 小时，$t_{1/2}$ 为 1.26 小时，$AUC_{0\sim24\ h}$ 为 444 ng/(L · h)。代谢、排泄：健康成年男性餐前口服单剂量米格列奈钙 5，10 及 20 mg，24 小时后给药量的 54% ~ 74% 从尿中排泄，代谢产物几乎均为与葡萄糖醛酸的结合物，米格列奈原形不到 1%。

【用法与用量】 餐前 5 分钟内口服。通常成人每次 10 mg，每日 3 次。可根据患者的治疗效果酌情调整剂量。

【不良反应与注意事项】 在迄今为止所进行的 1142 例临床试验中，报告有不良反应的例数为 245 例(21.5%)。主要不良反应除低血糖症状(5.8%)外，还有心肌梗死(0.1%)、腹胀(1.7%)、便秘(1.2%)、腹泻(1.1%)、湿疹、瘙痒(0.1% ~5%)、肌肉痛、关节痛、下肢痉直(0.1% ~ 5%)、耳痛(0.1% ~5%)、心悸、心室性期外收缩、血压升高(0.1% ~5%)、咳嗽、感冒症状(0.1% ~5%)、等消化道症状，以及头痛、眩晕、嗜睡、麻木(感)、精神紧张、情绪亢进(0.1% ~ 5%)等。另外，总病例 1137 例中有 245 例(21.5%)出现临床检查值异常，其中主要有丙酮酸升高(6.4%)、γ-GTP 升高(4.1%)、乳酸升高(2.9%)、ALT(GPT)升高(2.8%)、游离脂肪酸升高(2.1%)等。严重酮症、糖尿病性昏迷或昏迷前期、1 型糖尿病患者、严重感染、围术期、重度外伤、对本品成分有过敏史的患者、妊娠期妇女或有妊娠可能的妇女禁用。肝、肾功能不全患者、缺血性心脏病患者、脑垂体功能不全或肾上腺功能不全患者慎用。

【制剂与规格】 片剂：5 mg，10 mg（以 $C_{38}H_{48}N_2O_6Ca$ 计）。

瑞格列奈
（诺和龙，孚来迪）
Repaglinide

【作用与用途】 非磺酰脲类促胰岛素分泌剂，本品与胰岛 β 细胞膜外依赖 ATP 的钾离子通道上的 36 kD 蛋白特异性结合，使钾通道关闭，β 细胞去极化，钙通道开放，钙离子内流，促进胰岛素分泌，其作用快于磺酰脲类，故餐后降血糖作用较快。用于饮食控制及运动锻炼不能有效控制高血糖的 2 型糖尿病（非胰岛素依赖型）患者。瑞格列奈片可与二甲双胍合用。与各自单独使用相比，两者合用对控制血糖有协同作用。

【体内过程】 瑞格列奈片经胃肠道快速吸收导致血浆药物浓度迅速升高。服药后 1 小时内血浆药物浓度达峰值，然后血浆浓度迅速下降，4～6 小时内被清除。血浆半衰期约为 1 小时。瑞格列奈片与人血浆蛋白的结合大于 98%。瑞格列奈片几乎全部被代谢，代谢物未见有任何临床意义的降血糖作用。瑞格列奈片及其代谢产物主要自胆汁排泄，很小部分（小于 8%）代谢产物自尿排出。粪便中的原形药物少于 1%。

【用法与用量】 瑞格列奈片应在主餐前服用（即餐前服用）。在口服瑞格列奈片 30 分钟内即出现促胰岛素分泌反应。通常在餐前 15 分钟内服用本药，也可掌握在餐前 30 分钟内。请遵医嘱服用瑞格列奈片。剂量因人而异，以个人血糖而定。推荐起始剂量为 0.5 mg，以后如需要可每周或每 2 周作调整。接受其他口服降血糖药治疗的患者可直接转用瑞格列奈片治疗。其推荐起始剂量为 0.5 mg。最大的推荐单次剂量为4 mg，进餐时服用。但最大日剂量不应超过 16 mg。对于衰弱和营养不良的患者，应谨慎调整剂量。如果与二甲双胍合用，应减少瑞格列奈片的剂量。尽管瑞格列奈主要由胆汁排泄，但肾功能不全的患者仍应慎用。

【不良反应与注意事项】 低血糖反应通常较轻微，通过给予碳水化合物较易纠正。若较严重，可输入葡萄糖。极少数病例报道瑞格列奈片治疗开始时发生视觉异常，临床试验中有报告发生胃肠道反应，如腹痛、腹泻、恶心、呕吐和便秘。个别病例报道用瑞格列奈片治疗期间肝功酶指标升高，多数病例为轻度和暂时性，因酶指标升高而停止治疗的患者极少。可发生皮肤过敏反应，如瘙痒、发红、荨麻疹。

【制剂与规格】 瑞格列奈片：0.5 mg。

纳格列奈（唐力）
Nateglinide

【作用与用途】 本品为 D-苯丙氨酸衍生物，属于非磺酰脲类降血糖药，其作用机制主要为通过与胰岛 β

细胞上磺酰脲受体相结合,阻滞胰岛细胞 ATP 敏感钾通道开放,导致细胞膜除极,引起钙通道开放,促进胰岛素分泌。本品为一种新型的餐时血糖调节剂,作用迅速,通过恢复初相胰岛素分泌而降低餐后血糖高峰和糖化血红蛋白,不刺激胰岛素过度产生。能有效控制餐后血糖水平,具有起效快、作用时间短,引起心血管副作用和低血糖发生率低等特点。用于饮食、运动疗法和服用 α-葡萄糖苷酶抑制剂时不能控制的轻、中度非胰岛素依赖型(2 型)糖尿病的治疗。

【体内过程】 本品口服吸收迅速,健康志愿者 1 次口服本品 20、40 或 60 mg, C_{max} 为 1.52 ~ 4.68 μg/ml, t_{max} 为 0.92 ~ 1.31 小时,甲苯磺丁脲为 1.16 ~ 1.27 小时。本品血浆蛋白结合率为 98%,生物利用度为 38%,食物影响本品的吸收,可降低本品的生物利用度。本品主要由肝脏代谢,其代谢物主要由尿液和粪便排出。本品在体内广泛分布,能通过胎盘,孕妇慎用。

【用法与用量】 口服:每次 90 mg,每日 3 次,餐前 10 分钟内服用,以后根据病情需要逐渐增加剂量至每次 120 mg,或遵医嘱。

【不良反应与注意事项】 一般耐受性良好,偶见空腹感、冷汗、乏力、腹部胀满、腹痛、皮肤瘙痒等,个别病例出现乳酸、γ-GTP 和 GOT 升高等,程度大多轻微,疗程结束后即可消失。对本品过敏者、妊娠期妇女、重症感染、手术前后和严重外伤患者、糖尿病性昏迷和胰岛素依赖型糖尿病患者禁用。严重肝肾功能不全者应减量或慎用。缺血性心脏病、脑下垂体和副肾上腺功能不全、腹泻、呕吐营养不良患者及高龄患者、儿童慎用。

【制剂与规格】 片剂:120 mg/片。

罗格列酮(文迪雅)
Rosiglitazone

【作用与用途】 本品属噻唑烷二酮类口服抗糖尿病药,为高选择性过氧化物酶体增殖激活受体 Y(PPARY)的激动剂。通过提高胰岛素敏感性而控制血糖水平。其主要作用机制为激活脂肪、骨骼肌和肝脏等胰岛素所作用组织的 PPARY 核受体,从而调节胰岛素应答基因的转录,控制血糖的生成、转运和利用。用于 2 型糖尿病。

【体内过程】 本品绝对生物利用度为 99%,血药浓度达峰时间为 1 小时,血浆蛋白结合率约 99.8%,消除半衰期为 3 ~ 4 小时。本品可被完全代谢,代谢物约 64% 从尿中排出,约 23% 从粪便中排出。

【用法与用量】 本品的起始用量为 4 mg/d,每日 1 次或分 2 次(早、晚各 1 次)服用,经 12 周的治疗后,若空腹血糖控制不理想,可加量至 8 mg/d。本品可于空腹或进餐时服用。

【不良反应与注意事项】 本品不宜用于 1 型糖尿病或糖尿病酮症酸中毒患者。水肿及心功能不全的患者慎用本品,因噻唑烷二酮类药物可引起血容量增加。本品具有肝毒性,肝功异常的患者禁用。妊娠与哺乳妇女不宜使用本品。

【制剂与规格】 片剂:4 mg。

吡格列酮(艾汀,卡司平)
Pioglitazone

【作用与用途】 本品为噻唑烷二酮类抗糖尿病药物,属胰岛素增敏剂,作用机制与胰岛素的存在有关,可减少外周组织和肝脏的胰岛素抵抗,增加依赖胰岛素的葡萄糖的处理,并减少肝糖的输出。其作用机制是高选择性地激动过氧化物酶小体生长因子活化受体-γ(PPAR-γ),PPAR-γ 的活化可调节许多控制葡萄糖及脂类代谢的胰岛素相关基因的转录。由于本品提高了循环胰岛素的作用(即降低胰岛素抵抗),因此它不能降低缺乏内源性胰岛素的动物模型的血糖。用于 2 型糖尿病。

【体内过程】 本品每天给予家兔 10 次后,吡格列酮及其活性代谢物的血清浓度持续升高,7 日内达到稳态浓度。在稳定状态下,吡格列酮的 2 个活性代谢物Ⅲ(M-Ⅲ)及Ⅳ(M-Ⅳ)的血浆浓度≥吡格列酮的血浆浓度,吡格列酮占 30% ~ 50%,其 AUC 占总 AUC 的 20% ~25%

【用法与用量】 起始剂量 15 或 30 mg,最大剂量为 45 mg/d,每日4 次。在早餐前服用,如漏服 1 次,第 2 天不可用双倍剂量。

【不良反应与注意事项】 不良反应主要有:低血糖、贫血、浮肿、ALT 升高,偶尔出现肌酸激酶水平短暂升高。对本品或制剂成分过敏的患者禁用。本品只有在胰岛素存在情况下才发挥抗高血糖的作用,因此,不适用于 1 型糖尿病患者或糖尿病酮酸中毒的患者。对有胰岛素抵抗的绝经前停止排卵的患者,用噻唑烷二酮类包括吡格列酮治疗,可导致重新排卵。

【制剂与规格】 片剂:15 mg、30 mg。

西格列汀(捷诺维)
Sitagliptin

【作用与用途】 本品为二肽基肽酶 4(DPP-4)抑制剂,可通过增加活性肠促胰岛激素的水平而改善血糖控制。适用于Ⅱ型糖尿病患者。

【体内过程】 健康受试者口服给药 100 mg 剂量后吸收迅速,1 ~4 小时后血药物浓度达峰值。平均血药 AUC 为 8.52 μmol · h,C_{max} 为 950 nmol,表观终末半衰期为 12.4 小时。服用西格列汀 100 mg 达到稳态时的血浆 AUC 与初次给药相比增加约 14%。在健康受试者和 2 型糖尿病患者中的药代动力学指标大体相似。绝对生物利用度大约为 87%。健康受试者单剂静脉注射西格列汀 100 mg,平均稳态分布容积大约为 198 L。西格列汀可逆性结合血浆蛋白的结合率较低(38%)。西格列汀主要以原型从尿中排泄,代谢仅是次要的途径。大约 79%西格列汀以原型从尿中排泄。肾清除率约为 350 ml/min。

【用法用量】 口服:推荐剂量为每次 100 mg,每日 1 次。

【不良反应与注意事项】 不得

用于1型糖尿病患者或治疗糖尿病酮症酸中毒。不建议使用于中重度肾功能不全的患者[肌酐清除率(CrCl)<50 ml/min]。与磺酰脲类药物联合使用时可发生低血糖。对本品中任何成份过敏者禁用。不建议在怀孕女性中使用本品。

【制剂与规格】 片剂:100 mg。

沙格列汀(安立泽)

Saxagliptin

【作用与用途】 本品为高度选择性二肽基肽酶4(DPP-4)抑制剂,适用于2型糖尿病患者,在饮食和运动基础上,可作为单药治疗,也可在单独使用二甲双胍血糖控制不佳时联合使用。

【体内过程】 沙格列汀的血浆浓度呈剂量依赖性。在2型糖尿病患者中,沙格列汀抑制DPP-4酶活性长达24小时。在口服葡萄糖或进餐后,沙格列汀对DPP-4酶的抑制作用导致GLP-1和GIP的活性水平增加2~3倍,并且能降低胰高血糖素浓度,增加胰腺β细胞分泌胰岛素。达到最大血浆药物浓度的时间<2小时,平均半衰期为2.2~3.8小时。约70%的沙格列汀可在尿液中回收,表明在口服给药后沙格列汀可被广泛吸收。沙格列汀可通过代谢(21%~52%的给药剂量以主要代谢产物形式在尿液中回收)和肾脏排泄(12%~29%给药剂量以母药形式在尿液途径清除)。肾功能不全程度并不影响沙格列汀或其主要代谢产物的C_{max}。对于轻度肾功能不全受试者,沙格列汀及其主要代谢产物的整体系统暴露量(AUC)均值分别是正常肾功能受试者体内AUC均值的1.2倍和1.7倍;对于中度肾功能不全受试者,AUC值分别是正常肾功能受试者的1.4倍和2.9倍;在重度肾功能不全受试者体内的相应值分别达2.1倍和4.5倍。4小时的血液透析可去除23%剂量的沙格列汀。

【用法用量】 口服:推荐剂量为每次5 mg,每日1次。本品可与或不与食物同服。

【不良反应与注意事项】 不推荐用于I型糖尿病患者或治疗糖尿病酮症酸中毒。不建议使用于中重度肾功能不全的患者、严重肝功能受损患者。与强效CYP3A4/5抑制剂合用限制剂量为2.5 mg/d,磺酰脲类药物联合使用时可发生低血糖。

【制剂与规格】 片剂:2.5 mg、5 mg。

利格列汀(欧唐宁)

Linagliptin

【作用与用途】 利格列汀是二肽基肽酶4(DPP-4)抑制剂,DPP-4能够降解肠促胰岛素激素样多肽-1(GLP-1)以及葡萄糖依赖性促胰岛素多肽(GIP)。利格列汀能够升高活性肠促胰岛素激素的浓度,以葡萄糖依赖性的方式刺激胰岛素释放,降低循环中的胰高血糖素水平。适用于治疗2型糖尿病。单独使用盐酸二甲双胍仍不能有效控制血糖时,本品可与盐酸二甲双胍联合使用,在饮食和运动基础上改善Ⅱ型糖尿病患者的血糖控制。

【体内过程】 健康受试者单次口服5 mg剂量后,血浆峰浓度大约在给药后1.5小时(T_{max})发生;平均血浆曲线下面积(AUC)为139nmol·h/L,最大血浆浓度(C_{max})为8.9nmol/L。经过5 mg剂量利格列汀多次口服可以确定,利格列汀蓄积的有效半衰期约为12个小时。每日给药1次以后,5 mg利格列汀在第3次给药以后达到了稳态血药浓度,在稳态时达到的C_{max}和AUC与第一次给药相比,增加了1.3倍。利格列汀AUC的受试者自身变异系数和受试者间变异系数都较小(分别为12.6%和28.5%)。在1~10 mg剂量范围内,利格列汀的血浆AUC以低于剂量比例的方式增加。利格列汀在健康受试者中的药代动力学通常与2型糖尿病患者相似。利格列汀的绝对生物利用度约为30%。高脂餐能使C_{max}降低15%,使AUC增加4%;这一效应并无临床相关性。利格列汀可以在进食或空腹条件下服用。健康受试者单次静脉注射5 mg利格列汀后稳态的表观分布容积均值约为1110L,口服给药后,大部分(约90%)的利格列汀以原型排泄,表明代谢是次要的消除途径。吸收的利格列汀有一小部分代谢为无药理学活性的代谢产物,其稳态暴露水平为利格列汀的13.3%。健康受试者口服利格列汀后,在4天给药期间内,大约有85%通过肠肝系统(80%)或尿液(5%)消除。稳态时的肾清除约为70 mL/min。

【用法与用量】 口服:推荐剂量为5 mg,每日1次。本品可在每天的任意时间服用,餐时或非餐时均可服用。

【不良反应和注意事项】 禁用于对利格列汀有过敏史,诸如荨麻疹、血管性水肿或支气管高敏反应的患者。当与一种胰岛素促分泌素(如,磺酰脲类)使用时,考虑减低胰岛素促分泌素的剂量以减低低血糖症的风险。哺乳妇女慎用。

【制剂与规格】 片剂:5 mg。

达格列净(安达唐)
Dapagliflozin

【作用与用途】 达格列净是一种SGLT2抑制剂,通过抑制SGLT2,减少滤过葡萄糖的重吸收,降低葡萄糖的肾阈值,从而增加尿糖排泄。在饮食和运动基础上,可作为单药治疗用于Ⅱ型糖尿病成人患者血糖控制。

【体内过程】 空腹状态下,血浆达峰浓度(C_{max})通常在口服达格列净后2小时内达到。在治疗剂量范围内,C_{max}和AUC值随着达格列净剂量增加成正比增加。给予10 mg达格列净后,其口服生物利用度是78%。服药时同时食用高脂膳食,与空腹状态相比,达格列净C_{max}降低高达50%,T_{max}延长约1小时,但AUC不变。达格列净蛋白结合率约为91%,肾功能不全或肝功能受损不会改变蛋白结合。达格列净在人体主要经UGT1A9介导代谢;CYP介导的代谢是作用较弱的清除路径。达格列净广泛代谢,主要形成达格列净3-O-葡糖苷酸(非活性代谢产物)。达格列净及相关代谢产物主要经肾消除途径清除。50 mg达格列净单剂量给药后,75%和21%分别经尿液和粪便排出。不到2%剂量以原型药物经尿液排出,约15%剂量以原型药物经粪便排出。单剂量口服达格列净10 mg后,达格列净的平均血浆终末半衰期($t_{1/2}$)大约是12.9小时。

【用法与用量】 口服:推荐起始剂量为5 mg,每日1次,晨服,不受进食限制。对于需加强血糖控制且耐受5 mg每日1次的患者,剂量可增加至10 mg每日1次。

【不良反应和注意事项】 重要不良反应有低血压、酮症酸中毒、急性肾损伤和肾功能损害、尿脓毒症和肾盂肾炎、与胰岛素和胰岛素促泌剂合用引起低血糖、生殖器真菌感染、低密度脂蛋白胆固醇(LDL-C)升高、膀胱癌。对本品有严重超敏反应史者禁用。重度肾损害、终末期肾病或需要透析的患者禁用。

【制剂与规格】 片剂:5 mg、10 mg。

二甲双胍格列本脲胶囊(片)(Ⅰ、Ⅱ)

Metformin Hydrochoride and Glibenclamide Capsules(Tablets)(Ⅰ、Ⅱ)

【作用与用途】 盐酸二甲双胍可减少肝糖原的生产,降低肠对糖的吸收,并且可通过增加外周糖的摄取和利用而提高胰岛素的敏感性。格列本脲为磺酰脲类降糖药,主要通过刺激胰岛β细胞分泌胰岛素产生降血糖作用。用于单纯饮食控制和/或运动疗法血糖水平未得到满意控制的2型糖尿病患者。可作为单用磺脲类或盐酸二甲双胍治疗,血糖水平未得到满意控制的2型糖尿病患者二线用药。

【用法与用量】 对于饮食与运动疗法已不能满意控制血糖的2型糖尿病患者,推荐开始剂量为每日1次。每次1粒(格列本脲/二甲双胍:1.25 mg/250 mg),与饭同服。用于以前已服用过其他降糖药的患者,推荐开始剂量为每日2次,每次2粒(2.5 mg/500 mg)。建议最大日剂量不超过8粒(10 mg/2000 mg)。

【不良反应与注意事项】胃肠道反应可有腹泻、恶心、呕吐、胃痛不适、口中金属味,有时有乏力、疲倦、头晕、头痛、皮疹,少见而严重的有黄疸、肝功能损害、骨髓抑制、粒细胞减少、血小板减少症等。可减少肠道吸收维生素B_{12},使血红蛋白减少,产生巨幼红细胞贫血。肾脏疾病或肾功能不全、急慢性代谢性酸中毒,包括糖尿病性的酮症酸中毒患者慎用。儿童、孕期及哺乳期妇女禁用。

【制剂与规格】 二甲双胍格列本脲胶囊(Ⅰ):盐酸二甲双胍250 mg与格列本脲1.25 mg;二甲双胍格列本脲胶囊(Ⅱ):每粒含盐酸二甲双胍250 mg与格列本脲2.5 mg;二甲双胍格列本脲片(Ⅰ):盐酸二甲双胍250 mg,格列本脲1.25 mg;二甲双胍格列本脲片(Ⅱ):每片含盐酸二甲双胍 500 mg 与格列本脲 5 mg。

依帕司他(唐林,伊衡)
Epalrestat

【作用与用途】 依帕司他是一种可逆性的醛糖还原酶非竞争性抑制剂,对醛糖还原酶具有选择性抑制作用。适用于糖尿病性神经病变。

【体内过程】 据文献报道,健康成年人口服 50 mg,1 小时后达血药浓度高峰(3.9 μg/ml)。动物实验证实本品主要分布于消化道、肝脏及肾脏,24 小时后约有 8% 经尿道排出,80% 左右是由粪便排出体外。

【用法与用量】 成人通常剂量每次 50 mg,每日 3 次,于饭前口服。

【不良反应与注意事项】 不良反应:过敏:偶见红斑、水疱、皮疹、瘙痒。肝脏:偶见胆红素、AST、ALT、γ-GTP 升高,黄疸。消化系统:偶见腹泻、恶心、呕吐、腹痛、食欲不振、腹部胀满感、胃部不适。肾脏:偶见肌酐升高。血液系统:血小板下降。其他:极少见眩晕、头晕、颈痛、乏力、嗜睡、水肿、四肢痛感、麻木、脱毛。对本品过敏者禁用。注意事项:服用本品后,尿液可能出现褐红色,此为正常现象,因此在有些检测项目中可能会受到影响;有过敏体质史者慎用;如一旦出现过敏表现,应立即停药,并进行适当处理;连续服用 12 周无效的患者应考虑改换其他疗法。目前尚无孕妇使用的安全性资料,本品可通过乳汁排泄,因此哺乳期妇女应避免使用本品。尚无儿童使用本品的安全性经验。老年患者如有生理功能的改变,使用本品时应考虑适当减量。

【制剂与规格】 片剂:50 mg;胶囊:50 mg。

艾塞那肽(百泌达)
Exenatide

【作用与用途】 合成肽类,具有肠促胰岛素分泌激素(incretin)类似物效应,本品促进胰腺 β 细胞葡萄糖依赖性地分泌胰岛素、抑制胰高血糖素过量分泌并且能够延缓胃排空。艾塞那肽是肠促胰岛素分泌激素类似物,有与肠促胰岛素分泌激素类似的增强葡萄糖依赖性胰岛素分泌和其他抗高血糖药作用。用于改善 2 型糖尿病患者的血糖控制,适用于单用二甲双胍、磺酰脲类,以及二甲双胍合用磺酰脲类,血糖仍控制不佳的患者。

【体内过程】 2 型糖尿病患者皮下注射后 2.1 小时达到中位血浆峰浓度。皮下注射 10 μg 后,C_{max} 为 211 pg/ml,且总体平均药时曲线下面积为 1036 pg/(ml · h)。单次皮下注射后,平均表观分布容积为 28.3 L。艾塞那肽经蛋白水解酶降解后,主要通过肾小球滤过清除。艾塞那肽在人体的平均表观清除率为 9.1 L/h,平均终末半衰期为 2.4 小时。

【用法与用量】 仅用于皮下注射。起始剂量为每次 5 μg,每日 2 次,在早餐和晚餐前 60 分钟。根据临床应答,在治疗 1 个月后剂量可增加至每次 10 μg,每日 2 次。

【不良反应与注意事项】 艾塞那

肽注射液不是胰岛素的代替物,不应用于1型糖尿病患者或糖尿病酮症酸中毒的治疗。有使用艾塞那肽注射液治疗的患者发生急性胰腺炎个案报道。应告知患者伴有呕吐的持续性、严重腹痛是急性胰腺炎的标志性症状。如果怀疑发生急性胰腺炎,应停用艾塞那肽注射液和其他可疑药物,并进行确证试验和适当治疗。不推荐肾终末期疾病患者或严重肾功能损伤(肌酐清除率 <30 ml/min)患者使用艾塞那肽注射液。不推荐严重胃肠疾病患者使用。禁用于已知对艾塞那肽或百泌达其他成分高度敏感的患者。

【制剂与规格】 10 μg 剂量刻度注射笔:0.25 mg/ml,2.4 ml/支,单次注射药量10 μg,内含60次注射的药量。5 μg 剂量刻度注射笔:0.25 mg/ml,1.2 ml/支,单次注射药量5 μg,内含60次注射的药量。

利拉鲁肽(诺和力)
Liragluttide

【作用与用途】 利拉鲁肽是一种GLP-1类似物,与人GLP-1具有97%的序列同源性,人GLP-1可以结合并激活GLP-1受体。GLP-1受体为天然GLP-1的靶点,GLP-1是一种内源性肠促胰岛素激素,能够促进胰腺β细胞葡萄糖浓度依赖性地分泌胰岛素。适用于成人2型糖尿病患者控制血糖;适用于单用二甲双胍或磺脲类药物可耐受剂量治疗后血糖仍控制不佳的患者,与二甲双胍或磺脲类药物联合应用。

【体内过程】 皮下给药后,在给药后8~12小时达到最大浓度。对皮下单剂量0.6 mg,利拉鲁肽的平均峰值(C_{max})和总AUC暴露分别为35ng/ml和960ng·h /ml。24小时平均稳态浓度约为128 ng/ml。皮下给药后的绝对生物利用度约为55%。0.6 mg皮下给药后平均表观分布容积约为13 L。静脉给予后平均表观分布容积是0.07 L/kg。血浆蛋白结合(>98%)。单剂量利拉鲁肽皮下给药后平均表观清除率约为1.2 L/h,消除半衰期约13小时。

【用法与用量】 经皮下注射给药,注射部位可选择腹部、大腿或者上臂。在改变注射部位和时间时无需进行剂量调整。每日注射1次,可在任意时间注射,无需根据进餐时间给药。然而,推荐诺和力于每天同一时间注射,应该选择每天为方便的时间。利拉鲁肽的起始剂量为每天0.6 mg。至少1周后,剂量应增加至1.2 mg。预计一些患者在将剂量从1.2 mg增加至1.8 mg时可以获益,根据临床应答情况,为了进一步降糖,在至少一周后可将剂量增加至1.8 mg。推荐每日剂量不超过1.8 mg。

【不良反应和注意事项】 最常见的不良反应为胃肠道不适:恶心和腹泻非常常见,呕吐、便秘、腹痛和消化不良常见。头痛和上呼吸道感染也是常见不良反应。与磺脲类药物联用时则常见低血糖发生,对本品成份或者辅料过敏者,禁用。诺和力不得用于1型糖尿病患者或用于治疗糖尿病酮症酸中毒；不得用于有甲状腺髓样癌(MTC)既往史或家族史患者以及Ⅱ型多发性内分泌肿瘤综合征患者(MEN)。

【制剂与规格】 注射剂：3 ml：18 mg(预填充注射笔)。

抗痛风药

秋水仙碱(秋水仙素)
Colchicine

【作用与用途】 秋水仙碱对急性痛风性关节炎有选择性的消炎作用,对一般的疼痛、炎症及慢性痛风均无效,其作用主要是消炎,抑制粒细胞浸润,原因是与粒细胞的微管蛋白结合妨碍粒细胞的活动,秋水仙碱能抑制细胞菌丝分裂,有一定的抗肿瘤作用。主要用于急性痛风。

【体内过程】 口服后在胃肠道迅速吸收,血浆蛋白结合率低,仅为10% ~34%,服药后0.5 ~2 小时血药浓度达峰值。口服 2 mg 的血药峰值为 2.2 ng/ml。在分离出的中性粒细胞内的药物浓度高于血浆浓度并可维持 10 天之久。本品在肝内代谢,从胆汁及肾脏(10% ~20%)排出。肝病患者从肾脏排泄增加。停药后药物排泄持续约 10 天。

【用法与用量】 口服每次 0.5 mg,1 ~2 小时 1 次,至剧痛缓解为止。24 小时内总量不得超过 4 mg。

【不良反应与注意事项】 秋水仙碱的毒性较大,常见恶心、呕吐、腹泻、腹痛等胃肠反应,是严重中毒的前驱症状,症状出现时即行停药;肾脏损害可见血尿、少尿;对骨髓有直接抑制作用,引起粒细胞缺乏、再生障碍性贫血;并可有麻痹性肠梗阻;漏于血管外可引起局部坏死(静脉注射时)。

【制剂与规格】 片剂:0.5 mg。

别嘌醇
(别嘌呤醇,赛得力)
Allopurinol

【作用与用途】 抑制尿酸合成的药物。别嘌醇及其代谢产物氧嘌呤醇均能抑制黄嘌呤氧化酶,阻止次黄嘌呤和黄嘌呤代谢为尿酸,从而减少了尿酸的生成,使血和尿中的尿酸含量降低到溶解度以下水平,防止尿酸形成结晶沉积在关节及其他组织内,也有助于痛风患者组织内的尿酸结晶重新溶解。别嘌醇亦通过对次黄嘌呤-鸟嘌呤磷酸核酸转换酶的作用抑制体内新的嘌呤的合成。本品口服后 24 小时血尿酸浓度就开始下降,而在 2 ~4 周时下降最为明显。用于原发性和继发性高尿酸血症,尤其是尿酸生成过多而引起的高尿酸血症;反复发作或慢性痛风者;痛风石;尿酸性肾结石和(或)尿酸性肾病;有肾功能不全的高尿酸血症。

【体内过程】 口服后在胃肠道内吸收完全,2 ~6 小时血药浓度可达峰值,在肝脏内代谢为有活性的氧嘌呤醇,两者都不能和血浆蛋白结合。本品的半衰期为 14 ~28 小时,与氧嘌呤醇均由肾脏排出。并用促尿酸排泄药可促进氧嘌呤醇的排泄,但肾功能不全时其排出量减少。

【用法与用量】 口服。成人常用

量:初始剂量每次 50 mg,每日 1~2 次,每周可递增 50~100 mg,至每日 200~300 mg,分 2~3 次服。每 2 周测血和尿酸水平,如已达正常水平,则不再增量,如仍高可再递增,但每日最大量不得大于 600 mg。儿童治疗继发性高尿酸血症常用量:6 岁以内每次 50 mg,每日 1~3 次;6~10 岁,每次 100 mg,每日 1~3 次。剂量可酌情调整。

【不良反应与注意事项】 个别患者可出现皮疹、腹泻、腹痛、低热,暂时性转氨酶升高或粒细胞减少。本品服用初期可诱发痛风,故于开始 4~8 周内可与小剂量秋水仙碱合用。服药期间应多饮水,并使尿液呈中性或碱性,以利尿酸排泄。与 6-巯嘌呤合用时,可使后者分解代谢减慢而增加毒性。不与氯化钙、维生素 C、磷酸钾(或钠)同服,因可增加肾脏中黄嘌呤结石的形成。不与丁苯氧酸、呋喃苯胺酸、美加明及吡嗪酰胺合用,因可增加血中尿酸浓度。

【制剂与规格】 别嘌醇片:0.1 g。

丙磺舒

Probenecid

【作用与用途】 抑制尿酸盐在肾小管的主动重吸收,增加尿酸盐的排泄,降低血中尿酸盐的浓度,从而减少尿酸沉积。防止尿酸盐结晶的生成,减少关节的损伤,亦可促进已形成的尿酸盐的溶解。本品无抗炎、镇痛作用,用于慢性痛风的治疗。可以竞争性抑制弱有机酸(如青霉素、头孢菌素)在肾小管的分泌,从而可以增加这些抗生素的血浓度和延长它们的作用时间。可作为抗生素治疗的辅助用药。用于高尿酸血症伴慢性痛风性关节炎及痛风石,但必须肾小球滤过率大于 50~60 ml/min;无肾结石或肾结石史;非酸性尿;不服用水杨酸类药物者。作为抗生素治疗的辅助用药,与青霉素、氨苄西林、苯唑西林、邻氯西林、萘夫西林(nafcillin)等抗生素同用时,可抑制这些抗生素的排出,提高血药浓度并能维持较长时间。

【体内过程】 口服后吸收迅速、完全。血浆蛋白结合率为 65%~90%,主要与白蛋白结合。成人 1 次口服1 g,2~4 小时血药浓度达峰值,血药峰值浓度为 30 μg/ml 以上;每次口服 2 g 时 4 小时达峰值,血药峰值为 150~200 μg/ml,小儿按体重 1 次口服 25 mg/kg,3~9 小时血药浓度达峰值。$t_{1/2}$随用药量而改变,口服0.5 g为 3~8 小时,2 g 为 6~12 小时。排尿酸有效血药浓度需 100~200 μg/ml。本品在肝内代谢成羧基化代谢物及羟基化合物,这些代谢物均具有促尿酸排泄的活性。代谢物主要经肾排出,在 24~48 小时中有5%~10% 的给药量以原形排出。

【用法与用量】 口服,慢性痛风的高尿酸血症:成人每次 0.25 g,每日 2 次,1 周后可增至 1 次 0.5 g,每日 2 次。增强青霉素类的作用:成人每次 0.5 g,每日 4 次。2~14 岁或体重在 50 kg 以下儿童,首剂按体重 0.025 g/kg 或按体表面积 0.7 g/m^2,以后每次 0.01 g/kg

或0.3 g/m^2,每日4次。

【不良反应与注意事项】 少数患者可有胃肠道反应、皮疹、发热。治疗初期可使痛风发作加重,是因尿酸盐由关节腔移出所致。同服大量水,并加服碳酸氢钠,可防止尿酸盐在泌尿道沉积而形成尿结石。肾功能低下和对磺胺类药过敏者慎用。不与乙酰水杨酸、利尿酸、氢氯噻嗪、保泰松、吲哚美辛及降糖药同服。伴有肿瘤的高尿酸血症者,或使用溶解细胞的抗癌药,放射治疗患者,均不宜使用本品,因可引起急性肾病。

【制剂与规格】 丙磺舒片:0.25 g、0.5 g。

苯磺唑酮
Sulfinpyrazone

【作用与用途】 本品为抗痛风药和抗血小板药。其作用与羧苯磺胺相似,可抑制肾小管对尿酸的重吸收,促进尿酸排泄,与水杨酸有拮抗作用,无消炎及镇痛作用。本品在体内还有类似阿司匹林的抑制血小板释放后反应和聚集的作用,但较弱。还可抑制血小板黏附作用及对血小板 PG 合成酶有抑制作用(是可逆的)。用于慢性痛风、痛风性关节炎。也可用于缺血性心脏病、脑血管疾病,可明显降低短暂性脑缺血的发作次数。

【体内过程】 口服吸收良好,1次口服后其排尿酸作用可持续 10 小时,主要经近曲肾小管分泌排出。

【用法与用量】 口服:每次0.1~0.2 g,每日1次,1周后逐渐增加至每日0.2~0.4 g,分2~4次。维持量每日0.2 g。

【不良反应与注意事项】 有胃肠道反应、消化性溃疡恶化、皮疹、血象异常等,个别需停药,进食时服用可减少反应。偶可引起变态反应、共济失调、抽搐、昏迷及抑制造血功能。有溃疡病史者慎用。

【制剂与规格】 片剂:0.1 g。

苯溴马隆(苯溴吗龙,痛风利仙,立加利仙,尤诺)
Benzbromarone

【作用与用途】 苯并呋喃衍生物,为促尿酸排泄药,作用机制主要是通过抑制肾小管对尿酸的重吸收,从而降低血中尿酸浓度。用于单纯原发性高尿酸血症以及痛风性关节炎非发作期。

【体内过程】 健康成人口服50 mg,2~3小时后达血药浓度峰值,4~5小时尿酸清除率达最大值,半衰期为12~13小时,本品主要以原形药从尿液及粪便排泄。

【用法与用量】 成人常用量:由小剂量开始,每日25 mg(半片)开始,无不良反应可逐渐递增至每日100 mg(2片)。早餐后服,同时加服碳酸氢钠每日3 g。

【不良反应与注意事项】 不良反应有胃肠反应,引起肾结石和肾绞痛,诱发关节炎急性发作,罕见发热、皮疹和肝或肾功能损害。中、重度肾功能损害者及患有肾结石的患者禁用。服用过程中应多饮水,碱化尿液。对肾功能下降,血肌酐大于 130 μmol/L 者仍然有效,但必须保持每日尿量在 2 000 ml以上。定期检测肾功能以及血和尿尿酸的变化。必须在痛风性关节炎的急性症状控制后方能应用本品。本品的促尿酸排泄作用可因水杨酸盐而减弱。被抗结核药吡嗪酰胺(主要经肾小球滤过排泄)所抵消。

【制剂与规格】 苯溴马隆胶囊、片剂:50 mg。

非布索坦(非布司他)

Febuxostat

【作用与用途】 是一种非嘌呤类的黄嘌呤氧化酶(OX)抑制剂,通过选择性抑制 OX 达到降低血尿酸的治疗效果。用于高尿酸血症痛风患者的长期治疗。

【体内过程】 口服后被快速广泛吸收,峰值时间为 1~1.5 小时,84%被吸收,每日 80 mg 和 120 mg 的剂量口服 1 次或多次后,峰值浓度约为 2.8~3.2 μg/ml 和 5.0~5.3 μg/ml。如伴高脂肪餐,以每日 80 mg 的剂量口服多次或每日 120 mg 的剂量 1 次口服后,峰值浓度分别降低 49% 和 38%,曲线下面积分别减少 18% 和 16%,而血尿酸降低百分率无明显变化。平均表观稳态分布容积(Vss/F)为 50 L,血浆蛋白结合率约为 99.2%(主要与白蛋白结合)。通过肝和肾消除。非布索坦的表观平均末端消除半衰期约为 5~8 小时。

【用法用量】 口服:每次 40 mg,每日 1 次。对用 40 mg 后 2 周血清尿酸仍未低于 6 mg/dl 者,剂量可增至 80 mg。

【不良反应与注意事项】 最常见的不良反应为:上呼吸道感染、骨骼肌及结缔组织的体征和症状、腹泻。非布索坦相关不良反应的发生率不随给药时间延长而增加。服用硫唑嘌呤、巯基嘌呤、胆茶碱等的患者禁用本品。服药初期由于血清尿酸浓度快速下降,可促使组织中沉积的尿酸被动员,因此可出现类似痛风发作症状,此种情况可采用非甾体类抗炎药或者秋水仙碱进行预防给药。

【制剂与规格】 片剂:80 mg。

酶制剂及生物制品

(一)酶制剂

淀粉酶
Amylase

【作用与用途】 能直接使淀粉性食物分解成糊精与麦芽糖,促进胃肠的消化作用。用于消化不良、食欲缺乏。

【用法与用量】 口服:每次10 ml,每日3次。

【不良反应与注意事项】 对本品过敏者禁用。放置日久,效力降低,故宜用新制者。儿童用量请咨询医师或药师。应贮存于冷暗处,密闭避湿。当本品性状发生改变时禁用。儿童必须在成人的监护下使用。请将本品放在儿童接触不到的地方。

【制剂与规格】 口服液:10 ml:270 U(枯草杆菌液化型α-淀粉酶)。

胃蛋白酶
Pepsin

【作用与用途】 水解蛋白能力强,使凝固的蛋白质分解成蛋白胨和蛋白胨,亦能水解多肽。体内胃蛋白酶原须经盐酸激活,形成胃蛋白酶才能生效。用于因食蛋白性食物过多所致消化不良、病后恢复期消化功能减退以及慢性萎缩性胃炎、胃癌、恶性贫血所致的胃蛋白酶缺乏。

【用法与用量】 胃蛋白酶片:口服,每次0.3~1 g,每日3次,宜与稀盐酸液0.5~2 ml同服。胃蛋白酶合剂:每次10 ml,每日3次,饭前或进食时服。

【不良反应与注意事项】 不宜与抗酸药(碱性药物)同服,因胃内pH值升高而使其活力降低。本品的药理作用与硫糖铝相拮抗,两者亦不宜合用。

【制剂与规格】 胃蛋白酶片:每片0.1 g;胃蛋白酶合剂:每100 ml含胃蛋白酶3 g,稀盐酸3 ml,橙皮酊3 ml。

胰酶
Pancreatin

【作用与用途】 多种酶的混合物,主要含胰蛋白酶、胰淀粉酶和胰脂肪酶等,在中性或弱碱性条件下活性较强。在肠液中消化淀粉、蛋白质及脂肪,起促进食欲的作用。为助消化药,用于消化不良、胰腺疾病引起的消化障碍和各种原因引起的胰腺外分泌功能不足的替代治疗。

【用法与用量】 口服,每次0.3~1 g,每日3次,餐前服。

【不良反应与注意事项】 在酸性条件下易破坏,服时不可咀嚼,不宜与酸性药物同服。与等量碳酸氢钠同时服用,可增加疗效。

【制剂与规格】 胰酶肠溶胶囊:0.15 g。

辅酶 A
Coenzyme A

见肝病辅助用药“辅酶 A”。

辅酶 Q_{10}(泛癸利酮,能气朗)
Coenzyme Q_{10}

【作用与用途】 具有促进氧化磷酸化反应和保护生物膜结构完整性的功能。辅酶 Q 是生物体内广泛存在的脂溶性醌类化合物,不同来源的辅酶 Q 其侧链异戊烯单位的数目不同,人类和哺乳动物是 10 个异戊烯单位,故称辅酶 Q_{10}。辅酶 Q 在体内呼吸链中质子移位及电子传递中起重要作用,它是细胞呼吸和细胞代谢的激活剂,也是重要的抗氧化剂和非特异性免疫增强剂。动物实验证实本品主要有下列药理作用:可减轻急性缺血时心肌收缩力的减弱和磷酸肌酸与三磷酸腺苷含量减少,保持缺血心肌细胞线粒体的形态结构,对缺血心肌有一定保护作用;增加心输出量,降低外周阻力,有利于抗心衰治疗,可能抑制醛固酮的合成与分泌及阻断其对肾小管的效应;在缺氧条件下灌注动物离体心室肌时,可使其动作电位持续时间缩短,产生室性心律失常阈值较对照动物高;可使外周血管阻力下降,并有抗醛固酮作用;本品还有抗阿霉素的心脏毒性作用及保肝作用。口服用于下列疾病的辅助治疗:心血管疾病,如病毒性心肌炎、慢性心功能不全;肝炎,如病毒性肝炎、亚急性肝坏死、慢性活动性肝炎;癌症的综合治疗,能减轻放疗、化疗等引起的某些不良反应。注射可作为充血性心力衰竭、冠心病、高血压、心律失常、原发性和继发性醛固酮增多症、颈部外伤后遗症、脑血管障碍、失血性休克及肝炎等的辅助治疗药物。

【体内过程】 口服易吸收,Wistar 雄性大白鼠和家兔每次经口给予 0.6 mg/kg的辅酶 Q_{10},分别在 1 小时和 2 小时后达到最高血药浓度,之后呈双相性在血中消失。大白鼠在投药后 4 小时,肺、心脏、肝脏和肾等组织的药物浓度增加,10 小时后肾上腺、肝脏和胃组织药物浓度增加,给药后 7 天,大白鼠尿中排出 1.9%,粪中排出 85%,家兔尿中排出 2.9%,粪中排出 91%。暂无人体药代动力学资料。

【用法与用量】 口服,每次 1 片(粒),每日 3 次,饭后服用。肌内或静脉注射,每日 5 ~ 10 mg,2 ~ 4 周为 1 个疗程。

【不良反应与注意事项】 可有胃部不适、食欲减退、恶心、腹泻、心悸,偶见皮疹。对本品过敏者禁用。雌性大白鼠受孕前至受孕初期,按每日 10、100 及 1 000 mg/kg 的剂量经口给予本品,结果表明对受孕及着床无影响,对胎仔的发育也无抑制和致畸现象。在器官形成期,每日给予 10、100 及 1 000 mg/kg的剂量,结果显示母体、胎仔及新生仔均未见异常,也未见有致畸现象。在雌性大白鼠的围产期及哺乳期内,每日给予 10、100 及1 000 mg/kg 的剂量,结果表明对母体和新生仔的形态、发育、机能、生殖能力以及胎仔均未见有影响。

【制剂与规格】 辅酶 Q_{10} 胶囊：5 mg、10 mg、15 mg；辅酶 Q_{10} 片：5 mg、10 mg、15 mg；辅酶 Q_{10} 注射液：2 ml：5 mg。

蚓激酶
Lumbrukinase

【作用与用途】 蛋白水解酶。动物实验表明本品具有溶解家兔肺动脉血栓的作用，可明显缩短家兔的优球蛋白溶解时间。用于缺血性脑血管病中纤维蛋白原增高及血小板凝集率增高的患者。

【用法与用量】 口服，每次 2 粒，每日 3 次，或遵医嘱。饭前半小时服用。每 3～4 周为 1 个疗程，可连服 2～3 个疗程，也可连续服用至症状好转。

【不良反应与注意事项】 极少数患者出现轻度头痛、头昏、便秘、恶心等，不需特殊处理。本品必须饭前服用。有出血倾向者慎用。

【制剂与规格】 蚓激酶胶囊：200 mg。

尿激酶
Urokinase

【作用与用途】 一种蛋白酶，可作用于纤溶酶原转变为纤溶酶，使血栓溶解，尿激酶也同时使纤维蛋白原降解。用于急性发作的血栓栓塞病的溶栓治疗。

【体内过程】 静脉输注后，迅速由肝脏代谢，血中 $t_{1/2}$ 为 15～20 分钟，肝功能损害者 $t_{1/2}$ 可延长，少量由胆汁和尿排出。

【用法与用量】 急性心肌梗死：$(1\sim1.5)\times10^5$ U 溶于生理盐水，60 分钟静脉滴完。肺栓塞：2.5×10^5 U 溶于生理盐水，30 分钟静脉滴完，然后以每小时 4 000 U/kg 的剂量持续静脉滴注 12～24 小时。深静脉血栓形成，肢体动脉栓塞：用 $(1\sim2)\times10^5$ U 30 分钟内静脉滴注，然后以 $(1\sim2)\times10^5$ U/h的剂量持续静脉滴注 24～72 小时。

【不良反应与注意事项】 可发生程度不同的出血，偶见轻度血压下降、头昏及一般性过敏反应。急性心肌梗死溶栓后可发生再灌注心律失常。以下情况不宜使用：活动性出血、出血性疾病、近期内手术、外伤、活动性溃疡病、脑卒中史、重度高血压未控制者，哺乳期妇女应慎用。使用时应以 PT 或 APTT 时间监测。有出血倾向时停药，必要时输新鲜全血或血浆。

【制剂与规格】 尿激酶注射（粉针）剂：500 U、1 000 U、5 000 U、10 000 U、20 000 U、50 000 U、100 000 U、200 000 U、250 000 U。

玻璃酸酶（透明质酸酶）
Hyaluronidase

【作用与用途】 本品是从动物睾丸或微生物培养液中提取的一种内切糖苷酶，用于一些以缓慢速度进行静脉滴注的药物，如各种氨基酸、水解蛋白等，加快其扩散，利于吸收。

【用法与用量】 临用时，将本品粉

末溶于等渗盐水中,常用量 50 或 150 U,配成每毫升含 0.7、1.5 或 2.0 U 的注射液,事先注射于灌注部位。皮下注射大量的某些抗生素(如链霉素)或其他化疗药物(如异烟肼等)以及麦角制剂时,合用本品,可使扩散加速,减轻痛感。用法同上。以本品 150 U 溶解在 25 ~50 ml 局部麻醉药中,再加入肾上腺素,可加速麻醉,并减少麻醉药的用量。与胰岛素合用,可防止注射局部浓度过高而出现脂肪组织萎缩。胰岛素休克疗法中用本品 100 ~150 U,促使胰岛素吸收量增加,注射较小量即可达血中有效浓度,因而减少其危险性。

【不良反应与注意事项】 禁用于感染局部,以防引起扩散。不能静脉注射。应现配现用。

【制剂与规格】 注射用玻璃酸酶:150 U、1 500 U。

血管舒缓素
(激肽释放酶,舒血管素)
Kallidreins

【作用与用途】 用于脑动脉硬化症、闭塞性动脉内膜炎、闭塞性血管炎、四肢慢性溃疡、肢端动脉痉挛症、手足发绀、老年性四肢冷感、中央视网膜炎、眼底出血等。也用于冠心病、心绞痛、视网膜血流障碍。

【用法与用量】 注射:临用时溶解(每1.5 ml 10 U)后进行肌内注射或皮下注射,1 次量 10 ~20 U,每日 1 ~2 次。轻症每日 10 U,以 3 周为 1 个疗程。眼科亦可做眼结膜下注射,每次5 U。口服:每次 10 U,空腹时服。

【不良反应与注意事项】 凡肿瘤、颅内压增高、心力衰竭患者忌用。有些患者应用后可出现疼痛反应。本品对热、酸、碱、氧化剂均不稳定。

【制剂与规格】 注射用血管舒缓素:10 U;血管舒缓素片:每片 10 U。

胰蛋白酶
Trypsin

【作用与用途】 具肽链内切酶的作用,选择地作用于变性蛋白使之水解成多肽或氨基酸,提高组织通透性、抑制水肿和血栓周围的炎症反应;溶解血凝块、渗出液、坏死组织;分解痰液、脓液等黏性分泌物;促使局部药液迅速扩散吸收。

用于清除血凝块、脓液、坏死组织及炎性渗出物,用于坏死性创伤、溃疡、血肿、脓肿及炎症等的辅助治疗。眼科用本品治疗各种眼部炎症、出血性眼病以及眼外伤、视网膜震荡等。还可应用于毒蛇咬伤,使毒素分解破坏。

【用法与用量】 肌内注射,每次 $(1.25 \sim 5) \times 10^4$ U,每日 1 次。结膜下注射,每次 1 250 ~5 000 U,每日或隔日 1 次。滴眼,浓度 250 U/ml,每日 4 ~6 次。泪道冲洗,浓度 250 U/ml。毒蛇咬伤,以 0.25 ~0.5% 盐酸普鲁卡因注射液溶解成 5 000 U/ml 浓度的溶液,以牙痕为中心,在伤口周围做浸润注射或在肿胀部位上方做环状封闭,每次用量 $(5 \sim 10) \times 10^4$ U。

【不良反应与注意事项】 注射局

部疼痛、硬结。可引起组胺释放,产生全身反应,有寒战、发热、头痛、头晕、胸痛、腹痛、皮疹、血管神经性水肿、呼吸困难、眼压升高、白细胞减少等。症状轻时不影响继续治疗,给予抗组胺药和对症药物即可控制,严重时应即停药。偶可致过敏性休克。不可用于急性炎症部位、出血空腔、肺出血 1 周以内。肝、肾功能不全,凝血机制异常和有出血情况的患者禁用。用药前先用针头蘸本品溶液做皮肤划痕试验。显示阴性反应,方可注射。本品在水溶液中不稳定,溶解后效价下降较快,故应在临用前配制溶液。

【制剂与规格】 注射用胰蛋白酶:12 500 U、25 000 U、50 000 U、100 000 U。

注射用抑肽酶
Aprotinin for Injection

【作用与用途】 广谱蛋白酶抑制剂,对纤维蛋白溶酶等均有一定作用。用于体外循环心脏直视手术或其他手术。抑制纤溶蛋白,减少术中、术后渗血和术后肠粘连。

【体内过程】 静脉注射和静脉滴注,半衰期约($t_{1/2}$)10 小时,经代谢后以无活性代谢产物形式由尿排出。

【用法与用量】 过敏反应试验:临用前,将本品 1 瓶溶于 5% 葡萄糖注射液 10 ml 中,抽出 1 ml,再用 5% 葡萄糖注射液稀释成每 1 ml 含 2 500 U 抑肽酶的溶液,静脉注射 1 ml,严密观察 15 分钟,如果发生过敏反应,则不能使用。在体外循环前将本品(3 ~5)$\times 10^6$ U〔小儿(1.5 ~2)$\times 10^6$ U〕全量 1 次性加入预充液中。

【不良反应与注意事项】 偶有恶心、呕吐、腹泻等,极少数患者有血清肌酐一过性增高及变态反应和类变态反应发生。对抑肽酶过敏者禁用。过敏体质者慎用,如出现变态反应,应立即停用抑肽酶,并进行变态反应的处理。推荐使用抑肽酶的同时,静脉给予 H_2-拮抗剂(抗组胺剂)。避免与 β-内酰胺类抗生素合用。可抑制血管紧张素转换酶抑制剂(如卡托普利)的降压作用(曾有报道,但尚无结论性意见)。有拮抗纤维蛋白溶酶(如阿替普酶、阿尼普酶、链激酶、尿激酶等)的作用,可用于抑制这些药品所引起的出血。可干扰下列检验:出凝血时间、血清肌酸激酶(CK)、血清肌酐、氨基转移酶等的检验值。

【制剂与规格】 注射用抑肽酶:5×10^5 U、1×10^5 U、1.5×10^5 U。

溶菌酶
Lysozyme

【作用与用途】 在生物体内广泛分布的一种黏多糖水解酶,能液化革兰阳性菌细胞壁的不溶性多糖,将其水解成可溶性黏肽,是一种具杀菌作用的天然抗感染物质,具有抗菌、抗病毒、抗炎、增强抗生素疗效及加快组织恢复的作用。用于慢性鼻炎、急慢性咽喉炎、口腔溃疡、水痘、带状疱疹和扁平疣等。

【体内过程】 口服容易吸收,血中有效浓度可维持 10 ~12 小时。

【用法与用量】 口服:每次 50 ~ 100 mg,每日 3 次。

【不良反应与注意事项】 口服不良反应少,偶见过敏反应,有皮疹等表现。对本品过敏者禁用。本品为肠溶衣片,应整片吞服,以防药物在胃中被破坏。

【制剂与规格】 溶菌酶肠溶片:10 mg(6.25×10^4 U)。

白眉蛇毒血凝酶(邦亭)
Hemocoagulase

【作用与用途】 从长白山白眉蝮蛇蛇毒中提取的一种白眉蛇毒凝血酶,其中含有类凝血酶和类凝血激酶,两种类酶为相似的酶作用物,在 Ca^{2+} 存在下,能活化因子Ⅴ、Ⅶ和Ⅷ,并刺激血小板的凝集;类凝血激酶在血小板因子Ⅲ存在下,可促使凝血酶原变成凝血酶,也可活化因子Ⅴ,并影响因子Ⅹ。动物实验结果显示,本品小剂量时表现为促凝作用,大剂量时表现为抗凝作用。可用于需减少流血或止血的各种医疗情况,如:外科、内科、妇产科、眼科、耳鼻喉科、口腔科等临床科室的出血及出血性疾病;也可用来预防出血,如手术前用药,可避免或减少手术部位及手术后出血。

【体内过程】 静脉、肌内、皮下及腹腔给药均能吸收。给药后 5 ~ 30 分钟即可产生止血作用,作用可持续 48 ~ 72 小时。本品能与血浆蛋白结合,逐渐成为无活性的复合物,其代谢产物由肾脏缓慢排泄,需 3 ~ 4 天才能全部消除。

【用法与用量】 静注、肌注或皮下注射,也可局部用药。一般出血:成人 1 ~ 2 单位;儿童 0.3 ~ 0.5 单位。紧急出血:立即静注 0.25 ~ 0.5 单位,同时肌内注射 1 单位。各类外科手术:术前一天晚肌注 1 单位,术前 1 小时肌注 1 单位,术前 15 分钟静注 1 单位,术后 3 天,每天肌注 1 单位;咯血:每 12 小时皮下注射 1 单位,必要时,开始时再加静注 1 单位,最好是加入 10 ml 的 0.9% 氯化钠液中,混合注射;异常出血:剂量加倍,间隔 6 小时肌注 1 单位,至出血完全停止。

【不良反应与注意事项】 不良反应发生率低,偶见过敏样反应。如出现此类情况,可按一般抗过敏处理方法,给予组胺药或(和)糖皮质激素及对症治疗。虽无关于血栓的报道,为安全计,有血栓病史者禁用;对本品或同类药物过敏者禁用。注意事项:动脉、大静脉受损的出血,必须及时外科手术处理;弥散性血管内凝血(DIC)及血液病导致的出血不是白眉蛇毒血凝酶的适应证。血中缺乏血小板或某些凝血因子(如:凝血酶原等)时,白眉蛇毒血凝酶没有代偿作用,宜在补充血小板或缺乏的凝血因子,或输注新鲜血液的基础上应用白眉蛇毒血凝酶。在原发性纤溶系统亢进(如:内分泌腺,癌症手术等)的情况下,白眉蛇毒血凝酶宜与抗血纤溶酶的药物联合应用。使用期间应注意观察患者的出、凝血时间。除非紧急情况,孕期妇女不宜使用。儿童用量酌减。目前尚无与其他药物相互作用的报道,但为了防止药效降低，不宜与其他药物混合静注。根据文献报道，在大剂量(50～100 KU/次)时具有较强的去纤维蛋白原作用，能明显降低血液中的纤维蛋白原，而使血液黏度及凝血性下降。

【制剂与规格】 注射剂:0.5 单位(KU);冻干粉针:1 单位(1 KU)。

尖吻蝮蛇血凝酶(苏灵)

Haemocoagulase Agkistrodon

【作用与用途】 止血药，通过水解纤维蛋白原使其变为纤维蛋白而增强机体凝血功能。动物实验结果显示，尖吻蝮蛇血凝酶能显著缩短小鼠剪尾出血时间和兔全血凝固时间。辅助用于外科手术浅表创面渗血的止血，是否使用需要根据外科医生对伤口出血情况的判断。本品用于内科出血和其他外科手术中脏器出血的安全有效性尚有待验证。本品临床试验为在腹壁切口渗血创面进行了止血疗效的观察，其给药方法为术前 15～20 分钟单次静脉注射给药。

【体内过程】 在30 名健康成年志愿者的药代动力学研究表明，分别静脉给予4 U、5 U、6 U 后，在体内代谢符合二室模型。表观分布容积(Vd)为8.1～10.4 L，分布较为局限。本品在血液中有较高浓度，3 个剂量组给药后血清零时浓度(Co)分别为(1.09 ± 0.14) μg/L、(1.46 ± 0.02) μg/L、(1.76 ± 0.01) μg/L，$AUC_{0-8\ h}$ 分别为(2.21 ± 0.15) μg·L^{-1}·h、(2.59 ± 0.16) μg·L^{-1}·h、(3.15 ± 0.26) μg·L^{-1}·h，Co、AUC_{0-1} 随剂量加大而增加。本品体内消除较快，血清清除率为4.53～5.06 L/h。消除半衰期约为2.5 小时左右，不随给药剂量变化而变化。提示体内过程呈一级线性动力学特征而无饱和性。

【用法与用量】 单次静脉注射给药。每次 2 单位(2 瓶)，每瓶用 1 ml 注射用水溶解，静脉注射。用于手术预防性止血，术前 15～20 分钟给药。本品为蛋白类物质，没有进行过重复给药的安全有效性研究。

【不良反应与注意事项】 本品临床试验中未观察到不良反应。据类似品种文献资料，不良反应发生率低，偶见过敏样反应。如出现此类情况，可按一般抗过敏处理方法，给予抗组胺药或(和)糖皮质激素及对症治疗。对本品任何成分过敏者禁用;虽无本品引起血栓的报道，为安全起见，有血栓病史者禁用。弥散性血管内凝血(DIC)及血液病所致的出血不宜使用本品。缺乏血小板或某些凝血因子时，宜在补充血小板和缺乏的凝血因子或输注新鲜血液的基础上应用本品。本品溶解后应当日用完。动脉、大静脉受损的出血，必须及时外科手术处理。使用期间应注意观察患者的出、凝血时间。本品为蛋白类物质，没有进行过重复给药安全有效性研究，请勿重复给药。为防止药效降低，不宜与其他药物混合静注。

【制剂与规格】 注射剂:1 单位。

蛇毒血凝酶(速乐涓)
Hemocoagulase

【作用与用途】 是从蝰蛇科蛇毒中提取的蛇毒血凝酶,注射1单位的蛇毒血凝酶注射液后20分钟,健康正常成年人的出血时间测定会缩短至1/2或1/3,这种止血功能能维持2～3天。蛇毒血凝酶注射液仅具有止血功能,并不影响血液的凝血酶原数目,因此,使用本品无血栓形成危险。可用于需减少流血或止血的各种医疗情况,如:外科、内科、妇产科、眼科、耳鼻喉科、口腔科等临床科室的出血及出血性疾病;也可用来预防出血,如手术前用药,可避免或减少手术部位及手术后出血。

【体内过程】 静脉、肌内、皮下及腹腔给药均能被吸收,给药后5～30分钟即可产生止血作用,作用可持续48～72小时。本品能与血浆蛋白结合,逐渐成为无活性的复合物,其代谢产物由肾脏排泄,3～4天即可全部清除。

【用法与用量】 静注、肌内或皮下注射,也可局部用药。一般出血:成人1～2单位;儿童0.3～0.5单位。紧急出血:立即静注0.25～0.5单位,同时肌内注射1单位。各类外科手术:术前一天晚肌注1单位,术前1小时肌注1单位,术前15分钟静注1单位,术后3天,每天肌注1单位。咯血:每12小时皮下注射1单位,必要时,开始时再加静注1单位,最好是加入10 ml的0.9% NaCl液中,混合注射。异常出血:剂量加倍,间隔6小时肌注1单位,至出血完全停止。

【不良反应与注意事项】 不良反应发生率极低,偶见过敏样反应。如出现以上情况,可按一般抗过敏处理方法,给予抗组胺药或(和)糖皮质激素及对症治疗。虽无关于血栓的报道,为安全计,有血栓病史者禁用;对本品或同类药品过敏者禁用;本品如有外观异常或瓶子破裂、过期失效等情况禁止使用;弥散性血管内凝血(DIC)及血液病所致的出血不宜使用本品。血中缺乏血小板或某些凝血因子(如凝血酶原)时,本品没有代偿作用,宜在补充血小板或缺乏的凝血因子或输注新鲜血液的基础上应用本品。在原发性纤溶系统亢进(如:内分泌腺、癌症手术等)情况下,宜与抗纤溶酶的药物联合应用。应注意防止用药过量,否则其止血作用会降低。使用期间应注意观察患者的出、凝血时间。大、中动脉,大静脉受损出血,必须及时用外科手术处理,配合应用蛇毒血凝酶注射液可控制创面渗血,使手术视野清晰,提高手术效率,从而减少失血和输血量。除非紧急情况,孕期妇女不宜使用。儿童用药量酌减。老年人用药无禁忌。根据文献报道,在大剂量(50～100单位/次)时,具有较强的去纤维蛋白原的作用,能明显地降低血液中的纤维蛋白原,而使血液黏度和凝血性下降。

【制剂与规格】 注射剂:1 ml:1单位。

链激酶(溶栓酶)

Streptokinase

【作用与用途】 用于深静脉血栓形成、周围动脉血栓形成或血栓栓塞、血管外科手术后的血栓形成、肺栓塞、新鲜心肌梗死、中央视网膜动静脉血栓形成等。

【体内过程】 本品静脉注射后在肝脏被清除,其代谢产物尚未被确定。链激酶-纤溶酶原复合物的半衰期约为23分钟。链激酶-纤溶酶原复合物部分被抗链球菌抗体灭活。纤溶酶可被循环中的α_2纤溶酶原抑制物或α_2巨球蛋白灭活,本品在大剂量注射后,这些抑制物被迅速耗竭。

【用法与用量】 给药前半小时,先肌内注射异丙嗪25 mg、静脉注射地塞米松2.5~5 mg或氢化可的松25~50 mg,以预防不良反应(出血倾向、感冒样寒战、发热等)。初次剂量:将本品5×10^5 U溶于100 ml等渗盐水或5%葡萄糖溶液中,静脉滴注(30分钟左右滴注完毕)。维持剂量:将本品6×10^5 U溶于250~500 ml的5%葡萄糖溶液中,加入氢化可的松25~50 mg或地塞米松1.25~2.5 mg,静脉滴注6小时,保持每小时1×10^5 U水平。按此疗法每日4次,24小时不间断,直至血栓溶解或病情不再发展为止。疗程根据病情而定,视网膜血管栓塞一般用药12~24小时,新鲜心肌梗死用药18~20小时,周围动静脉血栓用药3日左右,至多5~6日。慢性动脉阻塞用药时间较长,但不宜超过6~7日。治疗结束时,可用低分子右旋糖酐作为过渡,以防血栓再度形成。儿童的初次剂量,应根据抗链激酶值的高低而定,维持剂量根据血容量换算,保持在每小时每毫升血容量20 U的水平。

【不良反应与注意事项】 新近患有链球菌感染的患者,体内链激酶抗体含量较高,在使用本品前,应先测定抗链激酶值,如大于1×10^6 U,即不宜应用本品治疗。链球菌感染和亚急性心内膜炎患者禁用。主要并发症是出血,一般为注射部位出现血肿,无需停药,可继续治疗。严重出血者可给予10%氨基酸20~50 ml,以对抗溶栓酶的作用,更严重者可补充纤维蛋白原或全血。在使用本品过程中,应尽量避免肌内注射及动脉穿刺,因可能引起血肿。新做外科手术者为相对禁忌,原则上3日内不得使用本品,但若发生急性栓塞必须紧急治疗时,亦可考虑应用高剂量(高剂量可减少出血机会),需严密注意手术部位的出血。怀孕6周内、产前2周内和产后3日内,在使用本品以前,必须充分估计到出血危险。有慢性胃溃疡、新近空洞型肺结核、严重肝病伴有出血倾向者,亦均应慎用。出血性疾病禁用。用过抗凝血药如肝素的患者,在用本品前,可用鱼精蛋白硫酸盐中和。若系双香豆素类抗凝血药,则应测定凝血状况,待正常后,方可使用本品。用本品少数患者可能有发热、寒战、头痛、不适等症状,可给予解热镇痛药对症处理。注入速度太快时,有可能引起变态反应,故需给予异丙嗪、地塞米松等以预防其发生。本品溶解时,不可剧烈振荡,以免使活力降低。溶液在5℃左右可保持12小时,室温下要即时应用,放置稍久即可能使活力减弱。因是一种酶制剂,许多化学品如蛋白质沉淀剂、生物碱、消毒灭菌剂,都会使其活力降低,故不宜配伍使用。

【制剂与规格】 注射用冻干溶栓酶:1×10^5 U、1.5×10^5 U、2×10^5 U、3×10^5 U。

链脱酶(脱氧核糖核酸酶)
Streptodomase

【作用与用途】 具有使脱氧核糖核酸和脱氧核糖核蛋白解聚的作用,吸入本品气溶胶可使含有大量脱氧核糖蛋白的渗出物和浓痰液化,易于咳出。用于支气管扩张、肺脓疡等,吸入或肌内注射。若胸膜腔有纤维蛋白膜块沉积或有黏性渗出物堵塞,可直接行腔内注射。

【用法与用量】 吸入或腔内注射:1次可达5×10^4 U。肌内注射:每次1×10^6 U,2天1次。局部涂搽:浓度为1 250~2 500 U/ml。常与链激酶合用。

【不良反应与注意事项】 注射后可能引起无力、胃肠道反应,偶见皮疹。急性化脓性蜂窝织炎、有支气管胸腔瘘管的活动性结核患者忌用。禁与肝素、枸橼酸盐等配伍。溶液须临用前配制,贮存温度不超过4℃。

【制剂与规格】 注射用链脱酶:每支含本品2.5×10^4 U、1×10^5 U,供局部或注入用。

双链酶
Streptokinase-Streptodornase

【作用与用途】 本品系从β溶血性链球菌培养液中提取而得的一种混合酶,即链激酶和脱氧核糖核酸酶的混合物,具有溶解血栓血块的作用,故本品可用于溶解血栓、血块,清洁创面,清除炎症,液化痰液及脓液,使其易于排除及引流。

【用法与用量】 撒粉或湿敷:用于各种伤口及术后感染,一般化脓性疾患,创口清洗后在湿润状态下撒一薄层药粉,覆以湿纱布或凡士林纱布;或将外用片1片溶于冷开水10 ml中,采用湿敷、滴注等方法用于患部,并覆以湿纱布或凡士林纱布。口含:每次含1片,每日4次。局部注射:如球后注射、球结膜下注射,用于眼前房出血、玻璃体积血等。每次1 000~2 000 U,每周2~3次。滴用:每毫升浓度为1 000 U,每1~2小时滴1次。

【不良反应与注意事项】 使用时,如大量出血即应暂停使用,必要时给予止血药。一些杀菌剂或重金属剂如呋喃西林、红汞等对酶有破坏作用,不宜一起应用。由外用片或注射制备的溶液,需置冰箱中保存,药效可保持24小时。不能作静脉注射。

【制剂与规格】 双链酶外用粉剂:每克内含链激酶10 000 U,链脱酶5 000 U,适量磺酰胺;双链酶外用片剂:每片含链激酶10 000 U,链脱酶5 000 U;双链酶口含片:每片含链激酶1 0000 U,链脱酶5 000 U;注射用双链酶：每支含链激酶 2 500 U，链脱酶 5 000 U。

弹性酶

Elastase

【作用与用途】 一种肽链内切酶，能水解弹性蛋白、胶原蛋白和糖蛋白，增强脂蛋白酯酶活性，阻止胆固醇的体内合成并促其转化为胆酸，降低血浆胆固醇、低密度脂蛋白、极低密度脂蛋白和甘油三酯，升高高密度脂蛋白，阻止脂质向动脉壁沉积，分解陈旧的弹性蛋白并促使新的弹性蛋白合成。用于调节血脂的辅助用药。

【用法与用量】 口服，每次300～600 U，每日 3 次，2～8 周为 1 个疗程。

【不良反应与注意事项】 发生率较低。偶见过敏，可出现轻度胃肠症状，如腹胀、食欲不振等，尚可见肝区痛、口干、嘴唇发麻。轻症无需治疗，可自愈。对弹性酶过敏者禁用。本品为肠溶衣片，应整片吞服，以防药物在胃中被破坏。

【制剂与规格】 弹性酶片：150 U、300 U。

纤溶酶（济特）

Fibrinogenase

【作用与用途】 从长白山白眉蝮蛇蛇毒中提取的蛋白水解酶。作用于纤维蛋白原及纤维蛋白，使其降解为小分子可溶片段，容易分解和从血循环中清除，从而产生去纤维蛋白效应；促使组织纤溶酶原激活物（t-PA）由内皮细胞释放，并增强其活性，故具抗血栓功能；可降低血小板聚集及血液黏度；还具有降低心肌耗氧量，改善微循环的功能。用于脑梗死、高凝血状态及血栓性脉管炎等外周血管疾病。

【体内过程】 静脉注入人体内，3 小时后血药浓度达到最高，药品本身及其降解产物均可通过血-脑脊液屏障，主要经肾脏、肝脏代谢后随尿液排出。

【用法与用量】 静脉滴注。预防用：治疗高凝血状态时，一次 100 单位，加到250 ml 0.9% 氯化钠注射液或5% 葡萄糖注射液中，以每分钟 45～50 滴的速度进行静脉滴注，一日 1 次。14 天为一个疗程。治疗用：若患者一般状况较好，除第一次使用 100 单位外，以后可每日使用 1 次，每次用 200～300 单位，加到 500 ml 0.9% 氯化钠注射液或 5% 葡萄糖注射液中稀释进行静脉滴注，7～10 天为一个疗程。若患者一般状况较差，除第一次使用100 单位外，以后可隔日用200 单位进行静脉滴注，一个疗程仍为 7～10 天。

【不良反应与注意事项】 不良反应：可发生创面、注射部位、皮肤及黏膜出血；可引起头痛、头晕或氨基转移酶升高；极少量患者可致过敏反应。有凝血机制障碍、出血倾向患者禁用；严重肝肾功能损伤、活动性肺结核空洞及消化性溃疡患者禁用；皮试阳性反应者应禁用；孕妇及哺乳期妇女禁用。注意事项：本品是一种蛋白酶制剂，有一定的抗原性，临床使用前应用 0.9% 氯化钠注射液稀释成 1 U/ml 进行皮试,15 分钟观察结果,红晕直径不超过 1 cm 或伪足不超过 3 个为阴性,皮试阳性反应者应禁用。用药过程中如出现患肢胀麻、酸痛,头胀痛,发热感,出汗,多眠等,可自行消失或缓解,不需特殊处理。用药过程中如出现血尿或皮下出血点,应立即停止使用,并对症处理。血小板 $<80\times10^{9}$/L 应停药观察。严重高血压应控制在 180/110 mmHg 以下才能应用。若舒张压偏高应使用 5% 葡萄糖溶液作稀释液,而不用 0.9% 氯化钠注射液;糖尿病患者则应用 0.9% 氯化钠注射液作稀释液,而不用 5% 葡萄糖溶液。两个疗程之间应间隔 5 ~ 7 天。使用时应检查药液有无混浊、沉淀现象,若有上述现象不得使用。当药品性状发生改变时禁止使用。在儿童患者中应用的安全性及有效性尚未见确切报道,应慎用。老年患者是本品应用的主要对象之一,但安全性尚未见确切报道,临床使用中必须严密观察。静脉给予药量一次不宜超过 300 单位,超量使用易引起凝血系统的代谢紊乱,而造成出血风险。

【制剂与规格】 注射剂:1 ml:100 单位。

菠萝蛋白酶(菠萝酶)

Bromelain

【作用与用途】 酶类药。能催化蛋白质分子中肽键裂解,使蛋白质、肽、脂和酰胺等物质分解,具有抗炎、消水肿作用。用于手术后感染,骨节急性发炎、乳腺炎、腮腺炎、蜂窝织炎、慢性血栓静脉炎、支气管炎、肾盂肾炎等辅助治疗。

【用法与用量】 口服,每次 $(3\sim9)\times10^{4}$ U,每日 $(9\sim12)\times10^{4}$ U。

【不良反应与注意事项】 消化性溃疡者禁忌。

吞服,不可嚼碎,以免破坏药效。

【制剂与规格】 菠萝蛋白酶肠溶片:5×10^{4} U。

超氧化物歧化酶(奥古蛋白)

Orgotein

【作用与用途】 用于前列腺癌或膀胱癌放射治疗后遗症、类风湿性关节炎。

【用法与用量】 肌内注射,慢性风湿性关节炎,每次 8 mg,每周 3 ~ 4 次。骨关节炎、关节腔内注射,每次 4 mg,每 2 周 1 次。放射治疗后遗症(如放射性膀胱炎),深部肌内注射,每次 4 mg,在放疗后半小时注射。

【不良反应与注意事项】 注射后少数可出现局部疼痛、荨麻疹和蛋白尿等反应。

【制剂与规格】 注射用奥古蛋白:4 mg、8 mg。

复方磷酸酯酶

Phosphoesterases Complex

【作用与用途】 用于迁延性肝炎、慢性肝炎、早期肝硬化、冠心病、硬皮病、小儿顽固性银屑病、再生障碍性贫血、白细胞减少症等的辅助治疗。

【用法与用量】 常用量每次 100 ~ 150 mg,饭后服,每日 3 次,1 ~ 2

个月为 1 个疗程。

【制剂与规格】 复方磷酸酯酶片:50 mg、75 mg。

木瓜酶
Papain

【作用与用途】 本品是由番木瓜蛋白酶、蛋白水解酶、凝乳蛋白酶等组成的混合酶。有助于减少术后炎症及水肿作用,可水解多肽、酰胺、酯类等,尤可水解碱性氨基酸、亮氨酸、甘氨酸,使键断裂产生低分子肽。用于术后各种炎症的治疗。

【用法与用量】 口服:每次$(1 \sim 2) \times 10^4$ U,每日 3 ~4 次。

【不良反应与注意事项】 副作用较少见。可引起变态反应;如反复吸入酶粉末,可诱发支气管哮喘、荨麻疹等。不可与抗凝血药合用。

【制剂与规格】 片剂:每片 1×10^4 U。

胰激肽原酶肠溶片(怡开)
Pancreatic Kinionogenase Enteric-coated Tablets

【作用与用途】 有扩张血管改善微循环作用;激活纤溶酶,降低血黏度;激活磷脂酶 A_2,防止血小板聚集,防止血栓形成等作用。主要用于微循环障碍性疾病,如糖尿病引起的肾病,周围神经病,视网膜病,眼底病及缺血性脑血管病,也可用于高血压病的辅助治疗。

【体内过程】 口服 4 小时血浆浓度达峰值,$t_{1/2}$ 7 小时,主要经肾脏排泄。

【用法与用量】 口服,每次 120 ~240 U,每日 360 ~720 U,空腹服用。

【不良反应与注意事项】 偶有皮疹、皮肤瘙痒等过敏现象及胃部不适和倦怠等感觉,停药后消失。脑出血及其他出血性疾病的急性期禁用。本品与蛋白酶抑制剂不能同时使用。本品与血管紧张素转化酶抑制剂(ACEI)有协同作用。

【制剂与规格】 胰激肽原酶肠溶片:120 U、60 U。

(二)生物制品

伤寒疫苗
Typhoid Vaccine

【作用与用途】 采用伤寒及副伤寒甲、乙杆菌分别培养,取菌苔以甲醛杀菌,以磷酸盐缓冲液稀释制成的死菌苗,接种后刺激机体产生体液免疫反应。本品对伤寒病有 70% 的保护力,接种后 1 个月出现免疫力,可维持 1~2 年,用于伤寒和副伤寒甲、乙的预防。

【用法与用量】 皮下注射于上臂外侧三角肌处。初次注射本菌苗者,需注射 3 次,每次间隔 7 ~10 天,注射用量如下:1 ~6 岁,0. 2、0. 3、0. 3 ml;7 ~14 岁,0. 3、0. 5、0. 5 ml;15 岁以上 0. 5、1. 0、1. 0 ml。以后每年加强 1 针,剂量同第 3 针。

【不良反应与注意事项】 不良反应多且明显,可能是由于菌苗含有内毒素和致敏物质。注射局部有红肿、浸润、疼痛及淋巴管炎,全身反应有发热、头痛、不适、恶心、呕吐等,有些人相当严重,可影响工作。发热,严重高血压,心、肝、肾脏病及活动性结核,孕妇,月经及哺乳期妇女,有变态反应病史者均禁用。局部反应可出现红肿,有时全身有寒热或头痛反应。

【制剂与规格】 注射剂:0.25 ml、0.5 ml。

伤寒副伤寒甲、乙联合疫苗

Typhoid Paratyphoid A and B Vaccine

【作用与用途】 本品是由伤寒和副伤寒甲、乙3种杆菌,经培养及甲醛灭活,用生理盐水稀释后制成的乳白色混悬注射液,对伤寒和甲、乙副伤寒有免疫作用,免疫力在3次接种后产生,可维持半年至1年。用于预防伤寒和甲乙副伤寒。

【用法与用量】 肌内注射:在上臂三角肌内深部注射,1次/7~10d,共3次,1~6岁第1次0.2 ml,第2、3次各0.3 ml;7~14岁第1次0.3 ml,第2、3次各0.5 ml;15岁以上第1次0.5 ml,第2、3次各1 ml;以后每年按第2次剂量加强注射1次。

【不良反应与注意事项】 本品偶可引起心血管反应、关节病、脑炎、肾炎等严重反应,还可激发潜伏的疱疹、多发性脊髓炎和肺结核。严重心、肝、肾病,高血压,活动性结核病,发热患者,过敏体质者以及孕妇禁用。

【制剂与规格】 注射剂:10 ml/支(每毫升含伤寒杆菌1.5亿个,副伤寒甲、乙杆菌各0.75亿个)。

伤寒Vi多糖疫苗

Typhoid Vi Polysaccharide Vaccine

【作用与用途】 伤寒Vi多糖菌苗是用纯化的伤寒菌荚膜多糖制备的、能有效预防伤寒病的一种疫苗。采用伤寒沙门菌经培养后提纯精制的Vi多糖菌苗,供预防伤寒沙门菌所引起的伤寒病之用。本品1 ml含Vi多糖6 μg,为无色透明液体,不含有异物或凝块。重点用于部队、港口、铁路沿线工地的工作人员,下水道、粪便、垃圾处理人员,饮食业、医务防疫人员及水上居民或有本病流行地区的人群。

【用法与用量】 上臂外侧三角肌经消毒后肌内注射。剂量:每人每次0.5 ml。免疫次数:1次。

【不良反应与注意事项】 反应轻微,偶有低热,局部稍有压痛感。下列情况禁用:有癫痫及过敏史者;肾脏病、心脏病及活动性结核病者;急性传染病及发热者。

【制剂与规格】 注射剂:1 ml、5 ml。

A群脑膜炎球菌多糖菌苗(流脑A群多糖体菌苗)

Meningococcus Polysaccharide Vaccine

【作用与用途】 预防A群脑膜炎球菌引起的流行性脑脊髓膜炎。

【用法与用量】 上臂外侧三角肌处皮下注射,6~12月龄的婴幼儿用量为30 g多糖抗原(0.5 ml),注射2针,间隔3个月。在2、4、7、10岁时用相同剂量各重复1针。

【不良反应与注意事项】 有局部疼痛、红肿,少数发生头痛、头昏,偶有短暂低热。本品溶解后应于1小时内使用。癫痫,惊厥,脑部疾患及过敏史,心、肝、肾器质性疾病,活动性结核,急性传染病及发热者,不应接种。

【制剂与规格】 A群脑膜炎球菌多糖菌苗粉针剂:10 ml(稀释后1 ml含多糖60~100 g)。

钩端螺旋体疫苗
Lepto Spiral Vaccine

【作用与用途】 预防钩端螺旋体病。

【用法与用量】 于三角肌处皮下注射,接种1个月左右才能产生免疫力,故预防接种宜在农忙前1个月完成。第1年注射2次(间隔7~10日),以后每年注1次。第1次,2~6岁注射0.25 ml,7~14岁注射0.5 ml,15岁以上注射1 ml。第2次用量加倍。以后各次,2~6岁0.5 ml,7~14岁及15岁以上均为1 ml,必须坚持按次按量注射,否则效果不明显(免疫力可维持1年左右)。

【不良反应与注意事项】 除具有菌苗一般的副作用外,第2针后可出现奇痒和月经紊乱。有心肾严重疾患、肺结核、发热患者及经期、孕期妇女均禁用。

【制剂与规格】 注射剂:10 ml/支。

皮上划痕人用炭疽活疫苗
Anthrax Vaccine for Percutaneous Scarification(live)

【作用与用途】 接种对象为牧民、兽医、屠宰牲畜人员、制革及皮毛加工人员、炭疽流行区的易感人群及参加防治工作的专业人员。本疫苗主要用于炭疽的免疫预防。

【用法与用量】 接种前先将安瓿中的疫苗悬液充分摇匀,按无菌操作启开安瓿后,用灭菌注射器吸出疫苗备用。于上臂外侧上部用75%乙醇棉球消毒皮肤,待干后于消毒部位滴疫苗2滴,相距3~4 cm。一手将皮肤绷紧,另一手持消毒划痕针在每滴疫苗处做"#"字划痕,每条痕长1~1.5 cm,以划破表皮微见间断小血点为度。再用同一划痕针涂压10余次,使疫苗充分进入划痕皮肤。接种后局部应裸露5~10分钟,然后用干棉球擦净。接种后24小时划痕局部应有轻微红肿、浸润,若无任何反应(包括创伤反应),应重新接种。

【不良反应与注意事项】 一般局部应有轻微红肿,划痕处可有轻度浸润,24~30小时达高峰,以后自行消退。若接种后有过度疲劳或过量饮酒,有时可能引起轻度发热或腋下淋巴结轻微肿大。凡有急、慢性淋巴结炎、严重皮肤病、急性传染病及活动性结核患者禁用,有严重过敏史者、免疫缺陷症及近期用免疫抑制剂治疗者禁用。人用皮上划痕炭疽疫苗的浓度比皮下注射用疫苗剂量约大80倍,严禁作注射用。凡疫苗内有摇不散凝块、安瓿有裂纹、标签不清或已过期失效者均不得使用。安瓿启开后，疫苗应于3小时内用完。为避免污染，剩余疫苗应予废弃。剩余疫苗及空安瓿、注射器、划痕针等用具、敷料，需用3%碱水煮沸消毒30分钟。注意保持划痕部位清洁卫生，避免感染。皮上划痕用疫苗误注皮下事故时有发生，误注后24小时局部可出现严重红肿、疼痛及腋下淋巴结肿痛；同时有高热、头痛和周身不适，严重者可有血尿和血便。

【制剂与规格】 粉针剂：每支安瓿装量为1 ml或2 ml。

皮上划痕人用布氏菌活疫苗
Brucella Vaccine for Percutaneous Scarification (live)

【作用与用途】 接种对象为与布氏菌病传染源有密切接触者。每年应免疫1次。布氏菌素反应阳性者可不予接种。

【用法与用量】 菌苗按所载人份量加入灭菌生理盐水溶解。每支安瓿10人份，加入0.5 ml，溶解后之菌苗应3小时内用完。上臂外侧上部皮上划痕接种。在接种处用酒精消毒，待干后，滴上菌苗（每人份0.05 ml），再用消毒针划痕。10岁以下儿童及复种者菌苗滴于一处划一个"#"字，10岁以上初种者菌苗滴于两处划2个"#"字，间隔2～3cm，划痕长度1～1.5cm，应以划破表皮微见血迹为宜。划痕处用针涂压10余次，使菌液充分进入痕内。接种后局部应裸露至少5分钟。

【不良反应与注意事项】 接种后局部反应轻微，少数人划痕处会出现轻度浸润，一般不影响劳动。个别人体温稍有增高。如因使用途径错误，出现类似急性布氏菌病症状者，要按急性布氏菌病进行彻底治疗。患严重疾病、免疫缺陷症者及用免疫抑制剂治疗者禁用。妊娠期、前6个月哺乳期禁用。本品仅供皮上划痕用，严禁注射。安瓿有裂纹、标签不清、制品过期失效者不可使用。

【制剂与规格】 粉针剂：每安瓿10人份，每人用剂量含菌数为$(9.0 \sim 10.0) \times 10^9$。

皮内注射用卡介苗
BCG Vaccine for Intradermal Injection

【作用与用途】 本疫苗接种后，可使机体产生细胞免疫应答。用于预防结核病。

【用法与用量】 用灭菌的1 ml注射器将随制品附发的稀释液定量加入冻干皮内注射用卡介苗安瓿中，10人份含卡介菌加入1 ml稀释液，5人份含卡介菌加入0.5 ml稀释液（稀释液应有足够的附加量，以保证吸出量与标示量一致），放置约1分钟，摇动安瓿使之融化后，用注射器来回注射数次，使充分混匀。每支安瓿自稀释时起，必须在半小时内用完，以防污染。先用75%酒精消毒上臂外侧三角肌略下处的皮肤，然后用灭菌的1 ml蓝芯注射器（25～26号针头）吸取均匀的疫苗,皮内注射0.1 ml。

【不良反应与注意事项】 接种后2周左右,局部可出现红肿浸润,若随后化脓,形成小溃疡,可用1%龙胆紫涂抹,以防感染。一般8～12周后结痂,如遇局部淋巴结肿大可用热敷处理;如已软化形成脓疱,可用灭菌注射器抽脓;如已穿孔,则请医生检查,可用10%磺胺软膏或20%对氨基柳酸软膏处理。凡有结核病、急性传染病、肾炎、心脏病、湿疹、免疫缺陷症或其他皮肤病者均不予接种。严禁皮下或肌内注射。安瓿有裂纹或过期失效者不可使用。接种对象必须详细登记姓名、性别、年龄、住址、疫苗批号及亚批号、制造单位和接种日期。接种卡介苗的注射器专用,不得用作其他注射,以防止产生化脓反应。使用时制品注意避光。

【制剂与规格】 粉针剂:每安瓿10人份含卡介菌0.4～0.6 mg,5人份含卡介菌0.2～0.3 mg。

吸附无细胞百白破联合疫苗

Diphtheria, Tetanus and Acellular Pertussis Combined Vaccine, Adsorbed

【作用与用途】 本疫苗接种后,可使机体产生体液免疫应答,用于预防百日咳、白喉、破伤风。

【用法与用量】 臀部外上方1/4处或上臂外侧三角肌附着处皮肤经消毒后肌内注射。免疫程序与剂量:基础免疫自3月龄开始,至12月龄完成3针免疫,每次0.5 ml,每针间隔4～6周;加强免疫通常在基础免疫后18～24月龄内进行,注射剂量为0.5 ml。

【不良反应与注意事项】 注射本品一般无反应。有的接种部位有轻度红晕、痒感或有低热,一般不须特殊处理即行消退,如有严重反应及时诊治。有癫痫、神经系统疾病及抽风史者禁用。急性传染病(包括恢复期)及发热者暂缓注射。使用时应充分摇匀,如出现摇不散之凝块、有异物、安瓿有裂纹、制品曾经冻结、标签不清和过期失效者不可使用。注射后局部可能有硬结,可逐步吸收。注射第2针时应更换另侧部位。应备肾上腺素,供偶有发生休克时急救用。注射第1针后出现高热、惊厥等异常情况者,不再注射第2针。

【制剂与规格】 注射剂:每安瓿0.5 ml。每人用剂量0.5 ml,含百日咳效价应不低于40 U。

吸附破伤风疫苗

Tetanus Vaccine, Adsorbed

【作用与用途】 本品接种后,可使机体产生体液免疫应答,用于预防破伤风。

【用法与用量】 上臂外侧三角肌附着处皮肤用75%酒精消毒,酒精干后,肌内注射。剂量:无破伤风类毒素免疫史者应进行全程免疫:第一年2针,间隔4～8周,每周0.5 ml,第二年注射1针,0.5 ml,以后一般每10年注射1针,如遇特殊情况也可5年加强1针。经全程免疫和加强免疫之人员,自最后1次接种后3年以内受伤时，不需注射本品，超过3年者应用本品加强注射1次。严重污染的创伤或受伤前未经全程免疫者，除注射本品外，可酌情在另一部位注射破伤风抗毒素或破伤风免疫球蛋白。用含破伤风类毒素的混合制剂做过全程免疫者，以后每10年用本品加强注射1针即可。孕妇可在妊娠第4个月注射第1针，6～7个月时注射第2针，每次注射0.5 ml。

【不良反应与注意事项】 注射本品后局部可有红肿、疼痛、发痒或有低热、疲倦、头痛等，一般不需处理即行消退。患严重疾病、发热或有过敏史者及注射破伤风类毒素后发生神经系统反应者禁用。

【制剂与规格】 注射剂：每安瓿0.5 ml、1.0 ml、2.0 ml、5.0 ml，每人用剂量0.5 ml，含破伤风类毒素效价应不低于40 U。

乙型脑炎减毒活疫苗

Japanese Encephalitis Vaccine, Live

【作用与用途】 本疫苗免疫接种后，可刺激机体产生抗乙型脑炎病毒的免疫力，用于预防流行性乙型脑炎。接种对象为8月龄以上健康儿童和由非疫区进入疫区的儿童和成人。

【用法与用量】 冻干疫苗使用前，于每安瓿内按标示量加入本品配置的稀释液。待完全溶解后使用。上臂外侧三角肌附着处皮肤用75%酒精消毒，待酒精干后皮下1次注射0.5 ml。第1年8月龄儿童注射0.5 ml；2岁时加强注射0.5 ml；7岁时再注射0.5 ml，以后不再免疫。

【不良反应与注意事项】 发热，患急性传染病、中耳炎、活动性结核，心、肾及肝脏等疾病，体质衰弱、有过敏史或癫痫者，先天性免疫缺陷者，近期或正在进行免疫抑制剂治疗者和孕妇均不可注射本疫苗。少数儿童可能出现一过性发热反应，一般不超过2天，可自行缓解。偶有散在皮疹出现，一般不需特殊处理，必要时可对症治疗。启开安瓿和注射时切勿使消毒剂接触疫苗。本疫苗溶解后有摇不散的块状物、安瓿有裂纹或溶解前疫苗变红，均不可使用。疫苗溶解后应在1小时内用完，用不完的应废弃。

【制剂与规格】 注射剂：本品重溶后每安瓿为2.5 ml，每次人用剂量为0.5 ml，所含活病毒量应不低于5.4 LgPFU。

双价肾综合征出血热活疫苗

Haemorrhagic Fever with Renal Syndrome Bivalent Purified Vaccine, Live

【作用与用途】 接种本疫苗后，可刺激机体产生抗Ⅰ型和Ⅱ型出血热病毒感染的免疫力，用于预防流行性出血热。接种对象为出血热疫区的居民及进入该区的人员，主要对象为16～60岁的高危人群。

【用法与用量】 基础免疫2针，于上臂外侧三角肌肌内注射，每次1.0 ml，于第0、14天各注射1次。基础免疫后1年应加强免疫1次。

【不良反应与注意事项】 注射后个别有发热、头昏、皮疹者应注意观察,必要时给予适当治疗。因疫苗含有吸附剂,少数人在注射后局部可出现硬结、轻度肿胀和疼痛,一般在1～3天内自行消退。发热、急性疾病、严重慢性病、神经系统疾病、过敏性疾病及既往对抗生素和生物制品有过敏史者禁用,妇女哺乳期、妊娠期不可注射本品。疫苗注射前应充分摇匀。安瓿有裂纹者、标签不清或疫苗混浊、变色、有异物及摇不散的块状物者,均不得使用。应备有肾上腺素,以备偶有发生变态反应时急救用。

【制剂与规格】 注射剂:每安瓿为1.0 ml,每次人用剂量不分年龄均为1.0 ml。全程免疫接种2剂。

人用狂犬病疫苗(Vero细胞)

Rabies Vaccine(Vero Cell)for Human Use,Freeze-dired

【作用与用途】 接种本疫苗后,可刺激机体产生抗狂犬病病毒免疫力。用于预防狂犬病。

【用法与用量】 按标示量加入灭菌注射用水,完全复溶后注射。使用前将疫苗振摇成均匀液体,于上臂三角肌肌内注射,幼儿可在大腿前外侧区肌内注射。暴露后免疫程序:一般咬伤者于第0天(第1天,当天)、3天(第4天,以下类推)、7天、14天、28天各注射本疫苗1剂,共5针,儿童用量相同。对有下列情形之一的,建议首剂狂犬病疫苗剂量加倍给予:注射疫苗前1个月内注射过免疫球蛋白或抗血清者;先天性或获得性免疫缺陷患者;接受免疫抑制剂(包括抗疟疾药物)治疗的患者;老年人及患慢性病者;于暴露后48小时或更长时间后才注射狂犬病疫苗的人员。

【不良反应与注意事项】 注射后有轻微局部及全身反应,可自行缓解,偶有皮疹。若有速发型过敏反应、神经性水肿、荨麻疹等较严重副反应者,可对症治疗。由于狂犬病是致死性疾病,暴露后程序接种疫苗无任何禁忌证。暴露前程序接种时遇发热、急性疾病、严重慢性疾病、神经系统疾病、过敏性疾病或对抗生素、生物制品有过敏史者禁用。哺乳期、妊娠期妇女建议推迟注射本疫苗。复溶后的疫苗中有异物、疫苗瓶有裂纹或标签不清者,均不得使用。忌饮酒、浓茶等刺激性食物及剧烈运动等。禁止臀部注射。

【制剂与规格】 粉针剂:复溶后每瓶0.5 ml,每次人用剂量为0.5 ml,狂犬病疫苗效价应不低于2.5 U。

麻疹减毒活疫苗

Measles Vaccine,Live

【作用与用途】 预防麻疹。

【用法与用量】 儿童和成人注射量均为0.2 ml,于上臂外侧三角肌附着处皮下注射。

【不良反应与注意事项】 发热、患急性传染病、急性中耳炎、活动性结核及有严重过敏史的患者禁用。液体如发黄变紫、混浊及有摇不散的絮状物，禁用。瓶子打开后，应于1小时内用完。在1个月内注射过丙种球蛋白者不宜接种。

【制剂与规格】 注射剂：1 ml（冻干前容积）。

风疹减毒活疫苗（人二倍体细胞）

Rubella Vaccine (Human Diploid Cell), Live

【作用与用途】 本品免疫接种后，可刺激机体产生抗风疹病毒的免疫力，用于预防风疹。接种对象为年龄8个月以上的风疹易感者。

【用法与用量】 每安瓿加0.5 ml灭菌注射用水，待完全溶解摇匀后使用。上臂外侧三角肌附着处皮肤用75%酒精消毒，待干后皮下注射0.5 ml。

【不良反应与注意事项】 患严重疾病、发热或有过敏史者不能接种。妊娠妇女严禁接种本疫苗。妇女怀孕前3个月内不宜接种本疫苗。注射后一般无局部反应。在6～11天内，个别人可能出现一过性发热反应及轻微皮疹，一般不超过2天可自行缓解；成人接种后2～4周内，个别人可能出现轻度关节反应，一般不需特殊处理，必要时可对症治疗。启开安瓿和注射时，切勿使消毒剂接触疫苗。安瓿有裂纹、标签不清或溶解不好者不可使用。安瓿启开后，疫苗应在1小时内用完。育龄妇女注射本疫苗后至少3个月应避孕。注射过丙种球蛋白者，应间隔1个月以后方可接种本疫苗。在使用其他活疫苗前后各1个月，不得使用本疫苗；但与麻疹和腮腺炎活疫苗可同时接种。

【制剂与规格】 注射剂：本品重溶后每安瓿0.5 ml，每次人用剂量为0.5 ml，所含活病毒量应不低于3.2 $LgCCID_{50}$。

腮腺炎减毒活疫苗

Mumps Vaccine, Live

【作用与用途】 本疫苗免疫接种后，可刺激机体产生抗腮腺炎的免疫力，用于预防腮腺炎。接种对象年龄为8个月以上的腮腺炎易感者。

【用法与用量】 按瓶签标示量加灭菌注射用水，待完全溶解摇匀后使用。在上臂外侧三角肌附着处用75%酒精消毒，待干后皮下注射0.5 ml。

【不良反应与注意事项】 患严重疾病、急性或慢性感染、发热或对鸡蛋有过敏史者不得接种本品，孕妇禁用。注射后一般无局部反应，在6～10天内，少数儿童可能出现一过性发热反应，一般不超过2天，通常不需特殊处理，必要时可对症治疗。注意事项：开启安瓿和注射时切勿使消毒剂接触疫苗；安瓿有裂纹、标签不清或溶解后不清晰者均不能使用；安瓿开封后，疫苗应在1小时内用完；注射过免疫球蛋白者，应间隔1个月方可接种本疫苗。

【制剂与规格】 注射剂：本品重溶后每安瓿为0.5 ml，每次人用剂量为0.5 ml，所含活病毒量应不低于3.7 $LgCCID_{50}$。

麻疹腮腺炎联合减毒活疫苗

Measles ,Mumps Combined Vaccine ,Live

【作用与用途】 本疫苗接种后,可刺激机体产生对麻疹病毒和腮腺炎病毒的免疫力,用于预防麻疹和流行性腮腺炎。

【用法与用量】 按标签标示量加灭菌注射用水,待冻干疫苗完全复溶摇匀后使用。上臂外侧三角肌附着处皮肤用75%酒精消毒,待干后皮下注射0.5 ml。

【不良反应与注意事项】 注射后一般无局部反应。在6~10天内,少数儿童可能出现一次性发热反应以及散在皮疹,一般不超过2天可自行缓解,不需特殊处理,必要时可对症治疗。患严重疾病、急性或慢性感染、发热或对鸡蛋有过敏史者及孕妇禁用。注射过免疫球蛋白者,应间隔3个月后方可接种本疫苗。在使用其他活疫苗前后各1个月,不得使用本疫苗。

【制剂与规格】 注射剂:本品重溶后每瓶为0.5 ml,每次人用剂量为0.5 ml。

流感全病毒灭活疫苗

Influenza Vaccine (Whole Virion, Inactivated)

【作用与用途】 本疫苗接种后,可刺激机体产生对流感病毒的免疫力,用于预防流行性感冒。

【用法与用量】 上臂三角肌内注射射一个剂量。

【不良反应与注意事项】 少数人注射后12~24小时,注射部位出现红、肿、痛、触痛和痒等,一般会很快消失,不影响正常活动。少数被接种者会出现肌肉痛、关节痛、头痛、不适和发热等全身反应。过敏反应一般出现于对鸡蛋蛋白过敏者。发热、急性疾病及感冒者禁用,孕妇禁用。

【制剂与规格】 注射剂:每瓶0.5或1 ml,每次人用剂量为0.5或1 ml。

多价肺炎链球菌疫苗

Multivalent Vaccine of Streptococcus Pneumonia

【作用与用途】 预防肺炎链球菌感染的特制多价疫苗。用于:慢性患者,特别是伴有呼吸道感染发病增加的心血管疾病和慢性肺疾病的患者;急性患者,特别是伴有肺炎球菌疾病或其并发症危险的脾功能障碍、无脾症、霍奇金病、多发性骨髓瘤、肝硬化、酒精中毒、肾功能衰竭、慢性脑脊液漏出症和免疫抑制治疗的患者;50岁以上健康的老年人;2岁以上体弱儿童。确定要进行脾切除的患者,应至少在术前2周接种疫苗;确定要进行免疫抑制治疗者或准备接受器官移植的受者;群体密切接触者,如寄宿学校、养老院及其他一些场所,为减少在这些密切接触群体中发生暴发性肺炎球菌疾病的可能性,在有可能发生严重疾病的危险时,应给予群体接种。当疫苗中含有的某型肺炎球菌在人群中发生一般流行时,社区中在流行病学上有危险的人群应予接种。具有高度发生流行性感冒并发症危险者特别是肺炎时,应予接种。已接种过 23 价疫苗者,一般不主张进行再接种。同样,以前曾接种过 14 价疫苗者,常规也不应再接种 23 价疫苗,但对下列人群可以考虑再接种:具有慢性疾患并可增加致命的肺炎球菌感染危险者,以及有明显的肺炎球菌抗体水平下降者,如肾病综合征、肾功能衰竭和接受器官移植者。在 4 年前或更早接受过肺炎球菌疫苗接种而无严重接种反应,现在又有肺炎球菌感染高度危险者。在 6 年前或更多年前接种过疫苗的高危人群。

【用法与用量】 疫苗为液体剂型,可直接于皮下或肌内注射 0.5 ml,但不能注入皮内或血管。

【不良反应与注意事项】 接种疫苗后少数可出现注射部位的疼痛、红肿等轻微反应,小于 1% 的受种者可出现低热(<38.3℃)、肌痛和严重的局部反应。严重的接种反应,如变态反应极为罕见,发生率约为 5/100 万次。患有其他已稳定的自发性血小板减少性紫癜的患者接种疫苗后,偶尔会出现复发。疫苗一定要注入皮下或肌内,注入皮内可致严重的局部反应;当患有任何发热性呼吸道疾病或其他急性感染时,应推迟使用疫苗,除非医生认为不接种疫苗会造成更大的危险;已在应用青霉素(或其他抗生素)预防肺炎球菌感染的患者,接种疫苗后不应中断使用抗生素;2 岁以下的儿童接种疫苗后效果不理想,不应给 2 岁以下的儿童接种疫苗。下列情况禁用:对疫苗中的任何成分过敏者;正在进行免疫抑制治疗的患者;具有严重心脏病或肺功能障碍的患者;妊娠期和哺乳期的妇女。

【制剂与规格】 注射剂:0.5 ml。

重组乙型肝炎疫苗(酵母)
Recombinant Yeast Hepatitis B Vaccine

【作用与用途】 本疫苗接种后,可刺激机体产生对乙型肝炎病毒的免疫力,用于预防乙型肝炎。用于乙型肝炎易感者,尤其下列人员:新生儿,特别是母亲为 HBsAg、HBeAg 阳性者;从事医疗工作的医护人员及接触血液的实验人员。

【用法与用量】 本疫苗注射时要充分摇匀,注射部位为上臂三角肌肌内。新生儿第 1 针在出生后 24 小时内注射,1 个月及 6 个月后注射第 2、3 针;其他人群免疫程序为第 0、1、6 个月,剂量均为 5 μg。

【不良反应与注意事项】 患有发热、急性或慢性严重疾病者及对酵母成分过敏者禁止使用。本品很少有不良反应,个别人可有中、低度发热或注射局部微痛,24 小时内即自行消失。

【制剂与规格】 注射剂:本品每安瓿为 0.5 ml。每次人用剂量 0.5 ml,含 HBsAg 5 μg。

冻干甲型肝炎减毒活疫苗

Freeze-dried Live Attenuated Hepatitis A Vaccine

【作用与用途】 接种本疫苗后可刺激机体产生抗甲型肝炎病毒的免疫力，用于预防甲型肝炎。接种对象为年龄1周岁以上的甲肝易感者。

【用法与用量】 加1.0 ml灭菌注射用水，待完全溶解摇匀后使用。上臂外侧三角肌附着处，皮肤消毒待干后，皮下一次注射。

【不良反应与注意事项】 下列情况禁用：身体不适，腋温超过37.5℃者；急性传染病或其他严重疾病者；免疫缺陷或接受免疫抑制剂者；过敏体质者。注射疫苗后少数可能出现局部疼痛、红肿，一般72小时内自行缓解。偶有皮疹出现，不需特殊处理，必要时可对症治疗。

【制剂与规格】 注射剂：本品用灭菌注射用水重溶后每瓶为1.0 ml，每次人用剂量为1.0 ml，所含活病毒量应不低于6.5 $LgCCID_{50}$。

脊髓灰质炎减毒活疫苗

Poliomyelitis Vaccine, Live

【作用与用途】 本疫苗口服免疫后，可刺激机体产生抗脊髓灰质炎病毒免疫力，用于预防脊髓灰质炎。接种对象主要为2月龄以上的儿童。

【用法与用量】 首次免疫从2月龄开始，第1年连续口服3次，每次间隔4～6周，4岁再加强免疫1次。其他年龄组在需要时也可以服用。

【不良反应与注意事项】 发热、患急性传染病、免疫缺陷症、接受免疫抑制剂治疗者及孕妇忌服。口服后一般无副反应，个别人有发热、恶心、呕吐、腹泻和皮疹。一般不需特殊处理，必要时可对症治疗。注意本品只供口服，不能注射；本品系活疫苗，切勿加在热开水或热的食物内服用。

【制剂与规格】 本品剂型为糖丸，每人用剂量为1 g重糖丸1粒，所含活病毒总量为5.95 $LgTCID_{50}$（或PFU），其中Ⅰ型为5.8 $LgTCID_{50}$（或PFU）、Ⅱ型为4.8 $LgTCID_{50}$（或PFU）、Ⅲ型为5.3 $LgTCID_{50}$（或PFU）。

结核菌素纯蛋白衍生物
（结素纯蛋白衍生物）

Purified Protein Derivative Tuberculin

【作用与用途】 本品为诊断试剂。对已受结核杆菌感染或曾接种卡介苗已产生免疫力的机体，能引起特异的皮肤变态反应。与旧结核菌素相比，本品具有反应清楚、不易产生硬结、非特异性反应少等优点。专供卡介苗接种对象的选择、卡介苗接种后质量监测及临床诊断用。也可用于测量肿瘤患者的细胞免疫功能等。

【用法与用量】 成人、婴儿、儿童皆适用。用于检查是否感染：第1次试验，前臂掌侧皮内注射0.1 ml（1个结素单位），如呈阴性再皮内注射0.1 ml（5个结素单位），如仍为阴性，方可判定为阴性。用于选择卡介苗接种对象及免疫效果的考核：采用陈孟都法于前臂内侧皮内注射0.1 ml(5个结素单位),48～72小时检查注射部位反应。如有红肿、水疱、坏死、淋巴管炎,或硬结纵、横直径平均≥1.5 cm者为强阳性反应;硬结纵、横直径平均≥5 mm者为阳性反应。

【不良反应与注意事项】 偶见变态反应。患有急性传染病,如麻疹、百日咳、流行性感冒或肺炎、急性结膜炎、急性中耳炎,以及广泛性皮肤病者暂不宜使用。注射本品之注射器及针头不得做其他注射用。配制时应小心勿触及皮肤或吸入本品。安瓿如有破裂或有异物者禁用。在2～10℃处保存。

【制剂与规格】 结核菌素纯蛋白衍生物注射剂:1 ml:20 U、1 ml:50 U。

锡克试验毒素(诊断用白喉毒素)
Schick Test Toxin

【作用与用途】 用于检查人体对白喉杆菌的敏感性,凡阳性反应者无免疫力,应进行预防接种。

【用法与用量】 即取两液分别于左、右两前臂内侧皮内注射0.1 ml。注射对照液处无反应,而注射毒素处于24～48小时后出现1～2 cm界线分明的红色浸润为阳性反应,如两处均出现红色浸润,对照液2～3日内消失,而毒素则呈典型反应,此为混合阳性,仍应判为阳性。

【不良反应与注意事项】 本品如果出现混浊、沉淀、有异物、曾经冻结、标签不清或超过有效期者均不可使用。

【制剂与规格】 注射剂:每安瓿1 ml,约含0.2 MLD的白喉毒素。

A型肉毒毒素
Botulinum Toxin Type A

【作用与用途】 本品能抑制周围运动神经末梢突触前膜乙酰胆碱释放,引起肌肉松弛性麻痹。用于眼睑痉挛、面肌痉挛等成人患者及某些斜视,特别是急性麻痹性斜视、共同性斜视、内分泌肌病引起的斜视及无法手术矫止或手术效果不佳的12岁以上的斜视患者。

【用法与用量】 注射部位:眼睑痉挛:采用上睑及下睑肌肉多点注射法,即上、下睑的内外侧或外眦部颞侧皮下眼轮匝肌共4或5点。单侧面肌痉挛:除注射眼睑痉挛所列部位外,还需于面部中、下及颊部肌肉注射3点。依病情需要,也可对眉部内、外或上唇或下颌部肌肉进行注射。斜视:根据斜视的种类、部位,在0.5%地卡因表面麻醉下,藉肌电放大器或肌电仪引导,用同轴电极针注射不同的眼外肌。剂量:眼睑及面肌痉挛:可按上述部位选择进行注射,每点起始量为2.5 U/0.1 ml。注射1周后有残存痉挛者可追加注射,病情复发者可作原量或加倍量(5.0 U/0.1 ml)注射。但每次注射总剂量不应超过55 U,1个月内使用总剂量不应超过200 U。斜视:对垂直肌和小于20三棱镜度的水平斜视,每条肌肉起始量为1.25～2.5 U;对20～40三棱镜度的水平斜视,每条肌肉的起始量为2.5 U;对40～50三棱镜度的水平斜视,每条肌肉的起始量为2.5 U,以后根据药物反应,酌情增至 5.0 U;对 1 个月或以上的持久性第Ⅵ对脑神经麻痹,可向内直肌内注射 1.25 ~ 2.5 U。每条肌内注射容积不应超过 0.1 ml。对低矫者可作重复注射,对病情出现反复者可作不定期的增量或维持量注射。但每次每条肌肉最大用量不应超过 5 U。毒素稀释后立即使用,亦可置 2 ~ 8℃冰箱于 4 小时内用完。残液、容器、注射用具等应消毒处理。

【不良反应与注意事项】 在眼睑、面肌痉挛治疗中,少数患者可出现短暂的上睑下垂、下睑后退、瞬目减少、睑裂闭合不全、面肌肌力减弱等,3 ~ 8 周内自然恢复;在斜视治疗过程中,部分患者可出现短暂的程度不同的上睑下垂、垂直斜视和极个别的瞳孔散大,此与该毒素向邻近肌肉弥散有关,数周内自然恢复。过敏性体质者或对本品任何成分过敏者禁用。注意事项:本品有剧毒,应由专人保管、发放、登记造册,按规定适应证使用。使用本品者应为受过专门训练的人员。操作者应熟悉眼外肌和面肌等的解剖位置,熟练掌握肌电放大器使用技术,并尽量做到准确、定量、慢注、减少渗漏;凡有发热、急性传染病者缓用;有心、肝、肺疾患,活动性肺结核,血液病者及孕妇和 12 岁以下儿童慎用本品;氨基糖苷类抗生素(如庆大霉素等)能加强肉毒毒素的作用,使用本品期间应禁用上述抗生素;对大于 50 三棱镜度斜视、固定性斜视、外直肌无力的 Duanc 综合征、手术过矫性斜视、慢性麻痹性斜视、慢性第Ⅵ或第Ⅲ对颅神经麻痹、严重的肌肉纤维挛缩者疗效不佳或无效;应备有 1∶1 000 肾上腺素以备偶尔变态反应时急救用。患者在注射后应留院内短期观察。

【制剂与规格】 注射剂:50 ~ 100 U/瓶(每瓶标示量按效价测定结果标明)。

精制白喉抗毒素
Purified Diphtheria Antitoxin

【作用与用途】 本品系用白喉类毒素免疫马血浆所制得的抗毒素球蛋白制剂,用于治疗和预防白喉。

【用法与用量】 治疗:肌内注射或静脉注射(注法见精制破伤风抗毒素),每次足量注射,单纯鼻或扁桃体白喉$(2 \sim 3) \times 10^4$ U,单纯喉白喉$(3 \sim 4) \times 10^4$ U,咽、喉白喉$(4 \sim 6) \times 10^4$ U,咽喉气管白喉$(6 \sim 8) \times 10^4$ U,鼻、口腔、咽、喉、气管白喉$(8 \sim 12) \times 10^4$ U,注射后 12 小时,如症状无改善,可再用同量或减量注射。预防:1 次注射$(1 \sim 2) \times 10^3$ U,免疫力可维持 20 天左右。或与类毒素联合预防,用$(1 \sim 2) \times 10^3$ U 本品及白喉类毒素 0.5 ml 分两处同时皮下注射,1 个月后再注射类毒素 0.5 ml,或注射抗毒素,1 周后再用类毒素作全程免疫,可使免疫力维持时间延长。

【不良反应与注意事项】 用前必须做皮试,阳性反应者用脱敏法注射(皮试及脱敏法均见精制破伤风抗毒素)。干燥品按瓶签量加蒸馏水溶解摇匀后使用。如不便静脉注射时,也可做腹腔注射,以求速效。

【制剂与规格】 注射剂：预防用 1 000 U/瓶；治疗用 8 000 U/瓶。

精制破伤风抗毒素

Purified Tetanus Antitoxin

【作用与用途】 精制破伤风抗毒素系用破伤风类毒素免疫马匹的血浆，经胃酶消化后，用盐析法制得的液体或冻干抗毒素球蛋白制剂。接种对象：新生儿破伤风高危地区的育龄妇女或孕妇；发生创伤机会较多的人群；深度创伤后的应急接种。

【用法与用量】 预防：凡 5 年内没有经过破伤风类毒素全程免疫而有发生破伤风危险的人，都可用本品 1 500 ~ 3 000 U 皮下或肌内注射作为预防；情况严重者用量可增加 1 ~ 2 倍。用本品 1 500 U、类毒素 0.5 ml。同时分两处皮下注射。为提高免疫力，1 个月后再注射 0.5 ml 类毒素。治疗：病情严重可 1 次静脉注射或静脉滴注 $(5 \sim 10) \times 10^4$ U，滴速应慢，成人用量 1 次不超过 40 ml，儿童不超过每千克体重 0.8 ml。以后可每日静脉注射 $(3 \sim 5) \times 10^4$ U，如有严重反应可改为肌内注射，1 周后再根据病情肌内注射 $(2 \sim 5) \times 10^4$ U（用前做皮试），直至病愈为止。病情较轻者肌内注射，第 1 日每 12 小时注射 5×10^4 U，第 2 日注射 $(2 \sim 3) \times 10^4$ U，第 3 ~ 7 日每日注 2×10^4 U，第 8 日 1×10^4 U，直至病愈。轻症者每日 1×10^4 U，肌内注射或静脉注射，共注 5 ~ 7 日。新生儿破伤风，可在 24 小时内 1 次或分次肌内注射本品 $(2 \sim 10) \times 10^4$ U，重者可静脉注射。重症者还可行鞘内注射，剂量为 $(0.5 \sim 1) \times 10^4$ U，1 次即可。

【不良反应与注意事项】 注射前必须做皮试。皮试法：取本品 0.1 ml，用等渗盐水稀释至 1 ml，在前臂掌侧皮内注入 0.1 ml，10 ~ 30 分钟内注射处如有红肿、皮丘，为阳性反应，否则为阴性。阳性反应而又必须注射者按下法进行脱敏：将本品稀释 10 倍，分 3 ~ 4 次皮下或肌内注完，每次观察 10 ~ 30 分钟，无反应再注第 2 次。总量 1 个疗程一般不超过 4×10^5 U。目前趋向用较小的剂量。必须配合清创以及镇静、冬眠等疗法。

【制剂与规格】 注射剂：预防用 1 500 U/支；治疗用 10 000 U/支。

多价气性坏疽抗毒素

Polyvalent Gas-ganrene Antitoxin

【作用与用途】 含有特异性抗体，具有中和相应气性坏疽毒素的作用，可用于产气荚膜梭菌、水肿梭菌、脓毒梭菌、溶组织梭菌等感染所引起气性坏疽的预防和治疗。当受严重外伤，认为有发生气性坏疽的危险或不能及时施行外科处置时，应及时注射本品预防。一旦病症出现，除及时采取其他措施外，要尽快使用大量抗毒素进行治疗。

【用法与用量】 皮下注射应在上臂三角肌附着处。同时注射类毒素时，注射部位须分开。肌内注射应在上臂三角肌中部或臀大肌外上部。只有经过皮下或肌内注射未发生异常反应者方可作静脉注射。静脉注射应缓慢，开始每分钟不超过 1 ml，以后每分钟不宜超过 4 ml。每次静脉注射不应超过 40 ml，儿童每千克体重不应超过 0. 8 ml。亦可将抗毒素加入葡萄糖注射液、氯化钠注射液等输液中静脉点滴。静脉注射前将安瓿在温水中加热至接近体温，注射中发生异常反应，应立即停止。用量：预防，每次皮下或肌内注射 10 000 U（混合）左右。在紧急情况下，可酌增用量，亦可采用静脉注射。伤口感染的危险未消除者，可每隔 5～6 天反复注射 1 次。治疗，第 1 次注射（3～5）× 10^4 U（混合）于静脉内，同时注射适量于伤口周围健康组织内；以后可根据病情，经适当的间隔时间（如 4～6 或 12 小时）反复注射。病情开始好转后，可酌情减量（例如减半）或延长间隔时间（例如 24～48 小时），直到确认无需继续注射为止。

【不良反应与注意事项】 过敏性休克：可在注射中或注射后数分钟至数十分钟内突然发生，患者突然表现沉郁或烦躁、脸色苍白或潮红、胸闷或气喘、出冷汗、恶心或腹痛、脉搏细速、血压下降，重者神志昏迷虚脱，需输液输氧，使用升压药维持血压，并使用抗过敏药物及肾上腺皮质激素等进行抢救。如不及时抢救可以迅速死亡；轻者注射肾上腺素后即可缓解。血清病：主要症状为荨麻疹、发热、淋巴结肿大、局部水肿，偶有蛋白尿、呕吐、关节痛，注射部位可出现红斑、瘙痒及水肿。一般系在注射后 7～14 天发病，称为延缓型；亦有在注射后 2～4 天发病，称为加速型。对血清病应对症治疗，可使用钙剂或抗组胺药物，一般数日至十数日即可痊愈。过敏试验为阳性反应者慎用。

【制剂与规格】 注射剂：10 000 U。

抗炭疽血清
Anthrax Antisera

【作用与用途】 含有特异性抗体，具有中和炭疽杆菌的作用，可用于炭疽杆菌的治疗和预防。用于炭疽患者和有炭疽感染危险者。

【用法与用量】 预防，皮下或肌内注射；1 次 20 ml；治疗：根据病情肌内注射或静脉滴注。治疗原则应是早期给予大剂量，第 1 天注射 20～30 ml；待体温恢复正常，水肿消退后，临床医生可根据病情给予维持量。

【不良反应与注意事项】 参见多价气性坏疽抗毒素。

【制剂与规格】 注射液：20 ml/瓶。

抗狂犬病血清
Rabies Antisera

【作用与用途】 具有特异性中和狂犬病毒的作用，可用于狂犬病的预防。

用于配合狂犬病疫苗对被疯动物严重咬伤如头、脸、颈部或多部位咬伤者进行预防注射。被疯动物咬伤后注射愈早愈好。咬后 48 小时内注射本品可减少发病率；对已有狂犬病症状的患者，注射本品无效。

【用法与用量】 受伤部位应先进行处理，若伤口曾用其他化学药品处理过时，应冲洗干净。先在受伤部位进行浸润注射，余下的血清进行肌内注射（头部咬伤可注射于颈背部肌肉）。用量：注射量均按体重计算，每千克体重注射 40 U（特别严重可酌情增至80～100 U），在 1～2 日内分次注射，注射完毕后开始注射狂犬病疫苗。亦可同时注射狂犬病疫苗。

【不良反应与注意事项】 参见多价气性坏疽抗毒素。

【制剂与规格】 抗狂犬病血清，不低于 400 U/瓶。

肉毒抗毒素
Botulinum Antitoxin

【作用与用途】 含有特异性抗体，具有中和相应型肉毒毒素的作用，可用于 A、B、E 型肉毒中毒的预防和治疗。凡已出现肉毒中毒症状者，应尽快使用本抗毒素进行治疗，对可疑中毒者亦应尽早使用本抗毒素进行预防。在一般情况下，人的肉毒中毒多为 A 型、B 型或 E 型，中毒的毒素型别尚未得到确定之前，可同时使用 2 个，甚至 3 个型的抗毒素。

【用法与用量】 皮下注射应在上臂三角肌附着处，同时注射类毒素时，注射部位须分开。肌内注射应在上臂三角肌中部或臀大肌外上部。只有经过皮下或肌内注射未发生异常反应者方可做静脉注射。静脉注射应缓慢，开始不超过 1 ml/min，以后不宜超过 4 ml/min。每次静脉注射不应超过 40 ml，儿童每千克体重不应超过 0.8 ml，亦可将抗毒素加入葡萄糖注射液、氯化钠注射液等输液中静脉点滴。静脉注射前将安瓿在温水中加热至接近体温，注射中发生异常反应，应立即停止。用量：预防，1 次皮下注射或肌内注射$(1～2)\times10^4$ U（指 1 个型）。若情况紧急，亦可酌情增量或采用静脉注射。治疗，采用肌内注射或静脉滴注。第 1 次注射$(1～2)\times10^4$ U（指 1 个型），以后视病情决定，可每隔约 12 小时注射 1 次。只要病情开始好转或停止发展，即可酌情减量（例如减半）或延长间隔时间。

【不良反应与注意事项】 参见多价气性坏疽抗毒素。

【制剂与规格】 肉毒抗毒素：1×10^4 U/瓶（单价 A 型）；5 000 U/瓶（单价 B 型）；5 000 U（单价 E 型）。

枯草芽孢杆菌活菌胶囊
Bacillus Subtills

【作用与用途】 有抑制肠道致病菌生长、改善肠道微生态环境的作用。适用于急性腹泻，某些肠道致病菌感染引起的轻、中度腹泻，以及肠道菌群失调所致的腹泻。

【用法与用量】 口服。成人一次 0.5～0.75 g（2～3 粒），一日 3 次，首次加倍。儿童酌减或遵医嘱（服用胶囊不便时可将胶囊内药粉倒入温开水中服用）。

【不良反应与注意事项】 为保持疗效，应按要求连续服用；对微生态制剂有过敏史者慎用；勿与热开水同服。儿童用药剂量酌减。为生物制剂，使用期间暂停使用抗生素。超量服用时,无特殊反应,如身体出现不适,可对症处理。

【制剂与规格】 0.25 g(含活菌数应不低于2.5×10^7 CFU)。

枯草杆菌二联活菌制剂
Live Combined Bacillus Subtilis and Enterococcus Faecium

【作用与用途】 有两种活菌——枯草杆菌和肠球菌,可直接补充正常生理菌丛,抑制致病菌,促进营养物质的消化、吸收,抑制肠源性毒素的产生和吸收,达到调整肠道内菌群失调的目的。本品还有婴幼儿生长发育所必需的多种维生素、微量元素及矿物质钙,可补充因消化不良或腹泻所致的缺乏。适用于因肠道菌群失调引起的腹泻、便秘、胀气、消化不良等。

【用法与用量】 胶囊剂:12岁以上儿童及成人,口服,一次1~2粒,一日2~3次;或遵医嘱。颗粒剂:为儿童专用药品,2岁以下儿童,一次1袋,一日1~2次;2岁以上儿童,一次1~2袋,一日1~2次,用40℃以下温开水或牛奶冲服,也可直接服用。

【不良反应与注意事项】 胶囊剂:偶可见恶心、头痛、头晕、心慌。有微生态制剂过敏史者禁用。治疗1个月,症状仍无改善时,请停止用药,与药师或医生商议。颗粒剂:推荐剂量未见明显不良反应,罕见腹泻次数增加,停药后可恢复。对本品过敏者禁用。直接服用时应注意避免呛咳,不满3岁的婴幼儿不宜直接服用。本品为活菌制剂,切勿将本品置于高温处,溶解时水温不宜超过40℃。过敏体质者慎用。本品性状发生改变时禁止使用。儿童必须在成人监护下使用。如正在使用其他药品,使用本品前请咨询医师或药师。药物相互作用:与抗菌药同服可减弱其疗效,应分开服用;铋剂、鞣酸、药用炭、酊剂等能抑制、吸附活菌,不能并用。

【制剂与规格】 胶囊剂:250 mg/粒;颗粒剂:1 g/袋。

短棒状杆菌制剂
Corynebactrium parvum Preparation

【作用与用途】 具有免疫调节及抑瘤等活性。主要用于癌性胸腔积液,结合手术治疗早、中期肺癌。可配合常规治疗方法进行乳腺癌、鼻咽癌、晚期肺癌、黑色素瘤以及癌症的体表转移灶的治疗。本制剂对银屑病、再生障碍性贫血、女阴白斑、感染性哮喘等也有一定疗效。

【用法与用量】 一般为皮下或肌内注射。腔内注射以氯化钠注射液进行适当稀释。瘤内或瘤周采用下述剂量,多点注射以减轻局部反应。初次注射0.5~1.0 ml,以后可酌情逐次增加0.5 ml,直至2 ml。肌内、腔内及多点注射可酌情增量,最多4.0 ml(皮下不宜超过2.0 ml)。女阴白斑等可在患部涂抹,每日1次,每次1.0~2.0 ml;如症状减轻,可根据需要,延长用药间隔。

【不良反应与注意事项】 注射局部常有肿痛、硬结,持续约2周,有时出现一过性发热。胸腔注射可有一过性反应加重及发热，可对症处理。发热38℃以上，重症心血管患者，肝、肾功能异常者禁用。治疗前后，宜作血、尿常规及免疫指标等检查，出现血、尿常规检查不正常或免疫指标持续下降者停用，注射当日勿过度疲劳。用前须充分摇匀，有摇不散的凝块时勿用。

【制剂与规格】 注射剂：6.0×10^9个菌/ml、1.2×10^{10}个菌/2 ml。

治疗用布氏杆菌制剂

Brucella Vaccine for Therapeutic Use

【作用与用途】 布氏菌能刺激机体产生体液免疫应答。用于治疗亚急性、慢性布氏菌病。

【用法与用量】 根据需要按标明的菌液浓度，用生理氯化钠溶液进行稀释。可采用静脉注射或肌内注射。静脉注射部位为肘部正中静脉，每针注射分2次注入，间隔1.5～2小时。如患者可以耐受，可酌情加大下一次注射剂量。例如：第1次1、2针剂量均为3.0×10^4，第2次1、2针可分别加至含菌1.0×10^5和1.5×10^5。但最后1、2针最大剂量分别不应超过含菌1.0×10^6和1.5×10^7。每个疗程可包括数次以至10余次注射不等，每次间隔3天、5天或7天。所有剂量及注射间隔应视反应及效果决定。肌内注射以臀部为宜，可在臀部两侧肌内交替注射。每个疗程为6～10次。第1次可注射含菌1.0×10^8，渐次增大，最后可用含菌1.0×10^9。间隔2天、3天或5天。

【不良反应与注意事项】 注射疫苗后，体温可有升高，有的高达40℃左右，个别人伴有休克样反应，应对此类反应密切注意，及时处理或治疗。肌内注射部位可出现脓肿，要注意避免肌肉坏死。有下列情况者不得使用本疫苗治疗：严重心脏病，心肌损害，显著的心血管硬化，心内膜炎，急性实质性肝炎及其他有肝功能损害的疾病，急性或慢性肾炎，活动性结核，妊娠后期；极度衰弱及重症贫血者，免疫功能低下者；消化道及呼吸道有反复出血者；重症布氏菌病患者；有骨骼损害者，布氏菌病性脊椎炎、骨髓炎、髋关节炎、脓漏者。使用前需用力振摇安瓿使疫苗均匀，凡有摇不散的凝块、异物，安瓿有裂纹，标签不清者不得使用。本品不含防腐剂，若安瓿开封后每次用不完应予废弃。使用本品的患者应住院治疗。治疗室应备有急救药品。妊娠后期妇女为治疗禁忌对象。哺乳期妇女用药没有特殊要求。

【制剂与规格】 注射剂：3.0×10^9个菌/ml。

A群链球菌制剂

Group A Streptococcus Preparation

【作用与用途】 经试验证明，A群链球菌具有直接杀伤肿瘤细胞，激活宿主细胞免疫的功能，并可提高T细胞和NK细胞活性；与化疗合用可提高疗效并可能有减轻化疗药对骨髓抑制的作用，可调节T细胞亚群使CD_3、CD_4、及CD_4/CD_8比值全面上升。临床试验证明，腔内治疗对恶性胸腔积液疗效明显，瘤内及全身用药对实体瘤有一定疗效，配合手术、放疗或化疗用于恶性肿瘤的辅助治疗。

【用法与用量】 皮内或皮下注射：起始剂量为0.1 mg，逐日递增0.1 mg，第5日增至0.5 mg，第6日起每日均用0.5 mg；视耐受情况，剂量可增至每日1.0 mg（一般皮下注射量不宜超过0.5 ml，充分摇匀后注射）。给药满30日为1个疗程，根据患者情况，可考虑第2个疗程，每周2～3次，每次0.5～1.0 mg，连续4周。瘤内或肿瘤边缘注射：皮下注射每日1次，起始剂量为0.1 mg，逐日递增0.1 mg，第5日增至0.5 mg；对体表肿瘤病灶视肿瘤大小和患者情况掌握，瘤内或肿瘤边缘多点注射，每次1.0～2.0 mg，每周1次，视患者耐受情况可适当加大剂量，4周为1个疗程，2次瘤内注射间隔期间应继续皮内、皮下注射，每日1次0.5～1.0 mg。对腔内肿瘤病灶，瘤内注射可由有经验的专科医师借助器官镜慎重进行。稀释液量可根据患者情况由医生掌握。腔内注射：胸腔内注射：先皮内或皮下注射每日0.1 mg，逐日递增至每日0.5 mg后同时开始腔内注射，每次0.5～1.0 mg，用10～20 ml生理氯化钠溶液溶解，每周1～2次，4周为1个疗程。腔内注射后应让患者变换体位，以增加药液与病灶接触面积。浆膜腔内注射：第1次0.1 mg，第2次0.2 mg，第3次0.5 mg，维持量每次0.5～1.0 mg，用10～20 ml生理氯化钠溶液溶解，悬浮后进行注射，每周2～3次，2周为1个疗程，或遵医嘱。

【不良反应与注意事项】 皮下注射部位可出现不同程度疼痛、红肿、硬结、水疱等副反应。反复注射时应注意避开同一部位，疼痛剧烈时可用0.2%利多卡因稀释本品。可能有发热、变态反应，必要时对症处理，发生变态反应时应及时停药。可能有轻度、暂时性的血红蛋白或红细胞减少，也可能有轻度、暂时性的白细胞增多。很少有血中碱性磷酸酶、GOT、GPT上升现象，若发生此类反应，应采取停药等适当措施。有时表现为食欲不振、恶心、呕吐、腹泻等症状。有青霉素过敏史者，患有心脏病、肾脏病，特别是患过风湿性心脏病者，本人或其直系亲属有容易产生哮喘、皮疹、荨麻疹等情况者禁用。本品含有青霉素，使用时应注意观察过敏反应的发生。如发生休克样症状，应立即停药对症治疗。停药1周以上者，再使用本品须重新做青霉素皮试，给药剂量仍宜从小剂量开始，慎重用药。每瓶制品溶解后，应按规定1次用完，不得多次使用。腔内注射治疗恶性胸腔积液时，应先抽尽胸腔积液。同日内不要采用2种途径给药，尽量在时间上交错，保证用药开始后每3日之内有1次注射。

【制剂与规格】 注射剂：0.1 mg（1KE）/瓶、0.5 mg（5KE）/瓶、1.0 mg/瓶、2.5 mg/瓶。

铜绿假单胞菌制剂

Pseudomonas Aeruginosa Preparation

【作用与用途】 铜绿假单胞菌制

剂具有免疫调节作用。可提高荷瘤小鼠巨噬细胞和NK细胞活性,维持T辅助细胞与T抑制细胞比值在正常水平,另外可提高小鼠对铜绿假单胞菌、变形杆菌、肺炎杆菌和大肠杆菌感染致死的存活率。能调整人体体液及细胞免疫的不平衡状态,增加巨噬细胞和NK细胞活性,维持T细胞数量与比例,调节白细胞介素-2、干扰素与抗体的协同作用。用于恶性肿瘤患者的辅助治疗,改善机体免疫状况,降低感染的发生。

【用法与用量】 上臂皮下注射,成人第1次注射0.5 ml,以后每次1 ml;儿童减半,幼儿为成人的1/4量,隔日注射1次,30次为1个疗程。

【不良反应与注意事项】 注射后局部有轻度红肿,罕见低热症状。有过敏史或对本品任何成分有过敏反应者禁用。用前须将冷藏药液恢复至室温并充分摇匀后使用。存放后有少许沉淀,但不应有摇不散的凝块或异物。

【制剂与规格】 注射剂:每安瓿1 ml,含菌(1.6~2.0)$\times 10^9$。

红色诺卡菌细胞壁骨架制剂
Lyophilized Nocardia Rubra Cell Wall Skeleton Preparation for External Use

【作用与用途】 本品是一种非特异性免疫调节剂,能增强体内巨噬细胞和自然杀伤细胞的免疫活性,提高人体抗感染的能力,迅速消除局部炎症,加快糜烂面的愈合。用于宫颈糜烂。

【用法与用量】 本品为宫颈局部用药。于月经干净后2~3天开始应用本品治疗。用药前先将宫颈糜烂处分泌物处理干净,取本品1支(以生理盐水2.0 ml稀释)浸湿带尾棉球,将其置于患处并保留24小时后取出。每周2次,每次1支,6次为1个疗程。未治愈者需继续用药。

【不良反应与注意事项】 个别患者用药后有轻微的阴道不适感,停药后症状自行消失。对红色诺卡菌和制剂过敏者禁用。应在月经干净后2~3天开始应用本品治疗。稀释药液时应摇匀,使其充分混合。用药液浸湿的带尾棉球应与糜烂面充分接触。个别患者用药后如有较重烧灼感,可能为药物过敏,应停止用药。

【制剂与规格】 搽剂:60 μg/瓶。

高聚金葡素制剂
Highly Agglutinative Staphylococcin

【作用与用途】 本品主要通过细胞作用于靶细胞;激活T细胞分泌细胞因子如白介素、干扰素、肿瘤坏死因子等直接和间接作用于靶细胞。本品具有增强NK细胞和LAK细胞活性,升高外周血细胞作用,能修复损伤的组织细胞,保护肝、肾功能。可用于恶性肿瘤,病毒感染性疾病(如病毒性肝炎),癌性胸腹水,以及各种原因引起的粒细胞减少症。

【用法与用量】 肌内或瘤体局部(或瘤体边缘)注射:每次500~1 000 U,或1 000~2 000 U,每日1次或隔日1次,

30 次为 1 个疗程。胸腹腔内注射：每次注入 1 000 U，每周 1～2 次。

【不良反应与注意事项】 无明显不良反应，少数患者可有体温略升高，当日能自行消退，一般无须处理。

【制剂与规格】 注射剂：500 U/2 ml。

人血白蛋白
Human Albumin

【作用与用途】 增加血容量和维持血浆胶体渗透压：白蛋白占血浆胶体渗透压的 80%，主要调节组织与血管之间水分的动态平衡。由于白蛋白分子量较高，与盐类及水分相比，透过膜内速度较慢，使白蛋白的胶体渗透压与毛细管的静力压抗衡，以此维持正常与恒定的血容量；同时在血循环中，1 g 白蛋白可保留 18 ml 水，每 5 g 白蛋白保留循环内水分的能力约相当于 100 ml 全血的功能，从而起到增加循环血容量和维持胶体渗透压的作用。运输及解毒：白蛋白能结合阴离子也能接合阳离子，可以输送不同的物质，也可以将有毒物质输送到解毒器官。营养供给：组织蛋白和血浆蛋白可互相转化，在氮代谢障碍时，白蛋白可作为氮源为组织提供营养。用于失血创伤、烧伤引起的休克；脑水肿及损伤引起的颅压升高；肝硬化及肾病引起的水肿或腹水；低蛋白血症的防治；新生儿高胆红素血症；心肺分流术、烧伤的辅助治疗，血液透析的辅助治疗和成人呼吸窘迫综合征。

【用法与用量】 一般采用静脉滴注或静脉推注。为防止大量注射时机体组织脱水，可采用 5% 葡萄糖注射液或氯化钠注射液适当稀释做静脉滴注。滴注速度应以每分钟不超过 2 ml 为宜，但在开始 15 分钟内，应特别注意速度缓慢，逐渐加速至上述速度。使用剂量由医师酌情考虑，一般因严重烧伤或失血等所致休克，可直接注射本品 5～20 g，隔 4～6 小时重复注射 1 次。在治疗肾病及肝硬化等慢性白蛋白缺乏症时，可每日注射本品 5～10 g，直至水肿消失，血清白蛋白含量恢复正常为止。

【不良反应与注意事项】 使用本品一般不会产生不良反应，偶可出现寒战、发热或荨麻疹等不适反应。下列情况禁用：对白蛋白有严重过敏者；正常血容量及高血容量的心力衰竭患者；严重贫血患者；急性心脏病及肾功能不全者。药液呈现混浊、沉淀、异物或瓶子有裂纹、过期失效，不可使用。本品开启后，应一次输注完毕，不得分次或给第二人输用。输注过程中如发现患者有不适反应，应立即停止输用。有明显脱水者应同时补液。过量注射时，因本品有高渗作用，可造成脱水、机体循环负荷增加、充血性心力衰竭和肺水肿。本品不宜与血管收缩药、蛋白水解酶或酒精的注射液混合使用。

【制剂与规格】 注射液：10 ml：1 g、10 ml：2 g、10 ml：2.5 g、20 ml：5 g、50 ml：10 g、50 ml：12.5 g、125 ml：25 g。

人免疫球蛋白
Human Immunoglobulin

【作用与用途】 注射免疫球蛋白是一种被动免疫疗法。它是把免疫球蛋白内含有的大量抗体输给受者，使之从低或无免疫状态很快达到暂时免疫保护状态。由于抗体与抗原相互作用，能直接中和毒素与杀死细菌和病毒，因此免疫球蛋白制品对预防细菌、病毒性感染有一定的作用。主要用于预防麻疹和传染性肝炎。若与抗生素合并使用，可提高对某些严重细菌和病毒感染的疗效。

【体内过程】 人免疫球蛋白的生物半衰期为16～24天。

【用法与用量】 只限于肌内注射，不得用于静脉输注。预防麻疹：为预防发病或减轻症状，可在与麻疹患者接触7日内按1 kg体重注射0.05～0.15 ml，5岁以下儿童注射1.5～3.0 ml，6岁以上儿童最大注射量不超过6 ml。1次注射预防效果通常为2～4周。预防传染性肝炎：按每千克体重注射0.05～0.1 ml，或成人每次注射3 ml，儿童每次注射1.5～3 ml，1次注射预防效果通常为1个月左右。

【不良反应与注意事项】 一般无不良反应，少数人会出现注射部位红肿、疼痛反应，无需特殊处理，可自行恢复。下列情况禁用：对免疫球蛋白过敏或有其他严重过敏史者；有IgA抗体的选择性IgA缺乏者。本品出现混浊，有摇不散的沉淀、异物或玻璃瓶有裂纹、过期失效，均不可使用。开瓶后应一次注射完毕，不得分次使用。运输及贮存过程中严禁冻结。

【制剂与规格】 注射剂：每瓶150 mg、300 mg。

狂犬病人免疫球蛋白
Human Rabies Immunoglobulin

【作用与用途】 本品为高效价的狂犬病抗体，能特异地中和狂犬病病毒，起到被动免疫作用。主要用于被狂犬或其他疯动物咬伤、抓伤患者的被动免疫。所有怀疑有狂犬病暴露的患者均应联合使用狂犬病疫苗和人狂犬病免疫球蛋白。如果患者接种过狂犬病疫苗并且具有足够的抗狂犬病抗体滴度，仅再次接种疫苗而不使用本品。

【用法与用量】 及时彻底清创后，于受伤部位用本品总剂量的1/2做皮下浸润注射，余下1/2进行肌内注射（头部咬伤者可注射手背部肌肉）。但WHO建议：首先应尽可能多地在伤口部位注射，其次如果没有足够量的本品则应对本品进行稀释后注射；最后，将多余RIG注射到大腿肌肉，而不是臀部肌肉。用量：注射剂量按20 U/kg计算（或遵医嘱），每次注射，如所需总剂量大于10 ml，可在1～2日内分次注射。随后即可进行狂犬病疫苗注射，但2种制品的注射部位和器具要严格分开。

【不良反应与注意事项】 一般无不良反应，少数人有红肿、疼痛感，无需特殊处理，可自行恢复。国外已有血管神经性水肿、皮肤潮红、肾病综合征和过敏性休克的文献报道。治疗性疫苗启动后,不再推荐再次使用人狂犬病免疫球蛋白,因为会妨碍主动免疫的充分表达。使用本品后,3 个月内不能接种麻疹等活病毒疫苗,因为抗体干扰疫苗免疫应答。人免疫球蛋白过敏或有其他严重过敏史者禁用。本品为血浆制品,尽管经过筛检及灭活病毒处理,仍不能排除含有病毒等病原体而引起血源性疾病传播的可能。本品不得用作静脉注射。本品肌内注射不需做过敏试验。如有异物或摇不散的沉淀、瓶体出现裂纹或过期失效等情况,不得使用。无本品对动物生殖影响的研究资料,尚不清楚使用本品是否会影响生殖能力以及妊娠妇女使用本品是否对胎儿造成影响。妊娠妇女在必须使用本品时方可使用。儿童使用本品的安全性和有效性尚未确定,必须使用时请遵医嘱。老年患者用药无特殊,必须使用时请遵医嘱。

【制剂与规格】 注射液:200 U、500 U;冻干狂犬病人免疫球蛋白:100 U、200 U、500 U。

破伤风人免疫球蛋白
Human Tetanus Immunoglobulin

【作用与用途】 本品含高效价的破伤风抗体,能中和破伤风毒素,从而起到预防和治疗破伤风杆菌感染的作用。用于预防和治疗破伤风,尤其适用于对破伤风抗毒素(TAT)有变态反应者。

【用法与用量】 用法:供臀部肌内注射,不需做皮试,不得用作静脉注射。用量:预防剂量:儿童、成人 1 次用量 250 U,创面严重或创面污染严重者可加倍;参考治疗剂量:3 000 ~ 6 000 U,尽快用完,可多点注射。

【不良反应与注意事项】 一般无不良反应。极少数人有红肿、疼痛感,无需特殊处理,可自行恢复。对人免疫球蛋白类制品有过敏史者禁用。注意事项:应用本品作被动免疫的同时,可使用吸附破伤风疫苗进行自动免疫,但注射部位和用具应分开;制品应为澄清或可带乳光液体,可能出现微量沉淀,但一经摇动应立即消散。若有摇不散的沉淀或异物,以及安瓿有裂纹、过期失效等情况,均不得使用;开瓶后,制品应 1 次注射完毕,不得分次使用。

【制剂与规格】 注射剂:每瓶 100 U、200 U、250 U。

重组人凝血因子Ⅶa(诺其)
Recombinant Human Coagulation Factor Ⅶa

【作用与用途】 重组人凝血因子Ⅶa 含有激活的重组凝血因子Ⅶ。止血机制包含 FⅦa 与组织因子的结合,形成的复合物激活 FⅨ至 FⅨa、FⅩ至 FⅩa,以触发凝血酶原向凝血酶的转化,凝血酶激活了损伤部位的血小板和凝血因子Ⅴ和Ⅷ,并通过纤维蛋白原向纤维蛋白的转换形成止血塞。药理剂量的本品可不依赖于组织因子,在损伤部位,直接在活化的血小板表面上激活 FⅩ。这使得在不依赖于组织因子情况下,凝血酶原转化成大量凝血酶。因此凝血因子Ⅶa的药效学作用导致局部凝血因子Ⅹa、凝血酶和纤维蛋白生成增多。从理论上讲,对于患有潜在疾病的患者,整个凝血系统的激活从而诱发弥散性血管内凝血的可能性不能完全排除。用于下列患者群体的出血发作及预防在外科手术过程中或有创操作中的出血:凝血因子Ⅷ或Ⅸ抑制物>5 BU的先天性血友病患者;预计对注射凝血因子Ⅷ或凝血因子Ⅸ具有高记忆应答的先天性血友病患者;获得性血友病患者;先天性因子Ⅶ缺乏症患者;具有GP Ⅱb-Ⅲa和(或)HLA抗体和既往或现在对血小板输注无效或不佳的血小板无力症患者。

【体内过程】 伴有抑制物的血友病A和B:在25个非出血事件和5个出血事件中进行的重组人凝血因子Ⅶa药代动力学研究采用了FⅦ凝结试验。给药前和给药后24小时内分别取血样做FⅦ凝结活性测定。单剂量给药17.5、35和70 μg/kg体重后的药代动力学呈现线性趋势。非出血事件中平台期和消除期的平均表观分布容积中值分别为106和122 ml/kg,出血事件中平台期和消除期的平均表观分布容积中值则分别为103和121 ml/kg。两组的平均清除率分别为31.0 ml/(h·kg)和32.6 ml/(h·kg)。研究还通过平均停留时间和半衰期评价了该药物的消除。非出血发作的数值分别为3.44小时和2.89小时(中值),出血发作的数值分别为2.97小时和2.30小时(中值)。在体内试验中,非出血事件的血浆回收率中值为45.6%,出血事件的血浆回收率中值为43.5%。凝血因子Ⅶ缺乏症:从剂量非依赖性参数:总的体内清除率[70.8~79.1 ml/(h·kg)]、平台期分布容积(280~290 ml/kg)、平均停留时间(3.75~3.80小时)和半衰期(2.82~3.11小时)上看,单剂量给药15和30 μg/kg后的药代动力学显示:两种剂量水平之间无任何显著性差异。体内平均血浆回收率约为20%。血小板无力症:尚未考察诺其在血小板无力症患者中的药代动力学,但预期与血友病A和B患者中的相似。

【用法与用量】 伴有抑制物的血友病A或B或获得性血友病:应在出血发作开始后尽早给予本品。静脉推注给药,推荐起始剂量为90 μg/kg体重。初次注射本品后可能需再次注射。疗程和注射的间隔将随出血的严重性、所进行的有创操作或外科手术而不同。用药间隔:最初间隔2~3小时,以达到止血效果。如需继续治疗,一旦达到有效的止血效果,只要治疗需要,可增至每隔4、6、8或12小时给药。轻度至中度出血发作(包括门诊治疗):门诊治疗中,早期干预的剂量设定为90 μg/kg体重,可有效地治疗轻度至中度关节、肌肉和黏膜与皮肤出血。间隔3小时给药1~3次以达到止血效果,再注射1次以维持止血作用。门诊治疗不得超过24小时。严重出血发作:建议起始剂量为90 μg/kg体重,可在患者去医院途中给药。下列剂量因出血的类型和严重程度而异。最初的用药频率应每隔2

小时给药1 次,直到临床情况改善。如果需要继续治疗,可增至每隔 3 小时给药,持续 1 ~2 天。之后只要治疗需要,可连续增至每隔 4、6、8 或 12 小时给药。对于大出血发作,可能需要治疗 2 ~3 周,但如果临床需要,可继续使用本品治疗。有创操作/外科手术:在治疗之前,应立即给予 90 μg/kg 体重的起始剂量。2 小时后重复此剂量,随后根据所进行的有创操作和患者的临床状态,在前 24 ~48 小时内间隔 2 ~3 小时给药。在大的外科手术中,应间隔 2 ~4 小时按该剂量给药,连续 6 ~7 天。在接下来的 2 周治疗中,用药间隔可增至 6 ~8 小时。进行大的外科手术的患者可给药到 2 ~3 周,直至痊愈。凝血因子Ⅶ缺乏症:尚无充足的中国人用药经验。根据国外上市情况,推荐用量、剂量范围及用药间隔:治疗出血发作和预防外科手术或有创操作中出血的推荐剂量范围为 15 ~30 μg/kg 体重,每隔 4 ~6 小时给药,直至达到止血效果。注射剂量和频率应视个体而定。血小板无力症:尚无充足的中国人用药经验。根据国外上市情况,推荐用量、剂量范围及用药间隔:治疗出血发作和预防外科手术或有创操作中出血的推荐剂量为 90 μg(范围 80 ~120 μg)/kg 体重,用药间隔为 2 小时(1.5 ~2.5 小时)。为确保有效地止血,应至少给药 3 次。由于连续滴注可能疗效不佳,因此建议采用推注给药途径。对于非难治性患者,血小板输注是血小板无力症的一线治疗方法。配伍禁忌:本品不得与输液混合,或以滴注方式给药。

【不良反应与注意事项】 根据上市后用药经验,药物不良反应罕见(<1/1000,标准剂量)。例如按系统器官类别分类,上市后的药物不良反应(包括严重的和非严重反应)的报告率如下所示。血液和淋巴疾病:极为罕见(<1/10 000)——极少例凝血病的报道,例如 D-二聚体增加和消耗性凝血病。应对“注意事项”中所述的有弥散性血管内凝血风险增加的患者进行严密监测。心血管疾病:极为罕见(<1/10 000)——心肌梗死:请见下面“上市后期间内报告的严重不良反应”部分。胃肠疾病:极为罕见(<1/10 000)——曾有极少例恶心的报道。全身疾病和用药部位情况:罕见(>1/10 000, <1/1000),极为罕见(<1/10 000)——可能会出现发热。极少情况下也可能出现疼痛,尤其是注射部位疼痛。实验室检查:极为罕见(<1/10 000)——曾有丙氨酸转氨酶、碱性磷酸酶、乳酸脱氢酶和凝血酶原水平升高的报道。神经系统疾病:极为罕见(<1/10 000)——曾有包括脑梗死和脑缺血在内的脑血管疾病的报道,请见下面“上市后报告的严重不良反应”部分。皮肤及皮下组织疾病:可能出现皮疹。血管疾病:极为罕见(<1/10 000)——曾报道过静脉血栓事件,请见下面“上市后报告的严重不良反应”部分。曾有出血事件的报道。本品应不会促进出血,但如果疗效不足或采用低于最佳剂量的方案时,既往的出血可能会继续。上市后报告的严重不良反应包括:诸如心

肌梗死或心肌缺血、脑血管疾病和肠缺血性坏死类动脉血栓事件。在绝大多数情况下,这些患者因基础疾病、年龄或“注意事项”中所述的动脉粥样硬化或伴随病症而容易发生动脉血栓疾病,例如血栓性静脉炎、深静脉血栓和有关的肺栓塞类静脉血栓事件。在绝大多数情况下,患者因伴有危险因素而易发生静脉血栓事件。应对存在下述情况而导致静脉血栓生成不良事件风险增加的患者进行严密监测:伴随病症、既往血栓史、术后制动或静脉导管的情况。上市后尚未有过敏性反应的自发性报道,但应对有过敏史的患者进行严密监测。尚未有关于血友病A或B患者中出现凝血因子Ⅶ抗体的报道。曾有凝血因子Ⅶ缺乏症的患者使用本品后出现Ⅶ因子抗体的个案报道。这些患者既往接受过人血浆和(或)血浆来源的凝血因子Ⅶ治疗。体外试验中,2位患者显示出抗体抑制作用。应监测凝血因子Ⅶ缺乏症患者中凝血因子Ⅶ抗体水平。曾有1例血小板无力症患者注射本品后出现血管神经性水肿的自发性报道。禁忌:对本品中含有的活性成分、赋形剂,或小鼠、仓鼠或牛蛋白过敏者禁用。

注意事项:在组织因子表达强度可能高于正常的病理情况下,使用本品有发生血栓事件或导致弥散性血管内凝血(DIC)的潜在风险,此种情况可能包括晚期动脉粥样硬化疾病、压碎伤、败血症或弥散性血管内凝血患者。由于本品可能含有痕量的小鼠IgG、牛IgG和其他残余培养蛋白(仓鼠和牛血清蛋白),因此使用治疗的患者存在对这些蛋白过敏的极小的可能性。如果出现严重出血,最好应在专业治疗伴有凝血因子Ⅷ或Ⅳ抑制物的血友病的医院内注射本品,若不能在此医院治疗时,应与专业治疗血友病的医生保持密切联系。门诊治疗疗程不得超过24小时,如果未能止血,须到医院就诊。在注射本品前后,应监测凝血因子Ⅶ缺乏症患者的凝血酶原时间和凝血因子Ⅶ的凝血活性,如果使用推荐剂量治疗后,凝血因子Ⅶa活性未达到预期水平或出血未得到控制,应怀疑是否产生了抗体并应进行抗体分析。凝血因子Ⅶ缺乏症患者使用本品后形成血栓的风险尚不明确。妊娠妇女使用本品后是否会导致胎儿损伤或影响生殖能力尚不明确,妊娠妇女应在有明确需要时才使用本品;尚不明确本品是否在乳汁中分泌,故哺乳期妇女使用应给予注意。药物相互作用:与凝血因子浓缩物之间的潜在相互作用的风险尚不明确,应避免激活的或未激活的凝血酶原复合体浓缩物与本品同时使用。据报道,抗纤维蛋白溶解药物能降低血友病患者外科手术中的失血,尤其在矫形外科手术以及纤维蛋白溶解活性高的区域,例如口腔中进行的手术,但使用抗纤维蛋白溶解药物与本品同时治疗的用药经验有限。

【制剂与规格】 注射剂:2 mg (100 KU)/支,5 mg (250 KU)/支,1 mg (50 KU)/支。

人凝血因子Ⅷ
Globulin Antihemophilia

【作用与用途】 适用于防治血友病甲(先天性凝血因子Ⅷ缺乏症)、获得性凝血因子Ⅷ缺乏症和血管性假血友病的补充疗法。对血友病乙(缺乏凝血因子Ⅳ)无效。

【用法与用量】 静脉注射:通常每次每公斤体重5~10 U,用25~30℃注射用水100 ml溶解,于20分钟内输完。每隔12~24小时1次,连用3~5日即可。在出血量较大或大手术时,剂量可加大2~3倍,间隔时间可缩短,滴速60滴/min。输液器应有滤网装置。

【不良反应与注意事项】 大剂量输注时可出现肺水肿。本制品应与受血者血型相同。

【制剂与规格】 人凝血因子Ⅷ针剂:200 U(相当于200 ml血浆中所含的AHG)、另含纤维蛋白原0.1~0.2 g。

人纤维蛋白原
Human Fibrinogen

【作用与用途】 在凝血过程中,纤维蛋白原经凝血酶酶解变成纤维蛋白,在纤维蛋白稳定因子(FXⅢ)作用下,形成坚实纤维蛋白,发挥有效的止血作用。用于先天性纤维蛋白原减少或缺乏症;获得性纤维蛋白原减少症;严重肝脏损伤;肝硬化;弥散性血管内凝血;产后大出血和因大手术、外伤或内出血等引起的纤维蛋白原缺乏而造成的凝血障碍。

【用法与用量】 用法:使用前先将本品及灭菌注射用水预温至30~37℃,然后按瓶签标示量注入预温的灭菌注射用水,置30~37℃水浴中,轻轻摇动使制品全部溶解(切忌剧烈振摇以免蛋白变性)。用带有滤网装置的输液器进行静脉滴注。滴注速度一般以每分钟60滴左右为宜。用量:应根据病情及临床检验结果决定,一般首次给1~2 g,如需要可遵照医嘱继续给药。

【不良反应与注意事项】 溶解后于2小时内滴注完毕,静脉滴注时使用有过滤器的输血器,以防止不溶性蛋白质微粒被输入。

【制剂与规格】 注射剂:0.5 g、1.0 g、1.5 g、2.0 g。

人凝血酶原复合物
Prothrombin Complex Concentrated

【作用与用途】 预防和治疗因凝血因子Ⅱ、Ⅶ、Ⅸ和Ⅹ缺乏所导致的出血及手术前预防出血。也可用于逆转抗凝剂如香豆素类及茚满二酮等诱导的出血。另外对已产生的凝血因子Ⅷ抑制性抗体的甲型血友病患者,使用本品对其出血也有预防和治疗的作用。

【用法与用量】 静脉输注,用量视病情和所需因子而异,一般首剂400~600 U,以后200~400 U,2~3次/d,用5%葡萄糖液稀释,30分钟内滴完,可根据病情适当增加剂量。乙型血友病:预防自发性出血,可给予20~40 U/kg,每周2次。治疗出血:对轻至中度出血，可给予25～55 U/kg，或使用足以将因子Ⅸ血浆浓度提高到正常的20%～40%的量，每日1次，使用1～2日；严重出血则需给予60～70 U/kg，或将因子Ⅸ血浆浓度提高到正常浓度的20%～60%的量，每10～12小时1次，连续2～3日；围手术期止血，拔牙前1小时给予50～60 U/kg，或使用足以将因子Ⅸ血浆浓度提高到正常浓度的40%～60%的剂量，若术后仍有出血，可重复此量；其他手术前1小时给予50～95 U/kg，或使用足以将因子Ⅸ血浆浓度提高到正常浓度的25%～60%的剂量，术后每12～24小时重复此量，至少持续7日；因子Ⅸ 1 U/kg可提高其血浆浓度1%。甲型血友病：已产生因子Ⅷ抗体的患者，预防及控制出血可给予75 U/kg。必要时12小时后再重复使用。因子Ⅶ缺乏症：为控制围手术期出血，术前可给予足以提高因子Ⅶ血浆浓度到正常的25%的剂量。术后每4～6小时重复一次，必要时持续7日。抗凝剂诱发的出血：严重病例必要时可给予1 500 U，并同时加用维生素K。患者在治疗中可产生抗体，应视情况加大剂量。应持续监测凝血因子Ⅱ、Ⅸ和Ⅹ，并密切观察患者有无血管内凝血或血栓的症状。肝病患者慎用。静脉滴注时要使用带有滤网装置的输血器，以保证输注液的质量。

【不良反应与注意事项】 妊娠C类。溶解过程中轻轻转动瓶子直至完全溶解，切忌剧烈振摇以免蛋白变性。除肝出血患者外，应明确患者所需的凝血因子后方可使用本品。肝功能损害或近期接受过外科手术的患者，易发生血栓、血管内凝血或纤维蛋白溶解，使用本品应权衡利弊，斟酌使用。婴幼儿对该产品较成人更敏感，易发生血栓性并发症，非常必要时方可小心使用。本品对人类孕期的安全性尚未进行研究，故孕妇应慎用。本品是否由乳汁分泌尚未进行研究，故哺乳期妇女应慎用。

【制剂与规格】 注射剂：100 U、200 U、400 U、100 U相当于100 ml血浆中所含的量。

抗人T-细胞免疫球蛋白
Anti-human T Lymphocyte Glubin

【作用与用途】 抗人T-细胞免疫球蛋白是人的淋巴样细胞免疫猪或兔所获的抗血清精制而得。它可抑制经抗原识别后的淋巴细胞激活过程；特异性破坏淋巴细胞。本品去除淋巴细胞的途径是直接的淋巴细胞毒性；补体依赖性细胞溶解；调理素作用，然后通过网状内皮系统破坏；抑制免疫应答反应中的酶链以灭活细胞。

【用法与用量】 静脉滴注，必须以250～500 ml氯化钠注射液稀释（幼儿酌减稀释用的氯化钠注射液量），可通过周边末梢血管（大的静脉和血管通路）或经中心静脉输注。开始速度5～10滴/min，如10分钟后无反应，再逐渐加速，全量在1～2小时内输完。预防移植排斥反应：移植手术当天起10～14天起作用，每日2～5 mg/kg；治疗移植排斥反应和急性移植物抗宿主病:每日 3 ~ 5 mg/kg,至临床症状和生物学指标改善。

【不良反应与注意事项】 不良反应表现为寒战、发热、头昏、低血压、心跳过速、呕吐和呼吸困难;输液处局部疼痛及末梢血栓性静脉炎;罕见有迟发性及速发性变态反应;中性粒细胞降低和淋巴细胞降低,继发感染。因本品能诱导产生与其他免疫球蛋白发生反应的抗体,故接种减毒活疫苗者禁用。注射本品时,应避免同时输用血液、血液制品;注射期间需对患者进行密切的临床症状及血液学检查;初用本品常可见循环淋巴细胞减少,故应特别注意防止患者感染。

【制剂与规格】 注射用抗人 T-细胞兔免疫球蛋白:25 mg;注射用抗人 T-细胞猪免疫球蛋白:175 mg、275 mg。

乙型肝炎人免疫球蛋白
Human Hepatitis B Immunoglobulin

【作用与用途】 含有高效价的乙型肝炎表面抗体,能与相应抗原专一结合起到被动免疫的作用。主要用于乙型肝炎预防。适用于乙型肝炎表面抗原(HBsAg)阳性的母亲及所生的婴儿,意外感染的人群,与乙型肝炎患者和乙型肝炎病毒携带者密切接触者。

【体内过程】 乙型肝炎免疫球蛋白在人体的半衰期为 17.5 ~ 25 天,一般人在注射 100 ~ 200 U/ml 乙型肝炎免疫球蛋白后,血清中表面抗体(抗-HBs)可达 38.9%,7 天为 41.7%,14 天为 11.1%,21 天为 8.3%。因为乙型肝炎免疫球蛋白在体内半衰期较短,应多次连续注射,以获得持久的保护作用。一般多次注射后 12 个月内可维持一定水平,以后抗体滴度即迅速下降。

【用法与用量】 用法:本品只限肌内注射,不得用于静脉输注。用量:母婴阻断,HBsAg 阳性的孕妇从产前 3 个月起每月注射 1 次,每次剂量 200 ~ 400 U;HBsAg 阳性母亲所生婴儿出生 24 小时内注射本品 100 U,注射乙型肝炎疫苗的剂量及时间见乙型肝炎疫苗说明书或按医生推荐的其他适宜方案。乙型肝炎预防每次注射量儿童为 100 U,成人为 200 U,必要时可间隔 3 ~ 4 周再注射 1 次。意外感染者立即(最迟不超过 7 天)按体重注射 8 ~ 10 U/kg,隔月再注射 1 次。

【不良反应与注意事项】 一般不会出现不良反应,少数人有红肿、疼痛感,无需特殊处理,可自行恢复。下列情况禁用:对人免疫球蛋白过敏或有其他严重过敏史者;有 IgA 抗体的选择性 IgA 缺乏者。本品应为无色或浅黄色可带乳光澄清液体,久存可能出现微量沉淀,但一经摇动应立即消散,如有摇不散的沉淀物或异物不得使用。安瓿破裂,过期失效者不得使用。本品开启后,应 1 次输注完毕,不得分次使用或给第二个人使用。

【制剂与规格】 冻干剂:100 U、200 U、400 U。

重组人干扰素α2a
Recombinant Human Interferon α2a

【作用与用途】 重组人干扰素α2a具有广谱抗病毒作用，其抗病毒机制主要通过干扰素同靶细胞表面干扰素受体结合，诱导靶细胞内产生多种抗病毒蛋白，阻止病毒蛋白质的合成，抑制病毒核酸的复制和转录而实现。干扰素还具有多重免疫调节作用，可提高巨噬细胞的吞噬活性和增强淋巴细胞对靶细胞的特异性细胞毒等，促进和维护机体的免疫监视、免疫防护和免疫自稳功能。用于治疗阴道病毒性感染引起的慢性宫颈炎、宫颈糜烂、阴道炎，预防宫颈癌。

【体内过程】 本品经阴道给药，可通过阴道黏膜上皮吸收，直接在局部发挥抗病毒作用，进入体内的干扰素一部分经蛋白酶分解，另一部分经尿液原形排出体外。

【用法与用量】 将栓剂置于阴道后穹隆处；每次1枚，隔日1次，睡前使用；6～10次为1个疗程或遵医嘱。

【不良反应与注意事项】 极少数患者初次用药后出现轻微腰腹酸痛、下腹坠胀，可自行消失，不影响治疗。儿童、孕妇禁用；哺乳期妇女正常使用；经期停止用药。用药时禁止坐浴及性生活。

【制剂与规格】 栓剂：6万U/枚。

重组人干扰素α2b
Recombinant Human Interferon α2b

【作用与用途】 干扰素有抗病毒、提高免疫功能等作用。后者包括增强巨噬细胞的吞噬功能，增强细胞毒T细胞的杀伤作用和天然杀伤性细胞的功能。用于治疗尖锐湿疣、口唇疱疹及生殖器疱疹。

【用法与用量】 涂患处，每日4次。每次涂药后按摩患处2～3分钟以帮助药物吸收。尖锐湿疣连续用药6周，口唇疱疹及生殖器疱疹连续用药1周。

【不良反应与注意事项】 对干扰素有过敏史者慎用。治疗口唇疱疹及生殖器疱疹首选药为核苷类抗病毒药物，本品为非首选药。

【制剂与规格】 膏剂：5 g/支。

重组人干扰素β
Recombinant Human Interferon β

【作用与用途】 具有广谱抗病毒、抗肿瘤及免疫调节功能。用于病毒性疾病的防治，对DNA、RNA病毒均敏感，注射给药用于治疗慢性活动性肝炎、新生儿巨细胞病毒性脑炎。外涂、滴鼻等用于防治流感A_2和B细胞、鼻病毒感冒、疱疹、带状疱疹、青年疣、寻常疣病毒感染等。用于肿瘤：成骨瘤、毛细胞白血病、红斑狼疮、多发性骨髓瘤、喉乳头瘤。用于多发性硬化。

【用法与用量】 成胶质细胞瘤：

注射于鞘内(包括肿瘤内),成人常用量每日$(1\sim6)\times10^6$ U;静脉滴注,成人常用量每日$(1\sim6)\times10^6$ U。恶性黑色素瘤:注射于肿瘤内或周围,成人常用量每1病灶40万U~80万U,总量可达每日100万U~300万U。用于病毒性疾病:$(3\sim6)\times10^6$ U,1~3次。多发性硬化:皮下注射,8×10^6 U,隔日1次。

【不良反应与注意事项】 多见发热、畏寒、全身倦怠感等全身症状。部分患者可出现白细胞减少,血小板减少,ALT上升及胃肠道反应。偶见BUN上升、蛋白尿,皮疹、瘙痒感等过敏症状。局部用药可出现疼痛,偶见发红肿胀、色素沉着,注射部位可出现强烈疼痛,可用0.5%~1%盐酸普鲁卡因注射液1~3 ml混合注射,但不能用利多卡因注射液。对本品及由牛制得的生化药品和对疫苗等生物制品有过敏史的患者禁用。有严重肝、肾损害者以及白细胞或血小板严重减少患者及小儿和孕妇慎用。

【制剂与规格】 注射用重组人干扰素:1×10^6 U、3×10^6 U。

重组人干扰素γ
Recombinant Human Interferon γ

【作用与用途】 干扰素γ具有较强的免疫调节功能,能增强抗原递呈细胞功能,加快免疫复合物的清除和提高吞噬异物功能,对淋巴细胞具有双向调节功能,提高抗体依赖的细胞毒反应,增强某些免疫活性细胞HLA-Ⅱ类抗原表达。对肝星状细胞(HSC)的活化、增生和分泌细胞外基质,并能抑制胶原合成,促进胶原降解。本品对类风湿性关节炎患者的滑膜纤维母细胞有抑制作用。用于治疗类风湿性关节炎。有临床结果表明治疗骨髓增生异常综合征、异位性皮炎和尖锐湿疣有效。美国FDA批准用于治疗转移性肾癌、创伤、异位性皮炎和肉芽肿。日本批准用于治疗肾细胞癌和蕈样真菌病。欧洲批准用于治疗类风湿性关节炎。

【体内过程】 本品肌内或皮下注射后被缓慢吸收达89%以上,皮下注射的消除半衰期为9.35小时,皮下注射后的浓度最高峰出现在3.4小时以后,最高峰浓度达37.4 U/mg。

【用法与用量】 本品应在临床医师指导下使用。每瓶制品用灭菌注射用水1 ml溶解,皮下或肌内注射。开始时每天注射5×10^5 U,连续3~4天后,无明显不良反应,将剂量增到每天1×10^6 U,第2个月开始改为隔天注射$(1.5\sim2.0)\times10^6$ U,总疗程3个月,如能延长疗程为6个月效果更好或遵医嘱。

【不良反应与注意事项】 常见的不良反应是发热,常在注射后数小时出现,持续数小时自行消退,多数为低热(38℃以下),但也有少数发热较高,发热时患者有头痛、肌肉痛、关节痛等流感样症状。一般用药3~5天后即不再有发热反应。其他不良反应有疲劳,食欲缺乏,恶心等。常见的化验异常有白细胞、血小板减少和ALT升高,一般为一过性,能自行恢复。如出现上述患者不能耐受的严重不良反应，应减少剂量或停药，并给予必要的对症治疗。下列情况禁用：已知对干扰素制品、大肠杆菌来源的制品过敏者；有心绞痛、心肌梗死病史以及其他严重心血管病史者；有其他严重疾病，不能耐受本品可能有的不良反应者；癫痫和其他中枢神经系统功能紊乱者。凡有明显过敏体质，特别是对抗生素有过敏史者，本品应慎用，必须使用时应先用本品做皮肤试验（5 000 U 皮内注射），阴性者方可使用。在使用过程中如发生变态反应，应立即停药，并给予相应治疗。使用前应仔细检查瓶子，如瓶或瓶塞有裂缝、破损，不可使用。在加入灭菌注射用水后稍加震摇，制品应溶解良好，如有不能溶解的块状或絮状物，不可使用。制品溶解后应一次用完，不得分次使用。孕妇、哺乳期妇女、年老体衰者应慎重。

【制剂与规格】 注射剂：每瓶5×10^5 U、1×10^6 U。

重组人粒细胞巨噬细胞集落刺激因子 Granulocyte-macrophage Colony Stimulating Factor

【作用与用途】 促进白细胞增生药。用于癌症化疗和在用骨髓抑制疗法时所引起的白细胞减少症、骨髓衰竭患者的白细胞低下，可预防白细胞减少时可能潜在的感染并发症，并能使感染引起的中性粒细胞减少的恢复加快。

【体内过程】 本品注射后体内分布广泛。皮下注射达峰时间为 3～4 小时，静脉与皮下注射的消除半衰期分别为 2 小时及 3 小时。以不同剂量分别皮下及静脉注射，其峰浓度和曲线下面积均随剂量增加而增高。用药 3～7 日白细胞达高峰。

【用法与用量】 本品为无菌干冻粉剂，用稀释液溶解后，静脉注射或皮下注射。剂量视具体病情而定，应调节剂量使白细胞计数维持在所期望的水平，通常为低于10×10^9/L。在骨髓增生异常综合征、再生障碍性贫血伴白细胞减少，使用剂量为每公斤体重 3 μg，皮下注射，每日 1 次。癌症化疗所引起的白细胞减少症为每公斤体重 5～10 μg，皮下注射，每日 1 次。在化疗停止 1 日后方可使用，持续 7～10 日。骨髓移植，每日每公斤体重 5～10 μg，静脉滴注 4～6 小时，每日 1 次。

【不良反应与注意事项】 常见的不良反应是发热、皮疹。较少见的为低血压、恶心、水肿、胸痛、骨痛和腹泻。罕见的反应有变态反应、支气管痉挛、心力衰竭、室上性心律失常、脑血管疾病、精神错乱、惊厥、呼吸困难、肺水肿和晕厥等。偶见血清白蛋白水平低下。禁用于对本品有过敏史的患者和自身免疫性血小板减少性紫癜的患者。孕妇不宜使用，哺乳妇女使用本品前应停止哺乳。

【制剂与规格】 冻干粉针剂：150 μg（1.67×10^6 U）瓶，300 μg（3.3×10^6 U）/瓶。

重组人粒细胞集落刺激因子
Recombinant Human Granulocyte Colony Stimulating Factor

【作用与用途】 利用基因重组技术生产的人粒细胞集落刺激因子(rhG-CSF)与天然产品相比,生物活性在体内外基本一致。rhG-CSF 是调节骨髓中粒系造血的主要细胞因子之一,选择性作用于粒系造血祖细胞,促进其增殖、分化,并可增加粒系终末分化细胞的功能。用于癌症化疗等原因导致中性粒细胞减少症;癌症患者使用骨髓抑制性化疗药物,特别在强烈的骨髓剥夺性化学药物治疗后,注射本品有助于预防中性粒细胞减少症的发生,减轻中性粒细胞减少的程度,缩短粒细胞缺乏症的持续时间,加速粒细胞数的恢复,从而减少合并感染发热的危险性。促进骨髓移植后的中性粒细胞数升高。用于骨髓发育不良综合征引起的中性粒细胞减少症,再生障碍性贫血引起的中性粒细胞减少症,先天性、特发性中性粒细胞减少症,骨髓增生异常综合征伴中性粒细胞减少症,周期性中性粒细胞减少症。

【体内过程】 本品经静脉或皮下注射后主要分布在肾脏、骨髓和血浆中,以氨基酸代谢途径被降解,并主要由尿排泄。经皮下注射时,半衰期为 3.5 小时,清除率为 0.5 ~0.7 ml/(kg · min)。

【用法与用量】 化疗药物给药结束后 24 ~ 48 小时起皮下或静脉注射本品,每日 1 次。本品的用量和用药时间应根据患者化疗的强度和中性粒细胞下降程度决定。对化疗强度较大或粒细胞下降较明显的患者以每日 2.5 μg/kg 的剂量连续用药 7 天以上较为适宜,至中性粒细胞恢复至 5×10^9/L停药;如所用化疗药物的剂量较低,估计所造成的骨髓抑制不太严重者,可考虑使用较低剂量预防中性粒细胞减少,以每日 1.25 μg/kg 的剂量用药至中性粒细胞数稳定于安全范围。对化疗后中性粒细胞已明显降低的患者(中性粒细胞数 $< 1 \times 10^9$/L),以每日 5 μg/kg 的剂量用药至中性粒细胞数恢复至 5×10^9/L 以上,稳定后终止本品治疗并监视病情。肿瘤:用于化疗所致的中性粒细胞减少症等,成年患者化疗后,中性粒细胞数降至 1×10^9/L(白细胞计数2×10^9/L)以下者,在开始化疗后以 2 ~ 5 μg/kg,每日 1 次皮下或静脉注射给药。儿童患者化疗后中性粒细胞数降至 5×10^8/L(白细胞计数 1×10^9/L)以下者,在开始化疗后以 2 ~ 5 μg/kg,每日 1 次皮下或静脉注射给药。当中性粒细胞数回升至 5×10^9/L(白细胞计数 10×10^9/L)以上时,停止给药。急性白血病化疗所致的中性粒细胞减少症,白血病患者化疗后白细胞计数不足 1×10^9/L,骨髓中的原粒细胞明显减少,外周血液中未见原粒细胞的情况下,成年患者以 2 ~ 5 μg/kg,每日 1 次皮下或静脉注射给药;儿童患者以 2 μg/kg每日 1 次皮下或静脉注射给药。当中性粒细胞数回升至5×10^9/L(白细胞计数10×10^9/L)以上时,停止给药。骨髓增生异常综合征伴中性粒

细胞减少症，成年患者在其中性粒细胞不足 1×10^9/L 时，以 2～5 μg/kg，每日 1 次皮下或静脉注射给药。中性粒细胞数回升至 5×10^9/L 以上时，停止给药。再生障碍性贫血所致中性粒细胞减少，成年患者在其中性粒细胞低于 1×10^9/L 时，以2～5 μg/kg，每日 1 次皮下或静脉注射给药。中性粒细胞数回升至5×10^9/L以上时，酌情减量或停止给药。周期性中性粒细胞减少症、自身免疫性中性粒细胞减少症和慢性中性粒细胞减少症成年患者中性粒细胞低于 1×10^9/L 时，以 1 μg/kg，每日 1 次皮下或静脉注射给药；儿童患者中性粒细胞低于 1×10^9/L时，以 1 μg/kg，每日 1 次皮下或静脉注射给药；中性粒细胞数回升至 5×10^9/L 以上时，酌情减量或停止给药。用于促进骨髓移植患者中性粒细胞增加，成人在骨髓移植的第 2～5 日开始用药，以 2～5 μg/kg 体重，每日 1 次皮下或静脉注射给药；儿童在骨髓移植的第 2～5 日开始用药，以2 μg/kg 体重，每日 1 次皮下或静脉注射给药。中性粒细胞回升至 5×10^9/L（白细胞计数 10×10^9/L）以上时，停止给药。

【不良反应与注意事项】 肌肉骨骼系统：有时会有肌肉酸痛、骨痛、腰痛、胸痛的现象。消化系统：有时会出现食欲不振的现象，或肝脏谷丙转氨酶、谷草转氨酶升高。其他：出现发热、头痛、乏力及皮疹，ALP、LDH 升高。极少数人会出现休克、间质性肺炎、成人呼吸窘迫综合征、幼稚细胞增加。对粒细胞集落刺激因子过敏者以及对大肠杆菌表达的其他制剂过敏者禁用。严重肝、肾、心、肺功能障碍者禁用。骨髓中幼稚粒细胞未显著减少的骨髓性白血病患者或外周血中检出幼稚粒细胞的骨髓性白血病患者禁用。髓性细胞系统的恶性增殖（急性粒细胞性白血病等）患者本品应慎用。本品仅供在医生指导下使用。当注射本品剂量严重超过安全剂量时，会出现食欲减退、体重偏低、活动减弱等现象，出现尿隐血、尿蛋白阳性，肝脏出现明显病变。这些变化可以在恢复期后消除或减轻。

【制剂与规格】 注射剂：每支 75 μg、150 μg、300 μg。

重组人表皮生长因子

Recombinant Human Epidermal Growth Factor

【作用与用途】 能促进皮肤创面组织修复过程的 DNA、RNA 和羟脯氨酸的合成，加速创面肉芽组织的生成和上皮细胞的增殖，从而缩短创面的愈合时间。用于烧伤创面、残余小创面、供皮区新鲜创面等的治疗。

【体内过程】 本品广泛存在于正常人体液中，对于体表局部给药的药代动力学尚未充分研究。

【用法与用量】 外用，用生理盐水溶解本品，配制成浓度约为 5 000 U/ml 的药液，每毫升药液湿透约 10 cm^2 的双层干纱布，敷于清创后的创面上，并按常规包扎。每日换药 1 次或遵医嘱。

【不良反应与注意事项】 不宜与蛋白变性剂或蛋白水解酶类外用药物

同时使用。对人表皮生长因子、甘油、甘露醇过敏者禁用。

【制剂与规格】 外用溶液：2×10^4 U、5×10^4 U、7.5×10^4 U、10×10^5 U。

重组人碱性成纤维细胞生长因子(扶济复)

Recombinant Human Basic Fibroblast Growth Factor

【作用与用途】 对来源于中胚层和外胚层的细胞(如上皮细胞、真皮细胞、成纤维细胞、血管内皮细胞等)具有促进修复和再生的作用，可促进创面愈合。用于烧伤创面(包括浅Ⅱ度、深Ⅱ度，肉芽创面)、慢性创面(包括慢性溃疡等)和新鲜创面(包括外伤、手术伤等)。

【体内过程】 局部用药几乎无体内吸收。

【用法与用量】 外用。将安瓶或西林瓶中的重组人碱性成纤维细胞生长因子干粉用注射用水或生理盐水溶解后直接涂抹于(或用喷雾器喷于)清创后的伤患处，或在伤患处覆以适当大小的消毒纱布，将药液均匀滴加于纱布，适当包扎即可。重组人碱性成纤维细胞生长因子的最适用量约为150 U(90 AU)/cm^2创面面积。

【不良反应与注意事项】 未见明显不良反应。对本品过敏者禁用。使用面积超过10%体表面积时的安全性尚未确定。孕妇及哺乳期妇女用药安全性尚不清楚。

【制剂与规格】 冻干制剂：4000 U/支，35 000 U/瓶，7000 U/瓶，20 000 U/支。

重组人白介素-2

Recombinant Human Interleukin-2 for Injection

【作用与用途】 刺激T细胞增殖分化；诱导产生细胞毒性T淋巴细胞(LAK)；增强自然杀伤(NK)细胞活性；刺激B细胞增殖分化、分泌抗体；诱导干扰素-γ(IFN-γ)等多种细胞因子的分泌。用于治疗多种恶性肿瘤，包括恶性黑色素瘤、肾癌、结肠癌、肝癌、肺癌、乳腺癌、卵巢癌、淋巴癌、多发性骨髓瘤和白血病等；增强免疫缺陷患者的免疫力，例如用于严重联合免疫缺陷病(SCID)和AIDS等疾病的治疗；用于乙型肝炎、丙型肝炎、中毒性休克和烧伤后感染的恢复期。

【体内过程】 白介素-2在体内主要分布于肾脏、肝脏、脾脏和肺部。肾脏是主要的代谢器官，肾组织细胞的组织蛋白酶D分解白介素-2。血清中分布半衰期约为13分钟，消除半衰期约为85分钟。

【用法与用量】 静脉滴注或皮下注射：成人$(5\sim10)\times10^4$ U，每日1次，一般10次为1个疗程，间隔1周可重复应用，连续2～3个疗程；肿瘤局部浸润注射：$(5\sim10)\times10^4$ U，隔日1次，10次为1个疗程；浆膜腔内注射：抽液后注入$(2\sim4)\times10^4$ U，隔日1次。

【不良反应与注意事项】 可有发热反应，个别患者用药后可有恶心、呕吐，出现感冒症状；皮下注射局部可见红肿、硬结、疼痛，皆对症处理即可。

【制剂与规格】 冻干粉剂：5×10^4 U/支、1×10^5 U/支。

重组人生长激素

Recombinant Human Somatropin

【作用与用途】 由遗传工程哺乳动物细胞产生的人生长激素，能促进骨骼生长，增加心肌收缩力；促进蛋白质的合成，增加体内氮贮量；增加脂肪氧化分解和糖异生；提高营养物质转换率；调节免疫系统，增强免疫防御能力。用于儿童、成人生长激素缺乏症，特纳综合征，儿童慢性肾功能不全导致的生长障碍，手术、创伤后高代谢状态（负氮平衡），烧伤，脓毒败血症。

【体内过程】 皮下或肌内注射两种方式的给药效果相同，皮下注射通常比肌内注射能带来更高的血清 GH 浓度，但所产生的 IGF-1 的浓度却是一致的。GH 吸收通常较慢，血浆 GH 浓度通常在给药 3～5 小时后达到高峰；清除半衰期一般为 2～3 小时。GH 通过肝脏和肾脏清除，且成人快于儿童，从尿中直接排除的未经代谢的 GH 极为微量。在血液循环中几乎所有 GH 都与高亲和力的 GH 结合蛋白（hGHbp）结合在一起，这种复合物使 GH 在血清中的半衰期得以延长，在一天中选择注射的时间不同不会影响血清中 GH 的浓度，但由于正常生理状态下，GH 浓度的最高峰通常是伴随慢波睡眠而出现的，故一般选择在夜间睡前注射。

【用法与用量】 肌内注射或皮下注射，剂量视病情而定。矮小症，每周 0.6～0.8 U/kg，皮下注射。特纳综合征，每周 1.0 U/kg 或每平方米体表面积 28 U，皮下注射。儿童慢性肾功能不全致生长障碍，每周 1.0 U/kg 或每平方米体表面积 30 U，皮下注射。负氮平衡，每日 4～8 U，用药 7 日，皮下注射。烧伤，每日 0.3～0.6 U/kg，用药 4 周，皮下注射。脓毒败血症，每日 0.3 U/kg。成人生长激素缺乏，每周 0.25 U/kg，用药 2～6 个月。

【不良反应与注意事项】 长期注射同一部位，会致局部脂肪萎缩，皮肤色素沉着。用药过度会致血钾降低。部分患者可出现高血糖。恶性肿瘤患者、孕妇禁用；脑肿瘤引起的垂体性侏儒症、心脏或肾脏病患者、糖尿病患者慎用。使用本品前，应有准确的诊断。长期连续使用本品，可诱发产生生长激素抗体，应停药进行适当治疗。

【制剂与规格】 注射剂：1.3 mg/支（4 U/支）、2 mg/支（6 U/支）。

冻干人血浆

Human Plasma Dried

【作用与用途】 可增加血容量、血浆蛋白和维持血浆胶体渗透压。用于失血性休克、严重烧伤及低蛋白血症。对任何血型患者均可用，不需检查血型，可代替输全血，且较方便。

【用法与用量】 静脉滴注：用前以 0.1% 枸橼酸钠溶液、无热原蒸馏水或 5% 葡萄糖注射液溶解稀释至 200 ml（为黄色微带混浊的液体），用带滤网的输血器或用漏斗纱布过滤后滴注。

【不良反应与注意事项】 冻干粉加溶剂后，仅需轻轻振摇，不可剧烈振摇，一般10分钟内即可溶解。如血浆瓶有破损，标签不清或溶解后有明显混浊及不溶物时，不宜使用。溶解后的血浆，应在3小时内输完，剩余部分不宜再用。

【制剂与规格】 冻干健康人血浆：每瓶相当于400 ml全血。

浓缩抗血友病球蛋白
（人凝血因子Ⅷ浓缩剂）
Globulinum Antihaemophiliae Humanum

【作用与用途】 本品适用于防治血友病甲（先天性凝血因子Ⅷ缺乏症）、获得性凝血因子Ⅷ缺乏症和血管性假血友病的补充疗法。对血友病乙（缺乏凝血因子Ⅳ）无效。

【用法与用量】 静脉注射：通常每次每公斤体重5～10 U，用25～30℃注射用水100 ml溶解，于20分钟内输完。每隔12～24小时1次，连用3～5日即可。在出血量较大或大手术时，剂量可加大2～3倍，间隔时间可缩短，滴速60滴/min。输液器应有滤网装置。

【不良反应与注意事项】 大剂量输注时可出现肺水肿。本制品应与受血者血型相同。

【制剂与规格】 针剂：200 U（相当于200 ml血浆中所含的AHG）、另含纤维蛋白原0.1～0.2 g。

丙种球蛋白
γ-Globulin

【作用与用途】 含有健康人群血清所具有的各种抗体，因而有增强机体抵抗力以预防感染的作用。主要用于免疫缺陷病以及传染性肝炎、麻疹、水痘、腮腺炎、带状疱疹等病毒感染和细菌感染的防治，也可用于哮喘、过敏性鼻炎、湿疹等内源性过敏性疾病。

【用法与用量】 肌内注射：每次2～5 ml，3周1次，用于内源性过敏性疾病，每次10 ml（含量10%者），3周内注射2次。胎盘球蛋白每次6～9 ml。

【不良反应与注意事项】 按球蛋白来源可分为两种，一为健康人静脉血来源的丙种球蛋白制剂，按蛋白质含量有10%、16%、16.5%等数种（国内制品浓度在10%以上），其中丙种球蛋白占95%以上；另一种为胎盘血来源的丙种球蛋白（人胎盘血丙种球蛋白），即胎盘球蛋白，含蛋白质5%，其中丙种球蛋白占90%以上。胎盘球蛋白因丙种球蛋白含量以及纯度均较低，其用量应相应增大。除专供静脉注射用的制剂外，一般制剂不可静脉注射。注射大量时，可见局部疼痛和暂时性体温升高。为血清制品，应注意变态反应。

【制剂与规格】 注射剂：肌内注射用10% 3 ml（300 mg）、1.5 ml（150 mg）；冻干低pH静脉注射用2.5、1.5 g。

精制抗蝮蛇毒血清

Purified Antivenene

Agkistrodon Halys

【作用与用途】 能中和蝮蛇蛇毒,具有消除症状快、明显降低死亡率的特点,早期应用效果较好。

【用法与用量】 抢救时多采用静脉注射,每次 10 ml(8 000 U),用 20 ~ 40 ml等渗盐水或 25% ~50% 葡萄糖液稀释后缓慢静脉注射。

【不良反应与注意事项】 可引起血清变态反应,如发热、麻疹样皮疹、荨麻疹、胸闷、气短、苍白、恶心、呕吐、腹痛、抽搐等。为预防血清过敏反应,注射前应做皮试:取本品 0.1 ml,加 1.9 ml等渗盐水稀释,在前臂掌侧皮内注射 0.1 ml,观察 15 ~20 分钟,周围无红晕及蜘蛛足者为阴性。但皮试亦有假阴性或假阳性者。在用本品以前肌内注射苯海拉明 20 mg,或将地塞米松 5 mg 加于 25% ~50% 葡萄糖液 20 ml内静脉注射,15 分钟后再注射本品,一般可防止产生变态反应。即使出现反应,亦可较快消失。

【制剂与规格】 注射液:每支 8 000 U(10 ml)。

冻干人纤维蛋白原

Cryodesiccant Human Fibrinogen

【作用与用途】 本品是由健康人血浆分离、提纯冻干制成。由于纤维蛋白原缺乏、消耗过多或因纤维蛋白酶亢进而产生凝血障碍,本药对维持正常凝血和止血功能有重要作用。能提高血中纤维蛋白原浓度,促使血液凝固而止血。用于原发性低纤维蛋白原血症及继发性纤维蛋白原缺乏。

【体内过程】 $t_{1/2}$ 为 3 ~5 日。

【用法与用量】 静脉滴注,每次 1 ~6 g,3 ~8 g/d,用 25 ~30℃的注射用水溶解本品,配制成 1% ~2% 溶液滴注,速度为 40 ~60 滴/min。

【不良反应与注意事项】 少数可出现变态反应、发热、紫癜、心动过速。仅供静脉输注,速度宜慢,快速过量输入可发生血管内凝血。反复多次输注可产生抗纤维蛋白原抗体,少数人可形成血栓。可成为传播传染性肝炎的媒介。本品一旦被溶解后,应立即使用。溶解后应为澄清并略带乳光的溶液,允许有微量细小的蛋白颗粒存在,输注时应使用带有过滤网的输血器。血栓静脉炎、动脉血栓形成、心肌梗死、心功能不全者忌用。

【制剂与规格】 粉针剂:0.5 g、1 g、1.5 g、2.5 g。

重组人Ⅱ型肿瘤坏死因子受体-抗体融合蛋白(益赛普,强克)

Recombinant Human Tumor Necrosis Factor-α Receptor Ⅱ: IgG Fc Fusion Protein

【作用与用途】 已知肿瘤坏死因子(TNF-α)是类风湿性关节炎、银屑病、强直性脊柱炎等病理过程中的一个主要炎性介质,其参与调控的炎症反应可导致关节的病理改变。本品的作用机制为竞争性地与血中 TNF-α 结合，阻断它和细胞表面 TNF 受体结合，降低其活性。用于治疗中度及重度活动性类风湿关节炎；18 岁及 18 岁以上成人中度至重度斑块状银屑病；活动性强直性脊柱炎。

【体内过程】 重组人Ⅱ型肿瘤坏死因子受体-抗体融合蛋白经皮下注射后，在注射部位缓慢吸收。单次给药后，约 48 小时后可达血药浓度峰值。绝对生物利用度约为 76%。每周给药 2 次，达稳态时的血药浓度约为单次给药峰浓度的 2 倍。11 名活动性类风湿关节炎患者皮下注射 25 mg/次，每周 2 次，连续给药 6 周后，rhTNFR:Fc 达稳态的时间为(408 ± 20)小时，达稳态时峰浓度$(Css)_{max}$为(3.0 ± 0.2)μg/ml，达稳态时谷浓度$(Css)_{min}$为(2.6 ± 0.2)μg/ml，平均稳态浓度 Css 为(2.8 ± 0.3)μg/ml，波动系数 FI 为(12.8 ± 3.3)%。最后一次给药后 rhTNFR:Fc 的半衰期 $T_{1/2}$ 为(74 ± 4)小时，T_{max} 为(53 ± 6)小时，CL 为(102.8 ± 10.4)ml/h。

【用法与用量】 皮下注射，注射部位可为大腿、腹部或上臂。成人推荐剂量为每次 25 mg，每周 2 次，每次间隔 3 ~ 4 天。注射前用 1 ml 注射用水溶解，溶解后密闭环境可于 2 ~ 8℃冷藏 72 小时。

【不良反应与注意事项】 常见不良反应是注射部位局部反应，包括轻至中度红斑、瘙痒、疼痛和肿胀等，注射部位反应通常发生在开始治疗的第 1 个月内，在随后的治疗中发生频率降低。注射部位反应平均持续 3 ~ 5 天。其他不良反应包括头痛、眩晕、皮疹、失眠、咳嗽、腹痛、上呼吸道感染、血压升高、外周血淋巴细胞比例增多、鼻炎、发热、关节酸痛、肌肉酸痛、困倦、面部肿胀、转氨酶升高等，大部分无须处理。

【制剂与规格】 注射剂：12.5 mg/支，活性为 1.25×10^6 AU/支；25 mg/支，活性为 2.50×10^6 AU/支。

转移因子
Transfer Factor

【作用与用途】 免疫调节药。可增强或抑制体液免疫和细胞免疫功能；增加辅助性 T 细胞数。用于治疗某些抗生素难以控制的病毒性或霉菌性细胞内感染(如带状疱疹、流行性乙型脑炎、白色念珠菌感染、病毒性心肌炎等)；对恶性肿瘤可作为辅助治疗剂(主要用于肺癌、鼻咽癌、乳腺癌、骨肉瘤等)；免疫缺陷病(如湿疹、血小板减少、多次感染综合征及慢性皮肤黏膜真菌病有较好的疗效)。

【用法与用量】 皮下注射(淋巴回流较丰富的上臂内侧或大腿内侧腹股沟下端为宜，也可皮下注射于上臂三角肌处)：一次 1 ~ 2 支，1 周或 2 周 1 次或遵医嘱。口服，一次 1 ~ 2 粒或 10 ml，一日 2 次。

【不良反应与注意事项】 对本品过敏者禁用。当药品性状发生改变时禁止使用。孕妇及哺乳期妇女用药尚不明确。常见的不良反应为注射部位疼痛、硬结及全身发热反应，个别患者可出现风疹样皮疹；有报道长期使用曾出现淋巴结肿大。

【制剂与规格】 粉针剂：3 mg（多肽）：100 μg（核糖）；注射剂：2 ml：3 mg（多肽）：100 μg（核糖）；胶囊剂：3 mg（多肽）：100 μg（核糖）；6 mg（多肽）：200 μg（核糖）；口服液：10 ml：10 mg（多肽）：300 μg（核糖）。

维生素、营养滋补剂及钙代谢调节药

维生素 B_1（盐酸硫胺）
Vitamin B_1

【作用与用途】 维生素类药。在体内与焦磷酸结合成辅酸酶。参与糖代谢中丙酮酸和 α-酮戊二酸的氧化脱羧反应，是糖类代谢所必需。缺乏时，氧化受阻形成丙酮酸，乳酸堆积，并影响机体能量供应。其症状主要表现在神经和心血管系统，出现感觉神经和运动神经均受影响的多发性周围神经炎，表现为感觉异常、神经痛、四肢无力以及肌肉酸痛和萎缩等症状。心血管方面由于血中丙酮酸和乳酸增多，使小动脉扩张，舒张压下降，心肌代谢失调，故易出现心悸、急促、胸闷、心脏肥大、肝肺充血和周围水肿等心脏功能不全的症状。消化道方面表现为食欲下降导致衰弱和体重下降等。适用于脚气病或 Wernicke 脑病的治疗。亦可用于维生素 B_1 缺乏引起的周围神经炎、消化不良等的辅助治疗。

【体内过程】 肌内注射吸收迅速，在体内广泛分布各组织中，体内无蓄积，肝内代谢，经肾排泄，$t_{1/2}$ 为 0. 35 小时。

【用法与用量】 肌内注射，成人重型脚气病，每次 50 ~ 100 mg，每天 3 次，症状改善后改口服；小儿重型脚气病，每日 10 ~ 25 mg，症状改善后改口服。

【不良反应与注意事项】 大剂量肌内注射时，需注意变态反应，表现为吞咽困难，皮肤瘙痒，面、唇、眼睑水肿，喘鸣等。注射时偶见变态反应，个别可发生过敏性休克，故除急需补充的情况外，很少采用注射，且应注射前，用其 10 倍稀释液 0. 1 ml 做皮试，以防止变态反应。不宜静脉注射。大剂量应用时，测定血清茶碱浓度可受干扰；测定尿酸浓度可呈假性增高；尿胆原可呈假阳性。本品在碱性溶液中易分解，与碱性药物如碳酸氢钠、枸橼酸钠配伍易引起变质。

【制剂与规格】 维生素 B_1 注射液：2 ml∶50 mg、2 ml∶100 mg。

丙硫硫胺（优硫胺，新维生素 B_1）
Thiamine Propyldisulfide

【作用与用途】 常用于脚气病、缺乏维生素 B_1 所致的营养障碍等。与溴化钠合用，可治疗胃神经官能症、慢性胃炎及溃疡病等。

【用法与用量】 口服：每次 5 ~ 10 mg，每日 3 次。肌内注射或静脉注射：每日量 5 ~ 10 mg。

【不良反应与注意事项】 长期服用本品可引起不良反应，如头昏、眼花、焦躁等。临产妇若用剂量过大，则可引起出血不止。本品肌内注射有疼痛感。

【制剂与规格】 片剂：每片 5 mg；针剂：每支 10 mg(2 ml)。

呋喃硫胺
Fursultimine

【作用与用途】 同维生素 B_1。

【体内过程】 呋喃硫胺是维生素 B_1 的衍生物，在体内迅速转化为活性硫胺，不为体内硫胺酶分解，对组织亲和力强，脏器与血中浓度高，维持时间长，具有高效、长效、低毒的特性。

【用法与用量】 口服，每次1～2片(25～50 mg)，每日3次。肌内注射：每日20～40 mg。

【不良反应与注意事项】 偶见头昏、乏力、恶心、呕吐，停药后即消失；注射局部偶有硬包块，热敷或停药后可渐消失。偶见变态反应。对本品过敏者禁用。单一维生素 B_1 缺乏较少发生，如有缺乏症宜用复合维生素B制剂。注意发生变态反应、做好急救准备。症状改善后改为口服。本品在碱性溶液中易分解，与碱性药物如碳酸氢钠、枸橼酸钠配伍易引起变质。

【制剂与规格】 呋喃硫胺片：25 mg；呋喃硫胺注射液：2 ml:20 mg。

维生素 B_2(核黄酸)
Vitamin B_2

【作用与用途】 维生素类药。维生素 B_2 是体内黄酶类辅基的组成部分(黄酶在生物氧化还原中发挥递氢作用)，当缺乏时可影响机体的生物氧化，使代谢发生障碍，其病变多表现为口、眼、外生殖器部位的炎症。用于口角炎、唇炎、舌炎、眼结膜炎和阴囊炎等。

【体内过程】 本品在体内分布于各组织，血浆蛋白结合率中等。在肝内代谢。经肾排泄。

【用法与用量】 成人每日的需要量为2～3 mg。治疗口角炎、舌炎、阴囊炎时，皮下注射或肌内注射每次5～10 mg，每日1次，连用数周。

【不良反应与注意事项】 使用本品后，尿呈黄绿色；可使荧光法测定尿中儿茶酚胺浓度结果呈假性增高，尿胆原呈假阳性。

【制剂与规格】 维生素 B_2 注射液：2 ml:1 mg、2 ml:5 mg、2 ml:10 mg。

强力维他
Neavitan

【作用与用途】 为一常效口服硫胺和核黄素的复方制剂，作用与用途同维生素 B_1、B_2。

【用法与用量】 口服：1～2片，每日1～2次。

【不良反应与注意事项】 参见维生素 B_1、B_2。

【制剂与规格】 片剂：每片含辛硫胺25 mg、核黄素2.5 mg。

长效维生素 B_2(长效核黄素)
Riboflavin Laurate

【作用与用途】 用于病后恢复期及因缺乏核黄素而引起的各种疾病。

【用法与用量】 肌内注射：每次150 mg，可维持有效2～3个月。

【不良反应与注意事项】 本品不宜与甲氧氯普胺合用。

【制剂与规格】 针剂：每支

150 mg(1 ml)。

烟酸(尼古丁酸)和烟酰胺(维生素 PP)

Nicotinic Acid and Nicotinamide

【作用与用途】 主要用于防治糙皮病、口炎、舌炎等。用于治疗冠心病、病毒性心肌炎、风湿性心脏病及少数洋地黄中毒等伴发的心律失常(多数为其他药物无效后才应用)。

【用法与用量】 防治糙皮病、口炎及舌炎:口服:每次 50 ~ 200 mg,每日 3 次。如口服吸收不良,可加入葡萄糖液静脉滴注,每次 25 mg,每日 2 次。同时加服其他维生素 B 族及维生素 C。防治心脏传导阻滞:每次 300 ~ 400 mg,每日 1 次,加入 10% 葡萄糖溶液 250 ml 中静脉滴注,30 日为 1 个疗程。

【不良反应与注意事项】 肌内注射可引起疼痛,故少用。个别可引起头昏、恶心、上腹不适、食欲不振等,可自行消失。妊娠初期过量服用有致畸的可能。异烟肼与烟酰胺两者有拮抗作用,长期服用异烟肼应补充烟酰胺。少数患者有瞳孔缩小、流涎、汗多、血压升高、呼吸减弱、痉挛、麻痹而死。大剂量可引起消化溃疡活化、糖耐量失常、肝损害及高尿酸血症,但停药后即可恢复。

【制剂与规格】 片剂:每片 50 mg、100 mg;注射液:每支 50 mg (1 ml)、100 mg(1 ml)。

烟酰胺

Nicotinamide

【作用与用途】 在体内与核糖、磷酸、腺嘌呤形成烟酰胺腺嘌呤二核苷酸(辅酶Ⅰ)和烟酰胺腺嘌呤二核苷酸磷酸(辅酶Ⅱ),为脂质代谢、组织呼吸的氧化作用和糖原分解所必需,缺乏时可影响细胞的正常呼吸和代谢而引起糙皮病。主要用于防治烟酸缺乏的糙皮病、冠心病、病毒性心肌炎、风湿性心肌炎及少数洋地黄中毒等伴发的心律失常。

【体内过程】 胃肠道易吸收,吸收后分布到全身组织,半衰期($t_{1/2}$)约为 45 分钟。经肝脏代谢,治疗量仅少量以原形自尿排出。

【用法与用量】 推荐每日摄入量:初生 ~ 3 岁为 5 ~ 9 mg;4 ~ 6 岁为 12 mg;7 ~ 10 岁为 13 mg;男性青少年及成人为 15 ~ 20 mg;女性青少年及成人为 13 ~ 15 mg;孕妇为 17 mg;乳母为 20 mg。口服:防治糙皮病,每次 50 ~ 200 mg,每日 500 mg。注射剂:每次 300 ~ 400 mg,每日 1 次。加入 10% 葡萄糖溶液 250 ml 静滴。30 日为1 个疗程。

【不良反应与注意事项】 个别有头晕、恶心、上腹不适、食欲减退等,可自行消失。烟酰胺无扩张血管作用,高血压患者需要时可用烟酰胺。用量超过需要量时排泄增多。妊娠初期过量服用有致畸的可能。烟酰胺与异烟肼有拮抗作用,长期服用异烟肼时,应适当补充烟酰胺。

【制剂与规格】 烟酰胺片：50 mg、100 mg；注射剂：1 ml：500 mg；1 ml：100 mg；1 ml：50 mg。

门冬酰胺

L-Asparagine Tablets

【作用与用途】 门冬酰胺是细胞合成蛋白质及增殖生长所必需的氨基酸。用于乳腺小叶增生的辅助治疗。

【用法与用量】 口服。每次0.25～0.5 g，每日2～3次，2～3个月为1个疗程。

【不良反应与注意事项】 偶有胃部不适、恶心、头晕。

【制剂与规格】 片剂：0.25 g。

维生素 B_6（吡多辛）

Vitamin B_6

【作用与用途】 维生素类药。维生素 B_6 在红细胞内转化为磷酸吡哆醛，作为辅酶对蛋白质、碳水化合物、脂类的各种代谢功能起作用。维生素 B_6 还参与色氨酸转化成烟酸或5-羟色胺。适用于维生素 B_6 缺乏的预防和治疗，防治异烟肼中毒；也可用于妊娠、放射病及抗癌药所致的呕吐，脂溢性皮炎等，全胃肠道外营养及因摄入不足所致营养不良、进行性体重下降时维生素 B_6 的补充。下列情况对维生素 B_6 需要量增加：妊娠及哺乳期、甲状腺功能亢进、烧伤、长期慢性感染、发热、先天性代谢障碍病（胱硫醚尿症、高草酸盐症、高胱氨酸尿症、黄嘌呤酸尿症）、充血性心力衰竭、长期血液透析、吸收不良综合征伴肝胆系统疾病（如酒精中毒伴肝硬化）、肠道疾病（乳糜泻、热带口炎性肠炎、局限性肠炎、持续腹泻）、胃切除术后。新生儿遗传性维生素 B_6 依赖综合征。

【体内过程】 口服主要在空肠吸收。注射维生素 B_6 与血浆蛋白不结合，磷酸吡哆醛可与血浆蛋白结合。维生素 B_6 的半衰期（$t_{1/2}$）长达15～20天。肝内代谢，经肾排泄，可经血液透析而排出。

【用法与用量】 口服。成人，维生素 B_6 依赖综合征：开始每日30～600 mg，维持量每日50 mg，终生服用。维生素 B_6 缺乏症：每日10～20 mg，共3周，以后每日2～3 mg，持续数周。先天性代谢障碍病（胱硫醚尿症、高草酸尿症、高胱氨酸尿症、黄嘌呤酸尿症）：每日100～500 mg。药物引起维生素 B_6 缺少：预防，每日10～50 mg（使用青霉胺时），或每日100～300 mg（使用环丝氨酸、乙硫异烟胺或异烟肼时）；治疗，每日50～200 mg，共3周，然后每日25～100 mg。遗传性铁粒幼细胞贫血：每日200～600 mg，共1～2个月，然后每日30～50 mg，终生应用。酒精中毒：每日50 mg。儿童，维生素 B_6 依赖综合征：婴儿维持量，每日2～10 mg，终生应用，1岁以上小儿用量同成人；维生素 B_6 缺乏症：每日2.5～10 mg，共3周，然后每日2～5 mg，持续数周。

皮下注射、肌内或静脉注射：1次50～100 mg，每日1次。用于环丝氨酸中毒的解毒时，每日300 mg或300 mg以上。用于异烟肼中毒解毒时，每1 g

异烟肼给1 g维生素 B_6静脉注射。

【不良反应与注意事项】 维生素B_6在肾功能正常时几乎不产生毒性。若每天服用 200 mg,持续 30 天以上,曾报道可产生维生素 B_6依赖综合征。每日应用 2～6 g,持续几个月,可引起严重神经感觉异常,进行性步态不稳至足麻木、手不灵活,停药后可缓解,但仍软弱无力。维生素 B_6对下列情况未能证实确实疗效,如痤疮及其他皮肤病、酒精中毒、哮喘、肾结石、精神病、偏头痛、经前期紧张、刺激乳汁分泌、食欲不振。不宜应用大剂量维生素 B_6治疗未经证实有效的疾病。维生素 B_6影响左旋多巴治疗帕金森病的疗效,但对卡比多巴的疗效无影响。对诊断的干扰:尿胆原试验呈假阳性。孕妇接受大量维生素 B_6,可致新生儿产生维生素 B_6依赖综合征。乳母摄入正常需要量对婴儿无不良影响。

【制剂与规格】 维生素 B_6 片:10 mg;维生素 B_6注射液:1 ml:25 mg、1 ml:50 mg、2 ml:100 mg。

维生素 AD 滴剂
Vitamin A and D Drops

【作用与用途】 维生素 A 和 D 是人体生长发育的必需物质,尤其对胎儿、婴幼儿的发育,上皮组织的完整性,视力,生殖器官,血钙和磷的恒定,骨骼、牙的生长发育有重要作用。用于治疗佝偻病和夜盲症,治疗小儿手足抽搐症,预防维生素 AD 缺乏症。

【用法与用量】 口服:成人,每次 1 g,每日 1 次。儿童用量请咨询医师。

【不良反应与注意事项】 参考维生素 A 及维生素 D_2。

【制剂与规格】 胶囊剂:本品为复方制剂,其组分为:每克含维生素 A 5 000 U 和维生素 D 500 U。

维生素 D_2
Vitamin D_2

【作用与用途】 维生素类药。维生素 D_2促进小肠黏膜刷状缘对钙的吸收及肾小管重吸收磷,提高血钙、血磷浓度,协同甲状旁腺激素、降钙素,促进旧骨释放磷酸钙,维持及调节血浆钙、磷正常浓度。维生素 D_2促使钙沉着于新骨形成部位,使枸橼酸盐在骨中沉积,促进骨钙化及成骨细胞功能和骨样组织成熟。维生素 D_2摄入后,在细胞微粒体中受 25-羟化酶系统催化生成骨化二醇($25\text{-}OHD_3$),经肾近曲小管细胞 1-羟化酶系统催化,生成具有生物活性的骨化三醇〔$1,25\text{-}(OH)_2D_3$〕。用于维生素 D 缺乏症的预防与治疗。如:绝对素食者、肠外营养患者、胰腺功能不全伴吸收不良综合征、肝胆疾病(肝功能损害、肝硬化、阻塞性黄疸)、小肠疾病(脂性腹泻、局限性肠炎、长期腹泻)、胃切除等。用于慢性低钙血症、低磷血症、佝偻病及伴有慢性肾功能不全的骨软化症、家族性低磷血症及甲状旁腺功能低下(术后、特发性或假性甲状旁腺功能低下)的治疗。用于治疗急、慢性及潜在手术后手足抽搐症及特发性手足抽搐症。

【体内过程】 口服由小肠吸收,

其吸收需胆盐与特殊α-球蛋白结合后转运到身体其他部位，贮存于肝和脂肪。代谢、活化首先通过肝脏，其次为肾脏。作用开始时间为12～24小时，治疗效应需10～14天。半衰期（$t_{1/2}$）为19～48小时，在脂肪组织内可长期贮存。作用持续时间最长达6个月，重复给药有蓄积作用。

【用法与用量】 口服：维生素D依赖性佝偻病：成人每日0.25～1.5 mg〔（1～6）×10^4 U〕，最高量每日12.5 mg（5×10^5 U），小儿每日0.075～0.25 mg〔（3～10）×10^3 U〕，最高量每日1.25 mg（5×10^4 U）；家族性低磷血症：成人每日1.25～2.5 mg〔（5～10）×10^5 U〕；甲状旁腺功能低下：成人每日1.25～3.75 mg〔（5～15）×10^4 U〕，小儿1.25～5 mg〔（5～20）×10^4 U〕；肾功能不全：成人每日1～2.5 mg〔（4～10）×10^4 U〕；肾性骨萎缩：成人开始剂量每日0.5 mg（2×10^3 U），维持量每日0.25～0.75 mg〔（1～3）×10^3 U〕，小儿每日0.1～1 mg〔（4～40）×10^3 U〕。肌内注射，每次7.5～15 mg〔（3～6）×10^5 U〕，病情严重者可于2～4周后重复注射1次。

【不良反应与注意事项】 便秘、腹泻、持续性头痛、食欲减退、口内有金属味、恶心、呕吐、口渴、疲乏、无力、骨痛、尿混浊、惊厥、高血压、眼对光刺激敏感度增加、心律失常，偶有精神异常、皮肤瘙痒、肌痛、严重腹痛（有时误诊为胰腺炎）、夜间多尿、体重下降。高钙血症、维生素D增多症、高磷血症伴肾性佝偻病患者禁用。治疗低钙血症前，应先控制血清磷的浓度，并定期复查血钙等有关指标；除非遵医嘱，避免同时应用钙、磷和维生素D制剂。血液透析时可用碳酸铝或氢氧化铝凝胶控制血磷浓度，维生素D_2疗程中磷的吸收增多，铝制剂的用量可以酌增。由于个体差异，维生素D_2用量应依据临床反应作调整。对诊断的干扰：维生素D_2可促使血清磷酸酶浓度降低，血清钙、胆固醇、磷酸盐和镁的浓度可能升高，尿液内钙和磷酸盐的浓度亦增高。下列情况应慎用：动脉硬化、心功能不全、高胆固醇血症、高磷血症；对维生素D高度敏感及肾功能不全。非肾脏病用维生素D_2治疗时，如患者对维生素D_2异常敏感，也可产生肾脏毒性。疗程中应注意检查：血清尿素氮、肌酐和肌酐清除率、血清碱性磷酸酶、血磷、24小时尿钙、尿钙与肌酐的比值、血钙（用治疗量维生素D_2时应定期作监测，维持血钙浓度2.00～2.50 mmol/L）及骨X线检查等。短期内摄入大剂量或长期服用超剂量维生素D_2，可导致严重中毒反应。维生素D_2中毒引起的高钙血症，可引起全身性血管钙化、肾钙质沉淀及其他软组织钙化，而致高血压及肾功能衰竭，上述不良反应多发生于高钙血症和伴有高磷血症时。儿童可致生长停滞，屡见于长期应用维生素D_2每日1 800 U后。中毒剂量可因个体差异而不同，即使每日应用1×10^4 U超过数月后，对正常人亦可致毒性反应。维生素D_2中毒可因肾、心血管功能衰竭而致死。

治疗维生素 D_2过量，除停用外，应给予低钙饮食，大量饮水，保持尿液酸性，同时进行对症和支持治疗，如高钙血症危象时需静脉给予氯化钠注射液，增加尿钙排出，必要时应用利尿药、皮质激素或降钙素，甚至做血液透析，并应避免曝晒，直至血钙浓度降至正常时才改变治疗方案。高钙血症孕妇可伴有对维生素 D_2敏感，应注意剂量调整。婴儿对维生素 D_2敏感性个体间差异大，用量应慎重决定，血清钙和磷浓度的乘积[Ca]×[P](mg/dl)不得大于58。

【制剂与规格】 维生素 D_2胶丸：0.125 mg(5 000 U)、0.25 mg(1×10^4 U)；维生素 D_2注射液：1 ml：5 mg(2×10^5 U)、1 ml：10 mg(4×10^5 U)；维生素 D_2片：0.125 mg(5 000 U)、0.25 mg(1×10^4 U)。

维生素 D_3

Vitamin D_3

【作用与用途】 维生素类药。促进小肠黏膜刷状缘对钙的吸收及肾小管重吸收磷，提高血钙、血磷浓度，协同甲状旁腺激素、降钙素，促进旧骨释放磷酸钙，维持及调节血浆钙、磷正常浓度。促使钙沉着于新骨形成部位，使枸橼酸盐在骨中沉积，促进骨钙化及成骨细胞功能和骨样组织成熟。适应证同维生素 D_2。

【体内过程】 本品比维生素 D_2吸收更迅速完全。它的代谢、活化首先通过肝脏，其次为肾脏，生成活性最强的骨化三醇。部分降解于肾脏，由胆汁排泄，亦可由乳汁中分泌。

【用法与用量】 肌内注射，每次7.5～15 mg[(3～6)×10^5 U]，病情严重者可于2～4周后重复注射1次。

【不良反应与注意事项】 参见维生素 D_2。

【制剂与规格】 维生素 D_3注射液：1 ml：7.5 mg(3×10^5 U)、1 ml：15 mg(6×10^5 U)。

复合维生素 B

Compound Vitamin B

【作用与用途】 维生素 B_1是糖代谢所需辅酶的重要组成成分；维生素 B_2为组织所需的重要辅酶组成成分；烟酰胺为辅酶Ⅰ及Ⅱ的组分，为脂质代谢、组织呼吸的氧化作用所必需；维生素 B_6 为多种酶的辅基，参与氨基酸及脂肪代谢；泛酸钙为辅酶A的组分，参与糖、脂肪、蛋白质的代谢。用于预防和治疗B族维生素缺乏所致的各种疾病。

【用法与用量】 口服：成人每次1～3片，每日3次，儿童每次1～2片，每日3次；肌内或皮下注射：常用量每次2 ml，或遵医嘱。

【不良反应与注意事项】 如剂量过大可引起头痛、头昏、眼花、腹痛、恶心、皮疹等变态反应。药品性状发生改变时禁止使用。肝肾功能不全患者应慎用；孕妇大量使用有致畸的可能，孕妇慎用，维生素 B_1 在碱性溶液中易分解，与碱性药物如碳酸氢钠、枸橼酸钠配伍，易引起变质。

【制剂与规格】 复合维生素 B

片:每片含主要成分维生素 B_1 3 mg、维生素 B_2 1.5 mg、维生素 B_6 0.2 mg、烟酰胺 10 mg、泛酸钙 1 mg;注射剂:2 ml。

复方维生素B(维乐生)
Compound Vitamin B

【作用与用途】 本品可补充维生素B族,用于维生素 B_1、维生素 B_2、维生素 B_6 等缺乏症,以及营养不良、糙皮病、食欲不振等。

【用法与用量】 口服:每次2~4片,每日3次;小儿每次1片,每日2~3次。

【不良反应与注意事项】 大量应用可出现烦躁、疲倦、食欲减退等反应。个别患者出现皮肤潮红、瘙痒、头昏。尿液可能呈黄色。

【制剂与规格】 片剂:每片含维生素 B_1 100 mg、维生素 B_6 100 mg、维生素 B_{12} 0.2 mg。

泛酸钙
Calcium Pantothenate

【作用与用途】 泛酸是辅酶A的前体,是多种代谢环节(包括碳水化合物、蛋白质和脂类)必需的物质,可参与类固醇、卟啉、乙酰胆碱等物质的合成,并可维持正常的上皮功能。适用于泛酸钙缺乏(如吸收不良综合征、热带口炎性腹泻、乳糜泻、局限性肠炎或应用泛酸钙拮抗药物时)的预防和治疗。还可用于维生素B缺乏症的辅助治疗。

【体内过程】 由胃肠道吸收,在肝、肾上腺、心、肾组织中含量丰富。在体内不被代谢,70%以原形随尿排出,30%随粪便排出。

【用法与用量】 口服。预防用药:刚出生至3岁的儿童,每日2~3 mg;4~6岁,每日3~4 mg;7~10岁,每日4~5 mg。泛酸钙缺乏时应根据严重程度给药:一般每次10~20 mg,每日30~60 mg。

【不良反应与注意事项】 泛酸无不良反应,水溶性泛酸盐在肾功能正常时几乎没有毒性。患热带口炎性腹泻、乳糜泻或局限性肠炎所致的吸收不良综合征时,泛酸需要量增加。血友病患者用药时应谨慎,因泛酸可延长出血时间。

【制剂与规格】 泛酸钙片:20 mg、30 mg。

泛硫乙胺
Pantethine

【作用与用途】 本品为泛酸的补充剂。用于预防和治疗泛酸缺乏症。用于对泛酸需求量增加,而从食物摄取量不够时的补充供给(消耗性疾病、甲状腺功能亢进、产妇、哺乳妇等)。

【体内过程】 动物药代提示正常及患病大鼠(动脉硬化、糖尿病、酒精性脂肪肝)口服(β-Ala-^{14}C)本品200 mg/kg,血药浓度正常大鼠于16小时,患病大鼠分别于16、8、24小时达到高峰,组织内浓度以肝脏中最高,大部分组织显示比血液高的浓度,提示其组织亲和性高,在组织细胞内泛硫乙胺有一部分被合成辅酶A,一部分则被分解成泛酸及半胱胺。正常大鼠给予(β-Ala-^{14}C)本品后48小时内,约85%的放射性随尿、粪及呼出气体排泄,胆汁中几乎并不排泄。

【用法与用量】 口服,成人一般每次0.1~0.2 g,每日1~3次。

【不良反应与注意事项】 不良反应少见,偶有胃肠道反应如腹泻、软便、腹胀、呕吐、食欲缺乏等。孕妇及哺乳期妇女、儿童、老年慎用。

【制剂与规格】 硬胶囊0.1 g。

维生素 B_4(6-氨基嘌呤磷酸盐,磷酸氨基嘌呤)

Vitamin B_4

见抗贫血药及促白细胞增生药"维生素 B_4"。

维生素 B_{12}

Vitamin B_{12}

【作用与用途】 本品为抗贫血药。维生素 B_{12} 参与体内甲基转换及叶酸代谢,促进5-甲基四氢叶酸转变为四氢叶酸。缺乏时,导致DNA合成障碍,影响红细胞的成熟。本品还促使甲基丙二酸转变为琥珀酸,参与三羧酸循环。此作用关系到神经髓鞘脂类的合成及维持有髓神经纤维功能完整,维生素 B_{12} 缺乏症的神经损害可能与此有关。动物经急性放射性皮肤烧伤(Ⅲ度)后,外用本品治疗可使平均愈合时间较对照组缩短,愈合快、瘢痕小、肉芽少、水肿轻,并具有一定镇痛作用。注射主要用于因内因子缺乏所致的巨幼细胞性贫血,也可用于亚急性联合变性神经系统病变,如神经炎的辅助治疗。外用于放射性皮肤损伤治疗。

【体内过程】 肌内注射后吸收迅速而完全,约1小时血药浓度达峰值。体内分布较广,主要贮存于肝脏,成人总贮量为4~5 mg;大部分在8小时内经肾脏排泄,剂量愈大,排泄愈多。

【用法与用量】 肌内注射,成人每日0.025~0.1 mg或隔日0.05~0.2 mg。用于神经炎时,用量可酌增。本品也可用于穴位封闭。用本品溶液湿透无菌纱布,再将纱布浸湿敷在创面,每隔4~5小时在纱布上滴加本品溶液1次,以保持敷料湿润,每日更换1次纱布。

【不良反应与注意事项】 肌内注射偶可引起皮疹、瘙痒、腹泻及过敏性哮喘,但发生率低,极个别有过敏性休克。肌内注射可致变态反应,甚至过敏性休克,不宜滥用。有条件时,用药过程中应监测血中维生素 B_{12} 浓度。痛风患者使用本品可能发生高尿酸血症。治疗巨细胞贫血,在起始48小时宜查血钾,以防止低钾血症。避免同一部位反复给药,且对新生儿、早产儿、婴儿、幼儿要特别小心。氨基水杨酸、氯霉素可减弱本品的作用。

【制剂与规格】 维生素 B_{12} 注射液:1 ml:0.05 mg、1 ml:0.1 mg、1 ml:0.25 mg、1 ml:0.5 mg、1 ml:1 mg;维生素 B_{12} 溶液:5 ml:维生素 B_{12} 2.5 mg、氯化钠45 mg。

干酵母(食母生)
Dried Yeast

【作用与用途】 本品为助消化药,为麦酒酵母菌的干燥菌体,其中含有B族维生素。用于防治消化不良、营养不良、食欲不振及B族维生素缺乏症,如:脚气病、多发性神经炎、糙皮病等。

【用法与用量】 口服,0.5~4 g,3次/d。

【不良反应与注意事项】 饭后嚼碎服用。

【制剂与规格】 干酵母片:0.2 g、0.3 g、0.5 g。

维生素C
Vitamin C

【作用与用途】 维生素类药。维生素C参与氨基酸代谢、神经递质的合成、胶原蛋白和组织细胞间质的合成,可降低毛细血管的通透性,加速血液的凝固,刺激凝血功能,促进铁在肠内吸收,促使血脂下降,增加对感染的抵抗力,参与解毒功能,且有抗组胺的作用及阻止致癌物质(亚硝胺)生成的作用。用于治疗坏血病,也可用于各种急慢性传染性疾病及紫癜等辅助治疗。慢性铁中毒的治疗:维生素C促进去铁胺对铁的螯合,使铁排出加速。用于特发性高铁血红蛋白症的治疗。下列情况对维生素C的需要量增加:患者接受慢性血液透析、胃肠道疾病(长期腹泻、胃或回肠切除术后)、结核病、癌症、溃疡病、甲状腺功能亢进、发热、感染、创伤、烧伤、手术等;因严格控制或选择饮食,接受肠道外营养的患者,因营养不良体重骤降,以及妊娠期和哺乳期;应用巴比妥类、四环素类、水杨酸类,或以维生素C作为泌尿系统酸化药时。

【体内过程】 口服胃肠道吸收,主要在空肠。蛋白结合率低。以腺体组织、白细胞、肝、眼球晶体中含量较高,少量贮藏于血浆和细胞。人体摄入维生素C每日推荐需要量时,体内约贮存1 500 mg,如每日摄入200 mg维生素C时,体内贮量约2 500 mg。肝内代谢,极少量以原形或代谢产物经肾排泄。当血浆浓度大于14 mg/ml时,尿内排出量增多。可经血液透析清除。

【用法与用量】 口服,成人,饮食补充:每日50~100 mg;慢性透析患者:每日100~200 mg;维生素C缺乏:每次100~200 mg,每日3次。至少服2周。小儿每日100~300 mg,至少服2周。酸化尿:每日口服4~12 g,分次服用,每4小时1次;特发性高铁血红蛋白血症:每日300~600 mg,分次服用。肌内或静脉注射,成人每次100~250 mg,每日1~3次;小儿每日100~300 mg,分次注射。救治克山病可用大剂量,由医师决定。

【不良反应与注意事项】 长期服用每日2~3 g可引起停药后坏血病。长期应用大量维生素C偶可引起尿酸盐、半胱氨酸盐或草酸盐结石。大量应用(每日用量1 g以上)可引起腹泻、皮肤红而亮、头痛、尿频(每日用量

600 mg 以上时）、恶心呕吐、胃痉挛。对诊断的干扰，大量服用将影响以下诊断性试验的结果：①大便潜血可出现假阳性；②能干扰血清乳酸脱氢酶和血清氨基转移酶浓度的自动分析结果；③尿糖（硫酸铜法）、葡萄糖（氧化酶法）均可出现假阳性；④尿中草酸盐、尿酸盐和半胱氨酸等浓度增高；⑤血清胆红素浓度上升；⑥尿 pH 下降。下列情况应慎用：①半胱氨酸尿症；②痛风；③高草酸盐尿症；④草酸盐沉积症；⑤尿酸盐性肾结石；⑥糖尿病（因维生素 C 可能干扰血糖定量）；⑦葡萄糖-6-磷酸脱氢酶缺乏症（可引起溶血性贫血）；⑧血色病；⑨铁粒幼细胞性贫血或地中海贫血（可致铁吸收增加）；⑩镰形红细胞贫血（可致溶血危象）。本品大量长期服用后，宜逐渐减量停药。过量服用可引起不良反应：每日服 1 ~ 4 g，可引起腹泻、皮疹、胃酸增多、胃液反流，有时尚可见泌尿系结石、尿内草酸盐与尿酸盐排出增多、深静脉血栓形成、血管内溶血或凝血等，有时可导致白细胞吞噬能力降低。每日用量超过 5 g 时，可导致溶血，重者可致命。孕妇大剂量用药时，可能产生婴儿坏血病。

【制剂与规格】 维生素 C 口含片：0.5 g。维生素 C 片：25 mg、50 mg、100 mg、500 mg、1 000 mg。维生素 C 注射液：2 ml：0.1 g、2 ml：0.25 g、5 ml：0.5 g、10 ml：2 g、20 ml：2.5 g；维生素 C 泡腾片：0.5 g、1 g。

复方维生素 C 钠咀嚼片
Compound Sodium Vitamin C Chewable Tablets

【作用与用途】 本品参与体内糖的代谢及氧化还原过程；参与细胞间质的生成和血液的凝固过程，减低毛细血管脆性；参与解毒功能，增加对感染的抵抗力；促进叶酸形成四氢叶酸，增加铁在肠道的吸收。用于防治坏血病；特发性高铁血红蛋白血症；各种急慢性传染性疾病及紫癜等辅助治疗。

【体内过程】 胃肠道吸收，吸收部位主要在空肠。蛋白结合率低。少量贮藏于血浆和细胞，以腺体组织白细胞、肝、眼球、晶体内的浓度为最高。肝内代谢，极少数以原形物或代谢物经肾排泄；当血浆浓度 >14 mg/ml 时，尿内排出量增多。可经血液透析清除。

【用法与用量】 口服：坏血病按医嘱；特发性高铁血红蛋白血症每次 500 mg，每天 1 次。

【不良反应与注意事项】 长期服用（2 ~ 3 g/d）可引起停药后坏血病；长期应用大量维生素 C 偶可引起尿酸盐、半胱氨酸盐或草酸盐结石；大量应用（每日 1 g 以上）可引起腹泻、皮肤红而亮、头痛、尿频（600 mg/d 以上）、恶心、呕吐、胃痉挛。过多应用本品可致牙釉质损坏。本品可通过胎盘，并分泌入乳汁。大量服用将影响以下诊断性试验的结果：大便隐血可致假阳性；能干扰血清乳酸脱氢酶和血清转氨酶浓度的自动分析结果；尿糖（硫酸铜法)、葡萄糖(氧化酶法)均可致假阳性;使尿中草酸盐、尿酸盐和半胱氨酸盐等浓度增高;血清胆红素浓度下降;尿 pH 下降。下列情况慎用:半胱氨酸尿症、痛风、高草酸盐尿症、草酸盐沉积症、尿酸盐性肾结石、糖尿病(因维生素 C 可能干扰血糖定量)、葡萄糖-6-磷酸脱氢酶缺乏症(可引起溶血性贫血)、血色病、铁粒幼细胞性贫血或地中海贫血(可致铁吸收增加)、镰形红细胞贫血(可致溶血危象)。

【制剂与规格】 片剂:每片含维生素 C 0.25 g,维生素 C 钠 0.28 g(相当于维生素 C 0.25 g),即含维生素 C 0.5 g。

维生素 C 钙
Calcium Ascorbate

【作用与用途】 将维生素 C 分子与钙离子络合而成的新的络合物。由于结构的不同,从改变了传统维生素 C 易氧化、酸性强、不稳定、易变质等缺点,人体吸收维生素 C 钙后,在体内分解为维生素 C 和离子钙,不仅保证了更稳定、更安全有效的维生素 C 的生理作用,又同时起到补钙作用。维生素 C 参与人体胶原蛋白合成、神经递质合成、免疫球蛋白合成、血红蛋白合成、有毒物质分解及胆固醇代谢等重要生理过程,人体如果缺乏维生素 C,将导致坏血病、皮肤老化、免疫功能下降、贫血、有毒物质积聚而患肿瘤的可能性增加、胆固醇积聚而致心血管疾病。本品为维生素 C 补充剂。用于治疗维生素 C 缺乏症。提供人体免疫系统所需的高含量的维生素 C,以减少病毒性感染的持续时间和发病次数。满足人体孕期、哺乳期、手术后、抗生素治疗阶段,消化吸收功能紊乱者,经常吸烟者对维生素 C 的额外需求。

【体内过程】 口服后,迅速自胃肠道吸收,并分解为维生素 C 和钙离子。维生素 C 分布于体内各组织器官,在腺体组织中的浓度最高,在肌肉脂肪中最少;在白细胞和血小板中的浓度比在红细胞及血浆中的浓度高。维生素 C 部分在体内代谢成为草酸与二氧化碳排出,部分以还原型或脱氢型自尿排出。若维生素 C 的血浆浓度超过肾阈值时(约为 1.4 mg%),再继续给药,则大部分自尿中排出。如血浆中含量低于 1.4 mg% 时,服用的维生素 C 则被组织细胞摄取,很少出现在尿中。

【用法与用量】 成人每次 1 粒,每日 1~3 次,或遵医嘱。

【不良反应与注意事项】 推荐剂量未见不良反应。若长期过量服用,易引起以下不良反应:长期服用每日 2~3 g,可引起停药后坏血病。长期过量服用,偶可引起尿酸盐,半胱氨酸或草酸盐结石。过量服用(每日 1 g 以上)可能引起腹泻,皮肤红而亮,头痛,尿频,恶心呕吐,胃部不适(如胃痉挛、反酸)等反应。本品可通过胎盘并分泌入乳汁;孕妇服用过量时,可诱发新生儿产生坏血病。下列情况慎用:半胱氨酸尿症;痛风;高草酸盐尿症;草酸盐沉积症;尿酸盐性肾结石;葡萄糖-6-磷酸脱氢酶缺乏症；血友病；铁粒幼细胞性贫血或地中海贫血；镰形红细胞贫血。对本品中任何成分过敏者禁用。本品与肝素或华法林联用，可引起凝血酶原时间缩短。本品可破坏食物中维生素 B_{12}，与食物中的铜、锌离子络合阻碍其吸收，从而产生维生素 B_{12}或铜、锌的缺乏症。与巴比妥或扑米酮合用，可促使维生素 C 的排泄增加。水杨酸类能增加维生素 C 的排泄。不宜与磺胺类药物合用。长期或过量使用维生素 C 时，能干扰双硫仑（戒酒硫）对乙醇的作用。

【制剂与规格】 胶囊剂：0.12 g、0.426 g（分别相当于维生素 C 0.1 g、0.35 g）。

维生素 A
Vitamin A

【作用与用途】 维生素类药。具有促进生长、维持上皮组织如皮肤、结膜、角膜等正常功能的作用，并参与视紫红质的合成，增强视网膜感光力；参与体内许多氧化过程，尤其是不饱和脂肪酸的氧化。维生素 A 缺乏时，视紫红质合成减少，暗适应视觉减低，严重时产生夜盲。用于治疗维生素 A 缺乏症，如夜盲症、干眼病、角膜软化症和皮肤粗糙等。

【体内过程】 口服极易吸收，食物中脂肪、蛋白质与体内的胆盐和维生素 E 与维生素 A 吸收有密切关系，缺乏上述物质则吸收降低。吸收后贮存于肝脏内，几乎全部在体内代谢分解，并由尿及粪便排出。哺乳妇女有部分维生素 A 分泌于乳汁中。

【用法与用量】 严重维生素 A 缺乏症：成人每日口服 1×10^5 U，3 日后改为每日 5×10^4 U，给药 2 周，然后每日 $(1\sim2)\times10^4$ U，再用药 2 个月。轻度维生素 A 缺乏症：每日 $(3\sim5)\times10^4$ U，分 2～3 次口服，症状改善后减量。

【不良反应与注意事项】 推荐剂量未见不良反应。但摄入过量维生素 A 可致严重中毒，甚至死亡。急性中毒发生于大量摄入维生素 A〔成人超过 1.5×10^6 U，小儿超过 $(7.5\sim30)\times10^4$ U〕6 小时后，患者出现异常激动或骚动、头昏、嗜睡、复视、严重头痛、呕吐、腹泻、脱皮（特别是唇和掌），婴儿头部可出现凸起肿块，并有骚动、惊厥、呕吐等颅内压增高、脑积水、假性脑瘤表现。慢性中毒可表现为骨关节疼痛肿胀、皮肤瘙痒、口唇干裂、疲劳、软弱、全身不适、发热、头痛、呕吐、颅内压增高、视乳头水肿、皮肤对阳光敏感性增高、易激动、食欲不振、脱发、腹痛、夜尿增多、肝毒性反应、门静脉高压、溶血、贫血、小儿骨骺早闭合、妇女月经过少。慢性肾功能衰竭时慎用。长期大剂量应用可引起维生素 A 过多症，甚至发生急性或慢性中毒，以 6 个月～3 岁的婴儿发生率最高。婴幼儿对维生素 A 敏感，应谨慎使用。老年人长期服用维生素 A 可能因视黄基醛清除延迟而致维生素 A 过量。长期大剂量应用维生素 A，表现为食欲缺乏，皮肤发痒，毛发干枯，脱发，口唇皲裂，易激动，骨痛，骨折，颅内压增高（头痛、呕吐、前囟宽而隆起)，停药 1 ~ 2 周后可消失。成人每次剂量超过 1×10^6 U，小儿每次超过 3×10^5 U，可致急性中毒。须注意，不论成人或小儿，如连续每日服 1×10^5 U 超过 6 个月，可致慢性中毒。

【制剂与规格】 维生素 A 胶丸：2.5×10^4 U。

维生素 D(骨化醇)
Vitamin D

【作用与用途】 对钙、磷代谢及小儿骨骼生长有重要影响，能促进钙、磷在小肠内吸收，其代谢活性物质能促进肾小管对钙的吸收，也可能促进对磷的吸收。维生素 D 缺乏时，人体吸收钙磷能力下降，血中钙磷水平较低，钙磷不能在骨组织上沉积，成骨作用受阻，甚至骨盐再溶解，在儿童称佝偻病，在成人称为骨软化病。如血钙明显下降，出现手足搐搦、惊厥等症状，常见于缺乏维生素 D 的婴儿，亦称为婴儿手足搐搦症。故临床上用于防治佝偻病、骨软化症和婴儿手足搐搦症等。本品与牙齿的发育也有密切的关系，佝偻病患者常兼有龋齿，可用本品防治。现已用国际单位计量，即以人工方法使幼年大鼠产生佝偻病，在此动物比较标准品和试品对骨钙化的影响，相当于 D_2 纯品 0.025 μg 的生物效价，为 1 个国际单位。

【用法与用量】 治疗佝偻病：口服每日 2 500 ~ 5 000 U，1 ~ 2 个月后待症状开始消失时即改用预防量。若不能口服者、重症的患者，肌内注射每次 $(3\sim6)\times10^5$ U，如需要，1 个月后再肌内注射 1 次，两次总量不超过 9×10^5 U。用大剂量维生素 D 时如缺钙，应口服 10% 氯化钙；每次 5 ~ 10 ml，每日 3 次，用 2 ~ 3 日。婴儿手足搐搦症：每日口服 2 000 ~ 5 000 U，1 个月后改为每日 400 U。预防维生素 D 缺乏症：母乳喂养的婴儿每日 400 U，妊娠期必要时每日 400 U。

【不良反应与注意事项】 大量久服，可引起高血钙、食欲不振、呕吐、腹泻甚至软组织异位骨化等。若肾功能受损，可出现多尿、蛋白尿、肾功能减退等，应及时停用本品及钙剂。孕妇使用过量，可致胎儿主动脉瓣狭窄、脉管受损、甲状旁腺功能抑制而使新生儿长期低血糖抽搐，故应予注意。市售鱼肝油制剂中，内含大量维生素 A，长期大量使用，易引起维生素 A 慢性中毒，故治疗佝偻病时宜用纯维生素 D 制剂。注射比口服易中毒。

【制剂与规格】 维生素 D_2 胶性钙注射液；每支 1 ml、10 ml。每 1 ml 含 D_2 5×10^4 U，胶性钙 0.5 mg。维生素 D_2 胶丸：每粒含 1×10^4 U。维生素 D_2 片：每片 5 000 U、10 000 U。维生素 D_2 注射液：每支 1.5×10^5 U (0.5 ml)、3×10^5 U(1 ml)、6×10^5 U (1 ml)。用前及用时需服钙剂。维生素 AD 胶丸：每粒含维生素 A 3×10^5 U，维生素 D 300 U。浓维生素 AD 胶丸：每粒含维生素 A 1×10^4 U，维生素 D 1 000 U。维生素 AD 滴剂：每 1 g 含维生素 A 5 000 U，维生素 D 500 U；每 1 g 含维生素 A 5×10^4 U，维生素 D

5 000 U;每 1 g 含维生素 A 9 000 U,维生素 D 3 000 U。

鱼肝油
Cod Liver Oil

【作用与用途】 维生素 A 和 D 是人体生长发育的必需物质,维生素 A 在体内可转化为视黄醛,参与感光物质——视紫红质的合成,以维系视觉的暗适应过程,增强视网膜的感光性能;同时能保持上皮组织结构的完整与健全;并对骨骼的生长与性腺的发育具有重要作用。维生素 D 能促进钙、磷在肠道的吸收,使旧骨脱钙,新骨钙化,并加强肾小管细胞对钙、磷的重吸收,从而调节血清钙、磷浓度。尤其对胎儿、婴幼儿的发育,上皮组织的完整性,视力,生殖器官,血钙和磷的恒定,骨骼、牙的生长发育有重要作用。用于治疗佝偻病和夜盲症,小儿手足抽搐症,预防和治疗维生素 AD 缺乏症。

【用法与用量】 口服,每次 2 ~ 10 ml,每日 3 次。

【不良反应与注意事项】 参考维生素 A 和维生素 D_2。

【制剂与规格】 鱼肝油,每克含维生素 A 1 500 U 与维生素 D 150 U。

葡萄糖酸钙颗粒剂
Calcium Gluconate Granules

【作用与用途】 本品为补钙剂,具有促进骨骼及牙齿的钙化形成,维持神经与肌肉的正常兴奋性和降低毛细血管通透性等作用。补钙药。用于预防和治疗钙缺乏症。

【用法与用量】 口服:2 ~ 12 g/d(以葡萄糖酸钙计),分次服用,根据人体需要及膳食钙的供给情况酌情进行补充,或遵医嘱。

【不良反应与注意事项】 可见胃肠不适。慎与洋地黄类药物联合使用。

【制剂与规格】 颗粒剂:3.5 g:1.0 g(以葡萄糖酸钙计,相当于钙离子 89.38 mg)。

阿法骨化醇(阿法 D_3,1α-羟基维生素 D_3)
Alfacalcidol

【作用与用途】 增加小肠和肾小管对钙的重吸收,抑制甲状旁腺增生,减少甲状旁腺激素合成与释放,抑制骨吸收;增加转化生长因子-β(TGF-β)和胰岛素样生长因子-Ⅰ(IGF-Ⅰ)合成,促进胶原和骨基质蛋白合成。调节肌肉钙代谢,促进肌细胞分化,增强肌力,增加神经肌肉协调性,减少跌倒倾向。用于佝偻病和软骨病,肾性骨病,骨质疏松症,甲状旁腺功能减退症。

【体内过程】 口服经小肠吸收后在肝内经 25 羟化酶作用转化为 1,25-$(OH)_2D_3$。现知成骨细胞也表达 25 羟化酶 mRNA,也可将 1α-OH-D_3 转化为活性形式。转化后的血 1,25-$(OH)_2D_3$ 高峰出现于用药后 8 ~ 12 小时,半衰期($t_{1/2}$)17.6 小时。

【用法与用量】 口服,成人每日 0.25 ~ 1 g。

【不良反应与注意事项】 小剂量单独使用(<1.0 mg/d)一般无不良反应,长期大剂量用药或与钙剂合用可能会引起高钙血症和高钙尿症。对维生素 D 及其类似物过敏、具有高钙血症、有维生素 D 中毒征象者禁用。青年患者只限于青年特发性骨质疏松症及糖皮质激素过多引起的骨质疏松症。用药过程中应注意监测血钙、血尿素氮、肌酐,以及尿钙、尿肌酐。出现高钙血症时须停药,并给予有关处理,待血钙恢复正常,按末次剂量减半给药。超大剂量服药可能出现胃肠道系统、肝脏、精神神经系统、循环系统等方面的不良反应,如:胃痛、便秘、GOT 及 GPT 升高、头痛、血压轻度升高等。孕妇不宜用,安全性尚未确定。妊娠动物摄入过量维生素 D 可致胎仔畸形。

【制剂与规格】 阿法骨化醇胶囊:0.25 g;阿法骨化醇胶丸:0.25 mg。

骨化三醇(罗盖全)
Calcitriol

【作用与用途】 增加小肠和肾小管对钙的重吸收,抑制甲状旁腺增生,减少甲状旁腺激素合成与释放,抑制骨吸收;增加转化生长因子-β(TGF-β)和胰岛素样生长因子-Ⅰ(IGF-Ⅰ)合成,促进胶原和骨基质蛋白合成;调节肌肉钙代谢,促进肌细胞分化,增强肌力,增加神经肌肉协调性,减少跌倒倾向。适用于慢性肾功能衰竭患者的肾性营养不良、甲状旁腺功能低下,维生素 D 依赖性佝偻病及抗维生素 D 佝偻病。

【体内过程】 口服后 2 ~ 4 小时达到血药峰值,血浆清除半衰期 4 ~ 6 小时,24 小时后回复到基线。

【用法与用量】 口服,每次 0.25 μg,每日 1 次。

【不良反应与注意事项】 用药过量可引起高血钙症,表现为眩晕、恶心、呕吐、腹痛、肌无力、精神紊乱、烦渴、多尿、骨痛、肾结石、肾钙质沉着,严重者可导致心律不全等。用药过程中应测血钙、磷浓度,与高血钙相关的疾病忌用。不能与维生素 D 类同时应用。同时服用巴比妥类或苯妥英钠可加速本品代谢;考来烯胺可减少本品吸收。孕妇及哺乳期妇女慎用。本品禁用于有维生素 D 中毒迹象的患者。

【制剂与规格】 胶囊:0.25 μg、0.5 μg;口服液:1 ml:0.001 mg;注射液:1 ml:0.001 mg、1 ml:0.002 mg。

枸橼酸钙
Calcium Citrate

【作用与用途】 本品参与骨骼的形成与骨折后骨组织的再建以及肌肉收缩、神经传递、凝血机制,并降低毛细血管的渗透性等。用于预防和治疗钙缺乏症,如骨质疏松、手足抽搐症、骨发育不全、佝偻病,以及儿童、妊娠和哺乳期妇女、绝经期妇女、老年人钙的补充。

【用法与用量】 口服:成人一次 4 片,一日 3 次;咀嚼或含服:一日 5 ~ 24 片(以钙计 250 ~ 1 200 mg),分次使用。

【不良反应与注意事项】 偶见便秘。心肾功能不全、过敏体质者慎用。对本品过敏者、高钙血症、高钙尿症、含钙肾结石或有肾结石病史患者禁用。本品性状发生改变时禁止使用。儿童必须在成人监护下使用。如正在使用其他药品,使用本品前请咨询医师或药师。本品不宜与洋地黄类药物合用。大量饮用含酒精和咖啡因的饮料以及大量吸烟,均会抑制钙剂的吸收。大量进食富含纤维素的食物能抑制钙的吸收,因钙与纤维素结合成不易吸收的化合物。本品与苯妥英钠及四环素类同用,二者吸收减少。维生素 D、避孕药、雌激素能增加钙的吸收。含铝的抗酸药与本品同服时,铝的吸收增多。本品与噻嗪类利尿药合用时,易发生高钙血症。本品与含钾药物合用时,应注意心律失常的发生。

【制剂与规格】 片剂:每片含枸橼酸钙 0.5 g(相当于钙 0.1 g);咀嚼片:每片含枸橼酸钙 250 mg(相当于钙 50 mg)。

碳酸钙
Calcium Carbonate

见抗消化性溃疡及制酸、解痉药“碳酸钙”。

碳酸钙 D_3 咀嚼片
Calcium Carbonate and Vitamin D_3 Chewable Tablets

【作用与用途】 钙是维持人体神经、肌肉、骨骼系统、细胞膜和毛细血管通透性正常功能所必需的元素。维生素 D 能参与钙和磷的代谢,促进其吸收,并对骨质形成有重要作用,用于骨质疏松,也可作为妊娠、哺乳期妇女、更年期妇女、老年人等的钙补充剂。

【用法与用量】 口服,一次 1 片,一日 1 ~ 2 次,一日最大量不超过 3 片,咀嚼后咽下。儿童一次半片,一日 1 ~ 2 次。个别情况请遵医嘱。

【不良反应与注意事项】 嗳气、便秘。偶可发生奶-碱综合征,表现为高血钙、碱中毒及肾功能不全。心肾功能不全者慎用。本品性状发生改变时禁用。如服用过量或发生严重不良反应时应立即就医。儿童必须在成人监护下使用。钙血症、高尿血症、含钙肾结石或有肾结石病史者禁用。尿钙或血钙浓度过高者禁用。服用洋地黄类药物期间禁用。如正在服用其他药品,使用本品前请咨询医师或药师。

【制剂与规格】 片剂:500 mg,碳酸钙 1.25 g(相当于钙 0.5 g),维生素 $D_3$200 国际单位。

醋酸钙(全钙)
Calcium Acetate

【作用与用途】 用于预防和治疗钙缺乏症,如骨质疏松、手足抽搐症、骨发育不全、佝偻病以及儿童、妊娠和哺乳期妇女、绝经期妇女、老年人钙的补充。本品参与骨骼的形成与骨折后骨组织再建以及肌肉收缩、神经传递、凝血机制并降低毛细血管的渗透性等。主要用于纠正高磷血症,也可用于钙的补充。

【体内过程】 本品由肠道吸收，经肾脏排泄，未吸收部分或与磷结合后随粪便排泄。

【用法与用量】 颗粒剂：口服。一次1包，一日2次，温水冲服。片剂：口服，用于纠正高磷血症，应根据血钙、血磷检验数据，由医师决定。钙的补充每日最高限800 mg(以钙元素计，扣除饮食中的钙)。

【不良反应与注意事项】 偶见便秘。心、肾功能不全者慎用。对本品过敏者禁用。过敏体质者慎用。本品性状发生改变时禁止使用。请将本品放在儿童不能接触的地方。儿童必须在成人监护下使用。如正在使用其他药品，使用本品前请咨询医师或药师。本品不宜与洋地黄类药物合用。大量饮用含酒精和咖啡因的饮料以及大量吸烟均会抑制钙剂的吸收。大量进食富含纤维素的食物能抑制钙的吸收，因钙与纤维素结合成不易吸收的化合物。本品与苯妥英钠类及四环素类同用，两者吸收减少。维生素D、避孕药、雌激素能增加钙的吸收。含铝的抗酸药与本品同服时，铝的吸收增多。本品与噻嗪类利尿药合用时，易发生高钙血症(因增加肾小管对钙的重吸收)。本品与含钾药物合用时，应注意心律失常的发生。如与其他药物同时使用可能会发生药物相互作用，详情请咨询医师或药师。

【制剂与规格】 颗粒剂：每包含醋酸钙0.2 g(相当于钙50.7 mg)、每包含醋酸钙0.6 g(相当于钙152.1 mg)。片剂：25 mg、50 mg(以钙元素计)。

磷酸氢钙

Calcium Hydrogen Phosphate

【作用与用途】 适应证为用于预防和治疗钙缺乏症，如骨质疏松、手足抽搐症、骨发育不全、佝偻病以及儿童、妊娠和哺乳期妇女、绝经期妇女、老年人钙的补充。本品参与骨骼的形成与骨折后骨组织的再建，以及肌肉收缩、神经传递、凝血机制并降低毛细血管的渗透性等。

【体内过程】 正常时本品口服1/5～1/3被小肠吸收，维生素D和碱性环境促进钙的吸收，食物中的纤维素和植物酸则减少钙的吸收。血浆蛋白结合率约45%。口服本品后，约80%钙自粪便排泄，其中主要为未吸收的钙，20%自肾脏排泄，其排泄量与肾功能及骨钙含量有关。

【用法与用量】 咀嚼后口服。成人一次2～6片，每日3次。饭后服用。

【不良反应与注意事项】 偶见胃部不适、便秘。高钙血症、高钙尿症、含钙肾结石或有肾结石病史患者禁用。

【制剂与规格】 片剂：0.3 g。

双氢速甾醇(双氢速变固醇)

Dihydrotachysterol

【作用与用途】 用于治疗血钙过低。其作用缓慢而持久，口服7～10日后始能充分生效，故适于急性甲状旁腺功能不足症状消退后使用。

【用法与用量】 口服，0.8～

2.4 mg，1 次/d，维持量为 0.25 ~ 1.75 mg，每日或数日 1 次。危急患者可自每日 8 mg 开始，每 2 日减少 1/2 量，1 周后用维持量，每次 0.25 ~ 1.75 mg，每周 1 次。

【不良反应与注意事项】 过量可引起多尿、口渴、头昏、耳鸣、恶心、腹痛等，肾功能不全患者慎用。急性血钙不足时，应先注射钙剂及甲状腺浸膏，以求速效。

【制剂与规格】 双氢速甾醇片：0.2 mg；双氢速甾醇胶囊：0.1 mg、0.25 mg、1 mg；双氢速甾醇油溶液：1 mg/ml。

磷酸二氢钠
Sodium Dihydrogen Phosphate

【作用与用途】 人体内的磷以有机和无机两种形式存在，临床上测定的血磷为血液中的无机磷，后者大部分为游离磷，仅 12% 与血浆蛋白结合。正常成人血磷浓度为 0.87 ~ 1.45 mmol/L，儿童为 1.45 ~ 1.78 mmol/L，某些原因导致磷摄入减少或磷需求量增加，可引起低磷血症，并出现相应的临床表现，此时须予补充磷。血磷与血钙浓度有密切关系，正常时两者的乘积维持在一定范围，当血钙浓度升高时，给予磷酸盐可降低血钙浓度。用于低磷血症预防和治疗。亦作为全静脉高营养疗法磷添加剂，预防低磷血症。尿路感染的辅助用药，含钙肾结石的预防，高钙血症的治疗。

【体内过程】 磷的口服吸收率为 70% 左右，吸收部位主要在空肠。维生素 D 能增加磷的吸收。而同时进食大量钙或铝时，因形成不溶性的盐而影响磷的吸收。磷 90% 由肾脏排泄，10% 经粪便排泄。

【用法与用量】 服用本药时间为餐后立即服用或进餐时同时服用，低磷血症口服相当于 250 mg(8 mmol)磷的磷酸钠溶液，口服，每日 4 次；治疗维生素 D 佝偻病时，每次用量可加至 500 mg(16 mmol)磷。酸化尿液及防止尿路结石复发：一般应用磷酸二氢钠和磷酸钾合剂，两者比例约为 2:1。将配置的 1 g 磷酸盐稀释于一杯水中，餐后及睡前服用，每日 4 次。如应用上述剂量，尿量未达满意酸化，则可每 2 小时用 1 g 磷酸盐，24 小时内不超过 8 g 磷酸盐。

【不良反应与注意事项】 口服时可出现恶心、呕吐、腹痛、大便次数增多或腹泻。高钠血症出现口渴、心率加快、尿量减少、头痛、眩晕及神智改变。高钾血症出现心律失常、口唇麻木或刺痛、四肢乏力等现象。高磷血症并诱发低钙血症：出现手足麻木、搐搦、肌痉挛、呼吸困难等现象。水钠潴留(水肿、体重增加)等。

β 胡萝卜素(卡洛)
β-Carotene

【作用与用途】 本品为维生素 A 的前体药物，具有抗衰防老作用。用于防治肿瘤及肿瘤的辅助治疗。防治血管硬化、冠心病、中风、白内障、老年性痴呆、维生素 A 缺乏症、红细胞生成性原卟啉症引起的光敏性皮炎、免疫性疾病辅助用药。

【用法与用量】 口服,每日 1 粒。

【制剂与规格】 β-胡萝卜素软胶囊:15 mg。

维生素 E(生育酚)
Vitamin E

【作用与用途】 维生素 E 是一种基本营养素,确切功能尚不明确,属于抗氧化剂,可结合饮食中的硒,防止细胞膜及其他细胞结构的多价不饱和脂肪酸,使之免受自由基损伤;保护红细胞免于溶血,保护神经与肌肉免受氧自由基损伤,维持神经、肌肉的正常发育与功能;亦可能为某些酶系统的辅助因子。用于未进食强化奶粉或有严重脂肪吸收不良母亲所生的新生儿、早产儿、低出生体重儿。未成熟儿及低出生体重婴儿常规应用本品,可预防维生素 E 缺乏引起的溶血性贫血,并可减轻由于氧中毒所致的球后纤维组织形成(可致盲)及支气管-肺系统发育不良。但亦有人认为上述作用尚需进一步研究证实。用于进行性肌营养不良的辅助治疗。

【体内过程】 口服 50% ~80% 在肠道吸收(十二指肠),吸收需要有胆盐与饮食中脂肪存在以及正常的胰腺功能,与血中 β-脂蛋白结合,贮存于全身组织,尤其是在脂肪组织中,贮存量可高达供 4 年所需。肝内代谢,经胆汁和肾排泄。

【用法与用量】 口服。成人维生素 E 每日需要量:男性成人 10 mg(16.7 U),女性成人 8 mg(13 U),孕妇 10 mg(16.7 U),乳母 11 ~ 12 mg(18 ~20 U)。上述剂量正常膳食中均可供给。维生素 E 缺乏:治疗用量随缺乏程度而异。常用量:成人每次 10 ~100 mg,每日 2 ~3 次。儿童维生素 E 每日需要量:初生 ~3 岁 3 ~6 mg(alpha-TE 以下同,5 ~10 U),4 ~10 岁 7 mg(11.7 U);维生素 E 缺乏:小儿每日 1 mg/kg,早产儿每日 15 ~20 mg;慢性胆汁淤滞婴儿每日口服水溶性维生素 E 制剂 15 ~25 mg。肌内注射:每日 1 次,每次 5 ~50 mg。

【不良反应与注意事项】 长期服用大量(每日量 400 ~800 mg)可引起视力模糊、乳腺肿大、腹泻、头昏、流感样综合征、头痛、恶心及胃痉挛、乏力软弱。长期服用超量(每日量大于 800 mg),对维生素 K 缺乏患者可引起出血倾向,改变内分泌代谢(甲状腺、垂体和肾上腺),改变免疫机制,影响性功能,并有出现血栓性静脉炎或栓塞的危险。对诊断的干扰:大量维生素 E 可致血清胆固醇及血清三酰甘油浓度升高。对维生素 K 缺乏而引起的低凝血酶原血症及缺铁性贫血患者,应谨慎用药,以免病情加重。本品超量时可减少维生素 A 的体内贮存。大量氢氧化铝可使小肠上段的胆酸沉淀,降低脂溶性维生素 E 的吸收。避免香豆素及其衍生物与大量本品同用,以防止低凝血酶原血症发生。降血脂药考来烯胺和考来替泊、矿物油及硫糖铝等药物可干扰本品的吸收。缺铁性贫血补铁时对维生素 E 的需要量增加。本品可促进维生素 A 的吸收,肝内维生素 A 的贮存和利用增加,并降低维生素 A 中毒的发生。

【制剂与规格】 维生素 E 胶丸:10 mg、50 mg、100 mg;维生素 E 注射液:1 ml、5 mg、1 ml:50 mg。

腺苷辅酶维生素 B_{12} 片
(腺苷钴胺片)
Cobamamide Tablets

【作用与用途】 本品为维生素类药。是氰钴型维生素 B_{12} 的同类物,即其 CN 基被腺嘌呤核苷取代成为 5′-脱氧腺苷钴胺,它是体内维生素 B_{12} 的两种活性辅酶形式之一,是细胞生长增殖和维持神经髓鞘完整所必需的物质。主要用于巨幼红细胞性贫血、营养不良性贫血、妊娠期贫血,亦用于神经性疾患如多发性神经炎、神经根炎、三叉神经痛、坐骨神经痛、神经麻痹、营养性神经疾患以及放射线和药物引起的白细胞减少症。

【体内过程】 本品可直接吸收利用,活性强,与组织细胞亲和力强,排泄较慢。

【用法与用量】 口服,成人每次 250~500 μg,每日 1~3 次。肌内注射,每日 500~100 μg。

【不良反应与注意事项】 偶见过敏反应,神经系统损害者在诊断未明前慎用。对本品过敏者禁用。儿童须在成人监护下使用。

【制剂与规格】 腺苷辅酶维生素 B_{12} 片:250 μg;腺苷辅酶维生素 B_{12} 注射剂:1 ml:500 μg。

维生素 K_1
Vitamin K_1

【作用与用途】 本品为维生素类药。维生素 K 是肝脏合成因子Ⅱ、Ⅶ、Ⅸ、Ⅹ所必需的物质。维生素 K 缺乏可引起这些凝血因子合成障碍或异常,临床可见出血倾向和凝血酶原时间延长。用于维生素 K 缺乏引起的出血,如梗阻性黄疸、胆瘘、慢性腹泻等所致出血,香豆素类、水杨酸钠等所致的低凝血酶原血症,新生儿出血以及长期应用广谱抗生素所致的体内维生素 K 缺乏。

【体内过程】 肌内注射 1~2 小时起效,3~6 小时止血效果明显,12~14 小时后凝血酶原时间恢复正常。本品在肝内代谢,经肾脏和胆汁排出。口服在胆汁的存在下,维生素 K_1 由胃肠道经小肠淋巴管吸收,用药后吸收良好,并在肝内迅速代谢和经肾及胆道排泄,一般不在体内蓄积。

【用法与用量】 低凝血酶原血症:肌内或深部皮下注射,每次 10 mg,每日 1~2 次,24 小时内总量不超过 40 mg。预防新生儿出血:可于分娩前 12~24 小时给母亲肌内注射或缓慢静脉注射 2~5 mg;也可在新生儿出生后肌内或皮下注射 0.5~1 mg,8 小时后可重复。本品用于重症患者静脉注射时,给药速度不应超过 1 mg/min。口服:每次 10 mg,每日 3 次或遵医嘱。

【不良反应与注意事项】 偶见变态反应。静脉注射过快,超过 5 mg/min,可引起面部潮红、出汗、支气管痉挛、心动过速、低血压等，曾有快速静脉注射致死的报道。肌内注射可引起局部红肿和疼痛。新生儿应用本品后可能出现高胆红素血症、黄疸和溶血性贫血。有肝功能损伤的患者，本品的疗效不明显，盲目加量可加重肝损伤。本品对肝素引起的出血倾向无效。外伤出血无必要使用本品。本品用于静脉注射宜缓慢，给药速度不应超过 1 mg/min。本品应避免冻结，如有油滴析出或分层则不宜使用，但可在避光条件下加热至 70 ~ 80℃，振摇使其自然冷却，如澄明度正常则仍可继续使用。孕妇及哺乳期妇女慎用。严重肝脏疾患或肝功不良者禁用。

【制剂与规格】 片剂：10 mg；注射剂：1 ml：2 mg、1 ml：10 mg。

亚硫酸氢钠甲萘醌（维生素 K_3）

Menadione Sodium Bisulfite

【作用与用途】 维生素类药。维生素 K 是肝脏合成因子Ⅱ、Ⅶ、Ⅸ、Ⅹ所必需的物质。维生素 K 缺乏可引起这些凝血因子合成障碍或异常，临床可见出血倾向和凝血酶原时间延长。用于维生素 K 缺乏所引起的出血性疾病，如新生儿出血、肠道吸收不良所致维生素 K 缺乏及低凝血酶原血症等。

【体内过程】 肌内注射吸收后，随 β-脂蛋白转运，8 ~ 24 小时作用才开始明显，并在肝内被利用，需数日才能使凝血酶原恢复至正常水平。以葡萄糖醛酸和硫酸结合物形式经肾及胆道排泄。

【用法与用量】 止血：肌内注射每次 2 ~ 4 mg，每日 4 ~ 8 mg；防止新生儿出血可在产前 1 周给孕妇肌内注射，每日 2 ~ 4 mg。解痉止痛：肌内注射，每次 8 ~ 16 mg。

【不良反应与注意事项】 局部可见红肿和疼痛。在红细胞 6-磷酸脱氢酶缺乏症患者可诱发急性溶血性贫血。大剂量使用可致肝损害。肝功不全患者可改用维生素 K_1。维生素 K 有变态反应的危险。当患者因维生素 K 依赖因子缺乏而发生严重出血时，短期应用常不足以即刻生效，可先静脉输注凝血酶原复合物、血浆或新鲜血。用于纠正口服抗凝剂引起的低凝血酶原血症时，应先试用最小有效剂量，通过凝血酶原时间测定再予以调整；过量的维生素 K 可给以后持续的抗凝治疗带来困难。肝硬化或晚期肝病患者出血，以及肝素所致出血使用本品无效。较大剂量维生素 K_3 可在新生儿特别是早产儿引起溶血性贫血、高胆红素血症及核黄疸症，但维生素 K_1 则较少见。

【制剂与规格】 亚硫酸氢钠甲萘醌注射液：1 ml：2 mg、1 ml：4 mg。

芦丁（维生素 P，路通）

Rutin

【作用与用途】 维生素 P 属的一种，是一种脱氢黄素酮的糖苷。在食物中常与维生素 C 共存。维生素 P 是一种氢的传递体，可能参与体内氧化还原酶的作用，能影响甲状腺的活动，并使肾上腺素免于氧化，在体内，能增强维生素 C 的作用和促进维生素 C 在体内蓄积,体内缺乏时毛细血管脆性增加。其主要药理作用是维持血管弹性,增强毛细血管抵抗力,降低其脆性与通透性,并促进其细胞增生和防止血细胞凝集;也有抗炎和抗过敏作用。主要用于脆性增加的毛细血管出血症,也用于高血压脑病、脑出血、视网膜出血、出血性紫癜、急性出血性肾炎、再发性鼻出血、创伤性肺出血、产后出血等的辅助治疗。

【体内过程】 本品几乎不溶于水,难溶于脂肪,口服吸收极少,其药代动力学尚不明确。

【用法与用量】 成人常用量,口服,每次 20 ~40 mg,每日 3 次。

【不良反应与注意事项】 本品在体内几乎不被吸收,故口服其疗效不确切。

【制剂与规格】 芦丁片:20 mg。

施尔康
Theragran-M

【作用与用途】 用于维生素和微量元素缺乏的预防。

【用法与用量】 12 岁以上每日 1 片。

【制剂与规格】 片剂:每片含铜 2 mg,铁 12 mg,碘 150 μg,锰 1 mg,镁 65 mg,烟酰胺 100 mg,泛酸 18.4 mg,维生素 A 5 000 U,维生素 B_1 10.3 mg,维生素 B_{12} 5 μg,维生素 B_2 10 mg,维生素 B_6 4.1 mg,维生素 C 200 mg,维生素 D 400 U,维生素 E 15 U,锌 15 mg。

金施尔康片
Theragran Gold Tablets

【作用与用途】 维生素和矿物质均为维持机体正常代谢和身体健康必不可少的重要物质。两者是构成多种辅酶和激素的重要成分,缺乏时可导致代谢障碍,而引致多种疾病。用于预防和治疗因维生素与矿物质缺乏所引起的各种疾病。

【用法与用量】 口服,成人每日 1 片,饭时或饭后服用。

【不良反应与注意事项】 按规定剂量服用。慢性肾功能衰竭、高钙血症、高磷血症伴肾性佝偻病患者禁用。本品含维生素 A,可从乳汁中分泌,哺乳期妇女过量服用可致婴儿产生食欲不振,易激动,颅内压增高等不良反应。儿童用法与用量请咨询医师或药师。当本品性状发生改变时禁用。请将此药品放在儿童不能接触的地方。抗酸药可影响本品中维生素 A 的吸收,故不应同服。不应与含有大量镁、钙的药物合用,以免引起高镁、高钙血症。

【制剂与规格】 金施尔康片:每片含:维生素 A 5000 U,维生素 B_1 3 mg,维生素 B_2 3.4 mg,维生素 B_6 3 mg,维生素 B_{12} 9 μg, 维生素 C 90 mg, 维生素 D 400 U,维生素 E 30 U,烟酰胺 20 mg,叶酸 400 μg,泛酸 10 mg,生物素 30 μg,钙 40 mg,磷 31 mg,钾 7.5 mg,镁 100 mg,氯 7.5 mg, 铁 27 mg, 锌 15 mg, 碘 150 μg,铜 2 mg,铬 15 μg,硒 10 μg,钼 15 μg,锰 5 mg。

安尔康片
Egnran HP Tablets

【作用与用途】 专供孕妇、乳母服用。可以补充所需各种维生素及铁、钙等的不足。

【用法与用量】 口服,每次1~2片,每日1次。

【不良反应与注意事项】 与四环素、环丙沙星、多价磷酸盐等药物可发生螯合反应,不应合用。

【制剂与规格】 片剂:每片含:维生素 B_{12} 4 μg、叶酸0.4 mg、维生素A 400 U、维生素D 200 U、维生素E 15 U、维生素C 30 mg、维生素 B_1 0.85 mg、维生素 B_2 1 mg、烟酰胺10 mg、维生素 B_6 1.25 mg、铁9 mg、钙190 mg、镁50 mg、碘75 μg。

多维元素片(21)(21-金维他)
Vitamins With Minerals Tablets (21)

【作用与用途】 维生素和微量元素补充药。用于预防因维生素和微量元素缺乏所引起的各种疾病。

【用法与用量】 口服,每次1片,每日1~2次。儿童用药遵医嘱。

【不良反应与注意事项】 按规定剂量服用。慢性肾功能衰竭、高钙血症、高磷血症伴肾性佝偻病患者禁用。服用本品后尿色会变黄,毋须顾虑。本品含维生素A,可从乳汁中分泌,哺乳期妇女过量服用可致婴儿产生食欲不振,易激动,颅压增高等不良反应。抗酸药可影响本品中维生素A的吸收,故不应同服。不应与含有大量镁、钙的药物合用,以免引起高镁、高钙血症。

【制剂与规格】 多维元素片(21):每片含维生素A(含β-胡萝卜素50%)2 500 U,铁5 mg,维生素 B_1 2.5 mg,铜0.5 mg,维生素 B_2 2.5 mg,镁0.5 mg,维生素 B_6 0.25 mg,碘50 μg,维生素 B_{12}(用氰钴胺素)0.5 μg,锌0.25 mg,维生素C 25 mg,锰0.5 mg,维生素D 200 U,钾5 mg,维生素E 5 mg,烟酰胺7.5 mg,泛酸钙2.5 mg,重酒石酸胆碱25 mg,磷酸氢钙279 mg,L-赖氨酸盐12.5 mg。

氨基酸螯合钙(乐力,复方氨基酸螯合钙)
Compound Calcium Amino Acid Chelate

【作用与用途】 由钙及多种微量元素通过配位键与氨基酸形成的螯合物,并辅以维生素 D_3 和维生素C制成的复方制剂。钙及多种微量元素与氨基酸形成螯合物避免了金属离子与酸根(碳酸根、磷酸根等)或氢氧根离子结合形成沉淀。因此,本品在酸性(如胃液)及碱性环境中(如肠液)溶解性好,并保持稳定,不会引起便秘等不良反应。本品也无抗原性,不会引起变态反应。氨基酸在小肠主要通过黏膜上皮细胞主动转运促进了钙及多种微量元素氨基酸螯合物在小肠的摄取。这种主动转运与本品被动扩散的双重作用极大地提高了本品中螯合钙的生物利用度。维生素 D_3 可促进人体对钙的吸收，而维生素 C 及微量元素能促进骨基质生成，增强成骨功能。用于防治钙、矿物质缺乏引起的各种疾病，尤适用于骨质疏松、儿童佝偻病、缺钙引起的神经痛和肌肉抽搐等。可用作孕期、哺乳期妇女、儿童钙及维生素 D_3 的补充。

【用法与用量】 口服，温水送下。成人每日 1～2 粒；6 岁以下儿童每日半粒，6 岁以上按成人剂量服用。幼儿及吞服不便者，可打开胶囊用适量果汁冲服。

【不良反应与注意事项】 偶见胃部不适。肾功能不全或血钙过高者禁用。洋地黄化的患者禁用。心功能不全患者慎用。本品性状发生改变时禁用。如服用过量或发生严重不良反应时应立即就医。儿童必须在成人监护下使用。请将此药品放在儿童不能接触的地方。

【制剂与规格】 复方氨基酸螯合钙胶囊：1 g，每粒组分为：复方氨基酸螯合钙 523.6 mg（以钙计为 250.0 mg），氨基酸螯合铜 1.7 mg（以铜计为 0.2 mg），抗坏血酸钙 145.0 mg，氨基酸螯合锰 8.2 mg（以锰计为 2.0 mg），磷酸氢钙 110.0 mg，氨基酸螯合钒 0.1 mg（以钒计为 8.0 mg），氨基酸螯合镁 167.0 mg（以镁计为 30.0 mg），氨基酸螯合硅 3.3 mg（以硅计为 0.7 mg），氨基酸螯合锌 40.0 mg（以锌计为 8.0 mg），氨基酸螯合硼 0.9 mg（以硼计为 0.2 mg），维生素 D_3 200.0 U。

善存片
Centrum

【作用与用途】 用于预防和治疗因维生素与矿物质缺乏所引起的各种疾病。

【用法与用量】 口服，每日 1 片。

【不良反应与注意事项】 偶见胃部不适。严格按规定的剂量服用，需要大量服用时，请咨询医师或药师。慢性肾功能衰竭、高钙血症、高磷血症伴肾性佝偻病患者禁用。本品含维生素 A，可从乳汁中分泌，哺乳期妇女过量服用可致婴儿产生食欲不振，易激动，颅压增高等不良反应。如服用过量或出现严重不良反应请立即就医。儿童用法与用量请咨询医师或药师。当药品性状发生改变时禁止服用。请将此药品放在儿童不能接触的地方。

【制剂与规格】 善存片：每片含：维生素 A 5 000 U，钾 40 mg，维生素 D 400 U，氯 36.3 mg，维生素 E 30 U，镁 100 mg，维生素 B_1 1.5 mg，铁 18 mg，维生素 B_2 1.7 mg，铜 2 mg，维生素 B_6 2 mg，锌 15 mg，维生素 C 60 mg，锰 2.5 mg，维生素 B_{12} 6 μg，碘 150 μg，维生素 K_1 25 μg，铬 25 μg，生物素 30 μg，钼 25 μg，叶酸 400 μg，硒 25 μg，烟酰胺 20 mg，镍 5 μg，泛酸 10 mg，锡 10 μg，钙 162 mg，硅 10 μg，磷 125 mg，钒 10 μg。

加营养（安素）
Ensure

【作用与用途】 内、外科及精神

科患者的唯一营养来源或营养补充,可用临床喂饲及需流质的患者,亦适用于需要限钠、限乳糖、低胆固醇及麸质过敏者。

【用法与用量】 作为口服营养补充时,每次 250 ml,每日 2~3 次。作为唯一营养来源时,口服或管饲剂量应该根据个体的热量需要。

【不良反应与注意事项】 忌用于不能口服或肠内进食的情况,包括肠梗阻,严重短肠综合征或高排泄量的瘘。半乳糖血症患者禁止使用。

【制剂与规格】 粉剂:400 g/瓶。

肠内营养混合液(百普力)
Enteral Nutritional Suspension (SP)

【作用与用途】 本品适用于有胃肠道功能或部分胃肠道功能而不能或不愿吃足够数量的常规的食物以满足机体营养需求的肠内营养治疗的患者。主要用于:①代谢性胃肠道功能障碍,如胰腺炎,肠道炎性疾病,放射性肠炎和化疗,肠癌,短肠综合征,艾滋病病毒/艾滋病;②危重疾病,如大面积烧伤,创伤,脓毒血症,大手术后的恢复期;③营养不良患者的手术前喂养;④肠道准备。本品能用于糖尿病患者。

【用法与用量】 本品取来即可用于管道喂养。如瓶盖为皇冠盖,先卸去皇冠盖,插上专用胶塞,插进输液导管;如瓶盖为输液瓶盖,则直接插进输液导管。连接前植入一根喂养管到胃、十二指肠或空肠上段部分,能量密度是 1 kcal/ml;正常速度是 100~125 ml/h(开始时速度宜慢),剂量根据患者的需要,由医师处方而定。一般患者,每天给予 2 000 kcal(4 瓶)可满足机体对营养的需求;高代谢患者(烧伤,多发性创伤),每天可用到 4 000 kcal(8 瓶)以适应机体对能量需求的增加。对初次胃肠道喂养的患者,初始剂量最好从 1 000 kcal(2 瓶)开始,在 2~3 天内逐渐增加至需要量。本品在室温下使用,打开前先摇匀,适应全浓度喂养者,本品不需要稀释。操作过程须谨慎,以保证产品的无菌。

【不良反应与注意事项】 下列情况禁用:①胃肠道功能衰竭;②完全性小肠梗阻;③严重的腹腔内感染。不能经静脉输注。不适用于 1 岁以内的婴儿,不适用于 1~5 岁儿童的单一营养来源。不应将其他药物与本品混合使用,以免本品因物理化学性质的改变而使稳定性发生变化。

【制剂与规格】 肠内营养混悬液(SP):500 ml。

短肽型肠内营养剂(百普素)
Pepti-2000 Variant

【作用与用途】 适用于胃肠道功能有部分损伤,不能正常进食以满足机体营养需求的患者。代谢性胃肠道功能紊乱的患者(克罗恩病,短肠综合征,肠瘘,胰腺炎等):蛋白质经预消化,在胃肠道功能部分受损时,还能保持很好的吸收;外科患者术前、术后营养支持:满足应激状态营养需求,促进伤口愈合，减少并发症和感染机会；肿瘤放射性肠炎和化疗患者：改善患者营养状况，提高治疗效果；严重烧伤创伤患者：提供足够的营养支持，降低分解代谢过程，提高患者的生存率，加快患者的恢复；下消化道手术或镜检前肠道准备：不仅提供足够的营养，而且满足手术前肠道准备的需要；中风、昏迷、意识障碍患者：给无法自主进食的患者以足够的营养支持；恶病质、ICU的危重患者：改善营养状况，协助治疗方案的实施。

【用法与用量】 在容器内注入50 ml预先煮沸过的温水，加入百普素粉剂1袋(126 g)，用搅拌器使其完全溶解；再加入预先煮沸过的温水直至500 ml，调匀即可。配制好的溶液应置于冰箱冷藏室内(不超过24小时)。使用前将溶液加温，但不能煮沸溶液。可随意添加调味剂(果汁、可乐、麦片、糖等)调制。

【不良反应与注意事项】 下列情况禁用：①胃肠道功能衰竭；②完全性小肠梗阻；③严重的腹腔内感染。本品不适用于1岁以内的婴儿；不适用于1~5岁孩子的单一营养来源；不适用于静脉内使用。

肠内营养乳剂(TH-HE，瑞高)

Enteral Nutrition Emulsion

【作用与用途】 一种高分子量、易于代谢的肠内营养制剂。用于分解代谢和液体入量受限患者的均衡营养治疗，能够满足患者的能量需求和增加的蛋白质需要量，减少氮丢失、促进蛋白质合成。含有小肠容易吸收的中链甘油三酯，为创伤后的代谢提供大量优质的能量底物。本品所含营养成分来源于天然食品，与正常人普通饮食成分相类似，对人体无毒性作用。适用于需要高蛋白、高能量、易于消化的脂肪以及液体入量受限的患者，包括代谢应激患者，特别是烧伤患者，功能不全患者的营养治疗，持续性腹膜透析患者，黏稠物阻塞症(胰纤维性囊肿病)。

【用法与用量】 以本品作为唯一营养来源时，推荐的平均剂量为每日20~30 ml(30~40 kcal)/kg。以本品补充营养的患者：每日使用500 ml(750 kcal)。管饲给药时，应逐渐增加剂量，第1天的速度约为20 ml/h，以后逐日增加20 ml/h，最大滴速125 ml/h，或根据患者的耐受程度。通过重力或泵调整输注速度。

【不良反应与注意事项】 给药速度太快或过量，可能发生恶心、呕吐或腹泻等胃肠道副反应。下列情况禁用：用肠内营养的疾病，如肠梗阻、小肠无力、急性胰腺炎；严重肝肾功能不全，蛋白质耐量下降；对本品所含营养物质有先天性代谢障碍。以本品提供全部营养的患者，应监测液体平衡。根据个体代谢状态，决定是否需要额外补充钠。以本品提供长期营养时，适用于禁用膳食纤维的患者，否则应选用含膳食纤维的营养制剂。使用前摇匀，有效期内使用。妊娠期给予高剂量维生素A(超过10 000 U/d)可能增加产生畸形的危险。妊娠期前3个月的孕妇和可能怀孕的育龄妇女，每日维生素 A 剂量不应超过 10 000 U。本品与其他含维生素 A 的营养物质合用时，应考虑这一因素。含维生素 K，对使用香豆素类抗凝剂的患者应注意药物相互作用。

【制剂与规格】 瑞高：500 ml/瓶，每 100 ml 含：蛋白质 7.5 g，脂肪 5.8 g，饱和脂肪酸 5 g，多不饱和脂肪酸 1.6 g，中链甘油三酯 3.3 g，碳水化合物 17 g，糖 1 g，乳糖 0.06 g，水 79 ml；矿物质：钠 120 mg，钾 234 mg，氯化物 184 mg，钙 80 mg，磷 63 mg，镁 27 mg；微量元素：铁 1.33 mg，锌 1 mg，铜 0.13 mg，锰 0.27 mg，碘化物 1.33 μg，铬 6.67 μg，钼 10 μg，氟化物 0.13 mg，硒 5 μg；维生素及其他补充物：维生素 A 0.07 mg，维生素 D_3 0.46 mg，维生素 E 1 mg，维生素 K_1 6.7 μg，维生素 B_1 0.13 mg，维生素 B_2 0.17 mg，烟酰胺 1.2 mg，维生素 B_6 0.16 mg，维生素 B_{12} 0.26 μg，泛酸 0.46 mg，生物素 13 mg，叶酸 13 mg，维生素 C 6 mg，胆碱 26.7 mg；能量：150 kcal，渗透压 300 mosm/L；能量来源：蛋白质 20%，脂肪 35%，碳水化合物 45%。

肠内营养乳剂（TPF-D，瑞代）

Enteral Nutrition Emulsion

【作用与用途】 营养成分完全，专供糖尿病患者使用的肠内全营养制剂，能为糖尿病患者提供所需的各种营养，包括蛋白质、脂肪、碳水化合物、维生素、矿物质、微量元素。本品的配方符合国际糖尿病协会的推荐和要求，提供的营养物质符合糖尿病患者的代谢特点，处方中碳水化合物主要来源于木薯淀粉和谷物淀粉，因此能减少糖尿病患者与糖耐受不良患者的葡萄糖负荷。丰富的膳食纤维含量有助于维持胃肠道功能。此外，本品不含牛奶蛋白，适用于对牛奶蛋白过敏的患者。本品所含营养成分来源于天然食品，与正常人普通饮食成分相类似，对人体无毒性作用。适用于糖尿病患者，可为有以下症状的糖尿病患者提供全部肠内营养：咀嚼和吞咽障碍，食管梗阻，中风后意识丧失，恶病质，厌食或疾病康复期，糖尿病合并营养不良，也可用于其他糖尿病患者补充营养。

【用法与用量】 通过管饲或口服使用，应按照患者体重和消耗状况计算每日用量。以本品作为唯一营养来源的患者：推荐剂量为每日 30 ml/kg 平均剂量为 2 000 ml（1 800 kcal）/d。以本品补充营养的患者：根据患者需要使用，推荐剂量为 500 ml（450 kcal）/d。管饲给药时，应逐渐增加剂量，第一天的速度约为 20 ml/h，以后逐日增加 20 ml/h，最大滴速 125 ml/h。通过重力或泵调整输注速度。

【不良反应与注意事项】 给药速度太快或过量时，可能发生恶心、呕吐或腹泻等胃肠道副反应。所有不适于用肠内营养的患者，如胃肠道张力下降、急性胰腺炎及有严重消化和吸收功能障碍，禁用本品。其他严重的脏器疾病禁用，如肝功能不全、肾功能不全。对本品所含物质有先天性代谢障碍的患者禁用。对果糖有先天性不耐受的患者禁用。必要时按照本品的用法来适当调节降糖药用量，尤其是本品的用量和给予的时间有变化时。对非胰岛素依赖的糖尿病患者，最好采用持续管饲或将每天用量分成几个小部分的方法给药。对手术后和创伤后的糖尿病患者应作相应的代谢检查。应保证足够的液体补充，如饮水或输液。本品含钠较低，可以满足糖尿病患者的需要。但单用本品补充营养时，应适当补充钠。使用前摇匀，有效期内使用。处于妊娠期前 3 个月的孕妇和育龄妇女每日摄入维生素 A 不应超过 10 000 U。本品与含维生素 A 的其他营养制剂一起使用时，应考虑这一因素。适用于老年患者。含维生素 K，对使用香豆素类抗凝剂的患者应注意药物相互作用。

【制剂与规格】 瑞代:500 ml/瓶、500 ml/袋、1 000 ml/袋。每 100 ml 含:蛋白质 3. 4 g，脂肪 3. 2 g，饱和脂肪酸 0. 5 g，必需脂肪酸 1. 9 g，碳水化合物 12 g，糖 3. 5 g，膳食纤维 1. 5 g，水 89 ml；钠 63 mg，钾 107 mg，氯化物 64 mg，钙 60 mg，镁 20 mg，磷 47 mg，铁 1 mg，锌 0. 75 mg，铜 0. 1 mg，锰 0. 2 mg，碘化物 10 μg，铬 5 μg，钼 10 μg，氟化物 0. 1 mg，硒 3. 75 μg；维生素 A 60 μg，维生素 D_3 0. 35 μg，维生素 E 0. 75 mg，维生素 K_1 5 μg，维生素 B_1 0. 1 mg，维生素 B_2 0. 13 mg，烟酰胺 0. 9 mg，维生素 B_6 0. 12 μg，维生素 B_{12} 0. 2 mg，泛酸 0. 35 mg，生物素 10 μg，叶酸 10 μg，维生素 C 4. 5 mg，胆碱 20 mg；渗透压 320 mOsm/L，能量 378 kJ（90 kcal）；能量来源，蛋白质 15%，脂肪 32%，碳水化合物 53%。

肠内营养乳剂（TPF-T，瑞能）
Enteral Nutrition Emulsion

【作用与用途】 一种高脂肪、高能量、低碳水化合物含量的肠内全营养制剂，特别适用于癌症患者的代谢需要。本品所含 ω-3 脂肪酸以及维生素 A、维生素 C 和维生素 E 能够改善免疫功能、增强机体抵抗力。此外，膳食纤维有助于维持胃肠道功能。本品所含营养成分来源于天然食品，与正常人普通饮食成分相类似，对人体无毒性作用。用于癌症患者的肠内营养，如恶病质、厌食、咀嚼和吞咽障碍、食管梗阻，还可用于对脂肪或 ω-3 脂肪酸需要量增高的患者。

【用法与用量】 通过管饲或口服使用，应按照患者体重和营养状况计算每日用量。以本品为唯一营养来源的患者:推荐剂量为每日 20 ~ 30 ml（26 ~ 39 kcal）/kg，平均剂量为 1 500 ml（1 950 kcal）/d。以本品补充营养的患者:根据患者需要，推荐剂量为 400 ~ 1 200 ml（520 ~ 1 460 kcal）/d。管饲给药时，应逐渐增加剂量，第 1 天的速度约为 20 ml/h，以后逐日增加 20 ml/h，最大滴速为 100 ml/h。通过重力或泵调整输注速度。

【不良反应与注意事项】 给药速度太快或过量时，可能发生恶心、呕吐或腹泻等胃肠道副反应。所有不适于用肠内营养的疾病，如胃肠道张力下降、急性胰腺炎，及有严重消化和吸收功能障碍的疾病禁用本品。其他严重的脏器疾病禁用，如肝功能不全、肾功能不全。对本品中所含物质有先天性代谢障碍的患者禁用。处于妊娠期前3个月的孕妇和育龄妇女每日摄入维生素A不应超过10 000 U。本品与含维生素A的其他营养制剂一起使用时，应考虑这一因素。适用于老年患者。含维生素K，对使用香豆素类抗凝剂的患者应注意药物相互作用。

【制剂与规格】 瑞能:200 ml/瓶；500 ml/袋。

肠内营养乳剂(TP,瑞素)
Enteral Nutrition Emulsion

【作用与用途】 营养成分完全的营养制剂,可提供人体必需的营养物质和能量,满足患者对必需氨基酸、必需脂肪酸、维生素、矿物质和微量元素的需要。本品所含营养成分来源于天然食品,与正常人普通饮食成分相类似,对人体无毒性作用。适用于无严重消化或吸收功能障碍、但有营养摄入障碍的患者,包括颅面或颈部创伤,或颅颈部手术后,咀嚼和吞咽功能性或神经性损害,或咽下困难;术前和术后高能量营养阶段;上消化道食物通过障碍;意识丧失的患者和(或)接受机械通气的患者;高分解代谢状态,如癌症、烧伤和颅脑创伤患者;影响进食的心理障碍,神经性厌食;疾病恢复期;与年龄有关的摄食障碍;作为不含膳食纤维的肠内营养制剂,还适用于需减少肠道内容物的情况,直肠功能紊乱,如憩室炎、结肠炎、直肠炎;直肠检查准备期间;结肠手术准备期间。

【用法与用量】 本品通过管饲或口服使用,应按照患者体重和营养状况计算每日用量。以本品为唯一营养来源的患者:推荐剂量为每日30 ml(30 kcal)/kg,平均剂量2 000 ml(2 000 kcal)/d。以本品补充营养的患者:根据患者需要,每日使用500～1 000 ml。管饲给药时,应逐渐增加剂量,第1天的速度约为20 ml/h,以后逐日增加20 ml/h,最大滴速125 ml/h。通过重力或泵调整输注速度。

【不良反应与注意事项】 参见瑞高。

【制剂与规格】 瑞素:每100 ml含:蛋白质3.8 g,脂肪3.4 g,饱和脂肪酸1.6 g,不饱和脂肪酸1.3 g,中链甘油三酯1.2 g,碳水化合物13.8 g,糖0.5 g,乳糖0.01 g,水84 ml;矿物质:钠75 mg,钾125 mg,氯化物85 mg,钙60 mg,磷47 mg,镁20 mg;微量元素:铁1 mg,锌0.75 mg,铜0.1 mg,锰0.2 mg,碘化物10 μg,铬5 μg,钼7.5 μg,氟化物0.1 mg,硒3.75 μg;维生素及其他补充物:维生素A 60 μg(200 U),维生素D 0.35 μg(14 U),维生素E 0.75 mg(1.10 U),维生素K_1 5 μg,维生素B_1 0.1 mg,维生素B_2 0.13 mg,烟酰胺0.9 mg,维生素B_6 0.12 mg,维生素B_{12} 0.2 μg,泛酸0.35 mg,生物素10 μg,叶酸10 μg,维生素C 4.5 mg,胆碱20 mg;能量420 kJ(100 kcal),渗透压250 mOsm/L,能量

密度 4.2 kJ（1 kcal）/ml；能量来源：蛋白质 15%，脂肪 30%，碳水化合物 55%。

喜康素
Formance

【作用与用途】 用于怀孕妇女。

【用法与用量】 以 2～4 勺粉末加入 240 ml 水中，每天 2～3 杯，浓淡可随个人口味调节。

【制剂与规格】 粉剂：300 g、700 g。每 100 g 粉剂含蛋白质 22.6 g，碳水化合物 67.7 g，脂肪 0.7 mg，维生素，矿物质。

益力佳
Glucerna

【作用与用途】 本品是一种为葡萄糖耐受异常的患者设计的包含纤维素的特殊营养配方，可提供全面的、平衡的营养，并能增强餐后血糖反应。适用于糖尿病患者。

【用法与用量】 推荐用法：管饲：管饲须以低速率开始。如果没有不良反应或胃肠道不耐受发生，可在 36～48 小时内逐渐提高管饲速率或直到获得所需的热量。口服：热量需求依个体需要不同而异。约 1 422 kcal 的本品可提供 100% 美国 RDI 推荐的维生素和矿物质。补充营养：本品作为口服营养补充剂，推荐用量为每天 2～3 听，每听 237 ml。口服或管饲，个体化剂量。

【不良反应与注意事项】 本品作为肠内营养在没有禁忌情况的患者中正确使用时，不良反应很少发生。使用本品或其他医用营养品可能引起胃肠道不耐受，包括恶心、呕吐、腹痛、腹胀、腹泻等。

【制剂与规格】 液剂：237 ml/听。

1,6-二磷酸果糖（博维赫，FDP）
1,6-Fructose Diphosphate

【作用与用途】 用于冠心病心绞痛、急性心肌梗死、心力衰竭和心律失常等的辅助治疗。近年也用于高钾血症导致的心肌损伤、急性成人呼吸窘迫综合征、扩张型心肌病、肠道外营养、心脏外科体外循环等作为辅助治疗，也有较好疗效。

【用法与用量】 静脉滴注，每次 10 g，临用前，用原附灭菌注射用水 100 ml溶解后，于 14 分钟内滴完，每日 2 次。

【不良反应与注意事项】 有口唇麻木，注射局部疼痛感与滴速有关。偶有头昏、胸闷及变态反应如皮疹等，一般不影响治疗。本品不宜溶入其他药物，尤其忌与碱性溶液、钙盐混合使用。对本品过敏者、高磷酸盐血症及严重肾功能不全者禁用。有心力衰竭者用量减半。

1,6-二磷酸果糖三钠
（达欣能，爱莎福斯菲娜）
1,6-Fructose Diphosphate Trisodium

【作用与用途】 1,6-二磷酸果糖三钠作用于细胞膜，通过刺激磷酸果糖激酶和丙酮酸激酶的活性，使细胞内三磷酸腺苷和磷酸肌酸的浓度增加，促进钾离子内流，有益于缺血、缺氧状态下细胞的能量代谢和葡萄糖的利用，从而使缺血心肌减轻损伤。本药还有利于降低红细胞脆性、增加韧性、增加红细胞在毛细血管中的变形能力，且抑制了红细胞聚集能力，有利于改善缺血、缺氧条件下的微循环障碍。本品能够提高心脏收缩力，增加心脏每搏输血量，增加平均动脉压力，在缺血、缺氧条件下维持较好的血流动力学。用于心肌缺血引起的各种症状，如心绞痛、心肌梗死、心力衰竭。

【体内过程】 同位素示踪研究表明，动物静脉注射后，分布于肾脏、肝脏、回肠、肌肉、心脏及大脑等组织，临床药理研究表明，静脉注射后半衰期为 10～15 分钟，在体内经水解成为无机磷及果糖。

【用法与用量】 每次 10 g，静脉滴注。临用前，用所附灭菌注射用水 100 ml溶解后于 10～14 分钟内滴完，每日 2 次。如伴有心力衰竭，用量减半。

【不良反应与注意事项】 可有口唇麻木，注射部位疼痛，偶有头昏、胸闷、皮疹等变态反应，停药后症状消失。对本品过敏者、高磷酸盐血症及肾功能严重不全者禁用。

【制剂与规格】 粉针剂：每瓶含果糖 1,6-二磷酸三钠盐干品 5 g，包装内配 50 ml 注射用水。

磷酸肌酸（护心通）
Creatine Hosphate

【作用与用途】 维持细胞高能磷酸的水平：在代谢窘迫时，磷酸肌酸消耗比 ATP 消耗更快更明显。心肌首先使用磷酸肌酸中的能量，然后是 ATP，其次是 ADP 的能量，以后 AMP 在 5-核酸酶的作用下变成腺嘌呤，腺嘌呤即离开细胞。外源性的磷酸肌酸可抑制 5-核苷酸酶的活性，使腺嘌呤以 AMP 的形式存在，AMP 可再形成 ADP 和 ATP，使心肌细胞的能量得以补充，稳定磷脂膜：外源性的磷酸肌酸在缺血时有保护细胞结构的作用，通过抑制磷脂酶，对肌纤维膜起到了稳定的作用，同时也稳定了缺血心肌细胞的电生理学状态。

【体内过程】 用于心脏手术，将本品添加于心脏停搏液作为保护措施之一；也适用于心力衰竭、缺血性心脏病、心肌病及横纹肌活性不足。

【用法与用量】 心脏手术：手术前 2 天，每天缓慢静脉推注 2 g，连用 2 天，然后在阻断主动脉肌前，静脉输注每小时 1 g，直至应用停跳液为止。手术时，把本品加入心脏停跳液中，浓度为 2. 5 g/L（等于 10 mmol/L），在温度为 4℃ 的条件下，输入冠脉，开始剂量为 15 ml/kg，然后以每 30 分钟 10 ml/kg的剂量输注（也可按常规使用停跳液），直至主动脉钳夹期结束。当主动脉除去钳夹后，连续输注 48 小时，将 4 g 本品溶于 5% 葡萄糖液 500 ml中，每小时输注 40 ml，每天8 g。

心力衰竭:头 14 天,每次静脉推注 1 g(推注时间超过 2 分钟),每天 2 次;以后酌情静脉推注每天 0.5 ~ 1 g,或肌内注射每天 500 mg;可连续使用30 ~ 40 天。心肌梗死:第 1 天,先静脉推注 2 g,2 小时后静脉滴注 5 g,可溶于 5% 葡萄糖液 30 ml 中,1 小时内滴注完毕。若病情危急,或效果不理想,可以增加滴注剂量至 10 g。第 2 ~5 天酌情静脉滴注每天 5 ~ 10 g。本药在不同心肌疾病治疗中,可以部分参照上述用法及用量。

【不良反应与注意事项】 静脉推注本品每 1 g 应至少溶于注射用水 6 ml,推注时间要超过 2 分钟,否则会引起轻度低血压;若使用肌内注射剂型,先将本品溶于附加的 4 ml 溶剂,可减轻肌内注射部位疼痛;糖尿病患者建议用生理盐水稀释;该药在生理盐水、5% 葡萄糖液、注射用水及心脏停跳液中稳定 16 小时,与地高辛、呋喃苯胺酸、多巴胺、维拉帕米、氢化可的松、胞磷胆碱、催产素及普罗帕酮等合用时,稳定性可达 3 ~5 小时。

【制剂与规格】 肌内注射用剂型:500 mg(附加溶剂内含利多卡因 40 mg/4 ml);静脉用剂型:1 g(仅含磷酸肌酸)。

多维葡萄糖

Many Vitamins and Glucose

【作用与用途】 能供应人体能量,并对生长发育有辅助功效。用于小儿、孕妇、病后恢复期及维生素缺乏者的营养补充。

【用法与用量】 口服:8 ~ 16 g,每日 3 次。

【制剂与规格】 500 g/袋。

转化糖电解质(海斯维)

Invert Sugar and Electrolytes

【作用与用途】 可为患者提供水、电解质及能量,并产生利尿作用和代谢性碱化作用,其所含乳酸根在肝代谢生成糖原,在 H^+ 参与下,最终生成 CO_2 和水。适用于需要非口服途径补充水分或能源及电解质的患者的补液治疗。

【用法与用量】 用法:静脉滴注,在医师指导下使用。用量:用量视病情需要而定,成人常用量为每次 250 ~ 1000 ml,滴注速度应低于 0.5 g/(kg · h)(以果糖计)。根据患者年龄、体重、临床情况和实验室检测结果调整剂量。

【不良反应与注意事项】 本药可能会引起脸红、风疹、发热等过敏反应。大剂量、快速输注可能导致乳酸中毒和高尿酸血症。长期单纯使用可引起电解质紊乱。有文献报道肝病患者输注果糖后出现乳酸中毒。若出现不良反应,应终止输注。遗传性果糖不耐受患者禁用,痛风和高尿酸血症患者禁用。警告:使用时应警惕本品过量使用或不正确使用,以免引起危及生命的乳酸性酸中毒。未诊断的遗传性果糖不耐受症患者使用本品时可有致命的危险。注意事项:下列情况慎用:充血性心力衰竭、严重肾功能不全以及存在钠潴留水肿者,高钾血症、严重肾功能衰竭以及存在钾潴留情况者,代谢性或呼吸性碱中毒患者、乳酸根离子水平增加或因严重肝功能不全等原因导致乳酸利用能力受损者,静脉输注本品可能会引起体液或溶质负荷过量,从而导致血清电解质稀释、水分过多、血容量过多或肺水肿;肾功能减退的患者,应用本品时可能会引起钾或钠潴留;糖尿病患者及正接受类固醇或促肾上腺皮质激素治疗者。本品含有亚硫酸氢钠,在某些人群中可能会引起过敏反应,其中哮喘患者敏感性较高。用药期间,特别是疗程延长时应注意观测患者临床情况,并周期性进行实验室检查以监测水、电解质和酸碱平衡情况,大量应用本品可能会导致代谢性碱中毒。快速大剂量给药可能会引起血清尿酸浓度增加,输注速度过快(至500 ml/h)可引起上胸部或胸骨下疼痛或不适,以及痉挛性腹部疼痛。尚不清楚孕妇使用本品是否会损害胎儿或影响生殖能力。仅在明确需要使用时,才可将本品用于孕妇。儿童用药尚不明确。老年人由于机体各种功能减弱,使用时应减慢给药速度,减少给药剂量。与其他药物合用时,注意药物(如大环内酯类抗生素、生物碱、磺胺类)因pH及离子强度变化而产生配伍禁忌;遇钙离子可能会产生沉淀,其余添加剂亦可能与本品不相容;与含碳酸根离子的药物混合时可能产生沉淀。用药过量时可能导致水、电解质和酸碱失衡,以及高尿酸血症。

【制剂与规格】 注射剂:250 ml(5%):果糖6.25 g与葡萄糖6.25 g与乳酸钠0.7000 g与氯化钠0.3650 g与氯化钾0.4650 g与氯化镁0.0715 g与磷酸二氢钠0.1875 g;500 ml:果糖12.5 g与葡萄糖12.5 g与乳酸钠1.4008 g与氯化钠0.7305 g与氯化钾0.9319 g与氯化镁0.1428 g与磷酸二氢钠0.3750 g与亚硫酸氢钠0.2602 g。

木糖醇
Xylitol

【作用与用途】 营养药,能补充热量、改善糖代谢。其体内代谢不依赖于胰岛素的参与,且能直接透过细胞膜参与糖代谢而又不增加血糖浓度,其甜度及所产热量与葡萄糖相似。用作糖尿病患者的糖的代用品。

【用法与用量】 口服,成人每次1袋,每日3~5次,日剂量不超过5袋。

【不良反应与注意事项】 偶见肠鸣、腹泻。低血糖患者禁用。对本品过敏者禁用。

【制剂与规格】 木糖醇颗粒:每袋含木糖醇10 g。

维磷葡钙片
Vitamins,Calcium Hydrogen Phosphate and Calcium Gluconate Tablets

【作用与用途】 营养药。有助于骨质的形成,并维持神经与肌肉的正常兴奋性。用于防治佝偻病,妊娠及哺乳期补充钙质。

【用法与用量】 口服,每次1~

2 片，每日 3 次。含服或嚼碎。

【制剂与规格】 每片含葡萄糖酸钙 0. 16 g，磷酸氢钙 9. 2 mg，维生素 D_2 0. 00225 mg，维生素 B_2 0. 096 mg，甘油磷酸钠 2. 0 mg。

口服氨基酸胶囊

Oral amino Acid Capsules

【作用与用途】 用于各种疾病引起的蛋白质缺乏症、营养失调；外科手术后的辅助治疗；肝、肾功能不全引起的代谢障碍；婴幼儿、孕妇及哺乳期妇女的营养补充。

【用法与用量】 每日 1 ~ 3 粒，餐中或餐后服用。

【制剂与规格】 胶囊。

丙氨酰谷氨酰胺注射液（莱美活力，力太）

Alanyl Glutamine Injection

【作用与用途】 本品为肠外营养的一个组成部分，N(2)-L-丙氨酰-L-谷氨酰胺可在体内分解为谷氨酰胺和丙氨酸，其特性可经由肠外营养输液补充谷氨酰胺。本双肽分解释放出的氨基酸作为营养物质各自储存在身体的相应部位并随机体的需要进行代谢。适用于需要补充谷氨酰胺患者的肠外营养，包括处于分解代谢和高代谢状况的患者。

【体内过程】 N(2)-L-丙氨酰-L-谷氨酰胺输注后在体内迅速分解为谷氨酰胺和丙氨酸，其人体半衰期为 2. 4 ~ 3. 8 分钟（晚期肾功能不全患者为 4. 2 分钟），血浆清除率为 1. 6 ~ 2. 7 L/min。这一双肽的消失伴随等克分子数的游离氨基酸的增加。它的水解过程可能仅在细胞外发生。当输液量恒定不变时，通过尿液排泄的 N(2)-L-丙氨酰-L-谷氨酰胺低于 5%，与其他输注的氨基酸相同。

【用法与用量】 本品是一种高浓度的溶液，不可直接输注。当输注前，必须与可配伍的氨基酸溶液或含有氨基酸的输液相混合，然后与载体溶液一起输注。1 体积的本品应与至少 5 体积的载体溶液混合（例如：100 ml 本品应加入至少 500 ml 载体溶液），混合液中本品的最大浓度不应超过 3. 5%。剂量根据分解代谢的程度和氨基酸的需要量而定。胃肠外营养每天供给氨基酸的最大剂量 2 g/kg 体重，通过本品供给的丙氨酸和谷氨酰胺量应计算在内。通过本品供给的氨基酸量不应超过全部氨基酸供给量的 20%。每日剂量：1. 5 ~ 2. 0 ml/kg 体重，相当于 0. 3 ~ 0. 4 g N(2)-L-丙氨酰-L-谷氨酰胺/kg 体重（例如：70 kg 体重患者每日需本品 100 ~ 140 ml）。每日最大剂量：2. 0 ml/kg 体重。加入载体溶液时，用量的调整：当氨基酸需要量为 1. 5 g/(kg · d) 体重：其中 1. 2 g 氨基酸由载体溶液提供，0. 3 g 氨基酸由本品提供。当氨基酸需要量为 2 g(kg · d) 体重：其中 1. 6 g 氨基酸由载体溶液提供，0. 4 g 氨基酸由本品提供。输注速度依载体溶液而定，但不应超过 0. 1 g氨基酸/(kg · d) 体重。本品连续使用时间不应超过 3 周。

【不良反应与注意事项】 尚未发

现不良反应。当本品输注速度过快时,将出现寒战、恶心、呕吐,出现这种情况应立即停药。使用时应监测患者碱性磷酸酶、谷氨酸氨基转移酶、天门冬氨酸氨基转移酶和酸碱平衡。不要将其他药物加入混匀后的溶液中。本品中加入其他成分后,不能再贮藏。对于代偿性肝功能不全的患者,建议定期监测肝功能。

【制剂与规格】 50 ml:10 g,100 ml:20 g。

复方氨基酸 9R 注射液
(肾必氨注射液)
Compound Amino Acid for Kidney Disease

【作用与用途】 可使下降的必需氨基酸的血浆浓度恢复。用于急、慢性肾功能不全患者的肠道外支持和治疗急、慢性肾功能衰竭,还可用于大手术、外伤或脓毒血症引起的严重肾功能衰竭。

【用法与用量】 成人静脉滴注,每日 250 ~ 500 ml。进行透析的急慢性肾功能衰竭患者每日 1 000 ml,最大剂量不超过 1 500 ml。滴速不超过 20 滴/min。

【不良反应与注意事项】 输注过快可引起恶心、呕吐和寒战。应给予低蛋白、高热量饮食。氨基酸代谢紊乱、严重肝功能损害、心功能不全、水肿、低血钾、低血钠患者禁用。

【制剂与规格】 复方氨基酸 9R 注射液:250 ml、500 ml。

17-复合结晶氨基酸注射液
17-Amino Acid Crystal Compound Injection

【作用与用途】 含必需氨基酸与非必需氨基酸比(e/n)为 1:2.5,其中丙氨酸、脯氨酸含量较高,为创伤患者氨基酸代谢之需,不含门冬氨酸,有适量的谷氨酸,有利于代谢,又可减少副作用。内含 d-山梨醇为非蛋白质热量,性质稳定,与氨基酸配伍在加热、贮存中不起褐变反应,不会使赖氨酸的有效氨基失去生理活性,使制剂保持无色或微黄色。具有促进人体蛋白质代谢正常,纠正负氮平衡,补充蛋白质,加快伤口愈合的作用。适用于手术、严重创伤、大面积烧伤引起的氨基酸缺乏及各种疾病引起的低蛋白血症等。

【用法与用量】 静脉滴注常用量:每日 250 ~ 1 000 ml,经中心静脉插管或由周围静脉滴注,成人滴速 40 滴/min。儿童、老人及重病者滴速宜更慢,按年龄、病情和体重等增减剂量和用法。本品输注时按每克氮供给 628 ~ 337 kJ 非蛋白质热量计算,用时应补足热量。

【不良反应与注意事项】 注射速度过快可引起恶心、呕吐、头痛和气喘等。严重肝、肾功能障碍患者慎用或禁用;对氮质血症、无尿症、心力衰竭及酸中毒等未纠正前禁用。注射后剩余药液不能贮存后再用。本品遇冷能析出结晶,应微温溶解,待冷至 37℃,溶液澄明后才可使用。但药液如发生混浊、沉淀时不可使用。

【制剂与规格】 注射液:每瓶 250 ml。

盐酸赖氨酸

Lysine Hydrochloride

【作用与用途】 赖氨酸是人体 8 种必需氨基酸之一,能促进人体发育、增强免疫功能,并有提高中枢神经组织功能的作用。临床上多用于由于赖氨酸缺乏所致发育不良、食欲不振、低蛋白血症、衰弱以及脑动脉硬化、老年性痴呆、记忆力减退、各种颅脑损伤等。

【用法与用量】 每日 3 次,每次服冲剂或干糖浆 3 g。

【不良反应与注意事项】 高血氯、酸中毒及肾功能不全者须慎用。

【制剂与规格】 冲剂或干糖浆:3 g。

肝病用复方氨基酸注射液(肝安注射液)

Compound Amino Acid for Hepatopath

参见"肝病辅助用药"。

安平

Aminoplasmal

【作用与用途】 预防和治疗肝性脑病。肝病时肝性脑病急性期或表现期的静脉营养。

【用法与用量】 常用剂量:每日 7~10 ml/kg,最大剂量:每日 15 ml/kg。通过中心静脉导管进行静脉注射。

【不良反应与注意事项】 如输注速度过快,可能出现不耐受。下列情况禁用:非肝源性的氨基酸代谢紊乱;肾功能衰竭伴病理性氮水平;酸中毒;水潴留;休克。需监测液体及血电解质的平衡状况。

【制剂与规格】 安平注射剂:5% :500 ml。

复方氨基酸注射液(18)[乐凡命]

Compound Amino Acids Injection(18)

【作用与用途】 可提供完全、平衡的 18 种必需和非必需氨基酸,包括酪氨酸和胱氨酸,用以满足机体合成蛋白质的需要,改善氮平衡。对于不能口服或经肠道补给营养,以及营养不能满足需要的患者,可静脉输注本品,以满足机体合成蛋白质的需要。

【用法与用量】 成人,根据患者的需要,每 24 小时输注本品 500 ~ 2 000 ml,每日最大输注剂量:5% 为 50 ml/kg;8.5% 为 29 ml/kg;11.4% 为 23 ml/kg,约合 0.4 N/kg(B. W)。新生儿和儿童,遵医嘱使用。本品 5% 与 8.5% 可经中心静脉或周围静脉输注。11.4% 单独使用须经中心静脉输注,但与其他营养制剂混合使用也可经周围静脉输注。使用本品时输注速度应缓慢。一般 100 ml 乐凡命 5% 适宜输注时间为 5 ~ 7 小时,35 ~ 50 滴/min;1 000 ml乐凡命 8.5% 或 11.4% 的适宜输注时间至少 8 小时,30 ~ 40 滴/min。本品和英脱利匹特可通过 Y 型管混合后输入体内,两种输液通过同一输液管输入静脉时,可降低乐凡命的渗透压,从而减少经周围静脉输注而可能发生的血栓性静脉炎,同时应根据需要调整各溶液滴速。为使氨基酸在体内被充分利用并合成蛋白质,应同时给予足够的能量(如:英脱利匹特和葡萄糖注射液)、适量的电解质和微量元素以及维生素,一般情况下推荐的非蛋白热卡和氮之比为150:1。

【不良反应与注意事项】 极个别患者可能会出现恶心、面部潮红、多汗,同所有的高渗溶液一样从周围静脉输注时(尤其乐凡命11.4%)有可能会导致血栓性静脉炎。本品输注过快或给肝肾功能不全患者使用时,有可能导致高氨血症和血浆尿素氮的升高。由于含有抗氧化剂焦亚硫酸钠,因此偶有可能会诱发过敏反应(尤其哮喘患者)。肝昏迷和无条件透析的尿毒症患者以及对本品过敏者禁用。肝肾功能不全者慎用。开瓶后每次未使用完的药液应予丢弃,不得再次使用。

【制剂与规格】 复方氨基酸注射液(18):5%:250 ml;5%:500 ml;8.5%:250 ml;8.5%:500 ml;11.4%:250 ml;11.4%:500 ml。

长链脂肪乳剂(英脱利匹特)
Fat Emulsions

【作用与用途】 供静脉输注用的灭菌的脂肪乳剂,含有注射用大豆油和注射用卵磷脂,其中大约60%的脂肪酸是必需脂肪酸,其粒径大小和生物特性与天然乳糜微粒相似。静脉营养的组成部分之一,为机体提供能量和必需脂肪酸,并可用于预防和治疗人体必需脂肪酸缺乏症。为需要进行静脉营养的患者提供能量和必需脂肪酸,也为经口服途径不能维持和恢复正常必需脂肪酸水平的患者提供必需脂肪酸。英脱利匹特30%更适合输液量受限制和能量需求高度增加的患者。

【用法与用量】 成人:静脉滴注,按脂肪量计,每天最大推荐剂量为3 g(甘油三酯)/kg。本品提供的能量可占总能量的70%。英脱利匹特10% 500 ml、20% 500 ml的输注时间不少于5小时,英脱利匹特30% 250 ml的输注时间不少于4小时。新生儿和婴儿:英脱利匹特10%和20%的每天使用剂量为0.5~4 g(甘油三酯)/kg,输注速度不超过每小时0.17 g/kg。每天最大用量不应超过4 g/kg。只有在密切监测血清甘油三酯、肝功能、氧饱和度等指标的情况下输注剂量才可逐渐增加至每天4 g/kg。早产儿及低体重新生儿,最好是24小时连续输注,开始时每天剂量为0.5~1 g/kg,以后逐渐增加到每天2 g/kg。必需脂肪酸缺乏者,为了预防和治疗必需脂肪酸缺乏症(EFAD),非蛋白热卡中至少有4%~8%的能量应由英脱利匹特来提供,以供给足够量的亚油酸和亚麻酸。当EFAD合并应激时,治疗EFAD所需英脱利匹特的量也应相应增加。用法:本品可单独输注或用于配制含葡萄糖、脂肪、氨基酸、电解质、维生素和微量元素等的“全合一”营养混合液。只有在可配伍性得到保证的前提下,才能将其他药品加入本品内。本品也可与葡萄糖或氨基酸注射液通过Y型管道混合后输入体内。该法既适用于中心静脉也适用于外周静脉。在无菌操作条件下,下列药品可加入本品内:①维他利匹特(成人)/维他利匹特(儿童);②水乐维他。

【不良反应与注意事项】 可能引起体温升高,偶见发冷畏寒以及恶心、呕吐。其他副作用更为罕见:即刻和早期副作用:高变态反应(变态反应、皮疹、荨麻疹),呼吸影响(如:呼吸急促)以及循环影响(如:高血压/低血压)。溶血、网状红细胞增多、腹痛、头痛、疲倦、阴茎异常勃起等也偶有报道。迟发副作用:长期输注本品,婴儿可能发生血小板减少。另外,长期静脉营养时即使不用本品也会有短暂的肝功能指标的异常。患者脂肪廓清能力减退时,尽管输注速度正常仍可能导致脂肪超载综合征。脂肪超载综合征偶尔也可发生于肾功能障碍和感染的患者。脂肪超载综合征表现为:高脂血症、发热、脂肪浸润、脏器功能紊乱等,但一般只要停止输注,上述症状即可消退。休克和严重脂质代谢紊乱(如:高脂血症)患者禁用。慎用于脂肪代谢功能减退的患者,诸如肾功能不全、失代偿性糖尿病、胰腺炎、肝功能不全、甲状腺功能低下(伴有高甘油三酯血症)以及败血症者。这些患者输注本品时,应密切观察血清甘油三酯浓度。对大豆蛋白过敏者慎用本品,使用前必须做过敏试验。新生儿和未成熟儿伴有高胆红素血症或可疑肺动脉高压者应谨慎使用本品。新生儿,特别是未成熟儿,长期使用本品必须监测血小板计数、肝功能试验和血清甘油三酯浓度。采血时,如本品还没有从血流中完全清除,则将干扰其他实验室检测项目(如胆红素、乳酸脱氢酶、氧饱和度、血红蛋白等)。绝大多数患者本品输注后5 ~ 6小时即可被完全清除。孕妇:已有报道表明妊娠妇女使用英脱利匹特10%和20%是安全和成功的。理论上英脱利匹特30%与英脱利匹特10%和20%一样,也能用于妊娠妇女,但尚缺乏动物生殖研究的经验。婴儿与儿童:因缺乏英脱利匹特30%用于婴儿和儿童的经验,所以暂不推荐给婴儿和儿童使用。使用本品1周以上必须做脂肪廓清试验。具体操作如下:输注前采血样,离心,如果血浆呈乳状,则原定的输注计划应延期实施(此法不适用于高脂血症的患者);当发现患者脂肪廓清能力降低时,最好再查血清甘油三酯。对于婴儿和儿童,监测脂肪廓清能力最可靠的办法是定期测定血清甘油三酯水平。本品开瓶后每次未使用完的药液应予丢弃,不得再次使用。

【制剂与规格】 脂肪乳剂:英脱利匹特10%:100 ml/瓶;10%:250 ml/瓶;10%:500 ml/瓶;英脱利匹特20%:100 ml/瓶;20%:250 ml/瓶;20%:500 ml/瓶;英脱利匹特30%:100 ml/瓶;30%:250 ml/瓶。

ω-3 鱼油脂肪乳(尤文)

ω-3 Fish Oil Fat Emulsion

【作用与用途】 所含长链 ω-3 脂肪酸可作为血浆与组织脂质的组成部分,其中 DHA 是膜磷脂结构中重要的组成成分,EPA 则是二十烷类(如前列腺素、血栓烷、白介素及其他脂类介质)合成的前体物质,增加 EPA 衍生的介质类物质的合成能够促进抗凝和抗炎作用、调节免疫系统。甘油在体内或代谢后进入糖酵解用于产生能量,或与游离脂肪酸结合,重新酯化,主要在肝脏生成甘油三酯。卵磷脂在体内或水解或以原形构成细胞膜的重要组成成分。用于当口服或肠内营养不可能、功能不全或有禁忌时,为患者补充长链 ω-3 脂肪酸,特别是二十碳五烯酸与二十二碳六烯酸。

【体内过程】 本品的乳粒大小、分布情况以及体内清除动力学与生理性乳糜微粒相似。男性健康受试者的数据表明,本品所含甘油三酯在体内的半衰期为 54 分钟。

【用法与用量】 每日剂量:按体重一日输注本品 1~2 ml/kg,相当于鱼油 0.1~0.2 g。以体重 70 kg 患者为例,其每日输注量为 70~140 ml。最大滴注速度:按体重 1 小时的滴注速度不可超过 0.5 ml/kg,相当于不超过鱼油 0.05 g/kg。应严格控制最大滴注速度,否则血清甘油三酯会出现大幅升高。本品应与其他脂肪乳同时使用。脂肪输注总剂量为按体重一日 1~2 g/kg,本品所提供的鱼油应占每日脂肪输入量 10%~20%。通过中心静脉或外周静脉输注。使用前应摇匀。在相容性得到保证的前提下,本品混合其他脂肪乳剂后,可与其他输液(如氨基酸溶液、碳水化合物溶液)同时输注。本品连续使用时间不应超过 4 周。

【不良反应与注意事项】 可能造成患者出血时间延长及血小板聚集抑制。极少数患者可能感觉鱼腥味。输注脂肪乳可能出现的不良反应包括:体温轻度升高,热感和(或)冷感,寒战,潮红或发绀,食欲不振、恶心、呕吐,呼吸困难,头痛、胸痛、腰背痛、骨痛,阴茎异常勃起(极为罕见),血压升高或降低,过敏反应(如:红斑)。应注意代谢超负荷现象,代谢超负荷可能是先天性个体代谢差异或者患者疾病状况下不适宜的输注剂量和输注速度所致。与棉子油脂肪乳合用时要特别注意,代谢超负荷可能有以下症状:肝肿大伴或不伴黄疸,凝血指标改变(如出血时间、凝血时间、凝血酶原时间、血小板计数),脾肿大,贫血、白细胞减少、血小板减少,出血及出血倾向,肝功能病理性改变,发热,高血脂,头痛、胃痛、疲劳,高血糖。如果出现这些不良反应,或输入脂肪乳期间甘油三酯浓度超过 3 mmol/L,应停止输注脂肪乳剂,如果需要继续输注,应减少剂量后再输入。脂质代谢受损、严重出血性疾病、未控制的糖尿病禁用;某些急症及危及生命的状况,如:虚脱与休克、近期心肌梗死、中风、栓塞、不明原因昏迷禁用;不可用于严重肝功能或肾功能不全患者；不可用于早产儿、新生儿、婴儿以及儿童；胃肠外营养的一般禁忌证：低钾血症、水分过多、低渗性脱水、代谢不稳定、酸中毒；不可用于对鱼或鸡蛋蛋白过敏的患者；禁用于孕妇及哺乳期妇女。注意事项：应每日检查血清甘油三酯水平；应定期检查血糖、酸碱平衡、体液平衡、血清电解质、血细胞计数，接受抗凝治疗的患者还应定期检查出血时间。脂肪乳输注期间，血清甘油三酯浓度不应超过 3 mmol/L。使用本品有可能延长出血时间，抑制血小板凝集，因此接受抗凝治疗的患者应慎用本品。本品开启后应立即在无菌条件下与脂肪乳或含脂溶性维生素的脂肪乳混合，在 25℃ 以下，该混合液的物理与化学稳定性可保持 24 小时不变，一旦与脂肪乳及脂溶性维生素混合后应尽早使用，配制后的混合液应在 24 小时内完成输注。开瓶后一次未配制完的药液应予以丢弃，未使用完的已配制的药液也应予以丢弃。当与其他脂肪乳同时使用或稀释使用时，本品所提供的鱼油应占每日脂肪提供量的 10% ~20%。使用前轻摇本品。只有在溶液均匀和容器未损坏时使用。如有可能，输注过程中应使用不含邻苯二钾酸盐的设备。药物相互作用：与多价阳离子（如钙离子）混合使用时，可能出现不相容性，尤其是与肝素共用时。使用本品有可能导致出血时间延长与血小板的凝集出现抑制，因此同时接受抗凝治疗的患者，给予本品时要特别小心，可以考虑减少抗凝剂的使用量。药物过量：当血浆甘油三酯浓度超过 3 mmol/L 时，过量使用本品会导致“脂肪超载综合征”，发生原因可能是输注速度过快，也可能是虽以推荐速率输注但患者的疾病状况发生改变（如感染所致的肾功能的损伤）。一旦发生“脂肪超载综合征”，应立即停止输注，若患者需要继续提供脂肪，应减量输注。在输注本品过程若出现患者血糖显著升高，应停止脂肪乳的输注。严重过量输注本品而未同时输注碳水化合物时，有可能会导致代谢性酸中毒。

【制剂与规格】 注射剂：50 ml：5 g（精制鱼油）：0.6 g（卵磷脂），100 ml：10 g（精制鱼油）：1.2 g（卵磷脂）。

安达美

Addamel

【作用与用途】 成人静脉营养必不可少的组成部分之一，用以满足成人每日对微量元素的生理需要。本品 10 ml 能满足成人每天对铬、铜、铁、锰、钼、硒、锌、氟和碘的基本或中等的需要。妊娠妇女对微量元素的需要量轻度增高，所以本品也适用于妊娠妇女。

【用法与用量】 成人推荐剂量为每日 10 ml（1 安瓿），以满足其基本或中等的需要。在配伍性得到保证的前提下，本品 10 ml 可加入复方氨基酸注射液或葡萄糖注射液 500 ml 内输注，输注时间为 6 ~ 8 小时。在无菌条件下，配制好的输液必须在 24 小时内输注完毕，以免被污染。

【不良反应与注意事项】 不耐受

果糖的患者禁用。微量元素代谢障碍和胆管功能明显减退及肾功能障碍者应慎用。因本品渗透压较高和 pH 较低,故未经稀释不能输注。经外周静脉输注时,每 500 ml 复方氨基酸注射液或葡萄糖注射液中最多可加入本 10 ml。不可加入其他药物,以避免可能发生的沉淀。输注速度不宜过快。

【制剂与规格】 安达美注射液:10 ml(1 安瓿)含有:氯化铬($CrCl_3 \cdot 6H_2O$) 53.3 mg,氯化铜($CuCl_2 \cdot 2H_2O$) 3.4 mg,氯化铁($FeCl_3 \cdot 6H_2O$) 5.4 mg,氯化锰($MnCl_2 \cdot 4H_2O$) 0.99 mg,钼酸钠($Na_2MoO_4 \cdot 2H_2O$) 48.5 mg,亚硒酸钠($Na_2SeO_3 \cdot 5H_2O$) 105 mg,氯化锌($ZnCl_2$) 13.6 mg,碘化钾(KI) 166 mg,氟化钠(NaF) 2.1 mg,山梨醇($C_6H_{14}O_6$) 3 g。

维他利匹特
Fat-soluble Vitamin

【作用与用途】 静脉营养必不可少的组成部分之一,用以满足成人每日对脂溶性维生素 A、维生素 D_2、维生素 E、维生素 K_1 的生理需要。

【用法与用量】 成人和 11 岁以上儿童每日用量:10 ml(1 安瓿),使用前在无菌条件下,将本品加入英脱利匹特内,轻轻摇匀后即可输注,并在 24 小时内用完。本品可用于溶解水乐维他(注射用水溶性维生素)。使用前在无菌条件下,将本品 10 ml 加入一瓶水乐维他内,使之溶解,然后现加入英脱利匹特中。

【不良反应与注意事项】 使用前必须稀释。本品所含的维生素 K_1 可能与香豆素类抗凝剂发生相互作用。

【制剂与规格】 维他利匹特:10 ml,每 10 ml 含:维生素 A 0.99 mg(3 300 U),维生素 D_2 5 μg(200 U),维生素 E 9.1 mg,维生素 K_1 0.15 mg,注射用大豆油 1 g,注射用卵磷脂 0.12 g,甘油(无水)0.22 g。

甘油磷酸钠(格利福斯)
Sodium Glycerophosphate

【作用与用途】 本品作为肠外营养的磷补充剂,用以满足人体每天对磷的需要。磷参与骨质的形成,以磷脂形式参与细胞膜的组成,同时磷与许多代谢中的酶活性有关,在能量代谢中的作用至关重要。本品为营养药,适用于成人肠外营养的磷补充剂以及磷缺乏患者。

【体内过程】 磷约 90% 由肾排泄,10% 经粪便排泄。

【用法与用量】 静脉滴注。本品每天用量通常为 10 ml。对接受肠外营养治疗的患者则应根据实际需要酌情增减。通过周围静脉给药时,在可配伍性得到保证的前提下,本品 10 ml 可加入复方氨基酸注射液或 5%、10% 葡萄糖注射液500 ml中,4 ~6 小时内缓慢滴注。稀释应在无菌条件下进行,稀释后应在 24 小时内用完,以免发生污染。

【不良反应与注意事项】 严重肾功能不全、休克和脱水患者禁用。对本品过敏者禁用。肾功能障碍患者应慎用。本品系高渗溶液,未经稀释不能输注。注意控制给药速度。长期用药时应注意血磷、血钙浓度的变化。本品根据成人对磷的需求量制定处方,主要用于成人患者,儿童应用的临床经验较少。

【制剂与规格】 注射液:10 ml:2.16 g。

甘草锌
Licorzinc

【作用与用途】 对大鼠缺锌整体模型有良好的补锌作用,且长期服用不引起体内主要脏器微量元素的改变,也不引起锌的蓄积。对大鼠慢性乙酸性胃溃疡、大鼠应激性胃溃疡、利血平诱发小鼠胃溃疡、幽门结扎引起的大鼠胃溃疡等四种模型均有一定的保护和促进溃疡愈合的作用。甘草的抗溃疡成分能增加胃黏膜细胞的“己糖胺”成分,提高胃黏膜的防御力,延长胃上皮细胞的寿命,加速溃疡愈合;锌也有促进黏膜再生和加速溃疡愈合的作用。

用于由于锌缺乏症引起的儿童厌食、异食癖、生长发育不良及成人锌缺乏症,寻常型痤疮,口腔、胃、十二指肠及其他部位的溃疡症。可用于促进刀口、创伤、烧伤的愈合。

【体内过程】 锌在十二指肠和近端小肠内吸收,主要排泄途径为肠道。内服甘草锌2~4小时血锌即达最高浓度,6小时后恢复正常,不会造成蓄积。

【用法与用量】 口服,成人,治疗青年痤疮和口腔溃疡及其他病症:按成人包装规格使用,每次5 g,每日2~3次,开水冲服。治疗青年痤疮1个疗程4~6周。愈后每日5 g,再服4~6周,可减少复发。其他病症疗程酌情而定。治疗消化性溃疡:按成人包装规格使用,每次10 g,每日3次,1个疗程4~6周,必要时可减半量,再服1个疗程,以巩固疗效。儿童,常用剂量:每日按体重0.5~1.5 mg/kg元素锌计算,分3次服用。也可按儿童包装规格使用:1~5岁,每次0.75 g,每日2~3次;6~10岁,每次1.5 g,每日2~3次;11~15岁,每次2.5 g,每日2~3次,开水冲服。保健营养性补锌:按儿童包装规格使用,每次1.5 g,每日2~3次。

【不良反应与注意事项】 在治疗胃溃疡时,由于用量较大,疗程又较长,个别人可能出现排钾潴钠和轻度水肿,停药后症状可自行消失。必要时可通过限制钠盐摄入量或加服氢氯噻嗪和枸橼酸钾,或加服小剂量螺内酯等对症处理,可不妨碍继续用甘草锌。对心、肾功能不全者慎用或遵医嘱。

【制剂与规格】 甘草锌颗粒:1.5 g、5 g。

硫酸锌
Zinc Sulfate

【作用与用途】 补锌药。锌参与多种酶的合成与激活,对蛋白质、核酸合成、肠道蛋白的吸收和消化发挥重要生理功能。锌能促进生长发育,通过对味蕾中味觉素的合成及防止颊黏膜上皮细胞角化不全，维持正常食欲及味觉；增强吞噬细胞吞噬能力、趋化活力及杀菌功能：通过超氧化物歧化酶保持吞噬细胞内自由基水平，自由基能破坏微生物的细胞膜，发挥杀菌作用，加速创伤、烧伤、溃疡的愈合；锌对维生素A的代谢及视觉起重要作用，促进及维持性功能，稳定细胞膜，改善组织能量代谢及组织呼吸；锌离子能沉淀蛋白质。用于锌缺乏引起的食欲缺乏、异食癖、贫血、生长发育迟缓、营养性侏儒及肠病性肢端皮炎；也可用于类风湿性关节炎、间歇性跛行、肝豆状核变性（适用于不能用青霉胺者）、痤疮、慢性溃疡、结膜炎、口疮等的辅助治疗。

【体内过程】 锌盐在胃吸收少，主要由十二指肠与小肠吸收，入血后绝大部分与血清蛋白结合；主要由粪便排出，微量由尿、汗、皮肤脱屑、毛发脱落排出。

【用法与用量】 成人常用量：治疗量：口服每日300 mg（含锌量68 mg），分3次服；长期服用剂量可根据血浆锌浓度不高于30.6 mol/L调整。中国营养学会（1981）制定锌生理需要量为：1～6个月小儿每日元素锌3 mg；7～12个月小儿每日元素锌5 mg；1～10岁小儿每日元素锌10 mg；10岁以上及成人每日元素锌15 mg；孕妇每日元素锌20 mg；乳母每日元素锌25 mg。可以作为参考制定儿童给药剂量。

【不良反应与注意事项】 有胃肠道刺激性，口服可有轻度恶心、呕吐、便秘，服用0.2～2 g可催吐；超量服用中毒反应表现如急性胃肠炎、恶心、呕吐、腹痛、腹泻。偶见皮疹、胃肠道出血，罕见肠穿孔。消化道溃疡患者禁用。宜餐后服用，以减少胃肠道刺激。本品与铝、钙、锶盐、硼砂、碳酸盐和氢氧化物（碱）、蛋白银和鞣酸等有配伍禁忌。锌盐与青霉胺共用可使后者作用减弱。

【制剂与规格】 硫酸锌颗粒：2 g:8 mg、5 g:20 mg；硫酸锌口服液：100 ml（浓度1%，含锌量0.23%）；硫酸锌片：25 mg（含锌量5.7 mg）、50 mg（含锌量11.4 mg）。

枸橼酸锌
Citric Acid Zinc

【作用与用途】 所含锌为体内多种酶的组成成分，具有促进生长发育、改善味觉、加速伤口愈合等作用。主要用于治疗因缺锌引起的小儿生长发育迟缓、厌食症、异食癖以及口腔溃疡等。

【用法与用量】 口服，成人每次1～2片，每日2次；儿童，2～6岁每日1片，4～12岁每日2片，分2次饭后服。

【不良反应与注意事项】 可见轻度恶心、呕吐、便秘等反应。糖尿病患者慎用。应在确诊锌缺乏症时使用，如需长期服用，必须在医师指导下使用。本品不能与牛奶同服。当本品性状发生改变时禁止使用。儿童必须在成人监护下服用。请将此药品放在儿童不能接触的地方。

本品与铝盐、碳酸盐、钙盐、氢氧

化物等不可同用。本品可降低四环素类抗生素及青霉胺的作用。

【制剂与规格】 枸橼酸锌片，每片 39 mg(相当于锌 12.5 mg)。

葡萄糖酸锌
Zinc Gluconate

【作用与用途】 葡萄糖酸锌为补锌药，主要用于小儿及老年、妊娠妇女因缺锌引起的生长发育迟缓、营养不良、厌食症、复发性口腔溃疡、皮肤痤疮等症。

【用法与用量】 口服。成人每日 10 mg。小儿酌情减量。

【不良反应与注意事项】 可见胃部不适、恶心或呕吐等消化道刺激症状。但消化道刺激性比硫酸锌小。过量的锌进入体内可引起铅和铁缺乏症，因干扰两者吸收和利用。服锌过量可影响铜、铁离子的代谢。

【制剂与规格】 片剂：每片含锌 10 mg、25 mg；颗粒剂：每粒 70 mg(相当于元素锌 10 ng)；胶囊剂：每粒含锌 25 mg；口服液：每瓶 10 ml，含锌 10 mg。

硝酸硫胺
Thiamine Mononitrvate

【作用与用途】 维生素 B_1 参与体内辅酶的形成，摄入不足可致维生素 B_1 缺乏，严重缺乏可致脚气病、心脏功能失调以及周围神经炎等。用于预防和治疗维生素 B_1 缺乏症，如脚气病(非真菌感染的脚癣)、神经炎等。

【用法与用量】 口服。每次 1～3 片，每日 3 次。

【不良反应与注意事项】 对本品过敏者禁用。

【制剂与规格】 硝酸硫胺片：5 mg。

维生素 H_3(机体调节片)
Vitamin H_3

【作用与用途】 具有增进营养、促进细胞活力、调节机体代谢、延缓衰老的功效。

【用法与用量】 口服：1 片，每日 2～3 次，餐后服。

【制剂与规格】 片剂。

角鲨烯胶丸(海力生)
Spinacene Capsules

【作用与用途】 角鲨烯不仅存在于鲨鱼肝脏中，而且也是人体中的内含物质。在体内参与胆固醇的生物合成及多种生化反应，促进生物氧化及机体的新陈代谢，提高机体的防御功能、应激能力与身心素质，加速类固醇激素合成，激活腺苷酸环化酶的活性，引起第二信使的环腺苷酸含量增加。角鲨烯具有生物氧化还原作用与提高能量的效率，从而增强机体的耐力与改善心功能。服用角鲨烯后，铜蓝蛋白与转铁蛋白水平以及超氧化物歧化酶与乳酸脱氢酶活性皆有显著提高。同时，角鲨烯具有类似红细胞摄取氧的功能，生成活化的氧化鲨烯，随血液被运输到机体末端细胞中释放出氧，增加机体氧的利用能力，促进肝脏功能与胆汁分泌，从而增进食欲，对缺氧性疾病有防治作用。提高免疫功能，升高白细胞，用于各种缺氧性疾病、心脏病、肝炎和癌症的防治。

【用法与用量】 口服，每日 2 次，每次 0.5 g，早晚空腹服用。

【制剂与规格】 丸剂：0.25 g。

乳酸钙
Calcium Lactate

【作用与用途】 补钙剂，具有促进骨骼及牙齿的钙化形成、维持神经与肌肉的正常兴奋性和降低毛细血管通透性等作用。用于预防和治疗钙缺乏症。

【用法与用量】 每日 0.25 ~ 1.2 g（以 Ca 计），分次服用，根据人体需要及膳食钙的供给情况酌情进行补充，或遵医嘱。

【不良反应与注意事项】 可见嗳气、便秘、腹部不适，大剂量服用可见高钙血症：表现为厌食、恶心、呕吐、便秘、腹痛肌、无力、心律失常以及骨石灰沉着等。高钙血症者禁用。欲降低本品甜度时，可用凉开水稀释 1 倍后服用。如遇低温析出结晶可温热溶化后服用。禁与洋地黄类药物联合使用。

【制剂与规格】 乳酸钙口服液：10 ml：0.13 g（以钙元素计）。

醋酸甲萘氢醌
Menadiol Diacetate

【作用与用途】 维生素 K 是肝脏合成凝血因子Ⅱ、Ⅶ、Ⅸ和Ⅹ所必需的物质，维生素 K 缺乏可引起这些凝血因子合成障碍，临床可见出血倾向及凝血酶原时间延长，通常称这些因子为维生素 K 依赖性凝血因子。维生素 K 促使因子Ⅱ、Ⅶ、Ⅸ和Ⅹ合成的确切机制尚未阐明。天然的维生素 K 有 K_1、K_2，为脂溶性，其吸收有赖于胆汁的正常分泌。人工合成的维生素 K 有 K_3、K_4，前者为亚硫酸氢钠甲萘醌，后者为乙酰甲萘醌，为水溶性，其吸收不需要胆汁的存在。主要适用于维生素 K 缺乏所致的凝血障碍性疾病。如肠道吸收不良所致维生素 K 缺乏。各种原因所致的阻塞性黄疸、慢性溃疡性结肠炎、慢性胰腺炎和广泛小肠切除后肠道吸收功能减低；长期应用抗生素可导致体内维生素 K 缺乏，广谱抗生素或肠道灭菌药可杀灭或抑制正常肠道内的细菌群落，致使肠道内细菌合成的维生素减少；双香豆素等抗凝剂的分子结构与维生素 K 相似，在体内干扰其代谢，使环氧叶绿醌不能被还原成维生素 K，使体内的维生素 K 不能发挥其作用，造成与维生素 K 缺乏相类似的后果。

【体内过程】 人工合成的维生素 K_3 和 K_4 为水溶性，吸收后主要暂时储存在肝脏中，其他组织含量极少。也难通过胎盘进入胎儿及进入乳汁中。本品体内代谢快，先转成氢醌型式，再与葡萄糖醛酸或硫酸结合而经肾及胆管中排泄，大多不致在体内贮藏。

【用法与用量】 口服，每次 2 ~ 4 mg（1 ~ 2 片），每日 3 次。

【不良反应与注意事项】 口服后可引起恶心、呕吐等胃肠道反应。严重肝病患者慎用。下列情况应用时应注意:葡萄糖-6-磷酸脱氢酶缺陷者,补给维生素 K 时应特别谨慎;肝功能损害时,维生素 K 的疗效不明显,凝血酶原时间极少恢复正常,如盲目使用大量维生素 K 治疗,反而加重肝脏损害;肝素引起的出血倾向及凝血酶原时间延长,用维生素 K 治疗无效。用药期间应定期测定凝血酶原时间以调整维生素 K 的用量及给药次数。当患者因维生素 K 依赖因子缺乏而发生严重出血时,维生素 K 往往来不及在短时间即生效,可先静脉输注凝血酶原复合物、血浆或新鲜血。肠道吸收不良患者,以采用注射途径给药为宜。口服抗凝剂如双香豆素类可干扰维生素 K 的代谢,两药同用,作用相互抵消。水杨酸类、磺胺类、奎尼丁等也均可影响维生素 K 的效应。

【制剂与规格】 醋酸甲萘氢醌片:2 mg、4 mg。

三磷酸腺苷二钠

Adenosine Disodium Triphosphate

【作用与用途】 一种辅酶,有改善机体代谢的作用,参与体内脂肪、蛋白质、糖、核酸以及核苷酸的代谢。同时又是体内能量的主要来源,当体内吸收、分泌、肌肉收缩及进行生化合成反应等需要能量时,三磷酸腺苷即分解成二磷酸腺苷及磷酸基,同时释放出能量。动物实验证明本品可抑制慢反应纤维的慢钙离子内流,阻滞或延缓房室结折返途径中的前向传导,大剂量还可能阻断或延缓旁路的前向和逆向传导;另外还具有短暂的增强迷走神经的作用,因而能终止房室结折返和旁路折返机制引起的心律失常。用于进行性肌萎缩、脑出血后遗症、心功能不全、心肌疾患及肝炎等的辅助治疗。

【用法与用量】 肌内注射或静脉注射,每次 10 ~ 20 mg,每日 10 ~ 40 mg。

【不良反应与注意事项】 对窦房结有明显抑制作用,因此对窦房综合征、窦房结功能不全者及老年人慎用或不用。静脉注射宜缓慢,以免引起头昏、头胀、胸闷及低血压等。心肌梗死和脑出血患者在发病期慎用。

【制剂与规格】 三磷酸腺苷二钠注射液:20 mg:2 ml。

三磷酸腺苷辅酶胰岛素

Adenosine Disodium Triphosphate, Coenzyme A and Insulin

【作用与用途】 三磷酸腺苷二钠有改善机体代谢作用,参与体内脂肪、蛋白质、糖、核酸以及核苷酸的代谢,同时又是体内能量的来源。辅酶 A 是体内代谢乙酰反应的辅酶,对糖、脂肪及蛋白质的代谢起重要作用。与体内乙酰胆碱的合成、肝糖原的积存、胆固醇量的降低及血脂含量的调节均有密切关系。胰岛素有降血糖,抑制糖原分解及糖原异生,促使肌肉和脂肪组织摄取葡萄糖和氨基酸,促使极低密度脂蛋白分解等作用。用于肝炎、肾炎、肝硬化、心力衰竭等疾病的症状改善。

【用法与用量】 静脉注射,用

25%葡萄糖注射液稀释后作缓慢注射。静脉滴注,用5%葡萄糖注射液500 ml溶解后滴注。肌内注射,用氯化钠注射液2 ml溶解后注射。一日1支,2~6周为1个疗程。

【不良反应与注意事项】 本品中胰岛素可引起局部红肿、瘙痒、荨麻疹、血管神经性水肿。对胰岛素过敏者禁用。本品含胰岛素,不宜空腹使用,静脉注入时要缓慢,否则会引起心悸、出汗等。严重的肝、肾病患者密切观察血糖的变化。当药品性状发生改变时禁止使用。

【制剂与规格】 注射剂:三磷酸腺苷二钠20 mg、辅酶A 50单位和胰岛素4单位。

鲑降钙素(密盖息)

Salcatonin

【作用与用途】 钙代谢调节剂,降钙素是由甲状腺细胞分泌的多肽激素,具有抑制破骨细胞的活性,从而抑制骨盐溶解,阻止钙由骨释出,由于骨骼对钙的摄取仍在进行,因而可降低血钙。用于禁用或不能使用常规雌激素与钙制剂联合治疗的早期和晚期绝经后骨质疏松症以及老年性骨质疏松症,继发于乳腺癌、肺癌或肾癌、骨髓瘤和其他恶性肿瘤骨转移所致的高钙血症,变形性骨炎。

【体内过程】 据文献资料报道,本品肌内或皮下注射后,绝对生物利用度大约为70%,1小时达到最大的血浆浓度,半衰期70~90分钟。鲑降钙素和其代谢产物的95%通过肾脏排泄,2%以药物的原形排泄。表观分布容积0.15~0.3 L/kg,蛋白结合型占30%~40%。

【用法与用量】 皮下或肌内注射,需在医生指导下用药。骨质疏松症:每日1次,根据疾病的严重程度,每次50~100 U或隔日100 U,为防止骨质进行性丢失,应根据个体需要,适量摄入钙和维生素D。高钙血症:每日每千克体重5~10 U,1次或分2次皮下或肌内注射,治疗应根据患者的临床和生物化学反应进行调整,如果注射的剂量超过2 ml,应采取多个部位注射。变形性骨炎:每日或隔日100 U。

【不良反应与注意事项】 可以出现恶心、呕吐、头昏、轻度的面部潮红伴发热感。这些不良反应与剂量有关,静脉注射比肌内或皮下注射给药更常见。罕见的多尿和寒战已有报道。在罕见的病例中,给予本品可导致变态反应,包括注射部位的局部反应或全身性皮肤反应。据报道个别的变态反应可导致心动过速、低血压和虚脱。对降钙素过敏者禁用。孕妇及哺乳期妇女禁用。本品临床使用前必须进行皮肤试验。长期卧床治疗的患者,每日需检查血液生化指标和肾功能。治疗过程中如出现耳鸣、眩晕、哮喘应停用。变形性骨炎及有骨折史的慢性疾病患者,应根据血清碱性磷酸酶及尿羟脯氨酸排出量决定停药或继续治疗。大剂量作短期治疗时,少数患者易引起继发性甲状旁腺功能低下。抗酸药和导泻剂因常含钙或其他金属离子如镁、铁而影响本药吸收。

与氨基糖苷类合用会诱发低钙血症。

【制剂与规格】 鲑降钙素注射液:1 ml:50 U。

依降钙素(益盖宁,盖钙灵)
Elcatonin

【作用与用途】 人工合成的鳗鱼降钙素多肽衍生物的无菌水溶液,其主要作用是抑制破骨细胞活性,减少骨的吸收,防止骨钙丢失,同时可降低正常动物和高钙血症动物血清钙,对实验性骨质疏松有改善骨强度、骨皮质厚度、骨钙质含量、骨密度等作用。用于骨质疏松症引起的骨痛。

【体内过程】 据国外文献资料报道,健康成人肌内注射依降钙素0.5 μg/kg时,30分钟后血药浓度达峰值,持续时间120分钟,肌内注射的消除半衰期$t_{1/2}$为4.8小时。

【用法与用量】 骨质疏松症:肌内注射1次10 U,每周2次。应根据症状调整剂量,或遵医嘱。

【不良反应与注意事项】 休克:偶见休克,故应密切观察,若有症状出现,应立即停药并及时治疗。过敏症:若出现皮疹、荨麻疹等时,应停药。循环系统:偶见颜面潮红、热感、胸部压迫感、心悸。消化系统:恶心、呕吐、食欲不振,偶见腹痛、腹泻、口渴、胃灼热等。神经系统:偶见眩晕、步态不稳,见头痛、耳鸣、手足抽搐。肝脏:少见GOT、GPT上升。电解质代谢:偶见低钠血症。注射部位:偶见疼痛。其他:瘙痒,偶见哮喘、出汗、指端麻木、尿频、水肿、视力模糊、咽喉部有含薄荷类物质后感觉、发热、寒战、无力感、全身乏力等。对本品过敏者禁用。本品在睡前使用或用药前给予抗呕吐药可减轻不良反应。本品是多肽制剂,有引起休克的可能性,故对易发生皮疹、红斑、荨麻疹等变态反应的患者、支气管哮喘患者或有其既往史患者慎用。肝功能异常者慎用。肌内注射时,注意避开神经走向部位及血管,若有剧痛或抽出血液,应速拔针换位注射。反复注射时,应左右交替注射,变换注射部位。本品不宜长期使用。

【制剂与规格】 依降钙素注射液:1 ml:10 U。

依替膦酸二钠(羟乙膦酸钠,依曲膦酸二钠)
Etidronate Disodium

【作用与用途】 骨代谢调节剂,能进入骨基质羟磷灰石晶体中,当破骨细胞溶解晶体,药物被释放,能抑制破骨细胞活性,并通过成骨细胞间接起抑制骨吸收效应,防止骨质的丢失。用于原发性骨质疏松症和绝经后骨质疏松症。

【体内过程】 正常成人1次口服20 mg/kg,1小时后血清中浓度达到最高,体内不进行代谢,半衰期为1~6小时,24小时后为0.03 mg/ml,连续服药7天未见蓄积倾向。本品吸收率约6%,进入体内后在骨及肾脏中浓度最高,24小时内50%的量通过肾脏排泄,50%被骨吸收。

【用法与用量】 口服,每次0.2 g,每日2次,两餐间服用。

【不良反应与注意事项】 腹部不适，腹泻，呕吐，口炎，头痛，咽喉灼热感，瘙痒，皮疹等症状。严重肾损害者、骨软化症患者禁用。需间歇、周期性服药，服药 2 周后需停药 11 周为 1 周期，然后重新开始第 2 周期，停药期间需补充钙剂及维生素 D_3。在服用本品 2 小时内，避免食用高钙食品（例如牛奶或奶制品）和含矿物质的维生素或抗酸药。肾功能损害、消化性溃疡、肠炎等患者慎用。若出现皮肤瘙痒、皮疹等过敏症状时应停止用药。动物实验可引起骨骼畸形，药物可经乳汁排泄，故孕妇与哺乳期妇女禁用。儿童长期用药可能影响骨代谢，应慎用。抗酸药和导泻剂因常含钙或其他金属离子如镁、铁等而会影响本药吸收。与氨基糖苷类合用会诱发低钙血症。

【制剂与规格】 羟乙膦酸钠片、胶囊：0.2 g。

氯屈膦酸钠（骨膦）
Clodronate Disodium

【作用与用途】 主要作用于骨组织，防止羟基磷灰石结晶溶解并直接抑制破骨细胞活性，从而抑制骨吸收。氯屈膦酸钠的理化性质与羟乙膦酸钠相似，但其潜在的抑制破骨细胞活性的功能比后者强 10 倍，而对骨矿化作用则无影响。因对钙及骨矿物质具有极强的吸附性，故主要分布在骨骼中发挥疗效。在一般用量范围内，不影响骨组织中矿物质的正常代谢过程。主要用于治疗恶性肿瘤骨转移所致的疼痛和高钙血症，避免或延迟由肿瘤引致的溶骨性骨转移，并减少这种骨转移所引起的骨折。

【体内过程】 口服或静脉给予后，平均半衰期为 2 小时，平均血浆清除率为 1.4 ml/(kg · min)。在 48 小时内 80% 的药物以原形从尿中排出，5% 从粪便中排出。主要分布于骨组织，消除缓慢；其次为肾、肺、皮肤和小肠，消除迅速。本品的血浆蛋白结合率很低，并且受一同服下的含钙液体的影响，但它的药代动力学研究未发现明显与剂量相关的改变。

【用法与用量】 Paget 病：300 mg/d 静脉滴注（3 小时以上），共 5 天，或 800～1 600 mg/d，口服 1～6 个月。高钙血症：300 mg/d 静脉滴注，3～5 天，或每次给予 1.5 g 滴注，两者疗效相当。血钙正常后 400～600 mg/d 口服。骨质疏松：400 mg/d，口服。

【不良反应与注意事项】 10% 左右的患者可发生轻度的恶心、呕吐或腹泻，但多见于大剂量给药时。可使甲状旁腺激素和血清转氨酶水平暂时性升高，血清碱性磷酸酶的水平也可能有改变，无症状的低血钙有时发生于静脉治疗期间。静脉给药剂量显著高于推荐剂量时可能引起严重的肾功能损害，尤其在输注速度过快时。不得用于妊娠和哺乳妇女，对双膦酸盐过敏者禁用。

【制剂与规格】 胶囊：400 mg；注射液：5 ml：300 mg。

依普黄酮
Ipriflavone

【作用与用途】 本品是用于改善骨质疏松症所致的骨量减少的药物,对卵巢切除和泼尼松龙造成的实验性骨质疏松模型大鼠均有抑制骨量减少的作用。其作用机制包括:直接抑制骨吸收;通过雌激素样作用增加降钙素的分泌,间接产生抗骨吸收作用;促进骨的形成。适用于改善骨质疏松症的骨量减少。

【体内过程】 本品经口服在小肠形成7种代谢物与原形一起吸收,约1.3小时后原形的血药浓度达到峰值,其中4种代谢物具有生物效能。主要分布在胃、肠、肝和骨中,经门静脉入肝脏代谢,单剂量200 mg口服,半衰期9.8小时,药-时曲线下面积632 ng·h/ml;48小时内尿总排泄率为42.9%,均为代谢产物形式;每日600 mg,连续服药6天,血药浓度达稳态,半衰期23.6小时,药-时曲线下面积为1 455 ng·h/ml。继续服药后原药及代谢物无体内蓄积,血药浓度不再升高。

【用法与用量】 通常成人1次1片(200 mg),一日3次,饭后口服。此剂量应根据年龄及患者的症状进行调整。

【不良反应与注意事项】 重要的不良反应:罕见出现消化性溃疡、胃肠道出血或恶化症状,当出现这种情况时,应立即停药,并给予适当的处理,故有消化道溃疡以及有消化道溃疡病史者应慎用。黄疸:罕见出现黄疸,故应密切观察。如有异常状况,立即停用该药,并进行适当处理。其他不良反应,过敏反应:出疹、瘙痒等症状偶见,此时应停止用药;消化器官:偶见恶心、呕吐、食欲不振、胃部不适、烧心、腹痛、腹部胀满、腹泻、便秘、口腔炎、口干、舌炎、味觉异常等;神经系统:偶见眩晕、轻微头晕、罕见头痛等;血液:罕见粒细胞减少,偶见贫血等;肝脏:偶见胆红素GOT、GPT、ALP、LDH上升,罕见γ-GTP上升;肾脏:罕见尿素氮、肌酐上升;其他:罕见男子女性型乳房,若此情况出现,应停止用药;罕见舌唇麻木,偶见浮肿、不适。注意:本品的用药对象为确认为骨质疏松症的患者;本品在给予高龄患者长期应用时,用药过程中应仔细观察患者的情况,若出现消化系统的不良反应症状时,要进行适当处理;重度食道炎、胃炎、十二指肠炎、溃疡病和胃肠功能紊乱患者慎用;中重度肝、肾功能不全患者慎用;服药期间需补钙;对男性骨质疏松症无用药经验。高龄患者应慎重用药。儿童、孕妇及哺乳期妇女、对本品过敏者、低钙血症患者禁用。对摘除卵巢的动物,并用雌酮,可增强雌激素的作用,故在并用本药与雌激素制剂时应慎重用药;并用茶碱时,可使茶碱的血浓度上升,故在并用本药与茶碱时应减少茶碱用量并慎重用药;并用香豆素类抗凝血剂,可增强香豆素类抗凝血剂的作用,故在并用本药与抗凝血剂的作用时应减少香豆素类抗凝血剂的用量并慎重用药。

【规格】 片剂:0.2 g。

阿仑膦酸钠(福善美,固邦)

Alendronate Sodium

【作用与用途】 骨代谢调节剂,为氨基二膦酸盐,与骨内羟磷灰石有强亲和力。能进入骨基质羟磷灰石晶体中,当破骨细胞溶解晶体,药物被释放,能抑制破骨细胞活性,并通过成骨细胞间接起抑制骨吸收作用。其特点是抗骨吸收活性强,无骨矿化抑制作用。用于治疗绝经后妇女的骨质疏松症。

【体内过程】 据文献报道,本品口服吸收后主要在小肠内吸收,但吸收程度很差,生物利用度约为 0.7%,且食物和矿物质等可显著减少其吸收。本品血浆结合率约 80%,血清半衰期短,吸收后的药物有 20% ~60% 被骨组织迅速摄取,骨中达峰时间约为用药后 2 小时,其余部分能迅速以原形经肾排泄消除,服药后 24 小时内 99% 以上的体内存留药物集中于骨,本品在骨内的半衰期较长,与药的半衰期相仿。

【用法与用量】 口服。每日早餐前至少 30 分钟空腹用 200 ml 温开水送服,每次 10 mg,每日 1 次。

【不良反应与注意事项】 腹痛、腹泻、恶心、便秘、消化不良,如不按规定服用方法者可有食管溃疡,偶有血钙降低,短暂白细胞升高,尿红细胞、白细胞升高。食管动力障碍,如食管弛缓不能,食管狭窄者禁用。严重肾损害者、骨软化症患者禁用。早餐前至少 30 分钟用 200 ml 温开水送服,用药后至少 30 分钟方可进食。与橘子汁和咖啡同时服用会显著影响本品的吸收。在服用本品前后 30 分钟内不宜饮用牛奶、奶制品和含钙较高的饮料。服药后即卧床有可能引起食管刺激或溃疡性食管炎。胃肠道功能紊乱、胃炎、食管不适、十二指肠炎、溃疡病患者慎用。婴幼儿、青少年慎用。轻、中度肾功能异常患者慎用。开始使用本品治疗前,必须纠正钙代谢和矿物质代谢紊乱、维生素 D 缺乏和低钙血症。补钙剂、抗酸剂和一些口服药剂很可能妨碍本品的吸收,因此,服用本品后应至少推迟半小时再服用其他药物。男性骨质疏松症用药的安全性和有效性尚未验证,不推荐使用。儿童长期用药可能影响骨代谢,应慎用。抗酸药和导泻剂因常含钙或其他金属离子如镁、铁等而会影响本药吸收。与氨基糖苷类合用会诱发低钙血症。

【制剂与规格】 阿仑膦酸钠片:10 mg(按阿仑膦酸计)。

帕米膦酸二钠(阿可达)

Pamidronate Disodium

参见抗肿瘤药“帕米膦酸二钠”。

输液剂(包括电解质、酸碱平衡药及血浆代用品)

氯化钠注射液
Sodium Chloride Injection

【作用与用途】 氯化钠是一种电解质补充药物。钠和氯是机体重要的电解质,主要存在于细胞外液,对维持正常的血液和细胞外液的容量和渗透压起着非常重要的作用。正常血清钠浓度为135~145 mmol/L,占血浆阳离子的92%,总渗透压的90%,故血浆钠量对渗透压起着决定性作用。正常血清氯浓度为98~106 mmol/L,人体中钠、氯离子主要通过下丘脑、垂体后叶和肾脏进行调节,维持体液容量和渗透压的稳定。用于各种原因所致的失水,包括低渗性、等渗性和高渗性失水;高渗性非酮症糖尿病昏迷,应用等渗或低渗氯化钠可纠正失水和高渗状态;低氯性代谢性碱中毒;外用生理盐水冲洗眼部、洗涤伤口等;还用于产科的水囊引产。

【体内过程】 氯化钠静脉注射后直接进入血液循环,在体内广泛分布,主要存在于细胞外液。钠离子、氯离子均可被肾小球滤过,并部分被肾小管重吸收。由肾脏随尿排泄,仅少部分从汗排出。

【用法与用量】

(1)高渗性失水:高渗性失水时患者脑细胞和脑脊液渗透浓度升高,若治疗使血浆和细胞外液钠浓度和渗透浓度过快下降,可致脑水肿。故一般认为,在治疗开始的48小时内,血浆钠浓度每小时下降不超过0.5 mmol/L。若患者存在休克,应先予氯化钠注射液,并酌情补充胶体,待休克纠正,血钠 > 155 mmol/L,血浆渗透浓度 > 350 mOsm/L,可予0.6%低渗氯化钠注射液。待血浆渗透浓度 < 330 mOsm/L,改用0.9%氯化钠注射液。补液总量根据下列公式计算,作为参考:

$$\text{所需补液量(L)} = \frac{[\text{血钠浓度(mmol/L)} - 142]}{\text{血钠浓度(mmol/L)}} \times 0.6 \times \text{体重(kg)}$$

一般第1日补给半量,余量在以后2~3日内补给,并根据心肺肾功能酌情调节。

(2)等渗性失水:原则给予等渗溶液,如0.9%氯化钠注射液或复方氯化钠注射液,但上述溶液氯浓度明显高于血浆,单独大量使用可致高氯血症,故可将0.9%氯化钠注射液和1.25%碳酸氢钠或1.86%乳酸钠以7:3的比例配制后补给。后者氯浓度为107 mmol/L,并可纠正代谢性酸中毒。补给量可按体重或红细胞压积计算,作为参考。①按体重计算:补液量(L)=体重下降(kg)×142/154;②按红细胞压积计算:补液量(L)=(实际红细胞压积-正常红细胞压积)×体重(kg)×0.2/正常红细胞压积。正常红细胞压积男性为 48%，女性为 42%。

(3)低渗性失水：严重低渗性失水时，脑细胞内溶质减少以维持细胞容积。若治疗使血浆和细胞外液钠浓度和渗透浓度迅速回升，可致脑细胞损伤。一般认为，当血钠低于 120 mmol/L 时，治疗使血钠上升速度在每小时0.5 mmol/L，不超过每小时 1.5 mmol/L。

当血钠低于 120 mmol/L 时或出现中枢神经系统症状时，可给予3% ~ 5% 氯化钠注射液缓解滴注。一般要求在 6 小时内将血钠浓度提高至 120 mmol/L以上。补钠量(mmol/L) = [142 - 实际血钠浓度(mmol/L)] × 体重(kg) × 0.2。待血钠回升至 120 ~ 125 mmol/L 以上，可改用等渗溶液或等渗溶液中酌情加入高渗葡萄糖注射液或 10% 氯化钠注射液。

(4)低氯性碱中毒：给予 0.9% 氯化钠注射液或复方氯化钠注射液(林格液)500 ~ 1 000 ml，以后根据碱中毒情况决定用量。

(5)外用：用生理氯化钠溶液洗涤伤口、冲洗眼部。

【不良反应与注意事项】 输液过多、过快，可致水钠潴留，引起水肿、血压升高、心率加快、胸闷、呼吸困难，甚至急性左心衰竭。过多、过快给予低渗氯化钠可致溶血、脑水肿等。

【制剂与规格】 氯化钠注射液：10 ml：90 mg、100 ml：0.9 g、250 ml：2.25 g、500 ml：4.5 g、1000 ml：9 g；浓氯化钠注射液：10 ml：1 g、10 ml：0.3 g。

葡萄糖注射液
Glucose Injection

【作用与用途】 葡萄糖是人体主要的热量来源之一，每 1 g 葡萄糖可产生 4 卡(16.7 kJ)热能，故被用来补充热量，治疗低糖血症。当葡萄糖和胰岛素一起静脉滴注，糖原的合成需钾离子参与，从而钾离子进入细胞内，血钾浓度下降，故被用来治疗高钾血症。高渗葡萄糖注射液快速静脉推注有组织脱水作用，可用作组织脱水剂。另外，葡萄糖是维持和调节腹膜透析液渗透压的主要物质。可配制腹膜透析液；用于补充能量和体液；用于各种原因引起的进食不足或大量体液丢失(如呕吐、腹泻等)，全静脉内营养，饥饿性酮症。药物稀释剂；静脉法葡萄糖耐量试验；供配制 GIK(极化液)液用。

【体内过程】 静脉注射葡萄糖直接进入血液循环。葡萄糖在体内完全氧化生成 CO_2 和水，经肺和肾排出体外，同时产生能量。也可转化成糖原和脂肪贮存。一般正常人体利用葡萄糖的能力为 6 mg/(kg · min)。

【用法与用量】 补充热能：患者因某些原因进食减少或不能进食时，一般可予 25% 葡萄糖注射液静脉注射，并同时补充体液。葡萄糖用量根据所需热能计算。全静脉营养疗法：葡萄糖是此疗法最重要的能量供给物质。在非蛋白质热能中，葡萄糖与脂肪供给热量之比为 2∶1。具体用量依据临床热量需要而定。根据补液量的需要，葡萄糖可配制为25% ~50%的不同浓度,必要时加入胰岛素,每5 ~ 10 g葡萄糖加入正规胰岛素1 U。由于常应用高渗葡萄糖溶液,对静脉刺激性较大,并需输注脂肪乳剂,故一般选用大静脉滴注。低糖血症:重者可先用50%葡萄糖注射液20 ~40 ml静脉推注。饥饿性酮症:严重者应用5% ~25%葡萄糖注射液静脉滴注,每日100 g葡萄糖可基本控制病情。失水:等渗性失水给予5%葡萄糖注射液静脉滴注。高钾血症:应用10% ~25%注射液,每2 ~4 g葡萄糖加1 U正规胰岛素输注,可降低血清钾浓度。但此疗法仅使细胞外钾离子进入细胞内,体内总钾含量不变,如不采取排钾措施,仍有再次出现高钾血症的可能。组织脱水:高渗溶液(一般采用50%葡萄糖注射液)快速静脉注射20 ~ 50 ml,但作用短暂。临床上应注意防止高血糖,目前少用。用于调节腹膜透析液渗透压时,50%葡萄糖注射液20 ml即10 g葡萄糖可使1 L腹膜透析液渗透压提高55 mOsm/kg H_2O。

【不良反应与注意事项】 静脉炎:发生于高渗葡萄糖注射液滴注时。高浓度葡萄糖注射液外渗可致局部肿痛。反应性低血糖:合并使用胰岛素过量,原有低血糖倾向及全静脉营养疗法突然停止时易发生。高血糖非酮症昏迷:多见于糖尿病、应激状态、使用大量的糖皮质激素、尿毒症腹膜透析患者腹腔内给予高渗葡萄糖溶液及全营养疗法时。电解质紊乱,长期单纯补给葡萄糖时易出现低钾、低钠及低磷血症。

【制剂与规格】 葡萄糖注射液:10 ml:0.5 g;20 ml:1 g;20 ml:10 g;500 ml:25 g;500 ml:50 g;500 ml:125 g。

葡萄糖氯化钠注射液
Glucose and Sodium Chloride Injection

【作用与用途】 葡萄糖是人体主要的热量来源之一。钠和氯是机体内重要的电解质,主要存在于细胞外液,对维持人体正常的血液和细胞外液的容量和渗透压起着非常重要的作用。补充热能和体液。用于各种原因引起的进食不足或大量体液丢失。

【体内过程】 葡萄糖进入体内后,正常人体利用能力6 mg/(kg · min)。

【用法与用量】 应同时考虑葡萄糖和氯化钠的用法与用量。

葡萄糖的用法与用量

(1)补充热能:患者因某些原因进食减少或不能进食时,一般可予10% ~25%葡萄糖注射液静脉滴注,并同时补充体液。葡萄糖用量根据所需热能计算。

(2)全静脉营养疗法:葡萄糖是此疗法最重要的能量供给物质。在非蛋白质热能中,葡萄糖与脂肪供给热量之比为2:1。具体用量依临床热量需要量决定。根据补液量的需要,葡萄糖可配成25% ~50%不同浓度,必要时加胰岛素,每5 ~10 g葡萄糖加正规胰岛素1 U。由于本品常应用高渗溶液,对静脉刺激性较大,并需输注脂肪乳剂,故一般选用较深部的大静脉,如锁骨下静脉、颈内静脉等。

(3)低血糖症：重者可先用50%葡萄糖注射液20～40 ml静脉注射。

(4)饥饿性酮症：严重者应用5%～25%葡萄糖注射液静脉滴注，每日100 g葡萄糖可基本控制病情。

(5)失水：等渗性失水给予5%葡萄糖注射液静脉滴注。

(6)高钾血症：应用10%～25%注射液，每2～4 g葡萄糖加1 U正规胰岛素输注，可降低血清钾浓度。但此疗法仅使细胞外钾离子进入细胞内，体内总钾含量不变，如不采取排钾措施，仍有再次出现高钾血症的可能。

(7)组织脱水：高渗溶液(一般采用50%葡萄糖注射液)快速静脉注射20～50 ml，但作用短暂。临床上应注意防止高血糖，目前少用。用于调节腹膜透析液渗透压时，50%葡萄糖注射液20 ml即10 g葡萄糖可使1 L腹膜透析液渗透压提高55 mOsm/kg H_2O。亦即透析液中葡萄糖浓度每升高1%，渗透压提高55 mOsm/kg H_2O。

氯化钠的用法与用量 同氯化钠注射液。

【不良反应与注意事项】 输注过多、过快，可致水钠潴留，引起水肿、血压升高、心率加快、胸闷、呼吸困难，甚至急性左心衰竭。不适当地给予高渗氯化钠可致高钠血症；过多、过快给予低渗氯化钠可致溶血、脑水肿等。静脉炎：发生于高渗葡萄糖注射液滴注时，改用大静脉滴注，静脉炎发生率下降。高浓度溶液注射若外渗可致局部肿痛。反应性低血糖：合并使用胰岛素过量，原有低血糖倾向及全静脉营养疗法突然停止时易发生。高血糖非酮症昏迷：多见于糖尿病、应激状态、使用大剂量糖皮质激素、尿毒症腹膜透析患者腹膜内给予高渗葡萄糖溶液及全静脉营养疗法时。电解质紊乱：长期单纯补给葡萄糖时易出现低钾、低钠及低磷血症。下列情况禁用：脑、肾、心脏功能不全者；血浆蛋白过低者；糖尿病及酮症酸中毒未控制患者；高渗性脱水患者；高血糖非酮症高渗状态。

【制剂与规格】 葡萄糖氯化钠注射液：①100 ml：葡萄糖5 g与氯化钠0.9 g；②100 ml：葡萄糖10 g与氯化钠0.9 g；③250 ml：葡萄糖12.5 g与氯化钠2.25 g；④250 ml：葡萄糖25 g与氯化钠2.25 g；⑤500 ml：葡萄糖25 g与氯化钠4.5 g；⑥500 ml：葡萄糖50 g与氯化钠4.5 g；⑦1 000 ml：葡萄糖50 g与氯化钠9 g。

氯化钾
Potassium Chloride

【作用与用途】 钾离子是细胞内主要阳离子，是神经冲动传送、肌肉运动及心肌收缩活动所必需；糖代谢和蛋白质合成中亦需要它。本品可防治各种原因引起的低钾血症。K^+是细胞内的主要阳离子，其浓度为150～160 mmol/L；而细胞外的主要阳离子是钠离子，钾浓度仅为3.5～5 mmol/L。机体主要依靠细胞膜上的Na^+-K^+-ATP酶来维持细胞内的K^+、Na^+浓度差。体内的酸碱平衡状态对钾代谢有影响,如酸中毒时 H^+ 进入细胞内,为了维持细胞的电位差,K^+ 释出到细胞外,引起或加重高钾血症。而代谢紊乱也会影响酸碱平衡。正常的细胞内外钾离子浓度及浓度差与细胞的某些重要功能有着密切的关系,包括维持碳水化合物代谢、糖原储存、蛋白质代谢,细胞内渗透压和酸碱平衡,心肌兴奋性和传导性;维持骨骼肌正常张力和神经冲动传导,以及可使肠道、子宫和支气管平滑肌张力上升等。用于治疗低钾血症:各种原因引起的低钾血症,如进食不足、呕吐、严重腹泻、应用排钾利尿药、低钾性家族周期性麻痹、长期应用糖皮质激素和补充高渗葡萄糖等。预防低钾血症:当患者存在失钾情况,尤其是如果发生低钾血症对患者危害较大时(如洋地黄化的患者),需预防性补充钾盐,如进食很少、严重或慢性腹泻、长期服用肾上腺皮质激素、失钾性肾病及 Bartter 综合征等,洋地黄中毒引起频发、多源性早搏或快速性心律失常。

【体内过程】 钾 90% 由肾脏排泄,10% 由肠道排泄。

【用法与用量】 口服:1 ~ 2 g,每日3 次。静脉滴注:一般成人每天需 3 g 左右,低钾时每天补给 4 ~ 5 g,严重时可补给 6 ~ 8 g 或更多;儿童每天需 0.1 ~ 0.3 g/kg(1 g 氯化钾含 13.4 mmol 钾,儿童每天需钾约 2 mmol/kg)。

【不良反应与注意事项】 口服偶可有胃肠道刺激症状,如恶心、呕吐、咽部不适、胸痛(食管刺激)、腹痛、腹泻甚至消化性溃疡及出血:在空腹、剂量较大及原有胃肠道疾病者更易发生。高钾血症:应用过量或原有肾功能损害时易发生。高钾血症、尿量很少和尿闭患者禁用。

【制剂与规格】 氯化钾缓释片:0.5 g;氯化钾片:0.25 g、0.5 g;氯化钾注射液:10% :10 ml。

聚磺苯乙烯(聚苯乙烯磺酸钠,降钾树脂)

Sodium Polystyrene Sulfonate

【作用与用途】 本品是一种药用的钠式离子交换树脂,可通过肠道内的离子交换而达到降低血钾的目的。用于急、慢性肾功能不全的高钾血症。

【用法与用量】 口服:15 ~ 30 g,1 ~ 2 次/d,用水约 100 ml 调匀后服用,连用 2 ~ 3 日。直肠给药:30 g,1 ~ 2 次/d,用水或 20% 甘露醇 100 ~ 200 ml混匀后高位保留灌肠,连用 3 ~ 7 日。小儿剂量每日按体重1 g/kg计算。

【不良反应与注意事项】 有恶心、呕吐、胃痛、便秘、食欲不振、心律失常、肌无力、应激性精神紊乱等。用药期间应进行水、电解质平衡的监测。血钾浓度降至 4 ~ 5 mmol/L 时应暂停用药。

【制剂与规格】 聚磺苯乙烯散剂:15 g。

氯化钙注射液

Calcium Chloride Injection

【作用与用途】 本品为钙补充剂,钙离子可以维持神经肌肉的正常兴奋性,促进神经末梢分泌乙酰胆碱。

血清钙降低时可出现神经肌肉兴奋性升高，发生抽搐，血钙过高则兴奋性降低，出现软弱无力等。钙离子能改善细胞膜的通透性，增加毛细管的致密性，使渗出减少，起抗过敏作用。钙离子能促进骨骼与牙齿的钙化形成，高浓度与镁离子间存在竞争性拮抗作用，可用于镁中毒的解救；钙离子可与氟化物生成不溶性氟化钙，用于氟中毒的解救。用于治疗钙缺乏，急性血钙过低，碱中毒及甲状旁腺功能低下所致的手足搐搦症，维生素D缺乏症等；过敏性疾患；镁中毒时的解救；氟中毒的解救；心脏复苏时应用如高血钾、低血钙，或钙通道阻滞引起的心功能异常的解救。

【用法与用量】 成人：治疗低钙血症：500～1 000 mg（含136～272 mg元素钙）（1～2支）缓慢静脉注射，速度不超过50 mg/min，根据反应和血钙浓度，必要时1～3日后重复给药。心脏复苏：静脉或心室内注射，每次200～400 mg。应避免注入心肌内。治疗高钾血症：在心电图监视下用药，并根据病情决定剂量，一般可先应用500～1 000 mg（1～2支）缓慢静脉注射，以后酌情用药。治疗高镁血症：先应用500 mg静脉注射，速度不超过100 mg/min，以后酌情用药。小儿用量：低钙时治疗量为25 mg/kg（6.8 mg钙），静脉缓慢滴注。

【不良反应与注意事项】 静脉注射可有全身发热，静脉注射过快可产生恶心、呕吐、心律失常甚至心跳停止。高钙血症早期可表现为便秘、倦睡、持续头痛、食欲不振、口中有金属味、异常口干等，晚期征象表现为精神错乱、高血压、眼和皮肤对光敏感，恶心、呕吐，心律失常等。

【制剂与规格】 氯化钙注射液：10 ml：0.5 g（含钙量为136 mg）。

葡萄糖酸钙
Calcium Gluconate

见抗变态反应药“葡萄糖酸钙”。

碳酸氢钠（小苏打）
Sodium Bicarbonate

【作用与用途】 用于治疗代谢性酸中毒，碱化尿液，缓解高胃酸引起的症状。

【体内过程】 本品经静脉滴注后直接进入血液循环。血中碳酸氢钠经肾小球滤过，进入尿液排出。部分碳酸氢根离子与尿液中氢离子结合生成碳酸，再分解成二氧化碳和水。前者可弥散进入肾小管细胞，与胞内水结合，生成碳酸，解离后的碳酸氢根离子被重吸收进入血循环。血中碳酸氢根离子与血中氢离子结合生成碳酸，进而分解成二氧化碳和水，前者经肺呼出。

【用法与用量】 口服：0.5～2 g，每日3次。静脉滴注：用量按血气分析的碱储值代入公式计算。或按5%碳酸氢钠注射液0.5 ml/kg（体重）可提高二氧化碳结合力1%容积计算，1.3%溶液为等渗溶液，必要时可用5%溶液缓慢静脉滴注。

【不良反应与注意事项】 大量注

射时可出现心律失常、肌肉痉挛、疼痛、异常疲倦虚弱等,剂量偏大或存在肾功能不全时,可出现水肿、精神症状、肌肉疼痛或抽搐、呼吸减慢、口内异味、异常疲倦虚弱等。长期应用时可引起尿频、尿急、持续性头痛、食欲减退、恶心呕吐、异常疲倦虚弱等。

【制剂与规格】 碳酸氢钠注射液:10 ml:0.5 g、100 ml:5 g、250 ml:12.5 g;碳酸氢钠片:0.5 g。

乳酸钠注射液
Sodium Lactate Injection

【作用与用途】 人体在正常情况下血液中含有少量乳酸,主要由肌肉、皮肤、脑及细胞等组织中的葡萄糖或糖原酵解生成。乳酸生成后或再被转化为糖原或丙酮酸,或进入三羧酸循环被分解为水及二氧化碳。因此,乳酸钠的终末代谢产物为碳酸氢钠,可用于纠正代谢性酸中毒。高钾血症伴酸中毒时,乳酸钠可纠正酸中毒并使钾离子自血及细胞外液进入细胞内。乳酸降解的主要脏器为肝及肾脏,当体内乳酸代谢失常或发生障碍时,疗效不佳;此外,乳酸钠的作用不如碳酸氢钠迅速。用于代谢性酸中毒,高钾血症伴严重心律失常 QRS 波增宽者,可作为腹膜透析液中缓冲剂。

【体内过程】 本品静脉注射后直接进入血液循环。乳酸钠在体内经肝脏氧化生成二氧化碳和水,两者在碳酸酐酶催化下生成碳酸,再解离成碳酸氢根离子而发挥作用。

【用法与用量】 高钾血症:首次可予静脉滴注 11.2% 注射液 40~60 ml,以后酌情给药。严重高钾血症导致缓慢异位心律失常,特别是心电图 QRS 波增宽时,应在心电图监护下给药。有时须高达 200 ml 才能奏效,此时应注意血钠浓度及防止心衰。乳酸钠需在有氧条件下经肝脏氧化代谢成碳酸氢根才能发挥纠正代谢性酸中毒的作用,故不及碳酸氢钠作用迅速和稳定,现已少用。

【不良反应与注意事项】 有低钙血症者(如尿毒症),在纠正酸中毒后易出现手足发麻、疼痛、搐搦,呼吸困难等症状,是由于血清钙离子浓度降低所致。心率加速、胸闷、气急等肺水肿、心力衰竭表现等。血压升高。体重增加、水肿。逾量时出现碱中毒。血钾浓度下降,有时出现低钾血症表现。下列情况禁用:①心力衰竭及急性肺水肿;②脑水肿;③乳酸性酸中毒已显著时;④重症肝功能不全;⑤严重肾功能衰竭导致的少尿或无尿。

【制剂与规格】 乳酸钠注射液:20 ml:2.24 g、50 ml:5.60 g。

缓血酸胺注射液(三羟甲基氨基甲烷,氨基丁三醇)
Tristeril Injection

【作用与用途】 本品为一种不含钠的作用较强的氨基缓冲剂,注入体内后能在细胞内外液中同时与 H^+ 结合而纠正酸中毒。用于治疗急性代谢性及呼吸性酸中毒。

【用法与用量】 成品为 7.28%(0.6 mmol/L)溶液,需要等量 5% 或

10%葡萄糖溶液稀释成3.64%等渗液静脉滴注，用量按7.28%溶液每次2～3 ml/kg计算，按需每日2～3次。

【不良反应与注意事项】 慢性呼吸性酸中毒患者忌用。快速大量滴入可致呼吸抑制、碱中毒、低血压、低血糖、恶心、呕吐及低钙血症，必要时给氧吸入。药液外溢可引起局部组织坏死。

【制剂与规格】 针剂：7.28%：10 ml、20 ml、100 ml。

右旋糖酐20氯化钠注射液
Dextran20 Sodium Chloride Injection

【作用与用途】 用于失血、创伤、烧伤等各种原因引起的休克和中毒性休克。预防手术后静脉血栓形成，用于肢体再植和血管外科手术等预防术后血栓形成。血管栓塞性疾病用于心绞痛、脑血栓形成、脑供血不足、血栓闭塞性脉管炎等。体外循环时，代替部分血液，预充人工心肺机，既节省血液又可改善循环。

【体内过程】 本品在体内停留时间较短，静注后立即开始从血液中通过肾脏排出体外，用药后经肾脏排出，少部分进入胃肠道，从粪便中排出。体内存留部分经缓慢氧化代谢。

【用法与用量】 静脉滴注。用量视病情而定，成人常用量每次250～500 ml，24小时内不超过1000～1500 ml。婴儿用量为5 ml/kg，儿童用量为10 ml/kg。休克病例：用量可较大，速度可快，滴注速度为20～40 ml/min，第一天最大剂量可用至20 ml/kg，在使用前必须纠正脱水。预防术后血栓形成：术中或术后给予500 ml，通常术后第一、二天每天500 ml，以2～4小时的速度静滴，高危患者疗程可用至10天。血管栓塞性疾病：应缓慢静滴，一般每次250～500 ml，每日或隔日1次，7～10次为1个疗程。

【不良反应与注意事项】 过敏反应：少数患者可出现过敏反应，表现为皮肤瘙痒、荨麻疹、恶心、呕吐、哮喘，重者口唇发绀、虚脱、血压剧降、支气管痉挛，个别患者甚至出现过敏性休克，直至死亡。偶见发热、寒战、淋巴结肿大、关节炎等。出血倾向：可引起凝血障碍，使出血时间延长，该反应常与剂量有关。首次输用本品，开始几毫升应缓慢静滴，并在注射开始后严密观察5～10分钟，出现所有不正常征象（寒战、皮疹）都应马上停药。禁用于少尿患者。避免用量过大，尤其是老年人、动脉粥样硬化或补液不足者。重度休克时，如大量输注右旋糖酐，应同时给予一定数量的全血，以维持血液携氧功能。如未同时输血，由于血液在短时间内过度稀释，则携氧功能降低，组织供氧不足，而且影响血液凝固，出现低蛋白血症。某些手术创面渗血较多的患者，不应过多使用本品，以免增加渗血。伴有急性脉管炎者，不宜使用本品，以免炎症扩散。对于脱水患者，应同时纠正水、电解质紊乱情况。每日用量不宜超过1500 ml，否则易引起出血倾向和低蛋白血症。本品不应与维生素C、维生素B_{12}、维生素K、双嘧达莫及促皮质素、氢化可的松、琥珀酸钠在同一溶液中混合给药。本品能吸附于细胞表面,与红细胞形成假凝集,对血型鉴定和血交叉配血试验结果有一定干扰。输血患者的血型检查,交叉配血试验应在使用右旋糖酐前进行,以确保输血安全。

【制剂与规格】 注射剂:100 ml:6 g、100 ml:10 g、250 ml:15 g、250 ml:25 g、500 ml:30 g、500 ml:50 g。

右旋糖酐 40(低分子右旋糖酐) Dextran 40

【作用与用途】 本品具有降低血液黏稠度、改善微循环和抗血栓作用。主要通过解除红细胞聚集、降低血小板黏附与聚集、减低血液黏度等作用而改善微循环,同时也具有一定的补充血容量作用,但在体内停留时间不及中分子糖酐长。适用于低容量性休克及血栓栓塞性疾病。

【体内过程】 本品在体内停留时间较短,静脉注射后立即开始从血液中通过肾脏排出体外,用药 1 小时内经肾脏排出 50%,24 小时排出 70%,少部分进入胃肠道,从粪便中排出。体内存留部分经缓慢氧化代谢,$t_{1/2}$ 约为 3 小时。

【用法与用量】 静脉滴注,每日不超过 20 ml/kg。抗休克时的滴速以 20~40 ml/min 为宜,在 15~30 分钟滴入 500 ml,对冠心病和脑血管栓塞的患者应缓慢静脉滴注,一般用量 250~500 ml,每日或隔日 1 次,7~14 次为 1 个疗程。

【不良反应与注意事项】 可影响血型的鉴定,可致出血时间延长,偶有变态反应。每次用量超过 1 500 ml,易引起低蛋白血症。严重的血小板减少和凝血障碍者禁用。充血性心力衰竭和有出血性疾患者禁用。心、肝、肾功能不全者慎用。有过敏史患者慎用。局部急性炎症病灶使用本品后能引起扩散,故肺结核及脓毒症患者禁用。

【制剂与规格】 6% 右旋糖酐 40 葡萄糖注射液:250 ml、500 ml;6% 右旋糖酐 40 氯化钠注射液:250 ml、500 ml;10% 右旋糖酐 40 葡萄糖注射剂:250 ml、500 ml。

右旋糖酐 70(中分子右旋糖酐) Dextran 70

【作用与用途】 本品为血容量扩充剂,静脉注射后能提高血浆胶体渗透压,吸收血管外水分而增加血容量,升高和维持血压。血浆容量的增加与右旋糖酐的输入量有关。但其扩充血容量作用较右旋糖酐 40 强,几乎无改善微循环及渗透性利尿作用。此外,本品还可使某些凝血因子及血小板的活性降低,因而还有一定的抗血栓作用。本品具有强抗原性。鉴于正常肠道中有产生本品的细菌,因此,即使初次注射本品,部分患者也有变态反应发生。主要为皮肤、黏膜变态反应。用于防治各种低血容量休克,如出血性休克、手术中休克、烧伤性休克等。预防手术后静脉血栓形成和血栓性静脉炎。

【体内过程】 静脉注入后,本品血中浓度在最初 3~4 小时内下降较迅速，以后下降缓慢，在血循环中存留时间较长，部分暂时贮存于网状内皮系统被逐渐代谢成葡萄糖为机体利用。本品部分以原形经肾排泄，1 小时排出 30%，24 小时 60%，仅少量由肠道排泄。

【用法与用量】 静脉滴注，用量视病情而定。常用剂量每次 500 ml。休克时，通常快速扩容的剂量为 500 ~ 1 000 ml，每分钟注入 20 ~ 40 ml，推荐使用的最大剂量是每日 20 ml/kg。为预防术后发生静脉栓塞，可在术中或术后给予 500 ml，第 2 日继续给予 500 ml，对于高危患者，疗程可达到 10 天。

【不良反应与注意事项】 少数患者可出现变态反应，表现为皮肤瘙痒、荨麻疹、恶心、呕吐、哮喘，重者口唇发绀、虚脱、血压剧降、支气管痉挛，个别患者甚至出现过敏性休克，直至死亡。变态反应的发生率 0.03% ~ 4.7%。偶见发热、寒战、淋巴结肿大、关节炎等。出血倾向：可引起凝血障碍，使出血时间延长，该反应常与剂量有关。红细胞聚集作用：随着右旋糖酐的分子量加大，红细胞聚集更多更明显。充血性心力衰竭及其他血容量过多的患者禁用。严重血小板减少、凝血障碍等出血患者禁用。心、肝、肾功能不良患者慎用。有过敏史者慎用。

【制剂与规格】 注射剂：6%：500 ml。

羟乙基淀粉注射液
（贺斯，706 代血浆）
Hydroxyethyl Starch Injection

【作用与用途】 本品静脉滴注后，较长时间停留于血液中，提高血浆渗透压，使组织液回流增多，迅速增加血容量，稀释血液，并增加细胞膜负电荷，使已聚集的细胞解聚，降低全身血黏度，改善微循环。血容量补充药。有抑制血管内红细胞聚集作用，用于改善微循环障碍，临床用于低血容量性休克，如失血性、烧伤性及手术中休克等；血栓闭塞性疾患。

【体内过程】 本品静脉滴注后，由于分子量大，主要停留于血循环内，主要分布于肝脏，大部分从肾脏排出，小部分随大便排出，仅微量被机体分解代谢。1 次静脉滴注后，24 小时内尿中排出 63%，便中排出 16.5%。

【用法与用量】 静脉滴注，每日 250 ~ 500 ml。

【不良反应与注意事项】 偶可发生输液反应。少数患者出现荨麻疹、瘙痒。每次用量不能过大，以免发生自发性出血。大量输入可致钾排泄增多，应适当补钾。有出血倾向和心衰者慎用。

【制剂与规格】 低分子羟乙基淀粉氯化钠注射液：6%、10%：500 ml、中分子羟乙基淀粉氯化钠注射液：6%：500 ml。

琥珀酰明胶注射液（佳乐施）

Succinylated Gelatin Injectim

【作用与用途】 本品为胶体性血浆代用品，能增加血浆容量，使静脉回流量、动脉血压和外周灌注增加，其产生的渗透性利尿作用有助于维持休克患者的肾功能。本品以下的综合作用有助于改善对组织的供氧：本品的相对黏稠度与血浆相似，所产生的血液稀释作用降低血液相对黏稠度，改善循环，增加心输出量，加快血液流速。输入本品减少红细胞压积，影响血液供氧能力。然而，由于血液黏稠度降低微循环改善，减少心脏负荷，使心输出量增加，心肌耗氧量不增加。因此输入本品所产生的总体效果是增加了氧气的运输（如红细胞压积不低于25%，年龄大者不低于30%）。本品的胶体渗透压防止和减少组织水肿，而后者往往限制组织的氧气利用。外周组织缺氧时，血红蛋白对氧的释放会增加，有利于对组织供氧。用于低血容量性休克、手术创伤、烧伤及感染的血容量补充，手术前后及手术间的稳定血液循环，体外循环（血液透析，人工心肺机）血液稀释，脊髓及硬膜外麻醉后低血压的预防。

【体内过程】 本品经静脉输注，$t_{1/2}$为4小时，大部分在24小时内经肾脏排出，3日内完全从血液中清除。

【用法与用量】 经静脉输注，剂量和速度取决于患者的实际情况，如脉搏、血压、外周组织灌注量、尿量等，必要时可加压输注。快速输注时应加温液体，但不超过37℃。如果血液或血浆丢失不严重，或术前或术中预防性治疗，一般1～3小时内输注500～1 000 ml；低血容量休克，容量补充和维持时，可在24小时内输注10～15 L（但红细胞压积不应低于25%，年龄大者不应低于30%，同时避免血液稀释引起的凝血异常）；严重急性失血致生命垂危时，可在5～10分钟内加压输注500 ml，进一步输注量视缺乏程度而定。

【不良反应与注意事项】 偶有变态反应，可出现轻微荨麻疹。对本品有变态反应的患者禁用。有循环超负荷、水潴留、严重肾功能衰竭、出血素质、肺水肿的患者禁用。心力衰竭可能伴有循环超负荷者，此时输液应缓慢进行。对水分过多、肾衰、有出血倾向、肺水肿、钠或钾缺乏以及对输液成分过敏等患者要慎用。失血量超过总量25%时，应输全血或红细胞。本品与含枸橼酸的抗凝剂全血或血浆或血液制品有良好的相容性。

【制剂与规格】 琥珀酰明胶注射液：20 g：500 ml。

消毒防腐药

氯己定(双氯苯双胍己烷,洗必泰)
Chlorhexidine

【作用与用途】 具有相当强的广谱抑菌、杀菌作用,是一种较好的杀菌消毒药,对革兰阳性和阴性菌的抗菌作用比苯扎溴铵等消毒药强,即使在有血清、血液等存在时仍有效。

【用法与用量】 手的灭菌:以1:5 000(醋酸洗必泰)泡手3分钟。术野准备:用0.5%洗必泰醇(70%)溶液,其效力约与碘酊相等,但无皮肤刺激,亦不染色,因而特别适用于面部、会阴部及儿童的术野准备。冲洗创口:用1:2 000水溶液。含漱消炎:以1:5 000溶液漱口,对咽峡炎及口腔溃疡有效。烧伤、烫伤:用0.5%乳膏或气雾剂。分娩时,产妇外阴及其周围皮肤消毒,阴道镜检滑润剂可用0.1%乳膏。器械消毒:消毒用1:1 000水溶液,贮存用1:5 000水溶液,加入0.1%亚硝酸钠浸泡,隔2周换1次。房间、家具等消毒:用1:200水溶液喷雾或擦拭。

【不良反应与注意事项】 局部刺激性及过敏反应都很少见。

【制剂与规格】 醋酸洗必泰外用片(含片):每片5 mg。

苯扎溴铵(新洁尔灭,溴苄烷铵)
Benzalkonium Bromide

【作用与用途】 本品为阳离子表面活性剂类广谱杀菌剂,能改变细菌胞浆膜通透性,使菌体胞浆物质外渗,阻碍其代谢而起杀灭作用。对革兰阳性细菌作用较强,但对铜绿假单胞菌、抗酸杆菌和细菌芽孢无效。能与蛋白质迅速结合,遇有血、棉花、纤维素和有机物存在,作用显著降低。0.1%以下浓度对皮肤无刺激性。用于手术前皮肤消毒,黏膜和伤口消毒,手术器械消毒。

【用法与用量】 创面消毒用0.01%溶液,皮肤及黏膜消毒用0.1%溶液,手术前洗手用0.05%~0.1%溶液浸泡5分钟;手术器械消毒用0.1%溶液煮沸15分钟,再浸泡30分钟;0.005%以下溶液作膀胱和尿道灌洗;0.0025%溶液作膀胱保留液。

【不良反应与注意事项】 曾报道引起变态反应性结膜炎、视力减退、接触性皮炎,也有报道3%溶液灌肠数分钟后引起恶心、出冷汗终致死亡。用作阴道冲洗亦有引起死亡的病例。禁止与肥皂及盐类消毒药合用。不宜用于膀胱镜、眼科器械及合成橡胶制品的消毒。本品与肥皂和其他阳离子表面活性剂、枸橼酸盐、碘化物、硝酸盐、高锰酸盐、水杨酸盐、银盐、酒石酸盐、生物碱配伍禁忌。与铝、荧光素钠、过氧化氢、白陶土、含水羊毛脂和某些磺胺药配伍禁忌。误服多量可引起死亡。

【制剂与规格】 苯扎溴铵溶液:5%水溶液。

苯扎氯铵
Benzalkonium Chloride

【作用与用途】 同苯扎溴铵。

【用法与用量】 同苯扎溴铵。

【不良反应与注意事项】 同苯扎溴铵。

【制剂与规格】 苯扎氯铵溶液:10%水溶液。

乙醇(酒精)
Alcohol

【作用与用途】 用作注射、穿刺或手术前的皮肤消毒,也用来消毒手和清洁表面。稀释的乙醇对高热患者可涂搽皮肤,降低体温;对长期卧床患者涂搽皮肤可防止压疮发生。本品广泛用作外用制剂的溶剂和防腐剂。也用作神经破坏剂,用于治疗严重的和慢性疼痛。本品注射剂作为液态栓塞剂和硬化剂,临床用于肝囊肿、肾囊肿及各种恶性肿瘤和血管畸形等疾病的栓塞硬化治疗。

【用法与用量】 根据需要稀释成不同浓度应用。对高热患者用20%~30%(v/v)乙醇擦拭皮肤降温。预防褥疮用40%~50%(v/v)乙醇涂搽。皮肤消毒常用70%~75%(v/v)的溶液。

【不良反应与注意事项】 偶有皮肤刺激反应。避免接触眼睛。本品易燃。不能用于手术和牙科器械的消毒,因杀菌效力低。

【制剂与规格】 稀乙醇:75%(v/v);无水乙醇注射液:10 ml。

聚维酮碘
Povidone Iodine

【作用与用途】 聚维酮碘属碘伏类消毒剂。其中的1-乙烯基-2-吡咯烷酮均聚物为表面活性剂,有助于溶液对物体的润湿和穿透,从而加强碘的杀菌作用。试验表明,该类消毒剂(碘伏类)可使细菌胞壁通透性屏障破坏,核酸漏出,酶活性降低,从而死亡。聚维酮碘对细菌繁殖体、真菌以及呼吸道与肠道病毒等均有良好的杀灭作用。其杀菌作用随溶液中所含游离碘的增多而加强。本品为消毒防腐剂,对多种细菌、细菌芽孢、病毒、真菌等有杀灭作用。其作用机制是本品接触创面或患处后,能解聚释放出所含碘发挥杀菌作用。特点是对组织刺激小,适用于皮肤、黏膜感染。用于念珠菌性外阴阴道病、细菌性阴道病及混合感染性阴道炎。

【体内过程】 正常个体外用很少吸收,但可通过阴道黏膜吸收并在乳汁中浓缩,乳汁中的浓度要比母体血清浓度高8倍。

【用法与用量】 凝胶:阴道给药。每次1支(5 g),每日1次,7~10天为1个疗程。于睡前将凝胶挤于阴道深部。病情较重者选用高浓度(含有效碘1%)凝胶。乳膏:阴道给药法:将乳膏注入阴道深处。每次 1 支,每天 1 次,宜睡前使用,6 ~ 10 天为 1 个疗程;外用法:将乳膏推出适量,均匀涂抹于外阴黏膜的病患部位。栓剂:阴道给药。每晚睡前 1 次,每次 1 粒,7 ~ 10 天为 2 个疗程,将栓剂插入阴道穹隆部。泡腾片:于睡前将本品放入阴道深处,每次 1 片,连用 10 天为 1 个疗程。

【不良反应与注意事项】 偶见过敏和局部刺激,如烧灼感或瘙痒。乳膏极个别病例用药时创面黏膜局部有轻微短暂刺激,片刻后即自行消失,无需特别处理。孕妇及哺乳期妇女禁用,对本品过敏者禁用;妊娠头 3 个月内妇女禁用。甲状腺疾病患者慎用。本品仅供阴道给药,切忌口服。不得与碱、生物碱、酚、水合氯醛、硫代硫酸钠、淀粉、鞣酸同用。

【制剂与规格】 凝胶剂:5 g:0.5 g(含有效碘 1%);乳膏剂:2 g;栓剂:每枚含聚维酮碘按有效碘计算为 0.02 g;泡腾片:200 mg。

碘酊(碘酒)

Iodine Tincture

【作用与用途】 本品为消毒防腐剂,其作用机制是使菌体蛋白质变性、死亡。用于皮肤感染和消毒。

【用法与用量】 外用,用棉签蘸取少量碘酊,由中心向外涂搽局部,消毒后再用 70% 酒精脱碘。

【不良反应与注意事项】 偶见变态反应和皮炎。本品对皮肤、黏膜有强烈刺激性,如作皮肤消毒用,应用 70% 酒精脱碘。不宜用于破损皮肤、眼及口腔黏膜的消毒。对碘过敏者禁用。不得与碱、生物碱、水合氯醛、酚、硫代硫酸钠、淀粉、鞣酸同用或接触。

【制剂与规格】 碘酊:500 ml:10 g。

戊二醛

Glutaraldehyde

【作用与用途】 本品为消毒防腐剂。对革兰阳性和革兰阴性细菌均具有迅速的杀菌作用,对结核杆菌、某些真菌和病毒,包括乙肝和艾滋病病毒也有效,对细菌芽孢有缓慢杀菌作用。本品 2% 碱性异丙醇水溶液(70% 异丙醇加 0.3% 碳酸氢钠)能在数分钟内杀灭结核杆菌,于 2 ~ 3 小时内杀灭枯草杆菌、短小杆菌、破伤风杆菌、产孢杆菌等的芽孢。水溶液在 pH 为 7.5 ~ 8.5 时,抗菌效果最佳,该溶液在 14 天内可保持其化学稳定性。本品溶液剂 pH 值较低时更稳定。用于器械消毒,亦可用于治疗寻常疣和多汗症。

【用法与用量】 器械消毒:将本品的 2% 水溶液 pH 调整至 7.5 ~ 8.5,可用于内镜、口腔科用器械、体温表、橡胶、塑料制品和其他不能加热的器械的消毒,金属器械需加 0.5% 亚硝酸银以防锈蚀,完全浸泡 10 ~ 20 分钟,对于经初步仔细清洗过的器具可起到迅速消毒作用,但通常需要浸泡 10 小时以上才能达到完全灭菌的效果。治疗多汗症:10% 溶液,每日外涂 2 次。对皮肤和黏膜的刺激性比甲醛小。治疗寻常疣:5% 或 10% 溶液,每日外涂 2 次。但不适于面部寻常疣的治疗。

【不良反应与注意事项】 常规治疗浓度下,本品溶液剂可引起接触性皮炎或皮肤变态反应,浓溶液可造成皮肤变白和变硬。本品蒸气对鼻、眼和上呼吸道有刺激性,可引起咳嗽、吞咽困难、喉头痉挛和水肿、气管炎或肺炎,甚至导致罕见肺水肿,反复吸入可发生哮喘。勿用于面部、肛门、生殖器等部位,以免引起黏膜刺激。误服可使消化道黏膜产生炎症、坏死和溃疡,引起剧痛、呕吐、呕血、便血、血尿、尿闭、酸中毒、眩晕、抽搐、意识丧失和循环衰竭。误服后可服用水、牛奶、活性炭或其他可缓和胃肠道刺激的药物,但应避免洗胃和使用催吐药,如有必要可进行辅助通气并治疗休克,纠正酸中毒。

【制剂与规格】 戊二醛溶液剂:浓度为25%,供配制各种消毒液之用。

甲酚皂(煤酚皂溶液,来苏儿)
Saponated Cresol Solution

【作用与用途】 煤酚皂液的杀菌能力与苯酚相似,其石炭酸系数随成分与菌种的不同而异,处于1.6~5.0之间。含0.3%~0.6%本品溶液10分钟能使大部分致病菌死亡,杀灭芽孢需要较高浓度和较长时间。本消毒剂中主要杀菌成分为甲酚,三种异构体的杀菌作用相似,其石炭酸系数介于2.0~2.7之间,人口服8 g会很快死亡。本品用于手、器械、环境消毒及处理排泄物。

【用法与用量】 用其水溶液浸泡、喷洒或擦抹污染物体表面,使用浓度为1%~5%,作用时间为30~60分钟。对结核杆菌使用5%浓度,作用1~2小时。为加强杀菌作用,可加热药液至40~50℃。对皮肤的消毒浓度为1%~2%。消毒敷料、器械及处理排泄物用5%~10%水溶液。

【不良反应与注意事项】 本品对皮肤有一定刺激作用和腐蚀作用,因此正逐渐被其他消毒剂取代。

【制剂与规格】 甲酚皂溶液:含甲酚50%。

苯酚(石炭酸)
Phenol

【作用与用途】 本品系原浆毒,使菌体蛋白变性起杀菌作用。不同浓度有不同的作用:0.2%为抑菌作用;1%有杀菌作用,对革兰阳性和革兰阴性菌有效;1.3%可杀灭真菌;5%可在24小时内杀灭结核杆菌。稀溶液能使感觉神经末梢麻痹,发挥局部麻痹作用;0.5%~1.5%浓度有止痒作用,对芽孢、病毒无效。用于消毒外科器械和排泄物的处理,也用于皮肤杀菌、止痒及中耳炎。

【体内过程】 本品从皮肤、黏膜和消化道都能吸收。在体内代谢为葡醛酸以及硫酸和酚的结合物,少量氧化成儿茶酚和对苯二酚。代谢产物从尿中排泄,代谢成醌可使尿带绿色。

【用法与用量】 器械消毒及排泄物处理:1%~5%水溶液。皮肤杀菌与止痒:2%软膏涂患处。中耳炎:用1%~2%苯酚甘油滴耳,每日3次。

【不良反应与注意事项】 本品对

组织有腐蚀性和刺激性。曾报道在通风较差的场所，以苯酚消毒清洁摇篮和床垫等，引起新生儿高胆红素血症，对婴儿已证实有致命性。尿布皮炎患儿及6个月以下婴儿禁用。避免应用在破损皮肤和伤口。误服本品可引起广泛的局部组织腐蚀、疼痛、恶心、呕吐、出汗和腹泻，可出现短暂的兴奋，随之知觉丧失、中枢神经系统抑制、循环和呼吸衰竭、肺水肿、肝肾坏死和功能衰竭。

【制剂与规格】 苯酚软膏：2%；苯酚甘油：1%、2%。

甲醛（福尔马林）

Formaldehyde

【作用与用途】 本品可与蛋白质中的氨基结合，使蛋白质变性，同时也溶解类脂质，故有强大的杀菌作用，对细菌、芽孢、真菌、病毒都有效。也有硬化组织和止汗作用。临床用作消毒防腐药，用于器械、手套、标本及尸体的防腐。也用于治疗汗脚。本品15 ml加水 20 ml，加热蒸发，可消毒空气1 m^3（4 小时）。稀释 10 倍，可用于生物标本的防腐。5% ~10% 溶液用于止汗及表面消毒等。用于手足多汗或腋臭。

【体内过程】 少量自皮肤和黏膜吸收，在组织液特别是肝和红细胞中迅速代谢成甲酸，然后转化成二氧化碳和水排泄，或以甲酸盐从肾排出。

【用法与用量】 外用：涂擦。按需要稀释后使用。5% ~10% 的溶液用于器械等的消毒，在密闭器中放置本品自然蒸发消毒手套。用10% 溶液（含甲醛4%）保存尸体及生物标本。

【不良反应与注意事项】 本品对黏膜刺激性大，一般不宜用于皮肤、创面及黏膜的消毒。本品对眼及呼吸道黏膜也有刺激，使用时注意本品蒸气的刺激作用。

【制剂与规格】 甲醛溶液：含甲醛 36%、甲醇 10%，500 ml/瓶。

乳酸

Lactic Acid

【作用与用途】 本品为酸性防腐药，抑菌作用不强。能迅速从胃肠道吸收，在血循环中转变成碳酸氢盐。用于空气消毒、食物防腐，也用于滴虫性阴道炎、寻常疣。

【用法与用量】 以 0.5% ~2% 溶液作阴道冲洗和以阴道栓治疗滴虫性阴道炎。以 1 份本品和 1 份水杨酸加 4 份火棉胶治疗寻常疣，周围正常皮肤涂一薄层凡士林保护，避免刺激。用于空气消毒时，以 10% 溶液 12 ml，加水 20 ml，放入蒸发皿中，加热蒸发30 分钟，可消毒 100 m^3 房间。

【不良反应与注意事项】 高浓度本品对皮肤和黏膜有强刺激性和腐蚀性。与氧化剂配伍禁忌。用时严格掌握浓度，避免接触眼睛，遇有高浓度的本品接触眼睛和皮肤时速以清水冲洗。空气消毒对金属等有腐蚀性，应注意避免。

【制剂与规格】 乳酸溶液：5%。

水杨酸
Salicylic Acid

【作用与用途】 浓度不同药理作用各异,1% ~3% 具角质促成和止痒作用,5% ~10% 具角质溶解作用,能将角质层中细胞间黏合质溶解,从而使角质松开而脱落,由此亦可产生抗真菌效能。本品尚能帮助其他药物的穿透,并抑制细菌生长。25% ~60% 具有腐蚀作用。用于寻常痤疮、脂溢性皮炎、银屑病、皮肤浅部真菌病、疣、鸡眼、胼胝及局部角质增生。

【用法与用量】 角质促成和止痒作用:以 1% ~3% 软膏,每天外涂 1 ~2 次。角质溶解作用:以 5% ~10% 软膏、15% 硬膏,每天外涂 1 ~2 次。腐蚀作用:以 25% ~60% 软膏外用。浅部真菌病:3% ~6% 酊剂、软膏,每天外涂 1 ~2 次。痤疮 0.5% ~2% 溶液外涂。甲癣:以 15% 软膏外涂。

【不良反应与注意事项】 可引起接触性皮炎。大面积使用吸收后可出现水杨酸全身中毒症状,如头昏、神志模糊、精神错乱、呼吸急促、持续性耳鸣、剧烈或持续头痛、刺痛。使用高浓度、具腐蚀作用的制剂,应注意对周围正常皮肤的保护。有糖尿病、四肢周围血管疾患者应慎重考虑,因可引起急性炎症和溃疡。避免接触眼睛和其他部位黏膜。本品可经皮肤吸收,不宜长时期使用,特别是年轻患者,不宜作大面积应用。涂药后应洗手。本品与肥皂、清洁剂、痤疮制剂、含酒精制剂、维 A 酸共用,可引起附加的刺激或干燥作用。

【制剂与规格】 水杨酸配剂:3%、6%;水杨酸软膏:2.5%、10%、25%、60%。

过氧乙酸(过醋酸)
Peracetic Acid

【作用与用途】 本品为酸性强氧化剂,遇有机物放出新生态氧而起氧化作用,常用为消毒杀菌药。

【用法与用量】 空气消毒:1∶200 液对空喷雾,每立方米空间用药30 ml。预防性消毒:食具、毛巾、水果、蔬菜等用 1∶500 液洗刷浸泡,禽蛋用1∶1 000 液浸泡,时间为 5 分钟。有可能被污染时,依下法消毒:①诊查后洗手:1∶500液洗刷 2 分钟;接触肺结核时应用 1∶200 浓度,消毒液每日调换 1 ~2 次(接触麻风和接触肺结核同样处理)。②体温表:1∶200 液浸泡 30 分钟,消毒液每日调换 1 ~2 次。③食具、药瓶、注射器、玻片、吸管等玻璃或瓷器器皿上的油污和血迹应先洗去,再用 1∶200 液浸泡,肺结核患者的器皿用 1∶100 液浸泡。④地面、墙壁、家具、浴盆、运输车等用 1∶500 液喷雾或擦洗,注意喷洗均匀。⑤衣服、被单、玩具用 1∶1 000 液浸泡 2 小时;肺结核患者用品用 1∶200 液。⑥垃圾废物用 1∶500 液喷雾或浸泡,肺结核患者的物品用 1∶100 液。⑦生活污水:按 1∶10 万浓度加药并混匀,放置 2 小时。

【不良反应与注意事项】 对金属有腐蚀性,勿用于金属器械的消毒。其稀释液易分解,宜随配随用。本品的作用与温度有关,气温低于10℃时,应延长消毒时间。

【制剂与规格】 过氧乙酸溶液:16% ~20%。

甲酚磺酸(煤酚磺酸)

Cresol Sulfonic Acid

【作用与用途】 是一种杀菌力强、溶解度高、毒性较小的杀菌消毒剂。由于酚类用作消毒剂对环境污染有一定影响,故低毒高效的酚类消毒剂的研究受到了重视。甲酚经磺化后,降低了毒性,提高了水溶性。甲酚磺酸的杀菌力较煤酚皂溶液强,其0.1%溶液的消毒作用与70%乙醇、0.1%过氧乙酸、3%煤酚皂溶液相当。因其水溶性良好,故能配成多种制剂供用。

【用法与用量】 外用消毒。

【制剂与规格】 甲酚磺酸溶液:常用浓度为0.1%,可代替过氧乙酸用于环境消毒。甲酚磺酸钠溶液:可代替煤酚。

含氯石灰(漂白粉)

Chlorinated Lime

【作用与用途】 有杀菌消毒作用。

【用法与用量】 消毒粪、痰等用10% ~20%乳状液或干粉;饮水消毒用0.03% ~0.15%,消毒用具用0.5%;喷洒浴室厕所用1% ~3%。

【不良反应与注意事项】 禁用于金属制品及有色织物。溶液应临用新配。密闭、存干燥冷暗处。

【制剂与规格】 乳状液或干粉。

氯胺T(氯胺,氯亚明T)

Chloramine-T

【作用与用途】 含25%有效氯的有机化合物。能缓慢释放次氯酸,是较强的广谱消毒药,对细菌、病毒、芽孢等均有效。作用比漂白粉慢而持久。溶液较稳定。对健康组织无刺激性。常用1% ~2%溶液用于根管冲洗和消毒。也可用于黏膜溃疡和创面清洁。

【用法与用量】 外用:感染坏死的牙髓在拔髓前可滴入少量氯亚明,用光滑髓针或拔髓针进入根管,反复振荡;或用氯亚明冲洗,防止将感染物推出根尖孔外。在根管器械预备后,用2%氯亚明冲洗根管,或用棉签蘸氯胺T溶液探洗根管壁。

【不良反应与注意事项】 水溶液宜新鲜配制。pH 9时药效最佳。与乙醇、过氧化氢禁忌配伍。

【制剂与规格】 氯胺T溶液:2% ~5%(水溶液)。

环氧乙烷

Ethylene Oxide

【作用与用途】 为杀菌力及穿透力很强的高效广谱气体消毒剂,用于手套、敷料、缝线、尼龙织物、血压计、听诊器等医疗器械和贵重仪器的消毒,也可用于玻璃纸和聚乙烯薄膜包装的物品消毒。

【用法与用量】 以专用的消毒柜或丁基橡胶袋放置物品,按每立方米容积1.2~2.5 kg通入环氧乙烷,消毒2~2.5小时。

【不良反应与注意事项】 遇明火易燃易爆。本品有毒,其熏气对眼和鼻黏膜有刺激性。贮存于阴凉通风无火源处。

【制剂与规格】 罐装气体。

甲紫

Methylrosaniline Chloride

【作用与用途】 本品属三苯甲烷类染料消毒剂,能与微生物酶系统发生氢离子的竞争性对抗,使酶成为无活性的氧化状态,而发挥杀菌作用。主要对革兰阳性菌如葡萄球菌、白喉杆菌,以及铜绿假单胞菌、白色念珠菌、表皮癣菌有杀灭作用,对其他革兰阴性菌和抗酸杆菌几乎无作用。本品毒性小,对组织无刺激,且能与坏死组织凝结成保护膜,起收敛作用。用于皮肤和黏膜的化脓性感染、白色念珠菌引起的口腔炎,也用于烫伤、烧伤等。

【用法与用量】 外用。治疗黏膜感染:用1%水溶液外涂,每日2~3次;用于烧伤、烫伤:用0.1%~1%水溶液外涂。

【不良反应】 对黏膜可能有刺激或引起接触性皮炎。面部有溃疡性损害时应慎用,不然可造成皮肤着色。治疗鹅口疮时,只在患处涂药,如将溶液咽下可造成食管炎、喉头炎。涂药后不宜加封包。大面积破损皮肤不宜使用。本品不宜长期使用。哺乳期妇女乳房部位用药需防止婴儿经口吸入。治疗婴儿口腔念珠菌病时,涂药后应暂时把婴儿面部朝下,以避免药物咽下的可能性。

【制剂与规格】 甲紫溶液:1%。

冰醋酸

Acetic Acid

【作用与用途】 醋酸为36%~37%(g/g)的冰醋酸。不同浓度的冰醋酸具有局部抗细菌和真菌作用。2%~5%的溶液耳用可有效对抗铜绿假单胞菌、念珠菌属和曲霉菌属,缓解肿胀等症状。不同浓度用以治疗皮肤浅部真菌感染,灌洗创面及鸡眼、疣的治疗。可用作腐蚀剂。

【用法与用量】 甲癣:以浸有30%冰醋酸溶液的棉花球放在病甲上,每日1次,每次10~15分钟,直至病甲去除,继续治疗2周。手足癣:用10%冰醋酸溶液浸手足,每日1次,每次10分钟,连续10日,如未痊愈,隔1周可重复1次。花斑癣:用5%冰醋酸溶液外涂,每日2次。体癣:用5%~10%冰醋酸溶液外擦,每日2次。鸡眼和疣:用30%冰醋酸溶液滴患处,每日1次。灌洗创面:用0.5%~2%溶液。

【不良反应与注意事项】 可引起接触性皮炎。以30%的冰醋酸溶液治疗甲癣可引起化学性甲沟炎。也有刺痛或烧灼感。过敏和中耳炎穿孔者禁用。

【制剂与规格】 溶液:36%。

间苯二酚
Resorcinol

【作用与用途】 本品具有抗细菌、抗真菌和角质促成作用,高浓度(20%以上)具有角质溶解作用,能使角质层剥脱。外用于脂溢性皮炎、痤疮、浅部皮肤真菌感染、花斑癣、胼胝、鸡眼、寻常疣的治疗。

【用法与用量】 制成洗剂或软膏后外涂。

【不良反应与注意事项】 可引起接触性皮炎。因本品可以经皮肤或溃疡面吸收,在婴儿和幼儿不宜高浓度、大面积使用;中毒症状有腹泻、恶心、呕吐、胃痛、头昏、剧烈或持续头痛、疲乏或软弱、易激动或烦躁、昏沉嗜睡、盗汗、心动过缓、呼吸短促;儿童在伤口应用本品可发生正铁血红蛋白血症。避免接触眼睛。本品可使淡色发染黑,用药后数天内可使皮肤发红和脱屑。本品与肥皂、清洁剂、痤疮制剂、含有酒精制剂或维A酸等共用,可引起皮肤过度刺激或干燥。

【制剂与规格】 间苯二酚洗剂:3%;间苯二酚软膏:2%~20%。

苯甲酸
Benzoic Acid

【作用与用途】 本品为消毒防腐剂,具有抗真菌和抗细菌作用;在酸性环境中,0.1%浓度即有抑菌作用。通常pH值较低效果较好,如pH 3.5时,0.125%的浓度在1小时内可杀灭葡萄球菌;在碱性环境下作用减弱。外用能抗浅部真菌感染。将0.05%~0.1%浓度加入药品制剂和食品作防腐剂,可阻抑细菌和真菌生长。与水杨酸合用于成人皮肤真菌病,浅部真菌感染如体癣、手癣及足癣等,但因目前有更多的高效抗真菌药,本制剂可作为二线治疗药。也用于食品和药物制剂的防腐剂,一般浓度为0.2%,或用0.5%的苯甲酸钠,溶解度更好。

【体内过程】 口服迅速从消化道吸收,与甘氨酸在肝内结合形成马尿酸,后者在12小时内迅速从尿中排出,在最初4小时内即达用量97%。如口服剂量大,部分可以耦合为苯甲酰基葡糖醛酸从尿中排泄。

【用法与用量】 本品常以6%~12%浓度与水杨酸配制成酊剂软膏治疗皮肤浅部真菌感染,外涂皮损,每日1~2次,可根据感染情况应用数周或数月。作为药品制剂和食物的防腐剂有效浓度为0.05%~0.3%。

【不良反应与注意事项】 口服可发生哮喘、皮疹、唇和舌水肿、鼻炎、荨麻疹及血管性水肿等变态反应。外涂可发生接触性皮炎,还能刺激眼睛和黏膜。较大剂量口服可引起水杨酸盐类样反应。外用本品局部可能有轻度刺激。油膏剂不宜贮存于温度过高处。本品与铁盐和重金属盐配伍禁忌。

苯甲醇
Benzyl Alcohol

【作用与用途】 具有局部止痛作用及防腐作用。消毒防腐药。用于局部止痛及制剂的防腐。

【用法与用量】 皮注或肌注，1% ~4%水溶液，每次1~5 ml。局部外用其10%软膏或其洗剂（本品：醇：水 = 1：1：1）均可用为局部止痒剂。

【不良反应与注意事项】 具有溶血作用，易形成难于吸收之硬结。本品不作青霉素的溶剂应用。与氯霉素不可配伍。

【制剂与规格】 苯甲醇注射液：每支2%（2 ml）；软膏（10%）。

度米芬

Domiphen Bromide

【作用与用途】 本品为阳离子表面活性剂，具有广谱杀菌作用，对革兰阳性和阴性菌均有杀灭作用。用于急、慢性咽喉炎，扁桃体、口腔黏膜感染。

【用法与用量】 口含，每次1~2片，每隔2~3小时含服1次。

【不良反应与注意事项】 偶见变态反应。对本品过敏者禁用。

【制剂与规格】 度米芬含片：0.5 mg。

硼酸

Boric Acid

【作用与用途】 本品为弱防腐药，对细菌和真菌有弱的抑制作用，刺激性小，用作皮肤和黏膜损害的清洁剂，包括急性湿疹和急性皮炎伴大量渗液、口腔炎和咽喉炎、外耳道真菌病、脓疱疮、小腿慢性溃疡、褥疮。FDA批准用于外耳炎。可用于治疗对一线药物耐药的慢性真菌性阴道炎。

【体内过程】 本品口服可吸收，不易穿透完整皮肤，但可从破损皮肤、伤口和黏膜等处吸收。约有50%吸收量在12小时内从尿中排出，其余在3~7天内排泄。血浆置换和腹膜透析可加速消除。半衰期10.5~21小时。

【用法与用量】 3% ~4%溶液用于皮肤、鼻腔、阴道、膀胱以及角膜伤口的冲洗清洁。口腔炎和咽喉炎时含漱，急性湿疹和急性皮炎伴大量渗液时湿敷。以3%硼酸乙醇溶液或硼酸甘油作滴耳药，每次1~2滴，每日3次，治疗外耳真菌病。以5% ~10%软膏治疗脓疱疮、小腿慢性溃疡和褥疮，每日外涂1~2次。硼酸滴眼液用于缓解、恢复和清洗疲劳过度的眼睛，用于冲洗和灌洗眼睛内的外来物、尘埃、污染物。

【不良反应与注意事项】 外用一般毒性不大。用于大面积损害，吸收后可发生急性中毒，早期症状为呕吐、腹痛和腹泻、皮疹、中枢神经系统先兴奋后抑制，可有脑膜刺激症状和肾损伤，严重者发生循环衰竭和（或）休克，于3~5天内死亡。

【制剂与规格】 硼酸甘油：含硼酸31%（g/g）和甘油50%；硼酸软膏：5%、10%；硼酸溶液：3%；硼酸滴耳液：3%硼酸乙醇溶液；硼酸洗眼溶液：2% ~4%；硼酸眼膏：3%。

硼砂

Borax

【作用与用途】 作用与硼酸相

似。为一弱防腐剂,有弱的抑菌作用。毒性极低。用于口疮、口腔黏膜炎症、扁桃体炎、咽喉炎、结膜炎。

【用法与用量】 以2% ~5%水溶液作含漱或清洁剂,常配制成复方硼砂溶液作含漱用。

【不良反应与注意事项】 可引起脱发,余同硼酸。与生物碱的盐、氯化汞、硫酸锌和其他金属盐配伍禁忌。

【制剂与规格】 复方硼砂溶液:1.5%(硼砂)。

创面用药

高锰酸钾(过锰酸钾,灰锰氧,PP粉)
Potassium Permanganate

【作用与用途】 本品为强氧化剂。对各种细菌、真菌等致病微生物有杀灭作用。用于急性皮炎或急性湿疹的湿敷,清洗溃疡或脓疮,以及痔疮坐浴。

【用法与用量】 临用前配制成1:5 000(取1片加水500 ml)用于湿敷、清洗或坐浴。

【不良反应与注意事项】 高浓度反复多次使用可引起腐蚀性灼伤。本品水溶液易变质,故应临用前用温水配制,并立即使用。配制时不可用手直接接触本品,以免被腐蚀或染色,切勿将本品误入眼中。不可与碘化物、有机物接触或并用,尤其是晶体,否则易发生爆炸。

【制剂与规格】 高锰酸钾外用片,每片0.1 g。

碘仿(三碘甲烷)
Iodoform

【作用与用途】 其本身无杀菌作用,当应用于局部组织后,慢慢释放出元素碘,有缓和的消毒防腐作用,常制成碘仿纱布或软膏,用于创口、溃疡,也用于眼睑炎。但因作用慢而弱,并易由创面吸收中毒,故已少用。

【用法与用量】 4% ~6%碘仿纱布及5% ~10%碘仿软膏外用。

【不良反应与注意事项】 久置于日光下,可渐被空气氧化生成二氧化碳、碘与水。遇碱类、氧化剂、醋酸铅、银盐与汞盐即分解。少数人用后可产生皮炎。大面积长时间应用,可吸收中毒,一般创口应用不得超过2 g。

【制剂与规格】 10%碘仿软膏。

呋喃西林
Nitrofural

【作用与用途】 本品能干扰细菌的糖代谢过程和氧化酶系统而发挥抑菌或杀菌作用,主要干扰细菌糖代谢的早期阶段,导致细菌代谢紊乱而死亡。其抗菌谱较广,对多种革兰阳性和阴性菌有抗菌作用,对铜绿假单胞菌抗菌力弱,对假单胞菌属及变形杆菌属有耐药性。在体外能抑制一般的细菌,高浓度时可杀菌,外用冲洗或湿敷处理体表感染和皮肤疾病。

【用法与用量】 局部外用:0.01% ~0.02%溶液冲洗创面或湿敷。0.2% ~1%软膏涂布。复方呋喃西林滴鼻剂含本品0.02%、盐酸麻黄碱1%,用于滴鼻。含漱可用其0.001% ~0.005%的溶液。

【不良反应与注意事项】 本品全身毒性较低,从黏膜和创面吸收极少,对组织无刺激,也不易产生耐药性,可长期应用而不减效。

【制剂与规格】 呋喃西林溶液剂:0.02%;软膏剂:0.2%;滴鼻剂:含

本品 0.02%、盐酸麻黄碱 1%。

鞣酸(单宁酸)

Tannic Acid

【作用与用途】 能沉淀蛋白质,有收敛止血等作用。

【用法与用量】 外用涂搽治疗皮肤溃疡、褥疮、湿疹等。

【制剂与规格】 20%软膏。

蓝油烃油膏

Guaiazulene Ointment

【作用与用途】 有消炎和促进肉芽组织再生作用,用于烫伤、破裂、冻疮、湿疹和皮炎的治疗,也可用于防护高温辐射。

【用法与用量】 烫伤灼伤:清洁创面后,敷涂油膏,3 次/d。皲裂冻疮:温水洗净,敷上油膏,1~2 次/d 。防辐射热:高温操作前,面部及双手等暴露部位涂敷油膏,2~3 次/d。

【制剂与规格】 膏剂:本品由愈疮蓝油烃、水杨酸苯脂等药剂配制。

吸收性明胶海绵

Sponge Gelatin Absorbable

【作用与用途】 本品粘贴于出血处,可促使血液凝固,血块不易脱落。可用于体内创面渗血或小出血。

【用法与用量】 将本品直接贴于渗血处,轻压片刻。

【制剂与规格】 片状,无菌包装。

优琐溶液(含氯石灰硼酸溶液)

Eusol Solution

【作用与用途】 能释放游离氯,有较强的杀菌作用,还有防腐、防臭和溶解坏死组织的作用,常用于感染创面。

【用法与用量】 冲洗创口。纱布(条)浸泡后充填或覆盖创面。

【制剂与规格】 水溶液:含漂白粉和硼酸各 1.25%。

局部涂擦药及局部保护药

鱼石脂
Ichthammol

【作用与用途】 本品为消毒防腐药,具有温和的刺激性消炎防腐作用,可消炎、消肿、抑制分泌。用于疖肿。

【用法与用量】 外用:通常用10%鱼石脂软膏,涂于患处,每日2次。

【不良反应与注意事项】 本品可引起接触性皮炎。鱼石脂遇酸生成树脂状团块,与碱性物质配伍可放出氨气,故忌与酸、碱、生物碱和铁盐等配合。当受高热时易膨胀炭化,在制备制剂时应注意。

【制剂与规格】 鱼石脂软膏剂:10%~30%。

氨溶液
Ammonia Solution

【作用与用途】 用于晕厥、昆虫叮螯、纤维组织炎。具有局部止痒、止痛、消毒作用。

【用法与用量】 氨搽剂涂搽皮肤治疗纤维组织炎等。芳香性氨溶液1~5 ml用水稀释后外涂皮肤治疗昆虫叮螯,每日2~3次。

【不良反应与注意事项】 吸入氨蒸气可引起喷嚏和咳嗽,高浓度可引起肺水肿、喉头痉挛甚至窒息。氨蒸气对眼刺激引起流泪、结膜肿胀和暂时失明,眼接触浓溶液可发生结膜水肿、角膜损伤、角膜和虹膜迟缓萎缩。以浓溶液治疗虫咬或叮螯可发生严重局部反应。误服浓氨溶液可导致咽喉和食管疼痛、咳嗽、呕吐和口腔黏膜脱落,可发生抽搐,亦可引起呼吸道水肿和肺炎。避免吸入氨蒸气,特别是高浓度者。避免接触眼睛。勿以浓溶液治疗昆虫叮螯。启用时先将瓶冷却,然后启盖。涂后不加包扎。

【制剂与规格】 氨搽剂:氨溶液25 ml + 油酸2.5 ml,液状石蜡加至100 ml;浓氨水:25%~28%(g/ml);稀氨水:9.5%~10.5%(g/ml)。

松节油
Turpentine Oil

【作用与用途】 本品具有增进局部血液循环,缓解肿胀和轻微止痛作用。用于减轻肌肉痛、关节痛、神经痛以及扭伤。

【用法与用量】 外用,用脱脂棉蘸取少量,用于涂搽患处并搓揉。

【不良反应与注意事项】 偶见皮肤刺激和变态反应。对本品过敏者禁用。避免接触眼睛和其他黏膜。用后应将瓶塞塞紧,放在儿童不能接触的地方。涂布部位如有灼烧感、瘙痒、红肿等情况应停止用药,并将局部药物洗净。必要时向医师咨询。本品易燃,避免接触明火。

【制剂与规格】 擦剂(含松节油65%,软皂7.5%,樟脑5%);瓶装:

500 ml。

液状石蜡(石蜡油)
Liquid Paraffin

【作用与用途】 属矿物油,在肠内不被消化,吸收极少,对肠壁和粪便起润滑作用,且能阻止肠内水分吸收,软化大便,使之易于排出。适用于老人、小儿便秘,也可用于痔、高血压、心衰患者的便秘及预防术后排便困难。因服后不被吸收,能使粪便稀释变软,同时润滑肠壁,使粪便易于排出。

【用法与用量】 口服,每次15～30 ml,睡前服。

【不良反应与注意事项】 久服可干扰维生素A、D、K及钙、磷的吸收,导泻时可致肛门瘙痒。老年患者服药不慎,偶可致脂性肺炎。

【制剂与规格】 瓶装:500 ml。

润滑胶冻
Gelatum Lubricate

【作用与用途】 润滑剂,用于肛门、直肠、阴道指检等。

【用法与用量】 参见液状石蜡。

【制剂与规格】 含硼酸12.5 g,淀粉20 g,甘油175 ml,苯酚5 ml,蒸馏水100 ml。

氧化锌
Zine Oxide

【作用与用途】 有弱的收敛及抗菌作用,常与其他药物配成复方制剂,用于各种皮肤病如湿疹、溃疡以及肠瘘周围的皮肤保护。

【用法与用量】 外用:涂搽。

【制剂与规格】 15%氧化锌软膏;水杨酸锌糊(拉沙糊);锌氧油(含氧化锌40%);扑粉;痱子粉等。

灌肠液

口服洗肠散(口服洗肠液)

Xichangsan in Oral

【作用与用途】 用于纤维结肠镜检查或肠道手术前清洁肠道。

【用法与用量】 3 包药剂溶于 1 000 ~ 1 500 ml 温水中,术前 5 小时开始,半小时内服完。

【不良反应与注意事项】 肠梗阻患者慎用。

【制剂与规格】 粉剂:10 g/包,含氯化钾 0.75 g,氯化钠 6.25 g,碳酸氢钠 3 g。

复方硫酸镁灌肠液(1,2,3,4 灌肠液)

Compound Bitter Salt Enema

【作用与用途】 用于手术后肠胀气。

【用法与用量】 每次 1/2 ~ 1 份。

【制剂与规格】 含硫酸镁 60 g,松节油 4 ml,甘油 90 ml 及蒸馏水 120 ml配制成 1 份。

快速洗肠液

Kuaisuxichang Solution

【作用与用途】 用于结肠镜检查前清洁肠道及通便。

【用法与用量】 术前 10 分钟灌肠。用量:5 岁以下 10 ml,5 ~ 10 岁 15 ml,10 岁以上 20 ml。

【制剂与规格】 含磷酸二氢钠 16 g,磷酸氢二钠 6 g,甘油 40 ml,蒸馏水加至 100 ml。

小量溶液灌肠液

Small Scale Liquor Enema

【作用与用途】 通便,清洁结肠,缓解术后肠胀气。

【用法与用量】 灌肠,每次 1 份。

【制剂与规格】 1、2、3 灌肠液:50% 硫酸镁 30 ml,甘油 60 ml,水 90 ml。50% 硫酸镁、甘油及水各 60 ml。

透析用药

腹膜透析液
Peritoneal Dialysis Solution

【作用与用途】 腹膜透析是以腹膜为半透膜，腹膜毛细血管与透析液之间进行水和溶质的交换，电解质及小分子物质从浓度高的一侧向低的一侧移动（弥散作用），水分子则从渗透浓度低的一侧向渗透浓度高的一侧移动（渗透作用）。提高透析液浓度可达到清除体内水的目的。通过溶质浓度梯度差可使血液中尿毒物质从透析液中清除，并维持电解质及酸碱平衡，代替了肾脏的部分功能。目前均以乳酸盐为碱基，它进入体内后经肝脏代谢为碳酸氢根离子。用于急性肾功能衰竭，慢性肾功能衰竭，急性药物或毒物中毒，顽固性心力衰竭，顽固性水肿，电解质紊乱及酸碱平衡失调。

【用法与用量】 治疗急、慢性肾功能衰竭伴水潴留者，用间歇性腹膜透析每次2 L，留置1～2小时，每日交换4～6次。无水潴留者，用连续性不卧床腹膜透析（CAPD），一般每日4次，每次2 L，日间每次间隔4～5小时，夜间每次留置9～12小时，以增加中分子尿毒症毒素清除。一般每日透析液量为8 L。治疗急性左心衰竭，酌情用2.5%或4.25%葡萄糖透析液2 L；后者留置30分钟，可脱水300～500 ml；前者留置1小时，可脱水100～300 ml。

【不良反应与注意事项】 腹膜透析常见不良反应有脱水、低钾血症、高糖血症、低钠、低氯血症、代谢性碱中毒、化学性腹膜炎。广泛肠粘连及肠梗阻、严重呼吸功能不全、腹部皮肤广泛感染、腹部手术3日以内，且腹部有外科引流者、腹腔内血管疾患、腹腔内巨大肿瘤、多囊肾、高分解代谢者、长期不能摄入足够蛋白质及热量者、疝未修补者、不合作或精神病患者禁用。每日多次灌入或放出腹膜透析液，应严格按腹膜透析常规进行无菌操作。注意水、电解质、酸碱平衡。腹膜透析时以含1.5%～2.5%葡萄糖的透析液为主，超滤脱水欠佳者只能间歇用4.25%；糖尿病患者应严密观察血糖水平。剩余药液不得再用。若较长时间使用本品，应避免引起腹膜失超滤，并应遵医嘱补钾。本品不能用于静脉注射。若肝功能不全时，不宜使用含乳酸盐的腹膜透析液。尽可能不用高渗透析液，以免高糖血症及蛋白质丢失过多。使用前应加热至37℃左右；并应检查透析液是否有渗漏、颗粒物质、絮状物及变色、混浊等。一般情况下，不得随意向腹膜透析液内加药；特殊情况可根据病情变化做加药处理，但应注意避免刺激腹膜。妊娠晚期禁忌腹膜透析。儿童用药每次交换量一般为50 ml/kg。老年患者用药应严密观察血糖；并应注意心血管功能是否适宜做腹膜透析。

【制剂与规格】 腹膜透析液：

1 000 ml、2 000 ml。

醋酸盐透析液
Acetate Dialyzate

【作用与用途】 在血液透析过程中，本品在透析膜外侧不断流动，其流动方向与膜内血流方向相反。根据弥散和超滤原理，将血液中蓄积的毒素、过多的钾和水分通过透析膜排入到透析液中。临床上用于治疗急、慢性肾衰，急性药物或毒物中毒等。

【用法与用量】 浓缩液进入人工肾透析机与反渗水自动配比成35倍稀释液，并进行加温至37～38℃，同时以500 ml/min的流速持续不断向透析器方向流动，直至透析结束为止。每次透析3～5小时，共需透析液90 000～150 000 ml，需浓缩透析液2 572～4 286 ml。

【不良反应与注意事项】 常见醋酸盐不耐受综合征，表现为低血压、头痛、恶心、呕吐等。应更换碳酸氢盐透析液。

【制剂与规格】 为葡萄糖电解质溶液。每升浓缩透析液含：NaCl 188.40 g、KCl 7.80 g、$CaCl_2 \cdot 2H_2O$ 7.70 g、$MgCl_2 \cdot 6H_2O$ 3.55 g、$CH_3COONa \cdot 3H_2O$ 114.70 g。

碳酸氢盐透析液
Biarbonate Dialyzate

【作用与用途】 同醋酸盐透析液。常用于下列患者：①对醋酸盐不能耐受者；②严重心、肺疾患伴低氧血症者；③老年人及心血管功能不稳定者；④严重代谢性酸中毒或肝功能损害者。

【用法与用量】 A液和B液分别插入人工肾机两个混合泵内，切勿插错。由机器监测装置控制A液、B液和反渗水比例，分别以1∶1.225∶32.775的比例配成35倍稀释液，经过机器加温，液流速率及方向均同醋酸盐。每次透析3～5小时，需浓缩A液2 572～4 286 ml，浓缩B液3 150～5 250 ml。

【不良反应与注意事项】 偶见头痛、恶心、呕吐及低血压反应。对老年人及心血管功能不稳定者，透析开始时血流速度应放慢，负压应减小。B液碳酸氢钠最好以固体形式储运，使用前制成溶液，容器应该绝对密闭，以免CO_2外逸。

【制剂与规格】 为碳酸氢盐电解质溶液。分A、B两组浓缩液，A液为酸性浓缩液，每升含NaCl 210.7 g、KCl 5.222 g、$MgCl_2 \cdot 6H_2O$ 3.558 g、$CaCl_2 \cdot 2H_2O$ 9.0 g、冰醋酸6.01 ml。B液为碱性浓缩液：固体$NaHCO_3$ 840 g加反渗水10 000 ml，配成8.4%碳酸氢钠溶液。1 L A液与1.225 L B液和32.775 L净化水混合，形成35倍稀释透析液。

血液滤过置换液
Hemofiltration Solution

【作用与用途】 血液滤过是模拟肾小球的滤过功能，将血液通过高通透性膜制成的滤器，在压力作用下滤出大量的水分和溶质，再通过输液装置补充与细胞外液成分相似的电解质溶液,即置换液,以达到血液净化的治疗目的。适用于:①慢性肾衰合并水潴留、顽固性高血压、低血压以及对血透耐受性差、肾性骨病和周围神经病变的患者;②老年人及儿童的慢性肾衰;③急性肾衰特别是合并呼吸功能不全者或外科手术后的患者。

【用法与用量】 必须具备血滤机及血滤器装置。置换液进入血路之前,通过一个加温装置,把温度提到35~40℃,并通过置换泵把大量液体送到静脉管道。由血滤机上的平衡系统来调节超滤液和置换液速率,从而精确地控制液体平衡。每次置换18~22人,或视病情而定。

【不良反应与注意事项】 偶见发冷、发热等输液反应。对小分子的清除比血透差。可以采取血液透析和血液滤过的联合。由于本品每次均为大量使用,因此,在治疗过程中应密切注意液体平衡及血压变化。使用本品前应仔细检查药液是否澄清,塑料袋是否渗漏,一旦发现不得使用。药物必须每次用完。

【制剂与规格】 为葡萄糖电解质溶液。处方成分(每1 000 ml中含量):

氯化钠($NaCl$)5.92 g、氯化钙($CaCl_2 \cdot 2H_2O$)0.276 g、氯化钾(KCl)0.149 g、乳酸钠($C_3H_5O_3Na$)3.78 g、氯化镁($MgCl_2 \cdot 6H_2O$)0.152 g、葡萄糖($C_6H_{12}O_6 \cdot H_2O$)1.5 g。

包醛氧化淀粉

Coated Aldehyde Oxystarch

【作用与用途】 胃肠道中的氨、氮可通过复醛处理与氧化淀粉中的醛基结合成席夫碱络合物从粪便中排出,故能代偿肾功能、降低血液中非蛋白氮和尿素氮,从而发挥治疗作用。由于本品中氧化淀粉的醛基不和胃肠道直接接触,消除了服用氧化淀粉所发生的不良生理反应。适用于各种原因造成的氮质血症。

【用法与用量】 口服:饭后用温开水送服。每日2~3次,每次8~16粒或遵医嘱。

【不良反应与注意事项】 本品在胃肠道中不被吸收。服用本品时要适当控制蛋白质摄入量,如能配合低蛋白饮食,将有助于提高疗效。药品内容物受潮发霉后勿服用。

【制剂与规格】 包醛氧化淀粉胶囊:0.625 g。

特殊解毒药

依地酸钙钠(依地酸钠钙，乙二胺四乙酸二钠钙，解铅乐)

Calcium Disodium Edetate

【作用与用途】 本品能与多种二价和三价重金属离子络合形成可溶性复合物，由组织释放到细胞外液，通过肾小球滤过，由尿排出；金属络合物在尿中排泄的高峰为用药后24～48小时。本品和各种金属离子的络合能力不同，其中以铅为最有效，其他金属效果较差，对汞和砷则无效。这可能系汞和砷在体内与酶(—SH)牢固结合，或本品不易与组织内的金、汞和砷络合。主要用于治疗铅中毒，亦可治疗镉、锰、铬、镍、钴和铜中毒，以及做诊断用的铅移动试验。

【体内过程】 静脉注射在血循环中消失很快，$t_{1/2}$为20～60分钟；肌内注射，$t_{1/2}$为90分钟。存在于血浆，主要在细胞外液；脑脊液中甚微，仅占血浆的5%。本品在体内几乎不进行代谢，1小时内从尿排出50%，24小时内排出95%。静脉注射本品1 g，24小时可从尿中排出，血浆和肝、脾、肌肉等软组织中可络合铅的14%，最多可排出铅3～5 mg。

【用法与用量】 成人常用量每日1 g加入5%葡萄糖注射液250～500 ml，静脉滴注4～8小时。连续用药3天，停药4天为1个疗程。肌内注射，用0.5 g加1%盐酸普鲁卡因注射液2 ml，稀释后作深部肌内注射，每日1次，疗程参考静脉滴注。小儿常用量每日按体重25 mg/kg，静脉用药方法参考成人。铅移动试验成人每次1 g加入5%葡萄糖注射液500 ml，4小时静脉滴注完毕。自用药开始起留24小时尿。24小时尿铅排泄量超过2.42 μmol(0.5 mg)，认为体内有过量铅负荷。

【不良反应与注意事项】 头昏、前额痛、食欲不振、恶心、畏寒、发热，组胺样反应有鼻黏膜充血、喷嚏、流涕和流泪。少数有尿频、尿急、蛋白尿、低血压和心电图T波倒置。过大剂量可引起肾小管上皮细胞损害，导致急性肾功能衰竭。肾脏病变主要在近曲小管，亦可累及远曲小管和肾小球。有患者应用本品出现高血钙症，应予以注意。不良反应和肾脏损害一般在停药后恢复。少尿、无尿和肾功能不全的患者禁用。本品与乙二胺有交叉过敏反应。本品对各种肾脏病患者应慎用。本品能络合锌，干扰精蛋白锌胰岛素的作用时间。儿童急性严重铅脑病如不治疗，其死亡率高达65%，存活者常遗留脑损伤后遗症。单独应用本品效果不理想，一般采用本品与二巯丙醇联合治疗。老年人的肾脏和心脏潜在代偿功能减退，故应慎用本品，并应减少剂量和疗程。剂量过大和疗程过长不一定成比例地增加尿中金属的排泄量，相反可以引起急性肾小管坏死。严重中毒患者不宜应用较大剂量,否则使血浆中金属-本品复合物增加量来不及从尿排除,反而增加铅对人体的毒性。

【制剂与规格】 依地酸钙钠注射液:5 ml:1 g。

喷替酸钙钠(二乙撑三胺戊乙酸钠钙,促排灵,二乙撑三胺五醋酸)

Calcium Trisodium Pentate

【作用与用途】 可用于铅、铁、锌、钴、铬等重金属中毒;加速钚、铀、锶、钇、钍等放射性元素的排出。

【用法与用量】 静脉滴注:每日0.5~4 g,溶于等渗盐水或葡萄糖液中,剂量可由小到大,每周2~3次,间歇应用效果较好。肌内注射:每次0.25~0.5 g,每日2次,3日为1个疗程。

【不良反应与注意事项】 口服不易吸收,注射后2小时自尿中可排出40%,3~4小时几乎完全排出。可引起皮炎、轻度头昏、无力、恶心、食欲不振等,大剂量尚可引起腹泻。肾功能减退者忌用。

【制剂与规格】 粉针剂:每支0.25 g、0.5 g、1 g。

二乙三胺五乙酸锌三钠(新促排灵)

Zinc Trisodium Diethyletriamin-epentaacetate

【作用与用途】 用于铅、铁、锌、铬、钴等重金属中毒,加速放射性元素铀、钚、锶、钇、钍等的排除。

【用法与用量】 肌内注射。成人受钚污染者:每日0.25 g,用药3天,停药3天为1个疗程,连续2~3个疗程,总剂量1.5~3.25 g;铅中毒者:每日0.5 g,隔日1次,总剂量3~5.5 g。

【不良反应与注意事项】 少数出现乏力、食欲减退、注射局部疼痛。孕妇忌用,肾病患者慎用。肌内注射时加用1%~2%普鲁卡因可减轻疼痛。疗程数根据病情及尿内所排金属量而酌定,服用2~4个疗程。皮肤反应严重者可停药,多数患者停药1周后痊愈。

【制剂与规格】 针剂:5 ml:1.0 g。

二巯丙醇(巴尔,英国抗路易斯毒气剂,双巯代甘油,二巯甘油)

Dimercaprol

【作用与用途】 是一种竞争性解毒剂,因此必须及早并足量使用。当大量重金属中毒或解救过迟时疗效不佳。由于形成的络合物可有一部分逐渐离解出二巯丙醇并很快被氧化,游离的金属仍能引起中毒现象,因此必须反复给予足够量,使游离的金属再度与二巯丙醇相结合,直至排出为止。

对砷、汞及金的中毒有解救作用,但治疗慢性汞中毒效果差。对锑中毒的作用因锑化合物的不同而异,它能减轻酒石酸锑钾的毒性而增加锑波芬与新斯锑波散等的毒性。能减轻镉对肺的损害,但是由于它能影响镉在体内的分布及排出,增加了对肾脏的损害,故使用时要注意掌握。它还能减轻发泡性砷化合物战争毒气所引起的损害。

【体内过程】 口服不吸收。肌内注射后30~60分钟血药浓度达高峰,维持2小时。4小时后几乎完全代谢降解和排泄。动物注射本品后尿内中性硫含量排泄迅速增多,其中约50%是由于注射本品的结果。尿中葡萄糖醛酸含量增多,提示本品部分以葡萄糖醛酸苷形式由尿排出。

【用法与用量】 一般用肌内注射方法给药,剂量为2.5~4 mg/kg。最初2日每4~6小时注射1次,第3日每6~12小时注射1次,以后每日注射1次,1个疗程为7~14日。

【不良反应与注意事项】 本品有特殊气味。常见不良反应依次有恶心、呕吐、头痛、唇和口腔灼热感、咽和胸部紧迫感、流泪、流涕、流涎、多汗、腹痛、肢端麻木和异常感觉、肌肉和关节酸痛。剂量超过5 mg/kg时出现心动过速、高血压、抽搐和昏迷,暂时性血清丙氨酸氨基转移酶和门冬氨酸氨基转移酶增高,持续应用可损伤毛细血管,引起血浆渗出,导致低蛋白血症、代谢性酸中毒、血浆乳酸增高和肾脏损害。

【制剂与规格】 二巯丙醇注射液:1 ml:100 mg、2 ml:200 mg。

二巯丙磺钠(二巯丙醇磺酸钠,二巯基丙磺酸钠,解砷灵,乌尼基尔)
Sodium Dimercaptopropane Sulfonate

【作用与用途】 二巯丙磺钠与二巯丙醇的药理作用相似,同为具有2个巯基的化合物,能与一些金属或类金属形成络合物从尿中排出。重金属或其盐类中毒时,金属离子与体内含巯基的酶及蛋白质结合,使细胞代谢受抑制。二巯丙磺钠对某些重金属的亲和力比酶或蛋白质的巯基更大,能竞争性与金属离子结合,形成稳定、毒性低的络合物,经尿和胆汁排出。本品比二巯丙醇作用强,全身应用疗效比二巯丙醇好,对砷、汞中毒疗效显著,对汞中毒的疗效比二巯丁二钠强,对铋、铬中毒也有效。此外,二巯基类药物可与毒蘑菇毒素如毒肽(phallotoxin)、毒伞肽(amanitine)结合,阻断其分子中的硫巯键,使毒性减弱而保护体内含巯基酶的活性,甚至恢复部分已与毒素结合的酶的活性。本品毒性小,只有二巯丙醇的1/8。本品常用于治疗汞中毒、砷中毒,为首选解毒药物。对有机汞有一定疗效。对铬、铋、铅、铜及锑化合物(包括酒石酸锑钾)均有疗效。实验治疗观察对锌、镉、钴、镍、钋等中毒也有解毒作用。

【体内过程】 本品水溶液性质稳定,可作肌内及静脉注射,肌内注射后30分钟达到血浆峰值浓度,24小时完全排出。

【用法与用量】 用于急性金属中毒时可静脉注射,每次5 mg/kg,每4~5小时1次,第2日,2~3次/d,以后1~2次/d,7日为1个疗程。用于慢性中毒:每次2.5~5 mg/kg,1次/d,用药3日停4日为1个疗程,一般用3~4个疗程。对毒鼠强中毒:首剂0.125~

0.25 g肌内注射,必要时0.5～1小时后,再追加0.125～0.5 g,至基本控制抽搐。

【不良反应与注意事项】 本品比二巯丙醇毒性低。但静脉注射速度过快时有恶心、心动过速、头昏及口唇发麻等,一般10～15分钟即可消失。偶有变态反应,如皮疹、寒战、发热、甚至过敏性休克、剥脱性皮炎等。

【制剂与规格】 二巯丙磺钠注射液:5 ml:0.25 g。

二巯丁二钠(二巯丁二酸钠,二巯基琥酸钠,二巯琥钠)

Sodium Dimercaptosuccinate

【作用与用途】 作用大致同二巯丙醇,对酒石酸锑钾的解毒效力较之强10倍,而且毒性较小。从血液中消失快,4小时排出80%。用于治疗锑、铅、汞、砷的中毒(治疗汞中毒的效果不如二巯丙磺钠)及预防镉、钴、镍中毒,对肝豆状核变性病有驱铜及减轻症状的效果。对汞、砷等中毒亦较好。

【体内过程】 雄性小鼠肌内注射用^{35}S标记的本品,血药浓度5分钟即达高峰。分布以肾为最高,其次依次为肺、肝、心、肠、脾等。尿中排泄以最初1小时为最快,以后逐渐减少,便中亦有少量排泄。静脉给药本品血中半衰期($t_{1/2}$)仅4分钟。尿中排泄巯基在初始30分钟为40%,4小时约80%。应用本品治疗铅中毒患者最初8小时尿中铅量占24小时尿铅总量91.2%。

【用法与用量】 肌内注射:每次0.5 g,每日2次,防止疼痛可加2%普鲁卡因2 ml(先做皮试)。缓慢静脉注射(不宜静脉滴注):①用于急性中毒(如锑剂引起的心律紊乱),首次2 g,以注射用水10～20 ml稀释后注射,以后每次1 g,每小时1次,共4～5次;②用于亚急性中毒,每次1 g,每日2～3次,共用3～5日;③用于慢性中毒,每次1 g,每日1次,1个疗程5～7日,可间断用2～3个疗程。

【不良反应与注意事项】 可有口臭、头痛、恶心、乏力、四肢酸痛等反应,注射速度越快反应越重,但可于数小时内自行消失。粉剂溶解后立即使用,水溶液不稳定,不可久置,也不可加热。正常者为无色或微红色,如呈土黄色或混浊,则不可用。

【制剂与规格】 注射用二巯丁二钠:每支0.5 g、1 g。

二巯丁二酸(琥巯酸)

Dimercaptosuccinic Acid

【作用与用途】 本品为口服有效的重金属解毒药。作用机制为,分子中的2个活性巯基能夺取已与组织中酶系统结合的金属,形成稳定的水溶性螯合物由尿中排出,使含有巯基的酶恢复活性,解除重金属引起的中毒症状。本品可特异性地与铅结合,减少铅从胃肠道吸收和滞留,降低血铅浓度;但短时间用药后,易使铅从骨中游离出来重新再分布,引起血铅反跳性升高,故应视情况多疗程用药。本品也可与汞、砷等形成螯合物,用于解救铅、汞、砷、镍、铜等金属中毒。对铅中毒疗效较好。可用于治疗肝豆状核变性。

【体内过程】 本品口服易吸收，达峰时间30分钟，在血中约95%与血浆蛋白结合，分布容积较小，半衰期$t_{1/2}$ 48小时。主要分布在肾脏，其次依次为肺、肝、心、肠和脾等。铅中毒儿童服用后有肝-肠循环，迅速以原形和代谢物经肾排出。经肾消除速度与血铅浓度呈正相关。铅中毒儿童和成年人及健康志愿者的肾清除率分别为每分钟16.6 ml/m^2、(24.7 ± 3.3) ml/m^2 和77.0 ml/m^2。无蓄积性。

【用法与用量】 口服1次0.5 g，每日3次，连用3日为1个疗程，停药4天再用；或每次0.5 g，每日2次，隔日服药，共10日，停药5日再用。一般2～3个疗程即可。儿童每次口服10 mg/kg或350 mg/m^2，每8小时1次，连用5日，然后改为每12小时1次，连用2周，共19日为1个疗程。

【不良反应与注意事项】 成人和儿童的常见不良反应有恶心、呕吐、腹泻、食欲丧失、稀便等胃肠道反应。偶见皮疹(约4%成人)，血清氨基转移酶一过性升高(6%～10%)。偶见中性粒细胞减少。严重肝功能障碍和妊娠妇女禁用。治疗时应监测血铅浓度。因治疗后血铅浓度降低，但有些人再次接触铅和治疗时，血铅反而升高。此外，经短时治疗后，可引起血铅反跳性升高，这是因铅从骨中游离出来，重新分布的结果。所以应反复用药，才能保证疗效。肝病慎用，治疗时每周监测血氨基转移酶。每周监测全部血细胞计数，发现有中性粒细胞减少时停药。监测尿铅的排出。对一些缺乏葡萄糖-6-磷酸脱氢酶和镰状细胞性贫血儿童用本品治疗无效。有动物实验表明，本品可致胎鼠基因畸变和胎鼠毒性。妊娠妇女禁用。儿童肾小管易受铅损害，影响药物经肾排出，儿童应慎用或适当减少用量。

【制剂与规格】 二巯丁二酸胶囊：0.25 g。

盐酸巯乙胺(巯乙胺盐酸盐，半胱胺盐酸盐，β-巯乙胺)

Mercaptamine

【作用与用途】 可解除金属对细胞酶系统的干扰作用，用于治疗金属中毒和防治放射病综合征。本品宜用于四乙基铅中毒，也可用以治疗铊中毒及化妆油彩所致的皮肤黑变。

【用法与用量】 治疗金属中毒：静脉注射0.2 g，每日1～2次，或用5%葡萄糖注射液250～500 ml稀释静脉滴注，如属慢性中毒可肌内注射0.2 g/d，10～20日为1个疗程，也可口服0.2～0.3 g，每日3次，5～7日为1个疗程，必要时可重复1～2疗程。防治放射病：首次放射治疗10～30分钟后即静脉注射0.1～0.2 g，以后每隔5～7日重复注射1次，在1个放射治疗过程中，静脉注射3～7次为1个疗程。也可用于每次照射前30～60分钟口服0.2～0.3 g。如已出现放射病症状，用药2～3次即可终止疗程。

【不良反应与注意事项】 卧位静

脉注射,速度要慢。偶可出现呼吸抑制,肝、肾功能损害者忌用。注射液忌与金属接触,注射必须用不锈钢针头。

【制剂与规格】 针剂:0.2 g/2 ml;片剂:0.2 g。

青霉胺(D-青霉胺,二甲基半胱氨酸)

Penicillamine

【作用与用途】 本品能络合铜、铁、汞、铅、砷等重金属,形成稳定和可溶性复合物由尿排出。其驱铅作用不及依地酸钙钠,驱汞作用不及二巯丙醇;但本品可口服,不良反应稍小,可供轻度重金属中毒或其他络合剂有禁忌时选用。Wilson 病,是一种常染色体隐性遗传疾病,主要有大量铜沉积于肝和脑组织,引起豆状核变性和肝硬化,本品能与沉积在组织的铜结合形成可溶性复合物由尿排出。胱氨酸尿及其结石:本品能与胱氨酸反应形成半胱氨酸-青霉胺二硫化物的混合物,从而降低尿中胱氨酸浓度;该混合物的溶解度要比胱氨酸大 50 倍,因此能预防胱氨酸结石的形成;长期服用 6~12 个月,可能使已形成的胱氨酸结石逐渐溶解。

【体内过程】 在胃肠道吸收约 57%,血药浓度 1 小时达高峰。主要贮存于皮肤和血浆,半衰期($t_{1/2}$)为 90 小时。由于与蛋白质结合,即使停药 3 个月,体内仍有痕迹存在。本品在肝脏代谢,氧化为二硫化物,迅速由尿排出,24 小时排出 80%。

【用法与用量】 成人常用量:每日1 g,分 4 次口服。胱氨酸尿患者的本品用量可参考尿中胱氨酸排出量而定,最大量每日为 2 g。有结石的患者,每日要求尿中排出胱氨酸 100 mg 以下,无结石患者每日尿中排出胱氨酸 100~200 mg。重金属中毒用量为每日 0.5~1.5 g。小儿常用量:按体重每日 30 mg/kg。分 2~3 次口服。

【不良反应与注意事项】 常见的有厌食、恶心、呕吐、溃疡病活动、口腔炎、溃疡和味觉异常。变态反应有皮肤瘙痒、荨麻疹、发热、关节疼痛和淋巴结肿大。其他皮肤反应包括狼疮样红斑和天疱样皮损。本品抑制原胶原交叉连接,使皮肤变脆和出血,并影响创口愈合。少数服药者发生白细胞减少,其他造血系统损害有粒细胞缺乏症、再生障碍性贫血、嗜酸粒细胞增多、溶血性贫血和血小板减少性紫癜。6%~20%服药者出现蛋白尿,有时有血尿和免疫复合物膜型肾小球肾炎所致的肾病综合征。个别出现秃发、胆汁潴留、Goodpasture 综合征、重症肌无力和耳鸣,实验室检查有 IgA 降低。肾功能不全、孕妇及对青霉素类药过敏的患者禁用。粒细胞缺乏症,再生障碍性贫血患者禁用。青霉素过敏患者,对本品可能有变态反应。本品可加重抗疟药、金制剂、免疫抑制剂、保泰松对造血系统和肾脏的不良反应。口服铁剂患者,本品宜在服铁剂前 2 小时口服,以免减弱本品疗效。

【制剂与规格】 青霉胺片:0.125 g、0.25 g。

甲磺酸去铁胺(去铁敏，除铁灵，去铁胺，得斯芬)

Deferoxamine

见抗贫血药“甲磺酸去铁胺”。

金精三羟酸

Aurin Tricarboxylic Acid, ATCA

【作用与用途】 可在组织内与铍结合，使铍失去活力。

【用法与用量】 静脉注射：成人 0.3 g/d。

【不良反应与注意事项】 疗程中定期反复检查肝、肾功能及凝血时间。

【制剂与规格】 针剂：0.15 g/支。

普鲁士蓝(亚铁氰化铁)

Prussian Blue

【作用与用途】 是一种无毒色素，在医疗上铊可置换普鲁士蓝上的钾后形成不溶性物质随粪便排出，对治疗经口急慢性铊中毒有一定疗效。

【用法与用量】 用量一般为每日 250 mg/kg，分 4 次，溶于 50 ml 15% 甘露醇中口服。

【不良反应与注意事项】 适量补充氯化钾，高钾能增加肾对铊的清除，可能与钾竞争性阻断肾小管对铊的吸收有关，同时钾可动员细胞内的铊到细胞外，使血铊含量增加，可使临床病情加重，因此要慎用。

谷胱甘肽(还原形谷胱甘肽，古拉定，泰特)

Reduced Glutathione

【作用与用途】 可维持细胞的正常代谢与保护细胞膜的完整性，能抑制脂肪肝的形成，可与亲电子基与自由基等有害物质结合，从而产生解毒和保护细胞的疗效。用于重金属、丙烯腈、氟化物及有机溶剂中毒。

【体内过程】 本品注射后主要分布于肝、肾、肌肉内，脑内分布较少，在体内代谢后以硫醇尿酸排出。半衰期为 24 小时。

【用法与用量】 肌内注射或静脉输注，轻症：每次 300 mg，重症：每次 600 mg，均为每日 1～2 次。用于解毒时，重症患者剂量可加倍。

【不良反应与注意事项】 可有皮疹、胃痛、恶心、呕吐等，注射局部轻度疼痛。本品避免与维生素 K_3、维生素 B_{12}、泛酸钙、乳清酸、抗组胺药、长效磺胺和四环素等药混合使用；针剂溶解后应立即使用，剩余溶液不可再用。对本品高度过敏者禁用。

【制剂与规格】 谷胱甘肽粉针剂：300 mg、600 mg。

碘解磷定(解磷定，哌姆，醛肟吡胺，解磷毒，故磷)

Pralidoxime Iodide

【作用与用途】 本品系肟类化合物，其季铵基团能趋向与有机磷杀虫剂结合的已失去活力的磷酰化胆碱酯酶的阳离子部位，它的亲核性基团可直接与胆碱酯酶的磷酸化基团结合尔后共同脱离胆碱酯酶,使胆碱酯酶恢复原态,重新呈现活力。被有机磷杀虫剂抑制超过 36 小时已"老化"的胆碱酯酶的复能作用效果甚差。对慢性有机磷杀虫剂中毒抑制的胆碱酯酶无复活作用。本品对有机磷杀虫剂引起的烟碱样症状作用明显,而对毒蕈碱样症状作用较弱,对中枢神经系统症状作用不明显。

【体内过程】 口服后 15 分钟在血中即可测得,2 ~ 3 小时达血药浓度峰值,以后逐渐下降。$t_{1/2}$ 为 1.7 小时,27% 以原形在尿中排泄。应用 10 倍剂量,仅增加血浆浓度 3.5 倍。本品静脉注射后迅速分布至全身,不与血浆蛋白结合,不透过血脑屏障,但中毒动物经注射本品后,其脑组织和脑脊液中被抑制的胆碱酯酶活力有所恢复,且中毒患者经本品治疗后在数分钟内自觉意识有清晰感,故对本品是否能通过血脑屏障尚有不同见解。本品在肝脏迅速代谢,4 小时内由肾脏排泄 83%,在体内无蓄积作用。羟苯磺胺不能延迟本品排泄,维生素 B_1 能延长本品半衰期。对硫磷中毒患者静脉注射本品 0.8 g(16 mg/kg),数分钟后被抑制的血胆碱酯酶活力即有升高,15 分钟测定已由用药前的正常值 20% 上升到 50% ~60%,临床中毒症状亦有缓解,24 ~48 小时血胆碱酯酶仍可稍有上升。部分中毒患者在注射本品后 30 分钟血胆碱酯酶开始下降,2 ~4 小时降至正常值的 40% 左右,6 小时降至接近用药前水平。患者临床中毒症状在 1.5 ~8 小时(平均 5 小时)又重现或加重。血胆碱酯酶水平与临床中毒症状基本相符。

【用法与用量】 成人常用量:静脉注射每次 0.5 ~1 g,视病情需要可重复注射。

【不良反应与注意事项】 注射后可引起恶心、呕吐、心率增快、心电图出现暂时性 S-T 段压低和 Q-T 时间延长。注射速度过快引起眩晕、视力模糊、复视、动作不协调。剂量过大可抑制胆碱酯酶、抑制呼吸和引起癫痫发作。对碘过敏患者禁用本品,应改用氯解磷定。

【制剂与规格】 碘解磷定注射液:20 ml:0.5 g、10 ml:0.4 g。

氯解磷定(氯磷定,氯化哌姆,吡啶-2-甲醛肟氯甲烷)
Pralidoxime Chloride

【作用与用途】 本品肟含量为 79.5%,而碘解磷定仅 51.9%;故本品 1 g 的药效相当于碘解磷定 1.5 g。本品水溶性(640 mg/ml,25℃)、稳定性好,局部吸收完全,可供肌内注射。用于治疗有机磷中毒。单独应用疗效差,应与抗胆碱药联合应用。

【体内过程】 肌内或静脉注射本品,血中浓度很快增高,高峰维持 2 ~3 小时,以后逐渐下降。肌内注射本品 7.5 mg/kg 或 10 mg/kg,可达血浆有效治疗浓度 4 μg/ml。$t_{1/2}$ 为 77 分钟。很快以原形和其代谢产物由尿排出。

【用法与用量】 一般中毒,肌内注射或静脉缓慢注射 0.5 ~1 g;严重中毒 1～1.5 g。以后根据临床病情和血胆碱酯酶水平,每 1.5～2 小时可重复 1～3 次。静脉滴注方法和用药天数可参见碘解磷定。成人常用量:肌内注射或静脉缓慢注射 0.5～1 g,视病情需要可重复注射。小儿常用量:按体重 20 mg/kg,用法参见成人。

【不良反应与注意事项】 参见碘解磷定。

【制剂与规格】 氯解磷定注射液:2 ml:0.5 g。

双复磷

Obidoxime Chloride

【作用与用途】 作用同碘解磷定。其特点为能通过血脑屏障,对中枢神经系统的症状消除作用较强。

【用法与用量】 肌内注射或稀释后缓慢静脉给药。轻度有机磷中毒:成人 0.125～0.25 g,肌内注射,必要时每 2～4 小时 1 次。中度有机磷中毒:成人首次 0.25～0.50 g,肌内注射或静脉注射,以后 0.25 g,每 3 小时 1 次,用 2～3 次。严重有机磷中毒:成人首次 0.5～0.75 g,静脉注射,以后用 0.25～0.50 g,每 2～3 小时 1 次,依据病情改善情况,逐渐减量或延长间隔时间。

【不良反应与注意事项】 毒副反应比氯解磷定明显,可有恶心、发热感、颜面潮红、口周和四肢的麻木。剂量过大可引起中毒性肝炎、心律失常及青紫等表现。

【制剂与规格】 双复磷注射液:2 ml:0.25 g。

双解磷(双磷定)

Trimedoxime

【作用与用途】 作用同碘解磷定,但较强而持久,不易透过血脑屏障。

【用法与用量】 轻度:肌内注射 0.15 g。中度:肌内注射或静脉注射 0.3～0.45 g,4 小时后再注 0.15 g,必要时重复 2～3 次。重度:静推 0.3～0.75 g,4 小时后 0.3 g,以后酌情继续使用。

【不良反应与注意事项】 可见阵发性抽搐、心律失常、心动过速、阿斯综合征,并可引起肝损害。

【制剂与规格】 双解磷注射液:0.15 g。

解磷注射液(解磷复方注射液)

Phosphate-dissolving Injection

【作用与用途】 本品是将具有较强中枢作用和外周作用的抗胆碱药与起效快的胆碱酯酶重活化剂配伍而成。有机磷中毒时,胆碱酯酶失活,大量乙酰胆碱堆积,本品能竞争性地与 M-胆碱能受体结合,从而对抗乙酰胆碱的作用。对失活的胆碱酯酶亦有重新活化的作用。用于有机磷(包括有机磷毒剂和有机磷农药)中毒。

【用法与用量】 肌内注射,必要时可静脉注射。根据中毒程度选好首次用量。轻度中毒 1/2～1 支,中度中毒 1～2 支,同时用氯解磷定 600 mg,重度中毒 2～3 支,同时用氯解磷定 600～1 200 mg,必要时,半小时后可酌情减量重复给药。

【不良反应与注意事项】 用量适当时，常伴有口干，面红，皮肤干燥和心率加快等反应。如用量过大，可出现烦躁不安，谵妄，体温升高，尿潴留和昏迷等症状。遇此情况无须特殊治疗，停药后可自行缓解。

【注意事项】 急救有机磷农药中毒患者应争取时间尽早给药；首次注射量应选择适当；遇有呼吸困难、发紫绀或呼吸停止时，应立即给氧或施人工呼吸。

【制剂与规格】 注射剂：每支含盐酸苯那辛 3 mg，硫酸阿托品 3 mg，氯磷定 400 mg。

盐酸戊乙奎醚
（长效托宁，长托宁）
Penehyclidine Hydrochloride

【作用与用途】 本品系新型选择性抗胆碱药，能通过血脑屏障进入脑内，阻断乙酰胆碱对脑内毒蕈碱受体（M 受体）和烟碱受体（N 受体）的激动作用，因此，能较好地拮抗有机磷毒物（农药）中毒引起的毒蕈碱样中毒症状，如支气管平滑肌痉挛和分泌物增多、出汗、流涎、缩瞳和胃肠道平滑肌痉挛或收缩等。它还能增加呼吸频率和呼吸流量，但由于本品对 M_2 受体无明显作用，故对心率无明显影响，对外周 N 受体无明显拮抗作用。用于有机磷毒物（农药）中毒急救治疗和中毒后期或胆碱酯酶（ChE）老化后维持阿托品化。

【体内过程】 健康成人肌内注射 1 mg 盐酸戊乙奎醚后，2 分钟可在血中检测出盐酸乙奎醚，约 0.56 小时血药浓度达峰值，峰浓度约为 13.20 μg/L，消除半衰期约为 10.35 小时。动物实验表明本品分布到全身各组织，以颌下腺、肺、脾、肠较多。本品主要由尿和粪便排泄，24 小时总排泄为给药量的 94.17%。

【用法与用量】 肌内注射，根据中毒程度选用首次用量。轻度中毒：1～2 mg，必要时伍用氯解磷定 500～750 mg。中度中毒：2～4 mg，必要时伍用氯解磷定 750～1 500 mg。重度中毒：4～6 mg（支），必要时伍用氯解磷定 1 500～2 500 mg。首次用药 45 分钟后，如仅有恶心、呕吐、出汗、流涎等毒蕈碱样症状时只应用盐酸戊乙奎醚 1～2 mg；仅有肌颤、肌无力等烟碱样症状或 ChE 活力低于 50% 时只应用氯解磷定 1 000 mg，无氯解磷定时可用碘解磷定代替。如上述症状均有时重复应用盐酸戊乙奎醚和氯解磷定的首次半量 1～2 次。中毒后期或 ChE 老化后可用盐酸戊乙奎醚 1～2 mg 维持阿托品化，每次间隔 8～12 小时。

【不良反应与注意事项】 用量适当时常常伴有口干、面红和皮肤干燥等。如用量过大，可出现头昏、尿潴留、谵妄和体温升高等。一般不须特殊处理，停药后可自行缓解。青光眼者禁用。用本品治疗有机磷毒物（农药）中毒时，不能以心跳加快来判断是否“阿托品”化，而应以口干和出汗消失或皮肤干燥等症状判断“阿托品化”；心跳不低于正常值时，一般不需用阿托品。当本品与其他抗胆碱药(阿托品、东莨菪碱和山莨菪碱等)伍用时有协同作用,应当酌情减量。本品消除半衰期较长,每次用药间隔时间不宜过短,剂量不宜过大。本品对前列腺肥大的老年患者可加重排尿困难,用药时应严密观察。

【制剂与规格】 盐酸戊乙奎醚注射液:1 ml:1 mg。

硫酸阿托品

Atropine Sulfate

【作用与用途】 见升压药及抗休克药“硫酸阿托品”。解救有机磷酸酯类中毒。

【体内过程】 见升压药及抗休克药“硫酸阿托品”。

【用法与用量】 有机磷酸酯类中毒,轻度中毒者肌内注射,每次0.5~1.0 mg,2~3次/d。中度中毒者肌内注射或静脉注射,每次1~2 mg,0.5~2小时1次。病情好转后酌情减量。重度中毒昏迷者,要早期足量应用和反复持续使用。一般静脉注射2 mg,每15~30分钟1次,直至出现阿托品化(颜面潮红、瞳孔开始散大、腺体分泌减少、口干及轻度躁动不安等症状)时,可改为每30~60分钟静脉注射1 mg以维持。如中毒症状复发,可按上述剂量重复注射,必要时24小时总量可至50 mg。彻底根治还需合并应用胆碱酯酶复活剂。

【不良反应与注意事项】 见升压药及抗休克药“硫酸阿托品”。

【制剂与规格】 硫酸阿托品注射液:1 ml:0.5 mg、2 ml:1 mg、1 ml:5 mg。

消旋山莨菪碱

Raceanisodamine

【作用与用途】 参见抗消化性溃疡及利酸解痉药“消旋山莨菪碱”。用于有机磷中毒等。

【用法与用量】 抗有机磷中毒:静脉注射,成人每次10~40 mg,小儿每次0.3~2 mg/kg,必要时每隔10~30分钟重复给药,也可增加剂量。病情好转后应逐渐延长给药间隔,至停药。

【不良反应与注意事项】 参见抗消化性溃疡及制酸解痉药“消旋山莨菪碱”。

【制剂与规格】 盐酸消旋山莨菪碱注射液:1 ml:2 mg、1 ml:5 mg、1 ml:10 mg、1 ml:20 mg。

樟柳碱

Anisodine

【作用与用途】 本品为抗胆碱药,有抗震颤、解痉、平喘、散瞳、抑制唾液分泌以及对抗有机磷农药中毒等作用。临床用于血管性头痛、视网膜血管痉挛、缺血性视神经炎、脑血管病引起的急性瘫痪、一氧化碳中毒所致的中枢功能障碍、震颤、麻痹、支气管哮喘、晕动病和有机磷农药中毒等。

【用法与用量】 轻度中毒:肌内注射1~2 mg,每日1~2次,总剂量3~20 mg。中度中毒:静脉注射或肌内注射3~5 mg,每日2~3次,总剂量5~30 mg,可加用氯解磷定1~6 g肌内注射。重度中毒:静脉注射或肌内注射5 mg,每日3～4次,总剂量20～70 mg,可加用氯解磷定1～6 g肌内注射。

【不良反应与注意事项】 有口干、视力模糊、头昏、面红、心悸、疲乏等。少数患者可出现红、黄视及精神症状,并偶有排尿困难。不可骤然停药,否则可引起头昏、呕吐等。出血性疾病、脑出血急性期及青光眼患者忌用。严重心衰及心律失常者慎用。

【制剂与规格】 樟柳碱针剂:1 mg、3 mg、5 mg。

乙酰胺(解氟灵)

Acetamide

【作用与用途】 为氟乙酰胺杀虫农药解毒剂。其解毒机制可能由于其化学结构和氟乙酰胺相似,故能争夺某些酶(如酰胺酶)使不产生氟乙酸,从而消除氟乙酸对机体三羧酸循环的毒性作用,具有延长中毒潜伏期、制止发病、减轻发病症状的作用。

【用法与用量】 肌内注射。每次2.5～5 g(1～2支),每日2～4次,或按每日0.1～0.3/kg,分2～4次注射,一般连续注射5～7日;危重患者可给予5～10 g(2～4支)。

【不良反应与注意事项】 注射时可引起局部疼痛,本品一次量(2.5～5 g)注射时可加入盐酸普鲁卡因20～40 mg混合使用,以减轻疼痛。大量应用可能引起血尿,必要时停药并加用糖皮质激素使血尿减轻。氟乙酰胺中毒患者,包括可疑中毒者均应及时给予本品,尤其早期应给予足量。与解痉药、半胱氨酸合用,效果较好。

【制剂与规格】 乙酰胺注射液:5 ml:2.5 g。

药用炭(活性炭)

Charcol

【作用与用途】 用于腹泻、胃肠胀气、食物中毒等。

【用法与用量】 口服:每次1.5～4 g,每日2～3次,饭前服。亦可在服本品后再服硫酸镁,以排出有毒物质。

【不良反应与注意事项】 能吸附维生素、抗生素、磺胺类、生物碱、乳酶生、激素等,对蛋白酶、胰酶的活性亦有影响,均不宜合用。

【制剂与规格】 药用炭片剂:每片0.15 g、0.3 g、0.5 g。

盐酸纳洛酮

Naloxone Hydrochloride

参见镇痛药“盐酸纳洛酮”。

盐酸纳美芬注射液(金美芬)

Nalmefene Hydrochloride Injection

【作用与用途】 为阿片受体拮抗剂,是纳曲酮的6-亚甲基类似物。纳美芬能抑制或逆转阿片药物的呼吸抑制、镇静和低血压作用。无阿片激动活性,不产生呼吸抑制、致幻效应或瞳孔缩小。在阿片依赖者中,纳美芬可产生急性戒断症状。用于完全或部分逆转阿片类物质效应,包括由天然的或合成的阿片类物质引起的呼吸抑制;也用于已知或疑似阿片类药物过量或中毒的急救促醒、急性颅脑与脊髓损伤、脑缺血、脑梗死等神经功能损坏性疾病；昏迷、休克及术后麻醉催醒、酒精中毒、戒毒后防复吸治疗等。

【体内过程】 肌注和皮下注射的绝对生物利用度分别为(101.5 ± 8.1)%和(99.7 ±6.9)%。肌注(2.3 ± 1.1)小时后、皮下注射(1.5 ±1.2)小时后纳美芬达最大血药浓度，紧急情况下静注1 mg剂量在5～15分钟内就可达到治疗浓度。分布迅速，用药后5分钟内可阻断80%的大脑阿片类受体。在浓度为0.1～2 μg/ml时，其血浆蛋白结合率为45%；在浓度为0.1～2 μg/ml时，其血浆蛋白结合率为45%。主要通过肝脏代谢，与葡萄糖醛酸化合物结合形成无活性的代谢物随尿液排出。5%以下的原形药物随尿液排出，17%的纳美芬通过粪便排出。静注后的半衰期为(10.8 ±5.2)小时，在全身和肾脏的清除率分别为(0.8 ± 0.2) L/(h · kg)和(0.08 ± 0.04)L/(h · kg)。

【用法与用量】 一般为静滴，也可静推、肌注或皮下注射。逆转术后阿片类物质抑制的推荐剂量：0.1～0.2 mg加入10～20 ml生理盐水中，10～15分钟静脉推注完毕；或0.1～0.2 mg加入100～250 ml生理盐水中，持续静脉滴注；用于已知或怀疑阿片样物质过量的推荐剂量：前4天，0.2～0.4 mg/次，加100 ml或250 ml生理盐水，静脉滴注，每天2次；后8天，0.1～0.2 mg/次，每天2次。

【不良反应与注意事项】 只有根据患者使用阿片样物质过量的历史或呼吸抑制并伴随瞳孔收缩的临床特征判断阿片样物质过量的可能性较高情况下，才给患者使用进行治疗。在使用剂量超过推荐剂量时，不良反应发生率增高。药物过敏患者禁用，孕妇、哺乳期妇女及老年人慎用。用于儿童患者的有效性和安全性尚未建立。在使用苯二氮䓬类、吸入性麻醉剂、肌肉松弛剂及肌肉松弛拮抗剂后使用纳美芬会引起感觉缺失。联用氟马西尼可能引起癫痫。

【制剂与规格】 注射剂：1 ml：0.1 mg(以$C_{21}H_{25}NO_3$计)。

烯丙吗啡(盐酸烯丙吗啡，盐酸丙烯去甲吗啡，纳洛芬)

Nalorphine

【作用与用途】 用于抢救吗啡、哌替啶等的急性中毒，并用于分娩前以防止由于哌替啶所致的新生儿呼吸抑制。

【用法与用量】 静脉注射(肌内注射、皮下注射亦可)：每次5～10 mg。必要时隔10～15分钟再注，总量不超过40 mg。对新生儿，注射0.2 mg，必要时可加至0.5 mg。

【不良反应与注意事项】 可见眩晕、嗜睡、无力、出汗、感觉异常、幻视等不良反应。

【制剂与规格】 烯丙吗啡注射液：5 mg(1 ml)、10 mg(1 ml)。

盐酸洛非西定(凯尔丁)

Lofexidine Hydrochloride Tablets

【作用与用途】 本品为咪唑啉类

衍生物。与可乐定的结构和作用相似。选择性激动中枢受体，降低外周交感神经活性，抑制去甲肾上腺素释放，松弛血管平滑肌，产生血压下降作用。阿片类药物能抑制中枢去甲肾上腺素能神经原的活性，当戒除阿片药品或毒品时，因突然除去对该神经元的抑制而使其活动亢进，产生阿片类戒断综合征。本品能对抗这种作用，所以使用本品可使海洛因戒断综合征的强度与持续时间。用于减轻或解除阿片类药物的戒断综合征。

【体内过程】 用^{14}C盐酸洛非西定在人的研究证明，洛非西定口服后吸收完全，T_{max}约在2～5小时，C_{max}相当于2.6～4.0 ng/ml的游离盐基。达到峰浓度后血药浓度呈双相性下降。$t_{1/2\alpha}$为1.3～3.7小时，$t_{1/2\beta}$为9～18.3小时。吸收后的药物，原形由尿中排出的平均为12%（5%～20%），12小时内可排出48%，48小时内能排出80%，由粪便约排出4%。大部分被肝脏代谢，其中主要代谢产物为2,6-二氯酚，并以葡萄糖醛酸的形式排出。有80%～90%的药物与血浆蛋白结合。

【用法与用量】 开始用量为口服每次0.2 mg，每日2次，以后可逐渐增加，每日增加0.2 mg到0.4 mg，最大可增至每日2.4 mg，7～10天之后，再缓慢停药，至少要2～4天。

【不良反应与注意事项】 洛非西定口服后主要的不良反应有瞌睡和口、咽及鼻腔干燥，困倦、乏力。此外，还可能出现体位性低血压或短暂昏厥，这些反应在减少服药量后可自行消失。低血压、脑血管疾病、缺血性心脏病（包括近期的心肌梗死）、心动过缓、肾功不全以及有抑郁病史者慎用。本品必须缓慢（至少要2～4天，甚至更长）停药，以免突停发生反跳性血压升高。因为本品为α受体激动剂，所以不能与受体阻断剂同时使用，以免发生药理学的拮抗作用。

【制剂与规格】 片剂：0.2 mg。

氟马西尼（安易醒）
Flumazenil

【作用与用途】 本品为苯二氮䓬受体拮抗剂。苯二氮䓬类药物与苯二氮䓬受体结合，出现抗焦虑、抗惊厥、镇静、注意力不集中、记忆缺失、肌肉松弛、催眠和麻醉等中枢神经系统抑制作用。氟马西尼则选择性竞争苯二氮䓬受体，迅速逆转苯二氮䓬类药物的上述效应，不影响其生物利用度和药物代谢动力学。对地西泮、劳拉西泮、咪达唑仑、替马西泮等苯二氮䓬类药物中毒有特异性解毒作用，还能对抗苯二氮䓬类药物引起的呼吸循环抑制。对受体的亲和力与咪达唑仑相当，比地西泮强9倍，可使激动剂的剂量-效应曲线右移。此外，还能部分地拮抗丙戊酸钠的抗惊厥作用。治疗苯二氮䓬类药物中毒，也用于治疗乙醇中毒。

【体内过程】 本品为弱亲脂性碱，口服吸收超过95%，达到血浆浓度峰值的时间为20～90分钟。生物利用度低（15%～17%），只能静脉注射。

血浆蛋白结合率约50%。在体内迅速经肾排出,代谢物无活性,排泄半衰期($t_{1/2}$)53分钟,稳态分布容积(V_d)0.95 L/kg。单次注射作用时间为15~140分钟,根据中毒药物种类与剂量而异。

【用法与用量】 成人常用量:静脉注射0.5~2 mg。小儿常用量:0.01 mg/kg。静脉注射,最大剂量1 mg。

【不良反应与注意事项】 有面部潮红、恶心、呕吐,快速注射后可见焦虑、心悸、恐惧。对本品过敏的患者禁用。妊娠早期妇女禁用。麻醉后肌松剂作用未消失的患者禁用。

【制剂与规格】 氟马西尼注射液:5 ml:0.5 mg、10 ml:1 mg。

催醒宁(解毕灵)

Cuixingning

【作用与用途】 本品为拟胆碱药,具有抑制胆碱酯酶作用。实验证明其抗胆碱酯酶作用较毒扁豆碱强,并能透过血脑屏障,中枢作用显著。用于药品麻醉的催醒,优于毒扁豆碱。本品外用作用轻微,对生理功能干扰小,安全范围也比毒扁豆碱大。主要用于催醒,如中药麻醉的催醒等,也用于治疗阿托品中毒。

【用法与用量】 静脉注射:催醒常用剂量每次10~20 mg,剂量范围每次5~30 mg。静脉注射完毕后则计算催醒时间,判断催醒效果一般以静脉注射后15分钟为限;若重复给药须在医生指导下进行。治疗阿托品中毒,常用剂量每次10 mg,或遵医嘱。

【不良反应与注意事项】 可有呕吐、腹泻、肌肉细微震颤、大小便失禁、过度兴奋、支气管痉挛、过敏性皮疹等。

【制剂与规格】 注射剂:5 mg:1 ml、10 mg:2 ml。

催醒安

Cuixingan

【作用与用途】 本品为拟胆碱药,系氨甲酸酯类可逆性胆碱酯酶抑制药。为新型抗青光眼药,具有降低眼压和缩小瞳孔的作用,降压作用与毛果芸香碱相似,而缩瞳作用及对视力的影响均比毛果芸香碱弱。用于各种类型青光眼的治疗。

【用法与用量】 滴眼:每次1~2滴,1~4次/d。

【不良反应与注意事项】 少数患者有流泪、灼热感、结膜充血、头昏、恶心等轻度反应,停药后可自行恢复。

【制剂与规格】 滴眼剂:5%。

乙酰半胱氨酸

Acetylcysteine

【作用与用途】 用于对乙酰氨基酚中毒的解毒。

【体内过程】 本品口服后迅速被吸收,血浆蛋白结合率大于80%,表观分布体积(V_d)为0.5 L/kg,血浆半衰期2~6小时,达到最高血药浓度约需30分钟,分布快速、广泛,在肠壁及肝中被迅速代谢,大约70%的药物以硫酸盐的形式排泄。

【用法与用量】 口服。成人首次

按体重 140 mg/kg,然后每 4 小时给 70 mg/kg,共给 17 次。儿童同成人按体重给药。

【不良反应与注意事项】 偶尔发生恶心和呕吐,极少出现皮疹和支气管痉挛等变态反应。对本品过敏者禁用。支气管哮喘患者慎用或禁用。支气管哮喘患者在用本品期间应严密监控,如发生支气管痉挛须立即停药。

【制剂与规格】 乙酰半胱氨酸胶囊:0.2 g。

鱼精蛋白(硫鱼精蛋白)
Protamine

【作用与用途】 用于因注射肝素过量而引起的出血,以及自发性出血如咯血等。

【用法与用量】 抗肝素过量:静脉注射,用量应与所用肝素相当,但 1 次不超过 50 mg。抗自发性出血:静脉滴注,每日每千克体重 5~8 mg,分 2 次,间隔 6 小时。每次以等渗盐水 300~500 ml 稀释。连用不宜超过 3 日。

【不良反应与注意事项】 注射宜缓慢。

【制剂与规格】 鱼精蛋白注射液:50 mg(5 ml)、100 mg(10 ml)。

亚甲蓝(美蓝,次甲蓝,四甲基蓝,甲烯蓝)
Methylthioninium Chloride

【作用与用途】 亚甲蓝本身系氧化剂,根据其在体内的不同浓度,对血红蛋白有两种不同的作用。低浓度时 6-磷酸-葡萄糖脱氢过程中的氢离子经还原形三磷酸吡啶核苷传递给亚甲蓝,使其转变为还原形的白色亚甲蓝;白色亚甲蓝又将氢离子传递给带三价铁的高铁血红蛋白,使其还原为带二价铁的正常血红蛋白,而白色亚甲蓝又被氧化为亚甲蓝。亚甲蓝的还原-氧化过程可反复进行。高浓度时,亚甲蓝不能被完全还原为白色亚甲蓝,因而起氧化作用,将正常血红蛋白氧化为高铁血红蛋白。由于高铁血红蛋白易与 CN^- 结合形成氰化高铁血红蛋白,但数分钟后两者又离解,故仅能暂时抑制 CN^- 对组织中毒的毒性。本品对化学物亚硝酸盐、硝酸盐、苯胺、硝基苯、三硝基甲苯、苯醌、苯肼等和含有或产生芳香胺的药物(乙酰苯胺、对乙酰氨基酚、非那西丁、苯佐卡因等)引起的高铁血红蛋白血症有效。对先天性还原形二磷酸吡啶核苷高铁血红蛋白还原酶缺乏引起的高铁血红蛋白血症效果较差。对异常血红蛋白 M 伴有高铁血红蛋白血症无效。对急性氰化物中毒,能暂时延迟其毒性。

【体内过程】 亚甲蓝静脉注射后作用迅速,基本不经过代谢即随尿排出,口服在胃肠道的 pH 条件下可被吸收,并在组织内迅速还原为白色亚甲蓝。在 6 天内 74% 由尿排出,其中 22% 为原形,其余为白色亚甲蓝,且部分可能被甲基化。少量亚甲蓝通过胆汁,由粪便排出。

【用法与用量】 静脉注射。亚硝酸盐中毒,每次按体重 1~2 mg/kg,氰化物中毒,每次按体重 5~10 mg/kg,

最大剂量为 20 mg/kg。

【不良反应与注意事项】 本品静脉注射过速,可引起头昏、恶心、呕吐、胸闷、腹痛。剂量过大,除上述症状加剧外,还出现头痛、血压降低、心率增快伴心律失常、大汗淋漓和意识障碍。用药后尿呈蓝色,排尿时可有尿道口刺痛。本品不能皮下、肌内或鞘内注射,前者引起坏死,后者引起瘫痪。6-磷酸葡萄糖脱氢酶缺乏患者和小儿应用本品剂量过大可引起溶血。对肾功能不全患者应慎用。

【制剂与规格】 亚甲蓝注射液:2 ml:20 mg、5 ml:50 mg、10 ml:100 mg。

硫代硫酸钠(次亚硫酸钠,大苏打,海波)
Sodium Thiosulfate

【作用与用途】 本品所供给的硫,通过体内硫转移酶,将硫与体内游离的或已与高铁血红蛋白结合的 CN^- 相结合,使变为毒性很小的硫氰酸盐,随尿排出而解毒。主要用于氰化物中毒,也可用于砷、汞、铅、铋、碘等中毒。

【体内过程】 本品不易由消化道吸收。静脉注射迅速分布到各组织的细胞外液,$t_{1/2}$ 为 15 ~ 20 分钟,尔后由尿排泄。

【用法与用量】 成人常用量:氰化物中毒,缓慢静脉注射 12.5 ~ 25 g。必要时可在 1 小时后重复半量或全量。洗胃:口服中毒者用本品 5% 溶液洗胃,并保留本品适量于胃中。

【不良反应与注意事项】 本品静脉注射后除有暂时性渗透压改变外,尚未见其他不良反应。本品与亚硝酸钠从不同解毒机制治疗氰化物中毒,应先后作静脉注射,不能混合后同时静脉注射。继亚硝酸钠静脉注射后,立即由原针头注射本品。药物过量可引起头昏、恶心、乏力等。儿童用药:静脉注射每次 250 ~ 500 mg/kg,1 次/d。

【制剂与规格】 硫代硫酸钠注射液:10 ml:0.5 g、20 ml:1 g。

亚硝酸钠
Sodium Nitrite

【作用与用途】 氰化物与线粒体细胞色素氧化酶的三价铁(Fe^{3+})有高亲和性,结合后使酶失去活力,抑制细胞呼吸,导致细胞乳酸酸中毒和缺氧。本品系氧化剂,能使血红蛋白中的二价铁(Fe^{2+})氧化成三价铁(Fe^{3+}),形成高铁血红蛋白。高铁血红蛋白中的 Fe^{2+} 与氰化物(CN^-)结合力比细胞色素氧化酶的 Fe^{3+} 为强,即使已与细胞色素氧化酶结合的 CN^- 也可使其重新释放,恢复酶的活力。但高铁血红蛋白与 CN^- 结合后形成的氰化高铁血红蛋白在数分钟后又逐渐解离,释出 CN^-,又重现氰化物毒性。因此本品对氰化物中毒仅能暂时性地延迟其毒性。本品尚有扩张血管作用。用于氰化物中毒。

【体内过程】 静脉注射立即起作用。

【用法与用量】 本品为 3% 水溶液,仅供静脉使用,每次 10 ~ 20 ml(即

6～12 mg/kg)，每分钟注射2～3 ml；需要时在1小时后可重复半量或全量；出现严重不良反应应立即停止注射。①成人常用量：静脉注射0.3～0.6 g；②小儿常用量：按体重6～12 mg/kg。

【不良反应与注意事项】 有恶心、呕吐、头昏、头痛、出冷汗、发绀、气急、昏厥、低血压、休克、抽搐。不良反应的程度除剂量过大外，还与注射本品速度有关。

【制剂与规格】 亚硝酸钠注射液：10 ml∶0.3 g。

亚硝酸异戊酯
Amyl Nitrite

见抗心绞痛药“亚硝酸异戊酯”。

依地酸二钴
(乙二胺四乙酸二钴)
Dicobalt Edetate

【作用与用途】 能与多种金属离子结合成为稳定而可溶的络合物，由尿中排泄，故用于一些金属的中毒，尤其对无机铅中毒效果好(但对四乙基铅中毒无效)，对钴、铜、铬、镉、锰及放射性元素(如镭、钚、铀、钍等)均有解毒作用，但对锶无效。依地酸或依地酸钠由于易与钙络合，静脉注射时(特别在静脉注射速度快时)能使血中游离钙浓度迅速下降，严重者引起抽搐甚至心脏停搏，因此不用为金属解毒剂。临床上凡是稳定常数大于钙的金属，皆可取代钙而与依地酸结合，形成络合物。本品对铅的络合作用最强，在儿童急性铅中毒脑病用药后，尿中铅元素的排泄量增加20～60倍。在急性铅中毒，静脉点滴给药后，铅绞痛多在12～24小时内减轻或消失，尿排铅量增加，肝肿大、贫血等也逐渐消失。在慢性铅中毒用药后尿排铅为治疗前的数倍至数十倍，临床表现明显改善或消失。

【体内过程】 本品与汞的络合力不强，很少用于汞中毒的解毒。胃肠道吸收差，不宜口服给药。静脉注射后在体内不被破坏，迅速自尿排出，1小时内约排出50%，24小时排出95%以上。仅少量通过血脑屏障。口服胃肠道吸收差，一般口服吸收量仅为总摄入量的4%～5%。肌内注射给药吸收迅速完全，临床多用静脉注射。静脉注射后广泛分布至全身体液，但不进入红细胞内，且由于药物属水溶性，故主要存在于细胞外液，也不易透过血脑屏障。注射给药后，药物很快自血浆中消失。进入体内的本品绝大部分(约90%)以原形由尿中排出(约有0.1%随呼出气的CO_2排出)，24小时排出95%。

【用法与用量】 以短程间歇疗法为原则，长期连续使用则排毒率低，副作用大。肌内注射或皮下注射：每次0.2～0.5 g，每日2次，每次加2%普鲁卡因2 ml。静脉滴注：每次0.5～1 g，每日2次，用生理盐水或5%～10%葡萄糖液稀释成0.25%～0.5%浓度，总剂量不宜超过30 g。口服：成人每次1～2 g，每日2～4次。局部用药：0.5%溶液于每晨作电离子透入1次，然后每0.5～1小时滴眼1次，每晚结膜下注射1次，治眼部金属异物损害。一般以连用3天休息4天为1个疗程，注射一般可连续3～5个疗程。必要时，可间隔3～6个月再重复。以静脉滴注疗效最高。

【不良反应与注意事项】 本品是较为安全的药物。部分患者用药期间可出现头昏、乏力、腹痛、恶心、关节酸痛等。长期应用还可能引起尿频、尿急、口角炎、皮炎、寒战等所谓“过多络合症”。大剂量能引起中毒性肾病，严重者可导致肾功能衰竭，须立即停药。此外，肌内注射产生局部疼痛，静脉注射高浓度的溶液易引起栓塞性脉管炎。

【制剂与规格】 依地酸二钴片剂：0.5 g；依地酸二钴注射剂：0.2 g/2 ml，1 g/5 ml；依地酸二钴滴眼剂：0.5%。

对氨基苯丙酮
P-Aminopropiophene

【作用与用途】 作用与4-二甲基苯酚（4-DMAP）相似，显效慢而持久，用于中轻度氰化物中毒的治疗。不良反应少见。

【用法与用量】 口服：90 mg，4小时后再给半量。

【制剂与规格】 对氨基苯丙酮片剂：90 mg。

半胱氨酸（L-半胱氨酸盐酸盐）
L-Cysteine Hydrochloride

【作用与用途】 本品含有巯基，参与机体的还原过程，调节肝脏磷脂代谢，保护受毒素损害的肝细胞。可用于治疗放射性损害、重金属中毒、毒蕈、砷剂或其他病因引起的中毒性肝炎，预防肝坏死。

【用法与用量】 肌内注射：成人100～200 mg，每日1次。

【制剂与规格】 针剂：100 mg/2 ml。

注射用甲吡唑
Fomepizole for Injection

【作用与用途】 甲吡唑用于乙二醇中毒的解救主要是通过抑制乙醇脱氢酶来实现的。对于乙二醇中毒肾功能尚可的患者单独应用甲吡唑即有效。治疗乙醇过敏：通过抑制乙醇脱氢酶来减少乙醛的积累达到治疗目的。治疗甲醇中毒：动物实验表明甲吡唑对甲醇中毒有效。

【用法与用量】 本品供静脉注射，用生理盐水稀释。中毒早期肾功能良好者，首次静脉注射800 mg或1 200 mg，然后每12小时静脉注射减少用量如600 mg，300 mg或400 mg，100 mg或200 mg，50 mg或100 mg，直到血中检测不到乙二醇或其浓度低于0.1 g/L。肾功能衰竭的患者不必调整剂量。中毒晚期，出现无尿性肾功能衰竭的患者，应进行血液透析。血液透析对甲吡唑有明显的清除作用，故需要提高剂量。一般首次负荷剂量为10～20 mg/kg。

【不良反应与注意事项】 最常见的不良反应是转氨酶升高，其他的有眩晕、头痛、高甘油三酯血症、嗜酸粒细胞增多、皮疹、恶心(口服时)等。对甲吡唑过敏者禁用。甲吡唑可以抑制乙醇脱氢酶,而反过来乙醇又可抑制甲吡唑代谢,因而甲吡唑和乙醇可以相互抑制对方的消除,从而加强各自的作用。故临床上应注意乙醇和甲吡唑之间的这种相互作用。

【制剂与规格】 注射用甲吡唑:1 mg/ml。

克矽平(聚-2-乙烯吡啶氮氧化合物)
Poly-2-Vinylpyridine-N-Oxide

【作用与用途】 本品能阻止矽尘与生物膜上的氢键发生反应,中断硅沉着病病变的发展,对Ⅰ、Ⅱ期硅沉着病有一定疗效。

【用法与用量】 喷雾吸入:用高分子量本品4%水溶液10 ml(即400 mg),每日1次。肌内注射:4%克矽平水溶液4~6 ml(即160~240 mg),每日1次。皆以3个月为1个疗程,可连用2~4个疗程,疗程间隔1个月,以后每年维持用药1~2个疗程。疗程中也可采用隔日交替雾化吸入和肌内注射治疗。静脉滴注:用低分子量克矽平,前18个月600 mg+5%葡萄糖250 ml,每周1次,连用3个月,休息3个月,循环反复使用,一般再用18个月。前后总疗程3年。

【不良反应与注意事项】 肌内注射可有局部发红、硬块反应。偶有变态反应及SGPT(ALT)一时性增高。患有肝、肾、心脏病及严重高血压者忌用。

【制剂与规格】 高分子(分子量10万左右)克矽平针剂:80 mg/2 ml、200 mg/5 ml(供气雾吸入或肌内注射用);低分子(分子量1~5万)克矽平针剂:600 mg/10 ml(供静脉滴注用)。

季德胜蛇药片(南通蛇药片)
Jidesheng Snake Medicine Tablets

【作用与用途】 专治毒蛇和毒虫咬伤,主要用于血循环毒类毒蛇咬伤,咬后及时应用,疗效明显。

【用法与用量】 口服:成人首次20片,以后5~10片,每6小时1次,捣碎温开水送服,直至症状明显消失为止。如出现神志不清、牙关紧闭、颈项强直、呼吸困难、心力衰竭等危重症状等,可鼻饲给药,并增加剂量至20~40片,或缩短服药间隔时间。毒虫咬伤:可以本品和水外搽,不需内服。

【不良反应与注意事项】 在毒蛇咬伤处应将伤口挑破,引流排毒,并配合必要的针灸治疗和对症处理。伤口如有感染,可按外科原则配合治疗。本品应密闭贮藏于阴凉干燥处,不可受潮发霉。

【制剂与规格】 片剂:每管装20片。

吴江蛇药
Wujiang Snake Medicine

【作用与用途】 适用于蝮蛇咬伤,也可治疗五步蛇、银环蛇、竹叶青等毒蛇及蜂、蝎等毒虫咬蛰。

【用法与用量】 口服:成人6~10片,每4~6小时1次,首剂加倍。

危重患者酌情增加,儿童酌减。肌内注射或缓慢静脉注射:2～4 ml,每4～6小时1次,首剂加倍。1个疗程总量不超过25支针剂。

【不良反应与注意事项】 与季德胜蛇药基本相同。

【制剂与规格】 片剂:由佛甲草、十大功劳、半边莲、万年青、墨旱莲和双酚酊等组成,每片含生药4 g;针剂:由十大功劳、半边莲和万年青等组成,每支含生药4 g。

上海蛇药
Shanghai Snake Medicine

【作用与用途】 用以治疗蝮蛇、竹叶青等毒蛇咬伤,亦可治疗眼镜蛇、银环蛇、五步蛇等咬伤。

【用法与用量】 注射液:适用于临床抢救。1号注射液第1日每4小时肌内注射1支(2 ml),以后每日3次,每次1支,一般总量10余支。必要时可取1～2支,加入5%～10%葡萄糖液500 ml中静脉滴注,或用25%～50%葡萄糖液20 ml稀释后,静脉缓慢推注。2号注射液每4～6小时肌内注射1支(2 ml),一般疗程3～5日。片剂:首次服10片,以后每4小时服5片,病情减轻后可每6小时服5片。一般疗程3～5日,危重病例可酌情增加。冲剂:开水冲服,首次服2袋,以后每日3次,每次1袋,一般疗程3～5日(不宜单独使用,应配合片剂或注射液同用,以加强疗效)。

【不良反应与注意事项】 因1号注射液含强心苷,在使用过程中宜做心电图检查,心率低于60次/min时要考虑停药,必要时酌情应用阿托品。抢救危重病例可适当增量,但要注意心率变化。片剂、冲剂对呕吐患者可少量多次服用。除应用本品外,还需积极配合局部处理,如清创扩创、上部结扎(每隔10～15分钟放松1～2分钟)及伤肢肿胀上缘套式封闭等。

【制剂与规格】 上海蛇药注射液:每支2 ml;冲剂:每袋26 g。

抗蛇毒血清
Snake Antiserum

【作用与用途】 抗蛇毒血清是用某种蛇毒或经减毒处理的蛇毒免疫马,使其产生相应的抗体,采集含有抗体的血清或血浆精制而成。抗蛇毒血清可中和相应的蛇毒,是一种特异性被动免疫反应。抗蛇毒血清有单价与多价两类,单价抗蛇毒血清特异性强、效价高、疗效好;多价抗蛇毒血清特异性小、效价低、疗效差。用于毒蛇咬伤中毒。

【用法与用量】 稀释后静脉注射或静脉滴注,也可肌内注射或皮下注射。用量根据被咬伤者受毒量及血清效价而定。以下为中和一条蛇毒的剂量:①抗蝮蛇毒血清:主要用于蝮蛇咬伤的治疗,对竹叶青和烙铁头蛇毒也有交叉中和作用。每次用6 000～16 000 U,以氯化钠溶液或25%葡萄糖稀释1倍,缓慢静脉注射。②抗五步蛇毒血清:主要用于五步蛇咬伤的治疗,对蝮蛇蛇毒也有一定交叉中和作用。每次用8 000 U,以氯化钠溶液稀释1倍,缓慢静脉注射。③抗银环蛇毒血清:主要用于银环蛇咬伤的治疗。每次用10 000 U,缓慢静脉注射。④抗眼镜蛇毒血清:主要用于眼镜蛇咬伤的治疗,对其他科的毒蛇蛇毒也有交叉中和作用。每次用 2 500~10 000 U,缓慢静脉注射。

【不良反应与注意事项】 因马血清为异体蛋白,故可发生变态反应。应详细了解咬伤的毒蛇种类,用单价抗蛇毒血清治疗。如为未知的毒蛇咬伤,则给予多价抗蛇毒血清。

【制剂与规格】 抗蝮蛇毒血清注射液:每瓶含抗蝮蛇毒血清 6 000 U;抗五步蛇毒血清注射液:每瓶含抗五步蛇毒血清 2 000 U;抗银环蛇毒血清注射液:每瓶含抗银环蛇毒血清 10 000 U;抗眼镜蛇毒血清注射液:每瓶含抗眼镜蛇毒血清 1 000 U。

精制肉毒抗毒素
Purified Botulinum Antitoxin

【作用与用途】 主要为经胃酶消化后的马肉毒(A 型、B 型或 E 型)免疫球蛋白,含有特异性抗体,具有中和相应型肉毒毒素的作用,可用于 A、B、E 型肉毒中毒的预防和治疗。用于肉毒中毒。凡已出现肉毒中毒症状者,应尽快使用本抗毒素进行治疗。对可疑中毒者亦应尽早使用本抗毒素进行预防。在一般情况下,人的肉毒中毒多为 A 型、B 型或 E 型,中毒的毒素型别尚未得到确定之前,可同时使用 2 个型,甚至 3 个型的抗毒素。

【用法与用量】 预防:皮下注射或肌内注射,成人 1 次注射各型 1 000 ~ 2 000 U(人中毒常是甲、乙、戊三型),如能确定菌型,则注射同型抗毒素 1 000 ~2 000 U 即可。治疗:病重者立即静脉注射,较轻者肌内注射,第 1 次注射各型抗毒素各(1 ~2) $\times 10^4$ U,若中毒型已确定,则只注同型抗毒素(1 ~2) $\times 10^4$ U 即可,以后再根据病情,每隔 5 ~ 10 小时注射(1 ~2) $\times 10^4$ U,直至病情好转后再酌情减量或延长间隔时间。

【不良反应与注意事项】 过敏性休克:可在注射中或注射后数分钟至数十分钟内突然发生。患者突然表现沉郁或烦躁、脸色苍白或潮红、胸闷或气喘、出冷汗、恶心或腹痛、脉搏细速、血压下降,重者神志昏迷、虚脱,如不及时抢救可以迅速死亡。轻者注射肾上腺素后即可缓解;重者需输液输氧,使用升压药维持血压,并使用抗过敏药物及肾上腺皮质激素等进行抢救。血清病:主要症状为荨麻疹、发热、淋巴结肿大、局部水肿,偶有蛋白尿、呕吐、关节痛,注射部位可出现红斑、瘙痒。

【制剂与规格】 肉毒抗毒素注射液:①10 000 U(单价 A 型);②5 000 U(单价 B 型);③5 000 U(单价 E 型)。

诊断用药

(一)器官功能诊断用药

磷酸组胺

Histamine Phosphate

【作用与用途】 组胺对胃酸和胃蛋白酶分泌有较强促进作用。皮下注射 25 μg 即会增加胃酸分泌而不产生其他效应。可用于真假胃酸缺乏的判别,以帮助恶性贫血及胃癌的诊断。主要用于胃液分泌功能的检查,以鉴别恶性贫血的绝对胃酸缺乏和胃癌的相对缺乏,也可用于麻风病的辅助诊断。

【体内过程】 本品若口服给药,很快在胃中失活。皮下、肌内或静脉注射给药,产生作用快速、短暂。组胺在体内通常与肝素和蛋白质结合,以复合物形式贮存于肥大细胞和嗜碱性白细胞的颗粒中,因而含肥大细胞和嗜碱性白细胞多的组织贮存的组胺也多。组胺在体内主要经甲基化和氧化被代谢,由尿中排出的原形仅 2% ~ 3% 。

【用法与用量】 空腹时皮内注射,每次 0.25 ~0.5 mg。每隔 10 分钟抽 1 次胃液化验。用 1∶1000 的磷酸组胺作皮内注射,每次 0.25 ~0.5 mg,观察有无完整的三联反应,用于麻风病的辅助诊断。

【不良反应与注意事项】 过量注射后可能出现面色潮红、心率加快、血压下降、支气管收缩、呼吸困难、头痛、视觉障碍、呕吐和腹泻等不良反应,还可能出现过敏性休克。禁用于孕妇、支气管哮喘及有过敏史的患者。

【制剂与规格】 磷酸组胺注射液:2 ml:10 mg;5 ml:25 mg。

伊文思蓝(偶氮蓝)

Evans Blue

【作用与用途】 用于测定血浆和血容量,也可作动脉插管(化疗)的定位用。

【用法与用量】 每次以 25 mg 用 1 ~2 ml 等渗盐水稀释后空腹时静注,9 分钟后抽血测定。

【不良反应与注意事项】 剂量和时间都要求准确。不可漏出血管外。

【制剂与规格】 伊文思蓝注射液:5 ml:25 mg。

荧光素钠

Fluorescein Sodium

【作用与用途】 滴眼液用于眼科诊断,正常角膜不显色,异常角膜显色。针剂用于测血液循环时间,静注后,在紫外线灯下观察,以 10 ~16 秒内唇部黏膜能见到黄绿色荧光为正常。

【用法与用量】 滴眼后于角膜显微镜下观察颜色。测血循环时间,于臂静脉注射 2 ml,每次用量 0.4 ~0.8 g(2 ~4 ml)。

【不良反应与注意事项】 滴眼液

应注意灭菌并防止污染。

【制剂与规格】 荧光素钠滴眼液:2% 注射液:0.4 g(2 ml)。

酚磺肽(酚红)

Phenolsulfonphthalein

【作用与用途】 本品为对人体无害的染料,注入体内后大部分由肾小管排泄,测定其最早出现于尿中的时间及在规定时间内的排泄总量,可以反映肾小管功能。

【用法与用量】 清晨饮水 300~400 ml,20 分钟后排尿弃去。静脉注射 0.6% 酚红 1 ml,于注射后 15,30,60,120 分钟留尿分别盛于洁净的标本瓶内,测定本品的尿中含量。正常:15 分钟排出 25% 以上,2 小时排出 55% 以上。成人与儿童用量相同。

【不良反应与注意事项】 一般无不良反应。静脉注射时不能外漏。尿需排尽,留尿时间要准确,以免影响检查结果。心力衰竭、休克、脱水、水肿等均能使尿量减少,导致排泄量减低。

【制剂与规格】 针剂:6 mg/1 ml。

磺溴酞钠(酚四溴酉夫钠)

Sulfobromophthalein Sodium

【作用与用途】 经静脉注射后本品几乎全部通过肝脏加以清除。当肝功能异常时,血浆中磺溴酞钠(BSP)清除速度减慢。定时抽取血样,测定血液中 BSP 含量,观察其清除速度即可反映肝功能状况。用于肝功能检查(BSP 潴留试验)。

【体内过程】 注入后主要与血浆内的白蛋白和 α1 脂蛋白结合。在体内不发生代谢,$t_{1/2}$ 约为 5.5 分钟。本品主要经肝脏排泌入胆汁,从粪便中排出。

【用法与用量】 BSP 试验方法:试验日晨进无脂肪饮食后禁食直至试验结束。将本品经静脉缓慢注入后 30,60 分钟分别用干燥注射器抽取静脉血 3 ml,置试管中待凝固后离心沉淀取得血清,加入试剂,用光电比色计比色测定血液标本内剩余的 BSP 含量百分数。

【不良反应与注意事项】 过敏反应包括荨麻疹、湿疹、呼吸困难、发绀、心脏停搏、知觉丧失、溶血和固定红斑等,静脉注射可引起血栓性静脉炎。皮下渗漏可导致局部刺激和坏死。对本品过敏者;哮喘、过敏性疾病或对其他药物有过敏史者;黄疸、肝癌、肝硬化、肝脂肪变性者禁用。碘番酸、胆影葡胺、丙磺舒、利福平、吩噻嗪类利尿药等可能干扰肝细胞对 BSP 的摄入和分泌,影响 BSP 潴留实验的结果。

【制剂与规格】 磺溴酞钠注射液:5 ml:0.15 g。

刚果红

Congo Red

【作用与用途】 用于诊断淀粉样病变。注射后 1 小时内自血浆排出不超过 40%,尿中排泄也不显著者为正常。如血浆中排出超过 60%,尿中排出仍不显著者则可能有淀粉样病变。如尿中有大量刚果红,表示可能有肾小管脂肪性病变或类似病变。

【用法与用量】 静脉注射:每次0.1 g。

【不良反应与注意事项】 本品为澄清亮红色溶液,如稍有沉淀析出,即有毒性,不可使用。忌与氯化钠或葡萄糖液配伍。

【制剂与规格】 刚果红注射液:0.15 g(15 ml)。

苯替酪胺(胰功肽)

Bentiromide

【作用与用途】 为合成三肽化合物,进入人体内能被胰蛋白酶分解成对氨基苯甲酸经尿排出。用于慢性胰腺炎、胰腺癌、胰硬化和其他胰腺外分泌功能的测定。

【用法与用量】 口服:每次0.5~1.0 g,按说明要求留尿检测。

【不良反应与注意事项】 无明显不良反应。注意服药前3小时忌用胰酶制剂、磺胺类、氯霉素、利尿剂、利胆剂和复合维生素B等药物,以免影响结果。

【制剂与规格】 苯替酪胺口服液:0.5 g/10 ml;胶囊剂:0.5 g;粉剂:每袋1 g。

倍他唑(氨乙吡唑)

Betazol

【作用与用途】 本品是组胺的同分异构体,作用较缓慢、明显而持久,不良反应较少。主要用于胃酸分泌功能的检查。

【用法与用量】 肌内或皮下注射:0.5 mg/kg。

【制剂与规格】 针剂:50 mg/1 ml。

五肽胃泌素

Pentagastrin

【作用与用途】 用于胃酸分泌功能的检查,其作用较磷酸组胺和磷酸氨乙吡啶强,全身反应较少。

【体内过程】 肌内注射本品后20~40分钟,出现胃酸分泌高峰。

【用法与用量】 皮下:每次6 μg/kg。静脉滴注:每次6 μg/kg,1小时内滴完。

【制剂与规格】 五肽胃泌素注射液:2 ml:400 μg。

靛胭脂

Indicarmine

【作用与用途】 为蓝色染料,主要由肾小管排泄。用于测定肾功能。

【用法与用量】 静脉或肌内注射后10分钟内尿液如显蓝色为正常。

【制剂与规格】 靛胭脂注射液:40 mg(10 ml)。

吲哚菁绿

Indocyanine Green

【作用与用途】 本品为诊断用药。由于吲哚菁绿(ICG)静脉注入体内后,迅速和蛋白质结合,色素不沉着于皮肤,也不被其他组织吸收,其最大吸收峰由水溶液的780 nm转变成805 nm,所以测血中ICG浓度不受黄疸及溶血标本影响。是用来检查肝脏功能和肝有效血流量的染料药。本品主要用于诊断各种肝脏疾病,了解肝脏的损害程度及其储备功能。用于诊断肝硬化、肝纤维化、韧性肝炎、职业和药物中毒性肝病。

【体内过程】 由静脉注入体内后,立刻和血浆蛋白结合,随血循环迅速分布于全身血管内,高效率、选择地被肝细胞摄取,又从肝细胞以游离形式排泄到胆汁中,经胆道入肠,随粪便排出体外。由于排泄快,一般正常人静注 20 分钟后约有 97% 从血中排除、不参与体内化学反应、无肠肝循环(进入肠管的 ICG 不再吸收入血)、无淋巴逆流、不从肾等其他肝外脏器排泄。静脉注射后 2 ~ 3 分钟瞬即形成均一单元达到动态平衡,约 20 分钟血中浓度被肝细胞以一级速率消失,即成指数函数下降。当肝脏病变,肝有效血流量和肝细胞总数降低时,血浆 ICG 消除率 K 值明显降低;血中 ICG 滞留率 R 值明显升高。

【用法与用量】 ICG 滞留试验和清除试验:静脉注射,0.5 mg/L。肝血流量测定:静脉滴注,将 25 mg ICG 溶于 100 ml 注射用水中,以恒定速度滴注约 50 分钟,使 ICG 浓度达平衡。

【不良反应与注意事项】 少数患者可出现恶心、呕吐、头痛、血管炎、荨麻疹等。溶液中含有少量碘化物,对碘剂过敏者慎用。给严重肝脏损害的患者注射 ICG 时,由于它的排泄率急骤降低,应慎用。本品临用时用注射用水稀释,不宜用生理盐水或其他液体作溶剂。

【制剂与规格】 注射用吲哚菁绿:10 mg、25 mg。

(二)X 线诊断用药

碘番酸(三碘氨苯乙基丙酸)
Iopanoic Acid

【作用与用途】 口服胆囊造影剂,服用后在肠道吸收,经门静脉入血循环。部分由肝分泌入胆汁,被胆囊浓缩而显影。

【用法与用量】 在少量晚餐(忌脂肪)后用温开水吞服,每隔 5 分钟吞 1 片,30 分钟内服完 6 片,直到次晨摄片前不可进食,在服本品前 6 小时服高脂肪餐 1 份,可提高胆囊显影率。

【不良反应与注意事项】 服后可有轻度恶心、呕吐、腹泻、咽喉灼热感,小便烧灼感及假性蛋白尿等。本品只可口服,绝不能作静脉注射用。肾衰竭、急性胃肠功能失调者禁用。严重肝功能减退者不能显影,故不宜用。

【制剂与规格】 三碘氨苯乙基丙酸片剂:0.5 g。

泛影酸钠注射液
Sodium Diatrizoate Injection

【作用与用途】 泛影酸钠为离子型单体碘造影剂,常用于尿路造影,也可用于肾盂、心血管、脑血管等的造影。

【用法与用量】 逆行肾盂造影:20% 6 ~ 10 ml;尿路造影:50% 20 ~ 30 ml;脑血管造影:45% 以下溶液 10 ml;心脏大血管造影:50% 40 ml。

【不良反应与注意事项】 用后可

有恶心、呕吐、流涎、眩晕、荨麻疹等反应。对本品过敏者禁用。

【制剂与规格】 泛影酸钠注射液:20 ml:10 g。

泛影葡胺
Meglumine Diatrizoatis Mucilage

【作用与用途】 本品为诊断用药,其原理是碘能吸收较多量的 X 线,将其引入体内后与周围组织在 X 线下形成密度对比而显影。用于支气管、子宫、输卵管、涎腺等造影。

【体内过程】 本品经动物试验和人体临床验证表明,其吸收迅速而完全,一般在给药后 12 ~ 24 小时内基本吸收,主要从肾脏排泄。

【用法与用量】 支气管造影:借助纤维支气管镜或采用导管注入方法,根据需要推入 15 ~ 40 ml 药液后迅速摄片。子宫输卵管:采用专用注入器注入,一般用量为 8 ~ 15 ml,立即摄片,15 分钟再摄第二片。涎腺造影:用注射器直接注入,用量每次 1.0 ~ 4.5 ml。以上用量均为常用剂量,实际应用时,应由医师根据不同患者和部位造影需要酌情增减。个别患者可出现过敏反应。本品做支气管造影后常见有咳嗽,个别出现头晕、恶心、气促;子宫输卵管造影时,可出现腹痛,个别有恶心等,且均为一过性;涎腺造影时有胀痛感。

【不良反应与注意事项】 个别患者可出现过敏反应。本品做支气管造影后常见有咳嗽,个别出现头晕、恶心、气促;子宫输卵管造影时,可出现腹痛,个别有恶心等,且均为一过性;涎腺造影时有胀痛感。对碘过敏者禁用。使用前需做皮肤过敏试验。肝、肾功能不全者慎用。

【制剂与规格】 泛影葡胺胶液:10 ml:6 g。

复方泛影葡胺注射液
Compound Meglumine Diatrizoate Injection

【作用与用途】 泛影酸钠为离子型单体碘造影剂,碘能吸收较多量的 X 线,注入体内后与周围组织在 X 线下形成密度对比而显影。用直接引入法造影时,将它直接注入血管或其他腔道后,能显示其管腔形态。用生理吸收法造影时,注入血管的造影剂可通过受损的血管内皮或受损的血脑屏障进入病变组织而显示病灶。适用于泌尿系造影,心脏血管造影,脑血管造影,其他脏器和周围血管造影,CT 增强扫描和其他各种腔道、瘘管造影,也可用于冠状动脉造影。

【用法与用量】 心血管造影或主动脉造影经导管注入心腔,成人常用量 40 ~ 60 ml(76%),或按体重 1 ml/kg,用压力注射器在 2 秒左右注入,重复注射或与其他造影同时进行时,总量不宜超过 225 ml。小儿常用量按体重 1.0 ~ 1.5 ml/kg(76%),重复注射总量不宜超过 4 ml/kg。婴幼儿不超过 3 ml/kg。冠状动脉造影经导管注入,成人常用量每次 4 ~ 10 ml(76%),可重复注射,需在心电图监护下注射。脑血管造影经导管颈总动脉内注入,成人常用量每次 10 ml(60%),注射速度每秒不大于 5 ml。经导管椎动脉内注入,成人常用量一次 6~10 ml。四肢动脉造影经导管或经皮穿刺锁骨下动脉或股动脉注入,成人常用量 10~40 ml(60%),2~3 秒内注完。肾动脉造影经导管注入肾动脉内,成人常用量 5~10 ml(60%)。腹腔动脉造影经导管注入腹腔动脉内,成人常用量 30~50 ml(76%),经压力注射器快速注入。下肢静脉造影经皮穿刺足背或外侧浅静脉注射,成人常用量 20~100 ml(30%~50%)。上肢静脉造影经皮穿刺前臂或手浅静脉注射,成人常用量 20~50 ml(30%~50%)。CT 增强扫描 50~150 ml(60% 或 76%),静脉推注或滴注。排泄性(静脉)尿路造影静脉推注(常规法),成人常用量 20~40 ml(60% 或 76%)。小儿常用量按体重 0.5~1 ml/kg(60% 或 76%)。或:6 个月以下 5 ml(60%)或 4 ml(76%);6~12 个月 8 ml(60%)或 6 ml(76%);1~2 岁 10 ml(60%)或 8 ml(76%);2~5 岁 12 ml(60%)或 10 ml(76%);5~7 岁 15 ml(60%)或 12 ml(76%);7~10 岁 18 ml(60%)或 14 ml(76%);10~15 岁 20 ml(60%)或 16 ml(76%)。静脉滴注成人常用量按体重 2.2 ml/kg(60% 或 76%),加入等量 5% 葡萄糖注射液,快速滴注。老年人和心脏病患者速度减慢(注:肾功能减退者在 48 小时内不宜重复造影)。逆行肾盂输尿管造影 30% 经输尿管导管缓慢注入,成人常用量单侧 10~15 ml(30%)。子宫输卵管造影:经宫颈口注入,10 ml(76%)。术中或术后 T 管胆管造影 10 ml(60%)。经皮肝穿刺胆管造影 20~40 ml(60%)。

【不良反应与注意事项】 可能出现恶心、呕吐、流涎、眩晕、荨麻疹等反应。对碘过敏者禁用;肝肾功能减退、活动性肺结核、多发性脊髓瘤及甲亢者禁用;高胱氨酸尿症者不宜作血管造影,否则会引起血栓形成或栓塞;本品严禁注入脑室、颅内、椎管内蛛网膜下腔、与蛛网膜下腔交通的囊腔和瘘管。

【制剂与规格】 复方泛影葡胺注射液:1 ml:0.3 g(供试验用),20 ml:12 g(60%),20 ml:15.2 g(76%)。

胆影葡胺

Meglumine Adipiodone

【作用与用途】 本品为 X 线诊断用阳性造影剂,属有机碘化合物,进入体内后能比周围软组织结构吸收更多的 X 线。在 X 线照射下形成密度对比而显影,经静脉注射后进入肝胆系统,在胆汁内含有的碘浓度可使胆管和胆囊显影,但不发生代谢变化。用于胆管和胆囊造影,也可用于子宫输卵管造影。

【体内过程】 本品主要供静脉注射用,但皮下、胆囊或子宫黏膜均能吸收,肠道吸收不佳。蛋白结合率很高,主要与血浆白蛋白结合。静脉注射后迅速广泛分布到各组织的细胞外液。10~15 分钟肝管和胆总管已能在 X 线片上显影,40~80 分钟达高峰,胆汁内造影剂浓度可达血浆浓度的 30~

100倍。胆囊约在1小时开始显影,2小时显影浓密,偶可在24小时延迟显影。本品主要从肝胆系统排泄,肝功能正常者在3~4天内从粪便中排出52%~72%;肝、肾功能都正常者24小时内经肾排泄10%~15%;肝功能受损者经肾排出增多,结合型不能通过肾小球滤出。

【用法与用量】 静脉注射静脉胆管和胆囊造影,成人(30%)20 ml,肥胖或胆囊功能较差者用(50%)20 ml,缓慢推注10分钟以上。小儿按体重(30%)0.6 ml/kg,不超过33 ml。推荐以等量的5%葡萄糖注射液稀释后推注,可减少反应。静脉滴注成人按体重1.0 ml/kg,加入5%葡萄糖注射液150 ml,缓慢滴注维持30分钟以上。

【不良反应与注意事项】 用前必须做碘过敏试验。造影当日早晨应禁食。造影前1天可用缓泻药以排除积气。静注必须非常缓慢,如注射过快,可出现不安、上腹发闷、恶心、呕吐等反应。也可静脉点滴,在20分钟内滴完。肝、肾功能严重减退,甲亢及对碘过敏者禁用。

【制剂与规格】 胆影葡胺注射液,1 ml:0.3 g;20 ml:6 g;20 ml:10 g。

碘化油
Iodinated Oil

【作用与用途】 本品为植物油与碘结合的一种有机碘化物,用于支气管、子宫、输卵管、腮腺管及其他腔、道的造影。

【用法与用量】 使用本品前先做碘过敏试验,以5%碘化钾溶液10 ml,每日3次,用2天,观察有无反应。根据造影需要,每次用量可在3~20 ml。

【不良反应与注意事项】 可有轻微咳嗽、不适、厌食、头痛、微热等反应,数小时后可自行消退。大量碘化油吞入消化道,可致急性中毒。支气管造影时,碘化油可溢入毛细支气管,以致残留肺内,可将碾碎的磺胺粉5 g加入碘化油中,以利用碘油的咳出和减少后遗反应。如发现碘化油吞入消化道较多,可给予蓖麻油口服导泻。发热及碘过敏者忌用。

【制剂与规格】 注射剂:含碘40%:10 ml;含碘30%:2 ml。

碘普罗胺(优维显)
Iopromide

【作用与用途】 本品为单聚体非离子型造影剂。可用于CT增强检查、数字减影血管造影(DSA)、动脉造影、静脉造影、静脉尿路造影及体腔造影,如关节腔造影、瘘管造影、子宫输卵管造影,但不能用于蛛网膜下腔造影、脑室造影或脑池造影。

【用法与用量】 静脉尿路造影:成人该药(300 mg/ml)剂量应不少于1 ml/kg。在特殊情况下,如患者肥胖或有肾功能不全时,剂量可增加或减少。儿童肾脏的肾单位尚未成熟,浓缩功能生理性不足,需要较高剂量的造影剂,如新生儿剂量1.5 gI/kg,相当于碘普罗胺300,5 ml;婴儿1.0 gI/kg,相当于碘普罗胺300,3.0 ml;幼儿0.5 gI/kg,相当于碘普罗胺300,1.5 ml。CT

增强:碘普罗胺 300,1 ~ 2 ml/kg 体重。血管造影:造影剂用量视患者年龄、体重、检查部位、临床需要而定,可参考碘海醇。

【不良反应与注意事项】 部分患者可出现轻微的不良反应,如灼烧感,皮肤潮红及少见的恶心、呕吐等症状,但均在注射后很快消失。极个别的患者造影剂外渗可引起明显的组织反应。其他可以出现的是严重的过敏反应,甚至休克。对有些可能是先兆的轻微反应如瘙痒、胸闷等应引起重视,发现这些情况立即停止注射,并采取急救措施。碘过敏患者,严重的甲亢患者禁用。急性盆腔炎及妊娠期妇女忌用于子宫输卵管造影。

【制剂与规格】 碘普罗胺注射液:20 ml:6 g、50 ml:15 g、100 ml:30 g、75 ml:22.5 g、100 ml:37 g、50 ml:18.5 g(以 I 计)

碘帕醇(典比乐)
Iopamidol

【作用与用途】 本品系非离子型 X 线造影剂,含碘量高,具有很好的显影作用,对血管壁及神经组织毒性低,性质稳定,不良反应较少,适应范围广。

【用法与用量】 心血管造影:用碘帕醇 370,1 ~ 1.2 ml/kg。CT 增强扫描:用碘帕醇 300 ~ 370,0.5 ~ 2 ml/kg。其他造影检查:视检查部位及患者年龄等不同而定。

【不良反应与注意事项】 可有眩晕、恶心、呕吐、荨麻疹、胸闷等,一般较轻。偶有支气管痉挛、过敏性休克等严重反应。有碘过敏史、过敏体质,心、肝、肾功能不全,甲状腺功能亢进、年老及婴幼儿、孕妇等慎用或禁用。使用前应做碘过敏试验。对有高危因素,但又必须检查者,应做好抢救准备。

【制剂与规格】 碘帕醇注射剂:碘帕醇 100:100 mgI/ml;碘帕醇 200:200 mgI/ml;碘帕醇 300:300 mgI/ml;碘帕醇 370:370 mgI/ml。

碘海醇注射液
Iohexol Injection

【作用与用途】 本品为 X 线及 CT 检查常用的造影剂,可供血管内、椎管内和体腔内使用。蛛网膜下应用:适用于成人及儿童的脊髓造影,以及应用于蛛网膜下注射后进行脑池 CT 扫描检查;体腔内应用:适用于各种体腔检查,包括口服。如关节造影;内窥镜逆行胰胆管造影(ERCP);疝囊造影;尿路造影;子宫输卵管造影;涎管造影以及各种使用口服水溶造影剂进行的胃肠道检查等。

【体内过程】 通过静脉注射到体内的碘海醇,于 24 小时内几乎全部药物以原形经尿液排出。注射后 1 小时,尿液中浓度最高。无代谢物产生。健康志愿者接受静脉内注射碘海醇后,其血流动力学参数、临床化学参数及凝结参数与接受注射前的数值差别甚微,其改变无临床意义。

【用法与用量】 1. 血管内应用剂量参考

血管内应用剂量参考表

应用项目	浓度(mgI/ml)	用量	注释
尿道造影			
成人	300	40~80 ml	在大剂量的尿路造影时可用较高浓度的造影剂
	或 350	40~80 ml	
儿童 >7 kg	240	4 ml/kg	
	或 300	3 ml/kg	
儿童 <7 kg	240	3 ml/kg	
	或 300	2 ml/kg(最高 40 ml)	
动脉造影			
主动脉与血管造影	300	每次注射 30~40 ml	
选择性大脑动脉造影	300	每次注射 5~10 ml	
主动脉造影	350	每次注射 40~60 ml	
四肢动脉造影	300		
	或 350		
其他动脉造影	300	取决于检查的项目	
静脉造影(四肢)	240	20~100 ml(四肢)	
	或 300		
心血管造影			
成人			
左心室主动脉根注射	350	每次注射 30~60 ml	
选择性冠状动脉造影	350	每次注射 4~8 ml	
儿童	300	取决于年龄、体重和病种(最高 8 ml/kg)	
	或 350		
数字减影			
动脉内注射	140	每次注射 1~15 ml	取决于造影部位
	或 240	每次注射 1~15 ml	
	或 300	每次注射 1~15 ml	
静脉内注射	300	每次注射 20~60 ml	
	或 350	每次注射 20~60 ml	
CT 增强扫描	140	100~400 ml	总碘量通常为 30~60 g;低浓度造影剂适宜静脉滴注,高浓度造影剂适宜静脉快速注入,儿童用量酌减
	或 240	100~250 ml	
	或 300	100~200 ml	
	或 350	100~150 ml	

2. 蛛网膜下应用　剂量与浓度视检查的类别、采用的技术及蛛网膜下腔的大小而定。

一般注射方法是腰椎穿刺术，在腰椎第 3/4 节间穿刺（腰部及胸部脊髓造影），或在颈椎第 1/2 节间做侧颈穿刺（颈部脊髓造影）。

若采用腰椎穿刺术做颈脊髓造影，把患者倾倒时要非常小心，以免大量的高浓度造影剂进入脑内。

为减少造影剂与脑脊液混合，可采用 1 ~ 2 分钟的注射速度注入，造影剂用量见下表。

蛛网膜下应用造影剂剂量参考表

应用项目	浓度（mgI/ml）	用量（ml）
腰及胸脊髓造影	180	10 ~ 15
（腰椎穿刺）	或 240	8 ~ 12
颈脊髓造影	240	10 ~ 12
（腰椎穿刺）	或 300	7 ~ 10
颈脊髓造影	240	6 ~ 10
（颈侧面穿刺）	或 300	6 ~ 8
CT 脑室造影	180	5 ~ 15
（腰椎穿刺）	或 240	4 ~ 12
儿科脊髓造影		
<2 岁	180	2 ~ 6
2 ~ 6 岁	180	4 ~ 8
>6 岁	180	6 ~ 12

总含碘量不应超过 3 g，以减低产生不良反应的可能性。

3. 体腔内应用　见下表。

体腔内造影剂剂量参考表

应用项目	浓度（mgI/ml）	用量（ml）
关节造影	240	5 ~ 20
	或 300	5 ~ 15
	或 350	5 ~ 10
内窥镜进行胰管/胆管及胰管联合造影	240	20 ~ 50

续表

应用项目	浓度(mgI/ml)	用量(ml)
瘘囊造影	240	50
子宫输卵管造影	240	15～50
	或 300	15～25
涎管造影	240	0.5～2
	或 300	0.5～2
胃肠道检查(口服)	180	10～200
	或 350	10～200

【不良反应与注意事项】 少数患者可能会产生一些轻微的反应,例如:短暂的温感、微痛、脸红、恶心/呕吐、轻微胸口作痛、皮肤瘙痒及风疹等。头痛、恶心及呕吐都是脊髓造影中最常见的不良反应。持续数天的剧烈头痛,可能间断发生。迄今发现的其他轻微不良反应有短暂的头晕、背痛、颈痛或四肢痛楚以及各种感觉异常现象。也曾发生脑电图记录显示不明确的短暂变化(慢波)。用水溶性造影剂做脊髓造影后曾发现无菌性脑膜炎。使用本品做脊髓造影也曾报道过类似情况,但十分轻微且持续时间短暂。有的患者在造影后数小时至数日内出现迟发性不良反应的报道也有。有明显的甲状腺病症患者、对碘海醇注射液有严重反应既往史者禁用、有癫痫病史的人,不宜在蛛网膜下腔使用碘海醇。有严重的局部感染或全身感染,而可能形成菌血症的患者,禁忌腰椎穿刺术。由于剂量限制,对造影时失败者,也不宜即时进行重复造影。

【制剂与规格】 注射剂:10 ml:3 g;20 ml:6 g;20 ml:7 g;50 ml:15 g;50 ml:17.5 g;75 ml:22.5 g;75 ml:26.25 g;100 ml:30 g;100 ml:35 g;200 ml:70 g。

碘比醇注射液(三代显)
Iobitridol Injection (Xenetix)

【作用与用途】 是一个非离子型、低渗透压并溶于水的含碘造影剂,用于X线尿路静脉造影;动脉造影;头颅和全身计算机断层扫描(CT);静脉血管数字减影。

【体内过程】 注射液通过血管注射,药物分布在血管内和间质中,药物通过肾小球滤过,以原形状态快速从尿液中排出(8 小时达 98%),半衰期为 1.8 小时。肾衰患者,经胆道途径排出。碘比醇是可以透析的。

【用法与用量】 所使用的剂量必须依据检查的方法、部位、体重及肾功能的情况相符,尤其是小孩。静脉尿路造影:碘比醇注射液 250:平均剂量 2.6 ml/mg,总量 150～220 ml;碘比醇注射液 350:平均剂量 1.0 ml/mg,总量

50～100 ml。快速静脉造影、慢速静脉造影：碘比醇注射液 300：平均剂量 1.2、1.6 ml/mg，总量 50～100 ml。计算机断层扫描：碘比醇注射液 250：平均剂量 2.0 ml/mg，总量 95～170 ml。头颅：碘比醇注射液 300：平均剂量 1.4 ml/mg，总量 20～100 ml；碘比醇注射液 350：平均剂量 1.0 ml/mg，总量 40～100 ml。全身：碘比醇注射液 300：平均剂量 1.9 ml/mg，总量 20～150 ml；碘比醇注射液 350：平均剂量 1.8 ml/mg，总量 90～180 ml。静脉血管数字造影：碘比醇注射液 250：平均剂量 3.1 ml/mg，总量 75～360 ml；碘比醇注射液 300：平均剂量 1.7 ml/mg，总量 40～270 ml；碘比醇注射液 350：平均剂量 2.1 ml/mg，总量 95～250 ml。脑部动脉造影：碘比醇注射液 300：平均剂量：1.8 ml/mg，总量 42～210 ml；碘比醇注射液 350：平均剂量 2.2 ml/mg，总量 105～205 ml。外周动脉造影：碘比醇注射液 350：平均剂量：1.8 ml/mg，总量 80～190 ml。下肢动脉造影：碘比醇注射液 300：平均剂量 2.8 ml/mg，总量 85～300 ml；碘比醇注射液 350：平均剂量 3.0 ml/mg，总量 155～330 ml。心血管造影术：碘比醇注射液 300：平均剂量 1.1 ml/mg，总量 70～125 ml。

【不良反应与注意事项】 参见“碘海醇”。

【制剂与规格】 注射剂：100 ml：35 g(I)、50 ml：12.5 g(I)、75 ml：26.25 g(I)、100 ml：30 g(I)、50 ml：17.5 g(I)、75 ml：22.5 g(I)、100 ml：25 g(I)、50 ml：15 g(I)。

碘克沙醇注射液(威视派克)
Iodixanol Injection

【作用与用途】 为 X 射线造影剂，用于成人心血管造影、脑血管造影、外周动脉造影、腹部血管造影、尿路造影、静脉造影以及 CT 增强检查。

【体内过程】 在体内快速分布，平均分布半衰期约为 21 分钟。表观分布容积与细胞外液量(0.26 L/kg 体重)相同，这表明碘克沙醇仅分布在细胞外。没有检测到代谢物。蛋白结合率低于 2%。平均排泄半衰期约为 2 小时。主要由肾小球滤过经肾脏排泄。静脉注射后，约 80% 的注射量在 4 小时内以原形从尿中排出，97% 在 24 小时内排出。只有约 1.2% 的注射量在 72 小时内从粪便中排泄。最大尿药浓度在注射后约 1 小时内出现。在所推荐的剂量范围内未观察到有剂量依赖性的动力学特征。

【用法与用量】 给药剂量取决于检查的类型、年龄、体重、心输出量和患者全身情况及所使用的技术。通常使用的碘浓度和用量与其他当今使用的含碘 X 线造影剂相似，但在一些研究中使用较低碘浓度的碘克沙醇注射液也得到足够的诊断信息。与其他造影剂一样，在给药前后应给患者充足的水分。下列推荐的剂量可作为指导，用于动脉内注射的单次剂量，可重复使用。动脉内使用：动脉造影：选择性脑动脉造影：浓度为 270/320 mgI/ml，用量为一次注射 5～10 ml；选择性脑 i. a. DSA：浓度为 150 mgI/ml，用量为一次注射 5 ~ 10 ml；主动脉造影：浓度为 270/320 mgI/ml，用量为一次注射 40 ~ 60 ml；外周动脉造影：浓度为 270/320 mgI/ml，用量为一次注射30 ~ 60 ml；外周 i. a. DSA：浓度为 150 mgI/ml，用量为一次注射 30 ~ 60 ml；选择性内脏 i. a. DSA：浓度为 270 mgI/ml，用量为一次注射 10 ~ 40 ml。心血管造影：左心室与主动脉根注射：浓度为 320 mgI/ml，用量为一次注射 30 ~ 60 ml；选择性冠状动脉造影：浓度为 320 mgI/ml，用量为一次注射 4 ~ 8 ml；儿童：浓度为 270/320 mgI/ml，用量应根据年龄、体重和病理情况，推荐最大总剂量为按体重 10 ml/kg。静脉内使用：尿路造影：成人：浓度为 270/320 mgI/ml，用量为 40 ~ 80 ml（在高剂量的尿路造影中可以使用较高剂量；儿童 <7 kg：浓度为 270/320 mgI/ml，用量为按体重 2 ~ 4 ml/kg；儿童 >7 kg：浓度为 270/320 mgI/ml，用量为按体重 2 ~ 3 ml/kg。儿童所有剂量均根据年龄、体重及病理情况（最大剂量为 50 ml）。静脉造影：浓度为 270/320 mgI/ml，每腿 50 ~ 150 ml。CT 增强：成人：头部 CT 的浓度为 270/320 mgI/ml，用量为 50 ~ 150 ml；成人：体部 CT 的浓度为 270/320 mgI/ml，用量为 75 ~ 150 ml；儿童：头、体部 CT 的浓度为 270/320 mgI/ml，用量为按体重 2 ~ 3 ml/kg，可至 50 ml（少数病例可至 150 ml）。

【不良反应与注意事项】 参见“碘海醇”。

【制剂与规格】 注射剂：50 ml：13.5 g(I)、50 ml：16 g(I)、100 ml：27 g(I)、100 ml：32 g(I)。

碘佛醇（安射力）
Ioversol

【作用与用途】 用于各种血管放射学造影检查，包括：脑血管造影、周围动脉造影、内脏动脉、肾动脉和主动脉造影，心血管造影包括冠状动脉造影、动脉及静脉性数字减影血管造影等。静脉性尿路造影以及 CT 增强检查（包括头部和体部 CT）等。

【体内过程】 快速静脉注射后，血液内碘浓度立即升至峰值，在 5 ~ 10 分钟内迅速下降，血管内的半衰期约为 20 分钟。血浆内浓度急剧下降。静脉注射后 20 分钟，与细胞外间隙达到平衡，然后浓度下降呈指数性。

【用法与用量】 血管造影：以下剂量可重复，总剂量一般不超过 200 ~ 250 ml。脑血管造影：显示颈动脉或椎动脉需 2 ~ 12 ml，可重复注射，使用碘佛醇 240 或安射力 320 均可。主动脉造影：用碘佛醇 320，每次 60 ml。髂总股动脉：每次 40 ml。锁骨下动脉肱动脉：每次 20 ml。腹腔动脉：每次45 ml。肠系膜动脉：每次 45 ml。肾动脉：每次 9 ml。冠状动脉及左室造影：用碘佛醇 320，左冠状动脉 8 ml；右冠状动脉 6 ml；左室造影 40 ml。动脉数字减影血管造影（IA-DSA）的用量为应少于常规剂量的 50%，具体的剂量取决于注射部位。一般剂量为：颈动脉 6 ~ 10 ml；椎动脉 4 ~ 8 ml；主动脉 25 ~

50 ml;锁骨下动脉 2 ~ 10 ml;腹主动脉主要分支 2 ~ 20 ml,如必需可重复注射,总剂量不超过 200 ~ 250 ml。CT 增强扫描:头部 CT:一般剂量为碘佛醇 320,50 ~ 150 ml 或碘佛醇 240,100 ~ 250 ml,注射结束后可立即扫描。体部 CT:碘佛醇 320 团注 25 ~ 75 ml,点滴 50 ~ 150 ml 或碘佛醇 240 团注 35 ~ 100 ml,点滴 70 ~ 200 ml。静脉数字减影血管造影(IV-DSA)根据检查部位,每次注射剂量通常为 30 ~ 50 ml,可重复注射,总剂量不超过 200 ~ 250 ml。静脉尿路造影碘佛醇 320,50 ~ 75 ml,或碘佛醇 240 用 75 ~ 100 ml。儿童血管造影作此项检查的必需前提是专业人员参加,心电监护设备及立即复苏和心律转换条件。用碘佛醇 320,一般单次注射剂量为 1.25 ml(范围 1 ~ 1.5 ml)/kg。作多次注射时总量不应超过 5 ml/kg。儿童 CT 增强扫描:头部 CT:用碘佛醇 320 一般每次 1 ml(1 ~ 3 ml)/kg,注射结束后可立即扫描。体部 CT:用碘佛醇 320 一般每次 1 ml(1 ~ 3 ml)/kg。儿童静脉数字减影血管造影(IV-DSA)用碘佛醇 320 每次 1 ~ 1.5 ml/kg,总剂量不超过 3 ml/kg。

【不良反应与注意事项】 造影剂引起的不良反应包括头痛、恶心、呕吐、荨麻疹、胸闷、热感、疼痛等,一般较少,且多数轻微,但和其他碘造影剂一样也可能发生严重反应如支气管痉挛甚至过敏样休克。

【制剂与规格】 注射剂:碘佛醇 160 碘含量 1 ml:160 mgI、碘佛醇 240 碘含量 1 ml:240 mgI、碘佛醇 300 碘含量 1 ml:300 mgI、碘佛醇 320 碘含量 1 ml:320 mgI、碘佛醇 350 碘含量 1 ml:350 mgI。

碘曲仑(伊索显)
Iotrolan

【作用与用途】 碘曲伦是一种造影剂,是非离子型二聚体,六碘化的水溶性造影剂。碘曲伦的新型二聚体结构使碘含量高达 300 mg/ml 时仍与血液和脑脊液渗透压相等。碘含量分别为 190,240,300 mg/ml,均为可直接用于注射的稳定水溶液。分段脊髓造影及全脊髓造影。脑室造影。CT 检查脑脊液循环状况,尤其用于脑积水的检查。用于 CT 脑池造影。其他体腔造影,即关节腔造影、子宫输卵管造影、间接淋巴管造影。

【体内过程】 碘曲伦优良的神经和局部耐受性亦源于其各种浓度的制剂均与血液等渗。它在人体蛛网膜下腔和血管注射后的药动学表现与其他水溶性造影剂相似。碘曲伦在椎管内经 24 小时完全清除,而在血管内给药后则从间质的细胞外间隙经肾小球滤过排出。5 日后仅给药量的 0.2% 可在粪便中检出。

【用法与用量】 脊髓、脑室和脑池造影:本品的用量及使用浓度取决于 X 线设备。X 线机如能在不移动患者的情况下进行多角度投照而且能在透视下注射造影剂,则用少量的低浓度造影剂就足够了。如脊髓造影时需转换患者的体位,应使用浓度较高的造影剂,以防因流动使造影剂快速稀释,使影像清晰度降低。以下推荐一般应用的剂量。如无把握,则宁可使用高浓度造影剂而不要随意加大用量。马尾不包括圆锥部造影,用碘曲伦-240,7~10 ml。腰段脊髓造影,碘曲伦-240,10~15 ml。

【不良反应与注意事项】 本品的不良反应极为轻微,偶尔可出现轻度头痛、恶心、呕吐,极少数可发生轻微的肌肉紧张或功能异常,这种症状的发生率并不高于单纯进行腰椎穿刺的患者。对碘过敏者忌用。脊髓造影前应给足水分,纠正水、电解质紊乱倾向。禁用于明显的甲状腺功能亢进、对碘过敏者。妊娠及盆腔炎患者禁做子宫输卵管造影。大脑痉挛性疾患为相对禁忌证。

【制剂与规格】 碘曲伦注射液,碘曲伦-240:碘含量为 240 mg/ml,10 或 20 ml 瓶装碘曲伦-300:碘含量为 300 mg/ml,10 ml 瓶装。

钆喷酸葡胺(马根维显,磁显葡胺,莫迪司)

Dimeglumine Gadopentetate

【作用与用途】 本品是一种用于磁共振成像的顺磁性造影剂,进入体内后能缩短组织中质子的 T_1 及 T_2 弛豫时间,从而增强图像的清晰度和对比度。中枢神经(脑及脊髓)、腹、胸、盆腔、四肢等人体脏器和组织的磁共振成像。也用于肾功能评估。

【体内过程】 本品经静脉注射后迅速分布于细胞外液,约 1 分钟血和组织中浓度已达到高峰,消除半衰期 20~100 分钟,24 小时内约 90% 以原形由尿排出。血液透析可将本品从体内排出。

【用法与用量】 静脉注射。成人及 2 岁以上儿童,按体重每次 0.2 ml/kg(或 0.1 mmol/kg),最大用量为按体重每次 0.4 ml/kg。颅脑及脊髓磁共振成像:必要时可在 30 分钟内再次给药。全身磁共振成像:为获得充分的强化,可按体重每次 0.4 ml/kg 给药。最佳强化时间一般在注射后 45 分钟之内。为排除成人病变或肿瘤复发,可将用量增至按体重每次 0.6 ml/kg,以增加诊断的可信度。

【不良反应与注意事项】 磁共振造影剂不良反应极少,个别患者给药后可出现面部潮红,荨麻疹,恶心,呕吐,味觉异常,注射部位轻度热、痛感,支气管痉挛,心悸,头晕,头痛,寒战,惊厥,低血压等不良反应,个别患者有过敏、喉头水肿、休克等反应。亦有重症肌无力急剧恶化的报道。对有严重肾损害、癫痫、低血压、哮喘及其他变态反应性呼吸道疾病患者及有过敏倾向者慎用。注射时注意避免药液外渗,防止引起组织疼痛。

【制剂与规格】 钆喷酸葡胺注射液:10 ml:4.69 g、12 ml:5.63 g、15 ml:7.04 g、20 ml:9.38 g。

钆特酸葡胺

Gadoleric Acid Meglumine Salt Injection

【作用与用途】 由于钆特酸具有顺磁性质,可以增强核磁共振的影像对比，其本身不具特殊药效和生物活性。通过给小鼠和大鼠静脉注射钆特酸进行急性毒性试验，在远远高于临床使用剂量的情况下才有癫痫发作和暂时呼吸困难等现象出现。以15倍于临床使用的剂量连续注射28天，除邻近的肾小管有可逆的细胞空泡形成外，未产生其他明显影响。为静脉注射造影剂，用于核磁共振检查：大脑及脊柱病变、其他全身性病理检查。

【体内过程】 本品经静脉注射后，钆特酸主要分布于体内细胞外液，不与血浆白蛋白结合，不能透过健康的血-脑屏障；肾功能正常时，血浆半衰期约为90分钟。经肾小球滤过作用，以原形排出体外；肾衰竭的血浆清除率会变慢；在乳汁中的分泌量很小，可以缓慢地透过胎盘。

【用法与用量】 成人、儿童及婴儿均可按 0.1 mmol/kg 体重，即 0.2 ml/kg体重静脉注射。仅可供静脉注射，不可用于鞘内注射。特殊情况下，如柔脑膜瘤的鉴别或游离性转移的确认，可按0.2 mmol/kg 体重进行二次注射；血管造影时，根据检查结果的显示情况，可进行二次给药。

【不良反应与注意事项】 仅供静脉注射。如有血管外渗出，可能会引起局部不耐受反应，这时应做局部处理。在检查期间患者应由医生监测，并保持静脉给药导管的畅通以备对症治疗。用于有严重肾衰竭的患者时应特别注意。

【制剂与规格】 注射剂：10 ml：3770 mg、15 ml：5655 mg、20 ml：7540 mg（以钆特酸葡胺计）。

钆贝葡胺注射液
Gadobenate Dimeglumine Injection

【作用与用途】 适用于探测已知或怀疑患有原发性肝癌或转移性疾病患者的局灶性肝脏病变。也适用于脑和脊柱的MRI增强检查，它可以改善病变的检出，与未增强的磁共振影像相比，可以提供更多的诊断信息。

【体内过程】 人体药代动力学描述呈二级指数衰变形式。静脉注射，其分布和清除半衰期分别为0.085～0.117和1.17～1.68小时。总的分布容积从0.170～0.248 L/kg体重，化合物分布于血浆及细胞外。钆贝酸离子快速从血浆中清除，并且主要从尿中排出，很少量的从胆汁中排出。在24小时内，注射剂量78%～94%的钆贝酸离子以原形从尿中排出。总血浆清除率为0.098～0.133 L/h公斤体重，肾脏清除率为0.082～0.104 L/h公斤体重，由肾小球过滤排出。血浆浓度和曲线下面积（AUC）呈现与给药剂量相关的线性关系，且具有统计学意义。给药剂量的2%～4%可从粪便中检出。钆贝酸离子不能穿过完整的血-脑屏障。因此，它不会在正常的脑组织中或具有正常血-脑屏障的损伤脑组织中累积。然而，当血-脑屏障遭到破坏或血管不正常时则允许钆贝酸离子渗入到损伤的部位中。

【用法与用量】 肝脏：对成年患者的推荐剂量为0.1 mmol/kg，相当于

0.5 M 溶液 0.2 ml/kg。对比剂团注后可以立刻进行对比成像(动态增强 MRI。在肝脏,依据个体需要,可以在注射后 40～120 分钟之间进行延迟成像。中枢神经系统:对成年患者的建议剂量是 0.1 mmol/kg,相对应为 0.5 M溶液 0.2 ml/kg。该产品应在未经稀释的情况下以团注或缓慢注射(10 ml/min)的形式静脉给药,并随之注入至少 5 ml 生理盐水冲洗。为了使钆贝葡胺软组织外渗的潜在危险降至最低,保证注射针头或插管准确地插入静脉内是很重要的。请勿稀释,于使用前将本品抽吸入无菌注射器中。抽吸前,请检查瓶、盖有无破损。任何未用完的剩余产品必须丢弃,而不能用于其他的 MRI 检查。钆贝葡胺不能与其他药物混合注射。

【不良反应与注意事项】 绝大多数症状是不严重的、短暂的,并且能够无后遗症地自动消退。常见头痛、恶心、血管舒张、实验室检查异常、高血压、感觉异常、眩晕、口干、皮疹、味觉异常、面部水肿、无力、发热、感染、寒战、胸痛、背痛、疼痛、注射部位疼痛、感染或注射剂渗漏、心动过速、房颤、心律不齐、一级动静脉堵塞、室性期外收缩、窦性心动过缓、低血压、晕厥、心肌缺血、不正常心电图、QT 或 PR 间隔延长、腹泻、呕吐、便秘、感觉过敏、震颤、多涎、呼吸困难、鼻炎、喉炎、瘙痒、荨麻疹、出汗、嗅觉障碍、耳鸣、尿频、喉痉挛、胰腺坏死、肺水肿、颅内高压及偏瘫等个别严重事件的报道。应限制在具有心肺复苏设备及处理紧急情况能力的医护人员在场的医院或诊所内使用。肾功能正常的患者两次用药间隔至少 7 小时。对本品的组成成分过敏者禁用。对其他钆螯合物有过敏反应史或不良反应史的患者也不应使用本品。妊娠期和哺乳期妇女及 18 岁以下患者禁用。对于那些对任何组成成分呈高度敏感,或有气喘史,或有其他过敏性疾病史的患者慎用。禁用于有苯甲醇过敏史的患者。老年患者慎用并注意监测其肾功能情况。

【制剂与规格】 注射剂:10 ml:5.290 g 钆贝葡胺(相当于钆贝酸 3.340 g,葡甲胺 1.950 g)、15 ml:7.935 g钆贝葡胺(相当于钆贝酸 5.010 g,葡甲胺 2.925 g)、20 ml:10.58 g钆贝葡胺(相当于钆贝酸 6.680 g,葡甲胺 3.900 g)。

钆双胺(欧乃影)
Gadodiamide Hydrafe

【作用与用途】 同钆喷酸葡胺。

【体内过程】 体内过程与钆喷葡胺相似。经静脉给药后,迅速分布于细胞外液,然后于肾脏浓缩,以原形排出;有少量分泌于胃肠道,随粪便排出,本品器官残留量高于钆喷葡胺,可能与其较高亲脂性有关。

【用法与用量】 静脉注射,0.1 mmol/kg。注射后立即行增强扫描。

【不良反应与注意事项】 参见“钆喷葡胺”。

【制剂与规格】 钆双胺注射剂:20 ml(0.5 mol/L)。

菲立磁
Ferric Oxide Particles

【作用与用途】 本品为 MRI 超顺磁颗粒造影剂。肝脾 MRI 造影剂。富含枯否细胞的肝细胞增强后显示低黑信号，无枯否细胞的病变组织如癌组织信号不改变，从而形成明显的对比反差。

【体内过程】 静脉给药后，由于本品的颗粒小于血细胞，它可通过肺、脑、心、肾的血管床，而后被枯否细胞吞噬分布于全身的网状内皮系统，其中肝脏的枯否细胞可吞噬给药量的80%，并被代谢成可被红细胞和血红蛋白利用的铁离子。本品在血中的 $t_{1/2}$ 为 10 分钟，肝脾的 $t_{1/2}$ 为 3～4 天，肝脾 MRI 信号恢复正常需 3～7 天。

【用法与用量】 静脉注射，10～20 μmol/kg。注射后 1～48 小时均可得到满意的增强图像。

硫酸钡
Barium Sulfate

【作用与用途】 钡盐能吸收较多量 X 线，进入体内胃肠道或呼吸道等腔道后与周围组织结构在 X 线图像上形成密度对比，从而显示出这些腔管的位置、轮廓、形态、表面结构和功能活动情况。适用于食道、胃、十二指肠、小肠、结肠的单、双对比造影检查。由于细而均匀型钡剂最佳显影浓度低，对胃小区等黏膜相微细结构显示不如粗细不均型者好。硫酸钡干混悬剂适用于食管、胃、十二指肠、小肠、结肠的单、双对比造影检查，也可用于消化道双对比检查。

【体内过程】 本品口服或灌入胃肠道后不被吸收，以原形从粪便排出。进入支气管后大部分咳出，小量进入肺泡，沉积于肺泡壁，或被吞噬细胞吞噬运送到肺间质和淋巴系统，但速度十分缓慢，故不宜于做支气管造影。

【用法与用量】 (1)上消化道造影：根据检查部位和检查方法不同，加适量水调成不同浓度的混悬液，通常成人使用量如下表。

硫酸钡成人使用量

检查部位	检查方法	硫酸钡浓度%(W/V)	用量(ml)
食管	经口	100～180	50～150
胃、十二指肠	经口	100～180	50～150

(2)下消化道造影：经肛门灌入肠内。灌肠前准备：按常规结肠清洗准备(控制饮食、大量饮水、加泄剂法)，肌内注射低张药物或解痉灵(根据医院临床经验及习惯选择)使用前加适量水调成 180%(W/V)浓度混悬液，

按照自动灌肠机操作程序进行,250～300 ml/次。

【不良反应与注意事项】 口服钡剂可引起恶心、便秘、腹泻等症状;使用不当也可发生肠穿孔,继而发生腹膜炎、粘连、肉芽肿,严重者也可致死。钡剂大量进入肺后,可造成机械刺激和炎症反应,早期引起异物巨细胞、上皮样细胞和单核细胞浸润,以后在沉积的钡炎周围发生纤维化,形成钡结节。下列情况禁用本品进行口服胃肠道检查:①急性胃肠穿孔;②食管气管瘘和疑先天性食管闭锁;③近期内食管静脉破裂大出血;④结肠梗阻;⑤咽麻痹。

【制剂与规格】 硫酸钡干粉剂:1 kg。

碘他拉葡胺注射液
Meglumine Iotalamate Injection

【作用与用途】 本品为X线诊断用阳性造影剂。适用于脑血管造影,四肢血管造影,腹部脏器选择性血管造影,排泄性或逆行泌尿道造影,各种直接法胆管造影(包括术中、术后T形管、经内窥镜逆行胰胆管或经皮肝穿刺肝胆管造影)和计算机处理X线体层摄影(CT)增强扫描。

【体内过程】 本品注入血管后迅速分布到全身各组织细胞外液中。蛋白结合率低,为1%～4%。在体内几乎不参与代谢过程。主要经肾排泄,24小时内可经肾排出注入血管内总量的90%以上,少部分(小于2%)经粪便排出。肾功能严重损害者可主要通过胆汁排泄。$t_{1/2}$为30～60分钟,严重肾功能损害者可达20～140小时。本品可经腹膜透析或血液透析排出。

【用法与用量】 脑血管造影颈动脉或椎动脉内注射,成人常用量每次6～10 ml(60%),重复注射总量控制在50 ml以内,高压注射器注射速率每秒<5 ml,小儿用量酌减。四肢动脉造影成人常用量20～40 ml(60%),小儿用量酌减。下肢静脉造影足背外侧静脉穿刺后快速推入,成人常用量30～100 ml(30%)。上肢静脉造影前臂或手浅静脉穿刺后快速推入,成人常用量20～40 ml(60%)。CT扫描增强静脉推注,成人常用量2 ml/kg(60%),总量<150 ml。静脉快速滴注,成人常用量200～300 ml(30%)。

【不良反应与注意事项】 用后可有恶心、呕吐、流涎、眩晕、荨麻疹等不良反应。用前必须作过敏试验。肝肾功能严重减退、甲亢、活动性结核患者忌用或慎用。

【制剂与规格】 碘他拉葡胺注射液:1 ml:0.125 g、10 ml:6 g(60%)、20 ml:12 g(60%)、20 ml:6 g(30%)。

碘苯酯
Iophendylate

【作用与用途】 本品为诊断用药,含碘,注入体内后由于其能比周围软组织结构吸收更多X线,从而在X线照射下形成密度对比,显出所在腔道形态结构。X线诊断用阳性造影剂。主要用于椎管内蛛网膜下腔造影(脊髓造影),也用于脑室和脑池造影,也可用于瘘管造影、手术后T形管胆道造影及淋巴管造影。

【用法与用量】 椎管内蛛网膜下腔造影(脊髓造影)经腰椎穿刺抽得脑脊液后缓慢注入。成人常用量:腰段,3~12 ml;胸段,9~12 ml;颈段,6 ml;椎管阻塞者用量酌减。脑池造影经腰椎穿刺抽得脑脊液后缓慢注入,常用量为1~1.5 ml,采用体位和姿势使药液上行进入颅内并充盈桥池侧突和内听道。脑室造影脑室穿刺后经导管注入,2~3 ml,利用变换体位和头位,先使造影剂存于前角,再使之流向前角底,经室间孔进入第三脑室、中脑导水管和第四脑室。

【不良反应与注意事项】 有脑脊髓疾患及对碘过敏患者禁用。

【制剂与规格】 碘苯酯注射液:1.2 ml、2.3 ml、3.5 ml。

碘美普尔注射液(典迈伦)
Iomeprol Injection

【作用与用途】 是一种三碘化非离子型水溶性X线造影剂,与其他非离子型造影剂相比具有非常低的渗透压及黏滞度。用于静脉尿路造影、外周静脉造影、CT(脑和躯干)、海绵体造影、静脉DSA、常规血管造影、动脉DSA、心血管造影、常规选择性冠状动脉造影、介入性冠状动脉造影、ERCP、关节造影、子宫输卵管造影、瘘管造影、椎间盘造影、乳管造影、胆管造影、泪囊造影、涎管造影、逆行尿道造影、逆行肾盂输尿管造影、脊髓造影。

【体内过程】 血管内注射的药代动力学可以用二室模型描述,药物分布迅速,消除缓慢。分布相和消除相的平均半衰期分别为(23±14)分钟和(109±20)分钟,50%在给药后的2小时内经尿路排出。鞘内注射后的药代动力学显示碘美普尔在3~6小时内可完全从脑脊液吸收。清除半衰期为8~11小时,且与剂量无关。93%的患者在24小时内都可测到血浆浓度。全部通过肾脏以原型排泄。肾脏排泄主要发生在给药后的24小时内,较少部分发生在给药后的24~38小时。

【用法与用量】 成人用量参考下表。

碘美普尔注射液成人用量

造影部位	浓度(碘/ml)	用量
静脉尿路造影	300或400 mg	50~150 ml
外周静脉、数字减影静脉造影	300 mg	上肢:10~50 ml,下肢:50~100 ml
脑CT	300 mg	50~200 ml
躯体CT	300或400 mg	100~200 ml

续表

造影部位	浓度(碘/ml)	用量
海绵体造影、脑血管造影、经内镜逆行胰胆管造影	300 mg	最高 100 ml
静脉 DSA	300 或 400 mg	100～250 ml
上肢动脉造影、降主动脉造影	300 mg	不得超过 250 ml
盆腔和下肢动脉、腹部动脉造影、经腰部主动脉造影、介入性动脉造影、心血管造影	300 或 400 mg	不得超过 250 ml
肺血管造影	300 或 400 mg	最高 170 ml
动脉 DSA 脑血管造影	300 或 400 mg	全面观察 30～60 ml,选择性造影 5～10 ml
胸部	300 mg	主动脉 20～25 ml,支气管动脉 20 ml
主动脉弓、腹部、主动脉造影	300 或 400 mg	不得超过 350 ml
外周动脉造影	300 mg	选择性注射 5～10 ml,最高 250 ml
介入性	300 mg	选择性注射 10～30 ml,最高 250 ml
常规选择性冠状动脉造影	300 或 400 mg	每支动脉 4～10 ml
关节造影	300 或 400 mg	最高 10 ml
子宫输卵管造影	300 或 400 mg	最高 35 ml
瘘管造影	300 或 400 mg	最高 100 ml
椎间盘造影	300 mg	最高 4 ml
乳管造影	300 或 400 mg	用于注射时 0.15～1.2 ml
泪囊造影	300 或 400 mg	用于注射时 2.8～8 ml
涎管造影	300 或 400 mg	用于注射时 1～3 ml
逆行胆管造影	200 或 350 mg	最高 60 ml
逆行输尿管造影	200 或 300 mg	20～100 ml
逆行肾盂输尿管造影	200 或 300 mg	用于注射时 10～20 ml
脊髓造影	200 mg	13～22 ml
	250 mg	10～18 ml
	300 mg	8～15 ml

婴幼儿：静脉尿路造影，浓度 300 或 400 mg/ml，新生儿：3 ~ 4.8 ml/kg；婴儿（≤1 岁）：2.5 ~ 4 ml/kg；儿童（> 1 岁）：1 ~ 2.5 ml/kg。心血管造影：浓度 300 或 400 mg/ml，3 ~ 5 ml/kg。其他，根据体重和年龄确定用量。

【不良反应与注意事项】 参见“碘海醇”。

【制剂与规格】 注射剂：50 ml：12.5 g（I）、100 ml：25 g（I）、50 ml：15 g（I）、75 ml：22.5 g（I）、100 ml：30 g（I）、50 ml：17.5 g（I）、100 ml：35 g（I）、50 ml：20 g（I）、100 ml：40 g（I）。

铁羧葡胺注射液（内二显）

Ferucarbotran Injection

【作用与用途】 是一种由羧基右旋糖酐包裹的超顺磁性氧化铁的稳定水溶液，包裹着的氧化铁颗粒大小相当于大分子生物蛋白质。由于氧化铁的超顺磁性，对比剂主要缩短 T_2 弛豫时间，并引起微观的顺磁性效应（局部磁场的变化），这两种机制使氧化铁周围的信号明显丢失。特别是在 T_2 和 T_2 加权像上。铁羧葡胺注射液被网状内皮系统（RES）的细胞吞噬后，T_2 效应被特别地突出（聚积期）。另外，铁羧葡胺注射液的高 T_1 弛豫度可以被用于在血管时相进行动态成像，并通过磁共振血管成像（MRA）序列显示血管。是一种肝脏磁共振成像对比剂，有助于病灶的检出，并且能够对局灶性肝脏病变的分类和定性提供更多的诊断信息，从而提高诊断信心。

【体内过程】 单次静脉给药后，在血管内分布，并且由于肝脏和脾脏的网状内皮系统选择性摄取而很快从血液/血浆中消失（双时相方式）。血清中铁羧葡胺注射液中铁的半衰期，初始相 $t_{1/2a}$ 为（0.257 ± 0.190）小时或更短。终末相 $t_{1/2b}$ 为（4.36 ± 0.75）小时或更短。半衰期 $t_{1/2a}$ 和 $t_{1/2b}$ 与给药剂量没有明显的相关性。铁羧葡胺注射液中羧基右旋糖酐的主要部分（> 70%）从肾脏快速清除。因为氧化铁核的存在，肝脏也持续清除羧基右旋糖酐。

【用法与用量】 使用铁羧葡胺注射液必须遵守 MRI 检查的常规安全规范，如禁用于心脏起搏器及铁磁性植入物携带者。患者在检查前 2 小时必须禁食，以避免误吸。无 18 岁以下患者的临床使用经验。将成品铁羧葡胺注射液通过附带的过滤器进行静脉内团注，随后用无菌生理盐水（10 ~ 20 ml）冲洗静脉输液管。成年人：体重为 35 ~ 60 kg 的患者：铁羧葡胺注射液 0.9 ml（相当于 25.2 mg 铁）；体重为 60 kg 或以上的患者：铁羧葡胺注射液 1.4 ml（相当于 39.2 mg 铁）。在人体试验的最大剂量是铁羧葡胺注射液 0.08 ml/kg 体重（相当于 2.24 mg 铁），仍显示有良好的耐受性。团注注射铁羧葡胺注射液后，推荐立即采用 T_2 加权或 T_1 加权梯度回波序列（GRE）进行动态成像。对比剂聚积期的成像可以在注射后 10 分钟至至少 8 小时进行，采用 T_2 或 T_2 加权 MR 技术，如常规 T_2 自旋回波（SE）或快速自旋回波序列（FSE/TSE）。对比剂能够为肝内血管病变提供诊断信息，如在注射铁羧葡胺注射液后 20 分钟内，用时间飞跃法技术（TOF）进行血管造影。

【不良反应与注意事项】 全身反应：疼痛，虚弱和背部疼痛；心血管：血管扩张、胸痛、高血压和静脉炎；胃肠道：恶心和呕吐；神经系统：感觉异常、头痛、感觉减退、焦虑、头晕和惊厥、味觉异常、嗅觉异常；呼吸系统：呼吸困难、咳嗽加重和鼻炎；皮肤：瘙痒和皮疹、湿疹和荨麻疹；注射部位局部刺激反应；过敏反应。对铁羧葡胺注射液的任何成分过敏者禁用。18 岁以下患者、孕妇及哺乳期妇女慎用。对老年患者的使用无特殊限制。铁羧葡胺注射液含有低分子量羧基右旋糖酐，谨防右旋糖酐诱导的过敏及过敏样反应。有过敏倾向的患者，包括有哮喘病史者慎用。对于有铁负荷过多相关疾病的患者（如含铁血黄素沉积症），应注意到肝脏内的高铁含量会影响肝脏的信号强度。为避免静脉旁注射导致局部皮肤持续色素样变色，在注射铁羧葡胺注射液前，必须先注射无菌生理盐水以确保注射针的位置正确。不得与其他药品混合使用。

【制剂与规格】 注射剂：0.9 ml：25.2 mg 铁、1.4 ml：39.2 mg 铁。

注射用六氟化硫微泡（声诺维）

Sulphur Hexafluoride Microbubbles for Injection

【作用与用途】 在冻干粉末中加入注射用生理盐水，随即用力振摇，即可产生六氟化硫微泡。微泡与溶液介质的接触界面是超声波的反射介质，这样就可提高血液超声回波率，从而提高血液与周围组织之间的对比度。回波的信号强度取决于微泡的浓度和超声波的频率。使用临床推荐剂量，可以显著地增强 B 型超声心动图的信号强度（持续时间超过 2 分钟），同时也可以显著增强大血管和小血管的多普勒信号强度（持续时间为 3～8 分钟）。在超声影像中应用可以提高血液回波率，从而提高信噪比，从而提高发现及排除脑动脉、颅外颈动脉或外周动脉疾病的准确性。可以提高多普勒成像质量，用于门静脉评估时还可以延长有临床意义的信号增强时间。增强肝脏和乳腺病变血管形成的显像效果，从而可以更准确地定性。是一种可以通过肺循环的超声心动图对比剂，在用于已确诊或怀疑为心血管疾病的患者时可以增强心脏腔室的浑浊度，从而清楚地描绘出左室心内膜边缘线。在不使用对比剂增强，就无法得出结论的患者中使用，用于超声心动检查、大血管多普勒检查、小血管多普勒检查。

【体内过程】 临床剂量中六氟化硫的含量非常小（2 ml 微泡中含有 16 ml SF_6气体），六氟化硫气体溶解在血液中，然后随呼吸呼出。单次静脉注射剂量为 0.03 或 0.3 ml/kg 体重的药品（相当于最大临床剂量的 1 和 10 倍）给予志愿者，六氟化硫气体很快就被排出了。平均消除半衰期为 12 分钟（范围为 2～33 分钟）。注射后 2 分钟内,已有80%的六氟化硫气体排出;注射15分钟后,几乎所有的六氟化硫气体都已排出。对弥漫性肺间质纤维症患者,几乎所有的六氟化硫气体都随呼出的气体排出,其消除半衰期与健康志愿者相似。

【用法与用量】 给药方法:仅供具有超声影像诊断经验的医师使用。在使用前向小瓶内注入注射0.9%(W/V)无菌氯化钠注射液5 ml,然后用力振摇瓶子,直至冻干粉末完全分散。将微泡混悬液抽吸至注射器后应立即注入外周静脉。混悬液配制后6小时内的任何时候都可将所需容量抽吸到注射器中使用。在使用前,应振摇瓶子使微泡重新均匀分散后,抽吸至注射器中立即注射。每次注射声诺维混悬液后,应随之应用0.9%(W/V)无菌氯化钠注射液5 ml冲注。推荐剂量:心脏B型超声成像(常规或负荷检查)时用量:2 ml;血管多普勒成像时用量为:2.4 ml。在单次检查过程中,如果医生认为有必要,可以第二次注射推荐剂量。除注射用生理盐水外,不能与其他药品混合。

【不良反应与注意事项】 常见:头痛、注射部位反应、失眠、味觉障碍、感觉异样、头晕、窦道压力、脸红、喉咙刺激、恶心、腹痛、瘙痒、皮疹、背痛、热感、胸痛、胸部不适、疼痛、疲劳、血糖升高、皮肤红斑、心动过缓、低血压或过敏性休克。对六氟化硫或其他组份有过敏史的患者禁用。禁用于近期急性冠脉综合征或临床不稳定性缺血性心脏病的患者,包括正渐变为或进行性心肌梗死。严重的慢性阻塞性肺病的患者应谨慎用药。建议在注射本品的过程中及注射后至少30分钟对患者进行密切医学观察。下列患者慎用:急性心内膜炎、瓣膜修复、急性全身感染或败血症、高活性凝血状态或近期的血栓栓塞、肝肾疾患的晚期。使用呼吸机的患者和具有不稳定性神经疾病患者禁用。

【制剂与规格】 冻干粉:六氟化硫59 mg。

(三)放射性药物

碳[^{14}C]尿素

Urea [^{14}C]

【作用与用途】 哺乳动物细胞中不存在尿素酶,故人胃中存在尿素酶是幽门螺杆菌存在的证据。因为在胃中尚未发现有其他种类的细菌。为了检测胃幽门螺杆菌,患者口服尿素[^{14}C]后,如果胃中有幽门螺杆菌,其产生的尿素酶能迅速将尿素分解为二氧化碳和氨气,二氧化碳经血液进入肺而排出体外,将排出的$^{14}CO_2$收集后在仪器上测量,即可判断胃内有无感染幽门螺杆菌。用于诊断幽门螺杆菌(Hp)感染。

【体内过程】 口服尿素[^{14}C]吸收迅速,0.11小时即可达峰,清除较快,消除相半衰期为5.15小时,肾脏清除率为0.617 L/(kg·h)。排泄很快,以尿为主,24小时粪尿排出达65%。动物试验所测的心、肝、肺、肾、肌肉、胃、肠、骨、脑、脂肪、生殖腺等12种组织未见特异性积累。尿素从体内其余部分向膀胱排泄的生物半衰期为6小时。

【用法与用量】 本品应与尿素[^{14}C]呼气试验药盒中的试剂或相应测量仪器中的流程性材料配套使用。受试者应在早上空腹时或进食2小时以后受试,受试前漱口。用约20 ml凉饮用水送服尿素[^{14}C]胶囊1粒后,静坐25分钟。按药品使用说明书及医疗器械使用说明书收集呼出的二氧化碳气体。气体样品收集完毕,在集气样品上做好标记编号。应在适用于尿素[^{14}C]呼气试验并取得医疗器械注册证的仪器上进行测量。测定每个样品之前用随测定机器配备的本底样测量本底(dpm)。按公式^{14}C-UBT = 样品瓶(dpm) - 本底瓶(dpm)(dpm/mmol CO_2)计算结果。阳性判断值:^{14}C-UBT≥100 dpm/mmol CO_2时,可判定受试者为Hp阳性。

【不良反应与注意事项】 尚未见不良反应。孕妇、哺乳期妇女不宜作此试验。胶囊应整个吞服,不得咀嚼。如下因素可能影响该试验的诊断结果:①1个月以内使用过抗生素、铋制剂、质子泵抑制剂等Hp敏感药物。②上消化道急性出血期可使Hp受抑制,有可能造成试验假阴性,应予注意。消化道出血1周以上,不影响诊断。③部分胃切除手术可能造成同位素从胃中快速排空或患者胃酸缺乏。每次取胶囊后应随即盖紧盖子,避免造成胶囊潮解粘连。胶囊如有破损,不得使用。

【制剂与规格】 胶囊剂:27.8 kBq(0.75 μCi)。

氟[^{18}F]脱氧葡萄糖
Fludeoxyglucose[^{18}F]

【作用与用途】 本品用于正电子发射断层显像(PET),利用病灶的异常糖代谢的特点进行定位诊断与评估。本品用于肿瘤PET显像,评估疑似或确诊病例肿瘤的恶性程度。用于冠状动脉疾病和左心室功能不全PET显像。与其他心肌灌注显像联用,用于评估左室功能不全病例左心室的心肌活性与心肌收缩功能的可恢复性。用于确定与不正常葡糖代谢相关的癫痫患者的癫痫病灶。

【体内过程】 分布:氟[^{18}F]脱氧葡萄糖通过静脉注射进入人体后迅速从血液中清除。它主要被心肌和脑摄取,肝、肺等脏器摄取很少。注射后2小时的摄取比:心/肺13.5,心/肝36.3。脑、心脏摄取率受血糖浓度影响明显。代谢:氟[^{18}F]脱氧葡萄糖在促葡糖传输体蛋白的作用下被传输通过细胞膜,并在细胞内被己糖激酶磷酸化为氟[^{18}F]FDG-6-磷酸盐,氟[^{18}F]-FDG-6-磷酸盐可能代谢为2-脱氧-2-[^{18}F]氟-6-磷酸-D-甘露糖([^{18}F]-FDM-6-磷酸盐)。排泄:给药后33分钟内,3.9%的放射剂量从尿中测出,2小时约为20.6%。

【用法与用量】 本品通过静脉注射给药。一般情况下,空腹给药将增加脑、肿瘤对氟[^{18}F]脱氧葡萄糖的摄取,所以患者应在检查前禁食4~6小时。对于检查心肌而言,可根据检查的目的采用禁食或进食糖负荷条件下给药。本品推荐剂量,对成人(70 kg)是185 ~ 370 MBq(5 ~ 10 mCi),最大允许注射体积是10 ml。氟[^{18}F]脱氧葡糖的最佳给药速度和安全剂量的上限尚无定论。两次给药间的时间间隔应长至足以使先前的给药衰变。患者准备:在氟[^{18}F]脱氧葡糖给药前,应稳定患者的血糖水平。非糖尿病患者给药前空腹4 ~ 6小时,糖尿病患者需要更长时间才能稳定血糖水平。对心脏显像,空腹状态下,氟[^{18}F]脱氧葡糖不易积聚到缺血心肌,不利于缺血区域定位。相反,如在给药前1 ~ 2小时,进食50 ~ 75 g葡萄糖,将会看到周边非缺血心肌,利于缺血区域的定位。扫描成像:推荐在给药后40分钟内开始行PET扫描。校正衰减效应:请利用标签上刻度时的放射性浓度 A_0(× 37 MBq/ml,即mCi/ml数),通过下列计算公式运算,可方便地得到离刻度时间 t min 的放射性浓度 A_t(× 37 MBq/ml,即mCi/ml数)。$A_t = A_0 \cdot e^{-0.693t/t_{1/2}}$ ($T_{1/2}$ = 110 min) $= A_0 \cdot e^{-0.0063t}$。

【不良反应与注意事项】 有文献报道,应用本药可能引起短暂低血压、低血糖、高血糖和碱性磷酸酶(ALP)升高。至今尚未发现需要用药物处理的不良反应报告。至今尚无信息表明使用氟[^{18}F]脱氧葡糖会在医学问题上增加危险或干扰。本品仅限在具有《放射性药品使用许可证》的医疗单位使用。本品如发生变色或沉淀,应停止使用。孕妇及哺乳期妇女禁用。儿童慎用。老年患者请遵医嘱。药物相互作用尚不明确。药物过量未见氟[^{18}F]脱氧葡糖超剂量报告。

胶体磷[^{32}P]酸铬注射液
Colloidal Chromium Phosphate [^{32}P] Injection

【作用与用途】 为颗粒极细的磷[^{32}P]酸铬胶体,属惰性物质,本身无药理作用。注入体内后不溶解于体液,因而不被吸收,大部分停留在注射部位,或均匀地附着在体腔内壁和肿瘤组织表面,或被肿瘤近旁淋巴管及淋巴结中的网状内皮系统吞噬细胞所吞噬,使放射性胶体较多地浓聚在肿瘤病灶中及附近。^{32}P放出的纯β射线能量较高,可对渗出液内的游离癌细胞和散播在浆膜表面的肿瘤结节进行照射,直接杀死癌细胞,也能直接破坏浆膜表面粟粒样转移灶使其趋向纤维化,还可促使内皮下层纤维化,局部血管和淋巴管闭塞,以及浆膜脏层和壁层粘合而使渗出液减少。但对邻近器官无明显影响。用于控制癌性胸腹水和某些恶性肿瘤的辅助治疗。

【体内过程】 胶体磷[^{32}P]酸铬注入体腔后不被吸收,最初1小时内基本滞留在体腔内,以后由于吞噬细胞吞噬及流入淋巴管和血液而迅速下降,至24小时时,停留在体腔内者仅10%左右,大多数聚集在肝、脾内,尿中排出量为5%。

【用法与用量】 腹腔内注射,每次296 ~ 444 MBq(8 ~ 12 mCi),用氯化钠注射液稀释后注入,注射后24小时内必须经常变动体位,使放射性胶体在体腔内分布均匀。胸腔内注射,每次 148~222 MBq(4~6 mCi),用氯化钠注射液稀释后注入,一般 4~6 周后可重复注射。胶体磷[^{32}P]酸铬一般不用于静脉注射。

【不良反应与注意事项】 腔内放射性胶体治疗很少出现全身反应。偶有乏力、头晕或恶心等胃肠道反应,并发症有白细胞减少,误入肠道和粘连包裹腔时可引起放射性肠炎或局限性放射性炎症。下列情况禁用:癌肿晚期极度恶病质者;胸腹腔术后已有一定时间,形成局限性粘连或包裹性积液者;伤口渗液或因引流无法暂时关闭体腔者;白细胞、血小板明显下降,肝肾功能极度不良者。

【制剂与规格】 胶体磷[^{32}P]酸铬注射液:185 MBq、370 MBq。

铬[^{51}Cr]酸钠注射液

Sodium Chromate [^{51}Cr] Injection

【作用与用途】 本品为放射性铬酸钠和适量氯化钠制成的灭菌等渗溶液。临床用于测定红细胞寿命、血小板寿命、红细胞容量及血容量,也可用于脾扫描。

【体内过程】 静脉注射后,10 分钟在全身循环血液中均匀分布,主要分布于肾、膀胱,给药 3 小时内几乎注射量的 80% 从血中清除,由肾随尿排出体外,而心、肺、肝、胃、肠等脏器均不保留放射性。未结合的三价^{51}Cr 由尿中排泄。正常人粪便中每日约排泄 1%。

【用法与用量】 ^{51}Cr 标记红细胞的方法:取被检查者静脉血 10~15 ml,用 ACD 溶液(由含双结晶水的枸橼酸三钠 2.2 g、枸橼酸 0.8 g 和葡萄糖 2.5 g,加水至 100 ml 制成)抗凝。加入 3.7~7.4 MBq(0.1~0.2 mCi),$Na_2{}^{51}CrO_4$ 放射性浓度大于 37 MBq (1 mCi)/ml,在 37℃下放置 30 分钟,每 15 分钟轻轻摇匀 1 次,使充分混匀。加入适量抗坏血酸,每 3.7 MBq (0.1 mCi) ^{51}Cr 加 30 mg 抗坏血酸,混匀并在室温下放置 15 分钟。将上述全部标记血液注入被检查者静脉内。注射后 30 分钟自另一侧静脉取血 2.5 ml,测定其放射性,即可计算出全血容量及红细胞容量。24 小时后取血,注射后第 3 天再次取血,以后每隔 3~5 天取血 1 次,直至血样中放射性减少至原始值的一半为止。各次血样均用肝素抗凝。取其中 1 ml 全血作血细胞压积测定,另取 1 ml 于测定器中,封口置冰箱内保存,待抽取最后 1 次血样后,1 次完成各次血样的放射性测量。利用红细胞压积将每 1 ml 全血放射性换算成每 1 ml 红细胞放射性(脉冲/分)。以 0 天血样(本法即第 24 小时血样)的每 1 ml 红细胞放射性为 100%,按下式可算出任何一天^{51}Cr 红细胞生存百分率:任何一天^{51}Cr 红细胞生存百分率 = ×100%。以^{51}Cr 红细胞生存百分率为纵坐标,时间为横坐标,将测得数据描绘成红细胞生存曲线。并求测红细胞的平均寿命或红细胞半生存时间。

^{51}Cr 脾功能的测定方法:用

$Na_2{}^{51}CrO_4$标记红细胞。被检者静脉注射3.7～7.4 MBq(0.1～0.2 mCi) ^{51}Cr红细胞。静脉注射后20～30分钟,测定心前区(胸骨左侧第3肋间)、肝区(右锁骨中线肋缘上2～4 cm)和脾区(左腋中线第4肋区)放射性计数。以后每隔2～3天测定1次,直到心前区放射性减少一半)。每次测得的心前区、肝区和脾区放射性减去本底后计算脾/心、肝/心、脾/肝比值。正常时,脾/心比值小于1.5,肝/心比值小于1.0,脾/肝比值小于2。脾功能亢进时,脾/心、脾/肝比值增大。

【不良反应与注意事项】 本品仅限在具有《放射性药品使用许可证》的医疗单位使用。本品如发生沉淀,应停止使用。孕妇及哺乳期妇女禁用,儿童慎用。

【制剂与规格】 铬[^{51}Cr]酸钠注射液:37 MBq、185 MBq。

枸橼酸镓[^{67}Ga]注射液

Gallium [^{67}Ga] Citrate Injection

【作用与用途】 本品静脉注射后,肿瘤和炎性组织的浓度较肺和肌肉组织分别高3倍和10倍,故肿瘤和炎性组织得以表现为放射性浓聚。

【体内过程】 无载体^{67}Ga静脉注射后,大部分与血浆蛋白相结合,特别是与血浆中的输铁蛋白、肝球蛋白及白蛋白相结合。^{67}Ga静脉注射后血液清除曲线为双相,快速清除部分的半衰期为7小时,缓慢清除部分的半衰期为6.5天,在各脏器内的半衰期为162～850小时,有效半衰期为53～74小时,生物半衰期为2～3周。^{67}Ga静脉注射后一天,自肾脏排泄约12%,以后随粪便排泄较明显,为10%～15%。注入量的1/3在第一周内排出体外;1/3分布在肝(6%)、脾(1%)、肾(2%)、骨骼和骨髓(24%);其余1/3聚集在软组织内(34%)。另外,唾液腺、泪腺及鼻咽部也可见到放射性浓聚现象,其他脏器如肾上腺、肠道及肺部浓聚亦较高。妇女妊娠或哺乳期,可见乳腺有放射性浓聚,哺乳期的含^{67}Ga量可比非哺乳期高4倍。

【不良反应与注意事项】 ^{67}Ga显像可以影响抗-DNA抗体放射免疫分析测定,产生假阳性或假阴性的结果。当较大剂量的皮质甾醇类治疗时,部分肿瘤的摄^{67}Ga率可以降低。育龄期妇女的乳腺能大量浓聚^{67}Ga,故本品不能用于乳腺癌的诊断。下列药物及因素对本品的分布有影响:①硝酸镓、化学治疗及血液透析影响骨摄取;②苯巴比妥、右旋糖酐铁及铁缺乏症影响肝摄取;③硫代二苯胺、溢乳及男子女性型乳房影响乳腺摄取;④淋巴管造影剂影响淋巴摄取;⑤顺铂、博来霉素、长春碱、阿霉素及移植肾排斥影响肾脏摄取;⑥顺铂、博来霉素、长春碱及阿霉素影响胃摄取;⑦克林霉素(氯洁霉素)及伪膜性结肠炎影响结肠摄取;⑧外科病变、放射治疗影响软组织摄取;⑨长春碱、盐酸氮芥、泼尼松治疗5～7个月以及恶性肿瘤都较多滞留。孕妇及哺乳期妇女禁用,儿童慎用。注射后服泻药可使结肠内的^{67}Ga排出,这样可以避免或减少肠道内^{67}Ga

对显像的干扰。同时静脉注射枸橼酸钠 200 mg，可以减少肝脏的放射性浓聚，使^{67}Ga 在骨骼及肿瘤组织内的聚集更为明显。

【制剂与规格】 枸橼酸镓[^{67}Ga]注射液：185 MBq、370 MBq、740 MBq。

氯化锶[^{89}Sr]

Strontium [^{89}Sr] Chloride

【作用与用途】 氯化锶[^{89}Sr]是一种纯 β 放射剂，最大 β 射线能量为 1.46 MeV。体内生物半衰期为 50.5 天，组织中氯化锶[^{89}Sr]β 射线最大穿透能力为 8 mm。与正常骨组织比较，氯化锶[^{89}Sr]在转移部位的保留时间也较长，体内放射性核素的保留量与骨转移程度高度相关。本品用于缓解骨骼转移患者的疼痛，其机制尚不清楚，该疼痛可能是由于破骨细胞增殖及骨重塑引起。本品为转移癌性骨痛的姑息治疗剂，主要用于前列腺癌、乳腺癌等晚期恶性肿瘤继发骨转移所致骨痛的缓解，是转移癌性骨痛止痛的一种补充选择疗法。

【体内过程】 锶[^{89}Sr]是一个亲骨性核素，注入体内后的分布与钙相似，并与体内钙离子存在相互竞争作用。给药后浓集于骨损伤部位，存留时间比^{89}Sr 半衰期长，骨损伤接受的辐射剂量为正常骨的 10 倍左右，骨髓剂量约为 2 cGy/MBq，而骨损伤部位的剂量为 6 ~ 61 cGy/MBq。给药 3 个月后全身残留量在 10% ~ 88% 之间，约 90% 从肾排泄，其余少量由粪便排出。

【用法与用量】 开封后 3 分钟内将药品一次性缓慢静脉注射入患者体内，不需稀释。1.48 MBq/kg(40 μCi/kg)或 92.5 ~ 137 MBq/人(2.5 ~ 4.0 mCi/人)

【不良反应与注意事项】 有轻度的骨髓抑制表现，治疗开始的 1 周内出现疼痛加剧。妊娠、哺乳期妇女、儿童患者禁用；放化疗后造血功能已经损害的患者禁用(血小板 $\leqslant 80 \times 10^9$/L，白细胞 $\leqslant 3.5 \times 10^9$/L)；严重肝肾功能障碍的患者禁用；未证明骨转移灶确实存在的患者不推荐使用；脊椎转移造成脊髓压迫者或瘫痪的患者不推荐使用；进行过细胞毒素治疗的患者不推荐使用；重症、晚期肿瘤，预计存活期小于 3 个月的患者禁用；无痛性骨转移患者或非骨转移所致局部疼痛患者禁用。应用本品前，应先证明患者骨转移灶确实存在。本品为骨转移癌性骨痛的姑息治疗剂，对转移癌本身无明确的治疗作用。本品为放射性药物，应严格按照国家药品监督管理部门对放射性药物使用和管理的有关规定操作、防护和使用。使用本品前应对患者做血液学检查，使用指标：白细胞计数大于 3.5×10^9/L、血小板计数大于 80×10^9/L；如达不到使用指标可以调理或遵医嘱用药物达到上述指标并稳定 0.5 ~ 1 个月后再使用本品。使用后有可能会出现造血组织抑制(白细胞及血小板总数会有一定下降)，可逐渐恢复；给药后数天，部分患者可能会出现短期疼痛加剧症状，一般持续时间短于 1 周，这是正常的一过性反应，可暂时用止痛药减轻或遵医嘱治疗。患者可接受再次治疗,间隔必须在3个月以上。本品为放射性药物,必须在专业医生指导下使用。即使没有明确的骨髓抑制表现,在4周内接受过放疗或化疗患者慎用。应用本品前,应停止使用钙剂至少2周以上。

【制剂与规格】 注射剂:氯化锶[^{89}Sr]150 MBq(4 mCi)/4 ml/瓶、氯化锶43.6~90.4 mg/4 ml/瓶。

高锝[^{99m}Tc]酸钠注射液 Sodium Pertechnetate [^{99m}Tc] Injection

【作用与用途】 口服或静脉注射高锝[^{99m}Tc]酸盐后,能被甲状腺所摄取,其摄取方式与碘化物类似,但高锝酸盐不参与碘的有机化,因此$^{99m}TcO_4^-$被甲状腺的摄取率可以反映甲状腺对碘化物的摄取功能。本品在正常人甲状腺中达到峰值的时间为15分钟至2小时。但甲状腺对$^{99m}TcO_4^-$的摄取率易受$^{99m}TcO_4^-$从甲状腺内释放到血液循环中的影响,所以测量20~30分钟时甲状腺对$^{99m}TcO_4^-$的摄取率可以作为甲状腺摄取率指标。$^{99m}TcO_4^-$尚可被唾液腺、脉络膜、胃黏膜等摄取,其余分布于循环系统及细胞外空间,所以用$^{99m}TcO_4^-$尚可作为甲状腺、脑、唾液腺、美克尔憩室等。

【体内过程】 本品口服后由胃肠吸收进入血液,1~3小时达高峰。其蛋白结合率高(75%的血浆放射性结合不牢固)。本品的$t_{1/2}$在血液中为10分钟时,脑脊液(CSF)中小于1小时;血液中为6小时时,CSF则为11~12小时。静脉注射后,CSF的达峰时间为3.5小时,$t_{1/2\alpha}$和$t_{1/2\beta}$分别为25和200分钟,Tp 20~40分钟,大部分经肾排出。

【用法与用量】 甲状腺功能的快速测定:静脉注射3.7~7.4 MBq(0.1~0.2 mCi)的^{99m}Tc,随即用闪烁探头自动描记仪,连续描记甲状腺^{99m}Tc曲线3分钟,以甲状腺部位3分钟计数率与0.5分钟计数率之比(R3)作为判断甲状腺功能指标的方法。甲状腺功能亢进患者R3值大于正常值。甲状腺显像:静脉注射(或口服)$^{99m}TcO_4^-$ 18.5~74 MBq(0.5~2 mCi),20~30分钟(60~90)进行显像。脑显像:检查前口服高氯酸钾300~400 mg,以封闭甲状腺、唾液腺、脉络膜及胃黏膜。口服或静脉注射$^{99m}TcO_4^-$ 370~740 MBq(10~20 mCi),15分钟至6小时后进行多次静态显像。注射后3~6小时显像有利于提高阳性率。连续动态显像有助于脑部病变的鉴别诊断。唾液腺显像,先皮下注射阿托品0.6~0.8 mg(禁用阿托品者可不用),以延长^{99m}Tc在唾液腺内停留时间,20~30分钟后,静脉注射$^{99m}TcO_4^-$ 111~148 MBq(3~4 mCi),15~20分钟显像。显像应在唾液腺X线造影前进行,因后者可影响腺体摄取^{99m}Tc的功能。胃黏膜异位症(麦克尔憩室、肠重复畸形)显像:禁食4小时以上,空腹静脉注射2.6~3.7 MBq(0.07~0.1 mCi) $^{99m}TcO_4^-$,30~60分钟内分时进行腹部显像,在有异位胃黏膜的部位可见到放射性浓聚区，较常规X线检查法的阳性率高。

【不良反应与注意事项】 下列药物及因素对本品的分布有影响：①闭经、溢乳影响乳腺摄取；②含碘药物及高氯酸盐能影响甲状腺及胃的摄取；③氢氧化铝、地塞米松、糖皮质激素能使显像假阴性；④甲氨蝶呤、血液透析及局部充血等能使显像假阳性。孕妇及哺乳期妇女禁用，儿童慎用。

锝[^{99m}Tc]双半胱乙酯注射液

Technetium[^{99m}Tc] Bicisate Injection

【作用与用途】 ^{99m}Tc-ECD是中性脂溶性放射性药物，静脉注射后，能穿透血-脑屏障，其脑内摄取正比于局部血流量，灰质/白质摄取比为4.5∶1。注射后5分钟，脑摄取达注射剂量的6.5%。放射性按双指数方式从脑中清除，半清除期为1.3小时（40%）和42.3小时（60%）。^{99m}Tc-ECD在脑中的滞留是由于其脂基在神经原内水解成酸。^{99m}Tc-ECD能从血中快速清除，半清除期约为0.8分钟。5分钟时，保留在血中的放射性低于注射剂量的10%，而到1小时后，血中90%的放射性是非脂溶性形式存在。^{99m}Tc-ECD的主要清除途径是通过肾。在2小时和4小时以内，分别有50%和65%的放射性排入尿里。经过48小时，约有（11.2±6.2）%的放射性排入粪便。亦能通过人乳排泌。

【体内过程】 本品从静脉注射后迅速从血中清除，注药后2小时和4小时的放射性量分别是注药后1分钟的28.5%和2.8%。本品在脑中浓聚快，静脉注射1分钟达峰值，10分钟稳定，15分钟开始下降10%左右，45分钟时脑摄取率达到7.4%左右，未进脑的^{99m}Tc-ECD经肝、肾代谢成为水溶性物质，从肾中排出。

【用法与用量】 仅供静脉注射，注药后30～90分钟显像，成人每次用量为740～1110 MBq，体积小于4 ml。

【不良反应与注意事项】 无明显不良反应。偶见静脉注药后面部潮红，可自行消退。

【制剂与规格】 锝[^{99m}Tc]双半胱乙酯注射液，每瓶内含双半胱氨酸1.0 mg，氯化亚锡0.1 mg。

锝[^{99m}Tc]亚乙双半胱氨酸

Technetium[^{99m}Tc] Enedicysteine

【作用与用途】 本品静脉注射后，肾的首次通过清除率高，可在肾中迅速聚积，分别为肝及血放射量的6.6倍和2.4倍，故可用于探测肾局部血流灌注的改变。本品可用诊断各种肾脏疾病引起的肾脏血液灌注、肾功能变化和了解尿路通畅性。

【体内过程】 本品经静脉注射后，在肾中迅速聚积。注射后1分钟，肾、肝、血的放射量（%I.D/organ）分别为（19.14±2.34），（2.9±0.28），（8.04±0.85）。本品排泄也快，30分钟时，肾、肝、血的放射量分别为（0.97±0.21），（1.43±0.14），（0.18±0.04）。其血浆蛋白的结合率为（31±7）%。血液清除率为邻碘[^{131}I]马尿酸钠的(75±5)%。

【用法与用量】 肾显像静脉注射，成人一次用量148～370 MBq，儿童酌减，最大注入体积不得超过6 ml。

【不良反应与注意事项】 不良反应尚不明确。本品仅限在具有《放射性药品使用许可证》的医疗单位使用。如发生混浊、变色或沉淀不得使用。必须在制备后7小时内使用。孕妇及哺乳期妇女禁用。

锝[^{99m}Tc]六甲基丙烯胺肟注射液

Technete[^{99m}Tc] Hexamethyl Propyleneamine Oxime Injection (^{99m}Tc-HMPAO)

【作用与用途】 本品为放射性锝标记的六甲基丙烯胺肟溶液，用于脑灌注显像。

【用法与用量】 同锝[^{99m}Tc]双半胱乙酯注射液。

锝[^{99m}Tc]甲氧异丁异腈注射液

Technete[^{99m}Tc] Methoxyisobutyl Isonitrile Injection(^{99m}Tc-MIBI)

【作用与用途】 本品为放射性锝标记的甲氧异丁异腈溶液，静注后经灌状动脉灌注心肌，被心肌细胞摄取，用于心肌灌注显像。

【用法与用量】 370～740 MBq (10～20 mCi)静注后1小时SPECT检查。

【不良反应与注意事项】 有药物过敏史者慎用。孕妇及哺乳期妇女、10岁以下儿童禁用。

锝[^{99m}Tc]聚合白蛋白注射液

Technetium [^{99m}Tc] Albumin Aggretagel Injection(^{99m}Tc-MAA)

【作用与用途】 本品经静脉注射后，随血流灌注到肺，绝大部分被肺小动脉和毛细血管捕获，分布取决于颗粒大小，1～10 μm颗粒，将被网状内皮系统所吞噬，10～90 μm颗粒暂时被肺小动脉或毛细血管捕获，从而实现肺灌注显像。用于肺灌注显像，肺梗死及肺疾患的诊断和鉴别诊断。

【体内过程】 本品静脉注射后，90%以上的颗粒阻留在肺毛细血管网络中。大部分首次通过肺时从血中清除。阻留在肺中的颗粒，由于呼吸运动，颗粒降解，通过肺毛细血管进入体循环，被网状内皮系统清除。其有效半清除期为3.9～5小时。单次注射的颗粒不会产生血流动力学效应。在48小时以内，50%～60%的放射性通过肾排泄，而有1.5%～3%排入人乳。

【用法与用量】 静脉注射，每次注射的颗粒数应控制在20万～120万，儿童酌减，一般不超过50万。放射性活度应为37～111 MBq。

^{99m}Tc-MAA的辐射吸收剂量估计值

器官	吸收量	
	mGy/MBq	Rad/mCi
肺	0.06	0.226
膀胱壁	0.015	0.056
肝	0.0049	0.018
脾	0.0046	0.017

续表

器官	吸收量	
	mGy/MBq	Rad/mCi
全身	0.004	0.015
肾	0.003	0.011
卵巢	0.0022	0.008
睾丸	0.0017	0.006

【不良反应与注意事项】 可能出现过敏反应;皮肤发绀(紫色);肺部紧缩感、喘息或呼吸困难;经常发生面部潮红。心脏右到左分流患者禁用。肺动脉高压患者及肺血管床极度损伤者慎用。对有明显过敏史者或过敏体质者禁用。本品如颗粒分散不均匀,颗粒结集成絮状,应停止使用。静脉注射必须缓慢,患者取仰卧位,遇有不良反应时应停止注射。静脉注射时不应抽回血,以免在注射器内形成血栓,影响肺部显像结果。

锝[^{99m}Tc]植酸盐注射液

Technetium[^{99m}Tc] Phytate Injection(^{99m}Tc-PHY)

【作用与用途】 ^{99m}Tc-植酸盐在血液中与钙离子螯合,形成不溶性^{99m}Tc-植酸钙胶体颗粒,直径 20 ~ 40 nm,由网状内皮系统从血中清除,90% 聚集在肝脏的枯否细胞内,2%~3% 进入脾,8% 进入骨髓。因此可使肝显像,而肝内的占位性、破坏性或缺血性病变,不能浓聚植酸钙胶体颗粒,故出现放射性减低区或缺损区,病变乃得以显示。肝功能明显低下时,脾和骨髓内代偿性浓聚增加,有时甚至肺亦显影。当脾功能亢进时,也有程度不同的显影。LD50 为 12 mg/kg,约为成人每次用量(按公斤体重计算)的 600 倍。

【体内过程】 静脉注射后,与血液中的钙离子螯合形成^{99m}Tc-植酸钙胶体,正常时约 90% 被肝脏枯否细胞作为异物吞噬,其余部分被脾、淋巴结、骨髓等部位的单核吞噬细胞吞噬。胶体颗粒被吸收后,不从细胞内排出,未与植酸钠结合的$^{99m}TcO_4^-$ 和少量从胶体颗粒落下来的^{99m}Tc 经尿排出,24 小时内约排出 11%。适应证诊断用药。主要用于肝、脾及骨髓显像。

【用法与用量】 静脉注射^{99m}Tc-植酸盐 111 ~ 185 MBq(3 ~ 5 mCi)后 5 ~ 10 分钟即可开始检查。肝功能差的患者检查的时间应适当推迟。一般常用前后位、右侧位及后前位检查,必要时可加用斜位及左侧位。

【不良反应与注意事项】 ^{99m}Tc-植酸盐的毒性极低,患者检查时仅需要数毫克植酸盐,正常人血清中钙的含量约为 10 mg/100 mg,这样,消耗的钙是微不足道的。本品如发生变色或沉淀应停止使用。孕妇禁用,哺乳期妇女慎用。儿童用药慎用。

锝[^{99m}Tc]依替菲宁注射液

Technetium[^{99m}Tc] Etifenin Injection(^{99m}Tc-EHIDA)

【作用与用途】 静脉注射^{99m}Tc-EHIDA 后,迅速被肝脏实质细胞所摄取并随胆汁排泌入胆道系统。故可用于肝胆系统的显像,对肝外胆管阻塞、胆囊炎、胆管炎、胆管闭锁、胆管囊肿及胆系手术后的观察有较大诊断价值。当胆红素 >12 mg/dl,本品入肝量和胆汁内浓度明显减少,胆系显影不良。用于肝胆系统的显像。对肝脏清除功能、胆道通畅的判断及肝性、胆性黄疸的鉴别,包括肝外胆管阻塞、胆囊炎、胆管炎、胆管闭锁、胆管囊肿及胆系手术后的观察有较大的诊断价值。

【体内过程】 静脉注射后迅速被肝细胞摄取,正常人静脉注射后血液中的清除为两项指数曲线,血浆清除 $t_{1/2\alpha}$ 和 $t_{1/2\beta}$ 分别为 0.93 分钟和 57.47 分钟。3~5 分钟肝脏清晰显影,左、右肝管于 5~10 分钟后显影,15~30 分钟胆囊、胆总管及十二指肠开始出现放射性,充盈的胆囊在胆囊收缩后或脂餐(内源性胆囊收缩素)作用下迅速收缩,肝影于 10~20 分钟逐渐消退,在正常情况下,胆囊及肠道显影均不迟于 60 分钟。本品可迅速经胆道和肠道排出,在注射后 30 分钟为注入量的 60% ~70% 排泄至小肠,注射后 2 小时,70% ~80% 排泄至大肠内。3 小时经尿排出 6% 左右。血清胆红素增高时,半排期将延长,肝脏摄取的高峰时值后延,经胆汁排出率减少,经尿排出的比重增高。

【用法与用量】 用药前禁食 2~4 小时。肝胆显像时,如胆红素正常,静脉注射的剂量为1.11 MBq(0.03 mCi)/kg,胆红素不正常时,剂量可增加至 7.4 MBq(0.2 mCi)/kg。静脉注射后 1,5,10,15,20,30,40,50,60 分钟,用 γ 照相机进行连续动态显像。正常人注射 60 分钟内,胆囊及肠道可显像。如 60 分钟后胆囊及肠道仍无放射性,2~18 小时后需进行延迟显像。

【不良反应与注意事项】 妊娠及哺乳妇女禁用。18 岁以下青少年应减少使用剂量。本制剂制备后 1 小时内使用。

体内有关组织的辐射吸收剂量

平均注入量(MBq)	吸收量(μGy/MBq)								
	胆囊	小肠	上端大肠	下端大肠	肾	膀胱	肝	骨髓	全身
74~185	240	49	100	68	11	245	21	70	38

锝[^{99m}Tc]甲溴菲宁注射液
Technete[^{99m}Tc]Mebrofenin Injection

【作用与用途】 本品为放射性 ^{99m}Tc标记的甲溴菲宁溶液,为肝胆动态显像剂,用于肝胆动态显像。

【用法与用量】 同锝[^{99m}Tc]依替菲宁注射液。

锝[^{99m}Tc]二巯丁二酸盐注射液

Technetium[^{99m}Tc] Dimercaptosiccinate Injection (^{99m}Tc-DMSA)

【作用与用途】 ^{99m}Tc-DMSA 有两种组分,即快成分(复合物Ⅰ)静脉注射后主要占 20% ~ 30%,慢成分(复合物Ⅱ)占 70% ~80%。静脉注射后大部分与血浆蛋白相结合,它在血液中的 $t_{1/2}$分别为45 分钟及56 ~62 分钟。血液中有 4% ~5% 的^{99m}Tc-DMSA 连续通过肾脏被清除,1 小时后约有 50% 的 ^{99m}Tc-DMSA 牢固地结合在肾皮质内,而且在肾皮质内的浓度在 1 ~5 小时内保持相当长一段时间的平衡,用此进行肾皮质显像,肾皮质的显示甚为清晰,显像结果与^{197}Hg-新醇相似,患者遭受的辐射吸收剂量大为减低,仅为^{197}Hg-新醇的 1/10 左右,因此,它是目前显示肾皮质最佳的^{99m}Tc显像剂。用于观察肾脏灌注形态、大小、位置及功能。

【用法与用量】 肾显像:静脉注射每次 74 ~185 MBq(2 ~5 mCi)后2 ~3 小时显像。

【不良反应与注意事项】 不良反应轻微,偶有晕厥、皮肤发红、恶心及胃部疼痛。脱水及肾衰竭患者,肾显影不佳。产品的 pH 值应控制在2.4 ~3.5 之间。

锝[^{99m}Tc]喷替酸盐注射液

Technetium[^{99m}Tc] Pentetate Injection(^{99m}Tc-DTPA)

【作用与用途】 本品静脉注射后,经肾小球过滤迅速从血中清除。

【体内过程】 静脉注射后 1 小时,肾中滞留注射剂量的7%,24 小时内注射剂量的95% 排入膀胱。既不被肾小管排泄,也不被肾小管重吸收,肝胆排泄和清除可忽略。注射后数分钟内采集的肾显像图代表血池,而后续采集的图像则显示收集系统和肾盂中尿的放射性。在血浆中,2% ~6% 的放射性与蛋白结合。血浆半清除期为25 分钟。如果血-脑屏障被损坏,本品在脑损伤部位浓聚。它不在脉络丛中浓集。

【用法与用量】 脑显像:“弹丸”式静脉注射 555 ~740 MBq。肾显像:静脉快速注入 370 ~740 MBq。儿童酌减。

【不良反应与注意事项】 本品仅在具有《放射性药品使用许可证》的医疗单位使用。如发生混浊、变色或沉淀,应停止使用。严禁鞘内注射用于脑脊池显像。孕妇及哺乳期妇女禁用。

锝[^{99m}Tc]巯替肽(锝[^{99m}Tc]巯乙甘肽)

Technetium[^{99m}Tc] Mercaptoacetyl Triglyoine

【作用与用途】 ^{99m}Tc-MAG3 静脉注射后主要由肾小管分泌,少量由肾小球滤过，其被肾脏浓聚和排泄的速度显著高于目前常用的过滤型显像剂^{99m}Tc-DTPA。动物试验证明，^{99m}Tc-MAG3 在胆管内有浓聚，可能与其被肝脏摄取有关。但在正常情况下，无胆囊及胆管排泄现象。HPLC 检测证明^{99m}Tc-MAG3 以原形自泌尿系统排出。肾动态显像剂，用于观察肾脏灌注、形态、大小、位置及功能。用于血管性高血压，各种肾实质病变所致的肾功能损害，肾盂积水，尿路梗阻等多种肾脏疾病的诊断和鉴别诊断；用于肾移植的监护。此外，尚可用于膀胱显像诊断膀胱输尿管的反流，有效肾血浆流量的测定。

【体内过程】 静脉注射后，^{99m}Tc-MAG3 迅速通过肾从血中清除。1 分钟时肾皮质浓度达高峰，2 分钟时双肾盂、输尿管显影，20 分钟双肾内放射性大部分排出，30 分钟内尿排泄放射性为注射剂量的(64.4 ± 3.6)%。血浆半清除期为(22.1 ± 3.2)% 分钟。由于和血浆蛋白结合率高(90%)，^{99m}Tc-MAG3 通过肾小管分泌，肾小球过滤可忽略。在正常受试者中，注射 30 ~ 60 分钟后，肝和胆中分别有注射剂量的 2.6% 和 0.5%，而且保持到 180 分钟还没有变化，24 小时后，胆囊中放射性消失。注射 3 小时后，94.4% 的剂量在膀胱中。在肾病患者中，胆囊中放射性在 3 小时内无明显变化，而在这段时间内，肠中放射性从注射剂量 0.5% 上升至 5%。

【用法与用量】 肾图检查：静脉注射每次 80 kBq/10 kg，最大注射体积不超过 1.0 ml。肾显像：静脉"弹丸"注射每次 185 ~ 555 MBq，最大注射体积不超过 1.5 ml。

【不良反应与注意事项】 未见明显不良反应。本品应在具有《放射性药品使用许可证》的医疗单位使用。如发生混浊、变色或出现沉淀，应停止使用。检查后，应多饮水，以减少膀胱的辐射吸收剂量。孕妇及哺乳期妇女慎用。

锝[^{99m}Tc]焦磷酸盐注射液

Technetium[^{99m}Tc]Pyrophosphate Injection(^{99m}Tc-PYP)

【作用与用途】 主要用于急性心肌梗死病灶显像，也用于骨显像。

【体内过程】 ^{99m}Tc-焦磷酸盐静脉注射后血液的清除为双指数型。指数Ⅱ的血液清除是由于骨骼的摄取，$t_{1/2}$为 13.6 分钟。指数Ⅰ的血液清除是由于泌尿系的排泄，半衰期为 380 分钟。注射后 2 小时，肾脏内的滞留量为 2.6%，软组织的滞留量少于 0.6%。骨骼内的放射性为 12.9%(相当于注入剂量的 40% ~ 50%)。急性心肌梗死时，每 1 g 梗死组织的摄取量 0.01% ~ 0.02%。本品与血浆蛋白的结合率为 84.3%，但结合不牢固，很易与蛋白质解离，迅速被骨骼摄取。血浆蛋白放射性的大部分结合在球蛋白部分。注射后 4 小时，血液放射性为 9.5%，尿为 31.7%，骨骼及其他组织为 58.8%，24 小时尿排泄给药量的 40%。

【用法与用量】 骨显像：静脉注

射,370～740 MBq(10～20 mCi);急性心肌梗死阳性显像:静脉注射 370～740 MBq(10～20 mCi)。儿童用量酌减。

【不良反应与注意事项】 偶有皮疹、瘙痒、荨麻疹等过敏反应。本品如发生变色或沉淀,应停止使用。高锝[^{99m}Tc]酸盐必须是 24 小时内淋洗过的新鲜淋洗液。孕妇及哺乳期妇女禁用,儿童慎用。

锝[^{99m}Tc]亚甲基二膦酸注射液

Technete-[^{99m}Tc] Methylene Diphosphate Injection

【作用与用途】 本品对骨的无机部分亲和力较高,适用于骨扫描。

【用法与用量】 静脉注射:370～555 mBq/次(10～15 mCi/次),最大注入量不得超过 10 ml。

【不良反应与注意事项】 本品临用前须新鲜配制,若发生变色或沉淀,则不宜使用。

【制剂与规格】 注射剂:临用前取高锝酸钠注射液 4～10 ml,注入亚锡亚甲基二膦酸盐冻干品瓶中,充分振摇使溶解,静置 5 分钟,溶液澄明即可。

锝[^{99m}Tc]右旋糖酐 105 注射液

^{99m}Tc-dextran Injection

【作用与用途】 用于淋巴系统显像。

【用法与用量】 皮内注射,37～148 MBq(1～4 mCi)/(0.1～0.2 ml)。

氯化铟[^{113m}In]注射液

Indium[^{113m}In] Chloride Injection

【作用与用途】 静脉注射本品可用于心血池扫描和心功能测定,并用以制备铟[^{113m}In]标记的化合物。

【用法与用量】 静脉注射:血池扫描,18.5～74 MBq/次(0.5～2 mCi/次)。

【不良反应与注意事项】 本品如发生变色或沉淀时应停止使用。

【制剂与规格】 注射剂:370 MBq 15 mCi/20 ml。

铟[^{113m}In]泮替酸盐注射液

Indium-^{113m}In Diethyltriamine Pentaacetic Acid Injection

【作用与用途】 本品为脑扫描剂。正常情况下,本品不易透过血-脑屏障,颅内病变时,血-脑屏障受损,血管通透性提高,病变区血流增多。本品可浓聚于病变区,可由扫描图像呈现。适用于脑肿瘤、脑血管病变、脑部炎症及脑积水、脑囊肿、脑挫伤等的诊断。

【用法与用量】 静脉注射:185～370 MBq/次(5～10 mCi/次),最大注入量不得超过 10 ml。静脉注射后立即扫描。

【不良反应与注意事项】 本品须临用前新鲜配制,如发生变色或沉淀应停止使用。

【制剂与规格】 注射剂:临用前取二乙三胺五酯酸溶液 1 ml 注入氯化铟[^{113m}In]注射液 5 ml 中,再加磷酸缓冲液(pH =7.5)0.8 ml,使溶液澄明即可。

铟[^{113m}In]泮替膦酸注射液
Indium-^{113m}In Pentetonate Complexion Injection

【作用与用途】 本品为骨扫描剂。本品可渗透到骨骼的晶体结构中去,使骨显影。骨骼病变时,代谢旺盛,成骨细胞活跃。本品在病变部位沉积增多,扫描图像可呈现浓聚区。适用于骨肿瘤、骨髓炎、骨关节炎等的扫描诊断。

【用法与用量】 静脉注射:185 ~ 296 MBq/次(5 ~8 mCi/次),最大注入量不得超过 10 ml。

【不良反应与注意事项】 盆腔骨骼病变者扫描前应清洁灌肠并排空膀胱,以免干扰。本品也可少量潴留于妇女乳房,应予鉴别。本品须临用前新鲜配制,如有变色或沉淀不应使用。

【制剂与规格】 注射剂:临用前取二乙三胺五甲撑膦酸溶液 1 ml,注入氯化铟[^{113m}In]注射液5 ml 中,再加5%碳酸氢钠溶液 1.8 ~2.4 ml,摇匀(至 pH =5 ~7)静置 5 分钟即成。

铟[^{113m}In]二巯丁二酸盐注射液
Indium(^{113m}In) Dimercaptosuccinate Injection

【作用与用途】 本品为放射性铟[^{113m}In]标记的二巯丁二酸盐注射液,静注后被肾脏摄取滞留于肾皮质,用于肾显像检查。

【用法与用量】 148 ~370 MBq (4 ~10 mCi)静注后 1 小时显像检查。

碘[^{131}I]化钠口服溶液
Sodium Iodide[^{131}I] Oral Solution

【作用与用途】 本品是具有很高特异性的有功能甲状腺组织的显像剂。较大剂量的碘[^{131}I]能破坏甲状腺组织,减少甲状腺素的形成,达到治疗甲亢的目的。更大剂量的碘[^{131}I]适用于甲状腺癌切除后,特别是乳头状癌转移病灶的治疗。主要用于诊断和治疗甲状腺疾病及制备碘[^{131}I]标记化合物。

【体内过程】 在正常情况下,口服碘[^{131}I]化钠后 3 ~6 分钟,即开始被胃肠道所吸收,1 小时后可吸收75%,3 小时以后则几乎全部被吸收。一般成年人每日自胃肠道吸收的碘化钠为 100 ~300 μg。碘[^{131}I]被吸收后进入血液内,正常人 10% ~25%能被甲状腺摄取,甲状腺内碘量约占全身总碘量的 1/5(约 8 mg)。口服 24 小时后,甲状腺内的有效半衰期为 7.6 天。大部分碘经尿排出体外。

【用法与用量】 甲状腺吸碘[^{131}I]试验:空腹口服 74 ~370 kBq(2 ~10 μCi);甲状腺显像:空腹口服 1.85 ~3.7 MBq(50 ~100 μCi);甲状腺疾病治疗:一般按甲状腺组织 2590 ~3700 kBq(70 ~100 μCi)/g 或遵医嘱。

【不良反应与注意事项】 碘[^{131}I]治疗甲状腺功能亢进症后大多数患者无不良反应,少数在 1 周内有乏力、食欲减退、恶心等轻微反应,一般在数天内即可消失。服碘[^{131}I]后由于射线破坏甲状腺组织，释放出大量甲状腺激素进入血液，服碘[^{131}I]后2周左右可出现甲状腺功能亢进症状加剧的现象，个别患者甚至发生甲状腺危象。碘[^{131}I]治疗甲亢最重要的并发症是永久性甲状腺功能低下症。剂量较大可出现下列不良反应：胃肠道反应（恶心和呕吐）、一过性骨髓抑制、放射性唾液腺炎、急性甲状腺危象。治疗后3天左右可以发生颈部疼痛和肿胀、吞咽时疼痛、喉部疼痛及咳嗽，用止痛药后往往不易生效。治疗后2～3个月可发生头发暂时性脱落等。儿童、妊娠或哺乳期妇女，伴发急性心肌梗死或急性肝炎的患者禁用。

【制剂与规格】 碘[^{131}I]化钠口服溶液：925 MBq、1850 MBq、3700 MBq、7400 MBq。

邻碘[^{131}I]马尿酸钠注射液

Sodium Iodohippurate[^{131}I] Injection(^{131}I-o-IH)

【作用与用途】 本品静脉注射后，立即随血流进入肾脏并迅速被肾脏清除。其中80%由肾小管分泌，无重吸收，20%由肾小球滤过，通过肾单位的邻碘马尿酸钠经集合管随尿液冲刷至肾盏及肾盂，经输尿管排入膀胱，静脉注射后30分钟，尿中碘马尿酸钠的量可达注入量的70%。用于肾及泌尿系统功能的检查。

【用法与用量】 肾功能检查：静脉注射185～370 kBq(5～10Ci)，肾图仪描记15～20分钟，患者无需准备。肾动态显像：静脉注射11.1～18.5 MBq(0.3～0.5 mCi)，正常时，最初显示肾实质，随后周边影像渐消退，放射性集中到肾盂部位，15分钟左右，肾盂影也明显变淡，放射性集中到膀胱。

【不良反应与注意事项】 本品偶见不良反应，受检者可出现冷汗、腰痛，重者可能虚脱。遇不良反应，应停止注射，给予对症治疗。本品仅在具有《放射性药品使用许可证》的医疗单位使用。近期内使用磺胺类药品、肾盂造影剂、扩张及收缩血管的药品及利尿剂者，其肾功能检查将受影响。

【制剂与规格】 邻碘[^{131}I]马尿酸钠注射液：37 MBq、111 MBq、185 MBq、370 MBq。

间碘[^{131}I]苄胍

Meta-iodo-benzylguanidine[^{131}I]

【作用与用途】 碘代苄胍（MIBG）在结构与功能上类似去甲肾上腺素，肾上腺髓质及其他交感神经分布丰富的组织可以较多地摄取MIBG。因此，注射^{131}I-MIBG后这些部位可以显像。MIBG是抗神经原的阻断剂，能被具有神经分泌颗粒的所有肿瘤（如恶性嗜铬细胞瘤及其转移灶、神经母细胞瘤等）所摄取，并在肿瘤组织中有一定滞留时间。因而，可用^{131}I-MIBG治疗。用于肾上腺内嗜铬细胞瘤及异位嗜铬细胞瘤、恶性嗜铬细胞瘤及其转移灶，神经母细胞瘤的定位诊断。用于治疗神经母细胞瘤，和不能手术的或出现广泛骨转移的恶性嗜铬细胞瘤。

【用法与用量】 静脉注射:37～111 MBq(1～3 mCi)/次。治疗,静脉滴注:740～7400 MBq(20～200 mCi)/次。

【不良反应与注意事项】 注射前3天,服用饱和碘化钾溶液封闭甲状腺。每日3次,每次2 ml,持续至治疗后4周。停用苯丙胺、可卡因、利血平及三环抗抑郁药等影响^{131}I-MIBG吸收的药物。

碘[^{131}I]玫瑰红钠注射液
Iodine[^{131}I] Rose Bengal Sodium

【作用与用途】 本品能被肝实质性细胞摄取,并通过胆道排泄。当肝实质性细胞受损或胆道阻塞时,肝脏对本品的摄取和排泄均有改变,故可用于肝胆疾病的诊断。用于肝功能测定;肝脏和胆囊扫描。

【用法与用量】 肝功能测定:静脉注射:370～1110 kBq/次(10～30 μCi/次)。肝脏和胆囊扫描:静注:7400～18500 kBq/次(200～500 μCi/次)注射后5～10分钟开始扫描,90分钟扫描结束,150分钟后胆囊显影,可作为鉴别黄疸原因的参考。

【不良反应与注意事项】 肝功能不良时(如某些肝硬化患者),也可呈现放射性缺损区而造成假阳性结果,故应结合其他检查综合考虑,以免误诊。其他与放射性碘化钠相似。

【制剂与规格】 注射剂:185 MBq(5 mCi)、370 MBq(10 mCi)、555 MBq(15 mCi)。

碘[^{123}I]化钠
Sodium Iodide[^{123}I]

【作用与用途】 ^{123}I亦能被甲状腺摄取,参与甲状腺素的合成。在给予示踪剂量^{123}I后,可测出甲状腺摄取^{123}I的数量及其摄取与分泌速度,可了解甲状腺功能。用于诊断时其性能优于^{131}I。甲状腺显像剂,用于确定甲状腺大小、位置、形态;鉴别颈部肿块的性质;寻找甲状腺癌转移病灶等。甲状腺摄^{123}I功能测定,以诊断各种甲状腺疾病。治疗甲状腺功能亢进症、甲状腺癌转移等。

【用法与用量】 甲状腺显像:口服:1.85～3.70 MBq(0.05～0.1 mCi)/次。服药后24小时检查。甲状腺功能测定:空腹口服,74～185 kBq(2～5 μCi)/次。治疗甲亢:口服,370～555 MBq(10～15 mCi)/次。若需要可在2～3个月后再服一次。治疗甲状腺癌转移灶:口服,3700～5550 MBq(100～150 mCi)/次。

【不良反应与注意事项】 检查前停用一切含碘食物和药物,至少停用2周后再做检查。孕妇和哺乳期妇女禁做本品检查。服^{123}I 1周内患者的尿液应收集在专门容器内,待衰变到一定程度后再稀释排放。^{123}I治疗的患者必须隔离,直到体内存留量低于370 MBq(10 mCi)后方可解除隔离。^{123}I治疗后的常见不良反应为骨髓抑制,但抑制程度多较轻微,少数患者可出现恶心、呕吐、腹泻、口干等放射性胃肠道反应及转移灶处疼痛。

【制剂与规格】 胶囊:333 kBq;口服液: 925 MBq、1850 MBq、3700 MBq、7400 MBq。

氙[^{133}Xe]注射液

Xenon[^{133}Xe]Injection

【作用与用途】 ^{133}Xe 为惰性气体,无特殊的药理毒理作用。主要用于脑局部血流量测定及肺通气显像等。主要用于脑局部血流量测定及肺通气显像等。

【体内过程】 ^{133}Xe 为惰性气体,化学性质不活泼,在血浆及水中溶解度很低。它不与血中蛋白等物质结合,不参与代谢。由于其脂溶性,细胞膜对^{133}Xe 不起屏障作用,它可以自由穿过、扩散,均匀分布在肺、脑等组织中。静脉注射后迅速通过肺部,由肺泡中排出。颈动脉内注入后^{133}Xe 能够自由通过血-脑屏障扩散至脑组织内,然后再通过血-脑屏障自由返回至血液循环中。主要用于脑局部血流量测定及肺通气显像等。脑局部血测量测定:颈动脉内注入^{133}Xe 能自由通过血-脑屏障扩散至脑组织内,然后再通过血-脑屏障自由返回至血液循环中。肺通气显像:自肘静脉以弹丸式注入后,弹丸迅速由上腔静脉进入右心,继之进入肺,氙自毛细血管床逸出至肺泡内,并随呼气排出体外。

【用法与用量】 肺功能检查及器官血流测定:静脉注射 18.5 ~ 37 MBq(0.5 ~ 1 mCi);肺 γ 闪烁照相:静脉注射 111 ~ 370 MBq(3 ~ 10 mCi);脑局部血流量测定:颈内动脉注射 37 ~ 111 MBq(1 ~ 3 mCi)。儿童用量酌减。

【不良反应与注意事项】 孕妇及哺乳期妇女禁用,儿童慎用。

【制剂与规格】 氙[^{133}Xe]注射液:1 ml:37 ~ 740 MBq。

钐[^{153}Sm]来昔决南

Samarium[^{153}Sm]Lexidronam

【作用与用途】 本品为 β 放射性核(钐)和亚乙基二胺四亚甲基磷酸(EDTMP)组成的螯合试剂,和骨有较好的亲和性,在与羟磷灰石有关的骨更新的区域有较高的浓度。用于治疗原发性恶性肿瘤(包括乳癌、前列腺癌、肺癌、甲状腺癌、肾癌、膀胱癌)、骨质转移(metastasis)引起的疼痛,高剂量时可治疗骨肉瘤。用于治疗原发性骨癌及骨转移癌。

【体内过程】 骨骼对钐的放射活性吸收越多,则产生的骨质转移性杀伤数量就越大。骨骼对放射性活性吸收的总量为注射剂量的 65.5%。在生理 pH 条件下,>90% 的药物是以^{153}Sm[EDTMP]-5 和^{153}SmH[EDTMP]-4。^{153}Sm[EDTMP]的β 粒子对软组织的平均穿透力为 3.1 mm,在骨中的穿透力为 1.7 mm。本品在体内代谢生成单 1 原子 Sm 和 1 分子 EDTMP 形成的复合物。

【用法与用量】 静脉注射。钐的推荐剂量为 1 mCi/kg,在 1 分钟的时间内静脉注射给药。

【不良反应与注意事项】 ①对血液的毒副作用。静脉注射^{153}Sm-EDTMP 后,外周血中的白细胞和血小板计数都会有所下降,在一定程度内这种下降与剂量有关。一般在3~4周时血象降至低点,并可持续8周,在6~8周后恢复至治疗前水平,在多次注射时应密切观察。骨髓吸收剂量与血小板减少相关。②对骨髓的作用。^{153}Sm-EDTMP对骨髓的作用轻,时间短。多见于伴广泛多发的骨转移灶的前列腺癌患者。③其他反应。^{153}Sm-EDTMP注射后发生急性毒副作用少见。个别患者偶见潮红、恶心、呕吐、蛋白尿或血尿、皮疹、发热等,及时对症处理可迅速缓解。本品仅限在具有《放射性药品使用许可证》的医疗单位使用。患者有血管内栓塞,新近有脊髓压迫,软组织有广泛转移,骨转移灶骨显像呈阴性,或做一次治疗后完全无效的,应慎用。白细胞及血小板计数低的患者应慎用。因放、化疗后严重骨髓抑制者,或已截瘫者,应慎用。由于^{153}Sm-EDTMP主要通过肾排泄,肝也有少量摄取,肝、肾功能不全者应慎用。哺乳期妇女应慎用或停止授乳。未成年儿童慎用。对骨髓的抑制应在多次注射期间严密观察。孕妇禁用。

【制剂与规格】 注射剂:1 ml含本品1850 MBq。

枸橼酸镱[^{169}Yb]注射液

Ytterbium^{169}Yb Citrate Injection

【作用与用途】 本品微黄或无色澄明,半衰期31天,放射γ射线。镱为镧系稀土元素,有趋肿瘤性质,可作为肿瘤的阳性显像剂,用于头颈、胸、腹部肿瘤闪烁显像检查。

【用法与用量】 3.7~37 MBq(0.1~1 mCi)静注后1~5天闪烁显像检查。

【不良反应与注意事项】 炎性病变可呈假阳性结果。

二乙三胺五乙酸镱[^{169}Yb]

Ytterbium [^{169}Yb] Diethyltriamine Pentaacetic Acid

【作用与用途】 为快速通过显影剂,主要由肾小球滤过排泄,适用于检查尿道有无梗阻,也可用作心脏大血管疾病动态γ照相的示踪剂。颅内病变时,血-脑屏障破坏。本品在病变区浓度增高,故可用于脑肿瘤、脑血管病变、脑部炎症等病变的定位扫描。

【用法与用量】 肾扫描:静脉注射,37 MBq/次(1 mCi/次)。脑扫描:静脉注射,185~370 MBq/次(5~10 mCi/次)。脑池、脑室扫描:蛛网膜下腔或脑室注射,37 MBq/次(1 mCi/次)。

【不良反应与注意事项】 静注后应立即扫描。肾功能明显损害者,不宜用本品作脑扫描。应收集扫描后每日内患者的尿液作为放射性废物处理,以免污染环境。

【制剂与规格】 注射剂:370 MBq(10 mCi)、740 MBq(20 mCi)、1850 MBq(50 mCi)。

胶体金[^{198}Au]

Auri[^{198}Au] Colloid

【作用与用途】 本品静脉注射后大部分被肝脏的网状内皮系统所摄

取,扫描仪可将肝的轮廓和形态显示出来。当肝内有占位性病变时,由于肝组织的破坏,其病变处摄取胶体金颗粒的功能降低,甚至丧失,在扫描图上则显示放射性密度减低或缺损,表现为稀疏或空白区。体腔内注入本品时,绝大部分迅速附着于浆膜表面,射线直接破坏渗出液内的癌细胞及浆膜上的粟粒样转移灶,减少渗出液。用于肝脏扫描,诊断肝内占位性病变,如癌肿、脓肿、囊肿、血管瘤。体腔内注射,用于控制癌性胸、腹水。

【用法与用量】 肝扫描:静注 7400~11100 kBq/次(200~300 μCi/次),注射后10分钟即可扫描,检查前应空腹。控制癌性胸水:胸腔注射 1850~2590 MBq/次(50~70 mCi/次),注入后应变换体位,使其分布均匀。控制癌性腹水:腹腔注射 3700~5550 MBq/次(100~150 mCi/次),注入后应变换体位,使其分布均匀。

【不良反应与注意事项】 静脉注射后应立即扫描。肾功能明显损害者,不宜用本品作脑扫描。应收集扫描后每日内患者的尿液作为放射性废物处理,以免污染环境。

【制剂与规格】 注射剂:1850 MBq(50 mCi)、3700 MBq(100 mCi)、5550 MBq(150 mCi)、7400 MBq(200 mCi)。

氯化亚铊[^{201}Tl]注射液

Thallium[^{201}Tl] Chloride Injection

【作用与用途】 正一价铊离子为正常的心肌细胞选择性地摄取,而在供血不良、坏死或有瘢痕形成的心肌处由于摄取不良出现显影缺损。药代动力学静脉注射后,主要浓聚于心肌和肾脏。心肌浓聚过程迅速,注射后5分钟已达最高水平,30分钟内迅速减少。肾脏在静注后5分钟至48小时内,摄取率明显高于其他脏器。本品主要通过肾脏排出。适应证:放射性诊断用药,心肌灌注显像剂。用于心肌梗死和心肌缺血的诊断和定位及治疗后随诊等。

【用法与用量】 静脉注射,成人 0.74~1.11 MBq(0.02~0.03 mCi)/kg,儿童 0.74 MBq(0.02 mCi)/kg。静脉注射后5分钟即可开始显像。

【制剂与规格】 氯化亚铊[^{201}Tl]注射液:185 MBq、370 MBq。

皮肤科用药

(一)粉剂

锌氧粉
Zinc Oxide

【作用与用途】 有干燥、消炎、止痒和保护作用。适用于无糜烂、渗液的急性浅在性皮炎或湿疹;皮肤多汗,尤其易受摩擦或褶皱处。

【用法与用量】 将药粉包于纱布内,或用棉球粘附粉末,均匀地扑撒在皮损表面,呈薄层,1日多次。

【不良反应与注意事项】 粉剂颗粒应细小、干燥,颗粒过粗反易刺激皮肤。皮损面有糜烂及渗液多时,忌用粉剂,因粉末能与渗液凝结成硬块后刺激皮肤,继而可续发感染。粉剂不宜用于口腔附近及毛发长的部位。撒布粉剂后局部不应包扎。腋窝、乳房下及阴股部不宜用淀粉剂,因其腐败分解后对皮肤有刺激性。

【制剂与规格】 处方:氧化锌 50.0 g,淀粉 50.0 g。

水杨酸扑粉(足粉)
Salicylic Acid Catapasm

【作用与用途】 有收敛、干燥、止痒、消炎、抗真菌等作用。适宜于汗疱型与擦烂型足癣,或足部多汗。

【用法与用量】 均匀撒布,每日多次。如较大水疱已破,可涂卡氏搽剂,再加足粉。

【不良反应与注意事项】 偶有刺激反应。

【制剂与规格】 处方:水杨酸 5.0 g,硼酸 10.0 g,滑石粉加至 100 g。

硝酸咪康唑散、霜
(达克宁散、霜)
Miconazole Nitrate Powder, Cream

【作用与用途】 有抑制真菌作用,高浓度时也可具杀菌作用。散剂每克含咪康唑 20 mg 及氧化锌、滑石粉等,具有使皮肤干燥、吸汗、散热、止痒、减少局部刺激和摩擦的功效。用于治疗肥胖多汗患者在腋窝、腹股沟、大腿内侧等褶皱部位的体癣、擦烂型手足癣、新生儿皮肤念珠菌病等。亦可撒于鞋袜中预防足癣,避免足癣复发或加重。达克宁霜用于治疗各种真菌和革兰阳性球菌皮肤感染。

【体内过程】 本品为局部用药,自皮肤的吸收甚少,血液中未能检测出咪康唑。

【用法与用量】 外用。撒适量药粉于患处。每日 2 次。若与霜剂联合用药,每日分别用散剂和霜剂各 1 次。撒于鞋袜做预防用时,每日 1 次。根据感染部位及对药物的敏感性,疗程可为 2 ~6 周。在所有症状消失后,应继续用药 1 周后方可停药。

【不良反应与注意事项】 偶见皮肤过敏、水疱、烧灼感、充血、瘙痒或其他皮肤刺激症状。对本品过敏患者禁用。

【制剂与规格】 硝酸咪康唑散：2%；达克宁霜：20 g/支。

（二）洗剂

炉甘石洗剂

Calamine Lotion

【作用与用途】 有收敛及轻度防腐作用，用于湿疹及止痒。适用于无渗出性的急性或亚急性皮炎、湿疹。

【用法与用量】 摇匀后外涂，每日多次。

【不良反应与注意事项】 毛发长的部位、皮损表面糜烂渗出或有痂时，不应使用。皮损面积广泛，尤其在躯干部位时，冷天不宜应用，以防着凉。

【制剂与规格】 处方：每 1 000 ml 含炉甘石 150 g、氧化锌 50 g、甘油 50 mg。

薄荷炉甘石洗剂

Calamine and Menthol Lotion

【作用与用途】 止痒，清凉，消炎。适用于皮肤瘙痒症、夏季皮炎、痱子及一些亚急性皮炎。

【用法与用量】 摇匀后外涂，每日多次。

【不良反应与注意事项】 因含薄荷，可引起皮肤刺激反应，小儿更应注意。

【制剂与规格】 处方：薄荷油 1. 0 g，吐温 80 0. 5 ml，炉甘石洗剂加至 100. 0 ml。

鱼石脂炉甘石洗剂

Ichthammd and Calamine Lotion

【作用与用途】 有消炎、抗菌作用，适用于干燥性急性或亚急性皮炎与湿疹、痱子、脓痱。

【用法与用量】 摇匀后外涂，每日多次。

【制剂与规格】 处方：鱼石脂 2. 0 g，炉甘石洗剂加至 100. 0 g。

复方硫磺洗剂

Compound Sulphur Lotion

【作用与用途】 消炎、抗菌、抑制皮脂溢出。适用于痤疮、酒渣鼻及脂溢性皮炎。

【用法与用量】 摇匀后外涂，每日数次。

【制剂与规格】 处方：沉降硫酸 20 g，硫酸锌 30 g，樟脑酊 250 ml，甘油 100 ml，羟甲基纤维素钠 5 g，加蒸馏水至 1 000 ml。

二硫化硒洗剂

Selenium Sulfide Lotion

【作用与用途】 用于去头屑、皮脂溢出、头皮脂溢性皮炎、花斑癣等。

【用法与用量】 外用，以 1% 或 2. 5% 洗剂外搽头皮，根据需要每周 1~2 次至每 4 周 1 次。

【不良反应与注意事项】 可引起接触性皮炎，头皮或头发异常干燥或油腻，脱发。勿接触眼睛。皮肤有急性炎症或渗出时慎用本品，因可增加其吸收。用药后将头发完全冲洗干净,以减少着色的可能。头皮有水疱、糜烂或渗液区禁用本品。

【制剂与规格】 二硫化硒洗剂:1% ~2.5%。

煤焦油洗剂(泽它)
Coal Tar Lotion

【作用与用途】 本品主要成分煤焦油,其作用机制是能抑制表皮细胞DNA合成和异常的皮脂分泌,具有杀菌、消炎和止痒作用。适用于头部银屑病、脂溢性皮炎以及去除头皮屑。

【用法与用量】 外用洗头:将适量(5~10 ml)本品倒在用温水淋湿的头发上,轻轻搓揉,并按摩片刻,待泡沫丰富后,让洗剂在头发上保留5分钟,然后用水彻底冲净。隔日1次或每周2次。

【不良反应与注意事项】 偶见接触性皮炎、毛囊炎等不良反应。焦油制品可致刺痛和烧灼感,较常见的有轻度刺痛感;有光致敏作用;有令人不快的气味,常沾染皮肤、毛发和衣服,不易洗除。对急性炎症、开放性伤口或皮肤感染,不宜应用;用药部位在72小时内应避免日光照射,并避免接触眼睛;封包治疗或应用量过多可使病损加剧(对点滴状及脓疱性银屑病患者尤甚),或引起毛囊炎。但使用正常浓度的煤焦油制剂刺激甚微;对任何焦油不耐受者对本品亦不耐受。

【制剂与规格】 煤焦油洗剂:100 ml:1 g(1%)。

过氧苯甲酰
Benzoyl Peroxide

【作用与用途】 本品是一种氧化剂,外用于皮肤后,能缓慢释放出新生态氧,可杀灭痤疮丙酸杆菌,并有使皮肤干燥和脱屑作用。用于治疗痤疮。

【用法与用量】 洗净患处,轻轻揩干,取适量本品涂于患处,每日1~2次。

【不良反应与注意事项】 可引起接触性皮炎,皮肤烧灼感、瘙痒、发红、肿胀、干燥、脱屑等。

【制剂与规格】 洗剂:12.5 g/500 ml;凝胶剂:10 g:0.5 g。

硫化硒洗液(希尔生)
Selenium Lotion

【作用与用途】 治疗花斑癣、脂溢性皮炎。

【用法与用量】 局部涂搽,半小时后洗去,每日1次,连续用4日。

【不良反应与注意事项】 有剧毒,误食应洗胃,硫酸钠导泻,防止与外生殖器等黏膜部接触,勿进入眼内。

【制剂与规格】 混悬液:2.5%。

酮康唑洗剂(采乐2%洗剂)
Ketoconazole Lotion

【作用与用途】 本品为广谱抗真菌药物,对皮肤癣菌如发癣菌属、表皮癣菌属、小孢子菌属及包括马拉色菌在内的酵母菌具有强效的抗菌活性,能有效杀灭以上真菌并持久抑制其自然再生。因此本品能控制脱屑和瘙痒。用于治疗和控制头皮屑及其相关的脱屑、鳞屑和瘙痒。

【用法与用量】 局部外用，将适量本品（约 5 ml）涂于已润湿的头发上，轻揉以产生大量泡沫；轻轻按摩头皮3～5 分钟，然后用清水冲净。如需要，可再重复 1 次。治疗头皮屑：每周 2 次，连用 2～4 周，控制头屑，按需使用。本品含护发成分，用后通常无需再使用护发素。如需要也可配合其他护发素或洗发液使用。

【不良反应与注意事项】 局部使用本品治疗一般耐受性良好。少部分人由于局部刺激或过敏，用药局部可能会出现皮肤烧灼感、瘙痒或接触性皮炎。对本品过敏者禁用。头皮破损或感染时禁用。使用 2～4 周后，症状无改变或加重，应停药并咨询医师或药师。避免接触眼睛。如出现刺激等症状，应停药并向医师咨询。儿童、孕妇及哺乳期妇女使用前请咨询医师或药师。本品性状发生改变时禁用。请将此药品放在儿童不能接触的地方。

【制剂与规格】 酮康唑洗剂：1 g:10 mg。

（三）溶液剂

硼酸溶液
Boric Acid Solution

【作用与用途】 用作皮肤损害的清洁剂，也可用于伴大量渗液的急性湿疹、脓疱疮等。

【用法与用量】 3%～4% 液用于皮肤冲洗清洁；急性湿疹和急性皮炎伴大量渗液时湿敷。以 10% 软膏治疗脓疱疮。每日外擦 1～2 次。

【不良反应与注意事项】 一般外用毒性不大，用于大面积损害，吸收后可发生急性中毒，早期症状为呕吐、腹泻、皮疹，中枢神经系统先兴奋后抑制，可有脑膜刺激症状和肾损伤。严重者发生循环衰竭或休克，于 3～5 天死亡。反复应用可产生蓄积。禁忌与聚乙烯醇和鞣酸配伍。

【制剂与规格】 硼酸软膏：5%、10%；溶液：2%、4%。

硫代硫酸钠溶液
Sodium Thiosulfate Solution

【作用与用途】 用于疥疮、花斑癣、汗斑等皮肤病。

【用法与用量】 外用涂于患处，待稍干，再涂 2% 盐酸溶液。

【不良反应与注意事项】 冷天不宜大面积使用。外涂本药后再涂稀盐酸溶液，可有皮肤疼痛感。

【制剂与规格】 硫代硫酸钠溶液：60 ml/瓶（40%）。

三氯醋酸溶液（寻常疣药水）
Trichloroacetic Acid Solution

【作用与用途】 腐蚀病变组织，使之发生坏死。适用于寻常疣、鸡眼、胼胝、尖锐湿疣。

【用法与用量】 以玻璃棒或小木棒蘸药液后涂于损害表面，每日 1～2 次。

【不良反应与注意事项】 药液不应沾染皮损周围正常皮肤，因可发生烧灼疼痛及组织腐蚀。

【制剂与规格】 处方：三氯醋酸 500.0 ml，蒸馏水 100.0 ml。

米诺地尔溶液（长压定溶液）
Minoxidil Solution

【作用与用途】 米诺地尔是一种周围血管舒张药，局部长期使用时，可刺激男性型脱发和斑秃患者的毛发生长。本品治疗脱发的确切机制尚不清楚。临床研究表明，血压正常及未经过治疗的高血压患者局部使用时，没有显示出由于米诺地尔吸收而引起的全身作用。本品用于治疗男性型脱发和斑秃。

【用法与用量】 局部外用：每次 1 ml（含米诺地尔 20 mg），涂于头部患处，从患处的中心开始涂抹，并用手按摩 3～5 分钟，不管患处的大小如何，均使用该剂量。每天的总量不得超过 2 ml。本品应在头发和头皮完全干燥时使用。使用本品后，应清洗双手。

【不良反应与注意事项】 本品临床上常见的不良反应是头皮的轻度皮炎。对米诺地尔或其他任何一种成分过敏者禁用。

【制剂与规格】 米诺地尔溶液：2%。

甲氧沙林溶液
Methoxsalen Solution

【作用与用途】 用于银屑病及白癜风、白斑病等。

【用法与用量】 外用：1%溶液用于牛皮癣；0.1%溶液用于白癜风，患处用棉签涂擦，1～2 小时后，用长波紫外线照射患处。照射时光距为 10～30 cm，照射 30 分钟左右。每日 1 次。一般一个疗程为 1 个月。治愈后，每周或隔周照射 1 次以巩固疗效。如未治愈应继续治疗。如两个疗程结束，皮损仍无明显消退，可停止治疗。治愈后如有复发，重复治疗仍然有效。全身性或弥散性患者除用药方法同上外，需在医生指导下用黑光机照射治疗。局限性白癜风或初起的白癜风患者患处涂擦药液后，应照射紫外线。

【不良反应与注意事项】 配合长波紫外线照射后常见的不良反应是红斑，常在照射 24～28 小时出现；皮肤色素沉着、瘙痒。若照射剂量过大或时间过长，照射部位皮肤上可出现红肿、水疱、疼痛、脱屑。如有红肿、水疱等，12 岁以下儿童及年老体弱者禁用。孕妇及哺乳期妇女禁用。严重肝病患者禁用。白内障或其他晶体疾病患者禁用。有光敏性疾病患者如：红斑狼疮、皮肌炎、卟啉症、多形性日光疹、着色性干皮病等患者禁用。对本品过敏者禁用。有皮肤癌病史、有日光敏感家族史、新近接受放射线或细胞毒治疗及有胃肠道疾病者应慎用。照射紫外线时及照射后 8 小时内应戴墨镜，并用黑布覆盖正常皮肤。治疗期间不得服用含有呋喃香豆素的食物，如酸橙、无花果、香菜、芥、胡萝卜、芹菜等。治疗期间应戒酒，不宜吃过于腥辣食物。孕妇及哺乳期妇女禁用。

【制剂与规格】 溶液剂：1%；0.1%。

哈西奈德液
（氯氟舒松液，乐肤液）
Halcinonide Solution

【作用与用途】 抗炎作用：本品为局部用药，为高效含氟和氯的皮质类固醇，具有抗炎、抗瘙痒和血管收缩作用。本品在去炎松的骨架上，以氯原子取代21位羟基，其血管收缩试验测定抗炎效价倍数为360，已有证据认为血管收缩试验强度与疗效相一致。其抗炎止痒的作用机制是提高β受体对儿茶酚胺的反应性，通过激活腺苷环化酶使cAMP生成增多，并抑制磷酸乙酯酶使cAMP破坏减少，结果使细胞中cAMP浓度增高，同时又抑制组胺的释放。本品抑制大鼠和小鼠肉芽肿增生的作用与地塞米松相似。用甲醛致小鼠和大鼠后足跟肿胀法观察，本品和地塞米松均有明显的抑制作用，而用高5倍量的氢化可的松也无抑制作用。本品对胸腺及脾脏有明显的减重作用。对各类细胞的选择性药理作用：减少T淋巴细胞、单核细胞、嗜酸粒细胞数量，抑制淋巴细胞增殖及细胞因子生成，抑制巨噬细胞分化及吞噬活性，抑制中性粒细胞黏附，降低血管内皮细胞通透性，抑制成纤维细胞增殖及胶原合成，抑制皮脂腺细胞活性。抗增生作用：本品具有抗有丝分裂作用，它降低DNA的转录，从而降低DNA的合成，也影响DNA的修复，结果使表皮变薄，尤其对胶原的合成影响最大。免疫抑制作用：本品通过与细胞浆的皮质类固醇受体结合，发生一系列反应，激活了细胞中“溶胞基因”的表达；它诱导淋巴细胞中核内DNA裂解直接杀伤淋巴细胞的死亡。

【体内过程】 包括制剂基质、表皮屏障的完整性以及封包等多种因素决定外用本品的经皮吸收量。通过正常完整的皮肤也可吸收，炎症性皮肤和（或）其他皮肤病经皮吸收增加。经皮吸收后其药代动力学的行为与系统应用相同，即不同程度地与血浆蛋白结合，主要经肝脏代谢然后从肾脏排泄，也有部分从胆汁排泄。

【用法与用量】 外涂患处，每日早晚各1次。

【不良反应与注意事项】 少数患者涂药部位的皮肤发生烧灼感、刺痛、暂时性瘙痒，长期应用可发生皮肤毛细血管扩张（尤其面部）、皮肤萎缩、萎缩纹（青少年易发生）。皮肤萎缩后继发紫癜、淤斑、皮肤脆弱、多毛症、毛囊炎、粟丘疹、皮肤脱色、延缓溃疡愈合，封包法在皮肤皱褶部位容易继发真菌感染。经皮肤吸收多时，可发生全身性不良反应。下列情况禁用：对该药过敏者；由细菌、真菌、病毒和寄生虫引起的原发性皮肤病变；溃疡性病变；痤疮、酒渣鼻；眼睑部用药（有引起青光眼的危险）；渗出性皮肤病。面部不宜应用。

【制剂与规格】 哈西奈德溶液：10 ml/瓶，含本品0.1%。

鬼臼毒素溶液(疣敌,尤脱欣)
Podophyllotoxin Solution

【作用与用途】 尖锐湿疣、多发性浅表性上皮瘤病(如多发性浅表性或浸润性基底细胞上皮瘤,鳞状细胞上皮瘤和基底鳞状细胞上皮瘤),前上皮瘤性角化病,脂溢性角化、日光性角化和射线角化病,幼年喉头乳头瘤、疣(寻常疣、丝状疣)。

【用法与用量】 病变部位周围以凡士林保护,避免药液污染,或治疗部位涂药后立即以滑石粉撒布。以牙签或玻璃棒蘸药液后,先滴1滴,干后再滴,使药液覆盖病损,保留1~6小时,随后以肥皂和水洗净,如药液含安息香酊,以酒精棉球擦净,涂药后立即洗手。两次治疗间隔至少7天,可治疗4次,如仍无效,需更换其他疗法。通常应用浓度为25%,大面积损害(>10~20 cm^2)应用5%~10%浓度。对尖锐湿疣,使用10%~25%溶液,保持1~6小时,每周1次,共4次。对多发性浅表性上皮瘤病或前上皮瘤性角化病,以25%溶液外涂,每日1次,连续数天。对幼年喉头乳头瘤,外用以等量95%酒精稀释至12.5%,每日1次,当损害缩小时,可延长间隔涂药。

【不良反应与注意事项】 外用和误服可引起严重系统性毒性作用,通常是可逆的,但亦有致死的。口服本品300 mg即可致死。大面积外涂、过量涂搽、较长时间涂用可发生严重毒性反应。本品涂在松脆、出血或新近活检疣的部位或将本品涂在病变部位周围的正常皮肤或黏膜,可增加系统中毒的危险。外用可发生肾功能衰竭和肝脏中毒(血清乳酸脱氢酶、门冬氨酸氨基转移酶和碱性磷酸酶增高)。神经系统反应发生较迟,持续时间较长,脑中毒可表现为接触性皮炎。系统性中毒的初起症状有腹痛或胃部疼痛、手脚不灵活、恶心、呕吐、腹泻,严重者或日久,可致白细胞及血小板减少;系统中毒的延缓症状有自主神经紊乱,如排尿困难、尿痛、头昏或头轻感(特别从坐位或卧位起立时)、心跳加快、呼吸困难、倦睡、麻痹性肠梗阻(便秘、恶心、呕吐、胃痛)、周围神经病变(麻木、刺痛、疼痛或手足软弱)、抽搐。本品可有交叉变态反应,对安息香不耐吸收。能穿过胎盘,因有致畸作用,孕妇禁用。勿接触眼睛和黏膜。

【制剂与规格】 鬼臼素溶液:25%。

克林霉素磷酸酯外用溶液
Clindamycin Phosphate Topical Solution

【作用与用途】 该药品吸收后可水解成克林霉素发挥抗菌作用,尤对痤疮丙酸杆菌具有较好的抗菌活性,局部使用还可使表皮脂肪酸减少,有利于痤疮的治疗。用于治疗寻常痤疮。

【用法与用量】 局部外用,先用温水洗净患处,轻轻揩干后,取适量药液涂于患处,每日早晚各1次。

【不良反应与注意事项】 本品不良反应少见,主要为局部刺激作用如皮肤干燥、脱屑、搔痒、红斑、灼烧感及刺痛感等。此外,极少透皮吸收的克林霉素可能诱发腹痛、腹泻,包括伪膜性结肠炎的发生,但极其罕见。有肠炎或溃疡性结肠病史者禁用。

【制剂与规格】 溶液剂:20 ml:0.2 g。

阿莫罗芬
Amorolfine

【作用与用途】 为吗啉衍生物,为局部新型抗真菌药物,其作用是抑制真菌细胞膜麦角固醇生物合成途径的各步酶促反应,抑制真菌的生长,高浓度可杀灭真菌。对皮肤真菌、隐球菌、二形真菌和念珠菌属菌株均有效。局部渗透并向指甲扩散,用于甲癣、各种皮肤真菌病。

【用法与用量】 外用,用于甲癣,涂敷患部,每周 1~2 次,成人每日涂于手指甲或脚趾甲,必须连续治疗,不得中断,直到指(趾)甲重新生长出来并完全治愈。一般所需时间,手指甲真菌感染为 6 个月,脚趾甲真菌感染为 9~12 个月。用于其他浅表性真菌感染,每日 1 次,连续 1~2 个月。

【不良反应与注意事项】 不良反应轻微,发生率为 1.1%,主要为轻微、一过性和局部影响,如赤热、瘙痒或刺痛。对本品过敏者禁用。小儿、孕妇及哺乳期妇女禁用。使用时避免与眼、耳、口腔黏膜接触。

【制剂与规格】 溶液剂:20 ml,2%;20 ml,5%。

乳酸依沙吖啶
Ethacridine Lactate

【作用与用途】 本品主要对革兰阳性及少数阴性菌有较强抑制作用,尤其是对链球菌有效,多用于防腐杀菌。用于外科创伤、皮肤黏膜感染等的冲洗和湿敷,并可用于化脓性皮肤病。

【用法用量】 外用消毒:用片剂配成 0.1%~0.2% 的溶液,洗涤、湿敷。也可口腔含漱、滴鼻。1% 软膏剂可用于皮肤化脓性感染,适量涂于患处,每日 1 次或数次,亦可用灭菌纱布覆盖固定。用于黏膜湿敷时,浸液棉片要保持药液饱和状态,湿敷后若病损结痂未变软,则应继续湿敷,直至结痂变软。

【不良反应与注意事项】 一般治疗浓度对组织无刺激性。本品禁忌与含氯溶液、升汞、苯酚、碘制剂、碱性药物配伍使用。

【制剂与规格】 乳酸依沙吖啶溶液:0.1%。

(四)油剂

锌氧油
Zineoxygen Oil

【作用与用途】 具有润肤、遮断外来刺激、保护皮损面及消炎作用,适用于急性、亚急性皮炎和湿疹。

【用法与用量】 涂布(稍厚层)于皮损表面,或以纱布绷带包扎。也可在冷湿敷后涂布包扎。每日 1~2 次。外用。

【不良反应与注意事项】 使用时应将其调匀,然后外涂。渗液量多时不宜用。

【制剂与规格】 氧化锌 40.0 g,植物油(麻油或花生油)加至 100.0 ml。

糠馏油鱼石脂锌氧油(糠鱼锌油)

Bran Oil and Ichthammol and Zineoxygen Oil

【作用与用途】 有消炎、止痒、干燥、清洁皮损面及促进表皮生长的作用,适用于急性、亚急性瘙痒性皮炎和湿疹。

【用法与用量】 涂布稍厚层后再包扎。每日 1~2 次。外用。

【制剂与规格】 糠馏油 5.0 g,鱼石脂 5.0 g,锌氧油加至 100.0 ml。

甲紫锌氧油

Methyl Violet Zineoxygen Oil

【作用与用途】 有抗菌、消炎、收敛作用,适用于化脓性皮肤病和皮肤型念珠菌病。

【用法与用量】 薄涂皮损面,每日 1~2 次。

【不良反应与注意事项】 脓痂表面不应外涂本药,以免痂增厚后易致痂下积脓。

【制剂与规格】 处方:甲紫 1.0 g,95% 乙醇 10.0 ml,锌氧油加至100.0 ml。

土霉素锌氧油

Berkmycin Zineonygen Oil

【作用与用途】 有抗菌、消炎、止痒作用,适用于湿润性皮炎、湿疹伴继发感染和脓疱病。

【用法与用量】 涂布患处,或可包扎。每日 1~2 次。

【不良反应与注意事项】 厚痂处不用本药外涂。对四环素族抗生素过敏者忌用。

【制剂与规格】 土霉素 2.0 ~ 3.0 g,锌氧油加至 100.0 ml。

地塞米松锌氧油

Decamethasone Zineoxygen Oil

【作用与用途】 具消炎、抗过敏和止痒作用,尤适用于急性、亚急性过敏性皮炎和湿疹。

【用法与用量】 涂布稍厚层,或可包扎,每日 1~2 次。

【不良反应与注意事项】 不良反应详见地塞米松香霜。皮损面有继发感染时,不应使用。急性炎症改善后或糜烂渗液面干燥后,即可更换霜剂等剂型。

【制剂与规格】 处方:地塞米松 0.05 g,锌氧油加至 100.0 ml。

(五)乳膏剂

香霜(油/水)(单乳膏)

Cremor(Oil/Water)

【作用与用途】 本品为乳剂型基础方,有润滑、护肤等作用。为达到消炎、止痒和抑制皮脂分泌等目的,可在该基质内加入有关药物而配成不同种类制品。本剂也可用于轻度干燥性皮炎。

【用法与用量】 外涂后搓揉,每日2~3次。

【不良反应与注意事项】 偶有局部变态反应,如发生应即停用。

【制剂与规格】 处方:三乙醇胺1.5 g,甘油3.0 ml,硬脂酸1.6 g,尼泊金乙酯0.1 g,液体石蜡12.0 g,白蜡3.0 g,单硬脂酸甘油酯5.0 g,吐温0.5 ml,司盘0.2 ml,水加至100.0 ml。

糠馏油鱼石脂香霜(糠鱼香霜)
Pityrol and Ichthyd Cream

【作用与用途】 有消炎、止痒作用,适用于干燥性亚急性皮炎和湿疹。

【用法与用量】 外涂后搓揉,每日2~3次。

【不良反应与注意事项】 偶对香霜基质过敏可发生接触性皮炎。

【制剂与规格】 处方:糠馏油0.5~5.0 g,鱼石脂0.5~5.0 g,香霜加至100.0 g。

达克罗宁薄荷香霜(达荷霜)
Dyclonini and Mentholi Cream

【作用与用途】 有清凉止痒和消炎作用,适用于皮肤瘙痒症、丘疹性荨麻疹和神经性皮炎。

【用法与用量】 外涂后搓揉,每日2~3次。

【不良反应与注意事项】 可有刺激反应或变态反应,幼儿使用时更需谨慎。

【制剂与规格】 处方:盐酸达克罗宁1.0 g,薄荷1.0 g,香霜加至10.0 g。

硫磺香霜
Sulfar Cream

【作用与用途】 有脱脂、抗真菌及抗寄生物作用,适用于脂溢性皮炎、痤疮、酒渣鼻、单纯糠疹以及小儿疥疮。

【用法与用量】 外涂后搓揉,每日2~3次。

【不良反应与注意事项】 可有接触性皮炎,如发生应立即停用。5%硫磺香霜宜用于1岁以内的疥疮婴儿。

【制剂与规格】 升华硫磺2.0~5.0 g,加香霜至100.0 g。

甲硝唑硫磺香霜
Metronidazole and Sulfar Cream

【作用与用途】 有抗菌抗蠕形螨作用,用于治疗痤疮、酒渣鼻和毛囊虫性皮炎等。

【用法与用量】 外涂后搓揉,每日3次。

【制剂与规格】 处方:甲硝唑5 g,升华硫磺5 g,加香霜至100 g。

苯西卤铵
Benzalkonium Chloride and Cetrimonium Bromide Cream

【作用与用途】 苯扎氯铵和西曲溴铵均为具有典型阳离子表面活性剂特点的季铵类消毒剂,这些制品有利于治疗和预防尿布疹,可抑制特定环境下产氨微生物的生长。用于缓解尿布疹,可与婴儿清洁护理剂同时使用,用于尿布疹的预防。本品用于缓解成人阴部皮炎,可与患者的清洁护理剂同时使用,用于阴部皮炎的预防。本品用于缓解轻微的烫伤、局限的日光灼伤和因天气效应引起的症状。

【用法与用量】 成人应用本品前应清洗并擦干患处。建议定期涂药。

【不良反应与注意事项】 个别患者因对本品中的其中一种或几种成分过敏而出现过敏反应。有对羊毛脂过敏的情况出现,但十分罕见。苯扎氯铵,用作滴眼液中的防腐剂,在少数病例中会引起水肿和结膜炎。曾有苯扎氯铵引起接触性过敏性皮炎的报道。对西曲溴铵的过敏反应也曾出现,表现为局限性接触性皮炎,严重时可出现皮疹。 对苯扎氯铵、西曲溴铵或羊毛脂过敏的婴儿和成人不建议使用本品。当疑有过敏反应出现时,应停用。婴儿每次换尿布时,应清洗婴儿的臀部,擦干后再涂上本品,皮肤的皱褶处更需留意。

【制剂与规格】 乳膏剂:含有苯扎氯铵溶液 0.02% W/W(相当于苯扎氯铵 0.01% W/W),西曲溴铵 0.2% W/W。

氯化氨基汞香霜(白降汞香霜)

Hydrargyrum Aminochloride Cream

【作用与用途】 抗菌;减轻炎症渗出和浸润,使表皮角层恢复正常。适用于化脓性皮肤病、银屑病和单纯糠疹。

【用法与用量】 外涂后搓揉,每日 2~3 次。

【不良反应与注意事项】 对白降汞过敏可致严重接触性皮炎,故应先小面积使用,无反应时再涂布较大部位。避免长期、大面积使用后发生白降汞吸收中毒反应。

【制剂与规格】 氯化氨基汞 2.5 g,香霜加至 100 g。

复方白降汞香霜

(复方氯化氨基汞香霜)

Compound Hydrargyrum Amminochloride Cream

【作用与用途】 有褪色素作用,适用于黄褐斑、雀斑和某些色素沉着性皮肤病。

【用法与用量】 外涂后搓揉,每日 2~3 次。

【不良反应与注意事项】 可致严重接触性皮炎,对白降汞过敏者忌用。

【制剂与规格】 氯化氨基汞 10 g,次硝酸铋 10 g,硬脂酸 13 g,单硬脂酸甘油酯 8 g,凡士林 3 g,甘油 3 g,吐温 2 g,三乙醇胺 2 g,十二烷基硫酸钠 1 g,蒸馏水加至 100 g。

氢醌霜

Hydroquinone Cream

【作用与用途】 同复方氯化氨基汞香霜。

【用法与用量】 同复方氯化氨基汞香霜。

【不良反应与注意事项】 偶可发

生接触性皮炎；用药时应密切观察色素转淡的程度，以防连续使用引起色素脱失。

【制剂与规格】 氢醌 3 g，维生素 C 1 g，硬脂酸 18 g，白蜡 5 g，单硬脂酸甘油酯 5 g，凡士林 2 g，甘油 5 g，吐温 1 g，司盘 1 g，三乙醇胺 2 g，尼泊金乙酯 0.1 g，亚硫酸氢钠 0.2 g，蒸馏水加至 100 g。

克霉唑香霜（喷雾剂、溶液）

Clotrimazole Cream (Spray、Solution)

【作用与用途】 本品系广谱抗真菌药，作用机制是抑制真菌细胞膜的合成，以及影响其代谢过程。对浅部、深部多种真菌有抗菌作用。用于体癣、股癣、手癣、足癣、花斑癣、头癣，以及念珠菌性甲沟炎和念珠菌性外阴阴道炎的治疗。

【用法与用量】 香霜：外涂后搓揉，每日 2～3 次。喷雾剂：外用，喷于患处，每日 3～4 次。溶液剂：皮肤感染：涂于洗净患处，每日 2～3 次；外阴阴道炎：涂于洗净患处，每晚 1 次，连续 7 天。

【不良反应与注意事项】 偶见接触性皮炎、皮肤刺激如烧灼感，或过敏反应如皮疹、瘙痒等。

【制剂与规格】 香霜：克霉唑 5.0 g，香霜加至 100 g；喷雾剂：1.5%；溶液剂：8 ml。

克霉唑倍他米松乳膏（荷洛松）

Clotrimazole And Betamethasone Dipropionate Cream

【作用与用途】 荷洛松（克霉唑倍他米松乳膏）所含克霉唑为抗真菌药，对白色念珠菌等皮肤癣菌具有抑制作用。尿素能增进角质层的水合作用，使皮肤柔软，并有抗菌、止痒作用，两者配合有协同作用。用于真菌病，如手癣、足癣、股癣、体癣及花斑癣。

【体内过程】 本品局部应用后可穿透表皮，少量吸收至全身。

【用法与用量】 局部外用。取克霉唑倍他米松乳膏适量，涂于患处，一日 2～3 次。

【不良反应与注意事项】 偶见过敏反应，如皮疹、瘙痒等。孕妇及哺乳期妇女慎用；避免接触眼睛和其他黏膜（如口、鼻等）；用药部位如有烧灼感、红肿等情况应停药，并将局部药物洗净，必要时向医师咨询。对克霉唑倍他米松乳膏过敏者禁用，过敏体质者慎用。克霉唑倍他米松乳膏性状发生改变时禁止使用；如正在使用其他药品，使用克霉唑倍他米松乳膏前请咨询医师或药师；如与其他药物同时使用可能会发生药物相互作用，详情请咨询医师或药师。

【制剂与规格】 乳膏剂：5 g（克霉唑 50 mg，二丙酸倍他米松 3.21 mg）、10 g（克霉唑 100 mg，二丙酸倍他米松 6.43 mg）、15 g（克霉唑 150 mg，二丙酸倍他米松 9.6 mg）。

丁香罗勒油乳膏

Ocimum Oil Cream

【作用与用途】 本品为罗勒属植物丁香的挥发油。具有杀灭疥虫作用。用于治疗疥疮。

【用法与用量】 每次用药前修剪指甲，温水洗澡后，用乳膏自颈部以下擦遍全身及四肢，早晚各一次，连用2天。停用2天，自第5天起，再重复上述治疗2天，并消毒衣服及被褥。未愈者可再重复上述治疗或向医师咨询。

【不良反应与注意事项】 偶见过敏反应如皮疹、瘙痒等。如正在使用其他药物时，使用本品前应向医师或药师咨询。对本品过敏者及皮肤糜烂处禁用。皮肤糜烂渗出处禁用。避免接触眼睛和其他黏膜如口、鼻等。本品性状发生改变时禁用。儿童必须在成人监护下使用。

【制剂与规格】 乳膏剂：2.5%。

喷昔洛韦乳膏（可由）

Penciclovir Cream

【作用与用途】 本品为核苷类抗病毒药，体外对Ⅰ型和Ⅱ型单纯疱疹病毒有抑制作用，用于口唇或面部单纯疱疹、生殖器疱疹。

【体内过程】 健康男性志愿者12人，单次或多次使用1%喷昔洛韦软膏（每次180 mg，约为临床常用剂量的6～7倍），在血浆或尿中未检出喷昔洛韦。

【用法与用量】 外用：涂于患处，每天4～5次，应尽早开始治疗（如有先兆或损害出现时）。

【不良反应与注意事项】 未见全身不良反应，偶见用药局部灼热感、疼痛、瘙痒等。对本品过敏者禁用。不推荐用于黏膜，因刺激作用，勿用于眼内及眼周。

【制剂与规格】 喷昔洛韦乳膏：①2 g：20 mg；②5 g：50 mg；③10 g：0.1 g。

咪喹莫特乳膏（丽科疣）

Imiquimod Cream

【作用与用途】 咪喹莫特在体内外均能有效地诱生包括α-干扰素和肿瘤坏死因子在内的多种细胞因子。咪喹莫特乳膏局部外用1小时后皮肤中的α-IFN和TNF-α的浓度达到高峰。用于生殖器及肛周等尖锐湿疣。

【用法与用量】 涂药前，先用清水或中性肥皂清洗患处，擦干；用棉签将药物在疣体上均匀涂抹一层薄膜，保留6～10小时后用清水或中性肥皂将药物从疣体上洗掉；睡前涂抹，每日1次，每周3次（1、3、5或2、4、6）；一般疗程为8～12周，最多不超过16周。

【不良反应与注意事项】 主要是因免疫调节作用所致的局部的炎症反应：烧灼、瘙痒、疼痛、过敏、溃疡、刺痛、触痛；少见溃疡、糜烂及疼痛的发生。以上反应多为轻至中度，常发生在第2～5周，持续时间短。

【制剂与规格】 咪喹莫特乳膏：250 mg：12.5 mg。

醋酸氢化可的松乳膏
Hydrocortisone Acetate Cream

【作用与用途】 本品为糖皮质激素类药物,外用具有抗炎、抗过敏、止痒及减少渗出作用。用于过敏性、非感染性皮肤病和一些增生性皮肤疾患,如皮炎、湿疹、神经性皮炎、脂溢性皮炎及瘙痒症。

【体内过程】 可经皮肤吸收,尤其在皮肤破损处吸收更快。本品主要经肝脏代谢,转化为四氢可的松和四氢氢化可的松,大多数代谢产物结合成葡糖醛酸酯,极少量以原形经尿排泄。

【用法与用量】 局部外用。取适量本品涂于患处,并轻揉片刻。每日2~4次。

【不良反应与注意事项】 长期使用可致皮肤萎缩、毛细血管扩张、色素沉着以及继发感染。偶见过敏反应。不得用于皮肤破溃处,不宜大面积、长期使用,避免接触眼睛和其他黏膜,用药部位如有烧灼感、红肿等情况应停药。性状发生改变时禁止使用。不宜长期使用,连用不得超过2周。放在儿童不能接触的地方。

【制剂与规格】 乳膏:1%。

二氧化钛香霜
Titanium Dioxide Cream

【作用与用途】 二氧化钛为遮光剂,故用于治疗日光性皮炎、红斑狼疮等光感性皮肤病。

【用法与用量】 外搽,每日2~3次。

【制剂与规格】 二氧化钛5 g,加香霜至100 g。

尿素香脂(水/油)
Urea Cream

【作用与用途】 尿素可溶解角蛋白,增加蛋白质的水合作用,并兼有止痒、抗菌等作用;另外,它能增加药物经皮肤的穿透性,如加入0.1%去炎松或0.1%地塞米松可增强抗炎作用。适用于鱼鳞病、手足皲裂、掌跖角化症、毛发红糠疹、皲裂性湿疹、裂纹性湿疹及老年性瘙痒症等。

【用法与用量】 外涂后搓揉,每日2~3次。

【制剂与规格】 处方:尿素15.0 g,硬脂酸12.0 g,单硬脂酸甘油酯5.0 g,蜂蜡4.0 g,液体石蜡28.90 ml,硼砂1.0 ml,三乙醇胺2.0 ml,司盘0.5 ml,吐温1.0 ml,蒸馏水加至100.0 ml。

哈西奈德乳膏
(氯氟舒松乳膏,肤乐乳膏)
Halcinonide Cream

【作用与用途】 抗炎作用:本品为局部用药,为高效含氟和氯的皮质类固醇,具有抗炎、抗瘙痒和血管收缩作用。用于接触性湿疹、异位性皮炎、神经性皮炎、面积不大的银屑病、硬化性萎缩性苔癣、扁平苔癣、盘状红斑性狼疮、脂溢性皮炎(非面部)、肥厚性瘢痕。

【体内过程】 包括制剂基质、表

皮屏障的完整性以及封包等多种因素决定外用本品的经皮吸收量。通过正常完整的皮肤也可吸收,炎症性皮肤和或其他皮肤病经皮吸收增加。经皮吸收后其药代动力学的行为与系统应用相同,即不同程度地与血浆蛋白结合,主要经肝脏代谢然后从肾脏排泄,也有部分从胆汁排泄。

【用法与用量】 外涂患处每日早晚各1次。

【不良反应与注意事项】 少数患者涂药部位的皮肤发生烧灼感、刺痛、暂时性瘙痒,长期应用可发生皮肤毛细血管扩张(尤其面部)、皮肤萎缩、萎缩纹(青少年易发生)。皮肤萎缩后继发紫癜、淤斑、皮肤脆弱、多毛症、毛囊炎、粟丘疹、皮肤脱色、延缓溃疡愈合,封包法在皮肤皱褶部位容易继发真菌感染。经皮肤吸收多时,可发生全身性不良反应。下列情况禁用:对该药过敏者;由细菌、真菌、病毒和寄生虫引起的原发性皮肤病变;溃疡性病变;痤疮、酒渣鼻;眼睑部用药(有引起青光眼的危险);渗出性皮肤病。

【制剂与规格】 哈西奈德乳膏:10 g/支,含本品0.1%。

丙酸氯倍他索霜(恩肤霜)

Clobetasole Propionate Cream

【作用与用途】 本品含0.02%丙酸氯倍他索,具有较强的抗炎、抗瘙痒、抗过敏和毛细血管收缩作用。本品基质中加2%月桂氮䓬酮(氮酮),具有明显的经皮吸收特性。适用于变态反应性及其他皮肤病,如神经性皮炎、慢性湿疹、银屑病、盘状红斑狼疮等。

【用法与用量】 涂擦,每日2~3次。

【不良反应与注意事项】 宜作短期局部治疗,一旦疗效显著或痊愈后,应代以其他效果温和的激素以巩固疗效。本品不宜用于面部、腋窝和腹股沟。感染性皮肤病等则不宜使用本药。孕妇及儿童慎用。

【制剂与规格】 10 g/支。

氯碘羟喹乳膏(珂艾林)

Clioquinol Cream

【作用与用途】 本品为卤代8-羟喹啉衍生物,可直接杀灭阿米巴滋养体,局部外用,对细菌、真菌也有杀灭作用。主要用于皮肤、黏膜真菌病,如头癣、股癣、体癣、脚癣及皮肤擦烂型念珠菌病的治疗;细菌感染性皮肤病,如毛囊炎和脓皮病治疗;肛门生殖器瘙痒和湿疹类炎症性皮肤病,以及这类疾病伴发感染。

【用法与用量】 外用于患处,每日2~3次,或遵医嘱。

【不良反应与注意事项】 偶有轻度刺激,红斑,灼痛感。肝、肾功能不良者,对碘过敏者以及甲状腺肿大者禁用。应清洁皮损后涂药。勿用于2岁以下儿童。孕妇及哺乳期妇女慎用。该药过量吸收可能引起碘中毒。

【制剂与规格】 乳膏剂:0.3 g:10 g。

糠酸莫米松乳膏(艾洛松)

Mometasne Furoate Cream

【作用与用途】 为合成的糖皮质激素。有抗过敏作用,用于对皮质类固醇治疗有效的皮肤病,如神经性皮炎、湿疹、异位性皮炎及银屑病等引起的皮肤炎症和皮肤瘙痒。

【用法与用量】 外用涂于患处。

【不良反应与注意事项】 本品不宜长期大量使用。大面积、长期或采用封包方式使用会增加药物全身吸收,使副作用增加。小儿使用应尽可能减少用药量。有皮肤感染必须同时使用抗感染药。发生刺激和变态反应应停止用药并治疗。孕妇慎用,哺乳期妇女使用本品需考虑停止哺乳或停止用药。

【制剂与规格】 糠酸莫米松乳膏,0.1%。

卤米松

Halometasone

【作用与用途】 卤米松是一个强效的含卤基的外用糖皮质类固醇药物,具有良好的抗炎、抗表皮增生、抗过敏、收缩血管及止痒等作用。通过与甾体受体结合,可改变与病因相应的蛋白质的合成;或作用于炎症细胞及溶酶体,调节炎症反应。用于皮质类固醇治疗有效的非感染性炎症性皮肤病,如脂溢性皮炎、接触性皮炎、异位性皮炎、局限性神经性皮炎、钱币状皮炎和寻常型银屑病。

【用法与用量】 以薄层涂于患处。依症状每日 1 ~2 次,并缓和地摩擦。如有需要,可用多孔绷带包扎患处,通常毋需用密封的包扎。药效欠佳者或较顽固的患者,可改用短时的密封包扎以增强药效。对于慢性皮肤疾患(如银屑病或慢性湿疹),使用本品时不应该突然停用,应交替换用润肤剂或药效较弱的另一种皮质类固醇,逐渐减少本品用药剂量。

【不良反应与注意事项】 偶尔发生用药部位刺激性症状,如烧灼感、痒痛。罕见:皮肤干燥、红斑、皮肤萎缩、毛囊炎、痤疮或脓疱,如已发生严重的刺激性或过敏症状,应终止治疗。对本品任何成分过敏者禁用,细菌和病毒性皮肤病(如水痘、脓皮病、接种疫苗后、单纯疱疹、带状疱疹)、真菌性皮肤病、梅毒性皮肤病变、皮肤结核病、玫瑰痤疮、口周皮炎、寻常痤疮患者禁用。无论患者年龄如何,均应避免长期连续使用,密封性包扎应限于短期和小面积皮肤。如情况特殊需要大剂量使用本品,或应用于大面积皮肤,或使用密封性包扎,或长期使用,应对患者进行定时的医疗检查。本品应慎用于面部或擦烂的部位(例如腋间部位),且只能短期使用。本品不能与眼结膜或黏膜接触。皮质类固醇能掩盖本品中某一成分引起的皮肤过敏反应。应告诫患者本药品只能用于本人当前的皮肤,不能给其他人使用。对于幼儿及儿童,避免长期连续治疗,以免肾上腺轴抑制的发生。连续性治疗不应超过 2 周;2 岁以下的儿童,治疗不应超过 7 天。敷药的皮肤面积不应超过体表面积的10%,不应使用密封包扎。

【制剂与规格】 乳膏剂:1 g:0.5 mg。

林旦

Lindane Cream

【作用与用途】 林旦(丙体666)又称丙体六氯苯,是杀灭疥虫的有效药物,亦有杀灭虱和虱卵的作用。作用机制为本品与疥虫和虱体体表直接接触后,透过体壁进入体腔和血液,引起神经系统麻痹而致死。用于疥疮和阴虱病。

【体内过程】 本品为外用制剂,属局部用药,只有少量经皮肤吸收。

【用法与用量】 外用。疥疮:自颈部以下将药均匀擦全身,无皮疹处亦需擦到。成人每次不超过30 g。擦药后24小时洗澡,同时更换衣被和床单。首次治疗1周后如未痊愈,可进行第2次治疗。阴虱病:剃去阴毛后涂擦本品,每日3~5次。

【不良反应与注意事项】 可有局部刺激症状,数日后消退。擦药后偶有头昏,1~2日后消失。长期大量使用,也可能由于药物经皮肤吸收后,对中枢神经系统产生较大的毒性作用,如癫痫发作等。少数患者可出现荨麻疹。对本品过敏及有癫痫病史者禁用。

【制剂与规格】 林旦乳膏:1%。

醋酸泼尼松龙乳膏

Prednisolone Acetate Cream

【作用与用途】 肾上腺皮质激素类药物,具有抗炎、抗过敏、抗增生、止痒及减少渗出作用;可以减轻和防止组织对炎症的反应,能消除局部非感染性炎症引起的发热、发红及肿胀,从而减轻炎症的表现;防止或抑制中介的免疫反应,延迟性的过敏反应,并减轻原发免疫反应的扩展。用于过敏性、非感染性皮肤病和一些非性增生性皮肤疾患,如皮炎、湿疹、神经性皮炎、脂溢性皮炎及瘙痒症等。

【体内过程】 本品的软膏剂可经皮肤吸收,尤其在皮肤破损处吸收更快。本品无需经肝脏代谢即可发挥作用。

【用法与用量】 局部外用。取适量本品涂于患处,每日2~3次。

【不良反应与注意事项】 长期使用可致皮肤萎缩、毛细血管扩张、色素沉着以及继发感染。偶见过敏反应。不得用于皮肤破溃处,避免接触眼睛和其他黏膜,用药部位如有烧灼感、红肿等情况应停药,儿童、孕妇和哺乳期妇女应在医师指导下使用。

【制剂与规格】 乳膏剂:4 g:0.02 g;10 g:0.05 g。

复方克霉唑乳膏

Compound Clotrimazole Cream

【作用与用途】 适用于治疗白色念珠菌所致的皮肤念珠菌病和外阴阴道炎,由红色毛癣菌、须癣毛癣菌、絮状表皮癣菌和犬小孢子菌所致的体癣、股癣、足癣和糠秕马拉色菌所致的花斑癣，也可用于治疗甲沟炎、须癣和头癣。

【用法与用量】 皮肤感染：涂于患处，每日 2～3 次。阴道炎：阴道用药，每次 0.15 g，每晚 1 次，连续 7 日。

【不良反应与注意事项】 皮肤外用后偶可发生皮疹、水疱、烧灼感、瘙痒、充血或其他皮肤刺激征象。对本品任何组分过敏者禁用。避免接触眼睛。外用本品偶可致皮肤局部过敏，一旦发生，应即停用。用本品治疗皮肤念珠菌病时，避免将敷料紧压在药品上或封包，以避免酵母菌生长。

【制剂与规格】 复方克霉唑乳膏：含尿素 15%，克霉唑 1.5%。

复方酮康唑乳膏(皮康王)

Compound Ketoconazole Cream

【作用与用途】 酮康唑属吡咯类抗真菌药，对皮真菌、酵母菌(念珠菌属、糠秕孢子菌属、球拟酵母菌属、隐球菌属)、双相真菌和真菌纲有抑菌和杀菌作用。丙酸氯倍他索属外用的强效皮质激素，作用迅速，具有较强的毛细血管收缩作用及抗炎作用。硫酸新霉素属氨基糖苷类抗生素，外用可治疗局部感染。本品主要用于皮肤浅表真菌感染，如手癣、足癣、体癣、股癣等。

【体内过程】 酮康唑在健康志愿者胸、背和臀部皮肤涂抹 1 次，72 小时内血中未检出(低于 5 ng/ml 的检测限)。丙酸氯倍他索外用后可通过完整皮肤吸收，主要在肝脏代谢，经肾脏排出。硫酸新霉素外用时极少吸收，但皮肤有溃疡、破损时吸收量增加。

【用法与用量】 清洗后，取适量均匀涂擦患处。每日 2 次。疗程：一般体股癣为 2 周，手足癣以 4 周为宜。

【不良反应与注意事项】 常见红斑、灼热、瘙痒、刺痛或其他刺激症状，毛囊炎，皮肤萎缩变薄，毛细血管扩张等；亦可见皮肤干燥、多毛、萎缩纹、对感染的易感性增加等。长期用药可能引起皮质功能亢进症，表现为多毛、痤疮、满月脸、骨质疏松等症状。

【制剂与规格】 复方酮康唑乳膏：10 g，含酮康唑 100 mg、丙酸氯倍他索 2.5 mg 与硫酸新霉素 5 万单位。

复方硝酸益康唑乳膏(派瑞松霜)

Compound Econazole Nitrate Cream

【作用与用途】 用于皮肤癣菌、酵母菌和霉菌所致的炎症性皮肤真菌病、伴有真菌感染或有真菌感染倾向的湿疹样皮炎、甲沟炎、念珠菌性口角炎、尿布皮炎。

【用法与用量】 每日早晨和晚间将本品适量轻轻涂抹于患处，炎症性真菌病持续至炎性反应消退，疗程不超过 4 周，湿疹性皮炎疗程 2～4 周。

【不良反应与注意事项】 偶见变态反应。禁用于皮肤结核、梅毒、水痘及各种疱疹病毒感染。孕妇不宜使用。避免在细嫩皮肤及面部过长时间使用，疗程限于 3～4 周内。

【制剂与规格】 霜剂：5 g，15 g。

皮康霜
Pikang Cream

【作用与用途】 本品作用与氢化可的松相似,抗炎强度为氢化可的松的5~20倍,且抗炎作用和抗过敏作用强、较持久,水钠潴留作用较强。用于湿疹、皮炎。

【用法与用量】 外用。用于各种皮炎、湿疹、皮肤浅表性真菌感染、瘙痒性皮肤病等,涂敷患处,每日2~3次。

【不良反应与注意事项】 偶可引起局部刺激和过敏反应。长期使用可致皮肤萎缩、毛细血管扩张,也可引起酒渣样皮炎、口周皮炎。

【制剂与规格】 皮康霜:每支10 g,含醋酸曲安奈德20 mg、硝酸咪康唑200 mg、硫酸新霉素6×10^4 U。

曲安西龙软膏
Triamcinolone Acetonide Cream

【作用与用途】 本品作用与氢化可的松相似,抗炎强度为氢化可的松的5~20倍,且抗炎作用和抗过敏作用强、较持久,水钠潴留作用较强。用于湿疹、皮炎。

【用法与用量】 外用:应用软膏、乳膏剂涂敷患部,浓度0.05%,每日1~3次。

【不良反应与注意事项】 偶可引起局部刺激和变态反应。长期使用可致皮肤萎缩、毛细血管扩张,也可引起酒渣样皮炎、口周皮炎。结核性、化脓性、细菌性和病毒性皮肤病和眼病忌用。用药1周后症状未缓解应向医师咨询。

【制剂与规格】 乳膏、软膏剂:0.025%、0.1%、0.5%。

复方曲安奈德霜(复方康纳乐霜)
Compound Triamcinolone Acetonide Cream

【作用与用途】 用于异位性湿疹、钱币形湿疹、接触性皮炎、脂溢性皮炎、神经性皮炎、中毒性皮炎、外阴瘙痒、肛门瘙痒和婴儿湿疹。

【用法与用量】 外涂:每日2~3次,药涂于患处。封闭敷裹疗法:将少量本品擦于患处,直至消失,再涂上一层,在患处盖上一层薄薄包衣,上面再覆盖1张无孔薄膜。调换敷料次数视病情而定。每次调换敷料时,必须重新涂药。

【不良反应与注意事项】 局部有灼烧感、瘙痒、干燥、毛囊炎、多毛症、痤疮样皮疹、皮肤糜烂、继发感染等。对病毒性皮肤病、念珠菌皮肤病禁用。眼科、鼓膜穿孔者、有明显循环系统疾病者禁用。

【制剂与规格】 复方曲安奈德霜剂:5 g、15 g。

酮康唑霜(康特霜)
Ketoconazole Cream

【作用与用途】 本药为合成的咪唑类广谱抗真菌药,低浓度具有抑制真菌的作用,高浓度时具有杀灭真菌的作用。用于治疗手足癣、体股癣、花斑癣及皮肤黏膜念珠菌病。对酒渣鼻亦有一定疗效。

【体内过程】 在正常人胸、背和臂部外涂本药 1 次,72 小时内全身吸收的血药浓度低于 5 μg/ml。

【用法与用量】 外涂,每日 2~3 次。脂溢性皮炎:外涂,每日 2~3 次,至少需用 4 周或至临床治愈。

【不良反应与注意事项】 对本药及其他咪唑类药过敏者禁用。常见皮肤瘙痒、刺痛,少见皮疹、脱发,极罕见荨麻疹。肝功能受损者慎用本品。

【制剂与规格】 酮康唑霜:2%。

联苯苄唑霜(溶液、栓)
Bifonazole Cream (Solution、Suppositories)

【作用与用途】 本品为咪唑类抗真菌药,具有广谱抗皮肤癣菌、酵母菌、丝状菌和双相真菌的功效,并具有较强的抗菌活性。对糠秕马拉色菌和革兰阳性球菌亦有效。动物实验性皮肤癣菌病外用此药效果佳。本品与其他咪唑类药物一样,对于 C14-去甲基作用有抑制作用,使之不能形成麦角固醇,也可减少甲羟戊酸的产生使之不能形成角鲨烯,从而影响真菌麦角固醇的合成。用于浅表皮肤真菌感染,如手足癣,体、股癣,花斑癣,皮肤念珠菌病等;也用于念珠菌性外阴阴道病。

【用法与用量】 霜:清水清洗患处后,将本品适量涂敷患处,每日 1 次,2~4 周为 1 个疗程;溶液:涂于患处,每日 1 次,2~4 周为 1 个疗程;栓:阴道局部用药,每晚 1 枚,10 日为 1 个疗程。

【不良反应与注意事项】 偶见局部刺激,如局部红斑、瘙痒、灼热感或刺痛感。偶可发生接触性皮炎。对本品或咪唑类药物过敏患者禁用。使用中若出现过敏症状应立即停药。

【制剂与规格】 霜剂:10 g:0.1 g;溶液剂:25 ml:0.25 g;栓剂:0.15 g。

维 A 酸乳膏
Tretinoin Cream

【作用与用途】 用于寻常痤疮、扁平疣、黏膜白斑、毛发红糠疹、毛囊角化病及银屑病的辅助治疗。

【用法与用量】 外用。寻常痤疮:每晚 1 次,于睡前将药轻轻涂于患处。银屑病、鱼鳞病等皮疹位于遮盖部位的可每日 1~3 次或遵医嘱。用毕应洗手。

【不良反应与注意事项】 外用本品可能会引起皮肤刺激症状,如灼感、红斑及脱屑,可能使皮损更明显,但同时表明药物正在起作用,不是病情的加重。皮肤多半可适应及耐受,刺激现象可逐步消失。若刺激现象持续或加重,可在医师指导下间歇用药,或暂停用药。

【制剂与规格】 乳膏剂 15 g:15 mg。

维胺酯维 E 乳膏
Viaminate and Vitamin E Cream

【作用与用途】 本品所含维胺酯具有促进上皮细胞分化与脱落、调节和防止角化以及抑制皮脂分泌的作用;还有抗炎、抑制痤疮丙酸杆菌的作用;维生素 E 具有抗氧化保护皮肤作用。用于痤疮。

【用法与用量】 外用。每日 1～2 次,先将患部用温水洗净擦干后,均匀涂搽一层,睡前使用更佳。

【不良反应与注意事项】 不能与维生素 A 同用。偶见皮肤刺激如烧灼感,或变态反应如皮疹、瘙痒等。对本品过敏者及孕妇禁用。不应与具有干燥作用的局部外用品,如紧肤水、清洁剂等同时使用。婴幼儿不宜使用,儿童必须在成人监护下使用。本品性状发生改变时禁止使用。请将本品放在儿童不能触及的地方。

【制剂与规格】 含维胺酯:0.3%、维生素 E_5:0.5%。

复方维 A 酸霜(雪夫)

Compound Tretinoin Cream

【作用与用途】 本品为含维 A 酸的复方制剂,既保持了维 A 酸对各种皮肤病的疗效,又降低了维 A 酸副反应。临床用于治疗银屑病(牛皮癣)、鱼鳞病、毛发红糠疹、黏膜白斑、扁平苔藓、角化异常及其他皮肤病。

【用法与用量】 每日早晚各 1 次,先用温水将患处清洗(尽量少用肥皂)晾干后,将药涂于患处。在涂药时,尽量避免涂于非患病皮肤部位,对角质较厚部位先热敷,效果更好。重症患者用药量可适当增加。

【不良反应与注意事项】 本产品浓度高,慎用于痤疮类皮肤病。远离眼睛和其他健康黏膜细胞,以避免发生刺激。使用本品经常会发生轻微的蜇刺和温感,而干燥和脱皮则为药物起正常作用的结果。急性皮炎、湿疹及酒渣鼻患者不宜使用。

【制剂与规格】 霜剂:10 g:5 mg、15 g:15 mg。

喜疗妥乳膏

Heparinoid Cream

【作用与用途】 喜疗妥药膏能有效地控制发炎病症,改善患处的血液循环,吸收渗液,治愈水肿。施药后,能迅速消除患处的痛楚和压迫感觉,缓解肿胀,吸去渗出液体,促进机体组织的复原。

【用法与用量】 每日 1～2 次,在患处擦上 3～5 cm 长的药膏,再小心按摩。

【制剂与规格】 喜疗妥乳膏:每支 14 g、40 g。

盐酸多塞平乳膏(保英)

Doxepin Hydrochloride Cream

【作用与用途】 本品具有阻断 H_1 和 H_2 受体的作用,同时也是胆碱能受体和肾上腺素受体拮抗剂,其阻断 H_1 受体效价比苯海拉明强 775 倍,比安太乐强 56 倍,比赛庚啶强 11 倍。用于慢性单纯性苔藓,局限性瘙痒症,恶急性、慢性湿疹及异位性皮炎引起的瘙痒。

【体内过程】 局部外用本品后,可在血中检测到有意义的药物浓度。本品代谢迅速,它在肝脏中进行去甲基反应,生成最初活性代谢物去甲基多塞平。多塞平和去甲基多塞平两者代谢途径包括羟基化反应、N-氧化反应、与葡糖醛酸的结合反应,主要以游离和结合方式的代谢物从尿液排泄。本品在体内分布广泛,并与血浆蛋白结合,血浆半衰期 8 ~ 24 小时。本品可越过血脑屏障和胎盘屏障。

【用法与用量】 外用涂于患处,每日 2 ~ 3 次。

【不良反应与注意事项】 全身的不良反应一般为嗜睡,还可有口干、头痛、眩晕、疲倦、情绪改变、味觉改变、恶心、焦虑和发热等。局部的不良反应有一过性刺痛感和(或)烧灼感、瘙痒、红斑、皮肤发干等。对于未治疗的窄角性青光眼或有尿潴留倾向者,心功能不全,严重肝、肾损伤者以及有癫痫病史者禁用。

【制剂与规格】 乳膏剂:10 g:0.5 g。

克罗米通乳膏

Crotamiton Cream

【作用与用途】 本品作用于疥螨的神经系统,使疥螨麻痹而死亡。此外尚有轻微的局麻作用而可止痒。用于治疗疥疮及皮肤瘙痒。

【用法与用量】 外用。治疗前洗澡、揩干患处,将本品从额下涂搽全身皮肤特别在皱褶、手足、指趾间、潮湿部位如腋下和腹股沟;24 小时后涂第 2 次;再隔 48 小时洗澡将药洗去,穿上干净衣服,更换床单等;配偶和家中同患者同治。对顽固病例,1 周后重复 1 次;亦有人主张每天涂搽 1 次,连续 5 ~ 7 天。

【不良反应与注意事项】 可引起接触性皮炎。急性炎症性糜烂或渗出性皮肤损害患者禁用。

【制剂与规格】 克罗米通乳膏:10 g:1 g、30 g:3 g。

盐酸环丙沙星乳膏

Ciprofloxacin Hydrochloride Cream

【作与用途】 本品具广谱抗菌作用。乳膏用于治疗脓疱疮、疖肿、毛囊炎、湿疹合并感染、外伤感染、癣病合并感染及其他化脓性皮肤感染等。

【用法与用量】 外用。涂患处,每日 2 ~ 3 次或遵医嘱。

【不良反应与注意事项】 偶有轻微刺痛感,但不影响继续治疗和疗效。使用过程中若出现皮疹等过敏症状或严重其他不良反应,应立即停药。本药可引起未成年动物关节病变,故孕妇及哺乳期妇女应慎用。本品一般不用于婴幼儿。对本品及喹诺酮类药过敏的患者禁用。

【制剂与规格】 乳膏:10 g:20 mg。

诺氟沙星乳膏

Norfloxacin Cream

【作用与用途】 本品为氟喹诺酮类抗菌药,具广谱抗菌作用,尤其对需氧革兰阴性杆菌的抗菌活性高,对下列细菌在体外具良好抗菌作用:肠杆菌科的大部分细菌,包括枸橼酸杆菌属、阴沟肠杆菌、产气肠杆菌等肠杆菌属,大肠埃希菌,克雷伯菌属,变形菌属,沙门菌属,志贺菌属,弧菌属,耶尔森菌等。诺氟沙星在体外对多重耐药菌亦具抗菌活性。对青霉素耐药的淋病奈瑟球菌、流感嗜血杆菌和卡他莫拉菌亦有良好抗菌作用。诺氟沙星为杀菌剂,通过作用于细菌 DNA 螺旋酶的 A 亚单位,抑制 DNA 的合成和复制而导致细菌死亡。用于敏感菌所致的皮肤软组织感染,如脓疱疮、湿疹感染、足疣感染、毛囊炎、疖肿等。本品可控制烧伤肉芽创面感染,为植皮创造条件。

【用法与用量】 皮肤软组织细菌感染,每日患处涂药 2 次。清创后,小面积烧伤可将本品直接涂在创面上,或将本品均匀地搓在无菌纱布上,将带药的纱布贴敷在创面上,创面可半暴露或包扎。

【不良反应与注意事项】 主要为过敏反应,有皮疹、皮肤瘙痒,偶可发生渗出性多形性红斑及血管神经性水肿。一过性疼痛较少见。对本品及任何一种其他喹诺酮类药过敏者禁用。严重肾功能不全者慎用。孕妇不宜应用,如确有应用指征,且利大于弊时可考虑慎用。哺乳期妇女应用时暂停授乳。

【制剂与规格】 乳膏剂:10 g:0.1 g;500 g:5 g。

夫西地酸乳膏

Fusidate Cream

【作用与用途】 夫西地酸通过抑制细菌蛋白质合成而产生抗菌作用,对多种革兰阳性菌有较强的抗菌作用,葡萄球菌,包括对青霉素及其他抗菌素耐药的菌株均对本品敏感。本品除了对大多数导致皮肤感染的细菌有强效外,还具有能渗透入感染灶内部的特性。主治由葡萄菌、链球菌、痤疮丙酸杆菌极小棒状杆菌及其他对夫西地酸敏感的细菌引起的皮肤感染。主要适应证包括:脓疱疮,疖,痈,甲沟炎,创伤感染,须疮,汗腺炎,红癣,毛囊炎,寻常性痤疮,本品适用于面部和头部等部位的感染而无碍外观。

【体内过程】 本品中的夫西地酸易于透过皮肤。在皮肤组织和皮下组织中检测到夫西地酸。

【用法与用量】 每日 2 ~ 3 次,涂于患处,一般疗程为 7 天。治疗痤疮时可根据病情的需要延长疗程。

【不良反应与注意事项】 不良反应主要是用药局部皮肤反应,包括接触性皮炎、皮疹、湿疹、红斑、斑丘疹、瘙痒、皮肤过敏反应等。罕见不良反应有黄疸、紫癜、表皮坏死、血管水肿等。因本品可经皮肤吸收,故不能长时间、大面积使用。对夫西地酸乳膏中的任何一种成分过敏者不能使用本品。孕妇及哺乳期妇女宜慎用。

【制剂与规格】 乳膏剂:5 g:100 mg。

肝素钠乳膏

Heparin Sodiun Cream

【作用与用途】 用于早期冻疮、皲裂、溃疡、湿疹及浅表性静脉炎和软组织损伤。肝素钠具有抗凝与抗血小板聚集作用,能改善皮肤血液循环,促进其新陈代谢。

【体内过程】 尚不明确。

【用法与用量】 外用。每日2~3次,涂于患处。

【不良反应与注意事项】 罕见皮肤刺激如烧灼感,或过敏反应如皮疹、瘙痒等。孕妇、哺乳期妇女慎用。不可长期、大面积使用。

【制剂与规格】 乳膏剂:20 g:肝素钠5000 U。

(六)软膏

复方十一烯酸锌软膏

Compound Zine Undecylenate Ointment

【作用与用途】 本品系抗真菌药,其作用机制是抑制真菌的生长繁殖。用于手癣、足癣、体癣及股癣。

【用法用量】 外用,每次挤少许涂于洗净的患处,每日2~3次。

【不良反应与注意事项】 偶见过敏反应和皮炎。对本品过敏者禁用。切忌入口,并避免接触眼睛。涂布部位如有灼烧感、瘙痒、红肿等,应停止用药,洗净。必要时向医师咨询。

【制剂与规格】 复方十一烯酸锌软膏:每盒20 g。

复方苯甲酸软膏

(华氏软膏,Whitfield软膏)

Compound Benzoic Acid Ointment

【作用与用途】 本品中苯甲酸有抑制真菌的作用,抗细菌作用较弱;水杨酸有抑制真菌、细菌作用,具有角质溶解作用,可使表皮变松和脱落,并有止痒作用。用于皮肤真菌感染,亦常用于治疗鸡眼和疣。局部涂搽有止痒、消炎、抗菌、灭霉等功效。

【用法与用量】 外用,适量,每日1~2次。

【不良反应与注意事项】 持续使用可致皮炎,偶致全身中毒。不宜大面积皮肤使用,以免吸收中毒。湿疹、起疱或糜烂的急性炎症禁用。

【制剂与规格】 软膏剂:含苯甲酸1.2 g和水杨酸0.6 g,或苯甲酸0.6 g和水杨酸0.3 g。每支10 g。

硫软膏

Sulfur Ointment

【作用与用途】 本品对疥虫、细菌、真菌有杀灭作用,并能除去油脂及软化表皮、溶解角质,其作用机制是硫磺与皮肤及组织分泌物接触后,生成硫化氢等的结果。用于疥疮、头癣、痤疮、脂溢性皮炎、酒渣鼻、单纯糠疹和慢性湿疹。

【用法与用量】 涂于患处。

【制剂与规格】 硫软膏:每克含升华硫0.1 g。10 g/支。

水杨酸软膏

Salicylic Acid Ointment

【作用与用途】 浓度不同药理作用各异。1% ~3%浓度具有角质促成作用,可使皮肤角质层恢复正常,同时有止痒作用;5% ~10%具有角质溶解作用,通过溶解细胞间黏结物而减少角质层细胞间黏附,或通过降低角质层的 pH 值而提高水合作用和软化作用导致角质松解而脱屑；≤0.3% 水杨酸对革兰阳性和革兰阴性细菌及致病性酵母菌即有抑菌作用，水杨酸的抗真菌作用由抑制真菌生长及去除角质层两方面产生；浓度≥0.1% 还有光保护作用。本品尚能帮助其他药物的穿透性。用于银屑病、皮肤浅部真菌病、脂溢性皮炎、痤疮、鸡眼、疣和胼胝等的治疗。

【用法与用量】 外用。不同皮肤病选用不同浓度的制剂：治疗脂溢性皮炎和银屑病，采用 2% ~10% 浓度，每日外涂 1 ~2 次。对于较厚的痂皮，涂药后可封包过夜。治疗浅部真菌病，采用 3% ~6% 浓度。对甲癣可用 15% 浓度，每日外涂 1 ~2 次。治疗疣，采用 5% ~15% 浓度，用药前将病变部位清洁，并浸在热水中 5 分钟，组织松软后用刀片削除其上较厚角层，将药涂于皮损上，周围邻近正常皮肤涂一薄层凡士林保护，每日 1 ~2 次。治疗鸡眼或胼胝，采用 10% ~15% 浓度，用药前将病变部位清洁，并浸在热水中 15 ~30 分钟，邻近正常皮肤涂凡士林保护，然后将药涂上。

【不良反应与注意事项】 本品可引起接触性皮炎。大面积使用吸收后可出现水杨酸全身中毒症状，如头昏、神志模糊、呼吸急促、持续性耳鸣、剧烈或持续头痛。对本品过敏者禁用。

【制剂与规格】 水杨酸软膏：2%、5%。

紫云膏

Ziyun Ointment

【作用与用途】 消热解毒，去腐生肌。用于水火烫伤，溃烂化脓。

【用法与用量】 外用适量，摊于纱布上贴患处，每日换药 1 次。

【不良反应与注意事项】 敷药期间忌食酸、腥食物。

【制剂与规格】 由紫草、地榆、当归、冰片组成：60 ml/瓶。

醋酸氯己定软膏

Chlorhixidine Acetate Ointment

【作用与用途】 本品为阳离子型表面活性防腐剂，具有抗菌谱广、抗菌作用较强特点。其作用机制是改变细菌细胞膜的通透性，但对芽孢、病毒及耐酸菌无效。用于疖肿、小面积烧伤、烫伤、外伤感染和脓疱疮。

【用法与用量】 局部外用。先用适当方法将患部清洗干净，再取适量本品涂于患处，每日 1 次或隔日 1 次。

【不良反应与注意事项】 偶见局部刺激、红斑及接触性皮炎，罕见变态反应。对本品过敏者禁用。避免接触眼睛。

【制剂与规格】 软膏：10 g：50 mg。

尿素软膏

Urea Ointment

【作用与用途】 尿素能增加角质层的水合作用，使皮肤柔软。用于治疗角质角化过度性疾病如鳞屑性疾病如鱼鳞癣、手足癣、甲癣、掌趾角化症、皮肤皲裂等。

【用法与用量】 外用。10% ~20% 软膏或乳膏,直接涂于患处,每日 2 次。硬膏局部贴敷。

【不良反应与注意事项】 局部应用对敏感的皮肤有刺激。本品不稳定,应密闭保存。

【制剂与规格】 尿素软膏:10% ~20%。30 g/支。

蒽林软膏

Anthralln Ointment

【作用与用途】 基于蒽林的强还原剂作用及局部消炎作用,能使酶失去活性,是糖酵解的有效控制物,并与脱氧核糖核酸(DNA)相互作用,抑制有丝分裂,以及减少脱氧核糖核酸的合成,适用于银屑病、足癣等。

【用法与用量】 将患处洗净后,用棉毛棒、棉布或软性儿童牙刷将药膏轻轻擦于患处(不要擦于完好皮肤上),每天 1 ~3 次。

【不良反应与注意事项】 可有刺激反应,如局部发红、瘙痒等。外擦时不要擦破皮肤;黏膜及眼睑部应避用本药。外擦后如有刺激反应,局部发红、痒时应用凉开水冲洗,并外擦肤轻松软膏。肝功能障碍患者禁用。

【制剂与规格】 软膏剂:10 g。0.1%,0.5%,1%,2%。1% 复方蒽林软膏含 3% 水杨酸。

磺胺嘧啶软膏

Sulfadiazine Ointment

【作用与用途】 磺胺嘧啶为广谱抗菌药,在结构上类似对氨基苯甲酸(PABA),可与 PABA 竞争性作用于细菌体内的二氢叶酸合成酶,从而阻止 PABA 作为原料合成细菌所需要叶酸的过程,减少了具有代谢活性的四氢叶酸的量,而后者则是细菌合成嘌呤、胸腺嘧啶核苷和脱氧核糖核酸(DNA)的必需物质,因此抑制了细菌的生长繁殖。适用于葡萄球菌感染、疮疖。

【用法与用量】 涂于洗净的患处。每日 1 ~2 次。大面积感染应在医生指导下使用。

【不良反应与注意事项】 本品自局部吸收后可发生各种不良反应。由于本品可自局部部分吸收,其注意事项同磺胺嘧啶全身应用。本品不可用于对磺胺药过敏的患者。肝、肾功能损害者宜避免使用或慎用本品。新生儿不宜用本品,因其吸收后也有发生新生儿核黄疸的可能。

【制剂与规格】 软膏:10 g:1 g。

红霉素软膏

Erythromycin Ointment

【作用与用途】 红霉素属大环内酯类抗生素,对葡萄球菌属、各组链球菌和革兰阳性杆菌均具抗菌活性。本品用于痤疮。

【体内过程】 本品局部用药后很少吸收入血。

【用法与用量】 涂于患处,每日 2 次。

【不良反应与注意事项】 最常见的不良反应是局部烧灼感,也可有干燥、发痒、红斑,偶见荨麻疹样反应。

对红霉素过敏者禁用。请勿接触眼、鼻、口。

【制剂与规格】 红霉素软膏：1%。

四环素软膏
Tetracycline Hydrochloride Ointment

【作用与用途】 本品为广谱抑菌剂，高浓度时具杀菌作用。许多立克次体属、支原体属、衣原体属、螺旋体对本品敏感，肠球菌属对其耐药。多年来由于四环素类的广泛应用，临床常见病原菌对四环素耐药现象严重，葡萄球菌等革兰阳性菌及多数肠杆菌科细菌耐药。本品与四环素类不同品种之间存在交叉耐药。本品作用机制为药物能特异性地与细菌核糖体30S亚基的A位置结合，抑制肽链的增长和影响细菌蛋白质的合成。用于敏感革兰阳性菌、革兰阴性菌所致的皮肤表面感染。

【用法与用量】 先将患处用温开水洗净后，再将软膏涂于患处，一日1～3次。

【不良反应与注意事项】 四环素类药物过敏者禁用。

【制剂与规格】 软膏剂：3%。

利福平软膏
Rifampicin Ointment

【作用与用途】 适用于脓疱疮、疖肿及其他浅表细菌性感染、鼻黏膜炎、轻度烧烫伤等。

【用法与用量】 利福平软膏涂擦患部，每日3次，10天为1个疗程，连用2个疗程。

【制剂与规格】 软膏：10 g：100 mg。

莫匹罗星软膏（百多邦）
Mupirocin Ointment

【作用与用途】 本品作用于菌体内的异亮氨酸tRNA合成酶与异亮氨酸结合点，阻碍氨基酸的合成，同时耗竭了细胞内tRNA，使敏感菌的RNA和蛋白质合成中止。本品为局部外用抗生素，适用于革兰阳性球菌引起的皮肤感染，如脓皮病、毛囊炎、疖肿等原发性感染；对湿疹、皮炎、糜烂、溃疡继发感染可起到抗菌及制止原发病加重作用，有利于原发病治疗。

【体内过程】 本品皮肤外用经皮穿透和吸收极少。莫匹罗星透皮吸收极微，即使进入循环，通过副链与核之间的酯键的去酯化作用转变为单胞菌酸的形式而失活并迅速从肾脏排泄。

【用法与用量】 外用，局部涂于患处，开放或封包均可。每日3次，5天为1个疗程或遵医嘱。

【不良反应与注意事项】 局部应用一般无不良反应，偶见局部痒感或灼感，一般不需停药。对本品及聚乙二醇基质过敏者禁用。本配方不宜用于眼内及鼻腔内。中、重度肾损害者慎用。

【制剂与规格】 莫匹罗星软膏：5 g/支。

阿昔洛韦软膏(无环鸟苷软膏)
Aciclovir Ointment

【作用与用途】 本品为嘌呤核苷类抗病毒药。其作用机制是干扰病毒DNA多聚酶而抑制病毒的复制,对单纯疱疹病毒、水痘带状疱疹病毒、巨细胞病毒等具有抑制作用。用于单纯疱疹或带状疱疹感染。

【用法与用量】 涂患处。成人与小儿均为白天每2小时1次,每日6次,共7日。

【不良反应与注意事项】 可见轻度疼痛、灼痛、刺痛、瘙痒以及皮疹等。本品仅用于皮肤黏膜,不能用于眼部;涂药时应戴指套或手套;对本品过敏者禁用。

【制剂与规格】 阿昔洛韦软膏:10 g:300 mg(3%)。

杆菌肽软膏
Bacitracin Ointment

【作用与用途】 用于脓疱疮等化脓性皮肤病及小面积烧烫伤和溃疡面的感染。杆菌肽属多肽类抗生素,对革兰阳性菌特别对金黄色葡萄球菌和链球菌属具杀菌作用,对淋病奈瑟菌、脑膜炎奈瑟菌等革兰阴性球菌和某些螺旋体、放线菌属、阿米巴原虫也有一定作用。革兰阴性菌中仅流感嗜血杆菌和梭杆菌属对本品敏感。其机制主要为特异性地抑制细菌细胞壁合成阶段的脱磷酸化作用,影响了磷脂的转运和向细胞壁支架输送黏肽,从而抑制了细胞壁的合成。杆菌肽尚可与敏感细菌的细胞膜结合,损伤细胞膜,致使各种离子、氨基酸等重要物质流失。

【体内过程】 通常情况下本品局部应用并无明显吸收,但用于较大创面时可有微量吸收。

【用法与用量】 局部外用。取适量本品涂于患处,每日2~3次。

【不良反应与注意事项】 偶见皮肤瘙痒、皮疹、红肿或其他刺激现象。罕见局部过敏反应及全身过敏反应。

【制剂与规格】 软膏:每克含杆菌肽500 U。

酞丁安软膏
Ftibamzone Ointment

【作用与用途】 本品为抗病毒药。具有抗沙眼衣原体和抗疱疹病毒活性作用。其作用机制主要是抑制病毒DNA和早期蛋白质合成。酞丁安不能直接抑制疱疹病毒Ⅱ型DNA多聚酶,也不能直接灭活疱疹病毒。本品对皮肤癣菌具有一定抗真菌作用。用于带状疱疹、单纯疱疹,对尖锐湿疣也有一定的治疗作用。可用于治疗浅部真菌感染,如体癣、股癣、手足癣等。

【体内过程】 本品局部用药后很少吸收。

【用法与用量】 用于带状疱疹、单纯疱疹、尖锐湿疣时,外涂于患处,每日3次。用于浅部真菌感染时,外涂于患处,早晚各1次,体股癣连用3周,手足癣连用4周。

【不良反应与注意事项】 少数病例有局部瘙痒刺激反应,如皮肤红斑、丘疹及刺痒感。对酞丁安过敏患者禁用。育龄妇女慎用。使用时注意勿入口内和眼内。

【制剂与规格】 酞丁安软膏:10 g:0.3 g。

丁酸氢化可的松软膏
Hydrocortisone Butyrate Ointment

【作用与用途】 用于湿疹,皮炎,过敏性皮肤病。

【用法与用量】 均匀涂于患处,轻揉1分钟后再涂药1次,每日2次。

【不良反应与注意事项】 长期使用可引起皮肤痤疮样改变、色素脱失或沉着。

【制剂与规格】 丁酸氢化可的松软膏:1%:10 g。

醋酸氟氢可的松软膏
Fludrocortisone Acetate Ointment

【作用与用途】 本品为肾上腺皮质激素类药,属中效皮质类固醇。有抗炎、抗过敏作用,能抑制结缔组织的增生,降低毛细血管和细胞膜的通透性,减少炎性渗出,抑制组胺及其他炎症介质的形成和释放。主要用于过敏性皮炎、接触性皮炎、异位性皮炎、脂溢性皮炎、湿疹、皮肤瘙痒症、银屑病、神经性皮炎等皮肤病。

【体内过程】 本品的软膏剂可经皮肤吸收,尤其在皮肤破损处吸收更快。

【用法与用量】 用软膏局部搽涂,每日2次。

【不良反应与注意事项】 长期应用可引起皮肤萎缩,毛细血管扩张,痤疮,口周皮炎,毛囊炎,增加对感染的易感性;偶可引起变态反应性接触性皮炎。对本品过敏患者、真菌或病毒皮肤感染患者禁用。不宜长期使用,并避免全身大面积使用。涂布部位如有灼烧感、瘙痒、红肿等,应停止用药,洗净。必要时向医师咨询。

【制剂与规格】 醋酸氟氢可的松软膏:10 g:2.5 mg。

倍他米松软膏
Betamethasone Ointment

【作用与用途】 倍他米松软膏为肾上腺皮质激素类药物。外用具有:①抗炎、抗过敏、止痒及减少渗出作用;②可以减轻和防止组织对炎症的反应,能消除局部非感染性炎症引起的发热、发红及肿胀,从而减轻炎症的表现;③免疫抑制作用:防止或抑制细胞中介的免疫反应、延迟性的变态反应,并减轻原发免疫反应的扩展。用于过敏性皮炎、湿疹、神经性皮炎、脂溢性皮炎及瘙痒症等。

【体内过程】 本品的软膏剂可经皮肤吸收,尤其在皮肤破损处吸收更快。

【用法与用量】 外用:每日2~4次,涂于患处,并轻揉片刻。

【不良反应与注意事项】 长期使用可引起局部皮肤萎缩、毛细血管扩张、色素沉着、毛囊炎、口周皮炎以及继发感染。禁用于感染性皮肤病,如脓疱病、体癣、股癣等。对本品过敏者禁用。

【制剂与规格】 倍他米松软膏:

4 g:4 mg、10 g:10 mg。

醋酸氟轻松软膏
(醋酸肤轻松软膏)
Fluocinonide Ointment

【作用与用途】 肾上腺皮质激素类药。外用可使真皮毛细血管收缩,抑制表皮细胞增殖或再生,抑制结缔组织内纤维细胞的新生,稳定细胞内溶酶体膜,防止溶酶体酶释放所引起的组织损伤。具有较强的抗炎及抗过敏作用。用于过敏性皮炎、异位性皮炎、接触性皮炎、脂溢性皮炎、湿疹、皮肤瘙痒症、银屑病、神经性皮炎等。

【用法与用量】 涂于患处,每日2次。封包治疗仅适于慢性肥厚或掌跖部位的皮损。

【不良反应与注意事项】 长期或大面积应用,可引起皮肤萎缩及毛细血管扩张,发生痤疮样皮炎和毛囊炎,口周皮炎,增加对感染的易感染性等。偶可引起变态反应性接触性皮炎。真菌性或病毒性皮肤病禁用,对本药及基质成分过敏者和对其他皮质类固醇过敏者禁用。

【制剂与规格】 醋酸氟轻松软膏:10 g :2. 5 mg、20 g:5 mg。

醋酸曲安奈德软膏
Triamcinolone Acetonide Acetate Ointment

【作用与用途】 本品为糖皮质激素类药物。外用具有抗炎、抗过敏及止痒作用,能消除局部非感染性炎症引起的发热、发红及肿胀。用于过敏性皮炎、湿疹、神经性皮炎、脂溢性皮炎及瘙痒症。

【用法与用量】 外用,每日2~3次,涂患处,并轻揉片刻。

【不良反应与注意事项】 长期使用可引起局部皮肤萎缩、毛细血管扩张、色素沉着以及继发感染。禁用于感染性皮肤病如脓疱病、体癣、股癣等。对本品过敏者禁用。不宜长期使用,并避免全身大面积使用。用药1周后症状未缓解,应向医师咨询。涂布部位如有灼烧感、瘙痒、红肿等,应停止用药,洗净。

【制剂与规格】 醋酸曲安奈德软膏:10 g:2. 5 mg。

硫酸新霉素软膏
Neomycin Sulfate Ointment

【作用与用途】 本品属广谱氨基糖苷类抗生素。对多数革兰阳性及阴性菌(包括结核杆菌在内)都有较好的抗菌作用。在局限性原发性脓皮病(如浅表的毛囊炎,深脓疮,脓疱病)及局限性继发性脓皮病(如感染性湿疹样皮炎,感染的真皮溃疡,擦烂),单独使用新霉素即可有效。葡萄球菌的感染最为有效。用于敏感菌所致的皮肤黏膜感染,如脓皮病、化脓性皮肤病和烧伤、溃疡等有继发感染者。

【用法与用量】 涂于患处,一日2~3次。

【不良反应与注意事项】 对新霉素或其他氨基糖苷类抗生素过敏或对杆菌肽过敏的患者禁用。烧伤面、肉芽组织或表皮剥脱的巨大创面应用本品时很容易吸收，尤其当患者有肾功能减退或全身应用其他肾毒性或耳毒性药物时，应注意有产生毒性的可能，如血尿、排尿次数减少、尿量减少或增多等肾毒性症状或耳鸣、听力减退等耳毒性症状。

【制剂与规格】 软膏剂：1 g：5000 单位。

卤美松软膏
（卤美他松软膏，适确得软膏）
Halometasone Monohydrate

【作用与用途】 霜剂：用于治疗急性接触性皮炎、体质性湿疹、特异反应性皮炎、神经性皮炎、钱币状皮炎、脂溢性皮炎等。油膏：用于治疗慢性接触性皮炎、慢性体质性湿疹、特异反应性皮炎、神经性皮炎、脂溢性湿疹、单纯性苔藓、寻常型银屑病、白癜风。

【用法与用量】 外用：涂于患处，每日 2 次。

【不良反应与注意事项】 少数人有刺激、皮肤干燥、痒、刺痛及毛囊炎。孕妇慎用。对本品过敏者忌用。用药后有皮肤反应即停药。

【制剂与规格】 霜剂：0. 05%：10 g；油膏：0. 05%：10 g。

皮炎平软膏
Compound Dexamethasone Acetate Cream

【作用与用途】 肾上腺皮质激素类药。本品具有抗炎、抗过敏作用，能抑制结缔组织的增生，降低毛细血管壁和细胞膜的通透性，减少炎性渗出量，抑制组胺及其他毒性物质的形成和释放。用于过敏性和身身免疫性炎症性疾病。如局限性瘙痒症、神经性皮炎、接触性皮炎、脂溢性皮炎、慢性湿疹等。

【用法与用量】 皮肤外用。直接涂于患处，每日 2 ~ 3 次；病情较重或慢性炎症患者，每日 5 ~ 9 次或遵医嘱。

【不良反应与注意事项】 长期大量使用可继发细菌、真菌感染，局部可发生痤疮、酒渣样皮炎、皮肤萎缩及毛细血管扩张，并可有瘙痒、色素沉着、颜面红斑、创伤愈合障碍等反应。对本品成分过敏者禁用。皮炎、湿疹部位已发生溃烂、化脓等细菌感染时禁用。皮炎、湿疹部位有明显渗出或皮肤破溃时禁用。

【制剂与规格】 复方醋酸地塞米松乳膏：20 g：15 mg。

乙氧苯柳胺软膏
Etofesalamide Ointment

【作用与用途】 本品为非甾体抗炎、抗过敏药物，外涂能抑制炎症介质（如组胺、5-羟色胺、前列腺素 E_1）引起的皮肤毛细血管通透性增加；抑制炎性肿胀和炎性增殖过程中的肉芽组织增生，对 Ⅰ 型、Ⅳ 型变态反应具有抑制作用。适用于慢性湿疹及神经性皮炎。

【用法与用量】 用温水清洗患处后，局部外用，每日 3 次，每次用量按皮损大小调整。常用量每次涂敷软膏 0. 25 ~ 2 g，慢性湿疹 4 周为 1 个疗程，神经性皮炎2周为1个疗程,可连续2个疗程,或遵医嘱。

【不良反应与注意事项】 个别患者局部痒、红、灼热、脱屑以及接触性皮炎等。对本品过敏者禁用;若发生接触性皮炎应立即停药,严重者应采取相应治疗措施。用药后忌用肥皂水洗患处;用药期间禁食辛、辣等刺激性食物。

【制剂与规格】 乙氧苯柳胺软膏:5%;10 g、20 g。

卡泊三醇软膏(达力士软膏)

Calcipotriol Ointment

【作用与用途】 达力士软膏是维生素D衍生物卡泊三醇的外用配方,能抑制皮肤细胞(角朊细胞)增生和诱导其分化,从而使银屑病皮损的增生和分化异常得以纠正。用于寻常性银屑病(牛皮癣)。

【体内过程】 动物药代动力学研究表明,口服给药经肝脏代谢,半衰期很短。人肝脏匀浆体外实验显示,人的代谢途径与鼠、豚鼠、兔相似,主要代谢物无药理活性。卡泊三醇经皮肤吸收为给药剂量的1%~5%。

【用法与用量】 将本品少量涂于患处皮肤,每日两次。某些患者在生效后减少用药次数仍可维持疗效。本品仅供外用,每周用药不超过100 g。

【不良反应与注意事项】 少数患者用药后可能有暂时性局部刺激,极少数患者可能发生面部皮炎。对本品过敏者或钙代谢失调者应禁用。达力士软膏可能对面部皮肤有刺激作用,故不宜用于面部。涂药后应小心洗去手上残留之药物。孕妇、哺乳期妇女及儿童慎用。

【制剂与规格】 软膏:15 g:0.75 mg、30 g:1.50 mg。

氟芬那酸丁酯软膏(布特)

Butyl Flufenamate Ointment

【作用与用途】 氟芬那酸丁酯软膏外用具有较强的抗炎活性,其抗炎机制主要是在机体细胞内阻断花生四烯酸生成前列腺素以及白三烯等炎性介质,从而达到抗炎、止痒作用。氟芬那酸丁酯对皮肤血管在湿疹等情况下通透性亢进有抑制作用,对急性炎症和迟发性过敏反应也有抑制作用。

【用法与用量】 外用,成人每次适量涂于患处,每日2次,或遵医嘱。

【不良反应与注意事项】 未出现全身性不良反应,少数患者用药后出现皮肤局部刺激,但停药后很快缓解。由于皮炎湿疹患者大多有局部瘙痒,因而在使用氟芬那酸丁酯软膏时,应口服抗组胺药。孕妇或哺乳期妇女禁用。

【制剂与规格】 10 g:0.5 g。

丝白祛斑软膏

Sibai Quban Qintment

【作用与用途】 活血化瘀、祛风通络、消斑防晒、白面抗皱,对黄褐斑、雀斑、老年性色素斑等色素沉着症均有满意疗效;对冻疮等血瘀性皮肤病有效。

【用法与用量】 外用,每日2~

3 次;洁肤后涂于患处,配合(自我)按摩 2 ~5 分钟,连续使用 1 个月为 1 个疗程,至少使用 2 个疗程。

【不良反应与注意事项】 本品务必使用 3 周以上,2 个月为最佳疗程,色素沉着减退后,再使用 1 个疗程(3 周)。长期使用有预防和悦容作用。瘢痕患者使用本品期间尽量避免辛辣食品。在使用本品期间最好不要使用其他化妆品。开放性伤口忌用。

【制剂与规格】 塑管包装:20 g。

消炎癣湿药膏(皲宝)

Xiaoyanxuanshi Ointment

【作用与用途】 杀菌、收湿、止痒。用于头癣、体癣、足癣、慢性湿疹、滋水瘙痒和疥疮等。

【用法与用量】 外用。洗净患处后涂抹,每日数次。

【不良反应与注意事项】 本品含毒性药,不宜大面积使用;本品仅供外用,不得口服。

【制剂与规格】 8 g/支、10 g/支。

环吡酮胺软膏(环利软膏)

Ciclopirox Olamine Ointment

【作用与用途】 本品为广谱抗真菌药,主要通过改变真菌细胞膜的完整性,引起细胞内物质外流,并阻断蛋白质前体物质的摄取,导致真菌细胞死亡,对皮肤癣菌、酵母菌、霉菌等具有较强的抑菌和杀菌作用,渗透性强。对各种放线菌、革兰阳性和革兰阴性菌及支原体、衣原体、毛滴虫等也有一定抑制作用。用于手癣、足癣、体癣、股癣、甲癣及花斑癣,亦可用于皮肤和外阴阴道念珠菌感染及甲真菌病。

【用法与用量】 外用。均匀涂于患处,每日 2 次,涂后应轻轻搓揉数分钟,2 周为 1 个疗程。治疗甲癣,应先用温水泡软并削薄病甲后,涂药包扎,治疗第 1 个月每 2 天 1 次,第 2 个月每周 2 次,第 3 个月每周涂药 1 次,至痊愈为止。

【不良反应与注意事项】 偶见局部发红、瘙痒,一般停药后可自行消失,如症状加重应向医师咨询。

【制剂与规格】 环吡酮胺软膏:(1%)10 g/支、15 g/支。

地蒽酚软膏

Dithranol Ointment

【作用与用途】 地蒽酚主要的药理作用包括抗上皮细胞增殖、诱导上皮细胞分化及抗炎症作用。主要用于寻常型斑块状银屑病。

【用法与用量】 浓度递增疗法:开始治疗时,使用低浓度至少 5 天,待皮肤适应后,再增加浓度,递增浓度从 0.05%、0.1%、0.25%、0.5%、0.8%、1.0% 到 3%。门诊患者可每日 1 次治疗,入睡前涂药,第 2 日清晨用肥皂洗去,白天涂润肤剂以保持皮肤润滑。住院患者可每日早晚 2 次治疗,每次治疗前进行焦油浴可增加疗效。短程接触疗法:经不同浓度和接触时间的试验,发现以 3% 浓度为终剂量,作用 20 分钟后洗去,每日 1 次治疗,为最佳浓度和接触时间;也可采用低浓度、短程接触疗法,即用 0.1% 软膏作用 5 ~

20 分钟或用 1% 软膏作用 5 分钟然后用肥皂洗去，均可产生足够的抗银屑病活性，而且副作用最小。所以对于静止期皮损更适用该疗法。对于大的持久性皮损，可用较高浓度治疗，开始可用 1% 软膏，每日 1 次，持续 10 ~ 20 分钟用肥皂洗去，以后逐步延长持续时间至 30、40 和 60 分钟，直至出现轻度红斑。联合疗法：地蒽酚可与其他药物或疗法联合应用。经典联合应用是地蒽酚与 UVB 联合应用或是与焦油浴和 UVB 联合应用。短程接触疗法与 UVB 联用可显著延缓复发并能减轻红斑刺激的症状。与焦油联合应用比单用地蒽酚刺激性小，而且不影响其抗银屑病活性。对于较厚的皮损，可先用角质溶解剂处理，然后应用地蒽酚。当皮损消退后，酌情维持治疗。

【不良反应与注意事项】 主要的不良反应是对皮肤有刺激作用，引起发红、灼热、瘙痒等症状。指甲可染为红褐色，并使衣物黄染。对地蒽酚类化合物过敏者禁用，对进展期脓疱性银屑病禁用。全身吸收会出现中毒症状，包括呕吐、腹泻或肾脏刺激，大量的地蒽酚也可使肝、肠及神经系统中毒，因此，本品严禁口服，不能用穿透性强的基质，禁用于破损皮肤。

【制剂与规格】 地蒽酚软膏：0.05%、0.1%、0.25%、0.5%、1.0%、2%、3%。

樟脑软膏

Camphor Ointment

【作用与用途】 樟脑为皮肤刺激药，可增进局部血液循环以缓解肿胀，并有止痛、止痒作用。软膏用于冻疮及瘙痒性皮肤病；搽剂用于治疗神经痛、肌肉痛或关节痛等。也可用于瘙痒性皮肤病、纤维组织炎的治疗。

【用法与用量】 外用。软膏：用温水洗净患处，轻轻擦干，取本品适量涂于患处，每日 1 ~ 2 次。搽剂每日搽多次。

【不良反应与注意事项】 偶见皮肤刺激如烧灼感，或变态反应如皮疹、瘙痒等。可引起接触性皮炎。

【制剂与规格】 樟脑软膏：10 g：1 g。

（七）酊剂

复方土槿皮酊

Compound Cortex Pseudolavicis Tincture

【作用与用途】 外用。杀真菌药，多用于脚癣、体癣、股癣。

【用法与用量】 涂抹患处，每日涂 1 ~ 2 次。

【不良反应与注意事项】 有强烈的刺激性，勿用于面部，勿使其进入体腔、眼部。用后密封贮藏。严防内服。

【制剂与规格】 复方土槿皮酊：20 ml。

复方焦性没食子酸酊（白癜风酊Ⅰ号）
Compound Pyvogallic Acid Tincture

【作用与用途】 能刺激白斑损害部色素再生，用于治疗白癜风。

【用法与用量】 用于白癜风，每晨涂擦1次。

【不良反应与注意事项】 可引起接触性皮炎。

【制剂与规格】 酊剂：焦性没食子酸、鱼石脂各1 g，90%乙醇加至30 ml。

复方升汞酯（白癜风酊Ⅱ号）
Compound Mercuric Chloride Spirit

【作用与用途】 能刺激白斑损害部色素再生，用于治疗白癜风，又可治疗斑秃。

【用法与用量】 用于白癜风，每晚擦1次。

【不良反应与注意事项】 易引起接触性皮炎。

【制剂与规格】 酊剂：升汞0.1 g，甘油3 ml，90%乙醇加至30 ml。

氯霉素雷琐辛酊（氯雷酊）
Chloramphenicol and Resorcinol Tincture

【作用与用途】 有抗菌、脱脂及止痒作用。适用于毛囊炎、痤疮和脂溢性皮炎。

【用法与用量】 外涂：每日2～3次。

【不良反应与注意事项】 长时间使用，易引起皮肤干燥、皲裂，应停用。少见接触性皮炎。皮肤有破损处，涂药时应避开。

【制剂与规格】 酊剂：氯霉素1.0 g，雷琐辛2.0 g，75%酒精加至100 ml。

复方雷琐辛涂剂
Compound Resorcinol Paint

【作用与用途】 具有抗真菌作用，适用于体股癣、花斑癣及皮肤型念珠菌病。

【用法与用量】 外涂：每日2～3次。

【不良反应与注意事项】 当发生刺激反应时应停药。

【制剂与规格】 硼酸0.8 g，雷琐辛8.0 g，丙酮4.0 ml，液化酚4.0 ml，95%酒精8.0 ml，蒸馏水加至100 ml。

醋柳碘酊
Iodide and Salicylic Acid and Acetic Acid Tincture

【作用与用途】 剥脱、溶解角质、抗真菌。用于治疗指甲癣。

【用法与用量】 将温水浸泡后的有病指甲用小刀刮薄后涂药，每日1～2次。

【不良反应与注意事项】 用小刀刮病指甲时，注意不能出血，涂药时应避免沾染甲周皮肤。

【制剂与规格】 处方：冰醋酸10.0 g，水杨酸10.0 g，碘4.2 g，碘化钾 3.0 g,95% 酒精 55.0 ml,蒸馏水加至 100.0 ml。

米诺地尔酊(蔓迪)

Minoxidil Tincture

【作用与用途】 米诺地尔是一种周围血管舒张药,局部长期使用时,可刺激男性型脱发和斑秃患者的毛发生长。本品治疗脱发的确切机制尚不清楚。临床研究表明,血压正常及未经过治疗的高血压患者局部使用时,没有显示出由于米诺地尔吸收而引起的全身作用。本品用于治疗男性型脱发和斑秃。

【用法与用量】 局部外用:每次 1 ml(米诺地尔 50 mg,约 7 喷),涂于头部患处,从患处的中心开始涂抹,并用手按摩 3~5 分钟,不管患处的大小如何,均使用该剂量。每天的总量不得超过 2 ml。本品应在头发和头皮完全干燥时使用。使用本品后,应清洗双手。

【不良反应与注意事项】 本品临床上常见的不良反应是头皮的轻度皮炎。偶有报道使用本品后可有下列不良反应,但其与使用的因果关系尚不明确,这些不良反应包括刺激性皮炎(红肿、皮屑和灼痛),非特异性变态反应,风团,过敏性鼻炎,面部肿胀,过敏,气短,头痛,神经炎,头昏,晕厥,眩晕,水肿,胸痛,血压变化,心悸和脉搏频率变化。对米诺地尔或其他任何一种成分过敏者禁用。

【制剂与规格】 米诺地尔酊:60 ml:3 g。

克痒敏酯(肤特灵)

Keyangmin Spirit

【作用与用途】 收敛止痒,消炎解毒。用于急慢性湿疹、荨麻疹、虫咬性皮炎、接触性皮炎等引起的皮肤瘙痒症。

【用法与用量】 外用,搽患处。

【不良反应与注意事项】 皮肤溃烂者忌用。

【制剂与规格】 酊剂:6 ml、10 ml。

樟脑醑

Comphor Spirit

【作用与用途】 为轻度止痛剂或刺激剂,用力涂擦使皮肤发红,有止痒作用,涂在皮肤上有清凉感。用于瘙痒性皮肤病、纤维组织炎、神经痛。

【用法与用量】 局部外搽,每日 2~3 次。

【不良反应与注意事项】 可引起接触性皮炎。误服樟脑油或樟脑搽剂可引起恶心、呕吐、腹绞痛、头痛、头昏、发热感、谵妄、肌肉颤搐、癫痫样抽搐、中枢神经系统抑制和昏迷,亦可有呼吸困难、尿闭,偶见呼吸衰竭致死亡。小儿服 1 g 可致死。对樟脑和酒精过敏者禁用。

【制剂与规格】 樟脑醑:为2%~10% 樟脑的乙醇溶液。

(八)火棉胶剂

水杨酸火棉胶

Salicylici Acid Collodion

【作用与用途】 外用于鸡眼与胼

胝。

【用法与用量】 烫洗患处，擦干后，将本品薄涂于病变局部，每日1次。

【不良反应与注意事项】 避免药液沾染正常皮肤而致腐蚀反应。

【制剂与规格】 处方：水杨酸10 g，乳酸10 ml，火棉胶加至100 ml。

（九）二甲亚砜剂

地塞米松搽剂
Dexamethasone Liniment

【作用与用途】 有抗炎和止痒作用，因含二甲基亚砜作助溶剂，故渗透作用更强。适用于有浸润肥厚的神经性皮炎、慢性湿疹、扁平苔藓、结节性痒疹和寻常性银屑病等。

【用法与用量】 外涂，每日1～2次。

【不良反应与注意事项】 急性炎症及有渗出液时禁用。

【制剂与规格】 处方：地塞米松0.1 g，无水乙醇2.0 ml，二甲基亚砜40.0 ml，甘油16 .0 ml，95%乙醇加至100.0 ml。

薄荷麝香草酚搽剂
Menthol and Thymol Liniment

【作用与用途】 本品中樟脑、薄荷脑、麝香草酚均为皮肤刺激剂，可增进局部血液循环、缓解肿胀、止痒止痛；苯酚有抗菌和局部麻醉作用。用于痱子、虫咬、蚊叮、皮肤瘙痒。

【体内过程】 本品为复方制剂，体内过程尚不明确。

【用法与用量】 外用。每日2～3次，涂于患处。

【不良反应与注意事项】 偶见皮肤刺激如烧灼感，或过敏反应如皮疹、瘙痒等。不得用于破溃处。避免接触眼睛和其他黏膜。不宜大面积涂用。儿童必须在成人监护下使用。当本品性状发生改变时禁用。请将本品放在儿童不能接触的地方。如用药部位出现皮疹、瘙痒、红肿等，应停止用药，洗净，必要时向医师或药师咨询。

【制剂与规格】 每瓶:45 ml。

（十）硬膏剂

复方去炎松硬膏（肤疾宁贴膏）
Compound Triamcinolone Plaster

【作用与用途】 具有消炎、抗过敏和止痒作用。主治局限性神经性皮炎，也可用于小面积的银屑病。

【用法与用量】 外用贴于患处，3日左右调换，直至皮损消退再巩固治疗1～2周。

【不良反应与注意事项】 对急性、亚急性炎症及渗出糜烂皮肤等禁用，毛发部位或过敏者不宜贴用。

【制剂与规格】 含去炎松、新霉素等，每贴4 cm×6. 5 cm。

水杨酸苯酚贴膏
Salicylic Acid and Phenol Plasters

【作用与用途】 水杨酸具有抗真菌、止痒及溶解角质作用；苯酚为消毒防腐剂，具有杀菌、止痒作用。用于鸡眼。

【用法与用量】 外用。用前将患

处于热水中浸泡 10 分钟，擦干，将本品盖膜撕去后贴于患处，24 小时后，如患处软化发白，且略感疼痛时，可换药 1 次(宜先除去白色软化层)。若未发现上述现象可延长贴用时间，直到鸡眼全部脱落为止。

【不良反应与注意事项】 可见皮肤刺激、腐蚀。对本品过敏者禁用。皮肤破溃处禁用。不得用于皮肤破溃处。用药部位如有烧灼感、瘙痒、红肿等情况应停药，并将局部药物洗净，必要时向医师咨询。孕妇及哺乳期妇女慎用。对本品过敏者禁用，过敏体质者慎用。本品性状发生改变时禁止使用。请将本品放在儿童不能接触的地方。儿童必须在成人监护下使用。

【制剂与规格】 每克含水杨酸 0.78 g，苯酚 40 mg。

(十一)凝胶剂

必麦森凝胶
Benzamycin Gel

【作用与用途】 红霉素是大环内酯类抗生素，系抑菌剂，在高浓度时对某些细菌具有杀菌作用。过氧苯甲酰是氧化剂，外用于皮肤后，能缓慢释放出活性氧，从而有效地抑制痤疮丙酸杆菌。过氧苯甲酰还具有轻度的角质溶解作用、脱屑作用及降低毛囊皮脂腺内游离脂肪酸的作用。局部外用于治疗寻常痤疮。

【用法与用量】 均匀涂抹于患部皮肤，每日早晚各 1 次。用药前先用温水彻底清洁皮肤，揩干。

【不良反应与注意事项】 皮肤干燥、红斑和瘙痒。不要用在毛发部位。孕妇、哺乳妇女以及儿童慎用。避免接触眼睛和黏膜部位。

【制剂与规格】 必麦森凝胶：11.65 g/支(含红霉素 3%，过氧化苯甲酰 5%)。

维 A 酸凝胶
(维生素甲酸凝胶，维特明)
Tretinoin Gel

【作用与用途】 本品可促进表皮细胞更新，调节表皮细胞增殖和分化，使角质层细胞疏松而容易脱落，有利于去除粉刺，并抑制新的粉刺形成。用于寻常痤疮及皮肤角化异常。

【用法与用量】 局部外用，取适量涂于患处，每晚睡前涂 1 次。

【不良反应与注意事项】 用药部位可能发生红斑、肿胀、脱屑、结痂、色素增加或减退。对本品及阿维 A 酯、异维 A 酸或其他维生素 A 衍生物过敏者禁用。妊娠头 3 个月内禁用。湿疹和晒伤者慎用。治疗部位避免日光照射，宜在睡前使用。

【制剂与规格】 维 A 酸凝胶：0.05%。

达芙文凝胶
Adapalene Gel

【作用与用途】 用于成人及 12 岁以上儿童的寻常型痤疮。

【用法与用量】 每天晚上将本药轻轻涂于痤疮发病部位，使之成为一薄层。治疗痤疮，8 ~ 12 周为 1 个疗程。

【不良反应与注意事项】 皮肤刺激症状，如红斑、烧灼感。多出现于用药1～2周内，减少用药次数或暂时停药可以减轻。孕妇禁用。不推荐与其他维A酸类药物同时使用。

【制剂与规格】 达芙文凝胶：0.1%：15 g、30 g。

甲硝唑凝胶
Metronidazole Gel

【作用与用途】 本品具有减轻家兔因感染疥螨引起的局部炎症反应和杀灭疥螨虫体的作用。体外试验还表明，对于蠕形螨虫体，本品也具有杀灭作用。局部外用药，用于炎症性丘疹、脓疱及酒渣鼻红斑的局部治疗。

【体内过程】 本品为局部用药，但可自黏膜吸收。吸收后广泛分布于各组织和体液中，且能通过血脑脊液屏障。60%～80%经肾排泄，其中20%为原形，其余为代谢物。少部分随粪便或从皮肤排泄。

【用法与用量】 清洗患处后，适量涂用，每日早、晚各1次。酒渣鼻红斑：2周为1个疗程，连用8周。炎症性丘疹、脓疱：4周为1个疗程。

【不良反应与注意事项】 少数患者可有短暂的红斑、皮肤干燥、烧灼感和皮肤刺激性反应。因本品可自黏膜吸收，长期大量使用后可能产生与全身用药相同的不良反应。

【制剂与规格】 甲硝唑凝胶：20 g：0.15 g。

他扎罗汀凝胶（炔维）
Tazavotene Gel

【作用与用途】 他扎罗汀凝胶为皮肤外用的类维生素A的前体药，具有调节表皮细胞分化和增殖等作用。适用于治疗寻常性斑块型银屑病。

【用法与用量】 外用，每晚临睡前半小时将适量本品涂于患处，涂抹面积不能超过体表面积的20%。用药前，先清洗患处；待皮肤干爽后，将药物均匀涂布于皮损上，形成一层薄膜；涂药后应轻轻揉擦，以促进药物吸收；之后再用肥皂将手洗净。

【体内过程】 外用他扎罗汀凝胶，其结构中的酯被水解生成活性代谢物AGN 190299，在血浆中几乎不能检测出原药。AGN 190299与血浆蛋白高度结合（>99%）。他扎罗汀与其活性代谢物AGN 190299最终代谢成为砜、亚砜及其他极性化合物，所有这些代谢物均通过尿和粪便排泄。无论健康人或银屑病患者外用他扎罗汀凝胶时，AGN 190299的半衰期相似，均为8小时。

【不良反应与注意事项】 本品外用后主要不良反应为皮肤反应，表现为瘙痒、灼热、刺痛、红斑、刺激感、皮肤疼痛、湿疹、脱屑、皮炎、开裂、水肿、脱色、出血和干燥等。育龄妇女在开始他扎罗汀凝胶治疗前2周内，必须进行血清或尿液妊娠试验，确认为妊娠试验阴性后，在下次正常月经周期的第2天或第3天开始治疗。在治疗前、治疗期间和停止治疗后一段时间内，必须使用有效的避孕方法。治疗期间如发生妊娠，应立即与医生联系，共同讨论对胎儿的危险性及是否继续妊娠等。避免药物与眼睛、口腔和黏膜接触，并尽量避免药物与正常皮肤接触。如果与眼接触，应用水彻底冲洗。如出现瘙痒等皮肤刺激作用，尽量不要搔抓，可涂少量润肤剂；严重时，建议患者停用本品或隔天使用 1 次。本品不宜用于急性湿疹类皮肤病。治疗期间避免在阳光下过多暴露。涂抹面积超过体表面积 20% 的安全性资料尚未建立。12 岁以下儿童慎用。孕妇、哺乳期妇女及近期有生育愿望的妇女禁用。对本品或其他维甲酸类药物过敏者禁用。

【制剂与规格】 凝胶剂：含活性成分 15 mg，每支 30 g。

双氯芬酸二乙胺乳胶剂
（扶他林乳胶剂）
Diclofenac Diethylamine Emulgel

【作用与用途】 为非激素类消炎、镇痛、解热药。局部应用于肌腱、韧带、肌肉和关节创伤性炎症的治疗，如扭伤、挫伤和劳损；局限性软组织风湿病，如腱鞘炎、肩手综合征和滑囊炎。也可用于周围关节和脊柱关节痛、关节周围病变等局限性风湿性疾病。

【用法与用量】 每次用 2 ~ 4 g，每日涂 3 ~ 4 次，并反复轻轻揉擦于患处。

【不良反应与注意事项】 偶有皮疹、瘙痒、皮肤发红和刺痛出现。本品切忌口服，勿与皮肤损伤或开放性伤口、眼和黏膜等处接触。

【制剂与规格】 每 20 g 乳胶剂中含双氯芬酸二乙胺盐 200 mg（相当于 1% 的双氯芬酸钠）。

克林霉素磷酸酯凝胶
Clindamycin Phosphate Gel

【作用与用途】 本品为半合成的克林霉素衍生物，为窄谱抗生素，主要对革兰氏阳性球菌及厌氧菌有很强的抗菌活性。体外试验表明：本品具有抑制痤疮丙酸杆菌、颗粒丙酸杆菌、金黄色葡萄球菌、表皮葡萄球菌等的生长作用。用于菌敏感所致的寻常痤疮。

【体内过程】 多次外敷本品（浓度相当于 1 ml 异丙醇和水溶液中含 10 mg 克林霉素），血清中克林霉素浓度仅为 0 ~ 3 ng/ml，小于 0.2% 给药剂量的克林霉素经尿排出。

【用法与用量】 清洗并抹干患处，将本品适量涂于患处，早晚各1 次。

【不良反应与注意事项】 常见不良反应有：局部皮肤干燥、接触性皮炎、皮肤刺激反应、过敏症状、腹痛、胃肠不适、眼睛刺痛等；个别可能有腹泻、血样腹泻、结肠炎包括假膜性结肠炎等。本品应避免触及眼睛及口。若误进眼睛，应以清水彻底冲洗。对克林霉素或林可霉素过敏者禁用。有局限性肠炎、溃疡性肠炎或抗生素相关肠炎病史患者禁用。本品可增强神经肌肉阻滞药的作用，两者不宜合用。与红霉素有拮抗作用，不宜合用。与游离脂肪酸合用可减少本品 2% ~ 14%

的吸收。

【制剂与规格】 凝胶剂:10 g:0.1 g(按克林霉素计);20 g:0.2 g(按克林霉素计)。

(十二)皮肤科口服药

阿维 A(新体卡松,方希)

Acitretin

【作用与用途】 本品具有促进表皮细胞分化和增殖等作用,但其对银屑病及其他角化性皮肤病的作用机理尚不清楚。用于治疗严重的银屑病,包括红皮病型银屑病、脓疱性银屑病等,其他角化性皮肤病。

【用法与用量】 本品个体差异较大,剂量需要个体化,以便能取得最大的临床治疗效果,同时不良反应最小。开始治疗:应为 25 mg/d,作为一个单独剂量与主餐一起服用。如果经过 4 周治疗效果不满意,又没有毒性反应,每天最大剂量可以逐渐增加至 75 mg/d。如果需要把副作用减至最小,此剂量还可减少。维持治疗:治疗开始有效后,可给予 25 ~ 50 mg/d 的维持剂量,维持剂量应以临床效果和耐受性作为根据,一些病例,增加剂量至最大 75 mg/d,可能是必要的。一般来说,当皮损已充分消退,治疗应该停止。复发可按开始治疗的方法再治疗。角化性疾病的维持剂量为 10 mg/d,量大者可增至 50 mg/d。

【不良反应与注意事项】 本品主要和常见的不良反应为维生素 A 过多综合征样反应,主要表现为皮肤:瘙痒、感觉过敏、光过敏、红斑、干燥、鳞屑、甲沟炎等;黏膜:唇炎、鼻炎、口干等;眼:眼干燥、结膜炎等;肌肉骨骼:肌痛、背痛、关节痛、骨增生等;神经系统:头痛、步态异常、颅内压升高、耳鸣、耳痛等;其他:疲劳、厌食、食欲改变、恶心、腹痛等;实验室异常:可见谷草转氨酶、谷丙转氨酶、碱性磷酸酶、甘油三酯、胆红素、尿酸、网织红细胞等短暂性轻度升高,也可见高密度脂蛋白、白细胞及磷、钾等电解质减少。继续治疗或停止用药,改变可恢复。育龄妇女在开始阿维 A 治疗前 2 周内,必须进行血清或尿液妊娠试验,确认妊娠试验为阴性后,在下次正常月经周期的第 2 天或第 3 天开始用阿维 A 治疗。在开始治疗前、治疗期间和停止治疗后至少 2 年内,必须使用有效的避孕方法;治疗期间,应定期进行妊娠试验,如妊娠试验为阳性,应立即与医生联系,共同讨论对胎儿的危险性及是否继续妊娠等。在阿维 A 治疗期间或治疗后 2 个月内,应避免饮用含酒清的饮料,并忌酒。本品不能与四环素、氨甲蝶呤、维生素 A 及其他维甲酸类药物并用,以避免副作用。在服用阿维 A 前和治疗期间,应定期检查肝功能,若出现肝功能异常,应每周检查;若肝功能未恢复正常或进一步恶化,必须停止治疗,并继续监测肝功能至少 3 个月。对有脂代谢障碍、糖尿病、肥胖症、酒精中毒的高危患者和长期服用阿维 A 的患者,必须定期检查血清胆固醇和甘油三脂;对长期服用阿维 A 的患者,应定期检查有无骨异常。正在服用维甲酸类药物治疗及停药后2年内,患者不得献血。阿维A在儿童中应用的疗效和安全性尚未确认,因而阿维A只用于患有严重角化异常性疾病,且无有效替代疗法的那些儿童。治疗期间,不要使用含维生素A的制剂或保健食品,要避免在阳光下过多暴露。如发生过量服用,应立即停药,采取将本品从体内排出的措施,并密切监视颅内压升高的体征。以下情况禁用:孕妇、哺乳期妇女及两年内有生育愿望的妇女;对阿维A或其他维甲酸类药物过敏者;严重肝肾功能不全者、高脂血症者,维生素A过多症或维生素A及其代谢物过敏者。

【制剂与规格】 胶囊剂:10 mg。

异维A酸
Isotretinoin

【作用与用途】 本药的作用机制尚未完全清楚。用于治疗痤疮时能缩小皮脂腺组织,抑制皮脂腺活性,减少皮脂分泌,减轻上皮细胞角化及毛囊皮脂腺口的角质栓塞,并抑制痤疮丙酸杆菌的生长繁殖。近来研究表明,本药可调控与痤疮发病机制有关的炎症免疫介质以及选择性地结合维A酸核受体而发挥治疗作用。适用于重度痤疮,尤其适用于结节囊肿型痤疮,亦可用于毛发红糠疹等疾病。

【体内过程】 本品口服后迅速由胃肠道吸收,2~4小时后达血浓度高峰,半衰期为10~20小时,主要在肝脏或肠壁代谢,以原形及代谢产物进入肝肠循环,口服生物利用度低,餐后服药可增加生物利用度,吸收后的血浆结合率高,未经改变的原形药从大便排出,代谢产物经尿排出。

【用法与用量】 本品应在医生指导下使用。口服治疗痤疮的剂量应因人而异,从0.1~1 mg/(kg·d)不等,一般建议开始剂量为0.5 mg/(kg·d),分2次口服。本药为脂溶性,进餐时服药可促进吸收,治疗2~4周后可根据临床效果及不良反应酌情调整剂量。6~8周为1个疗程,疗程之间可停药8周,停药后短期内可持续改善症状。

【不良反应与注意事项】 本药的副作用与维生素A过量的临床表现相似,常见的副作用包括口唇及皮肤干燥、唇炎、脱屑、瘙痒、疼痛、皮疹、皮肤脆性增加、掌跖脱皮、淤斑,还可出现继发感染等;结膜炎,严重者角膜混浊、视力障碍、视乳头水肿,头痛、头昏、精神症状、抑郁、良性脑压增高;毛发疏松,指甲变软;骨质疏松、肌肉无力、疼痛、胃肠道症状、鼻出血等;妊娠服药可导致自发性流产及胎儿发育畸形;实验室检查可引起血沉快、肝酶升高、血脂升高、血糖升高、血小板下降等。上述副作用大多为可逆性,停药后可逐渐得到恢复。副作用的轻重与本药的剂量大小、疗程长短及个体耐受性有关。轻度不良反应可不必停药,或减量使用,重度不良反应应立即停药,并去医院由医师作相应处理。孕妇、哺乳期妇女、肝肾功能不全,维生素A过量及高血脂症患者禁用。本药避免与维生素A及四环素等同时服用。用药期间及停药后3个月内不得献血。避免太阳光及UV射线过度照射。糖尿病、肥胖症、酗酒及高脂血症、脂质代谢紊乱者慎用。治疗初期痤疮症状或许有短暂性加重现象，若无其他异常情况，可在严密观察下继续用药，不宜同时服用其他角质分离剂或表皮剥脱性抗痤疮药。必要时可用温和的外用药作辅助性治疗。育龄期妇女及其配偶服药期间及服药前、停药后3个月内应严格避孕，接受治疗2周前做妊娠试验，以后每月1次，确保无妊娠。对儿童的安全性尚不清楚。药物过量可发生骨结构的改变，包括儿童骨骺盘早熟融合。老年患者肝、肾功能不全者禁用。

【制剂与规格】 异维A酸胶丸：10 mg。

阿维A酯(依曲替酯，抗癣灵，替维甲，维甲灵)
Etretinate

【作用与用途】 可促进上皮细胞分化及角质溶解作用。用于严重银屑病，尤其是红皮病型银屑病及脓疱性银屑病、鱼鳞病、毛发红糠疹、毛囊角化症等。

【体内过程】 本品口服后自胃肠道吸收，3～4小时血药浓度达峰值，C_{max} 200～800 μg/ml，消除半衰期较长，24小时消失，少量被吸收的活性物质贮存于深部组织，缓慢蓄积。血浆蛋白结合率为99%，本品在肝代谢，几乎全部以代谢物形式排泄，约80%从胆汁排泄，20%随尿排出。由胆汁排出的部分代谢物会进入肠肝循环。

【用法用量】 口服，初剂量每日0.75～1 mg/kg，每日2～3次，2～4周为1疗程，最高日剂量不超过75 mg。维持量通常为0.5 mg/kg，服6～8周。儿童剂量与成人相同。

【不良反应与注意事项】 常见有口干、唇炎等，偶见可逆性脱发，还有皮肤干燥、甲沟炎，罕见肝炎、血脂升高、颅内压升高。孕妇、哺乳期妇女、肝肾功能异常及血脂过高者禁用，生育期妇女停药后至少两年内不宜怀孕。用药期间宜定期检查肝功、血脂。与苯妥英钠同服可降低其蛋白结合率。

【制剂与规格】 片剂：10 mg、25 mg。

眼科用药

(一)抗菌药

磺胺醋酰钠滴眼液(斑马)

Sulfacetamide Sodium Eye Drops

【作用与用途】 磺胺药是一种广谱抑菌剂,能抑制大多数革兰阳性菌、沙眼衣原体及一些阴性菌,用于治疗感染。主要用于治疗敏感细菌所致的外眼感染,如结膜炎、角膜炎、睑缘炎、慢性泪囊炎等;也用于沙眼和衣原体感染的辅助治疗,以及眼外伤及眼部手术的前、后预防感染。

【体内过程】 本品滴眼穿透力强,水溶液呈中性,局部刺激性小,故可用较高的浓度。30%溶液点眼少量可吸收入角膜,5 分钟后在角膜可达 0.1%。角膜上皮缺损时则眼内吸收浓度显著提高,房水浓度可高达 950 μg/ml。

【用法与用量】 滴入结膜囊,每日 3~5 次,每次 1~2 滴。

【不良反应与注意事项】 为一般滴眼液常见的眼局部反应,主要为局部过敏性反应,如睑、球结膜红肿,眼睑皮肤红肿、痒、皮疹等。对磺胺类药物过敏者禁用。在使用过程中,如发现眼睛发红、疼痛等应立即停药,并及时就诊。

【制剂与规格】 磺胺醋酰钠滴眼液:15%:8 ml。

硫酸庆大霉素滴眼液

Gentamicin Sulfate Eye Drops

【作用与用途】 本品为氨基糖苷类抗生素。本品适用于治疗葡萄球菌属(金黄色葡萄球菌及凝固酶阴性葡萄球菌中甲氧西林敏感株)及敏感革兰阴性杆菌,如大肠埃希菌、克雷伯菌属、变形杆菌属、肠杆菌属、沙雷菌属、铜绿假单胞菌等所致的结膜炎、角膜炎、泪囊炎、眼睑炎、睑板腺炎等感染。

【体内过程】 本品滴眼后极少吸收进入眼内组织或进入全身血液循环。

【用法与用量】 滴入眼结膜囊内,每次 1~2 滴,每日 3~5 次。

【不良反应与注意事项】 偶有局部刺激不适,无全身不良反应。对本品或其他氨基糖苷类抗生素过敏者禁用。本品不得直接注入球结膜下或眼前房内。

【制剂与规格】 硫酸庆大霉素滴眼液:8 ml:4×10^4 U。

阿米卡星滴眼液

Amikacin Sulfate Eye Drops

【作用与用途】 适用于治疗敏感细菌所致的外眼感染,如结膜炎、角膜炎、泪囊炎、睑缘炎、睑板腺炎等。

【用法与用量】 滴入结膜囊。每次 1~2 滴,每日 3~5 次。

【不良反应与注意事项】 本品滴

眼后有轻微的刺激性,偶见变态反应,出现充血、眼痒、水肿等情况。对本品过敏者禁用。

【制剂与规格】 硫酸阿米卡星滴眼液:5 ml:12.5 mg;8 ml:20 mg。

妥布霉素滴眼液

Tobramycin Eye Drops

【作用与用途】 本品属氨基糖苷类抗生素。本品适用于敏感细菌所致的外眼及附属器的局部感染。

【体内过程】 本品滴眼后有少量被吸收进入全身血液循环。

【用法与用量】 滴于眼睑内。轻、中度感染:每次1~2滴,每4小时1次;重度感染:每次2滴,每小时1次。

【不良反应与注意事项】 偶见局部刺激症状,如:眼睑灼痛或肿胀、结膜红斑等;罕见变态反应。对本品及其他氨基糖苷类抗生素过敏者禁用。

【制剂与规格】 妥布霉素滴眼液:8 ml:24 mg(2.4×10^4 U)。

硫酸新霉素滴眼液

Neomycin Sulfate Eye Drops

【作用与用途】 本品适用于由敏感葡萄球菌属(甲氧西林敏感金葡菌和凝固酶阴性葡萄球菌)、流感嗜血杆菌、大肠埃希菌、变形杆菌属等敏感革兰阴性杆菌所致的结膜炎、泪囊炎、角膜炎、眼睑炎、睑板腺炎等。

【体内过程】 硫酸新霉素滴眼液滴眼后很少被吸收入眼内组织或全身血液循环。

【用法与用量】 滴入眼结膜囊内,每次1~2滴,每日3~5次。

【不良反应与注意事项】 偶有眼部轻度刺激不适,无全身不良反应。对新霉素或其他氨基糖苷类抗生素过敏的患者禁用。

【制剂与规格】 硫酸新霉素滴眼液:8 ml(4×10^4 U)。

硫酸卡那霉素滴眼液

Kanamycin Sulfate Eye Drops

【作用与用途】 适用于治疗敏感大肠埃希菌、克雷伯菌属、变形杆菌属、淋病奈瑟菌及葡萄球菌属等细菌所致的结膜炎、角膜炎、泪囊炎、眼睑炎、睑板腺炎等感染。

【体内过程】 本品滴眼后很少吸收进入眼内组织或进入全身血液循环。

【用法与用量】 滴入眼结膜囊内,每次1~2滴,每日3~5次。

【不良反应与注意事项】 偶有眼部轻度刺激不适,无全身不良反应。对本品或其他氨基糖苷类过敏者禁用。

【制剂与规格】 硫酸卡那霉素滴眼液:8 ml:40 mg。

硫酸小诺霉素滴眼液

Micronomicin Sulfate Eye Drops

【作用与用途】 用于对硫酸小诺霉素敏感的葡萄球菌、溶血性链球菌、肺炎双球菌、结膜炎杆菌、铜绿假单胞菌所引起的外眼部感染,如眼睑发炎、睑腺炎、泪囊炎、结膜炎、角膜炎等。

【体内过程】 本滴眼液在家兔正常眼内2小时后前房水浓度达到最高浓度为0.54 mg/ml,然后渐渐降低。眼组织内、眼睑、球结膜等也有较高浓度。眼有炎症时,比正常眼的渗透浓度高,角膜内可达到甚高浓度,对角膜疾患有效。

【用法与用量】 滴于眼睑内。每次1~2滴,每日3~4次。

【不良反应与注意事项】 少数患者可能出现皮疹等变态反应,局部可出现瘙痒、眼痛等刺激症状,偶见表层角膜炎、雾视及分泌物增加。对氨基糖苷类抗生素及杆菌肽过敏者禁用。本品不能与右旋糖酐、利尿酸、速尿等并用。

【制剂与规格】 硫酸小诺霉素滴眼液:8 ml:24 mg。

林可霉素滴眼剂

Lincomycin Hydrochloride Eye Drops

【作用与用途】 本品对革兰阳性菌如葡萄球菌属(包括耐青霉素株)、链球菌等有较高抗菌活性,对少数阴性菌也有良好抗菌活性。用于敏感菌所致的结膜炎、角膜炎等。

【用法与用量】 滴眼:一次1~2滴,一日3~5次。

【不良反应与注意事项】 偶可有皮疹、瘙痒等过敏反应;过量使用并吸收可致中性粒细胞减低、血小板减低、念珠菌感染等,尚有耳鸣、眩晕等副作用。对本品过敏者禁用。1个月以内的婴儿禁用。患者对林可霉素过敏时有可能对其他林可霉素类也过敏。林可霉素与新生霉素、卡那霉素有配伍禁忌。孕妇及哺乳期妇女慎用。不宜与氯霉素或红霉素合用。

【制剂与规格】 滴眼剂:8 ml:0.2 g(按$C_{18}H_{34}N_2O_6S$计)。

氯霉素滴眼液

Chloramphenicol Eye Drops

【作用与用途】 本品为氯霉素类抗生素。在体外具广谱抗微生物作用,包括需氧革兰阴性菌及革兰阳性菌、厌氧菌、立克次体属、螺旋体和衣原体属。用于治疗由大肠杆菌、流感嗜血杆菌、克雷伯菌属、金黄色葡萄球菌、溶血性链球菌和其他敏感菌所致眼部感染,如沙眼、结膜炎、角膜炎、眼睑缘炎等。

【用法与用量】 滴眼液:滴于眼睑内,每次1~2滴,每日3~5次。眼膏:涂入眼睑内,每日3次。

【不良反应与注意事项】 可有眼部刺激、变态反应等。对本品过敏者禁用。大剂量长期使用(超过3个月)可引起视神经炎或视神经乳头炎(特别是小儿)。

【制剂与规格】 氯霉素滴眼液:8 ml:20 mg;眼膏:1%、3%。

氯霉素控释眼丸(眼泰)

Chloramphenicol Sustoined Release Eyepilule

【作用与用途】 抗生素类药用于沙眼、结膜炎、眼睑缘炎、角膜炎,及与其他药品配合,用于一般眼病的消炎等。

【用法与用量】 放入结膜囊内，每眼每10日1粒，病重者可在第2日再放1粒。

【不良反应与注意事项】 少数患者在使用本品后有异物感，但在数分钟或数小时后可消失。为防止脱落，避免揉眼，洗脸时小心，每日检查2~3次，如脱落应及时补上。

【制剂与规格】 氯霉素控释眼丸：2.5 mg。

磺胺嘧啶眼膏
Sulfadiazine Eye Ointment

【作用与用途】 沙眼，结膜炎。磺胺类为广谱抑菌剂。本品在结构上类似对氨基苯甲酸（PABA），可与PABA竞争性作用于细菌体内的二氢叶酸合成酶，从而阻止PABA作为原料合成细菌所需的叶酸，减少了具有代谢活性的四氢叶酸的量，而后者则是细菌合成嘌呤、胸腺嘧啶核苷和脱氧核糖核酸（DNA）的必需物质，因此抑制了细菌的生长繁殖。

【体内过程】 尚不明确。

【用法与用量】 涂于眼睑内，一日2次。

【不良反应与注意事项】 对磺胺药过敏的患者禁用。

【制剂与规格】 眼膏：5%。

金霉素眼膏
Chlorteytractcline Hydrochloride Eye Ointment

【作用与用途】 本品为四环素类抗生素，许多立克次体属、支原体属、衣原体属、非典型结核杆菌属、螺旋体对本品敏感。用于敏感金黄色葡萄球菌、化脓性链球菌、肺炎链球菌等革兰阳性菌及流感嗜血杆菌等敏感革兰阴性菌所致浅表眼部感染的治疗；也可用于沙眼衣原体所致沙眼的治疗。

【体内过程】 本品为局部用药，很少吸收。

【用法与用量】 涂入眼睑内，每日1~2次。

【不良反应与注意事项】 少见，应用本品后可感到视力模糊。应用时耐药菌株可过度生长。有四环素类药物过敏史者禁用。急性或慢性沙眼的疗程应为1~2个月或更长。眼膏可作为夜间治疗用药，以保持感染部位与药物接触较长时间。

【制剂与规格】 盐酸金霉素眼膏：0.5%（g/g）。

四环素眼膏
Tetracycline Eye Ointment

【作用与用途】 本品为广谱抑菌剂，高浓度时具杀菌作用。许多立克次体属、支原体属、衣原体属、螺旋体对本品敏感。眼膏用于敏感病原菌所致结膜炎、眼睑炎、角膜炎、沙眼等。

【体内过程】 局部用药，很少吸收。

【用法与用量】 眼膏涂于眼睑内，每日1~2次。

【不良反应与注意事项】 对四环素类药物过敏者禁用。

【制剂与规格】 眼膏：0.5%（g/g）。

红霉素眼膏

Erythromycin Eye Ointment

【作用与用途】 红霉素属大环内酯类抗生素,对葡萄球菌属、各组链球菌和革兰阳性杆菌均具有抗菌活性。奈瑟菌属、流感嗜血杆菌、百日咳鲍特菌等也可对本品呈现敏感。用于沙眼、结膜炎、角膜炎及预防新生儿淋球菌及沙眼衣原体眼部感染。

【体内过程】 眼膏局部用药后很少吸收入血。

【用法与用量】 眼膏剂涂于眼睑,每日多次。

【不良反应与注意事项】 可出现眼部刺激、发红及其他变态反应。对红霉素过敏者禁用。

【制剂与规格】 红霉素眼膏:0.5%。

诺氟沙星滴眼液

Norfloxacin Eye Drops

【作用与用途】 本品为氟喹诺酮类抗菌药,具有广谱抗菌作用,尤其对需氧革兰阴性杆菌抗菌活性高。滴眼液用于敏感菌所致的外眼感染,如结膜炎、角膜炎、角膜溃疡等。

【用法与用量】 滴眼液滴入眼睑内,每次1~2滴,每日3~6次。

【不良反应与注意事项】 轻微一过性局部刺激,如刺痛、痒、异物感等。对本品及氟喹诺酮类过敏患者禁用。

【制剂与规格】 诺氟沙星滴眼液:8 ml:24 mg。

盐酸左氧氟沙星滴眼液

Levofloxacin Hydrochloride Eye Drops

【作用与用途】 适用于治疗敏感细菌引起的细菌性结膜炎、细菌性角膜炎。

【用法与用量】 滴入眼睑内。每次1~2滴,第1~2日白天每2小时滴1次,全天共8次,以后白天每4小时滴1次,全天共4次。推荐疗程:细菌性结膜炎7天、细菌性角膜炎9~14天,或遵医嘱。

【不良反应与注意事项】 常见不良反应有暂时性视力下降、发热、一过性眼睛灼热、眼痛或不适、咽炎及畏光,发生率为1%~3%。其他发生率低于1%的不良反应有:过敏、眼睑水肿、眼睛干燥及瘙痒。对盐酸左氧氟沙星或其他喹诺酮类药物及本品任何组分过敏者禁用。

【制剂与规格】 盐酸左氧氟沙星滴眼液:5 ml:15 mg(以左氧氟沙星计);8 ml:24 mg。

氧氟沙星滴眼剂

Ofloxacin Eye Drops

【作用与用途】 广谱抗菌药,对沙眼衣原体亦有效。主要用于治疗细菌性外眼感染、沙眼及细菌性眼内感染。

【体内过程】 一滴点眼后,1小时角膜浓度达最大值3.22 μg/ml,房水浓度30分钟达峰值0.71 μg/ml。

【用法与用量】 滴于眼睑内,每

日3~5次,每次1~2滴,或遵医嘱。

【不良反应与注意事项】 偶尔有辛辣似蜇样的刺激症状。对氧氟沙星或喹诺酮类药物过敏者禁用。不宜长期使用,使用中出现过敏症状,应立即停止使用。只限于滴眼用。滴眼时瓶口勿接触眼睛;使用后应将瓶盖拧紧,以免污染药品。当药品性状发生改变时,禁止使用。儿童必须在成人监护下使用。

【制剂与规格】 滴眼剂:0.30%。

环丙沙星滴眼液(眼膏)

Ciprofloxacin Eye Drops (Ointment)

【作用与用途】 本品具有广谱抗菌作用,尤其对需氧革兰阴性杆菌抗菌活性高,用于敏感菌引起的外眼部感染(如结膜炎等)。

【体内过程】 本品为局部用药,只有少量吸收。据文献报道,多次滴眼后的血药峰浓度(C_{max})小于5 ng/ml,平均浓度一般低于2.5 ng/ml。

【用法与用量】 乳酸环丙沙星滴眼液:滴于眼睑内,每次1~2滴,每日3~5次。盐酸环丙沙星眼膏:经眼给药,每次约0.1 g,每日2次,或遵医嘱。

【不良反应与注意事项】 偶有局部一过性刺激症状。可产生局部灼伤和异物感。此外眼睑水肿、流泪、畏光、视力减低、变态反应等较少见。对本品及喹诺酮类药过敏的患者禁用。

【制剂与规格】 乳酸环丙沙星滴眼液:8 ml:24 mg(按环丙沙星计);盐酸环丙沙星眼膏:2.5 g:7.5 mg(以环丙沙星计)。

杆菌肽眼膏

Bacitracin Eye Ointment

【作用与用途】 用于革兰阳性细菌引起的细菌性结膜炎、麦粒肿及细菌性眼睑炎。杆菌肽为多肽类抗生素。对眼部常见致病菌有杀菌作用,其作用机制是抑制细菌细胞壁合成。

【体内过程】 尚不明确。

【用法与用量】 取适量涂于结膜囊内,每3~4小时1次。

【不良反应与注意事项】 轻微刺激感。偶见过敏反应,出现充血、眼痒、水肿等症状。罕见全身过敏反应。本品仅限眼部使用。

【制剂与规格】 眼膏:每克含杆菌肽500 U。

利福平滴眼液

Rifampicin Eye Drops

【作用与用途】 用于治疗敏感微生物所致的眼部感染,如沙眼、结核性眼病及某些病毒性眼病。

【用法与用量】 临用时将利福平颗粒或药丸倒入溶剂瓶内,振摇溶解后滴入结膜囊内,每次1~2滴,每日滴4~6次。或每2小时1次,每次1~2滴,或遵医嘱。

【不良反应与注意事项】 本品滴眼可发生轻度刺激症状。对本品过敏者禁用。

【制剂与规格】 利福平滴眼液:10 ml:10 mg(每支含利福平10 mg,缓冲液每瓶10 ml)。

其余内容参阅抗感染药物章抗结核药“利福平”。

两性霉素B滴眼液
Amphotericin B Eye Drops

【作用与用途】 用于眼部真菌感染。

【用法与用量】 滴眼：0.2%～0.5%眼液，1～2小时1次，须用注射用水或5%葡萄糖（右旋糖）配制，随用随配。结膜下注射：每次0.1 mg。

【不良反应与注意事项】 局部注射，反应强，应慎用。

【制剂与规格】 两性霉素B滴眼剂：0.15%。

那他霉素滴眼液
Natamycin Eye Drops

【作用与用途】 那他霉素是一线眼部抗真菌滴眼液。它是杀灭眼部念珠菌、曲霉菌、镰刀菌的首选治疗药物。作用机制是通过药物分子与真菌细胞膜的固醇部分结合，形成多烯固醇复合物，改变细胞膜的渗透性，使真菌细胞内的基本细胞成分流出，而致细菌死亡。适用于治疗真菌性外眼感染，如真菌性眼睑炎、结膜炎和角膜炎，包括腐皮镰刀菌角膜炎。

【用法与用量】 充分摇匀后滴入结膜囊。应用5%那他霉素治疗真菌性角膜炎的最佳开始剂量为每次1滴，每1～2小时1次。3～4天后改为每次1滴，一天6～8次，治疗一般要持续14～21天，或者一直持续到活动性真菌性角膜炎消退。

【不良反应与注意事项】 本品口服不吸收，注射毒性大，故只能局部用药。用5%本品混悬液滴眼，眼睛能够耐受，不发生毒性反应。前房内注射的耐受量为250 μg，如果增加到500 μg，则引起角膜代偿功能阻碍和虹膜睫状体炎。在玻璃体内注射本品25 μg，眼球虽然能够耐受，但对实验性真菌性眼内感染无效；注射本品50 μg，视网膜遭到破坏。

【制剂与规格】 那他霉素滴眼液：5%：15 ml。

氟康唑滴眼液
Fluconazole Eye Drops

【作用与用途】 本品为抗真菌药，具有抑制真菌作用，高浓度时也可具有杀菌作用。用于敏感性真菌引起的真菌性角膜炎。

【用法与用量】 滴眼。每日4～6次，重症每1～2小时1次，每次1～2滴。

【不良反应与注意事项】 偶见眼部刺激反应和变态反应。本品与其他咪唑类药物之间可发生交叉过敏，因此对任何一种咪唑类药物过敏者不可再用本品。本品仅供滴眼用。为避免本品污染，不要将滴头接触眼睑表面。溶液发生变色或混浊，不要使用。孕妇慎用本品。建议哺乳期妇女在使用本品时暂停哺乳。

【制剂与规格】 氟康唑滴眼液5 ml：25 mg。

(二)抗病毒药

碘苷滴眼液

Idoxuridine Eye Drops

【作用与用途】 本品为嘧啶类抗病毒药,能与胸腺嘧啶核苷竞争性抑制磷酸化酶,特别是DNA聚合酶,从而抑制病毒DNA中胸腺嘧啶核苷的合成,或代替胸腺嘧啶核苷渗入病毒DNA中,产生有缺陷的DNA,使其失去感染力或不能重新组合,使病毒停止繁殖或失去活性而得到抑制。用于单纯疱疹性角膜炎、牛痘病毒性角膜炎和带状疱疹病毒感染。

【体内过程】 在脱氨基酶和核苷酸酶的作用下迅速失去效应。本品很难穿透角膜,故对虹膜炎和深层角膜炎无效。

【用法与用量】 滴于结膜囊内,每1~2小时1次,每次1~2滴。

【不良反应与注意事项】 可有畏光、局部充血、水肿、痒或疼痛等不良反应,也可发生变态反应眼睑水肿。长期滴用,可引起接触性皮炎、点状角膜病变、滤泡性结膜炎、泪点闭塞等。对本品及碘制剂过敏的患者禁用。

【制剂与规格】 碘苷滴眼液:8 ml:8 mg、10 ml:10 mg。

曲氟尿苷滴眼液(三氟尿苷,氟苷,三氟胸腺嘧啶核苷)

Trifluridine Eye Drops

【作用与用途】 本品结构与碘苷相似。对单纯疱疹病毒(HSV-Ⅰ和HSV-Ⅱ)作用最强,对腺病毒、牛痘病毒、巨细胞病毒、带状疱疹病毒亦具一定作用,对阿昔洛韦耐药的疱疹病毒有效。适用于单纯疱疹性角膜炎、结膜炎及其他疱疹性眼病。疗效与阿糖腺苷相似而优于碘苷。对碘苷无效或过敏者可试用本品。

【用法与用量】 1%滴眼液:2~3小时1次,待病情好转后改为4小时1次,使用时间不超过3周。

【不良反应与注意事项】 不良反应似碘苷,为局部疼痛、发炎、瘙痒、眼睑水肿等。实验动物中有致畸、致突变作用,只供局部应用。

【制剂与规格】 曲氟尿苷滴眼液:1%。

利巴韦林滴眼液(三氮唑核苷,病毒唑,三唑核苷,利美普新)

Ribavirin Eye Drops

【作用与用途】 适用于治疗单纯疱疹病毒性角膜炎。

【体内过程】 本品为局部用药,但可自黏膜部分吸收。吸收后在呼吸道分泌物中的浓度大多高于血药浓度,可透过血脑脊液屏障和胎盘屏障。在肝内代谢。主要经肾脏排泄,也可经乳汁排出。

【用法与用量】 滴入结膜囊,1小时1次,每次1~2滴,好转后改为每2小时1次。

【不良反应与注意事项】 偶见局部轻微刺激。对本品过敏者、孕妇禁用。不宜用于其他病毒性眼病。若长期大量使用本品可能会产生与全身用药相同的不良反应,如肝功能、血象的不良反应。大量使用本品可能会产生与全身用药相似的药物相互作用。

【制剂与规格】 利巴韦林滴眼液:8 ml:8 mg。

其余内容参阅抗感染药物章抗病毒药“利巴韦林”。

阿昔洛韦滴眼液(眼膏)
Aciclovir Eye Drops(Ointment)

【作用与用途】 阿昔洛韦对Ⅰ、Ⅱ型单纯疱疹病毒有效,其次对水痘-带状疱疹病毒也有效,而对EB(Epstein-Barr)病毒及巨细胞病毒作用较弱。用于单纯疱疹性角膜炎。

【体内过程】 在体内可转化为无活性物质。

【用法与用量】 滴眼液:滴入眼睑内,每2小时1次。眼膏:涂于眼睑内,每日4~6次。

【不良反应与注意事项】 引起轻度疼痛和烧灼感,但易被患者耐受。

【制剂与规格】 阿昔洛韦滴眼液:8 ml:8 mg;阿昔洛韦眼膏:3%。

酞丁安滴眼液
Ftibamzone Eye Drops

【作用与用途】 能抑制感染性单纯疱疹病毒Ⅰ型和Ⅱ型的复制,而不影响病毒从Vero细胞内的释放。还具有较好的抗真菌作用和止痒作用。滴眼液用于治疗各种沙眼;也可用于单纯疱疹病毒Ⅰ型与Ⅱ型及水痘-带状疱疹病毒引起的角膜炎。

【体内过程】 局部用药,很少吸收。

【用法与用量】 滴入眼睑内,每次1滴,每日2~4次。

【不良反应与注意事项】 偶见变态反应,少数病例有局部瘙痒刺激反应,如皮肤红斑、丘疹及刺痒感。注意勿入口内、眼内。育龄妇女慎用,孕妇禁用。

【制剂与规格】 滴眼液:8 ml:8 mg。

重组人干扰素α-1b滴眼液
Interferonalf α-1b Eye Drops

【作用与用途】 本品具有广泛的抗病毒及免疫调节功能。干扰素与细胞表面受体结合,诱导细胞产生多种抗病毒蛋白,从而抑制病毒在细胞内的复制;可通过调节免疫功能增强巨噬细胞、淋巴细胞对靶细胞的特异细胞毒作用,有效地遏制病毒侵袭和感染的发生。用于眼部病毒性疾病,对单纯疱疹性眼病,包括眼睑单纯疱疹、单疱性结膜炎、角膜炎(树枝状、地图状、盘状、实质性角膜炎)、单疱性虹膜睫状体炎疗效显著;对带状疱疹性眼病(如眼睑带状疱疹、带状疱疹性角膜炎、巩膜炎、虹膜睫状体炎)、腺病毒性结膜角膜炎、流行性出血性结膜炎等也有良好效果。

【体内过程】 健康志愿者单次皮下注射本品60 μg,注射后3.99小时血药浓度达最高峰,吸收半衰期为1.86小时,清除相半衰期4.53小时。本品吸收后分布于各脏器,于注射局部含量最高,其次为肾、脾、肺、肝、心脏、脑及脂肪组织，然后在体内降解。尿、粪、胆汁中排泄较少。

【用法与用量】 旋下瓶盖，于结膜囊内滴本药1滴，滴后闭眼1～2分钟。急性炎症期，每日滴用4～6次，随病情好转逐渐减为每日2～3次，基本痊愈后改为每日1次，继续用药1周后停药。有多次复发史的单疱性角膜炎患者，每遇感冒、发热或其他诱因，如疲劳，生活不规律可滴用本品，每日2次，连续3日，以预防复发。

【不良反应与注意事项】 偶见一过性轻度结膜充血，少量分泌物，黏涩感，眼部刺痛，痒感等症状，但可耐受继续用药。病情好转时酌减滴药次数。

【制剂与规格】 重组人干扰素α-1b滴眼液：2 ml：20×10^5 U。

其他内容参阅生物制品章细胞因子“重组人干扰素α-1b”。

更昔洛韦眼用凝胶

Ganciclovir Ophthalmic Gel

【作用与用途】 更昔洛韦的三磷酸盐可竞争性地抑制病毒DNA聚合酶，共同进入病毒DNA内，从而导致病毒DNA延长的终止。更昔洛韦对巨细胞病毒（CMV）和单纯疱疹病毒（HSV）所致的感染有效。主要用于单纯疱疹病毒性角膜炎等。

【用法与用量】 外用，涂入结膜囊中。用量：一次约8 mm，一日4次，疗程3周。

【不良反应与注意事项】 治疗中可能发生短暂的眼痒、灼热感，针刺感及轻微视力模糊，但很快消失，不影响治疗。偶见白细胞下降。不要入口，不过量用药。对更昔洛韦过敏者禁用。严重中性粒细胞减少（少于0.5×10^9/L）或严重血小板减少（小于25×10^9/L）的患者禁用。

【制剂与规格】 凝胶剂：5 g：7.5 mg。

盐酸羟苄唑滴眼液

Hydrobenzole Hydrochloride Eye Drops

【作用与用途】 本品抗微小RNA病毒作用机制，一般认为是在感染细胞内抑制病毒配码的依赖RNA的RNA聚合酶，使病毒RNA合成受阻，从而发挥抑制病毒作用。用于急性流行性出血性结膜炎。

【用法与用量】 滴眼：每次1～2滴，每小时1～2次，病情严重者每小时3～4次。

【不良反应与注意事项】 有轻度刺激性。对本品过敏者禁用。

【制剂与规格】 滴眼剂：8 ml：8 mg。

（三）肾上腺糖皮质激素

醋酸可的松滴眼液（眼膏）

Cortisone Acetate Eye Drops (Ointment)

【作用与用途】 肾上腺皮质激素类药。本品具有抗炎及抗过敏作用，能抑制结缔组织的增生，降低毛细血管壁和细胞膜的通透性，减少炎性渗出,并能抑制组胺及其他毒性物质的形成与释放。用于虹膜睫状体炎、虹膜炎、角膜炎、过敏性结膜炎等。

【用法与用量】 滴眼液,每次1~2滴,每日3~4次。用前摇匀。眼膏:每晚睡前1次,涂于结膜囊内。

【不良反应与注意事项】 长期频繁用药可引起青光眼、白内障。单纯疱疹性或溃疡性角膜炎禁用。眼部细菌性或病毒性感染时应与抗菌药物合用。

【制剂与规格】 醋酸可的松滴眼液:3 ml:15 mg;眼膏:0.25%、0.5%、1%。

醋酸泼尼松龙滴眼液

Prednisolone Acetate Eye Drops

【作用与用途】 本药是一种糖皮质激素,相同剂量下,其抗炎效力是氢化可的松的3~5倍。糖皮质激素可减轻炎症反应时的组织水肿、纤维沉积,抑制毛细血管扩张和吞噬细胞游走,同样也可抑制毛细血管的增生、胶原的沉积及瘢痕的形成。用于需要抗炎治疗的眼部疾病,如非化脓性结膜炎、眼睑炎、巩膜炎、非疱疹性角膜炎、泪囊炎。在眼科手术后、异物去除后、化学或热烧伤、擦伤、裂伤或其他眼部创伤时作预防性治疗。

【用法与用量】 滴眼:将药液滴于患部。每次1~2滴,每日2~4次。开始治疗的24~48小时,剂量可酌情增大至每小时2滴,必要时可加大用药频率。不宜中途终止治疗,应逐步减量停药。

【不良反应与注意事项】 继发眼部的真菌和病毒感染在一些角膜及巩膜变薄的患者长期使用时,可导致眼球穿孔。有单纯疱疹病毒性角膜炎病史患者、急性化脓性感染患者慎用。长期应用本品可能导致非敏感菌过度生长。长期或大剂量眼部使用本品可导致后囊膜下白内障。本品可引起眼内压升高,从而导致视神经的损害和视野的缺损,因此建议使用该药期间应常测眼内压。

【制剂与规格】 醋酸泼尼松龙滴眼液:10 ml:5 mg。

氟米龙滴眼液

Fluorometholone Eye Drops

【作用与用途】 用于对皮质类固醇敏感的睑结膜、球结膜、角膜及其他眼前段组织的炎症。

【用法与用量】 滴眼:每次1~2滴,每日2~4次,用前摇匀,滴于结膜囊内。治疗开始的24~48小时,可酌情增加至每小时2滴。注意勿过早停药。

【不良反应与注意事项】 该药可能引起眼压升高,甚至青光眼,可致视神经损害、后囊膜下白内障、继发性眼部感染、眼球穿孔及延缓伤口愈合。禁用于急性单纯疱疹病毒性角膜炎,眼组织的真菌感染,牛痘,水痘及大多数其他病毒性角膜、结膜感染,眼结核以及对该药成分过敏者。有单纯疱疹病毒感染病史者慎用。长期使用时,个别敏感患者可能导致眼压升高,甚至诱发青光眼而损害视神经，影响视力和视野，也可能致后囊下白内障形成，以及继发眼组织真菌和病毒感染。已知多种眼部疾病及局部长期使用本品可能致角膜和巩膜变薄，因此，在角膜和巩膜组织较薄的患者中用药可能引起眼球穿孔。未行抗菌治疗的眼部急性化脓性感染，用药后可能掩盖病情或使病情恶化。

【制剂与规格】 氟米龙滴眼液：5 ml、10 ml。

利美索龙
Rimexolone

【作用与用途】 本品为皮质激素类抗炎药，抗变态反应药。适用于治疗前眼色素层炎（如虹膜炎）和眼科手术后的炎症。虽然以前就有用于眼科手术后的眼用皮质类固醇，但是本品是第一个明确标示专用于这种目的的药品。像其他皮质类固醇一样，本品可抑制因各种机械的、化学的或免疫学性质的刺激所引起的炎症反应。本品成为第6个眼科用皮质类固醇，其他5个皮质类固醇药物是地塞米松、氟甲脱氧泼尼松龙、氢化可的松、甲羟孕酮和泼尼松。在安慰剂对照试验中，证明本品对白内障术后的眼前房炎症有效。在其他研究中，表明本品在降低眼色素层炎症方面与1%的醋酸泼尼松相当。

【用法与用量】 治疗术后炎症的剂量是每次1～2滴，术后24小时开始，每天4次，滴入患眼的结膜囊，持续2周。治疗前眼色素层炎的剂量是每次1～2滴，第1周非睡眠期每小时1次，滴入患眼的结膜囊，第2周非睡眠期每2小时1次，每次1滴，然后逐渐减少直至痊愈。

【不良反应与注意事项】 本品出现的最常见不良反应（发生率1%～5%）包括视力模糊、流泪、不适、异物感、充血、眼痛、瘙痒和眼内压升高。由于眼部使用皮质类固醇而引起的眼内压升高，可能伴有视神经损害、视力敏锐、视野缺损和后囊下白内障形成。

【制剂与规格】 1%浓度的眼用混悬液，含有0.01%的防腐剂苯扎氯铵，使用前充分振摇。

妥布霉素地塞米松眼膏（滴眼液）
Tobramycin Dexamethasone Eye Ointment(Eye drops)

【作用与用途】 地塞米松为肾上腺皮质激素，可抑制各种因素引起的炎症反应。由于它同时抑制人体对抗感染的防卫功能，并可延缓愈合，应并用抗生素。妥布霉素为氨基糖苷类广谱抗生素，可有效地控制对庆大霉素有抗药性的菌属，并对葡萄球菌（包括对青霉素耐药的菌种）、链球菌、绿脓杆菌、大肠埃希菌、肺炎杆菌等有强的抗菌作用。用于对肾上腺皮质激素敏感的眼部疾患及外眼部细菌感染。眼用激素用于眼睑、球结膜、角膜、眼球前膜及确诊的传染性结膜炎等炎症性疾病，可以减轻水肿和炎症。同时也适用于慢性前葡萄膜炎，化学性、放射性、灼伤性及异物穿透性角膜损伤及白内障等眼科手术后的炎症。眼用抗生素用于治疗、预防可能的外眼部细菌感染。

【用法与用量】 滴眼液:每天3~5次,每次1~2滴,严重者可增至2小时一次,用前摇匀。眼膏:每天3~5次,每次取1~1.5 cm长的药膏点入结膜囊中。

【不良反应与注意事项】 偶有眼部发痒、红肿、结膜红斑现象发生。长期应用可引起眼压升高及白内障。发生角膜真菌感染。仅可眼部滴用。使用肾上腺皮质激素与抗生素混合剂有可能发生二重感染,尤其是长期使用肾上腺皮质激素,角膜可能发生真菌感染,产生抗药性菌种,假如二重感染发生时,应给予适当的治疗。对眼用氨基糖苷类有过敏史者应小心使用本品,发生过敏反应时应停药。孕妇、哺乳者、儿童应慎用本品。青光眼患者慎用。如长期应用须定期监测眼压。运动员慎用。树枝状角膜炎、眼部分枝杆菌及真菌感染;牛痘、水痘及其他因疱疹性病毒引起的角膜炎、结膜炎;对本品任何成分过敏者和角膜上异物未完全去除者。

【制剂与规格】 滴眼液:5 ml:妥布霉素15 mg,地塞米松5 mg。眼膏:3 g:妥布霉素9 mg,地塞米松3 mg。

(四)非类固醇消炎药

双氯芬酸钠滴眼液
Diclofenac Sodium Eye Drops

【作用与用途】 双氯芬酸钠是非甾体消炎药中作用较强的一种,它对前列腺素合成的抑制作用强于阿司匹林和吲哚美辛等。双氯芬酸钠滴眼液对机械、化学、生物等刺激引起的血-房水屏障崩溃有较强的抑制作用。用于治疗葡萄膜炎、角膜炎、巩膜炎,抑制角膜新生血管的形成,治疗眼内手术后、激光滤帘成形术后或各种眼部损伤的炎症反应,抑制白内障手术中缩瞳反应;用于准分子激光角膜切削术后止痛及消炎;春季结膜炎、季节过敏性结膜炎等过敏性眼病;预防和治疗白内障及人工晶体术后炎症及黄斑囊样水肿,以及青光眼滤过术后促进滤过泡形成等。

【体内过程】 给人0.1%双氯芬酸钠50 μl滴眼后,10分钟在房水中即可检测到药物,2.4小时达到高峰值,为82 ng/ml;浓度保持在20 ng/ml以上的持续时间超过4个小时,而维持在3~16 ng/ml水平可超过24小时;房水平均药物滞留时间为7.4小时。如果每次滴眼多滴,房水药物水平将增加,达峰时间可提前至1小时左右。给人两眼同时滴0.1%双氯芬酸钠各2滴后,4个小时内未检测到血浆内药物(最低检出限为10 ng/ml),表明药物滴眼后的全身吸收是非常有限的。

【用法与用量】 每日4~6次，每次1滴；眼科手术用药：术前3、2、1和0.5小时各滴眼1次，每次1滴。白内障术后24小时开始用药，每日4次，持续用药2周；角膜屈光术后15分钟即可用药，每日4次，持续用药3天。

【不良反应与注意事项】 滴眼有短暂烧灼、刺痛、流泪等，极少数可有结膜充血、视物模糊。不足3%患者可出现乏力、困倦、恶心等全身反应。对本品过敏者禁用。

【制剂与规格】 双氯芬酸钠滴眼液：5 ml：5 mg、8 ml：8 mg。

酮咯酸氨丁三醇滴眼液(安贺拉)

Ketorolac Tromethamine Eye Drops

【作用与用途】 用于季节性过敏性结膜炎所致的眼部瘙痒及各种眼科手术后炎症。

【用法与用量】 过敏性结膜炎，每次1滴，每日3次滴眼。各种眼科术后炎症，手术前24小时开始滴用，每次1~2滴，每日3~4次滴眼，术后继续用3~4周。

【不良反应与注意事项】 有出血倾向的患者或因接受其他药物可致出血时间延长的患者慎用。配戴软性接触镜的患者禁用。

【制剂与规格】 酮咯酸氨丁三醇滴眼剂：0.5%：5 ml。

普拉洛芬滴眼液(普南扑灵)

Pranoprofen Eye Drops

【作用与用途】 具有显著的镇痛、消炎、解热和抗风湿作用。其作用比阿司匹林、吲哚美辛、布洛芬强。作用机制为抑制前列腺素合成酶，从而阻断炎症介质的作用而发挥作用。用于外眼及眼前部的对症治疗(眼睑炎、结膜炎、角膜炎、巩膜炎、浅层巩膜炎、虹膜睫状体炎、术后炎症)。

【用法与用量】 每次1~2滴，4次/d。根据症状可以适当增减次数。

【不良反应与注意事项】 对本品成分有过敏史的患者禁用。本剂只用于对症治疗而不是对因治疗。本剂可掩盖眼部感染，对于感染引起的炎症使用本品时，一定要仔细观察，慎重使用。

【制剂与规格】 普拉洛芬滴眼液：5 mg/5 ml。

(五)免疫抑制剂

环磷酰胺滴眼液(癌得星)

Cyclophosphamide Eye Drops

【作用与用途】 为拟放射线抗代谢药，有显著的细胞毒性。用于复发性翼状胬肉术后、外伤或手术后预防角膜血管新生、顽固性色素膜炎及肿瘤。

【用法与用量】 滴眼：1%眼液，每日4~6次。

【不良反应与注意事项】 参见抗肿瘤药“环磷酰胺”。

【制剂与规格】 环磷酰胺滴眼液：1%。

噻替派滴眼液(三胺硫磷)

Thiotepa Eye Drops

【作用与用途】 噻替派为细胞周期非特异性药物,具有较强的细胞毒作用。用于翼状胬肉术后,可抑制血管新生,有抑制血管纤维及细胞分裂的作用。

【用法与用量】 滴眼,手术后第2~3日用,每日4次。

【不良反应与注意事项】 低温保存,有效期1个月。

【制剂与规格】 噻替派滴眼液:噻替派0.05 g,等渗盐水加至100 ml。

博来霉素滴眼液(争光霉素)

Bleomycin Eye Drops

【作用与用途】 用于眼部鳞状上皮癌,亦可用于真菌感染。

【用法与用量】 滴眼:1% ~2%眼液,每日2~3次。涂眼:1% ~2%眼膏,每日1次。

【制剂与规格】 博来霉素滴眼液(眼膏):1% ~2%。

环孢素(环孢霉素A)

Ciclosporin

【作用与用途】 为新型强效免疫抑制剂。用于治疗角膜移植术后免疫排斥反应、蚕蚀性角膜溃疡、Wegener肉芽肿及顽固性色素膜炎等。

【用法与用量】 滴眼:2% 油剂,每日2~4次。

(六)抗菌消炎混合制剂

典必殊

Tobradex

【作用与用途】 妥布霉素具有广谱抗菌作用,能够有效地杀灭细菌、控制感染,并具有极佳的角膜安全性和更为持久的PAE(抗生素后续作用时间);地塞米松具有抗炎效果显著、角膜穿透力好等优点。妥布霉素和地塞米松的结合充分发挥了各自的优点,能够非常安全有效地控制眼部感染及炎症。用于术前、术后预防、治疗感染与炎症反应,结膜炎、外周角膜炎、泪囊炎与化学灼伤。

【用法与用量】 术后第1、2天,每2小时1次,每次2滴;第3~14天,每日4次,每次1滴;以后逐减(注:注意监测眼压)。

【不良反应与注意事项】 下列情况禁用:树枝状角膜炎,牛痘、水痘及其他因滤过性病毒引起的角膜炎、结膜炎,眼睛分枝杆菌感染,眼结构的真菌感染,对本品任何成分过敏者及角膜上异物未完全去除者。

【制剂与规格】 混悬液:5 ml瓶装;眼药膏:3.5 g软管装。

双氯酚酸-庆大霉素滴眼液(复美新)

Piclofenac-Gentamicin Eye Drops

【作用与用途】 用于眼前段的炎症及预防眼部细菌性感染(如手术后)。

【用法与用量】 成人和老年人每次1滴，每日3次，滴入结膜囊内，疗程一般不超过2周。

【不良反应与注意事项】 结膜充血，有或无分泌物，表面点状角膜炎，可能有短暂的烧灼感，罕见变态反应。对本品任何成分过敏者，真菌或病毒感染，角膜损伤或溃疡，注射乙酰水杨酸或其他抑制前列腺素合成的药物后发生哮喘，或急性鼻炎的患者禁忌。高浓度时，庆大霉素会延缓角膜上皮再生，如需要加用其他眼用制剂，两者之间至少间隔5分钟，如果发生双重感染，立即停用本品并开始其他抗生素治疗。滴后可能发生视力模糊，因此应谨慎驾驶或操作机器。如果必须戴隐形眼镜，则使用眼药水时必须取下镜片，至少5分钟后才能重新配戴。勿同时使用抑菌性抗生素。

【制剂与规格】 双氯酚酸-庆大霉素滴眼剂：5 ml。

科恒滴眼液（的确当滴眼液）

Keheng Eye Drops

【作用与用途】 用于急慢性结膜炎，角膜炎，巩膜炎，葡萄膜炎，急性虹膜炎，白内障，青光眼，角膜移植术后及眼部机械或化学烧伤处理，外耳炎。

【用法与用量】 2～3滴，每日4～8次，滴眼或滴耳。

【不良反应与注意事项】 霉菌性角膜溃疡和树枝状、地图状病毒性角膜炎禁用。化脓性角膜溃疡者慎用。

【制剂与规格】 科恒滴眼液：6 ml。

（七）酶类及生物制品

糜蛋白酶（α-糜蛋白酶）

Chymotrypsin

【作用与用途】 用于创伤或手术后伤口愈合、抗炎及防止局部水肿、积血、扭伤血肿、乳房手术后浮肿、中耳炎、鼻炎等。本品对眼球睫状韧带有选择性松解作用，故可用于白内障摘除，使晶状体比较容易地移去。

【用法与用量】 用等渗盐水溶解本品配成1∶5 000溶液，由瞳孔注入后房，经2～3分钟，在晶状体浮动后以等渗盐水冲洗，即可取出晶状体。

【不良反应与注意事项】 不可作静脉注射。不满20岁的眼病患者或玻璃体液不固定的创伤性白内障患者忌用，因可导致玻璃体液丧失。如引起变态反应，可用抗组胺类药物治疗。本品水溶液极不稳定，必须临用前以注射用水现配。用前需做过敏试验。

【制剂与规格】 注射用糜蛋白酶：1 mg、5 mg。

玻璃酸酶（透明质酸酶）

Hyaluronidase

【作用与用途】 为黏多糖分解酶，可分解透明质酸，有利于局部水肿、积血、渗出物的消散吸收和加速药物吸收。用于眼部出血、外伤、炎症。亦可作局部麻醉辅佐剂。

【用法与用量】 滴眼：150 U／1 ml，2小时1次。结膜下注射：每次50～300 U，每日或隔日1次。球后注射：100～300 U，隔日1次。局麻辅佐：

1 ml普鲁卡因加入5～15 U。

【不良反应与注意事项】 用药前应做皮试。禁用于感染局部和恶性肿瘤。溶液临时配制，宜冰箱内保存，如有变色或混浊不可应用。

【制剂与规格】 注射剂：150 U、1 500 U。

尿激酶

Urokinase

【作用与用途】 为纤溶酶原激活剂，促进局部血液循环，以利眼内积血吸收，清除炎症和水肿。主要用于视网膜动脉和静脉阻塞、眼底及玻璃体积血等。

【用法与用量】 结膜下注射：每次50～1 000 U，溶于生理盐水0.5 ml中，每日1次。球后注射：100～500 U，每日或隔日1次。前房冲洗：1 000 U溶于生理盐水1 ml中，每3分钟冲洗1次，待前房血凝块溶解后，用生理盐水冲洗干净。玻璃体内注射：1 000 U。

【不良反应与注意事项】 结膜下及球后注射，有刺激性反应（如疼痛、结膜水肿）。有出血倾向者忌用。

【制剂与规格】 注射剂：50万U。

半胱氨酸滴眼液（光安，角膜宁）

Cysteine Eye Drops

【作用与用途】 为胶原酶抑制剂，可加速角膜混浊吸收。用于角膜溃疡、眼部碱烧伤、泪小管阻塞。

【用法与用量】 滴眼：2%眼液，1～2小时1次。

眼生素滴眼液（眼宁，眼明）

Ocular Extractires Eye Drops

【作用与用途】 适用于非化脓性角膜炎、色素膜炎、中心性浆液性视网膜炎，对玻璃体混浊、巩膜炎、早期老年白内障、视网膜色素变性、轻度近视、视力疲劳等眼病也有不同程度的疗效。

【用法与用量】 滴眼：将本品注射液以等渗盐水稀释1倍后点眼，每次2～3滴，每日3～6次。眼浴：将本品用等渗盐水稀释5倍，用眼杯洗眼，每日1～2次，适用于不宜注射用药的急性患者。肌内注射或皮下注射：每次1 ml，每日1次。球结膜下注射或球后注射：每次0.5～1 ml，每周2～3次。穴位注射：适量。注射治疗均以10次为1个疗程。注射前一律做皮试，其方法为将本品稀释10倍后，取0.1 ml做皮内注射，观察方法同常用皮试法。

【不良反应与注意事项】 化脓性眼病忌局部用。

【制剂与规格】 眼生素注射液：每支含1 g组织的活性物质(1 ml)。

小牛血清去蛋白眼用凝胶

Deproteinised Calf Serum Eye Gel

【作用与用途】 小牛血清去蛋白眼用凝胶能促进眼部组织及细胞对葡萄糖和氧的摄取与利用，可促进细胞能量代谢，从而改善组织营养，刺激细胞再生和加速组织修复。用于各种原因的角膜溃疡，角膜损伤，由碱或酸引起的角膜灼伤,大泡性角膜炎,神经麻痹性角膜炎,角膜和结膜变性。

【用法与用量】 外用,滴于眼部患处,每次1滴,每日3~4次,或遵医嘱。

【不良反应与注意事项】 使用小牛血清去蛋白眼用凝胶后,可能出现局部刺痛或灼热感。同其他眼用凝胶一样,小牛血清去蛋白眼用凝胶使用后会出现短暂视力模糊。若出现皮肤过敏或认为与小牛血清去蛋白眼用凝胶有关的其他不良反应,请及时就诊。小牛血清去蛋白眼用凝胶可能会减弱抗病毒药物(如阿昔洛韦、三氟胸苷等)的药效,如果需合并使用其他眼局部用药,请咨询医生。孕妇慎用,以防对胎儿或婴儿的潜在副作用。为保证小牛血清去蛋白眼用凝胶生物活性及治疗效果,应避免将小牛血清去蛋白眼用凝胶置于高温环境。用药后请及时密封,使用时,瓶口不要触及眼部及手部。开启1周后不可再用。用药期间,请勿配戴隐形眼镜。小牛血清去蛋白眼用凝胶无抗炎及抗病毒作用。请放于儿童触摸不到的地方。

【制剂与规格】 凝胶剂:5 g(50%)。

重组人表皮生长因子滴眼液(易贝)

Recombinant Human Epidermal Growth Factor Eye Drops

【作用与用途】 本品为局部用重组人表皮生长因子(rh-EGF)衍生物。rh-EGF可促进角膜上皮细胞的再生,从而缩短受损角膜的愈合时间。临床结果显示,本品能加速眼角膜创伤的愈合。用于各种原因引起的角膜上皮缺损,包括角膜机械性损伤、各种角膜手术后、轻度干眼症伴浅层点状角膜病变、轻度化学烧伤等。

【用法与用量】 将本品直接滴入眼结膜囊内,每次1~2滴,每日4次,或遵医嘱。

【不良反应与注意事项】 未观察到局部刺激现象及全身性不良反应。对天然和重组hEGF、甘油、甘露醇有过敏史者禁用。需根据病情,合并应用抗生素或抗病毒药物,针对病因进行治疗。使用过程中应避免污染。本品应在开启后1周内用完。

【制剂与规格】 滴眼液:3 ml:5 000 U/ml。

重组牛碱性成纤维细胞生长因子滴眼液(贝复舒)

Recombinant Bovine Basic Fibroblast Growth Factor in Eye Drops

【作用与用途】 对来源于中胚层的组织具有促进修复和再生作用。动物实验表明,用于各种原因引起的角膜上皮细胞缺损和点状角膜病变,如复发性浅层点状角膜病变,轻中度化学烧伤,角膜手术及术后愈合不良地图状(或营养性)单疱性角膜溃疡和大泡性角膜炎。对感染性或急性炎症期角膜病的患者,须同时局部或全身使用抗生素和抗炎药,以控制感染和炎症。对某些角膜病,应针对病因进行治疗,如联合应用维生素及激素类药物。本品开启后,用药时间不宜超过2周,宜置4~8℃冷藏。

【用法与用量】 滴眼:1~2滴,4~6次/d。

【制剂与规格】 滴眼剂:12 000 AU。

(八)散瞳剂

硫酸阿托品滴眼液(眼膏)

Atropine Sulfate Eye Drops (Ointment)

【作用与用途】 阿托品阻断M胆碱受体,使瞳孔括约肌和睫状肌松弛,导致去甲肾上腺素能神经支配的瞳孔扩大肌的功能占优势,从而使瞳孔散大。瞳孔散大把虹膜推向虹膜角膜角,妨碍房水通过小梁网排入巩膜静脉窦,引起眼压升高。阿托品使睫状肌松弛,拉紧悬韧带使晶状体变扁平,减低其屈光度,引起调节麻痹。用于葡萄膜炎,包括虹膜睫状体炎。阿托品松弛虹膜括约肌和睫状肌,使之充分休息,有利于炎症的消退;同时还可预防虹膜与晶体的粘连。用于治疗弱视和斜视的压抑疗法;用于散瞳验光和检查眼底;用于白内障手术前后的散瞳;作为治疗恶性青光眼的辅助药物。

【体内过程】 阿托品引起的瞳孔散大和睫状肌麻痹作用,起效时间为30分钟,持续12~14天。口服吸收迅速,1小时后血药浓度即达峰值,生物利用度为50%,半衰期($t_{1/2}$)为4小时,作用维持3~4小时。吸收后很快离开血液而分布于全身组织,可透过血脑屏障,也能通过胎盘进入胎儿循环。

【用法与用量】 滴眼液:治疗葡萄膜炎,滴入结膜囊,每日1~2次,每次1滴;儿童验光,检查前1~3日,每日滴眼2次,每次1滴。眼膏:治疗葡萄膜炎,成人每次用细玻璃棒涂少许在下穹隆,每日12次,儿童每次用细玻璃棒涂少许在下穹隆,每日1~3次。儿童验光,检查前1~3日,每次用细玻璃棒涂少许在下穹隆,每日3次。

【不良反应与注意事项】 眼部:视力模糊;短暂的眼部烧灼感和刺痛;畏光;眼睑肿胀等。滴眼后用手指压迫内眦泪囊部,以减少药物的全身吸收,出现全身副作用。出现眼睑过敏反应或接触性皮炎应该立即停药。角膜穿孔或者即将穿孔的角膜溃疡患者慎用。

【制剂与规格】 硫酸阿托品滴眼液:10 ml:0.05 g、10 ml:0.1 g;硫酸阿托品眼膏:0.5%、1%、2%、3%。

后马托品滴眼液(眼膏)

Homatropine Eye Drops(Ointment)

【作用与用途】 本品为合成的抗胆碱药,具有阻断乙酰胆碱的作用,使瞳孔括约肌和睫状肌麻痹引起散瞳和调节麻痹,比阿托品效力快而弱,适用于眼科检查和验光。用于散瞳。

【用法与用量】 滴眼或涂于眼结膜囊内,每日2~3次或需要时用。

【不良反应与注意事项】 滴眼或涂于眼结膜囊内,每日2~3次或需要时用。

【制剂与规格】 后马托品滴眼剂:1% ~5%;氢溴酸后马托品滴眼剂:1% ~2%;眼膏:2%。

托吡卡胺滴眼液
(托品酰胺,双星明)
Tropicamide Eye Drops

【作用与用途】 为抗胆碱药,能阻滞乙酰胆碱引起的虹膜括约肌及睫状肌兴奋作用。其0.5%溶液可引起瞳孔散大;1%溶液可引起睫状肌麻痹及瞳孔散大。用于滴眼散瞳和调节麻痹。

【体内过程】 本品系托品酸的合成衍生物。具有较低的解离常数,眼内通透性良好,组织扩散力强,可能是其起效迅速、维持时间短的原因。本品0.5%、1%溶液滴眼后20~30分钟内散瞳及调节麻痹作用达高峰。随后作用逐渐降低,调节麻痹(残余的)2~6小时。散瞳(残余的)约7小时。本品的睫状肌调节麻痹作用强度与剂量密切相关,其0.25%、0.5%、0.75%和1%四种浓度均有调节麻痹作用。滴眼后,最大残余调节度数分别为0.25% 3.17屈光度、1% 1.30屈光度。残余调节度数能保持在2.0屈光度或以下者,0.75%和1%溶液可维持40分钟,0.5%约为15分钟。1%溶液1滴滴眼后隔5~25分钟再滴第2次,能获得更满意的睫状肌麻痹作用20~30分钟。经2~6小时能阅读书报,调节功能于6小时内恢复至滴药前水平。

【用法与用量】 滴眼剂0.5%~1%溶液滴眼,每次1滴,间隔5分钟滴第2次。

【不良反应与注意事项】 本品0.5%溶液滴眼1~2次,每次1滴的不良反应罕见,1%溶液可能产生暂时的刺激症状。因本品为类似阿托品的药物,故可使闭角型青光眼眼压急剧升高,也可能激发未被诊断的闭角型青光眼。闭角型青光眼者禁用;婴幼儿有脑损伤、痉挛性麻痹及先天愚型综合征者反应强烈应禁用。

【制剂与规格】 托吡卡胺滴眼液:6 ml:15 mg、6 ml:30 mg。

肾上腺素滴眼液
Epinephrine Eye Drops

【作用与用途】 为肾上腺素能α、β受体兴奋剂,使瞳孔散大,血管收缩,抑制房水生成,增加房水排出,降低眼内压。与阿托品、可卡因组成强效的散瞳合剂。与毛果芸香碱合用,有协同作用。用于治疗开角型青光眼、先天性无晶体,色素性、新生血管性青光眼。

【用法与用量】 滴眼:0.5% ~1%眼液,每日1~2次。

【不良反应与注意事项】 须避光贮存。滴后常有烧灼或刺激感。忌用于闭角型青光眼、糖尿病、冠心病、心肌炎、甲亢、高血压患者。长期局部应用可引起结膜充血、色素沉着,亦可能引起黄斑囊样水肿。

去氧肾上腺素(苯肾上腺素,苯福林,新福林)

Phenylephedrine

【作用与用途】 抗休克的血管活性药。临床上用于感染中毒性及过敏性休克、室上性心动过速,防治全身麻醉及腰麻时的低血压、散瞳检查。

【用法与用量】 肌内注射:每次5~10 mg,1~2小时1次。静脉注射:每次5~10 mg,应缓慢静推。静脉滴注:10~20 mg稀释于葡萄糖液100 ml中,滴速及剂量根据血压而定。滴眼:用2%~5%溶液。

【不良反应与注意事项】 偶有头昏、心悸、肢体寒冷感、高血压、反射性心动过缓、心绞痛、心肌梗死、心力衰竭、心脏突然停搏等不良反应。甲状腺功能亢进、高血压、心动徐缓、动脉硬化、心肌病、糖尿病患者慎用,2周内用过单胺氧化酶抑制剂者禁用。

【制剂与规格】 去氧肾上腺素注射液:每支10 mg(1 ml)。新福林滴眼剂(新福林眼药水)为2%~5%溶液,用于散瞳检查。

(九)缩瞳及降眼压药

卡巴胆碱(卡米可林)

Carbamylcholine Chloride

【作用与用途】 为人工合成的拟胆碱药,能直接作用于瞳孔括约肌产生缩瞳作用,同时还有抗胆碱酯酶间接作用,故缩瞳时间较长。眼科手术中前房注射本品2秒钟后,瞳孔即开始缩小,为快速强效缩瞳剂。用于人工晶体植入、白内障摘除、角膜移植等需要缩瞳的眼科手术。

【用法与用量】 前房内注射。每次0.2 ml。

【不良反应与注意事项】 禁忌口服、肌内及静脉注射。本品为灭菌水溶液,启开后一次使用,不得再次使用,以免污染。

【制剂与规格】 卡巴胆碱注射液:1 ml:0.1 mg。

硝酸毛果芸香碱滴眼液

Pilocarpine Nitrate Eye Drops

【作用与用途】 毛果芸香碱是一种具有直接作用的拟胆碱药物,通过直接刺激位于瞳孔括约肌、睫状体及分泌腺上的毒蕈碱受体而起作用。毛果芸香碱通过收缩瞳孔括约肌,使周边虹膜离开房角前壁,开放房角,增加房水排出。同时本品还通过收缩睫状肌的纵行纤维,增加巩膜突的张力,使小梁网间隙开放,房水引流阻力减小,增加房水排出,降低眼压。用于急性闭角型青光眼,慢性闭角型青光眼,开角型青光眼,继发性青光眼等。检眼镜检查后可用本品滴眼缩瞳以抵消睫状肌麻痹剂或扩瞳药的作用。

【体内过程】 本品的角膜透性良好。动物实验显示,用2%本品对家兔单剂量滴眼,房水中的药物峰浓度出现在用药后的30分钟。用1%本品滴眼后,10~30分钟开始缩瞳,降眼压作用达峰时间约为75分钟。缩瞳持续时间为4~8小时。维持降眼压作用时间(与药物浓度有关)为4~14小时。

【用法与用量】 慢性青光眼，0.5% ~4%溶液每次1滴，1~4次/d。急性闭角型青光眼急性发作期，1% ~2%溶液每次1滴，每5~10分钟滴眼1次，3~6次后每1~3小时滴眼1次，直至眼压下降（注意：对侧眼每6~8小时滴眼1次，以防对侧眼闭角型青光的发作）。缩瞳：对抗散瞳作用，1%溶液滴眼2~3次，每次1滴；先天性青光眼房角切开或外路小梁切开术前，1%溶液，一般滴眼1~2次；虹膜切除术前，2%溶液，每次1滴。

【不良反应与注意事项】 眼刺痛，烧灼感，结膜充血引起睫状体痉挛，浅表角膜炎，颞侧或眼周头痛，诱发近视。眼部反应通常发生在治疗初期，并在治疗过程中消失。老年人和晶状体混浊的患者在照明不足的情况下会有视力减退。有使用缩瞳剂后视网膜脱离的罕见报道。长期使用本品可出现晶状体混浊。局部用药后出现全身性副反应的情况罕见，但偶见特别敏感的患者，局部常规用药后出现流涎、出汗、胃肠道反应和支气管痉挛。禁用于任何不应缩瞳的眼病患者，如虹膜睫状体炎，瞳孔阻滞性青光眼等；禁用于对本品任何成分过敏者。哮喘、急性角膜炎慎用。

【制剂与规格】 硝酸毛果芸香碱滴眼液：10 ml:50 mg、10 ml:100 mg、10 ml:200 mg。

水杨酸毒扁豆碱眼膏
Physostigmine Salicylate Ointment

【作用与用途】 本品能可逆性地抑制胆碱酯酶，使胆碱能神经末梢所释放的乙酰胆碱免遭此酶的水解，从而表现为乙酰胆碱的毒蕈碱样和烟碱样作用。局部点眼能缩小瞳孔，降低眼压，收缩睫状肌而引起调节痉挛等。作用较毛果芸香碱强而持久，但刺激性较大。由于收缩睫状肌的作用较强，可引起眼痛、头痛。对去除副交感神经支配的组织，本品丧失其原有作用。用于原发性闭角型青光眼，偶用于原发开角型青光眼。

【体内过程】 本品点眼后5~10分钟即出现缩瞳、降眼压，4小时达作用最大值，有时作用可维持约1天。

【用法与用量】 晚上临睡前点眼，涂于眼睑内，一般白天用毛果芸香碱，晚上用本品。或遵医嘱。

【不良反应与注意事项】 本品点眼后可引起眼睑痉挛，药物通过皮肤吸收使眼睑内胆碱酯酶灭活和调节痉挛均引起此不良反应。年轻人及儿童更常见。睫状肌痉挛性头痛、眼痛、睫状体充血甚为常见。此外尚有调节痉挛性近视。长期用药偶见接触性皮炎。本品点眼后引起全身毒性反应极罕见，偶见流涎、流泪、出汗、恶心、呕吐、腹痛、细支气管痉挛、血压下降等全身毒性反应。葡萄膜炎、新生血管性青光眼、周边部视网膜病变、视网膜脱离、严重哮喘、支气管阻塞等患者禁用。

【制剂与规格】 水杨酸毒扁豆碱眼膏：0.25%、0.5%。

盐酸左布诺洛尔滴眼液

Levobunolol Hydrochloride Eye Drops

【作用与用途】 左布诺洛尔为非选择性 β-肾上腺受体阻断剂，本品为盐酸左布诺洛尔滴眼液，对高眼压及正常眼压患者均有降眼压作用，降眼压效果与 Timolol 相同，最大降眼压幅度为 7 mmHg。本品的降眼压机制主要是减少房水生成，对房水经葡萄膜巩膜外流、房水流出易度及巩膜上静脉压无影响。对原发性开角型青光眼具有良好的降低眼内压疗效。对于某些继发性青光眼，高眼压症，手术后未完全控制的闭角型青光眼以及其他药物及手术无效的青光眼，加用本品滴眼可进一步增强降眼压效果。

【体内过程】 滴用本品 1 小时内可检测到其药物作用，2 ~ 6 小时作用达高峰，1 次用药后药物作用可维持 24 小时。药理作用维持时间长是本品最大优点，其机制为主药左旋丁萘酮洛尔的血浆半衰期较长，为 6 小时，而其主要代谢产物二氢丁萘酮洛尔与主药有相同的降眼压效应，且半衰期更长，达 7 小时。

【用法与用量】 滴眼，每次 1 滴，1 ~ 2 次/d。滴于结膜囊内，滴后用手指压迫内眦角泪囊部 3 ~ 5 分钟。

【不良反应与注意事项】 1/3 的患者出现暂时性眼烧灼及眼刺痛。5% 的患者出现结膜炎。一些患者出现心率减慢及血压下降。其他少见不良反应有：心律变化，呼吸困难，虹膜睫状体炎，头痛，头昏，一过性共济失调，嗜睡，瘙痒及荨麻疹。

【制剂与规格】 盐酸左布诺洛尔滴眼液：5 ml：25 mg，10 ml：50 mg。

盐酸卡替洛尔滴眼液

Carteolol Hydrochloride Eye Drops

【作用与用途】 盐酸卡替洛尔为非选择性 β-肾上腺受体阻滞剂，对 β_1 和 β_2 受体均有阻滞作用。具有极小或不具有局麻作用。本品为盐酸卡替洛尔滴眼液，对高眼压和正常眼压患者均有降眼压作用，卡替洛尔的主要代谢产物 8-羟基-卡替洛尔是一种眼部 β 受体阻滞剂，也有降眼压作用，它可能与卡替洛尔降眼压作用持续时间较长有关。本品的降眼压机制主要是减少房水生成，对房水经葡萄膜巩膜外流、房水流出易度及巩膜上静脉压无影响。用于原发性开角型青光眼，高眼压症。

【体内过程】 对家兔单眼滴 2% ^{14}C 盐酸卡替洛尔 0.01 ml，滴药眼房水中的放射活性在滴药后 1 小时达峰值，其大部分为原形。滴药后 0.5 ~ 1 小时，药物向其他眼组织中的转移达峰值，此后迅速消失，未发现在眼组织内的蓄积性。滴药后 1 小时，滴药眼房水、血浆及对侧眼房水中的放射活性比值为 200：5：1。对健康人双眼各滴 2% 本品 1 滴，滴药后 24 小时，滴入量的 16% 经尿排出，该时的尿中排泄半衰期为 5 小时，此外，滴眼后爆破的血药浓度在定量界限（5 ng/ml）以下。

【用法与用量】 滴眼，每日 2 次，每次1滴。滴于结膜囊内,滴后用手指压迫内眦角泪囊部3~5分钟。效果不明显时,改用2%制剂,每日2次,每次1滴。

【不良反应与注意事项】 偶见下列局部不良反应:视物模糊、畏光、角膜着色,出现暂时性眼烧灼、眼刺痛及流泪、结膜充血。长期连续用于无晶体眼或眼底病变者时,偶可发生黄斑部水肿、混浊,故需定期测定视力,进行眼底检查。偶见下列全身不良反应:心率减慢、呼吸困难、无力、头痛、头昏。罕见不良反应:恶心。下列情况禁用:支气管哮喘者或有支气管哮喘史者,严重慢性阻塞性肺部疾病;窦性心动过缓,Ⅱ或Ⅲ度房室传导阻滞,明显心衰,心源性休克;对本品过敏者。

【制剂与规格】 盐酸卡替洛尔滴眼液:5 ml:50 mg、5 ml:100 mg。

倍他洛尔滴眼液(贝特舒)
Betaxolol Eye Drops

【作用与用途】 本品为选择性β_1肾上腺素受体阻滞剂,几乎不阻断β_2肾上腺素受体。无细胞膜稳定作用,故不影响角膜的敏感性,也没有内源性拟交感活性。通过抑制房水的产生而降低眼压。由于倍他洛尔不阻断β_2受体,不影响血管收缩,故可保持血管的正常调节。此外,倍他洛尔有钙离子拮抗作用,能直接扩张血管,增加眼血流,改善视乳头的血循环,保护青光眼患者的视神经和视野。用于治疗慢性开角型青光眼和高眼压症,尤其适用于有肺部疾患者(哮喘与呼吸阻塞性疾患等)。

【体内过程】 滴用后30分钟开始降低眼压,2小时达峰值,眼压下降率为24%。降眼压作用可持续12小时。药物在体内分布广泛,大部分代谢为无活性产物随尿排出,尿中原形药物仅有15%。

【用法与用量】 用前摇匀,滴入结膜囊。每天1~2次,每次1滴。

【不良反应与注意事项】 眼部可有一过性刺痛感、痒感、干涩感、烧灼感等不适,偶有异物感、视物模糊、畏光流泪、分泌物增多、点状角膜炎、角膜知觉减低等。禁用于窦性心动过缓、I度以上的房室传导阻滞及明显心衰者。

【制剂与规格】 倍他洛尔滴眼液:5 ml:12.5 mg、5 ml:25 mg。

地匹福林滴眼液
(肾上腺素异戊酯,保目明)
Dipivefrine Eye Drops

【作用与用途】 地匹福林是肾上腺素的前药(Pro-drug),本身无生物活性,进入眼组织后在催化酶的作用下,迅速水解成肾上腺素而发挥生物效应,引起散瞳、降眼压。本品具有高度脂溶性,滴眼液滴眼后极易透过角膜屏障进入眼内。研究证明地匹福林的眼内通透性比肾上腺素强10~17倍。0.1%地匹福林的降眼压作用与1%肾上腺素相当,比2%肾上腺素略低,但散瞳作用与2%肾上腺素相当。降眼压作用与肾上腺素一样系通过减少房水分泌和改善房水流畅系数奏效。0.1%地匹福林溶液1滴滴眼后,30分钟开始降眼压,1~2小时获最大作用,维持10~12小时。与毛果芸香碱或β-肾上腺素受体阻滞剂联合应用有相加作用。治疗开角型青光眼和高眼压症。对闭角型青光眼虹膜切除后的残余性青光眼有效。对其他类型的继发性开角型青光眼和青光眼睫状体炎综合征也有效。

【用法与用量】 每次1~2滴,每日1~2次,滴于结膜囊内,滴后用手指压迫内眦角泪囊部3~5分钟。

【不良反应与注意事项】 地匹福林浓度仅为肾上腺素的1/20~1/10,因此不良反应的发生率要比肾上腺素低得多。溶液滴眼对血压和心率影响较小。但能引起散瞳(未经手术的闭角型青光眼禁用)和无晶体性黄斑病变。局部滴眼后有轻度烧灼和刺痛感,其他有滤泡性结膜炎、结膜血管收缩后反跳性充血、视物模糊、额痛及畏光和角结膜色素沉着等,停药后消失。全身不良反应一般不发生,偶有枕部疼痛、心律失常、心率增快、血压增高、脸色苍白、发抖和出汗等。未经手术的闭角型青光眼禁用。甲状腺功能亢进、高血压、冠状动脉供血不全、心律不齐、糖尿病等患者禁用。对本品过敏者禁用。

【制剂与规格】 地匹福林滴眼液:5 ml:5 mg。

酒石酸溴莫尼定滴眼液
(巴拉吗乐定,阿法根)
Brimonidine Tartrate Eye Drops

【作用与用途】 本品为α_2肾上腺素受体激动药,对α_2受体有高度选择性。可使眼的房水生成率减少和葡萄膜巩膜外流增加,从而导致眼压下降。对青光眼和正常眼都有降眼压作用。用于治疗开角型青光眼、高眼压症以及防治眼前节激光手术后的眼压升高。

【体内过程】 用0.2%酒石酸溴莫尼定滴眼液滴眼后1~4小时,血浆浓度达到峰值,$t_{1/2}$约为3小时。本品主要通过肝脏代谢,药物和其代谢产物大部分由尿排出。口服用放射性物质标记的酒石酸溴莫尼定,大约87%在120小时内从体内消除。74%存在于尿。

【用法与用量】 滴入结膜囊内,每日3次,每次1滴。

【不良反应与注意事项】 眼部:有充血、烧灼感、干燥感、刺痛感、瘙痒感、结膜滤泡、视物不清等,大多可耐受。全身:少数患者有口干、头痛、全身乏力和倦怠感等不良反应。

【制剂与规格】 酒石酸溴莫尼定滴眼液:0.2%、5 ml。

盐酸可乐定滴眼液
Clonidine Hydrochloride Eye Drops

【作用与用途】 可乐定是α受体激动剂,通过激动外周交感神经α_2受体,负反馈抑制其活性,减少房水生成,降低眼压。对瞳孔大小、对光反应及调节功能无影响。

【体内过程】 滴眼后可被全部吸收,故也可使对侧眼的眼压下降,滴眼后30分钟眼压下降,1~2小时达高峰,持续4~8小时。缓慢静脉注射后可在10分钟内产生降压作用,最大作用在注射完后30~60分钟,持续3~7小时,产生降压作用前可出现短暂高血压现象。本品很快分布到各器官,组织内药物浓度比血浆中高,能通过血脑屏障蓄积于脑组织。蛋白结合率为20%~40%。消除半衰期为12.7(6~230)小时,肾功能不全时延长。表观分布容积为(2.1±0.4)L/kg。肌酐清除率(3.1±1.2)ml/(min·kg)。在肝脏代谢,约50%吸收的剂量经肝内转化,大多以原形经肾排泄。

【用法与用量】 点眼,每日2~3次。

【不良反应与注意事项】 本品易通过全身吸收,可引起口干、头昏、恶心、心跳减慢、血压下降等。低血压及低压性青光眼患者禁用。

【制剂与规格】 盐酸可乐定滴眼液:0.1%、0.125%、0.25%、0.5%。

乙酰唑胺(尼目克司)

Acetazolamide

见利尿药“乙酰唑胺”。

双氯非那胺

Diclofenamide

【作用与用途】 在其分子中含有2个磺酰胺基团,具有较强的碳酸酐酶抑制功能,除抑制 Na^+、K^+ 再吸收外,还增加 Cl^- 的排出,故代谢性酸中毒的发生缓慢。本品50 mg的疗效与250 mg的乙酰唑胺相当。本品可减少房水生成量的39%,从而使眼压下降。无论正常眼及青光眼均可使其眼压下降,正常眼平均下降0.32 kPa(2.4 mmHg),青光眼平均下降1.08 kPa(8.1 mmHg)。但房水流出易度不变,即本品没有增加房水排出的功能。适用于治疗各种类型的青光眼,对各种类型青光眼急性发作时的短期给药控制眼压,是一种有效的辅助药物。特别适用于急性闭角型青光眼急性发作期、急性眼压升高的继发性青光眼及对乙酰唑胺不敏感的病例。亦可作为抗青光眼手术的术前降压剂。本品也和其他碳酸酐酶抑制剂一样,不能长期用于控制眼压。

【体内过程】 口服吸收迅速。用药后0.5~1小时眼压开始下降,2~4小时达峰,峰值维持时间6~12小时。

【用法与用量】 成人常用量:口服每次2~4片,每日2~6片。抗青光眼,成人口服首量100 mg(4片),以后每12小时服1次,直至获得满意的效果。维持量25~50 mg(1~2片),每日1~3次。

【不良反应与注意事项】 可有眩晕、厌食、恶心、嗜睡、手足麻木感等反应。疗程不宜过长,以免引起代谢性酸血症及低血钾。肾与肾上腺皮质功能严重障碍者忌用。

【制剂与规格】 双氯非那胺片：25 mg。

布林佐胺滴眼液(多佐拉敏)

Brinzolamide Eye Drops

【作用与用途】 本品为局部应用的碳酸酐酶抑制剂,用于治疗原发性和继发性开角型青光眼和高眼压症。也可用于防治激光手术后的眼压升高。

【体内过程】 滴眼后,布林佐胺被吸收到人体血循环,由于它和CA-H有高度亲和力,广泛分布于红血细胞,在全血中的半衰期($t_{1/2}$)较长。通过肾脏排出,约60%以原形排出,6%以N-去乙基-布林佐胺形式排出,其他以O-去甲基-布林佐胺和N-去甲氧基-布林佐胺形式排出。停药后,在全血中布林佐胺的半衰期为1周或更短,N-去乙基-布林佐胺的半衰期($t_{1/2}$)为1~2周。

【用法与用量】 用前摇匀,滴入结膜囊,每天2次,每次1滴。对有些患者,每日滴3次可能效果更好。

【不良反应与注意事项】 眼部：一过性雾视、短暂烧灼感和刺痒感、异物感和充血,通常不需要停药。全身：滴眼后可全身吸收,常见副作用有味觉异常,包括苦味、酸味和异味、头痛。本品滴眼后可能产生磺胺类药物的副作用。对磺胺类药物过敏和不能耐受者禁用本品。有严重肝、肾功能障碍者禁用。

【制剂与规格】 布林佐胺滴眼液:1%、5 ml。

马来酸噻吗洛尔滴眼液(噻吗心安)

Timolol Maleate Eye Drops

【作用与用途】 降眼压。

【用法与用量】 成人用0.25%的眼药水,每次每只眼滴1滴,每日2次。如疗效不佳,可改用0.5%浓度的本品,每次每眼1滴,每日1~2次。如眼压已得到控制,则可改为每日1次维持。如原用其他药物进行治疗时,不宜突然停用原药,应自改用本品后之第2日起逐渐停用。对病情较重者,更应谨慎。

【不良反应与注意事项】 少数患者有眼干、眼灼热感、眼痛、视力减退、头昏、血压下降、胃肠不适等。个别患者偶可出现心率减慢。有心力衰竭和支气管哮喘的患者慎用。孕妇和儿童最好不用。对本品过敏及心动过缓者禁用。密闭保存于凉暗处。

【制剂与规格】 滴眼剂:0.25%或0.5%,每支5 ml(其浓度按游离碱计)。

甘露醇

Mannitol

【作用与用途】 甘露醇为单糖,在体内不被代谢,经肾小球滤过后在肾小管内甚少被重吸收,起到渗透利尿作用。提高血浆渗透压,导致组织内(包括眼、脑、脑脊液等)水分进入血管内,从而减轻组织水肿,降低眼内压、颅内压和脑脊液容量及其压力。用于治疗各种原因引起的脑水肿,降低颅内压,防止脑疝。可有效降低眼内压,应用于其他降眼内压药无效时或眼内手术前准备。

【体内过程】 甘露醇口服吸收很少。静脉注射后迅速进入细胞外液而不进入细胞内。但当血甘露醇浓度很高或存在酸中毒时,甘露醇可通过血脑屏障,并引起颅内压反跳。利尿作用于静脉注射后 1 小时出现,维持 3 小时。降低眼内压和颅内压作用于静脉注射后 15 分钟内出现,达峰时间为 30 ~ 60 分钟,维持 3 ~ 8 小时。本药可由肝脏生成糖原,但由于静脉注射后迅速经肾脏排泄,故一般情况下经肝脏代谢的量很少。本药 $t_{1/2}$ 为 100 分钟,当存在急性肾功能衰竭时可延长至 6 小时。肾功能正常时,静脉注射甘露醇 100 g,3 小时内 80% 经肾脏排出。

【用法与用量】 成人常用量:治疗脑水肿、颅内高压和青光眼,按体重 0.25 ~ 2 g/kg,配制为 15% ~ 25% 浓度于 30 ~ 60 分钟内静脉滴注。当患者衰弱时,剂量应减小至 0.5 g/kg。严密随访肾功能。小儿常用量:治疗脑水肿、颅内高压和青光眼,按体重 1 ~ 2 g/kg或按体表面积 30 ~ 60 g/m^2,以 15% ~ 20% 浓度溶液于 30 ~ 60 分钟内静脉滴注。患者衰弱时剂量减至 0.5 g/kg。

【不良反应与注意事项】 本品注射过快,可产生一过性头痛、视力模糊、眩晕、畏寒及注射部位轻度疼痛等。心功能不全、因脱水而尿少的患者慎用,活动性颅内出血者,除非在手术过程中或危及生命时,一般不宜用。气温较低时常可析出结晶,可用热水(80℃)温热、振摇溶解后使用。漏出血管外可发生局部组织肿胀,热敷后可消退。如漏出较多时,可引起组织坏死。

【制剂与规格】 甘露醇注射液:50 ml:10 g,100 ml:20 g,250 ml:50 g。

异山梨醇

Isosorbide

【作用与用途】 本品是山梨醇的脱水衍生物,作用机制类似于静脉注射的甘露醇和山梨醇,为一口服渗透性脱水利尿药。提高血浆渗透压,导致组织内(包括眼、脑、脑脊液等)水分进入血管内,从而减轻组织水肿,降低眼内压、颅内压和脑脊液容量及其压力。用于治疗脑水肿及青光眼。

【体内过程】 本品给药后,98% 的药物由胃肠道吸收,97% 的药物在尿中以原形排出,不产生代谢作用,无热值产生,体内分布空间是整体动物和肾切除动物体重的 54%,半衰期为 8 小时。

【用法与用量】 口服,每次 40 ~ 50 ml,每日 3 次;儿童每次用量 0.5 g/kg,每日 3 次或遵医嘱。

【不良反应与注意事项】 主要不良反应有恶心、腹泻、食欲不振,偶有腹痛,长期服用常引起电解质紊乱。颅内活动性出血及颅内血肿者禁用。处于脱水状态,肾功能障碍所致的无尿症,出血性青光眼患者及充血性心力衰竭者慎用,可增加洋地黄毒性作用，与低血钾有关；增加利尿药及碳酸酐酶抑制剂的利尿和降眼内压作用，与这些药物合并时应调整剂量。

【制剂与规格】 异山梨醇口服液：100 ml：50 g。

（十）抗白内障药

法可立辛滴眼液（治障宁，白可明）

Guttae Phacosylini Eye Drops

【作用与用途】 用于老年性白内障、外伤性和先天性白内障。

【用法与用量】 滴眼用，成人：每次2～3滴，每天3～5次。

【不良反应与注意事项】 偶有局部变态反应，如结膜充血宜停药；症状改善后不宜过早停药；对于并发症、糖尿病性白内障等可以治疗原发性疾病的同时采用本品治疗。

【制剂与规格】 法可立辛滴眼剂：每10 ml中含法可林1.5 mg。

谷胱甘肽滴眼液（乃奇安）

Glutathione Eye Drops

【作用与用途】 用于初期老年性白内障、角膜溃疡、角膜上皮剥离、角膜炎。

【用法与用量】 用时添附在有溶剂中，1 ml溶解本品20 mg（还原形谷胱甘肽）。每次1～2滴，每日滴眼3～5次。

【不良反应与注意事项】 眼刺激感、瘙痒感、结膜充血、过度性雾视等应停药。颗粒溶解后在1个月内使用。

【制剂与规格】 谷胱甘肽滴眼液：5 ml：100 mg（临用时配制）。

吡诺克辛滴眼液（卡林-U，白内停，卡他灵，吡诺克辛钠）

Pirenoxine Sodium Eye Drops

【作用与用途】 研究表明，白内障形成的原因之一是由于晶状体内可溶蛋白质受醌类物质作用，逐渐变成不溶性蛋白质所致。醌类物质系由体内重要功能氨基酸——色氨酸的异常代谢所形成。此种醌类物质对晶状体可溶蛋白质的作用可被吡诺克辛钠竞争性抑制。另外，吡诺克辛钠还可对抗自由基对晶状体损害而导致的白内障。因此，本品对白内障的发展具有一定的抑制功效。用于治疗初期老年性白内障、轻度糖尿病性白内障或并发性白内障等。

【用法与用量】 滴眼，每日3～4次，每次1～2滴。

【不良反应与注意事项】 极少数患者可有轻微眼部刺痛。使用前须将药片投入溶剂中，待药物完全溶解后方可使用。片剂溶入溶剂后，应连续使用，在20天内用完。滴眼时避免眼药瓶滴口与眼接触，防止滴眼液污染。本品宜避光、密闭保存。

【制剂与规格】 吡诺克辛钠滴眼液：每粒药片含吡诺克辛钠0.8 mg；每瓶内装溶剂15 ml。

苄达赖氨酸滴眼液（百达克，莎普爱思）

Bendazac Lysine Eye Drops

【作用与用途】 本品是醛糖还原酶(AR)抑制剂，文献报道对晶状体AR有抑制作用，所以用苄达赖氨酸(BDZL)滴眼液抑制眼睛中AR的活性，达到预防或治疗白内障的目的。适用于早期老年性白内障。

【体内过程】 兔静脉注射后，在眼组织和血浆中能测得原药及其代谢物5-羟苄达酸(5-BDZ)，其中虹膜浓度最高，其他依次为睫状体、视网膜、角膜、泪液、房水、玻璃体和晶状体。血浆和房水、玻璃体、睫状体、视网膜的消除半衰期($t_{1/2\beta}$)分别为2.47、4.56、3.59和3.22小时，而晶状体中$t_{1/2\beta}$为17.1小时，明显长于其他组织。采用0.5% ^{14}C-BDZL滴眼液，1次滴用后，眼部各组织中均可检测到药物，在晶状体中停留时间最长。

【用法与用量】 滴眼，每日3次，每次1~2滴或遵医嘱。

【不良反应与注意事项】 一过性灼烧感，流泪等反应，但能随着用药时间延长而适应。极少可有吞咽困难、恶心、呕吐、腹泻、流泪、接触性皮炎等。

【制剂与规格】 苄达赖氨酸滴眼液:8 ml:40 mg。

牛磺酸滴眼液(2-氨基乙磺酸)

Taurine Eye Drops

【作用与用途】 氧化损伤是诱发白内障的主要因素，氧化损伤使晶状体上皮细胞的蛋白结构发生，变化某些酶失活，DNA断裂和脂质过氧化，形成白内障，牛磺酸是一种磺基氨基酸，具有抗氧化作用，可用于治疗各种白内障。

【用法与用量】 滴入眼结膜囊，每天3~6次，每次1~2滴。

【制剂与规格】 牛磺酸滴眼液:10 ml:0.5 g,8 ml:0.4 g。

(十一)表面麻醉剂

盐酸丁卡因(的卡因，潘托卡因)

Tetracaine

【作用与用途】 麻醉效力比普罗卡因大10~15倍，毒性亦大10~20倍。用于黏膜表面麻醉、传导阻滞麻醉、硬膜外麻醉和蛛网膜下腔麻醉；也用于眼科表面麻醉，优点是不损伤角膜上皮，不升高眼内压。

【用法与用量】 局部注射:阻滞麻醉用0.2%~0.3%溶液，极量为0.1 g。硬膜外麻醉:用0.3%溶液，极量为0.1 g。表面麻醉用0.5%~2%溶液。滴眼1~2小时1次。

【不良反应与注意事项】 毒性大，不宜注入体内；大剂量时可抑制心脏传导系统及中枢神经系统。

【制剂与规格】 盐酸丁卡因针剂:每支50 mg(5 ml)。

盐酸丙美卡因滴眼液

Proxymetacaine Hydrochloride Eye Drops

【作用与用途】 酯类表面麻醉

剂，其作用强度与丁卡因相似，20 秒起效，持续时间约 15 分钟或更长。适用于眼科表面麻醉。

【用法与用量】 一般眼科处置操作 1～5 分钟滴 1 滴或 2 滴，1～3 次；长时间麻醉如白内障摘除术、准分子激光手术等 5～10 分钟滴 1 滴或 2 滴，3～5 次。

【不良反应与注意事项】 大量使用可引起角膜损伤，视力减退或伤口愈合延迟。

【制剂与规格】 滴眼液：0.5%，15 ml。

盐酸奥布卡因滴眼液（丁氧普鲁卡因，倍诺喜）

Oxybuprocaine Hydrochloride Eye Drops

【作用与用途】 盐酸奥布卡因是一种作用迅速、扩散面广、对组织穿透力强及毒性低的新型表面麻醉剂。滴入眼内平均 24 秒发生作用，无痛持续时间 10～20 分钟。不影响瞳孔直径、调节功能、光觉及眼压。对角膜上皮的毒性和损伤极小，术中很少引起角膜上皮混浊。对结膜、角膜、巩膜、虹膜和睫状体均有麻醉作用。用于眼科手术或眼部处理（如眼压测量，前房角镜检查，取角膜异物等）前表面麻醉用。

【用法与用量】 滴入结膜囊，每次 1 滴，根据需要可重复滴用。

【不良反应与注意事项】 对本品过敏者禁用。

【制剂与规格】 盐酸奥布卡因滴眼液：1 ml：4 mg、5 ml：20 mg。

（十二）收敛腐蚀药

硝酸银滴眼液

Silver Nitrate Eye Drops

【作用与用途】 有收敛、腐蚀及杀菌作用。用于急性结膜炎、沙眼、腐蚀肉芽组织及溃疡面。

【用法与用量】 滴眼：0.25%～1% 溶液，滴于睑结膜，片刻后用生理盐水冲洗，每日 1～2 次。腐蚀：5%～10% 溶液，涂于肉芽组织，然后冲洗（溶液切不可接触健康组织）。

【不良反应与注意事项】 避光贮存。久用可致银沉着症。

【制剂与规格】 滴眼剂：0.25%～1% 溶液。

硫酸锌滴眼液

Zinc Sulfate Eye Drops

【作用与用途】 有收敛、腐蚀及杀菌作用，对摩-阿（Morax-Axenfeld）双杆菌有特效。用于眦部睑缘炎、沙眼、慢性结膜炎，腐蚀肉芽、角膜溃疡面。

【用法与用量】 0.25%～0.5% 眼液，每日 3 次。腐蚀：10%～20% 溶液，涂于肉芽组织或溃疡面，立即用生理盐水冲洗（腐蚀溶液切不可接触健康组织）。

【制剂与规格】 滴眼剂：0.25%～0.5%；沃古林眼药水：含本品 0.5%、黄连素 0.02%、盐酸普鲁卡因等。

（十三）抗过敏药

吡嘧司特钾滴眼液（研立双）

Pemirolast Potassium Eye Drops

【作用与用途】 本品有抑制肥大细胞释放组胺的作用。本品抑制血小板活化因子（PAF）作用大约是色甘酸钠的100倍。抗过敏作用可以持续12小时。适用于过敏性结膜炎、春季卡他性结膜炎。

【用法与用量】 滴眼，每次1滴，每日5～6次。

【不良反应与注意事项】 个别患者使用本品会出现结膜充血、刺激感等症状。

【制剂与规格】 滴眼液：5 ml：50 mg。

阿乐迈滴眼液（氨丁醇洛度沙胺）

Alomide Eye Drops

【作用与用途】 洛度沙胺为一种肥大细胞稳定剂，在动物和人活体内可抑制Ⅰ型速发性变态反应。阿乐迈滴眼液对过敏性质的结膜炎（春季卡他性结膜炎、巨乳头结膜炎、特应性或过敏性结膜炎）的疗效比2%和4%色甘酸钠滴眼液强。一般经过14～21天的治疗（每日滴眼4次）就能控制眼部症状和体征，继续治疗则进一步改善病情。洛度沙胺不具有内源性的血管收缩作用、抗组胺作用、环氧化酶抑制作用及其他抗炎活性。阿乐迈滴眼液可治疗过敏性眼病，如春季卡他性结膜角膜炎、春季卡他性结膜炎、巨乳头睑结膜炎、过敏性或特应性结膜角膜炎，解除其症状和体征。本品还对那些在炎性反应中由Ⅰ型速发性变态反应（或肥大细胞）起主要作用的眼病有效。

【用法与用量】 成人和2岁及以上儿童每日4次，每次1～2滴。

【不良反应与注意事项】 一般对阿乐迈滴眼液的耐受性良好。常见的副作用是滴药后轻微短暂的眼部不适感，如灼热、刺痛、痒和流泪，约在8.7%的患者中发生。与所有含有氯苄烷胺的制剂一样，软性（亲水性）角膜接触镜配戴者用药时勿配戴角膜接触镜，需在中止滴药后数小时方可配戴。勿要任意增加规定的滴药次数。滴药期间不太可能影响患者驾驶车辆或操纵机器的能力。孕妇及哺乳期妇女慎用。对洛度沙胺和阿乐迈滴眼液中其他成分过敏者禁用。

【制剂与规格】 5 ml、10 ml、15 ml低密度的聚乙烯瓶装。

那素达滴眼液

Naphcon A Eye Drops

【作用与用途】 用于多种原因引起的眼痒和结膜充血眼部变态反应及各种炎症性眼病。

【用法与用量】 滴眼，每次1～2滴，每3～4小时或稍长间隔1次，依症状缓解程度而定。

【不良反应与注意事项】 对于制剂中任何一种或多种成分过敏者禁用。闭角型青光眼患者禁用，服用单胺氧化酶抑制剂的患者，如使用拟交感神经药物则可能会出现严重高血压危象;婴儿或儿童滴用可能会产生中枢神经系统抑郁并导致昏迷和体温显著下降。患有严重心血管疾病包括心律不齐的老年患者应慎用此药,此外,未控制好的高血压患者、糖尿病患者,尤其是有糖尿病酮症酸中毒倾向的患者,使用时也应注意。对少数超敏感患者可能出现下列副作用:瞳孔扩大,眼内压增高。因吸收而引起的全身反应(如高血压、心律不齐、高血糖等)罕见。

【制剂与规格】 滴眼液:15 ml。

萘扑维滴眼液(艾唯多)

Naipuwei Eye Drops

【作用与用途】 萘唑林:对结膜血管具有收缩作用,主要是由于药物对结膜小动脉上的α-肾上腺素受体的直接刺激作用,结果减轻了结膜充血。萘唑林为拟肾上腺素药。马来酸氯苯那敏:具有较强的抗组胺作用,用于缓解眼部的过敏症状。维生素 B_{12}:具有重要的亲神经性作用,它与中枢及周围的有髓鞘神经纤维代谢有密切关系,可保持上述纤维功能的完整性。适用于眼疲劳、结膜充血、眼痒等眼部不适症状。

【用法与用量】 滴眼。每日 3~4 次,每次 1~2 滴。可根据年龄、症状适当增加滴眼次数。

【不良反应与注意事项】 局部反应:偶见瞳孔散大、加重充血、刺激、眼部不适、视物模糊、流泪、眼内压升高。全身症状:极少数患者可能有眩晕、头痛、恶心、发汗、焦躁、嗜睡、虚弱、血压升高、心律失常、高血糖。闭角型青光眼及对本品任何成分过敏者禁用。高血压、心血管异常、糖尿病、甲状腺功能亢进、感染或外伤患者应慎用本品。当马普替林或三环类抗抑郁药与本品合用时可加强萘唑林的升高血压作用。

【制剂与规格】 萘扑维滴眼液:10 ml。

盐酸羟甲唑啉滴眼液(欧斯啉)

Oxymetazoline Hydrochloride Eye Drops

【作用与用途】 本品为一唑啉类衍生物,是具有收缩血管作用的拟交感神经药物。其作用是直接刺激血管平滑肌上的受体。用于缓解过敏性结膜炎,非感染性结膜炎的眼部症状以及解除过敏、干眼、游泳、烟雾、配戴接触镜、眼疲劳等因素引起的眼部充血。

【用法与用量】 滴眼。每日 4~6 次,每次 1~2 滴。

【不良反应与注意事项】 对某些过敏的患者可能引起瞳孔散大而导致眼内压升高。本品禁用于一些不能散瞳的患者(如闭角型青光眼,重度窄角的患者),也禁用于对该药成分过敏的患者。未经控制的高血压、心律紊乱、高血糖(糖尿病)、甲亢患者慎用。

【制剂与规格】 盐酸羟甲唑啉滴眼液 5 ml:25 mg。

富马酸依美司汀滴眼液(埃美丁)

Emedastine Difumarate Eye Drops

【作用与用途】 是一种相对选择性的组胺 H_1 受体阻滞剂。体内研究表明,本品对组胺引起的结膜血管渗透性的改变存在着浓度相关的抑制关系,对肾上腺受体、多巴胺受体和5-羟色胺受体没有抑制作用。可用于暂时缓解过敏性结膜炎的体征和症状。

【体内过程】 在人眼中滴用依美司汀后,只有少量被全身吸收。在10例健康志愿者研究中,双眼滴用0.05%依美司汀,每天2次,持续15天,药物原形的血浆浓度一般低于可测试值小于可测量的样本中,依美司汀的量为0.30~0.49 ng/ml。口服后血浆半衰期为3~4小时,24小时剂量的44%可在尿中发现,只有3.6%以原形排出。2种主要代谢产物5-和6-羟依美司汀可以游离和结合的形式从尿中排出。另外还可产生少量5-和6-羟依美斯汀的5′-氧化类似物及氧化氮。

【用法与用量】 推荐量为患眼每次1滴,每日2次,如需要可增加到每日4次。

【不良反应与注意事项】 常见的不良反应是头痛(11%)。小于5%的患者出现下列并发症:异梦、乏力、怪味、视物模糊、眼部灼热或刺痛、角膜浸润、角膜着染、皮炎、不适、眼干、异物感、充血、角膜炎、瘙痒、鼻炎、鼻窦炎和流泪。有些表现与疾病本身的症状相似。

【制剂与规格】 滴眼剂:5 ml:2.5 mg(以依美斯汀计)。装于5 ml Drop-Tainer塑料滴瓶中。

富马酸酮替芬滴眼液

Ketotifen Fumarate Eye Drops

【作用与用途】 本品兼有组胺H_1受体拮抗作用和抑制过敏反应介质释放作用,不仅抗过敏作用较强,且药效持续时间较长,故对预防各种支气管哮喘发作及外源性哮喘的疗效比对内源性哮喘更佳。用于过敏性结膜炎。

【用法与用量】 滴眼,每次1~2滴,每日4次(早、中、晚及睡前),或遵医嘱。

【不良反应与注意事项】 少数病例出现一过性刺痛感,不影响使用。有时会出现眼睑炎、眼睑皮肤炎等,当出现这种症状时应中止用药。有时会出现结膜充血,有刺激感,或者有极少的角膜糜烂等现象,当出现上述症时中止用药。有时会出现困意。

【制剂与规格】 滴眼液:5 ml:2.5 mg(按$C_{19}H_{19}NO_S$计)。

色甘酸钠滴眼液

Sodium Cromoglicate Eye Drops

【作用与用途】 用于治疗春季卡他性结膜炎、枯草热结膜炎及其他过敏性结膜炎。

【用法与用量】 滴入结膜囊,每天4次,每次1~2滴,重症患者可增加至每天滴6次。在好发季节可提前2~3周使用。

【不良反应与注意事项】 个别人滴眼初期有暂时轻微刺痛感,继续用药后消失。对本品过敏者和妊娠3个月以内的妇女禁用。

【制剂与规格】 色甘酸钠滴眼液:8 ml:0.16 g。

(十四)螯合药

依地酸二钠

Disodium Edetate

【作用与用途】 可与重金属离子结合成可溶性螯合物排出。对角膜钙质沉着和血染有溶解吸收作用。是一种可逆性胶原酶抑制剂,可抑制角膜损害时产生的胶原酶,从而减轻角膜组织的损害。用于眼部石灰烧伤、角膜溃疡、带状角膜变性、角膜钙质沉着、角膜血染、铁锈症、铜锈症等。

【用法与用量】 滴眼:0.37%溶液,1~2小时1次。冲洗:0.37%溶液充分冲洗,每日2~3次。结膜下注射:0.37%~2%溶液。每次0.5 ml,每日1次。电离子透入:0.37%~0.5%溶液。

【不良反应与注意事项】 可引起恶心、头痛、尿急、血液凝固性降低等,静脉用药要慢。

【制剂与规格】 注射剂:1 g:5 ml;滴眼液:0.5%。

(十五)促吸收药

盐酸乙基吗啡

Ethylmorphine Hydrochloride

【作用与用途】 本品为一种合成的生物碱,是吗啡类药物的衍生物,药理作用与可待因相似。但一般只利用其滴眼后产生局部刺激及镇痛麻醉作用,扩张血管,增强血液供应,以促进角膜混浊及玻璃体混浊的吸收,减轻虹膜睫状体炎及巩膜炎的疼痛。用于治疗角膜炎、虹膜睫状体炎、巩膜炎、各种角膜炎后期的角膜混浊及陈旧性玻璃体混浊等。

【用法与用量】 盐酸乙基吗啡滴眼液:滴入结膜囊,一般使用1%~2%浓度液滴眼,初次给0.5%溶液,每日3~4次,每次1滴。给药5~7次后递增为1%,以后每周递增浓度,至5%溶液为止。盐酸乙基吗啡眼膏:1%~3%眼膏涂眼,每日2~3次。盐酸乙基吗啡注射剂:为促进玻璃体的吸收,亦可采用结膜下注射的方法,常用2%溶液0.2~0.5 ml,每周2~3次。

【不良反应与注意事项】 初次滴眼可有暂时性的局部刺激症状及结膜水肿,持续用药2~3天即可消失而适应。对本品过敏者禁用。久用可产生习惯性,作用减退,应适时增加药液浓度。青光眼慎用。

【制剂与规格】 盐酸乙基吗啡滴眼液:0.5%~5%,10 ml;盐酸乙基吗啡眼膏:1%~3%;盐酸乙基吗啡注射液:1 ml:20 mg(2%)。

普罗碘铵(安妥碘)

Prolonium Iodide

【作用与用途】 本品为有机碘化物,促进病理性混浊物吸收的辅助治疗药。注射后吸收缓慢,大部分存在于脂肪组织与神经组织中,在体内逐渐分解成为游离碘,分布于全身。能促进组织内炎症渗出物及其他病理沉着物的吸收和慢性炎症的消散。用于晚期肉芽肿或非肉芽肿性虹膜睫状体炎、视网膜脉络膜炎、眼底出血、玻璃体混浊、半陈旧性角膜白斑、斑翳，亦可作为视神经炎的辅助治疗。

【用法与用量】 结膜下注射，每次0.1～0.2 g，2～3日1次，5～7次为1个疗程。肌内注射，每次0.4 g，每日或隔日1次，10次为1个疗程，每疗程间隔7～14日，一般用2～3个疗程。

【不良反应与注意事项】 久用可偶见轻度碘中毒症状，如恶心、发痒、皮肤红疹等。出现症状时可暂停使用或少用。对碘过敏者禁用。严重肝肾功能减退者、活动性肺结核、消化道溃疡隐性出血者禁用。甲状腺肿大及有甲状腺功能亢进家族史者慎用。因本品能刺激组织水肿，一般不用于病变早期。不得与甘汞制剂合并使用，以防生成碘化高汞毒性物。

【制剂与规格】 普罗碘铵注射液：1 ml：0.2 g、2 ml：0.4 g。

卵磷脂络合碘(沃丽汀[100])
Iodizedlecithin

【作用与用途】 用于血管痉挛性视网膜炎、出血性视网膜炎、玻璃体出血、玻璃体混浊、中央静脉闭合性视网膜炎和婴儿哮喘、支气管炎、缺碘性甲状腺肿、缺碘性甲状腺功能减退。

【体内过程】 口服600 μg后，大部分成为无机碘在血中被吸收，给药后1小时达峰值。24小时内由尿排出，粪中排出量为10%以下。

【用法与用量】 口服：成人常规剂量每天300～600 μg，每日2～3次。

【不良反应与注意事项】 高过敏性：药量突减会偶尔引发。消化道反应：偶尔发生胃肠不适。慢性甲状腺疾病患者、曾患突眼性甲状腺肿的患者、内源性甲状腺素合成不足的患者慎用。由于老年人生理功能降低，应在使用时适当减量并小心监护。

【制剂与规格】 卵磷脂络合碘片：每片含卵磷脂络合碘1.5 mg(含碘量100 μg)。

(十六)人工泪液

玻璃酸钠滴眼液(透明质酸钠滴眼液，爱丽0.1，爱丽0.3)
Sodium Hyaluronate Eye Drops

【作用与用途】 透明质酸钠是大分子的黏多糖，分子量100万，在水中形成黏稠的透明液体。其黏稠度比房水或生理盐水高20万倍。具有生理性的酸碱度和离子强度，无毒，不引起炎症反应。在眼科手术中使用，可保护角膜内皮、虹膜、晶状体和视网膜，维持前房深度和手术野的高清晰度，使手术者有良好的视觉，便于操作。注入玻璃体腔有助于视网膜复位。青光眼手术时注入可防止粘连形成，作为白内障手术、人工晶体植入术、角膜移植术和视网膜手术的房水和玻璃体的代用品。也可滴眼防治干眼症。

【用法与用量】 注入前房，每次0.5～0.75 ml。可用0.1%溶液滴眼，每日4～6次，每次1～2滴。

【不良反应与注意事项】 可引起暂时性眼压升高。手术中不宜使用过多,以能充盈前房为度,手术结束时用平衡盐溶液取代。

【制剂与规格】 玻璃酸钠注射液:0.5 ml:5 mg;玻璃酸钠滴眼液:0.1%。

甲基纤维素滴眼液
Methylcellulose Eye Drops

【作用与用途】 治疗某些眼球干燥症。前房角镜及眼底接触镜检时作介质用。

【用法与用量】 按需要使用。

【不良反应与注意事项】 甲基纤维素应冷溶。

【制剂与规格】 甲基纤维素 1 g,苯扎溴铵 0.02 g,生理盐水加至 100 ml。

维生素 A 棕榈酸酯眼凝胶(诺沛)
Vitamin A Cetylate Eye Gel

【作用与用途】 促进角膜愈合,治疗干眼症。

【用法与用量】 成人和儿童:每天 3~4 次,每次 1 滴或视病情严重程度而定。

【不良反应与注意事项】 偶有短暂的烧灼感及眼睑黏着或视物模糊,极少发生变态反应。应用本品时,应先取下隐形眼镜。用后 30 分钟才可配戴。用本品后出现视物模糊的患者,在视力恢复前最好避免开车或操作机器。妊娠及哺乳期妇女:除非用药的利益远大于危险,不主张在妊娠及哺乳妇女应用本品。

【制剂与规格】 凝胶剂:0.1 g:10 g。

羟丙甲纤维素
Hydroxypropyl Methycellulose

【作用与用途】 本品可以作为透明质酸钠的代用品。

【用法与用量】 注入前房,每次 0.5~0.75 ml。可用 0.5% 溶液滴眼,每次 1~2 滴,每日 4~6 次。

【制剂与规格】 羟丙甲纤维素注射液:2%(1 ml)。

羧甲基纤维素钠滴眼液
Carboxymethylcellulose Sodium Eye Drops

【作用与用途】 羧甲基纤维素钠具有温和保护和润滑特性,可长时间缓解眼部干燥刺激引起的眼干和瘙痒等不适感。另外,瑞新含有天然泪液所含的电解质,因此,本品不仅可以缓解眼部干燥的刺激症状,而且可以补充天然泪液的电解质,使之达到平衡。用于缓解眼部干燥或因暴露于阳光或风沙所引起的眼部烧灼、刺痛等不适感,也是防止进一步刺激的保护剂。

【用法与用量】 按需要滴 1~2 滴到患眼。

【不良反应与注意事项】 为防止污染,勿将瓶嘴触及任何物体表面。如果应用时感觉眼痛、视力改变、眼部持续充血或刺激感,或症状加重或症状持续 72 小时以上,则应停止用药并咨询医生。如果药液变色或混浊,则不应使用。

【制剂与规格】 羧甲基纤维素钠滴眼液:1%。每毫升含:羧甲基纤维素钠5 mg,以及氯化钙、氯化镁、氯化钾、氯化钠、乳酸钠和纯净水。

唯地息滴眼液
Vidisic Eye Drops

【作用与用途】 干眼症、泪液分泌减少的替代治疗。

【用法与用量】 依病情轻重度,每日3~5次或更多次,每次1滴,滴入眼睑内。

【不良反应与注意事项】 短暂的视力模糊。戴隐形眼镜时不宜使用。患者开车或操纵机器时要小心。对西曲溴铵过敏者禁用。

【制剂与规格】 滴眼液:2%(10 g)。

硫酸软骨素滴眼液
(角膜宁滴眼液)
Chondroitin Sulfate Eye Drops

【作用与用途】 硫酸软骨素是从动物组织提取、纯化制备的酸性黏多糖类物质,是构成细胞间质的主要成分,对维持细胞环境的相对稳定性和正常功能具有重要作用。可加速伤口愈合,减少瘢痕组织的产生。通过促进基质的生成,为细胞的迁移提供构架,有利于角膜上皮细胞的迁移,从而促进角膜创伤的愈合。硫酸软骨素可以改善血液循环,加速新陈代谢,促进渗出液的吸收及炎症的消除。用于角膜炎、角膜溃疡、角膜损伤等。

【用法与用量】 滴眼。每次1~2滴,每日6~8次。

【不良反应与注意事项】 偶尔有发痒、红肿等过敏现象发生。对硫酸软骨素及本品任何组分过敏者禁用。本品只限于滴眼用。滴眼时请勿使瓶口接触手和眼睛。使用后请拧紧瓶盖,以防污染。当药品性状发生改变时禁止使用。

【制剂与规格】 硫酸软骨素滴眼液:5 ml:0.15 g。

聚乙烯醇滴眼液
Polyvinyl Alcohol Eye Drops

【作用与用途】 本品为高分子聚合物。具有亲水性,在适宜浓度下,能起类似人工泪液的作用。用于缓解与干眼症有关的不适症状。

【用法与用量】 滴眼。每日3~4次,每次1~2滴。

【不良反应与注意事项】 本品仅供滴眼用。为避免本品污染,不要将滴头接触眼睑表面。溶液发生变色或混浊,不要使用。

【制剂与规格】 聚乙烯醇滴眼液:10 ml:0.14 g。

(十七)前列腺素类药物

贝美前列素滴眼液
Bimatoprost Ophthalmic Eye Drops

【作用与用途】 贝美前列素为一种合成的前列酰胺,是具有降低眼内压活性的前列腺素结构类似物,选择性地模拟了天然存在的前列酰胺的作用。贝美前列素被认为是通过增加房水经小梁网及葡萄膜巩膜两条外流途径而降低眼内压(LOP)的。高眼压是导致青光眼性视野缺损的主要因素。眼内压越高,视神经受损及视野缺损的危险性越大。用于降低对其他降眼压制剂不能耐受或不够敏感的开角型青光眼及高眼压症患者的眼内压。

【用法与用量】 推荐剂量为每日1次,每晚滴1滴于患眼。每日使用本品次数不得超过1次,因为有资料表明频繁使用本品可导致其降眼压效果减弱。首次滴用本品约4小时后眼压开始降低,于8~12小时作用达到最大。本品可以与其他滴眼剂同时使用以降低眼压。如果同时使用多种治疗药物,则每两种药物的使用应当至少间隔5分钟。

【不良反应与注意事项】 最常见的不良事件为:结膜充血、睫毛增生、眼部瘙痒。大约有3%的患者因结膜充血而中断治疗。有3%~10%的患者曾出现如下的眼部不良事件:眼睛干涩、视觉障碍、眼部烧灼感或异物感、眼睛痛、眼周皮肤色素沉着、睑缘炎、白内障、浅层点状角膜炎、眼睑红斑、眼部刺激和睫毛颜色变深。据报道有1%~3%的患者曾有如下的不良事件:眼睛分泌物、流泪、畏光、过敏性结膜炎、视疲劳、虹膜色素沉着增加和结膜水肿。报道有不到1%的患者曾出现眼内炎症,如虹膜炎。据报道约有10%的患者出现的全身性不良事件为感染(主要为感冒和上呼吸道感染)。有1%~5%的患者曾出现下述全身性不良反应事件,按发生率降幂排列为:头痛、肝功能异常、乏力和多毛症。本品禁用于对贝美前列素或本品中其他任何成分过敏者。一般情况:有报道患者因使用多剂量包装的滴眼液而致细菌性角膜炎。患有活动性内眼炎症(如葡萄膜炎)的患者须谨慎用本品。曾有报道,有患者使用本品后出现了黄斑水肿包括囊样黄斑水肿。无晶体患者、晶状体后囊撕裂的假性无晶体患者或已知有黄斑水肿危险的患者应谨慎用本品。本品治疗闭角型、炎性及出血性青光眼尚无评价。配戴有隐形眼镜时不应使用本品。

【制剂与规格】 滴眼剂:3 ml:0.9 mg。

拉坦前列素滴眼液(适利达)
Latanoprost Eye Drops

【作用与用途】 拉坦前列素为前列腺素F2α的类似物,是一种选择性前列腺素FP受体激动剂,能通过增加房水流出而降低眼压。在人类,减低眼压从给药后3~4小时开始,8~12小时达到最大作用。降眼压作用至少可维持24小时。动物和人类的研究均显示药物主要作用机制为增加房水的葡萄膜巩膜旁道流出,虽然在人类也有报道轻微增加了房水流出的便利度(减少引流阻力)。用于降低开角型青光眼和高眼压症患者升高的眼压。

【体内过程】 拉坦前列素(分子量432.58)为异丙酯化的前药,无活性。当水解转化为拉坦前列素酸以后具有生物活性。前药可通过角膜很好地吸收,进入房水的药物在透过角膜时已全部被水解。人体研究显示房水中药物峰浓度在局部用药后2小时达到。猴子局部用药后，拉坦前列素主要分布于前房、结膜和眼睑，只有很少量的药物到达眼后房。拉坦前列素酸在眼内几乎没有代谢。代谢主要发生在肝脏。人血浆中半衰期为 17 分钟。主要代谢产物 1,2-二去甲和 1,2,3,4-四去甲代谢物在动物实验中没有或仅有微弱的生物活性，且主要从尿中排泻。

【用法与用量】 成人推荐剂量（包括老年人）：每天 1 次，每次 1 滴，滴于患眼。晚间使用效果最好。适利达每天使用不可超过一次，因为用药次数增加会削弱降眼压效果。如果忘记用药，在下次用药时仍应按常规用药。如果还需要使用其他眼用药物，至少应间隔 5 分钟用药。与其他滴眼液相同，每次滴眼后应按压眼角处泪囊 1 分钟以减少全身性吸收（闭塞泪点）。

【不良反应与注意事项】 观察到的绝大多数不良反应均在眼部。很常见：虹膜色素加深，眼睛刺激（包括有异物感），睫毛变化（变深、变粗、变长、数量增加）。常见：轻至中度结膜充血，短时点状角膜炎（大多数无症状），睑炎，眼痛。偶见眼睑水肿。罕见虹膜炎/葡萄膜炎，黄斑水肿，无症状的角膜水肿和侵蚀，眶周水肿，眼睑皮肤变深，眼睑局部皮肤反应，倒睫毛偶然引起眼睛刺激，在睑板腺腺体开口处双排睫毛。呼吸系统罕见：哮喘、哮喘加重和呼吸困难。皮肤偶见皮疹。已知对适利达滴眼液中任何成分过敏者禁忌。角膜接触镜（隐形眼镜）佩戴者禁忌。适利达可能会增加虹膜棕色色素的数量而逐渐引起眼睛颜色改变。决定治疗前应告知患者眼睛颜色改变的可能性。单侧治疗可导致永久性的眼睛不对称。眼睛颜色改变主要在虹膜混合颜色的患者中观察到，如蓝-棕、灰-棕、绿-棕和黄-棕混合色。适利达用于无晶状体、人工晶体伴后房警惕囊袋撕裂或植入前房人工晶体、或者已知有黄斑囊样水肿危险因素的患者应谨慎。已知有虹膜炎/葡萄膜炎易患病体质危险因素的患者可使用适利达，但应小心。无严重哮喘或不稳定型哮喘患者使用适利达经验。所以，在获得足够经验以前，这些患者应慎用。还观察到眶周皮肤颜色改变，多数为日本患者。目前的经验表明，眶周皮肤颜色改变不是永久性的，有些患者适利达继续治疗后改变消失。与其他眼部用药相似，滴入药液可能引起一过性视力模糊。孕妇不应使用适利达。哺乳期妇女不应使用适利达。适利达不推荐用于儿童。

【制剂与规格】 滴眼剂：1 ml：50 μg、2.5 ml：125 μg。

曲伏前列素滴眼液
Travoprost Eye Drops

【作用与用途】 曲伏前列素游离酸是一种选择性的 FP 前列腺类受体激动剂，据报道 FP 前列腺素类受体激动剂可通过增加葡萄膜巩膜通路房水外流的机制来降低眼压。至今尚未清楚其准确的作用机制。用于降低开角型青光眼或高眼压症患者升高的眼压，这些患者对使用其他降眼压药不耐受或疗效不佳(多次用药后不能达到目标 IOP)。

【体内过程】 吸收:曲伏前列素通过角膜吸收,被水解为具有生物学活性的游离酸。4 个多剂量药代研究(总共有 107 名受试者)显示,2/3 患者血浆游离酸浓度低于 0.01 ng/ml(分析的定量限)。在可计量血浆浓度的受试者中(N=38),平均血浆 C_{max} 为(0.018±007)ng/ml(范围从 0.01~0.052 ng/ml),并在 30 分钟内达到最高峰。从这些结果我们可以认为曲伏前列素的血浆半衰期为 45 分钟。第 1 天和第 7 天间的血浆浓度无差异,显示较早的稳态且无显著蓄积现象。代谢:曲伏前列素是异丙酯前体,能很快被角膜酯酶水解为具有生物学活性的游离酸,在全身代谢中,曲伏前列素游离酸能被氧化代谢为非活性代谢产物。生物转化包括 a 碳酸链的 β-氧化产生 1,2-二醇和 1,2,3,4-四醇的类似物,15-羟基部分氧化,及 13,14 双键还原作用。排泄:曲伏前列素游离酸从血浆中的排泄非常迅速,通常在给药后的 1 小时内就会低于限量。从 14 例患者中评估曲伏前列素最终排泄的半衰期,在曲伏前列素眼局部用药中,有低于 2% 的曲伏前列素游离酸在 4 小时内从尿中排出。

【用法与用量】 推荐用量每晚 1 次,每次 1 滴滴入患眼。剂量不能超过每天 1 次,因为频繁使用会降低药物的降眼压效应。本品的降眼压作用大约在用药 2 小时后开始出现,在 12 小时达到最大。本品可以和其他眼局部用药一起用于降眼压。同时使用不止一种眼药时,每种药物的滴用时间至少间隔 5 分钟。

【不良反应与注意事项】 最常见的眼部不良反应是眼充血,5%~10% 的眼部不良反应包括视力下降,眼部不适、异物感,疼痛,瘙痒。1%~4% 的眼部不良反应包括视力异常、眼睑炎、视力模糊、白内障、炎性细胞、结膜炎、干眼、房闪、虹膜异色、角膜炎、睑缘结痂、畏光、结膜下出血和流泪。非眼部不良反应占 1%~5%,包括外伤、心绞痛、焦虑、关节炎、背痛、心动过缓、气管炎、胸痛、感冒综合征、抑郁、消化不良、胃肠功能紊乱、头痛、高胆固醇血症、高血压、低血压、感染、疼痛、前列腺功能紊乱、窦炎、尿失禁和尿道感染。如与其他药物同时使用可能会发生药物相互作用,详情请咨询医师或药师。尚未在妊娠妇女中进行充分和良好对照的研究。只有在怀孕期间证明对胎儿有益才可使用本品。哺乳期母亲:哺乳大鼠的研究显示,放射性同位素标记的曲伏前列素和(或)它的代谢产物会分泌到乳汁中,是否这种药物或它的代谢物会分泌到人类乳汁尚不清楚。因为许多药物会分泌到乳汁中,所以在哺乳期妇女中应用本品时应特别小心。眼药瓶可能不经意地被患者污染,而多数患者常常伴发角膜疾病或角膜上皮有缺损。患者虹膜棕色素可能逐步增加,这些改变可能在几个月或几年都不被发现。在多色素虹膜患者中,眼部颜色的改变最明显,例如:棕-蓝、棕-灰、棕-黄和棕-绿;然而这种改变也出现在棕色眼的患者中。根据文献报道,这种颜色的改变是由于虹膜基质色素细胞内容物增加的结果,但目前对其作用机制尚未清楚。通常棕色素从受影响眼的瞳孔周围向外周呈向心性分布,但整个虹膜或部分虹膜颜色会变深。患者应根据情况定期进行检查,直到加深逐渐明显。如果色素沉着发生应停止治疗。具有眼部感染史(虹膜炎/葡萄膜炎)患者应谨慎使用本品。急性眼部感染的患者应禁止使用本品。前列腺素 F2ao 类似物在治疗期间有黄斑水肿包括黄斑囊样水肿的报道。这些主要见于无晶体患者、晶体后囊膜破裂的假晶体患者或有黄斑水肿危险因素的患者。本品在这类患者中使用时需谨慎。尚未对本品治疗闭角型、炎症性或新生血管性青光眼进行评价。在佩戴接触性镜片期间应禁止使用。

【制剂与规格】 滴眼剂:1.5 ml:0.06 mg、2.5 ml:0.1 mg。

(十八)其他药物

珍珠明目滴眼液

Pearl Clear-Sighted Eye Drops

【作用与用途】 清热泻火,养肝明目,明目消炎。用于改善眼胀、眼痒、眼痛、眼干、眼涩不能持久阅读等症状。

【用法与用量】 滴入眼睑内,每次点 1~2 滴,每日 3~5 次,滴后闭目片刻。

【不良反应与注意事项】 药物滴入有沙涩磨痛、流泪频频者忌用。用药后有眼痒,眼睑皮肤潮红、水肿者停用,并到医院就诊。药品性状发生改变时禁止使用。

【制剂与规格】 珍珠明目滴眼液:8 ml、10 ml。

正大维他滴眼液

Zhengda Weita Eye Drops

【作用与用途】 具有消炎及收敛作用,能改善炎症部位的微循环,增强毛细血管通透性,加速新陈代谢,快速消除眼部充血及球结膜下出血症状;并可增强眼细胞增殖力,促进基质中纤维增长在角膜及结膜表面形成一层保护膜,促进角膜、结膜表面创伤的愈合。该制剂还能增强眼睛营养和抵抗力,迅速消除眼疲劳引起的视力朦胧,对用眼过度疗效独特。本品对眼部具有极强的湿润作用,常用可使眼睛明亮清晰,光彩晶莹。防治结膜炎、球结膜下出血、结膜充血、角膜损伤、视疲劳、戴隐形眼镜引起的不适及眼病(如在游泳、海水浴过程有灰尘、污水混进眼里)。

【用法与用量】 滴入眼睑内。每次 1~2 滴,每日 5~6 次。

【不良反应与注意事项】 治疗沙眼的疗效较差,且有刺激性,现已很少用于沙眼的治疗。在中性或弱碱性环境中,易生成 $Zn(OH)_2$ 沉淀,因而不宜与碱性滴眼剂同时应用。

【制剂与规格】 正大维他滴眼液:5 ml,本品每 1 ml 含硫酸锌 1 mg、尿囊素 1 mg、玻璃酸钠 2 mg。

氨肽碘滴眼液
Amiotide Eye Drops

【作用与用途】 本品进入体内后,通过肽酶等对组织的激活作用,可促进眼部微血管扩张和血液循环,从而改善病眼的新陈代谢,促进病变和渗出物的吸收,有助于早、中期白内障的治疗和控制,使视力有所改善和提高。但对成熟前期和成熟期的白内障效果不显著。对玻璃体出血和混浊也有一定疗效。用于早期老年性白内障、玻璃体混浊等眼病的治疗。

【用法与用量】 滴眼:每日2~4次。

【不良反应与注意事项】 少数病例滴眼后有局部刺激感和(或)结膜囊分泌物增多,一般在继续用药过程中症状会减退或消失。极少数特异性过敏体质的患者使用本品后可能出现结膜、眼睑充血和严重不适感。使用时应防止滴眼液瓶口污染,打开后1周内用完。如发现药液混浊,应停止使用。对本品特异过敏者禁用。眼部有严重炎症或溃疡者应禁用。与汞制剂无论是内服或眼用均应禁用,因二药配伍使用后可产生对角膜有强烈腐蚀性的二碘化汞,患者应严格遵照本说明书规定的用法和用量,切勿过量使用。眼部有慢性炎症使用本药或合并使用其他药物,请咨询就医。甲状腺功能亢进者和低血压或其他内分泌紊乱者慎用。为维持疗效,本品宜长期使用。

【制剂与规格】 滴眼液:5 ml(每1 ml中含有甲状腺特有的有机化合碘为0.025~0.040 mg)。

复方樟柳碱注射液(灵光)
Compound Anisodine Hydrobromide Injection

【作用与用途】 用于缺血性视神经、视网膜、脉络脉膜病变。

【用法与用量】 患侧颞浅动脉旁皮下注射,每日1次,每次2 ml(急重症者可加球旁注射,每日1次),14次为1个疗程。据病情需要可注射2~4个疗程。

【不良反应与注意事项】 少数患者注射后轻度口干,15~20分钟消失。脑出血及眼出血急性期禁用。有普鲁卡因过敏史者禁用。用过扩血管药和激素治疗无效者,可适当增加疗程。青光眼和心房纤颤患者慎用。高剂量时有一定降血压作用,持续90分钟恢复,心电图无明显变化,对呼吸深度和频度均无明显影响。

【制剂与规格】 复方樟柳碱注射液:2 ml:氢溴酸樟柳碱0.2 mg、盐酸普鲁卡因20 mg。

肉毒杆菌毒素A
Botulinum Toxin Type A

【作用与用途】 肉毒杆菌毒素是肉毒梭菌生长繁殖过程中产生的一种代谢产物,具有细菌外毒素的特性。根据其抗原性的不同分为A、B、C、D、E、F和G 7型,其中A、B、E、F型是引发人肉毒中毒的型别,C、D型是动物、禽类肉毒中毒的型别,G型尚无引起中毒的正式报道。肉毒杆菌毒素A(BT)最常用。BT的作用机制为在神经肌肉接头处不可逆地与突触前受体结合，抑制乙酰胆碱的释放，从而产生可逆性的横纹肌弛缓性麻痹，直至受体重新表达。注射肌内的去神经支配性麻醉发生于注射后24～72小时，持续仅4～6个月。BT不影响神经的电兴奋性和传导活动。反复注射可致相关肌肉纤维发生萎缩。各种实验及临床研究证实A型肉毒毒素（BTXA）对眼内组织无明显的毒副作用。用于眼肌痉挛、斜视、眼震的治疗，亦能治疗半面痉挛。

【用法与用量】 使用时每100 U冻干剂用生理盐水4 ml稀释，最好在肌电图指引下有目的的肌内注射。

【不良反应与注意事项】 主要不良反应为邻近肌肉的麻痹；10%的患者有持续数日的轻度感冒症状，耐受性可见于脑瘫性痉挛大面积肌内注射和斜颈的注射者，与抗体的形成有关。禁忌证为多种药物过敏者、注射部位皮肤感染、神经肌肉功能紊乱（如重症肌无力和Eaton-Lambert综合征）等。眼外肌越粗越需要更多的毒素才能达到满意效果。

【制剂与规格】 冻干剂：每支55 U、100 U，运送及贮藏需－20℃保存。

维替泊芬（维速达尔）
Verteporfin for Injection

【作用与用途】 维替泊芬在血浆中主要被脂蛋白转运。在有氧环境下，维替泊芬一旦被光激活就会产生高度活性的、维持时间短暂的单氧和具有活性的氧自由基。被光激活的维替泊芬可以损伤局部新生血管内皮细胞，引起血管闭合。已知，受损的内皮细胞可以通过脂氧化酶（白三烯）和环氧化酶（类花生酸如血栓素）途径释放促凝因子和血管活性因子，引起血小板聚集纤维蛋白凝块形成和血管收缩。维替泊芬主要在新生血管包括脉络膜新生血管积聚，然而动物实验显示维替泊芬也出现于视网膜。因而在光动力学治疗的同时也会出现视网膜的损伤，包括视网膜色素上皮细胞和外核层。在人类，维替泊芬治疗引起脉络膜新生血管（CNV）暂时性闭合的疗效已经被荧光血管造影结果所证实。维替泊芬治疗适用于继发于年龄相关性黄斑变性，病理性近视或可疑眼组织胞浆菌病的，以典型性为主型中心凹下脉络膜新生血管形成的患者。对于隐匿性中心凹下脉络膜新生血管为主的患者，尚无充分证据支持维替泊芬治疗。

【体内过程】 静脉输注维替泊芬后，维替泊芬以二指数形式清除，终末消除半衰期为5～6小时。剂量在6～20 mg/m^2时，暴露量和最大血药浓度均与注射剂量成比例。在一定的剂量范围内，药物的药代动力学参数不受性别影响。维替泊芬经过肝和血浆酯酶代谢终产物苯卟啉衍生双酸。NADPH依赖的肝酶系统（包括细胞色素P_{450}同工酶）不参与维替泊芬代谢。药物通过粪便排泄，只有不到0.01%的药物剂量可以在尿液中发现。在一项轻度肝功能不全患者（入选时有两项肝功能指标异常）进行的研究中，

AUC C_{max}与对照组相比无明显差异，但是半衰期明显延长，大约增加20%。

【用法与用量】 维替泊芬治疗分为两个步骤，同时需要药物和激光。第一步静脉输注维替泊芬，第二步用非热性二极管激光活化维替泊芬。每隔3个月医生需要检查患者，一旦荧光血管造影出现脉络膜新生血管渗漏就应该重复治疗。维替泊芬应用：每支维替泊芬用7 ml无菌注射用水配制成7.5 ml浓度为2 mg/ml的注射液。配制好的溶液必须避光保存，并且在4小时内使用。建议在注射前观察配制好的溶液是否出现沉淀和变色现象。配制好的溶液是一种深绿色的透明液体。按6 mg/m^2体表面积剂量配制维替泊芬，溶解于5%的葡萄糖溶注射液，配成30 ml溶液。用合适的注射泵和过滤器，以3 ml/min的速度在10分钟完全经静脉输注完毕。临床研究中应用的是1.2 μm的过滤器。注意防止出现注射局部药液外渗。一旦发生要注意注射局部避光（详见注意事项）。激光治疗：自输注开始后15分钟，用波长689 nm激光照射患者。维替泊芬的光活化程度由所接受的激光总量决定。治疗脉络膜新生血管形成时，在病灶局部推荐使用激光剂量为50 J/cm^2，激光强度600 mW/cm^2。此剂量在83秒内照射完毕。激光系统必须能产生波长在（689±3）nm，能量恒定的光。激光通过光纤维、裂隙灯和一定放大倍率的检眼镜镜头在视网膜形成单一的圆形光斑。双眼同时治疗：对照研究只允许每位患者治疗一只眼。如果患者双眼病灶都适合治疗，医生应权衡双眼同时治疗的利弊。如果患者以往有维替泊芬单眼治疗史，治疗的安全性已经得到证实，就可以采用一次注射维替泊芬治疗双眼。在注射开始后15分钟，首先治疗病情进展较快的眼。在第一眼光照后立即调整第二眼治疗的激光参数，采用同第一眼相同的激光剂量和强度，在输注开始后不晚于20分钟开始治疗。如果患者首次出现双眼可以治疗的病灶，以往无维替泊芬治疗史，最好先治疗病情进展较快的眼。如果第一只眼治疗后1周未出现明显的安全性问题，可以采用第一眼的治疗方案，再输注维替泊芬进行第二只眼治疗。大约3个月后检查双眼，如果双眼病灶都出现渗漏，需要重复治疗，可以重新输注维替泊芬进行治疗。

【不良反应与注意事项】 维替泊芬治疗报道最多的不良事件为头痛、注射局部反应（包括药液外渗和皮疹）和视力障碍（视物模糊，视敏度下降，视野缺损）。有10%～30%的患者出现这些事件。以下不良事件按照身体各个系统排列，是维替泊芬治疗最多见的反应，出现率高于安慰剂组，出现于1%～10%的患者：眼部：睑缘炎、白内障、结膜炎/结膜充血、干眼、眼痒、伴或不伴视网膜下或玻璃体出血的严重视力丧失。全身：衰弱，背痛（主要在药物输注时）、发热、流感样综合征、光敏反应。心血管系统：房颤、高血压、外周血管异常、静脉曲张。皮肤：湿疹。消化系统：便秘、胃肠癌、恶心。

血液/淋巴系统：贫血、白细胞计数减少、白细胞计数增加。肝脏：肝功能检验指标异常。代谢/营养：蛋白尿、肌酐升高。骨骼肌：关节痛、关节病、肌无力。神经系统：感觉减退、睡眠障碍、眩晕。呼吸系统：咳嗽、咽炎、肺炎。特殊感觉：白内障、听力障碍、复视、流泪障碍。泌尿系统：前列腺障碍。已报道1%～5%的患者在治疗后7天内出现严重视力下降，相当于视力下降4行或以上。某些患者视力能部分恢复。光敏反应通常出现在治疗后皮肤暴露于日光下，以皮肤灼伤为表现形式。维替泊芬治疗组背痛的发生率较高，主要出现在输注时。

【制剂与规格】 注射剂：15 mg（以维替泊芬计）。

羟苯磺酸钙
Calcium Dobesilate

【作用与用途】 本品通过调节微血管壁的生理功能，降低血浆黏稠度，减少血小板聚集等机制，调节微循环功能，从而起到治疗糖尿病引起的视网膜微循环病变的作用。用于糖尿病引起的视网膜病变。

【用法与用量】 进餐时吞服，在起始治疗阶段，一日3次，一次1粒；4～6周后，调整为一日2次，一次1粒。

【不良反应与注意事项】 偶见胃部不适、恶心、胃灼热、食欲缺乏等症状；此时，应酌情减量，必要时暂停给药。对本品过敏者禁用。使用本品需结合降糖药进行治疗，第一次使用本品前应咨询医师。治疗期间应定期到医院检查。妊娠前3个月及哺乳期妇女不推荐使用。当本品性状发生改变时禁止服用。儿童必须在成人监护下使用。请将此药品放在儿童不能接触的地方。如正在使用其他药品，使用本品前请咨询医师或药师。

【制剂与规格】 胶囊剂：0.25 g。

复方门冬维甘滴眼液
Compound Mendong Weigan Eye Drops

【作用与用途】 本品含盐酸萘甲唑林、门冬氨酸、维生素B_6、甘草酸二钾、甲硫酸新斯的明与马来酸氯苯那敏。萘唑林为拟肾上腺素药，能使血管收缩而减轻充血。氯苯那敏具有较强的抗组胺作用，可缓解眼部的过敏症状。维生素B_6是体内氨基酸和脂肪代谢过程中不可缺少的物质，维生素B_6缺乏可引起血管充血、高角化症、睑缘毛发脱落和角膜新生血管等。新斯的明为抗胆碱酯酶药，通过抑制胆碱酯酶活性，使乙酰胆碱生理效应得到加强和延长，能增强眼平滑肌和眼外肌的兴奋性，提高收缩力。本品能改善眼的调节功能，消除由于长时间用眼或其他原因造成眼疲劳，同时也具有减轻眼结膜充血的作用。治疗视疲劳、眼结膜充血；也用于消除游泳后或灰尘、汗液等进入眼时的不适。

【用法与用量】 滴眼：每日4～6次，每次1～2滴。

【制剂与规格】 滴眼剂：15 ml。

耳鼻咽喉科用药

(一)耳科用药

1. 清洁剂与软化剂

过氧化氢(双氧水)

Hydrogen Peroxide

【作用与用途】 本品为氧化性消毒剂,含过氧化氢(H_2O_2)2.5% ~3.5%。在过氧化氢酶的作用下迅速分解,释出新生氧,对细菌组分发生氧化作用,干扰其酶系统而发挥抗菌作用。但本品作用时间短暂。有机物质存在时杀菌作用降低。局部涂抹冲洗后能产生气泡,有利于清除脓块、血块及坏死组织。适用于化脓性外耳道炎和中耳炎、文森口腔炎、齿龈脓漏、扁桃体炎及清洁伤口。

【用法与用量】 清洁伤口,3%溶液。

【不良反应与注意事项】 高浓度对皮肤和黏膜产生刺激性灼伤,形成一疼痛“白痂”。以本品连续应用漱口可产生舌乳头肥厚,属可逆性。本品溶液灌肠时,当含过氧化氢浓度≥0.75%可发生气栓或(和)肠坏疽。本品遇光、热易分解变质。

【制剂与规格】 过氧化氢溶液剂:3%。

碳酸氢钠滴耳液(小苏打水)

Sodium Bicarbonate Ear Drops

【作用与用途】 为碱性溶液,能溶解、软化耵聍。用于外耳道耵聍栓塞。

【用法与用量】 滴耳,每日数次。连用2 ~3 天后,软化的耵聍易被取出。

【制剂与规格】 滴耳液:3% ~5%溶液。

2. 消毒防腐剂

水杨酸酒精滴耳液

Salicylats and Alcohol Ear Drops

【作用与用途】 抑菌、制霉、止痒。用于外耳道霉菌感染。

【用法与用量】 涂擦或滴入外耳道,每日数次。使用1周后应暂停。

【制剂与规格】 滴耳液:含水杨酸1% ~2%的酒精溶液。

麝香草脑酒精滴耳液

Auristillae Thymoli Alcohol Ear Drops

【作用与用途】 抑菌、消毒、止痒。用于外耳道霉菌感染。

【用法与用量】 涂擦或滴入外耳道,每日2 ~3 次。使用1周后应暂停。

【制剂与规格】 滴耳液:含麝香草脑1% ~2%的酒精溶液。

芬甘油滴耳液

Phenoxy Glycerol Ear Drops

【作用与用途】 有消炎、杀菌、止痛作用。用于急性中耳炎(鼓膜未穿孔时)及外耳道炎。

【用法与用量】 滴耳:每日 3 次。

【注意事项】 本品不得用水稀释,而应用甘油稀释,以免刺激。

【制剂与规格】 滴耳液:1% ~2%。

硼酸甘油滴耳液

Boracic Acid and Glycerol Ear Drops

【作用与用途】 有抑菌作用,用于急、慢性化脓性中耳炎。

【用法与用量】 滴耳:每日 3 次。

【制剂与规格】 滴耳液:含硼酸 3% ~4% 的甘油溶液。

硼酸酒精滴耳液

Boracic Acid and Alcohol Ear Drops

【作用与用途】 有抑菌作用,用于慢性化脓性中耳炎。

【用法与用量】 滴耳:每日 3 次。

【制剂与规格】 滴耳液:含硼酸 3% ~4% 的酒精溶液。

3. 抗菌药

氢化可的松新霉素滴耳液

Hydrocortisone and Neomycin Sulfate Ear Drops

【作用与用途】 新霉素为广谱抗微生物药,在体外具广谱抗微生物作用,包括需氧革兰阴性菌及革兰阳性菌、厌氧菌、立克次体属、螺旋体和衣原体属。氢化可的松为肾上腺皮质激素类药物,具有抗炎、抗过敏和抑制免疫等多种药理作用。用于中耳及外耳道炎症。

【用法与用量】 外用。一日 2 次,滴耳。

【不良反应与注意事项】 对本品过敏者禁用。

【制剂与规格】 滴耳剂:5 ml(新霉素 12.5 mg、氢化可的松 2.5 mg)。

盐酸环丙沙星滴耳液

Ciprofloxacin Hydrochloride Ear Drops

【作用与用途】 本品具广谱抗菌作用,尤其对需氧革兰阴性杆菌的抗菌活性高,对下列细菌在体外具良好抗菌作用:肠杆菌科的大部分细菌,包括枸橼酸杆菌属,阴沟、产气肠杆菌等肠杆菌属,大肠埃希菌,克雷伯菌属,变形杆菌属,沙门菌属,志贺菌属,弧菌属,耶尔森菌等。常对多重耐药菌也具有抗菌活性。对青霉素耐药的淋病奈瑟菌、产酶流感杆菌和莫拉菌属均具有高度抗菌活性。对铜绿假单胞菌等假单胞菌属的大多数菌株具抗菌作用。本品对甲氧西林敏感葡萄球菌具抗菌活性,对肺炎链球菌、溶血性链球菌和粪肠球菌仅具中等抗菌活性。对沙眼衣原体、支原体、军团菌具良好抗微生物作用,对结核杆菌和非典型分枝杆菌也有抗菌活性。对厌氧菌的抗菌活性差。用于敏感菌所致的下述感染症:中耳炎、外耳道炎、鼓膜炎、乳突腔术后感染等。

【用法与用量】 成人一次 6 ~10 滴,一日 2 ~3 次。点耳后进行约 10 分钟耳浴。根据症状适当增减点耳次数。对小儿适当减少滴数。

【不良反应与注意事项】 偶有中耳痛及瘙痒感。对本品及喹诺酮类药过敏的患者禁用。只用于点耳。本品一般适用于中耳炎局限在中耳黏膜部位的局部治疗。若炎症已漫及鼓室周围时,除局部治疗外,应同时给予口服制剂等全身治疗。使用本品时若药温过低,可能会引起眩晕。因此,使用温度应接近体温。出现过敏症状时应立即停药。使用本品的疗程以 4 周为限。若继续给药时,应慎用。孕妇、哺乳期妇女应慎用。本品一般不用于婴幼儿。长期大量使用经局部吸收后,可产生与全身用药相同的药物相互作用,如可使茶碱类、环孢素、丙磺舒等药物的血药浓度升高,增强抗凝药华法林的抗凝作用,干扰咖啡因的代谢等。

【制剂与规格】 滴耳液:8 ml:24 mg。

盐酸洛美沙星滴耳液
Lomefloxacin Hydrochloride Ear Drops

【作用与用途】 对肠杆菌科细菌如大肠杆菌、志贺菌属、克雷伯菌属、变形杆菌属、肠杆菌属等具有高度的抗菌活性;流感杆菌、淋球菌等对本品亦呈现高度敏感;对不动杆菌、绿脓杆菌等假单胞菌属、葡萄球菌属和肺炎球菌、溶血性链球菌等亦具有一定的抗菌作用。适用于敏感细菌所致的下述感染症:中耳炎、外耳道炎、鼓膜炎。

【体内过程】 半衰期长,作用持久,具有良好的渗透性,0.3% 洛美沙星滴耳液滴入豚鼠中耳腔后,在血清中药物浓度 1 小时达峰 0.16 μg/ml,24 小时仍有 0.047 μg/ml;在脑组织和内耳外淋巴液中药物浓度 2 小时达峰分别为 0.07 和 57.62 μg/ml,24 小时后分别为 0.004 和 1.77 μg/ml;在中耳黏膜中的药物浓度 1 小时达峰 1955.72 μg/ml,24 小时仍有 6.25 μg/ml。

【用法与用量】 点耳。成人一次 6～10 滴,一日 2 次。点耳后进行约 10 分钟耳浴。根据症状适当增减点耳次数。对小儿适当减少滴数,或遵医嘱。

【不良反应与注意事项】 偶见中耳痛及瘙痒感。对本品及喹诺酮类药物过敏者禁用。只用于点耳。一般适用于中耳炎局限在中耳黏膜部位的局部治疗。若炎症已漫及鼓室周围时,除局部治疗以外,应同时采用其他治疗。使用本品时若药温过低,可能会引起目眩,因此,使用温度应接近体温。出现过敏症状时应停止用药。使用本品时,投药疗程以 4 周为限,此后继续投药时,应慎重。

【制剂与规格】 滴耳液:5 ml:15 mg。

多黏菌素滴耳液
Polymyxin Ear Drops

【作用与用途】 对革兰阴性杆菌及铜绿假单胞菌有抑菌作用,用于铜绿假单胞菌感染的急、慢性化脓性中耳炎。

【用法与用量】 滴耳,每日 3 次。

【注意事项】 用时新鲜配制。

【制剂与规格】 硫酸多黏菌素 B 1×10^6 U,加生理盐水至 1 000 ml。滴耳液:含硼酸 3% ~4% 的酒精溶液。

氯霉素滴耳液
Chloramphenicol Ear Drops

【作用与用途】 体外具广谱抗微生物作用,用于治疗敏感细菌感染引起的外耳炎、急慢性中耳炎。

【用法与用量】 滴于耳道内,每次 2~3 滴,每日 3 次。

【不良反应与注意事项】 如耳内分泌物多时,应先清除,再滴入本品。

【制剂与规格】 氯霉素滴耳液:10 ml:0.25 g。

氧氟沙星滴耳液
(泰利必妥滴耳剂)
Ofloxacin Ear Drops

【作用与用途】 具有广谱抗菌作用,用于治疗敏感菌引起的中耳炎、外耳道炎、鼓膜炎。

【体内过程】 成人患者在中耳腔内点滴 0.3% 的氧氟沙星溶液,每次 10 滴,每日 2 次,总计 14 次。耳浴 30 分钟后的血药浓度很低,为 0.009 ~0.012 μg/ml。小儿患者在中耳腔内每次滴耳,耳浴 0.3% 的氧氟沙星水溶液 5 滴,120 分钟后血清中浓度较低,不超过 0.013 μg/ml。

【用法与用量】 滴耳。成人每次 6~10 滴,每日 2~3 次。滴耳后进行约 10 分钟耳浴。根据症状适当增减滴耳次数。对小儿滴数酌减。

【不良反应与注意事项】 偶有中耳痛及瘙痒感。使用本品时若药温过低可能会引起眩晕,因此,使用温度应接近体温。

【制剂与规格】 氟沙星滴耳液:5 ml:15 mg。

制霉菌素滴耳液
Nystatin Ear Drops

【作用与用途】 对真菌有广谱抑制作用,用于外耳道霉菌感染。

【用法与用量】 滴耳,每日 3 次。

【制剂与规格】 制霉菌素滴耳液:1% 溶液。

盐酸林可霉素滴耳液
Lincomycin Hydrochloride Ear Drops

【作用与用途】 对革兰阳性菌如葡萄球菌属、链球菌属、白喉杆菌、炭疽杆菌等有较高抗菌活性。对厌氧菌也有良好抗菌活性,如拟杆菌属包括脆弱拟杆菌、梭杆菌属、消化球菌、消化链球菌、产气荚膜杆菌等大多对本品高度敏感。革兰阴性需氧菌包括流感嗜血杆菌、奈瑟菌属及支原体属均对本品耐药。用于敏感菌所致的急、慢性中耳炎。

【用法与用量】 滴耳。一次 1~2 滴。一日 3~5 次。

【不良反应与注意事项】 偶可有皮疹、瘙痒等过敏反应,中性粒细胞减低,血小板减低,念珠菌感染等;尚有耳鸣、眩晕等副作用。对林可霉素过敏者禁用。1 个月以内的婴儿禁用。患者对林可霉素过敏时有可能对其他林可霉素类也过敏。孕妇及哺乳期妇女慎用。

【制剂与规格】 滴耳液:15 ml:0.18 g(按 $C_{18}H_{34}N_2O_6S$ 计)。

4. 粉剂和散剂

氯霉素硼酸粉剂

Chloramphenicol and Boracic Acid Powder

【作用与用途】 有抑菌消炎作用。用于鼓膜大穿孔、分泌物较少的慢性化脓性中耳炎。

【用法与用量】 喷入耳内,每日1次。

【制剂与规格】 粉剂:氯霉素1份,硼酸4份。

5. 其他

三氯醋酸涂剂

Acid Trichloroacetic Paint

【作用与用途】 有腐蚀、收敛、止血及消毒作用。用于鼓膜穿孔的烧灼法修补。

【用法与用量】 用极细的卷棉子蘸本品,在消毒的干纸上吸去过多的药液,然后涂擦鼓膜穿孔边缘,直到出现0.5 ~ 1 mm 的白圈。每周烧灼1次,烧灼后用浸有抗生素的棉片贴于穿孔上。

【制剂与规格】 溶液:50%。

硝酸银溶液

Silver Nitrate Solution

【作用与用途】 同三氯醋酸涂剂。

【用法与用量】 同三氯醋酸涂剂。

【制剂与规格】 溶液:30%。

博曼液

Bomain Solution

【作用与用途】 为鼓膜表面麻醉剂。用于鼓膜穿孔、切开和修补术前的鼓膜麻醉。

【用法与用量】 用棉签或棉片蘸药后敷于鼓膜上约10分钟,即有麻醉作用。

【制剂与规格】 取等量可卡因(晶体),薄荷脑(晶体)及石炭酸置于干燥瓶内,在水浴上加微温成澄清透明之液体。

碳酸氢钠栓(莎波立栓)

Sodium Bicarbonate Suppositortories

【作用与用途】 本品能抑制前庭神经和增加耳蜗血流量改善内耳微循环,可用于梅尼埃病(发作期)。

【体内过程】 本品经肛门给药,迅速被直肠黏膜吸收,用药30分钟达峰值血药浓度,在体内广泛分布,释放的二氧化碳经肺呼出。

【用法与用量】 成人每日肛塞3次,每次1粒。用药时宜取侧卧位,塞进肛门2 cm 保留30分钟。

【制剂与规格】 栓剂:0.66 g/粒。

（二）鼻科用药

1. 血管收缩剂

盐酸羟甲唑啉滴鼻液（必通）

Oxymetazoline Hydrochloride Nasal Solution

【作用与用途】 本品为减充血剂。为α-肾上腺素受体激动药，具有迅速收缩鼻血管的作用，从而改善鼻塞症状。适用于急、慢性鼻炎，鼻窦炎，过敏性鼻炎，肥厚性鼻炎。

【用法与用量】 滴鼻：成人和6岁以上儿童每次1～3滴，早晨和睡前各1次。

【不良反应与注意事项】 个别患者可能有轻微的烧灼感、针刺感、鼻黏膜干燥等。

【制剂与规格】 盐酸羟甲唑啉滴鼻液：5 ml:2.5 mg。

麻黄碱滴鼻液

Ephedrine Hydrochloride Nasal Drops

【作用与用途】 本品有收缩血管作用，可用于急性、慢性鼻炎及鼻窦炎，也可用于鼻出血和慢性肥大性鼻炎等。

【用法与用量】 成人：用1%滴鼻液滴鼻，每次2～3滴，3～4次/d；小儿用0.5%滴鼻液，用法与用量同成人。

【制剂与规格】 滴鼻液：0.5%、1%。

麻黄碱呋喃西林滴鼻液

Ephedrine Hydrochloride and Nitrofural Nasal Drops

【作用与用途】 具有收缩血管和抗炎作用，用于治疗急、慢性鼻炎和鼻窦炎。

【用法与用量】 滴鼻，每日3次，每次2～3滴。

【制剂与规格】 滴鼻液：含1%麻黄碱，呋喃西林0.25%。

盐酸萘甲唑啉滴鼻液（滴鼻净）

Naphazoline Hydrochloride Nasal Drops

【作用与用途】 为肾上腺素受体激动药，有较强的收缩血管作用。用于过敏性及炎症性鼻充血、急慢性鼻炎等。对麻黄碱有耐受性者，可选用本品。

【用法与用量】 治鼻充血用其0.05%～0.1%溶液，每侧鼻孔滴2～3滴。

【不良反应与注意事项】 萎缩性鼻炎患者禁用。药液过浓、滴药过多或误吞药液，均可引起中毒，对小儿尤须小心。

【制剂与规格】 盐酸萘甲唑啉滴鼻液：0.05%、0.1%。

鼻通药膏

Bitong Ointment

【作用与用途】 具血管收缩和抗炎作用，用于鼻黏膜炎症和肿胀。

【用法与用量】 鼻腔局部涂抹，

每日3次。

【制剂与规格】 油膏:每管10 g(含麻黄碱1%,磺胺噻唑1%,樟脑0.66%,桉叶油、薄荷油和油膏基质适量)。

2. 抗过敏药

麻黄碱苯海拉明滴鼻液
Ephedrine Hydrochloride and Diphenhydramine Nasal Drops

【作用与用途】 具有收缩血管和抗过敏作用,用于治疗过敏性鼻炎。

【用法与用量】 滴鼻,每日3次,每次2~3滴。

【制剂与规格】 含1%麻黄碱,可的松0.25%。

麻黄碱可的松滴鼻液
Ephedrine Hydrochloride and Cortisone Nasal Drops

【作用与用途】 具有收缩血管和消除水肿作用,用于治疗过敏性鼻炎。

【用法与用量】 滴鼻,每日3~4次,每次2~3滴。

【不良反应与注意事项】 用药过多、时间过长可有皮质激素类药物的全身副作用。

【制剂与规格】 滴鼻液:含1%麻黄碱,可的松0.5%。

麻黄碱地塞米松滴鼻液
Ephedrine Hydrochloride and Dexamethasone Nasal Drops

【作用与用途】 具有收缩血管和消除水肿作用,用于治疗过敏性鼻炎。

【用法与用量】 滴鼻,每日3~4次,每次2~3滴。

【不良反应与注意事项】 用药过多、时间过长可有皮质激素类药物的全身副作用。

【制剂与规格】 滴鼻液:含1%麻黄碱,地塞米松0.5%。

色甘酸钠滴鼻液
Sodium Cromoglicate Nasal Drops

【作用与用途】 本品为色甘酸钠异构体,具有稳定肥大细胞的细胞膜、抑制过敏介质释放作用。用于过敏性鼻炎。

【体内过程】 滴鼻后,约7%吸收入血,由胃肠道吸收的不足2%,色羟丙钠在体内不被代谢,吸收量中,约50%由尿排出,其余半数进入胆汁。血浆半衰期($t_{1/2}$)1~1.5小时。

【用法与用量】 滴鼻。每次5~6滴,每日5~6次或遵医嘱,重症可适当增加。在好发季节提前2~3周使用。

【不良反应与注意事项】 2%~10%的病例发生鼻刺痛、烧灼感、激惹、喷嚏等局部反应。头痛及味觉不良约见于2%的患者,鼻出血发生率不足1%。对本品成分有过敏史者禁用。药物性状发生改变时禁用。

【制剂与规格】 滴鼻液:7 ml:140 mg(每毫升含色甘酸钠20 mg)。

富马酸酮替芬滴鼻液
Ketotifen Fumarate Nasal Drops

【作用与用途】 本品兼有组胺

H_1受体拮抗作用和抑制过敏反应介质释放作用，不仅抗过敏作用较强，且药效持续时间较长。用于过敏性鼻炎。

【用法与用量】 滴鼻。每次1～2滴，每日1～3次。

【不良反应与注意事项】 常见有嗜睡、倦怠、口干、恶心等胃肠道反应。偶见头痛、头晕、迟钝以及体重增加。服用降糖药的糖尿病患者禁用。

【制剂与规格】 滴鼻液：10 ml：15 mg(按酮替芬计)。

布地奈德鼻喷雾剂
Budesonide Nasal Spray

【作用与用途】 布地奈德是一种具有局部高效抗炎作用的糖皮质激素。预防性使用布地奈德对鼻刺激引起的嗜酸粒细胞增多和变态反应有保护作用。用于季节性的过敏性鼻炎、经年性的过敏性及非过敏性鼻炎；治疗鼻息肉、预防鼻息肉切除后再生。

【体内过程】 相对于标示的每喷剂量，雷诺考特中布地奈德的全身利用率为33%。在成人，用雷诺考特喷入布地奈德256 μg后，最大血药浓度为0.64 nmol/L，在0.7小时内达峰，儿童可达到更高的布地奈德浓度。然而，这种成人与儿童药代动力学的差异并不增加其全身作用和不良反应的发生率。布地奈德首次经过肝脏时，生物转化率很高(约90%)，生成低糖皮质激素活性的代谢物。布地奈德在鼻内不存在代谢失活现象。代谢产物以非结合型或结合物的形式由肾脏排出，尿中检测不到布地奈德原形。

【用法与用量】 插入鼻孔内喷射。第1次用药前，振摇药瓶然后向空气中喷压药剂数次(5～10次)，以获得均匀的喷雾。若一整天不使用，再次使用前需重复上述操作，只需对空气喷压1次即可。给药剂量应个体化。鼻炎：成人、6岁及6岁以上儿童推荐起始剂量为每日256 μg(每日2～4喷)，此剂量可于早晨1次喷入或早晚分2次喷入。在获得预期的临床效果后，减少用量至控制症状所需的最小剂量，以此作为维持剂量。临床试验表明，一些患者每天早晨每个鼻孔喷入32 μg作为维持剂量是足够的。治疗过敏性鼻炎，如果可能的话，最好在接触过敏原前开始使用。有时必须同时控制过敏所致的眼睛症状。治疗或预防鼻息肉：推荐剂量为每次128 μg(每个鼻孔64 μg，两个鼻孔共128 μg)，每日2次。

【不良反应与注意事项】 使用鼻喷雾剂后即刻出现的局部症状，如鼻干、打喷嚏；轻微的血性分泌物或鼻出血；皮肤反应(荨麻疹、皮疹、皮炎、血管性水肿)。极少数患者在鼻腔内给予糖皮质激素后有溃疡和鼻中隔穿孔。

【制剂与规格】 喷雾剂：120喷/支：32 μg/喷(0.64 mg/ml)，64 μg/喷(1.28 mg/ml)。

丙酸倍氯米松鼻喷雾剂
(伯克纳鼻喷雾剂)
Beclomethasone Dipropionate Nasal Spray

【作用与用途】 是一种强效局部用糖皮质激素,在鼻腔内呈现强有力的抗炎作用,在治疗剂量下不会产生全身性副作用。它能增强内皮细胞、平滑肌细胞和溶酶体膜的稳定性,抑制免疫反应和降低抗体合成,从而使组胺等过敏活性介质的释放减少和活性降低,并能降低抗原-抗体结合时激发的酶促过程,抑制支气管收缩物质的合成和释放,降低平滑肌的收缩反应。预防和治疗常年性及季节性的过敏性鼻炎和血管舒缩性鼻炎。

【体内过程】 鼻腔吸入后,鼻黏膜吸收一部分,不发生酶化-代谢反应。经鼻腔清除后,剩余的部分被吞咽,经胃肠道吸收,每次吸入 200 μg(4 揿)本品后的血浆浓度低于100 pg/ml。通过肝脏首过作用,大部分药物被迅速灭活。主要通过粪便及尿排泄。

【用法与用量】 仅用于鼻腔喷雾。适用于成人及 6 岁以上儿童。用量:建议用量为每次每鼻孔 2 揿,每日 2 次。也可采用每次每鼻孔 1 揿,每日 3~4 次。每日用量不可超过 8 揿(400 μg)。为达到最佳疗效,应有规律用药。最高疗效未必会在头数次使用中达到。

【不良反应与注意事项】 少数患者可出现鼻、咽部干燥或烧灼感,喷嚏或轻微鼻出血等不良反应。极个别患者发生的鼻中隔穿孔、眼压升高或青光眼可能与使用本品有关。

【制剂与规格】 喷雾剂:每瓶 8.3 g,含丙酸倍氯米松 12.8 mg,药液浓度为 0.154%(g/g);每揿含丙酸倍氯米松 50 μg,每瓶 200 揿。

丙酸氟替卡松水溶性鼻喷雾剂
(辅舒良)
Fluticasone Propionate Nasal Spray

【作用与用途】 它具有强效的抗炎活性,但是当局部作用于鼻黏膜时,未检测出其全身活性。用于预防和治疗季节性过敏性鼻炎(包括枯草热)和常年性鼻炎。

【用法与用量】 丙酸氟替卡松水溶性鼻喷雾剂仅用于鼻腔吸入。用于预防和治疗成人儿童(12 岁以上)的季节性过敏性鼻炎和常年性过敏性鼻炎:每日 1 次,每个鼻孔各 2 喷,以早晨用药为好,某些患者需每日 2 次,每个鼻孔各 2 喷。当症状得到控制时,维持剂量为每日 1 次,每个鼻孔 1 喷。如果症状复发,可相应增加剂量,应采用能够使症状得到有效控制的最小剂量。每日最大剂量为每个鼻孔不超过 4 喷。老年患者:用量同成年患者。12 岁以下儿童:丙酸氟替卡松可用于预防和治疗 4~11 岁儿童的季节性过敏性鼻炎及常年性过敏性鼻炎,每日 1 次,每个鼻孔各 1 喷,某些患者需每日 2 次,每鼻孔各 1 喷,每日最大剂量为每鼻孔不超过 2 喷,应采用能够使症状得到有效控制的最小剂量。必须规律地用药才能获得最大疗效,应向患者说明的是用药后不会立即起效，只有经治疗3～4天后，才能获得最大疗效。

【不良反应与注意事项】 本品可引起鼻喉部干燥、刺激，令人不愉快的味道和气味，鼻出血和头痛曾见诸报道。与其他鼻喷雾剂一样，可能会发生对全身的作用，特别是当在大剂量且长期使用时。变态反应，包括皮疹、面部或舌部水肿曾有报道。罕有过敏性/过敏性样反应和支气管痉挛的报道。

【制剂与规格】 丙酸氟替卡松水溶性鼻喷雾剂：0.05%（w/w），每100 mg药液中含50 μg丙酸氟替卡松。

利巴韦林滴鼻液
Ribavirin Nasal Drops

【作用与用途】 抗病毒药。体外具有抑制呼吸道合胞病毒、流感病毒、甲肝病毒、腺病毒等多种病毒生长的作用，适用于流行性感冒。

【体内过程】 本品为局部用药，但可自黏膜部分吸收。吸收后在呼吸道分泌物中的浓度大多高于血药浓度，可透过血脑脊液屏障和胎盘屏障。在肝内代谢。主要经肾脏排泄，也可经乳汁排出。

【用法与用量】 滴鼻，每次1～2滴，每1～2小时1次。

【不良反应与注意事项】 大量使用本品可能会产生与全身用药相同的不良反应。常见的不良反应有贫血、乏力等，停药后即消失。较少见的不良反应有疲倦、头痛、失眠、食欲减退、恶心、呕吐、轻度腹泻、便秘等，并可致红细胞、白细胞及血红蛋白下降。

【制剂与规格】 利巴韦林滴鼻液：10 ml：50 mg。

糠酸莫米松鼻喷雾剂（内舒拿）
Mometasone Furoate Nasal Spray

【作用与用途】 糠酸莫米松是一种局部用糖皮质激素，发挥局部抗炎作用的剂量并不引起全身作用。本品适用于治疗成人、青少年和3～11岁儿童季节性或常年性鼻炎，对于曾有中至重度季节性过敏性鼻炎症状的患者，主张在花粉季节开始前2～4周用本品作预防性治疗。

【用法与用量】 季节过敏性或常年性鼻炎：通常先手揿喷雾器6～7次作为启动，直至看到均匀的喷雾，然后鼻腔给药，每喷喷出糠酸莫米松混悬液约100 mg，内含糠酸莫米松一水合物，相当于糠酸莫米松50 μg，如果喷雾器停用14日以上，则在以后应用时应重新启动。在每次用药前充分振摇容器。成人（包括老年患者）和青年：用于预防和治疗的常用推荐量为每侧鼻孔2喷（每喷为50 μg），每日1次（总量为200 μg），症状被控制后，剂量可减至每侧鼻孔1喷（总量100 μg）即能维持疗效。如果症状未被有效控制，可增剂量至每侧鼻孔4喷（总量400 μg），在症状控制后减小剂量。在首次给药后12小时即能产生明显的临床效果。3～11岁儿童：常用推荐量为每侧鼻孔1喷(每喷为50 μg),每日1次(总量为100 μg)。

【不良反应】 季节过敏性或常年性鼻炎:在临床研究中报道与本品有关的局部不良反应(成人及青少年患者)包括鼻出血如明显出血、带血黏液和血斑(8%),咽炎(4%),鼻灼热感(2%)及鼻部刺激感(2%),这些不良反应常见于使用皮质激素类鼻喷雾剂时。鼻出血一般具有自限性,同时程度较轻,与安慰剂(5%)相比发生率较高,但与阳性对照的皮质激素(15%)相比发生率接近或较低,其他反应均与安慰剂相当。在小儿患者中,不良反应如头痛(3%)、鼻出血(6%)、鼻部刺激感(2%)及流涕(2%)均与安慰剂相当。鼻腔吸入糠酸莫米松一水合物很少发生即刻过敏反应,极少有过敏和血管性水肿的报道。

【制剂与规格】 糠酸莫米松鼻喷雾剂:50 μg/揿,60揿/瓶。

曲安奈德鼻喷雾剂
Triamcinolone Acetonide Nasal Spray

【作用与用途】 药理作用:曲安奈德为一种局部用强效的糖皮质激素。具有显著的抗过敏作用,可明显减轻过敏性鼻炎的鼻腔症状,从而达到预防和治疗效果。本品适于预防和治疗成人和6岁以上儿童的常年性及季节性过敏性鼻炎。其症状主要有鼻痒、鼻阻、流鼻涕、打喷嚏等。

【体内过程】 一次性喷入220 μg曲安奈德,1.5小时后,血中浓度达到0.5 ng/ml,12小时后,血中平均浓度低于0.06 ng/ml,24小时后,其含量低于最低检测限。与给药量110 μg和220 μg时比较,440 μg剂量下C_{max}和AUC的增加比例减少。儿童患者接受剂量为440 μg/d多次给药时,其血浆药物浓度、AUC、C_{max}和T_{max}等指标与成人患者该剂量给药时相似。该药由鼻黏膜吸收,吸收后很快被代谢,其代谢产物无活性,以原形随尿液或粪便排出几乎为零,故系统性副作用发生较少。

【用法与用量】 鼻腔内喷雾治疗。用前应充分振摇,使均匀。当使用次数超过120次后,每揿的实际给药量会低于55 μg,因此应抛弃药瓶,并不得将残留的药液倒入其他瓶使用。成人和12岁以上的儿童:每天一次,每次各鼻孔两揿(220 μg/d)。每日总剂量不超过8揿。6~12岁的儿童:每天一次,每次每鼻孔一揿(110 μg/d),每日最大推荐剂量为:每天一次,每次每鼻孔两揿(220 μg/d)。为达到最佳疗效,应有规律用药,对部分患者而言,在治疗第一天症状会有所改善,但通常来说,需1周的治疗方可达到最大疗效。

【不良反应与注意事项】 在临床研究中观察,与其他鼻部吸入剂一样,本品有关的局部不良反应包括偶见鼻、咽部干燥或灼感,喷嚏或轻微鼻出血、头痛等,但一般不需停药,随着身体对本品的适应,上述症状随之消失。与其他鼻喷雾剂一样,可能发生鼻分泌物呈黄色或绿色,感觉有异味,鼻部或咽部有较严重的刺痛或流鼻血，请向医生咨询。经鼻应用皮质激素后曾有病人可能发生鼻中隔穿孔、眼压升高的报道，但极为罕见，通常见于曾做过鼻手术的病人。注意：鼻腔和鼻旁窦伴有细菌感染者，应同时进行抗菌治疗；已经全身应用糖皮质激素类药物并造成肾上腺功能损伤者，改用本药局部治疗时，也应注意检查垂体-肾上腺系统的功能；对严重过敏性鼻炎病人，尤其是伴有过敏性眼部功能损伤者，改用本药局部治疗时，也应同时接受其他药物治疗；早有病列发生鼻、咽部白色念球菌感染，一旦发生应给予适当的治疗并间断本品使用。下例情况慎用本品：呼吸道活动性结核病、未治疗的真菌病、全身性或病毒性感染、眼部单纯疱疹病毒感染、鼻中隔溃疡、鼻部手术或创伤后、孕妇及哺乳期妇女。对曲安奈德或醋酸曲安奈德过敏者禁用。过量使用本品可能会产生全身性反应。如果误服整瓶药液，会引起胃肠道不适。

【制剂与规格】 喷剂：每瓶 240 揿/12 ml（每毫升含曲安奈德 1.1 mg，每揿含曲安奈德 55 μg）。

盐酸氮草斯汀（爱赛平）
Azelastine Hydrochloride

【作用与用途】 盐酸氮草斯汀为一种新结构的 2,3 二氮杂萘酮的衍生物，为潜在的长效抗过敏化合物，具有 H_1 受体拮抗剂特点。动物实验数据表明，高浓度的盐酸氮草斯汀可以阻止变态反应中某些化学介质的合成和释放（例如：白三烯、组胺、5-羟色胺）并能够阻止 I-CAMI 的上调和嗜酸粒细胞的移行，发挥广泛的抗炎作用。鼻喷给药时，在允许应用的最大剂量下，未检测到局部毒性反应或器官特异性毒性反应。适用于季节性过敏性鼻炎（花粉症）和常年性过敏性鼻炎。

【体内过程】 一般特点：口服药物后，盐酸氮草斯汀迅速被人体吸收，绝对生物利用度为 81%。食物对吸收无影响。分布的容量高表明分布主要在，蛋白质结构水平相对较低（80% ~ 90%）。单药给予盐酸氮草斯汀后，血浆清除半衰期盐酸氮草斯汀为 20 小时，治疗性的活性代谢产物 N-Desmethyl 氮草斯汀大约 45 小时。主要经过粪便排除。粪便中少量药物的持久排泄表明药物可以进行肠肝循环。反复每天鼻喷应用 0.56 mg 的盐酸氮草斯汀（相当于每鼻孔 1 喷，2 次/d），健康志愿者盐酸氮草斯汀 C_{max} 稳态血浆浓度为 0.27 ng/ml，其活性代谢产物 N-Desmethyl 氮草斯汀在定量的限值或低于定量的水平可以被检测到（0.12 ng/ml）。患者特点：过敏性鼻炎患者反复应用药物后，与健康人相比血浆盐酸氮草斯汀水平略高，从而表明全身对药物吸收的水平高（主要可能由于药物可以较好穿透发炎的鼻黏膜，便于吸收）。每日用药总剂量 0.56 mg/ml 的盐酸氮草斯汀（例如：每鼻孔 1 喷，2 次/d），用药 2 小时后观察到氮草斯汀平均血浆浓度大约为 0.65 ng/ml。盐酸氮草斯汀用药剂量每日加倍至 1.12 mg（例如：每鼻孔 2 喷，

2 次/d）,氮䓬斯汀的平均血浆浓度为 1.09 ng/ml。由此表明用药浓度与用药剂量是成比例分布的。尽管患者吸收药物水平相对较高,经计算鼻腔用药全身药物暴露水平比口服用药全身药物暴露水平低大约 8 倍(治疗过敏性鼻炎的口服用药剂量为 4.4 mg 盐酸氮䓬斯汀)。

【用法与用量】 每鼻孔 1 喷,早晚各 1 次,每日 2 次(相当于每日 0.56 mg盐酸氮䓬斯汀剂量)或遵医嘱。喷药时保持头部直立。在症状消失前应坚持使用爱赛平鼻喷剂,但连续使用不超过 6 个月。

【不良反应与注意事项】 少数患者喷药时会产生鼻黏膜刺激,个别患者出现鼻出血。若给药方法不正确用药时会有苦味产生。孕妇及哺乳期妇女,对盐酸氮䓬斯汀、苯扎氯铵和依地酸高度敏感的患者禁用,6 岁以下儿童禁用。

【制剂与规格】 喷剂:10 ml/瓶。

左卡巴斯汀鼻喷剂(立复汀)

Levocabastine Nasal Spray

【作用与用途】 含有左卡巴斯汀,是一种具有高度选择性的组胺 H_1 受体拮抗剂,用于治疗过敏性鼻炎。

【体内过程】 鼻腔局部应用,几乎即刻起效,作用可维持数小时。鼻内每喷 1 次,有 30 ~ 40 μg 左卡巴斯被吸收,并主要以原形药的形式由尿排出。左卡巴斯汀的血浆 $t_{1/2}$ 为 35 ~ 40 小时。

【用法与用量】 喷鼻,每个鼻孔喷 2 下,每日 2 ~ 4 次。

【不良反应与注意事项】 本品无明显副作用,少数病例用药后可出现暂时而轻微的鼻刺痛、烧灼感等局部刺激症状。本品为微悬浮液,用前必须摇匀。肾损伤患者和孕妇忌用。

【制剂与规格】 气雾剂:10 ml/瓶(左卡巴斯汀 0.5 mg/ml)。

盐酸赛洛唑啉滴鼻液

Xylometazoline Hydrochloride Nasal Drops

【作用与用途】 本品为 α-肾上腺素能受体激动药,具有收缩鼻黏膜血管的作用,从而改善鼻塞症状。用以减轻急慢性鼻炎、鼻窦炎、过敏性鼻炎、肥厚性鼻炎等疾病引起的鼻塞症状。

【用法与用量】 成人滴用 0.1% 溶液,一次 2 ~ 3 滴,一日 2 次;6 ~ 12 岁儿童滴用 0.05% 溶液,一次 2 ~ 3 滴,一日 2 次。

【不良反应与注意事项】 偶见鼻腔内有一过性的轻微烧灼感,干燥感,头痛,头晕,心律加快等反应,不宜长期连续应用,连续使用时间不宜超过 7 天。有冠心病,高血压,甲状腺机能亢进,糖尿病,狭角性青光眼的患者慎用。接受单胺氧化酶(MAO)抑制剂或三环类抗抑郁剂治疗的患者禁用。对本品过敏者禁用。避免与单胺氧化酶抑制剂或三环类抗抑郁药同时应用。

【制剂与规格】 滴剂:10 ml:10 mg。

3. 消毒防腐剂

鱼石脂甘油

Glycerinum Ichthammol

【作用与用途】 有温和的刺激、防腐和抑菌作用，可消炎、消肿和止痛。用于鼻前庭炎和鼻疖。

【用法与用量】 局部涂敷，每日1~2次。

【制剂与规格】 擦剂：含鱼石脂5%或10%。

白降汞软膏

Ammoniated Mercury Ointment

【作用与用途】 本品与黄降汞(yellow mercuryoxide)同属不溶性汞化合物，有刺激、收敛和防腐功能，无腐蚀性。本品与组织接触后，能被组织的蛋白质和盐类缓慢溶解，不断释放汞离子，而保持较长时间的抑菌作用。消毒防腐药。用于脓疱疮及霉菌性皮肤病等。

【用法与用量】 涂于患处。每日1~2次。

【不良反应与注意事项】 偶有轻微刺激。皮肤破溃者禁用。本品不宜大面积使用。不宜用于婴儿。避免接触眼睛和其他黏膜(如口、鼻等)。本品性状发生改变时禁用。儿童必须在成人监护下使用。请将此药品放在儿童不能接触的地方。为避免形成有腐蚀作用的碘化汞或溴化汞，不应同时服碘剂或溴。

【制剂与规格】 软膏：5%。

黄氧化汞软膏(黄降汞软膏)

Hydrargyrum Oxide Flav Ointment

【作用与用途】 抑菌。用于外耳及鼻前庭湿疹和鼻前庭炎。

【用法与用量】 局部涂擦，1~2次/d。

【制剂与规格】 软膏：1%(黄降汞1 g，凡士林100 g)。

4. 抗菌药

链霉素滴鼻液

Naristillae Streptomycin Nasal Drops

【作用与用途】 对革兰阴性杆菌有抑制作用。用于萎缩性鼻炎、鼻硬结病及鼻腔结核等，可改善症状。

【用法与用量】 滴鼻，每侧每次3~4滴，3~4次/d。

【不良反应与注意事项】 溶液宜临用时配制，室温下保存不得超过1周。

【制剂与规格】 1%氯化钠溶液。

黄连液

Rhizoma Coptidis Solution

【作用与用途】 有抑菌、消炎作用，对金黄色葡萄球菌感染效果较好。用于慢性上颌窦炎。

【用法与用量】 上颌窦穿刺冲洗后注入2 ml，每周1次，4~7次为1个疗程。

【制剂与规格】 10%~30%溶液。

5. 刺激剂及腐蚀剂

复方薄荷喷雾剂
Compound Mehthol Spray

【作用与用途】 刺激鼻黏膜，使之充血、肿胀和分泌物增加，亦有润滑和除臭作用。用于萎缩性鼻炎和干燥性鼻炎。

【用法与用量】 滴鼻或喷雾，每日3次。

【制剂与规格】 薄荷脑1 g，樟脑1 g，液体石蜡加至100 ml。

碘甘油
Iodine Glycerol

【作用与用途】 本品为消毒防腐剂，其作用机制是使菌体蛋白质变性、死亡，对细菌、真菌、病毒均有杀灭作用。用于口腔黏膜溃疡、牙龈炎及冠周炎。

【用法与用量】 外用，用棉签蘸取少量本品涂于患处，每日2～4次。

【不良反应与注意事项】 偶见变态反应和皮炎。

【制剂与规格】 碘甘油：10 ml：0.1 g(1%)。

苯酚(石炭酸)
Phenol

【作用与用途】 苯酚为一种原浆毒，能使细菌细胞的原生质蛋白发生凝固或变性而杀菌。浓度约0.2%即有抑菌作用，大于1%能杀死一般细菌，1.3%溶液可杀死真菌。本品稀溶液可使人体感觉神经末梢麻痹，产生局部麻醉作用，可止痒。苯酚对组织的穿透性强，易从皮肤黏膜及创面吸收，故不宜大面积长期使用。酚软膏(2%)用于皮肤防腐止痒。

【用法与用量】 外用，浓度不超过2%。

【不良反应与注意事项】 局部应用对皮肤有刺激性，用量稍大或涂布不均匀，可使皮肤变白或腐蚀。本品对组织的穿透力极强，仅在小面积皮肤上使用；用于体表皮肤的水溶液浓度不宜超过2%，外用后不加封包；避免应用在破损皮肤和伤口处。

【制剂与规格】 软膏剂、外用溶液剂。

铬酸
Chromic Acid

【作用与用途】 有腐蚀作用。用于鼻黏膜出血点止血及烧灼鼻疖脓头。

【用法与用量】 将探针一端在酒精灯上加热后，蘸少许本品，冷却后铬酸凝结成珠状，即可用于患处。

【制剂与规格】 铬酸晶体。

6. 黏膜缓和药(或保护药)

葡萄糖甘油滴鼻液
Glucose and Glycerol Nasal Drops

【作用与用途】 有润滑、保护鼻黏膜及制止分泌物分解除臭作用。用于萎缩性鼻炎及干燥性鼻炎。

【用法与用量】 滴鼻，每日3次。

【制剂与规格】 油剂：含葡萄糖

25%。

(三)咽喉用药

1. 含漱剂

复方硼砂溶液(朵贝尔液)

Borax Compound Solution

【作用与用途】 本品中硼砂与低浓度液化酚具有消毒防腐作用;甘油除对口腔黏膜具有保护作用外,还能与硼砂、碳酸氢钠发生反应生成甘油硼酸钠,更有利于主药发挥药效。用于口腔炎、咽喉炎与扁桃体炎等的口腔消毒防腐。

【用法与用量】 含漱。每次取少量(约10 ml)加4倍量的温开水稀释后含漱,5分钟后吐出,每日3~4次。

【不良反应与注意事项】 对本品过敏者禁用。新生儿、婴儿禁用。含漱后应吐出不可咽下。

【制剂与规格】 硼砂15 g,碳酸氢钠15 g,液化苯酚3 ml,甘油35 ml,蒸馏水加至1 000 ml。用前稀释4倍。

呋喃西林溶液

Nitrofaral Furacillin Solution

【作用与用途】 有较强的杀菌作用。用于口腔炎、咽喉炎及扁桃体炎等。

【用法与用量】 含漱,每日多次。

【制剂与规格】 0.02%溶液。

复方氯己定漱口液(复方洗必泰漱口液,口康漱口液)

Compound Chlorhexidine Gargle

【作用与用途】 本品为抗菌消炎药。其中葡萄糖酸氯己定为消毒防腐药,甲硝唑对大多数厌氧菌具有强大抗菌作用。本品可作为牙龈炎、冠周炎、口腔黏膜炎等所致的牙龈出血、牙周肿痛及溢脓性口臭、口腔溃疡等症的辅助治疗用药。

【用法与用量】 早晚刷牙后口腔内含漱。每次15 ml,5~10日为1个疗程。

【不良反应与注意事项】 葡萄糖酸氯己定可使口腔表面着色,可发生味觉改变,继续治疗可恢复。

【制剂与规格】 复方氯己定漱口液:100 ml、150 ml、200 ml。

稀葡萄糖酸氯己定溶液

Dilute Chlorhexidine Gluconate Solution

【作用与用途】 本品为消毒防腐药。某些葡萄球菌、变异链球菌、唾液链球菌、白色念珠菌、大肠埃希菌和厌氧丙酸菌对本品高度敏感,嗜血链球菌中度敏感,变形杆菌属、假单胞菌属、克雷伯杆菌属和革兰阴性球菌(如韦永球菌属)低度敏感。本品对革兰阳性和阴性菌的抗菌作用,比苯扎溴铵等消毒药强。本品在血清、血液等存在时仍有效。用于齿龈炎、咽颊炎和口腔溃疡等。

【体内过程】 本品的作用机制为吸附于细菌胞浆膜的渗透屏障,使细胞内容物漏出而发挥抗菌作用。低浓度有抑菌作用,高浓度则有杀菌作用。本品带阳性电荷,口腔含漱时吸附于带阴性电荷的齿、斑块和口腔黏膜表面,随后吸附的药物从这些部位弥散,逐渐释出。胃肠道吸收很少。绝大部分随粪便排出。

【用法与用量】 将本品稀释后用于咽峡炎、口腔溃疡，1∶5000 溶液漱口。

【不良反应与注意事项】 偶可引起接触性皮炎。高浓度溶液对眼结膜刺激性强。本品可使口腔表面着色，最早者在使用后 1 周左右发生；使用 6 个月后约 50% 的患者可见牙齿染色，约 10% 的患者重度着色，较多牙斑块沉积者着色更显著。假牙因表面或边缘粗糙可发生永久性着色。可发生味觉改变，继续治疗可恢复。10～18 岁小儿和青少年可见口腔无痛性浅表脱屑。少见局部刺激和过敏反应。小儿误饮本品后，可出现酒精中毒症状（如口齿不清、嗜睡、步态摇晃等），应立即送急诊处理。本品不能吞服。避免接触眼睛和其他敏感组织；避免以本品作膀胱灌洗。盛放本品的容器不能用软木塞，以免本品失活。本品经长时间的热处理可分解，故浓度较高的溶液（1% 以上）不能高压灭菌；稀溶液（0.1% 以下）高压灭菌时不得超过 115℃，30 分钟。本品与肥皂、碘化钾等配伍禁忌。0.05% 浓度的本品与硼砂、碳酸氢盐、碳酸盐、氧化物、枸橼酸盐、磷酸盐和硫酸盐配伍禁忌，因为可形成低溶解度的盐在 24 小时后沉淀下来，故不能并用。

【制剂与规格】 溶液剂：250 ml：12.5 g（5%）。

高锰酸钾溶液

Potassium Permanganate Solution

【作用与用途】 本品与有机物接触即释放氧而起杀菌作用。常用于冲洗感染的拔牙窝、脓腔及其他深腔、窦等，不引起疼痛及感染扩散。

【用法与用量】 漱口，每日数次。

【不良反应与注意事项】 高浓度有刺激和腐蚀作用。

【制剂与规格】 漱洗剂：0.02%。

止痛含漱液

Zhitong Gargarisma

【作用与用途】 具有消炎止痛作用。用于咽部溃疡、黏膜损伤和急慢性咽炎。

【用法与用量】 饭前含漱，每日 3 次。

【不良反应与注意事项】 高浓度有刺激和腐蚀作用。

【制剂与规格】 漱洗剂：100 ml（醋柳酸 4 g，溴化钠 4 g，硼酸 4 g，甘油 15 ml，蒸馏水）。

2. 甘油剂

鞣酸甘油

Glycerinum Tannic Acid

【作用与用途】 起收敛和润滑作用。用于慢性咽炎。

【用法与用量】 涂于咽后壁患处，每日数次。

3. 含片

含碘喉症片

Tabellae Iodi Gurgitis

【作用与用途】 用于喉炎、扁桃体炎等。

【用法与用量】 口含:每隔1~2小时含1~2片。

度米芬含片(杜灭芬喉片)

Domiphen Bromide Buccul Tablets

【作用与用途】 本品为阳离子表面活性剂,具有广谱杀菌作用,对革兰阳性和阴性菌均有杀灭作用。用于急、慢性咽喉炎,扁桃体炎,口腔黏膜感染。

【用法与用量】 口含,每次1~2片,每隔2~3小时含服1次。

【不良反应与注意事项】 偶见变态反应。对本品过敏者禁用。

【制剂与规格】 度米芬含片:0.5 mg。

薄荷喉症片

Tabellae Menthae Gurgitis

【作用与用途】 本品活性成分薄荷脑,为局部刺激药。用于局部能选择性地作用于黏膜的冷觉感受器,产生冷觉反射,引起黏膜血管收缩,产生治疗作用。用于黏膜有清凉作用;用于发炎黏膜,可使血管收缩,水肿减轻。有清凉、止痛、防腐作用,用于咽喉炎、扁桃体炎及口臭等。

【体内过程】 本品口服迅速,从消化道吸收,经肾脏排泄。

【用法与用量】 每隔0.5~1小时含1片,并徐徐咽下。

【不良反应与注意事项】 少见,偶可发生哮喘、荨麻疹和血管性水肿等变态反应。本品与铁盐和重金属配伍禁忌。

溶菌酶喉片

Tabellae Lysozymi Laryngiticae

【作用与用途】 有抗菌、抗病毒、止血、消肿及加快组织恢复功能等作用,故临床用于慢性鼻炎、急慢性咽喉炎、口腔溃疡、水痘、带状疱疹和扁平疣等。

【用法与用量】 口服:每次3~5片(肠溶片),每日3次。口含:每次1片,每日4~6次。外用:用等渗盐水或注射用水或甘油配成1%~2%溶液外搽。治水痘时,每日每千克体重10 mg,分3~4次服。

【制剂与规格】 溶菌酶喉片(肠溶片):每片10 mg。口含片:每片20 mg。

四季青消炎喉片

Tabellae Sijiqing Xiaoyan Laryngiticae

【作用与用途】 清热解毒,用于咽喉炎、扁桃体炎的辅助治疗药。

【用法与用量】 口内含化,每次1~2片,每1~2小时1次。

【制剂与规格】 片剂:四季青的干燥叶,提取后加薄荷油等制成。

西瓜霜润喉片
Xiguashuang Throat Lozenge

【作用与用途】 消肿止痛。用于咽喉肿痛，声音嘶哑，乳蛾喉痹，牙龈肿痛，口舌生疮。

【用法与用量】 含服，每次 1 片，每 1 小时 1 片。

【制剂与规格】 片剂：由西瓜霜、冰片组成。

草珊瑚含片
Caoshanhu Buccal Tablets

【作用与用途】 疏风清热，消肿止痛，清咽利喉。用于外感风热所致的咽喉肿痛，声哑失音；急性咽喉炎属风热证者。

【用法与用量】 含服，每次 2 片(小片)，每隔 2 小时 1 次，每日 6 次；或每次 1 片(大片)，每隔 2 小时 1 次，每日 5～6 次。

【制剂与规格】 片剂：0.44 g、1.0 g。

西地碘含片(华素片)
Cydiodine Buccul Tablets

【作用与用途】 慢性咽喉炎、慢性牙周炎、牙龈炎、复发性口腔溃疡、创伤性口腔溃疡、白色念珠菌性口炎和糜烂型扁平苔癣等。

【用法与用量】 含服：口腔炎症每次 1～2 片，每日 4 次。慢性口腔溃疡 1 周为 1 个疗程；慢性咽炎等 2～4 周为 1 个疗程。

【不良反应与注意事项】 极少数患者对碘过敏者在用药后立即或几小时后发生血管神经性水肿，上呼吸道黏膜刺激症状，甚至喉头水肿引起窒息。长期应用可出现口内铜腥味、喉部烧灼感、鼻炎、皮疹等，停药后即可消失。对碘过敏者禁用。

【制剂与规格】 西地碘含片：每片含碘 1.5 mg。

地喹氯铵片(克菌定含片，清利含片，利林喉片，氯化克菌定)
Dequalinium Chloride Tablets

【作用与用途】 预防和治疗咽炎、喉炎、口炎、舌炎、牙龈炎、扁桃体炎及拔牙创面等口腔创伤的感染，还可以改善抽烟引起的咽部不适；白色念珠菌引起的急性假膜性念珠病。

【用法与用量】 清利含片：每次 1 片，每日数次，含服。利林喉片：1 片含服，每 2～3 小时 1 次。

【不良反应与注意事项】 对本品过敏者忌用，出现过敏时终止用药。

【制剂与规格】 片剂：0.25 mg。

咽立爽口含滴丸
Yanlishuang Dropping Pills with Mouthful

【作用与用途】 疏散风热，解毒止痛功能。用于急性咽炎，症见咽喉肿痛、咽干、口臭等症。

【用法与用量】 含服，每次 1～2 丸，每日 4 次。

【不良反应与注意事项】 勿空腹服用或 1 次大剂量服用，勿直接吞入胃肠道，以免引起胃肠刺激征。孕妇慎用。

【制剂与规格】 咽立爽口含滴丸：每丸重 0.025 g。

4. 蒸气、雾化吸入剂

复方安息香酊

Compound Tincture Benzoin

【作用与用途】 有抗炎、祛痰作用。用于上呼吸道炎症、急性喉炎等。

【用法与用量】 取本品 2 ~ 4 ml 加入沸水中，吸其蒸气，每日 2 ~ 3 次。

【制剂与规格】 酊剂：安息香 10 g，苏合香 7.5 g，妥路脂 2.5 g，芦荟粉 2 g，乙醇适量至 100 ml。

薄荷酯

Spiritus Mentholi

【作用与用途】 同复方安息香酊。

【用法与用量】 同复方安息香酊。

【制剂与规格】 酊剂：薄荷油 10 ml，加 95% 酒精至 100 ml。

雾化吸入液

Atomizing Inhalation Liquid

【作用与用途】 药液中含有抗生素和类固醇激素，因此具杀菌、消炎、消肿和抗过敏作用。如果药液中再加入 α-糜蛋白酶 0.2 ~0.5 mg、胰蛋白酶 2.5 ~5 mg 或 10% ~20% 痰易净 1 ~ 3 ml，则可促使稠厚痰溶解稀释，便于咳出。用于急慢性咽喉炎、声带水肿、气管切开术后。

【用法与用量】 超声雾化吸入，每次 10 ~ 20 分钟，每日 1 ~ 2 次。

【制剂与规格】 庆大霉素 8×10^4 U，地塞米松 5 mg，蒸馏水 1 ~ 2 ml。

复方地喹氯铵喷雾剂
（大佛喉露）

Compound Aerosolum Dequilinium Chloridum

【作用与用途】 具有消炎止痛，镇咳止痒，清咽润喉作用。用于急慢性咽炎、喉炎、咽峡炎、扁桃体炎；疲劳、风寒、烟酒刺激引起的咽痛，咳嗽，气短多痰；咳型哮喘，咽部异物感，咽部神经官能症；牙周炎、牙龈炎、冠周炎及口腔黏膜病；扁桃体切除和拔牙等口咽部手术前预防感染及术后伤口护理消毒。

【用法与用量】 将喷管深入口内，对准咽部喷射。成人每次 2 揿，儿童减半，每日 4 ~ 6 次。

【制剂与规格】 喷雾剂：25 ml/瓶。

5. 散剂与粉剂

冰硼散

Bingpeng Powders

【作用与用途】 清热解毒，消肿止痛。用于咽喉疼痛，牙龈肿痛，口舌生疮。

【用法与用量】 将少量药粉吹敷患处，每日数次。

【制剂与规格】 散剂：由冰片、硼砂（煅）、朱砂、明粉组成。3 g/支。

锡类散

Xilei Powders

【作用与用途】 清热解毒,化腐生肌。用于急性扁桃体炎、咽炎、口腔溃疡、齿龈炎等。

【用法与用量】 外用:将少量药粉吹敷患处,每日 2 ~ 3 次。内服:每日2 ~ 3 次。每次 0. 3 ~ 0. 6 g。

【不良反应与注意事项】 内服忌辛辣食物,不可过量。

【制剂与规格】 散剂:由青黛、珍珠、冰片、牛黄等组成,0. 3 g/支。

青黛散

Qingdai Powders

【作用与用途】 清热解毒,消炎止痛,生肌收敛。用于咽喉肿痛,口舌生疮,复发性口腔溃疡。

【用法与用量】 涂擦患处或喷雾给药,每日 3 ~ 4 次。

【制剂与规格】 散剂:由青黛、冰片、黄连、甘草、薄荷、儿茶等组成。

口腔科用药

樟脑酚液

Liquor Bomanone Phenol

【作用与用途】 有镇痛与防腐作用，用于消毒窝洞及感染较轻的根管。

【用法与用量】 局部涂搽或以棉球蘸药封入根管内3~5日。急性牙髓炎开髓后放蘸药棉球于牙髓孔处止痛。牙周脓肿时敷于牙周袋中止痛。

【注意事项】 应避光、密闭保存。储存容器应干燥，防止樟脑析出。

【制剂与规格】 樟脑6 g，加入95%的酒精1 ml、微温苯酚3 g溶解。

丁香油

Clove Oil

【作用与用途】 有消毒防腐及镇痛作用。在根周膜炎或牙髓拔除后，封入根管可止痛。急性牙髓炎开髓后，于穿髓孔处放蘸药棉球，可迅速止痛。可与氧化锌调成糊剂，用于牙髓充血的安抚治疗、深龋垫底、窝洞暂封和根管充填。还可作为硝酸银的还原剂。

【用法与用量】 用棉球蘸药放入窝洞或牙髓处。

甲醛甲酚溶液

Liquor Formaldehyde Cresol

【作用与用途】 主要用于消毒坏疽或感染严重的根管。根管内有少量残髓时，封入甲醛甲酚可使残髓灭活并有消毒作用。

【用法与用量】 以棉捻或小棉球蘸药密封入根管或髓腔中。

【不良反应与注意事项】 作用最强，刺激性最大，连续多次应用时药液流出根尖孔，会引起化学性根周围炎，甚至根坏死。避免与黏膜接触，不可用于开放性龋洞。

【制剂与规格】 溶液剂：40%甲醛10 ml、甲酚10 ml、95%酒精5 ml。

复方三氧化二砷糊剂

Compound Arsenic Trioxide Paste

【作用与用途】 主要成分三氧化二砷，是强烈的原生质毒，与细胞酶系统的—SH基结合，可破坏细胞的氧化过程，使组织坏死。本药作用于组织后首先使血管扩张、充血，形成血栓，继而血管破裂出血。本药还能破坏神经纤维的轴索及髓鞘，所以本药与牙髓接触后，极易渗入而使牙髓组织坏死。本药的作用无自限性。用于无存活条件的后牙牙髓灭活。

【用法与用量】 封药前必须除去残渣和腐质，并磨穿牙本质，使牙髓暴露。封药时隔离唾液、擦干窝洞，取少量药糊放在穿髓口处密封24~48小时。

【不良反应与注意事项】 在灭活过程中牙髓出血，血红蛋白分解后会使牙齿变色，故不宜用于前牙。又因其作用不能自限，亦不用于乳牙。根尖孔未形成者慎用。

【制剂与规格】 糊剂:三氧化二砷 4 g、麝香草酚 0.5 g、丁卡因 0.8 g、麻黄碱 0.06 g、蒸馏水 2 ml、丁香油酚 0.5 ml、利凡诺 0.5 g。

小儿牙髓失活剂 Dental Pulp-damagin Agent Children

【作用与用途】 其主要成分为多聚甲醛,能使牙髓慢性失活。

【用法与用量】 取少量糊剂置于穿刺处密封 1 ~2 周。

干髓剂 Mummificantion Paste

【作用与用途】 其主要成分为三聚甲醛,在接触水分和组织时,缓慢释出甲醛气体,使蛋白凝固,故能消毒和固定牙髓组织,使其缓慢地脱水干尸化固定在根管内。

【用法与用量】 密封于根髓已失活的髓室中。

【不良反应与注意事项】 制剂应避光、密封保存。

碘仿糊剂 Iodoform Paste

【作用与用途】 碘仿遇到醇、醚、脂肪和某些细菌的产物时,缓慢分解出游离碘,从而产生杀菌作用,使细菌产物氧化。本药消毒作用持久,且对组织无刺激性,能吸收并减少创面的渗出物,使创面干燥;并可刺激肉芽组织生长,促进创口愈合。用于根尖区有大量渗出液、长期不愈的根尖周围炎。

【用法与用量】 棉捻蘸药封入根管或糊剂直接封入 10 ~14 日,可使渗出减少、炎症消退。碘仿纱条用于干槽症、脓腔及术后的死腔填塞,可防腐、除臭、止痛并促进愈合。

【不良反应与注意事项】 制剂应避光、密封保存。

【制剂与规格】 碘仿 3 g 与氧化锌 3.1 g 混合后,加凡士林 3.7 g、丁香油酚 0.2 ml。

氢氧化钙糊剂 Calcium Hydroxide Paste

【作用与用途】 氢氧化钙可中和炎症酸性酯酶的活性,有助于牙本质重新钙化。用于直接或间接覆盖牙髓、活髓切断后覆盖根髓断面。

【用法与用量】 把适量的干糊剂放于穿髓孔或根髓断面上,外封氧化锌丁香油酚糊剂。不可加压。

【不良反应与注意事项】 含氢氧化钙粉,必须密封于有色瓶中无菌保存,以免变成碳酸钙失效。

【制剂与规格】 氢氧化钙粉 10 g、加碘粉 2 g 研细混匀后放消毒瓶内备用。液体:安息香酸钠 0.05 g、地卡因 0.2 g、生理盐水 10 ml,混匀搅拌,溶解后加入适量洋红备用。临用时粉和液体调成干糊剂。

氯胺 T(氯亚明 T) Chloramine-T

【作用与用途】 本药遇有机物后

能缓慢地放出新生氯，有较强的杀菌力，其杀菌作用比漂白粉慢而持久。溶液较稳定，对健康组织无刺激性。适用于冲洗根管，在抽出腐败坏疽的牙髓前先滴入本药，可防止将感染物推出根尖孔外。

【用法与用量】 滴入根管后用细拔髓针反复振荡，然后用双氧水和生理盐水相继冲洗，或置注射器内冲洗根管。

【制剂与规格】 溶液：2%（氯亚明 2 g，100 ml 蒸馏水）。

牙周塞治剂
Periodontal Dressing

【作用与用途】 本品无刺激性，有收敛、防腐和止血作用。可作为各种牙周手术后保护创口的敷料及用作牙周软组织局部止血。

【用法与用量】 取适量粉和液体调成稠糊敷在创口处，用酒精棉球轻压使表面光滑并与创面贴合，数分钟后即可凝固。

牙髓塑化剂
（酚醛树脂根管充填剂）
Dental Pulp Plasticizer

【作用与用途】 牙髓塑化剂包括 3 种溶液：第 1 液含有甲醛，第 2 液含有间苯二酚，第 3 液含有氢氧化钠。甲醛与间苯二酚可缓慢形成酚醛树脂。氢氧化钠为接触剂，使酚醛树脂迅速作用并在数分钟内凝固。酚醛树脂可塑化坏死组织、生活物质及组织液，使其固定。酚醛树脂在凝固前能渗入牙本质小管及侧支根管内，将残髓组织及感染坏死组织固定，并有较强的抑菌作用，在凝固前对根尖周围组织和口腔黏膜有刺激作用，使用时应防止逸出根尖孔。牙髓塑化剂可用于细小弯曲和不通畅的根管作塑化充填，也可用作后牙牙面的脱敏治疗。

【用法与用量】 临用时按一定比例（不同的配方，3 种溶液的比例量不同）分别取牙髓塑化剂的 3 种溶液（将 3 种溶液分别放在 3 个带滴管的瓶内，将各液所用量折合成滴数）混合后略加搅拌，至溶液开始转为棕红色并产热时即可使用。如用作后牙牙面脱敏治疗，则将混合搅拌后的塑化液涂搽牙面，再用热空气吹干。

薄荷桉油含片Ⅱ
Menthol and Eucalyptus Oil Buccal Tablets（Ⅱ）

【作用与用途】 本品中薄荷脑、薄荷油、桉叶油等局部应用时可促进局部血液循环，有消炎、止痒、止痛的作用。用于缓解急、慢性咽炎及改善口臭。

【用法与用量】 含服。一次 1 ~ 2 片，咽部不适时含服。

【不良反应与注意事项】 偶可发生哮喘、荨麻疹和血管神经性水肿等过敏反应。糖尿病患者禁用。如与其他药物同时使用可能会发生药物相互作用，详情请咨询医师或药师。 本品应在口中逐渐含化，勿嚼碎口服。对本品过敏者禁用，过敏体质者慎用。本品性状发生改变时禁止使用。请将本品放在儿童不能接触的地方。儿童必须在成人监护下使用。如正在使用其他药品,使用本品前请咨询医师或药师。

【制剂与规格】 片剂:1 g(含薄荷油 0.0007 ml、桉油 0.0008 ml、薄荷脑 1.0 mg)。

根管充填剂
Dental Root-Canal Filler

【作用与用途】 本品能消毒根管。在24小时内逐渐硬固,硬固后仍有消毒作用。超出根尖孔后,可逐渐被吸收。与其他永久性根管充填材料(如牙胶尖)一起充填根管。

【用法与用量】 临用时,将适量粉和液调成糊状,以根管扩大针蘸取该药填入根管内壁。

TMKN 脱敏凝胶
TMKN Desensitization Gel

【作用与用途】 本品为非氟型脱敏制剂,对口腔黏膜无腐蚀,对牙体也无色素玷污。可治疗牙本质过敏、牙磨耗症和轻度楔状缺损所引起的牙体酸痛症。

【用法与用量】 将牙面过敏区擦干,把蘸有凝胶的棉球敷于过敏区,轻压该棉球5~10分钟,取出棉球漱口即可。如为咬颌面过敏则将药棉放在过敏区5~10分钟。必要时隔数日重复治疗。

氯己定溶液(洗必泰)
Chlorhexidine

【作用与用途】 具有相当强的广谱抑菌、杀菌作用,是一种较好的杀菌消毒药,对革兰阳性和阴性菌的抗菌作用比苯扎溴铵等消毒药强,即使在有血清、血液等存在时仍有效。用于咽峡炎及口腔溃疡。

【用法与用量】 含漱:以1∶5 000溶液漱口。

【制剂与规格】 片剂:醋酸洗必泰外用片,盐酸洗必泰含片,每片5 mg。

复方氯己定含漱液
(口泰,丽珠口爽)
Compound Chlorhexidine Gargle

【作用与用途】 本品为抗菌消炎药。其中葡萄糖酸氯己定为消毒防腐药,甲硝唑对大多数厌氧菌具有强大抗菌作用,但对需氧菌和兼性厌氧菌无作用。本品可作为牙龈炎、冠周炎、口腔黏膜炎等所致的牙龈出血、牙周肿痛及溢脓性口臭、口腔溃疡等症的辅助治疗用药。

【用法与用量】 早晚刷牙后口腔内含漱。每次15 ml,5~10日为1个疗程。

【不良反应与注意事项】 可使口腔表面着色,可发生味觉改变,继续治疗可恢复。本品不能吞服。应避免本品接触眼睛和其他敏感组织。

【制剂与规格】 复方氯己定含漱液:100 ml、150 ml、200 ml。

糠甾醇片(牙周宁)

Rice Bran Sterol Tablets

【作用与用途】 本品系米糠油未皂化物,含本品未皂化物总量不少于90%,其中固醇量不少于60%,另含有烃、高级脂肪酸、三萜烯醇及维生素等。本品中固醇有防氧化及抑制牙周细菌生长,从而改善牙齿的病理性松动作用,以及抗牙龈出血作用。用于牙周病引起的牙龈出血、牙周脓肿等病症。

【用法与用量】 口服,治疗量:一次6~8片,一日3次;维持量:每次2~4片,一日3次。

【不良反应与注意事项】 对本品过敏者禁用。牙周炎症状控制后需继续服用一定时期的维持量以巩固疗效。本品虽有治疗牙周病的作用,但须与牙周病局部治疗同时进行,方能根治牙周病。当药品性状发生改变时禁止使用。

【制剂与规格】 片剂:40 mg。

西吡氯铵含漱液

Cetylpyridnium Chloride Gargle

【作用与用途】 西吡氯铵为阳离子季铵化合物,作为表面活性剂,主要通过降低表面张力而抑制和杀灭细菌。体外试验结果表明本品对多种口腔致病和非致病菌有抑制和杀灭作用,含漱后能减少或抑制牙菌斑的形成;具有保持口腔清洁、清除口腔异味的作用。动物实验结果表明本品对口腔黏膜无明显刺激性。可用于口腔疾病的辅助治疗,也可用作日常口腔护理及清洁口腔。

【用法与用量】 本品为漱口剂,刷牙前后或需要使用时,每次15 ml,强力漱口1分钟,每天至少使用两次。

【不良反应与注意事项】 对本品主要活性成分及辅料过敏者禁用。置于儿童不可触及之处。若包装有破损,请勿使用。

【制剂与规格】 含漱液:200 ml:0.2 g。

口腔炎喷雾剂

Stomatitis Spray

【作用与用途】 主要含蒲公英、忍冬藤、皂角刺、蜂房等,具有清热解毒,消肿止痛,去腐生肌,改善血液循环,促进溃疡愈合作用。用于口腔炎、疱疹性口炎、阿弗他口炎、损伤性口炎、口腔溃疡、牙龈肿痛、口舌生疮等。也可用于上呼吸道感染引起的感冒发热、咽喉炎、咽峡炎、滤泡性咽峡炎、急性扁桃体炎等。

【用法与用量】 喷雾剂:20 ml/瓶,口腔喷雾用。将药瓶直立,喷口对准口腔患处,每次向口腔压喷药液适量,3~4次/d,小儿酌减或遵医嘱。

【制剂与规格】 每瓶装10 ml、20 ml。

麦斯特口腔黏附片

Maisite Adhesion Oral Tablets

【作用与用途】 本品是一种局部缓释型药片,可杀灭口腔内多种厌氧菌。黏附于口腔黏膜可持续3~4小时才全部溶解,夜间贴在牙龈上则持续时间长达 8 小时。贴在龈袋附近则有助于治疗牙龈炎、牙周炎。贴在口腔黏膜溃疡面上,可隔绝刺激,消炎止痛,促进溃疡愈合。

【用法与用量】 每日 3 次。每次 5 mg,饭后贴附于病变区,最后 1 次在临睡前 1 小时左右使用。使用时须用干燥手指或小镊子将本药置于患处轻按数秒钟。

【不良反应与注意事项】 本品无全身不良反应。偶见少数患者口干。孕妇及哺乳期妇女禁用。

【制剂与规格】 片剂:5 mg。

克霉唑口腔药膜
Clotrimazole Oral Pellicles

【作用与用途】 本品系广谱抗真菌药,作用机制是抑制真菌细胞膜的合成,以及影响其代谢过程。对浅部、深部多种真菌有抗菌作用。用于鹅口疮、口角炎和其他口腔真菌病。

【用法与用量】 擦干黏膜,粘于口腔内患处,每日 3 次。溶化后可咽下。

【不良反应与注意事项】 偶见烧灼刺激感或过敏反应,长期使用对肝功能有影响。有严重肝损害者慎用,对本品过敏者禁用,过敏体质者慎用。

【制剂与规格】 每片 4 mg。

甲硝唑棒(牙康)
Metronidazole Stilus

【作用与用途】 是抗厌氧菌感染药。用于治疗牙周炎。

【用法与用量】 局部应用,以镊子将药棒插入患者牙周袋内,每次 1 ~ 2 cm,1 ~ 2 日 1 次,2 ~ 3 次即可。

【制剂与规格】 药棒剂。

甲硝唑口颊片(迷尔脱)
Metronidazolc Buccal Tablets

【作用与用途】 对以下专性厌氧细菌有抗菌作用:革兰阴性厌氧杆菌:类杆菌属的脆弱类杆菌、普通类杆菌、吉氏类杆菌、卵圆类杆菌、多形类杆菌等和梭状杆菌属;革兰阳性厌氧杆菌:真杆菌属、梭状芽孢杆菌属;革兰阳性厌氧球菌:消化球菌属和消化链球菌属。适用于治疗牙龈炎、牙周炎及冠周炎。

【用法与用量】 将本品置于牙龈和龈颊沟间含服,每次 1 片,于饭后含服,每日 3 次,临睡前加含 1 片,疗程 4 ~ 12 天。或遵医嘱。

【不良反应与注意事项】 个别患者偶有明显口涩味。在口腔内可含化 1.5 小时以上,在含化时请勿搅动,含化后半小内勿漱口。孕妇及哺乳期妇女禁用。

【制剂与规格】 甲硝唑口颊片:3 mg。

儿科常用药物

(一)解热镇痛药

对乙酰氨基酚(醋氨芬,扑热息痛,百服宁,泰诺,斯耐普-FR)
Paracetamol

【作用与用途】 用于发热,也可用于缓解轻中度疼痛,如头痛、肌肉痛、关节痛以及神经痛。

【用法与用量】 分散片:服用时,加温开水分散,小儿常用量,按体重每次1~15 mg/kg,每4~6小时1次,12岁以下每24小时不超过5次量,疗程不超过5天,3岁以下遵医嘱用药;肌内注射:每次0.15~0.25 g。本品不宜长期应用,退热疗程一般不超过3天,镇痛不宜超过10天。滴剂:常用量:每4小时1次,24小时不超过5次,体重11~15.9 kg的幼儿,每次1.6 ml (160 mg);体重8~10.9 kg的婴儿,每次1.2 ml (120 mg);体重5.5~7.9 kg的婴儿,每次0.8 ml (80 mg);体重2.5~5.4 kg的婴儿,每次0.4 ml (40 mg);口服液:体重10~16 kg的儿童,每次160 mg,最大剂量每日800 mg;体重17~22 kg的儿童,每次240 mg,最大剂量每日1.2 g;体重23~27 kg的儿童,每次320 mg,最大剂量每日1.6 g;体重28~32 kg的儿童,每次400 mg,最大剂量每日2 g;体重33~44 kg的儿童,每次480 mg,最大剂量每日2.4 g。

【制剂与规格】 分散片:0.1 g;注射剂:1 ml:0.075 g、2 ml:0.25 g;百服宁滴剂(口服液):滴剂:80 mg:0.8 ml;口服液160 mg:5 ml;泰诺幼儿滴剂:80 mg:0.8 ml;斯耐普-FR:片剂:500 mg。

泰诺儿童感冒口服溶液
Infant Tylenol Cold Oral Liquid

【作用与用途】 用于普通感冒、花粉症及其他上呼吸道过敏引起的鼻黏膜充血水肿、咳嗽、眼部瘙痒、流涕、喷嚏、轻微疼痛、头痛、发热。

【用法与用量】 口服:2~5岁每次5 ml,6~11岁每次10 ml,每4~6小时每次,

【制剂与规格】 口服溶液:每5 ml含对乙酰氨基酚160 mg,盐酸伪麻黄碱15 mg,氢溴酸右美沙芬5 mg,马来酸氯苯那敏1 mg。

阿司匹林(乙酰水杨酸)
Aspirin

【作用与用途】 用于头痛、牙痛、神经痛、肌肉痛,也用于感冒和流感等退热;幼年型关节炎;儿童皮肤黏膜淋巴结综合征(川崎病)。

【用法与用量】 片剂、分散片:解热、镇痛:每日按体表面积1.5 g/m^2,分4~6次口服,或每次按体重5~10 mg/kg,或每次每岁60 mg,必要时可每4~6小时/次;抗风湿:每日按体重80~100 mg/kg,分3~4次口服,如

1～2 周未获疗效,可根据血药浓度调整剂量。有些病例需增至每日 130 mg/kg;儿科皮肤黏膜淋巴结综合征(川崎病):开始每日按体重 80～100 mg/kg,每日 3～4 次,退热 2～3 天后改为每日 30 mg/kg,每日 3～4 次,症状解除后减少剂量至每日 3～5 mg/kg,每日每次,连续服用 2 个月或更久。泡腾片放入温开水中溶解后口服:解热镇痛:1～2 岁,每次 0.05～0.1 g,每日 3 次;3～5 岁,每次 0.2～0.3 g,每日 3 次;6～12 岁,每次 0.3～0.5 g,每日 3 次。抗风湿:每日按体重 0.08～0.1 g/kg,分 3～4 次服。

【不良反应与注意事项】 小儿患者,尤其有发热及脱水者,易出现毒性反应。急性发热性疾病,尤其是流感及水痘患儿应用本品可能发生瑞氏综合征(Reye's Syndrome),严重者可致死,中国尚不多见。对幼年型类风湿性关节炎的儿童建议初始剂量 90～130 mg/(kg · d),分次服用,需要时可适当增加剂量(目标血浆水杨酸盐水平 150～300 g/ml)。高剂量时(血药浓度 >200 g/ml)的毒性反应发生率增加。

【制剂与规格】 片剂:0.3 g、0.5 g;泡腾片:0.1 g、0.5 g;分散片:50 mg。

布洛芬(美林混悬液)

Ibuprofen

【作用与用途】 适用于急性上呼吸道感染等引起的小儿发热;轻、中度疼痛;类风湿性关节炎及骨关节炎等风湿性疾病。

【用法与用量】 口服:滴剂:小儿按体重每日 20 mg(或 12 滴)/kg,分 3 次服用;混悬滴剂:每 6～8 小时可重复使用,每 24 小时不超过 4 次,按体重每次 5～10 mg/kg。或参照年龄、体重剂量表,用滴管量取。干混悬剂:2～12 岁儿童患者用于发热,推荐剂量为按体重每次 20 mg/kg,每日 3 次,或遵医嘱;用于镇痛,推荐剂量为按体重每次 30 mg/kg,每日 3 次,或遵医嘱;缓释混悬剂:1～12 岁儿童患者:用于发热,推荐剂量为每日按体重 20 mg/kg(0.66 ml),分 2 次服用,或遵医嘱;用于镇痛,推荐剂量为每日按体重 30 mg/kg(1 ml),分 2 次服用,或遵医嘱。胶囊剂:12 岁以上儿童,每日 2 次(早、晚各 1 次),每次 0.3～0.6 g(1～2 粒),或遵医嘱。晚间服药可使疗效保持一夜,亦有助于防止晨僵,12 岁以下儿童用量请咨询医师或药师。颗粒剂:小儿按体重每日 20 mg/kg,分 2 次服用,或遵医嘱。混悬液:1～12 岁儿童患者:用于发热,推荐剂量为按体重每次 20 mg/kg,每日 3 次服用或遵医嘱;用于镇痛,推荐剂量为按体重每次 30 mg/kg,每日 3 次服用或遵医嘱。泡腾片:遵医嘱用药,每次按体重 5～10 mg/kg,每日 3 次。

【不良反应与注意事项】 2 岁以下婴幼儿应遵医嘱。有支气管哮喘病患儿,请在医生指导下使用。合并抗凝治疗的患儿,服药的最初几日应随时监测其凝血酶原时间。有消化道溃疡病史患儿,肾功能不全患者、心功能不全及高血压患儿慎用。脱水小儿禁用、6个月以下小儿慎用或遵医嘱。

【制剂与规格】 滴剂:20 ml:0.8 g;混悬滴剂:15 ml:0.6 g;干混悬剂:34 g:1.2 g;缓释混悬剂:100 ml:3 g;胶囊剂、缓释片:0.3 g;颗粒剂:0.2 g;混悬液:60 ml:1.2 g;泡腾片:0.1 g。

复方锌布颗粒(臣功再欣)
Compound Zinc Gluconate and Ibuprofen Granules

【作用与用途】 抗感冒药。用于儿童普通感冒及流行性感冒。

【用法与用量】 口服:0~3岁每次用量半包或酌减;3~5岁每次用量半包;6~14岁每次用量1包;14岁以上每次用量1~2包。每日3次,饭后服用,用<40℃的温开水冲服,儿童每日最大量不超过3包。

【制剂与规格】 颗粒剂:每包含葡萄糖酸锌100 mg、布洛芬150 mg、扑尔敏2 mg。

小儿氨酚烷胺颗粒(葵花康宝,优卡丹)
Pediatric Paracetamol and Amantadine Hydrochloride Granules

【作用与用途】 用于儿童伤风感冒引起的鼻塞、流鼻涕、打喷嚏、头痛、咽喉痛、发热等,亦可用于流行性感冒的预防和治疗。

【用法与用量】 口服,每日2次,温开水冲服。1~2岁儿童:一次半袋或酌减;2~5岁:每次1袋;5~12岁:每次1~2袋。

【制剂与规格】 颗粒剂:每袋6 g(含对乙酰氨基酚0.1 g、盐酸金刚烷胺0.04 g、人工牛黄4 mg、咖啡因6 mg、马来酸氯苯那敏0.8 mg)。

小儿氨酚黄那敏颗粒(护彤)
Pediatric Paracetamol, Atificial Cow-bezoar and Chlorphenamine Maleate Granules

【作用与用途】 本品中对乙酰氨基酚能抑制前列腺素合成,有解热镇痛作用;马来酸氯苯那敏为抗组胺药,能减轻流涕、鼻塞、打喷嚏症状;人工牛黄具有解热、镇惊作用。适用于缓解儿童普通感冒及流行性感冒引起的发热、头痛、四肢酸痛、打喷嚏、流鼻涕、鼻塞、咽痛等症状。

【用法与用量】 口服,温开水冲服,每日3次。1~3岁:0.5~1袋/次;4~6岁:1~1.5袋/次;7~9岁:1.5~2袋/次;10~12岁:2~2.5袋/次。

【制剂与规格】 颗粒剂:每袋含对乙酰氨基酚125 mg,马来酸氯苯那敏0.5 mg,人工牛黄5 mg。

小儿贝诺酯维B_1咀嚼片
Pediatric Benorilate and Vitamin B_1 Chewable Tablets

【作用与用途】 贝诺酯为阿司匹林与对乙酰氨基酚以酯键结合的中性化合物,有解热镇痛作用,不良反应较阿司匹林小,易于耐受,口服后在胃肠道不被水解,在肠内吸收并迅速在血中达到有效浓度，特点是很少引起胃肠出血；维生素 B_1 可增强贝诺酯解热镇痛作用。用于儿童普通感冒或流行性感冒引起的发热，也用于缓解轻至中度疼痛如头痛、关节痛、偏头痛、牙痛、肌肉痛、神经痛、痛经。

【用法与用量】 口服。嚼碎后服用。按体重：每次每公斤 25～75 mg（以贝诺酯计）。按年龄给药：3 个月至 1 岁，每次 0.5～1 片；2～4 岁，每次 1～2 片；5～12 岁，每次 2～3 片；每日 2～3 次。

【制剂与规格】 片剂：每片含贝诺酯 200 mg、维生素 B_1 2 mg。

小儿布洛芬栓

Paediatric Ibuprofen Suppositories

【作用与用途】 适用于由感冒、急性上呼吸道感染、急性咽喉炎等疾病引起的小儿发热。

【用法与用量】 直肠给药：1～3 岁小儿，每次 50 mg（1 粒），塞肛门内，症状不缓解，每隔 4～6 小时重复给药 1 次。24 小时不超过 4 粒。3 岁以上小儿推荐使用每枚 100 mg 的栓剂。

【制剂与规格】 栓剂：每粒 50 mg、100 mg。

（二）止咳药

联邦小儿止咳露

Isedyl

【作用与用途】 适用于急慢性支气管炎、感冒及感冒后继发感染、流感、百日咳及哮喘或过敏引起的无痰及有痰咳嗽，伴有胸痛的剧烈咳嗽。

【用法与用量】 口服：成人 10～20 ml，15 岁以上儿童 10～15 ml，8～15 岁 8～15 ml，4～8 岁 5～8 ml，2～4 岁 5 ml，1～2 岁 3～4 ml。均每日 3 次。

【制剂与规格】 糖浆：120 ml。

华芬（愈美颗粒）

Guaifenesin And Dextromethorphan Hydrobromide Granules

【作用与用途】 本品具有祛痰止咳作用，适用于上呼吸道感染、支气管炎等疾病引起的咳嗽、咳痰。

【用法与用量】 口服：12 岁以上儿童每次 2 包，每日 3 次。24 小时不超过 8 包。

【制剂与规格】 颗粒：本品每包含氢溴酸右美沙芬 15 mg、愈创木酚甘油醚 100 mg。

复方甘草合剂（棕色合剂）

Mixture Glycyrrhizin Compound

【作用于用途】 用于镇咳祛痰。

【用法与用量】 口服：儿童：每次 1 ml，成人每次 5～10 ml，每日 3 次，服时振摇。

【制剂与规格】 每 100 ml 含甘草流浸膏 12 ml、甘油 12 ml、酒石酸锑钾 0.024 g、浓氨溶液适量、复方樟脑酊 12 ml、乙醇 3 ml。

（三）镇静催眠、抗惊厥药

苯巴比妥（鲁米那）

Phenobarbital

【作用与用途】 主要用于治疗

焦虑、失眠(用于睡眠时间短早醒患者)、癫痫及运动障碍。是治疗癫痫大发作及局限性发作的重要药物。也可用作抗高胆红素血症药及麻醉前用药。

【用法与用量】 小儿常用量:用药应个体化,镇静,每次按体重 2 mg/kg,或按体表面积 60 mg/m^2,每日 2~3 次;抗惊厥,每次按体重 3~5 mg/kg;抗高胆红素血症,每次按体重 5~8 mg/kg,分次口服,3~7 天见效。

【制剂与规格】 片剂:15 mg、30 mg、100 mg。

水合氯醛
Chloral Hydrate

【作用与用途】 可用于小儿高热、破伤风及子痫引起的惊厥。

【用法与用量】 小儿常用量:催眠,每次按体重 50 mg/kg 或按体表面积 1.5 g/m^2,睡前服用,每次最大限量为 1 g;也可按体重 16.7 mg/kg 或按体表面积 500 mg/m^2,每日 3 次。镇静,每次按体重 8 mg/kg 或按体表面积 250 mg/m^2,最大限量为 500 mg,每日 3 次,饭后服用。灌肠,每次按体重 25 mg/kg。极量每次为 1 g。

【制剂与规格】 结晶状粉末。

盐酸氯丙嗪(氯丙嗪)
Chlorpromazine Hydrochloride

【作用与用途】 用于精神分裂症、躁狂症或其他精神病性障碍;止呕,各种原因所致的呕吐或顽固性呃逆。

【用法与用量】 口服:用于精神分裂症或躁狂症,从小剂量开始,每次 25~50 mg,每日 2~3 次,每隔 2~3 日缓慢逐渐递增至每次 25~50 mg,治疗剂量每日 400~600 mg。用于其他精神病,剂量应偏小。体弱者剂量应偏小,应缓慢加量。用于止呕,每次12.5~25 mg,每日 2~3 次。用于精神分裂症或躁狂症,肌内注射:每次 25~50 mg,每日 2 次,待患者合作后改为口服。静脉滴注:从小剂量开始,25~50 mg 稀释于 500 ml 葡萄糖氯化钠注射液中缓慢静脉滴注,每日 1 次,每隔 1~2 日缓慢增加 25~50 mg,治疗剂量每日 100~200 mg。不宜静脉推注。

【制剂与规格】 片剂:25 mg、50 mg;注射剂:1 ml:10 mg、1 ml:25 mg、1 ml:50 mg。

苯妥英钠(大仑丁)
Phenytoin Sodium

【作用与用途】 适用于治疗全身强直-阵挛性发作、复杂部分性发作(精神运动性发作、颞叶癫痫)、单纯部分性发作(局限性发作)和癫痫持续状态。也可用于治疗三叉神经痛,隐性营养不良性大疱性表皮松解,发作性舞蹈手足徐动症,发作性控制障碍(包括发怒、焦虑和失眠的兴奋过度等的行为障碍疾患),肌强直症及三环类抗抑郁药过量时心脏传导障碍等。本品也适用于洋地黄中毒所致的室性及室上性心律失常,对其他各种原因引起的心律失常疗效较差。

【用法与用量】 抗癫痫小儿常用量：开始每日5 mg/kg，分2～3次服用，按需调整，以每日不超过250 mg为度。维持量为4～8 mg/kg或按体表面积250 mg/m^{2}分2～3次服用，如有条件可进行血药浓度监测。抗心律失常小儿常用量：开始按体重5 mg/kg，分2～3次口服，根据病情调整每日量不超过300 mg，维持量4～8 mg/ kg，或按体表面积250 mg/m^{2}分2～3次口服。

【制剂与规格】 片剂：50 mg、100 mg。

地西泮(安定)

Diazepam

【作用与用途】 主要用于焦虑、镇静催眠，还可用于抗癫痫和抗惊厥；缓解炎症引起的反射性肌肉痉挛等；用于治疗惊恐症；肌紧张性头痛；可用于麻醉前给药。

【用法与用量】 口服小儿常用量：6个月以下不用；6个月以上，每次1～2.5 mg或按体重40～200 μg/kg或按体表面积1.17～6 mg/m^2，每日3～4次，用量根据情况酌量增减。最大剂量不超过10 mg。注射剂小儿常用量：抗癫痫、癫痫持续状态和严重频发性癫痫，出生30天至5岁，静注为宜，每2～5分钟0.2～0.5 mg，最大限用量为5 mg。5岁以上每2～5分钟1 mg，最大限用量10 mg。如需要，2～4小时后可重复治疗。重症破伤风解痉时，出生30天到5岁1～2 mg，必要时3～4小时后可重复注射，5岁以上注射5～10 mg。

【制剂与规格】 片剂：2.5 mg、5 mg；注射剂：2 ml：10 mg。

副醛

Paraldehyde

【作用与用途】 同水合氯醛，用于治疗失眠、抗惊厥等。

【用法与用量】 灌肠：每次5～10 ml(用温开水稀释至30～50 ml)。肌内注射：每次0.1～0.2 ml/kg，或1 ml/岁，极量每次不超过5 ml。静注：每次0.02～0.05 ml/kg，加10%葡萄糖液20～40 ml，静脉缓注。

【制剂与规格】 针剂：2 ml、5 ml。

(四)中枢兴奋药

盐酸洛贝林

Lobeline Hydrochloride

【作用与用途】 主要用于各种原因引起的中枢性呼吸抑制。临床上常用于新生儿窒息，一氧化碳、阿片类药物中毒等。

【用法与用量】 静脉注射小儿每次0.3～3 mg，必要时每隔30分钟可重复使用；新生儿窒息可注入脐静脉3 mg。皮下或肌内注射小儿每次1～3 mg。

【制剂与规格】 注射剂：1 ml：3 mg、1 ml：10 mg。

尼可刹米(可拉明)

Nikethamide

【作用与用途】 用于中枢性呼吸抑制及各种原因引起的呼吸抑制。

【用法与用量】 皮下注射、肌内

注射、静脉注射小儿：常用量6个月以下，每次75 mg；1岁，每次0.125 g；4～7岁，每次0.175 g。

【制剂与规格】 注射剂：1.5 ml：0.375 g、2 ml：0.5 g。

盐酸纳洛酮
Naloxone Hydrochloride

【作用与用途】 本品为纯粹的阿片受体拮抗药，本身无内在活性。但能竞争性拮抗各类阿片受体，对μ受体有很强的亲和力。纳洛酮生效迅速，拮抗作用强。纳洛酮同时逆转阿片激动剂所有作用，包括镇痛。另外其还具有与拮抗阿片受体不相关的回苏作用。可迅速逆转阿片镇痛药引起的呼吸抑制，可引起高度兴奋，使心血管功能亢进。本品尚有抗休克作用。不产生吗啡样的依赖性、戒断症状和呼吸抑制。

【用法与用量】 阿片类药物过量小儿静脉注射的首次剂量为0.01 mg/kg。如果此剂量没有在临床上取得满意的效果，接下去则应给予0.1 mg/kg。如果不能静脉注射，可以分次剂量肌内注射。必要时可用灭菌注射用水将本品稀释。术后阿片类药物抑制效应：参考成人术后阿片抑制项下的建议和注意事项。在首次纠正呼吸抑制效应时，每隔2～3分钟静脉注射本品0.005～0.01 mg，直到达到理想逆转程度。

【制剂与规格】 注射剂：1 ml：1 mg、2 ml：2 mg、10 ml：4 mg。

（五）强心药及抗心律失常药

地高辛
Digaoxin

【作用与用途】 用于高血压、瓣膜性心脏病、先天性心脏病等急性和慢性心功能不全。尤其适用于伴有快速心室率的心房颤动的心功能不全；对于肺源性心脏病、心肌严重缺血、活动性心肌炎及心外因素如严重贫血、甲状腺功能低下及维生素B_1缺乏症的心功能不全疗效差；用于控制伴有快速心室率的心房颤动、心房扑动患者的心室率及室上性心动过速。

【用法与用量】 口服：本品总量，早产儿0.02～0.03 mg/kg；1个月以下新生儿0.03～0.04 mg/kg；1个月～2岁，0.05～0.06 mg/kg；2～5岁，0.03～0.04 mg/kg；5～10岁，0.02～0.035 mg/kg；10岁或10岁以上，按照成人常用量；本品总量分3次或每6～8小时给予。维持量为总量的1/5～1/3，分2次，每12小时1次或每日1次。在小婴幼儿（尤其早产儿）需仔细滴定剂量和密切监测血药浓度和心电图。近年通过研究证明，地高辛逐日给予一定剂量，经6～7天能在体内达到稳定的浓度而发挥全效作用，因此，病情不急而又易中毒者，可逐日按5.5 g/kg给药，也能获得满意的治疗效果，并能减少中毒发生率。酏剂小儿常用量：洋地黄化总量，口服，早产儿按体重0.02～0.03 mg/kg相当酏剂

0.4～0.6 ml/kg；1个月以下新生儿按体重0.03～0.04 mg/kg相当酏剂0.6～0.8 ml/kg；1个月～2岁，按体重0.05～0.06 mg/kg相当酏剂1～1.2 ml/kg；2～5岁，按体重0.03～0.04 mg/kg相当酏剂0.6～0.8 ml/kg；5～10岁，按体重0.02～0.035/kg相当酏剂0.4～0.7 ml/kg；10岁或10岁以上，按照成人常用量；洋地黄化总量分3次或每6～8小时给予。维持量为洋地黄化总量的1/5～1/3，分2次，每12小时1次或每日每次。本剂型含乙醇5%～40%，小儿慎用。近年通过研究证明，地高辛逐日给予一定剂量，经6～7天也能在体内达到稳定的浓度而发挥作用，因此，病情不急而又易中毒者，开始不必给予负荷量，可逐日按5.5 mg/kg相当酏剂0.11 ml/kg给药，也能获得满意的治疗效果，并能减少中毒发生率。新生儿对本品的耐受性不定，其肾清除减少；早产儿与未成熟儿对本品敏感，按其不成熟程度而减小剂量。按体重或体表面积，1个月以上婴儿比成人用量略大。注射剂小儿常用量。静脉注射：按下列剂量分3次或每6～8小时给予。早产新生儿按体重0.015～0.025 mg/kg；足月新生儿按体重0.02～0.03 mg/kg；1个月～2岁按体重0.04～0.05 mg/kg；2～5岁按体重0.025～0.035 mg/kg；5～10岁按体重0.015～0.03 mg/kg；10岁或10岁以上按照成人常用量。维持量：洋地黄化后24小时内开始。早产新生儿为洋地黄化总量的20%～30%，分2～3次等份给予；足月新生儿、婴儿和10岁以下小儿，为洋地黄化总量的25%～35%，分2～3次等份给予；10岁或10岁以上，为洋地黄化总量的25%～35%，每日1次。在小婴幼儿（尤其早产儿）需仔细滴定剂量和密切监测血药浓度和心电图。

【制剂与规格】 片剂：0.25 mg；地高辛酏剂：10 ml：0.5 mg、30 ml：1.5 mg、100 ml：5 mg；注射剂：2 ml：0.5 mg。

毛花苷C（毛花甙丙，西地兰）

Lanatoside C

【作用与用途】 适用于急慢性心力衰竭、心房颤动和阵发性室上性心动过速。

【用法与用量】 儿童剂量：静脉注射，饱和量：小于2岁0.035 mg/kg，大于2岁0.02～0.03 mg/kg。速给法，首次用饱和量的2/3，2～4小时后根据病情再用1/3，用5%～10%葡萄糖注射液稀释后缓慢注射。维持量：口服片剂。

【制剂与规格】 片剂：0.5 mg；针剂：0.4 mg：2 ml。

毒毛花苷K（康毗箭毒子素）

Strophanthin K

【作用与用途】 适用于急性充血性心力衰竭，特别适用于洋地黄无效的患者，亦可用于心率正常或心率缓慢的心房颤动的急性心力衰竭患者。

【用法与用量】 静脉注射小儿常用量：按体重0.007～0.01 mg/kg或按体表面积0.3 mg/m^2，首剂给予一半剂量，其余分成几个相等部分，间隔0.5~2小时给予。

【制剂与规格】 注射剂：1 ml：0.25 mg、2 ml：0.5 mg。

（六）抗生素

青霉素G钠（苄青霉素钠） Penicillin G Sodium (Benzylpenicillin Sodium)

【作用与用途】 适用于溶血性链球菌、肺炎球菌、脑膜炎球菌、敏感金葡菌等感染，亦应用于草绿色链球菌和肠球菌所致心内膜炎、气性坏疽、厌氧球菌感染、炭疽、梅毒、钩端螺旋体病、淋病等。可与特异性抗毒素联合应用于破伤风及白喉，并可用于风湿病的预防。

【用法与用量】 青霉素由肌内注射或静脉滴注给药。小儿：肌内注射，按体重每公斤 2.5×10^4 U，每12小时给药1次；静脉滴注，每日按体重每公斤 5×10^4 ~ 20×10^4 U，分2~4次给药。新生儿（足月产）：每次按体重每公斤 5×10^4 U，肌内注射或静脉滴注给药；出生第1周每12小时1次，1周以上者每8小时1次，严重感染每6小时1次。早产儿：每次按体重每公斤 3×10^4 U，出生第1周每12小时1次，2~4周者每8小时1次；以后每6小时1次。肌内注射时，每 5×10^5 U青霉素钠溶解于1 ml灭菌注射用水，超过 5×10^5 U则需加灭菌注射用水2 ml，不应以氯化钠注射液为溶剂；静脉滴注时给药速度不能超过每分钟 5×10^5 U。

【制剂与规格】 注射用青霉素钠：0.12 g（2×10^5 U）、0.24 g（4×10^5 U）、0.48 g（8×10^5 U）、0.6 g（1×10^6 U）、0.96 g（1.6×10^6 U）、2.4 g（4×10^6 U）。每1 mg青霉素钠相当于1670个青霉素单位。

苯唑西林（苯甲异噁唑青霉素钠，新青霉素Ⅱ） Oxacillin Sodium

【作用与用途】 主要用于耐青霉素葡萄球菌所致的各种感染，如败血症、呼吸道感染、脑膜炎、软组织感染等，也可用于化脓性链球菌或肺炎球菌与耐青霉素葡萄球菌所致的混合感染。

【用法与用量】 肌内注射或静脉滴注。小儿体重在40 kg以下者，每6小时按体重12.5~25 mg/kg，体重超过40 kg者给以成人剂量。口服：小儿50~100 mg/(kg·d)分4次。

【制剂与规格】 注射剂：0.5 g、1 g；片剂：0.25 g。

苄星青霉素钠（长效西林） Benzathine Benzylpenicillin Sodium

【作用与用途】 用于风湿性心脏病患儿。

【用法与用量】 临用前用适量灭菌注射用水制成混悬液，肌内注射，每次 6×10^5 U ~ 1.2×10^6 U，2~4周每次。

【制剂与规格】 注射剂：3×10^5 U、6×10^5 U、1.2×10^6 U。

阿莫西林(羟氨苄青霉素)
Amoxicillin

【作用与用途】 适用于对本品敏感细菌所致的呼吸道感染、泌尿道感染、胃肠道感染、皮肤和软组织感染。

【用法与用量】 本品既可直接用水吞服,也可放入牛奶或果汁中,搅拌至混悬状态后服用。口服:小儿每日按体重 50 ~ 100 mg/kg,分 3 ~ 4 次服用。

【制剂与规格】 分散片:0.125 g、0.25 g、0.5 g(按阿莫西林计);片剂、胶囊:0.125 g、0.25 g(按阿莫西林计);阿莫西林干混悬剂:袋装 0.125 g、0.25 g,瓶装 1.25 g、2.5 g。

阿莫西林克拉维酸钾(艾克儿)
Clavulanate potassium and Amoxicillin Chewable

【作用与用途】 适用于敏感菌引起的各种感染,如上呼吸道感染(鼻窦炎、扁桃体炎、咽炎、中耳炎等)和下呼吸道感染(急性支气管炎、慢性支气管炎急性发作、肺炎、肺脓肿和支气管扩张合并感染等)。

【用法与用量】 口服:大于 12 岁儿童,每次 2 片,每日 3 次;12 岁以下儿童按每公斤体重阿莫西林 20 mg 计算,分 3 次服用。严重感染时,剂量可加倍或遵医嘱。未经重新检查,连续治疗期不超过 14 天。

【制剂与规格】 片剂:每片含阿莫西林 125 mg,克拉维酸钾 62.5 mg。

头孢氨苄(先锋霉素Ⅳ)
Cefalexin

【作用与用途】 用于敏感菌所致的急性扁桃体炎、咽峡炎、中耳炎、鼻窦炎、支气管炎、肺炎等呼吸道感染等。本品为口服制剂,不宜用于重症感染。

【用法与用量】 儿童剂量:口服,每日按体重 25 ~ 50 mg/kg,每日 4 次。缓释胶囊:成年人及体重 20 kg 以上儿童,常用量每日 1 ~ 2 g,分 2 次于早、晚餐后口服。20 kg 体重以下儿童,每日每公斤体重 40 ~ 60 mg,分 2 次于早、晚餐后口服。

【制剂与规格】 干混悬剂:0.5 g、1.5 g(以无水头孢氨苄计);头孢氨苄缓释胶囊:每粒胶囊内含头孢氨苄 0.25 g(效价),其中胃溶颗粒 75 mg,肠溶颗粒 175 mg;胶囊、片剂:0.125 g、0.25 g(以头孢氨苄计);颗粒:50 mg、125 mg(按头孢氨苄计);泡腾片:0.125 g(以无水头孢氨苄计)。

头孢唑林钠(先锋霉素Ⅴ)
Cefazolin Sodium

【作用与用途】 用于治疗敏感细菌所致的中耳炎、支气管炎、肺炎等呼吸道感染、尿路感染、皮肤软组织感染、骨和关节感染、败血症、感染性心内膜炎、肝胆系统感染及眼、耳、鼻、喉科等感染。

【用法与用量】 儿童常用剂量:每日 50 ~ 100 mg/kg,分 2 ~ 3 次静脉缓慢推注,静脉滴注或肌内注射。小儿肾功能减退者应用头孢唑林时，先给予12.5 mg/kg，继以维持量，肌酐清除率在70 ml/min以上时，仍可按正常剂量给予；肌酐清除率为40～70 ml/min时，每12小时按体重12.5～30 mg/kg；肌酐清除率为20～40 ml/min时，每12小时按体重3.1～12.5 mg/kg；肌酐清除率为5～20 ml/min时，每24小时按体重2.5～10 mg/kg。

【不良反应与注意事项】 参阅头孢噻吩钠。

【制剂与规格】 注射剂：0.5 g、1.0 g（按 $C_{14}H_{14}N_8O_4S_3$ 计算）。

头孢拉定（先锋霉素Ⅵ）
Cefradine

【作用与用途】 用于敏感菌所致的急性咽炎、扁桃体炎、中耳炎、支气管炎和肺炎等呼吸道感染、泌尿生殖道感染及皮肤软组织感染等。口服制剂，不宜用于严重感染。

【用法与用量】 口服：小儿常用量：按体重每次6.25～12.5 mg/kg，每6小时1次。头孢拉定干混悬剂加饮用水至瓶上刻度线后摇匀成混悬液，混悬液室温贮放，7天内服完；冰箱内贮放，14天内服用完。静脉滴注、静脉注射或肌内注射，儿童（1周岁以上）按体重每次12.5～25 mg/kg，每6小时1次。配制肌内注射用药时，将2 ml注射用水加入0.5 g装瓶内，须作深部肌内注射。配制静脉注射液时，将至少10 ml注射用水或5%葡萄糖注射液分别注入0.5 g装瓶内。于5分钟内注射完毕。配制静脉滴注液时，将适宜的稀释液10 ml分别注入0.5 g装瓶内，然后再以氯化钠注射液或5%葡萄糖液作进一步稀释。

【制剂与规格】 干混悬剂、分散片：1.5 g、3.0 g（按头孢拉定计）；胶囊、片剂：0.25 g、0.5 g（按头孢拉定计）；颗粒：0.125 g、0.25 g（按头孢拉定计）；注射剂：0.5 g、1.0 g（按头孢拉定计）。

头孢克洛（头孢氯氨苄）
Cefaclor

【作用与用途】 适用于敏感菌所致的呼吸道感染如肺炎、支气管炎、咽喉炎、扁桃体炎等；中耳炎；鼻窦炎。本品治疗A组溶血性链球菌咽炎和扁桃体炎的疗效与青霉素V相似。

【用法与用量】 口服：小儿按体重每日20～40 mg/kg，分3次服用，严重感染患者剂量可加倍，但每日总剂量不超过1 g。新生儿的用药安全尚未确定。儿童常用剂量：20～40 mg/(kg·d)，分3次口服，6岁或6岁以下儿童每日最大剂量不宜超过1 g。成人及10岁以上儿童常用剂量：250 mg，每8小时1次，严重的感染（如肺炎）或敏感性稍差的细菌引起的感染剂量可加倍。

【制剂与规格】 分散片：0.125 g；胶囊剂：0.25 g（按 $C_{15}H_{14}ClN_3O_4S$ 计算）；混悬液：30 ml：0.75 g、60 ml：1.5 g。

头孢曲松(头孢三嗪)
Ceftriaxone

【作用与用途】 用于敏感致病菌所致的下呼吸道感染、尿路、胆道感染,以及腹腔感染、盆腔感染、皮肤软组织感染、骨和关节感染、败血症、脑膜炎等及手术期感染预防。本品单剂可治疗单纯性淋病。

【用法与用量】 肌内注射或静脉给药。肌内注射溶液的配制:以3.6 ml灭菌注射用水、氯化钠注射液、5% 葡萄糖注射液或 1% 盐酸利多卡因加入 1 g 瓶装中,制成每 1 ml 含 250 mg 头孢曲松的溶液。静脉给药溶液的配制:将9.6 ml 前述稀释液(除利多卡因外)加入 1 g 瓶装中,制成每 1 ml 含 100 mg 头孢曲松的溶液,再用 5% 葡萄糖注射液或氯化钠注射液 100 ~ 250 ml 稀释后静脉滴注。小儿常用量静脉给药,按体重每日 20 ~ 80 mg。

【制剂与规格】 注射剂:0.25 g、0.5 g、1.0 g、2.0 g(按头孢曲松计算)。

头孢他啶(复达欣)
Ceftazidime

【作用与用途】 用于敏感革兰阴性杆菌所致的败血症、下呼吸道感染、腹腔和胆道感染、复杂性尿路感染和严重皮肤软组织感染等。对于由多种耐药革兰阴性杆菌引起的免疫缺陷者感染、医院内感染以及革兰阴性杆菌或铜绿假单胞菌所致中枢神经系统感染尤为适用。

【用法与用量】 静脉注射或静脉滴注:婴幼儿常用剂量为每日 30 ~ 100 mg/kg,分 2 ~ 3 次静脉滴注,小儿每日最高剂量不超过 6 g。

【制剂与规格】 注射剂:0.5 g:1.0 g(按头孢他啶计算)

头孢噻肟(凯福隆)
Cefotaxime

【作用与用途】 用于各种敏感菌的感染,如呼吸道、五官、腹腔、胆道、脑膜炎、淋病、泌尿系统感染、皮肤软组织感染、创伤及术后感染、败血症等。

【用法与用量】 肌内注射或静注:儿童每日 100 ~ 150 mg/kg,分 2 ~ 4 次;新生儿每日 50 mg/kg,分 2 ~ 4 次。本品亦可供静滴,宜用 1 ~ 2 g 溶于生理盐水或葡萄糖注射液中稀释,在20 ~ 60 分钟内滴注完毕。肌内注射:小儿:每日 50 ~ 100 mg/kg(体重),分3 ~ 4 次给药。

【制剂与规格】 注射剂:0.5 g、1.0 g、2.0 g(按头孢噻肟计)。

头孢呋肟酯(西力欣)
Cefuroxime Axetil

【作用与用途】 系第二代头孢菌素,为头孢呋辛的酯化口服制剂,其抗菌谱及抗菌活性同头孢呋辛。

【用法与用量】 小儿:每次 125 mg,每日 2 次;中耳炎:每次 250 mg,每日 2 次(餐后服)。

【制剂与规格】 薄衣片:125 mg、250 mg;干混悬剂:125 mg、250 mg。

头孢哌酮(先锋必)

Cefoperazone Sodium

【作用与用途】 用于敏感菌所致的各种感染如肺炎及其他下呼吸道感染、尿路感染、胆道感染、皮肤软组织感染、败血症、腹膜炎、盆腔感染等,后两者宜与抗厌氧菌药联合应用。

【用法与用量】 可供肌内注射、静脉注射或静脉滴注。小儿常用量:每日 50 ~200 mg/kg,分 2 ~3 次静脉滴注。制备肌内注射液,每 1 g 药物加灭菌注射用水 2.8 ml 及 12% 利多卡因注射液 1 ml,其浓度为 250 mg/ml。静脉徐缓注射者,每 1 g 药物加葡萄糖氯化钠注射液 40 ml 溶解;供静脉滴注者,取 1 ~2 g 头孢哌酮溶解于 100 ~200 ml 葡萄糖氯化钠注射液或其他稀释液中,最后药物浓度为 5 ~25 mg/ml。每 1 g 头孢哌酮的钠含量为 1.5 mmol(34 mg)。

【制剂与规格】 注射剂:0.5 g、1.0 g、2.0 g(按头孢哌酮计)。

红霉素

Erythromycin

【作用与用途】 用于上呼吸道感染、咽喉炎、扁桃体炎、支气管扩张、支气管肺炎、白喉、百日咳、副鼻腔炎、中外耳炎、严重麦粒肿牙科疾患、腹泻等。

【用法与用量】 口服:儿童每日按体重每公斤 20 ~40 mg,分 3 ~4 次。

【制剂与规格】 片剂:0.125 g,(1.25×10^5U)、0.25 g(2.5×10^5U)。

醋酸麦迪霉素(美欧卡霉素,乙酰麦迪霉素)

Midecamycin Acetate

【作用与用途】 适用于金黄色葡萄球菌、溶血性链球菌、肺炎球菌等所致的呼吸道感染及皮肤、软组织感染,也可用于支原体肺炎。

【用法与用量】 口服:小儿按体重每日 30 ~40 mg/kg。分 3 ~4 次服用。

【制剂与规格】 颗粒剂:1.0 g。

阿奇霉素(舒美特)

Azithromycin

【作用与用途】 适用于敏感细菌所引起的下列感染:中耳炎、鼻窦炎、咽炎、扁桃体炎等上呼吸道感染;支气管炎、肺炎等下呼吸道感染。皮肤和软组织感染。沙眼衣原体所致单纯性生殖器感染。非多重耐药淋球菌所致的单纯性生殖器感染(需排除梅毒螺旋体的合并感染)。

【用法与用量】 口服:小儿用量:治疗中耳炎、肺炎,第 1 日,按体重 10 mg/kg顿服(每日最大量不超过 0.5 g);第 2 ~5 日,每日按体重 5 mg/kg 顿服(每日最大量不超过 0.25 g)。治疗小儿咽炎、扁桃体炎,每日按体重 12 mg/kg 顿服(每日最大量不超过 0.5 g),连用 5 日。注射:将本品用适量注射用水充分溶解,配制成 0.1 g/ml,再加入至 250 ml 或 500 ml 的氯化钠注射液或 5% 葡萄糖注射液中,最终阿奇霉素浓度为 1.0 ~2.0 mg/ml,然后静脉滴注。浓度为1.0 mg/ml,滴注时间为3小时;浓度为2.0 mg/ml,滴注时间为1小时。

【制剂与规格】 干混悬剂:2 g:0.1 g(1×10^5 U);混悬剂:0.125 g(1.25×10^5U),0.25 g(2.5×10^5U);胶囊、颗粒、片剂:0.125 g(1.25×10^5U)、0.25 g(2.5×10^5U)、0.5 g(5×10^5U);糖浆:25 ml:0.5 g(5×10^5U)(按$C_{38}H_{72}N_2O_{12}$计);注射剂:0.25 g(2.5×10^5 U)。

克拉霉素(诺邦,克拉仙)

Clarithromycin

【作用与用途】 用于治疗由对克拉霉素敏感的病原体所引起的感染。鼻咽感染(扁桃体炎、咽炎);鼻旁窦(副鼻窦)炎。下呼吸道感染包括支气管炎、细菌性肺炎、非典型肺炎;皮肤感染;脓疱病、丹毒、毛囊炎、疖和伤口感染。

【用法与用量】 儿童口服:6个月以上的儿童,按体重每次7.5 mg/kg,每12小时1次。或按以下方法给药:①体重8~11 kg,每次62.5 mg,每12小时1次;②体重12~19 kg,每次125 mg,每12小时1次;③体重20~29 kg,每次187.5 mg,每12小时1次;④体重30~40 kg,每次250 mg,每12小时1次;⑤根据感染的严重程度应连续服用5~10天。

【制剂与规格】 分散片:50 mg、125 mg、250 mg;干混悬剂:1 g:0.125 g、2 g:0.125 g、2 g:0.25 g;片剂、胶囊:0.125 g、0.25 g;颗粒:2 g:0.125 g。

罗红霉素(罗力得)

Roxithromycin

【作用与用途】 适用于化脓性链球菌引起的咽炎及扁桃体炎,敏感菌所致的鼻窦炎、中耳炎、急性支气管炎、慢性支气管炎急性发作,肺炎支原体或肺炎衣原体所致的肺炎;敏感细菌引起的皮肤软组织感染。

【用法与用量】 空腹口服:6~11 kg的儿童,早、晚各25 mg,或遵医嘱;12~23 kg的儿童,早、晚各50 mg,或遵医嘱;24~40 kg的儿童,早、晚各100 mg,或遵医嘱。

【制剂与规格】 分散片、胶囊、颗粒剂、片剂:50 mg、75 mg、150 mg;干混悬剂:25 mg、50 mg。均按罗红霉素计。

盐酸林可霉素

Lincomycin Hydrochloride

【作用与用途】 本品适用于敏感葡萄球菌属、链球菌属、肺炎链球菌及厌氧菌所致的呼吸道感染、皮肤软组织感染等。此外,有应用青霉素指征的患者,如患者对青霉素过敏或不宜用青霉素者本品可用作替代药物。

【用法与用量】 口服:小儿每日30~60 mg/kg,分3~4次口服,婴儿小于4周者不宜服用。本品宜空腹服用。肌内注射:小儿每日按体重10~20 mg/kg,分次注射。静脉滴注:小儿每日按体重10~20 mg/kg。需注意静脉滴注时每0.6 g溶于不少于100 ml的溶液中,滴注时间不少于1小时。婴儿小于4周者不用。

【制剂与规格】 片剂、胶囊:0.25 g、0.5 g;口服溶液:10 ml:0.5 g、100 ml:5 g;注射剂:2 ml:0.6 g、1 ml:0.2 g。按林可霉素计。

盐酸克林霉素
Clindamycin Hydrochloride

【作用与用途】 用于链球菌属、葡萄球菌属及厌氧菌(包括脆弱拟杆菌、产气荚膜杆菌、放线菌等)所致的下述感染:中耳炎、鼻窦炎、化脓性扁桃体炎、肺炎;皮肤软组织感染如痤疮、疖;骨和关节感染;腹腔感染及子宫内膜炎、盆腔炎等妇产科感染。也可在治疗某些严重感染如脓胸、肺脓肿、骨髓炎、败血症等疾病时,先予克林霉素静脉给药,病情稳定后继以本品口服治疗。有应用青霉素指征的患者,如患者对青霉素过敏或不宜用青霉素者,本品可用作替代药物。

【用法与用量】 口服:4 周或 4 周以上小儿,按体重每日 8 ~ 16 mg/kg,分 3 ~ 4 次服用;重度感染可增至每日 16 ~ 20 mg/kg,分 3 ~ 4 次服用。肌内注射或静脉滴注:4 周及 4 周以上小儿:每日 15 ~ 25 mg/kg,分 3 ~ 4 次应用;严重感染:每日 25 ~ 40 mg/kg,分 3 ~ 4 次应用。本品肌内注射的容量 1 次不能超过 600 mg,超过此容量应改为静脉给药。静脉给药速度不宜过快,600 mg 的本品应加入不少于100 ml 的输液中,至少滴注 20 分钟。1 小时内输入的药量不能超过1200 mg。

【制剂与规格】 胶囊:0.075 g、0.15 g;溶液:本品每毫升含盐酸克林霉素相当于克林霉素 10 mg;注射剂:1 ml:150 mg。

硫酸阿米卡星(丁胺卡那霉素)
Amikacin Sulfate

【作用与用途】 常用于治疗对庆大霉素和妥布霉素耐药的革兰阴性杆菌引起的感染。

【用法与用量】 肌内注射或静脉滴注:小儿:首剂按体重 10 mg/kg,继以每 12 小时 7.5 mg/kg,或每 24 小时 15 mg/kg。

【制剂与规格】 注射剂:1 ml:0.1 g(1×10^5 U)、2 ml:0.2 g(2×10^5 U)、0.2 g(2×10^5 U)。

硫酸奈替米星
Netilmicin Sulfate

【作用与用途】 主要用于大肠埃希菌、克雷白杆菌、变形杆菌、肠杆菌属、枸橼酸杆菌、沙雷杆菌、流感嗜血杆菌、沙门杆菌、志贺杆菌、奈瑟球菌等革兰阴性菌所致呼吸道、消化道、泌尿生殖系、皮肤和软组织、骨和关节、腹腔、创伤等部位感染,也适用于败血症。

【用法与用量】 小儿肌内注射或稀释后静脉滴注,6 周以内小儿,按体重每 12 小时 2 ~ 3 mg/kg;6 周 ~ 12 岁小儿,按体重每 8 小时 1.7 ~ 2.3 mg/kg;或按体重每 12 小时 2.5 ~ 3.5 mg/kg。疗程均为 7 ~ 14 日。应用本品宜定期监测血药浓度。

【制剂与规格】 注射剂:1 ml:5×10^4 U、2 ml:1×10^5 U。

异烟肼(异烟酰肼,雷米封)
Isoniazid

【作用与用途】 适用于各型结核病的治疗,包括结核性脑膜炎以及其他分枝杆菌感染。异烟肼单用适用于各型结核病的预防:新近确诊为结核病患者的家庭成员或密切接触者;结核菌素纯蛋白衍生物试验(PPD)强阳性同时胸部X线检查符合非进行性结核病,痰菌阴性,过去未接受过正规抗结核治疗者;已知或疑为HIV感染者,其结核菌素试验呈阳性反应者,或与活动性肺结核患者有密切接触者。注射剂多用于不能口服的患者。

【用法与用量】 肌内注射:小儿按体重每日10~20 mg/kg,每日不超过0.3 g。某些严重结核病患儿(如结核性脑膜炎),每日按体重可高达30 mg/kg(每日量最高500 mg)。口服:预防小儿每日按体重10 mg/kg,每日总量不超过0.3 g,顿服。治疗小儿按体重每日10~20 mg/kg,每日不超过0.3 g,顿服。某些严重结核病患儿(如结核性脑膜炎),每日按体重可高达30 mg/kg(每日量最高500 mg),但要注意肝功能损害和周围神经炎的发生。

【制剂与规格】 片剂:50 mg、100 mg、300 mg;注射剂:2 ml:50 mg、2 ml:100 mg。

利福平
Rifampicin

【作用与用途】 主要应用于肺结核和其他结核病,也可用于麻风和对红霉素耐药的军团菌肺炎,还可与耐酶青霉素或万古霉素联合,治疗表皮链球菌或金黄色葡萄球菌引起的骨髓炎和心内膜炎,用于消除脑膜炎球菌或肺炎嗜血杆菌引起的咽部带菌症。也可用于厌氧菌感染。外用治疗沙眼及敏感菌引起的眼部感染。

【用法与用量】 口服:抗结核治疗:1个月以上小儿每日按体重10~20 mg/kg,空腹顿服,每日量不超过0.6 g。脑膜炎奈瑟菌带菌者:1个月以上小儿每日10 mg/kg,每12小时1次,连服4次。

【制剂与规格】 胶囊:0.15 g、0.3 g;片剂:0.15 g。

盐酸万古霉素
Vancomycin Hydrochloride

【作用与用途】 用于敏感革兰阳性菌所致菌血症、心内膜炎、骨髓炎、肺炎、肺脓肿、软组织感染、脑膜炎等。口服用于难辨梭菌所致伪膜性肠炎。

【用法与用量】 缓慢静脉滴注:儿童,每日20 mg~40 mg/kg,2~4次/d。口服:儿童,每日20 mg~50 mg/kg(最大2 g/d),每日4次。

【制剂与规格】 粉针剂:0.5 g、1 g;胶囊剂:0.125 g、0.25 g。

制霉菌素
Nystatin

【作用与用途】口服用于治疗消化道念珠菌病。

【用法与用量】 消化道念珠菌病:口服,小儿每日按体重5万~10万

U/kg,分3~4次服。

【制剂与规格】 片剂:1×10^5 U、2.5×10^5 U、5×10^5 U。

两性霉素B

Amphotericin B

【作用与用途】 用于隐球菌、球孢子菌、荚膜组织胞浆菌、芽生菌、孢子丝菌、念珠菌、毛霉、曲菌等引起的内脏或全身感染。

【用法与用量】 静脉滴注:每天每公斤体重0.1~0.25 mg,分3~4次。

【制剂与规格】 注射剂:5 mg(5×10^3 U)、25 mg(2.5×10^4 U)、50 mg(5×10^5 U)。

酮康唑

Ketoconazole

【作用与用途】 用于治疗表皮和深部真菌病,包括皮肤和指甲癣(局部治疗无效者)、胃肠道酵母菌感染、局部用药无效的阴道白色念珠菌病,以及白色念珠菌、类球孢子菌、组织胞浆菌等引起的全身感染。尚可用于预防白色念珠菌病的再发,以及由于免疫功能低下而引起的真菌感染。可降低血清睾丸酮水平,可用于前列腺癌的缓解疗法。

【用法与用量】 口服:2岁以上儿童每日3.3~6.6 mg/kg,顿服或分2次服。

【制剂与规格】 片剂、胶囊:0.2 g。

小儿复方磺胺甲噁唑颗粒

Pediatric Compound Sulfamethoxazole Granules

【作用与用途】 用于小儿呼吸道、肠道、泌尿道感染。

【用法与用量】 口服:3个月~1岁:一次1/3~1/2袋;1~5岁:一次1袋;5~8岁:一次1.5~2袋。一日1次或遵医嘱,温开水冲服。

【制剂与规格】 颗粒剂:5 g(含磺胺甲噁唑100 mg,甲氧苄啶20 mg)。

(七)抗病毒药

利巴韦林(病毒唑,三氮唑核苷)

Ribavirin

【作用与用途】 用于呼吸道合胞病毒引起的病毒性肺炎与支气管炎,皮肤疱疹病毒感染,流行性出血热和拉沙热的预防和治疗,发热早期应用本品能缩短发热期,减轻肾脏与血管损害及中毒症状。局部应用可治疗单纯疱疹病毒性角膜炎。

【用法与用量】 口服:小儿每日按体重10 mg/kg,分4次服用,疗程7天。6岁以下小儿口服剂量未定。静脉滴注:小儿每日10~15 mg/kg,分2次给药,每次静滴20分钟以上。疗程3~7天。

【制剂与规格】 含片:2.0 mg;片剂:100 mg;口服液:0.15 g;注射剂1 ml:100 mg、2 ml:250 mg。

阿昔洛韦
Aciclovir

【作用与用途】 用于治疗单纯疱疹病毒感染:用于生殖器疱疹病毒感染初发和复发病例,对反复发作病例口服本品用作预防。带状疱疹:用于免疫功能正常者带状疱疹和免疫缺陷者轻症病例的治疗。免疫缺陷者水痘的治疗。

【用法与用量】 口服:水痘:2 岁以上儿童按体重每次 20 mg/kg,每日 4 次,共 5 日,出现症状立即开始治疗。40 kg 以上儿童和成人常用量为每次 0.8 g,每日 4 次,共 5 日。静脉滴注:儿童重症生殖器疱疹的初治:婴儿与 12 岁以下小儿,每 8 小时按体表面积 250 mg/m^2,共 5 日;免疫缺陷者皮肤黏膜单纯疱疹:婴儿与 12 岁以下小儿,每 8 小时按体表面积 250 mg/m^2,共 7 日,12 岁以上按成人量;单纯疱疹性脑炎:每 8 小时按体重 10 mg/kg,共 10 日;免疫缺陷者合并水痘:每 8 小时 10 mg/kg 或 500 mg/m^2,共 10 日;小儿最高剂量为每 8 小时按体表面积 500 mg/m^2。

【制剂与规格】 分散片:0.1 g;片剂:0.2 g;注射剂:0.25 g、0.5 g。

(八)利尿药

呋塞米(速尿)
Furosemide

【作用与用途】 多用于其他利尿药无效的严重病例。由于水、电解质丢失明显等原因,故不宜常规使用。药物中毒时可用以加速毒物的排泄。

【用法与用量】 小儿口服:治疗水肿性疾病,起始按体重 2 mg/kg,必要时每 4 ~ 6 小时追加 1 ~ 2 mg/kg。新生儿应延长用药间隔。注射:治疗水肿性疾病,起始按 1 mg/kg 静脉注射,必要时每隔 2 小时追加 1 mg/kg。最大剂量可达每日 6 mg/kg。新生儿应延长用药间隔。

【制剂与规格】 呋塞米片:20 mg;注射剂:2 ml:20 mg。

甘露醇
Mannital

【作用与用途】 用于治疗脑水肿及青光眼、大面积烧烫伤引起的水肿,预防和治疗肾衰竭、腹水等。

【用量与用法】 小儿常用量:利尿:按体重 0.25 ~ 2 g/kg 或按体表面积 60 g/m^2,以 15% ~ 20% 溶液 2 ~ 6 小时内静脉滴注;治疗脑水肿、颅内高压和青光眼:按体重 1 ~ 2 g/kg 或按体表面积 30 ~ 60 g/m^2,以 15% ~ 20% 浓度溶液于 30 ~ 60 分钟内静脉滴注。患者衰弱时剂量减至 0.5 g/kg;鉴别肾前性少尿和肾性少尿:按体重 0.2 g/kg 或按体表面积 6 g/m^2,以 15% ~ 25% 浓度静脉滴注 3 ~ 5 分钟,如用药后 2 ~ 3 小时尿量无明显增多,可再用 1 次,如仍无反应则不再使用;治疗药物、毒物中毒:按体重 2 g/kg 或按体表面积 60 g/m^2 以 5% ~ 10% 溶液静脉滴注。

【制剂与规格】 甘露醇注射液:100 ml:20 g、250 ml:50 g。

（九）维生素及微量元素

小儿维生素咀嚼片（小施尔康）
Children's Chewable Vitamin Tablets

【作用与用途】 含有儿童正常代谢所必需的多种维生素，当机体缺乏维生素时，可用之补充。维生素类药。用于儿童体内维生素之补充。

【用法与用量】 口服：3～12岁生长期儿童每日1片，咀嚼后咽下。

【制剂与规格】 每片含：叶酸400 μg，烟酰胺20 mg，维生素A 5000 U，维生素B_1 1.5 mg，维生素B_{12} 6 μg，维生素B_2 1.7 mg，维生素B_6 2 mg，维生素C 60 mg，维生素D 400 IU，维生素E 30 U。

小儿善存片
Centrum Junior

【作用与用途】 用于3～12岁儿童维生素和矿物质的补充。

【用法与用量】 口服：每日1片。

【制剂与规格】 每片含：维生素A 5000 U，维生素C 50 mg，维生素D 400 U，叶酸100 μg，维生素B_1 1.5 mg，烟酰胺20 mg，维生素B_2 1.7 mg，泛酸10 mg，维生素B_6 2 mg，钙162 mg，维生素B_{12} 4 μg，磷125 mg。

维生素AD胶丸（伊可欣）
Vitamin A and D Capsules

【作用与用途】 用于治疗佝偻病和夜盲症；治疗小儿手足抽搐症；预防维生素AD缺乏症。

【用法与用量】 口服：成人：每次1丸，每日3～4次。儿童：用量请咨询医生。

【制剂与规格】 每粒含维生素A 3000 U，维生素D 300 U。

胆维丁乳（英康利）
Cholecalciterol Cholesterol Emulsion

【作用与用途】 用于婴幼儿缺维生素D性佝偻病。

【用法与用量】 口服，将本品倒入适量（3～5倍）的含糖牛奶、豆浆或温开水中服用。每次1支，并根据病情轻重，可相隔1个月再服1支，以每年不超过4支为宜。

【制剂与规格】 胆维丁乳：8 ml：5 mg（含维生素D_3 30万U）。

钙尔奇D300片
Caltrate With Vitamin D 300 Chewing Tablets

【作用与用途】 用于钙补充剂。

【用法与用量】 儿童每次1片，每日1～2次，咀嚼后咽下。

【制剂与规格】 每片含主要成分碳酸钙0.75 g（相当于钙300 mg），维生素D 0.6 mg。

赖氨酸磷酸氢钙片
Lysine Phosphatehydrogen Calcium Tablets

【作用与用途】 用于促进幼儿生长发育及儿童补充钙质。

【用法与用量】 口服。每次2～3片，每日3～4次。嚼碎后吞服或研细后加入牛奶中服用。

【制剂与规格】 片剂:每片含盐酸赖氨酸100 mg、磷酸氢钙100 mg(相当于钙22.8 mg)。

赖氨肌醇维 B_{12} 口服溶液

Lysine Vitamin B_{12} Oral Solution

【作用与用途】 用于赖氨酸缺乏引起的食欲缺乏及生长发育不良等。

【用法与用量】 口服。婴儿,每次2.5 ml;儿童,每次5 ml。每日2~3次,可用温水或牛奶稀释后服用。

【制剂与规格】 溶液:每5 ml含盐酸赖氨酸300 mg、维生素 B_{12} 15 μg、肌醇50 mg。

维 D_2 磷酸氢钙片(盖元素)

Vitamin D_2 Phosphatehydrogen Calcium Tablets

【作用与用途】 用于儿童钙的补充。

【用法与用量】 口服。儿童每次1片,每日1次。咀嚼后服用。

【制剂与规格】 片剂:每片含维生素 D_2 500 U、磷酸氢钙150 mg(相当于钙36 mg)。

赖氨葡锌颗粒

Lysine Zinc Gluconate Particles

【作用与用途】 用于防治小儿及青少年因缺乏赖氨酸和锌而引起的疾病。

【用法与用量】 口服。1~6个月新生儿每日0.5包;7~12个月儿童每日1包;1~10岁儿童每日2包;10岁以上儿童及成人,每日3包。

【制剂与规格】 颗粒剂:每包含赖氨酸125 mg、葡萄糖酸锌35 mg(相当于锌5 mg)。

(十)激素类药

氢化可的松

Hydrocortisone

【作用与用途】 主要用于肾上腺皮质功能减退症的替代治疗及先天性肾上腺皮质功能增生症的治疗,也可用于类风湿性关节炎、风湿性发热、痛风、支气管哮喘、过敏性疾病,并可用于严重感染和抗休克治疗等。

【用法与用量】 口服:小儿的治疗剂量为按体表面积每日20~25mg/m^2,分3次。

【制剂与规格】 片剂:10 mg、20 mg。

醋酸地塞米松

Dexamethasone Acetate

【作用与用途】 主要用于过敏性与自身免疫性炎症性疾病。如结缔组织病、严重的支气管哮喘、皮炎等过敏性疾病,溃疡性结肠炎,急性白血病,恶性淋巴瘤等。

【用法与用量】 儿童口服,每天0.1~0.25 mg/kg,分3~4次。肌注、静点:每次1~25 mg,每日1~2次。

【制剂与规格】 片剂:10 mg、20 mg。

【不良反应与注意事项】 小儿使用须十分慎重,激素可抑制患儿的生长和发育，如确有必要长期使用时，应使用短效或中效制剂，避免使用长效地塞米松制剂，并观察颅内压的变化。较大剂量易引起糖尿病、消化道溃疡和类库欣综合征症状，对下丘脑-垂体－肾上腺轴抑制作用较强。并发感染为主要的不良反应。对本品及肾上腺皮质激素类药物有过敏史患者禁用。

【制剂与规格】 注射液：0 5 ml：2.5 mg、1 ml：5 mg、5：25 mg；片剂：0.75 mg。

甲泼尼龙（甲基泼尼松龙，甲基去氢氢化可的松）

Methylprednisolone

【作用与用途】 主要用于器官移植排异反应、免疫综合征（抑制免疫作用），亦可用于急性肾上腺皮质功能不全、手术休克等。

【用法与用量】 儿童口服，每天1～2 mg，分3～4次。静注、静滴：每次10～20 mg，每日1～2次。关节腔、肌注：每次10～80 mg。

【制剂与规格】 片剂：2 mg、4 mg；注射剂：40 mg。

（十一）消化系统用药

乳酶生（表飞鸣）

Lactasin

【作用与用途】 助消化药。肠球菌（主要是粪链球菌）在肠内能分解糖类生成乳酸，使肠内酸度增高，从而起抑制肠内病原体的繁殖、防止蛋白质发酵的作用。本品用于消化不良、肠内过度发酵、肠炎、腹泻等。用于肠道菌群失调或肠内异常发酵引起的腹胀、腹泻。

【用法与用量】 口服：儿童：5岁以下0.1～0.3 g/次，5岁以上0.3～0.6 g/次。

【制剂与规格】 片剂：0.1 g、0.3 g。

双八面体蒙脱石（思密达）

Dioctahedrsl Smectite

【作用与用途】 用于儿童的急慢性腹泻，对儿童的急性腹泻尤佳；胃食管反流炎、食管炎、胃炎及结肠炎；肠易激综合征的症状治疗；肠道菌群失调。

【用法与用量】 儿童1岁以下，每日1袋；1～2岁，每日1～2袋；2岁以上2～3袋/日，都应分3次服用。

【制剂与规格】 散剂：3 g。

双歧三联活菌（双歧杆菌，培菲康，金双歧）

Combined Bifid Triple Viable

【作用与用途】 用于治疗肠道菌群失调引起的腹泻、慢性腹泻、抗生素治疗无效的腹泻及便秘。

【用法与用量】 口服：6个月内婴儿每次1片，6个月～3岁小儿每次2片，3～12岁小儿每次1片，每日2～3次。温开水或温牛奶冲服，婴幼儿可将药片碾碎后溶于温牛奶。

【制剂与规格】 片剂：0.5 g（内含长双歧杆菌活菌应不低于0.5×10^7 CFU，保加利亚杆菌和嗜热链球菌

活菌均应不低于 0.5×10^6 CFU)。

酪酸菌(米雅利桑爱儿 A)

Clostridium Butyricum

【作用与用途】 用于急慢性肠炎,抗生素相关性腹泻,伪膜性肠炎,非溃疡性消化不良症,溃疡性结肠炎,功能性消化不良,各种原因引起的肠道功能紊乱症,肠易激综合征,便秘。

【用法与用量】 每次 1 g,每日 3 次。

【不良反应与注意事项】 不宜与抗生素同用。

【制剂与规格】 颗粒剂:30 mg/g,1 g×6 包/袋。

嗜酸性乳杆菌(乐托尔)

Lactobacillus Acidophilus

【作用与用途】 腹泻的对症治疗。

【用法与用量】 口服:儿童 2 粒,每日 2 次,婴儿首剂量 2 粒,以后 1 ~ 2 粒,每日 2 次;散剂:儿童和婴儿 1 袋/次。

【制剂与规格】 胶囊:12 粒、100 粒;散剂:6 袋、100 袋(每袋含乳酸菌 10^{10} 个)。

(十二)血液系统用药

硫酸亚铁(施乐菲)

Ferrous Sulfate

【作用与用途】 抗贫血药,治疗缺铁性贫血的特效药。临床上主要用于慢性失血、营养不良、儿童发育期等引起的缺铁性贫血。

【用法与用量】 口服:小儿每次 0.1 ~0.3 g,每日 3 次。

【制剂与规格】 硫酸亚铁片:每片 0.3 g;糖浆剂:100 ml:4 g。

维生素 B_{12}

Vitamin B_{12}

【作用与用途】 主要用于巨幼细胞性贫血,也可用于神经炎的辅助治疗。

【用法与用量】 肌内注射:儿童,25 ~ 100 ug/次,每日或隔日 1 次。避免同一部位反复给药,且对新生儿、早产儿、婴儿、幼儿要特别小心。

【制剂与规格】 维生素 B_{12} 注射液:1 ml:0.05 mg、1 ml:0.1 mg、1 ml:0.25 mg、1 ml:0.5 mg、1 ml:1 mg。

叶酸

Folic Acid

【作用与用途】 用于各种原因引起的叶酸缺乏及叶酸缺乏所致的巨幼红细胞贫血;慢性溶血性贫血所致的叶酸缺乏。

【用法与用量】 口服:儿童,每次 5 mg,每日 3 次(或每日 5 ~15 mg,分 3 次);预防用:每次 0.4 mg,每日每次。

【制剂与规格】 叶酸片:0.4 mg、5 mg。

力蜚能

Niferex

【作用与用途】 用于治疗缺铁性贫血。

【用法与用量】 口服:6 岁以上

儿童 100 ~ 150 mg/d，6 岁以下儿童 50 mg/d。均 1 次服用。

【制剂与规格】 胶囊剂(控释剂型)：每粒含 150 mg 铁元素。

利血生

Leucogen

【作用与用途】 预防和治疗由于放射线照射，化学药物所引起的白细胞减少症；治疗血小板减少症；再生障碍性贫血等。特别是与放射线疗法或抗癌药物并用则有优越的临床效果。

【用法与用量】 口服：每次 20 mg，每日 3 次。

【不良反应与注意事项】 尚未发现有关不良反应报道。对本品过敏者禁用。骨髓恶性肿瘤患者禁用。本品性状发生改变后，禁止使用。

【制剂与规格】 片剂：10 mg、20 mg。

惠尔血(生白能)

Filgrastim

【作用与用途】 促进白细胞增生药。适用于：促进骨髓移植后中性粒细胞的恢复；治疗肿瘤化疗后中性粒细胞减少症；治疗伴随骨髓异常增生综合征的中性粒细胞减少症；治疗伴随再生不良性贫血的中性粒细胞减少；治疗先天性、特发性中性粒细胞减少症。

【用法与用量】 骨髓移植患者：于骨髓移植手术后第 2 ~ 5 日内开始，每日皮下注射或静滴本品 300 μg，每日 1 次。白血病患者：于化疗完成 24 小时后开始每日皮下注射或静滴 300 μg，每日 1 次。伴随骨髓发育不良综合征的中性粒细胞减少症，静滴 100 μg，每日 1 次。伴随再生不良性贫血的中性粒细胞减少症：通常成人的白细胞数 1×10^9/L 以下时，静滴本品 400 μg，每日 1 次。

【制剂与规格】 针剂：75 μg、150 μg、300 μg。

酚磺乙胺(止血敏)

Etamsylate

【作用与用途】 用于防治各种手术前后的出血，也可用于血小板功能不良、血管脆性增加而引起的出血。

【用法与用量】 肌内或静脉注射每次 0.25 ~ 0.5 g，每日 0.5 ~ 1.5 g。静脉滴注：每次 0.25 ~ 0.75 g，每日2 ~ 3 次，稀释后滴注。预防手术后出血术前 15 ~ 30 分钟静滴或肌内注射0.25 ~ 0.5 g，必要时 2 小时后再注射 0.25 g。

【制剂与规格】 注射剂：2 ml：0.25 g、2 ml：0.5 g、5 ml：1 g。

维生素 K_1

Vitamin K_1

【作用与用途】 用于维生素 K 缺乏引起的出血，如梗阻性黄疸、胆瘘、慢性腹泻等所致出血，香豆素类、水杨酸钠等所致的低凝血酶原血症，新生儿出血以及长期应用广谱抗生素所致的体内维生素 K 缺乏。

【用法与用量】 低凝血酶原血症：肌内或深部皮下注射，每次 10 mg，每日 1 ~ 2 次，24 小时内总量不超过 40 mg。预防新生儿出血：可于分娩前

12~24 小时给母亲肌内注射或缓慢静注 2~5 mg。也可在新生儿出生后肌内或皮下注射 0.5~1 mg,8 小时后可重复。本品用于重症患者静注时,给药速度不应超过 1 mg/min。口服:每次 10 mg,每日 3 次或遵医嘱。

【制剂与规格】 片剂:10 mg;注射剂:1 ml:2 mg、1 ml:10 mg。

凝血酶

Thrombin

【作用与用途】 用于手术中不易结扎的小血管止血、消化道出血及外伤出血等。

【用法与用量】 局部止血:用灭菌氯化钠注射液溶解成 50~200 U/ml 的溶液喷雾或用本品干粉喷洒于创面;消化道止血:用生理盐水或温开水(不超 37℃)溶解成 10~100 U/ml 的溶液,口服或局部灌注,也可根据出血部位及程度增减浓度、次数。

【制剂与规格】 冻干粉末:200 U、500 U、1000 U、2000 U、5000 U、10000 U。

肝素钠(肝素)

Heparin Sodium

【作用与用途】 用于防治血栓形成或栓死性疾病(如心肌梗死、血栓性静脉炎、肺栓塞等);各种原因引起的弥漫性血管内凝血(DIC);也用于血液透析、体外循环、导管术、微血管手术等操作中及某些血液标本或器械的抗凝处理。

【用法与用量】 静脉注射:首次 100 U/kg,维持剂量 50~100 U/kg,之后,或按体重每 4 小时 1 次,视患儿个体差异而定,总量 500 U/(kg·d),用氯化钠注射液稀释后应用。

【制剂与规格】 注射剂:2 ml:1000 U、2 ml:5000 U、2 ml:12500 U。

(十三)驱虫药

甲苯咪唑(安乐士)

Mebendazole

【作用与用途】 用于蛲虫病、蛔虫病、钩虫病、鞭虫病、粪类圆线虫病、绦虫病的治疗。

【用法与用量】 口服:小儿:4 岁以上的儿童治疗蛔虫、钩虫、鞭虫病:每次 5 ml,每日 2 次,连服 3 日。2 周和 4 周各重复用药 1 次。治疗蛲虫病:每次 5 ml,每日 1 次,连服 3 日。2 周和 4 周各重复用药 1 次。治疗绦虫、粪类圆线虫病:每次 5 ml,每日 2 次,连服 3 日;4 岁以下者用量减半。

【制剂与规格】 混悬液:2%;咀嚼片:50 mg、100 mg。

阿苯达唑(肠虫清)

Albendazol

【作用与用途】 本品为广谱驱虫药,除用于治疗钩虫、蛔虫、鞭虫、蛲虫、旋毛虫等线虫病外,还可用于治疗囊虫和包虫病。

【用法与用量】 口服:蛔虫及蛲虫病,每次 400 mg 顿服;钩虫病及鞭虫病,每次 400 mg,每日 2 次,连服 3 日;旋毛虫病,每次 400 mg,每日 2 次,连服 7 日;囊虫病,按体重每日 20 mg/

kg,分3次口服,10日为1个疗程,一般需1~3个疗程。疗程间隔视病情而定,多为3个月;包虫病,按体重每日20 mg/kg,分2次口服,疗程1个月,一般需5个疗程以上,疗程间隔为7~10日;12岁以下小儿用量减半。

【制剂与规格】 胶囊:0.1 g、0.2 g;颗粒:1 g:0.1 g、1 g:0.2 g;片剂:0.1 g、0.2 g、0.4 g。

(十四)其他

沙丁胺醇(舒喘灵)
Salbutamol

【作用与用途】 适用于防治支气管哮喘、喘息性支气管炎及肺气肿。

【用法与用量】 喘息发作用雾化,注射很少用,预防发作则口服,小儿每天1~2 mg,分3~4次;气雾吸入,发作时1~2喷,为0.10~0.20 mg,可在4小时后反复,24小时内不超过6~8次。皮下或肌内注射:0.1~0.25 mg/次,每4小时1次。静注或静滴:0.125~0.25 mg/次,缓慢注射,静滴用葡萄糖注射液稀释,滴速为3~20 μg/min。

【制剂与规格】 片剂,每片2 mg;长效片剂,8 mg/片;针剂,每支0.5 mg或5 mg;气雾剂;20 mg/瓶;微粉吸入剂,100 mg/瓶。

附　录

一、处方中常用拉丁文缩写

拉丁文缩写	拉丁全文	中文意义
aa. aa.	Ana	各
Abt. ccen.	Ante coenam	晚饭前
a. c.	Ante cibum	饭前服
ad.	Adde	加到
ad us. int.	Ad usum internum	内服
ad us. ext.	Ad usum externum	外用
a. h.	Alternis horis	每 2 小时,隔 1 小时
a. j.	Ante jentaculum	早饭前
a. m.	Ante meridiem	上午
amp.	Ampullae	安瓿剂,针剂
a. p.	Ante parndium	午饭前
Aq. bull	Aqua bulliens	开水,沸水
Aq. cal.	Aqua calida.	热水
aq.	Aqua	水,水剂
aq. dest	Aqua destillata	蒸馏水
a. u. agit	Ante usum agitetur	使用前振荡
b. i. d.	Bis in die	一日二次
caps	Capsula	胶囊
Collum	Collunarium	洗鼻剂
Collyr	Collyrium	洗眼剂
Co. or comp	Compositus	复方的
D.	Dies	日,天
dec	Decoctum	煎剂
Dec.	Decoctum	煎剂
Deg.	Deglutio	吞服
dil.	Dilutus	稀释
Dim.	Dimidius	一半
Div.	Divide	分开,分成
Dos.	Doses	用量
d. t. d. n3	Da, tales, doses, mumero 3	给予,同量,3 个

续表

拉丁文缩写	拉丁全文	中文意义
D. S.	Da, Sigan, (Detur, Signeur)	给予,标记(需要给予,需要标记)
emul.	Emulsum	乳剂
emol.	Emplastrum	硬膏
enem.	Enema	灌肠剂
Extr.	Extractum	浸膏
Extr. Liq.	Extractum liquidum	流浸膏
garg.	Gargarisma	含漱剂
gtt.	Gutta	滴剂
h. s.	Hora sommin	睡前
i. c.	Inter cibum	食间
i. m.	Intramusculus	肌肉注射
i. v.	Intravenosus	静脉注射
i. v. gtt.	Injectio venosa gutta	静脉滴注
liq.	Liquor	溶液
lot.	Lotio	洗剂
M. D. S.	Miscc, de, sigan	配合,给予,用法
mist.	Mistura	合剂
No. or N.	Numero	数
O. D.	Oculus dexter	右眼
ol.	Oleum	油剂
O. L.	Oculus laevus	左眼
O. S.	Oculus sinister	左眼
O. U.	Oculus uter	双眼
past.	Pasta	糊剂
p. c.	Post cibum	饭后
p. d.	Pro dosi	一次服用
pil.	Pilula	丸剂
p. m.	Post meridiem	下午
p. r. n.	Pro re nata	必要时
p. o.	Per os	口服
pulv.	Pulvis	粉剂(散剂)
q.	Quaque	每
q. d.	Quaque die	每日一次
q. h.	Quaque hora	每小时

续表

拉丁文缩写	拉丁全文	中文意义
q. 4. h.	Quaque 4 hora	每 4 小时
q. i. d.	Quaque in die	每日四次
q. n.	Quaque nocte	每晚一次
q. o. d.	Quaque omni die	隔日一次
q. s.	Quaque sufficit	适量
Rp.	Recipe	取(请给)
S. or Sig.	Signa	标记,用法
sol.	Solutio	溶液
s. o. s. or sos	Si opus sit	需要时(限用一次)
spt.	Spiritus	醑剂
st.	Statim	立即
supp. or supps	Suppositorium	栓剂
Syr.	Syrupus	糖浆剂
Tab.	Tabuletta(tabella)	片剂
t. i. d.	Ter in die	每日三次
tinct. or tr.	Tinctura	酊剂
U.	Unit	单位
ung.	Unguentum	软膏
ut. dict.	Ut dictum	如医师所嘱

二、药物剂量单位

(一)重量

以克(g)为基本单位

1 公斤 = 10^3 克 = 1 000 克(gram,g)

1 g = 1 000 毫克(milligram,mg)。

1 mg = 10^{-3} 克 = 1 000 微克(microgram,μg)

1 μg = 10^{-6} 克 = 1 000 纳克(nanogram,ng 或 mμtg)。旧称毫微克

1 ng = 10^{-9} 克 = 1 000 皮克(picogram,pg)。旧称微微克

1 pg = 10^{-12} 克 = 1 000 飞克(femtogram,fg)。旧称毫微微克

1 fg = 10^{-15} 克 = 1 000 阿克(attogram,ag)。旧称微微微克

1 ag = 10^{-18} 克 =(超微量的重量单位)

中药处方统一以克为单位。

(二)容量

以毫升(ml)为基本单位。

1 升(Liter,LI) =1 000 毫升(milliliter,ml)

1 ml $=10^{-3}$ 升 =1 000 微升(micro1iter,μl)

1 μl $=10^{-6}$ 升 =1 000 纳升(nanoliter,nl)

1 nl $=10^{-9}$ 升 =1 000 皮升(picoliter,pl)

1 pl $=10^{-12}$ 升 =1 000 飞升(femoliter,fl)

1 fl $=10^{-15}$ 升 =1 000 阿升(attoliter,al)

1 al $=10^{-18}$ 升 =(超微量的容量单位)

(三)长度单位

1 米(meter,m) =100 厘米(centimeter,cm) =1 000 毫米(millimeter, mm)

1 mm $=10^{-3}$ 米 =1 000 微米(micrometer 或 μm)

1 μm $=10^{-6}$ 米 =1 000 纳米(nanometer,mμ 或 nm)。旧称毫微米

1 mμ $=10^{-9}$ 米 =10 埃(Angstrom, Å)

1 Å $=10^{-10}$ 米

三、老、幼药物用量计算法

治疗量或常用量是指对 18 ~60 岁成人规定的药物剂量。儿童与年老者对药物的反应与成人不同,用药剂量应作相应调整。60 岁以上的老年人,一般用成人量的 3/4,而小儿剂量可按不同方法计算。使用时尚须根据个体发育\营养\体重等酌情定出剂量。

(一)按年龄折算剂量表

年龄	相当于成人比例	年龄	相当于成人比例
初生至 1 个月	1/18 ~1/14	6 岁至 9 岁	2/5 ~1/2
1 个月至 6 个月	1/14 ~1/7	9 岁至 14 岁	1/2 ~2/3
6 个月至 1 岁	1/7 ~1/5	14 岁至 18 岁	2/3 ~全量
1 岁至 2 岁	1/5 ~1/4	18 岁至 60 岁	3/4 ~全量
2 岁至 4 岁	1/4 ~1/3	60 岁以上	3/4
4 岁至 6 岁	1/3 ~2/5		

(二)按体重计算剂量法

1. 小儿体重计算法

1 ~6 个月　　体重(公斤) =月龄数 ×0.6 +3

7 ~12 个月　　体重(公斤) =月龄数 ×0. 5 +3

1 周岁以上　　体重(公斤) = 实足年龄 ×2 + 8

2. 小儿剂量 = $\frac{\text{成人剂量} \times \text{小儿体重(公斤)}}{70\text{(成人平均公斤体重)}}$

(三)按体表面积计算剂量法

1. 体表面积计算法

体表面积(m^2) = (公斤体重)$^{2/3}$ ×0.1

或体重在 30 公斤以下者:体表面积(m^2) = 体重(kg) ×0.035 +0.1;体重在 30 公斤以上者:体重每增加 5 kg,体表面积增加 0.1 m^2计算。

2. 小儿剂量 = $\frac{\text{成人剂量} \times \text{小儿体表面积}(m^2)}{1.7\ m^2\text{(成人 70 kg 体表面积)}}$

四、液体疗法中常用溶液所含离子的毫摩尔

药物名称	分子式	分子量	规格	含量	每支(瓶)内离子含量(mmol)					
					Na^+	K^+	Ca^{2+}	Cl^-	HCO_3^-	$C_3H_5O_3^-$
氯化钠	NaCl	58.44	500 ml	0.9%	77.0					
氯化钾	KCl	74.55	10 ml	10%		13.41				
氯化钙	$CaCl_2 \cdot 2H_2O$	147.02	20 ml	5%			6.80			
碳酸氢钠	$NaHCO_3$	84.01	10 ml	5%	5.95				5.95	
乳酸钠	$C_3H_5O_3Na$	112.06	20 ml	11.2%	20.0					20.0
谷氨酸钠	$C_5H_8O_4NNa$	169.11	20 ml	28.75%	34.0					
谷氨酸钾	$C_5H_8O_4NK$	185.22	20 ml	31.5%		34.0				
葡萄糖酸钙	$C_{12}H_{22}O_{14}Ca \cdot H_2O$	448.39	10 ml	10%			2.23			
复方氯化钠	NaCl			0.85%						
	KCl		500 ml	0.03%	72.72	2.01	1.12	6.97		
	$CaCl_2 \cdot 2H_2O$			0.033%						

中文索引

B

C

D

E

F

G

H

J

K

L

M

N

O

P

Q

R

S

T

W

Y

Z